中华医学会医师培训工程（高级系列）

CME TEXTBOOKS NATIONAL PROJECT 国家级继续医学教育项目教材

国家级继续医学教育项目教材

中医骨伤学高级教程

主编 / 孙树椿

中华医学会组织编著

中华医学电子音像出版社

CHINESE MEDICAL MULTIMEDIA PRESS

北京

内 容 提 要

本书根据对高级卫生专业技术资格人员的要求，结合目前的学科发展状况，系统地介绍了中医外伤、筋伤、骨病和中医修复技术等的经典方法和学科发展的新知识、新理论，全面阐述了各种外伤骨折手法治疗、中医筋伤治疗、中医骨病的治疗及康复手法的新技术。本书具有权威性、实用性和指导性，可作为中医骨伤医师专业知识的培训教程，也可作为相关专业医师提高临床诊疗水平的工具书和参考书。

《中医骨伤学高级教程》

编委会

主　　编　孙树椿

副主编　肖鲁伟　朱立国

编　　者　（以姓氏笔画为序）

丁建中　北京中医药大学

于　栋　北京中医药大学第三附属医院

王　平　天津中医药大学

王庆甫　北京中医药大学第三附属医院

王拥军　上海中医药大学龙华医院

王尚全　中国中医科学院望京医院

王和鸣　福建中医药大学

朱立国　中国中医科学院望京医院

刘　军　广东省中医院

刘秀芹　中国中医科学院望京医院

刘海全　广州中医药大学三附院

齐越峰　北京市丰盛中医骨伤专科医院

江蓉星　成都中医药大学

孙树椿　中国中医科学院望京医院

李　楠　福建中医药大学

李盛华　甘肃省中医院

杨海韵　广东省佛山市中医院

肖鲁伟　浙江中医药大学

沈　海　四川省骨伤医院

沈冯君　贵阳中医学院

张　军　中国中医科学院望京医院

张　俐　福建中医药大学

张　淳　中国中医科学院望京医院

张如明　上海中医药大学附属曙光医院

张晓峰　黑龙江中医药大学附属二院

陈兆军　北京中医药大学第三附属医院

陈海鹏　福建中医药大学附属厦门市中医院

赵文海　长春中医药大学

赵建勇　河北省沧州中西医结合医院

秦克枫　《中医正骨杂志》社

高景华　中国中医科学院望京医院
郭艳幸　河南洛阳正骨医院
郭珈宜　河南洛阳正骨医院
黄相杰　山东省文登整骨医院
黄桂成　南京中医药大学
雷仲民　首都医科大学附属北京中医医院
詹红生　上海中医药大学曙光医院
编写秘书　秦克枫

序

我国现有的医师培养过程分为医学院校教育、毕业后医学教育和继续医学教育三个阶段。专科医师规范化培训是毕业后医学教育的重要组成部分，是在住院医师规范化培训的基础上，继续培养能够独立、规范地从事疾病专科诊疗工作临床医师的必经途径。2017 年 7 月，国务院办公厅印发《关于深化医教协同进一步推进医学教育改革与发展的意见》(国办发〔2017〕63 号)，文件中提出把医学教育和人才培养摆在卫生与健康事业优先发展的战略地位，为建设健康中国提供坚实的人才保障……支持行业学（协）会参与学科专业设置、人才培养规划、标准制（修）订和考核评估等工作，相关公共服务逐步交由社会组织承担。2015 年发布的《关于开展专科医师规范化培训制度试点的指导意见》(国卫科教发〔2015〕97 号）中明确提出：探索建立有关行业协（学）会协助政府部门做好专科医师规范化培训制度试点的业务指导、组织实施与日常管理监督的工作机制。根据需要，可组建由有关专家和医疗卫生机构、高等医学院校、相关事业单位、行业组织和政府相关部门等多方面代表组成的专科医师规范化培训专家委员会，协助开展有关工作。

中华医学会成立于 1915 年，经过百年的励精图治，已经成为党和政府联系医学科技工作者的桥梁和纽带、中国科协学会的翘楚、全国医学科技工作者的家园，其宗旨是团结医务工作者，传播医学科学知识，弘扬医学道德，崇尚社会正义。由中华医学会第二十五届理事会第四次会议审议通过的《中华医学会章程》中明确将“参与开展毕业后医学教育及专科医师培训、考核等工作”作为学会的业务范围之一。鉴于我国适用于专科医师规范化培训的教材存在系统性较差、内容质量参差不齐、学科覆盖不全面等诸多不足，中华医学会所属中华医学电子音像出版社依托学会 91 个专科分会的千余名专家力量，配合出版社三十余年传统出版和数字出版相结合的出版经验，策划了《中华医学会医师培训工程（高级系列）丛书》，旨在通过本丛书引导医学教育健康发展和卫生行业人才的规范化培养。本套丛书的内容不仅包括专科医师应该掌握的知识，更力求与时俱进，反映目前本学科发展的国际规范指南和前沿动态，巩固和提高专科医师的临床诊治、临床会诊、综合分析疑难病例及开展医疗先进技术的能力，同时还增加了测试题，作为考查专科医师对专业知识掌握情况的依据。除此之外，本丛书还充分利用新兴媒体技术，就部分内容配备了相应的多媒体视频，以加强医务人员对理论知识和实际操作技术的理解。

在 2016 年举办的“全国卫生与健康大会”上，习近平总书记发表重要讲话，强调“没有全民健康，就没有全面小康”；在第十八届中共中央政治局常委会同中外记者首次见面会上，习近平总书记表达出对人民健康福祉的密切关注：我们的人民热爱生活，期盼有更可靠的社会保障、更高水平的医疗卫生服务、更优美的环境……实现全民健康离不开高水平医疗卫生服务的保障，开展高水平的医疗卫生服务离不开一支高素质、高水平的医疗队伍，这也是中华医学会组织国内各学科学术带头人、知名专家编写本丛书的目的所在。

本丛书在编写过程中多次召开组稿会和定稿会，各位参编的专家、教授群策群力，在繁忙的临床和教学工作之余高效率、高质量地完成了编写工作，在此，我表示衷心的感谢和敬佩！

中华医学会副会长兼秘书长

出版说明

为引导我国医学教育的健康发展，加强卫生人才培养工作，助力健康中国战略的实施，在中华医学会及所属91个专科分会的支持下，我们精心策划出版了《中华医学会医师培训工程（高级系列）丛书》暨《国家级继续医学教育项目教材》。

本套丛书的内容不仅包括医学各专业高年资从业者应该掌握的基本知识，更力求与时俱进，反映本学科发展的前沿动态，侧重医务人员临床诊治技能、疑难病例处理以及开展医疗先进技术能力的培养，具有专业性、权威性和实用性，因此既可作为正在试点推动的专科医师规范化培训的工具用书，又可作为医务人员或医疗行政管理部门开展继续医学教育的必备教材。同时，本套丛书在系统梳理专业知识的基础上均配备练习题库和模拟考试情境，有助于检验专业知识的掌握情况，亦可作为拟晋升高级职称应试者的考前复习参考用书。

限于编写时间紧迫、经验不足，本套教材会有很多不足之处，真诚希望广大读者谅解并提出宝贵意见，我们将于再版时加以改正。

目　录

第一篇　中医骨伤科基础

第二篇 创伤

第三篇　筋伤

第一篇　中医骨伤科基础

第1章

中医骨伤科发展简史

中医骨伤科学是在中医药理论指导下，研究人体运动系统损伤和疾病的预防、诊断、治疗及康复的一门学科。古时属“疡医”范畴，又称“接骨”“正体”“正骨”“伤科”等，是中医学重要组成部分。中医骨伤科历史悠久，源远流长，是中华各族人民长期与损伤及筋骨疾病作斗争的经验总结，具有丰富的学术内容和卓著的医疗成就，对中华民族的繁衍昌盛和世界医学的发展产生了深远的影响。

第一节　中医骨伤科的起源

1. 远古时期(远古至1.8万年前)　中华民族是世界上最古老最有创造性的民族之一。早在170万年前，“元谋猿人”就在我国西南地区的土地上生活、劳动和发展着。60多万年前，“北京猿人”已能制造粗糙的石器和原始骨器工具，在原始人居住的山洞里发现很厚的灰烬与用火烧过的兽骨，证明“北京猿人”已学会用火。20万年前“河套人”时期，石器有了很大进步，并已发明了人工取火。人工取火是远古人类最伟大的发明，传说“燧人氏钻木取火”正是反映这段史实。在烘火取暖和烤炙食物的基础上，人们发现热物贴身可以解除某些病痛，产生了原始的热熨疗法。原始人在对付大自然灾害及抗击猛兽侵袭时，经常造成创伤，人们在伤处抚摸、按压以减轻症状，经过长期实践，摸索出一些简易的理伤按摩手法；对伤口则用树叶、草茎及矿石粉等裹敷，逐渐发现了具有止血、镇痛、消肿、排脓、生肌、敛疮作用的外用药物，这便是外治法的起源。在远古时期，由于生活环境恶劣，人们常患筋骨痹痿之疾。《吕氏春秋·古乐》曰：“昔陶唐氏之始，阴多滞伏而湛积，水道壅塞，不行其原，民气郁阏而滞着，筋骨瑟缩不达，故作为舞以宣导之。”这反映古代人已采用舞蹈祛邪解郁，舒展筋骨，由此便逐渐产生导引法。

2. 原始氏族社会时期(1.8万年前至公元前21世纪)　在旧石器晚期(约1.8万年前)的“山顶洞人”遗址中，发现石斧、石锤及骨针、骨锥等器具。《山海经·东山经》记载：“高氏之山，其上多玉，其下多箴石。”后世郭璞注解时认为，箴石“可以为砭针治痈肿者”。山顶洞人过群居生活，逐渐产生原始氏族社会，生活以渔猎为主，能用砭针治疗外伤科疾病。考古发现仰韶文化时期(约公元前5000年至公元前3000年)已有石镰。这种石镰，外形似近代的镰刀，可以砭刺、切割。《史记·扁鹊仓公列传》记载：“上古之时，医有俞跗，治病不以汤液醴洒，鑱石、挢引、案抓、毒熨，一拨见病之应，因五脏之输，乃割皮解肌、诀脉、结筋。”这说明新石器时代外科手术器械——砭镰已产生，并出现了外伤科名医俞跗。

3. 奴隶社会时期(公元前21世纪至公元前476年)　我国奴隶社会经历了夏、商、周三代。奴隶社会较之原始社会在生产力、文化等方面都有了发展，促进了医学进步，中医骨伤科开始萌芽，出现了“疡医”。

(1)夏代(公元前21世纪至公元前16世纪)：

夏代生产工具主要是石器，用以治病的针是石针、骨针。考古工作者在龙山文化遗址发现了很多陶制的酒器，《战国策·魏二》曰："帝女令仪狄作酒而美，进之禹。"可见在夏代已有了人工酿酒。酒可以通血脉、行药势，也可以镇痛、消毒，这对治疗创伤疾病很有意义。

(2)商代(公元前16世纪至公元前1066年)：商代冶炼技术有很大发展，从殷墟出土文物来看，不仅有刀、针、斧、锛、矢等青铜器，而且还发现了炼铜遗址和铜范，说明商代已达到青铜器的全盛时期。由于青铜器的广泛使用，医疗工具也有了改进和提高，砭石逐渐被金属的刀针所代替，据《韩非子》记载，古人"以刀刺骨"，说明"刀"已经作为骨伤疾病的手术工具了。

商代后期，我国汉字发展已基本成熟，从甲骨卜辞和器物铭文中发现记载的疾病有几十种，其中骨伤科的有疾手、疾肘、疾胫、疾止、疾骨等。甲骨文还有按摩、外敷药物及药熨治病的记录。

相传商初伊尹发明"汤液"，《甲乙经·序》曰："伊尹……撰用神农本草以为汤液。"这是中药内治法的重大进步，标志复合方剂诞生。考古发现藁城台西商代遗址有30多种药用种仁，其中有活血化瘀的桃仁。《神农本草经》曰："桃仁主瘀。"由上可知，商代已应用活血药内服治疗跌打损伤。

(3)西周、春秋时期(公元前1066年至公元前476年)：奴隶社会晚期，我国的农业社会已较繁盛，政治、经济、科技、文化有了新的发展，有了医政的设制和医疗的分科。《周礼·天官·冢宰》记载："医师掌医之政令，聚毒药以共(供)医事"，医师分为"食医""疾医""疡医"和"兽医"。其中疡医"掌肿疡、溃疡、金疡、折疡之祝药、劀杀之齐。凡疗疡，以五毒攻之，以五气养之，以五药疗之，以五味节之"。疡医就是外伤科医师，周代疡医已能运用"祝""劀""杀"等疗法治疗外伤疾病。

《礼记·月令·孟秋》载："命理瞻伤、察创、视折、审断，决狱讼必端平。"蔡邕注："皮曰伤，肉曰创，骨曰折，骨肉皆绝曰断。"说明当时已把损伤分成四种不同类型，同时采用"瞻""察""视""审"四种诊断方法，这既是法医学起源的记述，又是古代中医骨伤科诊断水平的标志。

第二节　骨伤科基础理论的形成

战国、秦汉时代(公元前476年至公元220年)我国从奴隶社会进入封建社会，政治、经济、文化都有显著的进步，学术思想十分活跃，出现"诸子蜂起，百家争鸣"的局面，促进了医学的发展，骨伤科基础理论亦初步形成。

1973年，考古学家在湖南长沙马王堆汉墓发掘的医学帛书表明了当时骨伤科诊疗技术的进步。《足臂十一脉灸经》记载了"折骨绝筋"(即闭合性骨折)；《阴阳脉死候》记载了"折骨裂肤"(即开放性骨折)。《五十二病方》载有52种病，共103个病名，其中有"诸伤""胻伤""骨疽""骨瘤"等骨伤科病症，同时还描述了"伤痉"的临床表现："痉者，伤，风入伤，身信(伸)而不能诎(屈)。"这是对创伤后严重并发症——破伤风的最早记载。《五十二病方》还记载了镇痛、止血、洗涤伤口、防止创伤瘢痕的治法与方药，其中水银膏治疗外伤感染，是世界上应用水银于外伤科的最早阐述。《帛画导引图》绘有导引练功图谱与治疗骨伤科疾病的文字注释。

《黄帝内经》是我国最早的一部医学典籍，较全面、系统地阐述了人体解剖、生理、病因、病机、诊断、治疗等基础理论，奠定了中医理论体系。《内经》中已有系统的人体解剖学知识。《灵枢·经水》曰："若夫八尺之士，皮肉在此，外可度量切循而得之，其死可解剖而视之。"《灵枢·骨度》对人体头颅、躯干、四肢各部骨骼的长短、大小、广狭做出标记。《内经》对人体的骨、脉、筋、肉及气血的生理功能都有精辟的论述，如《灵枢·经脉》曰："骨为干，脉为营，筋为刚，肉为墙。"《灵枢·邪客》曰："营气者，泌其津液，注之于脉，化以为血，以荣四末，内注五脏六腑。"人体外部皮肉筋骨与体内五脏六腑关系密切，《内经》阐发的肝主筋、肾主骨、肺主皮毛、脾主肌肉、心主血脉及气伤痛、形伤肿等基础理论，一直指导着骨伤科的临床实践。《内经》还阐述骨病的病因病机，《灵枢·刺节真邪》曰："热胜其寒，则烂肉腐肌为脓，内伤骨，内伤骨为骨蚀……有所结，深中骨，气因于骨，骨与气并，日以益大，则为骨疽。"《素问·痹论》曰："风寒湿三气杂至，合而为痹也。其风气胜者为行痹，寒气胜者为痛痹，湿气胜者为著痹也。"《素问·痿论》将痿证分为痿躄、脉痿、筋痿、肉痿、骨痿等五痿分别加以论述。此外，《吕氏春秋·季春纪》认为："流水不腐，户枢不蠹，动也；形气亦然，形不动则精不流，精不流则气郁。"

主张用练功疗法治疗足部"痿躄"，为后世骨伤科动静结合理论奠定了基础。

秦汉时期，骨伤科临床医学得到发展。西汉初期，名医淳于意留下的"诊籍"记录了两例完整骨伤科病案：一则是坠马致伤，一则是举重致伤。西汉中期《居延汉简》的"折伤部"记载了骨折创伤的治疗医案。东汉早期，《武威汉代医简》载录治疗金疡、外伤方10余首，有镇痛、逐瘀、止痉的作用，配伍较之《五十二病方》有明显的进步。成书于东汉时期的《神农本草经》载有中药365种，其中应用于骨伤科的药物约100种。汉代著名外伤科医家华佗精通方药、针灸、养生，更擅长外伤科手术。他发明了麻沸散，施行于剖腹术、刮骨术，还创立了五禽戏，似今练功疗法，可运用于骨伤科疾病之康复。东汉末年杰出医学家张仲景总结了前人的医疗成就，并结合自己的临床经验著成《伤寒杂病论》，这是我国第一部临床医学巨著，他在《内经》和《难经》的理论基础上，以六经论伤寒，以脏腑论杂病，创立了理、法、方、药结合的辨证论治方法。书中记载的攻下逐瘀方药，如大承气汤、大黄牡丹汤、桃仁承气汤、大黄䗪虫丸和下瘀血汤等，至今仍被骨伤科医家所推崇。书中还记载了人工呼吸、胸外心脏按压等创伤复苏术。

第三节 骨伤科诊疗技术的进步

三国、晋朝至隋唐、五代（公元220－960年），是我国历史上战乱频发时期，骨伤科疾病更多见，从而积累了临床经验，促进了骨伤科诊疗技术的进步。晋·葛洪著《肘后救卒方》中，在世界上最早记载了颞颌关节脱位手法整复方法："令人两手牵其颐已，暂推之，急出大指，或咋伤也。"书中还首先记载用竹片夹板固定骨折："疗腕折、四肢骨破碎及筋伤蹉跌方：烂捣生地黄熬之，以裹折伤处，以竹片夹裹之。令遍病上，急缚，勿令转动。"他论述了开放性创口早期处理的重要性，对腹部创伤肠断裂采用桑白皮线进行肠缝合术，还记载了烧灼止血法，并首创以口对口吹气法抢救猝死病人的复苏术。南齐·龚庆宣整理的《刘涓子鬼遗方》对创口感染、骨关节化脓性疾病采用外消、内托、排脓、生肌、灭瘢等治法，运用虫类活血药治疗金疡。隋·巢元方等编著的《诸病源候论》，是我国第一部中医病理专著，载录证候1720条，其中有"金疮病诸候"23论，腕折（泛指骨折、扭伤等）证候9论，还有妇人与小儿金疮、瘀血证候等。"金疮病诸候"精辟论述了金疮化脓感染的病因病理，提出清创疗法四要点：清创要早，要彻底，要正确地分层缝合，要正确包扎，为后世清创手术奠定了理论基础。在治疗开放性骨折、清除异物、结扎血管止血、分层缝合等方面的论述，都达到了很高的水平。"中风候"和"金创中风痉候"对破伤风的症状描写得非常详细，提出它是创伤后的并发症。"金疮伤筋断骨候""金疮筋急相引痛不得屈伸候""腕折破骨伤筋候"等论述了"伤筋"的证候、治疗方法及其预后，指出筋断"可连续"。"箭镞金刃入肉及骨不出候""金疮久不瘥候"对创口不愈合的病因病理有较深刻的认识，强调了去碎骨和清除异物的重要性。"附骨疽候"指出成人的髋关节、膝关节与儿童的脊椎、膝关节是附骨疽的好发部位。"金疮肠断候""被打头破脑出候"记载了肠断裂、颅脑损伤的症状和手术缝合治疗方法。《诸病源候论》还载述了内伤惊悸、烦热、咳嗽、口渴、吐血、腹胀、孕伤等证候，阐述了内伤气血、津液、五脏的病机。

唐代孙思邈著《备急千金要方》《千金翼方》，是中医临床的百科全书，在骨伤科方面总结了补髓、生肌、坚筋、固骨类药物，介绍了人工呼吸复苏、止血、镇痛、补血、活血化瘀等疗法，载录了颞颌关节脱位手法复位后采用蜡疗、热敷、针灸等外治法，丰富了骨伤科治疗法。王焘著《外台秘要》，是一部综合性医学论著，其中收录了折损、金疮、恶刺等骨伤科疾病治疗方药，把损伤分为外损和内损，列骨折、脱位、内伤、金疮和创伤危重症等五大类。蔺道人著《仙授理伤续断秘方》，是我国现存最早的一部骨伤科专著，分述骨折、脱位、内伤三大类证型，总结了一套诊疗骨折、脱位的手法，如相度损处、拔伸、用力收入骨、捺正等，提出了正确复位、夹板固定、内外用药和功能锻炼的治疗大法。对筋骨并重、动静结合的理论也作了进一步阐发，该书指出："凡曲转，如手腕脚凹手指之类，要转动……时时为之方可。"对于难以手法复位的闭合性或开放性骨折，主张采用手术整复："凡伤损重者，大概要拔伸捺正，或取开捺正""凡皮破骨出差爻，拔伸不入，撙捺相近，争一二分，用快刀割些捺入骨。"该书首次记载了髋关节脱臼，并分前、后脱臼两类，采用手牵足蹬整复手法治疗髋关节后脱位，利用杠杆原理，采用“椅背复位法”治疗肩关节脱位。他还介绍了杉树皮夹板固定方法：“凡用杉皮，浸约如指大片，疏排令周匝，用小绳三度紧缚。”对内伤的治疗，采用“七步”治疗法，提出了伤损按早、中、晚三期治疗的方案。所载方 50 首，药 139 味，包括内服及煎洗、填疮、敷贴等外用方剂，体现了骨伤科内外兼治的整体观。

第四节　中医骨伤科的发展

宋、辽、金、元时代（公元 960－1368 年），医学在隋唐五代的基础上，出现了百家争鸣、蓬勃发展的局面，促进了中医骨伤科的发展。宋代“太医局”设立“疮肿兼折疡科”，元代“太医院”设十三科，其中包括“正骨科”和“金镞兼疮肿科”。

宋代法医家宋慈著《洗冤集录》是我国现存最早的法医学专著，对全身骨骼、关节结构描述较详细，同时还记载了人体各部位损伤的致伤原因、症状及检查方法。宋·医官王怀隐等编成《太平圣惠方》，其中“折伤”“金疮”属骨伤科范畴，对骨折提出了“补筋骨，益精髓，通血脉”的治疗思想，用柳木夹板固定骨折，推广淋、熨、贴、熁、膏摩等外治法治疗损伤。太医局编辑的《圣济总录》内容丰富，其中折伤门总结了宋代以前骨伤科医疗经验，强调骨折、脱位复位的重要性，记载用刀、针、钩、镊等手术器械，对腹破肠出的重伤采用合理的处理方法。南宋·张杲著《医说》记载了随军医师“凿出败骨”治疗开放性胫腓骨骨折成功的病案，并介绍了采用脚踏转轴及竹管的搓滚舒筋练功疗法。宋·许叔微著《普济本事方》记载了用苏合香丸救治跌伤重症。《夷坚志·卷十九·邢氏补颐》记载了在颌部施行同种异体植骨的病例。

宋金元时期出现不少著名医学家，他们从各自角度总结和论述了自己的临证经验，出现了学术上的争鸣局面。金代刘完素是“火热论”代表人物，他在骨伤科临证治疗时主张用甘凉、活血、润燥、生津的药物。金代张从正《儒门事亲》认为下法能使“陈莝去而肠胃洁，癥瘕尽而荣卫昌”，主张采用攻下逐瘀法治伤。金代李杲《医学发明》发挥了《内经》“肝藏血”的理论，认为：“血者，皆肝之所主，恶血必归于肝，不问何经之伤，必留于胁下，盖肝主血故也”，并创制了疏肝活血逐瘀的方药“复元活血汤”。元·朱震亨的观点是人体“阳有余阴不足”，提倡养阴疗法，强调补肝肾治本的原则，对治疗筋骨痹证、骨疽及伤患都有其独特经验。

元代李仲南《永类钤方》中“风损伤折”卷是中医骨伤科专篇，首创过伸牵引加手法复位治疗脊柱屈曲型骨折，书中记载：“凡腰骨损断，先用门扉一片，放斜一头，令患人覆眠，以手捍止，下用三人拽伸，医以手按损处三时久。”此外，还创制了手术缝合针——“曲针”，用于缝合伤口，提出“有无粘膝”体征作为髋关节前后脱位的鉴别，至今仍有临床意义。危亦林著《世医得效方》，按元代十三科分类，其中“金镞正骨科”不仅继承前人治疗骨伤经验，而且对骨折、脱位的整复手法和固定技术有所创新。危氏在世界上最早施用“悬吊复位法”治疗脊柱骨折，书中载：“凡锉脊骨，不可用手整顿，须用软绳从脚吊起，坠下身直，其骨使自归窠。未直则未归窠，须要坠下，待其骨直归窠。然后用大桑皮一片，放在背皮上，杉树皮两三片，安在桑皮上，用软物缠夹定，莫令屈，用药治之。”对开放性骨折，危氏主张扩创复位加外固定治疗。在麻醉方面，危氏创制了“草乌散”（又名麻药方），对其组成、功用、剂量及注意事项都有详细记载。元代《回回药方》中“金疮门”“折伤门”属于骨伤科范畴，大部分内容继承《仙授理伤续断秘方》《世医得效方》和《永类钤方》等经验，有些部分还结合阿拉伯外来医学知识，反映了元代中医骨伤科发展的状况。

第五节　中医骨伤科的兴盛

明清时代（公元 1368－1840 年），骨伤科出现了许多学术上有相当成就的医学家，撰写了大量的骨伤科专著，他们不仅总结了前人的经验，而且不断提出新的理论和观点，从而形成不同学派。此时期是中医骨伤科的兴盛年代。

明初，太医院设有十三科，其中属骨伤科范畴的有“接骨”“金镞”两科。隆庆五年（1571 年）改名为正骨科。公元 1644 年清朝建立，太医院设九科，其中有“疮疡科”和“正骨科”。

明代《金疮秘传禁方》记载了用骨擦音作为检查骨折的方法，对开放性骨折，主张把穿出皮肤已被污染的骨折端切除，以防感染等。明代永乐年间（公元1406年）朱橚等编著《普济方》，其中“折伤门”“金疮门”和“杖伤门”等辑录治疗骨伤科方药1256首，是15世纪以前治疗骨伤方药的总汇。在“接骨手法”中，介绍了12种骨折脱位的复位固定方法；在“用药汤使法”中，又列出15种骨折、脱位的复位固定法。明·异远真人著《跌损妙方》记载全身57个穴位，总结了一套按穴位受伤而施治的方药，其“用药歌”在骨伤科亦广为流传。明·薛己撰《正体类要》共2卷，上卷论正体主治大法及记录治疗骨伤科内伤验案65则，下卷介绍诸伤方71首。薛氏重视整体疗法，如序曰：“肢体损于外，则气血伤于内，营卫有所不贯，脏腑由之不和”，强调八纲、脏腑、气血辨证论治，用药主张以补气血、补肝肾为主，行气活血次之，其“气血学说”和“平补法”对后世产生巨大影响。著名医药学家李时珍所著《本草纲目》载药1892味，其中骨伤科药物170余种。明·王肯堂《证治准绳·疡医准绳》对骨折亦有较精辟的论述，如对肱骨外科颈骨折采用不同体位固定，若向前成角畸形，用手巾悬吊腕部置于胸前；若向后成角，则应置于胸后。该书还把髌骨损伤分为脱位、骨折两类，骨折又分为分离移位或无移位两种，对分离移位者，主张复位后用竹箍扎好，置膝于半伸屈位。该书对骨伤科的方药还进行了由博而约的归纳整理，深为后世所推崇。

清代吴谦等著《医宗金鉴·正骨心法要旨》，较系统地总结了清代以前的骨伤科经验，对人体各部的骨度、损伤的治法记录周详，既有理论，亦重实践，图文并茂。该书将正骨手法归纳为摸、接、端、提、推、拿、按、摩八法，并介绍腰腿痛等疾病的手法治疗，及运用攀索叠砖法、腰部垫枕法整复腰椎骨折脱位等。在固定方面，主张“爰因身体上下正侧之象，制器以正之，用辅手法之所不逮，以冀分者复合，欹者复正，高者就其平，陷者升其位”，并改进了多种固定器具，如脊柱中段损伤采用通木固定，下腰损伤采用腰柱固定，四肢长骨干骨折采用竹帘、杉篱固定，髌骨骨折采用抱膝圈固定等。沈金鳌著《沈氏尊生书·杂病源流犀烛》，发展了骨伤科气血病机学说，对内伤的病因病机、辨证论治有所阐发。胡廷光著《伤科汇纂》，收集了清代以前有关骨伤科的文献，结合其临床经验加以整理，是一本价值较高的骨伤科专著。该书系统地阐述了各种损伤的证治，记载了骨折、脱位、筋伤的检查、复位法，附录许多治验医案，并介绍大量骨伤科处方及用药方法。钱秀昌著《伤科补要》，较详细论述了骨折、脱位的临床表现及诊治方法，如髋关节后脱位采用屈髋屈膝拔伸回旋法整复等。该书载有医疗器具固定图说、周身各部骨度解释、伤科脉诊及大量方剂。

第六节　中医骨伤科的危机

鸦片战争后至新中国成立前（公元1840—1949年），中国逐渐沦落为半封建半殖民地的国家，随着西方文化的侵入，中医受到歧视，骨伤科面临危机。人们常将骨伤科医师视为“走江湖、卖膏药之下九流”，中医骨伤科处于花叶凋零、自生自灭的境地。在此期间，骨伤科著作甚少，较有代表性的是1852年赵廷海所著《救伤秘旨》，收集少林学派的治伤经验，记载人体36个致命大穴，介绍了损伤各种轻重症的治疗方法，收载“少林寺秘传内外损伤主方”，并增加了“按证加减法”。以前处于萌芽状态的骨折切开复位、内固定等技术不仅没有发展，而且基本上失传了。

新中国成立前，中医骨伤科的延续以祖传或师承为主，医疗活动只能以规模极其有限的私人诊所形式开展。这种私人诊所在当时不仅是医疗单位，而且也是教徒授业的教学单位。借此，中医许多宝贵的学术思想与医疗经验才得以流传下来。全国各地骨伤科诊所，因其学术渊源的差别，出现不少流派，较著名的诸如：河南省平乐镇郭氏正骨世家，天津苏氏正骨世家，上海石筱山、魏指薪、王子平等骨伤科八大家，广东蔡荣、何竹林等五大骨伤科名家，湖北武当派李氏正骨，福建少林派林如高，四川杜自明、郑怀贤，江苏葛云彬，北京刘寿山，山东梁铁民及辽宁孙华山等，各具特色，在当地影响甚隆。

第七节 中医骨伤科的新生

中华人民共和国成立后，随着社会经济、政治与文化的变革，中医骨伤科也从分散的个体开业形式向集中的医院形式过渡。1958 年以后，全国各地有条件的省、市、县均相继成立了中医院，中医院多设有伤科、正骨科或骨伤科，不少地区还建立了专门的骨伤科医院。在医疗事业发展的基础上，20 世纪 50 年代上海市首先成立了“伤骨科研究所”，70 年代中医研究院骨伤科研究所与天津市中西医结合治疗骨折研究所相继成立，嗣后其他不少省市也纷纷成立骨伤科研究机构。这标志着中医骨伤科不仅在临床医疗实践方面，而且在基础理论与科学研究方面都取得了进展。

除了医疗与科研组织机构外，自 20 世纪 50 年代开始，全国各省市普遍建立中医学院与中医学校，为国家培养了大批中医人才；80 年代十余所中医院校相继成立中医骨伤系，除了招收大学本科生外，不少院校还培养骨伤专业硕士研究生与博士研究生。

新中国成立后，各地著名老中医的正骨经验普遍得到整理与继承，有代表性的著作如石筱山《正骨疗法》、郑怀贤《伤科疗法》、杜自明《中医正骨经验概述》、梁铁民《正骨学》及《平乐郭氏正骨法》《魏指薪治伤手法与导引》《刘寿山正骨经验》《林如高正骨经验》等。

1958 年，我国著名骨伤科专家方先之、尚天裕等虚心学习著名中医苏绍三正骨经验，博采各地中医骨伤科之长，运用现代科学知识和方法，总结出新的正骨八大手法，研制成功新的夹板外固定器材，同时配合中药内服、外治及传统的练功方法，形成一套中西医结合治疗骨折的新疗法，其编著的《中西医结合治疗骨折》一书，提出“动静结合”“筋骨并重”“内外兼治”“医患合作”治疗骨折的四项原则，使骨折治疗提高到一个新水平，在国内外产生重大影响。20 世纪 70 年代以后，中西医结合在治疗开放性感染骨折、脊椎骨折、关节内骨折及陈旧性骨折脱位等方面总结了成功经验，治疗慢性骨髓炎、骨关节炎也取得了一定的效果。传统的中医骨伤科经验得到进一步发掘、整理与提高，逐步形成一套有中国特色的治疗骨折、骨病与软组织损伤的新疗法。在外固定方面，各地在总结中西医固定器械的优缺点基础上，把两者有机结合在一起，运用现代科学理论加以论证，这方面工作较突出的如中国中医研究院“骨折复位固定器”、天津医院“抓髌器”、河南洛阳正骨医院“尺骨鹰嘴骨折固定器”及上海第六人民医院“单侧多功能外固定器”等。1986 年中华中医药学会骨伤科分会成立，中医骨伤科学术研究日趋广泛，一方面推广传统、有效的医疗方法，另一方面用先进的科学技术深入研究伤患治疗机制。进入 21 世纪后，中医骨伤科专科建设有了很大发展，国家中医药管理局重点专科近百家，许多中医院或专科医院的骨伤科床位数达 300 张以上；与此同时，骨生理、骨病理、生物化学、生物力学、分子生物学、同位素、电子计算机 X 线断层扫描、磁共振、骨密度测量等现代科学技术已在本学科的基础研究与临床医疗中得到较广泛应用；中西医结合治疗踇指外翻及相关畸形、旋提手法治疗神经根型颈椎病、益气化瘀法治疗椎间盘退变性疾病等科研项目相继获得国家科技进步二等奖；一些治疗颈椎病、腰腿痛、骨质疏松、骨缺血性坏死、骨髓炎及骨关节炎的中药新药不断研制出来，产生了良好的社会效益与经济效益。在新的世纪，中医骨伤科已走出国门，2005 年世界中医药学会联合会骨伤科专业委员会成立，海内外骨伤科学术交流日益频繁。中医骨伤科正迎来一个科学的春天，必将更加茁壮成长，为人类健康事业做出更大的贡献。

（王和鸣　沈冯君）

参考文献

[1] 张安祯，王和鸣. 中医伤科学基础[M]. 福州：福建中医学院，1983.

[2] 王和鸣. 中医骨伤科学基础[M]. 上海：上海科学技术出版社，1996.

[3] 王和鸣. 中医骨伤科学基础学习指导[M]. 上海：上海科学技术出版社，1997.

[4] 王和鸣，沈冯君. 北京：中国中医骨伤科学基础[M]. 中国中医药出版社，2002.

[5] 王和鸣. 中医伤科学[M]. 北京：中国中医药出版社，2002.

[6] 王和鸣. 中医伤科学习题集[M]. 北京：中国中医药出版社，2003.

[7] 王和鸣. 中医骨伤科学基础[M]. 北京：中国中医药出版社，2010.

[8] 王和鸣，黄桂成. 中医骨伤科学[M]. 北京：中国中医药出版社，2012.

第2章

骨伤病的分类和病因病机

第一节 分 类

一、损伤分类

损伤是指人体受到各种创伤性因素引起的皮肉、筋骨、脏腑等组织结构的损害，及其带来的局部和全身性反应。中医学对损伤的分类认识较早，周代《周礼·天官》描述疡医主治肿疡、溃疡、金疡、折疡。"疡"字即"伤"字之义（郑玄注："身伤曰疡"），从分类上已与一般疮疡外科有了明确的区别，说明伤科已初见雏形。《礼记·月令·孟秋》记载损伤可分为伤（皮伤）、创（肉创）、折（骨折）、断（骨肉皆断离）四类。唐代《外台秘要》将损伤分为外损与内伤两类。现代按损伤的性质和特点主要有下列分类方法。

1. 按照损伤部位分类 分为外伤和内伤。外伤是指皮、肉、筋、骨、脉损伤，可根据受伤的具体部位分为骨折、脱位与筋伤。内伤是指脏腑损伤及暴力所引起的气血、脏腑、经络功能紊乱而出现的各种损伤内证。人体是一个内外统一的整体，皮肉裹于外，筋骨连续于内。从外伤来讲，皮肉受损，筋骨亦会累及；反之，筋伤骨损，皮肉必然受伤。对内伤而言，因经络为气血运行的通道，经络内联脏腑，外络肢节，而五脏之道皆出于经隧（《素问·调经论篇》），故无论是伤气血或伤脏腑，均可导致经络运行阻滞；反之，经络损伤亦可内传脏腑，引起气血、脏腑功能失调。外伤与内伤也是相互影响的，肢体虽受损于外，也会由外及内使气血受伤，并可引起脏腑功能不和，出现许多损伤内证。

2. 按照损伤性质分类 按外力作用的性质可分为急性损伤与慢性劳损。急性损伤是指急骤的暴力所引起的损伤；慢性劳损是指劳逸失度或体位不正确，导致外力长期累积于人体所致的损伤。

3. 按照受伤时间分类 分为新伤与陈伤。新伤是指2～3周以内的损伤，或发病后立即就诊者；陈伤又称宿伤，是指新伤失治，日久不愈，或愈后又因某些诱因，隔一段时间又在原受伤部位复发者。

4. 按照受伤部位破损情况分类 分为闭合性损伤与开放性损伤。闭合性损伤是指受钝性暴力损伤而外部无创口者；开放性损伤是指受到锐器、火器或钝性暴力作用，皮肤或黏膜破损，深部组织与外界环境沟通者。皮肉为人之外壁，皮肤完整，则伤处不致污染，外邪不易侵入；皮肤破损，外邪可以从伤口侵入，容易发生感染，导致相关并发症发生。

5. 按照受伤程度分类 分为轻伤与重伤。损伤的严重程度取决于致伤因素的性质、强度，作用时间的长短，受伤的部位及其面积的大小、深度等。

6. 按照伤者的职业特点分类 分为生活性损伤、工业性损伤、农业性损伤、交通性损伤和运动性损伤等。如运动员及舞蹈、杂技、武术表演者更容易发生各种运动损伤，经常颈部过度屈曲看书或看电视者、长期低头伏案工作者容易患颈椎病。这说明损伤的发生与工作职业及生活习惯有一定关系。

7. 按照致伤因素的理化性质分类 分为物理性损伤、化学性损伤和生物性损伤等。如外力、高热、冷冻、电流等可以导致物理性损伤。

临床辨证施治时，既要参照上述分类方法将伤病进行分类，更应从整体出发，全面检查分析，做出正确的诊断与治疗，取得较好的疗效。

二、骨病分类

中医骨病学是以中医理论为指导，结合现代科学和西医学知识来研究骨与关节系统疾病的发生、发展及其防治规律的一门临床学科，是中医骨伤科学的重要组成部分。其主要研究发生于骨、关节、筋膜、肌肉等运动系统的疾病。骨病常将病因、病理及临床表现作为分类依据，用以指导治疗。中医骨病常分为以下几大类（表 2-1）。

表 2-1　中医骨病分类

分类	疾病范围
骨与关节先天性畸形	成骨不全、软骨发育不全、石骨症、脊柱裂、先天性脊柱侧弯、先天性髋关节脱位、并指畸形等
骨痈疽	急性化脓性骨髓炎、慢性骨髓炎、化脓性关节炎、骨梅毒等
骨痨	骨与关节结核
骨痹	风湿性关节炎、类风湿关节炎、骨与关节退行性关节炎、强直性脊柱炎、血友病性关节炎、痛风性关节炎、神经性关节炎及部分骨代谢性疾病如骨质疏松症等
骨痿	小儿麻痹后遗症、骨软化症、佝偻病等
骨蚀	成人股骨头缺血性坏死、股骨头骨骺炎、胫骨结节骨骺炎、脊椎骨骺炎、腕舟骨缺血性坏死、足距骨缺血性坏死等
骨与软组织肿瘤	良性骨肿瘤、恶性骨肿瘤、转移性骨肿瘤和瘤样病损如骨瘤、骨样骨瘤、骨巨细胞瘤、血管瘤、骨肉瘤、软骨肉瘤、纤维肉瘤、骨髓瘤、脊索瘤、尤因肉瘤、滑膜瘤、骨囊肿、骨纤维异样增殖症等
地方病与职业病	大骨节病、氟骨病、振动病、减压病、铅中毒、镉中毒、磷中毒等

第二节　病　因

一、损伤病因

损伤的病因是指引起人体损伤发病的原因，或称为损伤的致病因素。中医骨伤科历来重视病因的研究，《内经》中指出“坠堕”“击仆”“举重用力”“五劳所伤”等是损伤的致病因素。汉代张仲景在《金匮要略 · 脏腑经络先后病脉证》中提出了“千般疢难，不越三条”的观点，即“一者，经络受邪，入脏腑，为内所因也；二者，四肢九窍，血脉相传，壅塞不通，为外皮肤所中也；三者，房室、金刃、虫兽所伤”。之后，有的医家把损伤的病因列为不内外因。宋代陈无择在《三因极一病证方论 · 三因论》中曰：“其如饮食饥饱，叫呼伤气，尽神度量，疲极筋力，阴阳违逆，乃至虎狼毒虫，金疮踒折……等，有背常理，为不内外因。”同时他也指出：“如欲救疗，就中寻其类例，别其三因，或内外兼并，淫情交错，推其深浅，断其所因为病源，然后配合诸证，随因施治，药石针艾，无施不可。”一方面，指出损伤的病因不同于七情内因和六淫外因而属于不内外因；另一方面，也提出不内外因仍属外因或内因的范围，只是互相兼杂、交错在一起。只有掌握骨、关节及其周围筋肉损伤的病因，才能循因辨证、审因论治，对损伤的性质和程度做出正确的估计，对损伤的治疗和预后有着重要的指导意义。

（一）外因

损伤外因是指外界因素作用于人体而引起损伤，主要是外力伤害，但与邪毒感染及外感六淫等也有一定的关系。

1. 外力伤害　外力作用可以损伤人体的皮肉筋骨而引起各种损伤。如跌仆、坠堕、撞击、闪挫、压轧、负重、刀刃、劳损等所引起的损伤都与外力作用有关。根据外力性质的不同，可分为直接暴力、间接暴力、肌肉强烈收缩和持续劳损四种。

（1）直接暴力：所致的损伤发生在外力直接作用的部位，如创伤、挫伤、骨折、脱位等。

（2）间接暴力：所致的损伤都发生在远离外力作用的部位，如传达暴力、扭转暴力可引起相应部位的骨折、脱位。如自高处坠落，臀部先着地，身体下坠的冲击力与地面向上对脊柱的反作用力造成的挤压即可在胸腰椎发生压缩性骨折，或伴有更严重的脱位及脊髓损伤。如自高处坠落时臀部着地在一侧高一侧低的地面时，还会产生扭转暴力，骨折形态也就会出现区别，或同时发生一侧关节突脱位。

(3)肌肉过度强烈收缩：如跌仆时股四头肌强烈收缩可引起髌骨骨折，投掷手榴弹时肌肉强烈收缩致肱骨干骨折。

(4)持续劳损：长时间劳损或姿势不正确的操作，使肢体某部位之筋骨受到持续或反复多次的慢性牵拉、摩擦等，均可使筋骨持续受外力积累损伤。《素问・宣明五气》曰："久视伤血，久卧伤气，久坐伤肉，久立伤骨，久行伤筋，是谓五劳所伤。"如单一姿势的长期弯腰负重可造成慢性腰肌劳损，长时间的步行可能引起跖骨疲劳性骨折等。

2. 外感六淫　风、寒、暑、湿、燥、火是自然界六种不同的气候变化，若太过或不及，引起人体发病者，称之为"六淫"。外感六淫可引起筋骨、关节疾病，导致关节疼痛或活动不利。《诸病源候论》卒腰痛候指出："夫劳伤之人，肾气虚损，而肾主腰脚，其经贯肾络脊，风邪乘虚，卒入肾经，故卒然而患腰痛。"《仙授理伤续断秘方》曰："损后中风，手足痿痹，不能举动，筋骨乖张，挛缩不伸。"说明各种损伤之后，风寒湿邪可能乘虚侵袭，阻塞经络，导致气机不得宣通，引起肌肉挛缩或松弛无力，进一步加重脊柱和四肢关节功能障碍。《伤科补要》曰："夫人之筋，赖气血充养，寒则筋挛，热则筋纵，筋失营养，伸舒不便。"说明感受风寒湿邪还可致失枕等疾病。

3. 邪毒感染　外伤后再感受毒邪，或邪毒从伤口乘虚而入，郁而化热，热盛肉腐，附骨成脓，脓毒不泄，蚀筋破骨，则可引起局部和全身感染，出现各种变证。如开放性骨折处理不当可引起化脓性骨髓炎。

(二)内因

内因是指由于人体内部变化的影响而致损伤的因素。损伤主要是由于外力伤害等外在因素所致，但也都有各种不同的内在因素和一定的发病规律，如与年龄、体质、局部解剖结构等内在因素关系十分密切。《素问・评热病论》指出："邪之所凑，其气必虚。"而《灵枢・百病始生》曰："风雨寒热，不得虚，邪不能独伤人"，"此必因虚邪之风，与其身形，两虚相得，乃客其形。"说明大部分外界致病因素只有在机体虚弱的情况下，才能伤害人体。因此，我们不仅重视损伤外因的作用，而且强调内因在发病学上的重要作用。但是，当外来暴力比较大，超越了人体防御力量或耐受力时，外力伤害就成为决定性因素。

1. 年龄　年龄不同，伤病的好发部位及发生率也不一样，如跌倒时臀部着地，外力作用相同，但老年人易引起股骨颈骨折或股骨转子间骨折，其中股骨转子间骨折的发病年龄又相对高些，而青少年则较少发生。小儿因骨骼柔嫩，尚未坚实，所以容易发生骨折，但小儿的骨膜较厚而富有韧性，骨折时多发生不完全性骨折。骨骺损伤多发生在儿童或正在生长发育、骨骺尚未愈合的少年。青壮年筋骨坚强，同样跌倒不一定会发生骨折；但在剧烈运动中发生各种损伤，却以青壮年多发。

2. 体质　体质的强弱与损伤的发生有密切的关系。年轻体壮、气血旺盛、肾精充足、筋骨坚固者不易发生损伤。年老体弱、气血虚弱、肝肾亏虚、骨质疏松者容易发生损伤，如突然滑倒，臀部着地，外力虽很轻微，也可能发生股骨颈或股骨转子间骨折。《伤科补要》曰："下颏者，即牙车相交之骨也，若脱，则饮食言语不便，由肾虚所致。"说明骤然张口过大可以引起颞颌关节脱位，也与肾气亏损而致面部筋肉、关节囊松弛有关。《正体类要・正体主治大法》曰："若骨骱接而复脱，肝肾虚也。"说明肝肾虚损是习惯性脱位的病理因素之一。

3. 解剖结构　损伤与其局部解剖结构也有一定的关系。传达暴力作用于某一骨骼时，骨折常常发生在骨密质与骨松质交界处，如桡骨远端骨折好发于桡骨远端 2～3cm 骨松质与骨密质交界处。锁骨骨折多发生在无韧带肌肉保护的锁骨两个弯曲的交界处。

4. 先天因素　损伤的发生与先天禀赋不足也有密切关系。如第 1 骶椎的隐性脊柱裂，由于棘突缺如，棘上与棘间韧带失去了依附，降低了腰骶关节的稳定性，容易发生劳损。先天性脆骨病、先天性骨关节畸形都可造成骨组织脆弱，易产生骨折。

5. 病理因素　伤病的发生还与组织的病变关系密切，内分泌代谢的障碍可影响骨的成分。骨组织的疾病如骨肿瘤、骨结核、骨髓炎均可破坏骨组织，导致局部结构的破坏。

6. 职业工种　损伤的发生与职业工种有一定的关系，如手部损伤较多发生在缺乏必要的防护设备下工作的机械工人，慢性腰部劳损多发于经常弯腰负重操作的工人，运动员及舞蹈、杂技、武打演员容易发生各种运动损伤，经常低头工作者容易患颈椎病等。

7．七情内伤　在骨伤科疾病中，内伤与七情（喜、怒、忧、思、悲、恐、惊）变化的关系密切。在一些慢性的骨关节痹痛中，如果情志郁结，则内耗气血，可加重局部的病情。在创伤骨折及各类骨关节疾病患者中，性格开朗、意志坚强者，有利于创伤修复和疾病的好转；如果意志薄弱，忧虑过度，则加重气血内耗，不利于疾病的康复，甚至加重病情。因此，中医骨伤科历来重视精神调养。

人是一个内外统一的整体。损伤的发生发展是内外因素综合作用的结果。不同的外因，可以引起不同的损伤疾病。而同一外因作用于不同内因的个体，损伤的种类、性质与程度又有所不同。损伤疾病的发生，外因虽然很重要，但亦不要忽视机体的内因。

二、骨病病因

引起骨病的原因是多种多样的。六淫邪毒侵袭为外因，情志所伤为内因，饮食饥饱、金疮等为不内外因。

（一）外因

指外邪侵袭人体，引起筋骨为病的因素，包括外感六淫、劳力伤害、毒物、放射线等。

1．外感六淫　《素问·痹论》曰："风、寒、湿三气杂至，合而为痹也。"《诸病源候论·风湿腰痛候》曰："劳伤肾气，经络既虚，或因卧湿当风，而风湿乘虚搏于肾，肾经与血气相击而腰痛。"都说明外感六淫是痹证的发病原因。

2．邪毒感染　《医宗金鉴·外科心法要诀·痈疽总论歌》曰："痈疽原是火毒生。"感受不同的邪毒，可引起不同的疾病，如附骨痈、附骨疽、关节流注、骨痨、骨梅毒等。

3．劳力伤害　五劳伤害可引起气、血、筋、骨、肉损伤，而导致骨骺炎、骨坏死等。《素问·宣明五气》曰："久视伤血，久卧伤气，久坐伤肉，久立伤骨，久行伤筋。"

4．地域环境　《素问·异法方宜论》指出，不同的地理环境、气候条件、饮食习惯能引发如大骨节病、氟骨病、佝偻病等不同的骨病。

5．毒物与放射线　经常接触有害物质，包括各种不利于人体健康的无机毒物、有机毒物和放射线，均能导致骨损害。

（二）内因

1．先天缺陷　有些疾病与生俱来，属先天缺陷。许多先天畸形，如先天性马蹄内翻足、先天性髋关节脱位在出生时即已存在；有的是发育生长过程中逐渐出现，如先天性脊柱侧弯症、脆骨病、多发性外生骨疣。

2．年龄　幼儿时期，稚阴未充，稚阳未长，易患感染性骨关节病，而老年人肝肾亏损，天癸竭，多患退行性骨关节病。

3．体质　肾精充实，筋骨劲强，不易发生筋骨疾病；反之身体虚弱，肝肾亏损，则邪毒乘虚而入，易发骨痨或骨痈疽。

4．营养障碍　营养障碍、后天失养可引起骨的代谢疾病，如佝偻病、骨软化症、骨质疏松症。

第三节　病　机

一、损伤病机

人体是由皮肉、筋骨、脏腑、经络、气血与津液等共同组成的一个有机整体，人体生命活动主要是脏腑功能的反映，脏腑功能的物质基础是气血、津液。脏腑各有不同的生理功能，通过经络联系全身的皮肉筋骨等组织，构成复杂的生命活动，它们之间保持着相对的平衡，互相联系，互相依存，互相制约，无论在生理活动还是在病理变化方面都有着不可分割的联系。因此，骨伤病的发生和发展与皮肉筋骨、脏腑经络、气血津液等都有密切的关系。

外伤疾病多由于皮肉筋骨损伤而引起气血瘀滞、经络阻塞、津液亏损，或瘀血邪毒由表入里，而导致脏腑不和；亦可由于脏腑不和由里达表引起经络、气血、津液病变，导致皮肉筋骨病损。明代薛己在《正体类要》序文指出："肢体损于外，则气血伤于内，营卫有所不贯，脏腑由之不和。"说明人体的皮肉筋骨在遭受到外力的损伤时，可进而影响到体内，引起气血、营卫、脏腑等一系列的功能紊乱，外伤与内损、局部与整体之间是相互作用、相互影响的。因此，在外伤的辨证论治过程中，均应从整体观念加以分析，既要辨治局部皮肉筋骨的外伤，又要对外伤引起的气血、津液、脏腑、经络功能的病理生理变化加以综合分析，这样才能正确认识损伤的本质和病理现象的因果关系。这种局部与整体的统一观，是中医骨伤科治疗损伤疾病的原则之一。

(一)皮肉筋骨病机

1. 皮肉筋骨的生理功能　皮肉为人之外壁，内充卫气，人之卫外者全赖卫气。肺主气，达于三焦，外循肌肉，充于皮毛，如室之有壁，屋之有墙，故《灵枢·经脉》曰："肉为墙。"

筋是筋络、筋膜、肌腱、韧带、肌肉、关节囊、关节软骨等组织的总称。筋的主要功用是连属关节，络缀形体，主司关节运动。《灵枢·经脉》曰："筋为刚"，言筋的功能坚劲刚强，能约束骨骼。《素问·五脏生成》曰："诸筋骨皆属于节。"说明人体的筋都附着于骨上，大筋联络关节，小筋附于骨外。《杂病源流犀烛·筋骨皮肉毛发病源流》中曰："筋也者，所以束节络骨，绊肉绷皮，为一身之关纽，利全体之运动者也，其主则属于肝。""所以屈伸行动，皆筋为之。"因此，筋病多影响肢体的活动。

骨属于奇恒之腑，《灵枢·经脉》曰："骨为干。"《素问·痿论》曰："肾主身之骨髓。"《素问·脉要精微论》又曰："骨者，髓之府，不能久立，行则振掉，骨将惫矣。"指出骨的作用，不但为立身之主干，还内藏精髓，与肾气有密切关系，肾藏精、精生髓，髓养骨，合骨者肾也，故肾气的充盈与否能影响骨的成长、壮健与再生。反之，骨受损伤，可累及肾，二者互为影响。

肢体的运动，有赖于筋骨，而筋骨离不开气血的温煦濡养，气血化生，濡养充足，筋骨功能才可劲强；筋骨又是肝肾的外合，肝血充盈，肾精充足，则筋劲骨强。

2. 损伤与皮肉筋骨的关系　皮肉筋骨的损伤，在骨伤科疾病中最为多见，一般分为"伤皮肉""伤筋""伤骨"，但又互有联系。

(1)伤皮肉：伤病的发生，或破其皮肉，犹壁之有穴，墙之有窦，无异门户洞开，易使外邪侵入；或气血瘀滞逆于肉理，则因营气不从，郁而化热，以致瘀热为毒；若肺气不固，脾虚不运，则卫外阳气不能熏泽皮毛，脾不能为胃运行津液，而致皮肉濡养缺乏，引起肢体痿弱或功能障碍。损伤引起血脉受压，营卫运行滞涩，则筋肉得不到气血濡养，导致肢体麻木不仁、挛缩畸形。局部皮肉组织受邪毒感染，营卫运行功能受阻，气血凝滞，继而郁热化火，酿而成脓，出现局部红、肿、热、痛等症状。若皮肉破损引起破伤风，可导致肝风内动，出现张口困难、牙关紧闭、角弓反张和抽搐等症状。

(2)伤筋：一般来说，筋急则拘挛，筋弛则痿弱不用。凡跌打损伤，筋每首当其冲，受伤机会最多。在临床上，凡扭伤、挫伤后，可致筋肉损伤，局部肿痛、青紫，关节屈伸不利。即使在"伤骨"的病症中，如骨折时，由于筋附着于骨的表面，筋亦往往首先受伤；关节脱位时，关节四周筋膜多有破损。所以，在治疗骨折、脱位时都应考虑筋伤的因素。慢性的劳损，亦可导致筋的损伤，如"久行伤筋"，说明久行过度疲劳，可致筋的损伤。临床上筋伤机会甚多，其证候表现、病理变化复杂多端，如筋急、筋缓、筋缩、筋挛、筋痿、筋结、筋惕等，宜细审察之。

(3)伤骨：在骨伤科疾病中所见的"伤骨"病证，包括骨折、脱位，多因直接暴力或间接暴力所引起。凡伤后出现肿胀、疼痛、活动功能障碍，并可因骨折位置的改变而有畸形、骨擦音、异常活动等为伤骨；如因关节脱位，骨的位置不正常，使附着之筋紧张而出现弹性固定等为伤筋。但伤骨不会是单纯性的孤立的损伤。如上所述，损骨能伤筋，伤筋亦能损骨，筋骨的损伤必然累及气血伤于内，因脉络受损，气滞血瘀，为肿为痛。《灵枢·本脏》指出："是故血和则经脉流行，营复阴阳，筋骨劲强，关节清利矣。"所以治疗伤骨时，必须行气消瘀以纠正气滞血瘀的病理变化。

伤筋损骨还可危及肝肾精气，《备急千金要方》曰："肾应骨，骨与肾合""肝应筋，筋与肝合"。肝肾精气充足，可促使肢体筋骨强壮有力。因此，伤后如能注意调补肝肾，充分发挥精生骨髓的作用，就能促进筋骨修复。《素问·宣明五气》指出五脏所主除肝主筋外，还有"肾主骨"，五劳所伤除久行伤筋外，还有"久立伤骨"，说明了过度疲劳也能使人体筋骨受伤，如临床所见的跖骨疲劳骨折等。《内外伤辨惑论》指出的"热伤气""热则骨消筋缓""寒伤形""寒则筋挛骨痛"等，说明寒热对筋骨也有影响。

(二)气血津液病机

1. 气血病机

(1)气血的生理功能：气血运行于全身，周流不息，外而充养皮肉筋骨，内则灌溉五脏六腑，维持着人体正常生命活动。

"气"一方面来源于与生俱来的肾之精气，另一方面来源于从肺吸入的清新之气和由脾胃所化生的"水谷精气"。前者为先天之气，后者乃后天之气，这两种气相互结合而形成的"真气"，成为人体生命活动的原动力，也可以说是维持人体生命活动最基本的力量。气是一种流动的物质，气的运动形式多种多样，主要有升、降、出、入四种基本运动形式。它的主要功能包括对一切生理活动的推动作用，温养形体的温煦作用，对外邪侵入的防御作用，血和津液的化生、输布、转化的气化作用和防止血、津液流失的固摄作用。总之，气在全身流通，无处不到，上升下降，维持着人体动态平衡。

"血"由从脾胃运化而来的水谷精气变化而成。《灵枢·决气》曰："中焦受气取汁，变化而赤，是谓血。"前人称"血主濡之"，血形成之后，循行于脉中，依靠气的推动而周流于全身，对各个脏腑、组织、器官有营养作用。《素问·五脏生成》曰："肝受血而能视，足受血而能步，掌受血而能握，指受血而能摄。"说明全身的皮肉、筋骨、脏腑，都需要得到血液的营养，才能行使各自的生理活动。

"气"和"血"的关系十分密切。气推动血沿着经脉而循行全身，以营养五脏、六腑、四肢、百骸。两者相互依附，周流不息。《素问·阴阳应象大论》阐述了气血之间的关系："阴在内，阳之守也；阳在外，阴之使也。"《血证论·吐血》概括为"气为血之帅，血随之而运行；血为气之守，气得之而静谧"。血的循行，靠气的推动，气行则血运行，气滞则血瘀。反之血能载气，大量出血，必然导致"气随血脱"，血溢于外，成为瘀血，气亦必随之而滞。这些阴阳、内外、守使等概念，不仅说明了气血本身的特点，而且也生动地阐明了二者之间相互依存的关系。

(2)损伤与气血的关系：损伤与气血的关系十分密切，当人体受到外力伤害后，常导致气血运行紊乱而产生一系列的病理改变。人体一切伤病的发生、发展无不与气血有关。

①伤气：因用力过度、跌仆闪挫或撞击胸部等因素，导致人体气机运行失常，乃至脏腑发生病变，出现"气"的功能失常及相应的病理现象。一般表现为气滞与气虚，损伤严重者可出现气闭、气脱，内伤肝胃可见气逆等。

气滞：多见于胸胁屏伤或挫伤。当人体某一部位、某一脏腑发生受伤或病变，都可使气的流通发生障碍，出现"气滞"的病理现象。《素问·阴阳应象大论》说："气伤痛，形伤肿。"气本无形，郁滞则气聚，聚则似有形而实无质，气机不通之处，即伤病之所在，常出现胀闷疼痛。如气滞发生于胸胁，则出现胸胁胀痛，呼吸、咳嗽时均可牵掣作痛等。损伤气滞的特点为外无肿形，痛无定处，自觉疼痛范围较广，体表无明确压痛点。

气虚：气虚是全身或某一脏腑、器官、组织出现功能不足和衰退的病理现象。在骨伤科疾病中某些慢性损伤、严重损伤后期、体质虚弱和老年患者等均可见到。其主要表现为伤痛绵绵不休、疲倦乏力、语声低微、气短、自汗、脉细软无力等。

气闭：常为损伤严重而骤然导致气血错乱，气为血壅，气闭不宣。其主要证候为出现一时性的晕厥、不省人事、窒息、烦躁妄动、四肢抽搐或昏睡困顿等。《医宗金鉴·正骨心法要旨》有"或昏迷目闭，身软而不能起，声气短少，语言不出，心中忙乱，睡卧喘促，饮食少进"等描述。常见于严重损伤的患者。

气脱：常发生于开放性损伤失血过多、头部外伤等严重伤患。严重损伤可造成本元不固而出现气脱，是气虚最严重的表现。如损伤引起大出血，可造成气随血脱。气脱者多突然昏迷或醒后又昏迷，表现呼吸浅促、面色苍白、四肢厥冷、大小便失禁、脉微弱等证候。

气逆：损伤而致内伤肝胃，可造成肝胃气机不降而反逆上，出现嗳气频频、作呕欲吐或呕吐等症。

②伤血：由于跌打、挤压、挫撞以及各种机械冲击等伤及血脉，以致出血，或瘀血停积。损伤后血的功能失常可出现各种病理现象，主要有血瘀、血虚、血脱和血热。

血瘀：血瘀可由局部损伤出血以及各种内脏和组织发生病变所形成。在伤科疾病中的血瘀多由于局部损伤出血所致。血有形，形伤肿，瘀血阻滞，经脉不通，不通则痛，故血瘀出现局部肿胀、疼痛。疼痛性质如针刺刀割，痛点固定不移，是血瘀最突出的一个症状。血瘀还可在伤处出现肿胀青紫，同时由于瘀血不去，可使血不循经，反复出血不止。全身症状表现为面色晦暗、唇舌青紫、脉细或涩等证候。在骨伤科疾病中，气滞血瘀常常同时并见，《素问·阴阳应象大论》指出："气伤痛，形伤肿。故先痛而后肿者，气伤形也；先肿而后痛者，形伤气也。"临床上多见气血两伤，肿痛并见，唯有所偏重，或伤气偏重，或伤血偏重，以及先痛后肿，或先肿后痛等不同情况。

血虚：在骨伤科疾病中，由于失血过多，新血一时未及补充；或因瘀血不去，新血不生；或因筋骨严重损伤，累及肝肾，肝血肾精不充，都能导致血虚。血虚证候表现为面色不华或萎黄、头晕、目眩、心悸、手足发麻、心烦失眠、爪甲色淡、唇舌淡白、脉细无力。在骨伤科疾病中还可表现为局部损伤之处久延不愈，甚至血虚筋挛、皮肤干燥、头发枯焦，或关节缺少血液滋养而僵硬、活动不利。血虚患者，往往由于全身功能衰退，同时可出现气虚证候。气血俱虚则在骨伤科疾病中表现为损伤局部愈合缓慢，功能长期不能恢复等。

血脱：在创伤严重失血时，往往会出现四肢厥冷、大汗淋漓、烦躁不安，甚至晕厥等虚脱症状。血虽以气为帅，但气的宁谧温煦需血的濡养。失血过多时，气浮越于外而耗散、脱亡，出现气随血脱、血脱气散的虚脱证候。

血热：损伤后积瘀化热或肝火炽盛、血分有热均可引起血热。临床可见发热、口渴、心烦、舌红绛、脉数等证候，严重者可出现高热昏迷。积瘀化热，邪毒感染，尚可致局部血肉腐败，酝酿液化成脓。《正体类要·正体主治大法》曰："若患处或诸窍出血者，肝火炽盛，血热错经而妄行也。"若血热妄行，则可见出血不止等。

2. 津液病机

(1)津液的生理功能：津液是人体内一切正常水液的总称，主要是指体液而言。清而稀薄者称为津，浊而浓稠者称为液。"津"多布散于肌表，以渗透润泽皮肉、筋骨之间，有温养充润的作用，所以《灵枢·五癃津液别》曰"以温肌肉，充皮肤，为其津"。汗液、尿液均为津所化生。津血互生，血液得津液的不断补充，才能在周身环流不息，故《灵枢·痈疽》曰："津液和调，变化而赤为血。""液"流注、浸润于关节、脑髓之间，以滑利关节，濡养脑髓和骨髓，同时也有润泽肌肤的功能。津和液都是体内正常水液，两者之间可互相转化，故并称津液，有充盈空窍，滑利关节，润泽皮肤、肌肉、筋膜、软骨，濡养脑髓和骨髓，即所谓填精补髓等生理功能。

(2)损伤与津液的关系：损伤而致血瘀时，由于积瘀生热，热邪灼伤津液，可使津液出现一时性消耗过多，而使滋润作用不能很好发挥，出现口渴、咽燥、大便干结、小便短少、舌苔黄而干燥等症。由于重伤久病，常能严重耗伤阴液，除了可见较重的伤津证候外，还可见全身情况差、舌色红绛而干燥、舌体瘦瘪、舌苔光剥、口干而不欲饮等症。

津液与气有密切的关系，损伤而致津液亏损时，气亦随之受损。津液大量丢失，甚至可导致"气随液脱"。而气虚不能固摄，又可致津液损伤。

损伤后如果有关脏腑的气机失调，必然会影响"三焦气化"，妨碍津液的正常运行而导致病变。人体水液代谢调节，虽然是肺、脾、肾、三焦等脏器共同的职能，但起主要作用的是肾。这是因为三焦气化生于肾气，脾阳根源于肾阳，膀胱的排尿功能依赖于肾的气化作用之故。肾气虚衰时可见小溲清长，或水液潴聚的表现，如局部或下肢浮肿。关节滑液停积时，可积聚为肿胀。

《灵枢·本神》曰："两精相搏谓之神。"《灵枢·平人绝谷》曰："神者，水谷之精气也。"。《素问·六节藏象论》曰："味有所藏，以养五气，气和而生，津液相成，神乃自生。"精、气、神三者，前人称为三宝，气的化生源于精，精的化生赖于气，精气生而津液成则表现为神；若精气伤，津液损，则神失所载，出现危候。如机体因创伤、失血引起休克时，便会出现反应迟钝、表情淡漠、精神恍惚、烦躁不安或不省人事等神态异常，并有肢体出汗、皮肤湿润、尿量减少等征象。

(三)脏腑经络病机

1. 脏腑的生理功能　脏腑是化生气血，通调经络，营养皮肉筋骨，主持人体生命活动的主要器官。脏与腑的功能各有不同。《素问·五脏别论》中曰："五脏者，藏精气而不泄也。""六腑者，传化物而不藏。"脏的功能是化生和贮藏精气，腑的功能是腐熟水谷、传化糟粕、排泄水液。

2. 经络的生理功能　经络是运行全身气血，联络脏腑肢节，沟通上下内外，调节体内各部分功能活动的通路，包括十二经脉、奇经八脉、十五别络及经别、经筋等。每一经脉都连接着内在的脏或腑，同时脏腑又存在相互表里的关系。所以在疾病的发生和传变上也可以由于经络的联系而相互影响。

3. 脏腑与经络的关系　人体是一个统一的整体，体表与内脏、内部脏腑之间有着密切的联系，不同的体表组织由不同的内脏分别主宰。脏腑发生病变，必然会通过它的有关经络反映在体表；而位于体表的组织的病变，同样可以影响其所属的脏腑出现功能紊乱。如"肝主筋""肾主骨""脾主肌肉"等。肝藏血主筋，肝血充盈，筋得所养，活动自如；肝血不足，筋的功能就会发生障碍。肾主骨，藏精气，精生骨髓，骨髓充实，则骨骼坚强；脾主肌肉，人体的肌肉依赖脾胃化生气血以资濡养。这都说明人体内脏与筋骨气血的相互联系。

4. 损伤与脏腑、经络的关系　《血证论》强调"业医不知脏腑，则病原莫辨，用药无方"。脏腑病机是探讨疾病发生发展过程中，脏腑功能活动失调的病理变化机制。外伤后势必造成脏腑生理功能紊乱，并出现一系列病理变化。

(1)肝、肾：《素问·宣明五气》提出五脏随其不同功能而各有所主。“肝主筋”“肾主骨”的理论亦广泛地运用在伤科辨证治疗上，损伤与肝、肾的关系十分密切。

①肝主筋：《素问·五脏生成》曰：“肝之合筋也，其荣爪也。”《素问·六节藏象论》说：“其华在爪，其充在筋。”这些条文都说明肝主筋，主关节运动。《素问·上古天真论》曰：“丈夫……七八肝气衰，筋不能动，天癸竭，精少，肾脏衰，形体皆极。”提出人到了五十多岁，则进入衰老状态，表现为筋的运动不灵活，是由于肝气衰筋不能动的原故。“肝主筋”也就是认为全身筋肉的运动与肝有密切关系。肝血充盈才能养筋，筋得其所养，才能运动有力而灵活。肝血不足，血不养筋，则出现手足拘挛、肢体麻木、屈伸不利等症。

②肝藏血：《灵枢·本神》曰：“肝藏血。”《素问·五脏生成》曰：“故人卧，血归于肝，……足受血而能步，掌受血而能握，指受血而能摄。”是指肝脏具有贮藏血液和调节血量的功能。凡跌打损伤之证，而有恶血留内时，则不分何经，皆以肝为主，因肝主藏血，故败血凝滞体内，从其所属，必归于肝。如跌仆闪挫屏伤的疼痛多发生在胁肋、少腹处，正是因为肝在胁下，肝经起于大趾，循少腹，布两胁的缘故。

③肾主骨，主生髓：《灵枢·本神》曰：“肾藏精。”《素问·宣明五气》曰：“肾主骨。”《素问·六节藏象论》曰：“肾者……其充在骨。”《素问·阴阳应象大论》曰：“肾生骨髓”“在体为骨”。都是说明肾主骨生髓，骨是支持人体的支架。

肾藏精，精生髓，髓养骨，所以骨的生长、发育、修复，均须依赖肾脏精气所提供的营养和推动。肾的精气不足导致小儿的骨软无力、囟门迟闭以及某些骨骼的发育畸形；肾精不足、骨髓空虚可致腿足痿弱而行动不便，或骨质脆弱，易于骨折。

《诸病源候论》腰痛不得挽仰候曰：“肾主腰脚”“劳损于肾，动伤经络，又为风冷所侵，血气搏击，故腰痛也”。《医宗必读》认为腰痛的病因“有寒有湿，有风热，有挫闪，有瘀血，有滞气，有积痰，皆标也，肾虚其本也”。所以肾虚者易患腰部扭闪和劳损等症，而出现腰背酸痛、腰脊活动受限等症状。又如骨折损伤必内动于肾，因肾生精髓，故骨折后如肾生养精髓不足，则无以养骨，难以愈合。故在治疗时，必须用补肾续骨之法，常配合入肾经的药物。筋骨相连，发生骨折时常伤及筋，筋伤则内动于肝，肝血不充，无以荣筋，筋失滋养而影响修复。肝血肾精不足，还可以影响骨折的愈合，所以在治疗时要补肾同时须养肝、壮筋，常配合入肝经的药物。

(2)脾、胃：脾为仓廪，主消化吸收。《素问·灵兰秘典论》曰：“脾胃者，仓廪之官，五味出焉。”说明胃主受纳、脾主运化。运化是指把水谷化为精微，并将精微物质转输至全身的生理功能。它对于气血的生成和维持正常活动所必需的营养起着重要的作用，故称脾胃为气血生化之源。此外，脾还具有统摄血液防止逸出脉外的功能。它对损伤后的修复起着重要的作用。

脾主肌肉、四肢。《素问·痿论》曰：“脾主身之肌肉。”《灵枢·本神》曰：“脾气虚则四肢不用。”全身的肌肉都要依靠脾胃所运化的水谷精微营养，一般人如果营养好则肌肉壮实，四肢活动有力，即使受伤也容易痊愈；反之，若肌肉瘦削，四肢疲惫，软弱无力，则伤后不易恢复。所以损伤以后要注意调理脾胃的功能。胃气强，则五脏俱盛。脾胃运化功能正常，则消化吸收功能旺盛，水谷精微得以生气化血，气血充足，输布全身，损伤也容易恢复。如果脾胃运化失常，则化源不足，无以滋养脏腑筋骨。胃气弱则五脏俱衰，必然影响气血的生化和筋骨损伤的修复。所以有“胃气一败，百药难施”的说法。这正是脾主肌肉，主四肢，四肢皆禀气于胃的道理。

(3)心、肺：心主血，肺主气。气血的周流不息，输布全身，还有赖于心肺功能的健全。心肺调和，则气血得以正常循环输布，才能发挥温煦濡养的作用，而筋骨损伤才能得到痊愈。肺主一身之气，如果肺的功能受损，不但会影响呼吸功能，而且也会影响气的生成，从而导致全身性的气虚，出现体倦无力、气短、自汗等症状。《素问·痿论》曰：“心主身之血脉。”主要是指心气有推动血液循环的功能。血液的正常运行，不仅需要心气的推动，而且赖于血液的充盈，气为血之帅，而又依附于血。因此损伤后出血过多，血液不足而心血虚损时，心气也会随之不足，出现心悸、胸闷、眩晕等症。

(4)经络：经络内联脏腑，外络肢节，布满全身，是营卫气血循行的通路。《灵枢·本脏》曰：“经脉者，所以行血气而营阴阳，濡筋骨，利关节者也。”指出经络有运行气血、营运阴阳、濡养筋骨、滑利关节的作用。所以经络一旦受伤就会使营卫气血的通路受到阻滞。经络的病候主要有两方面：一是脏腑的损伤病变可以累及经络，经络损伤病变又可内传脏腑而出现症状；二是经络运行阻滞，会影响它循行所过组织器官的功能，出现相应部位的证候。正如《杂病源流犀烛·跌仆闪挫源流》中曰：“损伤之患，必由外侵内，而经络脏腑并与俱伤”“亦必于脏腑经络间求之”。因此在医治骨伤科疾病时，应根据经络、脏腑学说灵活辨证，调整其内脏的活动和相应的体表组织、器官的功能。

二、骨病病机

（一）气血病机

1. 气滞血瘀　《素问·阴阳应象大论》曰：“气伤痛，形伤肿。先痛而后肿者，气伤形也；先肿而后痛者，形伤气也。”肿与痛是气血运行受阻后筋骨关节病变的临床表现。

2. 气虚　气由先天之“肾中精气”、后天肺吸入的“清气”及脾胃化生的“水谷精气”组成。因生成不足或过度消耗而致病，见于严重的或慢性的骨关节疾病，表现为神疲乏力、面色眺白、少气懒言、胃纳不馨、自汗等。

3. 血虚　多由于体内化生不足或失血过多引起，表现为面色苍白、爪甲失华、头晕目眩、心悸气短、舌淡白、脉细弱无力等，因血不养筋，常见关节僵硬痉挛、肢体麻木等症。

（二）脏腑病机

1. 肾精不足　骨的生长、发育、修复均依赖于肾精濡养。肾精不足，在小儿可发生五迟五软，在成年人则可发生骨痿。肾虚骨枯，外邪侵犯则可发生骨痈疽、骨肿瘤。

2. 肝失调畅　《素问·痿论》：“宗筋主束骨而利机关也。”筋与骨关节功能关系密切。筋的功能依赖于肝血的濡养和气机调畅，如病则可出现肢体麻木、关节挛缩或痿废失用。

3. 脾不健运　《素问·痿论》曰：“脾主身之肌肉。”《灵枢·本神》曰：“脾气虚则四肢不用。”脾为后天之本，水谷精微化生之源。脾病则运化失常，化生无源，肌肉筋骨失养，临床表现为肌肉瘦削，四肢疲惫，或萎缩不用，伤病亦难以恢复。

（王拥军　丁建中）

参考文献

[1] 张安祯，王和鸣．中医伤科学基础[M]．福州：福建中医学院，1983.

[2] 王和鸣．中医骨伤科学基础[M]．上海：上海科学技术出版社，1996.

[3] 王和鸣．中医骨伤科学基础学习指导[M]．上海：上海科学技术出版社，1997.

[4] 王和鸣，沈冯君．中医骨伤科学基础[M]．北京：中国中医药出版社，2002.

[5] 王和鸣．中医伤科学[M]．北京：中国中医药出版社，2002.

[6] 王和鸣．中医伤科学习题集[M]．北京：中国中医药出版社，2003.

[7] 王和鸣．中医骨伤科学基础[M]．北京：中国中医药出版社，2010.

[8] 王和鸣，黄桂成．中医骨伤科学[M]．北京：中国中医药出版社，2012.

第3章

骨伤病的临床诊查

第一节 症状体征

一、损伤的症状体征

人体遭受外力作用而发生损伤后，由于气血、营卫、皮肉、筋骨、经络、脏腑以及津液的病理变化，因而出现损伤局部和全身一系列症状体征，这些临床表现对于诊断伤患以及了解其发展过程与预后等均有重要的价值。

(一)全身情况

轻微损伤一般无全身症状体征。严重损伤之后，由于气滞血瘀，往往有神疲纳呆、夜寐不安、便秘、形羸消瘦、舌紫暗或有瘀斑、脉浮弦等全身症状；妇女可见闭经或痛经、经色紫暗有块；若瘀血停聚，积瘀化热，常有口渴、口苦、心烦、便秘、尿赤、烦躁不安等表现，脉浮数或弦紧，舌质红，苔黄厚腻；严重损伤者甚至出现面色苍白、肢体厥冷、出冷汗、口渴、尿量减少、血压下降、脉搏微细或消失、烦躁或神情淡漠等休克表现。

(二)局部症状体征

1. 一般症状体征

(1)疼痛：伤后患处经脉受损，气机凝滞，经络阻塞，不通则痛，出现不同程度的疼痛。气滞者因损伤而致气机不利，表现为无形之疼痛，其痛多无定处，且范围较广，忽聚忽散，无明显压痛点。若伤在胸部，多有咳嗽、呼吸不畅、气急、胸闷胀满、牵掣作痛。气闭则因骤然损伤而使气机闭塞不通，多为颅脑损伤，出现晕厥、神志昏迷等症状。若肝肾气伤，则痛在筋骨；若营卫气滞，则痛在皮肉。伤处可直接压痛或间接压痛(纵轴叩击痛和骨盆、胸廓挤压痛等)。

(2)肿胀发绀：伤后患处络脉损伤，营血离经，阻塞络道，瘀滞于皮肤腠理，"血有形，病故肿"，因而出现肿胀。若血行之道不得宣通，"离经之血"较多，透过撕裂的肌膜与深筋膜，溢于皮下，一时不能消散，即成瘀斑。伤血者肿痛部位固定；瘀血经久不散，变为宿伤；严重肿胀时还可出现张力性水疱。

(3)功能障碍：由于损伤后气血阻滞引起剧烈疼痛，肌肉反射性痉挛以及组织器官的损害，可引起肢体或躯干发生不同程度的功能障碍。伤在手臂则活动受限，伤在下肢则步履无力，伤在腰背则俯仰受阻，伤在关节则屈伸不利，伤在颅脑则神明失守，伤在胸胁则心悸气急，伤在肚腹则纳呆胀满。若组织器官仅仅出现功能紊乱，而无器质性损伤，则功能障碍可以逐渐恢复。若组织器官有形态的破坏与器质性损伤，那么功能障碍将不能完全得以恢复，除非采用手术或其他有效的治疗措施。

疼痛、肿胀、发绀及功能障碍是损伤较普遍的一般症状。由于气血是相辅相成、互相依存的，故临床多有气血两伤、痛肿并见表现。

2. 特殊症状体征

(1)畸形：发生骨折或脱位时，由于暴力作用以及肌肉、韧带的牵拉，常使骨折端移位，出现肢体形状改变，产生特殊畸形。

(2)骨擦音：无嵌插的完全性骨折，当摆动或触摸骨折的肢体时，两断端相互摩擦可发生响声或摩擦感。

(3)异常活动：受伤前不能活动的骨干部位，在骨折后出现屈曲旋转等非正常活动。

(4)关节盂空虚：原来位于关节盂的骨端脱出，致使关节盂空虚，关节头处于异常位置，这是脱位的特征。

(5)弹性固定：脱位后，关节周围的肌肉痉挛收缩，可将脱位后骨端保持在特殊的位置上。对该关节进行被动活动时，仍可轻微活动，但有弹性阻力。被动活动停止后，脱位的骨端又恢复原来的特殊位置。这种情况称为弹性固定。

二、骨病的症状体征

骨骼、关节及其周围筋肉的疾病，称为骨病。骨病不仅产生局部病损与功能障碍，而且可能影响整个机体的形态与功能。因此，骨病也可出现一系列全身与局部的症状和体征。

(一)全身症状体征

先天性骨关节畸形、良性骨肿瘤、筋挛、骨关节退行性疾病等，对整个机体影响较小，故全身症状通常不明显。

骨痈疽发病时可出现寒战高热、出汗、烦躁不安、口渴、脉数、舌红、苔黄腻等全身症状；脓肿溃破后体温逐渐下降，全身症状减轻。

骨痨发病时表现骨蒸潮热、盗汗、口燥咽干、舌红少苔或无苔、脉沉细数等阴虚火旺的症状；后期呈慢性消耗性病容、倦怠无力、舌淡苔白，脉濡细等气血两虚的症状。

痹证可兼有发热、恶风、口渴、烦闷不安等全身症状。

痿证多表现为面色无华、食欲减退、肢体痿软无力、舌苔薄白或少苔、脉细等症状。

恶性骨肿瘤晚期可出现精神萎靡、食欲减退、消瘦、贫血等恶病质症状。

(二)局部症状体征

1. 一般症状体征

(1)疼痛：不同类型或病程的骨病发生疼痛的表现各异。行痹表现为游走性关节疼痛；痛痹者疼痛较剧，痛有定处，得热痛减，遇寒痛增；着痹者关节酸痛、重着，痛有定处；热痹者患部灼痛，得冷稍舒，痛不可触；骨痈疽发病时疼痛彻骨，痛如锥刺，脓溃后疼痛减轻；骨痨初起时患部仅酸痛隐隐，继而疼痛加重，尤其夜间或活动时较明显；颈椎病可出现颈肩疼痛或上肢放射性疼痛；腰椎间盘突出症可出现腰腿疼痛或下肢放射性疼痛；骨质疏松症往往全身性酸痛；恶性骨肿瘤后期呈持续性剧痛，夜间加重，镇痛药不能奏效。

(2)肿胀：骨痈疽、骨痨、痹证等患处常出现肿胀。骨痈疽者局部红肿；骨痨局部肿而不红；各种痹证，如风湿性、类风湿性、痛风性、血友病性关节炎等，关节部位常肿胀。

(3)功能障碍：骨关节疾病常引起肢体功能障碍。关节本身疾病往往主动和被动运动均有障碍；神经系统疾病可引起肌肉瘫痪，不能主动运动，而被动运动一般良好。

2. 特殊症状体征

(1)畸形：骨关节疾病，可出现典型的畸形。如脊柱结核后期常发生后凸畸形，类风湿关节炎可发生腕关节尺偏畸形、手指鹅颈畸形等，强直性脊柱炎可引起圆背畸形，特发性脊柱侧弯症可出现脊柱侧弯畸形，先天性肢体缺如、并指、多指、巨指、马蹄足等均有明显手足畸形。

(2)肌肉萎缩：肌肉萎缩是痿证最主要的临床表现。小儿麻痹后遗症出现受累肢体肌肉萎缩，多发性神经炎表现两侧手足下垂与肌肉萎缩，进行性肌萎缩症出现四肢对称近端肌萎缩，肌萎缩性侧索硬化症出现双前臂广泛萎缩，伴肌束颤动等。

(3)筋肉挛缩：身体某群筋肉持久性挛缩，可引起关节畸形与活动功能障碍。如前臂缺血性肌挛缩，呈爪形手；掌腱膜挛缩症发生屈指挛缩畸形；髂胫束挛缩症出现屈髋、外展、外旋挛缩畸形等。

(4)肿块：骨肿瘤、痛风性关节炎、骨突部骨软骨病等，局部可触及肿块。关节游离体形成的肿块忽隐忽现；骨肿瘤形成的肿块固定不移，质较硬。

(5)疮口与窦道：骨痈疽的局部脓肿破溃后，疮口流脓，初多稠厚，渐转稀薄，有时夹杂小块坏死骨排出，疮口周围皮肤红肿；慢性附骨疽反复发作者，有时可出现数个窦道，疮口凹陷，边缘常有少量肉芽组织形成。骨痨的寒性脓肿可沿软组织间隙向下流注，出现在远离病灶处；寒性脓肿破溃后，即形成窦道，日久不愈，疮口凹陷、苍白，周围皮色紫暗，开始时可流出大量稀脓，如豆腐花样腐败物，之后则流出稀薄脓水，或夹有碎小坏死骨。

第二节　四　诊

骨伤科辨证是在中医诊断学基本理论指导下，结合实验室和影像学等辅助检查，通过望、闻、问、切四诊，在收集临床资料的基础上，根据损伤的病因、部位、程度、病性进行分类，联系脏腑、气血、经络、皮肉筋骨等理论，探求其内在规律，加以综合分析，概括为某种病证。在临床上，应将这几种辨证方法互相补充，诊断才能臻于完善。在辨证时，既要求有整体观念，重视全面检查，又要结合骨伤科的特点，进行细致的局部检查，才能做到全面了解病情，做出正确诊断。

一、望　诊

对骨伤科患者进行诊治时，应该首先通过望诊来进行全面观察。骨伤科的望诊，除了对全身的神色、形态、舌象及分泌物等做全面的观察检查外，对损伤局部及其邻近部位必须特别认真察看。如《伤科补要》明确指出“凡视重伤，先解开衣服，遍观伤之轻重”。要求暴露足够的范围，一般采用与健肢对比，进行功能活动的动态观察。通过望全身、望损伤局部、望舌质舌苔等方面，以初步确定损伤的部位、性质和轻重。

（一）望全身

1. 望神色　首先通过察看神态色泽的变化来判断损伤轻重、病情缓急。如精神爽朗、面色清润者，正气未伤；若面容憔悴、神气萎顿、色泽晦暗者，正气已伤，病情较重。对重伤患者要观察其神志是否清醒。若神志昏迷、神昏谵语、目暗睛迷、瞳孔缩小或散大、面色苍白、形羸色败、呼吸微弱或喘急异常，多属危候。

2. 望形态　望形态可了解损伤部位和病情轻重。形态发生改变多见于骨折、关节脱位以及严重筋伤。如下肢骨折时，患者多不能直立行走；肩、肘关节脱位时，多用健侧手扶持患侧前臂；颞颌关节脱位时，多用手托住下颌；腰部急性扭伤，身体多向患侧倾斜，且用手支撑腰部慢行。

（二）望局部

1. 望畸形　畸形往往标志有骨折或脱位存在，因此可通过观察肢体标志线或标志点的异常改变，进行判断。关节脱位后，原关节处出现凹陷，而在其附近出现隆起，同时患肢可有长短粗细等变化。如肩关节前脱位有方肩畸形。四肢完全性骨折因重叠移位而出现不同程度的增粗和缩短，在骨折处出现高突或凹陷等。股骨颈和股骨转子间骨折，多有典型的患肢缩短与外旋畸形。桡骨远端骨折可出现“餐叉”样畸形等。

2. 望肿胀、瘀斑　损伤后因气滞血凝，多伴有肿胀、瘀斑，故需要观察其肿胀、瘀斑的程度以及色泽的变化。肿胀较重而肤色青紫者，为新伤；肿胀较轻而青紫带黄者多为陈伤。

3. 望创口　对开放性损伤，须注意创口的大小、深浅，创口边缘是否整齐，是否被污染及有异物，色泽鲜红还是紫暗及出血情况等。如已感染，应注意流脓是否畅通，脓液的颜色及稀稠等情况。

4. 望肢体功能　肢体功能活动，对了解骨关节损伤有重要意义。除观察上肢能否上举、下肢能否行走外，还应进一步检查关节能否进行屈伸旋转等活动。如肩关节的正常活动有外展、内收、前屈、后伸、内旋和外旋六种活动。上肢外展不足90°，而外展时肩胛骨一并移动者，提示外展动作受限制。当肘关节屈曲、肩关节内收时，肘尖不能接近中线，说明内收动作受限制。若患者梳发的动作受限制，提示外旋功能障碍。若患者手背不能置于背部，提示内旋功能障碍。肘关节虽仅有屈曲和伸直的功能，但上下尺桡关节的联合活动可产生前臂旋前和旋后活动。如有活动障碍，应进一步查明是何种原因。为了明确障碍出现的情况，除嘱其主动活动外，往往与摸法、量法、运动检查结合进行，并通过与健肢对比观察以测定其主动与被动活动情况。

（三）望舌

望舌亦称舌诊。观察舌质及苔色，虽然不能直接判断损伤部位及性质，但心开窍于舌，又为脾胃之外候，舌与各脏腑均有密切联系。《辨舌指南·辨舌总论》曰：“辨舌质，可决五脏之虚实；视舌苔，可察六淫之浅深。”所以它能反映人体气血的盛衰、津液的盈亏、病邪的性质、病情的进退、病位的深浅以及伤后机体的变化。因此望舌是辨证的重要部分。

舌质和舌苔都可以诊察人体内部的寒热、虚实等变化，两者既有密切的关系，又各有侧重。在舌质上以气血的变化为重点，在舌苔上以脾胃的变化为重点。观察舌苔的变化，还可鉴别疾病属表属里，属虚属实，所以察舌质和舌苔可以相互印证。

1. 察舌质

（1）正常舌质：为淡红色。舌色淡白为气血虚弱，或阳气不足而伴有寒象。

（2）舌色红绛：为热证，或为阴虚。舌色鲜红，深于正常，称为舌红，进一步发展而成为深红者称为绛。两者均表现热证，但绛者热势更甚，多见于里热实证、感染发热和较大创伤后。

（3）舌色青紫：为伤后气血运行不畅，瘀血凝聚。局部紫斑表示血瘀程度较轻，或局部有瘀血；全舌青紫表示全身血行不畅或血瘀程度较重。青紫而滑润，表示阴寒血凝，为阳气不能温运血液所致；舌绛紫而干表示热邪深重，津伤血滞。

2. 望舌苔

(1)薄白而润滑：为正常舌苔，或为一般外伤复感风寒，初起在表，病邪未盛，正气未伤；舌苔过少或无苔表示脾胃虚弱；厚白而滑为损伤伴有寒湿或寒痰等兼证；厚白而腻为湿浊，薄白而干燥为寒邪化热，津液不足；厚白而干燥表示湿邪化燥；白如积粉见于创伤感染、热毒内蕴之证。

(2)黄苔：一般主热证。在创伤感染、瘀血化热时多见。脏腑为邪热侵扰，皆能使白苔转黄，尤其是脾胃有热。薄黄而干为热邪伤津，黄腻为湿热，老黄为实热积聚，淡黄薄润表示湿重热轻，黄白相兼表示由寒化热，由表入里。白、黄、灰黑色泽变化标志着人体内部寒热以及病邪发生变化。若由黄色而转为灰黑苔时表示病邪较盛，多见于严重创伤感染伴有高热或失水津涸。

(3)舌苔的厚薄：与邪气的盛衰成正比。舌苔厚腻为湿浊内盛，舌苔愈厚则邪愈重。根据舌苔的消长和转化，可监测病情的发展趋势。由薄增厚为病进，由厚减薄为病退。但舌红光剥无苔则属胃气虚或阴液伤，老年人股骨颈骨折后多见此舌象。

二、闻　诊

闻诊是从听病人的语言、呻吟、呼吸、咳嗽的声音，以及嗅呕吐物、伤口、大小便或其他排泄物的气味等方面获得临床资料。骨伤科的闻诊须注意以下几点。

1. 听骨擦音　骨擦音是骨折的主要体征之一。注意听骨擦音，不仅可以帮助辨明是否存在骨折，而且还可进一步分析骨折属于何种性质。如《伤科补要》曰："骨若全断，动则辘辘有声。如骨损未断，动则无声。或有零星败骨在内，动则淅淅之声。"骨骺分离的骨擦音与骨折的骨擦音相同，但较柔和。骨擦音出现处即为骨折处。骨擦音经治疗后消失，表示骨折已接续。但应注意，骨擦音多数是触诊检查时偶然感觉到的，不宜主动去寻找骨擦音，以免增加病人的痛苦和损伤。

2. 听骨传导音　主要用于检查某些不易发现的长骨骨折，如股骨颈骨折、股骨转子间骨折等。检查时将听诊器置于伤肢近端的适当部位，或置于耻骨联合，或放在伤肢近端的骨突起处，用手指或叩诊锤轻轻叩击远端骨突起部，可听到骨传导音。骨传导音减弱或消失说明骨的连续性遭到破坏。但应注意与健侧对比，检查时伤肢不附有外固定物，并与健侧位置对称，叩诊时用力大小相同等。

3. 听入臼声　关节脱位在整复成功时，常能听到"格得"关节入臼声，《伤科补要》曰："凡上骱时，骱内必有响声活动，其骱已上；若无响声活动者，其骱未上也。"当复位时听到此响声时，应立刻停止增加拔伸牵引力，避免肌肉、韧带、关节囊等软组织被过度拔伸而增加损伤。

4. 听筋的响声　部分伤筋或关节病在检查时可有特殊的摩擦音或弹响声，最常见的有以下几种。

(1)关节摩擦音：医者一手放在关节上，另一手移动关节远端的肢体，可检查出关节摩擦音，或有摩擦感。关节活动时，一些慢性或亚急性关节疾病可出现柔和的关节摩擦音；骨关节炎可出现粗糙的关节摩擦音。

(2)肌腱弹响声与捻发音：屈拇与屈指肌腱狭窄性腱鞘炎患者在做伸屈手指的检查时可听到弹响声，多由于肌腱通过肥厚之腱鞘产生，所以又把这种狭窄性腱鞘炎称为弹响指或扳机指。腱周围炎在检查时常听到好似捻干燥头发时发出的一种声音，即"捻发音"。有炎性渗出液的腱鞘周围可以听到，好发于前臂的伸肌群、大腿的股四头肌和小腿的跟腱部。

(3)关节弹响声：膝关节半月板损伤或关节内有游离体时，在进行膝关节屈伸旋转活动时，可发生较清脆的弹响声。

5. 听啼哭声　应用于辨别少儿患者的受伤部位。少儿不能够准确表达病情，家属有时也不能提供可靠的病史资料。检查患儿时，当检查到某一部位时少儿啼哭或哭声加剧，则往往提示该处可能是损伤的部位。

6. 听捻发音　创伤后发现皮下组织有大片不相称的弥漫性肿起时，应检查有无皮下气肿。检查时手指分开，轻轻揉按患部，当皮下组织中有气体存在时，可感到一种特殊的捻发音或捻发感。肋骨骨折后，若断端刺破肺脏，皮下组织可能形成皮下气肿；开放骨折合并气性坏疽时也可能出现皮下气肿。

7. 闻气味　除闻大、小便气味外，主要是闻局部分泌物的气味。如局部伤处分泌物有恶臭，多为湿热或热毒；带有腥味，多属虚寒。

三、问　诊

问诊是骨伤科辨证的一个非常重要的环节，在四诊中占有重要地位。正如《四诊抉微》所曰:"问为审察病机之关键。"通过问诊可以更多更全面地把握患者的发病情况,更准确地辨证论治,从而提高疗效,缩短疗程,减少损伤后遗症。

(一)一般情况

了解患者的一般情况,如详细询问患者姓名、性别、年龄、职业、婚姻、民族、籍贯、住址、就诊日期、病历陈述者(患者本人、家属或亲朋等),并建立完整的病案记录,以利于查阅、联系和随访。特别是对涉及交通意外、刑事纠纷等方面的伤者,这些记录更为重要。

(二)发病情况

1. 主诉　即患者主要症状、发病部位及发生时间。主诉是促使患者前来就医的主要原因,可以提示病变的性质。骨伤科患者的主诉有疼痛、肿胀、功能障碍、畸形及挛缩等。记录主诉应简明扼要。

2. 发病过程　应详细询问患者的发病情况和变化的急缓,受伤的过程,有无昏厥,昏厥持续的时间,醒后有无再昏迷,经过何种方法治疗,效果如何,目前症状情况怎样,是否减轻或加重等。生活损伤一般较轻,工业损伤、农业损伤、交通事故或战伤往往比较严重,常为复合性创伤或严重的挤压伤等。应尽可能问清受伤的原因,如跌仆、闪挫、扭捩、坠堕等,询问打击物的大小、重量和硬度,暴力的性质、方向和强度,以及损伤时患者所处的体位、情绪等。如伤者因高空作业坠落,足跟先着地,则损伤可能发生在足跟、脊柱或颅底;平地摔倒者,则应问清着地的姿势,如肢体处于屈曲位还是伸直位,何处先着地;若伤时正与人争论,情绪激昂或愤怒,则在遭受打击后不仅有外伤,还可兼有七情内伤。

3. 伤情　问损伤的部位和各种症状,包括创口情况。

(1)疼痛:详细询问疼痛的起始日期、部位、性质、程度。应问清患者是剧痛、酸痛还是麻木;疼痛是持续性还是间歇性;麻木的范围是在扩大还是缩小;痛点固定不移或游走,有无放射痛,放射到何处;服止痛药后能否减轻;各种不同的动作(负重、咳嗽、打喷嚏等)对疼痛有无影响;与气候变化有无关系;劳累、休息及昼夜对疼痛程度有无影响等。

(2)肿胀:应询问肿胀出现的时间、部位、范围、程度。如系增生性肿物,应了解是先有肿物还是先有疼痛,以及肿物出现的时间和增长速度等。

(3)功能障碍:如有功能障碍,应问明是受伤后立即发生的,还是受伤后一段时间才发生的。一般骨折或脱位后,功能大都立即发生障碍或丧失,骨病则往往是得病后经过一段时间才影响到肢体的功能。如果病情许可,应在询问的同时,由患者以动作显示其肢体的功能。

(4)畸形:应询问畸形发生的时间及演变过程。外伤引起的肢体畸形,可在伤后立即出现,亦可经过若干年后才出现。与生俱来或无外伤史者应考虑为先天性畸形或发育畸形。

(5)创口:应询问创口形成的时间、污染情况、处理经过、出血情况,以及是否使用过破伤风抗毒血清等。

(三)全身情况

1. 问寒热　恶寒与发热是骨伤科临床上的常见症状。除指体温的高低外,还有患者的主观感觉。要询问寒热的程度和时间的关系,恶寒与发热是单独出现抑或并见。感染性疾病,恶寒与发热常并见;损伤初期发热多为血瘀化热,中后期发热可能为邪毒感染,或虚损发热;骨关节结核有午后潮热;恶性骨肿瘤晚期可有持续性发热;颅脑损伤可引起高热抽搐等。

2. 问汗　问汗液的排泄情况,可了解脏腑气血津液的状况。严重损伤或严重感染,可出现四肢厥冷、汗出如油的险象;邪毒感染可出现大热大汗;自汗常见于损伤初期或手术后;盗汗常见于慢性骨关节疾病、阴疽等。

3. 问饮食　应询问饮食时间、食欲、食量、味觉、饮水情况等。对腹部损伤应询问其发生于饱食后还是空腹时,估计胃肠破裂后腹腔污染程度。食欲不振或食后饱胀,是胃纳呆滞的表现,多因伤后血瘀化热导致脾虚胃热,或长期卧床体质虚弱所致。口苦者为肝胆湿热,口淡者多为脾虚不运,口腻者属湿阻中焦,口中有酸腐味者为食滞不化。

4. 问大小便　伤后便秘或大便燥结,为瘀血内热。老年患者伤后可因阴液不足,失于濡润而致便秘。大便溏薄为阳气不足,或伤后机体失调。对脊柱、骨盆、腹部损伤者尤应注意询问二便的次数、量和颜色。

5. 问睡眠　伤后久不能睡,或彻夜不寐,多见于严重创伤,心烦内热。昏沉而嗜睡,呼之即醒,闭眼又睡,多属气衰神疲;昏睡不醒或醒后再度昏睡,不省人事,为颅内损伤。

(四)其他情况

1. 过去史 应自出生起详细追询,按发病的年月顺序记录。对过去的疾病可能与目前的损伤有关的内容,应记录主要的病情经过,当时的诊断、治疗情况,以及有无合并症或后遗症。如对先天性斜颈、新生儿臂丛神经损伤,要了解有无难产或产伤史;对骨关节结核要了解有无肺结核史。

2. 个人史 应询问患者从事的职业或工种的年限,劳动的性质、条件和常处体位及个人嗜好等。对妇女要询问月经、妊娠、哺乳史等。

3. 家族史 询问家族内成员的健康状况。如已死亡,则应追询其死亡原因、年龄及有无可能影响后代的疾病。这对骨肿瘤、先天性畸形的诊断尤有参考价值。

四、切 诊

切诊又称脉诊,通过切脉可掌握机体内部气血、虚实、寒热等变化。

(一)脉象

损伤常见的脉象有如下几种。

1. 浮脉 轻按应指即得,重按之后反觉脉搏的搏动力量稍减而不空,举之泛泛而有余。在新伤瘀肿、疼痛剧烈或兼有表证时多见之。大出血及长期慢性劳损患者,出现浮脉时说明正气不足,虚象严重。

2. 沉脉 轻按不应,重按始得,一般沉脉主病在里,内伤气血、腰脊损伤疼痛时多见。

3. 迟脉 脉搏至数缓慢,每息脉来不足四至,一般迟脉主寒、主阳虚,在筋伤挛缩、瘀血凝滞等证常见。迟而无力者,多见于损伤后期气血不足,复感寒邪。

4. 数脉 每息脉来超过五至。数而有力,多为实热;虚数无力者多属虚热。在损伤发热时多见之。浮数热在表,沉数热在里。

5. 滑脉 往来流利,如盘走珠,应指圆滑,充实而有力,主痰饮、食滞。在胸部挫伤血实气壅时及妊娠期多见。

6. 涩脉 指脉形不流利,细而迟,往来艰涩,如轻刀刮竹,主气滞、血瘀、精血不足。损伤血亏津少不能濡润经络的虚证、气滞血瘀的实证多见之。《四诊抉微》载:"滑伯仁曰,提纲之要,不出浮沉迟数滑涩之六脉。夫所谓不出于六者,亦为其足统表里阴阳虚实,冷热风寒湿燥,脏腑血气之病也。"故有以上述六脉为纲的说法。

7. 弦脉 脉来端直以长,如按琴弦,主诸痛,主肝胆疾病,阴虚阳亢。在胸胁部损伤以及各种损伤剧烈疼痛时多见之,还常见于伴有肝胆疾病、动脉硬化、高血压等证的损伤患者。弦而有力者称为紧脉,多见于外感寒盛之腰痛。

8. 濡脉 与弦脉相对,浮而细软,脉气无力以动,气血两虚时多见。

9. 洪脉 脉形如波涛汹涌,来盛去衰,浮大有力,应指脉形宽,大起大落。主热证,伤后邪毒内蕴,热邪炽盛,或伤后血瘀化热时多见。

10. 细脉 脉细如线,多见于虚损患者,以阴血虚为主,亦见于气虚或久病体弱患者。

11. 芤脉 浮大中空,为失血之脉,多见于损伤出血过多时。

12. 结、代脉 间歇脉的统称。脉来缓慢而时一止,止无定数为结脉;脉来动而中止,不能自还,良久复动,止有定数为代脉。在损伤疼痛剧烈,脉气不衔接时多见。

(二)伤科脉诊纲要

清·钱秀昌《伤科补要·脉诀》阐述损伤脉诊要领,归纳如下。

1. 闭合性损伤瘀血停积或阻滞,脉宜洪大,坚强而实者为顺证。开放性损伤失血之证,难以摸到洪大脉象,或呈芤脉,或为缓小,亦属脉证相符的顺脉。反之,如蓄血之证脉见缓小,失血之证脉见洪大,是脉证不相符的逆脉,往往病情复杂比较难治。

2. 脉大而数或浮紧而弦者,往往伴有外邪。

3. 沉脉、伏脉为气滞或寒邪凝滞。沉滑而紧者,为痰瘀凝滞。

4. 乍疏乍数,时快时缓,脉律不齐者,重伤时应注意发生其他传变。

5. 六脉(左右手寸、关、尺)模糊不清者,预后难测,即使伤病较轻,亦应严密观察其变化;和缓有神者,损伤虽危重,但一般预后较佳。

6. 严重损伤,疼痛剧烈,偶尔出现结、代脉,往往是痛甚或情绪紧张所致,并非恶候。但如频繁出现,则应注意鉴别是否有其他疾病。

第三节 骨与关节检查法

骨伤科检查是为了发现客观体征,用以诊断有无骨折、脱位、筋伤等病变,以及病变的部位、性质、程度、缓急和有无合并症的一种诊断方法。只有认真、细致地进行骨与关节检查,才能避免误诊、漏诊。检查时要与正常解剖和运动功能相对比,通常使用与健侧对比法。局部检查要从病变以外的区域开始,先检查健肢或症状较轻的肢体,对小儿患者更应如此,以免小儿因疼痛拒绝检查。对于症状复杂而诊断困难者,不仅需要全面系统的检查,而且需定期、多次、反复的检查。特别是神经功能的检查,更应如此,以求得出正确的诊断,避免延误治疗。骨伤科检查要有整体观念,不可只注意局部或一个肢体,除了病情简单的病例外,都应在全身检查的基础上,根据骨与关节损伤和疾病情况,结合诊断和治疗的需要,选择不同的检查方法。

一、检查方法和次序

首先要熟悉被检查部位的解剖关系和生理功能,明确每项检查的目的。骨与关节是运动系统,在不同的体位其表现不一,同时因肌张力的改变,使邻近关节产生代偿性体位的变化。因此,在检查某关节时,要注意身体的姿势、关节的体位,并常需在关节的不同运动体位下进行检查。检查时应遵循"对比"原则,即患侧与健侧对比;如果两侧都有伤病时可与健康人对比;对不能肯定的体征须进行反复检查;对急性疾病、损伤和肿瘤的患者,手法要轻巧,以减少患者的痛苦和病变扩散的机会。

骨与关节局部检查一般可按下列次序进行:望诊→触诊→叩诊→听诊→关节活动→测定肌力→测量→特殊试验(特殊检查)→神经功能→血管检查等。结合病情每项检查都各有重点,如一些骨与关节畸形的检查,望诊、关节活动、测量、特殊试验等比较重要;对肿块的检查,则以触诊为主;对神经麻痹如脊髓灰质炎后遗症的检查,以步态、关节活动、肌力检查更为重要。

二、测量检查

《灵枢·经水》曰:"若夫八尺之士,皮肉在此,外可度量切循而得之,其死,可解剖而视之。"其中就有"度量"的记载。《仙授理伤续断秘方》提出"相度患处"。量法至今仍为骨伤科临床医师广泛应用。对伤肢诊查时,可用带尺测量其长短、粗细,量角器测量关节活动角度大小等,并与健侧作比较。通过量法进行对比分析,能使辨证既准确又具体。

(一)肢体长度测量法

测量时应将肢体置于对称的位置上,而且先定出测量的标志,并做好记号,然后用带尺测量两标志点间的距离。如有肢体挛缩而不能伸直时,可分段测量。测量中发现肢体长于或短于健侧,均为异常。四肢长度测量方法如下。

1. 上肢长度　从肩峰至桡骨茎突尖(或中指尖)。

2. 上臂长度　肩峰至肱骨外上髁。

3. 前臂长度　肱骨外上髁至桡骨茎突,或尺骨鹰嘴至桡骨茎突。

4. 下肢长度　髂前上棘至内踝下缘,或脐至内踝下缘(骨盆骨折或髋部病变时使用)。

5. 大腿长度　髂前上棘至膝关节关节线内缘。

6. 小腿长度　膝关节关节线内缘至内踝尖,膝关节关节线外缘至外踝尖。

(二)肢体周径测量法

两肢体取相应的同一水平测量,测量肿胀时取最肿处,测量肌萎缩时取肌腹部。如下肢常在髌上10～15cm处测量大腿周径,在小腿最粗处测定小腿周径等。通过肢体周径的测量,可了解其肿胀程度或有无肌肉萎缩等。肢体周径变化可见如下几种情况。

1. 粗于健侧　较健侧显著增粗并有畸形者,多属骨折、关节脱位。如无畸形而量之较健侧粗者,多系筋伤肿胀等。

2. 细于健侧　多由于陈伤误治或有神经疾病而致筋肉萎缩。

(三)关节活动范围测量法

主要测量各关节主动活动和被动活动的角度。可用特制的量角器来测量关节活动范围,并以角度记录其屈伸旋转的度数,与健侧进行对比,如小于健侧,多属关节活动功能障碍。测量关节活动度时,应将量角器的轴心对准关节的中心,量角器的两臂对准肢体的轴线,然后记载量角器所示的角度(没有量角器时,也可用目测并用等分的方法估计近似值),与健肢的对应关节比较(表3-1)。目前临床应用的记录方法多为中立位0°法。对难以精确测量角度的部位，关节活动功能可用测量长度的方法以记录各骨的相对移动范围。如颈椎前屈活动可测量下颏至胸骨柄的距离，腰椎前屈可测量下垂的中指尖与地面的距离等。

1. *中立位0°法*　先确定每一关节的中立位为0°，如肘关节完全伸直时定为0°，完全屈曲时可成140°（表3-1）。

2. *邻肢夹角法*　以两个相邻肢体所构成的夹角计算。如肘关节完全伸直时定为180°，完全屈曲时可成40°，那么关节活动范围是140°（180°～40°）。

表3-1　人体各关节功能活动范围（中立位0°法）

关节	中立位	前后	左右	旋转	内外展	上下
颈椎	面部向前，双眼平视	前屈、后伸35°～45°	左右侧屈45°	左右旋转60°～80°		
腰椎	腰伸直自然体位	前屈90°，后伸30°	左右侧屈20°～30°	左右旋转30°		
肩关节	上臂下垂，前臂指向前方	前屈90°，后伸45°		内旋80°，外旋30°	外展90°，内收20°～40°	上举180°
肘关节	前臂伸直，掌心向前	屈曲140°，过伸0°～10°		旋前80°～90°，旋后80°～90°		
腕关节	手与前臂成直线，手掌向下	背伸35°～60°，掌屈50°～60°	桡偏25°～30°，尺偏30°～40°	旋前及旋后均为80°～90°		
髋关节	髋关节伸直，髌骨向前	屈曲145°，后伸40°		内旋和外旋均为40°～50°（屈曲膝关节）	外展30°～45°，内收20°～30°	
膝关节	膝关节伸直，髌骨向前	屈曲145°，过伸15°		内旋10°，外旋20°（屈曲膝关节）		
踝关节	足外缘与小腿呈90°，无内翻或外翻	背伸20°～30°，跖屈40°～50°				

（四）常见畸形的测量

1. *肘内翻或肘外翻*　上肢伸直前臂旋后位，测量上臂与前臂所形成的角度。

2. *膝内翻*　两内踝并拢，测两膝间距离。

3. *膝外翻*　两侧股骨内髁并拢，测两个内踝间的距离。

（五）测量注意事项

1. 测量前应注意有无先天、后天畸形，防止混淆。

2. 患肢与健肢须放在完全对称的位置上，如患肢在外展位，健肢必须放在同样角度的外展位。

3. 定点要准确，可在起点及止点做好标记，带尺要拉紧。

三、肌力检查

（一）肌力检查内容

1. *肌容量*　观察肢体外形有无肌肉萎缩、挛缩、畸形。测量肢围（周径）时，应根据病人具体情况，规定测量的部位。如测量肿胀时取最肿处，测量肌萎缩时取肌腹部。

2. *肌张力*　在静止状态时肌肉保持一定程度的紧张度称为肌张力。检查时，嘱病人肢体放松做被动运动以测其阻力，亦可用手轻捏病人的肌肉，以体验其软硬度。如肌肉松软，被动运动时阻力减低或消失，关节松弛而活动范围扩大，称为肌张力减低；反之，肌肉紧张，被动运动时阻力较大，称为肌张力增高。

（二）肌力检查与测定标准

指肌肉主动运动时的力量、幅度和速度。检查方法及测定标准如下。

1. *肌力检查方法*　肌力检查可以测定肌肉的发育情况和用于神经损伤的定位，对神经、肌肉疾病的预后和治疗也有一定价值。在做肌力检查时，要耐心指导患者，分别做各种能表达被检查肌肉

(或肌群)作用的动作,必要时检查者可先做示范动作。对于小儿及不能合作的患者尤应耐心反复进行检查。对于尚不能理解医者吩咐的幼儿,可用针尖轻轻地给以刺激,以观察患儿逃避痛刺激的动作,可判断其肌肉有无麻痹。

肌力降低时,往往需要进行肌力测定。肌力测定是通过对关节运动加以阻力(对抗)的方法,嘱患者做抗阻力运动,就能大致判断肌力是否正常、稍弱、弱、甚弱或完全丧失。检查时应两侧对比,观察和触摸肌肉、肌腱,了解收缩情况。

2. 肌力测定标准　可分为以下6级。

(1)0级:肌肉无收缩(完全瘫痪)。

(2)Ⅰ级:肌肉有轻微收缩,但不能够移动关节(接近完全瘫痪)。

(3)Ⅱ级:肌肉收缩可带动关节水平方向运动,但不能对抗地心吸引力(重度瘫痪)。

(4)Ⅲ级:能抗地心引力移动关节,但不能抵抗阻力(轻度瘫痪)。

(5)Ⅳ级:能抗地心引力运动肢体,且能抵抗一定强度的阻力(接近正常)。

(6)Ⅴ级:能抵抗强大的阻力运动肢体(正常)。

四、临床检查法

(一)摸法

摸法又称摸诊。通过医者的手对损伤局部进行认真触摸,以了解损伤的性质、程度,判断有无骨折、脱位及骨折、脱位的移位方向等。摸法的用途极为广泛,在骨伤科临床上的作用十分重要。《医宗金鉴·正骨心法要旨》曰:“以手扪之,自悉其情”“摸者,用手细细摸其所伤之处,或骨断、骨碎、骨整、骨软、骨硬、筋强、筋柔、筋歪、筋正、筋断、筋走、筋粗、筋翻、筋寒、筋热,以及表里虚实,并所患之新旧也”。在缺少影像设备的情况下,依靠长期临床实践积累的经验,运用摸法,亦能对许多骨伤科疾病做出比较正确的诊断。

1. 主要用途

(1)摸压痛:根据压痛的部位、范围、程度来鉴别损伤的性质、种类。直接压痛可能是局部有骨折或筋伤,而间接压痛(如纵轴叩击痛)常提示骨折的存在。长骨干完全骨折时,在骨折部出现环状压痛。斜形骨折时,压痛范围较横断骨折大。压痛面积较大,程度相仿,表示是筋伤的可能。

(2)摸畸形:当发现有畸形时,结合触摸体表骨突变化,可以了解骨折或脱位的性质、移位方向以及呈现重叠、成角或旋转畸形等情况。

(3)摸肤温:根据局部皮肤冷热的程度,可以辨别是热证或是寒证,并可了解患肢血供情况。热肿一般表示新伤或局部积瘀化热、感染;冷肿表示寒性疾病;伤肢远端冰凉、麻木,动脉搏动减弱或消失,则表示血供障碍。摸肤温时一般用手背测试并与对侧比较。

(4)摸异常活动:在肢体没有关节处出现了类似关节的活动,或关节原来不能活动的方向出现了活动即为异常活动,多见于骨折和韧带断裂。检查骨折病人时,不要主动寻找异常活动,以免增加患者的痛苦和加重局部组织的损伤。

(5)摸弹性固定:脱位的关节常保持在特殊的畸形位置,在摸诊时手中有弹力感。这是关节脱位特征之一。

(6)摸肿块:首先应区别肿块的解剖层次,是在骨骼还是在肌腱、肌肉等组织中,是骨性的或囊性的,还须触摸其大小、形状、硬度,边界是否清楚,推之是否可以移动及表面光滑度。

2. 常用手法

(1)触摸法:以拇指或拇、示、中三指置于伤处,稍加按压之力,细细触摸。范围先由远端开始,逐渐移向伤处,用力大小视部位而定。触摸时仔细体验指下感觉,古人有“手摸心会”的要领。通过触摸可了解损伤和病变的确切部位,病损处有无畸形、摩擦感,皮肤温度、软硬度有无改变,有无波动征等。触摸法往往在检查时最先使用,然后在此基础上再根据情况选用其他手法。

(2)挤压法:用手掌或手指挤压患处上下左右前后,根据力的传导作用来诊断骨骼是否折断。如检查肋骨骨折时,常用手掌挤按胸骨及相应的脊骨,进行前后挤压;检查骨盆骨折时,常用两手挤压两侧髂骨翼;检查四肢骨折,常用手指挤捏骨干。此法有助于鉴别是骨折还是挫伤。但检查骨肿瘤或感染患者,不宜在局部过多或过于用力挤压。

(3)叩击法:以掌根或拳头对肢体远端的纵向叩击所产生的冲击力,来检查有无骨折的一种方法。检查股骨、胫腓骨骨折,有时采用叩击足跟的方法。检查脊椎损伤时可采用叩击头顶的方法。检查四肢骨折是否愈合,亦常采用纵向叩击法。

(4)旋转法:用手握住伤肢下端,做轻轻的旋转动作,以观察伤处有无疼痛、活动障碍及特殊的响声。旋转法常与屈伸关节的手法配合应用。

(5)屈伸法:用一只手握关节部,另一只手握伤肢远端，做缓慢的屈伸活动。若关节部出现剧痛，说明有骨与关节损伤。关节内骨折者，可出现骨摩擦音。此外，患者主动的屈伸与旋转活动常与被动活动进行对比，以此作为测量关节活动功能的依据。

(6)摇晃法：用一只手握于伤处，另一只手握伤肢远端，做轻轻的摇摆晃动，结合问诊与望诊，根据患部疼痛的性质、异常活动、摩擦音的有无，判断是否有骨与关节损伤。

临床运用摸法时，应该重视对比，并注意"望、比、摸"的综合应用，只有这样才能正确地分析通过摸诊所获得的资料。应用四诊辨证时也常采用"对比"的方法来帮助诊断。如望诊与量法主要是进行患侧与健侧形态、长短、粗细、活动功能等比较；此外，治疗前后的对比，如对骨折、脱位复位前后的对比，功能恢复过程的对比，对全面了解患者情况有帮助。

(二)特殊检查法

1. 颈部

(1)分离试验：检查者一手托住患者颏下部，另一手托住枕部，然后逐渐向上牵引头部，如患者感到颈部和上肢的疼痛减轻，即为阳性。该试验可以牵拉开狭窄的椎间孔，缓解肌肉痉挛，减少对神经根的挤压和刺激，从而减轻疼痛。

(2)颈椎间孔挤压试验：患者坐位，检查者双手手指相扣，以手掌面压于患者头顶部，同时向左右或前后屈伸颈椎，若出现颈部或上肢放射痛加重，即为阳性。多见于神经根型颈椎病或颈椎间盘突出症。该试验是使椎间孔变窄，从而加重对颈神经根的刺激，出现疼痛或放射痛。

(3)臂丛神经牵拉试验：患者坐位，头微屈，检查者立于患者被检查侧，一手推头部向对侧，同时另一手握该侧腕部做相对牵引，此时臂丛神经受牵拉，若患肢出现放射痛、麻木，则为阳性。多见于神经根型颈椎病患者。

(4)深呼吸试验：患者端坐凳上，两手置于膝部，先比较两侧桡动脉搏动力量，然后让患者尽力抬头做深吸气，并将头转向患侧，同时下压患侧肩部，再比较两侧脉搏或血压，若患侧桡动脉搏动减弱或血压降低，即为阳性。说明锁骨下动脉受到挤压，同时往往疼痛加重。相反，抬高肩部，头面转向前方，则脉搏恢复，疼痛缓解。主要用于检查有无颈肋和前斜角肌综合征。

(5)超外展试验：患者取站立位或坐位，将患肢被动地从侧方外展高举过肩过头，若桡动脉脉搏减弱或消失，即为阳性。用于检查锁骨下动脉是否被喙突及胸小肌压迫，即超外展综合征。

2. 胸腰背部

(1)压胸试验：患者取坐位或站立位，检查者站于侧方，一手抵住其脊柱，另一手压迫胸骨，轻轻地相对挤压。若在胸侧壁上某处出现疼痛，即为阳性。是诊断外伤性肋骨骨折的重要体征。

(2)直腿抬高试验：患者仰卧位，两下肢伸直靠拢，检查者用一手握患者踝部，一手扶膝保持下肢伸直，逐渐抬高患者下肢，正常者可以抬高 70°～90°而无任何不适感觉；若小于以上角度即感该下肢有传导性疼痛或麻木者为阳性。多见于坐骨神经痛和腰椎间盘突出症患者。若将患者下肢直腿抬高到开始产生疼痛的高度，检查者用一手固定此下肢保持膝伸直，另一手背伸患者踝关节，放射痛加重者为直腿抬高踝背伸试验(亦称"加强试验")阳性。该试验用以鉴别是神经受压还是下肢肌肉等原因引起的抬腿疼痛。

(3)拾物试验：让小儿站立，嘱其拾起地上物品。正常小儿可以两膝微屈，弯腰拾物；若腰部有病变，可见腰部挺直、双髋和膝关节尽量屈曲的姿势去拾地上的物品，此为该试验阳性。常用于检查儿童脊柱前屈功能有无障碍，用于诊断腰椎结核等疾病。

(4)仰卧挺腹试验：通过增加椎管内压力，刺激神经根产生疼痛，以诊断椎间盘突出症，具体操作分 4 个步骤。第 1 步：病人仰卧，双手放在腹部或身体两侧，以头枕部和双足跟为着力点，将腹部及骨盆用力向上挺起，若患者感觉腰痛及患侧传导性腿痛即为阳性。若传导性腿痛不明显，则进行下一步检查。第 2 步：患者保持挺腹姿势，先深吸气后停止呼吸，用力鼓气，直至脸面潮红约 30 秒钟左右，若有传导性腿痛即为阳性。第 3 步：在仰卧挺腹姿势下，用力咳嗽，若有传导性腿痛即为阳性。第 4 步：在仰卧挺腹姿势下，检查者用手轻压双侧颈内静脉，若出现患侧传导性腿痛即为阳性。

(5)背伸试验：患者站立位，让患者腰部尽量背伸，如有后背疼痛为阳性，说明病人腰肌、关节突关节、椎板、黄韧带、棘突、棘上或棘间韧带有病变，或有腰椎管狭窄症。

3. 骨盆

(1)骨盆挤压试验：患者仰卧位，检查者用双手分别于髂骨翼两侧同时向中线挤压骨盆；或患者侧卧，检查者挤压其上方的髂嵴。如果患处出现疼痛，即为骨盆挤压试验阳性，提示有骨盆骨折或骶髂关节病变。

(2)骨盆分离试验：患者仰卧位，检查者两手分别置于两侧髂前上棘前面，两手同时向外下方推压，若出现疼痛，即为骨盆分离试验阳性，表示有骨盆骨折或骶髂关节病变。

(3)骨盆纵向挤压试验：患者仰卧位，检查侧的髋关节、膝关节半屈曲位，检查者用左、右手分别置于髂前上棘和大腿根部，双手用力挤压，若出现疼痛，即为骨盆纵向挤压试验阳性，提示单侧骨盆骨折。

(4)屈膝屈髋试验：患者仰卧位，双腿靠拢，嘱其尽量屈曲髋、膝关节，检查者也可两手推膝使髋、膝关节尽量屈曲，使臀部离开床面，腰部被动前屈，若腰骶部发生疼痛，即为阳性。若行单侧髋、膝屈曲试验，患者一侧下肢伸直，检查者用同样方法，使对侧髋、膝关节尽量屈曲，则腰骶关节和骶髂关节可随之运动，若有疼痛即为阳性，提示有闪筋扭腰、劳损，或者有腰椎椎间关节、腰骶关节或者骶髂关节等病变。但腰椎间盘突出症患者该试验为阴性。

(5)梨状肌紧张试验：患者仰卧位，伸直患肢，做内收内旋动作，若有坐骨神经放射痛，再迅速外展、外旋患肢，若疼痛立刻缓解即为阳性，说明有梨状肌综合征。

(6)床边试验：患者靠床边仰卧位，臀部稍突出床沿，大腿下垂。健侧下肢屈膝屈髋，贴近腹壁，患者双手抱膝以固定腰椎。检查者一只手扶住髂骨棘以固定骨盆，另一只手用力下压于床边的大腿，使髋关节尽量后伸。若骶髂关节发生疼痛则为阳性征，说明骶髂关节病变。

(7)髋外展外旋试验（“4”字试验）：患者仰卧位，被检查一侧下肢膝关节屈曲，髋关节屈曲、外展、外旋，将足架在另一侧膝关节上，使双下肢呈“4”字形。检查者一手放在屈曲的膝关节内侧，另一手放在对侧髂前上棘前面，然后两手向下按压，如被检查侧骶髂关节处出现疼痛即为阳性，说明有骶髂关节病变。

(8)斜扳试验：患者侧卧位，下面腿伸直，上面腿屈髋、屈膝各 90°，检查者一手将肩部推向背侧，另一手扶膝部将骨盆推向腹侧，并内收内旋该侧髋关节，若发生骶髂关节疼痛即为阳性，表示该侧骶髂关节或下腰部有病变。

4．肩部

(1)搭肩试验（肩关节内收试验）：嘱患者端坐位或站立位，肘关节取屈曲位，将手搭于对侧肩部，如果手能够搭于对侧肩部，且肘部能贴近胸壁即为正常。如果手能够搭于对侧肩部，但肘部不能贴近胸壁；或者肘部能贴近胸壁，但手不能够搭于对侧肩部，均为阳性体征，提示可能有肩关节脱位。

(2)肱二头肌抗阻力试验：嘱患者屈肘 90°，检查者一只手扶住患者肘部，只一只手扶住腕部，嘱患者用力屈肘、外展、外旋，检查者拉前臂抗屈肘，如果结节间沟处疼痛为试验阳性，表示该肱二头肌腱滑脱或肱二头肌长头肌腱炎。

(3)直尺试验：以直尺贴上臂外侧，正常时不能触及肩峰，若直尺能触及肩峰则为阳性，说明有肩关节脱位，或其他因素引起的方肩畸形，如三角肌萎缩等。

(4)疼痛弧试验：嘱患者肩外展或被动外展其上肢，当肩外展到 60°～120°范围时，肩部出现疼痛为阳性。这一特定区域的外展痛称为“疼痛弧”，由于冈上肌腱在肩峰下面摩擦、撞击所致，说明肩峰下的肩袖有病变。

(5)冈上肌腱断裂试验：嘱患者肩外展，当外展 30°～60°时，可以看到患侧三角肌明显收缩，但不能外展上举上肢，越用力越耸肩。若被动外展患肢超过 60°，则患者又能主动上举上肢，这一特定区的外展障碍即为阳性征，提示有冈上肌腱的断裂或撕裂。

5．肘部

(1)腕伸肌紧张试验：嘱患者屈腕屈指，检查者将手压于各指的背侧做对抗，再嘱患者抗阻力伸指及背伸腕关节，如出现肱骨外上髁疼痛即为阳性，多见于网球肘。

(2)密耳征（Mill 征）：患者坐位，检查者一只手置于肱骨外上髁，然后另一只手使患者肘关节伸直，前臂旋前，腕关节屈曲，若患者肱骨外上髁区疼痛，则为阳性，提示肱骨外上髁炎，即“网球肘”。

(3)屈肌紧张试验：让患者握住检查者的手指，强力伸腕握拳，检查者手指与患者握力做对抗，如出现内上髁部疼痛则为阳性，多见于肱骨内上髁炎。

(4)叩诊试验：用手指或叩诊锤自远端向病变区轻叩神经干，可在该神经分布区的肢体远端产生如蚁走或刺痛等异样感觉，这是神经再生或功能恢复的症状，用以再生的感觉纤维的检查。另外，本试验也用来检查神经内有无神经瘤。若尺神经有神经瘤时，轻叩神经结节处，会产生向远端放射痛，甚至由前臂达手的尺神经分布区。

（5）肘三角与肘直线试验：正常人肘关节屈曲90°时，肱骨内上髁、外上髁与尺骨鹰嘴突三点形成一个等腰三角形，称为“肘三角”。当肘关节伸直时，三点在一条直线上，称为“肘直线”。肘关节脱位或有关节内骨折时，屈肘90°时，肘三角形状改变，肘伸直时三点不在一条直线上。

6. 腕和手部

（1）握拳试验：又称为尺偏试验。嘱患者拇指内收，然后屈曲其余各指，在紧握拳后向尺侧倾斜屈曲，若桡骨茎突部出现疼痛即为阳性。有些患者在拇指内收时即可产生疼痛，尺偏时疼痛加重，表示患有桡骨茎突部狭窄性腱鞘炎。

（2）腕三角软骨挤压试验：嘱患者端坐，检查者一只手握住患者前臂下端，另一只手握住手部，用力将手腕极度掌屈、旋后并向尺侧偏斜，并施加压力旋转，若在尺侧远端侧方出现疼痛，即为阳性体征，说明有三角软骨损伤。

（3）舟状骨叩击试验：使患手偏向桡侧，叩击第3掌骨头部，若舟状骨骨折时，可产生剧烈的叩击痛，有时叩击第2掌骨头时也可出现剧烈疼痛，即为阳性征。在叩击第4～5掌骨头时则无疼痛出现。

（4）腕管叩击试验：轻叩或压迫腕部掌侧的腕横韧带近侧缘中点，若出现和加剧患侧手指刺痛及麻木等异常感觉时，即为阳性，提示有腕管综合征。

（5）指浅屈肌试验：将患者的手指固定于伸直位，然后嘱患者屈曲需检查的手指的近端指间关节，这样可以使指浅屈肌单独运动。如果关节屈曲正常，则表明指浅屈肌是完整的；若不能屈曲，则该肌有断裂或缺如。

（6）指深屈肌试验：将患者掌指关节和近端指间关节固定在伸直位，然后让患者屈曲远端指间关节。若能正常屈曲，则表明该肌腱有功能；若不能屈曲，则该肌可能有断裂或该肌肉的神经支配发生障碍。

7. 髋部

（1）髋关节屈曲挛缩试验：患者取仰卧位，屈曲髋关节和膝关节，使腰部代偿性前凸消失，嘱患者分别将两腿伸直，注意腿伸直过程中，腰部是否离开床面，向上挺起。如某一侧腿伸直时，腰部挺起，本试验为阳性。本试验常用于检查髋关节结核、类风湿关节炎等疾病所引起髋关节屈曲挛缩畸形。

（2）托马斯征（Thomas征）：患者仰卧，尽量屈曲健侧大腿贴近腹壁，使腰部紧贴于床面，克服腰前凸增加的代偿作用。再让患者伸直患肢，如患肢不能伸直平放于床面，即为阳性。患肢大腿与床面所形成的角度即髋屈曲畸形的角度。

（3）髋关节过伸试验：患者俯卧位，屈膝90°，检查者一只手握踝部，将下肢提起，使髋关节过伸，若骨盆亦随之抬起，即为阳性，说明有腰大肌脓肿、髋关节早期结核或髋关节强直。

（4）“望远镜”试验：患儿仰卧位，髋、膝关节伸直，一助手固定骨盆，检查者一手置于大转子部，另一手持小腿或膝部将大腿抬高约30°，并上推下拉股骨干，若股骨头有上下活动或打气筒的抽筒样感，即为阳性。用于检查婴幼儿先天性髋关节脱位，往往进行双侧对照检查。

（5）蛙式试验：患儿仰卧位，使双膝双髋屈曲90°，并使患儿双髋做外展、外旋至蛙式位，双下肢外侧接触到检查床面为正常。若一侧或两侧下肢的外侧不能接触到床面，即为阳性，提示有先天性髋关节脱位。

（6）下肢短缩试验：患者取仰卧位，两腿屈髋屈膝并拢，两足并齐，放于床面，观察两膝的高度，如两膝等高为正常。若一侧膝部比另一侧低，即为阳性。表明有髋关节后脱位，股骨、胫骨短缩，先天性髋关节脱位等。

8. 膝部

（1）回旋挤压试验：仰卧位，使患侧髋关节和膝关节充分屈曲，尽量使足跟碰触臀部。检查内侧半月板时，检查者一手握膝部以稳定大腿及注意膝关节内的感觉，另一手握足部，使小腿在充分内收、外旋位伸直膝关节，在伸直过程中，股骨髁经过半月板损伤部位时，因产生摩擦可感触到或听到弹响声，同时患者感觉膝关节内侧有弹响和疼痛。检查外侧半月板时，在使小腿充分外展、内旋位伸直膝关节时，出现膝关节外侧有弹响和疼痛。用于检查膝关节半月板有无裂伤。

（2）挤压研磨试验：又称膝关节旋转提拉或旋转挤压试验。患者俯卧位，膝关节屈曲90°，检查者用小腿压在患者大腿下端后侧作固定，在双手握住足跟沿小腿纵轴方向施加压力的同时做小腿的外展外旋或内收内旋活动，若有疼痛或有弹响，即为阳性征，表明外侧或内侧的半月板损伤；提起小腿做外展外旋或内收内旋活动而引起疼痛，表示外侧副韧带或内侧副韧带损伤。

（3）抽屉试验：患者取坐位或仰卧位，膝部屈曲

90°，检查者一肘压住患者足踝部，双手握住小腿上段推拉，如能明显拉向前方约 1cm，即前抽屉试验阳性，提示有前交叉韧带损伤；若能推向后约 1cm，即后抽屉试验阳性，则为后交叉韧带损伤；若前后均能推拉 1cm，即为前后抽屉试验阳性，说明有前后交叉韧带损伤。

(4)侧方挤压试验：又称为膝关节分离试验、侧位运动试验、波勒征。患者伸膝，并固定大腿，检查者用一只手握踝部，另一只手扶膝部，做侧位运动检查内侧或外侧副韧带，若有损伤，检查牵扯韧带时可以引起疼痛或异常活动。

(5)浮髌试验：嘱患者取仰卧位，下肢伸直，股四头肌处于松弛状态，检查者一只手虎口压在髌上囊部，向下挤压使积液局限于关节腔。然后另一只手拇、中指固定髌骨内、外缘，示指按压髌骨，即感髌骨有漂浮感，重压时下沉，松指时浮起，为浮髌试验阳性，说明膝关节腔内有积液。

9. 踝部

(1)踝关节背伸试验：患者屈曲膝关节，由于腓肠肌起点在膝关节线上，此时腓肠肌松弛，踝关节能背伸；当膝关节伸直时，踝关节不能背伸，说明腓肠肌挛缩。若伸膝或屈膝时，踝关节均不能背伸，说明比目鱼肌挛缩。比目鱼肌起点在膝关节线以下，所以伸膝或屈膝时做此试验结果相同。该试验是鉴别腓肠肌与比目鱼肌挛缩的方法。

(2)伸踝试验：检查时让患者伸直小腿，然后用力背伸踝关节，如小腿肌肉发生疼痛，则为阳性。在小腿肌肉深部触诊时出现疼痛，更证实小腿有深静脉血栓性静脉炎。

(3)足内、外翻试验：将踝关节内翻引起外侧疼痛，表示外侧副韧带损伤；踝关节外翻引起内侧疼痛，表示内侧副韧带损伤。

(4)提踵试验：患足不能提踵 30°站立，仅能提踵 60°站立，为试验阳性，说明跟腱断裂。因为 30°提踵是跟腱的作用，而 60°提踵站立是胫后肌、腓骨肌的协同作用。

(5)跖骨头挤压试验：检查者一只手握患足跟部，另一只手横行挤压 5 个跖骨头，若出现前足放射样疼痛者为阳性，可能为跖痛病、扁平足、莫顿病等。

(6)跟轴线测量：正常站立时，跟腱长轴应与下肢长轴相平行。足外翻时，跟腱长轴向外偏斜，偏斜程度和外翻程度成正比。

第四节　影像学检查

一、X 线检查

(一)X 线检查应用原理

X 线检查是骨伤科临床检查、诊断的重要手段之一。骨组织是人体的硬组织，含钙量多，密度高，X 线不易穿透，与周围软组织形成良好的对比条件，使 X 线检查时能显出清晰的影像。通过 X 线检查，不仅可以了解骨与关节伤病的部位、类型、范围、性质、程度和周围软组织的关系，进行一些疾病的鉴别诊断，为治疗提供可靠的参考，还可在治疗过程中知道骨折脱位的手法整复、牵引、固定等治疗效果，病变的发展以及预后的判断等。此外，还可以通过 X 线检查观察骨骼生长发育的情况，以及某些营养和代谢性疾病对骨骼的影响。

(二)X 线检查在骨伤科的应用

1. X 线检查的位置选择

(1)正位：又分前后正位和后前正位，X 线球管在患者前方、照相底片在体后是前后位；若球管从患者后方向前投照，则为后前位。

(2)侧位：X 线球管置侧方，底片置另一侧，投照后获得侧位照片，和正位照片结合起来，即可获得被检查部位的完整影像。

(3)斜位：侧位片上重叠阴影太多时，可以申请斜位片。为显示椎间孔或椎板病变，在检查脊柱时也申请斜位片。骶髂关节在解剖上是偏斜的，也只有斜位片方能看清骶髂关节间隙。

(4)开口位：第 1～2 颈椎正位被门齿和下颌重叠，无法看清，开口位 X 线片可以看到寰枢椎脱位、齿状突骨折、齿状突发育畸形等病变。

(5)脊椎运动检查：颈椎或腰椎，除常规 X 线检查外，为了解椎间盘退变情况，椎体间稳定情况等，可将 X 线球管由侧方投照，令患者过度伸展和屈曲颈椎或腰椎，拍摄 X 线侧位片。

(6)断层摄影检查：利用 X 线焦距的不同，使病变影像分层显示，减少组织重叠，可以观察到病变中心的情况，如肿瘤、椎体爆裂性骨折检查中有时采用。

2. X 线片的阅读技能

(1)X线片的质量评价：首先要评价此X线片质量如何，质量不好的X线片常会使一些病变显示不出，或无病变区看似有病变，引起误判。高质量的X线片黑白对比清晰，骨小梁、软组织的纹理清楚。

(2)骨骼的形态及大小比例：因为X线检查对各部位检查的焦距和片距是一定的，所以X线片上的影像大体也一致，只要平时掌握了骨骼的正常形态，阅片时对异常情况很容易分辨出来，大小比例虽按年龄有所不同，但也大致可以看出正常或不正常，必要时可与健侧对比。

(3)骨结构：骨膜在X线下不显影，若在骨皮质外有骨膜阴影，是骨过度生长的表现，恶性肿瘤可先有骨膜阴影，雅司病、青枝骨折或疲劳骨折时也会出现骨膜阴影。骨皮质是致密骨，呈透亮白色，骨干中部厚、两端较薄，表面光滑，但肌肉韧带附着处可有局限性隆起或凹陷，是解剖上的凹沟或骨嵴，不要误认为是骨膜反应。长管状骨的内层或两端，扁平骨如髂骨、椎体、跟骨等处均系骨松质，良好X线片上可以看到按力线排列的骨小梁；若排列紊乱可能有炎症或新生物；若骨小梁透明，皮质变薄，可能是骨质疏松。有时在骨松质内看到有局限的疏松区或致密区，可能是无临床意义的软骨岛或骨岛，但要注意随访。在干骺端看到有一条或数条横行的白色骨致密阴影，这是发育期发生疾病或营养不良等原因产生的发育障碍线，无明显的临床意义。

(4)关节及关节周围软组织：关节面透明软骨不显影，故X线片上可看到关节间隙，此间隙有一定宽度，过宽可能有积液，关节间隙变窄，表示关节软骨有退变或破坏。骨关节周围软组织如肌腱、肌肉、脂肪虽显影不明显，但它们的密度不一样，若X线片质量好，可以看到关节周围脂肪阴影，并可判断关节囊是否肿胀，腘窝淋巴结是否肿大等，对诊断关节内疾病有帮助。

(5)儿童骨骺：注意儿童生长的骨骺骨化中心出现年龄。在长管状骨两端为骨骺，幼儿未骨化时为软骨，X线不显影；出现骨化后，骨化核由小逐渐长大，此时X线片上只看到关节间隙较大，在骨化核和干骺端也有透明的骺板，当幼儿发生软骨病或维生素A中毒时，骺板出现增宽或杯状等异常形态。

(6)脊椎：上颈椎，开口位要看齿状突有无骨折线，侧块是否对称；侧位观察寰椎的位置，一般寰椎前弓和齿突前缘的距离，成年人不超过3mm，幼儿不超过5mm，若超过可能有脱位。寰椎后弓结节前缘和第2颈椎棘突根前缘相平，否则可能是脱位。齿突后缘和第2颈椎体后缘相平，否则可能是骨折脱位。

其他颈椎，正位呈两侧稍突起，若钩椎关节突起较尖而高，甚或呈鸡喙样侧方突出，临床上可压迫神经根或椎动脉；侧位片先看椎体、小关节的排列，全颈椎生理弧度是否正常，有无中断现象，还要看椎间隙有无狭窄，椎体缘有无增生，运动照片上颈椎弧度有无异常，椎体间有无前后错位形成台阶状。还要测量椎管的前后径，椎弓根的横径，过大可能是椎管内肿瘤，过小可能是椎管狭窄。颈椎前方为食管、气管，侧位X线片上椎体和气管间软组织阴影有一定厚度，若增厚应怀疑有血肿或炎症。

胸腰椎正位片要注意椎体形态、椎弓根的厚度和距离。若椎弓根变狭窄，椎弓根距离增大，可能椎管内有新生物，正位X线片上要注意全长脊柱是否正常，椎体是否正常或有无异常的半椎体，还要注意两侧软组织阴影，寒性脓疡常使椎旁出现阴影或腰大肌肿胀。下腰椎正位X线片还要注意有无先天异常，如隐形骶裂、钩棘、浮棘、腰$_5$横突不对称、腰椎骶化或骶椎腰化等。

胸腰椎侧位片观察椎体排列弧度和椎间隙有无狭窄。下腰椎有时会看到过度前凸，这可能是腰痛的原因之一，如有滑脱或反向滑脱，可能是椎间盘退变的结果。多个下胸椎楔形或扁平可能是青年性骨软骨炎的后果。单个的变形以外伤多见，但要注意排除转移病变。在质量好的X线片，椎体骨小梁清晰可见，若看不见骨小梁或透明样变化，可能有骨质疏松症。

胸腰椎斜位X线片上可以看到小关节和关节对合情况，如果小关节面致密或不整齐，可能是小关节有创伤性关节炎或小关节综合征。腰椎运动侧位X线片可发现椎体间某一节段有过度运动或不稳情况。

二、CT检查

(一)CT图像形成的原理

CT即电子计算机X线横断体层扫描(computed tomography,CT)。X线通过人体时，因人体组织的吸收和散射而衰减。X线衰减的程度取决于组织密度，密度高的人体组织比密度低的能够吸收更多的X线。CT图像中黑的区域表示低吸收区，即低密度区；白的表示高吸收区，即高密度区。CT图像就是由几万到几十万个由黑到白不同灰度的微小方块按矩阵排列而组成的，检测器将此信息由光电转换器转变为电信号，并通过模拟/数字转换器转变为数字信号，经计算机处理形成吸收系数矩阵；经数字/模拟转换器把数字矩阵中的每个数字转为由黑到白不等灰度的小方块，即像素，并按矩阵排列，即构成CT图像。

(二)CT在骨伤科中的应用

高分辨率CT机能够从躯干横断面图像观察脊柱、骨盆、四肢关节较复杂的解剖部位和病变，还有一定分辨软组织的能力，且不受骨骼重叠及内脏器官遮盖的影响，为骨伤科疾病诊断、定位、区分性质、范围等提供一种非侵入性辅助检查手段。

1. 脊柱

(1)检查方法：根据病变选择合适的扫描厚度和间距，一般病变小需要薄的断层。正常腰椎间盘厚度为8～15mm，检查时断层厚度5mm左右；颈椎及胸椎的间盘较薄，断层厚度2～3mm。CT检查时注入造影剂称造影增强法，主要用于不够清楚或难于显示的组织病变，如脊髓病变和损伤、血管疾病等加造影剂可以增加病变与正常组织之间的对比度。

(2)CT图像下脊柱解剖结构：①椎管，颈部椎管略呈三角形，从颈$_1$到颈$_2$逐渐缩小，其余椎管差别不大。正常颈$_1$前后径为16～27mm，颈$_2$以下为12～21mm，一般认为小于12mm为狭窄。颈段椎管内脂肪组织很少，普通CT对硬膜囊显示不清楚。但蛛网膜腔比较宽大，脊髓横断面前后径约2∶1。胸段椎管的外形大小比较一致，上胸段略呈椭圆形，下胸段略呈三角形，椎管内脂肪稍多于颈段，仅限于背侧及椎间孔部位。上腰段椎管呈圆形或卵圆形，下段为三角形，前后径CT测量正常范围为15～25mm，椎弓间距离为20～30mm，腰$_{4\sim5}$段均大于腰$_{1\sim3}$平面。②椎间盘，颈胸段椎间盘平均厚度为3～5mm，腰段为15mm，而腰$_5$骶$_1$椎间盘厚度一般不超过10mm。颈椎间盘横切面近乎圆形，胸椎及上4个腰椎间盘后缘呈长弧形凹陷，腰$_{4\sim5}$椎间盘后缘弧形中部变浅，腰$_5$骶$_1$椎间盘后缘呈平直状或轻度隆凸，此段与颈段不同，椎管内有丰富的脂肪组织分布在硬膜囊周围和侧隐窝内，厚度可达3～4mm，由于脂肪的CT值稍低于椎间盘组织，所以普通CT扫描大都可以清楚看出椎间盘及硬膜囊的关系。③脊髓，颈段脊髓横断面呈椭圆形，前缘稍平，在前正中可见浅凹陷为正中裂，后缘隆凸，后中沟看不清楚。胸段脊髓横断面为圆形，大约相当于胸$_{9\sim12}$段为脊髓膨大，其远侧很快缩小成为脊髓圆锥。④侧隐窝(神经根管)，侧隐窝是由前壁椎体和椎间盘、后壁上下关节突、外侧壁椎弓根所构成，在椎弓根上缘处最窄，为神经根到达神经根孔的通道，正常前后径为5～7mm，一般小于5mm考虑为狭窄。⑤黄韧带，正常厚度为2～4mm，在椎管及腰神经孔部位稍变薄。

2. 椎管及椎管内软组织　因为腰椎段硬膜囊外的脂肪组织丰富，CT扫描能够识别蛛网膜腔、神经、黄韧带，有时可以显示出椎管内的马尾神经、圆锥、硬膜外静脉。而颈段和胸段椎管的正常解剖常常不能清楚显示出来，这与该段椎管的大小、形态不同以及硬膜外脂肪组织较少有关。

3. 椎间盘突出症

(1)腰椎间盘突出：发生在腰$_{4\sim5}$及腰$_5$骶$_1$间隙的约占90%。CT扫描可以显示突出位置，如侧方、中央、中间偏侧和最外侧的较小突出。突出邻近的硬膜外脂肪消失，硬膜囊受压变形，神经根位移、增粗、变形及突出髓核钙化等，因为脊柱解剖两侧自然对称，所以容易发生异常变化。椎间盘术后症状复发的患者，CT扫描可以帮助区别骨或软组织的压迫，了解病变部位上、下椎间盘的情况。

(2)胸椎间盘突出：由于椎管相对较小，硬膜外脂肪也少，普通CT扫描不易发现突出，必要时可采用注入水溶性造影剂增强检查法，但一般常规脊髓造影也可以显示出来。

(3)颈椎间盘突出：颈椎管虽然比胸椎管宽大，但脂肪组织也少，有时普通CT扫描可以显示颈椎间盘突出，是由于椎间盘组织的CT值比硬膜囊高。为显示清楚，注射造影剂进行检查较好。

4. 椎管狭窄　椎管狭窄由先天性骨发育异常、脊柱退行性变或多种混合因素压迫脊髓、马尾和神经根而引起症状，最多见的是腰椎管狭窄，其次为颈椎管狭窄，胸椎管狭窄很少见。腰椎管狭窄表现为上下关节突增生肥大，椎管呈三叶状改变，通常椎管矢状径12～15mm和侧隐窝小于5mm者则为狭窄，黄韧带增厚是造成椎管狭窄的重要因素之一；当椎间盘退变伴有椎间盘膨出时，CT图像可见椎体周围呈均匀性膨隆，有时多节段性，这与腰椎间盘局限性突出不同，椎间盘膨隆在脊柱原有退变的基础上可加重脊髓神经的压迫。CT扫描能分清大多数椎管狭窄是发育型、退变型或混合型。颈椎管狭窄与腰椎管狭窄的原因基本相同，但由于颈椎解剖部位关系，临床症状比较复杂，大多数学者应用测量椎管矢状中径作为判断狭窄的依据，但不能作为诊断椎管狭窄的唯一依据。

5. *软组织及骨肿瘤* CT扫描有助于肿瘤定位和受累范围的确定，还可了解肿瘤与邻近神经干、大血管的解剖关系。CT扫描不受骨组织和内脏器官遮叠的影响，对早期发现脊柱、骨盆等解剖部位复杂的肿瘤有独特的作用。CT可观察脊柱肿瘤骨质破坏程度、范围及与软组织等关系。对外向生长的骨肿块，CT扫描可以明确肿块基底部与骨质的关系，有助于判断切除后局部骨质是否需要重建等情况。CT扫描软组织肿瘤，可以从肿瘤密度的差异、边缘是否完整和有无包膜等区别恶性或良性肿瘤，如脂肪瘤、血管瘤等，但并不能够鉴别所有肿瘤。

6. *脊柱结核* 一般正侧位X线片可以明确脊柱结核的诊断，但对椎间隙正常、骨质破坏和椎旁寒性脓肿阴影不明显者，X线片往往不能明确诊断，CT扫描检查可提供重要帮助。

7. *骨折* 常规X线片基本上都能满足骨折临床诊断的需要。但普通X线片不能满足脊柱、骨盆等部位骨折的检查，CT扫描可以发现X线片很难辨认的小碎骨片，如陷入髋关节腔内的股骨头或髋臼缘骨折的小碎片，能够较好地显示出骨折片与椎管、脊髓的关系及脊柱后侧骨折累及的范围。应用CT扫描显示椎体爆裂骨折效果十分满意，能看到椎体破坏程度及骨折片穿入椎管压迫脊髓神经等，为计划手术方案摘除骨碎片提供重要依据。

三、磁共振检查

1. *磁共振成像术(magnetic resonance imaging，MRI)应用原理* 质子从外加的射频脉冲中获得能量，受激发而发生“共振效应”，并以共振频率将能量放射至周围环境，这种能量可被检测出来，称为磁共振信号。信号的强弱在人体各部分根据质子的不同差数、活动质子的密度、质子的分子环境、温度与黏稠度等因素而有差异。磁共振器中的电子计算机利用磁共振信号的强弱重组信息，从而得到各种脏器显示出来的各种不同图像。不同组织在MRI图像上可显示不同的灰阶，其信号强度有高低不同。

2. *MRI在骨伤科的应用*

(1)骨折：目前MRI多以组织中的氢核质子的变化为信号来源，软组织氢核密度大，发出的信号多，分辨能力好。皮质骨缺乏信号，显示能力不如X线和CT，但骨折缝隙仍可显示。骨松质含大量骨髓，骨髓含脂量高，信号强，累及骨髓的肿瘤、变性、感染和代谢病，在MRI图像中均可详细显示。MRI还可显示病变侵入软组织的程度。

(2)脊柱：脊柱是MRI临床应用的重要领域，可获取直接的多平面图像而不像X线和CT那样会产生影像衰变，观察脊髓和神经根可以不用椎管内对比剂。对急性脊柱创伤进行MRI检查时，可不翻动伤员而获得各部骨结构与脊膜囊及脊髓之间相互关系的信息，也可显示蛛网膜下腔阻塞和脊髓肿胀情况。用MRI追踪观察脊髓创伤可显示脊髓萎缩、血肿吸收、脊髓坏死及随之而来的脊髓空洞等变化。

在T_1加权图像中，枕骨大孔前缘可被矢状突上方的高强度脂肪信号描出，其后缘不易辨认，因为颅骨皮质缘本身无信号。脊髓在中线矢状面图像中特别清楚，为中强度信号。脑脊液在T_1加权图像发现为低强度信号。正常椎体充满骨髓，在T_1加权图像中信号强度高于椎间盘，且均匀一致。枢椎齿状突信号低于其他椎体，椎间盘大体均匀。硬脊膜外脂肪信号强度高，产生极好的软组织反差，紧贴硬脊膜囊和环绕神经根。在T_2加权图像中，脑脊液信号显著加强。正常椎间盘髓核信号一般高于纤维环。腰椎间盘髓核常显示较低强度信号缝隙，可能表示纤维环组织凹入。

(3)椎间盘疾病：MRI在椎间盘疾病的诊断中能发挥重要作用。T_1和T_2加权图像都可以显示椎间隙变窄。T_2加权图像对椎间盘变性最敏感。正常情况下纤维环含水约78%，髓核含水85%～95%，但变性椎间盘二者的含水量均下降至70%左右，以致这两部分在MRI图像中变得难以区别。由于所有突出的椎间盘几乎都有变性，此种现象就更具临床意义。采用T_2加权MRI矢状面检查脊柱，能迅速排除椎间盘疾病。MRI可直接识别突出的椎间盘物质，还可间接地从脊膜囊前方的硬脊膜外压迹或椎间孔内脂肪影的变化诊断椎间盘突出症。在T_2加权图像通常能分清脑脊液与变性的椎间盘，从而可估计椎管变窄程度。

(4)椎管狭窄症：MRI在椎管狭窄症中显示压迫部位及范围的精确度较高。尤其当椎管高度狭窄时，脊髓造影可能得不到关键部位的满意对比，而T_2加权MRI可较好地观察到脊膜管的硬膜外压迹。MRI 能显示蛛网膜下腔完全阻塞时梗阻的上、下平面。MRI 对神经根管狭窄的诊断特别有效，硬脊膜外脂肪和侧隐窝内脂肪减少是诊断神经根受压的重要标志。MRI 能迅速排除枕骨大孔疾病和髓内病变等其他病因。矢状面 MRI 屈、伸位动态检查可观察颈椎排列情况，用于颈椎融合术前、后，有助于确定融合部位及了解融合部位是否稳定。

(5)椎骨或椎间盘的感染：椎骨或椎间盘的感染在 MRI 图像显示特殊变化。受累椎骨或椎间盘在 T_1 加权图像显示信号强度一致性降低，而在 T_2 图像显示信号增强，同时髓核内的缝隙消失。如有椎旁脓肿，MRI 可明确显示。

(6)脊髓内、外肿瘤：MRI 所具有的显示整个脊髓和区分脊髓周围结构的能力有助于脊髓内、外肿瘤的诊断，并能确切区分肿瘤实质和囊性成分。髓外硬脊膜内肿瘤表现为脊膜囊内软组织包块，可使脊髓移位，并常见骨质异常改变或同时出现椎旁包块。多平面成像对神经纤维瘤的诊断特别有用，可以描绘出硬脊膜囊的扩张以及肿瘤的硬脊膜内外成分。脂肪瘤在 T_1 及 T_2 加权 MRI 图像中显示特有的强信号。脊椎肿瘤不论原发抑或继发，在 T_1 加权图像表现为信号减弱，在 T_2 加权图像表现为信号增强。椎体血管瘤在 T_1 加权图像信号强度中等。

(7)膝关节：MRI 可显示膝关节前、后交叉韧带和侧副韧带，可用于急性韧带伤，特别是完全性韧带撕裂的诊断。膝关节韧带发出低强度信号，在 MRI 图像依靠具有较强信号的关节液和周围软组织的衬托对比识别。采用 MRI 检查半月板效果欠佳。膝关节影像要结合临床或手术所见加以解释。

四、放射性核素检查

1．*放射性核素应用原理*　放射性核素显像是将可以被骨骼和关节浓聚的放射性核素或标记化合物注入人体后，通过扫描仪或 γ 照相仪探测，使骨骼和关节在体外显影成像的一种诊断技术。

骨骼内存在的羟基磷灰石结晶和未成熟的骨母质，与骨显像剂具有亲和能力，或者进行离子交换（如 ^{85}Sr、^{18}F），或者进行吸附与结合（如 ^{99m}Tc 或 ^{113m}In 标记的磷酸化合物）。由于这些物质具有放射性，故能使骨骼显像，且分布与骨代谢活性相一致。当骨骼有病变时，会发生骨质破坏及骨质修复两种改变，使放射性显像剂在病灶部位相对减少形成“冷区”或沉积增加形成“热区”。根据体内各部位放射性核素分布的情况，可以了解各部位的解剖结构及其功能变化。全身骨骼均可进行扫描，骨伤科常利用放射性核素显像协助诊断骨骼系统疾病。用放射性核素来检查骨骼系统疾病，可提高诊断阳性率，并且具有早期诊断的价值。

2．*放射性核素在骨伤科的应用*

(1)骨骼系统疾病：^{99m}Tc 磷酸盐是亲骨作用强、血液清除率快的显像剂，由于骨骼摄取量高，所以骨骼显像清楚。它最大的优点是比 X 线检查早 3～6 个月发现病灶，其阳性发现率比 X 线检出率高 25%。全身骨骼均可进行扫描，可见颅骨、脊柱、骨盆、肩、肘、膝、踝等关节均浓集有放射性核素，肋骨亦见有散在点状分布的核素。用此核素来检查骨骼系统疾病，阳性率较高。

(2)原发性恶性肿瘤：放射性核素显像对诊断原发性骨肿瘤无特异性，但恶性骨肿瘤对核素聚集度较高。核素骨显像对原发性骨肿瘤的应用价值主要是确定放射治疗的照射野、截肢范围和活检定位。因为显像的病灶范围一般比 X 线所见的范围大，灵敏度高。

(3)骨转移灶：放射性核素显像可比 X 线检查提前 3～6 个月发现转移病灶。因此，被确诊癌症的病人，应定期进行全身骨骼显像，以便及时随访确定有无早期骨转移。

(4)骨病：诊断创伤性和非创伤性股骨头无菌性坏死，早期表现为股骨头局部出现放射性减低区或缺损区，坏死中期在缺损区周围出现不同程度的放射性浓集反应，坏死晚期整个股骨头呈放射性浓集区。早期诊断急性血源性骨髓炎，并通过核素血管动态造影和延迟显像对骨髓炎和蜂窝织炎等疾病进行鉴别诊断。另外，对各种骨代谢疾病，如原发性或继发性甲状旁腺功能亢进症、骨软化病、骨髓纤维化病、骨关节炎等，均可用以进行诊断。

(5)移植骨的血液供应及存活情况：要了解吻合血管是否通畅虽可进行 X 线血管造影术，但吻合的血管内膜异常敏感，碘油造影容易引起血管痉挛，而使用核素造影则无此危险。可在手术后 10 天左右进行，如血供畅通，或移植骨有代谢能力时，就会在该处出现浓聚区。

（王拥军　王　平）

■参考文献

[1] 张安祯，王和鸣. 中医伤科学基础[M]. 福州：福建中医学院，1983.
[2] 王和鸣. 中医骨伤科学基础[M]. 上海：上海科学技术出版社，1996.
[3] 王和鸣. 中医骨伤科学基础学习指导[M]. 上海：上海科学技术出版社，1997.
[4] 王和鸣，沈冯君. 中医骨伤科学基础[M]. 北京：中国中医药出版社，2002.
[5] 王和鸣. 中医伤科学[M]. 北京：中国中医药出版社，2002.
[6] 王和鸣. 中医伤科学习题集[M]. 北京：中国中医药出版社，2003.
[7] 王和鸣. 中医骨伤科学基础[M]. 北京：中国中医药出版社，2010.
[8] 王和鸣，黄桂成. 中医骨伤科学[M]. 北京：中国中医药出版社，2012.

第4章

骨伤病的治疗方法

骨伤科的疗法主要有药物、手法、固定、练功等，临床中应根据病情有针对性地应用，必要时需配合采用针刀、微创、手术等综合疗法。

第一节　药　物

药物疗法是治疗骨伤科疾病的一种重要方法。人体是一个统一的整体，其正常生命活动依赖于气血、营卫、脏腑、经络等维持。若机体遭受损伤，则其正常活动必然受到影响，可导致内在气血、营卫、脏腑、经络功能失调。因此，治疗损伤，必须从整体观念出发，才能取得良好的效果。

一、内治法

根据损伤"专从血论""恶血必归于肝""肝主筋，肾主骨"以及"客者除之，劳者温之，结者散之，留者攻之，燥者濡之"等中医基本理论，临床应用可以归纳为下、消、清、开、和、续、补、舒等内治方法。

骨伤科常用内治法根据疾病分类不同，又可分为骨伤内治法与骨病内治法。

（一）骨伤内治法

1. *损伤三期辨证治法*　根据损伤的发展过程，通常分初、中、后三期。三期分治方法是以调和疏通气血、生新续损、强筋壮骨为主要目的。临证时，必须结合患者体质及损伤情况辨证施治。

（1）初期治法：初期，一般在伤后1～2周，由于气滞血瘀，需消肿镇痛，以活血化瘀为主，即采用"下法"或"消法"；若瘀血积久不消，郁而化热，或邪毒入侵，或迫血妄行，可用"清法"；气闭昏厥或瘀血攻心，则用"开法"。

①攻下逐瘀法：本法适用于损伤早期蓄瘀，大便不通，腹胀拒按，舌苔黄，脉洪大而数的体实患者。临床多应用于胸、腰、腹部损伤蓄瘀而致的阳明腑实证，常用方剂有大成汤、桃核承气汤、鸡鸣散加减等。

攻下逐瘀法属"下法"，常用苦寒泻下药以攻逐瘀血，通泄大便，排出积滞。由于药效峻猛，对年老体弱、气血虚衰和妇女妊娠、经期及产后失血过多者，应当禁用或慎用该法。

②行气消瘀法：为骨伤科内治法中最常用的一种治疗方法。适用于损伤后有气滞血瘀，局部肿痛，无里实热证，或有某种禁忌而不能猛攻急下者。常用的方剂有以消瘀活血为主的桃红四物汤、复元活血汤、活血止痛汤，以行气为主的柴胡疏肝散、复元通气散、金铃子散，以及活血祛瘀、行气镇痛并重的血府逐瘀汤、膈下逐瘀汤、顺气活血汤等。临证可根据损伤的不同，或重于活血化瘀，或重于行气止痛，或活血行气并重。

行气消瘀法属于"消法"，具有消散瘀血的作用。行气消瘀方剂一般并不峻猛，如需逐瘀通下，可与攻下药配合；但对于年老、体虚、妊娠、产后、经期、幼儿等，仍需慎用。

③清热凉血法：本法包括清热解毒与凉血止血两法。适用于跌仆损伤后积瘀化热、热毒蕴结于内，或创伤感染，邪毒侵袭，火毒内攻，迫血错经妄行等证。常用的清热解毒方剂有五味消毒饮、黄连解毒汤；凉血止血方剂有清营汤、犀角地黄汤等。

清热凉血法属"清法"，药性寒凉，若身体素虚、脏腑虚寒、饮食素少、肠胃虚滑，或妇女分娩后有热证者，均慎用。《疡科选粹》曰："盖血见寒则凝。"应用本法应注意防止寒凉太过。

④开窍活血法：属"开法"，是用辛香开窍、活血

化瘀、镇心安神的药物，以治疗跌仆损伤后气血逆乱、气滞血瘀、瘀血攻心、神昏窍闭等危重症的一种急救方法。适用于头部损伤或跌打重症神志昏迷者。神志昏迷可分为闭证和脱证两种：闭证是实证，治宜开窍活血，镇心安神；脱证是虚证，是伤后元阳衰微、浮阳外脱的表现，治宜固脱，忌用开窍。常用方剂有苏合香丸、复苏汤、羚角钩藤汤、镇肝熄风汤等。若热毒蕴结筋骨而致神昏谵语、高热抽搐者，宜用紫雪丹合清营凉血之剂。开窍药走窜性强，易引起流产、早产，孕妇慎用。

(2)中期治法：中期，在损伤后3～6周，虽损伤症状改善，肿胀瘀阻渐趋消退，疼痛逐步减轻，但瘀阻去而未尽，疼痛减而未止，仍应以活血化瘀、和营生新、接骨续筋为主，故以"和""续"两法为基础。

①和营止痛法：属"和法"，适用于损伤后，虽经消、下等法治疗，但仍气滞瘀凝，肿痛尚未尽除，而继续运用攻下之法又恐伤正气。常用方剂有和营止痛汤、橘术四物汤、定痛和血汤、和营通气散等。

②接骨续筋法：属"续法"，适用于损伤中期，筋骨已有连接但未坚实者。瘀血不去则新血不生，新血不生则骨不能合，筋不能续，所以使用接骨续筋药，佐活血祛瘀之药，以活血化瘀，接骨续筋。常用的方剂有续骨活血汤、新伤续断汤、接骨丹、接骨紫金丹等。

(3)后期治法：后期，为损伤以后7～8周，瘀肿已消，但筋骨尚未坚实，功能尚未恢复，应以补气养血、补益肝肾、补养脾胃为主，称为"补法"；而筋肌拘挛，风寒湿痹，关节屈伸不利者，则予以温经散寒、舒筋活络，称为"舒"法。

①补气养血法：本法是使用补养气血药物，使气血旺盛以濡养筋骨的治疗方法。凡外伤筋骨，内伤气血以及长期卧床，出现气血亏损、筋骨痿弱等证候，均可应用本法。损伤气虚为主，用四君子汤；损伤血虚为主，用四物汤；气血双补用八珍汤或十全大补汤。对损伤大出血而引起的血脱者，补益气血法要及早使用，以防气随血脱，方选当归补血汤，重用黄芪。

②补益肝肾法：本法又称强壮筋骨法，凡骨折、脱位、筋伤的后期，年老体虚，筋骨痿弱、肢体关节屈伸不利、骨折迟缓愈合、骨质疏松等肝肾亏虚者，均可使用本法加强肝肾功能，加速骨折愈合，增强机体抗病能力，以利损伤的修复。常用的方剂有壮筋养血汤、生血补髓汤；肾阴虚用六味地黄汤或左归丸；肾阳虚用金匮肾气丸或右归丸；筋骨痿软、疲乏衰弱者用健步壮骨丸、壮筋续骨丹等。在补益肝肾法中参以补气养血药，可增强养肝益肾的功效，加速损伤筋骨的康复。

③补养脾胃法：本法适用于损伤后期，耗伤正气，或长期卧床缺少活动，而导致脾胃气虚，运化失职，饮食不消，四肢疲乏无力，肌肉萎缩。因胃主受纳，脾主运化，补益脾胃可促进气血生化，充养四肢百骸，本法即通过助生化之源而加速损伤筋骨的修复，为损伤后期常用之调理方法。常用方剂有补中益气汤、参苓白术散、归脾汤、健脾养胃汤等。

④舒筋活络法：属"舒法"，适用于损伤后期，气血运行不畅，瘀血未尽，腠理空虚，复感外邪，以致风寒湿邪入络，遇气候变化则局部症状加重的陈伤旧疾的治疗。本法主要使用活血药与祛风通络药，以宣通气血，祛风除湿，舒筋通络。如陈伤旧患寒湿入络者用小活络丹、大活络丹、麻桂温经汤；肢节痹痛者，用蠲痹汤、舒筋汤、舒筋活血汤；腰痹痛者，用独活寄生汤、三痹汤。祛风寒湿药，药性多辛燥，易损伤阴血，故阴虚者慎用，或配合养血滋阴药同用。

对上述的分期治疗原则，必须灵活变通，对特殊病例尤须仔细辨证，正确施治，不可拘泥规则或机械分期。

2. 损伤部位辨证治法　损伤虽同属瘀血，但由于损伤的部位不同，治疗的方药也有所不同。因此，选用主方后，可根据损伤的部位不同加入几味引经药，使药力作用于损伤部位，加强治疗效果。明代医家异远真人《跌损妙方·用药歌》曰："归尾兼生地，槟榔赤芍宜。四味堪为主，加减任迁移。乳香并没药，骨碎以补之。头上加羌活，防风白芷随。胸中加枳壳，枳实又云皮。腕下用桔梗，石菖蒲，厚朴治。背上用乌药，灵仙妙可施。两手要续断，五加连桂枝。两胁柴胡进，胆草紫荆医。大茴与故纸，杜仲入腰支。小茴与木香，肚痛不须疑。大便若阻隔，大黄枳实推。小便如闭塞，车前木通提。假使实见肿，泽兰效最奇。倘然伤一腿，牛膝木瓜知。全身有丹方，饮酒贵满卮。苎麻烧存性，桃仁何累累。红花少不得，血竭也难离。"该歌诀介绍跌打损伤主方配合部位引经药和随证加减用药法，便于损伤辨证治疗。

(二)骨病内治法

骨病的发生可能与损伤有关，但其病理变化、临床表现与损伤并不相同，故其治疗有其特殊性。《素问·至真要大论》说："寒者热之，热者寒之……

客者除之，劳者温之，结者散之。”骨病的用药基本遵循上述原则。如骨痈疽多属热证，“热者寒之”，宜用清热解毒法；骨痨多属寒证，“寒者热之”，宜用温阳驱寒法；痹证因风寒湿邪侵袭，“客者除之”，宜用舒筋活络法；骨病局部出现结节、肿块者，癥瘕积聚，“结者散之”，宜用祛痰散结法。“清法”与“舒法”已在骨伤内治法中阐述，骨病内治法补充“温法”与“散法”。

1. 温阳驱寒法　属“温法”，适用于阴寒内盛之骨痨或附骨疽。本法是用温阳通络的药物，使阴寒凝滞之邪得以驱散。流痰初起，患处漫肿酸痛，不红不热，形体恶寒，口不作渴，小便清利，苔白，脉迟等内有虚寒现象者，可选用阳和汤加减。阳和汤以熟地黄大补气血为君，鹿角胶生精补髓、养血助阳、强壮筋骨为辅，麻黄、姜、桂宣通气血，使上述两药补而不滞，主治一切阴疽。

2. 祛痰散结法　属“散法”，适用于骨病见无名肿块，痰浊留滞于肌肉或经隧之内者。骨病的癥瘕积聚均为痰滞交阻、气血凝留所致。此外，外感六淫或内伤情志，以及体质虚弱等，亦能使气机阻滞，液聚成痰。本法在临床运用时要针对不同病因，与下法、消法、和法等配合使用，才能达到化痰、消肿、软坚之目的。常用方剂有二陈汤、温胆汤、苓桂术甘汤等。

二、外治法

损伤外治法是指对损伤局部进行治疗的方法，在骨伤科治疗中占有重要的地位。清·吴师机《理瀹骈文》说：“外治之理，即内治之理；外治之药，即内治之药，所异者法耳。”临床外用药物大致可分为敷贴药、搽擦药、熏洗湿敷药与热熨药。

（一）敷贴药

外用药应用最多的剂型是药膏、膏药和药散三种。使用时将药物制剂直接敷贴在损伤局部，使药力发挥作用，可收到较好疗效。正如吴师机论其功用：一是拔，二是截，凡病所结聚之处，拔之则病自出，无深入内陷之患；病所经由之处，截之则邪自断，无妄行传变之虞。

1. 药膏（又称敷药或软膏）　将药碾成细末，然后选加饴糖、蜜、油、水、鲜草药汁、酒、醋或医用凡士林等，调匀如厚糊状，涂敷伤处。如消瘀止痛药膏、定痛膏、双柏膏、接骨续筋药膏、金黄膏、四黄膏、生肌玉红膏等。

2. 膏药　古称为薄帖，是中医学外用药物中的一种特有剂型。《肘后备急方》中就有膏药制法的记载，后世广泛地应用于各科的治疗上，骨伤科临床应用更为普遍。

膏药是将药物碾成细末配以香油、黄丹或蜂蜡等基质炼制而成，然后摊在皮纸或布上备用。临床应用时将膏药烘热烊化后贴患处，如狗皮膏、万灵膏等。

3. 药散　又称药粉、掺药。将药物碾成极细的粉末，收贮瓶内备用。使用时可将药散直接掺于伤口处，或置于膏药上，将膏药烘热后贴患处。如云南白药、丁桂散、桂麝散等。

（二）搽擦药

搽擦法始见于《素问·血气形志篇》：“经络不通，病生于不仁，治之以按摩醪药。”醪药是配合按摩而涂搽的药酒，搽擦药可直接涂搽于伤处，或在施行理筋手法时配合推擦等手法使用，或在热敷熏洗后进行自我按摩时涂搽。

1. 酊剂　又称为外用药酒或外用药水，用药与白酒、醋浸制而成。近年来还有用乙醇溶液浸泡加工炼制的酒剂。其具有活血止痛、舒筋活络、追风祛寒的作用，如伤筋药水、正骨水等。

2. 油膏与油剂　用香油把药物熬煎去渣后制成油剂，或加黄蜡或白蜡收膏炼制而成油膏，具有温经通络、消散瘀血的作用。适用于关节筋络寒湿冷痛等证，也可配合手法及练功前后做局部搽擦。常用的有跌打万花油、活络油膏、伤油膏等。

（三）熏洗湿敷药

1. 热敷熏洗　古称“淋拓”“淋渫”“淋洗”或“淋浴”，是将药物置于锅或盆中加水煮沸后熏洗患处的一种方法。先用热气熏蒸患处，待水温稍减后用药水浸洗患处。冬季气温低，可在患处加盖棉垫，以保持热度持久。每日2次，每次15～30分钟，每帖药可熏洗数次。药水因蒸发而减少时，可酌加适量水再煮沸熏洗。具有舒松关节筋络、疏导腠理、流通气血、活血止痛的作用。适用于关节强直拘挛、酸痛麻木或损伤兼夹风湿者。多用于四肢关节、腰背部的伤病，如散瘀和伤汤、海桐皮汤、八仙逍遥汤、上肢损伤洗方、下肢损伤洗方等。

2. 湿敷洗涤　古称“溻渍”“洗伤”等，在《外科精义》中有“其在四肢者溻渍之，其在腰腹背者淋射之，其在下部者浴渍之”的记载。多用于创伤，使用方法是“以净帛或新棉蘸药水”“渍其患处”。现临床上把药制成水溶液，供创伤伤口湿敷洗涤用。常用的有金银花煎水、野菊花煎水、2%～20%黄柏溶液，以及蒲公英等鲜药煎汁。

（四）热熨药

热熨法是一种热疗方法。《普济方・折伤门》有"凡伤折者，有轻重浅深久新之异，治法亦有服食淋熨贴熁之殊"的记载。本法选用温经祛寒、行气活血止痛的药物，加热后用布包裹，热熨患处，借助其热力作用于局部，适用于不宜外洗的腰脊躯体之新伤、陈伤。主要的剂型有下列几种。

1. 坎离砂　又称风寒砂。用铁砂加热后与醋水煎成药汁搅拌后制成，临用时加醋少许拌匀置布袋中，数分钟内会自然发热，热熨患处，适用于陈伤兼有风湿证者。

2. 熨药　俗称"腾药"。将药置于布袋中，扎好袋口放在蒸锅中蒸汽加热后熨患处，适用于各种风寒湿肿痛证，能舒筋活络、消瘀退肿。常用的有正骨熨药等。

3. 其他　如用粗盐、黄砂、米糠、麸皮、吴茱萸等炒热后装入布袋中热熨患处。民间还采用葱姜豉盐炒热、布包罨脐上治风寒。这些方法简便有效，适用于各种风寒湿型筋骨痹痛、腹胀痛及尿潴留等证。

第二节　手　法

手法在骨伤科治疗中占有重要地位，是骨伤科四大治疗方法（手法、固定、药物、练功）之一。《医宗金鉴・正骨心法要旨》说："夫手法者，谓以两手安置所伤之筋骨，使仍复于旧也。"该书还把手法归纳为"摸、接、端、提、按、摩、推、拿"八法，并详细阐述了手法的适应证、作用及其操作要领。按其功用，骨伤科手法可分为正骨手法与理筋手法两大类。

一、正　骨

（一）正骨手法的注意事项

1. 明确诊断　复位之前，医者对病情要有充分了解，根据病史、受伤机制和 X 线检查结果做出明确诊断，同时分析骨折发生移位的机制，选择有效的整复手法。

2. 密切注意全身情况变化　对多发性骨折气血虚弱、严重骨盆骨折发生出血性休克及脑外伤重症等，均需暂缓整复，可采用临时固定或持续牵引等法，待危重病情好转后再考虑骨折整复。

3. 掌握复位标准　骨折断端发生移位后，应认真整复，争取达到解剖和接近解剖学对位。若某些骨折不能达到解剖学对位，也应根据病人年龄、职业及骨折部位的不同，达到功能对位。所谓功能对位，即骨折在整复后无重叠移位，旋转、成角畸形得到纠正，肢体的力线正常，长度相等，骨折愈合后肢体的功能可以恢复到满意程度，不影响病人在工作或生活上的要求。如老年患者，虽骨折对位稍差，肢体有轻度畸形，只要关节活动不受影响，自理生活无困难，疗效亦算满意。儿童骨折治疗时要注意肢体外形，不能遗留旋转及成角畸形，轻度的重叠及侧方移位，在发育过程中可自行矫正。

4. 抓住整复时机　只要周身情况允许，整复时间越早越好。骨折后半小时内，局部疼痛、肿胀较轻，肌肉尚未发生痉挛，最易复位。伤后 4～6 小时局部瘀血尚未凝结，复位也较易。一般成年人伤后 7～10 天可考虑手法复位，但时间越久复位难度越大。

5. 选择适当麻醉　根据病人具体情况，选择有效的镇痛或麻醉。伤后时间不长，骨折又不复杂，可用 0.5%～2%利多卡因局部浸润麻醉；如果伤后时间较长，局部肿硬，骨折较为复杂，估计复位有一定困难者，上肢采用臂丛神经阻滞麻醉，下肢采用腰麻或坐骨神经阻滞麻醉，尽量不采用全身麻醉。

6. 做好整复前的准备

（1）人员准备：确定主治者与助手，并做好分工。参加整复者应对伤员全身情况、受伤机制、骨折类型、移位情况等，进行全面的了解与复习，将 X 线片的显示与病人实体联系起来，仔细分析，确立整复手法及助手的配合等，做到认识一致，动作协调。

（2）器材准备：根据骨折的需要，准备好一切所需要的物品，如纸壳、石膏绷带、夹板、扎带、棉垫、压垫及需要的牵引装置等。还须根据病情准备好急救用品，以免在整复过程中发生意外。

7. 参加整复人员精力要集中　注意手下感觉，观察伤处外形的变化，注意患者的反应，以判断手法的效果，并防止意外事故的发生。

8. 切忌使用暴力　拔伸牵引须缓慢用力，恰到好处，勿太过或不及，不得施用猛力。整复时着力部位要准确，用力大小、方向应视病情而定，不得因整复而增加新的损伤。

9. 尽可能一次复位成功　多次反复地整复，易增加局部软组织损伤，肿胀更加严重，再复位难以成功，而且还有造成骨折迟缓愈合或关节僵硬之可能。

10. 避免X线伤害　为减少X线对患者和术者的损害，整复、固定尽量避免在X线直视下进行，若确实需要，应注意保护，尽可能缩短直视时间。在整复后常规拍摄正侧位X线片复查，以了解治疗效果。

（二）正骨手法操作要领

1. 拔伸　是正骨手法中重要步骤，用于克服肌肉拮抗力，矫正患肢的重叠移位，恢复肢体的长度。按照“欲合先离，离而复合”的原则，开始拔伸时，肢体先保持在原来的位置，沿肢体的纵轴，由远近骨折段做对抗牵引（图4-1）。然后，再按照整复步骤改变肢体的方向，持续牵引。牵引力的大小以患者肌肉强度为依据，要轻重适宜，持续稳妥。小儿、老年人及女性患者，牵引力不能太大。反之，青壮年男性患者，肌肉发达，牵引力应加大。对肌群丰厚的患肢，如股骨干骨折应结合骨牵引，但肱骨干骨折虽肌肉发达，在麻醉下骨折的重叠移位容易矫正，如果用力过大，常使断端分离，以致造成不愈合。

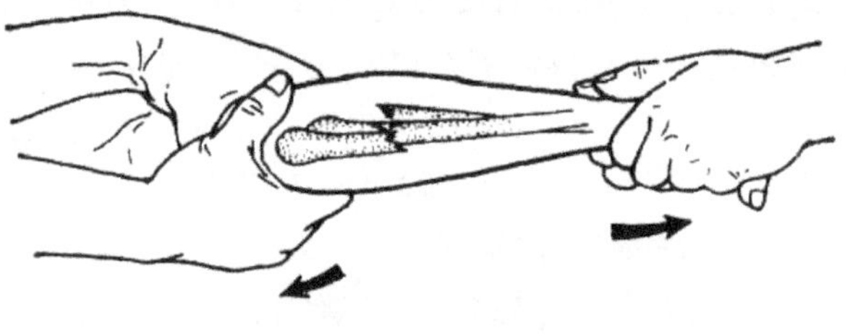

图4-1　拔伸

2. 旋转　主要矫正骨折断端的旋转畸形（图4-2）。单轴关节（只能屈伸的关节），只有将远骨折段连同与之形成一个整体的关节远端肢体共同旋向骨折近端所指的方向，畸形才能矫正，重叠移位也能较省力地克服。因此，肢体有旋转畸形时，可由术者手握其远段，在拔伸下围绕肢体纵轴向左或向右旋转，以恢复肢体的正常生理轴线。

3. 屈伸　医者一只手固定关节的近段，另一只手握住远段沿关节的冠轴摆动肢体，以整复骨折脱位（图4-3）。如伸直型的肱骨髁上骨折，须在牵引下屈曲，屈曲型则须伸直。伸直型股骨髁上骨折可以在胫骨结节处穿针，在膝关节屈曲位牵引；反之，屈曲型股骨髁上骨折，则需要在股骨髁上处穿针，将膝关节处于半屈伸位牵引，骨折才能复位。

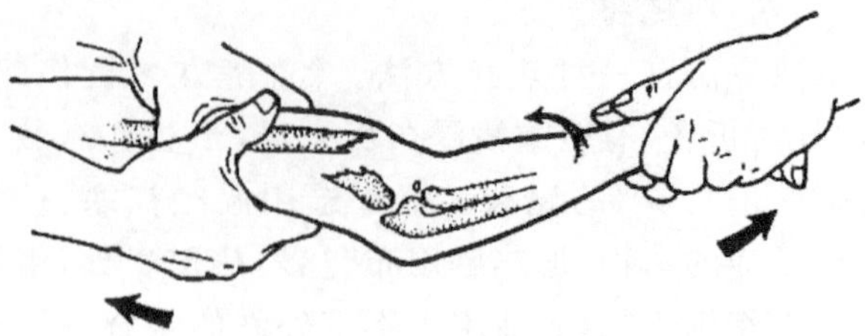

A

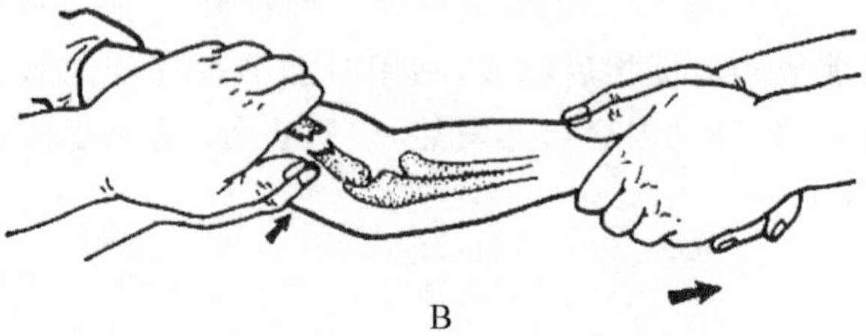

B

图4-2　旋转

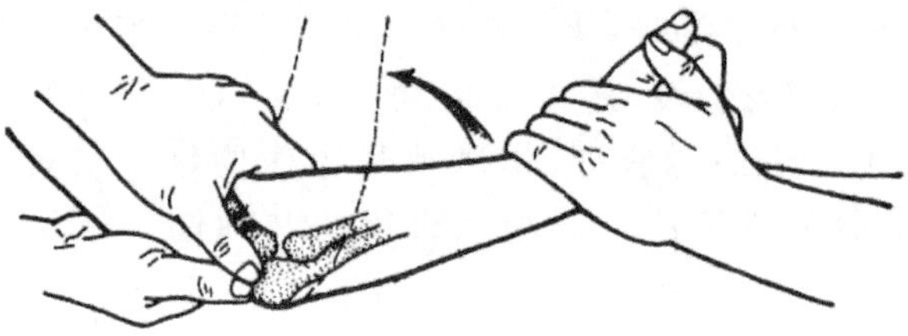

图4-3　屈伸

4. 提按　重叠、旋转及成角畸形矫正后，侧方移位就成为骨折的主要畸形。对于侧方移位，医者借助掌、指分别置于骨折断端的前后或左右，用力夹挤，迫其就位。侧方移位可分为前后侧移位和内外侧移位。前后侧（即上下侧或掌背侧）移位用提按手法（图4-4）。操作时，医者两手拇指按突出的骨折一端向下，两手四指提下陷的骨折另一端向上。

5. 端挤　内外侧（即左右侧）移位用端挤手法（图4-5）。操作时，医者一只手固定骨折近端，另一只手握住骨折远端，用四指向医者方向用力谓之端；用拇指反向用力谓之挤，将向外突出的骨折端向内挤迫。经过提按端挤手法，骨折的侧方移位即得矫正。但在操作时手指用力要适当，方向要正确，部位要对准，着力点要稳固。医者手指与患者皮肤要紧密接触，通过皮下组织直接用力于骨折端，切忌在皮肤上来回摩擦，以免损伤皮肤。

6. 摇摆　摇摆手法用于横断、锯齿型骨折。经过上述整骨手法，一般骨折基本可以复位，但横断、锯齿型骨折其断端间可能仍有间隙。为了使骨折

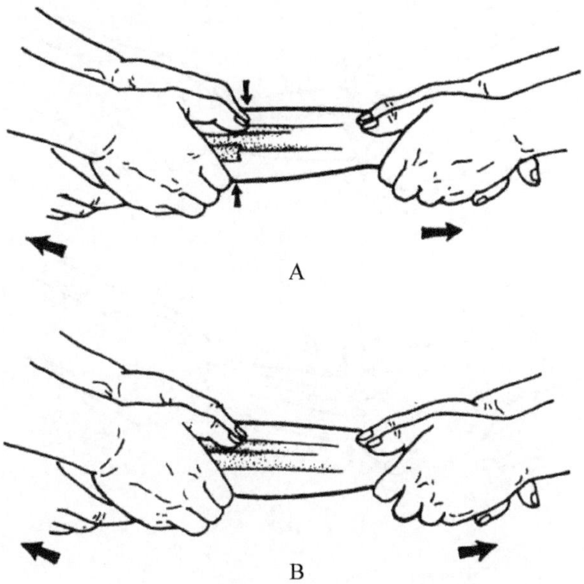

图 4-4　提按

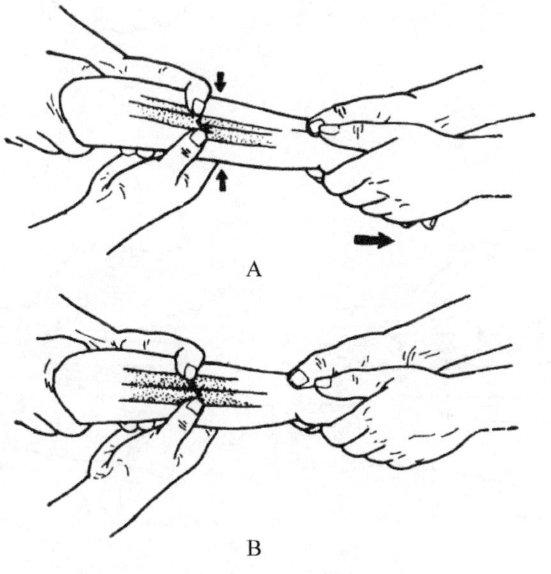

图 4-5　端挤

端紧密接触，增加稳定性，医者可用两手固定骨折部，由助手在维持牵引下轻轻地左右或前后方向摆动骨折的远段（图 4-6），待骨折断端的骨擦音逐渐变小或消失，则骨折断端已紧密吻合。

7. 触碰　又称叩击手法，用于需使骨折部紧密嵌插者，横断型骨折发生于干骺端时，骨折整复夹板固定后，可用一只手固定骨折部的夹板，另一只手轻轻叩击骨折的远端，使骨折断端紧密嵌插，复位更加稳定（图 4-7）。

8. 分骨　是用于矫正两骨并列部位的骨折，

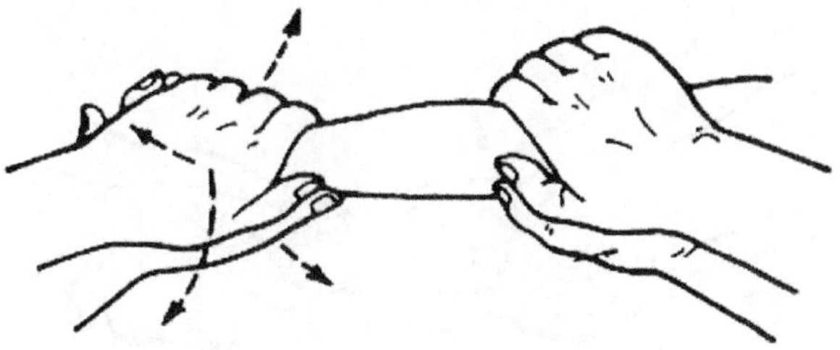

图 4-6　摇摆

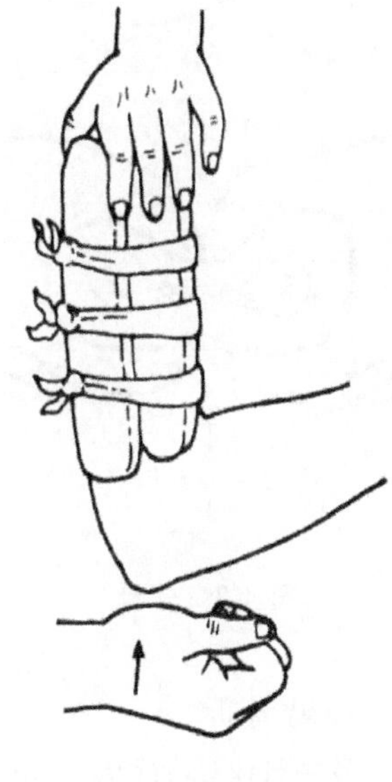

图 4-7　触碰

如尺桡骨、胫腓骨、掌骨、跖骨骨折等，骨折段因受骨间膜或骨间肌的牵拉而呈相互靠拢的侧方移位。整复骨折时，可用两手拇指及示、中、环三指由骨折部的掌背侧对向夹挤两骨间隙（图 4-8），使骨间膜紧张，靠拢的骨折端分开，远近骨折段相对稳定，并列双骨折就像单骨折一样一起复位。

9. 折顶　横断或锯齿型骨折，如患者肌肉发达，单靠牵引力量不能完全矫正重叠移位时，可用折顶法（图 4-9）。医者两手拇指抵于突出的骨折一端，其他四指重叠环抱于下陷的骨折另一端，在牵引下两拇指用力向下挤压突出的骨折端，加大成角，依靠拇指的感觉，估计骨折的远近端骨皮质已经相顶时，而后骤然反折。反折时环抱于骨折另一端的四指将下陷的骨折端猛力向上提起，而拇指仍然用力将突出的骨折端继续下压，这样较容易矫正重叠移位畸形。用力大小，依原来重叠移位的多少而定。用力的方向可正可斜。单纯前后移位者，正位折顶；同时有侧方移位者，斜向折顶。通过这一手法不但可以解决重叠移位，也可以矫正侧方移

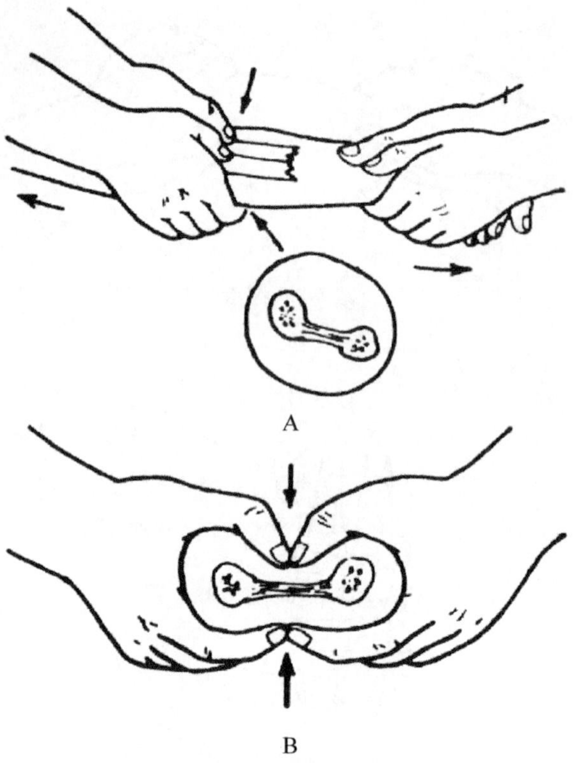

图 4-8　分骨

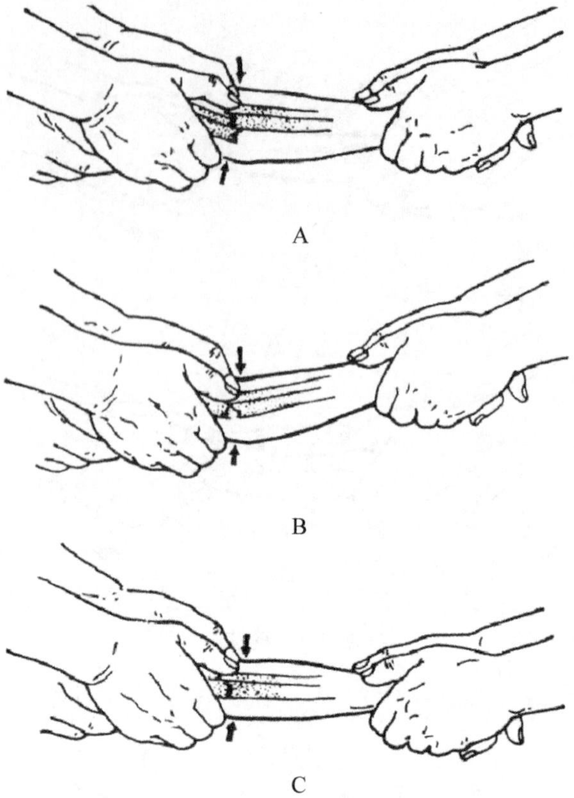

图 4-9　折顶

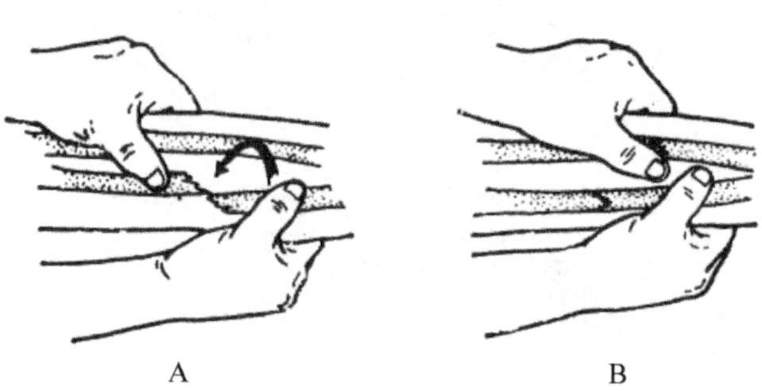

图 4-10　回旋

位。此法多用于前臂骨折。

10. *回旋*　多用于矫正背向移位的斜型、螺旋型骨折，或有软组织嵌入的骨折。有软组织嵌入的横断骨折，须加重牵引，使两骨折段分离，解脱嵌入骨折断端的软组织，而后放松牵引，术者分别握远近骨折段，按原来骨折移位方向逆向回转，使断端相对，通过断端的骨擦音来判断嵌入的软组织是否完全解脱。

背向移位的斜面骨折，虽用大力牵引也难使断端分离，因此必须根据受伤的力学原理，判断背向移位的途径，以骨折移位的相反方向，施行回旋方法（图 4-10）。操作时，必须谨慎，两骨折段需相互紧贴，以免损伤软组织，若感到回旋时有阻力，应改变方向，使背向移位的骨折达到完全复位。

11. *蹬顶*　通常一个人操作，常用在肩、肘关节脱位以及髋关节前脱位。以肩关节为例，患者仰卧床上，医者立于患侧，双手握住伤肢腕部，将患肢伸直并外展；医者脱去鞋子，用足底蹬于患者腋下（左侧脱位用左足，右侧脱位用右足），足蹬手拉，缓慢用力拔伸牵引，然后在牵引的基础上，使患肢外旋、内收，同时足跟轻轻用力向外顶住肱骨头，即可复位（图 4-11）。

12. *杠杆*　本法是利用杠杆为支撑点，力量较大，多用于难以整复的肩关节脱位或陈旧性脱位。采用一长 1m、直径为 4～5cm 圆木棒，中间部位以棉垫裹好，置于患侧腋窝，两助手上抬，医者双手握住腕部，并外展 40°向下牵引，解除肌肉痉挛，使肱骨头摆脱盂下的阻挡，容易复位（图 4-12）。整复陈旧性关节脱位，外展角度需增大，各方面活动范围广泛，以松解肩部粘连。本法因支点与牵引力量较大，活动范围亦大，如有骨质疏松和其他并发症应慎用，并注意勿损伤神经及血管。

此外，尚有椅背复位法、梯子复位法等，均属杠杆法。

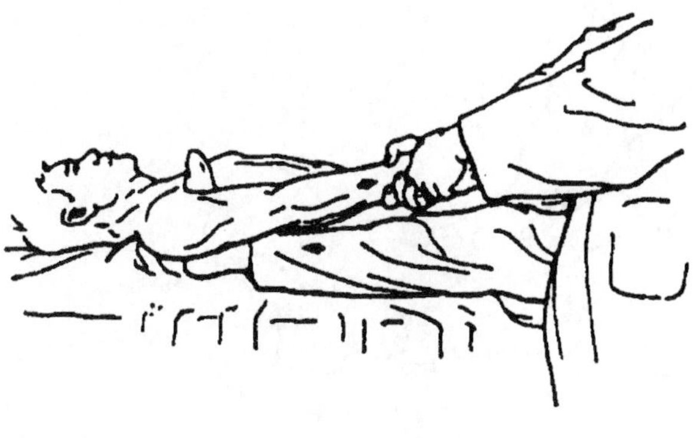

图4-11　蹬顶

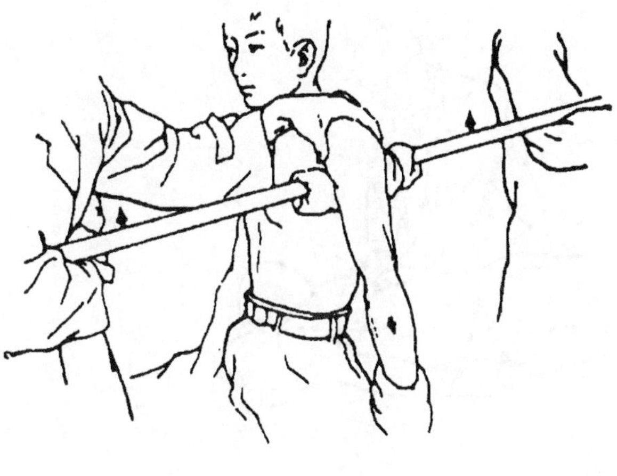

图4-12　杠杆

二、理　筋

理筋手法是由推拿按摩手法组成。手法内容丰富，流派较多。为了便于学习和掌握，将传统的理筋手法结合临床实际，重点加以讲述。

(一)理筋手法的功效

理筋手法是治疗筋伤的主要手段之一，手法作用也是多方面的，其主要功效有以下几点。

1. 活血散瘀、消肿镇痛　手法按摩能解除血管、筋肉的痉挛，增进血液循环和淋巴回流，加速瘀血的吸收，达到活血散瘀、消肿镇痛的目的，有利于组织损伤的修复。

2. 舒筋活络、解除痉挛　通过推拿按摩，能起到舒展和放松肌肉筋络的效应，使患部脉络通畅，疼痛减轻，从而能解除由于损伤所引起的反射性痉挛。

3. 理顺筋络、整复错位　理筋手法能使跌仆闪挫所造成的“筋出槽、骨错缝”得到整复。临床上常用于外伤所造成的肌肉、肌腱、韧带、筋膜组织的破裂、滑脱及关节半脱位，起捋顺、整复、归位的作用。

4. 松解粘连、通利关节　理筋手法能活血散瘀、松解粘连、滑利关节，可使紧张僵硬的组织恢复正常。临床上对于组织粘连、关节功能障碍者，可用弹拨和关节活络手法，再配合练功活动，使粘连松解，关节功能逐渐得以恢复正常。

5. 通经活络、祛风散寒　理筋手法可以温通经络、祛风散寒、调和气血，从而调整机体内阴阳平衡失调，恢复肢体的功能。

(二)理筋手法的分类及操作

根据理筋手法具体作用部位、功用及操作方法的不同，可以将其分为舒筋通络法和活络关节法。

1. 舒筋通络法　舒筋通络法是术者利用一定的手法作用于患者肌肉较为丰满的部位，从而达到疏通气血、舒筋活络、消肿镇痛的目的。现将临床常用的基本手法、动作要领、功用及其适应证介绍如下。

(1)按摩法：根据手法轻重一般可分为轻度按摩和深度按摩两种。

①轻度按摩法(或称浅按摩法)：用单手或双手的手掌或指腹放在患处，轻柔缓慢地用力做来回直线形或圆形的抚摩动作(图4-13)。a. 动作要领：按摩时动作要轻柔和谐、缓慢；b. 功用：有消瘀退肿、镇静镇痛的功效，并能缓解肌肉紧张疼痛；c. 适应证：在一般理筋手法开始和结束时应用，适合全身各部位，以胸腹胁肋处损伤较为常用。

②深部按摩法(或称推摩法)：用手指、掌根及全掌施行推摩理筋手法，也可用双手重叠在一起操作，按摩力量较浅按摩力量要大，要求力的作用直达深部软组织(图4-14)。a. 动作要领：摩动的频率快慢可根据病情、体质而决定，动作要协调，力量要均匀。b. 功用：本法能舒筋活血、祛瘀生新，对消肿及缓解局部伤痛很有效。可以解除痉挛，使粘连的肌腱、韧带、瘢痕组织软化分离。c. 适应证：本法在理筋手法开始由轻度按摩法转入，或结合点穴进行，并可运用在各个手法中，是治伤最基本的手法之一。对肢体各部位的损伤、各种慢性劳损、风湿痹证等均可采用。

在深部按摩法中还有捋顺法和拇指推法。

捋顺法：由肢体的近端向远端推摩的手法称为捋顺法。俗称“推上去，捋下来”，或“捋下来，顺上去”，其手法劲力与推摩相同，只是有向心与离心方向上的区别。

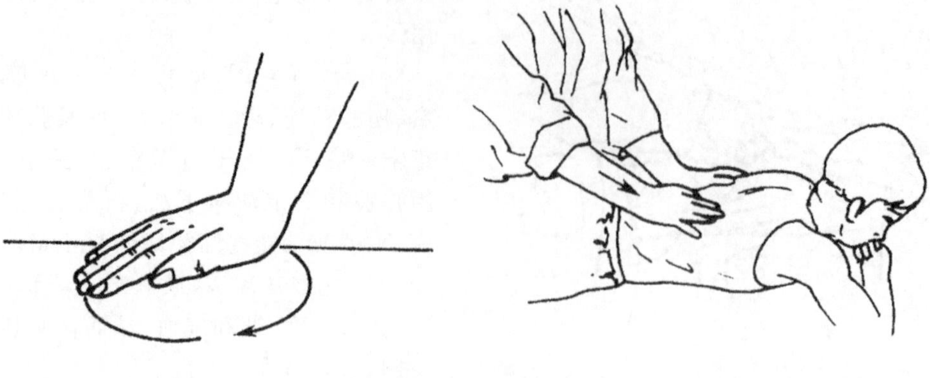

图 4-13　浅按摩法

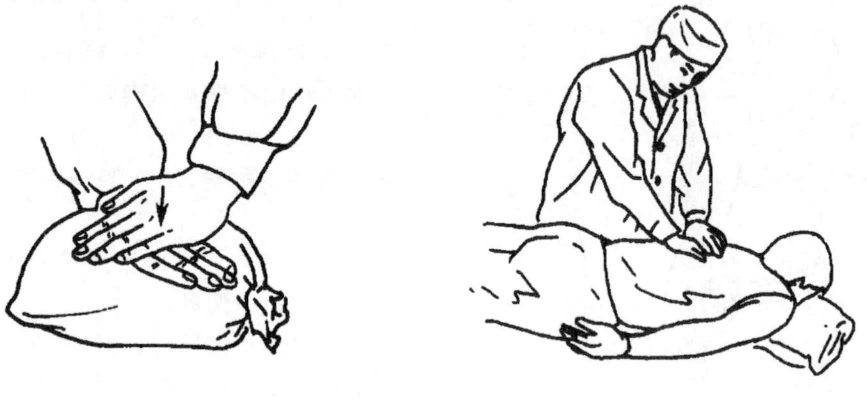

图 4-14　推拿法

拇指推法：又称一指禅推法，是用拇指单独进行的摆动性推法。用大拇指端掌面或偏桡侧，着力于一定部位或经络穴位上，通过腕部的摆动和拇指关节的屈伸活动，使力持续作用于患部或穴位上，推动局部之筋肉，要求沉肩、垂肘、悬腕。临床根据需要或加按摩，或结合揉法中之拨络手法，或加压、镇定。一般久伤主要用按摩，新伤主要用加压镇定。单指操作力量集中，指感确切，作用深透。

(2)揉擦法：揉、擦二法是理筋常用手法。

①揉法：用拇指或手掌在皮肤上做轻轻回旋揉动的一种手法；也可用拇指与四指成相对方向揉动，揉动的手指或手掌一般不移开接触的皮肤，仅使该处的皮下组织随手指或手掌的揉动而滑动。a. 动作要领：动作应柔和，手指或手掌不要与皮肤摩擦，使皮下组织随手指或手掌滑动；b. 功用：具有放松肌肉、缓解症状、活血祛瘀、消肿镇痛的作用；c. 适应证：适应于肢体各部位损伤、慢性劳损、风湿痹痛等。

附 1：拨络法

用拇指加大劲力与筋络循行方向横向拨动，或拇指不动，其他四指取与肌束、肌腱、韧带的垂直方向，单向或反复揉拨，起到类似拨动琴弦一样的拨动筋络的作用。手法力量大小与频率快慢，可根据伤情而定。

功用：具有缓解肌肉痉挛、松解粘连、活血化瘀、通络止痛等作用。

适应证：适用于急、慢性筋伤而致肌肉痉挛或粘连等。

②擦法：是用手掌、大小鱼际、掌根或手指在皮肤上摩擦的一种手法。a. 动作要领：用上臂带动手掌，力量大而均匀，动作要灵巧而连续不断，使皮肤有红热舒适感。施行手法时要用润滑剂，防止擦伤皮肤。b. 功用：具有活血散瘀、消肿镇痛、温经通络之功效，并具有松解粘连、软化瘢痕的作用。c. 适应证：适用于腰背部以及肌肉丰厚部位的慢性劳损和风湿痹痛等。

(3)滚法：是指手部在被治疗部位以滚动形式，

形成滚压刺激的一类手法。

动作要领：用手的小鱼际尺侧缘及第 3、4、5 掌指关节的背侧，按于体表，沉肩、屈肘约 120°，手呈半握拳状，手腕放松，利用腕力和前臂的前后旋转，反复滚动，顺其肌肉走行方向自上而下或自左而右，按部位顺序操作，压力要均匀，动作要协调而有节律。

功用：具有调和营卫、疏通经络、祛风散寒、解痉镇痛的作用。

适应证：适用于陈伤及慢性劳损，颈肩、腰背、四肢等肌肉丰厚部位的筋骨酸痛、麻木不仁以及肢体瘫痪等。

(4)击打法：用拳捶击肢体的手法叫捶击法，用手掌拍打患处的手法叫拍打法，两法并用称击法，用掌侧击打又称劈法。头部可用指尖及指间关节叩打。

动作要领：击打时要求蓄劲收提，既用力轻巧，又有反弹感，避免产生震痛感。动作要有节奏，快慢要适中，腕关节活动范围不宜过大，以免手掌接触皮肤时用力不均。

功用：能疏通周身气血，消除外伤瘀积及疲劳酸胀，又有祛风散寒的作用。

适应证：击打法适用于胸背部因用力不当而屏伤岔气；亦适用于腰背部、大腿及臀部等肌肉肥厚的区域，因陈旧性损伤而兼有风寒湿证者。

(5)拿捏法：本法是用拇指与其他四指相对成钳形，一紧一松地用力拿捏，以挤捏肌肉、韧带等软组织的一种手法。本法在临床上有很多变化，可与揉法结合在一起，使其兼有揉捏两种作用。

动作要领：腕要放松，拇指与其他四指相对，逐渐用力内收，并连续不断地做揉捏动作，用力由轻到重，再由重到轻，不可突然用力。

功用：具有缓解肌肉痉挛、松解粘连、活血消肿、祛瘀止痛等作用。

适应证：急、慢性筋伤而致痉挛或粘连者。

附 2：弹筋法

本法是将肌肉、肌腱捏拿起来，然后迅速放开，像射箭时拉弓弦动作一样，让其在指间滑落弹回。从动作上看有提、弹两种作用力，临床上常与拨络法综合应用，称为弹筋拨络法。

附 3：捻法

拿捏手指等小关节，变揉捏为对称地稍用力灵活捻动的手法，称为捻法。

(6)点压法：根据经络循行路线，选择适当穴位，用手指在经穴上点穴按压的一种手法(图 4-15)。因用手指点压刺激经穴，与针刺疗法颇为相似，故又称点穴法、指针疗法，是中医骨伤特色手法之一。近年来，又在点压法的基础上发展成为指压按摩麻醉。点压法的取穴基本与针灸学相同，在治疗外伤时，除以痛为腧的取穴方法外，还可以循经取穴。

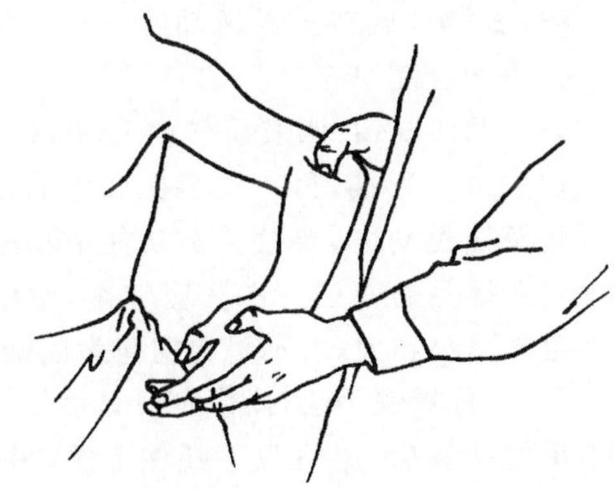

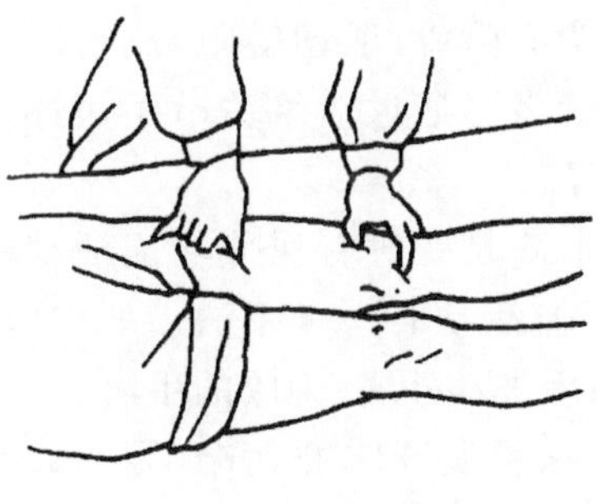

图 4-15　点压法

动作要领：用中指为主的一指点法，或用拇、示、中三指点法，或用五指捏在一起，组成梅花状的五指点法。医者应用点压法治疗时，应将自身的气力运到指上，以增强指力。指与患者的皮肤成 60°～90°。根据用力大小可分为轻、中、重点压三种。①轻点压：是以腕关节为活动中心，主要以腕部的力量，与肘和肩关节活动协调配合。其力轻而有弹性，是一种轻刺激手法，多用于小儿及老年体弱患者。②中点压：是以肘关节为活动中心，主要用前臂的力量，腕关节固定，肩关节协调配合，是一种中等刺激手法。③重点压：以肩关节为活动中心，主要用上臂的力量，腕关节固定，肘关节协调配合，刺激较重，多用于青壮年及肌肉丰厚的部位。

功用：本法是一种较强的刺激手法，具有疏通经络、宣通气血、调和脏腑、平衡阴阳的作用。但对重要脏器所在部位应慎用，使用本法时力量要适当减轻。

适应证：多用于胸腹部内伤、腰背部劳损、截瘫、神经损伤、四肢损伤及损伤疾病伴有内证者。

(7)搓抖法

①搓法：用双手掌面相对放置于患部两侧，用力做快速的搓揉，并同时做上下或前后往返移动的手法，称为搓法。a. 动作要领：双手用力要对称，搓动要快，移动要慢，动作要轻快、协调、连贯；b. 功用：具有调和气血、舒筋活络、放松肌肉的作用，能消除肌肉的疲劳；c. 适应证：多用于四肢及肩、肘、膝关节，也可用于腰背、胁肋部的筋伤。

②抖法：用双手握住患者上肢或下肢的远端，稍微用力做连续、小幅度、快速的上下抖动，使关节有松动感，称为抖法(图 4-16)。a. 动作要领：抖动幅度要小，频率要快，轻巧舒适，嘱患者要充分放松肌肉；b. 功用：本法能松弛肌肉关节，缓解外伤所引起的关节功能障碍，并能减轻施行重手法后的反应，增加患肢的舒适感；c. 适应证：多用于四肢关节，以上肢为常用，常配合按摩与搓法，综合运用于理筋手法的结束阶段。

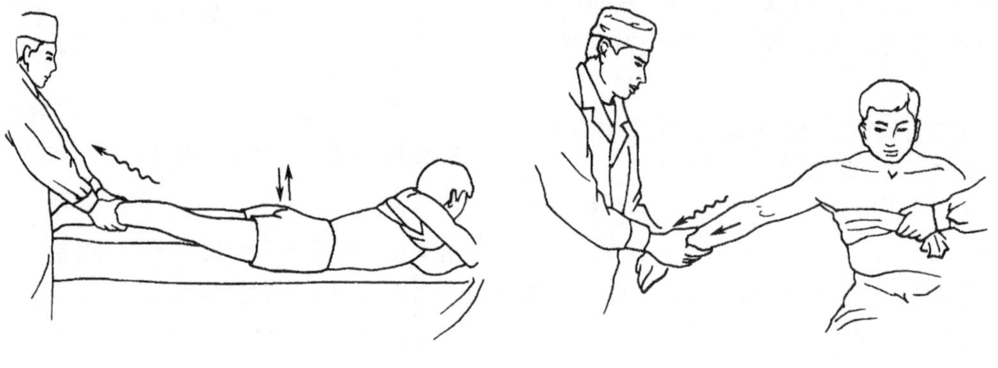

图 4-16　抖法

2. *活络关节法*　活络关节是医者用一种或数种手法，作用于关节处，从而达到活络和通利关节的目的，一般在施行舒筋手法后应用。适用于组织粘连、挛缩，关节功能障碍、活动受限，或伤后关节间微有错落不合缝者。通过活络关节手法逐步使肢体功能恢复正常。

(1)屈伸法：本法是针对有屈伸功能活动障碍的关节，做被动屈伸活动的一种手法。如内收、外展功能受限，可加用被动外展、内收的手法。

动作要领：一只手握肢体的远端，另一只手固定关节部，然后缓慢、均匀、持续有力地做被动屈伸或外展、内收活动(图 4-17)。在屈伸关节时，要稍微结合拔伸或按压力。在特殊情况下可做过度屈曲或收展手法来分离粘连，但应防止粗暴地推扳而造成骨折等并发症，用力需恰到好处，刚柔相济。

功用：本法对各种损伤后的关节屈伸、收展活动障碍，筋络挛缩，韧带及肌腱粘连，关节强直等均有松解作用。

适应证：适用于肩、肘、髋、膝、踝等关节伤后所致关节功能障碍。

(2)旋转摇晃法：本法是针对关节旋转功能障碍，做被动旋转摇晃活动的一种手法，临床常与屈伸法配合使用。

动作要领：四肢旋转摇晃法，操作时一只手握住关节的近端，另一只手握肢体的远端，做来回旋转及摇晃动作，要按关节功能活动的范围，掌握旋转及摇晃的幅度。本法应轻柔，循序渐进，活动的范围由小到大，以不引起剧痛为原则。①颈部旋转法，又称扳颈手法，操作时一只手托住下颌，另一只手按扶头后；或一只手托住下颌，另一只手按住颈椎患部棘突上，做旋转动作，可听到“咯”的响声。②腰部旋转法，又称斜扳法。患者俯卧位，操作时一只手扳肩，一只手扶臀，向相反方向用力，使腰部产生旋转。本法也可采取坐位。

功用：本法具有松解关节滑膜、韧带及关节囊之粘连，恢复关节活动功能的作用。

适应证：多用于四肢关节及颈椎、腰椎部的僵硬、粘连及小关节的滑脱、错位等。

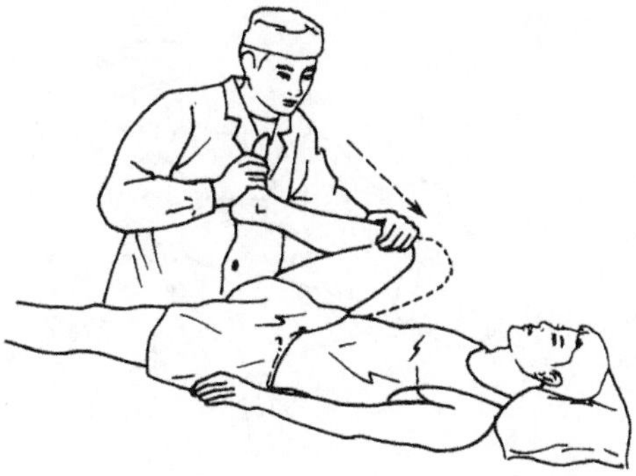

A

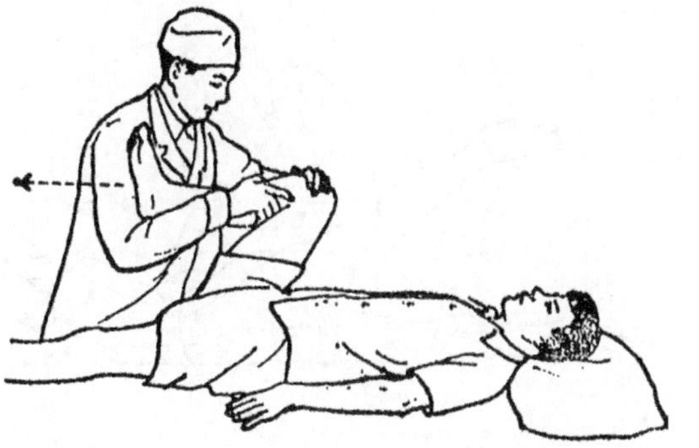

B

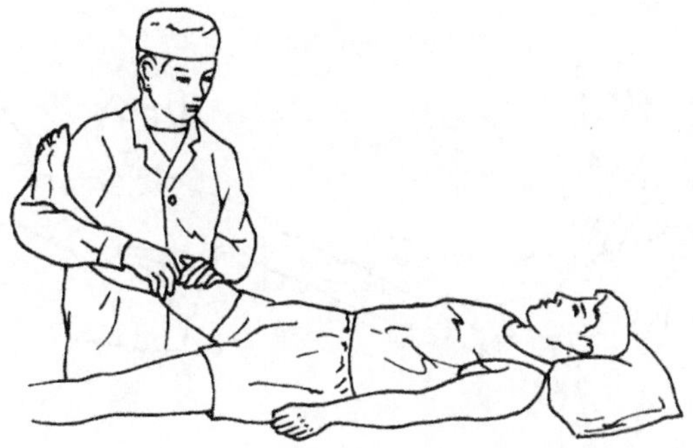

C

图 4-17　屈伸关节法

(3)腰部背伸法：本法含有拔伸与背伸两种作用力，分立位、卧位两式。

动作要领：①立位法，又名背法。医者略屈膝，背部紧贴患者背部，使其骶部抵住患者之腰部，患者与医者双肘屈曲反扣，将患者背起，使其双足离地，同时以臀部着力晃动牵引患者腰部(图 4-18)。臀部的上下晃动要和两膝的屈伸协调。②卧位法，又名扳腿法或推腰扳腿法。俯卧、侧卧均可，医者一只手扳腿，一只手推按于腰部，迅速向后拉腿而达到使腰部过伸的目的(图 4-19)。

功用：使腰部脊柱及两侧背伸肌过伸，松弛肌紧张，使扭错的小关节复位，有助于腰椎间盘突出症状缓解，还可使压缩性椎体骨折的楔形变得以改善。

适应证：用于急性腰扭伤、腰椎间盘突出症以及稳定性腰椎压缩骨折。

(4)拔伸牵引法：本法是由医者和助手分别握住患肢远端和近端，对抗用力牵引。

动作要领：手法开始时，先按肢体原来体位顺势用力牵引，然后再沿肢体纵轴对抗牵引，用力轻重得宜，持续稳准(图 4-20)。

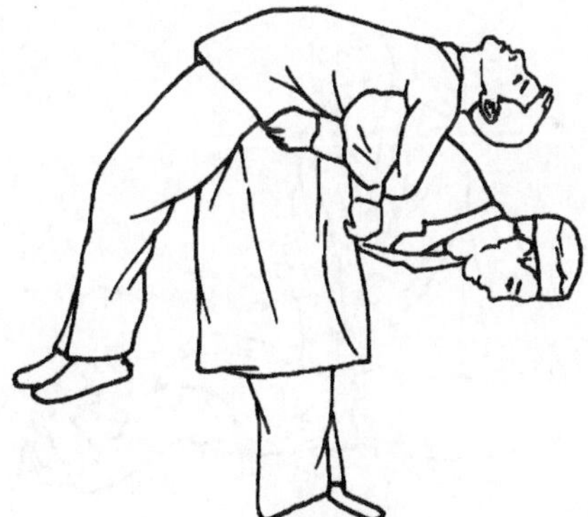

图 4-18　腰部背伸法

功用：本法有疏通筋脉、行气活血的作用，能使痉挛、缩短、僵硬的筋脉松弛，或使挛缩的关节囊松解。

适应证：多用于肢体关节扭伤、挛缩及小关节错位等。

(5)按压踩跷法：按压法是以拇指、手掌、掌根部，或双手重叠在一起向下按压(图 4-21)，使力作用于患部。必要时医者可前倾身体，用上半身的体重加强按压力，在腰臀部肌肉丰厚处可用肘尖按

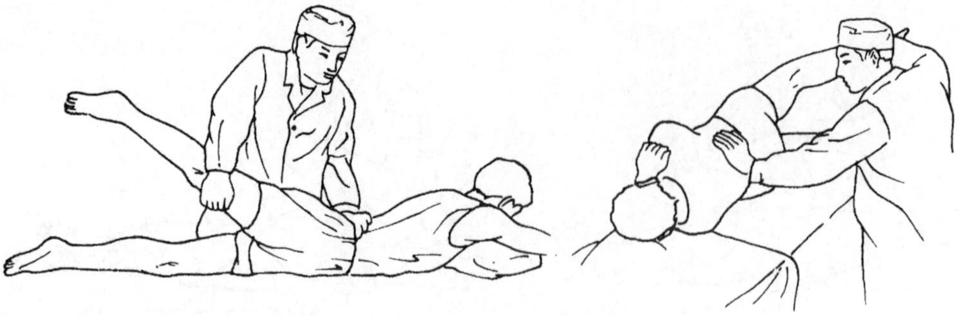

图 4-19　扳腿法

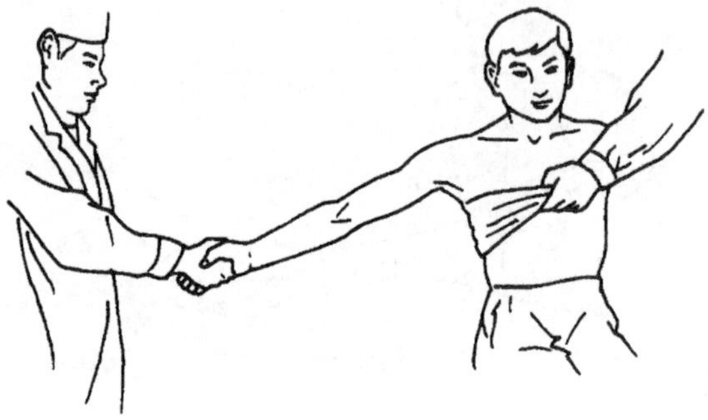

图 4-20　拔伸牵引法

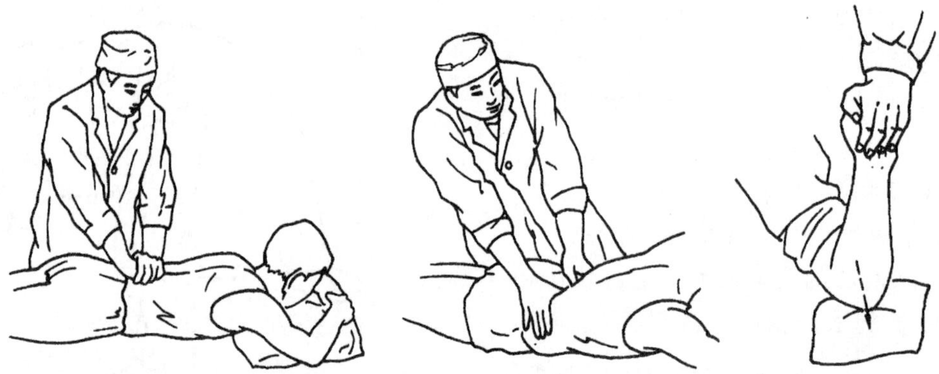

A　　B　　C

图 4-21　按压法

压。如需要更大的按压力，可用足部踩跷法。

动作要领：①拇指按压应握拳，拇指伸直，用指端或指腹按压。掌根按压应用单掌或双掌掌根着力，向下按压，也可用双掌重叠按压。肘尖按压（肘压法）用屈肘时突出的鹰嘴部分按压。②踩跷法，操作时医者双足踏于患部，双手撑于特制的木架上（以控制用力之轻重）进行踏跳（图 4-22）。患者躯体下需垫软枕，以防损伤，并嘱患者做深呼吸配合，随着踏跳的起落，张口一呼一吸，切忌屏气。

功用：具有通络镇痛、放松肌肉、松解粘连的作用。

适应证：本法是一种较强的刺激手法，常与揉法结合应用。适用于肢体麻木、酸痛、腰肌劳损及腰椎间盘突出症等。拇指按压法适用于全身各个穴位；掌根按压法适用于腰背及下肢部；肘尖按压法与踩跷法压力较大，用于腰背臀部肌肉丰厚处。

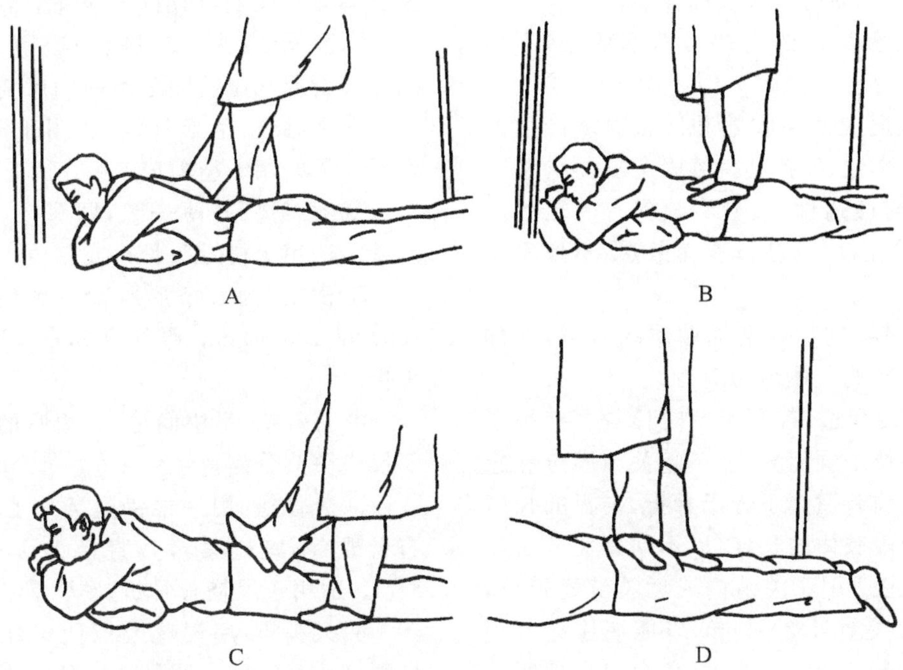

图 4-22　踩跷法

第三节　固　定

为了维持损伤整复后的良好位置，防止骨折、脱位再移位，保证损伤组织正常愈合，在复位后必须予以固定。固定是治疗损伤的一项重要措施。目前常用的固定方法，有外固定与内固定两大类。外固定有夹板、石膏、绷带、牵引、支架等，内固定有接骨钢板、螺丝钉、髓内针、三翼钉、钢丝等。良好的固定方法应具有以下标准：①能起到良好的固定作用，对被固定肢体周围的软组织无严重损伤，保持损伤处正常血供，不影响正常的愈合；②能有效地固定骨折，消除不利于骨折愈合的旋转、剪切和成角外力，使骨折端相对稳定，为骨折愈合创造有利的条件；③对伤肢关节约束小，有利于早期功能活动；④对骨折整复后的残留移位有矫正作用。

一、外固定

外固定是指损伤后用于体外的一种固定方法。目前常用的外固定方法有夹板固定、石膏固定、牵引固定及外固定器固定等。

（一）夹板固定

骨折复位后选用不同的材料，如柳木板、竹板、杉树皮、纸板等，根据肢体的形态加以塑形，制成适用于各部位的夹板，并用系带扎缚，以固定垫配合保持复位后的位置，这种固定方法称为夹板固定。夹板固定是从肢体功能出发，通过扎带对夹板的约束力，固定垫对骨折端防止或矫正成角畸形和侧方移位的效应力，并充分利用肢体肌肉收缩活动时所产生的内在动力，克服移位因素，使骨折断端复位后保持稳定。因此，夹板固定是治疗骨折的良好固定方法。

1. 适应证和禁忌证

（1）适应证：①四肢闭合性骨折（包括关节内及近关节内经手法整复成功者）。股骨干骨折因肌肉发达收缩力大，须配合持续牵引。②四肢开放性骨折，创面小或经处理伤口闭合者。③陈旧性四肢骨折运用手法整复者。

（2）禁忌证：①较严重的开放性骨折；②难以整复的关节内骨折；③难以固定的骨折，如髌骨、股骨颈、骨盆骨折等；④肿胀严重伴有水疱者；⑤伤肢远端脉搏微弱，末梢血循环较差，或伴有动脉、静脉损伤者。

2. 材料与制作要求　常用的夹板材料有杉树皮、柳木板、竹板、厚纸板、胶合板、金属铝板、塑料板等。夹板的材料应具备以下性能。

（1）可塑性：制作夹板材料能根据肢体各部的

形态塑形，以适应肢体生理弧度的要求。

(2)韧性：具有足够的支持力而不变形，不折断。

(3)弹性：能适应肌肉收缩和舒张时所产生的肢体内部的压力变化，发挥其持续固定复位作用。

(4)吸附性与通透性：夹板必须具有一定程度的吸附性和通透性，以利肢体表面散热，不致发生皮炎和毛囊炎。

(5)质地：宜轻，过重则增加肢体的重量，增加骨折端的剪力和影响肢体练功活动。

(6)能被X线穿透：有利于及时检查。夹板长度应视骨折的部位不同而异，分不超关节固定和超关节固定两种。前者适用于骨干骨折，夹板的长度等于或接近骨折段肢体的长度，以不妨碍关节活动为度；超关节固定适用于关节内或近关节处骨折，其夹板通常超出关节处2～3cm，以能捆住扎带为度。夹板固定一般为4～5块，总宽度相当于所需要固定肢体周径的4/5或5/6左右。每块夹板间要有一定的间隙。夹板不宜过厚或过薄，一般来说，竹板为1.5～2.5mm、木板为3～4mm，如夹板增长时，其厚度也应相应增加。纸板以市售工业用纸板为佳，厚度1～2mm，可根据肢体的部位和形态剪裁，两板间距约一指宽，在夹板内面衬以0.5cm厚毡垫或棉花。

3. 固定垫　又称压垫，一般安放在夹板与皮肤之间。利用固定垫所产生的压力或杠杆力，作用于骨折部，以维持骨折断端在复位后的良好位置。固定垫必须质地柔软，并具一定的韧性和弹性，能维持一定的形态，有一定的支持力，能吸水，可散热，对皮肤无刺激。可选用毛头纸、棉花、棉毡等材料制作(内放金属纱网等)。固定垫的形态、厚薄、大小应根据骨折的部位、类型、移位情况而定。其形状必须与肢体外形相吻合，以维持压力平衡。压垫安放的位置必须准确，否则会起相反作用，使骨折端发生再移位。

(1)固定垫种类：常用的固定垫有以下几种。

①平垫：适用于肢体平坦部位，多用于骨干骨折。呈方形或长方形，其宽度可稍宽于该侧夹板，以扩大与肢体的接触面；其长度根据部位而定，一般4～8cm；其厚度根据局部软组织厚薄而定，为1.5～4cm。

②塔形垫：适用于肢体关节凹陷处，如肘、踝关节。做成中间厚、两边薄、状如塔形的固定垫。

③梯形垫：一边厚，一边薄，形似阶梯状。多用于肢体有斜坡处，如肘后、踝关节等。

④高低垫：为一边厚、一边薄的固定垫。用于锁骨骨折或复位后固定不稳的尺桡骨骨折。

⑤抱骨垫：呈半月状，适用于髌骨及尺骨鹰嘴骨折。最好用绒毡剪成。

⑥葫芦垫：厚薄一致，两头大、中间小，形如葫芦状。适用于桡骨头骨折或脱位。

⑦横垫：为长条形厚薄一致的固定垫，长6～7cm、宽1.5～2cm、厚约0.3cm。适用于桡骨远端骨折。

⑧合骨垫：呈中间薄、两边厚的固定垫，适用于下尺桡关节分离。

⑨分骨垫：用一根铅丝为中心，外用棉花或纱布卷成(不宜过紧)，其直径为1～1.5cm、长6～8cm。适用于尺桡骨骨折、掌骨骨折、跖骨骨折等。

⑩大头垫：用棉花或棉毡包扎于夹板的一头，呈蘑菇状。适用于肱骨外科颈骨折。

(2)固定垫使用方法：使用固定垫时，应根据骨折的类型、移位情况，在适当的位置放置固定垫。常用的固定垫放置法有一垫固定法、两垫固定法及三垫固定法。

①一垫固定法：主要压迫骨折部位，多用于肱骨内上髁骨折、外髁骨折，桡骨头骨折及脱位等。

②二垫固定法：用于有侧方移位的骨折。骨折复位后，将两垫分别置于两骨端原有移位的一侧，以骨折线为界，两垫不能超过骨折端，以防止骨折再发生侧方移位。

③三垫固定法：用于有成角畸形的骨折。骨折复位后，一垫置于骨折成角突出部位，另两垫分别置于靠近骨干两端的对侧。三垫形成杠杆力，防止骨折再发生成角移位。

4. 扎带　扎带的约束力是夹板外固定力的来源，扎带的松紧度要适宜。过松则固定力不够；过紧则引起肢体肿胀，压伤皮肤，重者则发生肢体缺血坏死。临床常用宽1～2cm布带，将夹板安置妥后，依次捆扎中间、远端、近端，缠绕两周后打活结于夹板的前侧或外侧，便于松紧。捆扎后要求能提起扎带在夹板上下移动1cm，即扎带的拉力为800g左右，此松紧度较为适宜。

5. 操作步骤

(1)根据骨折的部位、类型及患者肢体情况，选择合适的夹板(经过塑形后)，并将所需用的固定器材均准备齐全。

(2)整复完毕后，在助手维持牵引下，如需外敷药者将药膏摊平敷好，再将所需的压垫安放于适当的位置，用胶布贴牢。

(3)将棉垫或棉纸包裹于伤处，勿使其有皱褶，将夹板置于外层，排列均匀，板间距以 1～1.5cm 为宜。板的两端勿超过棉垫，骨折线最好位于夹板之中央，由助手扶持板，术者依次捆扎系带，两端扎带距板端 1～1.5cm 为宜，防止滑脱。

(4)固定完毕后，如需附长板加固者，可置于小夹板的外层，以绷带包缠；如需持续牵引者，按牵引方法处理。

6. *夹板固定后注意事项*

(1)抬高患肢，以利肿胀消退。

(2)密切观察伤肢的血供情况，特别是固定后 3～4 天更应注意观察肢端皮肤颜色、温度、感觉及肿胀程度。如发现肢端肿胀、疼痛、温度下降、颜色紫暗、麻木、伸屈活动障碍并伴剧痛者，应及时处理。切勿误认为是骨折引起的疼痛，否则有发生缺血坏死之危险。

(3)注意询问骨骼突出处有无灼痛感，如患者持续疼痛，则应解除夹板进行检查，以防止发生压迫性溃疡。

(4)注意经常调节扎带的松紧度：一般在 4 日内，因复位继发性损伤，局部损伤性炎症反应，夹板固定后静脉回流受阻，组织间隙内压有上升的趋势，可适当放松扎带；以后组织间隙内压下降，血循环改善，扎带松弛时应及时调整扎带的松紧度，保持 1cm 的正常移动度。

(5)定期进行 X 线检查，了解骨折是否发生再移位，特别是在 2 周以内要经常检查，如有移位及时处理。

(6)指导患者进行合理的功能锻炼，并将固定后的注意事项及练功方法向患者及家属交代清楚，取得患者的合作，方能取得良好的治疗效果。

7. *解除夹板固定的日期*　夹板固定时间的长短，应根据骨折临床愈合的具体情况而定。达到骨折临床愈合标准，即可解除夹板固定。

(二)石膏固定

医用石膏系脱水硫酸钙($Ca_2SO_4 \cdot H_2O$)，是由天然结晶石膏($Ca_2SO_4 \cdot 2H_2O$)煅制而成。将天然石膏捣碎，碾成细末，加热至 100～200℃，使其失去水分，即成白色粉状，变为熟石膏。使用时石膏粉吸水后又变成结晶石膏而凝固，凝固的时间随温度和石膏的纯度而异，在 40～42℃温水中，10～20 分钟即凝固。石膏中加少许盐可缩短凝固时间。石膏凝固后体积微膨胀(膨胀率为 0.5%～1%)，故使用石膏管型不宜过紧。石膏干燥一般需要 24～72 小时。

1. *石膏绷带的用法*　使用时将石膏绷带卷平放在 30～40℃温水桶内，待气泡出净后取出，以手握其两端，挤去多余水分，即可使用。石膏在水中不可浸泡过久，或从水中取出后放置时间过长，因耽搁时间过长，石膏很快硬固，如勉强使用，各层石膏绷带将不能互相凝固成为一个整体，因而影响固定效果。

2. *石膏绷带内的衬垫*　为了保护骨隆突部的皮肤和其他软组织不受压致伤，包扎石膏前必须先放好衬垫。常用的衬垫有棉纸、棉垫、棉花等。根据衬垫的多少，可分为有衬垫石膏和无衬垫石膏。有衬垫石膏衬垫较多，即将整个肢体先用棉花或棉纸自上而下全部包好，然后外面包石膏绷带。有衬垫石膏，患者较为舒适，但固定效果略差，多在手术后作固定用。无衬垫石膏，也需在骨突处放置衬垫，其他部位不放。无衬垫石膏固定效果较好，石膏绷带直接与皮肤接触，较服帖，但骨折后因肢体肿胀，容易影响血液循环或压伤皮肤。

3. *石膏绷带操作步骤*

(1)体位：将患肢置于功能位(或特殊要求体位)。如患者无法持久维持这一体位，则需有相应的器具，如牵引架、石膏床等，或有专人扶持。

(2)保护骨隆突部位：放上棉花或棉纸。

(3)制作石膏条：在包扎石膏绷带时，先做石膏条，放在肢体一定的部位，加强石膏绷带某些部分的强度。其方法是在桌面上或平板上，按所需要的长度和宽度，往返折叠 6～8 层，每层石膏绷带间必须抹平，切勿形成皱褶。也可不用石膏条，在包扎过程中，可在石膏容易折断处或需加强部，按肢体的纵轴方向，往返折叠数层，以加强石膏的坚固性。

(4)石膏托的应用：将石膏托置于需要固定的部位，关节部为避免石膏皱褶，可将其横向剪开一半或 1/3，呈重叠状，而后迅速用手掌将石膏托抹平，使其紧贴皮肤。对单纯石膏托固定者，按体形加以塑形。此时，内层先用石膏绷带包扎，外层则用干纱布绷带包扎。包扎时一般先在肢体近端缠绕两层，然后再一圈压一圈地依序达肢体的远端。关节弯曲部注意勿包扎过紧，必要时应横向将绷带剪开适当宽度，以防边缘处的条索状绷带造成压迫。对需双石膏托固定者，依前法再做一石膏托，置于前者相对的部位，然后用纱布绷带缠绕二者之外。

(5)管型石膏的操作方法：采用石膏绷带环绕包缠肢体，则成管型石膏。一般由肢体的近端向远端缠绕，且以滚动方式进行，切不可拉紧绷带，以免造成肢体血液循环障碍。在缠绕的过程中，必须保持石膏绷带的平整，切勿形成皱褶，尤其在第一二层更应注意。由于肢体的上下粗细不等，当需向上或向下移动绷带时，要提起绷带的松弛部并向肢体的后方折叠，不可翻转绷带。操作要迅速、敏捷、准确，两手互相配合，即一只手缠绕石膏绷带，另一只手朝相反方向抹平，使每层石膏紧密贴合，勿留空隙。石膏的上下边缘及关节部要适当加厚，以增强其固定作用。整个石膏的厚度，以不致折裂为原则，一般应为 8～12 层。最后将石膏绷带表面抹光，并按肢体的外形或骨折复位的要求加以塑形。因石膏易于成形，必须在成形前数分钟内完成，否则不仅达不到治疗目的，反而易使石膏损坏。对超过固定范围部分和影响关节活动的部分(不需固定关节)，应加以修削。边缘处如石膏嵌压过紧，可将内层石膏托起，并适当切开。对髋"人"字形石膏、蛙式石膏，应在会阴部留有较大空隙。最后用色笔在石膏显著位置标记诊断及日期。有创面者应将创面的位置标明，以备开窗。

4. 石膏固定后注意事项

(1)石膏定型后，可用电吹风或其他办法烘干。

(2)在石膏未干以前搬动病人，注意勿使石膏折断或变形，常用手托起石膏，忌用手指捏压，回病房后必须用软枕垫好。

(3)抬高患肢，注意有无受压症状，随时观察指(趾)血供、皮肤颜色、温度、肿胀、感觉及运动情况。如果有变化，立即将管型石膏纵向切开。待病情好转后，再用浸湿的纱布绷带自上而下包缠，使绷带与石膏粘在一起，如此石膏干固后不减其固定力。

(4)手术后及有伤口患者，如发现石膏被血或脓液浸透，应及时处理。

(5)注意冷暖，寒冷季节注意外露肢体保温；炎热季节，对包扎大型石膏病人，要注意通风，防止中暑。

(6)注意保持石膏清洁，勿被尿、粪等浸湿污染。翻身或改变体位时，应保护石膏原形，避免折裂变形。

(7)如因肿胀消退或肌肉萎缩致使石膏松动者，应立即更换石膏。

(8)患者未下床前，须帮助其翻身，并指导患者做石膏内的肌肉收缩活动；情况允许时，鼓励下床活动。

(9)注意畸形矫正。骨折或因畸形做截骨术的患者，X 线复查发现骨折或截骨处对位尚好，但有成角畸形时，可在成角畸形部位的凹面横行切断石膏周径的 2/3，以石膏凸面为支点，将肢体的远侧段向凸面方向反折，即可纠正成角畸形。然后用木块或石膏绷带条填塞石膏之裂隙中，再以石膏绷带固定。

(三)牵引疗法

牵引疗法是通过牵引装置，利用悬垂之重量为牵引力，身体重量为反牵引力，达到缓解肌肉紧张和强烈收缩，整复骨折、脱位，预防和矫正软组织挛缩，以及对某些疾病术前组织松解和术后制动的一种治疗方法。多用于四肢和脊柱。

牵引疗法有皮牵引、骨牵引及布托牵引等，临床根据患者的年龄、体质、骨折的部位和类型、肌肉发达的程度和软组织损伤情况的不同，可分别选用。牵引重量根据缩短移位程度和患者体质而定，应随时调整，牵引重量不宜太过与不及。牵引力太重，易使骨折端发生分离，造成骨折迟缓愈合和不愈合；牵引力不足，则达不到复位固定的目的。

1. 皮肤牵引　凡牵引力通过对皮肤的牵拉使作用力最终达到患处，并使其复位、固定的技术，称皮肤牵引。此法对患肢基本无损伤，痛苦少，无穿针感染之危险。由于皮肤本身所承受力量有限，同时皮肤对胶布黏着不持久，故其适应范围有一定的局限性。

(1)适应证：骨折需要持续牵引疗法，但又不需要强力牵引或不适于骨骼牵引、布带牵引者。如小儿股骨干骨折、小儿轻度关节挛缩症、老年股骨转子间骨折及肱骨髁上骨折因肿胀严重或有水疱不能即刻复位者。

(2)禁忌证：皮肤对胶布过敏者，皮肤有损伤或炎症者，肢体有血循环障碍者如静脉曲张、慢性溃疡、血管硬化及栓塞等，骨折严重错位需要强力牵引方能矫正畸形者。

(3)牵引方法

①按肢体粗细和长度，将胶布剪成相应宽度(一般与扩张板宽度相一致)，并撕成长条，其长度应根据骨折平面而定，即骨折线以下肢体长度与扩张板长度两倍之和。

②将扩张板贴于胶布中央，但应稍偏内侧 2～3cm，并在扩张板中央孔处将胶布钻孔，穿入牵引

绳，于板之内侧面打结，防止牵引绳滑脱。

③防止胶布粘卷，术者将胶布两端按三等份或两等份撕成叉状，其长度为一侧胶布全长的 1/3～1/2。

④在助手协助下，骨突处放置纱布，医者先持胶布较长的一端平整地贴于大腿或小腿外侧，并使扩张板与足底保持两横指的距离，然后将胶布的另一端贴于内侧，注意两端长度相一致，以保证扩张板处于水平位置。

⑤用绷带缠绕，将胶布平整地固定于肢体上。勿过紧以防影响血液循环。

⑥将肢体置于牵引架上，根据骨折对位要求调整滑车的位置及牵引方向。

⑦腘窝及跟腱处应垫棉垫，切勿悬空。

⑧牵引重量根据骨折类型、移位程度及肌肉发达情况而定，小儿宜轻，成年人宜重，但不能超过 5kg。

(4)注意事项：须及时检查牵引重量是否合适，太轻不起作用，过重胶布易滑脱或引起皮肤水疱。注意有无皮炎发生，特别是小儿皮肤柔嫩，对胶布反应较大，若有不良反应，应及时停止牵引。注意胶布和绷带是否脱落，滑脱者应及时更换。特别注意检查患肢血供及足趾(指)活动情况。

2. 骨牵引　又称为直接牵引，系利用钢针或牵引钳穿过骨质，使牵引力直接通过骨骼而抵达损伤部位，并起到复位、固定与休息的作用。①优点：可以承受较大的牵引重量，阻力较小；可以有效地克服肌肉紧张，纠正骨折重叠或关节脱位造成的畸形；牵引后便于检查患肢；牵引力可以适当增加，不致引起皮肤发生水疱、压迫性坏死或循环障碍；配合夹板固定，在保持骨折端不移位的情况下，可以加强患肢功能锻炼，防止关节僵直、肌肉萎缩，以促进骨折愈合。②缺点：钢针直接通过皮肤穿入骨质，如果消毒不严格或护理不当，易招致针眼处感染；穿针部位不当易损伤关节囊或神经血管；儿童采用骨牵引容易损伤骨骺。

(1)适应证：①成年人肌力较强部位的骨折；②不稳定性骨折、开放性骨折；③骨盆骨折、髋臼骨折及髋关节中心脱位；④学龄儿童股骨不稳定性骨折；⑤颈椎骨折与脱位；⑥无法实施皮肤牵引的短小管状骨骨折，如掌骨、指(趾)骨骨折；⑦手术前准备，如人工股骨头置换术等；⑧关节挛缩畸形者；⑨其他需要牵引治疗而又不适于皮肤牵引者。

(2)禁忌证：①牵引处有炎症或开放创伤污染严重者；②牵引局部骨骼有病变及严重骨质疏松者；③牵引局部需要切开复位者。

(3)操作方法

①颅骨牵引：适用于颈椎骨折脱位。患者仰卧，头下枕一沙袋，剃光头发，用肥皂及清水洗净，擦干，用甲紫在头顶正中画一前后矢状线，分头顶为左右两半，再以两侧外耳孔为标记，经头顶画一额状线，两线在头顶相交为中点，张开颅骨牵引弓两臂，使两臂的钉齿落于距中点两侧等距离的额状线上，该处即为颅骨钻孔部位。另一方法是由两侧眉弓外缘向颅顶画两条平行的矢状线，两线与上述额状线相交的左右两点，为钻孔的位置。以甲紫标记，常规消毒，铺无菌巾，局部麻醉后，用尖刀在两点处各做一长约 1cm 小横切口，深达骨膜，止血，用带安全隔板的钻头在颅骨表面斜向内侧约 45°，以手摇钻钻穿颅骨外板(成年人约 4mm、儿童为 3mm)。注意防止穿过颅骨内板伤及脑组织。然后将牵引弓两钉齿插入骨孔内，拧紧牵引弓螺丝钮，使其牵引弓钉齿固定牢固，缝合切口并用乙醇纱布覆盖伤口。牵引弓系牵引绳并通过滑车，抬高床头进行牵引。牵引重量一般第 1～2 颈椎用 4kg，以后每下一椎体增加 1kg。复位后其维持牵引重量一般为 3～4kg。为了防止牵引弓滑脱，于牵引后第 1～2 天，每天将牵引弓的螺丝加紧一扣。

②尺骨鹰嘴牵引：适用于难以复位或肿胀严重的肱骨髁上骨折和髁间骨折、粉碎型肱骨下端骨折、移位严重的肱骨干大斜形骨折或开放性骨折。患者仰位，屈肘 90°，前臂中立位，常规皮肤消毒、铺巾，在尺骨鹰嘴下 2cm、尺骨嵴旁一横指处，即为穿针部位，甲紫标记。局部麻醉后，将克氏针自内向外刺入直达骨骼，注意避开尺神经，然后转动手摇钻，将克氏针垂直钻入并穿出对侧皮肤，使外露克氏针两侧相等，以乙醇纱布覆盖针眼处，安装牵引弓进行牵引。儿童患者可用大号巾钳代替克氏针直接牵引。牵引重量一般为 2～4kg。

③股骨髁上牵引：适用于股骨干骨折、粗隆间骨折、髋关节脱位、骶髂关节脱位、骨盆骨折向上移位、髋关节手术前需要松解粘连者。患者仰卧位，伤肢置于牵引架上，使膝关节屈曲 40°，常规消毒铺巾，局部麻醉后，在内收肌结节上 2cm 处标记穿针部位，此点适在股骨髁上前后之中点。向上拉紧皮肤，以克氏针穿入皮肤，直达骨质，掌握骨钻进针方向，徐徐转动手摇钻，当穿过对侧骨皮质时，同样向上拉紧皮肤，以手指压迫针眼处周围皮肤，穿出钢

针，使两侧钢针相等，乙醇纱布覆盖针孔，安装牵引弓，进行牵引。穿针时一定要从内向外进针，以免损伤神经和血管。穿针的方向应与股骨纵轴成直角，否则钢针两侧负重不平衡，易造成骨折断端成角畸形。牵引重量一般为体重的1/6～1/8，维持量为3～5kg。

④胫骨结节牵引：适用于股骨干骨折、伸直型股骨髁上骨折等。将患肢置于牵引架上。胫骨结节向后1.25cm，在此点平面稍向远侧部位即为进针点，标记后消毒铺巾，局部浸润麻醉后，由外侧向内侧进针，以免伤及腓总神经，钢针穿出皮肤后，使两针距相等，乙醇纱布保护针孔，安置牵引弓进行牵引。如用骨圆针做牵引时，必须用手摇钻穿针，禁用锤击，以免骨质劈裂。牵引重量7～8kg，维持量3～5kg。

⑤跟骨牵引：适用于胫骨髁部骨折、胫腓骨不稳定性骨折、踝部粉碎性骨折、跟骨骨折向后上移位、膝关节屈曲挛缩畸形等。将伤肢置于牵引架上，小腿远端垫一沙袋使足跟抬高，助手一只手握住前足，另一只手握住小腿下段，维持踝关节中立位。内踝尖与足跟后下缘连线的中点为穿针部位；或者内踝顶点下3cm处，再向后画3cm长的垂线，其顶点即是穿针处，以甲紫标记。常规消毒铺巾，局部麻醉后，以手摇钻将骨圆针自内侧钻入，直达骨质。注意穿针的方向，胫腓骨骨折时，针与踝关节面呈15°，即进针处低，出针处高，有利于恢复胫骨的正常生理弧度。在此角度上旋转手摇钻，骨圆针缓慢贯通骨质，并穿出皮肤外，乙醇纱布覆盖针孔，安装牵引弓，进行牵引。成年人跟骨牵引最好用骨圆针，骨圆针较克氏针稳妥，不易拉豁骨质。牵引重量为3～5kg。

⑥肋骨牵引：适用于多根多段肋骨骨折造成浮动胸壁，出现反常呼吸时。患者仰卧位，常规消毒铺巾，选择浮动胸壁中央的一根肋骨。局部浸润麻醉后，用无菌巾钳将肋骨夹住，钳子一端系于牵引绳，进行滑动牵引。牵引重量一般为2～3kg。

3. 布托牵引　系用厚布或皮革按局部体形制成各种兜托，托住患部，再用牵引绳通过滑轮连接兜托和重量进行牵引。常用的有以下几种。

(1)颌枕带牵引。①适应证：无截瘫的颈椎骨折脱位、颈椎间盘突出症及颈椎病等。②操作方法：目前使用的颌枕带一般为工厂加工成品，分为大、中、小号。也可自制，用两条布带按适当角度缝在一起，长端托住下颌，短端牵引枕后，两带之间再以横带固定，以防牵引带滑脱，布带两端以金属横梁撑开提起，并系牵引绳通过滑轮连接重量砝码，进行牵引。牵引重量为3～5kg。此法简便易行，便于更换，不需特别装置。但牵引重量不宜过大，否则影响张口进食，压迫产生溃疡，甚至滑脱至下颌部压迫颈部血管及气管，引起缺血窒息。

(2)骨盆悬吊牵引。①适应证：耻骨联合分离、骨盆环骨折分离、髂骨翼骨折向外移位、骶髂关节分离等。②操作方法：布兜以长方形厚布制成，其两端各穿一木棍。患者仰卧位，用布兜托住骨盆，以牵引绳分别系住横棍之两端，通过滑轮进行牵引。牵引重量以能使臀部稍离开床面即可。一侧牵引重量为3～5kg。

(3)骨盆牵引带牵引。①适应证：腰椎间盘突出症、腰椎小关节紊乱症、急性腰扭伤等。②操作方法：用两条牵引带，一条固定胸部，并系缚在床头上，一条骨盆带固定骨盆，以两根牵引绳分别系于骨盆牵引带两侧扣眼，通过床尾滑轮进行牵引。一侧牵引重量为5～15kg。

4. 注意事项

(1)骨牵引装置安置完毕后将牵引针两端多余部分剪去，并套上小瓶，以防止针尖的损害。

(2)注意牵引针两侧有无阻挡，如有阻挡应及时调整，以免减低牵引力。

(3)经常检查针眼处有无感染，为防止感染，隔日向针孔处滴75%乙醇2～3滴。如感染明显又无法控制，应将其拔出，并根据病情采用他法。

(4)注意牵引针有无滑动或将皮肤拉豁。此种情况多见于克氏针，应及时调整牵引弓或重新更换。

(5)注意肢体有无压迫性溃疡。

(6)鼓励患者及时练习肌肉运动和进行指(趾)功能锻炼。

(7)每天测量肢体长度并与健侧比较。在牵引最初数日，应及时进行X线透视或摄片，以便了解骨折对位情况，如对位不良，应相应调节牵引方向或重量。牵引重量应一次加到适当最大量，以矫正骨折重叠移位。如系关节挛缩可逐渐增加重量，但应注意肢体运动情况及有无血液循环障碍。

(四)外固定器固定

应用骨圆针或螺纹针穿入骨折远近两端骨干上，外用固定器使骨折复位并固定，称为外固定器固定。

1. 适应证

(1)肢体严重的开放性骨折伴广泛的软组织损

伤，需行血管、神经、皮肤修复者；或需维持肢体的长度，控制骨感染的二期植骨者，如小腿开放性骨折等。

(2)各种不稳定性新鲜骨折，如股骨、胫骨、髌骨、肱骨、尺桡骨骨折等。

(3)软组织损伤、肿胀严重的骨折。

(4)多发性骨折以及骨折后需要多次搬动的患者。

(5)长管骨骨折畸形愈合、迟缓愈合或不愈合，手术后亦可使用外固定器。

(6)关节融合术、畸形矫正术均可用外固定器加压固定。

(7)下肢短缩需要延长者。

2. **操作方法**　各种固定器因结构与治疗部位不同，而其操作方法亦各异。现以常用的复位固定器治疗胫腓骨骨折及单侧多功能外固定器治疗股骨干骨折说明其操作方法。

(1)复位固定器治疗胫腓骨骨折：常规消毒、铺巾、麻醉后，在胫骨的上、下端各穿一枚克氏针或骨圆针，穿针时注意避开神经、血管等重要组织。针要同骨之纵轴成 90°，二针要平行。将复位固定器(图 4-23)的克氏针插座和克氏针相连，把装置架装入插座上滑槽中，再将针插座固定好。扭动加压螺丝和六角形伸缩调节螺母，即将骨折部向上下延长(牵引作用)。在电视 X 线机下观察，可见骨折断端拉开，断端的远近端达到相合的水平(恢复胫骨的长度)。推动元宝形挂钩，在滑轨上调节定位固定螺母和复位固定调节螺杆，对准骨折移位部(侧方、成角移位)，放上弧形压板和压垫，进行加压复位。透视下观察若对位良好，将固定装置架的各旋钮、螺母固定紧，即完成骨折复位与固定。

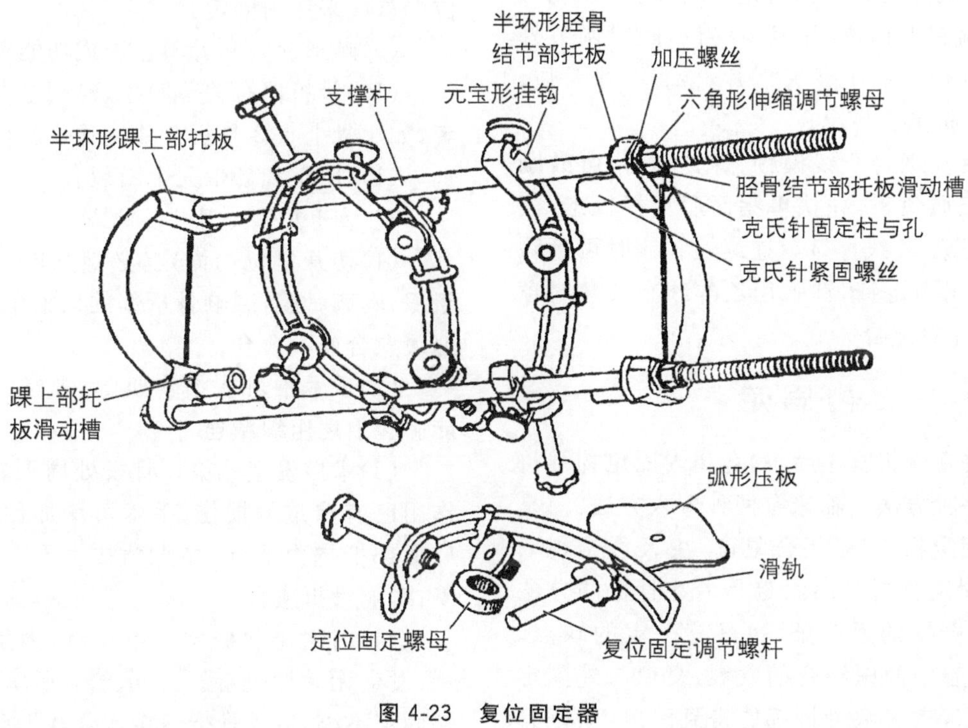

图 4-23　复位固定器

(2)单侧多功能外固定器治疗股骨干骨折：在硬膜外麻醉下，患者仰卧床上，患肢外展 20°～30°，呈中立位。患侧大腿常规消毒铺巾，自股骨大粗隆顶点至股骨外髁画一连线，在电视 X 线机下确定骨折位置并做标记，在所画的连线上于骨折端的两侧各穿上两根固定针，一般以穿出对侧皮质两个螺纹为准。在模具的适当位置穿入第三四根固定针，这四根针以相平行为准。将固定针置入两端夹块的孔道内旋紧锁钮使之牢固夹紧，注意外固定器放置于离皮肤 1cm 处。电视 X 线机透视下，在牵引患肢的同时用手法或用复位钳夹紧外固定器两端的夹块，操纵骨段矫正各种移位，整复骨折直至对线对位满意后，立即将两侧方向关节的锁钮及延长调节装置的锁钮旋紧，手术完成(图 4-24)。

3. **注意事项**　外固定器术后适当给予抗生素，防止感染发生。开放性骨折要按常规治疗方法进行。针眼皮肤的护理是极其重要的，术后第 2 天即应更换敷料，清洁皮肤，每天 2 次用 75％乙醇滴于

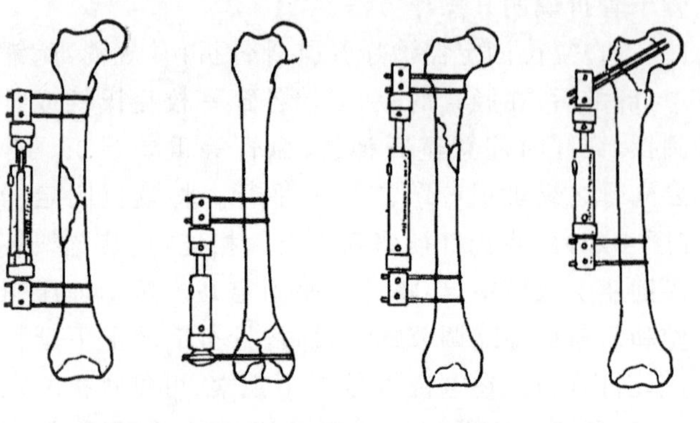

图 4-24　单侧多功能外固定器

针眼处。下肢术后均在腘窝处垫薄枕，使膝关节屈曲 20°～30°，鼓励病员术后行股四头肌的主动伸屈锻炼，并且主动和被动活动骨折远近端的关节，防止肌肉萎缩和关节僵硬。下肢骨折者在医师的指导下手术后 1 周左右扶双拐行走，并且随时 X 线检查了解骨折端有无移位，如发生移位，随时调节外固定器予以矫正。定期摄 X 线片，检查对线对位、骨痂生长和骨折愈合情况。

当 X 线片显示骨折线模糊、有骨痂时，可鼓励病员逐渐用患肢负重，先扶单拐而后无拐行走；当有临床愈合征象、X 线片显示连续性骨痂时可拆除外固定器，旋出固定针，针眼用乙醇纱布及敷料覆盖，一般 1 周左右愈合。

二、内 固 定

内固定是在骨折复位后，用金属内固定物维持骨折复位的一种方法。临床有两种置入方法：一是切开后置入固定物；二是闭合复位，在 X 线透视下将钢针插入固定骨折。内固定是治疗骨折的方法之一，但具有严格的适应证，也具有一定的缺点。在骨伤科，随着中西医结合的发展，复位与外固定技术不断提高，大多数骨折都能得到治愈，但是有些复杂骨折及合并损伤采用非手术治疗效果不佳，仍有切开复位内固定的必要。

1. 切开复位内固定的适应证

(1)手法复位与外固定未能达到功能复位的标准，而影响肢体功能者。

(2)骨折端有肌肉、肌腱、骨膜等软组织嵌入，手法复位失败者。

(3)某些血液供应较差的骨折，而闭合复位与外固定不能稳定和维持复位后的位置，应采用内固定，以利于血管长入血液供应不佳的骨折段，促进骨折愈合。如用空心加压螺纹钉内固定治疗股骨颈骨折。

(4)有移位的关节内骨折，手法不能达到满意复位，估计以后必将影响关节功能者，如肱骨外髁翻转骨折、胫骨髁间隆突骨折等。

(5)撕脱性骨折，多因强大肌群牵拉而致，外固定难以维持其对位，如移位较大的髌骨骨折、尺骨鹰嘴骨折等。

(6)血管、神经复合损伤。骨折合并主要神经、血管损伤者，须探查神经、血管进行修复，并同时内固定骨折，如肱骨髁上骨折合并肱动脉损伤。

(7)开放性骨折，在 6～8 小时需要清创，如伤口污染较轻，清创又彻底，可直接采用内固定。

(8)多发骨折和多段骨折。为了预防严重并发症和便于病人早期活动，对多发骨折某些重要部位可选择内固定。多段骨折难以复位与外固定，如移位严重应采用内固定。

(9)畸形愈合和骨不连造成功能障碍者。

(10)骨折伴有关节脱位，经闭合复位未能成功者，如尺骨上 1/3 骨折合并桡骨头脱位。

(11)肌腱和韧带完全断裂者。

2. 切开复位内固定的缺点

(1)切开复位内固定，必然切断部分血管及软组织，剥离骨膜，影响骨折部的血液供应，导致骨折迟缓愈合或不愈合。

(2)手术中可能损伤肌腱、神经、血管，术后可能引起上述组织粘连。

(3)术后发生感染。骨折处周围软组织因暴力作用已有严重的损伤，手术可增加创伤和出血，致使局部抵抗力下降，如无菌技术不严格，易发生感染，影响骨折愈合。

(4)内固定器材质量不高，可因生锈和电解作用，发生无菌性炎症。也可产生螺丝钉松动，骨折端固定不牢，造成骨折迟缓愈合和不愈合。

(5)技术条件要求较高，内固定材料和手术器械要求较严，如选择不当，可在手术过程中产生困难，或影响固定效果。

(6)手术创伤和出血，甚至发生意外。

(7)骨折愈合后，有些内固定物还须手术取出，造成二次创伤和痛苦。

因此在临床上应严格掌握内固定的适应证，切忌滥用。

3. 内固定物的材料要求　用于人体内的内固定物，必须能与人体组织相容，能抗酸抗碱，而且不起电解作用；必须是无磁性，在相当长的时间内有一定的机械强度，不老化，不因长时间使用而发生疲劳性折断等。常用的不锈钢材料，有镍钼不锈钢、钴合金钢、钛合金钢、钴铬钼合金钢等，后两种材料性能较好。但必须设计合理，制作精细，否则亦会发生弯曲折断、骨折再移位，甚至发生迟缓愈合和不愈合。

在选择内固定材料时还须注意：同一部位使用的接骨板和螺丝钉，必须由同一种成分的合金钢制成，否则会产生电位差而形成电解腐蚀；内固定物光洁度要求很高，如表面粗糙或有损坏，也可形成微电池，而起电解腐蚀作用；内固定物不宜临时折弯，将其变形，否则将损坏钢材内部结构，发生应力微电池，在钢材内部起电解腐蚀作用。因此手术者必须知道内固定物原材料的性能，用过的钢板、螺丝钉等不能再使用。手术过程中要保护内固定物，不要损伤其表面的光洁度和内部结构等。

4. 内固定的器材和种类　根据手术部位不同，所采用的内固定术式也不同，需准备相应的内固定器材。常用的有不锈钢丝、钢板、螺丝钉、克氏针、斯氏针及各种类型髓内针、螺纹钉等。还须准备手术所用的特殊器械，如手摇钻或电钻、三叉固定器、螺丝刀及固定器、持钉器、持骨器、骨撬等。

常用的内固定种类有钢丝内固定（图 4-25A）、螺纹钉内固定（图 4-25B）、钢板螺丝钉内固定（图 4-25C）、髓内钉内固定（图 4-25D）等。

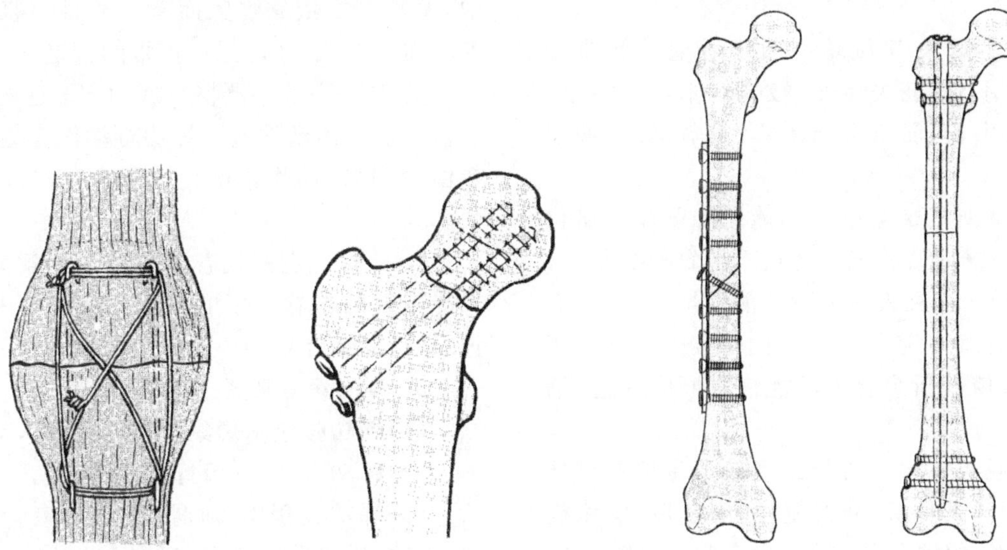

图 4-25　常用内固定

A. 髌骨骨折钢丝内固定；B. 股骨颈骨折加压螺纹钉内固定；C. 股骨中段骨折钢板螺丝钉内固定；D. 股骨中段骨折髓内钉内固定

第四节　练　功

练功又称功能锻炼，古称导引，它是通过自身运动防治疾病、增进健康、促进肢体功能恢复的一种疗法。

一、分　类

1. 按照锻炼的部位分类

（1）局部锻炼：指导患者进行伤肢主动活动，使功能尽快恢复，防止组织粘连、关节僵硬、肌肉萎缩。如肩关节受伤，练习耸肩、上肢前后摆动、握拳等；下肢损伤，练习踝关节背伸、跖屈，以及股四头肌舒缩活动、膝关节伸屈活动等。

（2）全身锻炼：指导患者进行全身锻炼，可使气血运行，脏腑功能尽快恢复。全身功能锻炼不但可以防病治病，而且还能弥补方药之不及，促使患者迅速恢复劳动能力。

2. 按有无辅助器械分类

（1）有器械锻炼：采用器械进行锻炼的目的，主要是加强伤肢力量，弥补徒手之不足，或利用其杠杆作用，或用健侧带动患侧。如用大竹管搓滚舒筋及蹬车活动锻炼下肢各关节功能，搓转胡桃或小铁球等进行手指关节锻炼，肩关节练功可用滑车拉绳。

(2)无器械锻炼：不应用任何器械，依靠自身机体做练功活动。这种方法锻炼方便，随时可用，简单有效，常用有太极拳、八段锦等。

二、作　用

练功疗法对损伤与骨病的防治作用可归纳为以下几点。

1. 活血化瘀、消肿定痛　由于损伤后瘀血凝滞、络道不通而导致疼痛、肿胀，局部与全身锻炼有活血化瘀的作用，通则不痛，可达到消肿定痛的目的。

2. 濡养患肢关节筋络　损伤后期及筋肌劳损，局部气血不充，筋失所养，酸痛麻木，练功后血行通畅，化瘀生新，筋络得到濡养，关节滑利，伸屈自如。

3. 促进骨折迅速愈合　功能锻炼既能活血化瘀，又能生新；既能改善气血之道不得宣通的状态，又有利于续骨。在夹板固定下功能锻炼，不仅能保持良好的对位，而且还可使骨折的轻度残余移位逐渐得到矫正，使骨折愈合与功能恢复同时并进，缩短疗程。

4. 防治筋肉萎缩　骨折或者较严重筋伤可导致肢体失用，所以骨折、筋伤复位、固定后，应积极进行功能锻炼，使筋伤修复快，愈合坚，功能好，减轻或防止筋肉萎缩。

5. 避免关节粘连和骨质疏松　关节粘连、僵硬强直以及骨质疏松的原因是多方面的，但其主要的原因是患肢长期固定和缺乏活动锻炼，所以积极、合理地进行功能锻炼，可以促使气血通畅，避免关节粘连、僵硬强直和骨质疏松，是保护关节功能的有效措施。

6. 扶正祛邪　局部损伤可致全身气血虚损、营卫不固和脏腑不和，风寒湿外邪乘虚侵袭。通过练功能扶正祛邪，调节机体功能，促使气血充盈，肝血肾精旺盛，筋骨劲强，关节滑利，有利于损伤和整个机体的全面恢复。

三、注意事项

1. 内容和运动强度　确定练功内容和运动强度，制订锻炼计划。首先应辨明病情，估计预后，应因人而异，因病而异，根据伤病的病理特点，在医护人员指导下选择适宜各个时期的练功方法，尤其对骨折患者更应分期、分部位对待。

2. 动作要领　正确指导患者练功，是取得良好疗效的关键之一。主要将练功的目的、意义及必要性对患者进行解释，使患者乐于接受，充分发挥其主观能动性，加强其练功的信心和耐心，从而自觉地进行积极的锻炼。

(1)上肢：上肢练功的主要目的是恢复手的功能。凡上肢各部位损伤，均应注意手部各指间关节、指掌关节的早期练功活动，特别要保护各关节的灵活性，以防关节发生功能障碍。

(2)下肢：下肢练功的主要目的是恢复负重和行走功能，保持各关节的稳定性。在机体的活动中，尤其需要依靠强大而有力的臀大肌、股四头肌和小腿三头肌，才能保持正常的行走。

3. 循序渐进　严格掌握循序渐进的原则，防止加重损伤和出现偏差。练功时动作应逐渐增加，次数由少到多，动作幅度由小到大，锻炼时间由短到长。

4. 随访　定期复查不仅可以了解患者病情和功能恢复的快慢，还可随时调整练功内容和运动量，修订锻炼计划。

5. 其他注意事项

(1)练功时应思想集中，全神贯注，动作缓慢。

(2)练功次数，一般每日 2～3 次。

(3)练功过程中，对骨折、筋伤患者，可配合热敷、熏洗、搽擦外用药水、理疗等方法。

(4)练功过程中，要顺应四时气候的变化，注意保暖。

四、全身各部位练功法

1. 颈项部练功法　可坐位或站立，站时双足分开与肩同宽，双手叉腰进行深呼吸并做以下动作。

(1)前屈后伸：吸气时颈部尽量前屈，使下颌接近胸骨柄上缘；呼气时颈部后伸至最大限度，反复 6～8 次。

(2)左右侧屈：吸气时头向左屈，呼气时头部还原正中位；吸气时头向右屈，呼气时头还原。左右交替，反复 6～8 次。

(3)左右旋转：深吸气时头向左转，呼气时头部还原正中位；深吸气时头向右转，呼气时头部还原正中位。左右交替，反复 6～8 次。

(4)前伸后缩：吸气时头部保持正中位，呼气时头部尽量向前伸，还原时深吸气，且头部稍用劲后缩。注意身体保持端正，不得前后晃动，反复伸缩 6～8 次。

2. 腰背部练功法

(1)前屈后伸：双足分开与肩同宽站立，双下肢保持伸直，双手叉腰，腰部做前屈、后伸活动，反复 6～8 次，活动时应尽量放松腰肌。

(2)左右侧屈：双足分开与肩同宽站立，双上肢下垂伸直，腰部做左侧屈，左手顺左下肢外侧尽量往下，还原。然后以同样姿势做右侧屈，反复 6～8 次。

(3)左右回旋：双足分开与肩同宽站立，双手叉腰，腰部做顺时针及逆时针方向旋转各 1 次，然后由慢到快、由小到大地顺逆交替回旋 6～8 次。

(4)五点支撑：仰卧位，双侧屈肘、屈膝，以头、双足、双肘五点作支撑，双掌托腰用力把腰拱起，反复多次。

(5)飞燕点水：俯卧位，双上肢靠身旁伸直，把头、肩并带动双上肢向后上方抬起，或双下肢直腿向后上抬高，进而两个动作合并同时进行成飞燕状，反复多次。

3. 肩肘部练功法

(1)前伸后屈：双足分开与肩同宽站立，双手握拳放在腰间，用力将一上肢向前上方伸直，用力收回，左右交替，反复多次。

(2)内外运旋：双足分开与肩同宽站立，双手握拳，肘关节屈曲，前臂旋后，利用前臂来回画圆圈做肩关节内旋和外旋活动，两臂交替，反复多次。

(3)叉手托上：双足分开与肩同宽站立，两手手指交叉，两肘伸直，掌心向前，健肢用力帮助患臂左右摆动，同时逐渐向上举起，以患处不太疼痛为度；亦可双手手指交叉于背后，掌心向上，健肢用力帮助患臂做左右或上下摆动，以患处不太疼痛为度。

(4)手指爬墙：双足分开与肩同宽站立，正面及侧身向墙壁，用患侧手指沿墙徐徐向上爬行，使上肢高举到最大限度，然后再沿墙归回原处，反复多次。

(5)弓步云手：双下肢前后分开，成弓步站立，用健手托扶患肢前臂使身体重心先后移，双上肢屈肘，前臂靠在胸前，再使身体重心移向前，同时把患肢前臂在同水平上做顺时针或逆时针方向弧形伸出，前后交替，反复多次。

(6)肘部伸屈：坐位，患肘放在桌面的枕头上，手握拳，用力徐徐屈肘、伸肘，反复多次。

(7)手拉滑车：安装滑车装置，患者在滑车下，坐位或站立，两手持绳之两端，以健肢带动患肢，徐徐来回拉动绳子，反复多次。

4. 前臂腕手部练功法

(1)前臂旋转：将上臂贴于胸侧，屈肘 90°，手握棒，使前臂做旋前旋后活动，反复多次。

(2)抓空握拳：将五指用力张开，再用力抓紧握拳，反复多次。

(3)背伸掌屈：用力握拳，做腕背伸、掌屈活动，反复多次。

(4)手滚圆球：手握两个圆球，手指活动，使圆球滚动或变换两球位置，反复多次。

5. 下肢练功法

(1)举屈蹬腿：仰卧，把下肢直腿徐徐举起，然后尽量屈髋屈膝背伸踝，再向前上方伸腿蹬出，如是反复多次。

(2)股肌舒缩：又称股四头肌舒缩活动。患者卧位，膝部伸直，做股四头肌收缩与放松练习，当股四头肌用力收缩时，髌骨向上提拉，股四头肌放松时，髌骨恢复原位，反复多次。

(3)旋转摇膝：两足并拢站立，两膝稍屈曲成半蹲状，两手分别放在膝上，膝关节做顺、逆时针方向旋转活动，反复多次。

(4)踝部伸屈：卧位、坐位均可，足部背伸至最大限度，然后跖屈到最大限度，反复多次。

(5)足踝旋转：卧位、坐位均可，足按顺、逆时针方向旋转，互相交替，反复多次。

(6)搓滚舒筋：坐位，患足蹬踏圆棒，做前后滚动，使膝及踝关节做伸屈活动，反复多次。

(7)蹬车活动：坐在一特制的练功车上，用足练习踏车，使下肢肌肉及各个关节均得到锻炼，反复多次。

第五节　其他疗法

一、针刀疗法

凡是以针的方式刺入人体，不需长形切口，在人体内又能发挥刀的治疗作用，将针具和手术刀融为一体的医疗器械，称之针刀。针刀疗法是将针刺疗法和手术疗法的有机结合，其作用机制为恢复人体局部的组织平衡状态，起到松解瘢痕、解除挛缩、疏通组织、改善循环、减张减压、消肿止痛等作用。

针刀疗法主要适用于软组织粘连、挛缩、瘢痕而引起的顽固性疼痛，骨关节炎，腱鞘炎，滑囊炎，肌肉、韧带钙化，某些手术或创伤引起的病理性损伤后遗症。然而并不是以上所有的适应证都可应用，对于有发热症状者、严重糖尿病者、病变部位有感染者、凝血功能障碍者禁用。针刀手术是在无菌操作下进行的，以平衡理念为核心，精细的解剖知识为基础，精准的定位和细致的操作为治疗要点的微创手术方法(图 4-26)。

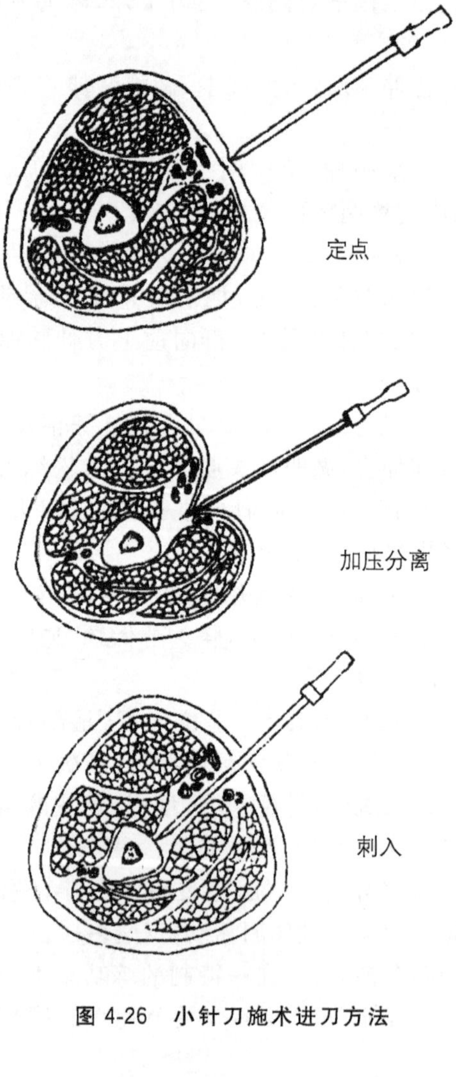

图 4-26　小针刀施术进刀方法

二、创伤骨科微创技术

创伤骨科微创技术的精髓是以比传统手术更小的创伤，达到与传统手术相同或更佳的疗效。骨折开放手术治疗由于强调解剖复位、坚强内固定的生物力学观点，客观上使内固定承受更大的应力，导致内固定失效的危险性较大。临床应用中由于应力遮挡、局部血供破坏较大而影响骨折愈合，钢板下骨质疏松、骨迟缓愈合或不愈合等并发症屡屡发生。骨科微创化手术治疗固然重要，但与骨折的非手术治疗并不矛盾，手法复位、小夹板或石膏固定非手术治疗骨折和骨科微创手术治疗骨折各有其适应证，选择个性化方案治疗骨折，治疗过程中注意保护骨折端局部血供，针对不同的病情与发病部位，采用创伤尽可能少的方法或技术，可靠地固定复位后的骨折断端，以患者能早期进行功能锻炼及早日康复为目的。目前常用的创伤骨科微创技术包括髓内钉固定技术、锁定钢板固定技术、空心钉固定技术、经皮椎弓根钉固定技术、内镜下韧带重建技术、外固定支架技术等。

三、脊柱微创技术

脊柱微创技术适用于经严格非手术治疗无效而又不能承受开放手术的患者。椎间盘突出症者常用经皮椎间盘切吸术、经皮穿刺化学髓核溶解术(木瓜凝胶蛋白酶、胶原酶、软骨素酶)、经皮椎间盘髓核消融术(激光、等离子、臭氧)等(图 4-27)；椎体压缩骨折者可采用经皮椎体成形术。医者应掌握脊柱微创技术的适应证和禁忌证，因为手术视野小，损伤神经血管等重要组织结构的概率可能比开放手术高，因此必须熟悉局部解剖和通过严格操作训练后，才能应用于临床。

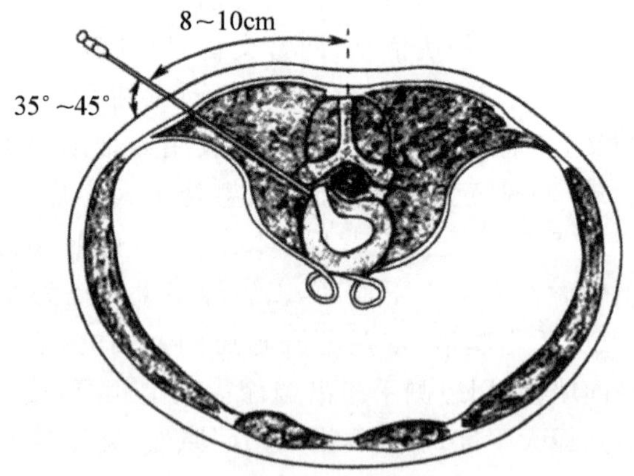

图 4-27　髓核消融术穿刺定位

四、内镜技术疗法

1. *腰椎间盘经皮椎间孔内镜技术*　随着脊柱内镜和手术器械的不断发展，经皮椎间孔镜技术发生了重大改变。经皮椎间孔内镜辅助下腰椎间盘切除术是在经皮椎间盘自动切吸术的基础上发展而来的，将直径适当的手术工作通道经椎间孔入路直接行椎间盘内或椎管内置入，并在内镜可视下直接取出突出或脱出的椎间盘致压物，从而达到治疗疾病的目的。

2. *关节镜技术*　关节镜技术是以穿刺技术为基础，以小范围切开关节，基本保持关节原生理及解剖情况为特点，达到动态观察及针对性治疗目的的手术技术。通过内镜在显示器监视下进行关节软骨面及滑膜的修整、半月板切除、游离体摘除、韧带重建等，目前已广泛应用于膝、髋、踝、肩、肘等多处关节。

五、腱鞘松解术

用腱鞘松解刀治疗屈指肌腱狭窄性腱鞘炎的微创手术技术称为腱鞘松解术。适用于出现弹响或交锁现象，非手术治疗无效且无合并心脑血管、肝、肾、造血系统、糖尿病等严重疾病患者。操作中应注意以下几点。

1. *确定进刀点*　拇指在近端指横纹处，以肌腱梭形膨大中心作为进刀点。其他在相应手指肌腱梭形膨大中心最明显处与掌中横纹、近侧掌横纹交叉处，作为进刀点。

2. *切割松解部位*　在肌腱表面的腱纤维鞘层。

3. *切割松解方向*　应与肌腱走行方向一致，垂直于腱纤维鞘，避免损伤肌腱。将松解刀以皮肤接触点为中心，进行摆动切割，以免过多损伤皮肤及皮下组织。

4. *腱鞘最大切开范围*　拇指约20mm，其他手指约30mm。

5. *松解成功标准*　最大范围屈伸手指弹响或交锁现象消失。

6. *功能锻炼*　术后2小时后进行手指屈伸功能锻炼，以防止肌腱粘连，完全屈、完全伸为1次，频率为每小时20次。

（王和鸣　李　楠）

参考文献

[1] 张安祯，王和鸣. 中医伤科学基础[M]. 福州：福建中医学院，1983.

[2] 王和鸣. 中医骨伤科学基础[M]. 上海：上海科学技术出版社，1996.

[3] 王和鸣. 中医骨伤科学基础学习指导[M]. 上海：上海科学技术出版社，1997.

[4] 王和鸣，沈冯君. 中医骨伤科学基础[M]. 北京：中国中医药出版社，2002.

[5] 王和鸣. 中医伤科学[M]. 北京：中国中医药出版社，2002.

[6] 王和鸣. 中医伤科学习题集[M]. 北京：中国中医药出版社，2003.

[7] 王和鸣. 中医骨伤科学基础[M]. 北京：中国中医药出版社，2010.

[8] 王和鸣，黄桂成. 中医骨伤科学[M]. 北京：中国中医药出版社，2012.

第二篇 创 伤

第5章

骨 折

第一节 概 述

骨或骨小梁的完整性或连续性中断即为骨折。关于骨折，我国医家早有认识，甲骨文已有“疾骨”“疾胫”“疾肘”等病名。《周礼·天官》记载了“折疡”;《灵枢·邪气藏府病形》记载了“折脊”;马王堆汉墓出土的医籍也有“折骨”的记载。骨折这一病名出自唐·王焘《外台秘要》。

中医治疗骨折有悠久的历史，经历代医家的实践，总结了丰富的临床经验，形成了一套完整的理论体系和治疗方法。在长期的医疗实践中，使中医在骨折的治疗方法和技术方面具有明显的优势，收到了良好的疗效，具有疗效好、损伤小、合并症少、愈合快、疗程短、功能恢复好等优点。

一、病因病机

(一)骨折的病因

引起骨折的原因主要有外来暴力作用和人体的健康状况引起骨骼病变，但多由外力作用所致。

1. 外因　造成骨折的外来暴力可分为直接暴力、间接暴力、肌肉牵拉力和积累性外力四种。不同的暴力形式引致骨折机制如下。

(1)直接暴力：暴力直接作用于肢体上而发生骨折，如枪弹伤、轧伤、机器绞伤、砸击伤所引起的骨折，骨折部位常伴有不同程度的软组织损伤，包括并发神经血管的损伤。若发生在前臂或小腿，两骨骨折部位多在同一平面，骨折线多呈横形或粉碎性。若打击物由外向内穿破皮肤，则造成开放性骨折，如火器伤所致的胫腓骨开放性粉碎性骨折。

(2)间接暴力：骨折发生在离暴力作用较远的部位，而不发生在暴力直接作用的部位。骨折是由于暴力通过传导、杠杆或扭转作用所致。跌倒时手掌触地，暴力向上传导而造成骨折，如桡尺骨、肱骨髁上等部位的骨折，这类骨折软组织损伤一般较轻，骨折多为斜形或螺旋形；若发生在前臂或小腿，则两骨骨折的部位多不在同一个平面。如为开放性骨折，则多因骨折断端由内向外穿破皮肤引起。

(3)肌肉牵拉力：肌肉突然猛烈收缩，可引起肌肉附着处的撕脱骨折。这类骨折的好发部位多为骨松质，如髌骨、尺骨鹰嘴、肱骨内上髁、肱骨大结节、胫骨结节、第5跖骨基底部、髂前上棘等处。如跌倒时，由于股四头肌猛烈收缩，可发生髌骨骨折。

(4)积累劳损：长期、反复、轻微的直接或间接伤力，可使骨内应力集中积累在骨骼的某一点上，发生慢性损伤性骨折。如长途行军不能适应可导致第2跖骨颈或腓骨下段骨折。骨折多无明显移位，但愈合较慢。

2. 内因

(1)骨骼病变：由于骨骼发生病理变化、骨质破坏引起的骨折，称为病理性骨折。病理骨折常见于脆骨病、骨软化症、佝偻病、甲状腺功能亢进症、骨髓炎、骨肿瘤、骨纤维结构不良等，当病变发展到一定程度，骨质遭到严重破坏时，即使遭受轻微的外力也可发生骨折。

(2)骨的结构状况与解剖生理：幼儿有机质含量高，骨膜较厚，易发生青枝骨折；18岁以下青少年，骨骺未闭合，易发生骨骺分离；老年人因骨质疏松，骨中无机质含量相对增高、脆性大，易在桡骨远端、肱骨外科颈及股骨等处发生骨折。骨质的疏松部和致密部交接处，静止段和活动段交接处是损伤的好发部位，如肱骨下端扁薄，处于骨松质和骨密质交界处，前有冠状窝，后有鹰嘴窝，两窝仅为一层极薄的骨片，故易发生骨折。

(3)年龄和健康状况、职业：年轻体健，筋骨坚韧，不易发生骨折。年老体弱，肝肾不足，平时缺乏锻炼或失用性肌肉萎缩者，其骨质脆弱、疏松，即使轻微外伤亦易发生骨折。此外，职业及工作强度等也是影响的因素之一，如从事剧烈运动或危险工作者，产生骨折的概率会较高。

(二)骨折的移位

临床上骨折大多数均有不同程度的移位。骨折移位的程度和方向，既与暴力的方向、大小、作用部位等原始因素有关，又与肢体远折端的重力、肌肉附着点及其收缩牵拉力等内在因素有关，尤其肌肉因素对骨折的移位起着重要的作用。同时骨折的移位也与伤后的处理方法、固定与搬运等人为的因素相关，这些都是造成各种不同移位的影响因素。常见有以下五种移位方式（图5-1），并且常常几种移位可同时存在。

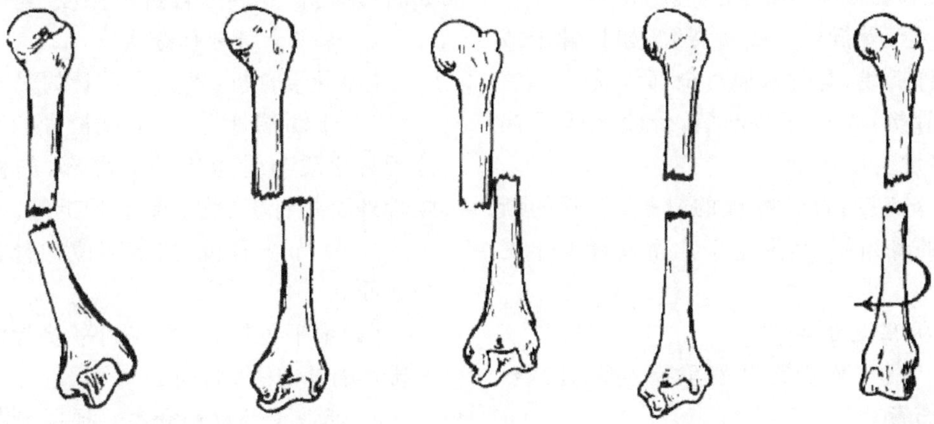

图5-1　骨折的移位方式

A. 成角移位；B. 侧方移位；C. 短缩移位；D. 分离移位；E. 旋转移位

1. *成角移位*　两骨折端的纵轴线交叉形成的角度，以其顶角的方向为准，分别有向前、向后、向外或向内成角。

2. *侧方移位*　两骨折端相对移向侧方的移位，指两骨折间接触程度的改变，又称为对位。四肢骨折以近侧骨折端为基准，远侧骨折端向前、后、内、外的侧方移位。脊柱骨折则按上位椎的移位方向来定。

3. *短缩移位*　骨折断端相互重叠或嵌插，使骨的长度缩短。

4. *分离移位*　两骨折端在纵轴上相互分离，形成间隙，使肢体变长。分离移位多由肢体的重力或过度牵引造成。

5. *旋转移位*　骨折端围绕骨之纵轴而旋转，如肱骨下端骨折的旋转移位；或撕脱性骨折骨折片与骨干在某个面上的旋转，如肱骨外髁骨折在冠状面或矢状面及水平面上的旋转。旋转移位可使相邻关节的运动平面发生改变，使其功能活动发生严重障碍。

二、分　类

对骨折进行分类，是掌握其发展变化规律和决定治疗方法的重要环节。骨折的分类方法很多，根据骨折影响的因素、骨折部位的病理改变及前后的变化等，可有不同的划分法。

1. *根据骨折断端是否与外界相通分类*

(1)闭合性骨折：骨折处皮肤或黏膜无破裂，骨折断端与外界不相通者。

(2)开放性骨折：骨折处皮肤或黏膜破裂，断端与外界相通者。

2. *根据骨折线分类*

(1)横形骨折：骨折线与骨干纵轴垂直。

(2)斜形骨折:骨折线与骨干纵轴斜交。

(3)螺旋形骨折:骨折线呈螺旋状。

(4)粉碎性骨折:骨碎裂成3块或以上,称粉碎性骨折。骨折线呈"T"形或"Y"形时,又称"T"形骨折或"Y"形骨折。

(5)压缩骨折:骨松质因挤压而压缩变形,如椎体和跟骨骨折。

(6)星状骨折:多因暴力直接着力于骨面所致,如颅骨及髌骨可发生星状骨折。

(7)凹陷骨折:骨质受外力作用而发生凹陷,如颅骨因外力使之发生部分凹陷。

(8)嵌插骨折:骨折后,骨折一断端嵌插于另一断端内,常发生在长管骨干骺端骨皮质和骨松质交界处,如发生在股骨颈和肱骨外科颈等处的嵌插骨折。

(9)裂纹骨折:骨折处呈线状裂纹,如长骨干或颅骨伤后可有骨折线,有时未通过全部骨质。

(10)青枝骨折:骨质部分断裂,骨膜及骨质尚有部分连续,多发生于儿童。

(11)骨骺分离:通过骨骺板的骨折,骨骺的断面可带有部分的骨组织,是发生于儿童及青少年的一类骨折。

3. 根据骨折程度分类

(1)单纯性骨折:骨折无并发重要血管、神经、肌腱或脏器损伤者。

(2)复杂性骨折:骨折并发重要血管、神经、肌腱或脏器损伤者。

(3)不完全骨折:骨或骨小梁的连续性仅有部分中断,此类骨折多无移位。

(4)完全骨折:骨或骨小梁的连续性完全中断,管状骨骨折后形成远近2个或2个以上的骨折段,此类骨折多发生移位。

4. 根据骨折后就诊时间分类

(1)新鲜骨折:骨折后1～2周就诊者。新发生的骨折,骨折端的血肿尚未完全吸收,尚未充分地纤维连接,还可能进行复位者,称为新鲜骨折。一般在伤后1～2周(小儿除外)的骨干骨折属于此类。愈合较慢的股骨颈、腕舟骨骨折,在3周内也属新鲜骨折,应抓紧时机进行处理。

(2)陈旧性骨折:骨折后2～3周及以后就诊者。伤后3周以上的骨折,骨折断端间已有纤维组织或骨痂包裹者称陈旧性骨折。但3周的时限并非恒定,如幼儿肘部骨折,超过10天就较难整复。一般伤后2周的骨折,复位难度较大,愈合缓慢。若骨折时间过久,可以发生畸形愈合、延迟愈合或不愈合。

5. 根据受伤前骨质是否正常分类

(1)外伤性骨折:骨折前,骨质结构正常,纯属外力作用而引起的骨折。

(2)病理性骨折:在发生骨折以前,骨质原已有病变,骨本身即已存在着影响其结构坚固性的内在因素,这些内在因素使骨结构变得薄弱,在不足以引起正常骨骼发生骨折的轻微外力作用下,即可造成骨折。如骨髓炎、骨肿瘤、骨结核、骨质疏松等病变部位发生的骨折。

6. 根据骨折的稳定程度分类

(1)稳定骨折:复位经适当外固定不易发生再移位者。如裂纹骨折、青枝骨折、嵌插骨折等。

(2)不稳定骨折:复位后易于发生再移位者。如斜形骨折、螺旋形骨折及多段、粉碎骨折等。

7. 根据骨折部位分类

(1)骨干骨折:发生在长骨的骨干处的骨折。

(2)干骺端骨折:发生在长骨的两端的骨折,多位于骨松质与骨密质的交界部,如桡骨下端骨折、肱骨外科颈骨折、肱骨髁上骨折等。

(3)关节内骨折:关节部位的骨折,骨折线波及关节面。

(4)扁平骨折:发生在扁平状骨的骨折,如脊柱的椎体骨折、附件骨折。

8. 根据受伤机制分类　根据患者受伤时体位和外力作用的机制可分为伸直型骨折、屈曲型骨折、外展型骨折、内收型骨折、内翻骨折、外翻骨折等。

三、诊　断

骨折的诊断主要是根据病史、症状、体征和X线片检查,进行细致的分析和判断。结合望、闻、问、切四诊合参,运用现代诊断技术,对患者的全身情况、局部情况进行详细了解、检查、分析,准确诊断是正确处理的基础。骨折患者有些肢体畸形往往十分明显,如果医师只根据一两处显眼的畸形就下结论,或只凭借X线片就做出诊断,很可能漏诊、误诊。因此首先要判断有无骨折存在,再进一步明确骨折的部位、类型和移位情况。在诊断骨折同时,还要及时发现多发伤与合并伤,对是否存在危及生命的情况进行全面综合评估,从而做出全面的诊断与切合实际的处理。

(一)受伤史

询问病史对正确的诊断及治疗十分重要,在询问时应该主要注意以下问题。

1. 受伤时情况　包括暴力的性质、形式、作用方向和大小，受伤的部位、体位、姿势等，可判断损伤的程度以及是否合并其他组织的损伤。

2. *受伤时间* 特别应注意影响生命体征现象的出现时间，做到及时抢救、正确评估预后。了解开放损伤的暴露时间，以决定是否缝合伤口及扩创的范围；从受伤时间以及肢体肿胀的程度可以估计出血量；断肢的时间长短对评估能否再植成活及考虑治疗方案有极重要的意义。

3. *了解伤后全身情况及变化* 注意有无昏迷、呕吐、呼吸困难或腹痛等。应注意了解有无合并休克、颅脑或胸腹部损伤。

4. *伤后肢体的功能情况* 了解功能障碍的情况，如运动障碍、感觉障碍、排尿障碍等。对不能活动或感觉障碍的肢体，应选择适宜的转送方式，防止运送期间发生伤情变化，甚至危及生命，对休克和截瘫的病人尤应注意。

5. *伤后处理* 应了解现场的急救情况，如上止血带的时间及种类，肢体是否已做适当的固定，伤口是否包扎。用药的情况，如是否注射镇痛药、破伤风抗毒素等。

6. *询问既往所患病史* 如反复骨折史、骨关节化脓性感染、肿瘤、结核、心肺疾病、高血压病、糖尿病、出血性疾病等。

7. *对陈旧性损伤应询问既往治疗方法* 肢体是否曾做过手术固定，有否感染及其他并发症，以及患者目前功能恢复的情况和要求。

(二)临床表现

1. *全身表现* 轻微的骨折可无明显的全身症状，如损伤严重(如股骨骨折、骨盆骨折)可有大量内出血，血肿吸收时，体温略有升高，通常不超过38℃。发热是由于瘀血停聚，积瘀化热所致，兼有口干、口苦、心烦、尿赤、便燥、夜寐不安、脉浮数或弦紧，舌质红、苔黄厚腻等。开放性骨折伤员体温升高时，应考虑感染。

严重的骨折创伤，如多发性骨折、股骨骨折、骨盆骨折、脊柱骨折和严重的开放性骨折可出现休克，常因广泛的软组织损伤、大量出血、剧烈疼痛或并发重要器官的损伤，如心、肺、肝、脑的功能障碍所致。

2. *局部表现*

(1)骨折的一般症状

①疼痛与压痛：骨折处均有明显疼痛，在移动肢体时疼痛加剧，当患肢经适宜的固定后，疼痛可以逐渐减轻。骨折处有直接压痛是骨折的主要体征，长骨干沿轴线寻找，可找到相应的压痛点，压痛固定而局限。如顺其骨干轴线纵向挤压或叩击，可伴有间接叩击痛，如发生于肋骨及骨盆的骨折，挤压胸部或骨盆会出现疼痛，亦称挤压征阳性。压痛点及范围的确定对初步判定骨折的部位有重要的意义，但应注意对昏迷及合并脊髓损伤截瘫的患者不容易确定压痛点。

②肿胀、瘀斑：骨折后局部可出现肿胀，2～4天肿胀达到最高峰。如骨折部的瘀血溢到皮下，会出现皮肤瘀斑。肿胀严重时，局部皮肤可产生张力性水疱或血疱，在皮肤细嫩的儿童较为常见。当肿胀进一步加重，静脉和淋巴回流障碍，或压迫动脉，循环受阻，可使肌筋膜室内压力增高，从而造成肢体缺血、缺氧，导致筋膜间隔综合征，引起肌肉坏死和缺血性肌挛缩。

③肢体功能障碍：骨折后，肢体失去支架及杠杆作用，或剧烈疼痛、肌肉反射性痉挛，或存在软组织的损伤，均可使受伤肢体出现活动功能障碍。一般来说，嵌入性骨折和儿童的青枝骨折功能障碍程度较轻，完全骨折、有移位的骨折功能障碍程度较重。

(2)骨折的特有体征

①畸形：骨折端不同形式的移位可使患肢外形发生改变，主要表现为缩短、成角、隆起、凹陷、旋转、延长。有些可出现特有的畸形，如Colles骨折的“餐叉样”畸形。

②异常活动：正常情况下肢体非关节不能活动的部位，骨折后出现类似关节的屈曲、旋转等不正常的活动，这是由于骨的连续性中断后所发生的异常活动，又称假关节活动。

③骨擦音或骨擦感：骨折后两骨折端相互摩擦撞击，可产生骨擦音或骨擦感。这种体征往往在搬运患肢及局部检查时，用手触摸骨折处而可感觉到。

以上三种体征只要发现其中之一，即可初步诊断为骨折，同时还应排除关节脱位或其他病变引起的肢体畸形。但未见此三种体征时，也不能排除有骨折，如青枝骨折、嵌插骨折、裂缝骨折往往这些体征不明显。骨折端间有软组织嵌入时，可以没有骨擦音或骨擦感。反常活动及骨擦音或骨擦感两项体征只能在检查时加以注意，不可故意摇动患肢使之发生，以免增加病人的痛苦并加重损伤，或使锐利的骨折端损伤血管、神经及其他软组织，或使嵌插骨折解脱而移位。

【辅助检查】

1. *X线检查* X线检查是诊断骨折的重要手段之一，凡疑为骨折者应常规进行X线摄片检查，通过X线检查可明确是否存在骨折，尤其是X线片可显示临床上难以发现的不完全性骨折、深部的骨折、关节内骨折和小的撕脱性骨折等。即使临床上已表现为明显骨折者，X线摄片检查也是必需的，既可明确骨折的程度、类型、移位方向、骨折与邻近关节及组织的关系等局部变化，又可了解复位治疗后骨折的对位情况及观察骨折的愈合情况，对骨折的治疗具有重要的指导意义。X线摄片应包括正、侧位片，还应包括邻近关节，如拍摄四肢骨干，应至少包括上下一个关节。另外，前臂及小腿双骨折，往往两骨的骨折线不在同一平面，最好摄骨的全长，以免漏诊。对特殊部位的骨折，有时还需加摄斜位、切线位、其他特殊角度的照片或健侧相应部位对照的X线片，如儿童骨骺的损伤、脊椎小关节骨折、骨盆及髋臼骨折、第2颈椎齿状突骨折等。X线检查主要应注意以下几方面。

(1)骨折线：骨皮质及骨小梁断裂后出现的缝隙，在X线片上显示为透光的线状阴影，称为骨折线，它的边缘清楚锐利，宽窄不一致，断端的拐角处常呈尖刺状。骨折线的形状有线形、横形、纵形、斜形、螺旋形、"T"形或"Y"形等。有些骨折线需要在多种位置的X线片上仔细观察方可确认。有些骨折，如腕舟骨骨折、跖骨疲劳骨折、股骨颈无移位骨折等，受伤时X线照片可能显示不出骨折线，伤后2周再行X线摄片检查，由于断端骨质吸收，才可显示骨折的裂纹。

(2)密度增高的致密线影：当骨折两断端相互插入时或当凹入的骨块和相邻的颅板重叠时，在X线片上显示为致密的线状影或条状影。前者为嵌入性骨折，后者见于颅骨凹陷骨折。

(3)骨小梁扭曲紊乱：多见于骨松质骨折或青枝骨折。

(4)碎骨片：表现为主骨附近边缘锐利的游离骨片。

(5)压缩变形：椎体的压缩骨折常使椎体呈前窄后宽的楔状变形，骨折线常不明显。跟骨骨折也可发生压缩现象。

(6)软组织改变：骨折周围软组织不同程度的肿胀或气肿，这是骨折的间接征象。

2. CT检查　对于骨折不明确但又不能排除者、复杂骨折或解剖复杂部位骨折的患者均可行CT检查，如脊柱骨折、髋部骨折、骨盆骨折、膝关节骨折、腕部骨折、肩部骨折、头面部骨折等，以弥补X线检查的不足。三维CT重建可以更直观便捷地进行骨折分型，对骨折治疗方案选择有重要的意义，目前临床上较为常用。

3. MRI检查　虽然显示骨折线不如CT检查，但对于脊髓神经根、软组织损伤、椎管内的出血及水肿的显示有独特优点，目前已广泛用于脊柱骨折可能合并脊髓神经根受压迫者，骨折伴有软组织损伤，如膝部骨折伴韧带及软骨的损伤者，或骨缺血坏死的早期诊断检查。

四、并发症

骨折早期或在治疗过程中出现的全身或局部的其他并发疾病称为骨折并发症。在一些复杂的损伤，有时骨折损伤本身并不危及生命，伴有重要组织或重要器官损伤时，常引起严重的全身反应，甚至威胁到患者的生命。骨折治疗过程中出现的一些并发症，将严重地影响骨折的治疗效果，应正确、妥善地加以预防并及时予以正确处理，这在骨折的治疗中是很重要的。根据发生时间分为早期并发症和晚期并发症。

(一)骨折早期并发症

1. 休克　是骨折早期严重的并发症，多由严重创伤，骨折引起大出血，或合并重要器官损伤等使有效循环血量锐减，微循环灌注不足；或剧烈疼痛、恐惧等多种因素综合形成的机体代偿失调而出现休克。休克的临床表现：早期表现为皮肤苍白、出汗、四肢厥冷、烦躁不安、心率加速、脉压缩小、尿量减少等；严重时患者出现口渴、神志淡漠、反应迟钝、呼吸浅而快、脉搏细速、收缩压下降[可降至90mmHg(12kPa)以下]等。一旦出现休克时，会直接危及病人生命，应及时进行抗休克治疗及对症处理，如止血、输血、输液、输氧、镇痛等。

2. 内脏器官损伤

(1)肝、脾破裂：严重的下胸壁损伤除可致肋骨骨折外，还可能引起左侧的脾和右侧的肝破裂出血，导致休克。

(2)肺损伤：肋骨骨折时，骨折端可造成肺实质、胸膜或肋间血管损伤，而出现气胸、血胸或血气胸，引起严重的呼吸困难。

(3)膀胱和尿道损伤：由于外伤暴力导致骨盆骨折，受外力挤压、骨峰刺伤可造成膀胱和尿道损伤，引起尿外渗所致的下腹部、会阴疼痛、肿胀以及血尿、排尿困难。

(4)直肠损伤：可由骶尾骨骨折所致，而出现下腹部疼痛和直肠内出血。

(5)脑损伤：颅盖骨折、颅底骨折、凹陷性骨折时，由于严重撞击伤及对冲伤、骨折块的压迫等，常合并脑损伤，造成脑震荡、弥漫性轴索损伤、脑挫裂伤、脑干损伤及颅内血肿，重型脑损伤常常引起昏迷、脑水肿，甚至危及生命或遗留各种伤残。

3. 脂肪栓塞综合征　发生于成年人，尽管少见，但这是骨折的严重并发症，是由于骨折后髓腔内血肿张力过大，骨髓被破坏，使髓腔内脂肪滴进入破裂的静脉窦内，再进入血循环，而引起肺、脑脂肪栓塞。栓塞的发生时间通常在伤后数小时到数天，症状轻微者常被忽略。临床表现主要为昏迷、休克，甚至突发死亡。肺栓塞的急性症状类似急性肺水肿，临床上出现呼吸功能不全、发绀。动脉低血氧可致烦躁不安、嗜睡，甚至昏迷和死亡。体格检查时发现患者胸壁和结膜下有出血点，胸部X线片有广泛性肺实质改变，呈现典型的“暴风雪”样阴影。脂肪栓塞也可引起严重的脑症状，主要表现为头痛、兴奋不安、谵妄、错乱、昏睡、昏迷、痉挛、尿失禁等症状。脂肪栓塞一般不易做出早期诊断，一旦发现尚无特效疗法，主要为对症处理和支持疗法，如纠正休克、呼吸支持、减轻脑损害等，以防止脂肪栓塞的进一步加重，纠正缺氧和酸中毒，防止和减轻重要器官的功能损害，促进受累器官的功能恢复，降低病死率和病残率。为预防发生脂肪栓塞，对于骨折病人，应妥善进行固定、转送，争取早期处理。

4. 感染　开放性骨折易并发感染，尤其由外向内损伤的开放性骨折，伤口污染严重者，或有异物存留，或受伤后未及时彻底清创者，均容易发生感染。感染可对骨折的愈合带来不利的影响，严重者可导致化脓性骨髓炎、蜂窝织炎、败血症、破伤风与气性坏疽等。因此，对开放性骨折患者，要求伤后尽快彻底清创，术后使用抗菌药物，预防感染的发生，对发生感染的患者要及时控制感染和充分引流。

5. 血管损伤　骨折部位邻近的大血管可被骨折端刺破或压迫而造成血管损伤，引起出血及肢体血液循环障碍。如肱骨髁上骨折可损伤肱动脉；股骨下端骨折及胫骨上端骨折可损伤腘动脉；锁骨骨折可损伤锁骨下动脉；骨盆骨折造成的髂部大血管破裂或撕裂引起巨大的腹膜后血肿等。重要的动脉损伤可危及生命，造成失血性休克，甚至死亡。动脉损伤也可引起骨折远端肢体血供障碍，甚至发生肢体缺血坏死。重要的静脉伤亦可造成严重的后果。动脉损伤的临床表现：伤口呈喷射性或搏动性出血，或局部有搏动性血肿迅速扩大，并有严重的肿痛，受伤肢体远侧端动脉搏动微弱或消失、温度低、皮肤苍白。对重要的动脉伤要及时发现和探查，采取妥善的处理措施。

6. 缺血性肌挛缩　缺血性肌挛缩多发生于肱骨髁上骨折、尺桡骨双骨折、胫骨上端骨折等。造成肌肉缺血的原因，有的因为肢体动脉受压、血管破裂、血栓形成和血管痉挛引起；有的因为小夹板或石膏过紧，影响静脉回流和动脉血供所引起。缺血挛缩的早期表现：如发生于上肢，则手和前臂麻木、发冷或胀痛，桡动脉搏动减弱或消失，手指和腕呈屈曲，不能自动伸指(拇)和伸腕，被动活动受限并引起疼痛。如发生于下肢，则足背动脉搏动减弱或消失，下肢深在的、持续的胀痛，伴足部苍白、皮温下降，足部活动障碍。肢体由于严重缺血，造成肌肉缺血坏死或挛缩，手、足部的畸形。神经因该区域供血不足，发生变性，以及受瘢痕压迫，常有神经部分麻痹或瘫痪。如果早期没有得到及时的诊断和正确的处理，肌肉坏死，经过机化形成瘢痕组织，逐渐挛缩成特有的畸形，爪形手、爪形足，将严重地影响患肢功能，使肢体严重残废。处理上应以预防为主，如小夹板或石膏过紧，应立即松解，否则后果是严重的。如肱动脉损伤，出现桡动脉搏动减弱或消失，手部发冷疼痛，应立即探查肱动脉；如有血栓形成，应做切除，修复血管；如为血管痉挛，应用生理盐水扩张血管；如为血管断裂，应做对端吻合或自体静脉移植修复血管。

7. 脊髓损伤　脊椎骨折脱位常可合并脊髓损伤，发生的原因多由椎体骨折移位或骨折碎片刺伤使脊髓受压或断裂，或损伤后引起脊髓水肿、椎管内小血管出血形成血肿等压迫脊髓而造成的脊髓的损害。脊髓受压或断裂，可造成损伤平面以下的相应节段出现各种运动、感觉功能障碍，肌张力异常及病理反射等的病理改变，如经治疗后脊髓损伤仍然不能恢复，可遗留损伤平面以下的肢体瘫痪。

8. 周围神经损伤　骨折时，如果发生在骨与神经紧密相邻的部位，由于骨折的移位可挤压、挫伤、牵拉、摩擦及外固定压迫，会造成附近的神经损伤，应检查患肢的运动和感觉功能，判断是否有神经损伤。如肱骨中、下1/3交界处骨折易损伤紧贴肱骨走行的桡神经；肱骨内上髁骨折，可合并尺神经损伤；桡骨下端骨折可伤及正中神经；腓骨上端骨折易致腓总神经损伤。如骨折引起神经损伤，可出现损伤神经支配区域感觉、运动功能障碍及肢体特有的畸形。如为骨折压迫、牵拉引起的神经损伤，将骨折复位及固定后,随着骨折愈合,大多数患者3个月左右神经损伤可逐渐恢复。若仍没有恢复迹象者,可择期进行神经探查、松解、移位或神经移植术。

(二)骨折晚期并发症

1. 坠积性肺炎 主要发生于因骨折长期卧床不起的病人,如下肢骨折或脊柱骨折合并截瘫的患者,特别是年老、体弱和伴有慢性病的患者。由于长期卧床、翻身困难、肺功能减弱、痰涎积聚、咳痰困难,而引起呼吸道感染,有时可因此而危及病人生命。故长期卧床的患者,应注意多翻身,应鼓励其多做咳痰及深呼吸动作,积极进行功能锻炼,争取及早起坐及下床活动。如发生肺部感染者,除上述措施外,应给予抗生素、吸氧、做雾化吸入等。

2. 压疮 多由于严重创伤骨折、患者长期卧床不能翻身,或由于石膏的压迫,使身体骨突起处受压,局部血循环障碍,以致溃疡、坏死,形成压疮。脊柱骨折合并截瘫或老年患者下肢骨折时更易发生。常见部位有骶骨部、髋部、足跟部。尤其是截瘫患者,由于失神经支配,缺乏感觉和局部血循环差,不仅更易发生压疮,而且发生后经久不愈,常成为全身感染的来源,甚至引起败血症。压疮应以预防为主,对压疮好发部位应勤检查、勤翻身、勤按摩和保持局部清洁、干燥。并在骨突部位放置棉垫、空气垫圈以减轻局部压迫。对已发生的压疮,除了按时换药,清除脓性分泌物和坏死组织外,还应给予抗感染治疗及支持疗法,中药治宜清热解毒、托里排脓、益气生肌。

3. 泌尿系感染或结石 脊柱骨折合并截瘫长期卧床的患者及需长期留置导尿管者,容易引起泌尿系统的逆行感染,发生膀胱炎或肾盂肾炎等。长期卧床可引起全身骨骼失用性脱钙,尿中排钙量增加,可引起泌尿系结石。预防的措施应注意早期活动,多饮水,保持排尿通畅。留置导尿管者应定期在无菌条件下更换导尿管并冲洗膀胱。

4. 深静脉血栓形成 多见于骨盆骨折、髋臼骨折、股骨骨折及其他下肢骨折,或骨科大手术后,下肢长时间制动,静脉血回流缓慢,加之静脉壁损伤所致血液高凝状态,易发生血栓形成。血栓形成后,除少数能自行消融或局限于发生部位外,大部分会扩散至整个肢体的深静脉主干,若不能及时诊断和处理,多数会演变为血栓形成后遗症,长时间影响患者的生活质量;还有一些病人可能并发肺栓塞,造成极为严重的后果。临床上应以预防为主,在盆腔或四肢邻近静脉周围的操作应轻巧、精细,避免静脉内膜损伤。骨科术后尽量抬高患肢,不要在腘窝或小腿下单独垫枕,以免影响小腿深静脉回流。可采用机械预防措施,如间歇性充气泵压迫治疗等。鼓励患者尽早开始足、趾的主动活动,配合使用活血化瘀中药,预防其发生。

5. 损伤性骨化 又称骨化性肌炎。由于关节内或关节附近骨折,损伤使骨膜剥离形成骨膜下血肿,或处理不当使血肿扩大,渗入周围肌纤维之间,血肿机化并在关节附近软组织内广泛骨化,可引起关节活动功能严重障碍。临床上多见于肘关节,如肱骨髁上骨折,反复粗暴手法复位,或因骨折后肘关节伸屈活动受限而进行的强力反复被动活动所致。早期X线检查可显示局限性云雾状致密像,其靠近骨质部位有骨膜反应。伤后8周至数月,阴影逐渐清晰、缩小,病变边缘部显示致密骨质,且有新生骨的外貌。损伤性骨化可引起受累肌肉相应关节僵直和残疾。因此,肘部伤后,应避免粗暴手法整复,禁忌过早被动活动。如骨化已形成,对肢体功能影响严重者,在骨化范围已局限致密时,可考虑清除骨化块,以改善关节的活动功能。

6. 骨折畸形愈合 骨折经治疗后,仍存在对位不良,有重叠、成角、旋转畸形,如未得到及时矫正,将发生骨折的畸形愈合。如发生于上肢,畸形可导致功能的明显减弱。如发生于下肢,畸形可导致疼痛、跛行,多累及髋、膝、踝等关节,由于负重的改变而导致创伤性关节炎。预防的方法是争取早期满意的复位。如畸形严重,影响功能明显,可考虑手术纠正畸形。

7. 骨折延迟愈合和骨不愈合 当骨折在应愈合的时间内尚未愈合,称为延迟愈合。当骨折数月后,骨折修复活动停止,骨折端平滑,骨折间隙变宽,骨折端仍有异常活动,形成假关节,骨髓腔闭塞,则称为骨不连。临床表现为骨折在6个月以上,骨折端在活动或负重时疼痛,骨折处有异常活动。X线片显示骨折断端互相分离,骨痂稀少,两断端萎缩光滑,骨髓腔封闭,骨端硬化。导致骨不连的形成原因主要是原发损伤严重,如粉碎性骨折、骨缺损或合并周围软组织的严重损伤等,其次是治疗不当。带锁髓针内固定是近年来治疗长骨骨不连的较好方法,并根据骨折端的情况决定是否需要植骨。而缺血型骨不连则需去除骨折端的硬化骨、打通髓腔并植骨。

8. 创伤性关节炎 关节内骨折,关节面遭到破坏,软骨损伤、关节内骨块存留等,又未能得到准确的复位，骨愈合后由于关节面不平整，导致关节软骨面长期磨损、退变和继发的软骨增生、骨化而产生创伤性关节炎。或骨干骨折成角畸形愈合，使关节负重力线不正，长期承压处的关节面遭受过度磨损所致。多发于创伤后、承重失衡及活动负重过度的关节。以关节反复疼痛、肿胀，持续并逐渐加重，关节积液、畸形或有关节内游离体，关节活动时出现摩擦音，活动功能障碍为主要临床表现。X线检查，可见关节间隙变窄，软骨下关节面硬化，关节边缘有程度不同的骨刺形成。晚期可出现关节面不整，骨端变形，或关节内有游离体。

9. *关节僵硬* 关节内骨折整复不良、骨折腔内大量积血或骨折后长时间广泛的外固定，使静脉和淋巴回流不畅，关节周围组织中浆液纤维性渗出和纤维蛋白沉积，发生纤维粘连。并伴有关节囊和周围肌腱挛缩，致使关节活动障碍，甚至关节骨性僵硬。这是骨折和关节损伤最为常见的并发症。准确复位，及时清除关节腔内积血积液，及时拆除固定和积极进行功能锻炼，是预防和治疗关节僵硬的有效方法。

10. *缺血性骨坏死* 骨折使某一骨折段的血供障碍可引起缺血性骨坏死。常见的有腕舟状骨骨折后近侧骨折段缺血性坏死，股骨颈骨折后股骨头缺血性坏死，距骨颈骨折后发生距骨体坏死等。处理方法是早期良好复位，充足的固定时间，在骨坏死现象消失前不负重。若无菌坏死不能改善，可考虑手术治疗。如腕舟骨坏死可考虑关节融合；如股骨头坏死，可考虑行人工股骨头置换术、人工关节置换术；距骨体坏死可考虑行踝关节及距下关节融合术。

11. *迟发性畸形* 少年儿童的骨骺损伤可影响骨与关节的生长发育，骨骺生长的速度不同也会出现畸形，一般肢体的畸形改变会在若干年后发生。如股骨下端骨骺端损伤后，可出现膝内翻或膝外翻畸形；肱骨外髁骨折可逐渐发生肘外翻畸形。预防的方法，在于骨折早期正确复位和良好固定，但部分儿童即使移位不明显的骨骺损伤，日后亦可发生迟发性畸形。畸形发生后，如对患肢功能影响较大，可考虑手术纠正。

12. *急性骨萎缩* 即损伤所致关节附近的痛性骨质疏松，亦称反射性交感神经性骨营养不良。好发于手、足骨折后，典型症状是疼痛和血管舒缩紊乱。疼痛与损伤程度不一致，随邻近关节活动而加剧，局部有烧灼感。由于关节周围保护性肌痉挛而致关节僵硬。血管舒缩紊乱可使早期皮温升高、水肿及汗毛、指甲生长加快，随之皮温低、多汗、皮肤光滑、汗毛脱落，致手或足肿胀、僵硬、略呈青紫达数月之久。骨折后早期应抬高患肢、积极进行主动功能锻炼，促进肿胀消退，预防其发生。一旦发生，治疗十分困难，以功能锻炼和物理治疗为主，必要时可采用交感神经封闭。

五、愈 合

（一）骨折的愈合过程

骨折愈合是一个复杂而连续发展的过程，从组织学和细胞学的变化，通常将其分为血肿机化期、原始骨痂期和骨痂改造期3个阶段，但三者之间又不可截然分开，而是相互交织逐渐演进的进程。

中医学认为骨折愈合是“瘀去、新生、骨合”的过程。

1. *血肿机化期* 骨折后，骨本身的损伤导致骨髓腔、骨膜下和周围软组织血管破裂出血，在骨折断端及其周围形成血肿。伤后4～8小时，由于内、外凝血系统的激活，骨折断端的血肿凝结成含有网状纤维蛋白的血凝块。由于骨折的损伤和血管断裂使骨折端血供被阻断，可致其部分软组织和骨组织坏死，断端出现一个骨坏死区，并出现骨吸收现象，在早期阶段，断端间不能直接愈合，随后由活骨附着部的组织增殖形成桥梁与坏死处连接。在骨折断端间的坏死组织可引起急性的无菌性炎症反应，缺血和坏死的细胞所释放的产物，引起局部毛细血管增生扩张、血浆渗出、水肿和急性炎性细胞浸润。中性粒细胞、淋巴细胞、单核细胞和巨噬细胞侵入血肿的骨坏死区，逐渐清除血凝块、坏死组织。另一方面，来自骨膜、骨髓及邻近组织的新生血管的间质细胞进入血肿内，使血肿机化形成肉芽组织，并进而演变成纤维结缔组织，使骨折断端初步连接在一起，称为纤维连接，在骨折后2～3周完成。同时，骨折端附近骨外膜的成骨细胞活跃增生，开始形成与骨干平行的骨样组织，并逐渐向骨折处延伸增厚。骨内膜在稍晚时也发生同样改变。

血肿机化期在中医学属于骨折早期，又称活血祛瘀期，其病机为机体受损、血离经脉、瘀积不散、气滞血瘀、经脉受阻。治疗以活血祛瘀、消肿止痛为主。

2. *原始骨痂期* 这一阶段骨折的修复是通过软骨内骨化和骨膜内骨化，使骨折端逐渐骨化，形成骨痂，使骨折逐步愈合的过程。由血肿机化而形成的纤维结缔组织支架，大部分转变为胶原、软骨或骨组织，软骨细胞经过增生、变性、钙化而骨化，称软骨内骨化。骨折断端处的外骨膜开始增生、肥厚，外骨膜的内层成骨细胞增生，产生骨化组织，形成新骨，称骨膜内骨化。新骨的不断增多，紧贴在骨皮质的表面，填充在骨折断端之间，呈斜坡样，称外骨痂。同时，骨折断端髓腔内的骨膜也以同样的方式产生新骨，充填在骨折断端的髓腔内，称内骨痂。内、外骨痂沿着骨皮质的髓腔侧和骨膜侧向骨折线生长，彼此会合，不断钙化、骨化，在骨折处形成环状骨痂和髓腔内骨痂。两部分骨痂会合连接后，这些原始骨痂不断钙化而逐渐加强，当其强度足以抵抗肌肉的收缩、成角及剪力和旋转力时，则骨折已达临床愈合，一般需要4～8周。

这一过程中，膜内成骨比软骨内成骨快，而膜内成骨又以骨外膜为主。因此，任何对骨外膜的损伤均对骨折愈合不利。X线片上可见骨折处四周有梭形骨痂阴影，骨折线逐渐模糊，但部分仍隐约可见。

原始骨痂期在中医学属于骨折中期，又称接骨续损期，其病机为骨初接续、瘀肿未尽、气机不畅。治宜调和营血、祛瘀生新、接骨续筋。

3. 骨痂改造期　原始骨痂为排列不规则的骨小梁所组成，尚欠牢固。在骨痂改造期，原始骨痂进一步改造，成骨细胞增加，新生骨小梁逐渐增加、排列逐渐规则致密，骨折端的坏死骨经破骨细胞和成骨细胞的相互作用，完成死骨清除和新骨形成的爬行替代过程。原始骨痂被板层骨所替代，使骨折部位形成坚强的骨性连接，这一过程需8～12周。

随着肢体活动和负重的加强，应力轴线上的成骨细胞相对活跃，有更多的新骨使之形成坚强的板层骨，使骨痂不断得到加强和改造。而在应力轴线以外破骨细胞相对活跃，使多余的骨痂逐渐被吸收及清除，使原始骨痂逐渐被改造成永久骨痂，后者已具备正常的骨结构。骨髓腔重新再畅通，恢复骨的正常结构，最终骨折的痕迹从组织学和放射学上可完全消失。这一过程在成年人需2～4年完成，儿童需2年完成。

骨痂改造期在中医学属于骨折后期，又称坚骨壮筋期，其病机为筋骨已续、气血不足、肝肾虚损、筋骨痿弱。治疗以补益气血、补益肝肾、强壮筋骨为主。

（二）骨折的临床愈合标准和骨性愈合标准

1. 骨折的临床愈合标准

（1）局部无压痛，无纵轴叩击痛。

（2）局部无异常活动。

（3）X线片显示骨折线模糊，有连续性骨痂通过骨折线。

（4）在解除外固定情况下，上肢能平举1kg达1分钟，下肢能不扶拐在平地连续徒手步行3分钟，并不少于30步。

（5）连续观察两周骨折处不变形，则观察的第1天即为临床愈合日期。

（2）、（4）两项的测定必须慎重，应防止发生变形或再骨折。

2. 骨折的骨性愈合标准　具备临床愈合标准的条件；X线照片显示骨痂通过骨折线，骨折线消失或接近消失，髓腔沟通。

（三）影响骨折愈合的因素

骨折愈合是受多种因素影响的复杂过程，其中有内源性因素，也有外源性因素；有有利因素，也有不利因素，都可加快或延迟骨折的愈合。对影响骨折愈合的因素应有充分的了解，以便利用和发挥有利因素，避免和克服不利的因素，在治疗中缩短治疗时间，促进骨折的愈合。

1. 全身因素

（1）年龄：骨折愈合速度与年龄关系密切，不同年龄的骨折愈合差异很大。如新生儿股骨骨折2周可达坚固愈合，成年人股骨骨折一般需3个月左右，老年人则所需时间更长。儿童的骨折愈合较快，塑形能力强；老年人骨质疏松，代谢水平低，则骨折愈合所需时间长，且容易发生再骨折。

（2）健康状况：骨折的愈合与全身健康状况密切相关，身体强壮，气血旺盛，骨折愈合快；如健康状况欠佳，特别是患有慢性消耗性疾病者如糖尿病、心肺功能不全、重度营养不良、贫血、骨代谢病、神经系统疾病、恶性肿瘤以及钙磷代谢紊乱者，骨折愈合时间明显延长。

2. 局部因素

（1）损伤程度：损伤暴力严重，多段性骨折、大块骨块缺损的骨折或伴有严重软组织损伤者，骨折的愈合速度就较慢。一些复合性损伤如触电或枪弹所致时，由于骨折处被高温或电灼伤，软组织变性坏死，局部血供不良，修复能力较差，造成骨折迟缓愈合，甚至不愈合。骨痂的形成，主要来自外骨膜和内骨膜，故骨膜的完整性对骨折的愈合有较大影响。骨膜损伤严重者，骨折的愈合也较困难。

（2）骨折的类型：骨折断面接触面大，愈合较快，如螺旋形骨折和斜形骨折；骨折断面接触面小，则愈合较慢，如多发性骨折、一骨多段骨折、粉碎性骨折或不稳定性骨折的患者，骨折愈合相对较慢。

(3)骨折部位的血液供应：骨折部位的血液供应是影响骨折愈合的重要因素，血供良好的部位骨折愈合较快，通常干骺端骨折，由于较多小血管从关节囊、韧带和肌腱附着处进入骨内，血液供应丰富，骨折愈合快，如胫骨髁骨折、桡骨远端骨折等。而血供不良部位的骨折则愈合速度缓慢，甚至发生迟缓愈合、不愈合或缺血性骨坏死。如胫骨干中、下1/3骨折，由于胫骨干主要靠中、上1/3交界处后侧面进入髓腔内的滋养动脉自上而下来的血液供应，骨折后，滋养动脉断裂，远侧骨折段仅靠骨膜下小血管维持，血液供应明显减少，骨折愈合较慢。股骨头的血供主要来自关节囊和圆韧带的血管，股骨颈囊内骨折，股骨头血液供应几乎完全中断，容易发生缺血性坏死。腕舟骨的营养血管由掌侧结节处和背侧中央部进入，腕舟骨骨折后，因近段的血供较差，愈合往往较迟，甚至不愈合。

(4)软组织损伤程度：严重的软组织损伤，特别是开放性损伤，可直接损伤骨折段附近的肌肉、血管和骨膜，破坏从其而来的血液供应，影响骨折的愈合。

(5)软组织嵌入：若有肌肉、肌腱等组织嵌入两骨折端之间，不仅影响骨折的复位，而且阻碍两骨折端的对合及接触，致使两折端的骨痂不能“会师”，导致骨折难以愈合，甚至不愈合。

(6)感染：开放性骨折，局部感染可引起的局部炎症性充血、水肿、组织破坏、脓性分泌物积聚，而不利于骨折的愈合。如感染不能有效控制，还可引起化脓性骨髓炎，出现软组织坏死和死骨形成，严重影响骨折愈合。

3. 治疗方法的影响

(1)反复多次的手法复位：反复多次粗暴的手法复位可损伤骨膜及周围软组织，并使尖锐的骨端变钝，使骨折端接触不稳，不利于骨折愈合，应给予避免。手法复位的优点是能较好地保持骨折部位的血供，手法应轻柔，争取一次完成，但有时较难达到解剖复位，但不能因追求解剖复位而反复多次进行手法整复。凡已达到功能复位标准者，则不宜再行复位，否则多次对局部及周围组织的损伤易引起骨折的迟缓愈合或不愈合。

(2)手术的影响：开放性骨折清创时，碎骨片摘除过多，造成骨质缺损，可影响骨折愈合。切开复位时，软组织和骨膜广泛剥离，破坏骨折段血供以及影响骨膜内骨化，可能导致骨折延迟愈合或不愈合，故手术应在严格遵守手术指征情况下应用，并尽可能少地干扰和破坏局部血液供应。

(3)牵引过度：骨折行持续骨牵引治疗时，牵引力过大，可造成骨折段分离，导致骨折延迟愈合或不愈合。手法复位时过度牵引会令骨折断端分离，骨折端存留间隙，亦可明显影响骨折的愈合时间，引起骨折的迟缓愈合或不愈合。

(4)骨折的固定：固定在骨折愈合过程中起着重要的作用，有效固定是保证骨折断端正常修复的前提。小夹板固定治疗骨折可以控制不利于骨折愈合的活动，使伤肢在稳妥固定下进行功能活动，产生骨折端间断纵向适宜的挤压力，该压应力可使骨产生压应力的不断刺激，使骨修复潜能进一步激发，效应叠加，加速骨的愈合。但如果骨折固定不牢固、固定范围不够或固定时间过短，骨折的愈合过程存在不稳定因素的干扰，使骨折周围的再生毛细血管易被撕裂，外骨痂缺乏早期稳定作用，骨折处因受到剪切力和旋转力的影响，不利于骨痂的生长，或破坏愈合中的骨痂，而影响骨折的愈合。

(5)不恰当的功能锻炼：过早和不合理的活动，特别是不利于骨折愈合的功能锻炼，可能妨碍骨折部位的固定，影响骨折愈合。若过早地进行以下的活动：如前臂双骨折的旋转前臂动作、外展型肱骨外科颈骨折的肩外展动作、内收型肱骨外科颈骨折的肩内收动作、伸直肱骨骨折的伸肘动作、科雷斯(Colles)骨折的背伸动作、史密斯(Smith)骨折的腕屈动作等，都不利于骨折愈合，有可能使刚形成的纤维骨痂撕断，而造成骨折迟缓愈合或不愈合。但适时正确而恰当的功能锻炼，可以促进肢体血液循环，消除肿胀；促进血肿吸收和骨痂生长；防止肌萎缩、骨质疏松和关节僵硬，有利于关节功能恢复。

六、治疗原则

整复、固定、功能锻炼和内外用药是治疗骨折的4个基本方法。应贯彻动静结合、筋骨并重、内外兼治、医患合作的治疗原则。复位手法轻柔、避免暴力、重视骨骼与软组织的关系，以筋带骨，将移位的骨折段恢复正常或接近正常的解剖位置，重建骨骼的支架作用。骨折复位后，采用适宜的固定方法，将骨折维持于复位后的位置，待其坚固愈合。

在不影响固定的前提下，尽快恢复患肢肌肉、肌腱、韧带、关节囊等软组织的舒缩活动，防止发生肌肉萎缩、骨质疏松、肌腱挛缩、关节僵硬等并发症。还应遵循中医学辨证施治的原则，给予适当的药物治疗。特别是要辨证处理好骨折治疗中的复位、固定、练功、内外用药的关系，尽可能做到骨折复位不增加局部组织损伤，固定骨折而不妨碍有利于骨折愈合的肢体活动，以促进全身气血运行，增加新陈代谢，促进骨折的愈合，使受伤肢体最大限度地恢复功能。

七、整 复

骨骼是人体的支架。它以关节为枢纽，通过肌肉收缩完成各项活动。骨折发生后，使肢体丧失了活动功能，故骨折复位是治疗骨折的首要步骤，使移位的骨折端恢复正常或接近正常的解剖位置。复位的方法有闭合复位和切开复位。闭合复位又可分为手法复位和持续牵引复位，持续牵引既有复位作用，又有固定作用。手法整复时要轻、柔、稳、准，禁止粗暴反复手法整复，并应争取尽早进行复位。对于不稳定骨折，可配合牵引治疗。对不适合用闭合方法整复的骨折或手法复位失败的患者，可采用切开复位内固定治疗。

(一)手法复位

1. 复位标准　对每一个骨折，都应争取达到解剖或接近解剖对位。对某些骨折，虽未能完全恢复到解剖位置，应根据病人的年龄、职业特点及骨折部位的不同，必须达到功能对位。所谓功能对位，即指骨折在整复后，无重叠移位或仅有轻微的重叠移位，旋转、成角畸形基本得到矫正，肢体力线基本正常，长短大致相等。骨折愈合后，肢体功能可恢复到满意程度，不影响病人在工作和生活上的活动需要。对小儿的骨折，因小儿正处在生长发育的过程中，有很大的再生能力和塑造能力，所以只要旋转、成角畸形得到矫正，即使有轻度重叠和侧方移位，在生长发育的过程中可以自行矫正。老年患者，虽骨折对位稍差，肢体轻微畸形，但只要关节活动功能无明显障碍或轻度障碍，生活仍可自理，疗效还是满意的，不必强求达到解剖学的复位。骨折的复位标准主要包括以下内容。

(1)解剖复位：骨折通过复位，骨折的移位和畸形得到完全矫正，恢复了正常的解剖关系，即骨折对位对线完全良好。

(2)功能复位：经复位后，两骨折段虽未恢复正常解剖关系，但骨折愈合后对肢体功能无明显影响。功能复位的标准如下。①对线标准：骨折部位的旋转移位、分离移位必须完全矫正。下肢骨折轻微向前或向后成角，与关节活动方向一致，日后在骨痂改造期内可自行矫正。向侧方成角移位，与关节活动方向垂直，日后不能矫正，必须完全复位，否则关节内、外侧负重不平衡，易引起创伤性关节炎。上肢骨折要求，肱骨干稍有畸形，对功能影响不大；前臂双骨折则要求对位、对线均好，否则影响前臂旋转功能。②长度标准：缩短移位在成年人下肢骨折不超过 1cm；儿童若无骨骺损伤，下肢缩短在 2cm 以内，在生长发育过程中可自行矫正。③对位标准：长骨干骨折，骨折端对位至少达 1/3 以上，干骺端骨折至少应对位 3/4。

2. 复位前的准备　手法复位前应对患者全身和局部情况做充分地了解和详细检查，结合病史、受伤机制、X 线片检查以及全身情况做出明确诊断，把握好手法的时机。原则上手法复位在全身及局部情况允许的情况下应及早施行。复位前应仔细读 X 线片，了解骨折的部位、类型、移位的方向，制订手法复位方法、步骤，做好外固定器具的选用及准备等。

可选择必要的麻醉减轻病人的痛苦。是否需要麻醉可根据骨折的部位、伤后时间、整复的难易度、伤员对疼痛的耐受来综合考虑。一般新鲜骨折，容易手法复位的，如桡骨下端骨折、尺桡骨青枝骨折、儿童肱骨髁上骨折等，可不用麻醉。如为复位较困难、需要的时间较长的骨折，如肱骨外科颈骨折合并肩关节脱位、陈旧性骨折畸形愈合等，则需要麻醉配合手法复位。一般可采用局部浸润麻醉、神经阻滞麻醉、硬膜外腔麻醉或全身麻醉等。

3. 复位方法

(1)拔伸法：沿肢体的纵轴，用对抗的拔伸力来克服肌肉的收缩力，把重叠缩短或成角的骨折断端恢复原有的长度和骨干的轴线的手法，称为拔伸法。拔伸法主要用于纠正骨折端的成角、重叠、嵌插移位。

手法要领：在进行拔伸手法时，一名助手固定骨折的近段，另一名助手或医者固定骨折的远段。拔伸的方向，先顺势从肢体原来畸形位置的方向用力，把刺入软组织内的骨折断端拔伸出来，然后再按照整复的要求、骨折段移位的方向和复位时所运用的手法等进行拔伸(图 5-2)。

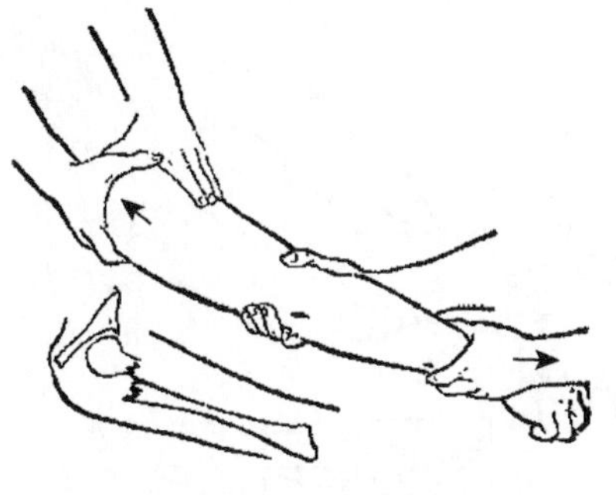

图 5-2 拔伸法

拔伸的用力大小,视年龄、性别、患肢肌肉的丰厚、张力的大小、骨折重叠与嵌插的程度而定。如对小儿、老人和女性伤员,用力就不宜太大。青壮年的男性伤员,肌肉虽然发达,但对不同部位的骨折,有不同的用力。如对股骨干骨折,牵引力就需加大;对肱骨干骨折,虽然肌肉也较丰厚,但肌张力较小,若牵引力太大,可能导致骨折端分离。在进行拔伸牵引时,用力要恰当,轻重要适宜,切忌使用暴力,避免骨折端分离。

(2)提按法:把下移(后移)的骨折段向上升提,上移(前移)的骨折段同时按向下降的手法,称为提按法。这是针对骨折端上下、前后移位的复位手法。以达到"突者复平,陷者复起"的目的。

手法要领:此法的操作手法有以下三种:①用拇指或掌贴准骨折部向前移位的骨折断端,做稳柔而有力的下按;同时又把余指或另一手掌抱准向后移位的骨折断端,用力向上提升,以达到复位(图 5-3A)。②用示、中指和环指从伤部的肌肤压向骨端扣稳,又用拇指扣紧对侧,把下移位的骨端向上或向外上提升,另一只手的示、中指和环指按压另一骨端作对抗的提升力,进行复位(图 5-3B)。③用布带、竹棒、木棒或医者用前臂伸入后移骨端的底部,把下陷的骨端向上提,另一只手或助手按压前移的骨端,使之复位(图 5-3C)。用此法时,要注意防止损伤血管、神经。

(3)端挤法:对骨折侧方移位或成角移位进行复位的手法,称为端挤法。此法用于骨折的侧方移位,即内外移位或单纯的内外成角畸形。

手法要领:整复骨折内外侧移位时,助手固定骨折远近端,医者以一只手固定骨折近端,另一只手握住骨折远端,用四指向医者方向用力谓之端,用拇指反向用力谓之推挤,用掌或拇指把骨折端或成角的顶部向凹侧或向移位的反方向推,使之复位(图 5-4A、图 5-4B)。或由助手固定伤肢的近段,医者拿稳远段,把远段的折端向成角的凸侧或错位侧牵拉,然后把近段向相反的方向推送。要求实施手法时用力要适当,方向要正确,医者手指与患者皮肤紧密接触,避免在皮肤上来回摩擦而引起损伤。

(4)屈伸法:把骨折部邻近的关节进行屈曲、伸直或做内收、外展,以助复位或有利于骨折端稳定的手法,称为屈伸法。此法用于关节内骨折或邻近关节骨折多方位移位的整复。

手法要领:屈伸法的操作方法有以下三种。①当使用手法进行复位时,助手配合医者把关节屈曲或伸直,使移位的骨折端顺势复位。复位后如能采用适当屈曲,调整肌张力,在相对的平衡下持续拔伸,可使骨折对位更为满意。②当关节内骨折,尤其是碎骨片游离或翻转移位时,在适当的牵引下,使关节内收或外展,以扩大一侧的关节间隙,在推按或旋翻等手法协同下,将骨折片重新翻转过来使之复位。③复位后把关节屈曲或伸直,观察骨折整复后的稳定程度,然后将关节固定在适当的角度上,以有利于骨折的稳定并维持在良好的位置上(图 5-5)。

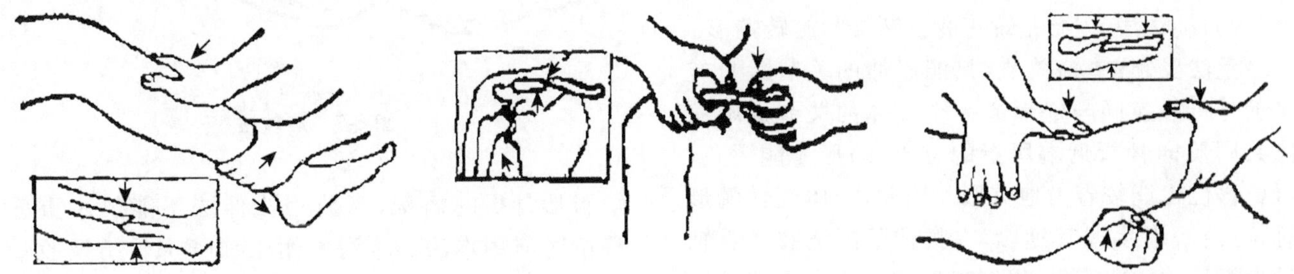

A　B　C

图 5-3 提按法

A. 用掌做提按;B. 用指做提按;C. 用前臂做提按

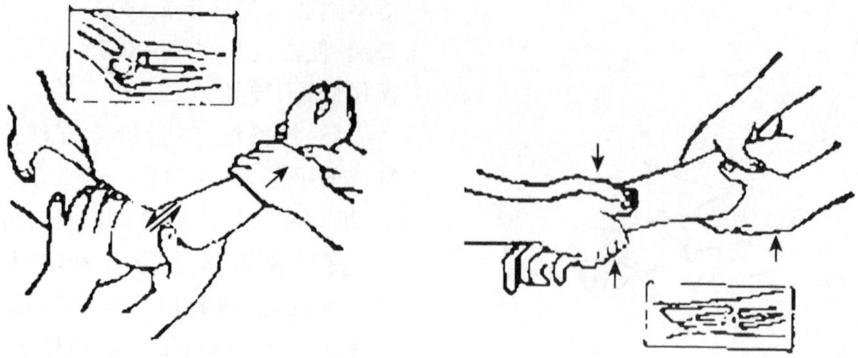

图 5-4　端挤法

A. 肱骨髁上骨折的端挤;B. 前臂的端挤

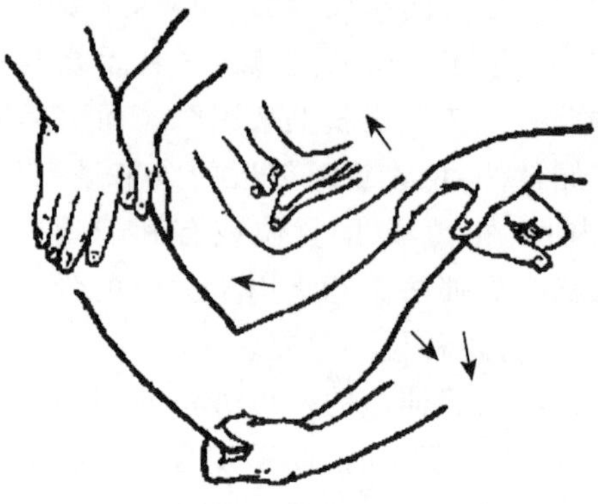

图 5-5　屈伸法

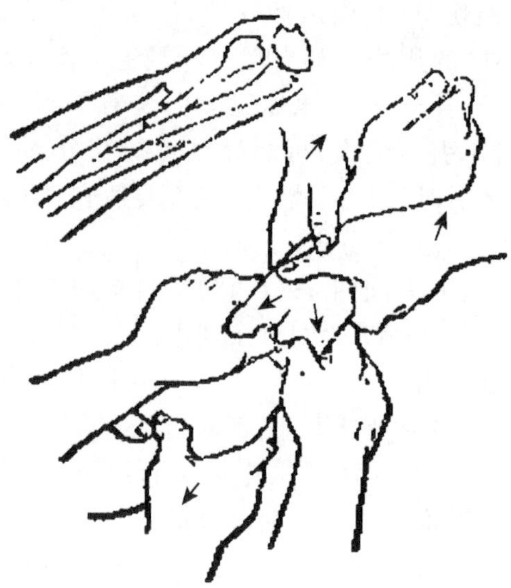

图 5-6　分骨法

(5)分骨法:扣挤两骨间隙,使互相靠拢的骨折端分开的手法,称为分骨法。用于骨并列的部位发生骨折,造成骨间膜或骨间肌的收缩,而致两骨互相靠拢移位的骨折,需用此法整复。如尺桡骨折、胫腓骨折、掌骨骨折和跖骨骨折等。

手法要领:在复位时,用两手的拇指和示、中、环三指,在骨折的掌、背侧两骨之间用力分骨,使靠拢的骨折端分开,以纠正骨折端的移位(图 5-6)。

(6)旋转法:主要是矫正骨折断端的旋转畸形。

手法要领:单轴关节(只能屈伸的关节),只有将远骨折段连同与之形成一个整体的关节远端肢体共同旋向骨折近端所指的方向,畸形才能矫正,重叠移位也能较省力地克服。因此,肢体旋转畸形时,可由医者手握其远段,在拔伸下围绕肢体纵轴沿骨折移位方向旋转,以恢复肢体的正常生理轴线(图 5-7)。

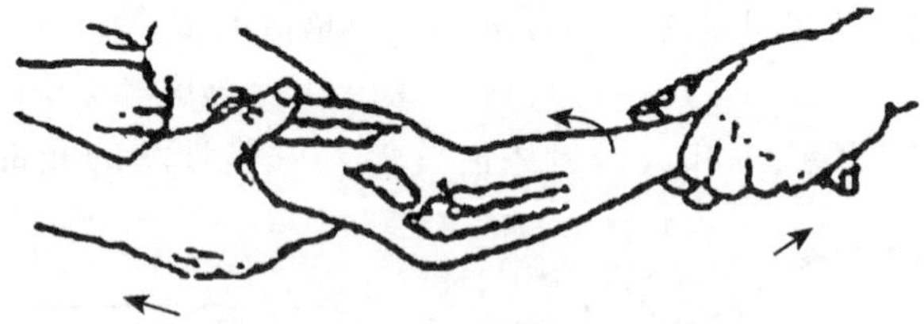

图 5-7　旋转法

(7)折顶法:加大骨折部成角的位置的同时进行拔伸,在骨折两端接触后用骤然反折法使骨折复位的方法,称为折顶法。折顶法多用于横形与短斜形骨折的病例,当使用拔伸法不能解决重叠移位时需用本法。本法常用于前臂部骨折及股骨骨折。

手法要领:操作时,医者的两拇指压于骨折突出的骨端,余四指抱稳下陷的骨折端,嘱咐助手在拔伸下,继续将骨折部扩大成角,应尽量使伤肢的肌肉松弛,如有侧方移位可用端挤法配合复位，然后，医者依靠拇指感觉到骨折远近端互相接触后，在助手的配合下，把远段骤然反折，同时医者环抱于骨折下陷端的四指将骨折端用力向上提起，拇指将突出端继续向下压，从而使骨折复位(图 5-8)。此法容易使软组织损伤，故在手法时应十分慎重，同时在手法过程中要摸触准确，注意骨峰部位血管、神经的行经走向，避免损伤血管及神经。

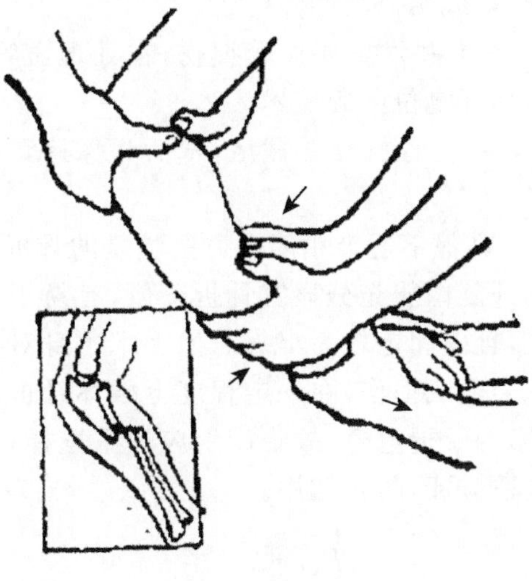

图 5-8 折顶法

(8)触碰法：沿伤肢纵轴对向用力，使两骨折面紧密对合，矫正骨折端纵向分离移位的手法，称为触碰法。常用于骨干骨折和干骺端骨松质与骨密质交界处的骨折，如肱骨中段骨折、肱骨外科颈骨折、股骨颈骨折等。有时亦用此法作一般骨干骨折复位后的检查手法。

手法要领：操作时，由两名助手分别固定骨折的远、近段，使伤肢保持正常的轴线，术者用手固定骨折端。这时嘱咐远段助手沿伤肢纵轴用力，做短促、阵发、反复的碰撞，使骨折面能紧密吻合(图 5-9)。此法用于干骺端骨松质与骨密质交界处的骨折，如用于肱骨外科颈骨折、股骨颈骨折等时，可轻轻叩击骨折段的远端，使骨折部紧密嵌插。如用于骨干骨折复位后的检查，要用轻柔而缓慢的冲力，术者指下可感觉到骨折端接触是否稳定。

(9)回旋法：把背向移位的斜形骨折按原来骨折移位方向逆向回转，使断端相对的手法，称为回旋法。此法常用于骨折面背靠背移位的骨折，也用于关节内骨折有游离骨折片翻转移位的伤员，以达到旋正骨折段和回翻碎片的目的。

手法要领：施行回旋手法前，术者必须根据受

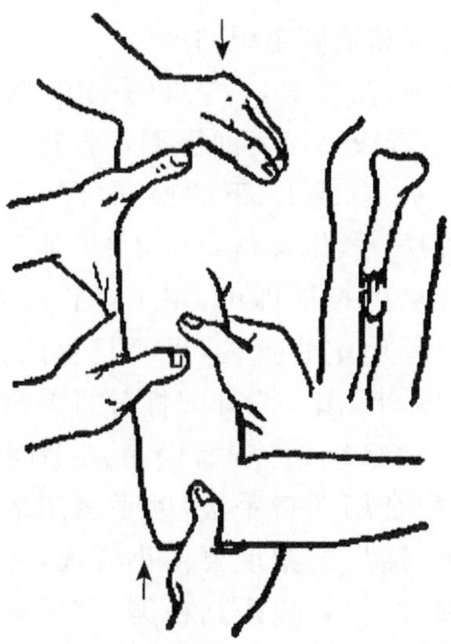

图 5-9 触碰法

伤机制和参照 X 线片，结合临床检查，辨认清楚骨折移位的路径。复位时，助手拿稳骨折远近段，医者一只手握住骨折近段，另一只手的拇、示、中、环等四指握骨折远段沿着与骨折移位的径路相反的方向逆向还原回绕，待骨折断端背靠背转为面对面时，再用触碰等手法整复(图 5-10)。在进行回绕手法的过程中，两骨折段应相互紧贴，如遇有阻力时，可能是受到软组织的阻挡，应调整方向，或由助手用近骨折段以相反的方向旋转来解除阻挡，但要注意避免损伤血管、神经等软组织。此法如用于关节内骨折有游离骨折片翻转移位时，术者用拇指压迫骨折片的一侧，使它与近段的骨折面接触作为支点，然后用示指固定，再用拇指把骨折片的对侧翻转过来。常配合屈伸等手法协同进行。

(10)摇摆法：对骨折的远段进行连续性的摇摆，以松解骨折端的嵌插、纠正残余移位的手法，称

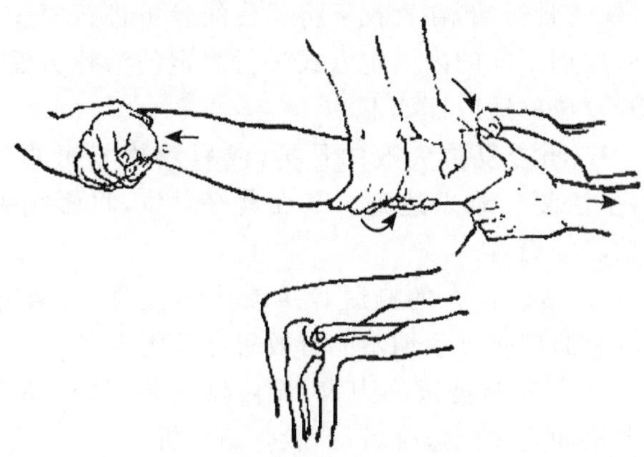

图 5-10 回旋法

为摇摆法。用于纠正残余移位及陈旧性骨折畸形愈合折断骨痂和松解组织粘连。

手法要领：操作时，一名助手固定骨折的近段以作固定，医者或另一名助手握住骨折远段按不同的目的进行左、右或上、下的摇摆(图 5-11)。此法用于解脱新鲜骨折断端嵌插时，在拔伸下进行柔和的转动和轻度的摇摆即可；用于矫正残余移位时，医者以一只手固定骨折端，另一只手用力要轻柔，摇摆的角度要小；用于为陈旧性骨折畸形愈合折断骨痂和松解软组织粘连时，医者用手固定好骨折处，可同时配合用端挤手法，助手运用的拔伸力量应从轻到重，摇摆的幅度要由小到大，直至骨折部的骨痂折断、组织粘连得到松解、有明显的异常活动和骨擦音时为止。

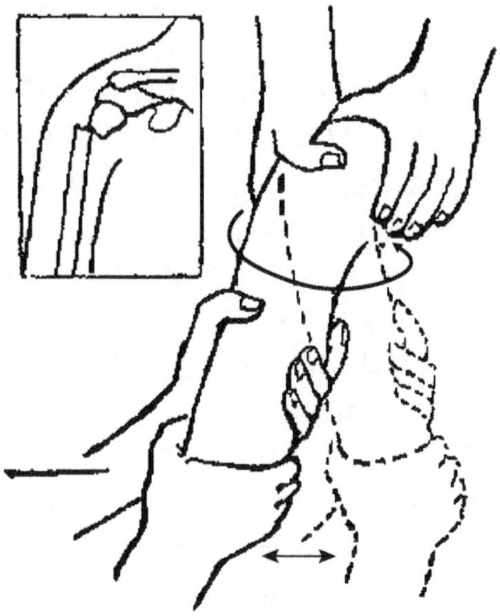

图 5-11　摇摆法

(二)切开复位

切开复位是采用手术方法，切开骨折部的软组织，暴露骨折端，在直视下将移位的骨折进行复位，然后选用不同的内固定方式进行固定的治疗方法。切开复位的适应证如下。

1. 闭合复位失败的骨折，或累及关节面的骨折，手法复位难以达到关节面良好对位，将影响关节功能的患者。

2. 移位较大的撕脱骨折或分离性骨折，骨折一端有肌肉强烈收缩不能有效对合及固定者。

3. 骨折端剪式伤力大，血液供应差，骨断端需要严格固定才能愈合者，如股骨颈骨折。

4. 骨折断端间有软组织如肌肉、肌腱、神经等嵌入，手法复位失败者。

5. 多段骨折、不稳定性骨折，手法复位或固定困难者。

6. 开放性骨折合并血管神经损伤或多处骨折且骨折不稳定者，为了便于护理及治疗，防止发生并发症，可选择适当的部位施行切开复位内固定术。

7. 有阻碍骨生长发育倾向的移位性骨骺损伤。

8. 骨折不连接或发生畸形愈合，陈旧性骨折畸形愈合，造成明显功能障碍者。

9. 骨折并发重要血管损伤，在处理血管时，宜同时做切开复位内固定术。

10. 脊柱骨折合并截瘫，术后为保持脊柱的稳定性者。

11. 其他不适合用闭合方法整复的骨折。

切开复位能充分显露骨折部位，有易于达到解剖复位，且内固定较为牢靠。但手术本身对骨折周围组织会造成损伤，在一定程度上破坏骨折端血液供应、影响骨折愈合，故临床上应慎重选择，必须严格掌握适应证，防止滥用。

八、固　定

合适有效的固定，是骨折治疗的关键环节之一，它可维持骨折复位后的对位对线，又可以防止不利于骨折愈合的剪力、旋转力和成角的活动。常用的固定方法有两类，即外固定和内固定。骨折复位后，用于伤肢外部固定的为外固定，有小夹板、石膏绷带、持续牵引等。骨折复位后，用于伤肢内部的固定为内固定，有螺丝钉、钢板、三刃钉、髓内针等。内固定后，常需借助外固定做短期或长期的协助固定，使骨折的固定更为有效。

(一)外固定

1. *夹板固定*　夹板固定是中医治疗骨折的固定方法，有悠久的历史。夹板外固定是从肢体的生理功能出发，根据骨折愈合的生理，通过夹板对骨折部位的约束力，固定压垫对骨折断端防止或矫正成角畸形和侧方移位的效应力，充分利用肢体肌肉收缩活动时所产生的有利于骨折愈合的内在动力，有效限制不利于骨折愈合的剪力、旋转力和成角的内在及外在的作用力，使肢体内部动力因骨折所致的不平衡重新趋向于平衡。同时，通过夹板及压垫力防止骨折端的移位倾向，并逐渐矫正骨折的残余移位。

(1)固定形式：①不超关节小夹板外固定，适用于一般四肢骨干骨折，如肱骨干中 1/3 骨折、胫腓骨中1/3骨折。②超关节小夹板外固定，对发生在关节内或邻近关节部位的骨折，为了控制关节的活动，需要做超关节外固定。这种固定方法适用于关节内骨折或邻近关节的干骺端骨折，如肱骨外科颈骨折、肱骨髁上骨折、肱骨内外上髁骨折、踝关节骨折等。③小夹板固定加持续牵引（皮肤牵引或骨骼牵引），适用于股骨颈或粗隆部骨折、股骨干骨折、不稳定的胫腓骨折、肱骨髁间骨折和踝关节骨折等。④小竹片或木板、铝片固定，适用于掌指骨及跖趾骨骨折。

此外，对于骨盆骨折，可用帆布兜悬吊固定。

(2)固定材料：夹板是常用的治疗骨折的外固定材料。用厚3～5mm的柳木板、松木板或杉树皮等制成适合于不同肢体部位的夹板，加以衬垫使用。使用时用纱布带捆扎于肢体上，加用适当的固定垫，做骨折外固定。夹板外固定的优点是取材方便、简便易行、透气好、韧性好、可塑形性能好，便于伤肢早期功能锻炼。

(3)固定垫：固定垫又称压垫，是夹板固定中的重要组成部分，其作用主要是维持骨折断端在整复后的良好位置，防止或矫正成角畸形和侧方移位，但不能依赖固定垫通过对骨折段的挤压作用来代替手法复位，否则易引起压迫性溃疡或肌肉缺血性坏死等不良后果。固定垫应选用质地柔韧的纸或棉垫折叠而成，并能维持一定形状，又有一定的支持力，能吸水，可散热，对皮肤无刺激作用。固定垫的大小、厚度及硬度等均可影响它对软组织产生的作用力，厚而太小、坚硬的固定垫，容易引起压迫性溃疡，并使夹板与肢体不能紧贴而固定不稳；薄而大的、柔软的固定垫，又因作用力过小，不能有效地发挥其作用。

固定垫通常有以下9种形状：①平垫，适用于肢体平坦的部位，多用于骨干部位。②塔形垫，常用于关节凹陷处如肘、踝关节。③梯形垫，适用于肢体斜坡处，如肘后部、踝部。④高低垫，适用于锁骨或复位后固定不稳的桡、尺骨骨折。⑤抱骨垫，呈半月状，用于髌骨骨折。现用绒毡剪成，比纸垫柔软。⑥葫芦垫，适用于桡骨头脱位时。⑦横垫，用于桡骨下端骨折。⑧合骨垫，用于下桡尺关节分离时。⑨分骨垫，用于前臂桡尺骨骨折，掌、跖骨骨折。

(4)固定方法：骨折经过整复后，由助手擒拿扶正伤肢的远、近段，使骨折端能稳定在整复后的位置上，且保持肢体的正常轴线。在包扎前，术者根据骨折各个不同时期的需要，使用适当的外敷药（外敷药要厚薄均匀），并将之用绷带包裹在伤处，然后将准备好的棉压垫放置在适当的部位上（或用胶布粘贴在小夹板相应的位置上），依次放好小夹板（小夹板由助手扶正固定），进行缚扎。

小夹板固定的缚扎方法，一般采用以下三种：①叠瓦式绷带缚扎法；②超关节“8”字交叉缚扎法；③橡胶约束带缚扎法（裤带式缚扎法）。

(5)固定注意事项

①小夹板固定后要抬高伤肢，以利肿胀的消退。如为上肢骨折，用布带悬吊于胸前或用活动支架抬高；下肢骨折可用枕头垫高或置于牵引架上。

②密切观察伤肢血液循环的情况，特别在整复后的1～3天，更应注意伤肢的肿胀、疼痛是否进行性加剧，肢体远端动脉搏动的强弱（上肢骨折触摸桡动脉，下肢骨折触摸足背动脉），皮肤的温度、颜色、感觉变化和肢体活动功能等。如伤肢肿胀、疼痛加重，皮肤变凉，颜色变紫，感觉麻木或消失，动脉搏动减弱甚至触摸不到，肢体活动功能障碍等症状，这提示血液循环有障碍，必须立即调整夹板松紧度，及时进行对症处理，以免发生缺血性坏死等并发症。

③经常注意绷带的松紧度及棉压垫放置是否适当。一般在骨折早期，夹板内压力有上升趋势，2周后随着肿胀的消退，夹板内压力日渐下降，布带会变松。根据临床实践和对杉树皮小夹板的动力学原理测定，证实包扎后小夹板的两端能在左右或前后方移动0.5～1cm为最合适。若捆扎过松，棉压垫和小夹板就会逐渐移位，起不到固定的作用；若捆扎过紧，轻者引起肢体肿胀，或在放置棉压垫处发生压迫性溃疡，重者阻碍血液循环，造成肢体缺血坏死。

④捆扎绷带时的操作不要粗暴，用力要均匀，以免引起骨折端再移位或使整个小夹板外固定装置移位，而影响骨折端的稳定。

⑤搬运病人时，要注意防止因肢体重力而致骨折重新移位。

⑥每周必须检查骨折端的对位情况，一般在复位后2周可做X线照片复查。对不稳定性骨折在复位后的1周内可做X线透视或照片检查，以了解骨折是否再发生移位。

2. *石膏固定*　石膏固定是治疗骨折的另一种固定方法，石膏固定有随固定部位的长短、粗细及不同体形任意塑形，固定坚强，搬运便利等优点，适合于手术后固定和各种骨折的固定，如脊椎不稳定骨折、某些骨盆骨折、战伤骨折、急救运输的临时措施等，亦有其应用价值。其缺点是固定范围需包括骨折处的上、下关节，不利于功能锻炼，固定时间长时，易出现关节粘连、肌肉萎缩、骨质疏松等。

(1)石膏固定的形式：石膏固定的常用形式有前臂石膏托或管型、全臂石膏托或管型、短腿石膏托或管型、长腿石膏托或管型、石膏颈领、石膏背心、肩人字石膏、髋人字石膏等。

(2)石膏固定的方法：包扎前皮肤宜清洁，无感染病灶。为了保护骨突出部的皮肤和其他软组织不受压伤，以衬垫越少越好，否则易影响固定质量。但为防止皮肤受挤压破损，在骨突出部应放置衬垫或棉花少许，其他部位用厚棉纸包裹一、二层或穿一层袜套即可。将石膏绷带浸泡在40℃左右的温水中，待气泡出尽，取出挤去多余水分，即可使用。绑扎时应将石膏绷带贴住肢体表面滚动，不要过松或过紧，过紧可造成压迫性皮肤溃疡及缺血性肌挛缩、神经麻痹或肢体坏死；过松则起不到应有的固定作用，并同时用手抚摸塑形，应避免石膏绷带间留有空隙或有高低不平的皱褶。肢体或关节必须固定在功能位或所需要的特殊位置。四肢石膏固定应将指、趾远端露出，以便观察指、趾血供、知觉和活动情况。石膏绑扎结束时，需将两端回折，把内垫(袜套或棉纸)翻贴在石膏外，并将石膏表面磨光，最后注明骨折名称、伤口位置、固定日期和去石膏日期。

(3)石膏固定的注意事项：抬高患肢，用髋人字形石膏固定时，可将床脚抬高，注意患肢血供，经常观察指、趾皮肤的颜色、温度和感觉，并与健侧比较，以免神经受压或血供障碍。如在石膏固定后发现有过紧现象，血流受阻，指、趾发绀、苍白、温度降低、肿胀剧烈、疼痛难忍者，应及时将石膏沿肢体纵轴剪开，解除压迫。如患者在固定前肿胀已甚剧烈，则固定1周左右须注意更换石膏。搬运时注意不使石膏折断，否则应及时处理，注意观察石膏上下缘是否刺激皮肤，应及时给予适当修整。

3. *持续牵引固定*　牵引是骨科常用的治疗技术，其原理是应用持续性的作用力与反作用力，来对抗软组织的紧张力与回缩力，防止骨折再发生成角、旋转和缩短等移位，达到固定的目的。牵引应用于某些骨折、脱位做术前复位准备，是为了使手术能顺利地进行。但任何牵引方法，主要矫正骨折重叠移位，而不能完全纠正骨折侧方移位或成角畸形，因此，必须在手法复位的同时使用夹板和固定垫，矫正侧方移位和成角畸形。对新鲜闭合性股骨干骨折可先行手法复位、夹板固定，再做持续牵引。股骨、胫骨开放性骨折于清创术后，用持续骨牵引有利于观察创口和换药，便于练功活动。持续牵引的缺点是不能及早离床活动。应用持续牵引时，必须注意患者的年龄、性别，骨折的部位及类型，肌肉发达的程度和软组织损伤的情况，随时调整牵引的重量。如牵引重量太大，可引起过度牵引，使骨折端发生分离移位；牵引力太小，则不能达到复位和固定的目的。持续牵引有皮肤牵引、骨牵引和布托牵引等。

(1)皮肤牵引：皮肤牵引是将胶布贴在伤肢的皮肤上，并在伤肢的远端加上牵引锤进行牵引，使皮肤上的胶布向伤肢的远端产生牵引力，间接牵开紧张的肌肉、骨折重叠移位和关节脱位。其优点是对肢体的损伤小，痛苦小，无引起针道感染或骨感染的风险。但皮肤牵引的牵引力较小，对成年人严重的重叠移位不能达到矫正的力量。一般用于对抗肌肉的紧张度，或对骨折、脱位起到维持整复后的位置的作用。常用于10岁以下的儿童及老年人肌肉力量较弱，骨折无明显移位或移位较轻者。一般认为，皮肤牵引承受的牵引重量，最多不超过5kg，如超过则胶布会滑脱，起不到牵引的作用。临床应用上，采取加小夹板局部外固定的方法，由于绷带、棉压垫和小夹板对伤肢所产生的压力，增加了胶布对皮肤的粘贴度，从而产生了较大的摩擦力，故能承受牵引的重量可适当增加。

①适应证：a. 儿童的股骨干骨折；b. 老年人下肢不稳定性骨折，如股骨粗隆间骨折、股骨干斜形、螺旋形或粉碎性骨折；c. 不稳定的锁骨骨折、肱骨外科颈骨折、肱骨髁上骨折、肩胛盂或肩胛颈骨折；d. 稳定性骨折已做小夹板固定术，但仍需持续牵引，以保持肢体正常轴线和增强外固定作用者；e. 股骨颈骨折、先天性或陈旧性髋关节脱位，需在术前通过牵引以期达到消除肌肉挛缩或恢复肢体长度者。

②禁忌证：对于皮肤有擦伤、裂伤和皮炎的伤员，静脉曲张、血管硬化及因血管病引起的慢性皮肤溃疡的伤员，骨折严重移位、重叠较多需要重力牵引方能矫正畸形的伤员，均不宜用皮肤牵引术。

③所用器材：宽长胶布一条，其长度和宽度依骨折部位及伤肢直径而定；支架1个(托马斯架或布朗架)，枕头1～2个、牵引绳1条，滑轮1个，小

正方板(8cm×8cm,中间钻一小孔)1块及重锤或沙袋(重量根据需要而定)等。

④方法:行皮肤牵引前,将局部皮肤剃毛,清洗后再用95%乙醇脱脂,并在预定行皮肤牵引处涂上安息香酸酊,以增加胶布对皮肤的黏着性,预防皮肤发生水疱。在关节附近的骨突处,覆盖一层纱布,然后取宽5～8cm(小儿适当缩短)长度适当的胶布(相当于骨折部至下肢体长度的2倍),贴于肢体的内外侧,继用绷带进行均匀的加压包扎。在距离肢体末端3～4cm处胶布内面撑上小正方形木板,将牵引绳穿入小正方木板的中心孔,牵引绳的方向要与伤肢轴线一致。最后将伤肢放在枕头上或牵引支架上,加上适量的负重进行牵引。皮肤牵引一般可维持3～4周,如胶布失去效力,可更换胶布继续牵引。

⑤注意事项:在皮肤牵引的治疗期间,若发现贴胶布处的皮肤有张力性水疱或皮炎,或有牵拉性神经损伤(如腓总神经、尺神经等)时,应终止皮肤牵引,并及时对并发症做相应的处理。

(2)骨骼牵引:骨骼牵引术是将钢针横穿过骨骼,通过重锤的牵引力直接作用于骨骼,使肌肉的紧张度得到缓解,骨折重叠移位或关节脱位所造成的畸形也能迅速得以矫正。对牵引力的大小,要根据不同骨折部位,是新鲜性还是陈旧性骨折,是闭合性还是开放性骨折而定。在进行骨骼牵引的同时,配合小夹板固定,既能确保骨折断端的稳定对位,又能使伤员进行早期的功能锻炼,从而起着防止肌肉萎缩和粘连强直,促进骨折愈合和肢体功能的恢复。

术者必须严格掌握外科无菌操作技术,同时,穿针部位也要准确,否则牵引针可误入关节腔或刺伤邻近的血管、神经。对儿童伤员如用本法时,穿针的部位应稍远离关节,避开骨骺线,以免损伤骨骺端,影响肢体的正常生长发育。

①适应证:成人肌力强大的不稳定骨折,颈椎骨折脱位者。

②所用器材:a. 局部麻醉和手术切开用具。b. 穿针用具,如电钻、手摇钻、钉锤。c. 牵引针和牵引弓,骨圆针和克氏针。前者多用于下肢,后者用于上肢,如掌骨、鹰嘴突、股骨下端或胫骨上端。牵引时,应用特制的牵引弓将针的两端拉紧,增加其紧张力,以承担牵引的重量。骨圆针适用于骨质疏松的部位,如跟骨以骨圆针为宜,克氏针适用于骨质较致密的部位,如尺骨鹰嘴处。d. 手术布巾钳和颅骨牵引钳。

③常用牵引部位:多在肢体骨骼的一端骨质坚强部位进针,穿针部位应防止牵引针进入关节腔,注意切勿损伤血管神经,对于小儿勿损伤骨骺。

尺骨鹰嘴牵引:适用于不稳定的肱骨髁上骨折和严重移位的肱骨髁间骨折。在鹰嘴尖端向远侧1.5横指,与距尺骨嵴1cm画线交点处,由内向外进针,注意防止进针时损伤尺神经。开始牵引重量2～3kg,维持重量1～2kg。

股骨下端牵引:常用于股骨骨折、骨盆骨折及骶髂关节脱位。在髌骨上缘2cm或内收肌结节上2横指处,由内向外进针,注意防止进针时损伤股动脉。开始牵引重量7～8kg,维持重量3～5kg。

胫骨结节牵引:常用于股骨骨折、有移位的骨盆环骨折、膝关节内骨折或髋关节脱位等。在胫骨结节向后一横指处,由外向内进针,防止进针时损伤腓总神经。开始牵引重量7～8kg,维持重量2～5kg。

跟骨牵引:常用于小腿开放性骨折、胫骨不稳定性骨折、胫骨平台骨折,某些跟骨骨折有时也用这种牵引。在外踝顶点下2cm,再向后2cm垂直线的顶点处,或内踝顶点下3cm垂直线顶点处,由内向外进针,防止进针时损伤胫后动脉。开始牵引重量4～6kg,维持重量2～3kg。

颅骨牵引:常用于颈椎骨折脱位。在两外耳道连线与两眉弓外缘向顶部所画线交点处。开始牵引重量7～15kg,维持重量2～5kg。

④牵引方法:在行骨骼牵引术前,在所需牵引穿针点做好标记,然后常规备皮、消毒、铺巾,按不同部位的骨折用1%普鲁卡因(需做过敏试验)或利多卡因,分别在牵引针的入、出口处进行局部麻醉。为了预防牵引针的针口处的皮肤损伤,可由助手将该处的皮肤向上拉,由术者把牵引针套在电钻上,对准标记点穿针。当针头到达骨膜时,针头既要与骨干的纵轴垂直呈90°交角,也要与邻近关节面的横线保持平行,或按要求与关节面成一定角度穿针。然后,调整好针头的位置,使针头准确地穿过骨干。当针头钻过对侧的骨皮质时,助手也要将对侧皮肤向上拉,以手指压于皮肤而使之穿破皮肤。针头穿过对侧的皮肤后,退出骨钻,留下牵引针。然后用酒精纱布覆盖两侧的针口处,以防细菌感染。最后,放置牵引弓固定牵引针的两端,接着调节牵引弓后侧的螺丝将牵引针拉紧。牵引针的两端也要用胶塞小瓶保护,以防刺

伤肢体及刺破衣被。置伤肢于牵引支架上，按伤员的年龄、性别、体重、骨折部肌肉的强弱、骨折类型等，决定牵引的重量。牵引时间可维持 4～12 周，直至骨折愈合。

⑤注意事项：a. 注意检查牵引钳的螺帽是否拧紧，以免滑脱。b. 调整床位高低，注意牵引的方向和角度。c. 密切观察病人全身情况，加强护理，防止压疮发生。d. 应按骨折类型及整复方法而调整牵引的重量和方法。

(3)其他牵引：①头部吊带牵引，适用于颈椎骨折脱位移位不大者，如要更大力量牵引者，则以骨牵引为宜；②骨盆悬吊牵引，适用于移位不大的耻骨骨折、髂骨翼骨折块向外移位、耻骨联合处分离、严重的骶髂关节分离等。

4. 骨外固定器　骨外固定器是指在骨折近段与远段各经皮穿刺置钢针或螺钉，再用金属或塑料连杆与钢针固定夹把裸露在皮肤外的针端彼此连接起来，以固定骨折端的治疗方法，这种固定和治疗骨折的特殊的装置称为骨外固定器或外固定支架。外固定器的形式多样，常用的有单边式、双边式、半环式和全环式等。

骨外固定有以下的优点：能为骨折提供良好的固定而无须开放手术；便于处理伤口而不干扰骨折的复位固定；可根据需要对骨折端施加挤压力、牵伸力，固定后根据治疗的需要进行必要的调整，以矫正骨位的偏差；既可提供可靠的固定，又不限制关节的活动，有利于伤肢早期进行功能锻炼。此外，它无需再次手术摘除内固定物。但由于外固定器的钢针或螺钉部分暴露在皮肤外面，易引起针道感染、针道松动，甚至使外固定失效等是其缺点。操作时穿针的部位和方向必须根据局部解剖特点仔细考虑，以免损伤重要的血管神经。操作过程要严格无菌技术，以免发生感染，并须根据治疗要求，及时进行调节。

骨外固定术的适应证：①开放性骨折、伤口感染的骨折、骨折伴有严重的软组织损伤，需经常换药、植皮或检视伤口的骨折患者，对火器伤所致骨折的治疗护理更为方便；②严重创伤、复杂性骨折患者，如骨盆骨折、多发性骨折，需要多次运送的伤员；③手法复位后，其他固定方法难以稳定的骨折，如骨干的粉碎性骨折；④断肢再植术，或骨折伴有严重软组织损伤需做交腿皮瓣的患者。

(二)内固定

内固定是骨折治疗的重要固定手段，是在骨折复位后，采用内固定物直接将骨折段连接固定起来，以维持骨折复位的治疗方法。临床有两种置入方法：一种是切开复位后置入内固定物；另一种是手法复位或针拨复位后，在 X 线透视下，闭合将钢针穿入固定骨折端。

内固定具有固定牢靠，可以较好地维持骨折的解剖对位，特别在防止骨折端的剪式或旋转性活动方面比单纯外固定直接而有效，同时术后可以少用或不用外固定，或缩短外固定的范围和时间，并有方便肢体进行早期功能锻炼的优点。但切开复位内固定术也有其缺点，如把闭合的损伤变成开放的创口，有可能发生术后感染。同时，安置内固定需广泛剥离软组织和骨膜，影响骨折部的血液供应，可导致骨折延迟愈合或不愈合。手术中有可能损伤肌腱、神经、血管，术后又可能引起上述组织粘连。此外，内固定物对人体总是异物，临床上常出现在内固定物的周围发生骨质疏松或骨质吸收，导致内固定松动的病例。坚强内固定尚可引起骨折部骨萎缩，甚至拆除内固定后发生再骨折。内固定还需二次手术取出内固定物等，故应严格掌握手术内固定的指征，能通过非手术疗法达到良好效果的，尽可能采用闭合复位治疗。

1. 内固定术的适应证

(1)开放性骨折，在 6～8 小时需要清创，如伤口污染较轻，彻底清创后，可直接采用内固定。

(2)骨折合并血管神经损伤者，须探查神经、血管进行修复，并同时内固定骨折。

(3)手法复位失败者，或难以手法整复固定的关节内骨折，或一骨多处骨折、同一肢体多发性骨折，既可消除多处损伤在治疗上的相互干扰，又便于护理。

(4)用于内固定能有利于骨折愈合的患者，如股骨颈骨折，多发生于老年人，并发症多，内固定治疗可以提高愈合率，减少因长期卧床而引起的并发症。

(5)移位较大的撕脱骨折或分离性骨折，骨折一端有肌肉强烈收缩不能有效固定者，如尺骨鹰嘴骨折、胫骨结节骨折、髌骨骨折等。

(6)脊柱骨折合并截瘫，术后为保持脊柱的稳定性者。

(7)陈旧性骨折畸形愈合，造成明显功能障碍者。

(8)骨折不愈合或严重骨缺损，在治疗中需要同时做骨移植，或须做截骨矫形术，必须有牢靠的内固定才能保证植骨愈合者。

2. 常用内固定方式及种类

(1)接骨板螺钉内固定。

(2)螺丝钉(螺栓)内固定。

(3)髓内针、髓内钉内固定。

(4)钢丝内固定。

(5)骨圆针内固定。

3. 术前准备

(1)根据骨折部位、类型和治疗的要求,选择合适的内固定物,并应充分估计术中可能发生的情况,准备换用的其他型号及品种的内固定物。

(2)如为开放性骨折,术前应用抗生素,常规注射破伤风和气性坏疽抗毒血清。

(3)关节内骨折、股骨颈骨折、脊椎骨折等,术前根据影像学资料模拟内固定方法。在施行内固定术中应有X线摄片的准备,以便及时观察复位及内固定的情况,指导手术的进行和保证手术的成功。

(4)对血供不好、陈旧性骨折畸形愈合或不愈合的病例,在切开复位、内固定的同时,应行骨移植术,或带血管的骨膜移植术,术前需做好相应的准备,准备好供骨区的皮肤。

4. 基本操作步骤　切开与显露,骨折复位,骨折内固定。

5. 内固定术后处理

(1)术后应给予适当的外固定保护。

(2)预防感染。

(3)主动肌肉活动,防止肌肉萎缩及关节强直。

(4)定期复查,了解骨折愈合状况,发现外固定物弯曲或折断,应尽早手术取出,改用外固定或再行内固定治疗。

(5)骨折坚固愈合后4～6个月取出外固定物。

九、功能锻炼

功能锻炼是骨折治疗的重要方面,骨折固定后,应及时鼓励病人进行正确的功能锻炼。早期适度的功能锻炼,可促进患肢血液循环,利于消肿。通过肌肉的收缩和舒张所产生的内在动力,可促进骨折愈合和患肢功能的恢复,保持肌肉力量,防止肌肉萎缩、骨质疏松和关节僵硬。功能锻炼应以不增加伤员的痛苦、不增加局部的损伤和不影响骨折的愈合为原则。在进行锻炼时,应循序渐进,根据骨折的不同类型、不同阶段调整锻炼的内容,活动的幅度应由小到大,运动的时间从短至长,持之以恒,才能收到预期的效果。

功能锻炼一般分为早、中、后3个时期进行。

1. 骨折早期的功能锻炼　在骨折后1～2周,本期伤肢局部肿胀、疼痛,骨折端未稳定,且容易再发生移位。此期功能锻炼的主要形式是做患肢肌肉舒缩活动。通过功能锻炼,可促进气血的运行,逐渐消除肿胀,防止局部肌肉萎缩,避免后期关节粘连强硬。根据骨折部位及类型的不同,可选择进行握拳伸指、跖踝屈伸、吊臂屈肘和股肌收缩等锻炼形式。一般上臂骨折时,可做握拳伸指活动,腕关节伸屈活动;前臂骨折时,可做轻微的握拳及手指伸屈活动,上臂可做肌肉舒缩活动,而腕、肘关节暂不活动;股骨骨折可做股四头肌舒缩活动等。原则上,骨折部上、下关节早期暂不宜活动,而身体其他各部关节可适当进行功能锻炼。

2. 骨折中期的功能锻炼　在骨折后第3～5周,本期伤肢的肿胀消退,局部疼痛逐渐消失,骨折端已有纤维组织连接,并逐渐形成骨痂,骨折部日趋稳定,有些骨折已达到临床愈合。故除继续进行患肢肌肉的舒缩活动外,伤肢可逐渐加大功能锻炼的幅度,可逐步活动上、下关节,必要时在健肢的帮助下,对骨折部的邻近关节进行屈伸活动锻炼。可选用空拳屈腕、抬臂屈伸、摩肩旋转、顶颈耸肩和拉腿屈膝等锻炼术式。上臂骨折患者可进行磨肩及肘关节屈伸活动;前臂骨折患者可进行腕、肘关节屈伸活动;下肢骨折患者可在小夹板固定及持续牵引的情况下,进行抬臀及髋、膝、踝关节的功能活动。动作应缓慢,活动范围应由小到大,先由单一关节开始,而后到多个关节协同锻炼。接近临床愈合时应增加活动次数,加大活动幅度和力量,但应以无痛、不引起骨折不稳定为原则。

3. 骨折后期的功能锻炼　在骨折6周以后,本期骨折部的骨痂日趋完善,骨折已临床愈合。在此期间的功能锻炼,如为上肢骨折,应扩大骨折部邻近关节的活动范围,做多关节协同活动锻炼。如为下肢骨折,可下地站立。骨折端已愈合牢固的下肢伤员,可在小夹板固定的保护下扶拐做不负重的步行,直至骨折愈合坚固为止。可选用鲤鱼摆尾、单手擎天、径直下蹬、伸膝抬腿、脚底滚筒和屈髋下蹲等练功术式,或选用抬臂屈伸、摩肩旋转、顶颈耸肩和拉腿屈膝等练功术式,使伤肢及邻近各关节能尽快恢复正常活动范围和肌力。

4. 功能锻炼注意事项

(1)应根据骨折的部位、类型、骨折的不同阶段、患者的体质情况等选用不同的锻炼形式。

(2)功能锻炼必须在医务人员指导下进行，功能锻炼应循序渐进，根据骨折的稳定程度，可从轻微活动开始逐渐增加活动量、活动范围和活动时间。锻炼不能操之过急，若骤然做剧烈活动会使骨折断端再移位，同时也要防止有些病人在医务人员指导下仍不敢进行活动，要耐心说服鼓励患者做适宜的功能锻炼。

(3)功能锻炼是为了加速骨折愈合与恢复患肢功能，所以对骨折有利的活动应鼓励病人坚持进行，对骨折愈合不利的活动要严格防止，尤其应避免使骨折部位受到剪切力、旋转力、分离力、成角力等。各种练功动作和方式均不能影响骨折固定的稳定性，如外展型肱骨外科颈骨折的外展活动，内收型肱骨外科颈骨折的内收活动，伸直型肱骨髁上骨折的伸直活动，屈曲型骨折的屈曲活动，前臂骨折的旋转活动，胫腓骨干骨折的内外旋转活动，桡骨下端伸直型骨折的背伸桡屈活动等，都应防止。

(4)功能锻炼应以患者主动活动为主，被动活动为辅，少数病人因惧怕疼痛不敢做主动锻炼，可在医务人员帮助下进行功能活动，并辅以轻柔的理伤按摩手法，促使病人更好地做主动锻炼，对早日消除肿胀，防止肌肉萎缩粘连和关节囊挛缩有一定作用。但操作时要轻柔，以无疼痛、不使骨折再移位和加重局部创伤为原则。

十、辨证施治

1. 内治法　临床上常把治疗血瘀气滞放在骨折早期治疗的首要位置。外伤导致瘀血内阻，《灵枢·贼风篇》说："若有所堕坠，恶血在内而不去"。《诸病源候论》说："血之在身随气而行，常无停积，若因堕坠损伤即血行失度……皆成瘀血"。《杂病广要》说："跌扑损伤或被人踢打，或物相碰，或取闪肭，或奔走努力，……一时不觉，过至半日或一二三日发者有之，十数日或半月一月而发者有之。"可见外伤均可导致血行失常而致瘀。疼痛的发生机制为"不通则痛"。气血关系紧密相连，"气为血帅，血为气之母""气行则血行""气伤痛，形伤肿"。可见气滞血瘀是导致肿痛的主要原因。根据中医学的"肢体损于外，则气血伤于内""内治之法，必须以活血化瘀为先，血不活则瘀不能去，瘀不去则骨不能接"的学说，对骨折的治疗，一般分为早、中、后三期辨证施治。

(1)早期治法：骨折1～2周，由于骨折筋伤，经脉损伤，使血离经脉，从而导致气血受阻，瘀积不散。其症状表现为：骨折部有明显的肿胀、疼痛、瘀斑、肌肤灼热等。治宜活血祛瘀，消肿镇痛。可选用活血止痛汤、和营止痛汤、新伤续断汤、肢伤一方、复元活血汤、夺命丹、八厘散等。对积瘀化热，有全身发热、伤肢红肿热痛、口干苦、腹胀便秘，舌质红、苔黄、脉弦数者等瘀热实证者，应给予攻下逐瘀，可服桃仁承气汤、大成汤等。

(2)中期治法：骨折3～5周，虽然伤肢的肿胀、疼痛减轻，骨折断端处开始有纤维性连接，但瘀血未尽，脏腑不调，筋骨软弱，骨折部时有作痛，此为经脉尚未畅通之故。治宜和营通络，接骨续筋。可选用接骨七厘片、接骨紫金丹等。汤剂可用和营止痛汤、续骨活血汤、桃红四物汤、肢伤二方等。

(3)后期治法：骨折经治疗5周后，一般已接近临床愈合，骨折已有骨痂生长，但骨折尚未坚实牢固，关节功能未完全恢复。多数患者常有气血虚弱，肝肾亏损，症见头晕、眼花、耳鸣、腰酸腿痛、四肢乏力等。X线片显示骨折处已有不同程度的愈合改变。治宜补益肝肾，强壮筋骨，疏利关节。可选用壮筋养血汤、生血补髓汤、健步虎潜丸、肢伤三方、续断紫金丹等。若患者表现为气血两虚，症见面色苍白、头晕、气短心悸、舌质淡和脉细缓等，治拟补气补血为法，可选服八珍汤、十全大补汤；若患者表现为脾胃虚弱，症见面色㿠白、神疲倦怠、食欲缺乏、腹胀便溏、苔白腻、脉缓者，治拟健脾益气，可选服四君子汤、香砂六君子汤和参苓白术散等；若患者表现为肝肾不足，症见眩晕、耳鸣、腰酸腿软、舌质淡无苔、脉弦细者，治拟补益肝肾为法，可选用六味地黄汤、补肾壮筋汤等。

2. 外治法

(1)早期外治：骨折早期宜用活血化瘀、消肿止痛类药膏，可选用消瘀止痛药膏、清营退肿膏、双柏散、定痛膏、紫荆皮散等。

(2)中期外治：骨折中期宜用接骨续筋类药膏为主，可选用接骨续筋药膏、接骨散、驳骨散、碎骨丹等。

(3)后期外治：骨折后期宜用壮骨舒筋活络类膏药为主，可选用万应膏、损伤风湿膏、坚骨壮筋膏、金不换膏、跌打膏、伸筋散。

如关节内骨折、邻近关节骨折患者去除外固定后，为防止关节强直、筋脉拘挛可用熏洗、熨药及伤药水揉擦，配合练功活动，达到活血祛瘀、舒筋活络、恢复功能的目的。常用熏洗方药有：海桐皮汤、八仙逍遥汤、骨科外洗一方、骨科外洗二方、舒筋活血洗方、下肢损伤洗方等；常用的揉擦伤药水有筋伤药水、活血酒等。

第二节 上肢骨折

一、锁骨骨折

锁骨骨折是常见的上肢骨折之一，占全身骨折的6%，锁骨骨折可发生于各年龄段，但多见于儿童及青壮年，多为横形及短斜形骨折，锁骨骨折最多发生在锁骨中段。

锁骨，亦称“锁子骨”。早在明代对锁骨骨折已有记载，在《普济方·折伤门》对锁骨骨折的治疗就有论述。清代《医宗金鉴·正骨心法要旨》对锁骨骨折的病因病机和治疗方法有更进一步的论述。

【解剖学】

锁骨呈S形，位于表浅之皮下，是有两个弯曲的长骨，横架于胸骨和肩峰之间，是肩胛带与躯干连接的支架，内侧端与胸骨柄形成胸锁关节，外侧端与肩峰形成肩锁关节。内侧半弯凸向前，外侧半弯凸向后。从锁骨的横切面来看，内侧1/3呈三角形，中1/3与外1/3呈椭圆形管状，外侧1/3的截面呈扁平形。因其解剖结构上的弯曲形态及横切面的不同形态，所以在交接处形成应力上弱点的部位就容易发生骨折。

锁骨与其他长管状骨骨化方式不同，锁骨最初骨化方式为膜内成骨。胚胎发育中锁骨有两个骨化中心，锁骨内外端各有一个继发骨骺。内外侧骨骺青春期出现，外侧骨骺很快闭合，内侧骨骺23—26岁闭合，是长管状骨中最晚闭合的骨骺。也有一些胸骨端骨骺和肩峰端骨骺到30岁仍不封闭，如果没有正常融合就会形成先天性锁骨假关节畸形。

锁骨的肌肉起止点：锁骨是5块肌肉的起止点。锁骨内1/3后缘是胸锁乳突肌的起点，胸大肌锁骨头起自锁骨前缘，锁骨下肌起于胸骨柄和第1肋止于锁骨下面；锁骨外1/3是三角肌的起点和斜方肌的止点。

锁骨内侧端与胸骨由坚强的肋锁韧带和胸锁韧带稳定，锁骨外侧端与肩胛骨的肩峰由喙锁韧带和肩锁韧带来稳定。

锁骨位于第1肋骨前方，在其后方有臂丛神经和锁骨下动脉、静脉经过。

【病因病机】

锁骨骨折有明确外伤史。直接暴力及间接暴力均可造成锁骨骨折，多为间接暴力所致。跌倒时肘部或手掌着地，向上的外力自前臂或肘部沿上肢向近心端冲击传导至肩，再传至锁骨，遭受间接外力或剪切应力也可造成锁骨骨折；摔倒肩部着地更多见，外力经肩锁关节撞击锁骨外端造成骨折。骨折好发于锁骨中段，以斜形或横断形多见。近段受胸锁乳突肌牵拉向后向上移位，远段因上肢重量及胸大肌、斜方肌、三角肌的牵拉向前及向下移位，断端可有重叠移位。成年人锁骨骨折多由间接暴力引起，但有些患者因遭受直接打击、撞击和高能量交通外伤引起。直接暴力所致的骨折，因着力点不同而异，多为横断或粉碎骨折。

产伤是新生儿锁骨骨折的常见原因。另外，婴幼儿从床上、椅子上跌落，或平地摔倒都可导致锁骨骨折，由于婴幼儿骨质富有韧性，多为青枝骨折，骨折后骨膜仍相连系，由于胸锁乳突肌的牵拉，骨折端常向上成角。

若为高能量损伤致严重移位的粉碎性骨折，当骨折片向下向内移位时，或可压迫或损伤锁骨下动脉、静脉或臂丛神经，甚至刺破胸膜或肺尖，造成气胸、血胸，但临床上较罕见。如骨折片向上向前刺破皮肤，可造成开放性骨折，但临床上也极少见。

【临床表现】

锁骨骨折局部疼痛、肿胀明显，锁骨上、下窝变浅或消失，甚至有皮下瘀斑，有移位骨折可见畸形，骨折处异常隆起。患者多呈现出头部偏向患侧、下颌转向健侧，伤肩下垂并向前内倾斜，上臂贴胸不敢活动，健手托扶患侧肘部，以减轻因胸锁乳突肌牵拉及上肢重量牵拉引起的疼痛。患肢活动功能障碍。

检查锁骨骨折处压痛明显，传导痛，局部肌肉痉挛，有移位骨折可触及移位的骨折端，有骨擦音及异常活动。患者因伤侧上肢活动时疼痛加剧，导致活动功能障碍。幼儿多为青枝骨折，畸形多不明显，因皮下脂肪丰满，而不易触及畸形，容易造成漏诊。因幼儿不能自诉疼痛位置，只有啼哭表现，但患儿头多向患侧偏斜，颌部转向健侧，此为临床诊断特征之一。

合并臂丛神经损伤者，患肢麻木，感觉及反射减弱，并出现相应神经损伤症状。如合并锁骨下血管损伤者，患肢血液循环障碍，桡动脉搏动减弱或消失。

【辅助检查】

1. X线检查　常规摄锁骨正斜位片。大多数锁骨骨折可显示骨折类型、程度及移位方向。

2. CT检查　目前CT检查的应用很少，但如临床检查可疑锁骨内侧端、外侧端骨折，而X线摄片上未能显示的患者，有必要可做CT检查明确诊断。

3. 彩色B超　是血管损伤主要诊断依据。

4. 血管造影　一般检查或彩色B超仍不能得到满意的结果时可用此法。

5. 肌电图　在必要时了解神经是否损伤和损伤的程度。

【诊断】

1. 诊断依据

(1)受伤史。

(2)临床表现局部疼痛、肿胀，甚至有皮下瘀斑；锁骨局部压痛明显，传导痛，可触及骨折断端，有异常活动及骨擦感，患肢活动功能障碍。

(3)X线摄片可明确骨折的移位方向和程度，确定骨折的类型。

2. 诊断分型

(1)锁骨中1/3骨折。最为常见，占锁骨骨折的75%～80%，骨折可为横断、斜形或粉碎性。典型的移位为近段向后上方移位，远段向前下方移位，断端可有重叠移位。

(2)锁骨外1/3骨折。占锁骨骨折的12%～15%，可分为5型。

Ⅰ型：骨折位于喙锁韧带与肩锁韧带之间，韧带未受损伤，骨折无明显移位。

Ⅱ型：锁骨外1/3骨折，喙锁韧带与内侧骨端分离，近端向上向后移位，远端向下向内移位。

Ⅲ型：锁骨外侧端关节面骨折，喙锁韧带完整，骨折无明显移位。

Ⅳ型：又称假性肩锁关节脱位，主要发生于16岁以下少年儿童。锁骨外侧端面骨折，骨与骨膜发生分离，骨折近端向上移位。而喙锁韧带与骨膜袖或部分骨块相连。

Ⅴ型：锁骨外侧端楔型骨折或粉碎性骨折。

(3)锁骨内1/3骨折。最为少见，占锁骨骨折的5%～6%，可分为3型。

Ⅰ型：骨折位于肋锁韧带附着点内侧，韧带完整，骨折无明显移位。

Ⅱ型：锁骨内侧端骨折，肋锁韧带损伤，骨折可有明显移位。

Ⅲ型：锁骨内侧端关节面骨折。

【鉴别诊断】

1. 肩峰部挫伤　应与锁骨外端骨折相鉴别，应仔细对比双侧肩部，有无压痛、传导痛、畸形、异常活动等，必要时须做X线检查。

2. 肩锁关节脱位　两者都有肩外侧疼痛、肿胀，儿童及青少年患者X线片有时也难以鉴别，可做CT检查明确诊断。

3. 婴幼儿臂丛神经损伤　患儿上肢活动受限，但臂丛神经损伤者有肩部内收内旋，肘部伸直畸形的典型表现，检查锁骨完整，无明显压痛。一般2～3个月可有明显改善。

4. 先天性锁骨假关节　胚胎发育中锁骨有两个骨化中心，如果没有正常融合就会形成先天性锁骨假关节。一般无临床症状和功能障碍，长期随访锁骨长度无明显变化，肩关节活动无明显影响。

5. 锁骨内侧端骨骺分离　幼儿及青少年较少发生锁骨内侧端脱位或骨折，而易发生骨骺分离。

【治疗】

锁骨骨折绝大多数采用非手术治疗可取得满意的疗效。幼儿无移位骨折及青枝骨折可不需手法复位，用三角巾悬吊固定1～2周即可。

少年或成年人有重叠移位或成角移位者，应进行手法复位和固定。对骨折轻度移位者，一般日后不影响上肢功能活动，不愈合的可能性很少，所以不必强求解剖复位。对粉碎性骨折不宜用向下按压的手法。

1. 手法复位

(1)幼儿手法复位：患儿取坐位，助手于患儿背后用双手紧拿住患儿两肩，两拇指顶住肩胛骨内侧，使患儿挺胸，将双肩向背后徐徐拔伸(图5-12)，待重叠移位矫正后，术者拇、示、中指用提按手法，将远端向上向后提，将近端向下向前按，使骨折复位。

(2)少年及成年人手法复位

①膝顶复位法：患者取坐位，让患者挺胸抬头，肩部外旋后伸，双手叉腰，助手立于患者背后，一脚踏在凳上，膝顶在患者肩胛间区，双手握住两肩，向后、向外、向上徐徐用力牵引(图5-13)，待重叠移位矫正后，医者拇、示、中指用提按手法，将近端向下向前按，将远端向上向后提，使骨折复位。

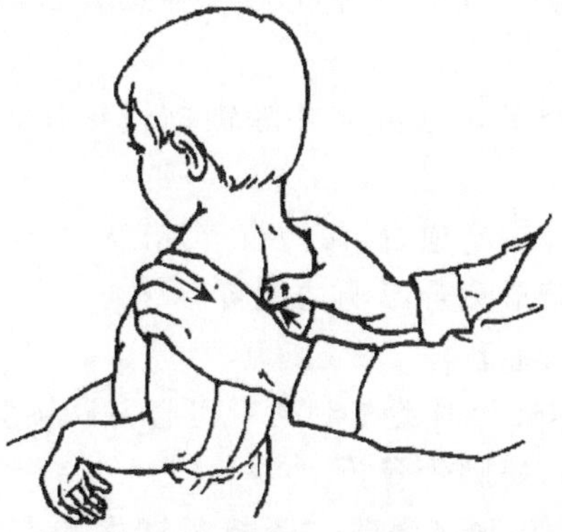

图 5-12　幼儿手法复位体位

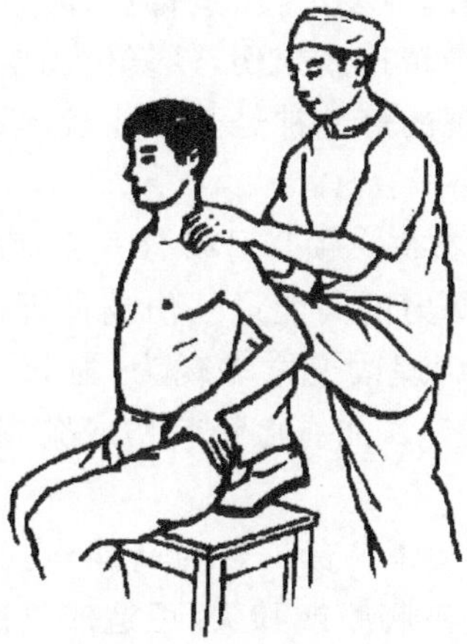

图 5-13　膝顶复位法体位

②外侧牵引复位法：患者取坐位，一名助手立于患者健侧，双手环抱于患侧腋下固定，另一名助手握住患侧上臂，向后上方徐徐用力牵引。待重叠移位矫正后，医者拇、示、中指用提按手法，将近端向下向前按，将远端向上向后提，使骨折复位（图 5-14）。

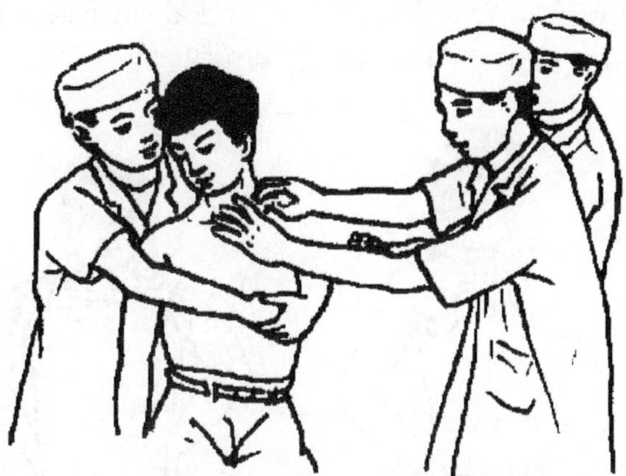

图 5-14　外侧牵引复位法

2. 固定　固定时，患者应保持挺胸抬头，双手叉腰。根据骨折移位情况在骨折端放置固定垫及弧形短夹板，并根据具体情况选择以下缚扎固定方式。

（1）横“8”字绷带固定法：先在患者两腋下各放置一块厚棉垫，用绷带从患侧肩后部经腋下绕至肩前上方，再向后横过背部，从健侧腋下绕至肩前上方，向后绕回健侧背部向患侧腋下，用绷带缠绕两肩在背后交叉呈“8”字形，反复包绕 8～10 层，用胶布粘贴绷带末端固定（图 5-15）。用三角巾悬吊患侧胸前。

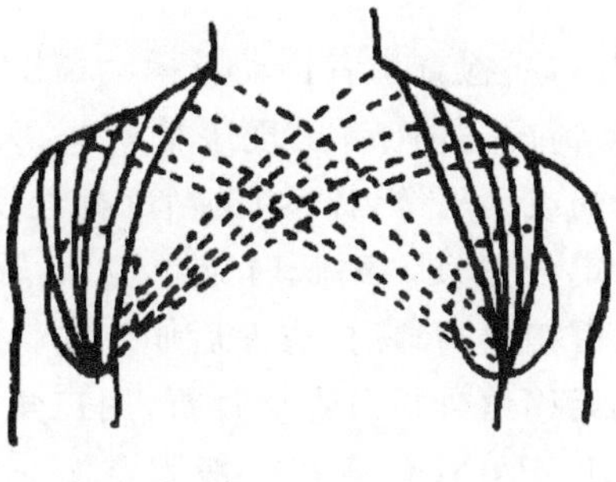

图 5-15　横“8”字绷带固定法

（2）斜“8”字绷带固定法：此法又称单“8”字绷带固定法、十字搭肩法或人字绷带固定法。固定时先在患者两腋下各放置一块厚棉垫，用绷带从患侧肩后部经腋下绕至肩前上方，再向后横过背部，从健侧腋下向前横过胸前，由患侧肩前上方向后至患侧腋下，用绷带缠绕患肩及健侧腋下交叉呈“8”字形，反复包绕 8～10 层，用胶布粘贴绷带末端固定（图 5-16）。用三角巾悬吊患侧胸前。

（3）双圈固定法：事先准备好 2 个大小合适的固定棉圈，分别将棉圈套于两侧肩部，用两条短布带一条固定两圈后下部，另一条固定两圈后上部，再用一条长布带固定两圈的前方，以防止棉圈滑脱

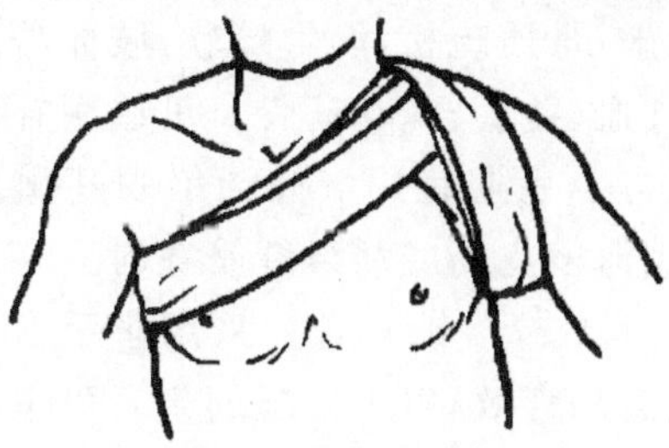

图 5-16　斜“8”字绷带固定法

(图 5-17)。松紧度要合适,不能过紧,也不能过松。然后在双侧腋窝部的圈外再加缠棉垫各 1 个。

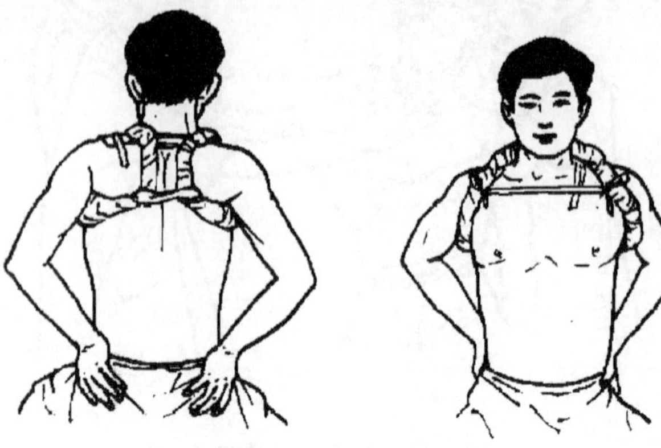

图 5-17　双圈固定法

固定后,要检查患者桡动脉搏动情况及双上肢感觉、活动情况,如患者出现手部麻木、发绀,桡动脉搏动减弱或消失等,提示有血管、神经受压,应及时调整固定松紧度。睡眠时卧硬板床,取仰卧位,肩胛间区可稍垫高,保持肩部后伸位置。

幼儿无移位骨折及青枝骨折,用三角巾悬吊固定 2 周。儿童有移位骨折一般固定 2～3 周,少年及成年人固定 4 周,粉碎骨折者固定 6 周。

(4)经皮穿针内固定:患者取仰卧位,头转向健侧,常规麻醉消毒铺巾,在电视 X 线透视下行经皮克氏针内固定术。

3. 辨证施治　按中医骨伤三期辨证施治。

(1)早期:伤后 1～2 周,伤肢疼痛较甚,明显肿胀,治宜活血祛瘀,消肿镇痛。可选用活血止痛汤、活血祛瘀汤、桃红四物汤加减。如肿痛严重者加三七、丹参、泽兰等。

(2)中期:伤后 3～4 周,瘀血未尽,气血不畅,治宜和营生新,接骨续损。可选用舒筋活血汤、续骨活血汤。

(3)后期:伤后 4～5 周,肿胀消退,筋骨虽续,但肝肾已虚,骨质疏松,筋骨痿软,肢体功能未恢复者,宜补气血、益肝肾、壮筋骨。可选用补肾壮筋汤或肢伤三方。后期宜用舒筋活络中药熏洗或热熨治疗,可用海桐皮汤或活络舒筋洗剂。

4. 手术治疗　锁骨骨折采用非手术治疗大多可取得满意的疗效,以下情况的患者可考虑手术治疗。

(1)合并血管、神经损伤。

(2)锁骨移位严重,骨折端有软组织嵌夹者。

(3)锁骨骨折合并同侧肩胛颈骨折,形成浮动肩者。

(4)外 1/3 骨折合并喙锁韧带损伤,骨折移位明显者。

(5)骨折不愈合,患肢有疼痛、无力等症状者。

(6)畸形愈合影响功能者。

【并发症】

1. 邻近骨与关节损伤　可合并胸锁关节、肩锁关节分离,肩胛骨骨折。

2. 臂丛神经损伤　骨折早期多为牵拉伤或严重移位骨折或骨折块刺伤可造成臂丛神经直接损伤,但极少见。或骨折后期由于骨折端后缘大量骨痂形成,肋锁间隙变窄,压迫臂丛神经而出现症状。早期并发神经牵拉或损伤,经复位固定多能自行恢复。后期出现的臂丛神经受压症状严重者,可行手术治疗。

3. 血管损伤　锁骨骨折合并血管损伤较罕见,可见于较大暴力的高能量外伤或骨折移位明显者。血管损伤的病理改变常表现为:血管受压、血管痉挛、静脉瘀血等。如有血管刺伤或撕裂伤可采用手术治疗。

4. 胸膜及肺损伤　若为高能量损伤致严重移位的骨折,刺破胸膜或肺尖,可造成气胸、血胸或血气胸,但临床上较少见。

5. 骨折不愈合　锁骨骨折不愈合临床上较为少见,多为粉碎性骨折或严重移位骨折,或骨折端肌肉或其他软组织嵌夹的患者。骨折不愈合多为成年人,多发生于中 1/3 骨折,但锁骨外 1/3 骨折由于诊断治疗不及时,或骨折移位,或复位后不易维持固定,亦可造成骨折不愈合。锁骨骨折不愈合如有明显症状时可采用植骨内固定治疗。

6. 骨折畸形愈合　骨折存在移位明显,成角或短缩畸形。对于儿童的成角畸形,大多在发育过程中可自行矫正。成年人畸形愈合如无明显症状,对功能活动无明显影响者可不需处理。如畸形明显,有临床症状,影响肩部活动者,可考虑手术矫正畸形。

7. 肩锁关节炎、胸锁关节炎　部分关节内骨折患者后期出现肩锁关节炎或胸锁关节炎,关节疼痛,活动受限。X 线表现为关节间隙变窄,骨质增生,锁骨端有囊性改变。

【功能锻炼及预后】

1. 功能锻炼　骨折复位固定后即可进行功能

锻炼。早期行握拳伸指和屈伸腕关节等活动，中期可加做肩后伸扩胸等活动，后期解除外固定后应积极主动地进行肩关节各种活动，重点做肩外展和旋转活动，防止肩关节功能活动受限。骨折尚未愈合者，禁止做抬举肩臂动作，以免产生剪力而影响骨折的愈合。

2. 预后　锁骨骨折经及时的治疗，大多数预后良好。骨折不愈合的较为少见，据统计，非手术治疗骨折不愈合率仅为0.1%～0.8%，而手术治疗骨折不愈合率为3.7%。少数患者骨折后期由于骨折端后缘大量骨痂形成，肋锁间隙变窄，引起血管和臂丛神经受压症状，会出现胸廓出口综合征的临床表现。

二、肩胛骨骨折

肩胛骨骨折包括肩胛盂、肩胛颈、肩胛体、肩胛冈、肩峰、喙突的骨折。肩胛骨骨折较少见，占全身各部位骨折的0.4%～1%。其中，肩胛体部骨折占50%，肩胛盂骨折占30%，肩胛冈及肩峰部骨折占14%，肩胛颈部骨折占4%，喙突骨折占1.5%。多因猛烈的外力作用导致，或可伴有肋骨骨折。

肩胛骨骨折中医学又名肩髆骨骨折、肩髆饭锹骨骨折、锨板子骨骨折、髃骨骨折、琵琶骨骨折等。清代《医宗金鉴·正骨心法要旨·髃骨》中对髃骨的名称、形态、部位等都有详细的介绍。清代《救伤秘旨·整骨接骨手法》对肩胛骨骨折的整复和固定方法有详尽的描述。

【解剖学】

肩胛骨位于背部第2～7后肋，贴于后胸壁，是一块不规则的呈三角形的扁骨，前面稍凹，分二面三缘。背面被肩胛冈分为冈上窝和冈下窝，此处骨质扁薄。肩胛骨外侧缘相对较厚且坚固，上缘骨质薄而短，但有喙突加强，上缘外侧有一切迹称肩胛切迹。内侧缘、外侧缘和肩胛冈构成三柱，依靠三柱的完整结构维持其稳定性，故肩胛骨骨折易造成骨折块移位。同时，三柱又是放置内固定物的重要部位。肩胛颈从肩胛切迹伸至腋窝的上部，肩胛颈狭窄，骨质薄弱，易骨折。肩胛骨的外侧有一卵圆形的肩胛盂，与肱骨头构成盂肱关节，正常成年人中肩胛盂约3/4有7°(2°～12°)的后倾角，约1/4有2°～4°的前倾角。如果有畸形愈合超过这一生理范围，可造成盂肱关节不稳定或脱位。

肩胛骨是肩悬吊复合体的一部分，连接上肢与中轴骨，其周围有丰富肌肉覆盖，也是多块肌肉的起始点和附着点。肩胛骨的内侧缘由上而下有肩胛提肌、小菱形肌、大菱形肌和前锯肌附着。肩胛冈有冈上肌、冈下肌附着。肩胛顶部上角有肩胛提肌附着，为连接颈肩部的深层肌。肩胛下角部有大圆肌、菱形肌附着。胸壁侧有肩胛下肌。肩胛骨通过肩锁关节、喙锁韧带、锁骨及肩胛周围的肌肉(斜方肌、菱形肌、前锯肌、肩胛提肌)悬吊于胸壁背面。因此肩胛骨体部的骨折受到丰富的肌肉保护和稳定作用，大多移位不大。

肩胸关节的运动主要有平移及旋转。平移是肩胛骨沿胸壁表面的平行滑动，旋转肩胛骨沿肩胛或胸壁上某点的自身转动。肩胸关节的运动是肩胛骨、锁骨在肩胛胸壁周围肌控制下的一个复合运动。肩胛骨自身还存在轻微的前倾、后伸、内收、外展活动。

肩胛骨的血供甚为丰富，由肩胛上动脉、肩胛下动脉、颈横动脉、胸肩峰动脉及旋肩动脉供给。肩胛骨前方有臂丛、肩部血管、头静脉等；外侧缘三边孔、四边孔，孔内有旋肩胛血管、腋神经、旋肱后血管通过；肩峰下有肩胛上神经血管，骨折移位或手术时极易受损伤。

【病因病机】

肩胛骨骨折可由直接暴力或间接暴力所致，且多为强烈的外力作用而引起骨折。按骨折的部位可分为肩胛体骨折、肩胛盂骨折、肩胛颈骨折、肩胛冈骨折、肩峰部骨折和喙突骨折。

1. 肩胛体骨折　可由直接暴力或间接暴力引起。多为重物直接打击或挤压引起，骨折可为横断、斜形或粉碎性骨折，以粉碎性骨折多见，且有多个骨折块。骨折较多见于肩胛下方的薄弱区，即肩胛冈下部与肩胛下角，有的骨折线可通过肩胛冈。有的骨折线呈“T”形，有些则呈“V”形。由于肩胛骨体部周围有丰厚的肌群覆盖，大部分骨折移位轻微。临床上偶有肩胛骨体部爆裂骨折，其外缘尖端可刺入盂肱关节，引起关节活动障碍。如肩胛体、肩峰、肩胛冈等多处骨折，则肩胛骨外缘骨折片由于小圆肌的牵拉而向外、向上移位，骨折片或发生旋转移位。如暴力强大者，有时合并单根肋骨骨折或多发肋骨骨折。

2. 肩胛盂骨折　可由直接暴力或间接暴力引起。多为肱骨头撞击引致，如跌倒时肩部着地或手掌或肘部外展位着地，暴力向上经肱骨头直接冲击肩胛盂，引起肩胛盂骨折。肱骨头的直接撞击，常造成关节面较大范围的压缩性骨折或粉碎性骨折。

骨折线横过肩胛盂上 1/3 者，骨折线多向体部延伸，或沿肩胛冈上方横向延伸；骨折线在盂中或盂下 1/3 者，骨折线多向体部横向延伸，或有另一骨折线向下纵行至肩胛骨外缘。肩关节脱位患者可合并肩胛盂缘骨折。或因肱三头肌强烈收缩引起盂前下缘或后下缘的撕脱性骨折。

3. *肩胛颈骨折* 多由间接暴力引起。跌倒时肩部外侧着地，或手掌、肘部着地，外力冲击至肩部而致肩胛颈骨折。骨折线自关节盂下缘向上至喙突基底部的内侧或外侧，有时可延伸至喙突、肩胛体及肩胛冈。如肩胛颈与肩胛体分离，受胸大肌的牵拉及上肢重力的作用，远折端可向下、向前移位，并向内旋转畸形。有时远折端与近折端相嵌插。

4. *肩峰骨折* 肩峰为肩部突出部位，如遭受自上而下的直接暴力打击，或传导暴力通过肱骨头向上撞击，或肩关节强力外展时肱骨大结节杠杆力的作用，可造成肩峰骨折。但由于肩峰骨结构较为坚固，肩峰骨折较为少见。如骨折发生于肩峰基底部时，由于三角肌的牵拉及肢体的重量的作用，远折端向前下移位；如骨折发生于肩锁关节以外的肩峰部时，远端骨折块较小，且移位不大。

5. *肩胛冈骨折* 由直接暴力引起，常合并肩胛体粉碎性骨折，少数也可单独骨折，一般骨折移位不多。

6. *喙突骨折* 肩部受到严重暴力可造成喙突骨折，多并发于肩关节脱位或肩锁关节脱位。肩关节前脱位时，由于喙突受喙肱肌和肱二头肌短头的牵拉而引起喙突撕脱性骨折；或由于肱骨头对喙突的撞击而造成喙突骨折，一般发生于基底部。肩锁关节脱位时，由于喙锁韧带的牵拉及喙肱肌、肱二头肌的强烈收缩，而引起喙突撕脱性骨折，骨折块可向下移位。喙突骨折在临床上较少见。

【临床表现】

肩胛局部疼痛、肿胀，瘀斑，患肢活动明显受限，尤其是患肢外展、上举功能受限，主动运动与被动运动均因疼痛而受限。患者常以健侧手托着患侧肘部，以固定保护患肢，减轻由于患侧肢体重量作用引起的疼痛。局部明显压痛，直接暴力引起者可有皮肤擦伤、挫伤或瘀斑。①肩胛颈骨折，多无明显畸形，如移位严重者肩部塌陷、肩峰隆起；②肩胛盂骨折，腋部肿胀，瘀斑明显，肩关节内、外旋转时疼痛加剧；③肩峰骨折，局部常可扪及骨擦音和骨折块异常活动，肩关节外展活动受限；④肩胛冈骨折，常与肩胛体骨折同时发生，骨折部可出现皮下瘀斑；⑤喙突骨折，局部可扪及骨折块和骨擦音，肩关节外展或抗阻力内收屈肘时疼痛加重；⑥同侧锁骨骨折和肩胛骨颈部同时骨折而造成肩关节上部悬吊复合体的损伤称为浮肩损伤。

【辅助检查】

1. *X 线摄片* 常规行肩胛骨前后位、侧位、切线位片，可显示骨折的部位及移位的情况。无移位或轻微移位的肩胛体骨折，因骨质菲薄，骨折线不易显示，有些互相重叠的骨折表现为条状的致密白线。肩胛体的“T”形骨折或“V”形骨折的骨折线常常也显示不清。所以肩胛骨骨折的 X 线诊断存在一定的漏诊率。

2. *CT 检查* 能清晰显示骨折与骨折块的移位，对肩胛骨骨折的诊断价值明显优于 X 线摄片。对 X 线诊断不明确的患者可选择使用。如有需要，也可选择使用三维重建明确诊断骨折移位情况。

【诊断】

1. *诊断依据*

(1)受伤史。

(2)肩胛局部周围疼痛、肿胀，皮下瘀斑，有移位骨折可触及骨突，可扪及骨擦音和异常活动。患肢活动明显受限，尤其是患肢外展、上举功能受限。

(3)X 线照片：可明确骨折的移位方向和程度，确定骨折的分型。

2. *诊断分型*

(1)肩胛体骨折：骨折可为横断、斜形或粉碎性骨折，以粉碎性骨折多见，且有多个骨折块。骨折线可通过肩胛冈。骨折线呈“T”形或呈“V”形。骨折移位轻微。肩胛骨外缘骨折可向外、向上、旋转移位。可合并肋骨骨折。

(2)肩胛盂骨折：压缩性骨折、粉碎性骨折或撕脱性骨折。腋部肿胀，瘀斑明显，肩关节内、外旋转时疼痛加剧。

(3)肩胛颈骨折：骨折线自关节盂下缘向上至喙突基底部的内侧或外侧。远折端可向下、向前移位，并向内旋转畸形。或远折端与近折端相嵌插。移位严重者肩部塌陷、肩峰明显隆起。

(4)肩峰骨折：肩峰基底部骨折，远折端可向前下移位，可扪及骨擦音和骨折块异常活动；肩峰外端骨折多无明显移位。

(5)肩胛冈骨折：常合并肩胛体粉碎性骨折，骨折部可出现皮下瘀斑。

(6)喙突骨折：多并发于肩关节脱位或肩锁关

节脱位，常为撕脱性骨折或喙突基底部骨折，局部可扪及骨折块和骨擦音，肩关节外展或抗阻力内收屈肘时疼痛加重。

【鉴别诊断】

有移位的肩胛颈骨折肩部塌陷、肩峰明显隆起，外观疑似“方肩”畸形，应与肩关节脱位相鉴别。但肩关节脱位有弹性固定，搭肩试验阳性。

【治疗】

肩胛骨无移位骨折、轻度移位骨折及嵌插性骨折无须复位，三角巾悬吊患肢2～3周，尽早进行功能锻炼。有移位的肩胛体骨折、严重移位的肩胛颈骨折须行手法复位和固定。如手法复位不成功，必要时宜手术治疗。对合并肋骨骨折或气胸、血胸的患者应及时处理。

1. 手法复位

(1)肩胛体骨折：患者取坐位或健侧卧位，医者立于患者背后，一只手固定肩胛冈，另一只手压住肩胛下角将骨折远折端向内上推按，使之复位。

(2)肩胛盂骨折：患者坐位，助手双手固定患者双肩，医者握患侧上臂，将肩关节外展至70°～90°，利用肌肉、韧带的牵拉力，即可使骨折复位。复位时应注意不可强力牵引和扭转。

(3)肩胛颈骨折：患者仰卧或坐位，一名助手握患肢腕部，另一名助手用宽布带从腋下绕过胸部固定，将患肩关节外展至70°～90°，两助手拔伸牵引。医者一只手由肩上偏后下方向下、向前按住肩部内侧，固定骨折近端，另一只手置于腋前下方将骨折远端向上向后推顶，矫正骨折远端向下、向前移位，再将肩关节外展70°位置，屈肘90°，医者固定骨折部，令助手用拳或掌叩击患肢肘部，使两骨折端紧密接触或嵌插。

(4)肩峰骨折：肩峰基底部骨折向下移位者，患肢屈肘，医者一只手按住肩峰，另一只手推顶肘关节向上，使肱骨头推挤骨折块复位。向上移位者，用外展推挤法复位。患者仰卧，患肢外展45°，医者将骨折块向下推按复位。

(5)肩胛冈骨折：一般无明显移位，无须复位。

(6)喙突骨折：一般整复肩锁关节脱位及肩关节脱位后，骨折块大部分可随之复位。如仍有残余移位的可用手法推压复位。

2. 固定

(1)肩胛体骨折：复位后，用一块比肩胛骨稍大的杉树皮夹板放置于肩胛骨背部，用胶布条固定于皮肤上，然后绷带从患侧胁下，经患处压往夹板，至健侧肩上，再经胸前至患侧腋下，再绕至健侧胁下，如上法经胸背来回缠绕5～10层(图5-18)。用三角巾将患肢屈肘悬吊于胸前，固定4周。

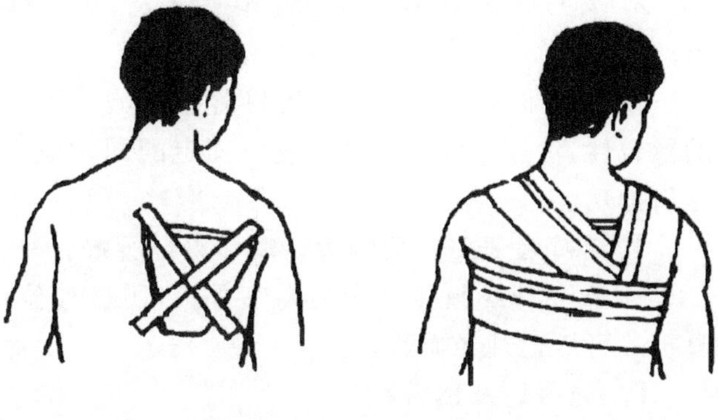

图5-18 肩胛体骨折固定法

(2)肩胛盂骨折：复位后，在患侧腋窝垫以圆柱状棉花垫或布圈，使患肢抬高，用单肩斜“8”字绷带进行固定，再用三角巾将患肢悬吊于胸前。亦可用外展支架将上肢肩关节固定于外展70°～90°、前屈30°位置3～4周。

(3)肩胛颈骨折：固定方法及固定时间同肩胛盂骨折。

(4)肩峰骨折：肩峰基底部骨折向下移位者，复位后用三角巾悬吊患肢于胸前。肩峰基底部骨折向上移位者，患肢肩关节置于外展45°位2～3周，然后再用三角巾悬吊固定2周。

(5)肩胛冈骨折：用三角巾悬吊患肢3～4周。

(6)喙突骨折：复位后用三角巾悬吊患肢3～4周。

3. 辨证施治

(1)早期：气滞血瘀较甚，治宜活血祛瘀，消肿止痛。可选用活血止痛汤、活血祛瘀汤、肢伤一方加减。如肿痛严重者加三七、丹参、泽兰等。可外敷双柏膏。

(2)中期：治宜和营生新，接骨续损。可选用生血补髓汤、续骨活血汤。外敷接骨续筋药膏。

(3)后期：宜补气血，益肝肾，壮筋骨。可选用补肾壮筋汤或肢伤三方。后期宜用舒筋活络中药熏洗或热熨治疗，可用海桐皮汤或活络舒筋洗剂。

4. 手术治疗　有移位的肩胛体骨折、严重移位的肩胛颈骨折经手法复位失败，必要时可手术治疗。严重移位和不稳定的肩胛颈、肩峰骨折，可采用切开复位内固定。喙突基底骨折，明显移位，骨折片压迫神经血管束者也可应用手术治疗。

【并发症】

1. 肩关节功能障碍 特别是外展活动受限，好发于肩胛颈骨折，主要是三角肌损伤粘连。

2. 创伤性关节炎 多见于肩胛盂窝、盂缘骨折。

3. 肩袖损伤 其功能障碍将直接影响肩关节的稳定性，治疗上注意在骨折复位固定的同时应重建肩袖功能。

4. 肩峰撞击征 肩峰骨折畸形愈合所致。

5. 血管神经损伤 喙突基底骨折，明显移位，骨折片可压迫神经血管束。

【功能锻炼及预后】

1. 功能锻炼 骨折复位固定后应早期进行功能锻炼，避免肩关节功能障碍。早期1～2周行指、腕、肘关节活动，如握拳伸指、屈伸腕关节和旋转前臂等活动；中期2～3周可做肩关节轻度活动，如用健手扶患肢行耸肩等活动；后期解除外固定后应积极主动地进行肩关节各方向功能活动，如双手托天、弯肱拔刀、体后拉肩等锻炼。

2. 预后 肩胛骨周围血液供应丰富，且有较多肌肉包裹，肩胛骨骨折大多移位较小，一般采用非手术治疗可获得骨折愈合。即使严重的骨折，经恰当的治疗，早期功能锻炼，亦可恢复良好。肩胛盂粉碎性骨折，常造成肩关节功能活动障碍。老年患者常因周围软组织发生粘连而影响关节活动功能，因此对老年患者更应鼓励其积极进行功能锻炼。

三、肱骨外科颈骨折

肱骨外科颈骨折是发生于肱骨解剖颈下2～3cm的骨折，此处为骨松质与骨密质交界处，也是肱骨大小结节移行至相对较细的肱骨干的地方，是应力的薄弱点，在此部位容易发生骨折。肱骨外科颈骨折是肩部常见骨折之一，临床上较为多见，任何年龄均可发生，以老年人较多见，是老年人骨质疏松骨折的常见部位之一，占老年人全身骨折的1/3。亦可发生于儿童和壮年人。国外资料统计该部位骨折占全身骨折的4%～5%，占肩部骨折的26%。

肱骨外科颈骨折中医学又名“臑骨肩端骨折”“臑骨上段骨折”。早在元代对肱骨外科颈骨折就有认识，李仲南著《永类钤方·二十二卷》已将此骨折分为向前、前后、向内成角三种类型，并介绍了整复成角的方法及固定的方法。明代《普济方·折伤门》及《证治准绳·疡医》对此骨折亦有相关描述。

【解剖学】

肱骨位于上臂，是典型的长骨，可分为一体二端。肱骨下端与尺、桡骨的上端构成肘关节。肱骨上端有半球形的肱骨头，朝内上，与肩胛骨的关节盂相关节。在肱骨头的外侧和前方各有隆起，分别称为大结节和小结节，两者之间的纵沟为结节间沟，肱二头肌长头腱在此通过。大结节和小结节下端与肱骨体交界处稍细，称外科颈，为骨松质与骨密质交界处，是应力的薄弱点，为较易发生骨折的部位。在冠状面上，肱骨头与肱骨干有130°～135°交角。在横断面上，肱骨头有20°～30°的后倾角。肱骨体中部外侧有一粗糙的隆起，称三角肌粗隆。在体的后面有自内上斜向外下的浅沟，称桡神经沟，有桡神经通过。

肩峰是肩胛冈向外延伸部分，对肩关节有保护作用。肩峰与喙肩韧带形成喙骨弓，是坚强的骨韧带结构。肩峰下滑囊是人体最大的滑囊，于三角肌深面与喙肩弓及肩肱关节外侧面之间，上为三角肌、肩峰及喙肩韧带，底为冈上肌腱与关节囊融合部，对肱骨头及三角肌的活动起保护及减少摩擦的作用。肱骨上端骨折对位不良易引起粘连及损伤，产生疼痛及活动受限。

肩袖由冈上肌、冈下肌、肩胛下肌和小圆肌组成，起于肩胛骨，附着于肱骨头周围，在肱骨头解剖颈处形成袖套状结构。肩袖的作用是支持和稳定盂肱关节，维持肩关节的功能，保持滑液营养关节软骨，预防继发性骨关节炎。

胸大肌是肩关节内收的主要肌肉，肱骨近端骨折时，由于胸大肌的牵拉，使远折端向内移位。

【病因病机】

肱骨外科颈骨折可由间接暴力或直接暴力引起，间接暴力造成者较多见。

间接暴力造成肱骨外科颈骨折最常见的机制是跌倒时手掌或肘部着地，暴力通过肱骨干传导到肱骨近端，暴力易于在外科颈部位集中而引起骨折。老年人即使轻微暴力也会造成骨折，发生骨折的内在因素是骨质疏松、骨强度减弱。而青少年骨骺未闭合，受伤后易于造成肱骨近端的骨骺分离。较大暴力时可同时造成骨折和肩关节脱位。

肱骨外科颈骨折后，受肌肉牵拉引起移位。骨折近段受冈上、冈下肌牵拉而外展与外旋移位；骨折远端受胸大肌、背阔肌、大圆肌、肱二头肌和三角肌牵拉向前内上方移位。如果所受暴力大，骨折移位严重，可损伤腋神经和臂丛神经，以及腋窝处动、静脉。

造成肱骨外科颈骨折的另一种外伤机制是上臂过度旋转跌倒，尤其在上臂外展位过度旋转时肱骨上端与肩峰相顶触时易于发生，常见于老年骨质疏松患者。

第三种外伤的原因是肩部遭受直接外力所致，但较少见。此外，肿瘤转移，骨质破坏，造成骨强度减弱，以及癫痫发作或电休克治疗、肌肉痉挛亦可造成肱骨近段骨折。

因受伤体位及暴力的大小不同，骨折后的移位情况不同。临床上分为五种类型。

1. *裂缝骨折* 肩部受到直接暴力打击，或跌倒肩部着地，直接暴力较小，可产生裂缝骨折。

2. *嵌插骨折* 跌倒时，上肢伸直外展，手掌或肘部触地，两骨折断端嵌入而产生嵌入性骨折。

3. *外展型骨折* 受外展传导暴力所致。跌倒时上肢外展，手掌触地，外力沿上肢纵轴向上冲击而致外科颈发生骨折。骨折近端内收，骨折远端外展，断端外侧嵌插而内侧分离，多向前、内侧突起成角畸形。有时远端向内侧移位，常伴有肱骨大结节撕脱性骨折。

4. *内收型骨折* 受内收传导暴力所致，较少见。跌倒时上肢处于内收位，躯干向伤侧倾斜，手掌或肘着地，外力沿上肢纵轴向上传导而致骨折。骨折近段肱骨头外展，骨折远段肱骨干内收，形成向外成角畸形，或向外、向前成角畸形。

5. *肱骨外科颈骨折合并肩关节脱位* 若跌仆时伤肢处于外展外旋位，所受的暴力较大，除引起外展型骨折外，还可能引起远折端插入近折端，若暴力继续作用于肱骨头，使肱骨头向前下方脱出，造成肩关节前脱位，以盂下脱位多见。有时肱骨头受喙突、肩胛盂或关节囊的阻隔而得不到整复，引起肱骨头的关节面朝向内下方，骨折面朝向外上方，肱骨头游离于远折端的内侧，临床较少见，若处理不当，常容易造成患肢严重功能障碍。

【临床表现】

患者有明显外伤史，伤后肩部剧烈疼痛、肿胀明显，局部肿胀有时波及整个肩部及上臂，肩关节功能活动障碍。肱骨上端局部环形压痛和轴冲击痛，可触及畸形、骨擦音和异常活动。外展型骨折肩部饱满，上臂内侧可见散在瘀斑。肩部下方稍呈凹陷，不呈现方肩畸形，在腋下肱骨近段内侧能摸到移位的骨折端或向内成角的移位骨端。内收型骨折肩部前侧有瘀斑，在上臂上段外侧可摸到突起的骨折远端和成角畸形，上臂呈内收畸形。肱骨外科颈骨折合并肩关节脱位，肩部肿胀严重，青紫瘀斑也较严重，肩峰下呈凹陷，可见方肩畸形，上臂上段外侧可摸到突起的骨折远端，在腋下可摸及肱骨头，但无弹性固定的体征。

【辅助检查】

1. *X线摄片* 拍摄正侧位X线片可确定骨折类型及移位情况。

2. *CT检查* CT检查较少应用，但对于由于疼痛不能获得满意影像的患者，通过CT可以用三维重建精确诊断骨折移位情况。

【诊断】

1. *诊断依据*

(1)有外伤史。

(2)肩部剧烈疼痛，肿胀明显，局部环形压痛和冲击痛，肩关节活动功能障碍。有移位骨折可触及畸形、骨擦音和异常活动。

(3)X线摄片可明确骨折的移位方向和程度，确定骨折的分型。

2. *诊断分型*

(1)裂缝骨折：肩部肿胀、疼痛，局部压痛和纵向叩击痛，肩关节活动受限。

(2)嵌插骨折：肩部肿胀、疼痛、环形压痛和纵向叩击痛。

(3)外展型骨折：外展型骨折肩部饱满，但肩部下方稍呈凹陷，有时颇似“方形肩”，但肩部仍保持圆隆外形，在腋下肱骨近段内侧能摸到移位的骨折端或向内成角的移位，上臂内侧可见散在瘀斑。可出现骨擦音和异常活动。

(4)内收型骨折：内收型骨折在上臂上段外侧可摸到突起的骨折远端和成角畸形，肩部前侧有瘀斑，上臂呈内收畸形。可出现骨擦音和异常活动。

(5)肱骨外科颈骨折合并肩关节脱位：肱骨外科颈骨折合并肩关节脱位，肩部肿胀甚剧，青紫瘀斑也较严重，肩峰下呈凹陷，上臂上段外侧可摸到突起的骨折远端，在腋下可摸及肱骨头，但无弹性固定的体征。

【鉴别诊断】

1. *肩关节前脱位* 多为间接暴力致肩盂关节关系改变。伤肢肿胀、疼痛、方肩畸形，肩关节呈弹性固定。多伴有肱骨大结节骨折，如不治疗，会引起肩关节功能丧失。

2. 肩关节半脱位　因关节周围肌肉萎缩，关节松弛，或肩部外伤后血肿引起的关节间隙增宽所致。局部肿胀、疼痛症状不明显。关节囊尚完整，不需整复。

3. 肩部挫伤　无移位的肱骨外科颈骨折须与肩部挫伤相鉴别。两者均有局部肩部肿胀、疼痛、压痛，但肩部挫伤无环形压痛及纵向叩击痛。

【治疗】

治疗原则是争取骨折早期复位，合理可靠的固定，早期功能锻炼，促进肩关节功能恢复，减少关节僵硬的发生。

对于无移位的裂纹骨折不需整复，仅用三角巾悬吊伤肢于胸前，1～2 周即可开始功能锻炼。外展型骨折有嵌入，而仅有轻度成角及侧方移位者，可不复位。骨折嵌入较多，骨折端较稳定，亦可用三角巾将患肢悬吊于胸前 2～3 周。如骨折稳定性较差者用上臂超肩关节小夹板固定 4 周。以上三种类型骨折，做好固定后，即可做早期的患肢功能锻炼。对有移位的骨折则需要根据骨折不同类型采用手法复位和有效固定，特别对青壮年伤员应使骨折移位整复满意。对于有软组织嵌入骨折端，难以手法复位，或治疗时间较晚已不能用手法整复的青壮年患者，可行手术切开复位治疗。

1. 复位

(1)外展型骨折的整复方法：患者坐于凳上，一名助手站在伤员健侧的后方，用两手紧握住伤臂的上端(即相当于骨折的近段)；另一名助手站在伤员的伤侧，用两手紧握伤臂的下端，患者的前臂搭在助手的前臂上，助手把伤臂顺势做外展位拔伸(图 5-19A)。医者站在伤肢的后侧，在助手的拔伸下，用两手的拇指置于骨折近段的外侧，余指抱住远段的内侧，待感觉到助手将骨折端的嵌插解脱或重叠移位拉开时，便把骨折的近段向内推，把远段向外提。此时助手在拉伸的同时把上臂内收，使骨折端复位(图 5-19B)。在复位时，如果发现远折段有向外侧移动感或骨响音，腋下的骨凸也已消失，这提示已获得复位。

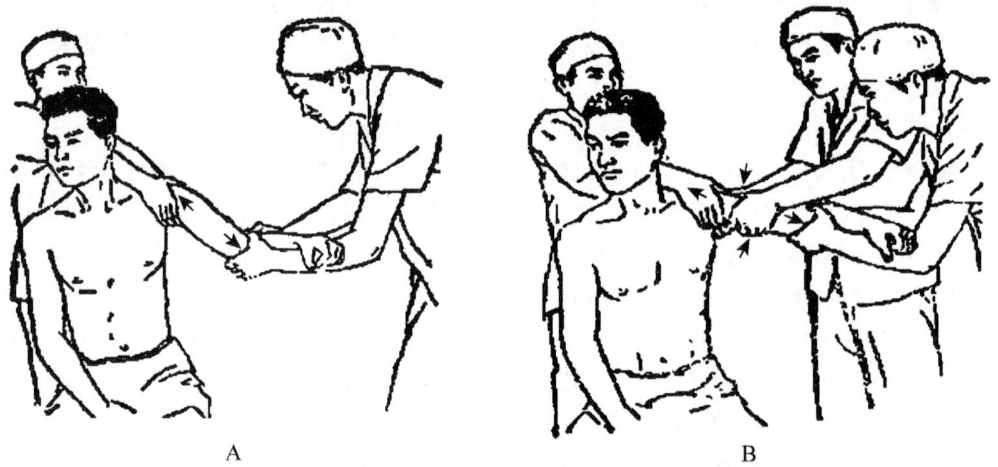

图 5-19　坐位整复法

A. 拔伸；B. 外提内收

对伤臂肿胀严重、单靠手指的力不能整复的伤员，可改用如下的整复方法：伤者取坐位，两名助手的手法与上法相同，医者以一只手的前臂横贯于伤员的骨折远段的内侧，同时用另一只手持握该手的腕关节，待感到助手做外展位拔伸伤臂的畸形有改善后，前臂持续用力，把骨折的远段向外提，这时助手亦把骨折远段的近端往外端，即可达到复位(图 5-20)。

对伤臂肿胀严重、骨端嵌插移位大和肱骨头有明显内收变位的伤员，如果估计到采用以上两手法不能达到复位的目的时，可用下法整复：患者取仰卧位，以宽布带横跨伤侧的腋下，布带的两端上行过肩固定。一名助手用两手擒稳骨折的近段以做固定，另一名助手用两手抱拿肘关节的上方，将伤臂顺势外展进行拔伸。医者站在伤侧，用两手紧扣骨折远段内侧，并稍做向外提(图 5-21A)。当感觉到助手将骨折远段拉开后，医者改用一只手固定骨折近端的外侧，另一只手仍扣紧远段的内侧，并加力向外提，这时助手将骨折远段的近端往外端，使伤肢内收复位(图 5-21B)。

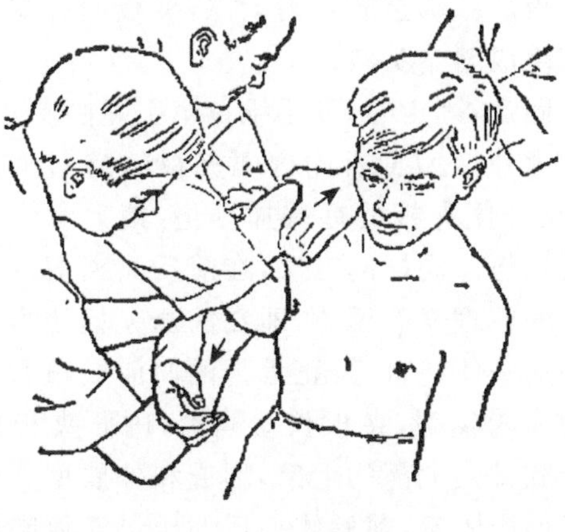

图 5-20 挂臂整复法

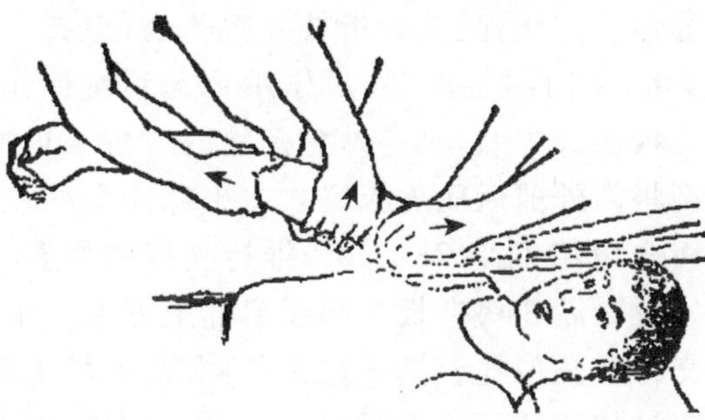

A

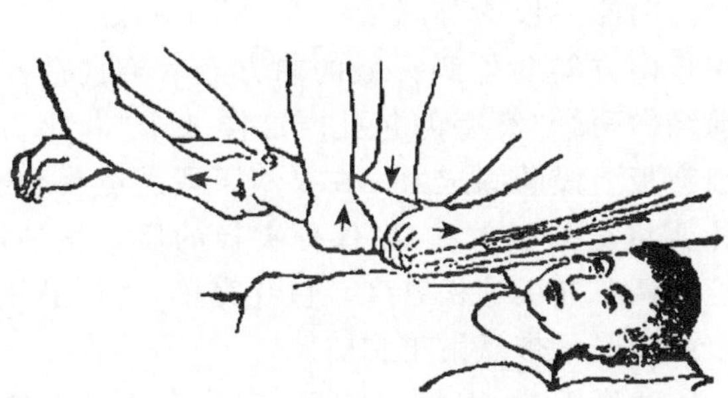

B

图 5-21 卧位整复法

A. 拔伸；B. 外端内收

(2)内收型骨折的整复方法：患者坐于凳上，一名助手站在伤者健侧的后方，用两手紧握住伤臂的上端(即相当于骨折的近段)；另一名助手站在伤员的伤侧，用两手紧握伤臂的下端，把伤臂顺势做内收拔伸。医者站在伤肢的后侧，一只手固定骨折的近端内侧，另一只手卡紧骨折远段的外侧，待感觉到助手拔伸使嵌插解脱或重叠拉开时，用力将骨折的远段向内推，此时助手亦在维持拔伸力下将远段的近端往内端，以进行复位(图 5-22)。

对肌肉丰厚、肿胀较甚和肌张力大的伤者，估计采用上法不能复位时，可运用如下的整复方法：

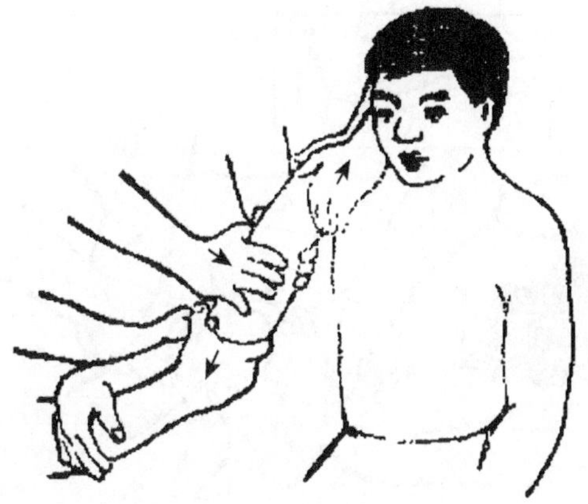

图 5-22 坐位整复法

患者取卧位，一名助手用布带绕过伤侧的肩关节以固定肩部，另一名助手用两手固定骨折的近段，第 3 名助手用两手紧握住患肢肘关节上方(或肘部)，将处于内收位的患肢做顺势拔伸。医者站在伤侧，两手紧拿着骨折的远段，待感觉到助手拔伸已将嵌插拉开及畸形改善时，把骨折的远段向内推压复位(图 5-23)。

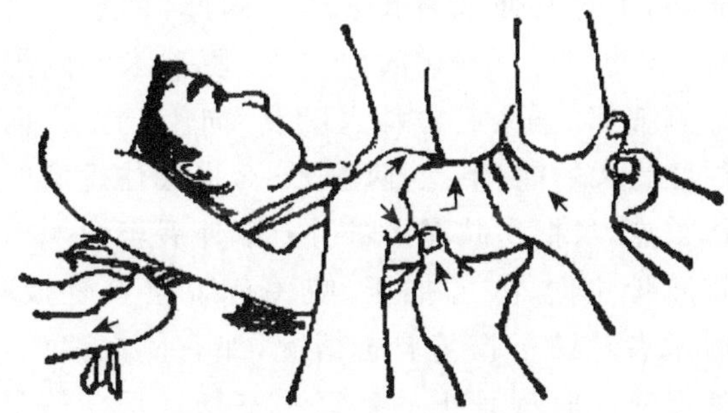

图 5-23 卧位整复法

不论外展型或内收型骨折，复位后如尚有骨折远段向前移位或成角畸形，可用下法矫正：患者取仰卧位，两助手站立和固定方法与采用上法时同。医者下蹲，两拇指置于骨折远段的后下方，余指压住远段骨折端的前方，助手把上臂在拔伸下上举，以配合医者将远段的骨折端推压向后，使远段向前，并使成角畸形得到矫正(图 5-24)。

当整复成功后，都应认真地检查复位的效果，观察肩部的外观是否正常，触摸腋下的骨突是否消失，肩前方是否平正。同时，可用一手固定骨折处，一手持骨折远段，轻巧地把远段做内外、前后的摇摆，如无明显的骨响音和骨折端无滑动，说明骨折面接触良好。最后术者用两手再

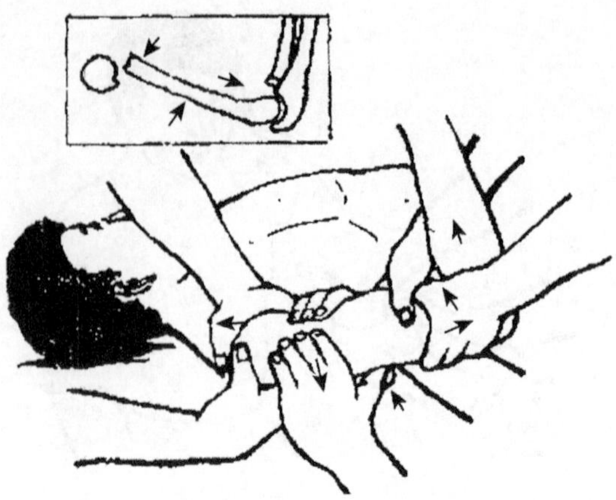

图 5-24 矫正向前移位或向前成角的手法

固定骨折部，由助手把骨折远段沿肱骨纵轴做缓慢的向上碰撞，使骨折端能紧密嵌插，以加强其稳定性。

(3)骨折合并肩关节脱位整复法：先整复肩关节前脱位，再整复骨折端的移位。整复时如果强力对抗牵引，使位于两骨端之间的肱二头肌短头、喙肱肌及破裂的关节囊呈紧张状态，闭合了脱位复位之通路，不容易使肱骨头复位。因此，助手先将患肢置于外展 80°～130°的位置上，便于术者两拇指从患侧腋部的前、后方伸入腋窝，向上、向后、向外顶住肱骨头的前、下缘，两手 2～5 指按住近肩峰处以作支点，再把伤肢在无牵引力下外展至约 40°，拇指将肱骨头向外、上推压，使关节脱位整复成功。然后术者从腋下摸清骨折情况，如有侧方移位，再按外展或内收型骨折的整复法整复骨折。整复后术者双手握持骨折端做临时固定，令助手做沿患肢纵轴方向向近端推对向冲击，使两骨折端嵌插，防止再移位。

2. 固定　肱骨外科颈骨折复位后做适当的固定，以维持骨折对位和利于骨折端的愈合。外固定的方法有小夹板固定、石膏固定、支架固定等。

(1)小夹板固定：可采用超肩关节的小夹板固定。

①材料：常用杉树皮或柳木小夹板材料。制成小夹板共 4 块，每块的宽度为上臂最大周径的1/5，长夹板 3 块，分别置于前、后、外侧，前后夹板的上段超肩关节以上的部位可稍窄些，将两端剪成椭圆形，使其更适合肩部的外形。每块小夹板的长度如下：前、后及外侧夹板的上端从肩锁关节上 5cm 起，下端到达肘关节上(以不妨碍肘关节活动为原则)；内侧夹板从腋窝至肱骨内上髁，夹板的一端用棉花包裹缠绕成蘑菇头状。

②固定：固定时，助手维持牵引，保持复位后位置。如为外展型骨折则内侧夹板的蘑菇头顶住腋窝部，在外侧夹板的远端加压垫，使上臂形成一个内收的趋势。同样的方法，在前后侧夹板中运用加压固定的原理安放压垫，即在前侧夹板相当于成角突出处加一压垫，以矫正骨折的向前成角和向前移位。如为内收型，夹板长短同上，内侧夹板的蘑菇头置于肱骨内上髁的上部，形成和外展型夹板相反的三点加压固定，前后侧夹板的压垫安放同外展型骨折。肱骨外科颈骨折合并肩关节脱位的压垫安放与内收型骨折相同。

③包扎方法：先在骨折处外敷药物，包扎上2～3 层绷带，由肘部至肩部，其作用是起到衬垫作用，以防夹板擦破皮肤，维持外敷药物的位置。再按骨折类型将内外前后侧夹板安放在患肢恰当的位置，在夹板中段缠绷带 2～3 层，维持夹板的位置。然后将外、前、后 3 块夹板上端在肩部上方做 3 个“8”字的交叉重叠包扎。具体操作是：在前夹板上端经胸部绕过腋窝到后侧夹板，包扎 1 圈后在后侧夹板内缘向前侧夹板的外缘做一个“8”字固定，再在后侧夹板内方斜向外侧夹板的前方经后方向前夹板的前缘做两个“8”字的包扎。这样 3 个“8”字可以加强夹板上段的固定力。在夹板下段缠绷带包扎，包扎要将全夹板包扎，以保证夹板的压力均匀，最后检查调节夹板的松紧度。包扎完毕，将患肢用三角巾或肩肘吊带悬吊于胸前。

④注意事项：夹板固定后，应检查患肢手指活动和血供情况，及时调整夹板的松紧度。外展型骨折患肢应置于内收位，内收型骨折及骨折合并脱位患肢应置于外展位。夹板固定时间为 4～5 周，骨折临床愈合后拆除。

(2)石膏固定：青壮年患者可用肩管形石膏加压塑形固定，对无移位或嵌入成角未超过 15°者，可以塑形石膏托固定 2～3 周。老年患者，用超肩关节石膏夹固定。上石膏前要在肩部和上肢部包以衬垫，石膏量度为超肩关节约 10cm 起经肩峰到达肘窝止，按所需要的长度反复重叠、反折厚约 12 层。把量度好的石膏泡浸温水后按固定的体位塑形，边做边用手涂抹，使之平整，最后用绷带包扎好。

(3)外展支架固定：对一些骨折移位严重，复位后固定不牢者，可配合外展支架固定或加皮肤牵引，将肩关节置于外展、前屈位，其角度视移位的程度而定。2周左右骨折端初步连接时可拆除外展支架，改小夹板固定。

(4)经皮穿针内固定：肱骨外科颈骨折不稳定的患者，可采用闭合复位经皮穿针内固定治疗。在臂丛麻醉下，骨折手法复位后，在电视X线机透视下，用克氏针进行内固定，加小夹板制动，3周后取出克氏针。

3. *辨证施治* 按中医骨伤三期辨证施治。

(1)早期：伤后1～2周，伤肢疼痛较甚，肩部肿实，肤温较高。治宜行气活血，消肿止痛。可选用肢伤一方、桃红四物汤加减。如肿胀严重，血供障碍者加三七、丹参、茅根等。如体质壮实，伴有排便不通，舌质红、苔黄，脉弦数，加大黄、芒硝；局部疼痛剧烈加木香、五灵脂、延胡索。

(2)中期：伤后3～4周，伤肢疼痛肿胀减轻，骨折处初步连接，但瘀血未尽，气血不畅。治宜和营生新，接骨续损。可选用生血补髓汤、和营止痛汤加减。疼痛较明显者，加三七加强理气止痛之效。合并神经损伤者加补气活血、通经活络药物，如黄芪、地龙、威灵仙等。

(3)后期：伤后4～5周肿胀消退，筋骨续接，但愈合处尚未坚强，并常有气血虚弱、筋肉萎缩、肢体乏力、关节僵硬。宜补气血，益肝肾，壮筋骨。可选用补肾壮筋汤或肢伤三方。

4. *其他治疗*

(1)熏洗：①活络舒筋洗剂。组成：艾叶、威灵仙、苏木、三棱、莪术、川椒、桂枝各15g，生川乌、生草乌、川红花、白芍、没药、乳香各10g，海桐皮、大黄各20g，冰片5g；功效：活血舒筋，通瘀止痛。②海桐皮汤。组成：海桐皮、透骨草、乳香、没药各6g，川芎、红花、威灵仙、甘草、防风、白芷各3g，当归5g，川椒10g；功效：活血舒筋，通瘀止痛。

以上熏洗剂煎至沸腾半小时后，先趁热以厚毛巾覆盖伤肢熏之，待降低至合适的温度时再浸泡患部，每日2～3次。

(2)外敷：双柏膏。组成：侧柏叶2份，黄柏1份，大黄2份，薄荷1份，泽兰1份；功效：活血解毒、消肿止痛；主治：骨折初期局部肿痛，有热瘀互结之势者尤为适用；用法：外敷患部，同时进行包扎固定，24小时换药1次，皮肤过敏者停止使用。

(3)外搽：在局部手法按摩或物理治疗的时候，可配合用跌打药酒外搽，有止痛消肿、舒筋活络之功效。

(4)物理治疗：可以使用电脑骨折愈合仪、中药离子导入仪、电脑中频治疗仪等，以舒筋活络、祛瘀消肿、促进关节功能恢复。

①电脑骨折愈合仪：骨折固定稳定后如果存在骨质疏松、骨折延迟愈合等，可选择电脑骨折愈合仪等理疗仪器以促进骨折愈合，每日1～2次，每次30分钟。

②电脑中频治疗仪：骨折早期和中期镇痛、促进局部血液循环，每日1～2次，每次20分钟。

③中药离子导入仪：去除夹板后舒筋活络，促进关节功能恢复。每日1～2次，每次20分钟。

5. *手术治疗* 肱骨外科颈骨折移位严重，经手法复位不满意，或陈旧性骨折，或骨折合并脱位手法复位不成功，或软组织夹在骨折端，难于复位与固定，估计日后会导致肩关节活动功能障碍者应采用切开复位内固定治疗。对于复位后不稳定，外固定不易维持的患者可采用经皮克氏针或螺丝钉内固定术，这种方法大大减小了对骨膜的剥离，保护了肱骨头的血供，减小骨折再次移位的危险性，可早期恢复功能，获得良好的效果。

【功能锻炼】

骨折复位和固定后，应立即开始做适当的功能活动，如肩部固定时间过长或锻炼不恰当、不及时，尤其是老年患者易产生肩部软组织粘连，致肩关节僵凝。

骨折早期整复固定后，伤肢肿痛较甚，先练习五指用力伸展，再用力握拳，腕关节背伸掌屈。随着肿胀消退，疼痛减轻，1周后可做耸肩运动，患者以健手托着患肢肘部做上下范围的耸肩练习，并继续进行握拳、伸屈腕关节。2～3周内使伤肢自然下垂，身体略前倾，做小范围的划圈活动，早期运动范围可较小，随着肿痛消减，运动量应逐渐加大。2～3周不要做禁忌运动，如外展型骨折上臂禁忌外展动作，内收型骨折禁忌内收动作。骨折临床愈合，立即拆除外固定，练习肩关节各方向活动。可做健、患两肩关节同时前屈，也可用健手扶着患侧手，同时上举、后伸、外展。若肩关节活动恢复仍未理想，可继续加强锻炼，采用爬墙式、拉锯式、梳头式等运动。

【并发症及预后】

1. *并发症*

(1)血管损伤：较少见。多为骨折移位压迫腋部的血管，但高能量损伤可致腋动脉损伤。动脉造影可明确诊断，如诊断明确，应尽早手术探查。

(2)神经损伤:骨折移位可引起臂丛神经损伤，也可因牵拉造成臂丛神经损伤，产生上肢放射性疼痛。

(3)肩关节僵硬:由于骨折损伤严重、手术操作和功能锻炼的延迟，可造成肩关节周围软组织的粘连，肩关节活动功能障碍。治疗应及早进行合理的功能锻炼，还必须做长时间的后续治疗，并配合药物熏洗、理疗或轻柔的推拿按摩手法，促进关节功能的恢复。

(4)骨折畸形愈合:肱骨外科颈骨折较轻度的畸形一般不影响肩关节功能。如畸形严重，肩关节活动明显受限可考虑手术治疗。

(5)骨折不愈合:极少见，如骨折端有软组织嵌入，或不稳定骨折固定不牢固可导致骨折不愈合。对骨折不愈合患者通常行植骨内固定术。

(6)肱骨头缺血性坏死:如出现肱骨头缺血性坏死并引起患者局部疼痛明显，肩关节活动功能障碍者，可考虑行人工肱骨头置换术。但老年患者人工肱骨头置换术手术的治疗效果可能比非手术治疗的疗效差。

2. *预后*　肱骨外科颈骨折绝大多数都可经过手法复位固定等非手术疗法而治愈。即使骨折复位不够满意，因肩关节活动范围较大，代偿能力强，若能注意早期恰当的功能锻炼，亦能取得较好的效果。对较老龄患者，不能承受骨折整复的患者，即使骨折不能接近解剖对位，如果能尽早功能锻炼，也能取得满意的疗效。

儿童患者，骨折端有轻度向前约30°向内10°的成角，多不影响肩关节的功能。若为儿童肱骨头骺板损伤，日后生长发育中可能导致迟发性畸形。

肱骨外科颈骨折合并肩关节脱位或青壮年骨折移位严重者，必须尽快行手法复位、小夹板固定治疗，并且脱位必须得到纠正，否则严重影响肩关节的活动功能。当骨折脱位不能得到有效纠正时，可手术治疗。

肱骨外科颈骨折后较常出现肩关节活动障碍，采用功能锻炼，配合药物熏洗、理疗或轻柔的推拿按摩手法，可促进关节功能的恢复。肱骨外科颈骨折临床上发生不愈合者极少见，如骨折端有软组织嵌入，或不稳定骨折固定不牢固，可导致骨折不愈合。

四、肱骨干骨折

肱骨干骨折是指肱骨外科颈以下至肱骨髁上2cm处的骨折。发病率占全身骨折1.31%，多发于30岁以下成年人。按发生部位可分上1/3、中1/3、下1/3骨折，骨折好发于中1/3及中下1/3交界处，下1/3次之，上1/3最少。肱骨中下段骨折容易合并桡神经损伤。

肱骨干骨折亦称折肱、胳膊骨骨折。早在春秋时期对肱骨干骨折已有记载，《左传·定公十三年》有“三折肱知为良医”的记述。马王堆汉墓出土的帛书《阴阳十一脉灸经》已有“臑已折”的记载。明代以后对此骨折的诊断治疗及并发症有更进一步的论述。

【解剖学】

肱骨干是指肱骨外科颈下1cm至内外髁上2cm处的一段长管状骨密质。在形态上，肱骨干上部较粗，略向前外侧凸起，横切面为圆柱形。自中1/3以下逐渐变细，呈三棱形，可分为三缘。前缘:从大结节嵴至冠状突窝外缘，其下部有肱肌起始；内侧缘:从小结嵴向下到内上髁嵴，中段和下段分别为喙肱肌、肱肌和肱三头肌内侧头附着点，此缘中部有一滋养孔；外侧缘:从大结节后部到外上髁嵴，上部大结节的后部有小圆肌和肱三头肌外侧头附着，下部的外上髁嵴有肱桡肌和桡侧腕长伸肌附着。前外面的中部的三角肌粗隆为三角肌的附着点。至下1/3渐成扁平状，并稍向前倾。肱骨干中1/3以下为形态发生改变处，力学上是薄弱点，故临床上肱骨干多见于中段及中下1/3骨折。三角肌粗隆及肱骨干中下1/3交界处后外侧的桡神经沟是肱骨干的重要骨性标志。桡神经穿出腋窝后，绕肱骨干紧贴肱骨干中段后方的桡神经沟，自内后向前外侧紧贴骨干斜行向下，肱深动脉也从桡神经沟经过。骨折或复位容易致桡神经或血管的损伤。在骨折愈合过程中，移位较大的骨折，桡神经有可能会被生长的骨痂所包裹，而出现不同程度的桡神经受损的症状(图5-25)。

肱骨干的血液供应来自肱动脉的分支，从肱动脉发出一支或多支营养血管，肱深动脉、旋肱后动脉提供肱骨干下段及髓内的血液供应，骨折后，可损伤中段偏下的肱骨干滋养动脉及紧贴肱骨中下段的肱深动脉，使骨折远段的血液供应减少，导致中1/3处血供不良，出现骨折愈合延迟。

【病因病机】

1. *直接暴力*　暴力直接作用于肱骨干是造成肱骨干骨折的常见原因，如打击伤、挤压伤、汽车撞伤或火器伤等。骨折多见于肱骨上1/3和中1/3，

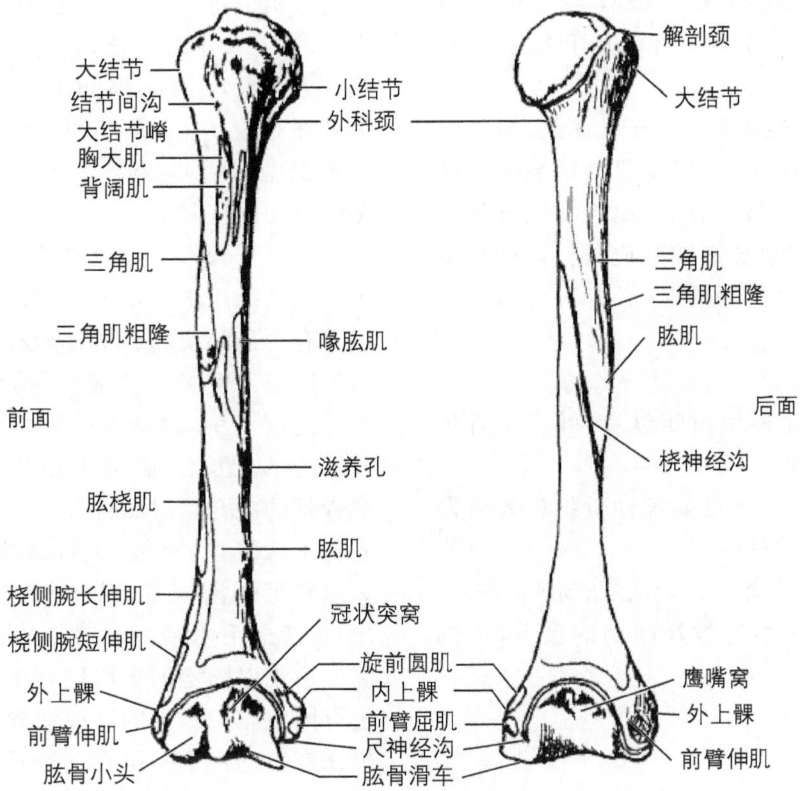

图 5-25 肱骨解剖

多为横断或粉碎性骨折。有时可造成开放性骨折。

2. 间接暴力 暴力通过传导作用于肱骨干而造成肱骨干骨折。如跌倒时手或肘着地、投掷手榴弹、标枪或掰手腕等。骨折多见于肱骨干中下 1/3，多为斜形或螺旋形骨折。

肱骨干骨折多由较大外伤暴力所造成，由于受到外力的方向、骨折部位的不同及受肩部和上臂肌群的牵引作用等因素的影响，故在不同部位发生的骨折，其移位方向也有所不同。①肱骨上 1/3 骨折：骨折发生在三角肌的止点以上时，骨折近段因受胸大肌、大圆肌、背阔肌等的牵拉作用，骨折近段多向前向内移位，远段受三角肌、喙肱肌、肱二头肌和肱三头肌的牵拉而向上向外移位（图 5-26A）。②肱骨中 1/3 骨折：骨折发生在三角肌的止点以下时，骨折近段受三角肌的牵拉作用，而向前、向外移位，骨折远段受肱二头肌、肱三头肌等的牵拉，而向上移位（图 5-26B）。③肱骨下 1/3 骨折：骨折断端移位的方向，因受暴力的方向、前臂及肘关节位置而异。临床上常见伤者将前臂贴附胸壁的位置上，致使远段向内旋转移位。

骨折成角的方向往往与暴力的方向有关，如来自外侧的直接暴力可使骨折断端向内成角畸形。

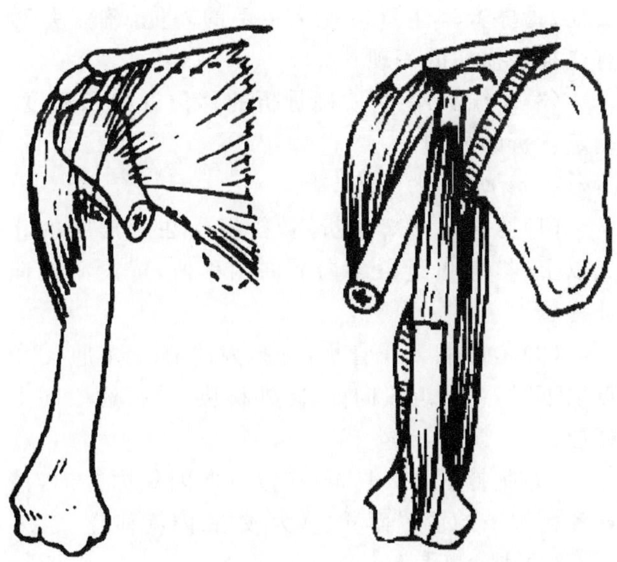

图 5-26 肱骨干骨折移位

A. 骨折处在三角肌的止点以上；B. 骨折处在三角肌的止点以下

【临床表现】

伤后患肢上臂疼痛、肿胀明显，可有明显瘀斑。骨折处有明显环形压痛，有纵轴叩击痛。如有移位的骨折,可触及移位的骨折端,患肢有明显短缩、成角或旋转畸形,有骨擦音及异常活动和扪及骨擦感,伤肢活动功能障碍。

如骨折合并桡神经损伤,可出现垂腕、拇指不能外展、掌指关节不能伸直、虎口背侧区域感觉减退或消失。如合并肱动脉损伤,可出现桡动脉搏动减弱,远端血供障碍的临床表现。应对比双侧桡动脉搏动、皮温及甲床充盈等情况,必要时可做血管造影检查。

【辅助检查】

1. X线摄片　摄X线正侧位片,可明确骨折部位、类型和移位情况。

2. CT、MRI检查　可疑病理性骨折患者可做CT、MRI检查。

3. 血管造影　用于确定是否存在肱动脉损伤。

4. 肌电图　对怀疑有神经损伤的患者,可进行肌电图检查。

【诊断】

1. 诊断依据

(1)有明显的外伤史。

(2)患肢局部肿胀、疼痛、瘀斑、功能障碍;骨折局部环形压痛,传导痛,常有短缩或成角畸形、异常活动、骨擦音。注意检查腕和手的功能,确定是否有桡神经损伤的表现。

(3)X线摄片:可明确骨折的移位方向和程度,确定骨折的分型。

2. 诊断分型

(1)肱骨上1/3骨折:骨折发生在三角肌的止点以上时,骨折近段多向前向内移位,远段向上向外移位。

(2)肱骨中1/3骨折:骨折发生在三角肌的止点以下时,骨折近段向前、向外移位,骨折远段向上移位。

(3)肱骨下1/3骨折:移位方向因暴力方向,前臂和肘关节的位置而异,多为成角、内旋移位。

【鉴别诊断】

无移位的肱骨干骨折应与上臂扭挫伤相鉴别,两者均有上臂的疼痛、肿胀、活动受限,但扭挫伤压痛部位相对局限,有牵拉痛,但无环形压痛及传导痛,无畸形、骨擦音及异常活动。

【治疗】

肱骨干骨折,多由较大外伤暴力所造成,由于骨折部位不同及受肩部和上臂肌群的牵引作用,多有不同方向的移位。凡有明显移位者,均应选择适当的时机进行手法整复,原则上越早越好。骨折发生后的1～4小时最佳,此时组织未发生严重水肿,肌张力不大,在这段时间内进行整复常比较容易获得良好对位。而且骨折早期整复后,能尽快恢复局部组织血液循环,利于肿胀消退,促进骨折的愈合和肢体功能恢复。

肱骨干骨折无移位或移位不大者,只需用4块小夹板加纸压垫固定3～4周,早期进行功能锻炼。但对有明显移位的骨折,应及早进行手法整复和小夹板固定。整复手法应轻柔,切忌粗暴,尤其注意不可过度牵引,由于多次整复或强力牵引,加上患肢重力的悬垂作用,容易发生骨折端的分离,而影响骨折的愈合。对闭合骨折合并桡神经损伤者,可先行手法复位、夹板固定,密切观察2～3个月,多数患者可逐渐恢复,若神经损伤仍未有恢复的迹象,可考虑手术治疗。对粉碎性不稳定性骨折,或复位后难以固定的多段性骨折,可使用外固定支架进行固定。对严重的开放性骨折及合并神经、血管损伤者应进行手术探查。对骨不连、骨折端有软组织嵌入者,也可考虑手术治疗。

对有严重软组织损伤者,则先予以适当的固定,抬高患肢,观察肢端血供,然后视其肿胀消退情况,方予手法整复骨折。对螺旋形、粉碎性骨折及骨折面背靠背移位者,应在麻醉下行手法整复。

1. 手法复位

(1)肱骨上1/3骨折的复位法:患者端坐位,一名助手用两手握住伤侧的腋窝及肩部固定,也可用布带绕过腋窝向上提拉。另一名助手用双手握住伤肢的肘部,并把伤员的手腕搭在自己的前臂上,进行顺势拔伸,医者立于患侧外后方,触摸骨折断端后,用两手的拇指压住骨折远段的外侧,余指抱住骨折近段的内侧,当感觉到助手已将重叠的骨段拉开时,便把骨折远段向内推,把骨折近段向外提,用力点放在骨折远段,使骨折部轻微向内成角,与骨折近段靠拢,然后把力的重点转向骨折近段并向外提拉,通过推提的作用力使骨折复位(图5-27)。

(2)肱骨中1/3骨折的复位法:两助手如上法固定伤肢,然后徐徐用力顺势拔伸,医者站在患侧的外方,用两拇指压住骨折近段的外侧,余指抱住骨折远段的内侧,当感觉到助手已将重叠骨折拉开时,顺势把骨折近段向后内推,把骨折的远段向外提进行复位(图5-28)。

(3)肱骨下1/3骨折的复位法:多为斜形或螺旋形骨折。在整复时,可由医者一只手固定骨折的

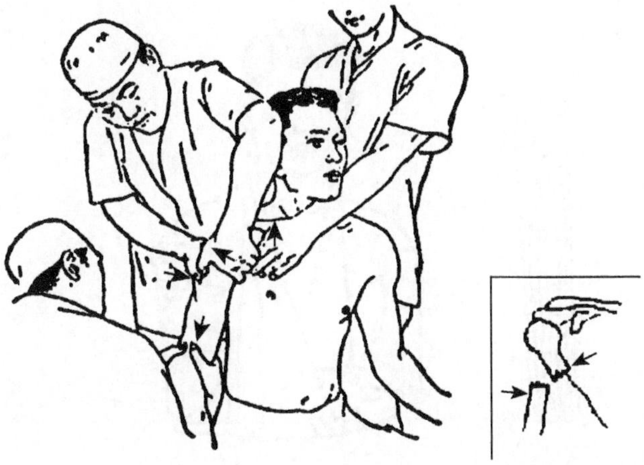

图 5-27 肱骨上 1/3 骨折的复位法

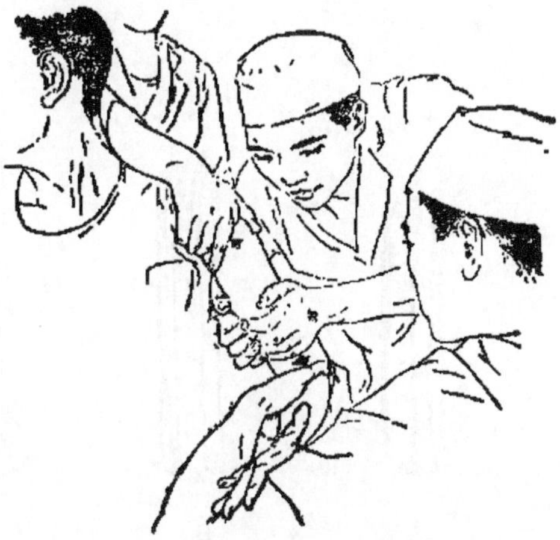

图 5-29 肱骨下 1/3 骨折的复位法

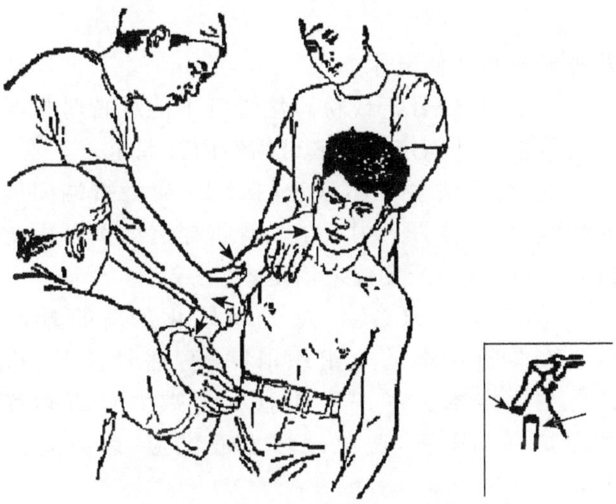

图 5-28 肱骨中 1/3 骨折的复位法

近段，另一只手拿住骨折的远段，在助手的协同下先矫正骨折旋转移位，助手把骨折远段向后旋，医者把骨折近段向前旋转，待旋转移位纠正后，再由医者用两手掌在骨折的前后方用力挤压、靠拢，使骨折面紧密接触。骨折端如有分离移位，由两位助手分别固定骨折的远、近段，使伤肢保持正常的轴线，术者用手固定骨折端，嘱咐远近段助手沿伤肢纵轴对向用力，做短促、阵发、反复的碰撞，使骨折面能紧密接触(图 5-29)。

对折面背靠背移位者，一名助手固定骨折近端，另一名助手固定骨折远段，不要用力牵引，在肌力松弛状态下，医者应用旋转手法进行整复骨折。若为粉碎性骨折，术者则应用端挤、提按等手法进行复位。若为不稳定型骨折，可做上肢前臂皮肤牵引，伤肢置外展肘关节半屈曲位，维持牵引。或采用外固定支架固定，以利于骨折对位和愈合。

2. 固定

(1)小夹板固定(图 5-30)：前后内外 4 块夹板，其长度视骨折部位而定；肱骨干上 1/3 骨折要超肩关节，下 1/3 骨折要超肘关节，中 1/3 骨折则不超过上、下关节，并应注意前夹板下端不能压迫肘窝。

如残留轻度移位可用压垫继续纠正，如轻度侧方移位可在两折端采用两点对向加垫；如轻度成角时，可采用三点加垫法纠正移位。但桡神经沟处不可放置压垫。

固定后肘关节屈曲 90°，以木托板或三角巾将前臂置于中立位，患肢悬吊在胸前。应密切观察患肢情况变化，并根据肢体情况及时调整夹板的松紧度。固定时间成年人需 6～8 周，儿童需 3～5 周。中 1/3 处骨折是迟缓愈合和不愈合的好发部位，固定时宜适当延长，经 X 线复查见有足够骨痂生长才能解除固定。

应定期做 X 线透视或拍摄照片，以及时发现在固定期间骨折端是否有移位。若发现断端分离，应加用弹性绷带上下缠绕肩、肘部，使断端受到纵向挤压而逐渐接近(图 5-31)，并嘱患者卧床休息 2 周。

(2)外固定支架固定：适用于对肱骨干骨折伴有严重软组织损伤，或骨折不稳定，小夹板固定难以维持骨折对位者，可选择使用外固定支架固定术。优点是对骨折端血供破坏少，固定较可靠，对骨折端有施加压力作用，有利于骨折愈合。

3. 辨证施治 按中医骨伤三期辨证施治。

(1)早期：伤后 1～2 周，气滞血瘀较甚，治宜活血祛瘀，消肿镇痛。可选用活血止痛汤、活血祛瘀汤、桃红四物汤加减。如肿痛严重者加三七、丹参、

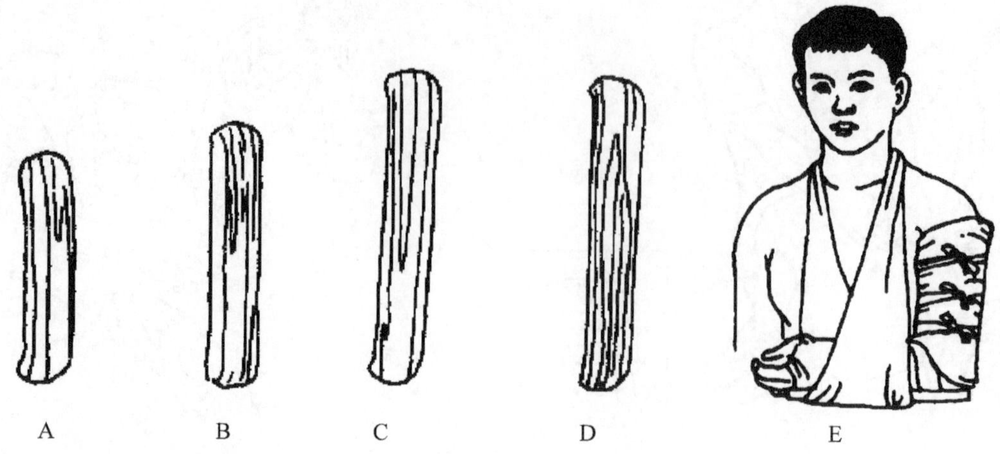

图 5-30　小夹板固定

A. 内侧夹板；B. 前侧夹板；C. 后侧夹板；D. 外侧夹板；E. 肱骨干中 1/3 骨折固定法

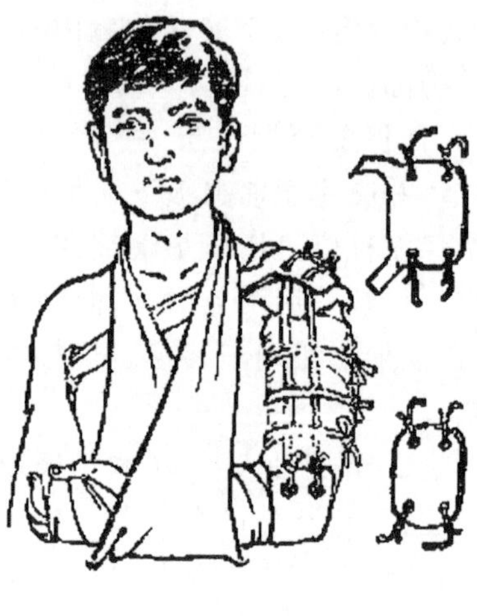

图 5-31　肱骨干骨折分离移位托布橡皮筋缠绕固定法

泽兰等。可外敷双柏膏。

(2)中期：伤后 3～4 周，瘀血未尽，气血不畅，治宜和营生新，接骨续损。可选用舒筋活血汤、续骨活血汤加减。

(3)后期：伤后 4～5 周肿胀消退，筋骨虽续，但肝肾已虚，筋骨痿软，肢体功能未恢复者，宜补气血，益肝肾，壮筋骨。可选用补肾壮筋汤或肢伤三方。后期宜用舒筋活络中药熏洗或热熨治疗，可用海桐皮汤或活络舒筋洗剂。

4. 手术治疗

(1)对严重开放性骨折，应早期行清创及骨折内固定。

(2)对于开放性骨折合并血管、神经损伤，需要手术探查的患者，可行手术清创，骨折复位内固定及神经血管的修复术。

(3)多节段骨折或粉碎性骨折不能维持骨折对位者可采用外固定支架或带锁髓内针固定。

(4)对手法复位不满意的骨折，或骨折端间嵌入软组织，或肱骨干中下 1/3 骨折伴有肘关节内骨折时，也应行切开复位内固定术。

(5)骨折不愈合者，应先将硬化的骨折端和嵌夹在骨折断端的软组织清除，凿通骨髓腔，行植骨内固定术。术中应注意尽量减少骨膜剥离和保护营养血管，避免破坏血液供应，影响骨折愈合。

(6)对于病理性骨折也可采用手术治疗。

【并发症】

1. 桡神经损伤　桡神经损伤是肱骨干骨折常见的并发症，占 5%～10%，多见于肱骨中下 1/3 骨折，损伤可为挫伤、牵拉伤、部分断裂或完全断裂。挫伤、牵拉伤及不全性损伤患者大多数在数日至数月可自行恢复，应尽早做肌电图检查，以明确其损伤程度，一般不需早期手术探查。如开放性骨折合并神经损伤，或经非手术治疗超过 3 个月，肌电图复查神经损伤仍无恢复征象者，或骨折后期由于骨痂包裹或挤压桡神经，经非手术治疗无效者应采用手术治疗。对于肱骨中下 1/3 交界处的斜面骨折，骨折端向桡侧移位，易造成神经断裂，可考虑早期手术探查。

2. 血管损伤　如出现合并肱动脉损伤的紧急情况，患肢远端出现缺血表现，如桡动脉搏动减弱或消失、皮温低、甲床充盈差者，应做血管造影检查。一旦确诊，应立即手术。在彻底清创后，先行骨折内固定，并修补或吻合血管。如为血管受压或痉挛状态者，可先非手术治疗，解除局部压迫或行动脉周围普鲁卡因浸润，解除动脉痉挛，如仍不能缓解者，也应行手术探查。

3. 骨折延缓愈合和不愈合　肱骨干骨折延缓愈合和不愈合的发生率较高，多发生于中下1/3骨折、粉碎性骨折、开放性骨折、固定不牢靠、骨折端分离或有软组织嵌入等。骨折不愈合如需要手术治疗者，应先将硬化的骨折端和嵌夹在骨折断端的软组织清除，凿通骨髓腔，行植骨内固定术。术中应注意尽量减少骨膜剥离和保护营养血管，避免破坏血液供应，影响骨折愈合。

4. 关节活动僵硬　由于伤肢固定时间过长，缺少功能锻炼而导致患肢肌肉萎缩和邻近关节僵硬。或骨折后期肩关节和肘关节产生创伤性关节炎，而影响肢体活动功能。应以预防为主，在骨折的治疗过程中，要选择最有效和最妥善的方法，尽可能缩短关节的制动时间，及时进行合适的功能锻炼，以减少关节活动障碍的发生率及程度。

【功能锻炼及预后】

1. 功能锻炼　骨折复位和固定后，立即进行适当的活动和功能锻炼，以促进伤肢血液循环，利于骨折愈合。

早期固定后，可立即做伸指握拳、屈肘耸肩锻炼。3～4周后可做抬臂屈伸，摩肩旋转锻炼。对有骨折断端分离的伤员，每天做纵向冲击骨折端3～4次，每次5分钟，以使骨折端逐渐靠拢且可刺激其骨痂生长。纵向冲击的方法是：伤肢握拳，肘关节屈曲90°，上臂垂直，肩轻度倾向患侧，用健侧的手固定伤肢，把伤肢的肘部放于桌上，然后沿上臂纵轴向桌面用力做间歇的冲击。冲击的力应由小至大，次数逐渐增多，做冲击时力向要准确，上臂要始终保持垂直，避免骨折端再移位或成角畸形(图5-32)。

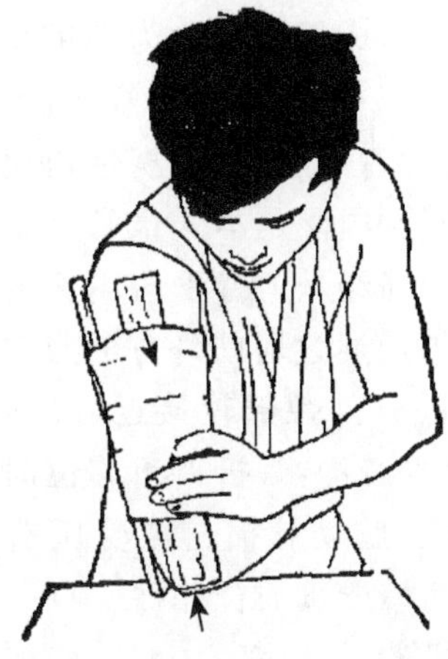

图5-32　肱骨干骨折分离移位间歇冲击锻炼法

骨折后期伤肢运动量应逐渐加大，若达骨折临床愈合，去除夹板后，可做肩、肘关节综合活动锻炼，如肩关节外展、内收、旋转、上举等活动及肘关节屈伸活动，使肩、肘关节活动功能早日恢复。

2. 预后　肱骨干骨折，一般预后良好。骨折经过满意的复位，合理而有效的固定，以及配合中药的辨证用药和合理的功能锻炼，多能使骨折愈合良好，肢体功能恢复。即使整复后仍然存在轻度的成角及侧方移位，或有轻度重叠畸形，骨折愈合后亦不致造成肢体功能障碍。但由于损伤暴力大，尤为粉碎性不稳定性骨折，有些由于治疗不当，造成骨折断端分离，而引起骨不连，使肢体活动功能障碍，临床上应特别引起重视。治疗上应有效防止骨折端分离移位，减少骨不连的产生，并能尽早进行功能锻炼，多能取得满意的疗效。由于伤肢固定时间过长而且缺乏功能锻炼而导致肢体肌肉萎缩和邻近关节僵硬。或骨折后期产生外伤性肩周炎或创伤性关节炎，而影响肢体功能恢复。

五、肱骨髁上骨折

肱骨髁上骨折是指肱骨髁上约2cm处的骨折。是儿童最常见的骨折，约占小儿骨折的26.7%，多见于3－12岁儿童，尤多见于5－8岁；也是小儿肘部最常见的骨折，占全部肘部骨折的60%～70%。成年人和老年人亦可发生，但较少见，老年占本病约0.04%。

【解剖学】

肱骨下端前后位扁薄，髁上部处于松骨质和密骨质交界处，前有冠状窝和桡骨头窝，后有鹰嘴窝，两窝之间仅为一层极薄的骨片，该处又是肱骨自圆柱形往下移行为三棱形的应力弱点，故易发生骨折。屈肘时，前方容纳冠状突和桡骨头；伸肘时，后侧容纳鹰嘴突。冠状突窝和鹰嘴窝的两侧为肱骨远端比较坚硬的部分，形成叉状支柱，向远端张开，形成内外侧柱，由鹰嘴窝和滑车部分隔开。内侧柱和外侧柱包含关节部分和非关节部分，非关节部分称为上髁，内侧称内上髁，外侧称外上髁。内上髁较外上髁大，是前臂屈肌的起点，它的后面光滑，有尺神经沟。外上髁前外缘较粗糙，是前臂浅层伸肌的起点。肱骨内外髁前倾，与肱骨纵轴形成30°～50°的前倾角，此角改变时会影响肘关节的屈伸度。

当伸肘位，前臂旋后时，肱骨轴线与前臂轴线并不在一条直线上，形成的交角称为携带角。上臂和前臂纵轴呈 10°～15°外翻的携带角(图 5-33)，携带角比正常范围增大者为肘外翻，携带角比正常范围减少者为肘内翻，肘内翻是本病最常见的并发症。肱动、静脉和正中神经从上臂下段内侧转向肘窝前侧(图 5-34)，桡神经通过肘前外方分成深浅二支进入前臂，深支与肱骨外髁部较接近，尺神经于肱骨内上髁后方的尺神经沟，骨折严重移位时会引起上述血管神经损伤。肱动脉损伤或受压造成筋膜间隔综合征，是本病最严重的合并症。

【病因病机】

肱骨髁上骨折多为间接暴力所致，如高处跌下，或不慎滑倒等。根据暴力方向和受伤机制，可分伸直型和屈曲型(图5-35)。伸直型占95％以上，屈曲型较少见，多发生于高龄儿童和老年人。

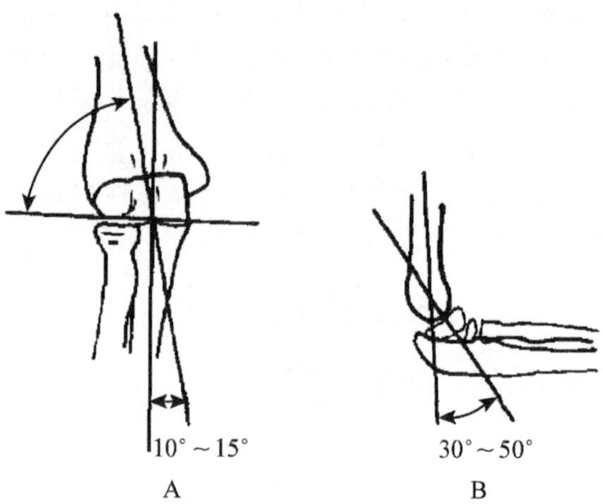

图 5-33　肱骨下端携带角和前倾角

A. 携带角；B. 前倾角

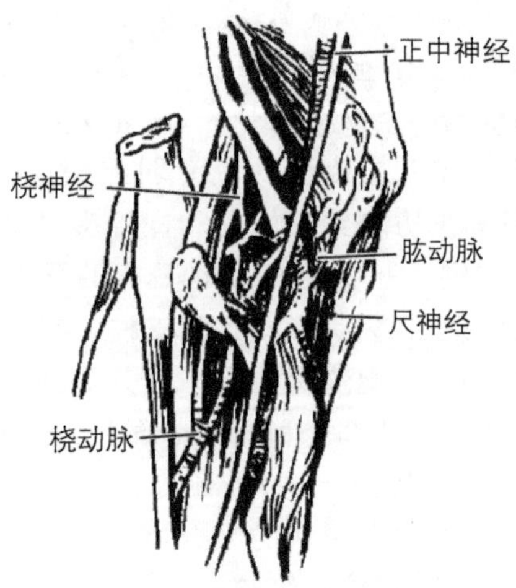

图 5-34　肘窝的血管与神经

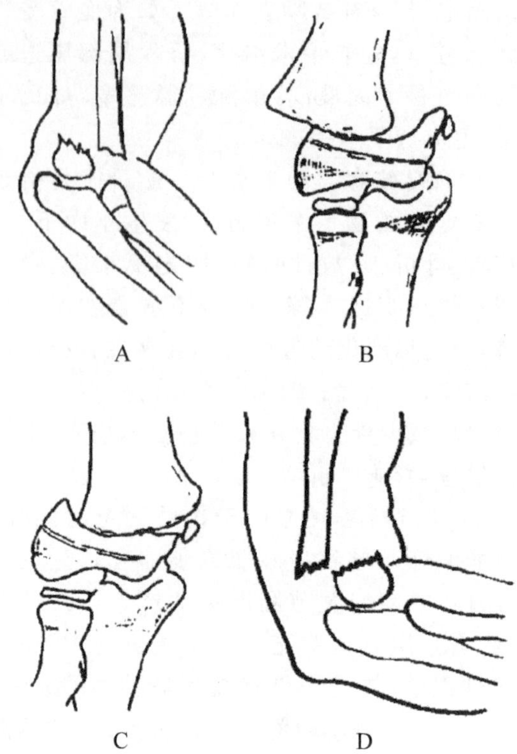

图 5-35　肱骨髁上骨折分型

A. 伸直型；B. 尺偏型；C. 桡偏型；D. 屈曲型

1. 伸直型　跌倒时肘关节处于微屈或伸直位，手掌先着地，暴力自地面向上传达至肱骨下段，将肱骨髁推向后上方，身体的重力将肱骨干推向前方，这种外力作用于骨质结构薄弱的肱骨下端造成骨折。骨折线多由前下方斜向后上方，也有横形或粉碎性。骨折严重移位时，骨折近端前移，可穿破前方肌肉及皮肤，甚至损伤肱动脉和正中神经。当肘关节呈外翻位，身体重心沿肱骨纵轴向外偏移，骨折远端向尺侧移位，尺侧骨皮质被挤压而产生塌陷，嵌插或粉碎，内侧骨膜剥离，骨折线多由外下斜向内上，甚至骨折远端内侧皮质略高出骨折线，使骨折复位固定后仍容易向尺侧倾斜，这是肘内翻形成的病理基础。当肘关节呈内翻位，身体重心使肱骨干的外侧偏移，骨折远端向外侧移位，严重时可遗留肘外翻。侧方移位严重，可损伤桡神经或尺神经，但多为挫伤或牵拉伤。当手掌撑地时，躯干及上臂发生相对旋转，同时由于附于髁部的前臂肌群的牵拉，骨折远端可发生旋转移位。尺偏型骨折远端多为旋前，桡偏型多为旋后。

2. 屈曲型　跌倒时，肘关节处于屈曲位，肘尖先着地，直接暴力经尺骨鹰嘴把肱骨髁由后下方推向前上方，骨折线由后下方斜向前上方，骨折远端向前向上移位，骨折端向后成角，很少合并血管神经损伤。骨折端亦可发生侧方移位和旋转移位而分成尺偏型和桡偏型。

【临床表现】

无移位骨折，肘部疼痛、肿胀，肱骨髁上处环形压痛，纵向挤压痛或肘内外翻时引痛，肘关节活动功能障碍；有移位骨折，肘部肿痛较明显，肿胀严重时出现张力性水疱，肱骨髁上部有异常活动和骨擦音。伸直型骨折，肘部呈半伸直位，肘后突起呈“靴形”畸形，肘前方可扪及突出的骨折近端。屈曲型骨折，肘后呈半圆形畸形，在肘后可扪及突出的骨折近端。尺侧偏移时，肘尖偏向内侧，外侧可触及骨折近端，桡侧偏移时，肘尖偏向外侧，内侧可触及骨折近端。

【辅助检查】

1. *X线摄片* 常规行肘关节正侧位摄片。轴位片对了解骨折是否旋转、嵌插很有必要，特别是在深屈肘时。摄片时的体位对旋转的骨折端影响很大，必要时注明。

2. *CT、MRI检查* 目前CT、MRI检查的应用很少，但如有需要用三维重建精确诊断骨折移位情况的可选择使用。

3. *彩色B超* 是血管损伤主要诊断依据。

4. *血管造影* 一般检查或彩色B超仍不能得到满意的结果时可用此法。

5. *肌电图* 在必要时用以了解神经是否损伤和损伤的程度。

【诊断】

1. *诊断依据*

(1)受伤史。

(2)临床表现：肘部疼痛、肿胀，甚至张力性水疱；肱骨髁上环形压痛，传导痛，有异常活动及骨擦感，靴形或半圆形畸形，肘后三角关系正常；肘关节活动受限。

(3)X线摄片可明确骨折的移位方向和程度，确定骨折的分型。

2. *诊断分型*

(1)无移位型：含青枝型。

(2)伸直型骨折：远端向后移位，又分尺偏型和桡偏型。

(3)屈曲型骨折：远端向前移位，又分尺偏型和桡偏型。

【鉴别诊断】

1. *肱骨远端全骺分离* 是肱骨髁上骨折发生在幼儿发育阶段的一种特殊类型，又称低位肱骨髁上骨折。幼儿肘部骨骺多未骨化，骨折线往往不能通过X线直接显影，加上肘部一些骨折X线表现甚为相似，极易混淆，临床误诊率最高。其典型的X线表现为分离的肱骨远端骨骺连同尺桡近端一并向后向内侧移位，而外髁骨骺与桡骨近端始终保持对应关系。

2. *肱骨外髁骨骺分离(外髁骨折)* 肱骨外髁往往有旋转变位或侧方移位，而肱骨干与尺桡骨关系正常。全骺分离则恰恰相反。

3. *肘关节脱位* 若肱骨外髁尚未骨化，两者鉴别颇为困难。儿童肘关节脱位极少，而容易发生的是骨骺分离；肘关节脱位后肘后三角关系改变，而肱骨髁上骨折肘后三角仍保持正常关系。肘关节脱位常为外移，而骨骺分离远端往往内移。因而，“手感”鉴别也非常重要。

4. *肱骨外髁骨折合并肘关节脱位* 偶见于学龄后的儿童。临床和X线表现兼有两者的特征。外髁骨骺偏离桡骨轴线，即使手法复位脱位纠正，多残留外髁对位欠佳如旋转等。

5. *肱骨髁间骨折* 儿童甚少。X线照片难以诊断，如与健侧对比，可见肱骨干与尺桡近端互相靠近。必要时可行关节造影。

【治疗】

及时准确复位、有效固定、合理练功、适当体位、必要时用药，是治疗肱骨髁上骨折的重要环节。尽快恢复患肢的功能，防止肘部畸形是治疗的目的。骨折的复位是治疗的关键，尽早复位，能有效减轻伤肢的过度肿胀，纠正或预防血管神经等合并症的发生；准确复位，是预防肘内翻畸形的前提；手法复位、夹板固定是肱骨髁上骨折首选的治疗方法。其复位要求较高，应尽可能达到解剖复位，尤其要彻底纠正骨折远端的尺偏、尺嵌、尺倾和内旋移位，在纠正这些移位时允许出现轻微的“矫枉过正”。

无移位骨折可置患肢于屈肘90°位，用颈腕带悬吊，或上臂内外二夹超肘固定，或肘部“8”字绷带固定2～3周。有移位骨折必须进行手法复位、夹板固定。肿胀严重，肘部皮肤出现张力性水疱者，应在无菌操作下，将疱内渗出液体抽吸干净，或用针头刺破，给予临时固定，抬高患肢，待肿胀消退后，争取在1周内进行手法复位。开放性骨折伤口小且清洁的患者，应在清创后先行手法复位，再缝合伤口。肱骨髁上骨折并发血循环障碍者，必须紧急处理，可在麻醉下整复移位的骨折，并行尺骨鹰嘴牵引，以解除骨折端对血管的压迫。若血循环改善，仍应密切观察。若无明显改善，出现缺血性挛缩的“5P”征，即疼痛（pain）、桡动脉搏动消失（pulselessness）、苍白（pallor）、麻痹（paralysis）、感觉异常（paresthesia）应立即手术探查。尤其是前臂和手指的剧痛和手指的被动伸指疼痛，是缺血性挛缩的早期指征。彩色B超可以为诊断提供依据。肱骨髁上骨折合并神经损伤者，一般多为挫伤所致，骨折移位整复后，在3个月内多能自行恢复，不须过早地进行手术探查，但在治疗过程中应密切进行观察。

1. 手法复位

（1）复位时机：最好在伤后6～8小时复位，愈早愈好，此时伤肢肿胀不甚，复位容易，手感清晰。若时间超过24小时，肿胀明显，需待肿胀高峰期过1～2周进行延期复位。对肿胀严重，骨折移位明显者，则可先行牵引，1周左右再行复位。如超过半个月者，需在麻醉下进行复位。

（2）复位准备：整复前必须仔细阅读X线片，制订整复方案，包括具体的手法整复方法和步骤、固定器材的准备及是否需要麻醉等。新鲜骨折一般不用麻醉，因为儿童局麻和臂丛麻难以奏效，而全麻则需要准备时间，还可能会错过早期复位的时机。消除儿童心理恐惧，耐心解释取得家长配合更为重要。

（3）伸直型骨折的手法整复：患者取坐位，一名助手握住伤肢的上臂，另一名助手握住伤肢的前臂，并顺势做拔伸，矫正重叠移位。对尺偏型骨折患者，远折段旋前伴有向尺侧移位的，在助手的拔伸下，医者一只手握住近折段，另一只手握住远折段，把远折段旋后、近折段旋前，在矫正旋前畸形的同时，两手相对挤压，把骨干向内推、远折端往外端，即可矫正尺偏的移位。如是桡偏型骨折的，把远折端往内推、近折段向外端。内外侧的移位矫正后，医者接着用双手拇指按住肘后方的远折段及鹰嘴，并向前推顶；余指环抱肘前方的近折段，向后拉压，并令远端的助手在牵引下徐徐屈曲肘关节，常可闻及骨折复位的骨擦音。此时，将肘关节屈曲90°，触摸伤部的前后方和内外侧，如在骨折的远、近端摸不到骨突畸形，骨折端稳定，无骨擦音，鹰嘴没有向内侧偏移，则提示骨折已复位（图5-36）。此时，术者改用屈伸的手法，即一只手固定骨折部，另一只手握住伤肢的前臂，并将肘关节置于90°～120°的位置上，将前臂向桡侧伸展，使骨折断端的桡侧骨皮质互相嵌插或使远折段稍向桡偏，以防止肘内翻发生。同时应注意，拔伸力不宜过大，以免将远折段过度推向肘前方，或骨膜受到广泛的剥离，影响骨折端对位的稳定性。

（4）屈曲型骨折的手法整复：患者取坐位，一名助手握住伤肢的上臂中段，另一名助手握住伤肢的前臂，置肘关节屈曲约100°，前臂旋后位。医者一只手以虎口固定鹰嘴，拇指及其余四指分别置于外髁和内髁以握稳肘部；另一只手的拇指按住近折段的后方，余指按住近折段的前方。然后在两助手的协同下，把近折段向前方提升，将远折段向后下方推送，令助手徐徐伸肘予以复位。

2. 牵引复位（图5-37）

（1）指征：①骨折远端尺偏、尺嵌、尺倾，斜形或粉碎性骨折，经手法复位夹板固定后仍不理想或不

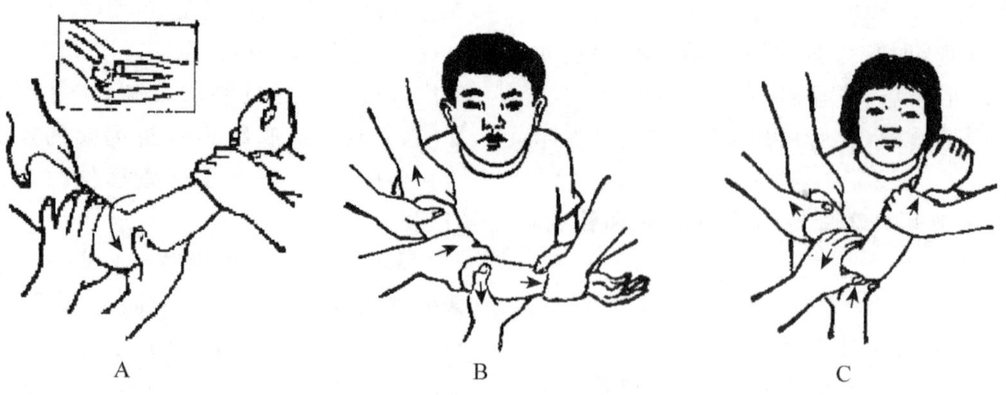

图5-36　伸直型肱骨髁上骨折复位法

A. 矫正旋转移位；B. 矫正侧方移位；C. 矫正前后移位

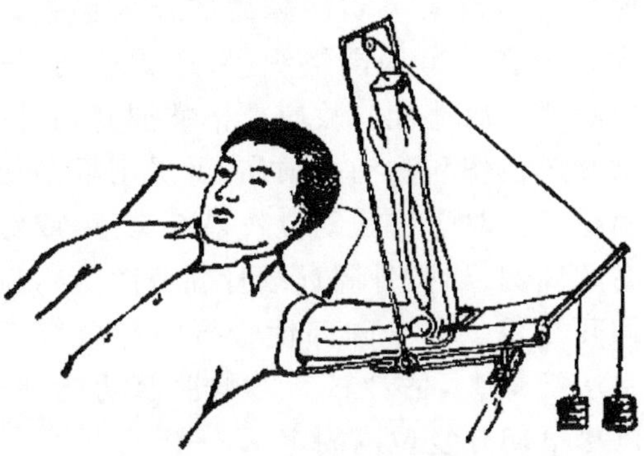

图 5-37 尺骨鹰嘴骨牵引

稳定；②肱骨远端骨骺分离尺偏；③旋转移位明显，手法复位效果欠佳；④严重肿胀完全移位；⑤严重开放性骨折伤口感染、皮肤过敏性皮炎等不宜手法复位。

(2)方法：①骨牵引；②皮牵引；③骨牵引＋皮牵引。伸直型骨折采用尺骨鹰嘴骨牵引，前臂屈肘90°皮牵，可行水平牵引，也可上举屈肩悬吊牵引。婴幼儿用巾钳牵引。屈曲型骨折一般移位不大，可用微屈肘皮牵引，用胶布或海绵条布。根据年龄大小，骨折移位程度，牵引重量一般为1～3kg。

(3)注意事项：①避免损伤尺神经。入针时要严格按操作规程，仔细定位，由内向外入针。术后观察指动情况。避免骨折移位和牵引引起的神经牵拉伤，夹板压垫使神经的压迫伤，尤其在尺偏型骨折中容易出现。患儿一般不能主诉症状，体检多难配合，更需引起高度重视。一旦出现神经损伤，应及时调整，大多都能恢复。②牵引虽然具有复位效应，但仍需以手法为主，尤其是骨折时间较长者。③小儿肱骨髁上骨折因骨折愈合快，需及时行X线片复查。根据年龄和X线检查结果，牵引时间为2～3周。④注意牵引方向。屈肘前臂皮牵往往使患肢往上抬起，同时，由于牵引弓等重力作用，水平牵引重量轻时力线常向下偏移，造成骨折端向后移位向前成角。故伸直型骨折牵引力线比水平线要高30°左右，尺偏型骨折牵引力线应外翻15°左右。

2. 固定

(1)小夹板固定：复位后用4块夹板固定，夹板的上端外、前、后侧夹板应达三角肌中部水平，内侧夹板于腋下，夹板下端超肘关节。按骨折移位方向，准确地放置压垫。伸直型肘后远折端加梯形垫；屈曲型骨折在近折端后方加一压垫。尺偏形骨折可在骨折近折端外侧及骨折远折端内侧各加一压垫，以防止肘内翻畸形。内侧加垫应置内髁突，往下容易压迫尺神经，往上容易压迫肱动脉，并防止压疮，最好使用棉花垫。桡偏型骨折一般不须要放置固定垫，如桡偏移位严重者，可在骨折近端内侧及远端外侧各加一薄平垫即可，应防止矫枉过正而引起肘内翻畸形。外固定后常规观察血供、指动感觉等情况。伸直型宜深屈肘于90°～110°，深屈肘时可行肘“8”字绷带固定，夹板固定3～4周(图5-38)。屈曲型宜半屈肘于40°～60°位固定2周，再将肘关节逐渐屈曲至90°位固定1～2周(图5-39)。骨折远端内旋者可加后侧长夹板屈肘90°位前臂旋后固定。夹缚后用颈腕带悬吊患肘。

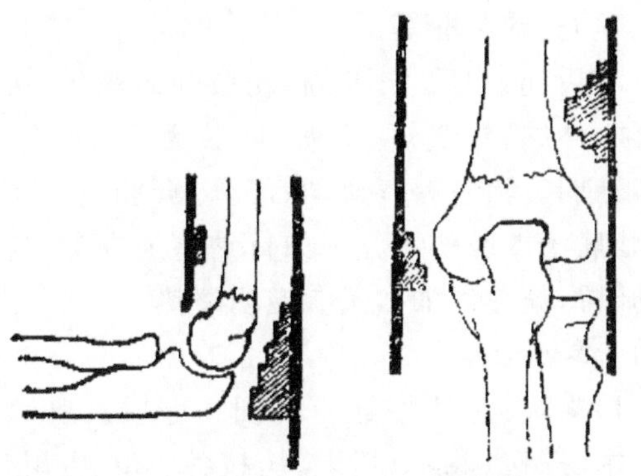

A B

图 5-38 伸直尺侧型肱骨髁上骨折固定法

A. 前后位；B. 内外位

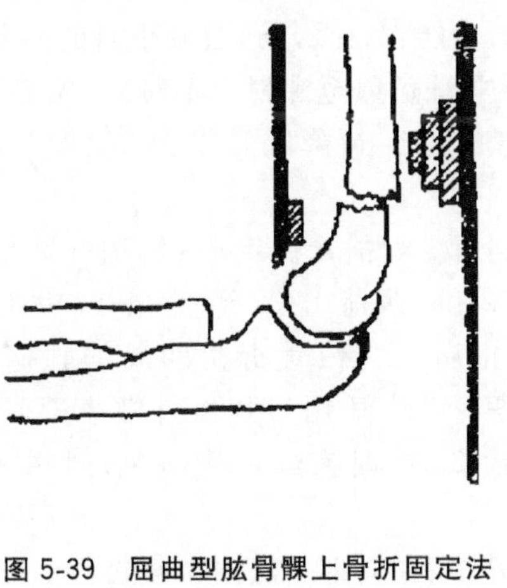

图 5-39 屈曲型肱骨髁上骨折固定法

(2)石膏固定：肿胀高峰期过后，根据实际情况，也可考虑用石膏固定。

(3)内固定：对于个别有手术指征的病例，切开复位后行克氏针交叉内固定。也可在手法整复后，在X线透视下行闭式经皮克氏针内固定术。

3. 辨证施治 按中医骨伤三期辨证，并结合小儿生理特点因人施治。

(1)早期：伤后1～2周，伤肢疼痛较甚，明显肿胀，甚至张力性水疱，肤温较高，可伴口干、尿黄、纳差、大便干结、低热、烦躁，舌尖红、苔薄黄干，脉弦滑数。治宜行气活血，消肿止痛。可选用肢伤一方、和营止痛汤加减。如肿胀严重，血供障碍者加三七、丹参、茅根等；如开放性骨折者加蒲公英；烦躁惊风者加白芍、珍珠末等。

(2)中期：伤后3～4周，伤肢疼痛肿胀较轻，肤温正常，或纳差，舌质淡红、苔薄白或厚，脉缓。治宜和营生新，接骨续损。可选用肢伤二方或续骨活血汤加减。疼痛较明显者，加三七加强理气止痛之效；合并神经损伤者加补气活血、通经活络药物，如黄芪、地龙、威灵仙等。

(3)后期：伤后4～5周，伤肢肿痛消失，关节活动受限，伴纳差、气短、头晕、四肢无力，舌质淡、苔薄少，脉弱。治宜补气血，壮筋骨，舒筋络。可选用补肾壮筋汤或肢伤三方。如胃纳差加麦芽、谷芽等健脾开胃；偏热者加太子参滋阴清热。

4. 其他治疗

(1)熏洗：①活络舒筋洗剂。组成：艾叶、威灵仙、苏木、三棱、莪术、川椒、桂枝各15g，生川乌、生草乌、川红花、白芍、没药、乳香各10g，海桐皮、大黄各20g，冰片5g；功效：活血舒筋，通瘀止痛。②海桐皮汤。组成：海桐皮、透骨草、乳香、没药各6g，川芎、红花、威灵仙、甘草、防风、白芷各3g，当归5g，川椒10g；功能：活血舒筋，通瘀止痛。

以上熏洗剂煎至沸腾半小时后，先趁热以厚毛巾覆盖伤肢熏之，待降低至合适的温度时再浸泡患部，每日2～3次。

(2)外敷：双柏膏。组成：侧柏叶2份，黄柏1份，大黄2份，薄荷1份，泽兰1份；功效：活血解毒，消肿止痛；主治：骨折初期局部肿痛，有热瘀互结之势者尤为适用；用法：外敷患部，同时进行包扎固定，24小时换药1次，皮肤过敏者停止使用。

(3)外搽：在局部手法按摩或物理治疗的时候，可配合用跌打药酒外搽，有止痛消肿、舒筋活络之功效。

(4)物理治疗：可以使用中药离子导入、电脑中频等，以舒筋活络、祛瘀消肿，促进关节功能恢复。

5. 手术治疗 肱骨髁上骨折为关节外骨折，一般愈合后遗留关节功能障碍的仅为少数。切开复位则易损伤关节周围组织，易造成功能障碍、骨化肌炎等严重后遗症。故应严格掌握其切开指征。对严重开放损伤和肱动脉损伤，可采用早期切开复位内固定术。对于手法复位效果不满意，或对位要求较高的病例(如肱骨髁远端骨骺分离等)，也可以考虑切开复位。对于陈旧性骨折畸形愈合而无法进行手法折骨者，估计日后影响肘部功能和外观，也可以尽早切开复位内固定。

【并发症】

1. 缺血性挛缩 又称Volkmann缺血挛缩，由于合并肱动脉损伤或受压所致，是肱骨髁上骨折严重的并发症。患者肘部严重肿胀、剧痛，患儿哭闹不止，出现手部皮肤苍白或发绀、发凉，知觉异常和运动瘫痪，桡动脉搏动减弱或消失，即所谓的“5P”征。其中，最为重要的是前臂和手指疼痛，被动伸指疼痛。该征的确定，应注意排除其他干扰因素如患儿恐惧、检查手法过重等。若肘内上方局限性进行性搏动性肿胀，血肿可闻及吹风样杂音，桡动脉搏动减弱或消失，应意识到肱动脉破裂形成的假性动脉瘤。一旦诊断明确，应及时进行处理，尽快去除外固定物，适当平伸患肢肘部，争取尽快改善患肢血循环。如仍不能改善时，应立即行减压及探查手术。如处理不及时，晚期肢体会出现典型的缺血挛缩畸形，呈爪形手，前臂旋前、肌肉萎缩、腕及手指屈曲、拇内收、掌指关节过伸畸形。如损伤在6个月内，可进行功能锻炼和功能支架固定，待畸形稳定后，考虑行患肢矫形及功能重建手术。

2. 神经损伤 肱骨髁上骨折并发神经损伤的发生率为5%～19%，多为牵拉伤和神经受压，多见于桡神经、尺神经，也发生于正中神经。神经断裂伤很少见，偶发生于桡神经。早期经手法复位、合适的固定及患肢置于功能位后，大多数神经损伤在数天或数月内可自行恢复，如临床观察3个月，神经损伤无恢复迹象者可行手术治疗。

3. 肘内翻 肘内翻是小儿肱骨髁上骨折最常见的并发症。骨折远端尺偏、尺侧嵌插、向尺侧倾斜和内旋移位等是造成肘内翻的主要原因。正确复位、合理固定和合适的体位是治疗和预防肘内翻的3个措施。首先，在手法复位时要彻底纠正尺偏、尺嵌、尺倾和内旋畸形，力求达到解剖对位。对不能达到解剖复位的患者，治疗的原则也是“宁桡毋尺”。夹板固定及加压垫要准确，防止骨折再移位，伤肢的位置对骨折的稳定也十分重要，伸直尺偏型骨折应固定在深屈肘位。

轻度肘内翻无须特殊处理，如肘内翻超过 15°，肘部畸形明显者可考虑手术治疗。一般建议年龄在 12—14 岁及以上，骨折愈合，肘关节功能恢复后行髁上截骨矫形术。

4. *关节活动障碍* 如陈旧性骨折重叠严重，在肘关节前方形成较大骨突，明显影响肘关节屈曲功能，且不能自行矫正者，可行骨突切除术。

【功能锻炼及预后】

1. *功能锻炼* 骨折复位固定后即可进行功能锻炼。早期 1～2 周行握拳伸指和屈伸腕关节等活动；中期 3～4 周行耸肩等活动；后期解除外固定后应积极主动地进行肘关节屈伸活动。功能活动应遵循以主动练功为主，被动活动为辅，严禁强力被动推拉，以免发生损伤性骨化及肘关节僵硬。功能锻炼应区分有利和不利的主动活动，伸直型宜多做屈肘活动，屈曲型宜多做伸肘活动。早、中期限制外展内旋活动，防止肘内翻。另外，要消除患儿恐惧心理，避免其因保护性抑制而影响练功的效果。当肌力基本恢复后，可逐步行提物、拉凳并做抗阻力的肌肉收缩（等长收缩）。应注意在医务人员的指导下进行功能锻炼，尤其对患儿的劝导，使患儿能“早动、渐动、会动”，保证肢体功能顺利地恢复而避免过度运动所造成的继发损伤，这是后期肱骨髁上骨折功能锻炼的重要内容。

2. *预后* 肱骨髁上骨折经及时的治疗，预后一般较好，约 30%后遗不同程度的肘内翻等外观畸形，个别后遗肘关节僵硬，尤其是发生在严重移位、开放损伤和骨化肌炎的病例。若合并动脉损伤和缺血性挛缩，没有得到及时处理则造成肢体功能严重障碍，甚至肢体坏死。神经损伤绝大多数为不完全性损伤，经过一段时间的治疗，大多都能恢复。

六、肱骨髁间骨折

肱骨髁间骨折是肘部的严重创伤，骨折多为粉碎性，是典型的关节内骨折，多见于青壮年，是一种常见的复杂性骨折。严重的肱骨髁间骨折常有明显的移位，滑车关节面损伤，内髁和外髁分离，呈 T 形或 Y 形，骨折块粉碎，骨折线侵犯关节面，不但整复困难，固定也非常困难。因为是关节内骨折，所以整复的要求高，对肘关节的功能影响较大。

【解剖学】

肱骨髁间部位较宽且扁薄，向前卷曲，前有冠状窝及桡窝，后有鹰嘴窝，前后窝之间仅为一层极薄的骨片，下端的肱骨滑车内外两端较粗，中段较细，呈横置的线轴形。肱骨滑车与肱骨小头之间有一凹陷区，称小头滑车间沟，该处为肱骨下端的薄弱环节，遭受暴力时可发生纵行劈裂。肱骨下端的滑车及小头分别与尺骨的滑车切迹及桡骨头互为关节。肘关节完全屈曲时，前面的冠状窝和桡窝分别与尺骨冠突及桡骨头相接；当肘关节完全伸直时，鹰嘴窝容纳尺骨鹰嘴滑车切迹。尺骨上端是尺骨最坚强的部分，鹰嘴及冠突形成的半月切迹嵴刃口锐利，与鹰嘴窝及肱骨滑车相接。当跌倒或其他外伤，外力作用于肘部，使尺骨上端的半月切迹对肱骨下端的凿入的损伤力，再加上肱骨小头相接的桡骨小头向上的冲击力的作用，可造成肱骨髁间骨折。

【病因病机】

肱骨髁间骨折多由较严重的暴力所致。间接暴力引起的较为多见，直接暴力（如撞击、挤压等）作用于肘部亦可造成骨折，但较少见。根据受伤机制和骨折端移位方向，可分为伸直及屈曲两型。

1. *伸直型* 肘关节在伸直位或微屈位跌倒时，手掌着地，暴力自地面向上沿前臂传达至肱骨下端，将肱骨髁推向后方，由上向下的身体重力将肱骨干推向前方，在造成肱骨髁上骨折的同时，尺骨鹰嘴半月切迹撞击小头滑车间沟，将肱骨髁劈裂成两半向两侧旋转分离并向后移位，而骨折近端则向前移位，造成伸直型肱骨髁间骨折。

2. *屈曲型* 肘关节在屈曲位跌倒时，肘后方先着地，或肘部遭受暴力的打击，暴力作用于尺骨鹰嘴，经尺骨鹰嘴半月切迹和桡头向上、向前冲击肱骨小头滑车间沟，在造成肱骨髁上骨折的同时，尺骨鹰嘴半月切迹关节面，从中间将两髁纵行劈裂分开。骨折近端向后移位，劈成两块的骨折远端向前移位，造成屈曲型肱骨髁间骨折。

伸直型和屈曲型骨折，由于骨折线方向的不同，呈 T 字型、Y 字型或粉碎型，两髁除向两侧分离外，还可旋转，向前后移位。

肱骨髁间骨折多为闭合骨折，骨折严重移位时骨折端可穿破皮肤而造成开放性骨折。

肱骨髁间骨折严重移位的骨折端亦可损伤肱动脉及桡神经、尺神经、正中神经。

【临床表现】

伤后肘部疼痛剧烈、肿胀严重，有皮肤瘀斑或张力性水疱，肘关节呈半屈曲位，局部压痛明显，肘关节主动活动和被动活动功能障碍。有移位骨折常出现前臂旋前，肘内翻畸形，鹰嘴部后突，内外两髁间距增宽，可触及突起的骨折块，并可扪及骨擦音及异常活动，肘后三点关系发生紊乱。如合并血管神经损伤者，手部皮肤颜色苍白，皮温降低，桡动脉搏动减弱或消失，腕指部感觉和活动功能障碍。

【辅助检查】

1. X线摄片　正、侧位X线摄片可明确诊断和骨折类型，并了解骨折是否旋转、关节腔内有否小骨块嵌入。复杂性粉碎性骨折可加摄斜位片或应力位片。

2. CT检查　如有需要，用三维重建精确诊断骨折移位情况。

3. 彩色B超　可疑血管损伤者可行彩色B超检查。

4. 血管造影　可疑血管损伤者如彩色B超仍不能得到满意的显示时可用此法。

5. 肌电图　有神经损伤临床表现者可做肌电图检查，了解神经是否损伤和损伤的程度。

【诊断】

1. 诊断依据

(1)受伤史，多发生于成年人。

(2)伤后肘部疼痛剧烈、肿胀严重，局部有敏锐压痛，肘关节呈半屈曲位，内外两髁间距明显增宽，可触及突起的骨折块，并可扪及骨擦音及异常活动，肘后三点关系发生紊乱，肘关节活动功能障碍。

(3)X线摄片可明确骨折的移位方向和程度，确定骨折的分型。

2. 诊断分型

(1)根据外力的作用及移位的方向可分为：①伸直型，骨折远端向后移位；②屈曲型，骨折远端向前移位。

(2)根据骨折线形态分为：①T字型；②Y字型；③粉碎型。

(3)根据骨折移位的程度分为：①Ⅰ度，骨折无移位或轻微移位，关节面保持平整；②Ⅱ度，骨折有移位，但两髁无明显旋转及分离，关节面基本平整；③Ⅲ度，骨折远端两髁分离并有旋转移位，关节面破坏；④Ⅳ度，骨折粉碎，肱骨髁碎成3块以上，且游离的骨折块较大，关节面破坏严重。

【鉴别诊断】

肱骨髁间骨折应与肱骨髁上骨折相鉴别。一般肱骨髁间骨折多见于成年人，儿童甚少见。因幼儿滑车骨骺未骨化，X线摄片难以诊断，如与健侧对比，可见肱骨干与尺桡近端互相靠近。必要时可行关节造影检查。

【治疗】

1. 复位　肱骨髁间骨折多为粉碎性骨折，骨折块间又多呈不稳定状态，整复较为困难，而且难于维持固定。且肱骨髁间骨折属于关节内骨折，整复要求高，须尽可能达到解剖或接近解剖复位，关节面要保持平整。对肱骨髁间骨折的治疗要求复位对位好，固定牢靠，要遵循动静结合的原则，及早进行功能锻炼，使肘关节活动功能得到满意的恢复。

(1)适应证：对Ⅰ度、Ⅱ度骨折，虽有移位而两髁无明显旋转及分离且关节面基本平整的患者，可采取手法整复，小夹板超肘关节固定。如肘部肿胀严重，远近端有重叠移位，两髁旋转分离，骨折不稳定的Ⅲ度、Ⅳ度骨折，可采用手法整复，超关节夹板固定，并结合尺骨鹰嘴牵引，能使骨折块达到比较理想的对位。开放性骨折伤口不超过2cm者，在清创后用棉垫保护伤口，也可行手法整复、超肘关节夹板固定，并结合尺骨鹰嘴牵引。粉碎性骨折、关节面严重破坏的老年患者，或有其他疾病不宜手术或不宜长期固定的患者，可采用颈腕带固定在屈肘90°，并早期开始肘关节练功活动，争取有一定的关节活动。合并血管或神经损伤者，处理与肱骨髁上骨折相同。

(2)复位手法：患者仰卧，肩外展70°～80°，肘关节在40°～60°半屈位、前臂中立位。一名助手握住上臂，另一名助手把持前臂，沿上臂纵轴方向进行轻柔拔伸牵引。牵引时注意不要强力牵引，以免在牵引时加重两髁分离，或加重和造成两髁旋转，应持续稳妥地牵引3～5分钟，以矫正重叠移位。如两髁未分离移位者，按肱骨髁上骨折的复位方法进行手法整复。如两髁有分离移位，医者立于患肢前外侧，两手的掌部合抱两髁，并向中心挤压，将两髁整复成一体。如两髁有分离及旋转移位者，医者以两手拇、示、中指分别拿住两髁部，在沿旋转移位的反方向做轻柔回旋的同时，并向中心挤压，使两髁对合。然后医者在维持两髁对合的情况下，矫正远近端侧方移位。如为远端向尺侧移位，医者一只手握住内外髁部，另一只手将骨折近端向内推。如为远端向桡侧移位，轻者或不整复，较重者，医者可将近端向外推端，但切忌矫枉过正。如侧向移位矫正后，继而矫正前后移位。如为伸直型骨折，在助手的牵引下，医者一只手紧握住内外髁部，将远端往前方端提，另一只手把近端向后推按。如为屈曲型骨折，医者一只手紧握住内外髁部，将远端往后方推，另一只手把近端向前提。一般的骨折经上述手法即可基本复位。如两髁近端因受两侧关节囊和韧带的牵拉，仍有轻度残余移位，关节面欠平整者，医者双掌抱住两髁，令两名助手轻轻屈伸患肘关节，医者做反复轻柔的推挤合抱手法，使关节面恢复平整。

做X线摄片检查，如关节面平整，骨折远近端仅有少许重叠者，则利用尺骨鹰嘴牵引来缓慢复位。

2. 固定　骨折复位后，在维持牵引下，术者仍握住骨折端，用上臂超肘关节夹板固定，夹板规格和固定垫的放置和包扎方法与肱骨髁上骨折相同。如两髁旋转分离移位较重者，在内、外上髁部可加一空心垫。伸直型骨折肘关节屈曲小于90°位固定，三角巾悬吊，固定4～6周；屈曲型骨折肘关节大于90°位，先固定3周，再于屈肘90°位继续固定2～3周。

3. 牵引治疗　对骨折移位严重，两髁分离且有旋转，或复位固定仍不稳定者，夹板固定后需配合尺骨鹰嘴牵引。

牵引时，患者取仰卧位，患侧肩关节外展70～80°，前臂中立位，肘关节屈曲90°～120°。一名助手两手固定骨折部，另一名助手握住前臂，皮肤常规消毒后，用骨钻将细钢针钻入尺骨上端距鹰嘴尖二横指处，距鹰嘴背侧皮质一横指，力线应与上臂纵轴一致。穿针时禁忌摇晃，避免骨折再移位。牵引重量用1.5～2.0kg。前臂用皮肤牵引，一般卧床牵引4周，重量0.5～1kg。

4. 辨证施治　按中医骨伤三期辨证施治。

(1)早期：伤后1～2周，伤肢疼痛较甚，明显肿胀，甚至张力性水疱，肤温较高，可伴口干、尿黄、纳差、大便干结、低热、烦躁，舌尖红、苔薄黄干，脉弦滑数。治宜行气活血，消肿镇痛。可选用肢伤一方、和营止痛汤加减。如肿胀严重，血供障碍者加三七、丹参等。如开放性骨折加蒲公英等。

(2)中期：伤后3～4周，伤肢疼痛肿胀较轻，肤温正常，或纳差，舌质淡红，苔薄白或厚，脉缓。治宜和营生新，接骨续损。可选用肢伤二方或续骨活血汤加减。疼痛较明显者，加三七加强理气止痛之效。合并神经损伤者加补气活血、通经活络药物，如黄芪、地龙、威灵仙等。

(3)后期：伤后4～5周，伤肢肿痛消失，关节活动受限，伴纳差、气短、头晕、四肢无力，舌质淡、苔薄少，脉弱。治宜补气血，壮筋骨，舒筋络。可选用补肾壮筋汤或肢伤三方。如胃纳差者加麦芽、谷芽等健脾开胃；偏热者加太子参滋阴清热。

5. 其他治疗

(1)熏洗：①活络舒筋洗剂。组成：桂枝、艾叶、三棱、莪术、川椒、威灵仙、苏木各15g，生川乌、生草乌、川红花、乳香、白芍、没药各10g，大黄、海桐皮各20g，冰片5g；功效：活血舒筋，通瘀止痛。②海桐皮汤。组成：海桐皮、透骨草、乳香、没药各6g，川芎、红花、威灵仙、甘草、防风、白芷各3g，当归5g，川椒10g；功效：活血舒筋、通瘀镇痛。

以上熏洗剂煎至沸腾半小时后，先趁热以厚毛巾覆盖伤肢熏之，待降低至合适的温度时再浸泡患部，每日2～3次。

(2)外敷：双柏膏。组成：侧柏叶2份，黄柏1份，大黄2份，薄荷1份，泽兰1份；功效：活血解毒，消肿镇痛；主治：骨折初期局部肿痛，有热瘀互结之势者尤为适用；用法：外敷患部，同时进行包扎固定，24小时换药1次，皮肤过敏者停止使用。

(3)外搽：在局部手法按摩或物理治疗的时候，可配合用跌打药酒外搽，有止痛消肿、舒筋活络之功效。

(4)物理治疗：可以使用中药离子导入、电脑中频等，以舒筋活络，祛瘀消肿，促进关节功能恢复。

6. 手术治疗　对严重开放骨折、整复失败及严重不稳的Ⅲ度、Ⅳ度骨折的年轻患者，或骨折合并血管神经严重损伤的患者，可采用切开复位内固定治疗。但手术必须操作轻柔，仔细止血，切勿损伤尺神经，防止感染发生。术后应尽可能早期进行肘关节练功活动。

【并发症】

常见的并发症有创伤性关节炎、关节僵硬、异位骨化、骨折延迟愈合、骨不连、骨折畸形愈合、骨感染、外翻畸形、尺神经炎、缺血性肌挛缩等。

【功能锻炼及预后】

1. 功能锻炼　肱骨髁间骨折的功能锻炼应贯穿于骨折整复固定后治疗全过程，早期就应进行合理的练功活动。骨折复位固定后，即可开始做伸屈手指、伸腕及握拳活动。2周后，可开始练习肘关节的小范围伸屈活动，一般 10°～20°活动范围起，以后逐渐加大活动范围。3 周后，活动范围可逐步增加至 40°～50°。锻炼早期，可允许患者用另一手轻轻辅助，但切忌暴力。通过功能活动，利用肌肉收缩活动时所产生的动力、夹板及固定垫的压力对关节面进行模造来保持骨折对位，矫正残余移位，恢复关节面平整，防止关节囊粘连及韧带、肌肉的挛缩，以利于骨折的愈合和关节功能的恢复。解除夹板固定后，除仍做主动活动外，可配合药物熏洗和轻手法按摩肘关节，帮助恢复关节活动功能。但不能操之过急，应在无痛的情况下进行，切忌强力被动活动。

2. *预后*　肱骨髁间骨折的预后与损伤的严重程度、关节内骨折的移位和粉碎程度、关节面平整度、复位是否符合要求以及固定是否牢固等密切相关。如治疗后骨折对位对线良好，关节面平整，固定稳妥，并能早期开始进行合理的功能锻炼，可获得满意的功能恢复。若关节内粉碎性骨折严重移位，畸形愈合或不愈合，则临床疗效很差，可有肘关节僵硬后遗症，尤其是发生在严重移位、开放损伤和骨化肌炎的患者。若合并动脉损伤和筋膜间隔综合征，未得到及时处理会造成缺血性肌挛缩，甚至肢体坏死，则肢体功能将明显障碍。神经损伤多为不完全性损伤，经过一段时间的治疗，多能逐渐恢复。

七、肱骨外髁骨折

肱骨外髁骨折又称肱骨外髁骨骺骨折、肱骨外髁骨骺分离。肱骨外髁骨折是儿童肘部常见的损伤，多发生于 5—10 岁的儿童，成年人少见。此骨折多为关节内骨折，骨折块包括肱骨小头骨骺、滑车外侧部分及干骺端骨质。骨骺损伤如治疗不当常影响外髁骨骺生长发育，引起骨不连接、肘部畸形，导致肘关节活动功能障碍及其他远期的并发症。

【解剖学】

肱骨外髁包含非关节面和关节面两部分，肱骨外髁骨折往往包括肱骨小头骨骺、滑车外侧部分及干骺端骨质。肱骨外髁的外后侧是前臂伸肌群及部分旋后肌附着点，肱骨外髁骨折后，由于前臂伸肌群的牵拉，骨折块可发生不同程度的分离或翻转移位。

儿童肱骨下端的骨化较为复杂，包括有 4 个骨骺；肱骨小头骨骺与肱骨滑车外侧半为同一骨骺，于 1 岁左右出现；内上髁骨骺于 5 岁出现；肱骨滑车内侧半骨骺于 8 岁时出现；外上髁骨骺于 12 岁左右出现，往往与肱骨小头骨骺相连。16 岁左右，肱骨小头、肱骨滑车及外上髁相融合为一体。肱骨外上髁骨化中心与相应肱骨髁未愈合前，因对抗肌肉韧带的牵拉张力而形成薄弱点，一旦受到外力作用，容易发生骨骺骨折。

【病因病机】

肱骨外髁骨折多由间接暴力所致。跌倒时手掌着地，外力自掌传递至桡骨头，冲撞外髁而造成骨折。

若肘部处于轻度屈曲外展位，外力沿前臂向上传达至桡骨头，肱骨外髁遭受桡骨头的撞击而发生骨折，产生向外并向后上方的移位；若肘部处于伸直位且前臂内收着地，外力沿前臂向上传达造成外髁骨折，骨折块被前臂伸肌群拉向前下方，而造成骨折块向前下移位。

肱骨外髁骨折后，由于受伤的部位不同和附着于受伤部位的肌群的牵拉，在移位的同时还发生骨折片翻转，有的甚至可达 180°。根据翻转移位的方向，可以分为前移翻转型骨折和后移翻转型骨折两类。前移翻转型者，跌仆时患者的身体后仰，肘关节呈屈曲内收位，肘部着地，暴力由肘后向肘前冲击肱骨外髁而发生骨折，骨折片受到旋后肌的牵拉，因而产生向前及向外的翻转；后移翻转型者，跌仆时，患者身体前倾，肘部在微屈曲位或伸直位，手外展，掌心着地，外力沿桡骨长轴向上向后冲击肱骨外髁而发生骨折，骨折片受到附着于外髁上的伸肌群和旋后肌的牵拉，使外髁产生横轴的向外翻转及纵轴的前后旋转。

【临床表现】

伤后肘关节呈半屈伸位，肘外侧疼痛，肿胀明显，肘外侧可见瘀斑，甚至可扩散至整个关节，肿胀或波及前臂及腕部，伤后 2～3 天皮肤可出现张力性水疱。肱骨外髁部位压痛明显。骨折有移位者在肘外侧可触及活动的骨折块及骨擦音，如触及表面粗糙及边缘有锐利的外隆骨片，则为翻转移位型骨折。肱骨髁部横径增宽，肘后三点关系改变，可发生肘外翻畸形。肘关节活动功能障碍，被动伸屈或外展肘关节时疼痛加剧，前臂旋转功能一般不受限。

【辅助检查】

1. *X 线摄片*　肘关节正侧位 X 线摄片可明确骨折类型和移位方向。但幼儿及儿童患者，肱骨下端的骨化中心出现和闭合的时间相差较大，故肱骨外髁骨折在 X 线片上呈现多种多样，同一类型骨折的表现也常不一样。肱骨外髁骨折块在 X 线摄片上仅能显示小块的肱骨小头骨化中心，有时很难确定是否有移位，以致常被误诊为仅是一块小骨片的轻微骨折。有些肱骨外髁干骺部的骨折在X线片上也不能显示，也往往被漏诊。故分析肱骨外髁骨折时，不能单以X线显示的形态来判断骨折的严重程度。在正常的X线片上，肱骨小头骨化中心在桡骨的纵轴线上，若骨折块移位时，则骨化中心偏离此轴线。无移位型骨折，肱骨外髁干骺端仅显示一骨折线；轻度移位型骨折，X线片可见肱骨小头骨化中心及干骺端骨块外移；翻转移位型骨折，肱骨小头骨化中心及干骺端骨折片向外下移位。对诊断有困难的患者，可加摄健侧X线摄片，加以对照。

2. CT、MRI检查　X线诊断确有困难的患者，必要时可行CT或MRI检查。

【诊断】

1. 诊断依据

(1)有明确的外伤史。

(2)伤后肘部外侧明显肿胀、疼痛，肘关节呈半屈伸位，肘关节活动功能障碍，肱骨外髁部压痛明显。肘关节横径增宽(两侧对比)，肘后三点关系发生改变，做肘关节伸屈或外展活动时疼痛加剧。在肘外侧可触及骨突隆起及骨擦音。

(3)X线摄片可明确骨折的移位方向和程度，确定骨折的分型。

2. 诊断分型

(1)无移位型骨折：骨折片无明显移位。

(2)轻度移位型骨折：骨折线常呈斜形，由滑车外侧底部斜向髁上嵴。骨折块可向外、向后上方轻度移位，也可向前下方轻度移位。

(3)翻转移位型骨折：后移翻转型，骨折块横轴向外翻转及纵轴的前后旋转；前移翻转型，骨折块向前及向外翻转。

【鉴别诊断】

肱骨外髁骨折应与肱骨小头骨折相鉴别。外髁骨折包括关节面和非关节面两部分，常包含肱骨小头骨骺、滑车外侧部分及干骺端骨质。肱骨小头骨折只累及肱骨小头关节面及其支撑部分。

【治疗】

早期手法复位固定是治疗肱骨外髁骨折的首选方法。肱骨外髁骨折属关节内骨折，复位要求较高。有移位骨折，要求解剖复位或接近解剖复位，关节面平整者，最好争取于软组织肿胀之前给予手法复位，一般在1周内行手法整复的成功率较高，2周内仍可试行手法复位，但伤后时间较长的患者复位成功率较低。

无移位的肱骨外髁骨折，仅用上肢直角夹板固定及肘"8"字绷带固定，屈肘90°，前臂悬于胸前，2～3周后去除夹板固定，进行练功活动。有移位的骨折，根据移位类型的不同采用相应的复位方法整复。

1. 手法复位

(1)轻度移位型骨折：患者取坐位，屈肘120°。一名助手在患者的后方环抱伤肢的上臂，医者在患者的前方用一只手的拇、示指固定骨折片，若骨折片向后上方移位，把骨折片向前下方进行推压，若骨折片向前下方移位，则向后上方推送；另一只手握住伤肢的腕部将前臂内收旋前，骨折片便能平复。对尚有残余移位，可由医者用一只手的拇、示指固定骨折片，另一只手握住前臂，并将肘关节进行反复的轻柔的屈伸，以矫正残余移位，直至骨折片稳定且无骨擦音时为止。

(2)翻转移位型骨折

①摸认骨折片并将它推向后方：患者取仰卧位。助手站在伤肢的头侧，两手环抱伤肢的上臂，将上臂固定。医者在伤肢的外侧，以左手紧握伤肢的腕部，并把前臂置于后旋位，肘关节处在半屈半伸的120°左右；用右手的示指和拇指仔细地触摸骨折片的滑车端和外髁干骺端，以辨清移位的方向和翻转的程度。对局部肿胀较甚者，可用拇指的指腹轻柔地按压肿胀处，使瘀肿散开，直至骨折片触摸清楚为止。接着在将腕关节背伸的同时内收前臂，右手的拇、示指尽量把骨折片往肘后方推送。在推送的过程中矫正横轴的旋转，使之变成单纯的向后翻转移位。

②扩大肱桡关节间隙：把骨折片推向肘后方之后，术者徐徐进行加大前臂内收的角度，以达到尽量扩大肱桡关节后外方的间隙，继而把骨折片的滑车端稍向前推压，使其接触近折的骨折面。这时用右手的拇指固定，利用这点作为再翻转的支点。

③翻转骨折片复位：紧接着迅速将前臂旋前、外展、屈肘，将骨折片向前、向上、向内转推送。通过对骨折片的推送及前臂伸肌总腱的协同作用，如感到骨折片从肘后方弹跳向前的响音，检查肱骨外髁嵴平整，提示骨折片已回纳原位。

④屈伸纠正：如果骨折片尚有轻度的向外移位或倾斜，可用右手拇指固定骨折片，左手将前臂旋后，徐徐伸直肘关节，并将前臂做内外摆动及肘关

节轻度屈伸活动，残余移位就会得到矫正。在扩大肱桡关节间隙时，如果感到骨折片确实已与近折端接触，也可采用下法：即边固定骨折片，边徐徐将肘关节屈成 90°，接着用力将前臂交替牵拉推送；这时助手协同术者将上臂做对抗牵引，使肱桡关节间隙呈抽屉样开合。这样骨折片受到桡骨小头的间断碰撞，借助后旋肌及伸肌总腱拉力的调整，也能得到复位（图5-40）。对前移翻转型的整复首先把骨

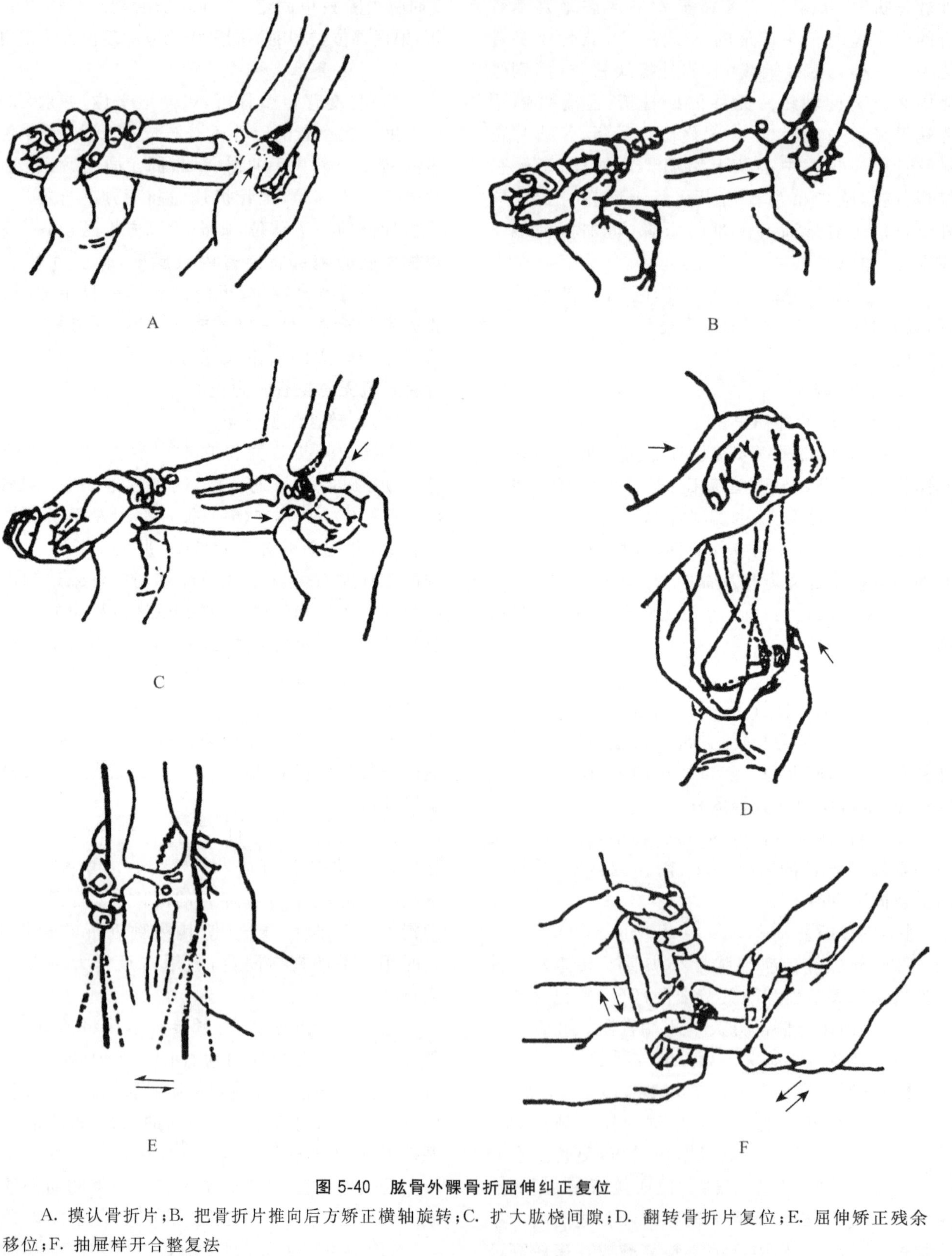

图 5-40　肱骨外髁骨折屈伸纠正复位

A. 摸认骨折片；B. 把骨折片推向后方矫正横轴旋转；C. 扩大肱桡间隙；D. 翻转骨折片复位；E. 屈伸矫正残余移位；F. 抽屉样开合整复法

折片向肘后方推按，使之变为后移翻转型骨折，然后再按后移翻转型骨折的方法进行复位。

2. 固定

(1)小夹板固定：手法复位后，助手把伤肢肘关节置于屈曲 60°～90°位置，前臂旋后位，超肘关节夹板固定。固定时，先在肱骨外髁部及内髁上方各放置一个平垫。然后放置内、外侧小夹板。接着放置后侧小夹板，后侧夹板超腕、肘关节固定。先在中段用叠瓦式绷带包扎固定，再用叠瓦式绷带缚扎下段，并在超肘关节部用“8”字形缚扎，再用叠瓦式绷带缚扎上段。注意绷带的松紧和肢体血供情况。早期隔 3～4 天拆开夹板检查骨折端对位情况，避免引起皮肤压迫坏死。固定时间 3～4 周，骨折临床愈合后解除固定(图 5-41～图 5-43)。

(2)经皮穿针固定：手法复位后骨折块对位好，但采用夹板固定难以维持满意位置的，可采用经皮穿针固定法。在 X 线透视下，常规消毒患肢，一枚钢针经皮肤从骨折块的外下方斜向内上方固定骨折块。也可用两枚钢针交叉固定骨折块，将针尾弯曲留于皮外，用消毒纱块覆盖。采用直角夹板固定屈肘固定 3 周，X 线摄片复查骨折愈合后拔除钢针。

3. *辨证施治*　按中医骨伤三期辨证施治。小儿应结合其生理特点因人施治。

(1)早期：伤后 1～2 周，伤肢疼痛较甚，明显肿胀、瘀斑。治宜行气活血，消肿镇痛。可选用肢伤一方、和营止痛汤加减。如肿胀严重，血供障碍者加三七、丹参、茅根等。

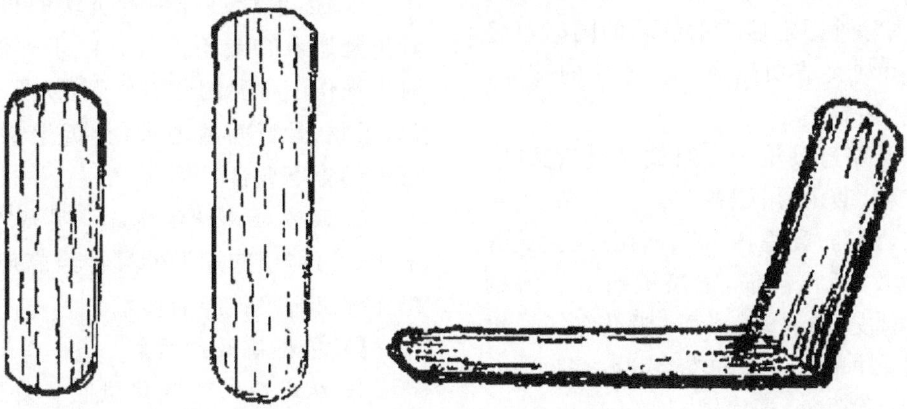

图 5-41　小夹板外固定

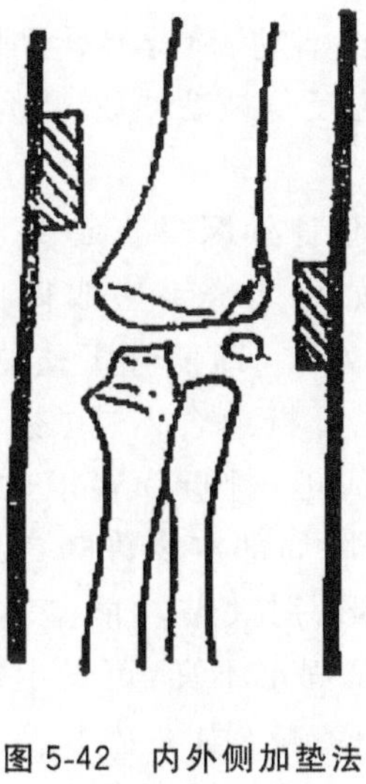

图 5-42　内外侧加垫法

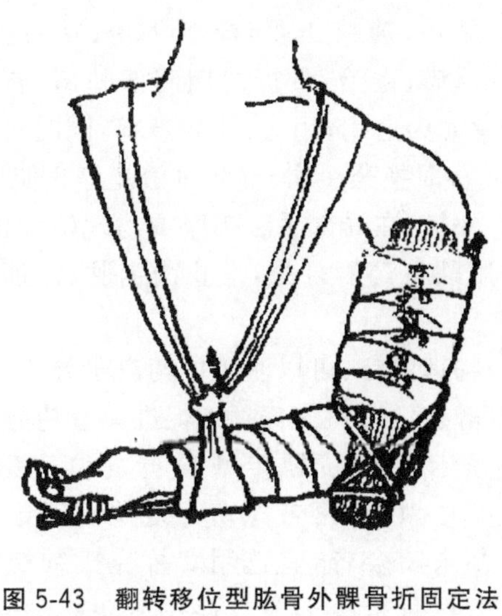

图 5-43　翻转移位型肱骨外髁骨折固定法

(2)中期:伤后3~4周,伤肢疼痛肿胀较轻,肤温正常,或纳差,舌质淡红、苔薄白或厚,脉缓。治宜和营生新,接骨续损。可选用肢伤二方或续骨活血汤加减。疼痛较明显者,加三七加强理气止痛之效;合并神经损伤者加补气活血、通经活络药物,如黄芪、地龙、威灵仙等。

(3)后期:伤后4~5周,伤肢肿痛消失,关节活动受限,伴纳差、气短、头晕、四肢无力,舌质淡、苔薄少,脉弱。治宜补气血,壮筋骨,舒筋络。可选用补肾壮筋汤或肢伤三方。如胃纳差者加麦芽、谷芽等健脾开胃;偏热者加太子参滋阴清热。

4. *其他治疗*

(1)按摩:早期伤肢局部高度肿胀,可按压消肿,以便整复。中期骨折稳定,可局部点按肘关节前后以疏通经络,并可轻度被动屈伸肘关节。后期骨折临床愈合,去除外固定后主动练功的同时可轻柔按摩肘关节,以利关节功能恢复。各期的按摩,均以轻柔、"不痛"为宜。

(2)熏洗:①活络舒筋洗剂。组成:桂枝、艾叶、威灵仙、苏木、三棱、莪术、川椒各15g,生川乌、生草乌、川红花、白芍、没药、乳香各10g,海桐皮、大黄各20g,冰片5g;功效:活血舒筋,通瘀镇痛。②海桐皮汤。组成:海桐皮、透骨草、乳香、没药各6g,川芎、红花、威灵仙、甘草、防风、白芷各3g,当归5g,川椒10g;功效:活血舒筋,通瘀镇痛。

以上熏洗剂煎至沸腾半小时后,先趁热以厚毛巾覆盖伤肢熏之,待降低至合适的温度时再浸泡患部,每日2~3次。

(3)外敷:双柏膏。组成:侧柏叶2份,黄柏1份,大黄2份,薄荷1份,泽兰1份;功效:活血解毒,消肿镇痛;主治:骨折初期局部肿痛,有热瘀互结之势者尤为适用;用法:外敷患部,同时进行包扎固定,24小时换药1次,皮肤过敏者停止使用。

(4)外搽:在局部手法按摩或物理治疗的时候,可配合用跌打药酒外搽,有止痛消肿、舒筋活络之功效。

(5)物理治疗:可以使用中药离子导入、电脑中频等,以舒筋活络,祛瘀消肿,促进关节功能恢复。

5. *手术治疗* 翻转型骨折复位失败,或陈旧骨折畸形愈合,可考虑切开复位内固定术。对儿童骨骺未闭合者,宜选用2枚克氏针交叉内固定。陈旧性骨折畸形愈合伴关节功能障碍者,可视关节活动障碍的情况考虑是否手术治疗。如晚期肘外翻引起牵拉性尺神经麻痹,可施行尺神经前置术。

【并发症】

1. *畸形愈合* 如果肱骨外髁骨折未得到正确复位,或固定不牢固,骨折块受肌肉牵拉而发生移位,常导致畸形愈合,可形成肘外翻畸形,骨折移位越大,畸形就越明显。在儿童生长过程中,由于外髁骨骺损伤,滑车部分软骨生长缓慢或停止,而肱骨内、外髁骨骺继续发育,日后引起肱骨远端滑车中心的沟形缺损,出现鱼尾状畸形,X线片显示肱骨下端呈"鱼尾"状畸形。对于畸形愈合如不影响肘关节的功能和未引起迟发性的神经损伤症状,可不做处理。如严重的肘外翻影响功能,可考虑行髁上截骨术。

2. *骨折不愈合* 肱骨外髁骨折复位不满意,或固定欠佳,治疗过程中骨折块的再移位,均可导致骨折延迟愈合或不愈合。由于外髁骨骺损伤的同时也损伤了骨骺的营养血管,使骨折面的骺软骨坏死、吸收,骨折间隙增大,骨折生长缓慢或停滞,也可引起骨不愈合。

3. *迟发性尺神经麻痹* 明显的肘外翻畸形,若干年后可能引起迟发性尺神经麻痹,如经非手术治疗无效可行尺神经前移术。

【功能锻炼及预后】

1. *功能锻炼* 有移位肱骨外髁骨折在复位1周内,可做手指轻微活动,不宜做前臂旋转、用力握拳及肘、腕关节屈伸活动,以免使前臂伸肌群或旋后肌紧张,牵拉骨折块而发生再移位。1周后逐渐加大指、掌、腕关节的活动范围。3周后逐渐开始做肘关节小范围伸屈活动。去除夹板固定后,进行自主的肘关节屈伸活动、前臂旋转和腕、掌指的功能活动。切忌强力反复被动伸屈,以免增加发生骨化性肌炎的机会。

2. *预后* 肱骨外髁骨折是关节内骨折,整复有一定困难。如用闭合手法取得良好的复位,多可获得满意的效果。即使骨折整复后仍有轻度的移位,由于小儿骨折愈合迅速,易于塑形,只要将翻转移位彻底纠正,骨折片轻度的移位及少许倾斜,骨折愈合后除局部有少许隆突外,肘关节外观一般无明显畸形,肘关节功能基本正常。肱骨外髁骨折如复位及固定不良,可发生畸形愈合,如鱼尾状畸形、肘外翻等。如果整复及固定不佳,可致骨不连。此外,严重的肘外翻畸形,可引起迟发性尺神经麻痹。

八、肱骨内上髁骨折

肱骨内上髁骨折是肘部损伤中最常见的一种，约占肘关节骨折的10%，仅次于肱骨髁上骨折与肱骨外髁骨折，占肘部损伤的第3位。骨折多发生在少年和儿童。这个年龄组，肱骨内上髁系属骨骺，尚未与肱骨下端融合，故易于撕脱，通称肱骨内上髁骨骺撕脱骨折。

【解剖学】

肱骨内上髁位于肱骨干骺端与肱骨滑车之间的内侧，是前臂屈肌总腱附着部。该髁上有尺侧副韧带的起点，同时前臂桡侧腕屈肌、尺侧腕屈肌、掌长肌、指浅屈肌等6条屈肌和旋前肌起于该髁。内上髁的骨化中心直到20岁才发生融合，是一个闭合比较晚的骨骺，也有人终身不发生融合，应与内上髁骨折相鉴别。

【病因病机】

常为平地跌倒或投掷运动致伤。当肘关节伸直位摔倒时手部撑地，上肢处于外展位，外翻应力使肘关节外翻，同时前臂屈肌群猛然收缩，将内上髁撕脱。内上髁是一个闭合比较晚的骨骺，在未闭合以前骺线本身就是潜在的弱点，故可发生骨骺分离，牵拉向下向前，并旋转移位。同时肘关节内侧间隙暂时被拉开，或发生肘关节后外侧脱位，撕脱的内上髁(骨骺)，被夹在关节内。

儿童或青少年发生肘脱位时，可合并内上髁撕脱骨折，骨折块可向关节内移位，并停留在关节内，影响肘脱位的复位。20岁后再作为一个单独的骨折出现或合并肘脱位则比较少见。若内上髁骨化中心与肱骨远端发生了融合，成年人就不大可能因撕脱应力导致骨折。成年人内上髁骨折并不局限于骨化中心的原始区域，可向内髁部位延伸。因内上髁在肘内侧突出，易受到直接暴力，故成年人比较多见的是直接暴力作用于内上髁所致的单纯内上髁骨折，这也是成年人内上髁骨折的特点之一。尺神经走行于内上髁后方的尺神经沟，发生骨折时可使其受到牵拉、捻挫，甚至连同骨折块一起嵌入关节间隙，导致尺神经损伤(图5-44)。

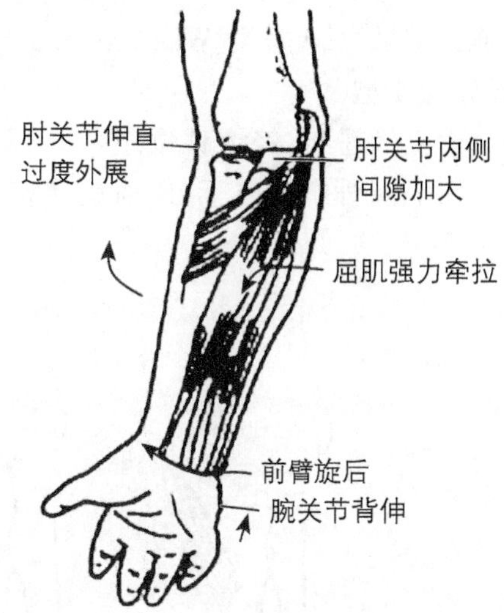

图5-44 肱骨内上髁骨折发生的机制

【临床表现】

儿童比成年人多见，前臂屈肌的牵拉可使骨折块向前、向远端移位。临床检查肘关节的等腰三角形关系存在，受伤后肘内侧和内上髁周围区域软组织肿胀，甚至皮下瘀血，并存在触痛和骨擦音是其特点。腕、肘关节主动屈曲及前臂旋前时可诱发或加重疼痛。合并肘关节脱位者，肘关节外形明显改变，功能障碍也更为明显，常合并有尺神经损伤症状。

儿童肱骨内上髁骨折，肱骨内上髁骨骺与肱骨下端内髁部分离、移位或旋转移位，较易与肱骨内髁、桡骨小头撕脱骨折有移位者相混淆，应当详细体格检查，询问受伤情况，结合年龄特点，并据骨折片移位情况判断其移位程度。

【辅助检查】

1. X线摄片　常规摄肘关节正侧位片。儿童肱骨内髁骨骺尚未出现之前(通常6岁)，骨化中心的征象不能在X线片显示出来，骨骺线未闭合，更增加了鉴别诊断难度，必要时拍对侧肘关节X线片。

2. CT检查　如临床检查可疑肱骨内上髁骨折，而X线摄片上未能反映的患者，有必要选择CT检查明确诊断。

3. 肌电图　在必要时了解神经是否损伤和损伤的程度。

【诊断】

1. 诊断依据

(1)明确外伤史。

(2)肘关节内侧肿胀、疼痛，皮下瘀血及局限性压痛，有时可触及骨折片。同时应注意有无合并其他损伤，如桡骨头、颈、尺骨鹰嘴骨折等。

(3)X线摄片可明确骨折的移位方向和程度，确定骨折的分型。

2. 诊断分型（图 5-45）　对于肱骨内上髁骨折，目前绝大多数文献采用 Waston-Jones 分型法，将该骨折分为 4 型。

Ⅰ型：内上髁骨折，轻度移位。

Ⅱ型：内上髁骨折块向下、向前旋转移位，可达肘关节间隙水平。

Ⅲ型：内上髁骨折块嵌夹在肘内侧关节间隙，肘关节实际上处于半脱位状态。

Ⅳ型：肘向后或后外侧脱位，撕脱的内上髁骨块嵌夹在关节间隙内。

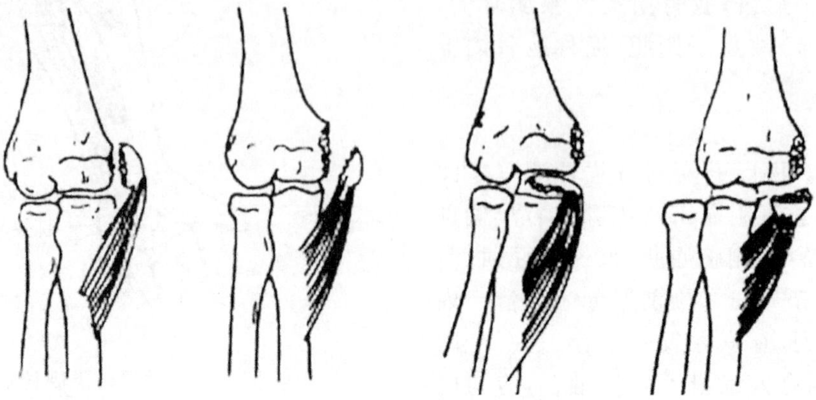

图 5-45　肱骨内上髁骨折分型

【鉴别诊断】

本病根据其外伤病史、临床表现和 X 线检查，一般能够做出诊断，但对于一些特殊的情况，则仍然需要仔细地鉴别。尤其是要与肱骨内上髁骨骺相鉴别，肱骨内上髁骨骺在 6－10 岁时出现，18 岁左右闭合，但亦有不闭合者，应注意与骨折鉴别。

【治疗】

1. 复位

(1)手法复位：对轻度移位骨折或骨折块嵌顿于关节间隙内的治疗已达成共识。若骨折无移位或轻度移位，可将患肢制动于屈肘、屈腕、前臂旋前位 7～10 天即可。如果骨折块嵌顿于关节内，则应尽早争取手法复位，可在伸肘、伸腕、伸指、前臂旋后位，使肘关节强力外翻，重复创伤机制，利用屈肌群的紧张将骨折块从关节间隙拉出，变为Ⅱ型损伤，然后用手指向后上方推挤内上髁完成复位，摄 X 线片证实骨折复位满意后，用石膏或夹板制动 2～3 周。

(2)经皮撬拨复位：除Ⅰ型骨折一般不会移位外，其他型骨折复位后不稳定，可发生再移位。在这种情况下，可采用闭合穿针固定；如骨折片有旋转，手法难以复位者，可采用经皮钢针撬拨复位，并用 1～2 枚克氏针做内固定，术后用石膏托或超关节小夹板外固定 3～4 周。

2. 固定　用塔式垫及凹式垫的凹口卡住骨折块，肘关节屈 90°，前臂中立位，上臂超肘小夹板外固定，固定时间 3～4 周(图 5-46)。

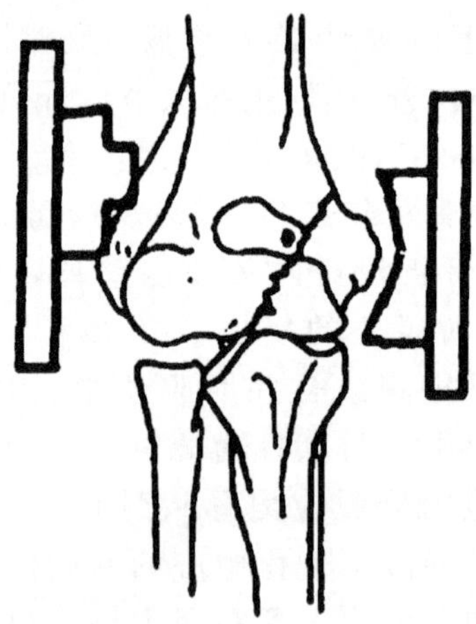

图 5-46　塔式垫及凹式垫固定法

3. 辨证施治　按中医骨伤分为早期、中期、后期三期辨证施治，给予相应内服、外用制剂；骨折中后期，可局部配合理疗治疗以舒筋活络，祛瘀消肿，促进关节功能恢复。

4. 手术治疗　中度或重度移位骨折的治疗至今仍存争议，有 3 种方法可供选择：①手法复位，短期石膏制动；②切开复位内固定；③骨折块切除。Smith 认为，对患者来说获得纤维愈合与获得骨性愈合的最终结果是一样的。支持手术治疗者认为，移位的内上髁骨块可导致出现晚期尺神经症状及屈腕肌力弱和骨折不愈合，行外翻应力试验检查时会产生肘关节不稳定，并把上述并发症作为手术治疗的理由。但对于骨折块移位超过1cm者，应行手术切开复位内固定，可选用两枚克氏针交叉固定或螺钉内固定。日本学者认为，虽然手术治疗可以获得良好疗效，但对骨折块直径小于13mm、骨折移位小于9mm者，非手术治疗也可获得满意的结果。

【并发症】

本病是由于外伤性因素引起，容易合并其他损伤，包括桡骨头、颈及尺骨鹰嘴骨折等。而本病最常见的并发症是肘内翻。有时伴有肘关节脱位，应注意尺神经有无损伤。

关于肘内翻发生的机制许多学者提出不同看法，一般的看法是：肘内翻是远折端内侧骨皮质压缩塌陷、复位或维持复位不佳和重力性内侧移位尺倾所致，与骨骺生长速度无关。远折端旋转移位导致肘内翻，是由于旋转支点多在较宽厚的外侧髁，内侧髁失去支撑，再加上肢体的重力及肌肉牵拉的力量造成内侧倾斜之故。

【功能锻炼及预后】

1. 功能锻炼　1周内只做手指轻微屈伸活动，之后可逐渐加大手指屈伸活动幅度，禁忌做握拳及前臂旋转活动；2周后可开始做肘关节屈伸活动；解除固定后加强肘关节屈伸活动。

2. 预后　注意日常生活安全，无其他有效预防措施。而尤其要注意的是，本病容易并发肘内翻，因此对本病的患者，除了积极进行治疗外，还要注意预防肘内翻的发生。

九、尺骨鹰嘴骨折

尺骨鹰嘴位于皮下，很容易在受到直接暴力作用时而骨折。尺骨鹰嘴骨折较常见，多发生在成年人；单独的尺骨鹰嘴骨折约占肘关节骨折的10%。尺骨鹰嘴骨折是波及半月切迹的关节内骨折，因此解剖复位是防止关节不稳及预防骨性关节炎及其他合并症发生的有效措施。

【解剖学】

尺骨近端后方位于皮下的突起为鹰嘴，其位于皮下，很容易在受到直接暴力而骨折。与前方的尺骨冠状突构成半月切迹。此切迹恰与肱骨滑车形成关节。尺肱关节只有屈伸活动，尺骨鹰嘴骨折是波及半月切迹的关节内骨折。肱三头肌止于尺骨鹰嘴，其筋膜由内外侧向尺骨远端延伸止于尺骨近段骨膜；因此在没有移位的尺骨鹰嘴骨折，完整的肱三头肌筋膜能维持骨折不进一步移位。

【病因病机】

1. 间接外力　摔倒时肘关节处于伸直位，外力传达至肘，肱三头肌牵拉而造成撕脱骨折。骨折线可能为横断或斜行，两骨折端有分离。

2. 直接外力　摔倒时肘关节屈曲位，肘部着地；或直接打击到肘后，造成粉碎性骨折，骨折端多无分离。

【临床表现】

患者多以健侧手掌托住前臂，肘关节多呈半屈曲位。无移位骨折外观可见肿胀，局部有压痛。有移位的骨折及合并脱位的骨折，肿胀范围较广泛，肘后方可触到凹陷部、骨折块及骨擦音。肘关节功能丧失。

【辅助检查】

1. X线摄片　常规摄肘关节正侧位片，大多数骨折可显示骨折类型、程度及移位方向。

评估鹰嘴骨折时，最容易出现的错误是未能获得一个真正的肘侧位X线片，在急诊室得到的常是有轻度倾斜的侧位片，它不能充分判断骨折长度、粉碎程度、半月切迹处关节面撕裂范围及桡骨头有无移位。应尽可能获得一个真正的侧位片，以准确掌握骨折特点。正位X线片也很重要，它可呈现骨折线在矢状面上的走向。

2. CT检查　可以进一步明确骨折的形态及骨折对关节面影响的范围。

3. 肌电图　在必要时了解神经是否损伤和损伤的程度。

【诊断】

1. 诊断依据

(1)受伤史。

(2)临床表现：鹰嘴骨折属关节内骨折，常发生关节内出血和渗出，导致肿胀和疼痛。骨折端可触及凹陷，并伴有疼痛及活动受限。不能抗重力伸肘是可以引出的最重要体征，表明肱三头肌的伸肘功能丧失，伸肌装置的连续性中断，此体征的出现与否对确定治疗方案非常重要。

有时合并尺神经损伤，特别是直接暴力导致严重粉碎骨折时，更易出现；应在确定治疗方法之前仔细评定神经功能，以便及时进行处理。

(3)X线摄片可明确骨折的移位方向和程度，确定骨折的分型。

2. 诊断分型 鹰嘴骨折属关节内骨折，可由直接暴力或间接暴力引起。可分为以下几型。Ⅰ型骨折：影响关节面的近侧1/3；Ⅱ型骨折：影响关节面的中1/3；Ⅲ型骨折：影响关节面的远侧1/3。此外，Ⅲ型骨折可伴有桡骨近端向前移位。

【鉴别诊断】

X线侧位片较容易确定骨折情况，骨折应与尺骨鹰嘴顶端肌腱内的籽骨及尚未闭合的骨骺相鉴别，难以鉴别时应摄双侧X线片对照。①X线肘关节侧位像：因无移位骨折在正位像上往往表现不出；②双侧X线摄片对比：肘关节骨化中心在融合前有可能与骨折混淆，可疑者应摄健侧对比。

【治疗】

1. 固定

(1)夹板或石膏托外固定：对儿童尺骨鹰嘴青枝骨折，无移位的骨折，或老年人粉碎性骨折移位不明显者，不必手法整复，用屈肘45°～90°长臂石膏托固定2～3周。避免固定于完全伸肘位，因其易导致关节僵硬。固定5～7天应行X线监测，以保证骨折未发生再移位。固定3周即可获得充分的稳定，此时可去除石膏外固定，在保护下进行功能锻炼。骨折在X线片上表现为完全愈合之前，避免屈肘超过90°。

(2)手法整复夹板外固定：患者仰卧，局部麻醉，肘关节屈曲并将前臂旋后，助手扶持上臂，医者一拇指置于近折端骨片上缘，扣着骨折块，将其向近端扣回鹰嘴窝中，同时扶持前臂的另一端，骤然伸肘，远近骨折端即可嵌插对合复位。肘关节塑形夹板固定肘关节于170°伸直位。

复位固定后，抬高患肢，以利于肿胀消退。应经常检查夹板固定；初期2～3天调整固定松紧度或重新夹缚；中期每周检查1～2次。

2. 辨证施治 按中医骨伤分为早期、中期、后期三期辨证施治，给予相应内服、外用制剂；骨折中后期，可局部配合理疗治疗以舒筋活络、祛瘀消肿，促进关节功能恢复。

3. 手术治疗 对有移位的骨折，切开复位内固定或对骨折块进行一期切除已被普遍认为是治疗尺骨鹰嘴移位骨折的可行方法。对于移位鹰嘴骨折的治疗目的是：①维持肘关节的伸肘力量；②避免关节面不平滑；③恢复肘关节的稳定；④防止肘关节僵硬。要达到上述目的，最重要的是选择何种形式的内固定，以允许患者在术后尽快获得理想的功能恢复。

骨折行内固定后，亦应准确修补肱三头肌的内外侧扩张部，这是获得优良疗效必不可少的步骤。尺骨鹰嘴骨折内固定的方法很多，包括张力带钢丝固定、髓内固定、AO接骨板等(图5-47)。

(1)张力带钢丝固定：现在临床上常用的内固定方法是AO组织推荐的张力带固定技术。此法适用于喙突近端的非粉碎性鹰嘴骨折，尤其是撕脱骨折和横行骨折。张力带钢丝固定的手术方法：患者平卧，患侧垫枕使其身体轻度转向健侧，患肢置胸前。切口起于鹰嘴近侧2.5cm并与鹰嘴外侧缘平行，紧贴尺骨骨干的外侧缘向远侧延长7.5cm。充分显露尺骨鹰嘴两断端，清除血肿，冲洗关节腔积血，除去关节腔内游离之小块碎骨片，用复位钳使之复位。

此时肘关节应做到对合平整，不留台阶，以免日后发生创伤性关节炎。在尺骨鹰嘴远端距骨折线2.5～3.0cm，距尺骨嵴0.5～1.0cm处横向钻1个1.5mm的孔，预置20#钢丝一段，再由尺骨鹰嘴骨折近端向远端平行打入2枚2mm克氏针，克氏针与关节面平行，远端可穿透尺骨掌侧骨皮质少许，使近端在骨表面留有0.5cm之针尾，将预置之钢丝绕过2个针尾，在尺骨鹰嘴表面做环形绑扎，剪去多余的钢丝残端，被动活动时关节不受影响，缝合切口。尺骨鹰嘴骨折传统的克氏针、钢丝张力带固定方法是将2枚克氏针自尺骨鹰嘴尖部打入尺骨髓腔内，而钢丝一端横行穿过尺骨远端，8字形固定于克氏针与尺骨近端间。这种方法的缺点是随着固定时间的延长克氏针易松动，露于骨折近端的针尾部易形成滑囊炎，甚至刺破皮肤造成局部感染。因此，推荐将克氏针自尺骨远端掌侧骨皮质突出少许，这样克氏针固定于两侧皮质，不易松动，同时宜将克氏针尾部折弯扣住钢丝。

(2)髓内固定：适用于鹰嘴粉碎性骨折及其远侧骨块和桡骨头向前脱位者。1942年，MacAusland第1次使用髓内螺丝钉固定治疗移位的鹰嘴骨折。自此以后，有许多类型的髓内固定物应用于临床，包括Rush棒、木制螺丝钉、粗螺纹的斯氏针以及专为鹰嘴骨折设计的几种螺丝钉等。需指出的是：应用螺丝钉固定，所用螺丝钉应该有足够的长度以获得对尺骨远端髓腔的牢固把持，并且宜选用两枚螺钉垂直于骨折线平行打入。否则不能获得足够的稳定。

(3)接骨板或记忆合金钩板固定:粉碎性骨折伴有骨缺损时,应用手工塑形接骨板可获得坚强的固定。接骨板和螺钉置于鹰嘴的内侧面或外侧面,以避免接骨板置于皮下组织较少处。术后石膏托外固定肘关节于屈曲90°、前臂中立位2周。去除外固定后,行肘关节屈伸功能练习。

(4)尺骨鹰嘴切除术:MacAusland和Wyman对尺骨鹰嘴骨折进行了广泛研究,特别是在对近端骨折块切除方面做了许多工作。根据其研究成果,他们总结了进行切除术的几个观点:①只要冠状突和前方的软组织保持完整,大部分鹰嘴突都可进行切除;②必须把肱三头肌腱用不吸收缝线重新附着于远骨折端,不推荐使用钢丝进行缝合,因为术后肘关节主动活动时可导致钢丝断裂;③只有单纯的尺骨鹰嘴骨折才考虑进行切除术,若同时合并有前方结构的损伤,如尺骨干和桡骨头脱位(骨折——脱位型损伤)等,则禁忌行切除术,否则整个肘关节的稳定性很难维持。Gartsman认为在肘关节活动、稳定性以及肌力方面,切除术与内固定术的效果相同,但内固定术后的并发症较多。需要指出的是:在行切除术时,为了防止术后肘关节不稳定,应注意保持侧副韧带的止点,肱三头肌腱应直接与远端含有关节面的骨骼缝合修补在一起,而不能固定在它原来的位置。

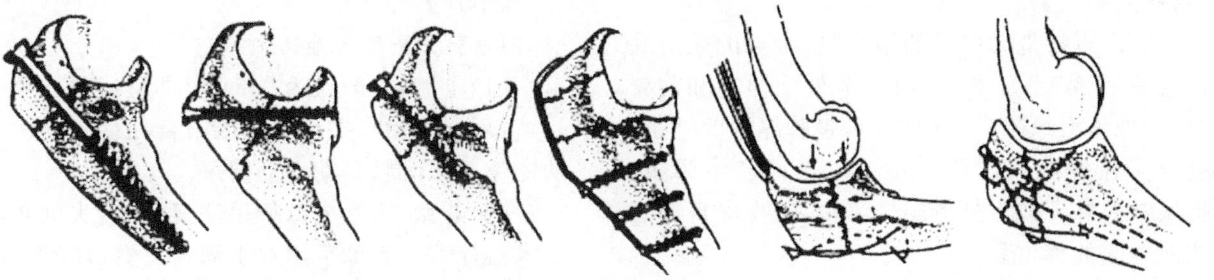

图5-47 尺骨鹰嘴骨折的内固定方式

A. 骨松质螺丝钉髓内固定;B. 双骨密质螺丝钉固定;C. 螺丝钉固定;D. 钩状钢板固定;E. 钢丝缝合固定;F. 克氏针和钢丝张力带缝合固定

【并发症】

1. *骨折不愈合* 少见,发生率不超过5%,常因骨折端存在间隙引起纤维愈合。若骨折获得了纤维愈合,局部无疼痛,肘屈曲活动超过了90°,可不予处理。骨折不愈合伴有疼痛或肘关节屈伸受限较严重时,应给予手术治疗。对年轻患者可采用内固定加植骨。术中应注意切除骨折断端的硬化面,再根据具体情况决定是否需要用植骨块充填缺损,以及采取张力带钢丝固定还是采取钢板固定。不论采取何种固定方式,术中做轴向加压时,应注意防止冠状突与鹰嘴突之间的距离缩短。

2. *骨折后肘关节活动受限* 主要为伸肘受限,一般5°~10°,对日常生活影响不大,不需做特殊处理。

3. *出现神经症状* 10%的患者可出现麻木、感觉减退等尺神经症状,大多可自行恢复,无须特殊治疗。

【功能锻炼及预后】

1. *功能锻炼* 骨折早期即可开始手指、腕关节伸屈活动,如抓空增力、耸肩等,禁止肘关节伸屈活动。第4周以后,去除外固定后可于保护下,逐渐增加肘关节主动屈伸的活动量,严禁暴力被动屈肘;老年患者尤应早期加强功能锻炼。

2. *预后* 鹰嘴主要由骨松质组成,鹰嘴骨折经过良好的复位及稳定的固定之后,骨折断端之间获得了紧密的接触,愈合较迅速,预后良好。但关节面损伤超过60%或术后关节面仍有移位超过2mm,则预后较差。

十、桡骨头骨折

桡骨头骨折亦称辅骨上端骨折、缠骨头伤折,是常见的肘部损伤,占全身骨折的0.8%,约有1/3患者合并关节其他部位损伤。桡骨小头骨折是关节内骨折,如果有移位,理应切开复位内固定,恢复解剖位置,早期活动,以恢复肘关节伸屈和前臂旋转功能。

【解剖学】

桡骨头表面被有软骨，中部凹入呈杯状与肱骨小头关节面相对。当肘关节伸直时，仅桡骨头之前半部与之相接触。屈肘时两者全吻合，杯状面之尺侧为一半月形的倾斜面，于旋前时与滑车之桡侧边缘相接触，桡骨头周边也包有软骨，称柱状唇，与尺骨之桡骨切迹组成上尺桡关节。桡骨头并非正圆形，而系椭圆形。桡骨头与颈干并不排列在一条直线上，而是偏向桡侧，故桡骨头外侧 1/3 的骨小梁不与颈干部垂直，形成力学上的薄弱部，当外力致肱骨头与之相撞时，桡骨头外 1/3 缺乏抗衡剪切力的作用，故该部骨折的机会较多。

【病因病机】

本病由直接外力引起的很少见，常见的是肘关节伸直位摔倒，手掌着地，肘关节处于伸直和前臂旋前位，外力沿纵轴向上传导，引起肘部过度外翻，使桡骨头在外翻位与肱骨小头撞击而产生骨折。骨折块常向外下或后外下旋转移位，很少出现向近端或向内侧的移位。

【临床表现】

局部疼痛，肘外侧轻度肿胀，桡骨头周围有明显的压痛。前臂旋转活动受限，被动活动时疼痛，尤其是在旋后时明显。肘关节屈伸活动一般不受限，但活动时疼痛。

【辅助检查】

1. X 线摄片　依据肘关节正侧位片能够对骨折做出比较明确的诊断。但若只出现脂肪垫征，而无明显可见的骨折，行桡骨头位 X 线片检查有助于诊断。X 线片显示肘关节间隙前上方有骨折片时，则应考虑可能合并肱骨小头骨折。

2. CT 检查　在轴位、矢状面及冠状面对桡骨头骨折扫描，有助于评估骨折范围、骨块大小、移位和粉碎程度等。三维重建图像对制订术前计划和指导手术也有帮助。

【诊断】

1. 诊断依据

(1)受伤史。

(2)临床表现：局部疼痛，肘外侧轻度肿胀，桡骨头周围有明显的压痛。前臂旋转活动受限，被动活动时疼痛，尤其是在旋后时明显。肘关节屈伸活动不受限，但活动时疼痛。

(3)X 线摄片可明确骨折的移位方向和程度，确定骨折的分型。

2. 诊断分型　桡骨小头骨折 Mason 分型(图 5-48)。Ⅰ型，无移位骨折；Ⅱ型，骨片移位，包括分离、压缩和成角；Ⅲ型，粉碎骨折；Ⅳ型，骨折合并肘关节脱位。

【鉴别诊断】

本病需与外伤性桡骨小头脱位相鉴别。常见有 Monteggia 骨折、桡骨颈骨折、牵拉肘以及其他部位损伤引起外伤性桡骨小头脱位。尺骨弯曲并非先天性桡骨小头脱位的专有特征，可发生于未复位的外伤性桡骨小头脱位。先天性桡骨小头脱位者肱骨小头发育小，桡骨小头呈卵圆形。桡骨小头周围软组织有骨化者提示为未复位的外伤性桡骨小头脱位。

【治疗】

1. 手法复位及外固定

(1)Ⅰ型：一般认为 Mason Ⅰ型适合非手术治疗，可用肘部塑形夹板或上肢石膏托固定肘关节于功能位 2～3 周，早期活动即可。

(2)Ⅱ型：通常先试行手法复位，若失败再考虑手术治疗。一名助手用双手固定上臂、屈肘 90°，另一名助手双手分别握紧伤肢拇指和示指、中指，牵引开肘关节，医者以拇指指腹触摸并按压桡骨头，其他四指握尺、桡骨近端，用拇指加压，同时让助手做前臂旋转动作，使骨折片复位。复位后用上肢石膏或夹板固定肘关节于功能位 3 周。

(3)Ⅲ型：对于 Mason Ⅲ型骨折，Weseley 认为非手术治疗优势优于手术治疗，尽管部分病例的桡骨头为粉碎性骨折，但骨折片尚无明显分离移位，仍保持桡骨头的完整外形者，可用上肢石膏固定或夹板固定，不必过多按动，以免骨折移位。对含两块较大骨片的粉碎性骨折可考虑手术治疗。

(4)Ⅳ型：对 Mason Ⅳ型骨折，应立即整复脱位，对较大骨片者应考虑切开复位内固定。

2. 辨证施治　按中医骨伤分为早期、中期、后期三期辨证施治，给予相应内服、外用制剂；骨折中后期，可局部配合理疗治疗以舒筋活络，祛瘀消肿，促进关节功能恢复。

3. 手术治疗

(1)Ⅱ型：边缘移位骨折应行手术切开复位内固定。手术方法：取肘关节后外侧，桡骨小头处做一2～3cm 小切口，直接切开关节囊，显露小头关节，注意保留环状韧带，将骨折解剖复位后取骨折块的顶点，垂直打入螺钉，一般 1 枚即可。

(2)Ⅲ型及Ⅳ型骨折：常需行桡骨小头切除术。

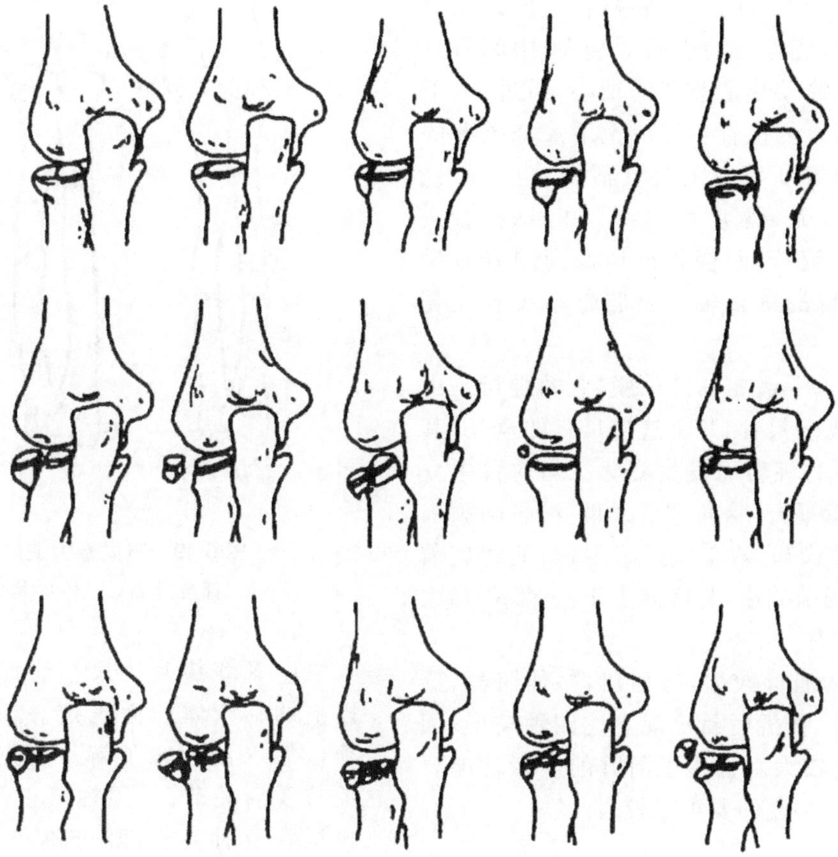

图 5-48 桡骨小头骨折 Mason 分型

手术方法：取肘关节外侧切口，以桡骨小头为中心，长 3～4cm 弧形切口。通过肘后肌和尺侧腕伸肌的间隙进入。彻底冲洗去除所有的游离骨块及凝血块。然后向下沿桡骨干剥离骨膜到肱二头肌结节平面。在肱二头肌结节的近侧，横行切断骨干，去除桡骨小头，切除残余的环状韧带，再仔细地切除所有的骨膜以防止新骨形成。手术过程要注意避免损伤桡神经深支。术后上臂屈肘 90°位石膏托外固定，1 周后去除石膏托外固定，行肘关节屈伸活动练习。

【并发症】

1. *冠状突骨折*　实际为 MasonⅣ型骨折，尽管有些病人 X 线片未见脱位，但往往是肘关节后脱位已自发复位，应按Ⅳ型骨折处理。

2. *肱骨小头及软骨损伤*　较为常见，可引起运动受限，但临床往往不够重视，常伴有肘内侧副韧带损伤，应同时考虑治疗肘关节不稳定。

3. *腕舟骨骨折*　由于低处摔下，手外展着地引起，骨折移位多不明显。

4. *下尺桡关节损伤*　称 Essex-Lopresti 骨折，发生率为 1%～2%。

【功能锻炼及预后】

1. *功能锻炼*　整复固定后即可做手指、腕关节伸屈活动，并可做用力握拳和肩关节功能锻炼，如抓空增力、双手托天等。禁止做前臂旋转活动。2 周后可逐渐做肘关节伸屈活动，3 周解除外固定后，可做前臂旋转活动，活动度逐渐增大，直至痊愈。

2. *预后*　桡骨头骨折经过良好的复位及稳定的固定之后，骨折断端之间获得了紧密的接触，愈合较迅速，预后良好。因桡骨小头切除后远期有一系列的并发症，对青壮年及体力劳动者可能会产生一定的影响。

十一、桡尺骨干双骨折

尺桡骨干双骨折为日常生活及劳动中常见的损伤，约占骨折总数的 11.2%(包括合并脱位者)，常见于青少年。桡尺骨骨折可发生重叠、成角、旋转及侧方移位四种畸形。

【解剖学】

前臂的骨骼由并行的尺骨和桡骨组成。尺骨上端大而下端小，桡骨上端小而下端大，中间有骨间膜相连。正常的尺骨是前臂的轴心，通过上、下尺桡关节及骨间膜与桡骨相连。上下尺桡关节的联合活动构成前臂所特有的旋转活动，也就是桡骨沿着尺骨旋转，旋转幅度可达到150°，即桡骨头在尺骨桡切迹里旋转，而桡骨尺切迹则围绕着尺骨小头旋转，前臂的旋转轴线是肱骨小头至尺骨小头。

前臂的骨间膜是致密的纤维膜，它的走行是由桡骨斜向内，下抵于尺骨，几乎连接尺骨的全长，其松紧度随着前臂的旋转而发生变化。当前臂中立位时，两骨干接近平行，骨间隙最大最宽，骨间膜上下一致处于紧张状态，两骨相对稳定；当前臂旋前或旋后时，两骨间隙缩小，骨间膜上下松紧不一致，两骨相对稳定消失。

另外，前臂的肌肉较多，有屈肌群、伸肌群、旋前肌和旋后肌等，骨折后易出现上述四种畸形，因此骨折整复难度较大。且由于前臂的生理功能要求高，对该部骨折整复的要求也较高。

【病因病机】

1. 直接暴力　打击、碰撞等直接暴力作用在前臂上，能引起桡尺骨双骨折，其骨折线常在同一水平，骨折多为横行、蝶形或粉碎形(图5-49A)。

2. 传导暴力　跌倒时手掌触地暴力向上传导桡骨中或上1/3造成桡骨骨折，残余暴力通过骨间膜转移到尺骨造成尺骨骨折，所以骨折线位置低。桡骨为横形或锯齿状，尺骨为短斜形骨折移位(图5-49B)。

3. 扭转暴力　受外力同时，前臂又受扭转外力造成骨折，跌倒时身体同一侧倾斜，前臂过度旋前或旋后发生双骨螺旋形骨折，多数由尺骨斜向内上、桡骨斜向外下，骨折线方向一致，尺骨干骨折线在上、桡骨骨折线在下(图5-49C)。

【临床表现】

外伤后前臂肿胀、疼痛、活动受限，可出现成角畸形，前臂局部有压痛，骨折有移位时，可触及骨折端，并可感知骨擦音和骨折处的异常活动。骨擦音和异常活动并无必要特意检查，因其有可能造成附加损伤。儿童常为青枝骨折，有成角畸形而无骨端移位，有时合并正中神经或尺神经、桡神经损伤，要注意检查。

【辅助检查】

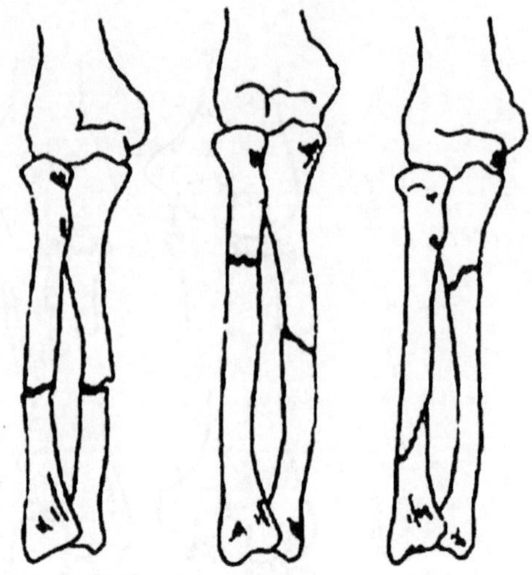

图5-49　不同暴力造成不同平面骨折

A. 直接暴力；B. 传导暴力；C. 扭转暴力

1. X线摄片　尺桡骨骨折的诊断多可依靠以上的临床体征而确定。但骨折的详细特点必须依靠X线片来了解。所据X线片必须包括腕关节及肘关节，并须拍摄正侧两个位置。X线片包括腕及肘关节，既可避免遗漏上、下尺桡关节的合并损伤，又可判断桡骨近折段的旋转位置，以利整复。

2. CT、MRI检查　临床检查中容易遗漏对上、下尺桡关节的检查，所以必要时采用CT、MRI等对上、下尺桡关节的关节软骨及骨间膜进行检查。三维重建图像对制订术前计划和指导手术也有帮助。

3. 血管造影　若怀疑有严重血管损伤可以采用血管造影。

4. 肌电图　在必要时用以了解神经是否损伤和损伤的程度。

【诊断】

1. 诊断依据

(1)受伤史。

(2)临床表现：局部疼痛、肿胀、肢体畸形，前臂旋转功能受限；完全骨折有骨擦音、异常活动。

(3)X线摄片：可明确骨折的移位方向和程度，确定骨折的分型。

2. 诊断分型　桡、尺骨骨折的分型与治疗的选择及预后有关。一般根据骨折线水平、骨折移位程度、骨折发生时间及骨折周围软组织病理改变来区分，亦可结合使用。

(1)根据骨折线分型。①上 1/3 骨折：骨折线在旋后肌止点水平，桡骨近段受旋后肌牵拉，常发生旋转畸形。②中 1/3 骨折：骨折线在旋前圆肌水平，桡骨近段由于旋前圆肌和旋后肌的相互牵拉而处于中间位，远折端受旋前方肌的作用发生旋转移位。③下 1/3 骨折：骨折线在旋前方肌水平，桡骨远端因旋前方肌的牵拉发生旋转畸形。

(2)按有否与外界交通的伤口分为闭合性和开放性骨折；按骨折移位程度可分为无移位骨折、青枝骨折、移位骨折。

骨折的分型与治疗的选择及其预后有关，如开放性骨折预后较闭合性骨折要差；粉碎型及多段骨折治疗要复杂；尺、桡骨近段骨折闭合复位成功机会较少。

【鉴别诊断】

通常与前臂其他部位骨折相鉴别，如桡骨远端骨折、桡骨骨折、腕舟骨骨折，一般使用 X 线检查可做出鉴别诊断。

【治疗】

治疗尺桡骨干双骨折复位要求较高，旋转、成角、侧方移位、重叠四种畸形都要得到矫正，并要保持整复后的位置，直至愈合，力求恢复前臂的旋转功能。

1. 手法整复　凡是闭合性骨折，不论其骨折部位、类型，都可应用手法整复(图 5-50)。若患肢肿胀严重，应先用消肿药物并临时固定肢体，抬高患肢密切观察，数日后待肿胀基本消退后，再进行整复。必要时可采用臂丛神经麻醉。

(1)牵引：在肩外展 90°、屈肘 90°位，沿前臂纵轴向远端牵引，肘部向上做反牵引。远端的牵引位置以骨折部位而定，若为桡骨在旋前圆肌止点以上骨折，近折端由于旋后肌和肱肌的牵拉，而呈屈曲、旋后位，远折端因旋前圆肌及旋前方肌的牵拉而旋前，此时应在略有屈肘、旋后位牵引；若骨折线在旋前圆肌止点以下，近折端因旋后肌和旋前圆肌力量平衡而处于中立位，骨折端略旋前，应在略旋后位牵引；若骨折在下 1/3，由于旋前方肌的牵拉桡骨多处于旋前位，应在略旋后位牵引。经过充分持续牵引，消取旋转、短缩及成角移位。

(2)夹挤分骨：夹挤分骨是整复前臂骨折的重要手法。术者用两手拇指及示、中、环三指分置骨折部的掌背侧，沿前臂纵轴方向夹挤骨间隙，将骨间隙分到最大限度，使骨间膜恢复其紧张度，使向中间靠拢的尺、桡骨断端向尺、桡侧各自分离。

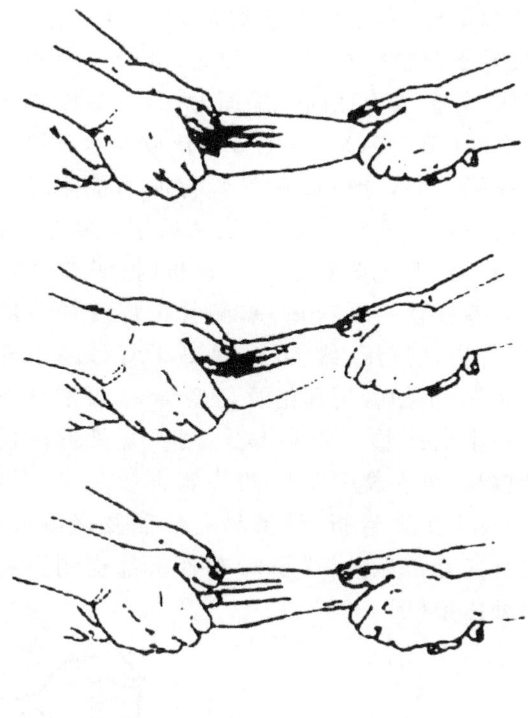

图 5-50　手法整复

(3)折顶：若牵引后仍存留一部分重叠则可在分骨的情况下采用折顶的手法。折顶手法的方向可正、可斜，力量可大、可小，应根据骨折断端移位的程度和方向而定。

①提按：对残余的侧方移位可采用提按的手法。

②摇摆：复位后，术者两手拇指及示指分别由掌背侧紧紧捏住已复位的骨折部，先嘱牵引远侧段的助手轻轻地小幅度旋转，并向尺、桡侧微微摇摆骨折远端。而后术者两手紧捏骨折部，向掌背侧及上、下方摇动骨折部，使已复位的骨折断端紧密接触，一般在开始摇动时，可闻及极细微的骨擦音，待骨擦音完全消失后，手指下会有一种稳定感，证实骨折已复位。

③按摩捋顺：术者在分骨的情况下，一手固定骨折，另一手沿骨干纵轴捋骨顺筋，调理软组织。

2. 固定

(1)夹板固定

①材料：夹板 4 块，分骨垫 2 个，平纸压垫 3～4 个。

②方法：在助手维持牵引下，前臂敷祛瘀消肿药膏，铺薄棉垫，于掌背侧骨间隙各置一分骨垫。桡、尺骨干双骨折在同一平面时，分骨垫中心对准骨折线；骨折线不在同一平面时，分骨垫放在两骨折线中间（图 5-51）。掌侧分骨垫放在掌长肌与尺侧腕屈肌之间，背侧放在尺骨背面的桡侧缘。放妥后用手指夹挤分骨垫，并用两条粘膏固定，再放纸压垫。在上 1/3 和中 1/3 骨折时，于前臂背侧上下端各放置一纸压垫，掌侧骨折部放置一纸压垫，施行三点挤压，维持桡、尺骨干背弓的生理弧度。此外，根据骨折部位及复位情况，可酌情放置必要的小纸压垫。如上 1/3 骨折，桡骨近段易向桡侧偏移，可在桡骨近段的桡侧再放一块小纸压垫；中及下 1/3 骨折，骨折易向掌侧及桡侧成角，除施行三点挤压外，必要时在骨折部桡侧再置一个小纸压垫（图 5-52）。

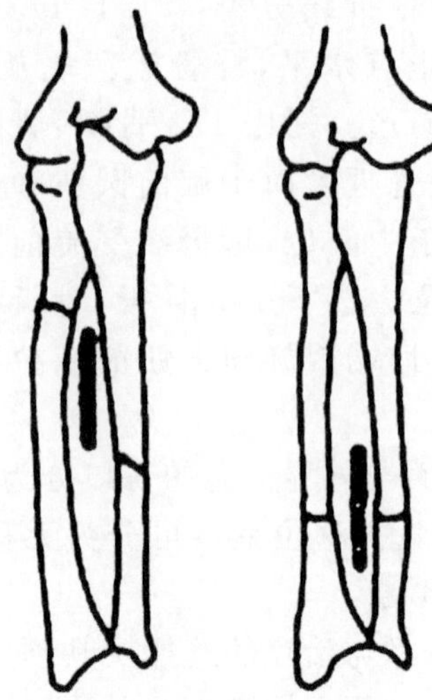

图 5-51　分骨垫放置位置

A. 骨折不同平面放置位置；B. 骨折同一平面放置位置

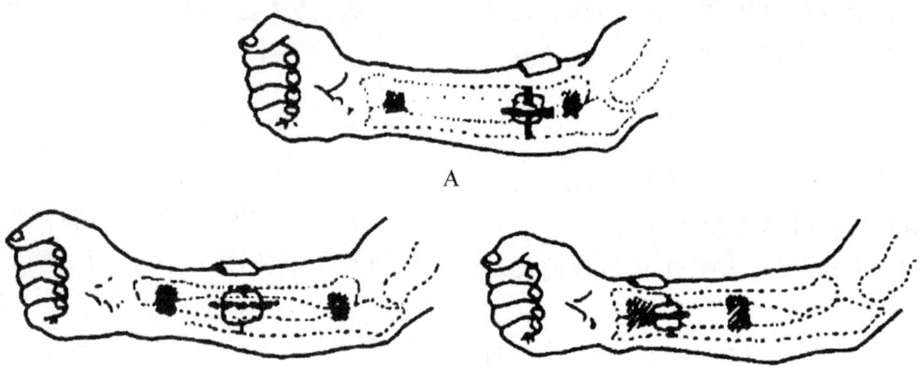

图 5-52　纸压垫放置位置

A. 上 1/3 骨折；B. 中 1/3 骨折；C. 下 1/3 骨折

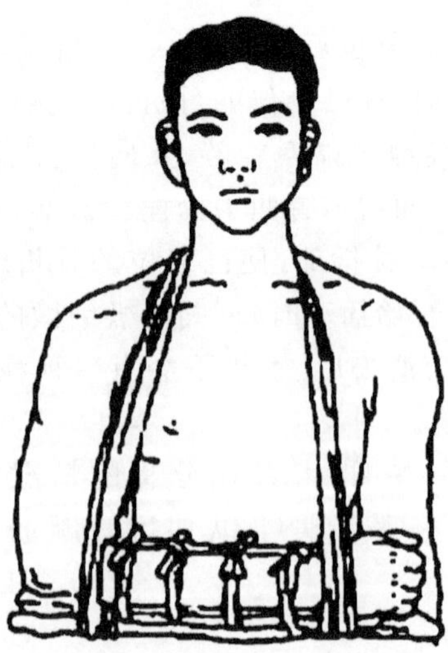

图 5-53　固定后外形

分骨垫及纸压垫放妥固定后，放置掌侧、背侧、尺侧及桡侧夹板。先放置掌、背侧夹板，用手捏紧，再放置桡、尺侧夹板。掌侧板上达肘横纹，下齐腕关节；背侧板上达鹰嘴突，下超腕关节 1cm。桡侧板上平桡骨头，下达桡骨茎突平面。尺侧板上齐尺骨鹰嘴，下达第 5 掌骨基底部。然后用 4 条布带分段捆扎，松紧度适宜，屈肘 90°，前臂中立位，用三角巾悬吊胸前（图 5-53）。

（2）石膏固定：适用于骨折复位后较稳定患者。石膏固定时，需在桡、尺骨前后加压塑形，使桡、尺骨向两侧撑开，以免骨折端发生再移位。石膏固定后立即纵行剖开，以免发生血液循环障碍。若桡、尺骨骨折端或其中一骨折端为不稳定骨折，上肢石膏加压塑形后，还需用铁丝手指夹板做手指持续牵引，以维持骨折对位。

(3)注意事项:①在双骨折中,若其中一骨干骨折线为横形稳定骨折,另一骨干为不稳定的斜形或螺旋形骨折时,因先复位稳定的骨折,通过骨间膜的张力再复位不稳定的骨折则较容易。②若尺、桡骨骨折均为不稳定型,发生在上1/3的骨折,先复位尺骨,发生下1/3的骨折先复位桡骨,发生在中段的骨折一般先复位尺骨,这是因为尺骨位置表浅,肌附着较少,移位多不严重,手法复位相对容易,只要其中的一根骨折复位且稳定,复位另一骨折较容易成功。

3. *辨证施治* 按中医骨伤分为早期、中期、后期三期辨证施治,给予相应内服、外用制剂;骨折中后期,可局部配合理疗治疗以舒筋活络,祛瘀消肿,促进关节功能恢复。

4. *手术治疗* 切开复位内固定适用于手法复位失败者或复位后固定困难者;上肢多处骨折、骨间膜破裂者;开放性骨折,伤后时间不长、污染较轻者;骨不连或畸形愈合、功能受限者。

尺桡骨骨干骨折手术治疗需要满意的内固定装置,而这种装置必须能牢固地固定骨折,尽可能彻底地消除成角和旋转活动;结实的髓内钉或钢板均可达到此目的。

(1)钢板螺钉内固定:必须将钢板的中心准确地置于整复的骨折处。钢板应有足够的长度,允许在骨折的每一侧放置至少3枚骨皮质螺钉。应将钢板塑形以适合骨的外形,特别是桡骨,因为要想恢复正常功能,必须维持正常的桡骨弓。

(2)髓内钉内固定:新型设计的髓内钉系统符合前臂尺桡骨髓腔解剖结构,并有控制旋转的功能,具有较高的骨折愈合率以及较少的手术暴露和手术时间。其优点在于:①根据使用的开放或闭合穿钉技术,只需少量或不剥离骨膜;②去除髓内钉也不会有骨干的应力集中,也就没有再骨折的危险;③手术切口小;④使用闭合穿钉技术,一般不需要进行骨移植。

【并发症】

1. *骨折不愈合* 尺、桡骨解剖关系复杂,尺、桡骨下1/3段以肌腱包绕为主,周围软组织血供差,且尺、桡骨上、下端均构成关节,做旋前、旋后动作时骨两断端以尺骨为轴心做一致的摆动,不承受旋转力,而尺骨的断端可相互扭转,影响骨折的愈合;粉碎性骨折骨质缺损周围软组织损伤严重;骨膜微小血管栓塞致骨膜坏死影响成骨;内固定所有方法和材料欠妥。

2. *感染* 主要与受伤后创口暴露时间长、清创不彻底及软组织损伤严重有关。

3. *前臂肌间隔综合征* 多为软组织损伤严重;手法复位时手法不当;切开复位时,手术粗暴及未及时积极行各种消肿、止血措施等,造成肌间隔内压力不断升高。或外固定时夹板石膏外固定太紧所致。

4. *前臂旋转功能受限* 多发于闭合整复病人,骨折端未达到解剖复位,交叉愈合或两骨之间桥连接,骨间膜挛缩、软组织瘢痕粘连及上、下关节囊缩亦为重要原因。

5. *压疮* 多由于闭合整复骨折后石膏塑形或分骨垫挤压所致。局部水肿,皮肤血供差亦为重要原因。

【功能锻炼及预后】

1. *功能锻炼* 功能锻炼要持之以恒,活动幅度和力量要循序渐进;肿胀消除后可行肩、肘伸屈活动,但不宜做旋转活动。

(1)固定后即可做伸屈指、掌、腕关节活动,患肢做上臂和前臂主动肌肉舒缩活动,做用力握拳、充分屈伸手指的动作。

(2)肩、肘关节的活动。伤后2～4周肿胀消除后除继续以上训练外,逐渐做肩、肘、腕关节活动(如小云手、大云手),频率和范围逐渐增加,但禁止做前臂旋转活动。

(3)骨折愈合后,增加前臂旋转活动及用手推墙动作,使上、下骨折端产生纵轴挤压力;X线显示骨折已临床愈合,即可解除外固定,充分锻炼各关节功能。

2. *预后* 成年人桡尺骨骨折的预后与许多因素有关:骨折是否开放性,损伤程度如何,骨折移位多少,是否为粉碎性,治疗是否及时、适当,是否发生合并症。

成年人有移位的前臂骨折以闭合复位方法治疗,通常结果并不理想,功能不满意率甚高;而以切开复位,内固定治疗者愈合率可达90%以上,功能结果的优良率亦达90%以上。

开放骨折,合并严重软组织伤,情况更复杂,如果发生感染则预后不好;有时严重感染可导致截肢恶果。

十二、尺骨干骨折

单独尺骨干骨折,多见于外力突然袭击,患者举手遮挡头面部时被棍棒直接打击所致。因多发生在路遇强人情况下，故又名夜盗（杖）骨折，西方国家称之为警棍骨折（night stickfracture）。骨折线多为横形、蝶形或粉碎性。骨折可为裂纹骨折，无移位；亦可发生侧方移位或成角，因有桡骨的支撑，加之附着肌群较少，因而移位程度亦多轻微，除非合并下尺桡关节脱位。

【解剖学】

尺骨体呈三棱柱形，分上端、下端和体三部分。上端粗大，前面有一半月形的关节面，叫做滑车（半月）切迹，与肱骨滑车相关节。切迹后上方的突起为鹰嘴，手在肘后皮下摸到，前下方的突起为冠突。冠突的前下方有一粗糙隆起，叫做尺骨粗隆。冠突的外侧面有一关节面，称为桡骨切迹。体稍弯曲，呈三棱柱状。其后缘全长均位于皮下。外侧缘薄而锐利，为前臂骨间膜的附着处，故名骨间嵴。下端细小，在手腕背面小手指一侧呈一圆形的突起。

【病因病机】

多因直接暴力致伤。常见于外力突然袭击患者举手遮挡头面部时被棍棒直接打击所致，此骨折线多呈横形或带有三角形骨块；因有桡骨支撑加之附着肌群较少，因而移位程度轻微。

【临床表现】

尺骨全长处于皮下，位置表浅，因而伤后易于发现骨折处的皮下血肿，该处有明显压痛，并可触及骨折端间的骨摩擦音。临床检查中要注意桡骨头的位置及肘部的肿胀、压痛，以免遗漏桡骨头脱位。裂纹骨折时常发生漏诊，因此类型骨折无畸形，无骨摩擦音，仅有局部的肿胀和压痛。

【辅助检查】

X线摄片：常规X线摄片包括肘关节、腕关节的前臂正侧位片，即可明确诊断。

【诊断及鉴别诊断】

1. 诊断　诊断依据：①明确外伤史。②临床症状：局部外观肿胀、皮下瘀血及局限性压痛，有时可触及骨擦感；同时应注意有无合并其他损伤如桡骨头等。③X线摄片可明确骨折的移位方向和程度，确定骨折的分型。

2. 鉴别诊断　本病根据其外伤病史、临床表现和X线检查，一般能够做出诊断，但对于一些特殊的情况，则仍然需要仔细地鉴别。尤其要注意是否伴有桡骨头脱位，应注意与孟氏骨折相鉴别。

【治疗】

临床及尸体试验表明：尺骨的旋转畸形或成角畸形对前臂的旋转运动的影响，远大于桡骨的相应畸形对前臂旋转运动的影响。因此，尺骨骨折成角畸形不得大于10°，旋转畸形不得大于10°，否则不能接受。

1. 手法复位　尺骨全长处于皮下，浅在，闭合复位多能成功。

（1）尺骨上1/3骨折：患者仰卧或坐位，肩外展，屈肘90°，前臂置中立位。两名助手对抗牵引，医者两手拇指按于成角凸起处，于桡背侧向掌尺侧按压成角，两手其余四指握凹侧两端，同时向背侧扳提，矫正成角畸形，多可顺利复位。

（2）尺骨中或下1/3骨折：患者仰卧，肩外展，屈肘90°，前臂置旋后位。两名助手于旋后位对抗牵引，医者在挤压分骨下，向尺侧提拉远折端使之靠拢近折端，以矫正远折端桡侧成角移位，其旋后移位可在牵引下纠正。

2. 固定　无移位骨折可用夹板或石膏托外固定。移位骨折整复后，在维持牵引下进行固定。骨折有前后移位者，分别在骨折端的掌侧、背侧各放置一平垫；有侧方移位者，可在前臂掌、背侧骨间隙处放置一分骨垫；有成角移位者，可用三点加压法放置压垫。然后放置前臂4块夹板，布带固定。

尺骨下1/3骨折者，尺侧板应超过腕关节至第5掌骨头部，使腕关节处于桡偏位，利用腕尺侧韧带紧张，维持骨折对位，防止因腕向尺侧偏垂，造成尺骨远折端向桡侧成角移位的重现（图5-54）。尺骨上1/3及中1/3骨折，将前臂固定于中立位；尺骨1/3骨折，前臂固定于旋前位。固定时间6～8周。

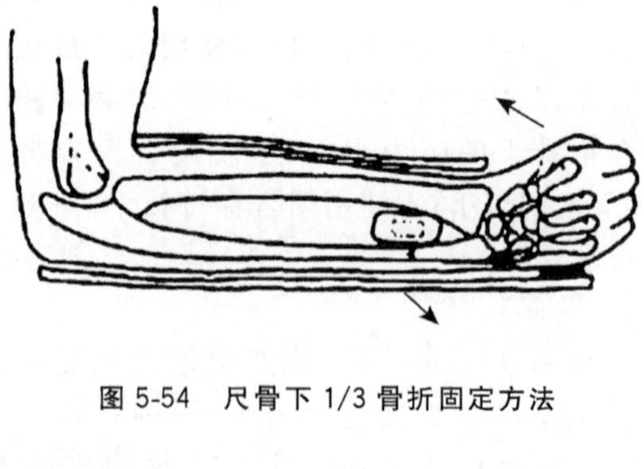

图5-54　尺骨下1/3骨折固定方法

3. 辨证施治　按中医骨伤分为早期、中期、后期三期辨证施治，给予相应内服、外用制剂；骨折中后期，可局部配合理疗治疗以舒筋活络，祛瘀消肿，促进关节功能恢复。

4. 切开复位外固定

(1)移位的不稳定蝶形骨折：可行切开复位，先以螺钉固定蝶形块使与尺骨远、近折端成一整体，再上一中和钢板固定。

(2)移位的粉碎骨折：行切开复位时尽量保存骨折块与骨膜的连续性，以较长钢板固定远、近折端，粉碎骨块处不必穿入螺钉。术后应以石膏托制动4周时间。

(3)尺骨的多段骨折：适宜于髓内固定(粗克氏针、三棱针、加压髓内钉)，技术娴熟者可在透视下经皮操作。

【并发症】

应注意有时可并发桡骨头脱位。

【功能锻炼及预后】

1. 功能锻炼　功能锻炼要持之以恒，活动幅度和力量要循序渐进；肿胀消除后可行肩、肘伸屈活动，但不宜做旋转活动。

(1)固定后即可做伸屈指、掌、腕关节活动，患肢做上臂和前臂主动肌肉舒缩活动，做用力握拳、充分屈伸手指的动作。

(2)肩、肘关节的活动：伤后2～4周肿胀消除后除继续以上训练外，逐渐做肩、肘、腕关节活动，频率和范围逐渐增加，但禁止做前臂旋转活动。

(3)骨折愈合后，增加前臂旋转活动及用手推墙动作，使上、下骨折端产生纵轴挤压力；X线显示骨折已临床愈合，即可解除外固定，充分锻炼各关节功能。

2. 预后　注意日常生活安全，无其他有效预防措施；本病一般预后良好。

十三、桡骨干骨折

桡骨干骨折仅占前臂骨折总数的12%，以青壮年人居多。本病患者伤后前臂出现肿胀、疼痛，可无显著畸形；损伤处有明显压痛，前臂活动明显受限。

【解剖学】

桡骨干呈三棱柱形，其内侧缘锐利，又名骨间嵴，与尺骨的骨间嵴相对。外侧面中点的粗糙面为旋前圆肌粗隆。下端特别膨大，前凹后凸，近似立方形。其远侧面光滑凹陷，为腕关节面，与近侧腕骨相关节。内侧面有尺骨切迹，与尺骨头相关节。外侧面向下突出，叫做桡骨茎突，它比尺骨茎突低1～1.5cm。

【病因病机】

直接暴力、间接暴力均可造成桡骨干骨折。直接暴力如打击、压砸，传导应力如跌倒手撑地等，均可造成桡骨干骨折。骨折多为横形、短斜形或楔形。

骨折因有尺骨的支撑，而无明显短缩移位，但常有桡骨骨折端之间的旋转畸形存在。桡骨远端有旋前方肌附着，中段有旋前圆肌附着，近段有旋后肌附着。骨折后由于以上肌肉的牵扯，不同部位的桡骨骨折将出现不同的旋转畸形。如骨折在旋前圆肌止点远侧时，近折端受旋前圆肌及旋后肌牵拉，基本处于中立位，而远折端受旋前方肌牵拉处于旋前位；如骨折在旋前圆肌止点近侧时，近折端受旋后肌的牵拉处于旋后位，而远折端受旋前圆肌及旋前方肌的牵拉处于旋前位。

【临床表现】

本病患者伤后前臂出现肿胀、疼痛，可无显著畸形。损伤处有明显压痛，前臂活动明显受限。对移位骨折而言，可感知异常活动和骨擦音，但不必特意检查，以免增加患者疼痛及加重损伤。

【辅助检查】

常规X线摄片包括肘关节、腕关节的前臂正侧位片，即可明确诊断。

【诊断及鉴别诊断】

1. 诊断　诊断依据：①明确的外伤史。②临床表现。主要依据前臂桡侧疼痛、压痛、叩痛及旋转功能受限等。③影像学检查。主要表现为X线片，一般均可确诊，但应注意是否合并下尺桡关节损伤。

2. 鉴别诊断　本病根据其外伤病史、临床表现和X线检查，一般能够做出诊断，但对于一些特殊的情况，则仍然需要仔细地鉴别。尤其是要注意是否伴有下尺桡关节损伤，应注意与盖氏骨折相鉴别。

【治疗】

桡骨骨折的治疗中(保守治疗或手术治疗)，应注意恢复桡骨旋转弓的形态。桡骨旋前弓、旋后弓的减少或消失，不仅影响前臂旋转力量，也将影响前臂的旋转范围。

1. 手法复位

(1)桡骨干上1/3骨折：患者平卧或坐位，肩外展，屈肘90°，根据旋转移位的程度，将前臂置于旋后位，两助手对抗牵引2～3分钟，骨折重叠牵开后，术者两手分别持握远、近骨折段，将旋后而向桡背侧移位的骨折近段向尺掌侧推挤，同时将旋前而向尺掌侧移位的骨折远端推向桡背侧，使断端接触，远侧助手在旋后位轻微摇晃，使断端自然嵌插。骨折整复后，医者捏住骨折部，嘱牵引助手将前臂由旋后位慢慢回转到中立位，临时固定，经X线检查，对位满意再正式固定。

(2)桡骨中、下1/3骨折：患者平卧或坐位，肩外展，屈肘90°。前臂中立位，两助手对抗牵引纠正重叠移位，在牵引分骨手法下，医者一只手固定近侧断端，另一只手的拇、中、环指扭住向尺侧倾斜移位的远折端向桡侧提拉，矫正向尺侧移位。对掌背侧移位可用折顶法纠正，一般均可复位成功。骨折复位后，术者用力捏住骨折端，令远侧助手轻轻摇晃，使骨折端复位后更加稳定。

2. 固定

(1)夹板固定：桡骨干骨折所用夹板与前臂尺桡骨骨折夹板相同，但尺侧夹板与桡侧夹板等长，一般不超过腕关节。骨折复位后，在维持牵引下，局部外敷中药，衬绷带3～4层，然后放置掌、背侧分骨垫各1个，用两条粘膏固定，再放好三点挤压的小纸压垫。桡骨中、下1/3骨折，先放置掌、背、尺侧夹板，桡侧夹板超腕关节至第1掌骨中部，将腕部固定于尺偏位，借紧张的腕桡侧副韧带限制骨折远端的尺偏移位倾向(图5-55)。桡骨上1/3骨折，须在近段的桡侧再放一个小纸压垫，以防止向桡侧移位。先放掌、背侧夹板，后放尺、桡侧夹板，用4条布带固定。桡骨上1/3骨折，前臂固定于中立稍旋后位；中、下1/3骨折，前臂固定于中立位。患肢屈肘90°，前臂悬吊于胸前，固定4～6周。

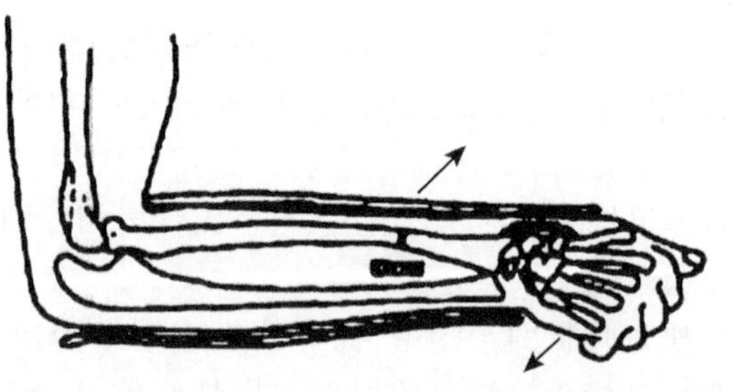

图5-55 桡骨中、下1/3固定方法

(2)石膏固定：宜采用上肢石膏固定，固定范围应包括肘关节和腕关节。在石膏凝固之前，尺、桡骨骨间掌背侧以指腹塑形，使之呈双凹状，起到分骨作用。一般石膏固定4～6周。

3. 辨证施治　按中医骨伤分为早期、中期、后期三期辨证施治，给予相应内服、外用制剂；骨折中后期，可局部配合理疗治疗以舒筋活络，祛瘀消肿，促进关节功能恢复。

4. 手术治疗

(1)桡骨近1/3骨折：因局部肌肉丰满，闭合复位有一定困难，如不能手法复位，应切开复位，短四孔钢板或重建板内固定。如钢板符合标准，术后不用外固定，早期进行功能锻炼，应能获得满意结果。

(2)桡骨中下1/3处骨折：掌面较平坦，此部位的桡骨骨折行切开复位内固定术时宜用掌侧切口，并将钢板置于掌面；桡骨近侧宜用背侧切口进入，钢板置于背侧。

【并发症】

应注意有时可并发下尺桡关节损伤。

【功能锻炼及预后】

1. 功能锻炼　功能锻炼要持之以恒，活动幅度和力量要循序渐进；肿胀消除后可行肩、肘伸屈活动，但不宜做旋转活动。

(1)固定后即可做伸屈指、掌、腕关节活动，患肢做上臂和前臂主动肌肉舒缩活动，做用力握拳、充分屈伸手指的动作。

(2)肩、肘关节的活动：伤后2～4周肿胀消除后除继续以上训练外，逐渐做肩、肘、腕关节活动，频率和范围逐渐增加，但禁止做前臂旋转活动。

(3)骨折愈合后，增加前臂旋转活动及用手推墙动作，使上、下骨折端产生纵轴挤压力；X线显示骨折已临床愈合，即可解除外固定，充分锻炼各关节功能。

2. 预后　注意日常生活安全，无其他有效预防措施；本病一般预后良好。

十四、尺骨上1/3骨折合并桡骨头脱位

尺骨上1/3骨折合并桡骨头脱位为上肢常见的骨折合并脱位，又称孟氏(Monteggia)骨折。临床这种损伤是指尺骨上1/3骨折，桡骨头同时自肱桡关节、上桡尺关节脱位，而肱尺关节无脱位，可伴有或不伴桡骨骨折。这种骨折脱位可发生于各种年龄，但儿童及青少年较为多见。这种复合的损伤在诊断及治疗上常常容易被忽视，常造成漏诊或处理不当。如在治疗时未能将脱位的桡骨头整复或外固定不良等，可使部分患者变成陈旧损伤，甚至造成继发性病变。

【解剖学】

上桡尺关节包括在肘关节内，由桡骨头环状关节面与尺骨桡骨切迹构成，桡骨头下部被附着在尺骨桡切迹前后缘的环状韧带所包绕，把桡骨头固定

于尺骨的桡侧切迹外侧。桡骨环状韧带与尺骨的桡切迹共同形成一个圆弧，桡骨头在此圆弧内做旋前及旋后运动，这是前臂旋转功能的重要解剖基础。桡骨头的杯状面与肱骨小头构成肱桡关节，故桡骨小头不但参与前臂的旋转，还参与肘关节的伸屈运动。在肱尺关节屈伸运动时，肱桡关节本身虽无特殊运动，但可协助桡尺近侧关节的运动，若切除桡骨头对肘关节的活动影响很少。桡骨环状韧带由坚强的纤维构成，可防止桡骨头脱出。当肘关节后伸、前臂旋前位受伤造成尺骨上1/3骨折合并桡骨头脱位时，环状韧带撕裂，桡骨头向前脱位，撕裂的桡骨环状韧带可嵌顿于桡骨头与尺骨桡切迹之间，致使手法难以复位。

正常桡骨头与肱骨小头相对，桡骨干纵轴线向上延长，一定通过肱骨小头的中心。肱骨小头骨骺一般在1—2岁时出现，因此对1岁以内的患儿，最好同时拍摄健侧X线照片以便对照。如患侧尺骨上1/3骨折并出现桡骨干纵轴线有向外或向上偏移，应考虑为尺骨上1/3骨折合并桡骨头脱位。

桡神经在肘前部向下分为深支和浅支，深支绕过桡骨头，进入旋后肌深、浅层之间，然后穿出旋后肌位于骨间膜表面走向远侧。

【病因病机】

直接暴力和间接暴力均能引起尺骨上1/3骨折合并桡骨头脱位，但以间接暴力引起者为多见。根据暴力方向及骨折移位情况，临床上可分为伸直、屈曲、内收和特殊型四种类型。

1. 伸直型　比较常见，多见于儿童。跌倒时，手掌先着地，肘关节处于伸直、前臂旋后位可造成伸直型骨折。传导暴力由掌心通过尺桡骨传向上方，身体重力由上臂向前下方传至尺骨，外力先造成尺骨上1/3斜形骨折，继而迫使桡骨头冲破或滑出环状韧带，向前外方脱出，同时骨折端随之向掌侧及桡侧成角。在成年人，外力直接打击尺骨上1/3背侧，亦可造成伸直型骨折，为横断或粉碎性骨折。

2. 屈曲型　多见于成年人。跌倒时，手掌着地，肘关节处于轻微屈位，前臂旋前，可造成屈曲型骨折。传导暴力由掌心传向外上方，身体的重力由上臂经肘关节向下传导至尺骨上段，先造成尺骨上1/3横断或短斜形骨折，此时前臂处于旋前位，尺、桡骨中上段交叉形成支点杠杆力的作用下，使桡骨头向后外脱位，随之骨折端向背侧、桡侧成角。

3. 内收型　多见于幼儿，亦可见于年龄较大的儿童。跌倒时，手掌着地，身体向伤侧倾斜，肘关节处于伸直内收位，前臂旋前，可造成内收型骨折。传导暴力由掌心传向外上方，造成尺骨冠状突下方纵行或横断骨折并突向桡侧成角，骨折端移位较少，肘关节内收、旋转及弯曲的外力加上尺骨骨折端的推挤，使桡骨头向外侧脱出。

4. 特殊型　多见于成年人，临床上此型较为少见。从高处跌下或平地跌倒，遭受的暴力强大，肘关节呈伸直或过伸位，手掌先着地，自掌心向上的较大的传导暴力，先造成桡、尺骨干中上1/3双骨折，并迫使桡骨头向前方脱出。机器绞轧或重物击伤亦可造成该类型骨折。也有人认为其发生与伸直型骨折的机制相同，可能在桡骨头脱位后，桡骨又受到第2次创伤造成。

【临床表现】

伤后肘部及前臂疼痛、肿胀、前臂旋转及肘关节活动功能受限。移位明显者，肘关节横径增宽，可见尺骨成角畸形，在肘关节前外、后外或外侧可摸到脱出的桡骨头，骨折和脱位处压痛明显，尺骨上1/3可触及骨性隆突及成角畸形，可扪及骨擦音及异常活动，被动旋转前臂及屈伸肘关节疼痛敏锐。对儿童的尺骨上1/3骨折，必须仔细检查桡骨头是否同时脱位。检查时应注意腕和手指感觉和运动功能，以便确定是否因桡骨头向外脱位而合并桡神经损伤。凡有移位的尺骨骨折，X线检查均须包括肘、腕关节，以免遗漏上、下桡尺关节脱位的诊断。

【辅助检查】

X线正侧位摄片可明确骨折、脱位的部位、类型和移位情况。X线片应包括前臂全长及上、下尺桡关节。1岁以下的患儿，诊断桡骨头脱位较为困难，可同时摄健侧X线照片加以对照。正常情况下桡骨头与肱骨小头相对，桡骨干纵轴线向上延长应通过肱骨小头的中心，如桡骨干纵轴线偏移，应考虑桡骨头脱位。

临床上，尺骨上1/3骨折合并桡骨头脱位的漏诊误诊率较高，主要原因：①X线检查未包含肘关节；②X线球管未以肘关节为中心，以致桡骨头脱位显示不明显；③查体时忽略桡骨头脱位，阅片也未注意桡骨头脱位的存在；④患者伤后受过牵拉或检查时使脱位回纳了，但随后还可再次脱位。

【诊断】

1. 诊断依据

(1)有明确的外伤史。

(2)伤后肘部及前臂疼痛、肿胀明显,骨折和脱位处压痛明显,肘关节呈半屈伸位,前臂旋转功能及肘关节活动功能障碍。移位明显者,可见尺骨成角畸形,可触及骨擦音及异常活动。在肘关节前外、后外或外侧可摸到脱出的桡骨头。

(3)X线摄片可明确骨折的移位方向和程度,确定骨折的分型。

2. 诊断分型(图5-56)

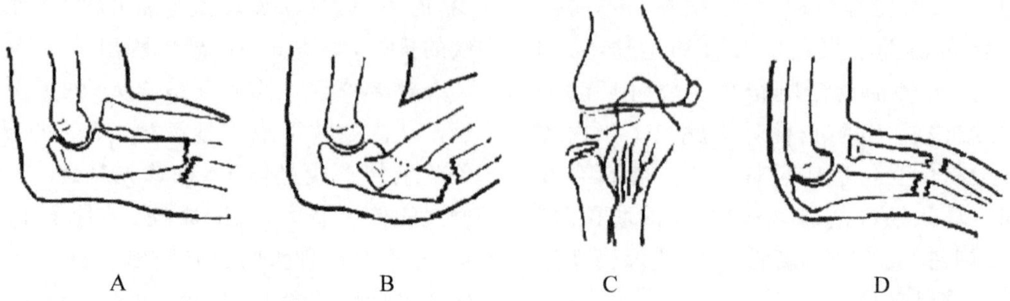

图5-56　尺骨上1/3骨折合并桡骨头脱位类型

A. 伸直型;B. 屈曲型;C. 内收型;D. 特殊型

(1)伸直型:比较常见,约占60%,多见于儿童。尺骨中上段斜形、横断或粉碎性骨折,骨折断端向掌侧及桡侧成角,桡骨头向前外方脱出。

(2)屈曲型:约占15%,多见于成年人。尺骨上1/3横断或斜形骨折,并向背侧、桡侧成角,桡骨头向后外方脱位。

(3)内收型:约占20%,多见于幼儿。尺骨冠状突下方纵行或横行骨折并向桡侧轻度成角,桡骨头向外侧或前外方脱位。

(4)特殊型:较少见,约占5%,多见于成年人,儿童亦有发生,但少见。为尺桡骨双骨折合并桡骨头向前脱位。

【鉴别诊断】

1. *尺骨鹰嘴骨折*　儿童内收型尺骨上1/3骨折合并桡骨头脱位,应与尺骨鹰嘴骨折相鉴别。前者在桡骨头处压痛明显,可扪及脱出的桡骨头,前臂旋转功能障碍;后者压痛仅局限于尺骨鹰嘴,桡骨头处无压痛,前臂旋转功能尚好且无疼痛,X线照片患侧桡骨干纵轴线通过肱骨小头的中心。

2. *单纯性桡骨头脱位*　儿童孟氏骨折有相当多的病例尺骨鹰嘴部骨折,无明显移位,且以纵行或横行劈裂为多,有时在X线显示不太明显,因此应认真查体及仔细阅读X线片。

3. *肘关节前脱位合并尺骨鹰嘴骨折*　多为肘部旋转暴力所致,临床表现为肘关节过伸,屈曲受限,肘窝部隆起,可触及脱出的尺、桡骨上端,在肘后方可触及肱骨下端及游离的尺骨鹰嘴骨折片,与健侧对比,前臂掌侧较健肢明显变长。仔细阅读X线片可鉴别。

【治疗】

大部分尺骨上1/3骨折合并桡骨头脱位采用闭合治疗的治愈率较高,尤其对儿童的孟氏骨折治疗效果满意。故对新鲜骨折应及时行手法复位及外固定治疗。原则上先整复桡骨头脱位,后整复尺骨骨折。整复后采用前臂夹板超肘关节固定。同时根据中医骨伤科三期辨证用药及功能锻炼,中后期中药熏洗,促进伤肢功能的恢复。如手法整复失败者,或尺骨多段或粉碎性骨折不稳定者,或陈旧型骨折畸形愈合者应采用手术治疗;如合并桡神经损伤者,一般可先予手法整复及固定,桡骨头脱位整复后,桡神经损伤大多在3个月可自行恢复。

1. *手法复位*　伤员仰卧位或坐位,整复难度大的患者可采用臂丛神经麻醉或全麻。一名助手用双手握住上臂远端,另一名助手用双手握住伤肢的腕部,沿前臂纵轴牵引。牵引力不宜过大,以免过牵,待重叠移位矫正后,根据骨折不同部位的移位情况进行整复。原则上先整复桡骨头脱位,后整复尺骨骨折。桡骨头复位后,以桡骨为支撑,则尺骨骨折易于整复。但若尺骨为稳定性骨折,或尺骨为斜形或螺旋骨折并有背向移位者,则可先整复尺骨骨折。如尺骨为稳定者,用稳定的尺骨作支撑,使桡骨头易于复位;后者因背向移位的尺骨抵住桡骨及变位的骨间膜的牵拉,使脱位的桡骨头难于复位，故应先将尺骨骨折整复，消除阻碍后，桡骨头才易于复位。

(1)伸直型：前臂置中立位，两名助手拔伸牵引，医者两拇指放在桡骨头外侧和前侧，向尺侧、背侧推挤，同时肘关节徐徐屈曲至 90°，使桡骨头复位，然后医者捏住骨折断端进行分骨，在骨折处向掌侧加大成角，再逐渐向背侧按压，使尺骨复位。若骨折未完全复位者，可用推挤提按及摇摆触碰手法矫正残余移位。

(2)屈曲型：两名助手拔伸牵引下，医者两拇指放在桡骨头外侧和背侧，向内侧、掌侧推按，同时肘关节徐徐伸直至 0°，使桡骨头复位，有时还可听到或感觉到桡骨头复位的滑动声，然后医者捏住骨折断端进行分骨，在骨折处向背侧加大成角，再逐渐向掌侧按压，使尺骨复位。若骨折未完全复位者，可用推挤提按及摇摆触碰手法矫正残余移位。

(3)内收型：助手在拔伸牵引的同时，外展患侧的肘关节，医者拇指放在桡骨头外侧，向内侧推按桡骨头使之复位，尺骨向桡侧成角亦随之矫正。

(4)特殊型：先整复桡骨头脱位。助手固定复位的桡骨头。医者再按桡尺骨干双骨折处理，应用牵引、分骨、折顶、按捺等手法使之复位。

2. *固定*

(1)小夹板固定：复位后，在助手维持牵引下，先以尺骨骨折平面为中心，在前臂的掌侧与背侧各置一分骨垫。伸直型者在骨折的掌侧置一平垫，在桡骨头的前外侧放置葫芦垫；屈曲型者在骨折的背侧置一平垫，在后外侧放置葫芦垫；内收型者在外侧放置葫芦垫；在尺骨内侧的上下端分别放一平垫，用胶布固定。然后在前臂掌、背侧与桡、尺侧分别放上长度适宜的夹板，前侧板从腕横纹起至肘横纹下 1cm 止，后侧板从掌骨中段起，至超过肘关节 3cm 止，内、外侧板分别从桡、尺骨茎突起，至超过肘关节 3cm，用绷带捆绑。伸直型骨折脱位应固定于屈肘 110°位 4～5 周后；屈曲型或内收型肘关节宜固定于 60°位 2～3 周后，改为屈肘 90°位固定 2 周。手法复位后 2 周内注意检查骨折及脱位对位情况，如有再度移位应及时处理。夹板固定 4～5 周后，X 线照片显示尺骨骨折线模糊，有连续性骨痂生长，骨折临床愈合后，可去除夹板固定。

(2)经皮穿针内固定：对于不稳定的孟氏骨折，可行闭合复位穿针内固定治疗。常规麻醉，手法复位成功后，局部消毒，于肘后经肱骨小头向桡骨小头穿针固定肱桡关节，然后自尺骨鹰嘴处穿针，经断端将尺骨固定，针尾弯曲置于皮肤外。术后用石膏托或夹板固定于屈肘 90°。3 周后拔除桡骨头穿针，4～6 周后拔除尺骨穿针。

3. *辨证施治* 按中医骨伤三期辨证施治。

(1)早期：伤后 1～2 周，伤肢疼痛较甚，瘀肿明显，治宜行气活血，消肿镇痛。可选用肢伤一方、桃红四物汤、和营止痛汤加减。如肿胀严重，血供障碍者加三七、丹参、茅根等。如开放性骨折加蒲公英。

(2)中期：伤后 3～4 周，伤肢疼痛肿胀减轻，瘀血未尽，气血不畅，治宜和营生新，接骨续损。可选用肢伤二方、和营止痛汤或续骨活血汤加减。合并神经损伤者加补气活血、通经活络药物，如黄芪、地龙、威灵仙等。

(3)后期：伤后 4～5 周，伤肢肿痛消失，关节活动受限、肿胀消退，筋骨虽续，但肝肾已虚，骨质疏松，筋骨痿软，肢体功能未恢复者，治宜补气血、益肝肾、壮筋骨。可选用补肾壮筋汤、八珍汤或肢伤三方。如胃纳差加麦芽、谷芽等健脾开胃。后期宜用舒筋活络中药熏洗或热熨治疗，可用海桐皮汤或活络舒筋洗剂。

4. *手术治疗*

(1)适应证：①手法整复失败者；②陈旧性骨折畸形愈合，肘关节功能障碍及前臂旋转障碍者。

(2)手术方法：①对于急性损伤桡骨头闭合复位但尺骨骨折手法整复失败者，采用切开复位内固定手术治疗；②对于急性损伤环状韧带或关节囊嵌入阻碍桡骨头复位者，切开复位桡骨头脱位，修复或重建环状韧带，尺骨骨折行内固定；③对于成年人陈旧性损伤(6 周或更长时间)，从未复位的桡骨头脱位，或尺骨骨折固定不牢导致骨折成角和桡骨头再脱位的患者，可切除桡骨头，对尺骨进行固定，并附加骨松质移植；④对损伤 6 周或更长时间的儿童患者，不宜切除桡骨头，应进行尺骨截骨和环状韧带重建。

【并发症】

1. 畸形愈合 多为尺骨成角畸形及桡骨头脱位，如尺骨轻度成角畸形愈合并桡骨头脱位，可行桡骨头切除术。如尺骨中度成角畸形愈合并桡骨头脱位，可行桡骨头切除、尺骨骨突切除及骨间膜松解术。如尺骨严重成角畸形愈合并桡骨头脱位，可行桡骨头切除及尺骨截骨内固定术，同时术中松解骨间膜。儿童不宜切除桡骨头，可采用桡骨头切开复位，或待成年后再进行桡骨头切除术。如桡骨头过度生长者，可行桡骨截骨术。

2. 骨不愈合　尺骨骨不愈合并桡骨头脱位者，可行尺骨植骨内固定及桡骨头切除术。

3. 桡神经损伤　多由于桡神经深支受脱位的桡骨头牵拉及压迫所致，一般桡骨头复位后症状可减轻，3个月左右神经损伤可自行恢复。对于由于畸形愈合引起的后期桡神经损伤，可行桡骨头切除、神经松解术。

【功能锻炼及预后】

1. 功能锻炼　复位固定后可做指、掌关节的屈伸、握拳活动，并可做肩关节的摩肩活动。肘关节不宜过早活动，早期禁止做前臂旋转活动。3周内伸直型和特殊型不能做伸肘活动，屈曲型不能做屈肘活动。在固定3周后，骨折初步稳定，可以逐步做肘关节屈伸锻炼。前臂的旋转活动须在X线照片显示尺骨骨折线模糊并有连续性骨痂生长时才能开始。骨折临床愈合后可拆除夹板固定，加强肘关节屈伸活动及前臂旋转活动。

2. 预后　儿童的孟氏骨折一般预后良好。成年人有移位新鲜骨折，采用闭合治疗，大多亦能获得较好疗效。骨折整复时间越早越好，最好争取在软组织明显肿胀之前，予以手法复位。一般在1周内进行复位，成功率较高，功能恢复好，半个月内仍可试行手法复位；半个月后复位成功率较低，功能恢复也差。

十五、桡骨下1/3骨折合并下桡尺关节脱位

桡骨下1/3骨折合并下桡尺关节脱位，又称盖氏(Galeazzi)骨折，是一种既有骨折又有脱位的联合损伤，近年来把桡骨下1/3骨折、下桡尺关节脱位，合并尺骨干骨折也归入盖氏骨折的范畴。盖氏骨折是上肢较常见的损伤，多见于成年人，少年儿童较少见。盖氏骨折属不稳定性骨折，复位后固定较为困难。本病下桡尺关节脱位常被忽略而误诊为单纯性的前臂骨折，造成不良后果，故对此类损伤应予足够重视。

【解剖学】

桡骨为多弧度两端均能旋转的长骨，桡骨干由中段移行至下1/3后逐渐变为宽大平坦，且向外后呈生理性的弯曲，为应力上的弱点。桡骨干骨折，骨干缩短，而尺骨的长度不变，故容易致使下桡尺关节发生脱位的趋势。下桡尺关节由桡骨尺切迹与尺骨小头构成。关节间隙为0.5～2.0mm。三角纤维软骨的尖端附着在尺骨茎突，三角形的底边则附着在桡骨下端尺切迹边缘，前后与关节滑膜连贯。在前臂的旋转运动中，下桡尺关节桡骨尺切迹围绕尺骨头做公转或自转运动。下桡尺关节的稳定，主要由坚强的三角纤维软骨与较薄弱的掌、背侧下桡尺韧带维持。前臂进行活动时，桡骨尺切迹则围绕着尺骨小头旋转。若三角纤维软骨、尺侧腕韧带或尺骨茎突被撕裂，则容易造成下桡尺关节脱位。

【病因病机】

直接暴力与间接暴力，均可造成桡骨下1/3骨折合并下桡尺关节脱位，以间接暴力所致者多见。

1. 直接暴力　为前臂被重物打击、挤压或机器绞伤所致，目前以后者多见，桡骨多为横断或粉碎骨折，远折段常因旋前方肌牵拉而向尺侧移位。若机器高速绞伤，可使尺骨骨折而弯曲畸形。

2. 间接暴力　多为向前跌倒，手掌着地，外力通过桡腕关节向上传导致桡骨下1/3处，因该处为应力上的弱点而发生骨折。骨折多为短斜形或横断，螺旋形少见，骨折远端向上移位并可向掌侧或背侧移位，同时三角纤维软骨及尺侧腕韧带被撕裂或尺骨茎突骨折造成下桡尺关节脱位。跌倒时，若前臂处于旋前位，远折段向背侧移位。若前臂处于旋后或中立位，则桡骨远折端向掌侧移位。骨折后，外展拇长肌或伸拇短肌使骨折远端而向尺侧成角和向尺侧、掌侧移位，且被旋前方肌牵拉而旋前移位。儿童桡骨下段骨折可为青枝骨折，关节脱位不明显常可见尺骨下端骨骺撕脱分离，骨骺随桡骨远端向背侧移位。外展拇长肌和伸拇短肌有时可在两骨折端之间嵌插，可导致骨折不愈合。儿童桡骨下段骨折可为青枝骨折，下桡尺关节脱位不明显，可见尺骨下端骨骺撕脱分离，骨骺随桡骨远端向背侧移位。

下桡尺关节脱位的方向因暴力的作用方向和受伤时肢位的位置而不同，脱位方向有3种：①桡骨远端向近侧移位，最常见；②尺骨小头向掌或背侧移位，以背侧移位为多见；③下桡尺关节分离。一般常存在两个以上方向的移位。

【临床表现】

症状体征与受伤的程度有关。伤后前臂及腕部疼痛、肿胀，前臂及下桡尺关节压痛明显，桡骨下1/3部压痛及纵向叩击痛明显，前臂旋转活动功能障碍。如骨折脱位移位明显者，桡骨下1/3部可触

及骨突，骨折端向掌侧或背侧成角，可扪及骨擦音及异常活动，腕关节畸形，下桡尺关节松弛并有挤压痛，尺骨小头常向尺侧、背侧隆起。

【辅助检查】

X线摄片：拍摄X线照片时，应包括腕关节。桡骨骨折常在中下1/3处，可为横形或短斜形，粉碎性较少见。如桡骨骨折有明显成角或重叠移位，而尺骨完整时，应考虑下桡尺关节脱位。应仔细观察下桡尺关节的分离程度和是否伴有尺骨茎突骨折，以确定骨折类型和移位情况。在正位X线片上，桡骨骨折、短缩，桡骨向尺侧成角，下桡尺关节间隙变宽，成年人若超过2mm、儿童若超过4mm，则应诊断为下桡尺关节脱位。侧位X线片上，桡、尺骨骨干正常时应相互重叠，尺骨影应不超过桡骨背侧影3mm，若尺骨头向背侧明显移位，则提示为下桡尺关节脱位。

根据受伤史、临床症状、体征及正侧位X线照片，可以做出诊断。如拍摄X线照片时未包括腕关节，则容易漏诊。临床上当桡骨骨折单纯成角而无重叠移位时，尺骨远端向背侧或掌侧脱位，尤其容易漏诊。

【诊断】

1. 诊断依据

(1)有明确外伤史。

(2)伤后前臂及腕部疼痛、肿胀、压痛，有异常活动及骨擦音，下桡尺关节松弛，有挤压痛，尺骨小头向外后方突起，前臂旋转功能受限。

(3)X线摄片可明确骨折脱位的移位方向和程度，确定骨折的类型。

2. 诊断分型

(1)Ⅰ型：稳定型。无移位或轻度移位的桡骨下1/3横断骨折，成角畸形合并下桡尺关节脱位；或尺骨茎突骨折，或尺骨下端骨骺分离，多见于儿童。

(2)Ⅱ型：不稳定型。桡骨中下1/3斜形或螺旋骨折，偶见粉碎性骨折，骨折移位明显，下桡尺关节脱位，多见于成年人。

(3)Ⅲ型：特殊型。桡、尺骨双骨折伴下桡尺关节脱位，成年人骨折脱位移位较严重。有时尺骨呈弯曲，当弯曲不太大时，摄X线片不容易发现。

【鉴别诊断】

极少数儿童患者可出现尺骨远端干骺端分离而无下桡尺关节脱位，或同时合并下桡尺关节脱位，X线阅片时应仔细鉴别。

【治疗】

对桡骨下1/3骨折合并下桡尺关节脱位的治疗，应争取及早闭合复位外固定，要求尽可能达到解剖复位或接近解剖复位。如桡骨骨折获得满意复位，成角被纠正，桡骨长度恢复正常，下桡尺关节能维持正常解剖位置，临床上治愈率较高，尤其是儿童的盖氏骨折。一般手法复位难度不大，但复位后骨折脱位难以维持稳定，容易发生再移位，如不及时处理，可影响临床疗效，引起前臂旋转功能障碍。对不稳定型骨折可行闭合穿针固定桡骨骨折端或固定下桡尺关节，防止下桡尺关节分离。

1. 手法复位　稳定性骨折首选手法复位夹板外固定治疗，成角畸形矫正后，骨折可保持稳定。不稳定型骨折也可先手法复位，一般先整复桡骨骨折的重叠、成角和侧方移位，后整复下桡尺关节的掌背侧及内外侧分离脱位；或先整复下桡尺关节脱位，后整复桡骨骨折。儿童出现尺骨下端骨骺分离者，应加以注意，因为尺骨下端骨骺分离整复后可能出现骨骺发育不良而影响前臂旋转功能，故手法操作不宜粗暴，切忌反复多次复位，应着重保护骨骺的解剖位置及稳定。整复时术者和助手应密切配合，力求一次整复成功。Ⅰ型盖氏骨折的整复方法与伸直型桡骨下端骨折复位法相同；Ⅲ型盖氏骨折应先整复尺骨骨折或矫正尺骨的弯曲畸形，再按Ⅱ型的复位方法整复；Ⅱ型盖氏骨折的复位操作方法如下。

(1)拔伸牵引：患者取平卧位，肩外展，屈肘，前臂中立位，一名助手牵住肘部，另一名助手以双手虎口环握腕部于腕尺偏位。两名助手顺势沿前臂纵轴持续对抗牵引，牵引时应维持腕部尺偏，此时可矫正骨折的重叠移位，并对下桡尺关节的分离松弛起到抱合和稳定作用。

(2)分骨提按：医者站于患侧，触摸感受骨凸是桡偏还是尺偏。采用扣挤或分骨法纠正侧方移位及成角畸形。分骨时每一名助手应持续用力牵引，并尺偏腕部，纠正侧方移位。侧方移位纠正后，术者以拇指置骨折部背侧位，余指环抱于掌侧，做较大幅度的端提及下按动作，若骨响音或骨凸消失、平整，提示骨折已复位。

(3)分骨折顶：若骨折重叠明显，应用提按手法不能将掌、背侧移位矫正者，可用此法。若远折端向掌侧移位，医者可一只手夹挤分骨，另一只手拇指置近折端背侧，示、中、环三指置远折端掌侧，拇指用力将近折端推向掌侧，加大向掌侧成角。因尺骨未断，不能像双骨折一样成角太大，待感到有阻力后，托远折端的示、中、环三指骤然提托远折端向背侧反折，一般掌侧移位即可矫正。远折端向背侧移位者，手法相反。

(4)旋转法：遇有移位大，旋转严重者，则骨峰的对合可能不满意，此时，可以加用旋转回绕法，即术者捏住骨折端，嘱第一助手轻微地旋转前臂，同时术者对骨折端进行挤捏，若听到骨微响，捏拿骨折端骨峰吻合对紧。然后，医者再检查下桡尺关节，用拇、示指由桡、尺侧向中心挤捏，把尺骨小头按捺平整。伴有尺骨骨折者，整复方法与前臂双骨折相同。

(5)摸摇触碰：接上法医者应捏住复位的骨折处，轻巧、小幅度地内外上下轻轻地推摇前臂，感受骨折端是否仍有骨擦音，两折端是否完全接触。

(6)合抱法：在助手的拔伸牵引下，医者两手掌相对抱压下桡尺关节，采用对向用力地反复施力，使分离的关节面紧密靠拢复位。

2. 固定

(1)小夹板固定：复位后，继续维持牵引及分骨，应用杉树皮小夹板4块、抱骨垫1个及棉花垫2个做固定，抱骨垫环置腕部下桡尺关节处，棉花垫则分别放置于骨折端的掌、背侧做对抗固定。4块夹板的放置与桡骨下端骨折相同，桡侧及背侧夹板应超腕关节，掌、尺侧则齐腕横纹处。将腕关节固定于尺偏位。先放置掌、背侧夹板，用手捏住，再放桡、尺侧夹板。桡侧夹板下端超过腕关节，以限制手的桡偏。尺侧夹板下端不超过腕关节，以利于尺偏固定。然后用绷带分中、下、上三段用叠瓦式缚扎固定，固定下桡尺关节时，绷带包缠要松紧合适。太松时固定不牢靠，易引起再脱位；太紧时则血供不良。要随时观察肢体的肿胀情况，及时调整布带的松紧度。在固定期间，每隔3～4天检查骨折的对位，换药时，要求3人操作，如发现下桡尺关节仍有分离脱位，医者可在夹板外面，用两手掌多次地将下桡尺关节向轴心夹挤，使分离逐步改善。固定后患肢屈肘90°，用三角巾悬吊前臂于胸前。

(2)经皮穿针内固定：对不稳定型骨折，或三角软骨破裂，下桡尺关节脱位严重而夹板固定不牢固者，可行经皮穿针内固定。常规消毒麻醉，于尺骨小头尺侧向桡骨远端垂直穿入1枚2mm克氏针，固定下桡尺关节，防止下桡尺关节再脱位，针尖不超过桡骨下端桡侧骨皮质，针尾弯曲置于皮外，无菌下敷料外敷，夹板外固定。钢针固定3～4周拔除。如桡骨斜形及螺旋形骨折，夹板固定困难者也可经桡骨茎突穿针固定桡骨。

3. 辨证治疗

(1)早期：气滞血瘀较甚，治宜活血祛瘀，消肿镇痛。可选用活血止痛汤、活血祛瘀汤、桃红四物汤加减。如肿痛严重者加三七、丹参、泽兰等。可外敷双柏膏。

(2)中期：治宜和营生新，接骨续损，可选用生血补髓汤、续骨活血汤。外敷接骨续筋药膏。后期宜补气血、益肝肾、壮筋骨。可选用补肾壮筋汤或肢伤三方。

(3)后期：去除夹板固定后宜用舒筋活络中药熏洗或热熨治疗，可用海桐皮汤或活络舒筋洗剂。

4. 手术治疗　手法复位失败、骨折端有软组织嵌入者，或移位严重的Ⅱ型、Ⅲ型盖氏骨折，可采用切开复位、钢板内固定。若畸形严重的陈旧骨折，影响前臂旋转功能者，可先做桡骨切开复位矫正畸形，钢板内固定，必要时植骨治疗，尺骨头一般不同时切除，待桡骨愈合后，再酌情而定。若旋转功能仍无明显改善者，可行尺骨小头切除。若畸形不明显的陈旧骨折，但有前臂旋转受限及疼痛者，可单纯将尺骨小头切除。术后前臂中立位石膏托固定。

【并发症】

盖氏骨折为不稳定性骨折，复位或固定后容易发生再移位，如未做及时处理，可引起下桡尺关节慢性疼痛、前臂旋转功能障碍等并发症。

【功能锻炼及预后】

1. 功能锻炼　固定后，即可开始伸屈手指和握拳活动，握拳与伸指时须尽量用力，以减轻前臂远端的肿胀，并可使骨折两端紧密接触，而增加其稳定性。但腕关节的伸屈和前臂旋转活动应严加限制。待肿胀基本消退后，即可开始肩关节活动和肘关节伸屈活动，如做小云手活动。为防止骨折再移位，禁做前臂的旋转活动，在练功时，还应尽量限制桡偏，应使腕尺偏。待骨折愈合牢固，解除夹板固定后，再练习腕关节伸屈及前臂旋转活动。

2. 预后　如能早期闭合或开放复位，骨折脱位达到解剖复位，固定牢固者，一般预后良好。如闭合复位或内外固定不当者，预后不良。

十六、桡骨远端骨折

桡骨远端骨折是指桡骨远侧端3cm范围内的骨折，是临床上最常见的骨折之一，约占所有骨折的15%。女性发病率高于男性，好发于中老年人，特别是绝经后的妇女。

桡骨远端骨折中医又称辅骨下端骨折、昆骨下端骨折、手脉骨骨折、桡骨下端骨折。明·朱橚著《普济方·折伤门》首先记载了伸直型桡骨下端骨折移位特点和采用超腕关节夹板固定方法。清·胡廷光编《伤科汇纂》则将此骨折分为向背侧移位和向掌侧移位两种类型，并采用合理的整复和固定方法。

【解剖学】

桡骨远端逐渐变宽，骨质疏松膨大，主要由松质骨组成，骨松质外层裹以菲薄的骨密质，其横断面形似四方形。桡骨远端与桡骨干坚质骨交界处是松质骨与密质骨的交界处，为力学结构的弱点，如外力作用于此应力薄弱区，则易造成骨折。桡骨下端外侧向远侧延伸为锥状的桡骨茎突位于鼻烟窝内，于皮下，容易触及，是重要的体表标志之一。桡骨下端有掌、背、尺、桡侧四面，掌面有旋前方肌附着，背面有四个伸肌腱沟，伸肌腱由此通过；桡骨茎突桡侧有肱桡肌附着，拇短伸肌和拇长展肌腱通过此处骨纤维腱管。

桡骨远端关节面与近排腕骨形成桡腕关节，可做背伸、掌屈、外展、内收活动。桡骨内侧面弧形的尺切迹与尺骨头的桡侧半环形关节面形成下桡尺关节，参与前臂的旋转活动。此两关节协同动作，为前臂下端活动的枢纽。三角纤维软骨盘的一端附着在尺骨茎突桡侧基底部，另一端附着于桡骨之尺骨切迹远侧缘，把桡腕关节与下尺桡关节隔开，三角纤维软骨盘与关节囊及背掌侧韧带相连，为维持下桡尺关节之稳定性的主要结构。

桡骨茎突较尺骨茎突长1～1.5cm，正常桡骨远端关节面向尺侧倾斜20°～25°，称桡骨尺倾角。向掌侧倾斜10°～15°，称桡骨掌倾角。桡骨下端骨折，远折端向背侧和桡侧移位，呈“餐叉样”畸形，桡骨远端关节面的倾斜度发生改变，桡下端背面的纵沟也随之移位。如复位不良，腕背的肌腱可发生磨损，造成腕部与手部的功能障碍。所以整复桡骨下端骨折的一个重要方面是要注意恢复桡骨远端的尺倾角和掌倾角。

【病因病机】

桡骨远端骨折多为间接暴力损伤所致，如高处跌下、行走追逐跌倒、滑倒、骑摩托车跌伤等。根据损伤机制及移位特点可分为伸直型桡骨远端骨折、屈曲型桡骨远端骨折、桡骨远端背侧缘骨折和掌侧缘骨折、桡骨茎突骨折四种类型。暴力严重时骨折呈粉碎性并伴严重移位，骨折可累及关节面，或合并有尺骨茎突骨折，或合并有下桡尺关节脱位及三角纤维软骨盘撕裂。骨折移位严重者，手部掌背侧的屈肌及伸肌腱可相应发生扭转和移位，移位骨折偶可引起腕正中神经损伤。

1. *伸直型桡骨远端骨折* 伸直型桡骨远端骨折又称科雷斯(Colles)骨折，多由间接暴力引起。跌倒时，手掌着地，肘部伸展，前臂旋前，腕关节呈背伸位，躯干向下的重力与地面向上的反作用力交集于桡骨下端而发生骨折。暴力轻时，骨折嵌插而无明显移位。暴力较大时，骨折远端向桡侧和背侧移位，桡骨下端关节面掌倾角减少或成为负角；向尺侧倾斜角度减少或完全消失，甚至向桡侧倾斜面成为负角。严重移位时，骨折断端可有重叠移位，腕及手部形成“餐叉样”畸形。由于桡骨下端骨折有成角移位及重叠移位，可合并有下桡尺关节脱位及尺骨茎突骨折。如合并尺骨茎突骨折，下桡尺关节的三角纤维软骨盘随骨折片移向桡、向背侧移位。尺骨茎突未骨折而桡骨骨折远端移位较多时，可伴随三角纤维软骨盘撕裂。若为直接暴力引起者，如被重物打击、碰撞等造成的骨折多为粉碎型。老年人骨质疏松，骨折常呈粉碎性，骨折线可累及关节面。由于桡骨下端关节面尺倾角及掌倾角发生改变，以及下桡尺关节脱位，往往会影响腕关节的背伸、掌屈及前臂的旋转活动。

2. *屈曲型桡骨远端骨折* 屈曲型桡骨远端骨折又称史密斯(Smith)骨折、反Colles骨折，此类骨折较伸直型骨折少见，多由间接暴力引起。跌倒时，手背先着地，腕掌屈位，腕关节急骤掌屈，传达暴力作用于桡骨下端而造成骨折。此骨折平面与伸直型骨折相同，但移位方向相反。骨折远端向掌侧、向桡侧移位，桡骨下端关节面向掌侧倾斜，手腕部形成“锅铲样”畸形。直接暴力作用于桡骨远端的背侧，如物体打击、碰撞、轧压等，亦可造成屈曲型骨折。

3. *桡骨远端背侧缘骨折和掌侧缘骨折* 桡骨远端掌侧缘骨折和背侧缘骨折又称巴通(Barton)骨折。

桡骨远端背侧缘骨折跌倒时腕呈背伸前臂旋前位，手掌着地，暴力通过腕骨冲击桡骨下端背侧缘，引起桡骨下端背侧缘骨折，桡骨远端背侧缘骨折块呈楔形，包括该关节面的1/3，骨折块移向近侧及背侧,腕关节呈半脱位状。

桡骨远端掌侧缘骨折的受伤机制与史密斯(Smith)骨折相似,跌倒时腕呈掌屈位前臂旋后,手背着地,暴力沿腕骨冲击桡骨远端的掌侧缘面造成骨折,骨折位于桡骨远掌侧缘,骨折线自桡骨远端关节面斜向掌侧,骨折块较背侧缘骨折为小,连同腕骨向掌侧及近侧移位,腕关节呈半脱位状。

4. 桡骨茎突骨折 跌倒时手掌着地,暴力沿腕舟骨冲击桡下端的桡骨茎突所致。直接暴力作用于桡骨茎突也可引起骨折。为关节内骨折,少数骨折远端骨折块向近桡侧移位。

【临床表现】

伤后患者腕部及其上方疼痛、肿胀、皮下瘀斑。伸直型骨折有典型"餐叉样"畸形,屈曲型骨折呈"锅铲样"畸形,Barton骨折可见桡骨远端掌侧或背侧呈隆起。骨折局部有明显压痛,有纵向叩击痛,可扪及骨擦感,腕关节活动及前臂旋转活动功能障碍。当骨折严重移位时,偶可引起正中神经的损伤,表现为桡侧3个半手指掌侧及背侧皮肤感觉障碍,不能握拳,拇指与示指不能屈曲,中指屈曲不完全。

【辅助检查】

1. X线摄片 腕关节X线摄片,可明确骨折类型和移位方向,并可了解是否合并尺骨茎突骨折、下桡尺关节脱位。

2. CT、MRI检查 对桡骨下端骨折波及关节面且有移位的患者,CT检查,特别是CT三维重建可以明确骨折块的移位方向、角度,可测量关节面的塌陷程度及对合情况,发现普通X线难以诊断的合并损伤,如合并舟骨、月骨骨折的桡骨远端骨折,可提高诊断的准确度,避免传统X线检查容易疏漏的损伤,对提高诊断准确性具有重要意义。MRI检查可明确诊断桡腕骨间韧带撕裂、三角纤维软骨损伤及肌腱损伤等软组织损伤。

3. 肌电图 如出现神经损伤的临床表现可行肌电图检查。

【诊断】

1. 诊断依据

(1)有明确的外伤史。

(2)腕部及其上方疼痛、肿胀、皮下瘀斑,桡骨远端压痛明显,有移位骨折,有典型的畸形,即前臂呈餐叉样或锅铲样畸形,有异常活动、骨擦音,有纵向叩击痛,腕关节功能障碍。

(3)X线摄片可明确骨折的移位方向和程度,确定骨折的类型。

2. 诊断分型

(1)伸直型桡骨下端骨折(图5-57)

Ⅰ型:骨折无移位或轻度移位,骨折线未进入关节面。

Ⅱ型:骨折明显移位,但骨折线未进入关节面。

Ⅲ型:骨折明显移位,或呈粉碎性骨折,骨折块分离移位,骨折线波及关节面。

(2)屈曲型桡骨下端骨折(图5-58)

Ⅰ型:横形骨折,骨折线自背侧至掌侧,远折段连同腕骨向掌侧移位,向背侧成角,骨折线未进入关节面。

Ⅱ型:斜形骨折,骨折线自背侧关节面的边缘斜向近侧或掌侧,远折端连同腕一并向掌侧及近侧移位。

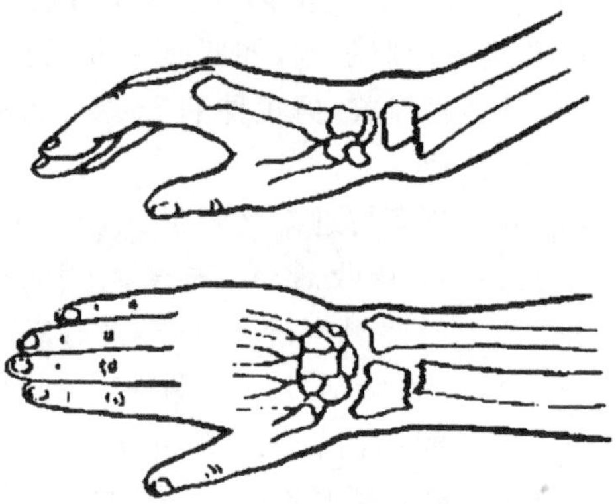

图5-57 伸直型桡骨下端骨折

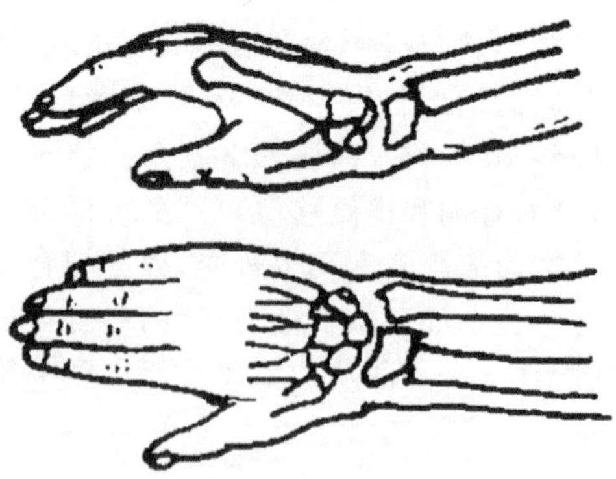

图5-58 屈曲型桡骨下端骨折

(3)桡骨下端背侧缘骨折和掌侧缘骨折

Ⅰ型:桡骨下端背侧缘骨折,骨折块呈楔形,包括该关节面的1/3,骨折块移向近侧及背侧,腕关节呈半脱位状(图 5-59)。

Ⅱ 型:桡骨下端的掌侧缘骨折,骨折位于桡骨远掌侧缘,骨折线自桡骨远端关节面斜向掌侧,骨折可为撕脱性骨折,骨折块较小,连同腕骨向掌侧及近侧移位,腕关节呈半脱位状(图 5-60)。

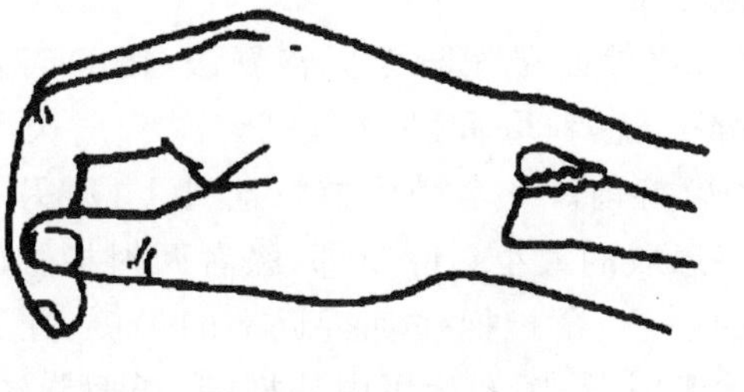

图 5-59 桡骨下端背侧缘骨折

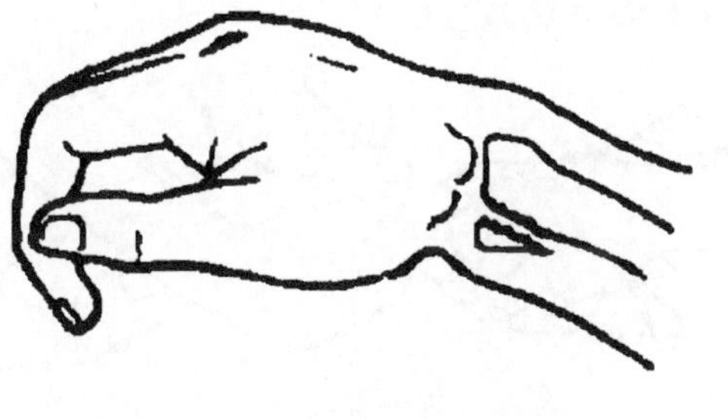

图 5-60 桡骨下端的掌侧缘骨折

(4)桡骨茎突骨折(图 5-61):骨折块呈三角形,为关节内骨折,一般无移位,少数骨折远端骨折块向近桡侧移位。有时受桡侧副韧带牵拉,可引起桡骨茎突小块撕脱骨折。

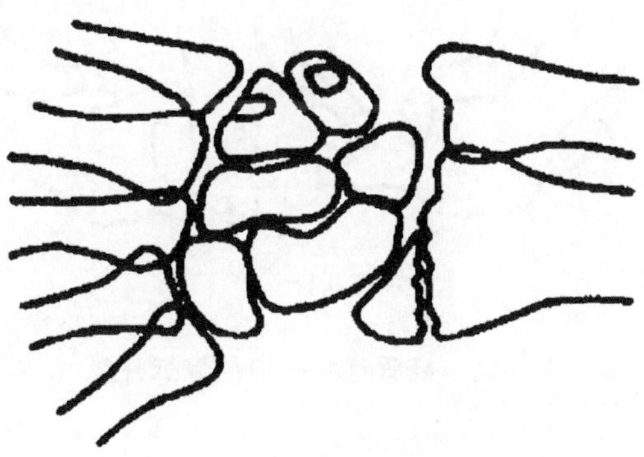

图 5-61 桡骨茎突骨折

【鉴别诊断】

无移位桡骨下端骨折须注意与腕部软组织扭挫伤鉴别。腕部软组织扭挫伤肿胀多不明显,疼痛局限,无环形压痛和纵向叩击痛,腕关节活动障碍不明显。

【治疗】

无移位骨折或不完全骨折不需要整复,仅用掌、背两侧夹板固定 2～3 周。有移位桡骨远端骨折患者应及时复位固定,目前国内外学者认为闭合手法整复为最佳治疗方法。早期采用手法整复、小夹板固定、合理的功能锻炼,可取得满意的疗效。骨折的复位应据骨折类型采用不同的复位方法。陈旧骨折仅向掌侧成角,时间虽已达 3～4 周,仍可按新鲜骨折处理。

1. 手法复位

(1)桡骨下端伸直型骨折整复法

①桡骨下端伸直型骨折双人整复法:患者取坐位。一名助手握住伤臂的上端,肘屈曲 90°,前臂置于中立位。医者一只手握住伤肢的大鱼际及腕部的桡侧,另一只手用拇指按住背侧的骨凸(即远端),用其余手指扣紧骨折近端的掌侧,将腕部拔伸。在拔伸中感到骨折端移动时,用力把腕关节先向掌侧屈曲,然后稍向尺偏,同时顺势把背侧的骨凸向掌侧推挤,将骨折近段向背侧提拉,使之复位(图 5-62)。

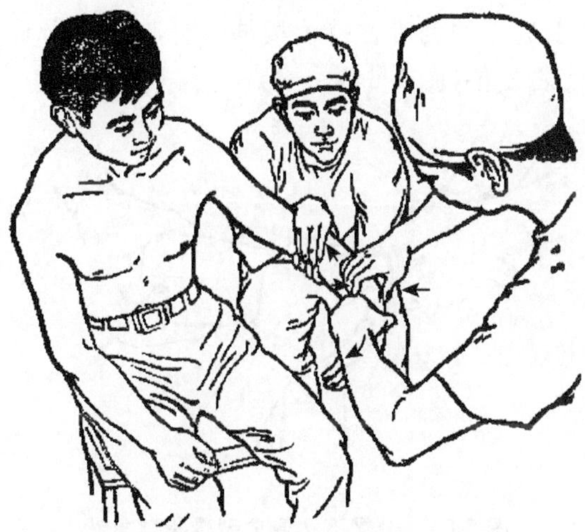

图 5-62 桡骨下端伸直型骨折双人整复法

②桡骨下端伸直型骨折三人整复法:对伤臂有严重的肿胀和骨折远端向桡侧移位的患者,一名助手拿稳前臂近端,另一名助手用两手分别握住伤肢的大、小鱼际,把腕部拔伸。拔伸力的重点放在桡侧,助手把腕关节尺偏牵引,医者用拇指压住桡骨远端的外侧,把远折端推向尺侧,以矫正侧方的移位。接着,医者两拇指合并按住背侧的骨凸,余指抱住伤臂近段的掌侧挤提,纠正背侧的移位(图 5-63)。

(2)桡骨下端屈曲型骨折整复法:患者取卧位

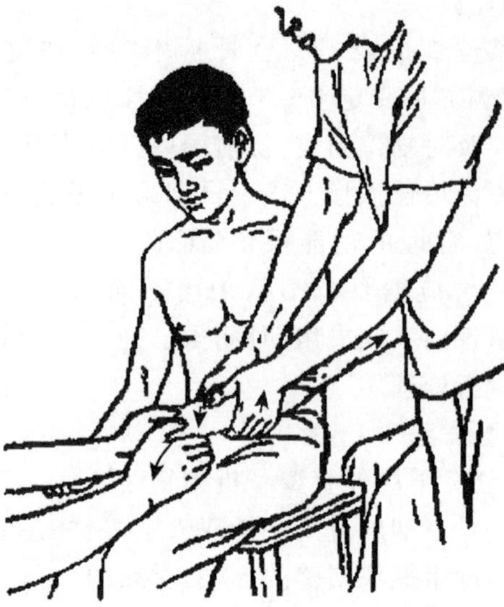

图 5-63　桡骨下端伸直型骨折三人整复法

或坐位，肘关节屈曲 90°，前臂中立位，一名助手持伤肢前臂上段，另一名助手握稳患者的大小鱼际肌部，两名助手拔伸牵引，矫正嵌入及重叠移位，医者用两拇指由掌侧将骨折远端向背侧推挤，同时示、中、环 3 指将骨折近端由背侧向掌侧按压，与此同时牵引远端的助手在持续拔伸下将腕关节背伸、尺偏，使之复位（图 5-64）。

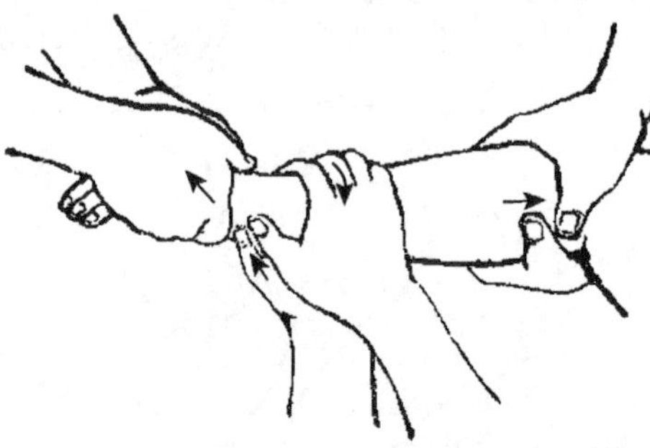

图 5-64　桡骨下端屈曲型骨折整复法

（3）桡骨下端背侧缘骨折整复法：患者取卧位，一名助手握持患肢前臂上部，另一名助手握持手掌部，前臂及腕置旋前位，两名助手对抗拔伸牵引，医者先摸清楚移位的骨块，将两拇指置骨块背侧，用力向掌侧推按，握手掌的助手同时轻度掌屈腕关节即可复位。

（4）桡骨下端的掌侧缘骨折整复法：患者取卧位，前臂置旋前位，两名助手对抗拔伸牵引，医者两拇指将掌侧骨折块向背侧推按，同时其余手指将骨折近端向掌侧按压，助手同时背伸腕关节，使其复位。

（5）桡骨茎突骨折整复法：有移位的桡骨茎突骨折在助手的牵引下，医者用双手拇指将骨折块向尺侧推挤，然后按住桡骨茎突骨折块向近端逐渐靠拢，最后用拇指按压骨折块背侧同时掌屈腕关节纠正背侧移位。

（6）桡骨远端陈旧骨折整复法（图 5-65）：在臂丛麻醉下，患者取仰卧位，患肢外展，肘关节屈曲 90°，前臂旋前。一名助手握持前臂上段，另一名助手握持患肢的大小鱼际肌部，医者两拇指置于骨折远端的桡侧，余指抱住骨折近端的尺侧，在助手持续拔伸牵引下，医者运用内外推端、摇摆旋转、顶压折断等手法持久、反复进行，力量由小至大，使骨痂完全折断、粘连的组织得以松解。最后再按新鲜骨折进行手法整复。

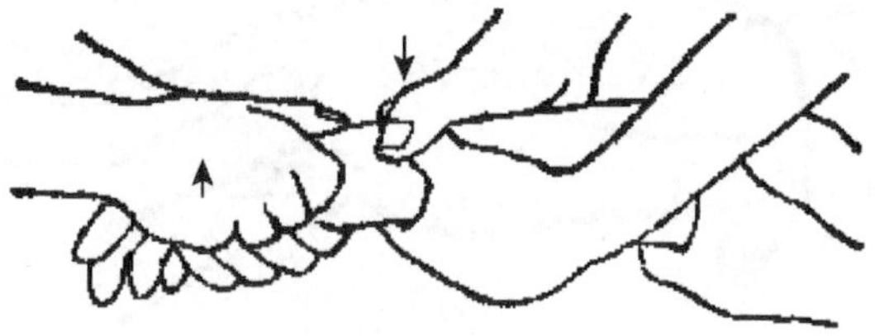

内外推端

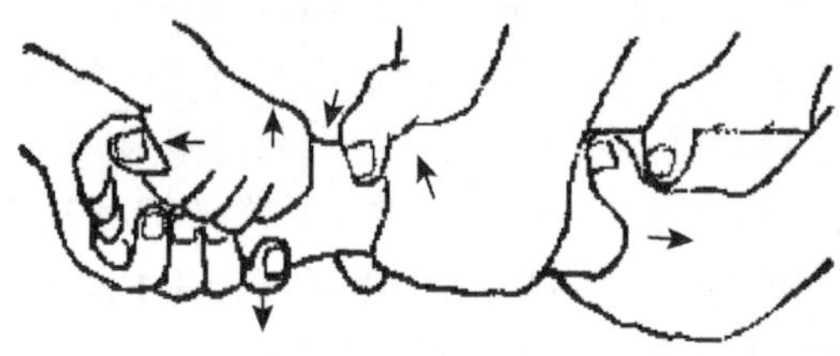

摇摆旋转

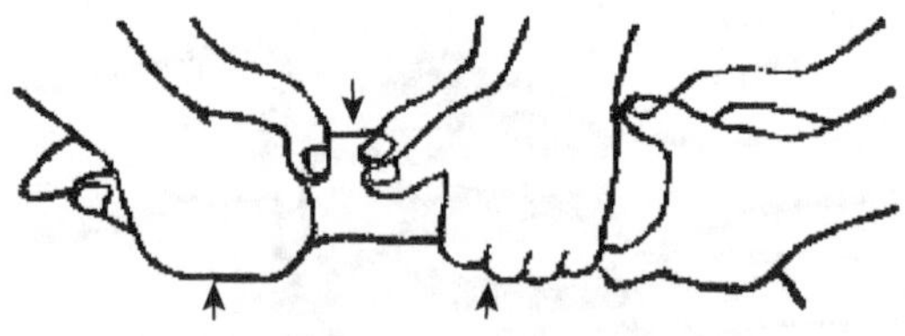

顶压折断

图 5-65　桡骨远端陈旧性骨折整复

2. 固定

（1）小夹板固定：复位后，在维持牵引下，局部外敷药物，用 4 块夹板超腕关节固定。前臂中立位，屈肘 90°悬挂胸前。固定时间成人 4 周，儿童 3～4 周。

①伸直型骨折夹板固定法：伸直型骨折在骨折远端背侧和近折端掌侧分别放一平垫（图 5-66），夹板上端达前臂中、上 1/3，背侧夹板和桡侧夹板的下

端应超过腕关节，限制腕的桡偏及背伸活动，掌侧夹板及尺侧夹板不超过腕关节。

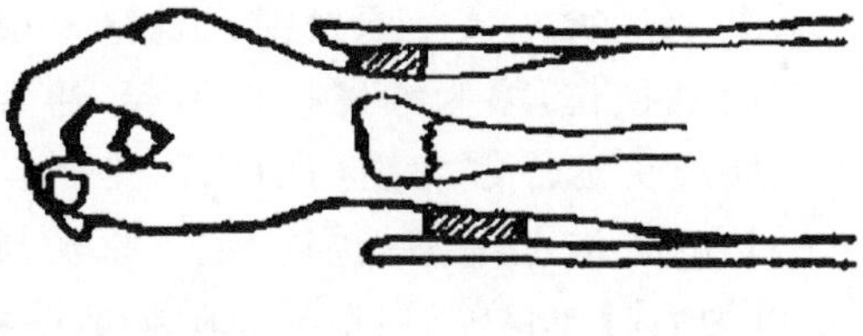

图 5-66 伸直型桡骨下端骨折掌背侧加垫法

②屈曲型骨折夹板固定法：屈曲型骨折，则在远端的掌侧和近端的背侧各放一平垫（图 5-67），桡侧夹板和掌侧夹板下端应超过腕关节，限制手腕的桡偏及掌屈活动，尺侧和背侧夹板不超腕关节，将腕关节固定于轻度背伸位。不稳定的骨折，在 4 块夹板固定后，可用一“蘑菇头”夹板（夹板远端用棉花垫塑形，使之隆起约 30°）将腕关节固定于背伸位。

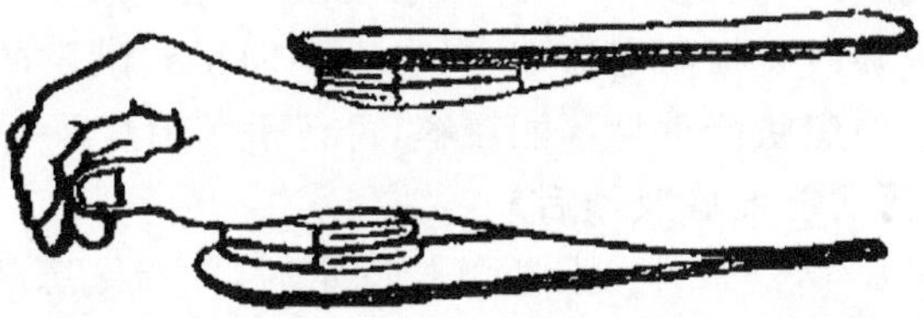

图 5-67 屈曲型桡骨下端骨折掌背侧加垫法

③背侧缘骨折和掌侧缘骨折夹板固定法：背侧缘骨折加垫位置及固定方法与伸直型骨折夹板固定法相类似，在骨折远端背侧和近折端掌侧各放一平垫，背侧夹板下端应超过腕关节，限制背伸活动，将腕关节固定于轻度掌屈位。掌侧缘劈裂骨折加垫位置及固定方法与屈曲型骨折夹板固定法相类似，掌侧缘劈裂骨折在骨折远端的掌侧和背侧各放一平垫，掌侧夹板下端应超过腕关节，限制掌屈活动，将腕关节固定于轻度背伸位。

夹板压垫放置好后，用绷带分三段叠瓦式固定，将前臂置中立位，屈肘 90°，悬吊于胸前，固定时间成年人 4～5 周，儿童固定 3～4 周。

（2）经皮穿针内固定：手法复位后，骨折块不稳定者可采用经皮穿针内固定，多用于桡骨下端背侧缘骨折和掌侧缘骨折。在臂丛麻醉下，常规消毒。桡骨下端背侧缘骨折者，先在桡骨背侧缘钉入 1 枚克氏针固定骨折块，然后再平行穿入第 2 枚克氏针（图 5-68A）。桡骨下端掌侧缘骨折者，先在桡骨掌侧缘钉入 1 枚克氏针固定骨折块，再平行于第 1 枚针穿入第 2 枚克氏针（图 5-68B）。将针尾曲置于皮肤外，石膏或夹板固定 4～5 周。

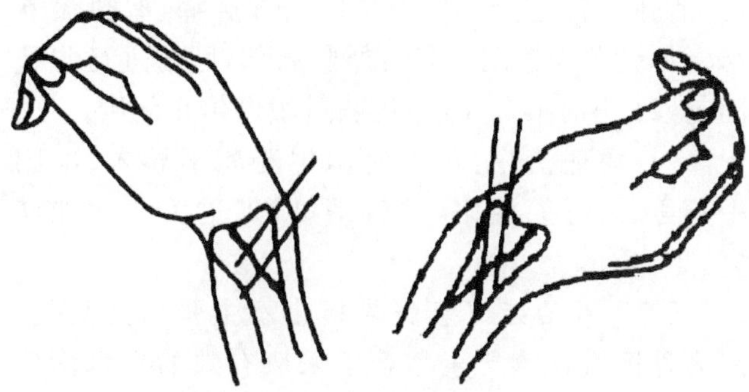

A B

图 5-68 经皮穿针内固定法

A. 背侧缘骨折经皮穿针内固定法；B. 掌侧缘骨折经皮穿针内固定法

3. 辨证施治 按中医骨伤三期辨证施治。

（1）早期：伤后 1～2 周，伤肢疼痛较甚、瘀肿明显，治宜行气活血，消肿镇痛。可选用肢伤一方、桃红四物汤、和营止痛汤加减。如肿胀严重、血供障碍者加三七、丹参等。如开放性骨折加蒲公英。

（2）中期：伤后 3～4 周，伤肢疼痛肿胀较轻，肤温正常，或纳差，舌质淡红、苔薄白或厚，脉缓。治宜和营生新，接骨续损。可选用肢伤二方、和营止痛汤或续骨活血汤加减。合并神经损伤者加补气活血、通经活络药物，如黄芪、地龙、威灵仙等。

（3）后期：伤后 4～5 周，伤肢肿痛消失，关节活动受限，伴纳差、气短、头晕、四肢无力，舌质淡、苔薄少，脉弱。治宜补气血，壮筋骨，舒筋络。可选用补肾壮筋汤、八珍汤或肢伤三方。如胃纳差加麦芽、谷芽等健脾开胃；老年骨质疏松者可选用左归丸或右归丸。

4. 其他治疗

（1）熏洗：①活络舒筋洗剂。组成：桂枝、艾叶、威灵仙、苏木、三棱、莪术、川椒各 15g，生川乌、生草乌、川红花、白芍、没药、乳香各 10g，海桐皮、大黄各 20g，冰片 5g；功效：活血舒筋，通瘀镇痛。②海桐皮汤。组成：海桐皮、透骨草、乳香、没药各 6g，当归 5g，川椒 10g，川芎、红花、威灵仙、甘草、防风、白芷各 3g；功效：活血舒筋，通瘀镇痛。

以上熏洗剂煎至沸腾半小时后，先趁热以厚毛巾覆盖伤肢熏之，待降低至合适的温度时再浸泡患部，每日 2～3 次。

（2）外敷：双柏膏。组成：侧柏叶 2 份，黄柏 1 份，大黄 2 份，薄荷 1 份，泽兰 1 份；功效：活血解毒，消肿镇痛；主治：骨折初期局部肿痛，有热瘀互结之势者尤为适用；用法：外敷患部，同时进行包扎固定，24 小时换药 1 次，皮肤过敏者停止使用。

（3）物理治疗：可以使用中药离子导入、电脑中频等，以舒筋活络、祛瘀消肿，促进关节功能恢复。

5. 手术治疗　新鲜骨折多不主张切开复位，因为骨折粉碎越严重越难于采取有效的手术内固定。对于严重粉碎的桡骨远端骨折，手法复位后不稳定，夹板不能有效固定，容易出现再移位，对此类骨折可考虑闭合经皮穿针交叉固定，或自尺骨间桡骨茎突内平行穿入两枚克氏针固定，或行外固定支架固定。对没有症状的桡骨远端骨折畸形愈合，如功能活动无明显影响，可不做处理。如手法复位失败，或合并有下尺桡关节脱位、腕关节活动疼痛、前臂旋转活动受限及腕屈伸活动障碍明显者可采用手术治疗。手术治疗的目的是要重建关节面、坚固内固定及术后早期功能锻炼。骨折复位要求恢复掌倾角、尺偏角及桡骨长度，减少骨折继发移位的可能。

手术适应证：严重粉碎性骨折，移位明显，桡骨远端关节面破坏；不稳定骨折；手法复位失败，或复位成功、外固定不能维持复位及嵌插骨折，导致尺、桡骨远端关节面显著不平衡者；骨折畸形愈合，有神经症状或肌腱功能障碍，或前臂旋转受限者。

手术方式选择：手术方式取决于患者的全身情况及骨折局部情况。可选择经皮克氏针固定、有限内固定联合外固定架固定、切开复位钢板螺钉内固定等。

【并发症】

1. 畸形愈合　畸形愈合的发生率较高，因复位固定失败或少数患者未意识到骨折而未到医院就诊可造成骨折的畸形愈合。若畸形较轻，前臂旋转及腕部功能无明显障碍者，可不做进一步处理。若畸形明显，桡尺下关节脱位，前臂旋转及腕部功能障碍明显的患者，可行桡骨下端矫形截骨或尺骨小头切除术。

2. 伸拇长肌腱断裂　原发损伤及继发损伤均可造成该肌腱损伤，多为继发损伤引起，通常发生于伤后 4 周或更迟。继发损伤的原因是肌腱在钢板或不平整的骨沟上摩擦受损所致。原发损伤极少见，也可为肌腱血供障碍，造成肌腱缺血性坏死。

3. 正中神经损伤　由于骨折畸形而引起的正中神经受压，多为感觉神经障碍表现，骨折畸形矫正后，大多数患者神经损伤可自行恢复。

4. 肩手综合征　表现为腕部、手部、肩部疼痛，腕及手指肿胀僵硬，肩关节僵硬，骨质脱钙，骨质疏松。肩手综合征的治疗难度较大，所以强调早期功能锻炼、早期诊断及早期处理非常重要。

5. 下尺桡关节不稳定　下桡尺关节不稳定较为常见，发生率约为 33%，常发生于伸直型骨折及背缘骨折畸形愈合后，表现为桡腕关节背侧不稳定，腕关节反复肿痛、乏力，活动度及握力减小。可采用旋后夹板固定治疗，患者大多能得到满意的效果。如症状严重且不能缓解，可行手术治疗。

【功能锻炼及预后】

1. 功能锻炼　骨折复位固定后，即指导患者积极行指间关节、掌指关节屈伸功能锻炼及肩肘关节活动，防止发生肩手综合征。粉碎性骨折由于关节面遭受破坏，愈合后常易导致创伤性关节炎，应早期进行适度范围的腕关节的功能锻炼，使关节面得到模造，改善关节功能，预防后遗创伤性关节炎。去除夹板后，做腕屈伸和前臂旋转锻炼。

2. 预后　桡骨远端骨折是一种常见的骨折，大部分患者通过手法整复、小夹板固定、功能锻炼，可得到理想的疗效。部分畸形愈合患者，即使有些畸形很明显，但功能活动及握力均无明显缺失。一般情况下，桡骨下端骨折的预后取决于桡骨下关节面的平整、下桡尺关节的稳定度及掌倾角的恢复几个主要因素。如桡骨下端关节面不平整的患者可发生创伤性骨性关节炎，掌倾角的丢失可影响屈腕活动度，桡尺下关节不稳定可发生腕部持续疼痛。

第三节　下肢骨折

下肢的主要功能是负重和行走，故需要一个良好的稳定结构，两下肢要等长。当下肢发生骨折后，对骨折整复要求高，不仅需要患肢与健肢的长度相等，而且要求对位、对线良好。若患肢成角畸形，将会影响肢体的承重力；若患肢短缩在 2cm 以上者，则会出现跛行。下肢肌肉发达，骨折整复后，单纯夹板固定难以保持断端整复后的位置，尤其是股骨干骨折及不稳定的胫排骨骨折，常需配合持续牵引，固定时间也应相对长些，以防止过早负重而发生畸形或再骨折。

一、股骨颈骨折

股骨颈骨折是指股骨头下至股骨颈基底部之间的骨折。是老年人常见的骨折，但也可见于青壮年及儿童，约占全身骨折的 3.6%。随着人们平均寿命的延长，老年人口的增多，其发病率有增高的趋势，成为骨伤科学和老年医学的重要课题之一。

【解剖学】

股骨颈位于股骨头与转子间线之间。股骨颈和股骨干之间形成一个角度称内倾角，又称颈干角，正常值为 110°～140°。内倾角随年龄的增加而减小，儿童平均为 151°，而成年人男性为 132°、女性为 127°。内倾角大于正常值为髋外翻，小于正常值为髋内翻（图 5-69A）。股骨颈的中轴线与股骨两髁中点间的连线形成一个角度称前倾角或扭转角，正常为 12°～15°（图 5-69B）。在治疗股骨颈骨折时，必须注意保持正常的内倾角和前倾角，特别是前倾角，否则会遗留髋关节畸形，影响髋关节的功能。

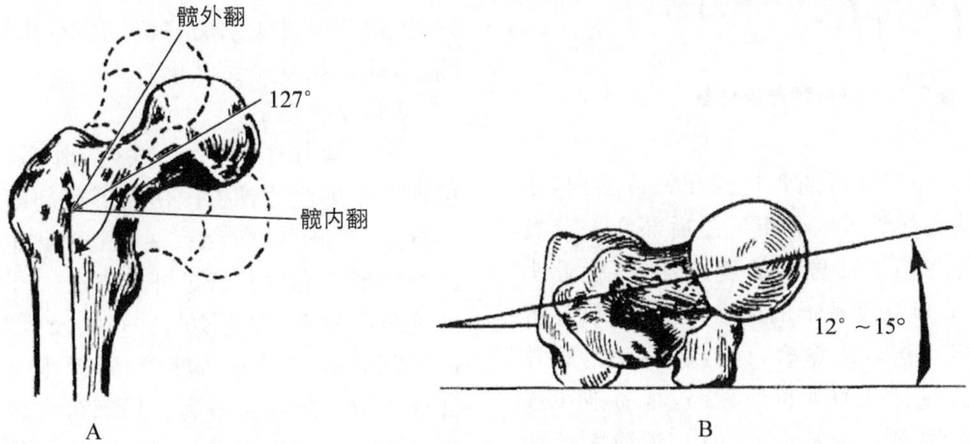

图 5-69　股骨颈倾角

A. 内倾角；B. 前倾角

股骨头、颈部的血供主要来自 3 个途径（图 5-70）：①关节囊的小动脉来源于旋股内动脉、旋股外动脉、臀下动脉和闭孔动脉的吻合部到关节囊附着部，分为骺外动脉、上干骺端和下干骺端动脉，进入股骨颈，供应股骨颈和大部分股骨头的血供；②股骨干滋养动脉仅达股骨颈基底部，小部分与关节囊的小动脉有吻合支；③圆韧带的小动脉较细，仅供应股骨头内下部分的血液，与关节囊小动脉之间有吻合支。此 3 条血管均比较细小，且股骨头的血液供应主要依靠关节囊和圆韧带的血管。由于股骨头、颈的血供较差，因此，在临床治疗中存在骨折不愈合和股骨头缺血两个主要问题。

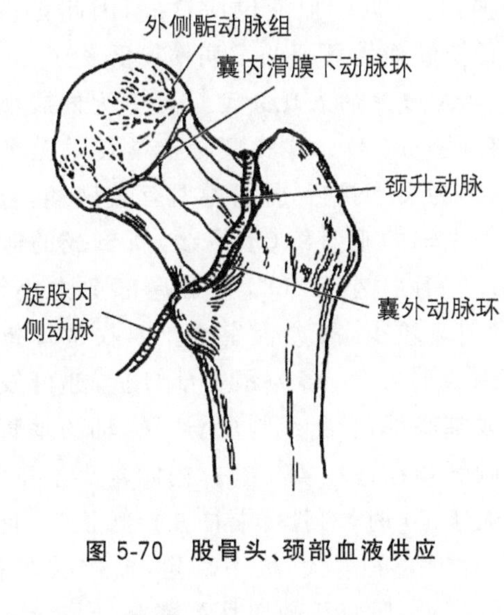

图 5-70　股骨头、颈部血液供应

【病因病机】

股骨颈骨折常发生于老年人，女性略多于男性，随着人们寿命的延长，其发病率日渐增高。由于股骨颈部细小，处于疏松骨质和致密骨质交界处，负重量大，又因老年人肝肾不足、筋骨衰弱、骨质疏松，即使受轻微的直接外力或间接外力，如平地滑倒，髋关节旋转内收，臀部着地，便可引起骨折。青壮年、儿童发生股骨颈骨折较少见，若发生本骨折，必因遭受强大暴力所致，如车祸、高处跌下等。此种股骨颈骨折病人，常合并有其他骨折，甚至内脏损伤。

1. 按其部位分型　可分为头下部、颈中部和基底部骨折3种(图5-71)。

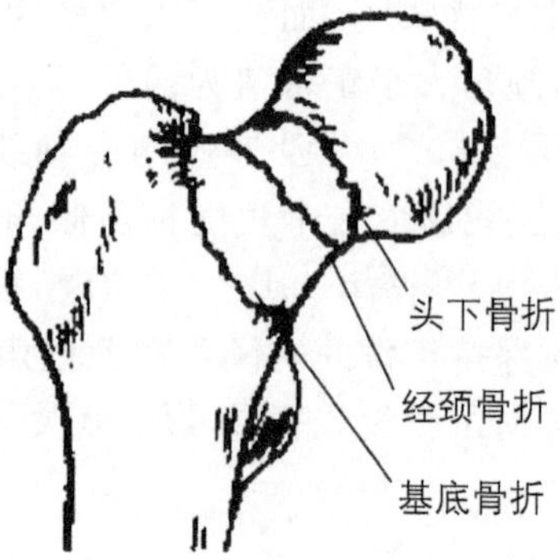

图5-71　股骨颈骨折分型

头下部和颈中部骨折的骨折线在关节囊内，故称囊内骨折；基底部骨折因骨折线的后部在关节囊外，故又称囊外骨折。移位多的囊内骨折，股骨头脱离了来自关节囊及股骨干的血液供应，以致骨折近端缺血，不但骨折难以愈合，而且容易发生股骨头缺血性坏死，股骨颈的骨折线越高，越易破坏颈部的血液供应，因而骨折不愈合、股骨头缺血性坏死的发生率就越高。基底部骨折因骨折线部分在关节囊外，而且一般移位不多，除由股骨干髓腔来的滋养血管的血供断绝外，由关节囊来的血供大多完整无损，骨折近端血液供应良好，因此骨折不愈合和股骨头缺血性坏死的发病率较低。

2. 按X线片的表现分型　可分为外展型和内收型两种(图5-72)。外展型骨折常在髋关节外展时发生，多为头下骨折，骨折端常互相嵌插，骨折线与股骨干纵轴的垂直线(水平线)所形成的倾斜角(Linton角)往往小于30°，骨折局部剪力小，较稳定，血供破坏较少，故愈合率高。内收型骨折常在髋关节内收时发生，多为颈中部骨折，亦可发生在头下部或基底部，骨折线与股骨干纵轴的垂直线所形成的倾斜角往往在45°左右，内倾角小于正常值，如角度大于70°时，两骨折端往往接触很少，且有移位现象，骨折处剪力大，极不稳定，血供破坏较大，骨折愈合率低，股骨头缺血坏死率高。临床上内收型骨折较多见，外展型骨折比较少见。

3. Pauwels分型　依林顿角(Linton)可分为(图5-73)：<30°为Ⅰ型，最稳定；30°～50°为Ⅱ型，较稳定；>50°为Ⅲ型，最不稳定(在临床应用此方法时，由于股骨头颈的移位、旋转，往往骨折线不易测定，故可在复位后测量)。

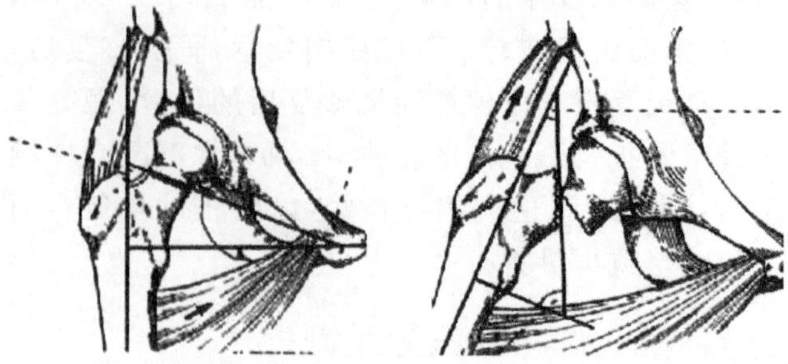

图5-72　股骨颈骨折分型

A. 外展型；B. 内收型

【临床表现】

患者常有受伤史，如跌倒、滑倒、撞伤，甚至可出现盘腿造成的骨折。伤后诉髋部疼痛，不敢站立和行走，患肢多有短缩、屈髋、屈膝、内收或外旋的典型畸形。囊内骨折足外旋45°～60°，囊外骨折则外旋角度较大，常达90°，并可扪及大粗隆上移。伤后髋部除有疼痛外，腹股沟附近压痛，在患肢足跟部或大转子部有叩击痛。局部可有轻度肿胀，但囊内骨折由于有关节囊包裹，局部血液供应较差，其外为厚层肌肉，故肿胀瘀斑常不明显，患者髋功能障碍，不能站立行走，但有部分嵌入骨折仍可短时站立或跛行。对这些病人要特别注意，不要因遗漏诊断而使无移位的稳定骨折变为有移位的不稳定骨折。

【辅助检查】

1. X线摄片　拍摄髋关节正侧位X线片可明确骨折部位、类型和移位情况，对决定治疗及预后均有帮助。

2. CT、MRI检查　若未能显示骨折，而临床仍有怀疑者，有条件者可行MRI或CT检查，能够做出明确的诊断。

【诊断】

1. 诊断依据

(1)外伤史。

(2)临床表现：髋部疼痛，不能站立和行走。患肢多有短缩、屈髋、屈膝、内收或外旋的典型畸形，移动患肢时，髋部疼痛明显加重，纵向叩击患肢足跟可引起髋部剧烈疼痛，腹股沟中点压痛。

(3)X线摄片：可明确骨折移位方向和程度，确

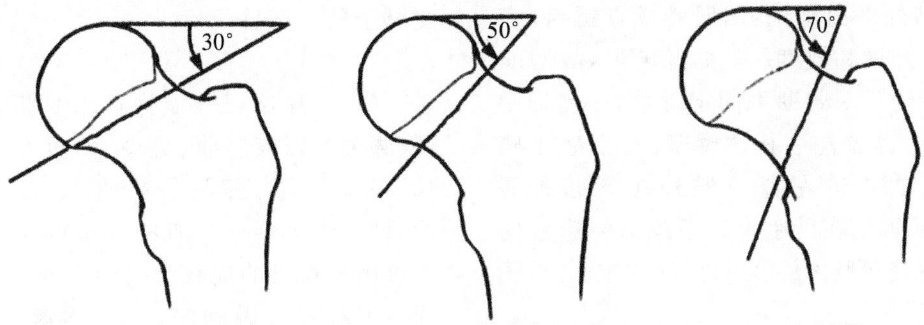

图 5-73　股骨颈骨折 Pauwels 分型

定骨折的分型。

2. 诊断分型　按骨折移位程度分类（Garden 分类法），该分类法主要是根据正侧位 X 线片上骨折的移位程度分类，分为以下几型。

（1）Ⅰ型：股骨颈不全骨折。骨折没有通过整个股骨颈，尚有部分骨质连接，此类骨折多容易愈合。

（2）Ⅱ型：股骨颈完全骨折。无移位或轻度移位，股骨头无倾斜，股骨颈虽然完全断裂，但对为良好，较稳定。

（3）Ⅲ型：股骨颈部分移位骨折。形成股骨头向内旋转移位，颈干角变小。

（4）Ⅳ型：股骨颈骨折完全移位，两断端完全分离，周围组织破坏严重，血液供应中断，易造成股骨头缺血坏死，预后较差。

【鉴别诊断】

1. 股骨转子间骨折　多为间接外力损伤，好发于 65 岁以上老年人，临床症状明显，伤后即时出现疼痛，不能站立，活动受限；肿胀较为严重，有广泛瘀斑，压痛点多在大转子处，有明显的外旋畸形，大粗隆部高凸。

2. 髋关节脱位　多为间接暴力所致，好发于青壮年，髋部肿胀、疼痛、畸形，呈弹性固定，功能障碍，局部压痛，髋部畸形明显，有屈曲内收内旋或屈曲外展外旋畸形不能改变。

【治疗】

应按照骨折的时间、类型和患者的全身情况等决定治疗方案。新鲜无移位骨折或嵌插骨折不需复位，但患肢应制动；移位骨折应尽早给予复位和固定；陈旧性股骨颈骨折可采用髋关节重建术或改变下肢负重力线的截骨术，以促进骨折愈合或改善功能。

1. 复位　无移位或外展嵌插型骨折不需整复，可让病人卧床休息和限制活动。内收型股骨颈骨折整复方法如下。

（1）手法复位

①屈髋屈膝法：患者仰卧，助手固定骨盆，医者右前臂托住患肢腘窝，使患膝、髋均屈曲 90°，向上牵引，纠正缩短畸形。然后伸髋内旋外展以纠正成角畸形，并使折面紧密接触。复位后可做手掌试验，如患肢外旋畸形消失，表示已复位（图 5-74）。

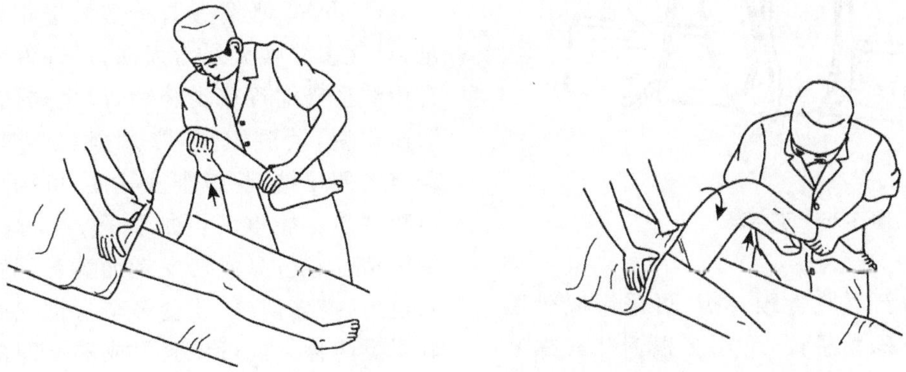
A　　B

图 5-74　股骨颈骨折屈曲提牵内旋外展复位法

A. 膝髋屈曲 90°提牵；B. 内旋外展伸直

②牵拉推挤外展内旋法：因股骨颈骨折后，患肢呈缩短、外旋、外展和轻度屈髋屈膝畸形，故对缩短畸形常用此方法。一名助手固定骨盆，一名助手双握患肢足踝部，医者左手托住臀部，右手握于膝下，使髋、膝关节屈曲 30°左右，大腿外旋，轻度外展位顺势牵拉，然后远端在助手牵拉下徐徐将患肢内旋外展伸直，并保持患肢内旋 20°、外展 20°位固定（图 5-75）。

（2）牵引法复位：为了减少对软组织的损伤，保护股骨头的血供，目前多采用骨牵引逐步复位法。若经骨牵引 1 周左右仍未复位，可采用上述手法整复剩余的轻度移位。

2. 固定

（1）无移位或外展嵌插型骨折：将患肢置于外展、膝关节轻度屈曲、足中立位（即下肢外展 30°～40°，足尖向下，膝关节屈曲 15°）。为防止患肢外旋，可在患足穿一带有横木板的丁字鞋（图 5-76），亦可用轻重量的皮肤牵引固定 6～8 周。在固定期间应嘱咐病人做到“三不”：不盘腿、不侧卧、不负重。6～8 周可架双拐不负重行走，以后每 1～2 个月复查 X 线片 1 次，骨折坚固愈合，股骨头无缺血坏死现象时，可弃拐负重行走，一般需 4～6 个月。

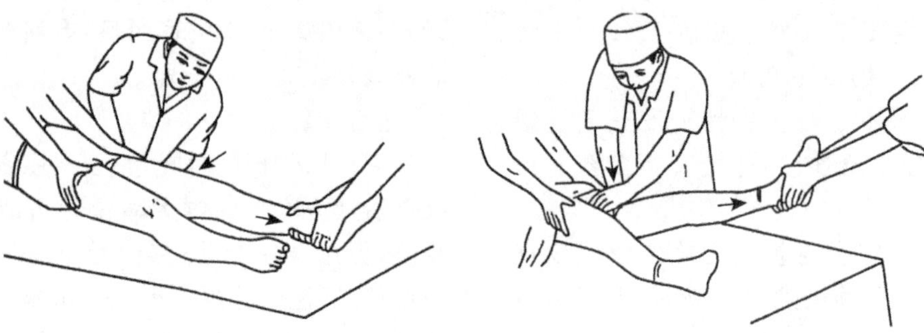

A　　　　　　B

图 5-75　股骨颈骨折牵拉推挤外展内旋复位法

A. 牵拉推挤外展复位法；B. 向前成角错位矫正法

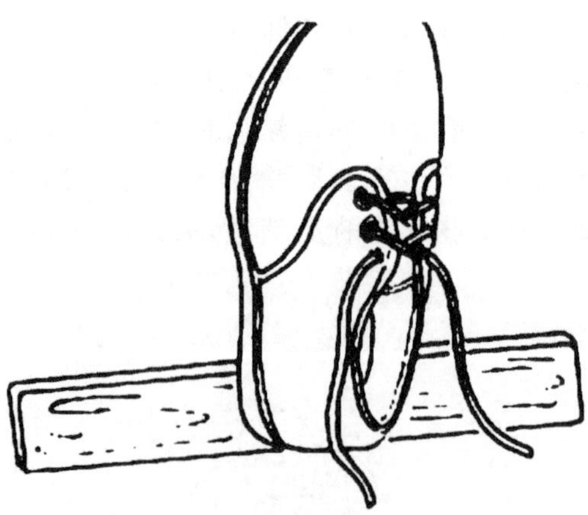

图 5-76　丁字鞋

（2）有移位的新鲜股骨颈骨折：可采用股骨髁上骨牵引，如无特殊禁忌证，可用多根钢针或螺纹钉内固定治疗，这样能早期离床活动，从而减少因卧床而发生的并发症。

对于老年人无移位股骨颈骨折，由于有再移位的风险，一般在患者全身状态允许的情况下应尽早行多枚斯氏针、三枚骨松质螺钉或空心钉内固定，使患者能够早期活动和负重行走，避免由于长期卧床带来的并发症。

3. 辨证施治　股骨颈骨折的药物疗法，是在骨伤科三期用药的原则指导下，根据患者年龄、全身情况和骨折的性质、类型等辨证用药。

（1）早期：股骨颈骨折多为老年人，气血本已不足，且又多非强大暴力损伤，局部瘀血多较轻，故不宜用峻猛破血逐瘀类药物，以免损伤正气。早期宜活血化瘀，消肿镇痛，方用桃红四物汤加三七等。若有大便秘结、脘腹胀满等症，可酌加枳实、大黄等通腑泻热。痛重者可加乳香、没药；胃纳不佳者可加山楂、陈皮；身疲气虚者加黄芪、党参。骨折整复固定后，疼痛消减，饮食等全身情况好者，可用活血调胃类药物。或可口服中成药七厘散、跌打丸等活血化瘀、消肿镇痛的药物。

（2）中期：宜舒筋活络，补养气血。方用舒筋活血汤，胃纳不佳者可加山楂、陈皮；神疲气虚者加黄芪、党参。或内服接骨续筋类中成药，如三七接骨丸、三七接骨片等。

(3)后期：宜补益肝肾，强壮筋骨。方用壮筋养血汤或十全大补汤加川断、骨碎补、枸杞子等。若骨折已愈合，唯膝、髋关节活动不利、疼痛者，可口服养血止痛丸等。

4. *其他治疗*

(1)熏洗：苏木煎。组成：苏木、大力草、艾叶、伸筋草、鸡血藤各 30g，卷柏、羌活、川牛膝各 10g；功效：温经活血，舒筋利节。

(2)外敷：活血止痛膏。组成：生地黄、大黄、连翘各 120g，羌活 90g，当归、白芷、赤芍、独活各 60g，甘草 30g，芝麻油 5000ml；功效：活血止痛，祛风除湿，接骨续筋；主治：创伤骨折、筋伤，劳损性疼痛；用法：外敷患处，每周换药 1 次，皮肤过敏者停止使用。

(3)外搽：骨折愈合后，髋、膝关节活动不利或疼痛者，可用展筋丹按摩或涂搽展筋酊。

(4)物理治疗：可以使用中药离子导入、电脑中频等，以舒筋活络，祛瘀消肿，促进关节功能恢复。

5. *手术治疗*

(1)切开复位：股骨颈骨折有时可因骨折端刺破的关节囊夹于骨折端间而阻碍复位，使骨折端对合不满意，中青年陈旧性股骨颈骨折，骨折端吸收不多的患者，均应考虑切开复位内固定。切开复位可在直视下将骨折对合，对有骨质碎裂、压缩及缺损的病例可及时充填碎骨片。切开复位可采用前侧切口或前外侧切口。

(2)内固定：合格的内固定原则是坚强固定和骨折端加压。解剖复位在治疗中至关重要，因为不论何种内固定材料都无法补偿不良复位后所产生的问题。应用于股骨颈骨折治疗的内固定物类很多，医师应该对其技术问题及适应证非常熟悉以便选择应用。

①单钉类：三翼钉是最早应用于股骨颈骨折治疗的内固定方法，方法简单，但其可能破坏股骨头血供、缺乏对抗剪力的作用，难以控制股骨头的旋转，股骨头坏死率高，已被放弃。

②多钉类：多钉或多针（空心针、Moore 钉、Neufeld 钉、斯氏钉、三角针、多根螺纹钉或多根带钩螺纹钉等）。Moore 钉及多枚克氏针内固定在强度上或抗扭力作用较单钉强，但也有对骨折端无把持作用，有松动、退钉的缺点。

③滑移式钉板类：滑动式内固定钉以髋螺钉应用较广，此类内固定由固定钉和一带柄的套筒两部分组成。固定钉可在套筒内活动，当骨折面有吸收时，钉则向套筒内滑动缩短，以保持骨折端的密切接触，有利于骨折的愈合。但远期股骨头坏死率高，故有逐渐被其他材料取代的趋势。

④加压内固定类：最常用的加压装置为加压螺纹钉，此外还有 AO 松质骨螺钉，主要特点是所用的内固定钉都带螺纹，优点是可以经皮穿刺，创伤小，对股骨头的血供破坏少，可以使骨折面产生压力应力，可以加速骨折愈合。多枚加压螺钉对骨折端能起到良好的加压作用，更有利于骨折愈合。大多适合年轻患者。

⑤人工关节置换术：多数学者认为假肢置换术是老年股骨颈骨折的首选方法。由于患者早期离床活动，减少了由长期卧床引起的多种并发症，可尽快恢复正常的生活能力，提高生活质量。

【并发症】

1. *延迟愈合和不愈合*　股骨颈骨折经治疗后6个月内仍未完全愈合，应诊断为延迟愈合。股骨颈骨折后骨不连的发生与年龄、骨折移位程度、骨折线位置和骨质疏松的严重程度等有关，不少患者可因此发生再移位。应根据股骨头存活情况选择再做带血供骨瓣移植或关节置换术，股骨头坏死或已有移位者应做人工关节置换术。

2. *股骨头缺血性坏死*　骨折已愈合、股骨头坏死尚未严重变形、临床症状较轻的患者，不必急于手术。可令其保持正常生活，防止过多负重和运动。不少患者可在股骨头缺血坏死后仍保持多年正常生活和工作。出现骨关节炎症状的患者，可服用中药或非甾体消炎药。疼痛与功能障碍明显加重后，需考虑全髋关节置换术。

【功能锻炼及预后】

1. *功能锻炼*　应积极进行患肢股四头肌的收缩活动及踝关节和足趾关节的屈伸功能锻炼，以防止肌肉萎缩、关节僵硬及骨质脱钙现象。解除固定和牵引后，逐渐加强患肢髋、膝关节的屈伸活动，并可扶双拐不负重下地下床活动。以后每 1～2 个月拍 X 线片复查 1 次，至骨折坚固愈合、股骨头无缺血性坏死现象时，方可弃拐逐渐负重行走，一般需半年左右。

2. *预后*　股骨颈骨折愈合较慢，平均需 5～6 个月，而且不愈合率较高，平均为 15%左右。骨折不愈合的原因很多，除骨折本身原因，如类型、移位和营养血管损伤程度等因素外，手术时间、复位、内固定的质量、患者年龄、全身状况、负重时间和术后护理是否恰当等因素，都可影响骨折的愈合。

二、股骨转子间骨折

股骨转子间骨折又叫股骨粗隆间骨折，指由股骨颈基底至小转子水平以上部位所发生的骨折，多数与骨质疏松有关，患者多是老年人，女性多于男性，是对老年人健康威胁最大的创伤性疾病之一。

【病因病机】

发病原因及受伤机制与股骨颈骨折相同，属于关节囊外骨折。因转子部骨质松脆，故多为粉碎性骨折。与股骨颈骨折不同，转子间骨折部位血供丰富，很少发生骨折不愈合及股骨头缺血性坏死。根据骨折线的方向和位置，临床上可分为三型：顺转子间型、反转子间型、转子下型（图 5-77A）。

1. *顺转子间骨折*　骨折线自大转子顶点开始，斜向内下方行走，达小转子部（图 5-77A）。根据暴力的情况不同，小转子或保持完整，或成为游离骨片，但股骨上端内侧的骨支柱保持完整，骨的支撑作用还比较好，髋内翻不严重，移位较少，远端因下肢重量而轻度外旋。粉碎型则小转子变为游离骨块，大转子及其内侧骨支柱亦破碎，髋内翻严重，远端明显上移，患肢呈外旋短缩畸形。

2. *反转子间骨折*　骨折线自大转子下方斜向内上方行走，达小转子的上方（图 5-77B）。骨折线的走向与转子间线大致垂直。骨折近端因外展肌与外旋肌的收缩而外展、外旋，远端因内收肌与髂腰肌的牵引而向内、向上移位。

3. *转子下骨折*　骨折线经过大小转子的下方。顺转子间粉碎性骨折、反转子间骨折及转子下骨折者，均属不稳定型骨折。

【临床表现】

伤后局部疼痛、肿胀明显，患者不能站立或行走，患肢明显短缩、内收、外旋畸形。股骨转子间骨折和股骨颈骨折均多发于老年人，临床表现和全身并发症也大致相仿。但股骨转子部血供丰富，肿胀明显，有广泛的瘀斑，压痛点多在大转子处，预后良好；而股骨颈骨折肿胀较轻，压痛点在腹股沟中点，囊内骨折愈合较难。

【辅助检查】

1. *X 线摄片*　常规行髋关节正、侧位摄片，可明确诊断及骨折的类型。

2. *CT、MRI 检查*　目前 CT、MRI 检查应用较少，但如有需要用三维重建精确诊断骨折移位情况的可选择使用。

【诊断及鉴别诊断】

1. *诊断*

（1）诊断依据：①外伤史。②临床表现为髋部转子区疼痛，髋部肿胀，有时可见皮下出血，腹股沟中点压痛，下肢轴向叩击痛，下肢呈短缩外旋畸形可达 90°。③X 线摄片可明确诊断和骨折类型。

（2）诊断分型：①顺转子间骨折。骨折线自大转子顶点开始，斜向内下方行走，达小转子部。②反转子间骨折。骨折线自大转子下方斜向内上方行走，达小转子的上方。③转子下骨折。骨折线经过大小转子的下方。

2. *鉴别诊断*　与股骨颈骨折相鉴别。

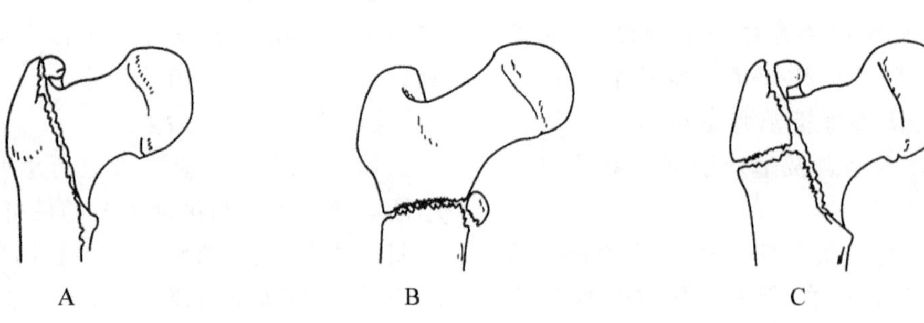

A　　　　B　　　　C

图 5-77　股骨转子间骨折类型

A. 顺转子间型；B. 反转子间型；C. 粉碎型

【治疗】

股骨转子间骨折的治疗方法很多，效果不一。骨折的治疗目的是防止髋内翻畸形，具体选择何种治疗方法，应根据患者的年龄、骨折的时间、类型及全身情况，进行综合分析后采取切实可行的治疗措施。

1. 复位

(1)手法复位

①无移位股骨转子间骨折:此类骨折无需复位,可让患者卧床休息。在卧床期间,为了防止骨折移位,患肢要保持外展30°～40°,或可配合皮牵引(重量3～5kg)维持患肢外展位,6周左右骨折愈合后可扶拐下床活动。下床活动后仍应注意患肢外展,以防内收肌的牵拉,而发生继发性髋内翻畸形。

②顺转子间骨折:可采用牵拉推挤外展法。一名助手固定骨盆,另一名助手持小腿顺势牵拉。医者站于患侧,一只手扶膝内侧,另一只手掌置大粗隆部向内推挤,同时牵拉之助手在保持牵拉力的情况下,逐步外展、内旋患肢,即可复位(图5-78)。

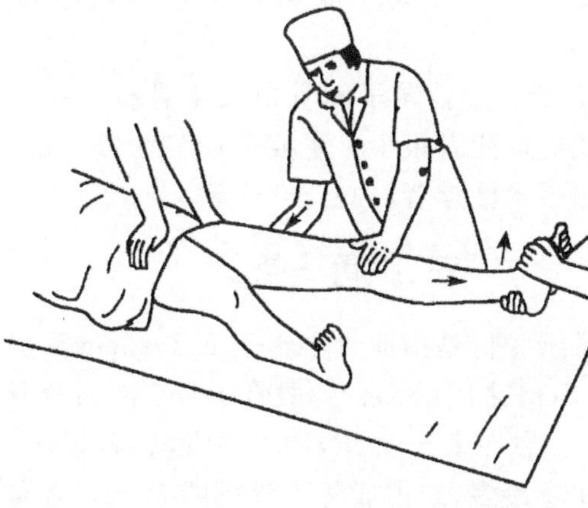

图5-78　顺转子间骨折牵拉推挤外展复位法

③反转子间骨折:以牵拉挤压外展法复位,即在上述顺转子间骨折整复手法的基础上加两手掌内外相对挤压,使两斜行骨端对合(图5-79)。

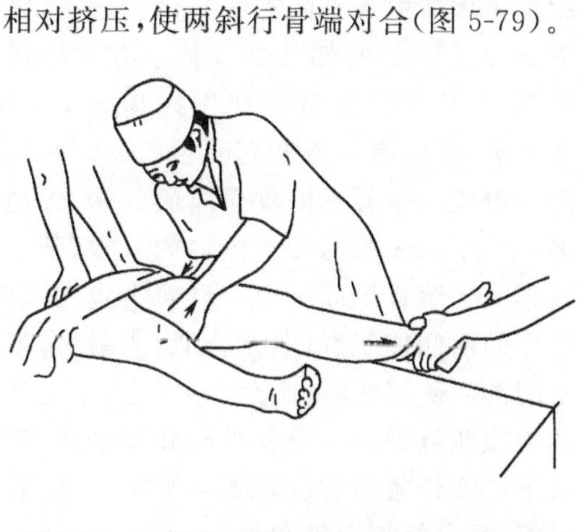

图5-79　反转子间骨折牵拉推挤外展复位法

(2)牵引复位:具体治疗应根据患者的骨折类型及全身情况,是否耐受长时间的牵引和卧床。可用股骨髁上穿针或胫骨结节穿针,患肢安置在托马斯架或勃朗架上。对不稳定骨折牵引时注意牵引重量要足够,约占体重的1/7,否则不足以克服髋内翻畸形;保持牵引的过程中,髋内翻纠正后也不可减重太多,以防止髋内翻的再发;另外牵引应维持足够的时间,一般8～12周,对不稳定者,可适当延长牵引时间。待骨痂良好生长,骨折处于稳定后,练习膝关节功能,嘱患者离床,在外展夹板保护下扶双拐不负重行走,直到X线片显示骨折愈合,再开始患肢负重。牵引期间应增强护理,防止肺炎及压疮等并发症。

2. 固定　闭合穿针内固定适用于无移位或轻度移位的骨折。一般用3枚或多枚固定针,最下面固定针须经过股骨距,至股骨颈骨小梁中。固定针应呈菱形分布或三角形在骨内分布。

3. 辨证施治　根据中医骨伤三期用药原则,并结合患者全身情况因人施治。

(1)早期:伤后1～2周,初损血瘀气滞,形气俱伤,肿痛兼作,治当破血逐瘀,瘀去则新生,方用活血疏肝汤去大黄加茯苓、泽泻,或桃红四物汤加茯苓、陈皮。若有神疲脉弱等气血虚亏现象者,当用益气化瘀法,方用加味独参汤或参苏饮加陈皮浓煎频服。或口服复方续断接骨丸,每次1丸,每日2次。

(2)中期:复位牵引2周后瘀肿消减,可服橘术四物汤加川续断、骨碎补;伤后3～4周肿胀减轻,可服活血接骨续筋汤加减;或口服三七接骨丸。

(3)后期:伤后4～5周肿胀消退,筋骨随续,但肝肾已虚,骨质疏松,筋骨痿软,肢体功能未恢复者,治宜补益肝肾法,方用壮筋养血汤加减。

4. 其他治疗

(1)熏洗:苏木煎。组成:苏木、大力草、艾叶、伸筋草、鸡血藤各30g,卷柏、羌活、川牛膝各10g;功效:温经活血,舒筋利节。

(2)外敷:活血止痛膏。组成:生地黄、大黄、连翘各120g,羌活90g,当归、白芷、赤芍、独活各60g,甘草30g,芝麻油5000ml;功效:活血止痛,祛风除湿,接骨续筋;主治:创伤骨折、筋伤,劳损性疼痛;用法:外敷患处,每周换药1次,皮肤过敏者停止使用。

(3)外搽:骨折愈合后,髋、膝关节活动不利或疼痛者,可用展筋丹按摩或涂搽展筋酊。

(4)物理治疗:可以使用中药离子导入、电脑中频等，以舒筋活络，祛瘀消肿，促进关节功能恢复。

5. 手术治疗

(1)切开复位：手术治疗的适应证为少数不稳定性骨折，因年老不宜长期卧床，或经手法复位而不理想者，可做内固定，方法有髋加压滑动螺钉内固定(DHS)、股骨近端髓内钉(PFN)等。骨折畸形愈合的青壮年患者，可行转子下截骨术纠正髋内翻畸形。

(2)固定：治疗股骨转子间骨折的内固定材料不断发展更新，其中常用的标准内固定物可分为两类：滑动加压螺钉加侧方钢板，如 Richards 钉板、DHS；髓内固定，如 Ender 针、带锁髓内针、Gamma 钉等。

①滑动加压螺钉加侧方钢板固定：20 世纪 70 年代，滑动加压螺钉加侧方钢板开始应用于股骨转子间骨折的治疗。其基本原理是将加压螺钉插入股骨头颈部以固定骨折近端，在其尾部套入一侧方钢板以固定骨折远端。由于滑动加压螺钉加侧方钢板系统固定后承受大部分负荷直至骨折愈合；固定后股骨颈干角自然恢复，骨折端特别是股骨距部可产生加压力，目前已成为股骨转子间骨折的常用标准固定方法。对不稳定的粉碎性股骨转子间骨折，传统的转子部截骨及股骨干内移等提高稳定性的方法，已很少应用。

②髓内固定：目前常用的髓内固定可分为两类。

股骨髁-股骨头髓内针：在广泛应用中，也暴露出一些缺点，其中有术后膝关节疼痛、髓内针脱出、髓内针穿出股骨头、术后外旋畸形愈合等。近年来，Ender 针的应用逐渐减少。

股骨头-髓腔内针：股骨头髓腔内针固定股骨粗隆间骨折在近年来有很大发展，主要有 Gamma 钉、Russell-Tayler、重建钉、Uniflex 钉等。其特点是通过髓内针插入一螺栓至股骨头颈(interlocking)。其优点：a. 有固定角度的螺栓，可使股骨颈干角完全恢复；b. 可有效防止旋转畸形；c. 骨折闭合复位，髓内固定使骨折端干扰减少，提高骨折愈合率；d. 中心位髓内固定，内固定物所受弯曲应力较钢板减少，内固定物断裂发生率降低。目前股骨头髓腔内针已逐渐成为股骨转子间骨折，特别是粉碎性、不稳定型的首选固定方法。

③人工关节置换：手术适应证目前争议较大，但以下是较明确的手术适应证。患侧髋关节既往已存在有症状的病变，如股骨头坏死；骨折严重粉碎，闭合复位困难，需要切开复位，且骨质严重疏松，内固定难以保证质量；内固定失败需翻修。

【并发症】

1. 坠积性肺炎。

2. 压疮。

3. 内固定失效，必要时再次手术返修。

4. 骨折畸形愈合(髋内翻)、骨折延迟愈合、骨不连。

5. 股骨头坏死。

6. 疼痛及功能障碍。

【功能锻炼及预后】

1. 功能锻炼　固定期间，应鼓励患者早期在床上进行全身锻炼，嘱患者每天做膝关节屈伸运动与股四头肌收缩锻炼。解除固定后，先在床上做髋、膝关节的功能活动，以后可扶双拐做不负重步行锻炼，待 X 线片证实骨折愈合后才可逐步负重。

2. 预后　股骨转子间骨折发生骨折不愈合及股骨头缺血坏死者很少。主要后遗症为髋内翻，多发生于非手术治疗者，约占 30%。

三、股骨干骨折

股骨干骨折是指股骨小转子下 2～5cm 到股骨髁上 2～4cm 之间的部分。股骨干骨折约占全身骨折的 6%。男性多于女性，约 2.8∶1，患者以 10 岁以下的儿童最多，约占股骨干骨折的 50%。随着近年来交通事故的增多，股骨干骨折的发病比例呈上升趋势。骨折往往复杂，且合并伤较多，给治疗增加了很大的难度。

【解剖学】

股骨是人体中最长的管状骨，股骨干是指股骨转子下至股骨髁上的部分。股骨干有一个轻度向前外的弧度，有利于股四头肌发挥其伸膝作用，骨干表面光滑，后面有一条隆起的粗线，称为股骨嵴，是肌肉附着处。股骨干的皮质厚而致密，骨髓腔略呈圆形，上、中 1/3 的内径大体均匀一致，下 1/3 的内径较膨大。股骨干周围由三群肌肉包围，其中以股神经支的前侧伸肌群(股四头肌)为最大，由坐骨神经支配的后侧屈肌群(腘绳肌)次之，由闭孔神经支配的内收肌群最小。坐骨神经和股动脉、股静脉在股骨下 1/3 处紧贴着股骨下行至腘窝部，若此处发生骨折，最易损伤血管和神经。

【病因病机】

股骨干骨折多为强大的直接和间接暴力引

起。直接外力引起者，如车祸碰撞、辗轧、挤压和重物打砸等，多引起横断、短斜和粉碎性骨折；间接外力引起者，如由高跌坠、扭转和杠杆外力引起的股骨骨折，多见于儿童，多为长斜形和螺旋形骨折，此骨折均属不稳定性骨折。青枝型骨折仅见于小儿。股骨干骨折多由强大暴力所造成，骨折后断端移位明显，软组织损伤常较重。骨折移位的方向，除受外力和肢体重心的影响外，主要是受肌肉牵拉所致。

1. 骨折的典型移位 骨折发生后受暴力作用，肌肉收缩和下肢重力作用，不同的部位可发生不同方向的移位趋势。

(1)上 1/3 骨折：骨折近端因受髂腰肌、臀中肌、臀小肌及其他外旋肌群的牵拉而产生屈曲、外展、外旋移位，骨折远端由于内收肌群作用则向后、向上、向内移位(图 5-80A)。

(2)中 1/3 骨折：两骨折段除有重叠畸形外，移位方向依暴力而定，但多数骨折近端呈外展屈曲倾向，远段因内收肌的作用，其下端向内上方移位。无重叠畸形的骨折，因受内收肌收缩的影响有向外成角的倾向(图 5-80B)。

(3)下 1/3 骨折：因膝后方关节囊及腓肠肌的牵拉，骨折远端往往向后移位。严重者，骨折端有损伤腘动、静脉及坐骨神经的危险(图 5-80C)。

2. 分类

(1)根据骨折线的形状可分为以下几型。①横形骨折：骨折线为横形，大多由直接暴力造成。②斜形骨折：骨折线为斜形，大多由间接暴力造成。③螺旋形骨折：骨折线为螺旋形，多由强大的旋转暴力造成。④粉碎性骨折：骨折片在 3 块以上，多由直接暴力造成。⑤青枝骨折：因骨膜厚、骨质韧性较大，断端一侧皮质未完全断裂。多见于小儿。

(2)根据骨折端与外界相通与否可分为开放骨折及闭合骨折。开放骨折多见于儿童，且多为骨折尖槎穿软组织所致。

【临床表现】

多有明显的外伤史，如车祸、高处坠落、重物直接打击等。伤后局部疼痛、肿胀明显，可出现短缩、成角畸形，患肢功能活动完全丧失，可触及骨擦感和异常活动，但儿童青枝骨折除外。严重移位的股骨下 1/3 骨折，在腘窝部有巨大的血肿，小腿感觉和运动障碍，足背动脉、胫后动脉搏动减弱或消失，末梢血循环障碍，应考虑有血管、神经的损伤。损伤严重者，由于剧痛和出血，早期可合并外伤性休克。严重挤压伤、粉碎性骨折或多发性骨折，还可并发脂肪栓塞。

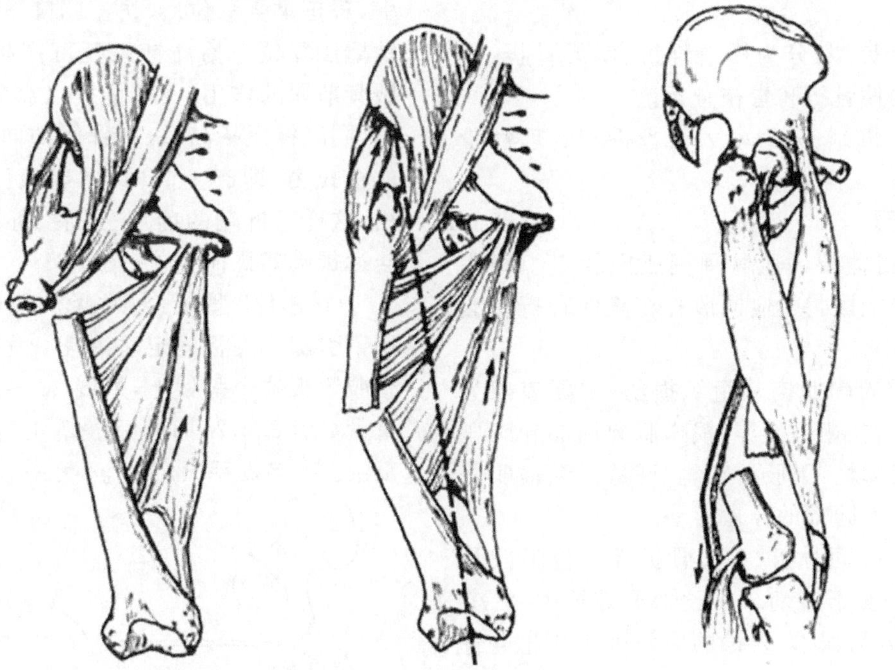

A　　B　　C

图 5-80 股骨干骨折分型

A. 上 1/3 骨折；B. 中 1/3 骨折；C. 下 1/3 骨折

【辅助检查】

1. X线摄片检查 可显示骨折的部位、类型及移位情况。上1/3骨折时,X线检查应包括髋关节;下1/3骨折时,X线检查应包括膝关节;怀疑髋关节脱位患者,应加摄髋关节正侧位片,以明确诊断。

2. CT、MRI检查 必要时可行CT、MRI检查,明确骨折详细情况,指导治疗方案的制订。

【诊断】

1. 诊断依据

(1)外伤史。

(2)临床表现:多有明显的外伤史,如车祸、高处坠落、重物直接打击等。伤后局部疼痛、肿胀明显,可出现短缩、成角畸形,患肢功能活动完全丧失,可触及骨擦感和异常活动,但儿童青枝骨折除外。

(3)X线检查:可显示骨折的部位、类型及移位情况。

2. 诊断分型

(1)按骨折部位::分为上1/3骨折、中1/3骨折和下1/3骨折。

(2)按骨折开放与否:分为闭合性骨折和开放性骨折。

(3)按骨折移位与否:分为稳定型骨折和不稳定型骨折。

(4)按骨折类型:分为横断骨折、斜形骨折、螺旋形骨折、粉碎性骨折和青枝骨折。

(5)按损伤机制:分为暴力性骨折和病理性骨折。

【鉴别诊断】

股骨干骨折需要同股骨周围肌肉软组织损伤相鉴别,股骨干上段骨折应同股骨粗隆间骨折相鉴别。

(1)股骨干周围肌肉软组织损伤:主要表现为肌肉牵拉伤、扭伤、撕裂伤等,损伤肌肉局部肿胀压痛,抗阻力试验阳性,下肢活动稍受限,无纵轴叩击痛,无骨擦音或大腿部的异常活动。

(2)股骨粗隆间骨折:本型骨折部位位于股骨大小转子之间,易于鉴别。在股骨干骨折中,疲劳性股骨干骨折容易误诊,误诊的原因可能和此类骨折较少见有关;其次是疲劳性股骨干骨折发生的部位恰好是骨肿瘤好发的部位,X线表现上有相似之处,故容易造成误诊。

【治疗】

处理股骨干骨折,应注意患者全身情况,积极防治外伤性休克,重视对骨折的急救处理,现场严禁脱鞋、脱裤或做不必要的检查,应用简单而有效的方法给予临时固定,急速送往医院。股骨干骨折的治疗采用非手术疗法,多能获得良好的效果。但因大腿的解剖特点是肌肉丰厚,拉力较强,骨折移位的倾向力大,在采用手法复位、夹板固定的同时需配合短期的持续牵引治疗。必要时,还需切开复位内固定。

1. 手法复位

(1)整复方法:患者取仰卧位,一名助手固定骨盆,另一名助手用双手握小腿上段,顺势拔伸,并徐徐将伤肢屈髋屈膝各90°,沿股骨纵轴方向用力牵引,矫正重叠移位后,再按骨折的不同部位分别采用下列手法。

①上1/3骨折:该部位骨折近折端因受外展、外旋肌群和髂腰肌的作用,近折端可出现典型的外展、外旋、前屈畸形,粗隆下骨折时可出现严重的前屈畸形,致使X线正位片可显示骨髓腔的圆形空洞影像,其移位的重点在近端。一般的整复手法难以奏效。可采用钢针撬压法以代替手的推挤按压,克服外展、外旋和屈肌的牵拉,迫使近折端向远折端靠拢而复位。方法为患肢置板式牵引架上,中立位下根据重叠情况先以6～8kg重量行股骨髁上牵引,矫正重叠移位后,再于粗隆下打进一钢针,行钢针撬压复位。抬高针尾既可产生撬压近折端以克服其前屈的作用,又可撬拨以克服近折端外旋的作用,同时针尾抬高后,则针体即向内倾斜,加之向后的牵拉力,即产生向内、向后顶压近折端的双重作用,这样近折端的前屈、外展、外旋移位即可解除,与远折端靠拢而复位(图5-81)。

②中1/3骨折:对常见的短斜或横断骨折,可用牵引加小夹板固定法治疗。先行股骨髁上牵引,患肢置板式牵引架上,外展30°～40°位,用8kg左右重量牵引8～12小时,重叠矫正后,采用推挤提按法复位。一名助手固定骨盆,另一名助手扶持膝部,医

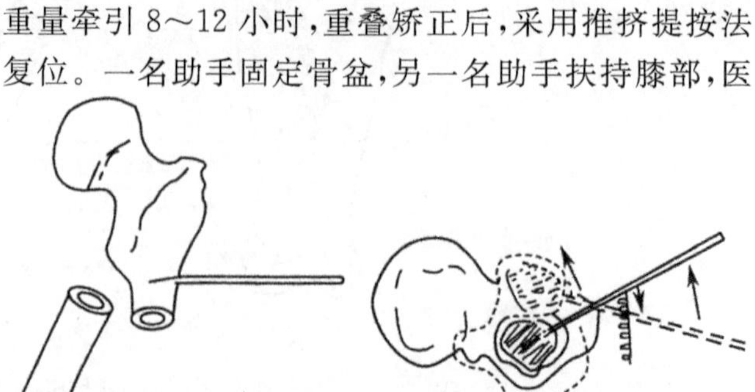

图5-81 股骨上段骨折钢针撬压复位法

者一手置近折端外侧，另一只手置远折端内侧，推挤矫正侧方移位。然后两手拇指置近折端前侧，余指置远折端后侧前提的同时，两拇指按压近折端向后以矫正前后移位(图 5-82)。对长斜或多片粉碎性骨折，用挤压法复位。助手同上，医者两手分置折端的内外、前后相对挤压使骨折片复位(图 5-83)。

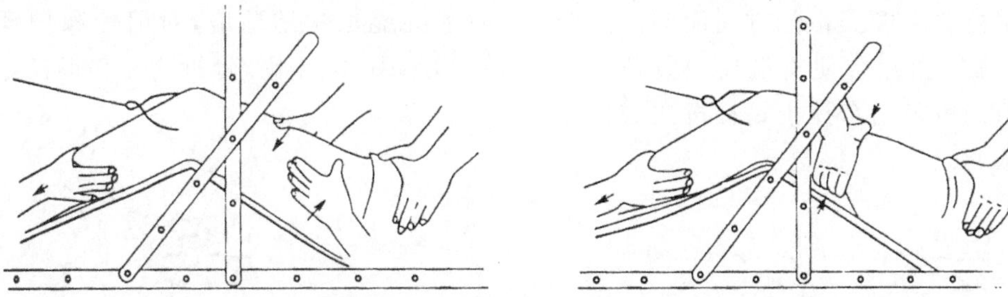

A B

图 5-82 股骨干短斜和横断骨折复位法

A. 矫正侧方移位法；B. 矫正前后移位法

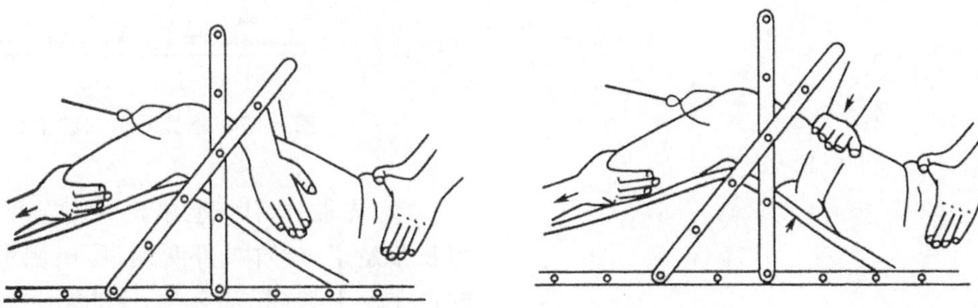

A B

图 5-83 股骨干长斜骨折复位法

A. 侧方挤压法；B. 前后挤压法

③下 1/3 骨折：因受内收肌和腓肠肌的作用，而出现近折端内收和远折端后倾成角突起。可先行股骨髁上牵引，患肢置板式牵引架上，肢体中立或轻度外展位，膝关节屈曲 45°左右位，以 6～8kg 重量牵引，矫正重叠后再行手法整复。整复可采用推挤提按法，一名助手固定大腿上段，另一名助手固定小腿。医者一只手置近折端内侧，另一只手置远折端外侧，推挤矫正内外错位，然后两手拇指按压近折端向后，余指提远折端向前，以矫正远折端后倾成角突起移位。若复位不满意，可增加膝关节屈曲度，并于小腿部加用皮肤牵引的同时，在髁上牵引之钢针上另加以向前的垂直牵引，重量 3～4kg，向后之成角突起移位多可矫正(图 5-84)。

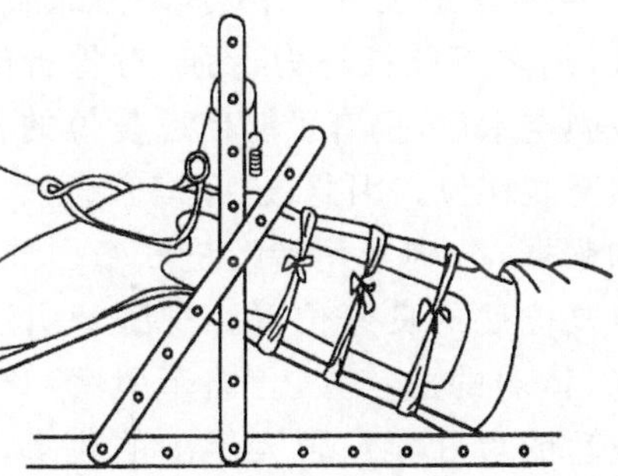

图 5-84 股骨下段双向牵引法

④儿童股骨干骨折：a. 3 岁前婴幼儿期股骨干骨折：该时期儿童股骨干骨折，生长迅速，塑形能力强，治疗不必强求解剖对位，主要是矫正成角旋转畸形以保持对线。而轻度的重叠，多在发育中自行恢复。该骨折可采用折顶对位法：患者平卧，一名助手固定骨盆，另一名助手扶持膝部，医者两拇指置近折端前侧，余指置大腿后部托远折端，先前提使向后移位的远折端向前与近折端成角相抵，然后按压近折端，同时扶膝之助手配合牵拉反折复位；也可先按压近折端向后与远折端成角相抵，然后前提牵拉反折复位。复位后医者一只手保持对位，另一只手持膝部轻轻推顶，使两折端骨槎进一步吻合(图 5-85)。b. 学龄前后儿童股骨干骨折。对长斜或螺旋形骨折，可采用牵拉挤压法复位。一名助手

固定骨盆,另一名助手持小腿牵拉矫正重叠后,根据移位方向,医者两手相对挤压使折楂吻合。若为背向楂,采用回旋拨楂法复位。医者一只手拇指推远折端,另一只手持膝部根据移位方向而向反方向扭旋患体与拇指推压相配合使折端反向复位。对横断或短斜形骨折,可采用牵拉推挤提按法或折顶手法复位(图 5-86)。

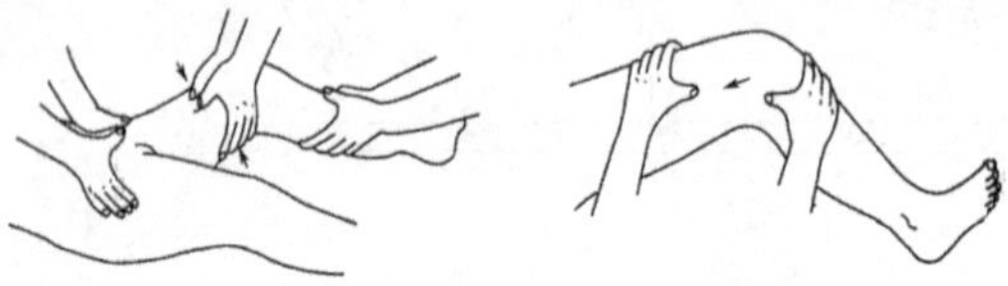

A B

图 5-85 婴幼儿股骨干骨折折顶复位法

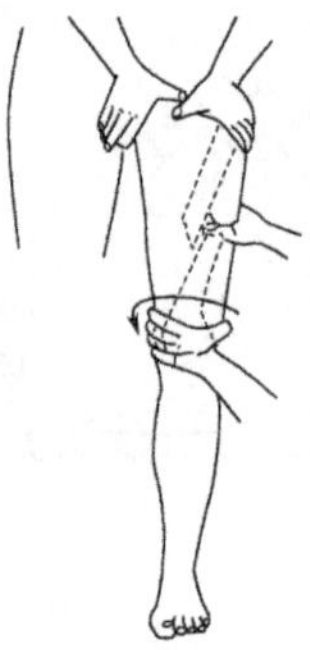

图 5-86 儿童股骨干斜形骨折背向移位复位法

2. 持续牵引复位 由于大腿部肌肉丰厚,肌力强大,加之下肢杠杆力量强,对骨折施行手法复位夹板固定术后,仍有可能使已复位的骨折端发生成角甚至侧移位。因此,还应按照病人年龄、性别、肌力的强弱,分别采用持续皮肤牵引或骨牵引,才能维持复位后的良好位置。皮肤牵引适用于儿童和年老、体弱的成年人,骨骼牵引适用于下肢肌肉比较发达的青壮年或较大年龄的儿童。儿童牵引重量约 1/6 体重,时间 3～4 周;成年人牵引重量约 1/7 体重,时间 8～10 周。1 周后床边摄 X 线片复查,如骨折对位良好,即可将牵引的重量逐渐减轻至维持重量,一般成年人为 5kg 左右,儿童为 3kg 左右。在维持牵引的过程中,应注意调整牵引的重量和方向,检查牵引装置,保持牵引效能,防止过度牵引,以达到维持骨折良好的对位对线的目的。股骨干骨折常用的持续牵引方法有以下几种。

(1)垂直悬吊皮肤牵引:适用于 3 岁以内的儿童。此法是把患肢和健肢同时用皮肤牵引向上悬吊,用重量悬起,以臀部离开床面一拳之距为宜,依靠体重做对抗牵引(图 5-87)。如果臀部接触床面,说明牵引重量不够,要重新调整重量,使臀部离开床面。牵引期间要注意双下肢血液循环情况。此法患儿能很快地适应,对治疗和护理都比较方便。一般牵引 3～4 周,骨折均可获得良好的愈合。

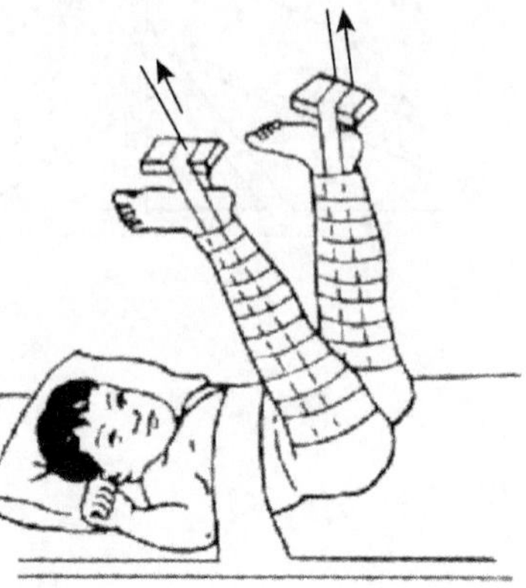

图 5-87 垂直悬吊皮肤牵引法

(2)皮肤牵引:适用于小儿或年老体弱的人。用胶布贴于患肢内、外两侧,再用绷带裹住,将患肢放置在牵引架(托马斯架)上(图 5-88)。4－8 岁的患儿牵引重量为 2～3kg,时间为 3～4 周;成年人为 1/12～1/7 体重,一般以不超过 5kg 为宜,时间为 8～10 周。用皮肤牵引时,应经常检查,以防胶布滑落而失去牵引作用。

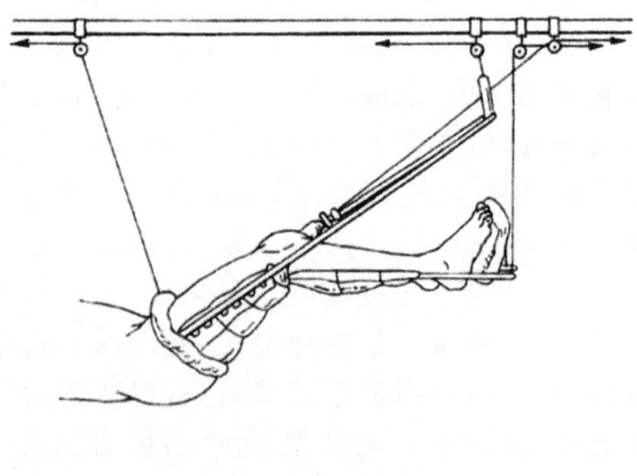

图 5-88 皮牵引

(3)骨骼牵引:较大儿童及成年人采用骨骼牵引,并将患肢放在布朗架上(图 5-89),按部位不同,可采用股骨髁上牵引,股骨髁牵引或胫骨结节牵引。

①股骨髁上牵引:适用于中 1/3 骨折或远折端向后移位的下 1/3 骨折。中 1/3 骨折应置患肢于外展旋中位,下 1/3 骨折应置患肢于屈髋屈膝

旋中位。

②股骨髁牵引:适用于上1/3骨折和远侧骨折端向后移位的下1/3骨折,患肢置屈髋屈膝中立位。

③胫骨结节牵引:适用于上1/3骨折和骨折远端向前移位的下1/3骨折,患肢置屈髋外展位。较大的儿童或少年不宜在胫骨结节部穿针,应于向下2~3cm处穿针。牵引过程中如发现复位不良,通过调整牵引重量及方向以纠正,要经常检查牵引装置,保持牵引效能并防止过度牵引。从牵引、夹板固定后的第2天起,做股四头肌功能锻炼及踝、趾关节屈伸活动。然后逐渐增加锻炼的程度。

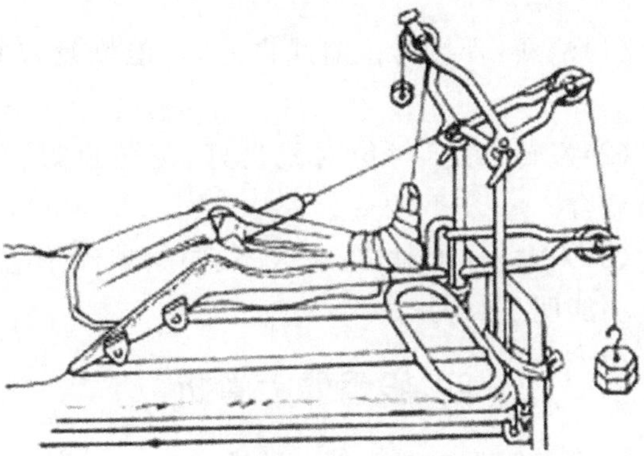

图5-89 骨牵引

3. 固定

(1)夹板固定:骨折复位后,在维持牵引下,根据上、中、下不同部位放置压垫,防止骨折的成角和再移位。股骨干上1/3段骨折,应将压垫放在近端的前方和外方;股骨干中1/3骨折,把压垫放在骨折线的外方和前方;股骨干下1/3骨折,把压垫放在骨折近端的前方。再按照大腿的长度放置4块夹板,后侧夹板上应放置一较长的塔形垫,以保持股骨正常的生理弧度,然后用4条布带捆扎固定(图5-90)。

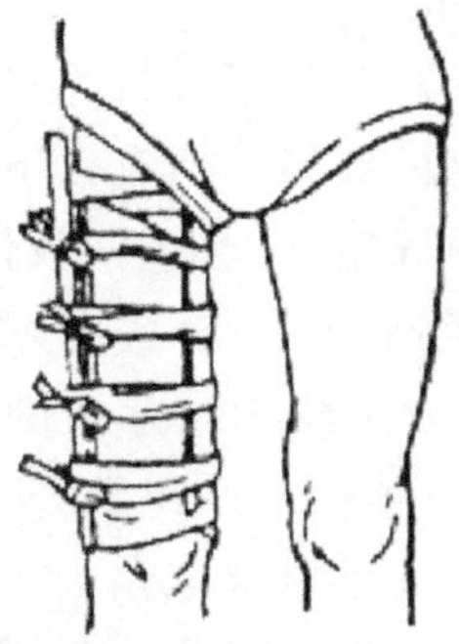

图5-90 夹板固定

(2)外固定器固定:适用于各种不稳定性股骨干骨折,临床中较常用单侧多功能外固定器。

(3)石膏固定:早期仍以牵引为治疗,待肿痛消退后改用石膏支具。即长腿石膏管理。这种方法适用于股骨中1/3部及以下的骨折,以粉碎性骨折最适宜。在固定期间,发生成角后,可以重新塑形矫正。

4. 辨证施治 根据中医骨伤三期用药原则进行辨证施治。

(1)早期:骨折后1~2周,患肢局部肿胀疼痛明显,骨折端容易发生再移位,筋骨脉络可反复损伤,气滞血瘀,经络受阻。治宜活血化瘀,消肿止痛。可用桃红四物汤加减。骨折伴有腑实证则去当归,加大黄以泻瘀通便;开放骨折并创伤感染,热毒蕴结者,去当归,加黄连、黄柏以清热解毒;患肢肿胀严重者,可加木通、泽泻以利水消肿。或口服复方续断接骨丸,每次1丸,每日2次。

(2)中期:骨折损伤后3~4周,骨折处疼痛减轻,肿胀消退,原始骨痂已开始逐步形成,但筋骨未坚,仍有瘀血未尽。治宜接骨续筋,祛瘀活血。可用续骨活血汤加减。兼有脾胃虚弱者,加党参、白术以补气健脾;兼有风湿,筋络挛缩者,可加羌活、独活以驱风除湿通络。或口服三七接骨丸。

(3)后期:骨折1个月以后,肝肾虚损、筋骨痿弱,治疗以补为主。肝主筋,肾主骨,肝肾同源。治宜补益肝肾,壮筋强骨,可用补肾壮筋汤加减。面色苍白、气血亏虚者,可加黄芪、白术以益气养心;天阴下雨即酸痛者,可加麻黄、桂枝以驱寒湿止痹痛。

5. 其他治疗

(1)熏洗:苏木煎。组成:苏木、大力草、艾叶、伸筋草、鸡血藤各30g,羌活、卷柏、川牛膝各10g;功效:温经活血,舒筋利节。以上熏洗剂煎至沸腾半小时后,先趁热以厚毛巾覆盖伤肢熏之,待降低至合适的温度时再浸泡患部,每日2~3次。

(2)外敷:活血止痛膏。组成:生地黄、大黄、连翘各120g,羌活90g,当归、白芷、赤芍、独活各60g,甘草30g,芝麻油5000ml。功效:活血镇痛,祛风除湿,接骨续筋。主治:创伤骨折、筋伤,劳损性疼痛。用法:外敷患处,每周换药1次,皮肤过敏者停止使用。

(3)外搽:骨折愈合后,髋、膝关节活动不利或疼痛者,可用展筋丹按摩或涂搽展筋酊。

(4)物理治疗:可以使用中药离子导入、电脑中频等,以舒筋活络,祛瘀消肿,促进关节功能恢复。

6. 手术治疗

(1)切开复位:股骨干骨折经过非手术治疗,一般都能获得满意的效果。但有以下情况者,可考虑手术切开复位内固定:①严重开放性骨折早期就诊者;②合并有神经血管损伤,需手术探查及修复者;③多发性损伤,为了减少治疗中的矛盾,便于治疗者;④骨折断端间嵌夹有软组织者。

股骨干骨折畸形愈合成角大于 10°～15°、旋转在 30°、重叠在 2～3cm 及以上者,若骨折在 3 个月以内,愈合未坚固,患者体质较好,可在充分麻醉下,重新折骨后给予外固定;若骨折已超过 3 个月,愈合坚强,手法折骨有困难者,应切开复位给予内固定。对迟缓愈合者,应着重改进外固定装置,延长固定时间,给骨折处按摩、卡挤和纵向压力刺激以促进骨折愈合。骨折不愈合者应施行手术内固定和植骨术治疗。

(2)内固定:①股骨干中段以上骨折:选用交锁钉、钢板等。②股骨干中段以下骨折:可选用钢板、交锁钉及其他具有锁定功能的内固定器械。

【并发症】

由于骨折时遭受到强大暴力侵害,股骨干骨折常伴有全身多处损伤,或伴有躯体重要脏器的损伤。就股骨干骨折本身而言,由于股骨干内侧有重要的神经血管走行,骨折发生时或者伤后不恰当的搬运,尖锐的骨折端刺破血管形成大出血,加上骨折本身的出血,成年人的内出血量可达到 500～1500ml,严重时出现失血性休克。股骨下 1/3 骨折,远折端受腓肠肌的牵拉而向后倾倒,远侧骨折端可压迫或刺激腘动脉、腘静脉和坐骨神经。血管的损伤可能造成肢体远端的血供障碍,甚至肢体坏死,坐骨神经的损伤表现为足下垂、足趾伸屈无力和足部感觉障碍等典型症状体征。除了以上的并发症的情况外,本病还可以并发感染和骨不连等严重的并发症。骨折持续牵引时,要注意牵引重量的调整、牵引力线的方向、夹板位置及扎带的松紧度。患肢放置在牵引架上,要注意股四头肌和踝、趾关节的功能锻炼,并防止皮肤发生压疮。

【功能锻炼及预后】

1. 功能锻炼　较大儿童、成年患者的功能锻炼应从复位后第 2 天起,开始练习股四头肌收缩及踝关节、跖趾关节屈伸活动。如小腿及足出现肿胀可适当按摩。从第 3 周开始,直坐床上,用健足蹬床,以两手扶床练习抬臂,使身体离开床面,以达到使髋、膝关节开始活动的目的。从第 5 周开始,两手扶吊杆,健足踩在床上支撑,收腹、抬臀,臀部完全离床,使身体、大腿与小腿成一平线以加大髋、膝关节活动范围。经摄 X 线片或 X 线透视,骨折端无变位,可从第 7 周开始扶床架练习站立。解除固定后,对上 1/3 骨折加用外展夹板,以防止内收成角,在床上活动 1 周即可扶双拐下地做患肢不负重的步行锻炼。当骨折端有连续性骨痂时,患肢可循序渐进地增加负重。经观察证实骨折端稳定,可改用单拐。1～2 周再弃拐行走。此时再摄 X 线片检查,若骨折没有重新变位,方可解除夹板固定。

2. 预后

(1)治愈:骨折对位对线良好,功能恢复或基本恢复。

(2)好转:骨折对位对线良好,复位良好,手术伤口愈合。

(3)未愈:骨折对位、对线不理想,或畸形愈合,肢体功能明显障碍。

四、股骨髁上骨折

发生于股骨自腓肠肌起点上 2～4cm 范围内的骨折称股骨髁上骨折。临床较为少见。由于其短小的远折端只有腓肠肌内、外侧头附着,故多向后倾斜,突起成角移位、复位和固定都较困难,又有损伤腘窝血管、神经的危险。青壮年人多见。

【病因病机】

股骨髁上骨折多由高处跌下,足部或膝部着地,间接暴力所引起,也可因直接打击所造成。此外,若膝关节强直、失用性骨质疏松,更容易因外力而发生股骨髁上骨折。

1. 根据受伤机制和远折端移位方向　分为伸展型和屈曲型。

(1)伸展型:远折端向前移位者,因膝关节伸直位受伤时易引起其他部位损伤,该骨折较为少见(图 5-91A)。

(2)屈曲型:远折端向后移位者,为膝关节屈曲位受伤所致,此型骨折较为多见(图 5-91B)。

2. 根据复位后骨折稳定程度　分为稳定型和不稳定型。

(1)稳定型:远折端向前移位或骨折线由前上斜向后下,复位或伸直位牵拉矫正重叠后,远折端受腓肠肌内、外侧头的向后牵拉,比较稳定,但此型较为少见。

(2)不稳定型:远折端向后移位,或骨折线从

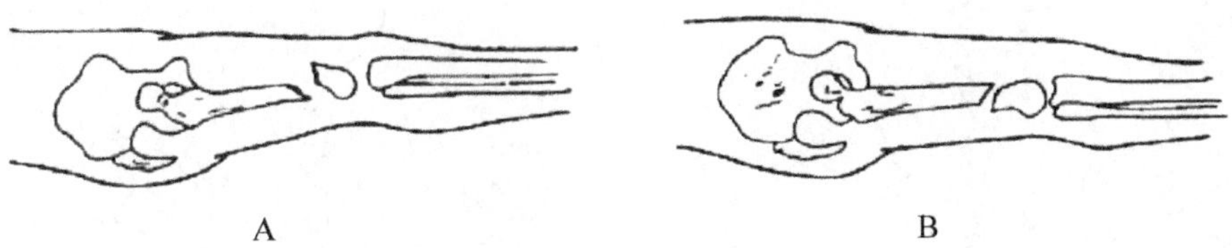

图5-91 股骨髁上骨折

A. 伸展型;B. 屈曲型

后上斜向前下,受腓肠肌的作用,远折端向后倾斜起移位,复位不易且复位后也不稳定,此型较为多见。

3. 根据骨折形态　分为横断形、短斜形和粉碎性三种,以短斜型较为多见。另外老年人因骨质疏松,跌倒时膝部着地,干骺端之坚质骨可嵌入松质骨内而形成嵌入型骨折。

【临床表现】

股骨下端明显肿胀、疼痛,髌上囊和腘窝部可出现血肿,膝关节功能障碍,有假关节活动和骨擦音,患肢短缩。应注意检查有无腘动静脉和神经的损伤。

【辅助检查】

1. X线摄片　膝关节正侧位X线片,可确定骨折类型和移位情况。

2. CT检查　诊断髁上骨折粉碎程度、关节面涉及程度。

3. MRI、血管造影检查　涉及神经、血管损伤者,可行此检查。

【诊断】

1. 诊断依据

(1)外伤史:一般多为较剧烈之暴力所致。

(2)临床特点:除骨折局部疼痛、肿胀、压痛、畸形、功能障碍外,应特别注意足背动脉有无搏动及其强度,并与健侧对比。同时注意足趾的活动与感觉,以确定腘窝部的血管及神经有无被累及。

(3)影像学检查:常规摄X线片可明确诊断并清晰显示骨折的类型及移位情况;有软组织损伤,尤其是涉及神经血管损伤者,可辅以MRI或血管造影检查。

2. 诊断分型　①青枝骨折或无移位骨折;②伸直型远折端向前移位者;③屈曲型远折端向后移位者。

【鉴别诊断】

1. 股骨下1/3骨折　其临床症状、体征与股骨髁上骨折完全相同,所不同的是受伤部位,伤后摄X线片就可明确诊断。

2. 股骨髁间骨折　多由直接暴力引起,骨折后膝部肿胀、疼痛明显,拍摄X线片就可发现为髁间骨折。

【治疗】

1. 手法复位

(1)青枝骨折或无移位的骨折:应将膝关节内的积血抽吸干净,然后用夹板固定,前侧板下端至髌骨上缘,后侧板的下端至腘窝中部,两侧板以带轴活动夹板超膝关节固定,小腿部的固定方法与小腿骨折相同,膝上以4根布带固定,膝下亦以4根布带固定。

(2)屈曲型:该型骨折是股骨髁上骨折中较多见的一种,也是较难复位的一种类型。膝关节内积血多时,可先在无菌下抽出积血,然后根据骨折形态采用相应的复位法。对横断形骨折,可用仰卧屈膝牵拉提按法或俯卧屈膝牵拉按压法复位。前法为仰卧屈膝大于45°位,一名助手固定大腿上段,另一名助手持小腿下段维持膝关节屈曲体位,第三名助手持小腿上段牵拉,医者先以两手掌相对挤压矫正侧方移位,然后两拇指置近折端前侧向后按压,余指提远折端向前以复位(图5-92)。后法为俯卧位,一名助手固定大腿上段,另一名助手一只手持小腿下段使膝关节屈曲60°～90°位,一前臂横置小腿上段后侧攀拉。医者先以两手掌相对挤压矫正侧方移位后,两拇指按压远折端向前,余指托持近折端前侧以复位(图5-93)。斜形骨折复位困难者,不宜采用手法整复,以免反复施行手法而产生血管、神经并发症。

(3)伸直型:伸直型骨折用牵拉推挤提按法复位。一名助手固定大腿上段,另一名助手持小腿牵拉,医者两手掌置膝关节上部两侧相对挤压矫正侧方移位,然后两拇指按压远折端向后,余指前提近

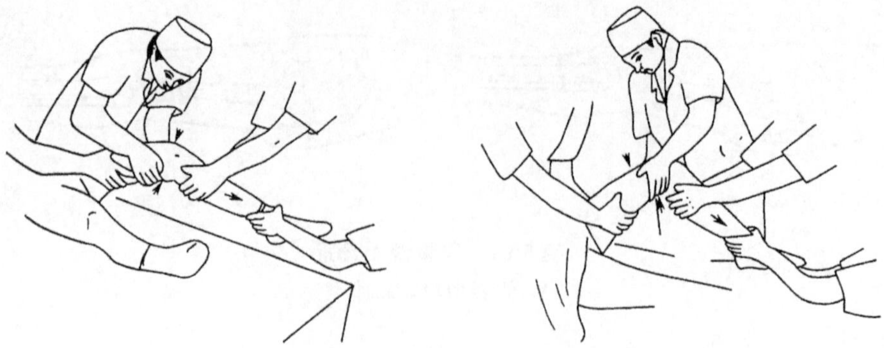

A　　　　　　　　B

图 5-92 屈曲型股骨髁上骨折的仰卧复位法

A. 矫正侧方移位法；B. 矫正前后移位法

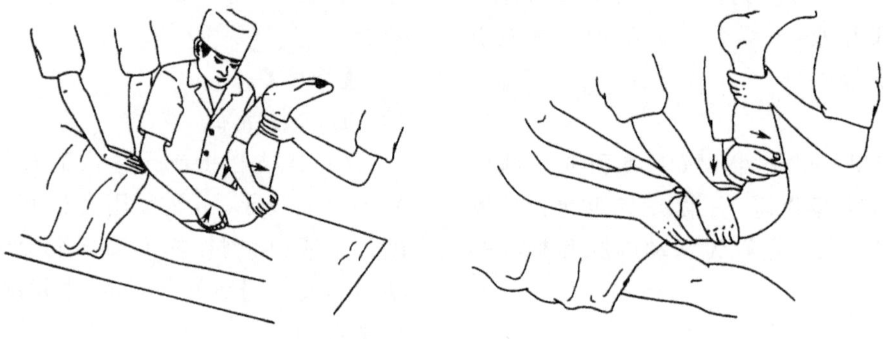

A　　　　　　　　B

图 5-93 屈曲型股骨髁上骨折的俯卧复位法

A. 矫正侧方移位法；B. 矫正前后移位法

折端，即可复位。

(4)嵌入和粉碎性骨折：一般不需整复。粉碎骨折有向内向后成角突起者，可用推挤手法矫正向内成角，托提手法矫正向后成角突起。

2. 牵引复位

(1)屈曲型：选用股骨髁部冰钳牵引或骨牵引，将后移的远端骨折向前牵引而复位。若远端骨折向后移严重，选用双骨牵引，一牵引弓行股骨髁牵引，另一牵引弓做胫骨结节骨牵引水平向前。远折端越向后倾，水平牵引时的作用点应越低，小腿与滑轮亦应放得越低，且牵引架之附夹不要放在膝关节下，而是恰放于骨折远端。

(2)伸直型：可单纯采用胫骨结节骨牵引。重量一般为 7～10kg，待骨折端被牵引复位，应减轻牵引重量至 5kg 左右，并对残余移位用手法纠正。

3. 固定　复位后，用夹板或骨骼牵引固定，或两者同时采用。

(1)夹板固定：无移位骨折或青枝骨折，用超关节夹板固定。膝关节有积血，应先抽吸干净。前侧板下至髌上缘，后侧板下至腘窝中部，两侧以带轴活动板施行超膝关节小腿固定。固定 6～8 周。

(2)石膏固定：牵引 2～3 周改用下肢石膏固定，膝关节屈曲 120°～150°为宜；2 周后换功能位石膏，拆石膏后加强膝关节功能锻炼，并可辅以理疗。

(3)内固定：对于手法整复失败、陈旧性骨折畸形愈合或合并有血管神经损伤者可采用切开复位，用钢板螺丝钉或髓内针内固定治疗。

4. 辨证施治

(1)早期：初期多肿胀严重，膝关节多积血明显，当以通下祛瘀法祛瘀消肿，方用消下破血汤加泽泻或加味活血疏肝汤以利为度，继服仙复汤加独活、牛膝等以活血消肿；1 周后肿势减轻，可服逍遥散加独活、牛膝、丹参或橘术四物汤加独活、牛膝；

或口服复方续断接骨丸，每次1丸，每日2次。

(2)中期：骨折整复固定后2周肿胀基本消退，可服用三七接骨丸。

(3)后期：1个月后肿痛完全消失，可服参龙接骨丸；骨折愈合后关节伸屈不利而疼痛者，可服养血止痛丸。

4. *其他治疗*

(1)熏洗：苏木煎。组成：苏木、大力草、艾叶、伸筋草、鸡血藤各30g，羌活、卷柏、川牛膝各10g。功效：温经活血，舒筋利节。以上熏洗剂煎至沸腾半小时后，先趁热以厚毛巾覆盖伤肢熏之，待降低至合适的温度时再浸泡患部，每日2～3次。

(2)外敷：活血止痛膏。组成：生地黄、大黄、连翘各120g，羌活90g，当归、白芷、赤芍、独活各60g，甘草30g，芝麻油5000ml。功效：活血止痛、祛风除湿，接骨续筋。主治：创伤骨折、筋伤，劳损性疼痛。用法：外敷患处，每周换药1次，皮肤过敏者停止使用。

(3)外搽：骨折愈合后，膝关节活动不利或疼痛者，可用展筋丹按摩或涂搽展筋酊。

(4)物理治疗：可以使用中药离子导入、电脑中频等，以舒筋活络，祛瘀消肿，促进关节功能恢复。

5. *手术治疗*

(1)切开复位：凡有下列情况之一者，即考虑及早施术探查与复位。①对位未达功能要求；②骨折端有软组织嵌顿者；③有血管神经刺激、压迫损伤症状者。

视手术目的的不同可采取侧方或其他入路显示骨折断端，并对需要处理及观察的问题加以解决，包括血管神经伤的处理、嵌顿肌肉的松解等，而后将骨折断端在直视下加以对位及内固定，对复位后呈稳定型者，一般无须再行内固定术。

(2)固定：单纯复位者，仍按前法行屈曲位下肢石膏固定，2～3周更换功能位石膏，对需内固定者可酌情选用L形钢板螺钉、Ender钉或其他内固定物，然后外加石膏托保护2～3周。

【并发症】

1. *伸直型骨折* 常可致股后腘动脉损伤。

2. *股骨髁部骨折不连接* 原因：①固定不正确或不坚强；②不合理的患肢功能锻炼；③过度牵引；④感染；⑤骨断端间有软组织嵌入，一旦发生，可行手术取除，采用坚强的内固定和骨移植。

3. *股骨髁上骨折畸形愈合* 股骨髁上骨折畸形愈合常伴有股骨髁的关节面歪斜。

4. *其他* 内固定松动不牢。

【功能锻炼及预后】

1. *功能锻炼* 股骨髁上骨折，为近关节部骨折，由于骨折部和股四头肌粘连加之关节内积血机化后的关节内粘连等，对膝关节的预后功能影响较大，故初始就应该注意膝关节的功能锻炼，即筋骨并重原则。整复固定后，即应靠背坐起和加强足踝的屈伸活动即股四头肌的收缩，并及早施行指推活髌法，以减少髌骨的粘连。3周骨折稳定后，即应在牵引或固定下，练习膝关节伸展活动，既可减轻膝关节粘连，又能预防股四头肌萎缩、粘连而影响日后膝关节功能。6～8周骨折临床愈合后，加大膝关节的伸屈活动度。待骨折愈合牢靠后，即可以床缘屈膝法练习，随着下床活动骨折愈合的进一步巩固，可行床缘屈膝法和拉物起蹲法练习，以加大膝关节的伸屈活动度。并可行仰卧屈膝、床缘按压屈膝、俯卧手推屈膝和俯卧屈膝等活筋手法，以促使膝关节功能的早日康复。

2. *预后* 一般预后良好，亦有少部分患者由于内固定不牢固，出现骨不连接和畸形愈合。

五、股骨髁间骨折

股骨干近似圆柱状，在远端增宽形成两个有曲度的髁。外侧髁较宽和较短；内髁较外髁长，向远侧伸展较低平。在负重状态下，两个股骨髁在胫骨髁的平台上，股骨髁倾向下、向内。股骨髁前面的关节面与髌骨构成关节，遭受外力时股骨髁易被三角形的髌骨如同楔子一样劈开。单髁骨折的损伤机制是轴向的负荷并具有内外翻的应力，在胫骨隆起的突起部可以顶撞髁间窝的内侧面，使股骨髁劈开。股骨髁间骨折较为少见，其发生率约占全身骨折脱位的0.4%。因损伤波及关节面，并可改变下肢轴线，治疗较为困难。骨折易发生折块分离。青壮年多见。

【病因病机】

多由高处跌下，足部或膝部着地，间接暴力所引起，也可因直接打击所造成。此外，若膝关节强直、失用性骨质疏松，更易因外力而发生髁间骨折。

股骨髁间骨折的病因病机与股骨髁上骨折相类似，多因自高处坠下，足部触地，先发生股骨髁上骨折，如暴力继续传导，骨折近端嵌插于股骨两髁之间，将股骨髁劈开分为内外两块，成为T形或Y形骨折，故多严重移位。髁间骨折为关节内骨折，关节腔常有大量积血。

1. 按骨折的移位情况 可分为移位型骨折和无移位型骨折。无移位型骨折较为少见。

2. 按骨折的复杂程度 可分为股骨单髁骨折和股骨双髁骨折即髁间骨折，以股骨髁间骨折较为多见。

3. 按骨折部位 可分为下列3种骨折。

(1)股骨外髁骨折：是由膝关节强力外翻所致。当暴力撞击于膝关节外侧，迫使其强力外翻时，则股骨外髁受胫骨外髁的冲撞而发生骨折。因膝关节外侧易遭外力撞击，故股骨外髁骨折较为多见(图5-94A)。

(2)股骨内髁骨折：为膝关节强力内翻所致。当膝关节内侧受暴力撞击，迫使其强力内翻时，则股骨内髁受胫骨内髁的冲撞而发生骨折。因膝关节内侧易遭外力机会较少，故股骨内髁骨折较为少见。股骨内、外髁骨折后，由于外力和腓肠肌内、外侧头的牵拉，而向后上移位(图5-94B)。

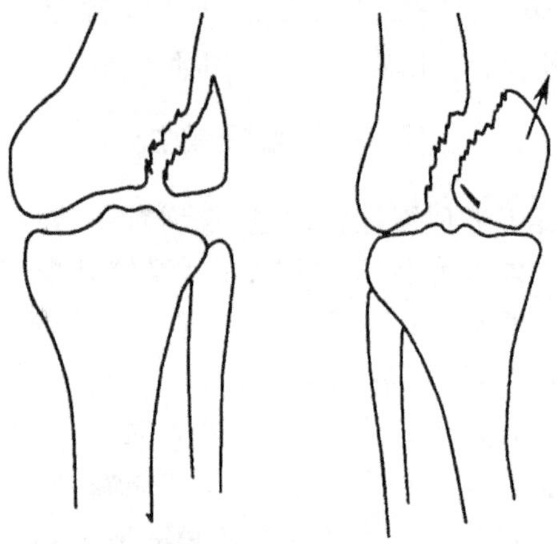
A B

图5-94 股骨单髁骨折

A. 外髁骨折；B. 内髁骨折

(3)股骨髁间骨折：是由垂直冲撞力所致。根据其骨折线形态，有股骨髁间T形和股骨髁间Y形骨折(图5-95)。当由高空坠落足部着地时，则体重沿股骨干向下传导，地面反作用力沿股骨干向上传导，相互作用于股骨髁上皮质骨、松质骨交界部，造成该部位的骨折。

【临床表现】

伤后膝部疼痛、肿胀严重、皮下瘀斑，膝关节呈半屈曲位，功能丧失，患肢缩短，膝部可有横径或前后径增大。局部压痛明显，并可扪及骨擦感。

【辅助检查】

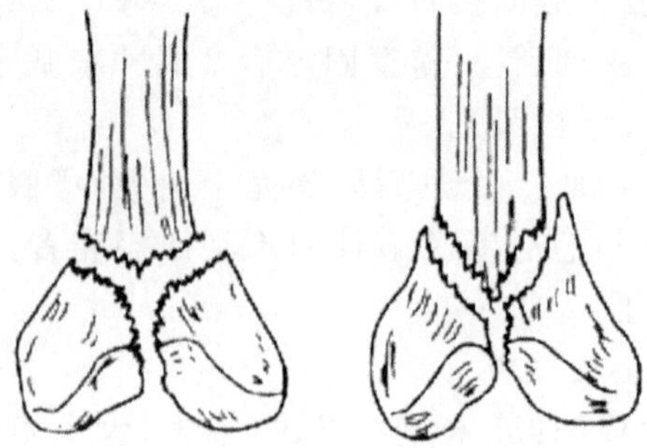
A B

图5-95 股骨髁间骨折

A. "T"形骨折；B. "Y"形骨折

1. X线摄片 摄X线片可看到骨折类型和移位，并可了解关节腔内是否有骨块嵌入。

2. CT、MRI检查 根据病情必要时选择CT、MRI检查。

【诊断及鉴别诊断】

1. 诊断

(1)诊断依据：①外伤史；②膝部肿胀、疼痛、功能障碍；③膝部压痛，有骨擦感、畸形，纵轴叩击痛阳性；④拍摄X线膝关节正侧位片。

(2)诊断分型：①无移位含青枝骨股骨内髁骨折；②股骨内髁骨折为膝关节强力内翻所致。③股骨外髁骨折是由膝关节强力外翻所致；④股骨髁间骨折由垂直冲撞力所致。

2. 鉴别诊断

(1)股骨下端骨折：肿、痛、畸形的部位不同，拍摄X线片可以明确骨折部位。

(2)股骨髁上骨折：属于同一类型骨的不同部位，只有拍X线片可以鉴别诊断。

【治疗】

对于股骨髁间骨折，在整复时应尽量达到解剖复位，保持关节面平整、光滑、牢靠。要较好地贯彻动静结合的原则，早期进行练功治疗，使膝关节功能较好恢复。对仅有远折端移位而两髁无明显分离及旋转移位的，且关节面基本平整的一二度骨折，可用手法复位加超膝关节夹板固定。膝部肿胀严重，远近折端重叠移位，两髁旋转、分离的三四度骨折，可用手法整复。有血管、神经损伤时处理同股骨髁上骨折。

1. 手法复位

(1)股骨单髁骨折：可采取牵拉推挤法整复。健侧卧位，一名助手固定大腿中段，另一名助手一只手持髁上将膝关节屈曲90°，以另一前臂横置小腿后部攀拉。医者两拇指置外髁后部，余指置膝关节内侧。先以两拇指向前下推挤外髁，矫正向后上移位，然后两手四指向外提拉膝关节矫正外翻的同时，两拇指再向内推挤外髁矫正向外移位。内髁骨折者，采取患侧卧位，用上述手法复位，只是除向前下推挤内髁外，其余用力方向与上述相反（图 5-96）。

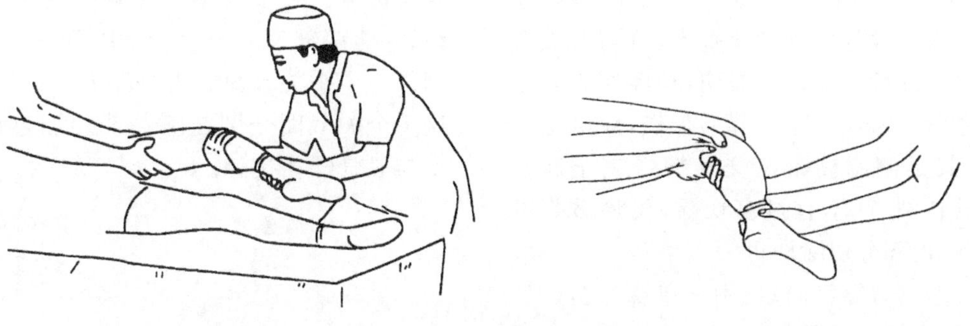

图 5-96 股骨外髁骨折牵拉推挤复位法

（2）股骨髁间骨折：髁间骨折根据其移位程度采取相应的复位方法。无移位的髁间骨折不需整复。对仅向两侧分离移位的髁间骨折，可用牵拉挤压法复位。一名助手固定大腿，另一名助手持小腿下段牵拉，术者两手相扣以掌根挤压两髁复位。对移位较大、并有重叠的髁间骨折，整复困难，一般不宜采用手法复位。

2．牵引复位　对内外两髁分离者，可采用股骨髁冰钳牵引；无明显移位者，用胫骨结节牵引。在牵引下用两手掌压迫股骨内外两髁，使骨折块复位，然后施行超关节夹板固定。在牵引期间应练习股四头肌收缩活动，6～8 周解除牵引。

3．固定

（1）超膝关节夹板固定：股骨髁骨折移位不明显、关节面基本平整者，可采用超膝关节夹板固定。对膝部血肿应尽早处理，可采用注射器抽出并加压包扎。

（2）超膝关节夹板固定加胫骨结节牵引：对骨块完整移位者，用手法整复后可达解剖复位，关节面基本平整，可采用此法。

4．辨证施治

（1）早期：初期多肿胀严重，膝关节多积血明显，当以通下祛瘀法祛瘀消肿，方用消下破血汤加泽泻或加味活血疏肝汤以利为度，继服仙复汤加独活、牛膝等以活血消肿；1 周后肿势减轻，可服逍遥散加独活、牛膝、丹参或橘术四物汤加独活、牛膝；或口服复方续断接骨丸，每次 1 丸，每日 2 次。

（2）中期：骨折整复固定后 2 周肿胀基本消退，可服用三七接骨丸。

（3）后期：1 个月后肿痛完全消失，可服参龙接骨丸；骨折愈合后关节伸屈不利而疼痛者，可服养血止痛丸。

5．其他治疗

（1）熏洗：苏木煎。组成：苏木、大力草、艾叶、伸筋草、鸡血藤各 30g，羌活、卷柏、川牛膝各 10g。功效：温经活血，舒筋利节。以上熏洗剂煎至沸腾半小时后，先趁热以厚毛巾覆盖伤肢熏之，待降低至合适的温度时再浸泡患部，每日 2～3 次。

（2）外敷：活血止痛膏。组成：生地黄、大黄、连翘各 120g，羌活 90g，当归、白芷、赤芍、独活各 60g，甘草 30g，芝麻油 5000ml。功效：活血镇痛，祛风除湿，接骨续筋。主治：创伤骨折、筋伤，劳损性疼痛。用法：外敷患处，每周换药 1 次，皮肤过敏者停止使用。

（3）外搽：骨折愈合后，膝关节活动不利或疼痛者，可用展筋丹按摩或涂搽展筋酊。

（4）物理治疗：可以使用中药离子导入、电脑中频等，以舒筋活络，祛瘀消肿，促进关节功能恢复。

6．手术治疗

（1）切开复位：对手法复位不理想者，合并神经、血管、韧带损伤者，开放骨折的年轻患者可行切开复位内固定。手术采用膝内侧切口由股直肌与股内侧肌间隙显露骨折，准确复位，先用一长螺丝钉或骨栓固定两髁，再用钢板固定髁上部分。术后用长腿石膏托固定膝关节于功能位。如内固定坚强，两周后可除去石膏，将患肢置于 Thomas 架上，开始主动及被动膝关节活动。术后3个月可逐步恢复正常活动。

合并有其他损伤应酌情加以处理：①血管损伤，多因骨折端刺激腘动脉引起血管痉挛所致，破裂者较少见，应及时进行超声检查，必要时进行血管造影。破裂者应紧急行血管探查术，可与开放复位及内固定同时进行。②神经损伤，神经探查与上述操作同时进行。③合并膝关节韧带伤，原则上宜早期处理，尤其是侧副韧带及交叉韧带完全断裂者。对半月板破裂者，不宜过多切除，仅将破裂的边缘或前角、后角部分切除即可。

(2)固定：①拉力螺钉固定：用于单髁骨折。②单纯骨栓固定：适用于单髁骨折。③骨栓＋钢板螺钉固定：多用于T形、Y形、V形及粉碎性骨折。④L形(Moore式)钢板：使用范围同前，但固定牢固程度不如前者，可加用拉力螺钉。⑤其他内固定：根据骨折的类型、移位情况、手术条件的不同酌情选用长螺钉、钢丝及其他内固定物，以求恢复关节面的完整，有利于下肢功能的康复。

【功能锻炼及预后】

1. *功能锻炼*　股骨髁部骨折属关节内骨折，关节内瘀血和肿胀都较严重，易遗留关节强硬和创伤性关节炎。因此，加强不同时期的功能活动，不但能促进瘀血消散而预防关节粘连，又可通过股骨滑车关节面在胫骨平台上的滚动，使残余的移位得以模造，可预防和减少创伤性关节炎的发生，并可增强股四头肌力，增加膝关节的稳定度，减少关节并发症。初期不论采用何种方法复位固定后，应立即做股四头肌的收缩活动。肿胀减轻后，应加用指推活髌法，防止髌骨粘连，并可坐起练臂撑提臀法，使膝关节有小量伸屈活动。3～4周可于原屈膝位做膝的伸展锻炼，骨折愈合下床活动后，可逐步采用膝关节的各种自我锻炼和活筋手法。

2. *预后*　此种骨折为关节内骨折，往往移位明显，因涉及关节面，复位要求较高。如复位不满意，可引起创伤性关节炎或膝关节僵硬。预后一般较髁上骨折差。

六、髌骨骨折

【解剖学】

髌骨系人体中最大的籽骨，是伸膝关节的重要组成部分，有传递股四头肌的力量、维护膝关节稳定及保护股骨髁的作用。髌骨呈扁平三角形，上缘宽阔肥厚(图5-97)；内外两缘较薄，有股四头肌肌腱和髌内、外侧支持带附着；侧缘向下移行为髌尖，有髌韧带附着；髌骨前面凸隆而粗糙，此面被股四头肌腱膜所覆盖；后面为光滑的关节面，完全被软骨所覆盖。关节面借一纵嵴分为内、外侧两部分，内、外侧两部又各分为上、中、下3个小关节面，内侧部3个小关节面更内侧还有一纵行的小关节面。这7个关节面分别在膝关节伸屈过程中的各个角度与股骨髁相接触。

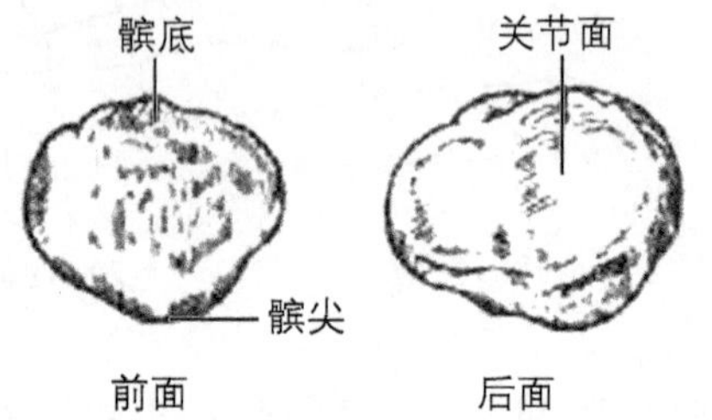

图5-97　髌骨

【病因病机】

髌骨骨折多由直接暴力或间接暴力所造成，以后者多见。直接暴力所致者，多呈粉碎性骨折，髌骨两侧的股四头肌筋膜以及关节囊一般尚完整，对伸膝功能影响较少；间接暴力所致者，由于膝关节在半屈曲位时跌倒，为了避免倒地，股四头肌强力收缩，髌骨与股骨滑车顶点密切接触成为支点，髌骨受到肌肉强力牵拉而骨折，骨折线多呈横形。髌骨两旁的股四头肌筋膜和关节囊破裂，两骨块分离移位，伸膝装置受到破坏，如不正确治疗，可影响伸膝功能。

1. *按骨折的移位程度*　可分为无移位骨折和分离型骨折。分离型骨折为股四头肌强力收缩的间接外力所引起。

2. *按骨折的形态*　可分为横断形、粉碎性和纵形骨折，以横断形为多见，粉碎性次之，纵形骨折少见(图5-98)。横断形骨折为股四头肌收缩的间接外力所致；粉碎性骨折为髌骨直接遭硬物磕碰所致；纵形骨折多发于髌骨的外侧部，亦为直接外力引起。因髌骨关节面有一纵形中间嵴，而两侧较薄弱，外侧尤著，若膝关节于最大屈位时跌倒，则髌骨嵴朝向髌窝而横架于髁间窝上，而靠髌骨的内、外两侧缘支撑。若遭硬物磕碰，将首先引起薄弱的外侧缘骨折。

3. *按骨折的部位*　可分为髌骨体部骨折和上、下极部骨折，以体部骨折最多见，下极部骨折次之，上极部骨折罕见。

4. 按骨折后时间 可分为新鲜性骨折和陈旧性骨折。以骨折超过3周为陈旧性骨折。

【临床表现】

髌骨骨折多肿痛明显，膝关节不能伸屈活动，关节内多有瘀血积聚，致肿胀严重，浮髌试验阳性，并可有大片瘀斑；局部有明显压痛和异常活动，并可触及上、下两折片的分离间隙；对症状较轻的纵形骨折，膝关节前部多有皮肤擦伤，屈膝135°位的压髌折屈试验和伸膝位的髌骨内、外侧缘按压分离试验均呈阳性。

【辅助检查】

1. X线摄片 摄X线片时应采用膝关节侧位及斜位，而不用前后位。侧位虽然对判断横断骨折以及折块分离最为有用，但不能了解有无纵形骨折以及粉碎骨折的情况。斜位可常规采用外旋45°位，以避免与股骨髁重叠；既可显示其全貌，更有利于诊断外侧的纵形骨折。如怀疑内侧有损伤时，则可取内旋45°位。如临床高度怀疑有髌骨骨折而正位及侧位X线片均未显示时，可再摄髌骨切位X线片。

2. CT、MRI检查 必要时行CT、MRI检查。

【诊断及鉴别诊断】

1. 诊断依据

(1)有外伤史，多为间接暴力所致。

(2)伤后膝关节周围肿胀、疼痛、畸形、压痛明显、膝关节屈伸活动功能障碍，可扪及骨折横形凹陷。

(3)摄X线膝关节侧、轴位X线片，以明确骨折的类型和移位情况。

2. 诊断分型

(1)无移位骨折，含青枝型。

(2)按骨折的形态，可分为横断形、粉碎性和纵形骨折，以横断形为多见，粉碎性次之，纵形骨折少见。

(3)按骨折的部位，可分为髌骨体部骨折和上、下极部骨折。

(4)按骨折后时间，可分为新鲜性骨折和陈旧性骨折。

【治疗】

治疗髌骨骨折时，要求恢复伸膝装置的功能，并保持关节面的完整光滑，防止创伤性关节炎的发生。无移位的髌骨骨折，移位不大的裂纹骨折、星状骨折，可单纯采用抱膝圈固定膝关节于伸直位；横断骨折若移位在1cm以内者，可采用手法整复，用抱膝圈固定膝关节于伸直位；如移位较大，手法整复有困难者，可采用抓髌器固定。

1. 手法复位 患者取仰卧位，膝伸直，术者站于患侧，一只手拇指及示指、中指捏挤髌骨远端向上推，并固定之，另手拇指、示指、中指捏挤髌骨近端上缘的内、外两侧向下推挤，使骨折断端接近并对位。若用手指触摸髌骨前面不平整或X线透视有前后残余移位时，可再用一只手拇指、示指固定下陷的一端，另一只手拇指、示指挤按向前突出的另一端，使之对齐。对位满意后，即可固定(图5-99)。

2. 固定

(1)石膏托或管形固定：此法适用于无移位髌骨骨折，不需手法复位，抽出关节内积血后包扎。用长腿石膏托或石膏管形固定患肢于伸直位3～4周，在此期间练习股四头肌收缩，去除石膏后练习膝关节屈伸活动。

(2)抱膝圈固定：无移位或移位不多(分离移位不超过0.5cm)者可用此法。因骨折容易整复、比较稳定，用绷带量好髌骨轮廓大小做成圆圈，缠好棉花，用绷带缠好外层，另加布带4条(各长60cm)。后侧垫一托板，长度由大腿中部到小腿中部，宽13cm、厚1cm，板中部两侧加上固定用的螺丝钉。骨折经整复满意，置患膝于托板上，膝关节后侧及髌骨周围衬好棉垫。将抱膝圈套于髌骨周围。固定带分别捆扎在后侧托板上。若肿胀消退，则根据消肿后髌骨轮廓大小缩小抱膝圈。继续固定至骨折愈合。

(3)髌骨爪固定：分离移位较明显的髌骨骨折，可采用髌骨爪(抓髌器)固定，疗效颇为满意。

3. 辨证施治 根据中医骨伤三期用药原则辨证施治。

(1)早期：初期多瘀肿严重，可用利水逐瘀法以祛瘀消肿，方用消下破血汤加泽泻或加味活血疏肝汤，以利为度，继服仙复汤加独活、牛膝等以活血消肿；若采用穿针或髌骨复位固定器治疗，可用清热解毒祛瘀法，方用活血灵汤、解毒饮合剂加泽泻、车前子；或口服复方续断接骨丸，每次1丸，每日2次。

(2)中期：骨折整复固定后2周肿胀基本消退，可服用三七接骨丸。

(3)后期：1个月后肿痛完全消失，可服参龙接骨丸；骨折愈合后关节伸屈不利而疼痛者，可服养血止痛丸。

4. 其他治疗

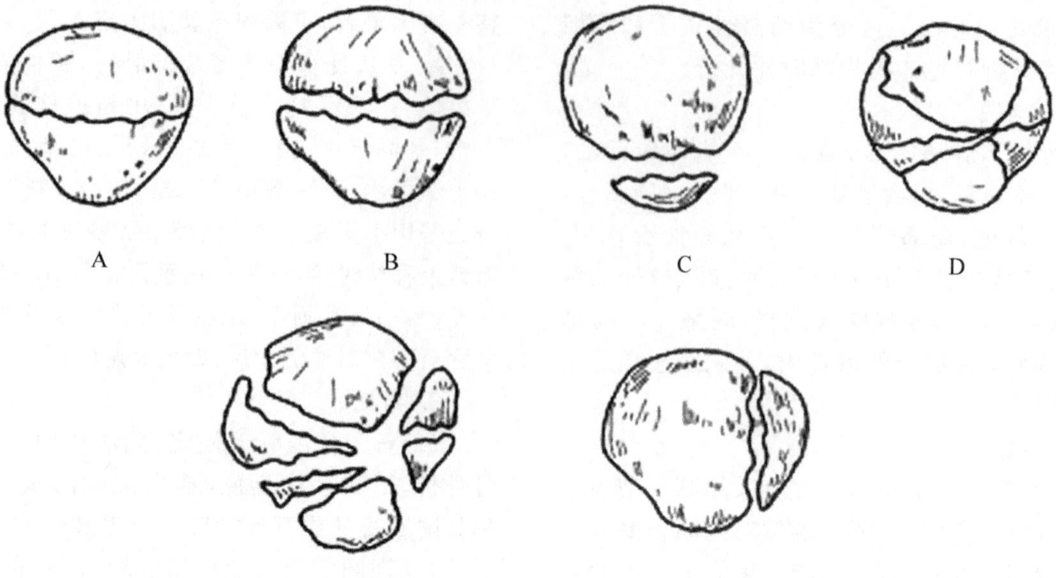

图 5-98 髌骨骨折分型

A～C. 横断形；D、E. 粉碎性；F. 纵形

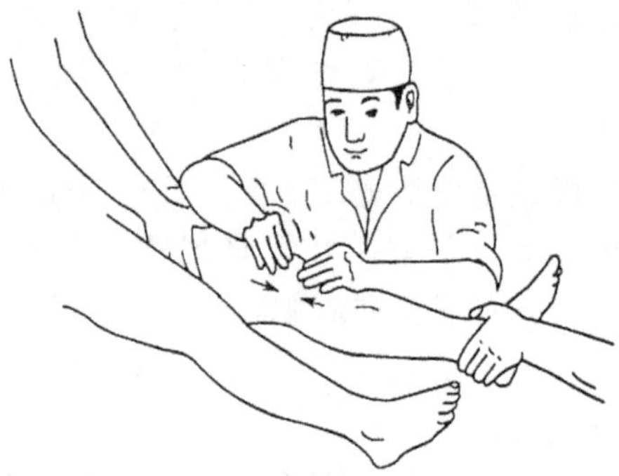

图 5-99 髌骨骨折推挤复位法

(1)熏洗：苏木煎。组成：苏木、大力草、艾叶、伸筋草、鸡血藤各 30g，羌活、卷柏、川牛膝各 10g。功效：温经活血，舒筋利节。以上熏洗剂煎至沸腾半小时后，先趁热以厚毛巾覆盖伤肢熏之，待降低至合适的温度时再浸泡患部，每日2～3 次。

(2)外敷：活血止痛膏。组成：生地黄、大黄、连翘各 120g，羌活 90g，当归、白芷、赤芍、独活各 60g，甘草 30g，芝麻油 5000ml；功效：活血镇痛，祛风除湿，接骨续筋；主治：创伤骨折、筋伤，劳损性疼痛；用法：外敷患处，每周换药 1 次，皮肤过敏者停止使用。

(3)外搽：骨折愈合后，膝关节活动不利或疼痛者，可用展筋丹按摩或涂搽展筋酊。

(4)物理治疗：可以使用中药离子导入、电脑中频等，以舒筋活络，祛瘀消肿，促进关节功能恢复。

5. 手术治疗

(1)切开复位：髌骨骨折超过 2～3mm 移位，关节面不平整超过 2mm，合并伸肌支持带撕裂骨折，最好采用手术治疗。对于髌下极粉碎性骨折未波及软骨面，近折端大而完整者，可行髌骨部分切除术，术后石膏固定 4 周左右，固定期间可练习股四头肌收缩，去除固定后开始练习膝屈伸活动；对于严重粉碎性骨折而且用任何办法都无法保留髌骨者，可行髌骨切除术，术后石膏固定 3～6 周，逐步练习膝关节功能。

(2)固定：①克氏针加张力带；②克氏针加骨松质拉力螺钉；③钢丝固定；④骨松质拉力螺钉；⑤形状记忆骑缝钉；⑥抓髌器。

固定牢固者，术后 24～48h 可以开始练习膝伸屈活动。

【并发症】

1. 早期并发症 ①创伤性休克；②挤压综合征；③血管神经损伤；④脂肪栓塞综合征。

2. 后期并发症 ①骨折畸形愈合；②骨折不连接；③膝关节僵直。

【功能锻炼及预后】

1. 功能锻炼 复位固定肿胀消退后，即可下床活动，使膝关节有小量的伸屈活动，使髌骨关节面得以在股骨滑车的模造中愈合，有利关节面的平复。2～3 周有托板固定者应解除，有限度地增大膝关节的活动范围；6 周骨折愈合去固定后，可用指推活髌法解除髌骨粘连，以后逐步用前述的膝关节的各种自主和被动的活筋方法使膝关节伸屈功能早日恢复。

2. 预后　得当的治疗一般效果良好。髌骨骨折属于关节内骨折，应行解剖或近解剖复位，否则会因关节面不平，导致创伤性关节炎，经常疼痛影响生活及工作。这类骨折不能轻视，应及时诊治，一般效果良好。

七、胫骨髁骨折

胫骨上端的扩大部分为内侧髁和外侧髁，其平坦的关节面称胫骨平台，故胫骨髁骨折又称胫骨平台骨折。本病多发生于青壮年，男性多于女性。

【解剖学】

胫骨古名成骨，又名骭骨。其上端膨大部为内外两髁，两髁中间的突起为胫骨隆突，系非关节部，有前后交叉韧带附着，两髁的关节面比较平坦，叫胫骨平台，与股骨下端的内外髁关节面相对应，构成膝关节。

胫骨平台关节面浅平，虽有半月板部分加深了平台关节面，有助于膝关节的稳定，但其骨性结构的自然稳定性仍较差，其稳定主要依靠肌肉和韧带来维持，特别是股四头肌和内侧副韧带尤为重要，膝交叉韧带和外侧副韧带也起一定稳定作用(图 5-100)。

胫骨两髁骨质较疏松，不如股骨两髁坚硬粗大，故遭受外力相互冲撞时，胫骨髁较股骨髁骨折

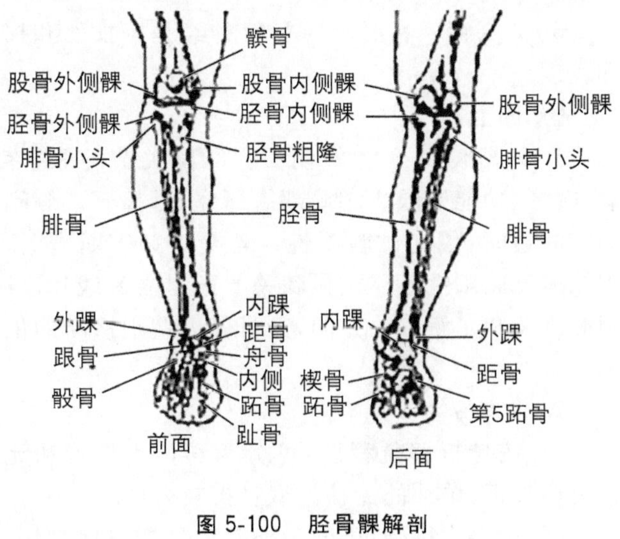

图 5-100　胫骨髁解剖

机会要多，尤其胫骨外髁骨折更为多见。腓总神经出腘窝后经腓骨颈部绕向前，骨折或固定不当时可引起损伤。

【病因病机】

胫骨髁部骨折多为间接外力引起。如由高处坠下，一侧足先着地，则身躯多向着地侧倾斜而致膝关节强力外翻，则身体重力沿股骨外侧向下传递，胫骨外髁受股骨外髁的冲击挤压发生骨折；膝关节处于伸直位下肢负重状态时，其外侧遭暴力打击或碰撞使膝关节强力外翻时，也可引起胫骨外髁骨折，且其平台后部常压缩较重。

当膝关节内侧遭暴力打击或车辆碰撞，使膝关节强力内翻时，可引起胫骨内髁骨折。因其外力常来于内前侧，故平台的前部常压缩较重。

若站立位由高处坠下，足部着地时，身体重力沿股骨向下传递，加之地面的反作用力，则胫骨两髁受股骨两髁的强力冲击，可发生胫骨双髁骨折，或叫胫骨髁间骨折。

1. 按骨折移位程度　可分为移位型骨折和无移位型骨折。单纯的无移位型骨折较少见。

2. 按损伤机制　可分为外翻型骨折、内翻型骨折和垂直挤压型骨折三种。

(1)外翻型骨折：是由膝关节强力急骤外翻所致。由于膝关节外侧易遭外力打击，故该型骨折是胫骨髁部骨折中最多见的类型。当外翻伤力使股骨外髁猛烈撞击胫骨外髁时，股骨外髁可像锤子般将胫骨外侧平台关节面压缩形成塌陷骨折(图 5-101A)；或使胫骨外髁由髁间隆突斜向外下胫骨外髁基底部骨折，或合并腓骨颈部骨折并向外分离移位(图 5-101B)；胫骨平台也可被凿子般的股骨外髁锐利的外侧缘劈开而形成劈裂性骨折(图 5-101C)。

(2)内翻型骨折：是由膝关节强力内翻所致。由于膝关节内侧受对侧下肢的遮挡，不易遭外力打击，故该型骨折较为少见。当内翻伤力使股骨内髁猛烈冲撞胫骨内髁时，也可发生与上述胫骨外髁类似的骨折，即塌陷(图 5-101D)和由髁间隆突斜向内下胫骨内髁基底部的骨折等(图 5-101E)。

(3)垂直挤压型骨折：是站位由高处坠下，胫骨平台受股骨两髁的猛烈冲撞而发生的胫骨双髁骨折，也叫胫骨髁间骨折。该型骨折也较少见。

胫骨双髁骨折，又可根据骨折的局部形态和骨

折线的走行方向，而分为倒Y形和倒T形骨折两种。①倒Y形骨折：骨折线是由胫骨髁间隆突向内下和外下斜向两髁基底部的骨折(图5-101F)，为直接由股骨两髁的垂直挤压暴力所致。②倒T形骨折：骨折线是由胫骨髁间隆突垂直向下劈裂和两髁基底水平的骨折形成，为垂直冲挤暴力首先造成胫骨两髁基底水平骨折后，暴力继续作用，则近折端受远折端尖锐骨折断端的冲击劈裂所致(图5-101G)。

3. 按骨折发生部位　可分为胫骨外髁骨折、胫骨内髁骨折和胫骨髁间骨折3种，以胫骨外髁骨折为多见。

(1)胫骨外髁骨折：是由膝关节外翻伤力所致。与上述的外翻型骨折相同，故也可发生与外翻型骨折相同的各种情况。

(2)胫骨内髁骨折：是由膝关节内翻伤力所致。与上述的内翻型骨折相同，也可发生与内翻型骨折相同的各种情况。

(3)胫骨髁间骨折：是由垂直挤压暴力所致。与上述的垂直挤压骨折相同，也可发生与其相同的倒Y形和倒T形骨折。

4. 按关节面的损伤情况对关节功能预后影响程度　可分为不波及关节面的骨折和波及关节面的骨折两种。前者预后较好，后者易并发创性关节炎而影响膝关节功能。

胫骨髁部骨折虽属于关节内骨折，但由于骨折线的起始部位和走行方向不同，预后差别很大。如前述的骨折线由髁间隆突的非关节面部斜向外下或内下胫骨外髁或内髁基底部的胫骨髁部骨折的类型。

5. 按骨折的复杂程度　可分为单一骨折和复杂性骨折。

(1)单一骨折中，由于损伤机制和损伤部位之别，又可分为前述的胫骨外髁骨折、胫骨内髁骨折和胫骨髁间骨折。

(2)复杂性骨折，为强大暴力引起的复合性损伤。即除骨折外尚合并有韧带或神经的损伤，或为多发性骨折。常见的有以下几种情况。①胫骨外髁骨折合并膝关节内侧副韧带损伤，甚或前交叉韧带损伤。②胫骨外髁骨折合并腓骨颈部骨折和腓总神经损伤。③当暴力过大，胫骨髁部和股骨髁部受到猛烈撞击时，尚可引起胫骨髁和股骨髁的两相俱伤。即胫骨外髁骨折合并股骨外髁骨折，或胫骨内髁骨折合并股骨内髁骨折。

复杂性骨折损伤较重，除骨折外尚合并有程度不等的韧带损伤，对膝关节的稳定影响较大，预后功能较差。

6. 按骨折时间长短　可分为新鲜性骨折和陈旧性骨折。

7. Schatzker分型

Ⅰ型：外侧胫骨平台劈裂骨折，无关节面塌陷。

Ⅱ型：外侧胫骨平台劈裂骨折合并外侧关节面的粉碎和塌陷。

Ⅲ型：单纯外侧平台塌陷，无劈裂骨折，外侧平台骨皮质完整。

Ⅳ型：内侧胫骨平台骨折。

Ⅴ型：双髁骨折。

Ⅵ型：胫骨平台骨折合并干骺端骨折。

【临床表现】

伤后膝部明显肿胀、疼痛、功能障碍，局部瘀斑明显，可有膝内、外翻畸形。膝部有明显的压痛、骨擦音及异常活动。有侧副韧带断裂时，侧向试验阳性。若交叉韧带断裂则抽屉试验阳性。有腓总神经损伤，可出现小腿外侧及足背皮肤感觉消失、足下垂。

【辅助检查】

1. X线摄片　拍摄膝关节正、侧位的X线片检查，可进一步明确骨折类型和移位程度。

2. MRI、螺旋CT　有助于了解关节内组织结构的损伤情况，必要时依据三维重建图像精确诊断及确定手术入路、复位和内固定的方案。

3. 彩色B超　是血管损伤的主要诊断依据。

4. 血管造影　一般检查或彩色B超仍不能得到满意结果时可采用此法。

5. 肌电图　在必要时了解神经是否损伤和损伤程度。

【诊断】

1. 诊断依据　①外伤史。②膝关节肿胀、疼痛、畸形、功能受限。③局部有压痛、骨擦感。侧副韧带断裂时，侧向试验阳性。若交叉韧带断裂时，则抽屉试验阳性。④拍摄膝关节正侧位X线片，可明确诊断和了解移位方向，又可作为鉴别诊断的依据。

2. 诊断分型

(1)按骨折移位程度：可分为移位型骨折和无移位型骨折，单纯的无移位型骨折较少见。

(2)按损伤机制：可分为外翻型骨折、内翻型骨折和垂直挤压型骨折三种。

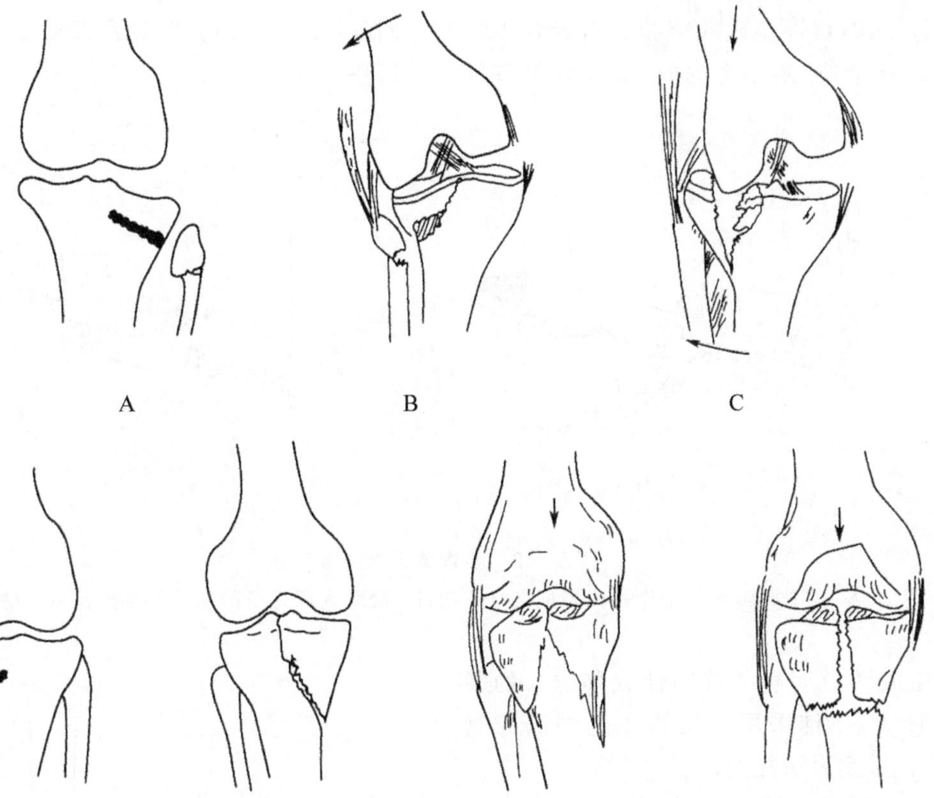

图 5-101　胫骨髁部骨折类型

A. 胫骨外髁塌陷型骨折；B. 由髁间隆突斜向外髁基底部非关节面部的骨折；C. 胫骨外髁劈裂性骨折；D. 胫骨内髁塌陷型骨折；E. 由髁间隆突斜向内髁基底部的骨折；F. 胫骨髁间倒 Y 形骨折；G. 胫骨髁间倒 T 形骨折

(3)按骨折发生部位：可分为胫骨外髁骨折、胫骨内髁骨折和胫骨髁间骨折 3 种，以胫骨外髁骨折为多见。

(4)按关节面的损伤情况对关节预后功能影响程度：可分为不波及关节面的骨折和波及关节面的骨折两种。前者预后较好，后者易并发创伤性关节炎而影响膝关节功能。

(5)按骨折的复杂程度：可分为单一骨折和复杂性骨折。

(6)按骨折时间长短：可分为新鲜性骨折和陈旧性骨折。

(7)Schatzker 分型：可分为 6 型。

【鉴别诊断】

1. 膝关节侧副韧带断裂　同样有膝关节肿、痛，不能活动；但拍摄 X 线片可做出鉴别诊断。

2. 膝交叉韧带断裂　同样有膝关节受伤史，有肿、痛，活动受限。拍摄 X 线片可以发现骨折与否。

【治疗】

胫骨髁部骨折为关节内骨折，整复较困难且复位要求高，但只要早期采用合理的手法整复和有效的固定方法，并始终坚持股四头肌锻炼，即使是较严重的关节面碎裂，仍可望获得稳定和较满意的膝关节功能。具体方法可根据不同类型分别采用以下方法处理。

1. 复位

(1)手法复位：手法整复为恢复完好的膝关节功能，既要保持关节面完整，还要保持关节稳定达到满意的活动范围。要防止由于对位不良、轴向力线的改变和不稳定，单独或协同作用导致创伤性关节炎的发生。

①对无移位或轻度塌陷型胫骨外或内髁骨折，无须手法整复，可固定膝关节于功能位置 4～5 周。

②胫骨单髁骨折的整复手法：对移位不大的胫骨外或内髁骨折，以外髁骨折为例，可采用牵拉推

挤复位法。一名助手固定大腿部,另一名助手持小腿下段先顺势牵拉,再逐步内收牵拉。术者两手相扣于膝内侧向外牵拉,使小腿内收,增大膝关节外侧间隙的同时,两拇指推挤胫骨外髁向内,使移位回复(图 5-102)。胫骨内髁骨折复位时,上述手法可反向应用。

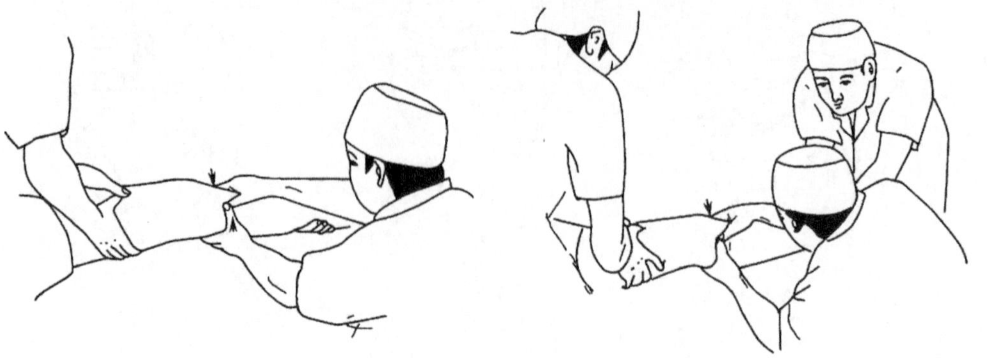

A　　　　B

图 5-102　胫骨单髁骨折复位法

A. 胫骨外髁骨折的牵拉内翻推挤复位法;B. 胫骨内髁骨折的牵拉外翻推挤复位法

对塌陷型或移位明显的陈旧性或移位大的胫骨内或外髁骨折,单纯采用手法难以达到满意复位,故一般不宜采用手法复位。

③胫骨髁间骨折:对移位较轻者,可采用牵引情况下配合推挤手法复位,即先行牵引矫正重叠后,再采用推挤复位法,矫正向两侧分离移位。对移位较大者,不宜采用单纯手法复位。

(2)牵引复位

①对轻度塌陷型胫骨外或内髁骨折和无移位的胫骨单髁或双髁骨折,可外贴活血接骨止痛膏,膝关节置 30°～40°屈曲位以小腿皮肤牵引 3～4kg 重量维持,4～6 周骨折愈合后去牵引扶拐下床不负重骨折钳夹固定法活动。

②对移位较轻的胫骨内或外髁骨折,复位后外贴活血接骨止痛膏,配合跟骨牵引,用 3～4kg 重量维持,4～6 周骨折愈合后去牵引扶拐下床不负重活动。

③对移位较大的胫骨外髁或内髁骨折,可在无菌、局麻和 X 线监视下,用小腿固定钳经皮钳夹固定。助手先顺势牵拉逐步内收或外展牵拉。术者用小腿固定钳于胫骨内、外髁相对部经皮夹持,复位后去钳柄无菌包扎,膝关节置 40°左右屈曲位固定(图 5-103)。4～6 周 X 线检查骨折愈合后,去除钳夹扶拐下床活动。

④对塌陷较重,如 1cm 的胫骨外髁或内髁骨折,可在无菌、局麻和 X 线监视下,采用钩拉复位固定器治疗。固定后膝关节置 40°左右屈曲位,4～6 周骨折愈合后去固定扶拐下床活动。

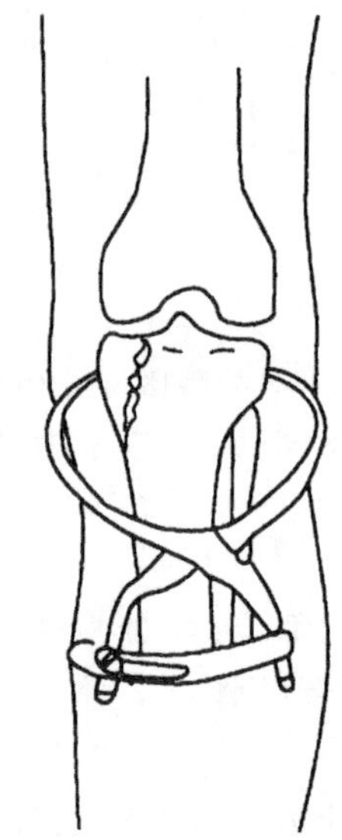

图 5-103　胫骨单髁骨折钳夹固定法

⑤对移位较轻的胫骨髁间骨折,膝关节屈曲 40°位,置板式牵引架上,先采用跟骨牵引矫正重叠后,再行两手相对推挤复位,然后以 4kg 重量维持牵引,局部外贴活血接骨止痛膏。6～8 周根据骨折愈合情况,可去牵引扶拐下床活动。

⑥对移位较大的胫骨髁间骨折,肢体置板式牵引架上,屈膝 40°左右位,先行跟骨牵引,以 4～6kg 重量待重叠矫正后,再于无菌和局麻下,行经皮钳夹固定(方法同“单髁骨折”),以矫正分离移位,然后减轻牵引重量为 3～4kg 维持。也可采用此前股

骨髁复位固定器方法复位固定。4周后可去除跟骨牵引，6～8周可去除钳夹，扶拐下床活动。

2. 固定

(1)石膏托固定：对于无移位或轻度移位的劈裂骨折，或压缩骨折不超过1cm者。外翻伤Ⅰ、Ⅱ度，移位不大的内翻伤与垂直伤，石膏托固定3～4周。

(2)钳夹固定法：适用于胫骨单髁骨折。小腿固定钳于胫骨内、外髁相对部经皮夹持，复位后去钳柄无菌包扎，膝关节置40°左右屈曲位固定。

(3)钩拉复位固定器：适用于塌陷较重胫骨外髁或内髁骨折，固定后膝关节置40°左右屈曲位，4～6周骨折愈合后去固定扶拐下床活动。

3. 辨证施治　根据中医骨伤三期辨证用药原则，并结合个人生理特点因人施治。

(1)初期：为瘀血阻滞，可根据肿胀程度和处理方法不同，分别采用通下祛瘀之活血疏肝汤、解毒祛瘀之仙复汤、活血灵汤与解毒饮合剂等，加川牛膝、茯苓、泽泻等利水药物促使肿胀消退。

(2)中期：肿胀减轻后，可服用活血消肿之桃红四物汤，继之服用橘术四物汤加川续断、川牛膝等，也可服用三七接骨丸。

(3)后期：膝关节僵硬疼痛或并发创伤性关节炎者，可服用养血止痛丸。

4. 其他治疗

(1)熏洗：苏木煎。组成：苏木、大力草、艾叶、伸筋草、鸡血藤各30g，羌活、卷柏、川牛膝各10g；功效：温经活血，舒筋利节。以上熏洗剂煎至沸腾半小时后，先趁热以厚毛巾覆盖伤肢熏之，待降低至合适的温度时再浸泡患部，每日2～3次。

(2)外敷：活血止痛膏。组成：生地黄、大黄、连翘各120g，羌活90g，当归、白芷、赤芍、独活各60g，甘草30g，芝麻油5000ml；功效：活血止痛，祛风除湿，接骨续筋；主治：创伤骨折、筋伤，劳损性疼痛；用法：外敷患处，每周换药1次，皮肤过敏者停止使用。

(3)外搽：骨折愈合后，膝关节活动不利或疼痛者，可用展筋丹按摩或涂搽展筋酊。

(4)物理治疗：骨折固定稳定后可选择电脑骨折愈合仪等，以促进骨折愈合，每日1～2次，每次30分钟。后期膝或踝关节粘连可以选用CPM等康复设备进行康复治疗，每日1～2次，每次30分钟。

5. 手术治疗

(1)切开复位：手术指征一般为平台骨折塌陷超过5mm或10mm；侧方移位超过5mm或10mm，膝伸直位存在侧方不稳定；膝内翻或外翻畸形超过5°。手术过程中，多数主张切除严重破裂的半月板。对无破裂或前角、后角或周围撕裂的半月板，为增加手术显露，可分离半月板的一部分，以后再在原位做缝合，撬起塌陷骨片后，常用松质骨填塞塌陷空腔。

(2)固定：对劈裂骨片，常用螺丝钉、骨栓和钢丝等固定，用松质骨压缩螺丝钉或弹簧头螺丝钉内固定，对骨折起压缩和固定效用。也可用Charnley固定器使复位的骨折保持在不承受纵向压缩的位置。

【并发症】

1. 畸形愈合　因胫骨平台主要由骨松质构成，周围有软组织附着，具有良好的血液供给及成骨能力，骨折容易愈合，但由于过早负重致胫骨内髁或外髁的塌陷；内固定不牢靠，粉碎骨折有缺损，未充分植骨造成畸形愈合，当膝内翻＞5°或膝外翻＞15°，患者行走时疼痛。

2. 创伤性关节炎　胫骨平台骨折后创伤性关节炎的发生率与关节面不平滑和关节不稳定密切相关。

3. 膝关节僵硬　胫骨平台骨折后膝关节活动受限比较常见。这种难治的并发症，是由于伸膝装置受损、原始创伤致关节面受损以及手术的软组织暴露所致。术后的制动使上述因素进一步恶化，一般制动时间超过3～4周，常可造成某种程度的关节永久僵硬。

【功能锻炼及预后】

1. 功能锻炼　胫骨髁部骨折为膝关节内骨折，关节内瘀血和肿胀均较严重，易发生膝关节稳定度降低和伸屈障碍及创伤性关节炎。因此，加强不同时期的以锻炼股四头肌为中心的功能疗法，既可散瘀消肿而预防关节粘连，又可通过适当的活动使关节面得以在模造中愈合，以预防和减少创伤性关节炎的发生，并可防止股四头肌萎缩和肌力降低，从而保持膝关节的稳定，减少并发症。

具体方法：早期可做股四头肌的紧张度收缩锻炼和踝关节的背伸跖屈活动；肿胀消减后，即应以指推活髌法，防止髌骨粘连。单髁骨折者应根据其塌陷和移位程度及处理方法，分别于1～4周开始做膝关节的屈伸和伸膝抬举等项锻炼；4～6周骨折愈合后，扶拐下床不负重活动，随着骨折愈合的强度增加逐步增加肢体负重，并加做小腿带重物的伸膝抬举锻炼，以加强股四头肌力，增加膝关节的稳定度。后期骨折愈合坚固后，可配合理筋、活筋等手法治疗，使膝关节功能早期恢复。

2. *预后* 胫骨平台骨折为关节内骨折，可引起严重的关节粘连和挛缩，须尽早开始关节活动度练习，必要时做关节功能牵引。关节韧带松弛则由韧带损伤未获早期诊断及处理，或骨折塌陷移位所造成，常影响关节稳定性，成为患者主诉症状的一种常见原因。膝内翻或外翻畸形、关节韧带松弛粘连、关节面整复不良和肌肉萎缩等均为发生骨性关节炎的原因。

八、胫腓骨干骨折

胫腓骨干骨折很常见，各种年龄均可发病，尤以 10 岁以下儿童或青壮年为多，儿童多为青枝骨折或无移位骨折。其中又以胫腓骨干双骨折为多，胫骨干骨折次之，腓骨干骨折少见。

【解剖学】

胫骨是人体小腿的主要负重骨，其上端稍后倾，左右膨大形成内、外两髁。以其两髁关节面，与股骨下端构成膝关节，其下端与腓骨下端和距骨上关节面构成踝关节。其上 2/3 横断面呈三角形，中下 1/3 部移行为近圆柱形且较细，至下端移行为膨大的四方形。胫骨体的前面为胫骨嵴，与胫骨的内侧面直接位于皮下，是触摸检查骨折移位和复位情况的重要标志。胫骨并非笔直，其中 1/3 部有轻度向前外突起，形成胫骨的生理弧度（图 5-104）。

腓骨细长，本身不直接负重，为小腿肌肉附着部，有加强和支持胫骨的作用。其上端与胫骨构成上胫腓关节，其下端为外髁，对维持踝关节稳定有重要的作用。腓骨位于胫骨外侧偏后方，上端稍膨大，为腓骨头，为膝关节外侧的一个骨性标志。其头下较细部，为腓骨颈，腓总神经由后外侧经此贴骨绕向前面进入肌肉下行。故临床固定不当、体位压迫、皮肤牵引胶布压迫、胫骨结节牵引进针位置不当及该部骨折等，均可引起腓总神经损伤。

【病因病机】

腓骨下 1/3 骨折，则多为踝关节损伤的一部分（图 5-105）。胫腓骨开放性骨折，约占全部胫腓骨骨折的 1/4。

1. *直接暴力* 胫腓骨干骨折以重物打击、踢伤、撞击伤或车轮碾轧伤等多见，暴力多来自小腿的外前侧。骨折线多呈横断形或短斜形。巨大暴

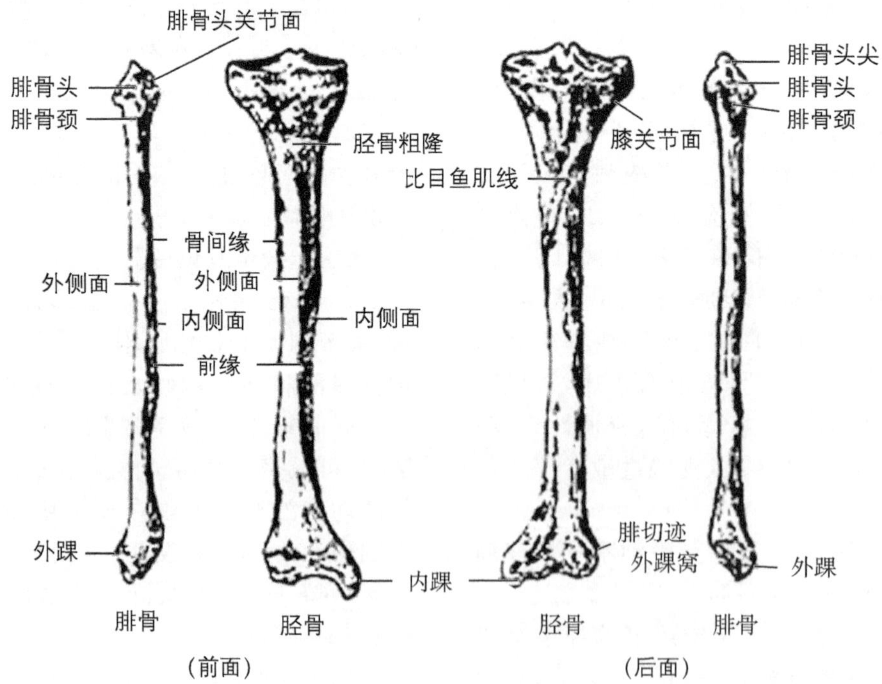

图 5-104 胫腓骨解剖

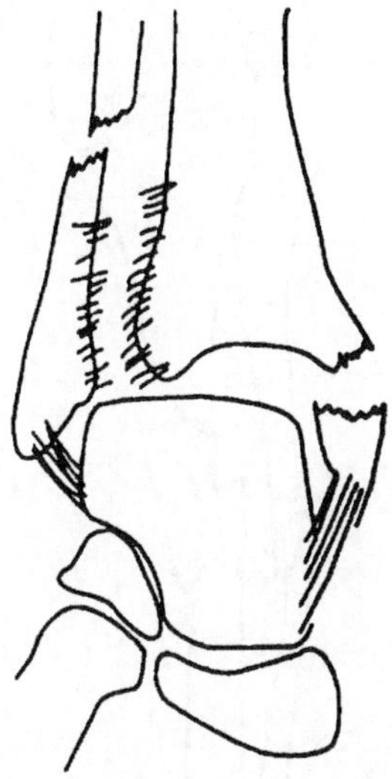

图 5-105 踝关节损伤伴腓骨下段骨折

力或交通事故伤多为粉碎性骨折。因胫骨前面位于皮下，所以骨折端穿破皮肤的可能极大，肌肉被挫伤的机会较多。

2. 间接暴力　为由高处坠下、旋转暴力扭伤或滑倒等所致的骨折，特点是骨折线多呈斜行或螺旋形；腓骨骨折线较胫骨骨折线高。儿童胫腓骨骨折遭受外力一般较小，加上儿童骨皮质韧性较大，可为青枝骨折。

胫腓骨骨折根据骨折部位、稳定程度、骨折形态和移位情况等，可分为各种不同类型的骨折。

(1)根据骨折发生部位：可分为上段、中段和下段骨折，以中下段骨折为多见。

(2)根据骨折的稳定程度：可分为稳定性骨折和不稳定性骨折。①稳定性骨折：胫腓骨的单一骨折，因有互相支撑作用，故比较稳定，不易错位，横断形和锯齿状骨折在复位固定后也较稳定。②不稳定性骨折：胫腓骨双骨折因失去相互支撑，多移位明显，且复位固定后，容易再错位；斜形和螺旋形骨折复位固定后，受肌肉收缩影响也容易再错位。

3. 根据骨折移位情况　分为移位型骨折和无移位型骨折。胫腓骨单一骨折多无移位或错位轻微，儿童的崴扭伤常致无移位的螺旋形或青枝型骨折(图 5-106)，而胫腓骨双骨折多为移位型且较多见。

4. 根据骨折形态　分为横断形骨折、斜形骨折和粉碎性骨折。

(1)横断或短斜形骨折：多为打击、碰撞或踢伤所致，较为多见。因暴力多来自外侧，故胫骨常在

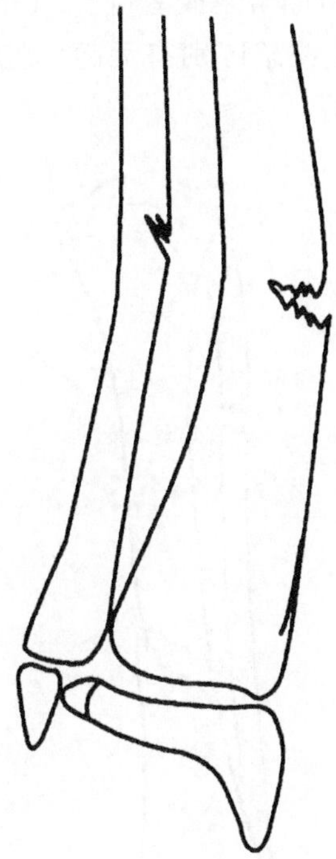

图 5-106 儿童胫腓骨的青枝型骨折

暴力作用的外侧，有一三角形或称蝶形骨片(图 5-107)。

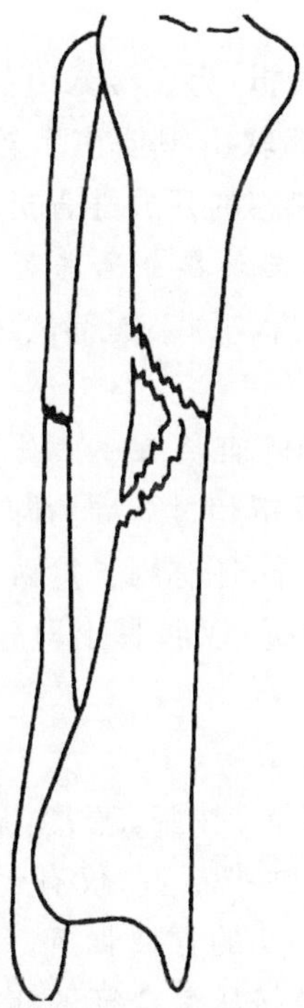

图 5-107 直接外力作用的胫骨外侧的三角形骨片

(2)斜形骨折：多为扭旋或崴伤所致。又有斜形和螺旋形之分，骨折多不在同一平面。该型骨折局部软组织损伤较轻，偶有骨折断端刺穿软组织而

皮肤嵌夹于骨折断端之间者(图 5-108)。但由于是弯曲力所致,要注意区别有无隐匿性骨折线,防止复位中骨块分离。

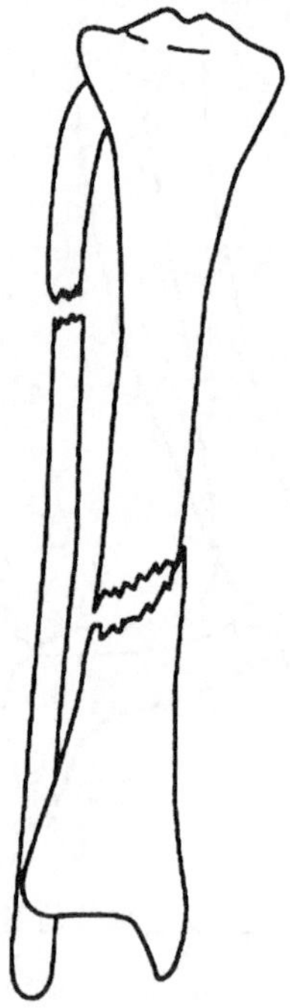

图 5-108　扭、崴等间接外力损伤的骨折呈斜形或螺旋形

(3)粉碎性骨折:为直接暴力的压砸、碾轧所致(图 5-109)。局部软组织损伤多较严重,甚或形成皮肤破裂、骨质裸露的开放性骨折。

5. 根据骨折与外界相通与否　可分为开放性骨折和闭合性骨折。因小腿部软组织较薄,故开放性骨折较多见。

6. 根据骨折时间长短　可分为新鲜性骨折和陈旧性骨折,以骨折超过 3 周为陈旧性骨折。

除上述各型外,还有因长途跋涉而致的胫骨或腓骨的疲劳性骨折,以胫骨上段较多见,而腓骨则罕见。

【临床表现】

伤后患肢疼痛、肿胀、畸形,病人患肢不能站立。如小儿伤后肿胀不重,仅有疼痛及不能站立、行走,则可能是小儿的青枝骨折。要注意询问有无血管、神经损伤及挤压综合征的症状。检查局部有肿胀、压痛,可有骨擦音及骨擦感,或有短缩、成角、旋转、异常活动。对损伤较轻的病人应注意检查局部压痛和纵向叩击痛。

【辅助检查】

1. X 线摄片　常规做小腿正、侧位 X 线摄片,

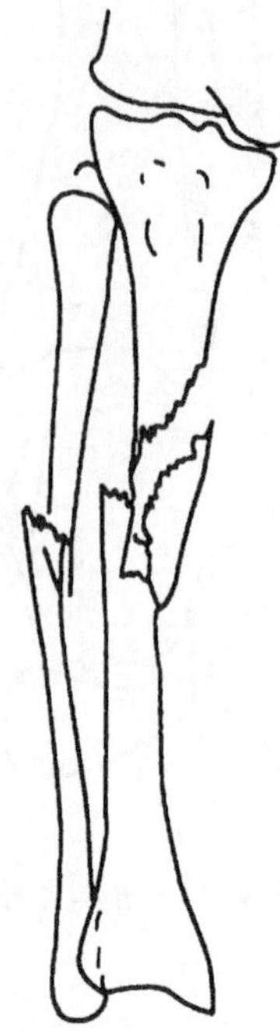

图 5-109　砸、轧等直接暴力引起的骨折呈粉碎性

可以确定骨折的部位、类型以及骨折移位等病理变化。如发现在胫骨下 1/3 有长斜形或螺旋形骨折或胫骨骨折有明显移位时,一定要注意腓骨上端有无骨折。为此需要加摄全长的胫腓骨 X 线片,否则容易漏诊。

2. CT、MRI 检查　一般无须 CT 及 MRI 检查,除非疑及软组织损伤时。

【诊断】

1. 诊断依据

(1)多有明显的外伤史。

(2)患肢局部肿胀、压痛明显,可有骨擦音及骨擦感,或有短缩、成角、旋转、异常活动。

(3)纵向叩击痛。

(4)X 线摄片多可明确骨折类型及移位的情况。

2. 诊断分型

(1)根据骨折发生部位,可分为上段、中段和下段骨折,以中下段骨折为多见。

(2)根据骨折的稳定程度,可分为稳定性骨折和不稳定性骨折。

(3)根据骨折移位情况,分为移位型骨折和无移位型骨折。

(4)根据骨折形态,分为横断形骨折、斜形骨折和粉碎性骨折。

(5)根据骨折与外界相通与否,可分为开放性

骨折和闭合性骨折。

(6)根据骨折时间长短,可分为新鲜性骨折和陈旧性骨折。

【鉴别诊断】

结合临床及X线表现多可确诊,但疲劳性胫腓骨骨折有时需与骨样骨瘤、青枝骨折、局部骨感染、早期骨肿瘤等鉴别。

1. *骨样骨瘤* 虽有骨皮质增厚及骨膜反应,但有较典型之瘤巢。

2. *青枝骨折* 多发生于儿童,有确切外伤史。

3. *局部骨感染* 以骨膜反应、骨皮质增厚为主,无骨小梁断裂及骨皮质切迹征,而且局部皮温较高。

4. *早期骨肿瘤* 以花边样或葱皮样骨膜反应为主,逐渐出现骨质破坏,瘤骨及软组织肿块等。

疲劳骨折和以上各种骨疾病虽有相同的局部骨膜反应,骨皮质增厚硬化等表现,但它仍有自身的特点,只要抓住X线特点及临床病史,即可对疲劳性骨折做出正确的诊断。

【治疗】

胫腓骨干骨折的治疗原则主要是恢复小腿的长度和负重功能。因此,应重点处理胫骨骨折。对骨折端的成角和旋转移位,应予以完全纠正。除儿童病例外,虽可不必强调恢复患肢与对侧等长,但成年病例仍应该注意使患肢缩短小于1cm,畸形弧度小于10°。无移位骨折只需用夹板固定,直至骨折愈合;有移位的稳定性骨折(如横断骨折),可用手法整复,夹板固定;不稳定性骨折(如粉碎性骨折、斜形骨折),可用手法整复,夹板固定,配合跟骨牵引。开放性骨折应彻底清创,尽快闭合伤口,将开放性骨折变为闭合性骨折。

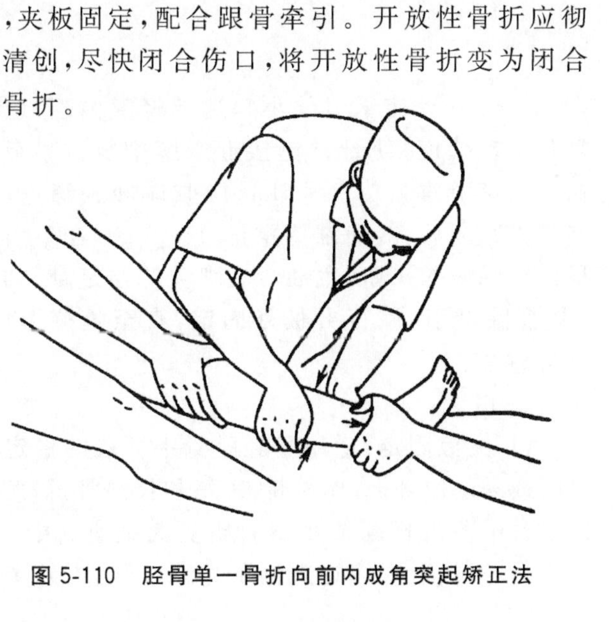

图5-110 胫骨单一骨折向前内成角突起矫正法

1. 复位

(1)手法复位

①胫腓骨单一骨折的整复:单一骨折以胫骨为多,多无移位,一般无须整复。对有轻度向内前成角者,可用牵拉推挤法复位。一名助手固定大腿,另一名助手持踝部牵拉,术者一只手置小腿后外侧做对抗,另一只手置成角突起部,向外后推挤使之平复(图5-110)。

②青枝骨折、裂纹骨折整复:一般无须整复,对有明显弯曲的青枝骨折,可用对挤法复位。术者两手掌置弯曲部相对挤压即可矫正。

③胫腓骨双骨折的整复:该型骨折因失去相互支撑作用,多移位较大,且不稳定,复位后易再错位。对较稳定的横断形和锯齿状骨折,可用折顶、摇摆、推挤法复位(图5-111)。一名助手固定大腿,另一名助手持踝部轻轻牵拉理正肢体后扶持,术者两手握持两断端,向前或内提扳,使两断端成角相抵,然后配合助手牵拉,反折复位。复位后术者持断端做前后、左右轻轻摇摆,然后术者把持骨折端,让牵拉的助手一只手持足底缓缓向上做纵向推挤,使断端进一步吻合。斜形或螺旋形双骨折多有重叠和断端旋转分离移位,可采用牵拉推挤法复位。助手同前,牵拉矫正重叠后,术者两手掌置两斜形折端相对挤压,配以助手之轻微左右扭旋肢体,使骨折断端对合。对短斜或粉碎性骨折,可采用牵拉推挤提按法复位——在助手牵拉下,以前述之推挤手法矫正内外错位,然后两拇指置近折端前侧向后按压,余指提远折端向前复位(图5-112)。

④陈旧性胫腓骨骨折的整复:该部骨折愈合较慢,虽时日较久,如2~3个月的胫腓骨骨折,仍可采用手法处理,虽解剖位置不如手术满意,但损伤小,愈合较快,其功能恢复效果比手术要好。整复可在坐骨神经加股神经阻滞麻醉下进行。主要是成角畸形者,可采用牵拉按压扳提法矫正。对向内成角突起畸形,取仰卧膝髋屈曲、外展外旋位,一名助手固定膝部,医者一只手持小腿下段外侧,向内扳提,另一只手向外按压成角高突部,或助手持小腿下段向内扳提,医者两手相叠按压成角高突部向外即可矫正。对向前成角突起者采用扳提按压法矫正,肢体中立位,医者一只手持小腿下段后侧向前扳提,另一只手掌按压向前成角高突部即可矫正。若腓骨愈合坚牢而影响手法矫正者,可在无菌条件下于小腿外侧做小切口,斜形截断腓骨后,再行手法矫正胫骨成角畸形。若为重叠移位者,可在

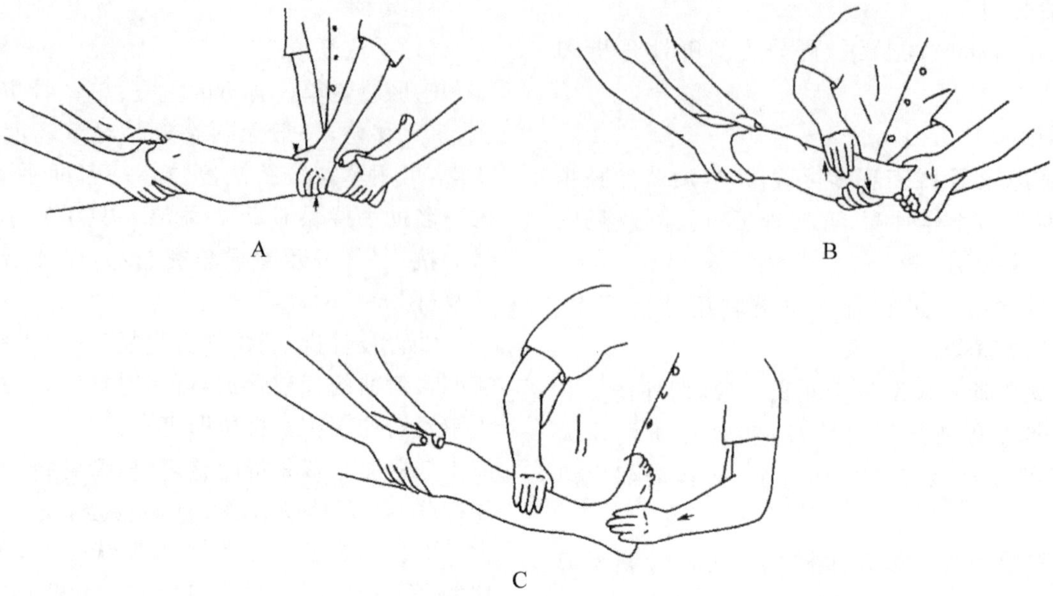

图 5-111 胫腓骨横断和锯齿状骨折复位法

A. 折顶法;B. 摇摆法;C. 纵向推挤法

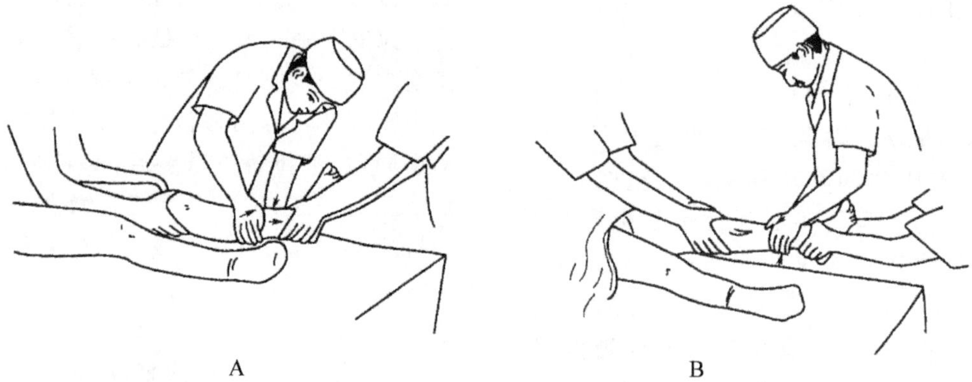

图 5-112 胫腓骨短斜和粉碎性骨折的牵拉推挤提按复位法

A. 推脐法;B. 提按法

上述方法的基础上,再加用扭旋手法,即助手固定小腿上段,术者持踝部行缓慢有力地内外扭旋肢体,使两断端分离,然后行持续牵引治疗。

(2)牵引复位:持续性牵引是骨折整复、固定的重要手段,有些不稳定的闭合性骨折,如斜形、螺旋、粉碎性骨折,闭合性复位不能达到要求时,或肢体肿胀严重,不适于整复时,可行一段时间牵引治疗,以达到骨折复位、对线的目的。

治疗小腿骨折的牵引通常是骨牵引。牵引针可打于胫骨下端或跟骨之上,以跟骨牵引更为常用。跟骨牵引进针点是在内踝尖部与足跟下缘连线的中点,由内向外。内侧针孔应比外侧针孔略高 0.5~1cm,使牵引的小腿远端轻度内翻,以恢复其生理弧度,使骨折更接近于解剖复位。牵引初时的牵引重量为 4~6kg,待肢体肿胀消退,肌肉张力减弱后,减到维持重量 2~3kg。在牵引下早期锻炼股四头肌,主动活动踝关节与足趾。3~4 周撤除牵引,施行夹板外固定,直至骨痂形成,骨折愈合。

2. 固定

(1)夹板固定:适用于胫腓骨中下段的稳定型骨折或易复位骨折,如横断、短斜和长斜骨折,尤其以胫骨中段的横断或短斜骨折更为适宜。中 1/3 段骨折,夹板上方应达腘窝下 2cm,下达内外踝上缘,以不影响膝关节屈曲活动为宜。下 1/3 段骨折,夹板上达腘窝下 2cm,下抵跟骨结节上缘,两侧做超踝夹板固定。使用夹板时必须要注意加垫位置、方向,必须注意夹板松紧度,密切观察足部血供、疼痛与肿胀情况,必须时松解夹板。

(2)石膏固定:石膏固定在治疗胫腓骨干骨折的应用上比较广泛。适用于比较稳定的骨折或经过一段时间牵引治疗后的骨折以及辅助患者进行功能锻炼等情况。最常用的是长腿管形石膏固定(取关节中立位,屈膝 15°～20°)。一般是在有垫的情况下进行的,打石膏要注意三点应力关系。固定期间要保持石膏完整,若有松动及时更换。因为肢体肿胀消退后易因空隙增大而致骨折再移位。在牵引治疗的基础上,肿胀消退后也可改用无衬垫石膏固定,保持与肢体之间的塑性。长腿石膏一般需要固定 6～8 周拆除。这种石膏固定,易引起膝、踝关节僵硬,下肢肌肉萎缩,较长时间固定还能引起骨质吸收、萎缩。

(3)外固定:外固定器固定治疗胫腓骨骨折亦有很好的治疗效果,其原理是在骨折的远、近端部位穿入钢针,根据骨折移位方向的不同,通过固定在骨上钢针的调节使移位的折端复位,然后将万向关节及延长调节装置的锁钮旋紧,使已复位的骨折端稳定,患者可早期下地行走。

(4)小腿钳夹固定器固定:特别适用于不稳定的胫骨斜形、螺旋形骨折的治疗。首先进行 X 线透视,以一只手的拇、示指对捏骨折线中部两侧,以确定钳夹位置、钳夹力的方向。然后局部消毒麻醉后,将钳尖直接刺入皮肤,直达骨质,钳夹力的方向应尽量做到与骨折线垂直,一定使固定钳尖端稍进入骨皮质内,做加压固定,以防滑脱。经 X 线检查,若骨折对位良好,用无菌敷料包扎两个钳夹入口,再以小腿夹板做辅助固定患肢。1 周后扶拐下地锻炼,6～8 周拆除钳夹,小腿夹板可继续固定 1～2 周。

3. *辨证施治* 小腿部骨折多肿胀较甚,且骨折愈合较慢,辨证内、外用药对促使肿胀消除和加速骨折愈合都有重要意义。

(1)早期:伤后肿胀不太严重,饮食、二便正常者,宜用活血消肿止痛药,方用桃红四物汤或活血灵汤加川牛膝、川续断;对肿胀严重起水疱者,宜用利水祛瘀法,方用加味活血疏肝汤,加蒲公英、连翘、薏苡仁、茯苓、车前子、猪苓等利水类药大剂服用;若为开放性骨折,清创缝合后,宜用活血凉血解毒类药,方用仙复汤加蒲公英、连翘、薏苡仁、茯苓,或用复方解毒饮、活血灵合剂加连翘、茯苓、薏苡仁;若开放性骨折失血较多,而见烦躁、口渴、脉细数者,宜服益气生津药,方用生脉饮加三七;若见唇淡、苍白、冷汗、倦怠、脉细弱,可用益气固脱药,方用参芪汤加三七。

(2)中期:肿胀消减后,可用活血理气、调和脾胃类药,方用橘术四物汤或何首乌散,加川牛膝、木瓜,也可服用三七接骨丸。

(3)后期:4 周后肿胀消退,可服用活血接骨续筋类药,方用四物汤加川续断、骨碎补、川牛膝、陈皮等。6～8 周骨折愈合后,肢体虚肿者,宜用益气通经类药,方用加味益气汤加川牛膝、桑寄生、茯苓。若骨折愈合迟缓者,除有效固定、合理功能锻炼外,宜服十全大补汤加煅龙骨、煅牡蛎、川续断、骨碎补等,或服滋肾益气壮骨丸。骨折愈合后,踝关节活动障碍、疼痛者,可服养血止痛丸。

4. *其他治疗*

(1)熏洗:苏木煎。组成:苏木、大力草、艾叶、伸筋草、鸡血藤各 30g,羌活、卷柏、川牛膝各 10g;功效:温经活血,舒筋利节。以上熏洗剂煎至沸腾半小时后,先趁热以厚毛巾覆盖伤肢熏之,待降低至合适的温度时再浸泡患部,每日 2～3 次。

(2)外敷:活血止痛膏。组成:生地黄、大黄、连翘各 120g,羌活 90g,当归、白芷、赤芍、独活各 60g,甘草 30g,芝麻油 5000ml;功效:活血镇痛,祛风除湿,接骨续筋;主治:创伤骨折、筋伤,劳损性疼痛。用法:外敷患处,每周换药 1 次,皮肤过敏者停止使用。

(3)外搽:骨折愈合后,膝关节活动不利或疼痛者,可用展筋丹按摩或涂搽展筋酊。

(4)物理治疗:骨折固定稳定后可选择电脑骨折愈合仪等,以促进骨折愈合,每日 1～2 次,每次 30 分钟。后期膝或踝关节粘连可以选用 CPM 等康复设备进行康复治疗,每日 1～2 次,每次 30 分钟。

5. *手术治疗*

(1)切开复位:胫腓骨骨折一般骨性愈合期较长,长时间的石膏外固定,对膝、踝关节的功能必然造成影响,目前采用开放复位内固定者日渐增多。

(2)固定

①螺丝钉内固定:斜形或螺旋形骨折,可采用螺丝钉内固定,于开放复位后用 1～2 枚螺丝钉在骨折部固定,用以维持骨折对位。

②钢板螺丝固定：斜形、横断形或粉碎性骨折均可适用。由于胫骨前内侧皮肤及皮下组织较薄，因此钢板最好放在胫骨外侧、胫前肌的深面。加压钢板固定确实，骨折愈合相对增快，膝、踝关节不受影响。

③内锁髓内钉固定：胫骨干的解剖特点是骨髓腔较宽，上下两端均为关节面。内锁髓钉打入不受到限制，可控制旋转外力，可以有效地控制侧向、旋转和成角移位，术后不需外固定，膝、踝关节功能不受影响，骨折愈合期明显缩短。对多段骨折以髓内钉固定，可防止成角畸形，亦取得较好效果。

【并发症】

胫腓骨骨折有许多并发症，其中常见的有软组织损伤、感染、血管神经损伤、骨筋膜间隔综合征和骨迟延愈合、关节僵直等。由于四肢的肌肉和神经都处于由筋膜和骨形成的骨筋膜室内，不同原因造成骨筋膜室内的压力增高、局部循环障碍，导致肌肉缺血坏死、神经麻痹。正确处理和预防尽量减少这些并发症，直接关系到患者肢体功能的恢复。

【功能锻炼及预后】

1. 功能锻炼　胫腓骨骨折多肿胀较甚，且愈合较慢，易遗留踝关节功能障碍和肿痛久不消退，故加强不同时期的功能疗法，贯彻筋骨并重原则，是预防后遗症的重要措施。

初期骨折整复固定或牵引固定后，即应开始练习踝关节的背伸蹬腿动作。2～3周骨折稳定后，牵引加小夹板固定者，加做踝关节的背伸屈膝活动；钳夹或双钢针套小夹板固定者，可扶拐下床不负重活动，但应利用膝髋屈曲带动小腿足放平移步，严禁小腿前跷、足不着地状的移步，以免影响骨折的稳定和愈合。骨折愈合后踝关节功能仍障碍者，可做踝关节的摇足旋转、斜坡练步等功能锻炼；踝关节强硬者，可做踝关节的下蹲背伸和站立屈膝背伸等，加强踝关节的自我功能锻炼，并可配合手法摇摆松筋、推足背伸、按压跖屈、牵拉旋转等活筋动作，促使踝关节伸屈功能的恢复。

2. 预后　除胫骨下段横形骨折常见迟延愈合者外，一般的胫腓骨折，均可在4～8周获得愈合。只要纠正了胫骨的重叠移位，保持良好的力线不使成角或旋转，一般预后均良好。胫骨轻度侧方移位，腓骨错位愈合，均不影响功能。在固定过程中，需积极练功，防止足下垂。

九、踝部骨折

踝关节和足部的骨折是骨科常见的损伤，踝关节的关节面比髋、膝关节的关节面小，但担负的重量与活动却很大，故易发生损伤。占全身骨折的3.83%。多见于青少年。

【解剖学】

踝关节由胫、腓骨下端的关节面与距骨滑车构成，故又名距骨小腿关节。胫骨的下关节面及内、外踝关节面共同构成的“冂”形的关节窝，容纳距骨滑车(关节头)，由于滑车关节面前宽后窄，当足背屈时，较宽的前部进入窝内，关节稳定；但在跖屈时，如走下坡路时滑车较窄的后部进入窝内，踝关节松动且能做侧方运动，此时踝关节容易发生扭伤，其中以内翻损伤最多见，因为外踝比内踝长而低，可阻止距骨过度外翻。

踝关节囊前后较薄，两侧较厚，并有韧带加强。胫侧副韧带为一强韧的三角形韧带，又名三角韧带，位于关节的内侧。起自内踝，呈扇形向下止于距、跟、舟三骨。由于附着部不同，由后向前可分为4部：距胫后韧带、跟胫韧带、胫舟韧带和位于其内侧的距胫前韧带。三角韧带主要限制足的背屈，前部纤维则限制足的跖屈。腓侧副韧带位于关节的外侧，由从前往后排列的距腓前、跟腓、距腓后三条独立的韧带组成，连接于外踝与距、跟骨。距腓后韧带可防止小腿骨向前脱位。当足过度跖屈内翻时，易损伤距腓前韧带及跟腓韧带(图5-113)。

踝关节属滑车关节，可沿通过横贯距骨体的冠状轴做背屈及跖屈运动。足尖向上，足与小腿间的角度小于90°叫背屈。反之，足尖向下，足与小腿间的角度大于直角叫做跖屈。在跖屈时，足可做一定范围的侧方运动。

【病因病机】

踝部损伤原因复杂，类型很多。韧带损伤、骨折和脱位可单独或同时发生。根据受伤姿势可分为内翻、外翻、外旋、纵向挤压、侧方挤压、跖屈和背伸等多种，其中以内翻损伤最多见，外翻损伤次之。

1. 内翻损伤　多为由高处坠地，足底外缘着地，使足强力内翻；或步行在平路上，足底内侧踏在凸处，使足突然内翻；或足于固定位，小腿内下部受暴力撞击，足被迫内翻等，均可造成此类骨折。根据伤力的大小，可出现轻重不同的3种情况。内翻伤力作用于踝部后，首先引起外侧韧带损伤或断裂，或在外踝尖端、中部或基底部被撕脱，或齐关节

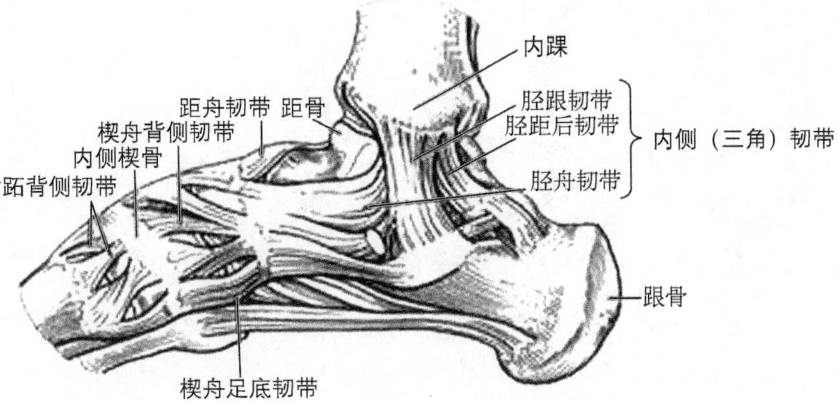

内侧面

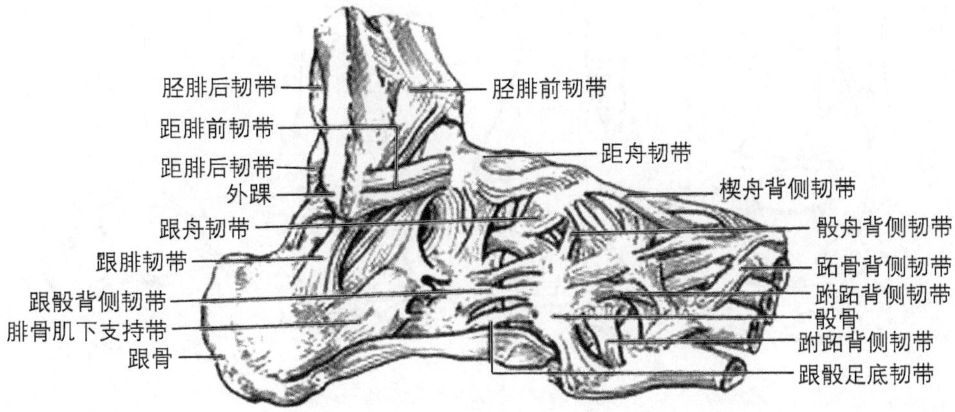

外侧面

图 5-113 踝关节解剖

横断，折片向内错位。因外侧韧带较弱，撕脱外踝的情况较少见。若内翻伤力继续作用，则外侧韧带被撕裂后，使距骨强力内翻，撞击内踝将其折断，骨折线多为斜形。典型的内翻骨折，是自内踝基底部向内上及呈垂直折断，此为常见的内翻性单踝骨折。若暴力不缓解，则可使外踝骨折后，并使距骨向内侧倾斜或移位而形成双踝骨折。若内翻伤力作用时，踝关节处于跖屈足内收位，则内、外踝骨折后，可发生距骨后移位。外力继续作用，距骨向内后移位，撞击后踝而发生后踝骨折并距骨向后脱位。上述这 3 种情况，即形成所谓的Ⅰ、Ⅱ、Ⅲ度骨折(图 5-114)。

2. *外翻型骨折* 为由高处坠下足底内侧缘着地，或足于固定位，外力撞击于小腿外下侧，使踝强力外翻引起。由于外力的强弱，也可出现轻重不同的 3 种情况。当外翻伤力作用于踝关节内侧时，由于三角韧带坚强而不易断裂而常把内踝撕脱，呈横形骨折而向外移位。若外翻力继续作用，则外踝受距骨外侧的撞击，由于下胫腓韧带坚强不易撕断，常发生在下胫腓联合上或下方的外踝斜形骨折，骨折线由内下斜向外上而形成双踝骨折，可连同距骨向外移位。若外翻伤力使内踝骨折后，外踝被距骨外侧撞击而下胫腓韧带先被撕裂，外力继续作用而引起下胫腓关节分离，继而引起腓骨下段骨折，距骨可随同向外侧移位，偶而可引起胫骨后缘骨折，形成三踝骨折，距骨随同向后移位(图 5-115)。

3. *外旋型骨折* 暴力使足过度外展外旋，或足在固定情况下而小腿强力内旋，形成足的外展外旋，均可发生此型骨折。根据外力的大小，可发生下述几种不同的损伤。当足强力外展外旋时，外踝受距骨外侧面的冲击，若下胫腓韧带首先断裂，则下胫腓联合以上，腓骨下 1/3 细弱部发生斜形或螺旋形骨折，个别可高达颈部骨折，骨折线由前下斜向后上，无移位时仅在侧位X线片上才能看到，若

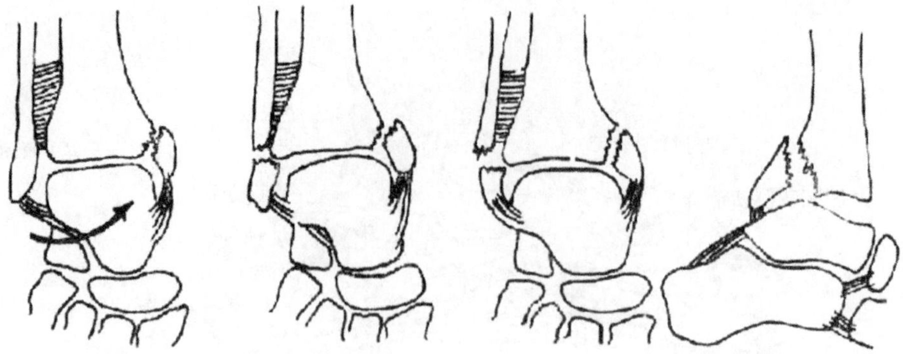

图 5-114 踝关节内翻型骨折

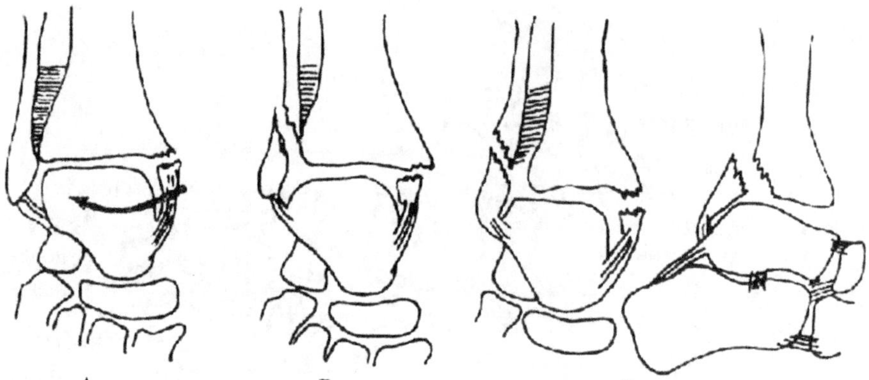

图 5-115 踝关节外翻型骨折

下胫腓韧带未断裂，则可发生外踝由内下斜向外上，经过或不经过下胫腓联合的外踝基底部骨折。若外力继续作用，则距骨向外倾斜，内踝被三角韧带撕脱或三角韧带被撕裂，形成双踝骨折。外力继续作用时，因三角韧带的牵拉力消失，则距骨随腓骨向外后旋转移位时，胫骨后缘被撞击而形成三踝骨折，而距骨随后踝折块向后移位(图 5-116)。

4. 纵向挤压型骨折　由高处坠下，足底着地，体重沿下肢纵轴向下传导与地面反作用力相交会而引起。若踝关节处于直角位时，则胫骨下端关节面受距骨撞击，可被压缩，严重时可发生粉碎性骨折或 T 形、Y 形骨折，外踝亦往往呈横断或粉碎骨折。若由高处坠下时踝关节处于背伸或跖屈位，则胫骨关节面的前或后缘受距骨体的冲击可发生骨折，骨折片大小不一，有的可占关节面的 1/3～1/2，距骨也随骨折片向后上或前上移位(图 5-117)。

5. 侧方挤压型骨折　踝关节一侧受直接暴力打击而另侧挤于硬物上，或踝关节被挤夹于重物之间，所造成的两踝骨折，多为粉碎性，骨折移位多不大，但常合并有严重的软组织损伤而形成开放性骨折。

6. 强力伸、屈引起的胫骨下关节面前缘骨折　此型骨折可由伸、屈两种相反外力引起。当由高坠下踝关节背伸位足跟着地时，胫骨关节面前唇受距骨上面的撞击而发生大块骨折，腓骨也可随之骨折，距骨可随骨折块向前上移位，此类损伤还可能伴有腰椎和跟骨的压缩骨折，应注意检查，以防漏诊；踝关节强力跖屈位引起者，如足球运动员，足强力跖屈踢球时，胫骨关节面前缘可被踝关节前侧关节囊撕脱而发生骨折(较少见)。

7. 踝部骨骺移位和损伤　此类损伤为旋转外力引起，多发于儿童骨骺未融合前。儿童期胫骨下端骨骺线为一薄弱点，当踝关节遭受和成年人相同的外力时，即可引起胫骨下骺连同干骺端一三角形骨片向不同方向移位，腓骨在其下段细弱部发生骨折。这类骨折是在关节外，胫距关节多

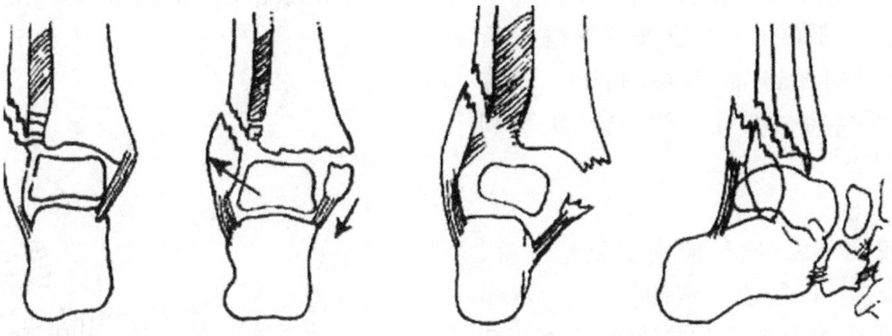

图 5-116　踝关节外旋型骨折

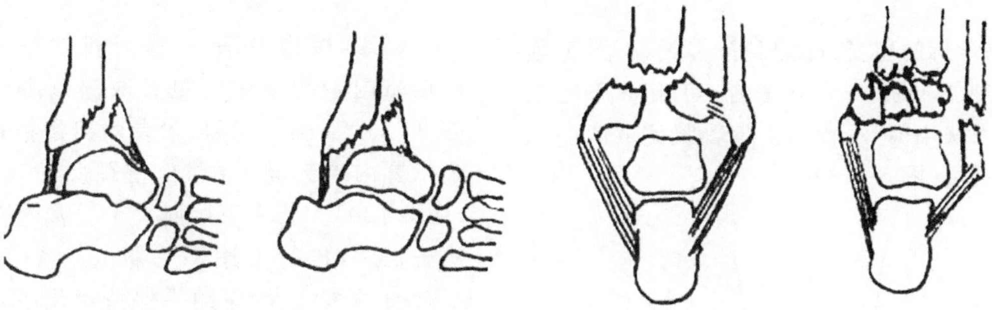

图 5-117　踝关节纵向挤压型骨折

正常，骨骺也未受挤压，较成年人踝关节骨折预后要好。但儿童的内翻性扭伤，胫骨下端内侧骨骺常受挤压而引起发育障碍，逐步发生踝关节内翻畸形。

【临床表现】

踝关节伤后肿胀较甚，功能丧失，可有广泛瘀斑，甚至起水疱，有明显压痛，可闻及骨擦音。外翻骨折多呈外翻畸形，内翻骨折多呈内翻畸形，距骨脱位时，则畸形更加明显。X 线片可显示骨折脱位程度和损伤类型。

【辅助检查】

1. X 线摄片　常规行踝关节正、侧位摄片，以明确骨折脱位的程度和损伤类型。

2. CT、MRI 检查　必要时行三维 CT 检查、踝关节 MRI 检查，可清晰地显示骨皮质断裂及骨小梁走行，轻微的骨膜反应，以便临床医师及时处置。

【诊断】

1. 诊断依据

(1)外伤史。

(2)患侧踝关节肿胀、疼痛、压痛、皮下瘀斑，踝部可呈内翻或外翻畸形，可扪及骨擦感，活动功能障碍。

(3)辅助检查：踝关节 X 线片显示踝关节骨折。

2. 诊断分型

(1)内翻型骨折：可分为Ⅰ、Ⅱ、Ⅲ度骨折。

(2)外翻型骨折。

(3)外旋型骨折。

(4)纵向挤压型骨折。

(5)侧方挤压型骨折。

(6)强力伸、屈引起的胫骨下关节面前缘骨折。

(7)踝部骨骺移位和损伤。

【鉴别诊断】

踝部骨折主要是由于外伤性因素引起，髁部骨折时，常易并发其他骨折与损伤，因此临床上在做出诊断时应与下面的几个疾病进行鉴别。

1. 踝部扭伤　轻者韧带拉松或部分撕裂；重者则完全断裂，并有踝关节半脱位或并发骨折脱位。踝关节扭伤后，病人外踝前下方或下方有疼痛、肿胀，急性期可有瘀斑。这时做足内翻的动作会加重疼痛，做足外翻则可无疼痛。

2. *跖骨骨折*　受伤后足部疼痛、肿胀、皮下瘀斑，足部短缩畸形，不能行走，检查可发现骨折部局限性压痛，有纵向叩击痛，前足的正位、侧位及斜位X线拍片可准确判断骨折的部位、类型和移位情况。

【治疗】

踝关节骨折属关节内骨折，应力求复位准确、固定可靠，在不影响骨折复位稳定的情况下，尽早开始踝关节功能活动，使骨折得以在距骨的模造活动中愈合，以求获得良好的踝关节功能。

复位可在坐骨神经阻滞麻醉下进行。其治疗原则是根据受伤情况给予相应复位固定。

1. *复位*

(1)单踝骨折的整复：此型骨折多无移位，无须整复。对单纯下胫腓关节分离者，可用挤压法复位。一名助手扶小腿，术者两手掌置踝关节两侧相对挤压即可复位(图 5-118)。

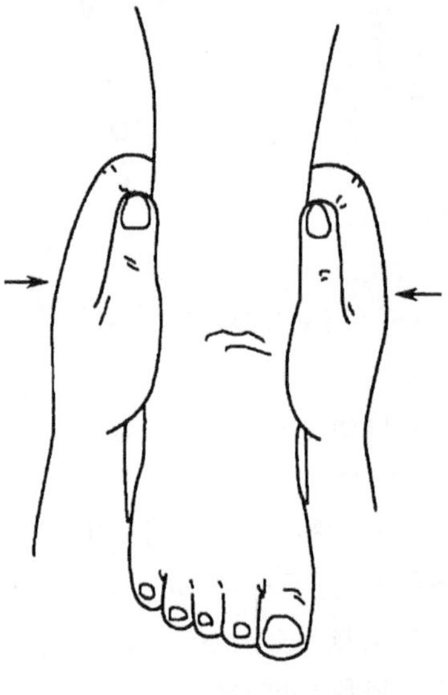

图 5-118　下胫腓关节分离挤压复位法

(2)内翻型双踝、三踝骨折的整复：该型骨折，一侧受距骨冲撞，另一侧受韧带牵拉，骨折片多与距骨保持联系，随其脱位变位，故整复只要距骨复位，骨折也随之而复位，可采用牵拉推挤法复位。取患侧卧位，膝髋关节屈曲 90°，一名助手固定小腿，另一名助手持前足及足跟牵拉，医者两拇指推挤内踝向外，余指置外踝部向内扳拉使踝关节外翻，两踝骨折即可复位。然后在助手保持对位下，术者一只手置踝前向后按压，另一只手持足前提并背伸使后踝复位。此型一般后踝骨折片较小，利用上述手法，矫正距骨向后移位的同时，利用踝关节背伸后关节囊的紧张，后踝骨折片即可复位(图 5-119)。

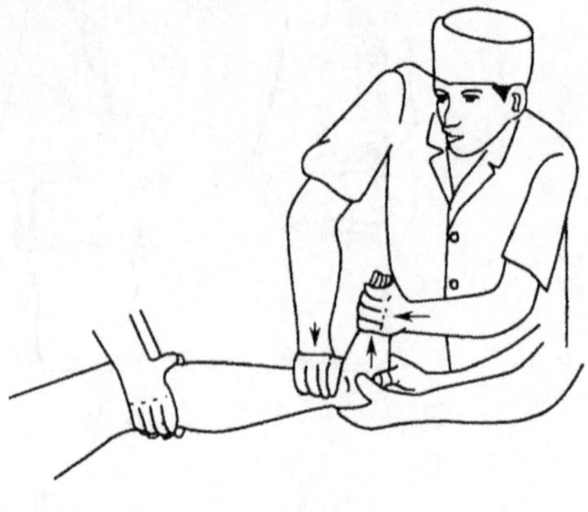

图 5-119　内翻型骨折复位法

(3)外翻型双踝、三踝骨折的整复：可采用牵拉推挤内翻法复位。患者取健侧卧位，膝关节屈曲 90°，助手操作同前，术者两拇指推挤外踝向内，余指置内踝部向外扳拉，使踝关节内翻即可复位(图 5-120)。若有下胫腓关节分离，应先用两手对挤矫正后，再行上述手法复位。若有三踝骨折并距骨向后移位者，在助手保持对位下，再用上述手法复位。

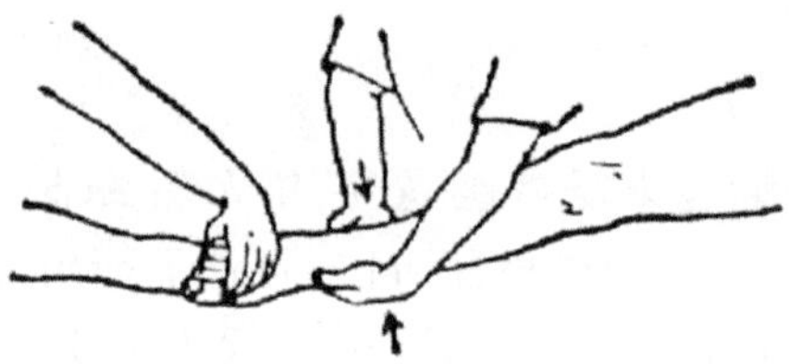

图 5-120　踝部外翻型骨折整复手法

(4)外旋型双踝、三踝骨折的整复：患者取仰卧位，助手同前，医者站于患侧，若内踝为中部骨折，骨膜或韧带易夹于骨折间隙，应先用拇指由折隙向上下推挤解除嵌夹后，再采用牵拉推挤法复位。助手同前牵拉，医者两拇指由后外推挤外踝向内前，余指置内踝部扶持对抗，同时助手在牵拉下配以足的内收内旋，即可复位。若为下胫腓关节分离，腓骨下段骨折者，医者先以拇指由腓骨下段折处由外后向内、前、下推挤复位，再以两手掌于下胫腓关节部内外对挤矫正下胫腓关节分离后，再行上述手法整复内踝骨折，然后再用前述整复距骨向后移位手法，整复后踝骨折(图 5-121)。

(5)纵向挤压型骨折的整复：对轻度压缩而移位不大者，可用牵拉推挤按压法整复。医者以两手置踝关节两侧相对推挤，再行前后按压，以矫正胫

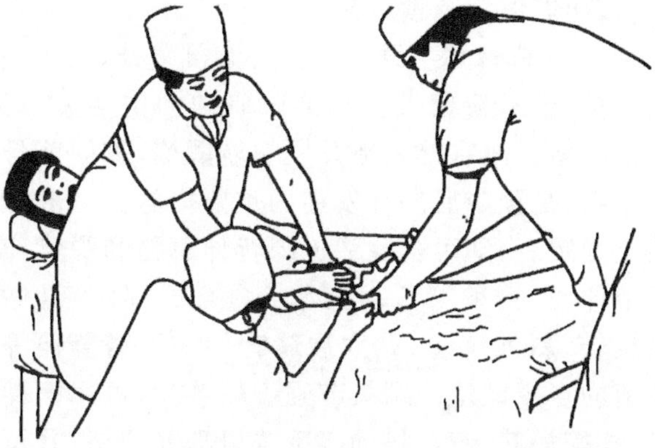

图 5-121 踝关节外旋型骨折牵拉推挤复位法

骨下端前后、内外的膨出移位。

(6)侧方挤压型骨折的整复：该型为直接暴力挤压所致，骨折多为粉碎而移位多不大，若皮肤完整可采用牵拉推挤屈伸法复位。助手牵拉同前，医者两手置踝关节两侧相对推挤，并同时配以牵拉之助手在保持牵拉力下做踝关节的背伸跖屈活动，使粉碎折片进一步平复吻合。

(7)踝部骨骺移位或损伤的整复：对骨骺移位可采用牵拉推挤提按法复位。助手牵拉同前，医者以两手掌置踝关节两侧相对推挤矫正侧方移位，然后两拇指按压远端移位骨骺向后，余指提干骺端向前，即可复位。

(8)胫骨前缘骨折的整复：对强力跖屈引起的小片撕脱骨折无须整复。对强力背伸引起的大块骨折，可采用牵拉推按法复位。助手牵拉同前，医者两拇指置踝前折片移位部，向下向后推按，余指置踝后扶持对抗，同时配合牵拉之助手将前足向后推送，矫正距骨前移。

2. 固定

(1)踝关节塑形夹板固定：对单踝骨折可外贴活血接骨止痛膏，用踝关节塑形夹板固定踝关节于中立位，4～5 周即可。

(2)经皮钳夹固定：单纯的下胫腓关节分离，手法挤压复位后，于无菌和局麻条件下，行内、外踝上部经皮钳夹固定，4～5 周即可去除。

(3)钢针固定：外旋型双踝、三踝骨折，内、外髁骨折复位后，若后踝折块较大，超过关节面 1/4 而复位后不稳定者，可在无菌、局麻和 X 线监视下，用 2mm 粗钢针，根据骨折片的偏内或外，由跟腱的内侧或外侧，经皮、骨块向前外上或前内上达前侧骨皮质固定，必要时也可用两根钢针交叉固定。若骨折块向后上移位而手法不能复位时，可在 X 线监视下，先由骨折块上部进一钢针向下撬拨、推顶骨折块复位后，再行上述钢针固定。固定后针尾捏弯留于皮外，无菌包扎后，用踝关节塑形夹板内翻位固定。

(4)U 形石膏托固定：内翻、外翻、外旋三型骨折，复位后若内踝前侧张口而背伸位难以维持者，也可采用 U 形石膏托固定。需固定内翻位者，石膏托先由小腿外侧中段开始，经足底拉紧至小腿内侧中段，石膏宽度需达跖骨头部，绷带缠绕成形后，即可维持踝关节于内翻背伸位。需固定外翻背伸位时，与上反向进行即可。3～4 周骨折稳定后，踝关节改中立位固定。5～6 周骨折愈合后，拔除钢针和解除外固定。

3. 辨证施治　按中医骨伤三期辨证施治，并结合个人生理特点因人施治。

(1)早期：初期肿胀严重者，宜用大剂利水祛瘀类药，方用活血疏肝汤或仙复汤加猪苓、车前子。

(2)中期：肿胀消减后，可服理气活血消肿类药，方用橘术四物汤加香附、川牛膝，也可服三七接骨丸。若为开放性骨折，宜用活血消肿、清热解毒类药，方用桃红四物汤加金银花、连翘、茯苓、车前子。

(3)后期：下床活动后出现肿胀、疼痛者，宜用益气健脾利湿、强壮筋骨类药，方用补中益气汤加川续断、骨碎补、独活、川牛膝、薏苡仁、茯苓；关节活动不利而疼痛者，可服养血止痛丸，以活血镇痛，疏利关节。

4. 其他治疗

(1)熏洗：苏木煎。组成：苏木、大力草、艾叶、伸筋草、鸡血藤各 30g，羌活、卷柏、川牛膝各 10g；功效：温经活血，舒筋利节。以上熏洗剂煎至沸腾半小时后，先趁热以厚毛巾覆盖伤肢熏之，待降低至合适的温度时再浸泡患部，每日 2～3 次。

(2)外敷：活血止痛膏。组成：生地黄、大黄、连翘各 120g，羌活 90g，当归、白芷、赤芍、独活各 60g，甘草 30g，芝麻油 5000ml；功效：活血镇痛，祛风除湿，接骨续筋，主治，创伤骨折、筋伤，劳损性疼痛；用法：外敷患处，每周换药 1 次，皮肤过敏者停止使用。

(3)外搽：骨折愈合后，踝关节活动不利或疼痛者，可用展筋丹按摩或涂搽展筋酊。

(4)物理治疗：骨折固定稳定后可选择电脑骨折愈合仪等，以促进骨折愈合，每日 1～2 次，每次

30分钟。后期膝或踝关节粘连可以选用CPM等康复设备进行康复治疗，每日1～2次，每次30分钟。

5. 手术治疗

(1)切开复位：踝关节骨折的治疗，应要求解剖复位，对手法复位不能达到治疗要求者，仍多主张手术治疗。

①适应证：手法复位失败者；内翻骨折，内踝骨折块较大，波及胫骨下关节面1/2以上者；外翻外旋型内踝撕脱骨折，尤其内踝有软组织嵌入；胫骨下关节面前缘大骨折块；后踝骨折手法复位失败者；三踝骨折；陈旧性骨折，继发创伤关节炎，影响功能者。

②手术原则：一般原则为踝穴要求解剖对位；内固定必须坚强，以便早期功能锻炼；须彻底清除关节内骨与软骨碎片；手术应尽早施行。

(2)固定：对不同部位骨折采用的方法。

①内踝撕脱骨折：用螺丝钉固定即可，如螺丝钉达不到固定要求，可用克氏针与钢丝行"8"字张力带加压固定。

②外踝骨折：可用螺丝钉固定，如腓骨骨折面高于下胫腓联合及骨折面呈斜形者，可用钢板或加压钢板固定。后踝骨折波及胫骨下端关节面的1/4或1/3，手法复位较为困难且不稳定，一般应开放复位，螺丝钉内固定。

③Dupuytren骨折：可用骨栓横行固定下胫腓关节，并同时修补三角韧带。

【并发症】

踝部骨折中，特别是腓骨斜形骨折或螺旋形骨折后可造成腓骨短缩、距骨外倾移位、关节紊乱等改变，外踝损伤后功能恢复优劣随复位好坏而异。而本病最容易发生的并发症是创伤性关节炎。当患者受伤时，外踝向外移位2mm，距骨随之亦向外移位1～2mm，且伴距骨外旋1°～2°，胫距关节接触面减少51%。Ramsey指出距骨外移引起胫距关节接触面的改变，距骨外移1mm时，胫距关节接触面减少42%，随着外移距离的增加，接触面逐渐减少，而局部压力增加，是晚期发生创伤性关节炎的主要原因。

另外，踝部骨折为关节内骨折，常并发踝关节半脱位。治疗要求骨折解剖或近解剖复位。半脱位要矫正，否则会致关节不稳，或因关节面不光滑，也可以导致创伤性关节炎，影响生活和工作。这类骨折应到医院请骨科医师及时诊治。

【功能锻炼及预后】

1. 功能锻炼　踝关节局部解剖复杂，又为关节内骨折，容易遗留关节功能障碍和创伤性关节炎，久治不愈。故有计划地开展功能锻炼，贯彻筋骨并重原则，是预防后期并发症的重要措施。一般骨折整复固定后，即可自我锻炼踝背伸蹬腿和踝背伸膝关节伸屈、抬举等活动。骨折愈合去固定后，做摇足旋转、斜坡练步、站立屈膝背伸和下蹲背伸等踝关节的自主锻炼。踝关节强硬较甚者，可用捏揉通络、摇摆松筋、牵趾抖动等手法以理筋通络，并可采用推足背伸、按压跖屈、牵拉旋转、牵趾伸屈等手法活筋，以加快关节功能恢复。

2. 预后

(1)踝部骨折多为关节内骨折，为预防和减少并发症，在不影响骨折稳定情况下，应尽早开始踝关节的背伸锻炼，使残余的轻微错位随距骨体的活动模造而平复，也可通过肌肉的收缩早日消除肿胀，从而减少晚期并发症。

(2)踝部骨折多发于关节周围的非负重部，故在不影响骨折稳定情况下，应早日下床负重锻炼，以防止因长期固定、制动而引起的骨质失用性脱钙和长期卧床抬高肢体而下床改变体位后长期肿胀不消。

十、距骨骨折

【解剖学】

距骨为诸跗骨中较大的块状骨，位于诸跗骨之上，足纵弓之顶，为足的主要负重骨之一，与跟骨一起，站立时负人体重量的一半。距骨前部的圆形突起为距骨头，其后稍细部为距骨颈，再后宽大部为距骨体。距骨深居踝穴跟、胫之间的骨性匣内，只有头颈部伸出匣外，其周围有韧带相连。距骨表面大部为软骨关节面包绕，有7个关节面，其体部上面的拱起为鞍状关节面或称滑车关节面，与胫骨下端关节面相接，滑动于踝穴中；内侧的半月状关节面与内踝相接；外侧的三角状关节面与外踝相接；体部下面的前、中、后3个关节面与跟骨的相应关节面相接；头部的凸状关节面与舟骨的凹状关节面相接。下肢的3支主要动脉在骨外形成丰富的血管丛，对距骨头、颈、体提供血供，胫后动脉分支主要有跗管动脉、三角动脉，胫前动脉分支为上颈支、跗骨窦动脉，腓动脉分支与胫后动脉分支吻合形成距骨后侧动脉丛，穿支构成跗骨窦动脉，对距骨的血供并不重要。距骨颈骨折后，其主要血供中断，故骨折愈合缓慢，甚至发生距骨体缺血坏死(图5-122)。

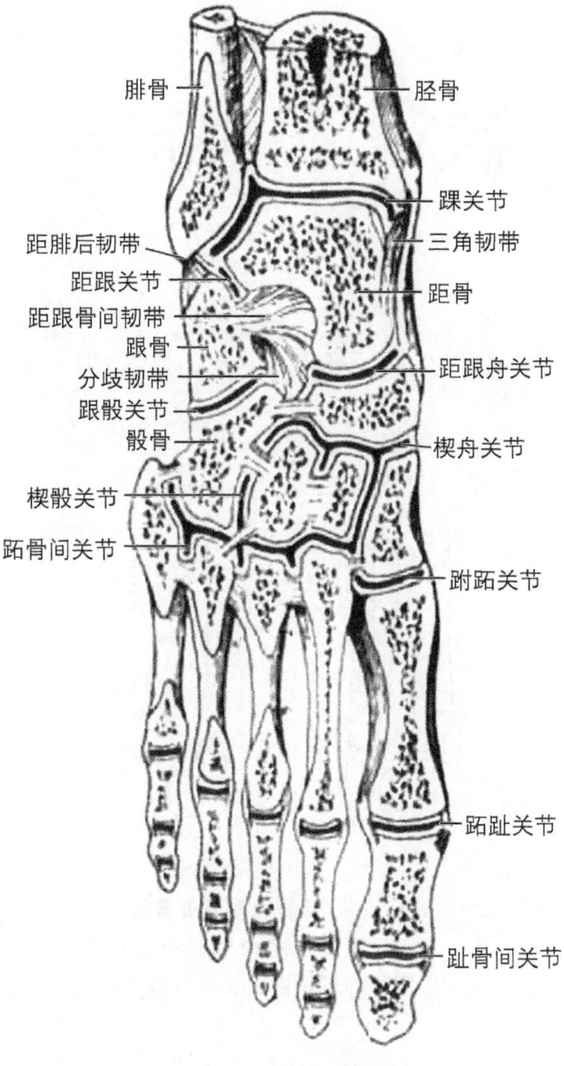

图5-122 距骨解剖

【病因病机】

距骨骨折较少见，好发于青壮年男性，多为间接外力引起。为由高处坠下，足先着地，身体重力沿胫骨纵轴向下传递，地面反作用力沿跟骨向上冲击，相互交会作用于距骨所致。由高处坠下，足踝背伸着地时，则胫骨下端锐利的前缘，像凿子般插入距骨颈而使其骨折。若由高处坠下，足踝跖屈着地，或足背受外力打击，使足强力跖屈时，则可引起距骨后突骨折。由高处坠下，踝关节内翻位着地，或负重站立位，小腿内下受暴力打击，使踝关节强力内翻时，则可引起踝关节内翻型骨折伴距骨纵形劈裂骨折。若下蹲位劳动时，背后突然被重力推压，使身躯前倾，致足踝强力背伸，则距骨颈受胫骨下端前缘的挤压，亦可造成距骨颈骨折。足强力跖屈踢物，如足球运动员，则可引起距骨颈部撕脱性骨折。

1. 根据受伤机制　可将距骨骨折分为背伸性骨折、跖屈性骨折和内翻性骨折。

(1)背伸性骨折：为距骨骨折最多见的一种，是由足踝背伸引起的距骨颈部骨折。该型骨折，又可根据暴力强弱和移位程度，而分为一度、二度、三度骨折。若暴力较小，则可造成距骨颈无移位骨折，即一度骨折。若背伸暴力致距骨颈骨折后继续作用，可使距骨体与颈部分离而随胫骨后移，则距骨头、颈随其他跗骨前移，使骨折间隙增宽，形成距下关节半脱位，即二度骨折。此型骨折易被忽略而不予复位，后遗踝关节功能障碍。距下关节脱位后，由于下胫腓韧带的弹性回缩，还可使距骨体下垂呈马蹄位，使骨折面与跟骨后关节相嵌；若暴力仍不缓解，可使距骨体周围韧带全部断裂，距骨体突破后侧关节囊而脱出踝穴，内踝也可被坚强的三角韧带撕裂。距骨体脱出踝穴后，其前侧骨折面与跟骨载距突相交锁而不易复位，甚至距骨体全部脱出踝穴，形成三度骨折。由于跟骨关节面向内、后倾斜，加之跟腱的阻挡，脱出距骨体，常停留于跟骨后内侧，并沿自体纵轴外旋，沿额状轴旋后，沿矢状轴内倾，即滑车关节面向后，骨折面向上，距骨后突向内下，这是造成手法复位困难的主要原因(图5-123)。

(2)跖屈性骨折：是由足踝强力跖屈所致。当足踝强力跖屈时，距骨后突受胫骨下端后缘的撞击，或被距腓后韧带的牵拉，而致距骨后突部骨折，一般无移位或可向内上移位(图5-124)。踝强力跖屈时，前关节囊还可将距骨颈部撕脱形成骨折(图5-125)。

(3)内翻性骨折：由足踝强力内翻所致。当踝关节强力内翻时，迫使距骨内翻内移，致内踝基底垂直骨折后，则内移距骨被内踝骨折后的胫骨关节面内侧锐利的骨折槎，将距骨沿前后纵轴劈为内外两半，成为少见的距骨纵形骨折。骨折后多有内侧或外侧的一半与距骨头、颈关系完好，而另一半则游离移位于踝穴之外，或移向上夹于内踝骨折的缝隙之间，或向后、外、下移位，并向后下旋转倾斜(图5-126)。

2. 根据骨折部位　可分为距骨颈骨折、距骨后突部骨折和距骨体纵形骨折。距骨颈骨折与前述的背伸骨折相同；距骨后突骨折与前述的跖屈骨折相同；距骨体纵形骨折，即前述的内翻性骨折。

3. 根据骨折的移位程度　可分为移位型骨折和无移位型骨折。无移位型骨折，多见于上述的距

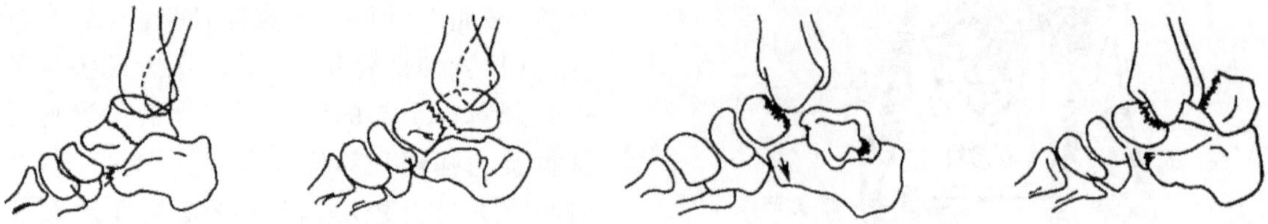

图 5-123　距骨骨折分度图

A. 一度(无移位骨折);B. 二度(距骨颈骨折合并距下关节脱位);C、D. 三度(距骨颈骨折,距骨体向后移位脱出踝穴后的两种变位情况)

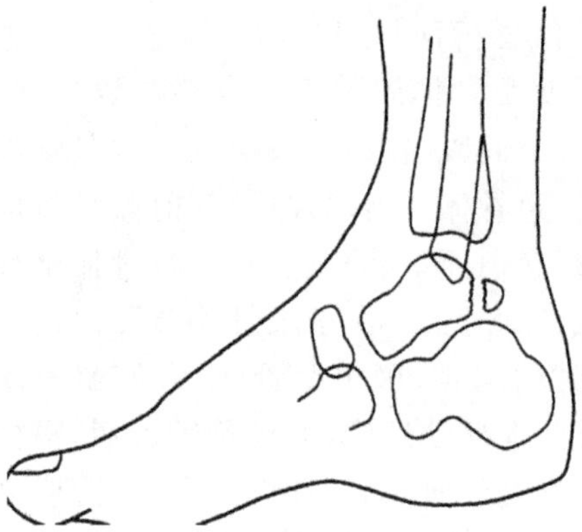

图 5-124　距骨后突部骨折

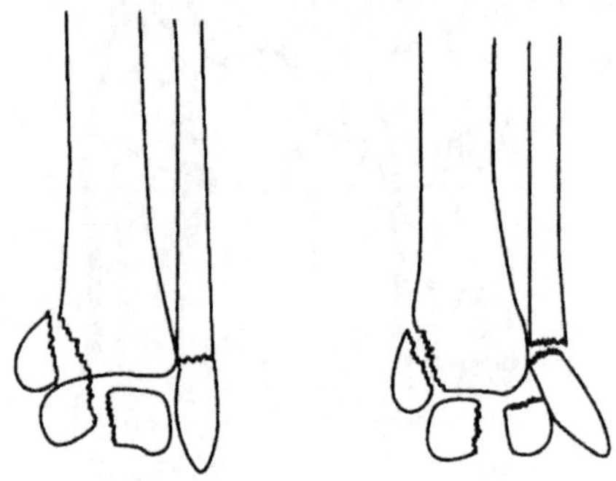

图 5-126　距骨纵形劈裂骨折

A. 距骨内半随内踝骨折向内移位;B. 距骨外折块向外旋转游离移位

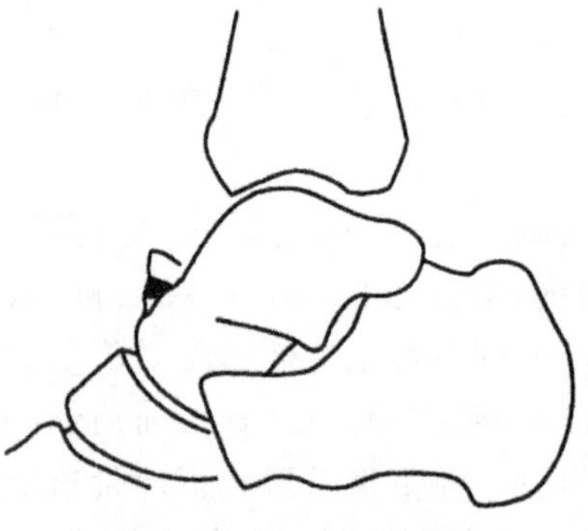

图 5-125　距骨颈撕脱骨折

骨后突部骨折和部分距骨颈部的骨折。

4. 根据骨折线走向　可分为横形骨折和纵形劈裂骨折。以横形骨折即前述的距骨颈骨折为多见。

5. 根据骨折时间长短　可分为新鲜性骨折和陈旧性骨折。骨折超过 2 周为陈旧性骨折。

另外 Coltart(1952)将距骨骨折分为:距骨颈骨折(A 型为无移位距骨颈骨折,B 型为移位的距骨颈骨折伴距下关节半脱位,C 型为移位的距骨颈骨折伴距骨体的脱位)、距下关节脱位、距骨完全脱位及距骨的撕脱骨折和距骨颈的骨软骨骨折。

【临床表现】

伤后踝关节下部肿胀、疼痛,不能站立和负重行走,踝关节内后部肿胀严重,局部有明显突起,趾多有屈曲挛缩,足外翻、外展。可在内踝后部触及骨性突起,局部皮色可出现苍白缺血或发绀。

【辅助检查】

1. X 线摄片　常规行踝部与跗骨正侧位 X 线摄片,明确有无骨折移位、骨折类型及有无合并其他骨折、脱位。

2. CT、MRI 检查　CT 可以极好地显示距下关节的完整性,发现粉碎骨折、内翻畸形、距骨头骨折、外侧突骨折。

【诊断及鉴别诊断】

1. 诊断依据

(1)外伤史。

(2)足踝部肿、痛、功能障碍。

(3)足部有畸形、压痛,踝活动时有骨擦感。

(4)踝部正侧位X线照片即可诊断。

2. 诊断分型

(1)根据受伤机制,可将距骨骨折分为背伸性骨折、跖屈性骨折和内翻性骨折。

(2)根据骨折部位,可分为距骨颈骨折、距骨后突部骨折和距骨体纵形骨折。

(3)根据骨折的移位程度,可分为移位型骨折和无移位型骨折。

(4)根据骨折线走向,可分为横形骨折和纵形劈裂骨折。

(5)根据骨折时间长短,可分为新鲜性骨折和陈旧性骨折。

【治疗】

距骨除颈部有较多的韧带附着、血液循环稍好外,上、下、前几个方向都为与邻骨相接的关节面,缺乏充分的血液供给,故应注意准确复位和严格固定,否则骨无菌性坏死和不连接发生率较高。根据骨折的类型及具体情况不同,采取相应的治疗措施。无移位的骨折,应以石膏靴固定6～8周,在骨折未坚实愈合前,尽量不要强迫支持体重。

1. 复位

(1)距骨颈骨折:该型骨折属关节内骨折,其多数可用手法获得复位。具体方法,依其移位程度,分别予以介绍。

①无移位的一度距骨颈骨折,无须手法整复,仅用保形固定即可。

②合并距下后关节脱位的二度距骨颈骨折,可在坐骨神经阻滞麻醉下,采用旋足推提法复位。患者取仰卧位,髋、膝关节半屈外旋,小腿悬于床边。一名助手固定小腿,医者一只手持小腿下端后侧,另一只手握前足,将足跖屈外翻的同时,将足向后推送,另一只手提踝向前,多可听到复位的弹响声(图5-127)。

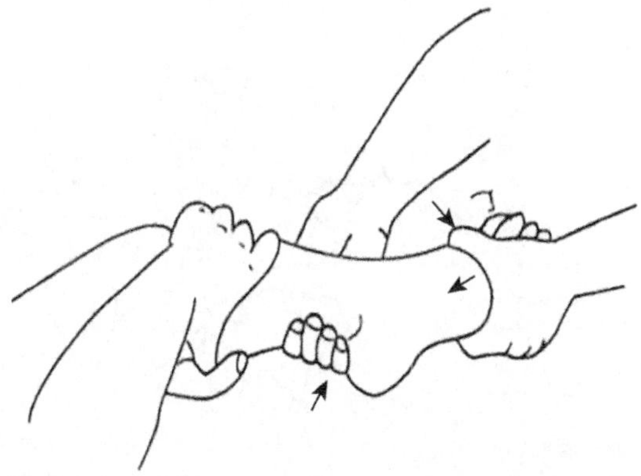

图5-127　距骨二度骨折的旋足推提复位法

③距骨体完全脱位的三度距骨颈骨折,由于此型骨折对距骨体脱出部的皮肤压迫严重,应尽早复位,以免形成皮肤压迫性坏死和血管、神经损伤而影响治疗措施的实施和预后效果。整复应在充分麻醉和良好肌肉松弛下进行。患者仰卧位,患肢外展外旋,髋、膝关节屈曲90°,小腿悬空于床边,根据距骨体脱出后的旋转方向,分别采用以下两种手法复位。a. 对距骨体主要沿额状轴旋转者,即滑车关节面向后,骨折面向上,可用背伸推挤拨槎法复位。一名助手固定小腿,另一名助手一只手持踝,另一只手持足,先使足强度背伸,并稍外翻,以加大踝穴后侧间隙。然后术者两拇指置内踝后上方,向前下推挤滑车关节面,使其回归踝穴。同时助手将足跖屈并向后推送,使距下关节复位(图5-128)。b. 对距骨体主要沿自体纵轴旋转者,即骨折面向外上、距骨后突向内下,复位时持足之助手先使足强度背伸外翻。术者两拇指置内踝后下方,即相当于脱位距骨体后突部,由后下向前上推送,同时持足助手配以轻度踝关节内外活动,即背伸推挤摇摆复位法(图5-129)。既可缓解距骨与跟骨载距突的交锁,又可迫使距骨体回归踝穴,然后再将足跖屈并向后推送,使距下关节复位。手法复位失败者,可采用后内弧形切口,将距骨体复位,行长螺钉纵向贯穿固定。内踝骨折者,可一并复位螺钉或钢针固定。复位困难时,可将跟腱斜行切断,复位固定后再予缝合。

(2)向后上移位的距骨后突骨折:可采用牵拉推挤法复位。患者取仰卧位,患肢膝、髋屈曲外展外旋位,一名助手固定小腿,另一名助手持足于中立位牵拉。术者两拇指置踝关节后上方跟腱两侧向下推,即可复位(图5-130)。

(3)距骨颈部的小片撕脱骨折:一般不需手法整复,仅固定于背伸位即可。

(4)距骨体的前后劈裂骨折:可采用牵拉推挤法复位。复位在充分麻醉下进行。一名助手固定

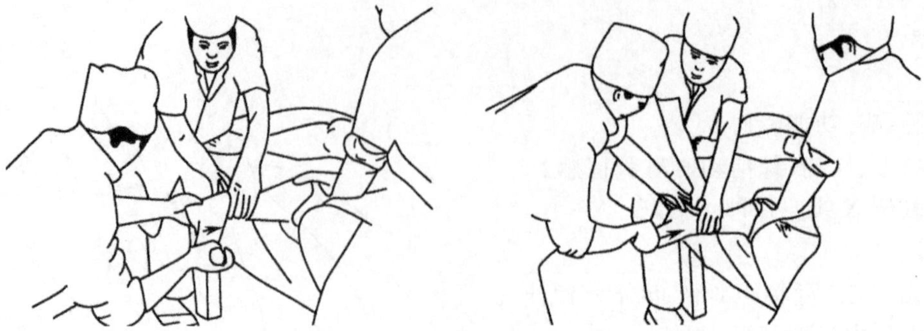

图 5-128　距骨三度骨折背伸推挤拔搓复位法

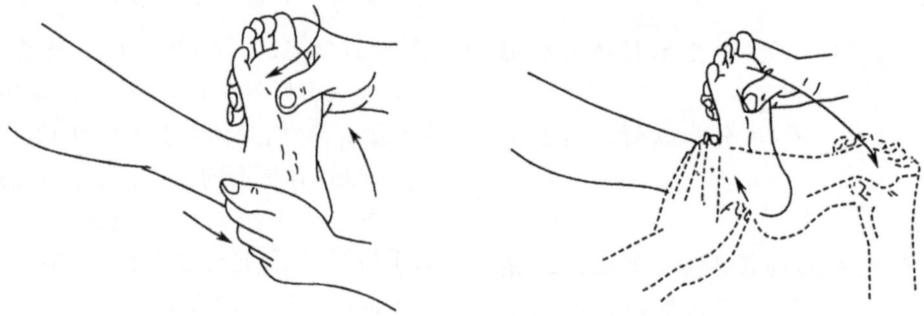

图 5-129　距骨三度骨折背伸推挤摇摆复位法

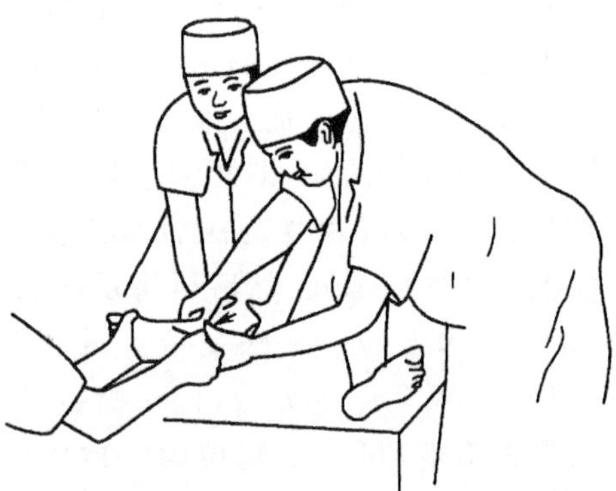

图 5-130　距骨后突骨折牵拉推挤复位法

小腿，另一名助手顺原内翻畸形牵拉，若距骨外半游离脱出踝穴者，医者先以两拇指，由外踝后下向前内、上推挤，使其回归踝穴，然后再以两拇指于内踝上部，向外下推按，使内踝与距骨回归原位，同时余指于外踝部扶持对抗。助手使足踝外翻，即可复位。若为距骨内半游离脱出踝穴者，可直接采用上述手法之后半部分复位。

2. 固定

(1)踝关节塑形夹板固定　距骨体前后劈裂骨折复位后用踝关节塑形夹板或U形石膏托、固定踝关节于外翻位3～4周骨折稳定后，改功能位继续固定3～4周，骨折愈合后解除固定，练习踝关节活动。

(2)石膏托

①距骨颈骨折的固定：对无移位的一度骨折，可用连脚托板或石膏托固定踝关节于功能位，6～8周骨折愈合后，可去固定活动；合并距下关节脱位的二度骨折，复位后用前后石膏托固定踝关节于跖屈外翻位，3～4周骨折稳定后，改踝关节为功能位，石膏管形或前后托继续固定4～6周。其间可带固定扶拐下床不负重活动，直至X线片检查骨折愈合后，才可去固定逐步离拐负重活动。距骨体完全脱位的三度骨折，复位后用前述二度骨折的固定方法即可，唯固定时间需延长，直至X线检查骨折愈合后，方可解除固定。

②距骨颈的小片撕脱骨折：局部外贴活血接骨止痛膏，用后石膏托固定踝关节于背伸位，3周骨折稳定后改为功能位继续固定2周，骨折愈合后解除

固定。

③距骨体前后劈裂骨折：复位后用踝关节塑形夹板或U形石膏托固定踝关节于外翻位3～4周骨折稳定后，改功能位继续固定3～4周，骨折愈合后解除固定，练习踝关节活动。

(3)内固定：对于不稳定的骨折类型，可经皮穿针进行内固定，也可以运用空心加压螺丝钉固定，以利于早期功能锻炼。

3. *辨证施治* 按照中医骨伤三期辨证施治，并结合个人生理特点因人施治。

(1)早期：初期肿胀严重者，宜用大剂利水祛瘀类药，方用活血疏肝汤或仙复汤加猪苓、车前子。

(2)中期：肿胀消减后，可服理气活血消肿类药，方用橘术四物汤加香附、川牛膝，也可服三七接骨丸。若为开放性骨折，宜用活血消肿、清热解毒类药，方用桃红四物汤加金银花、连翘、茯苓、车前子；若距骨体出现缺血征象时，可加重祛瘀接骨之三七接骨丸用量，即每次用量1包，每日2～3次。

(3)后期：下床活动后出现肿胀、疼痛者，宜用益气健脾利湿、强壮筋骨类药，方用补中益气汤加川续断、骨碎补、独活、川牛膝、薏苡仁、茯苓；骨折出现迟延愈合时，可服滋肾益气壮骨丸；骨折愈合后出现缺血坏死征象者，可服用益气滋肾活血祛瘀药，药用滋肾益气壮骨丸和三七接骨丸合并运用；后期有关节疼痛活动不利者，服用养血止痛丸。

4. *其他治疗*

(1)熏洗：苏木煎。组成：苏木、大力草、艾叶、伸筋草、鸡血藤各30g，羌活、卷柏、川牛膝各10g；功效：温经活血，舒筋利节。以上熏洗剂煎至沸腾半小时后，先趁热以厚毛巾覆盖伤肢熏之，待降低至合适的温度时再浸泡患部，每日2～3次。

(2)外敷：活血止痛膏。组成：生地黄、大黄、连翘各120g，羌活90g，当归、白芷、赤芍、独活各60g，甘草30g，芝麻油5000ml；功效：活血镇痛，祛风除湿，接骨续筋；主治：创伤骨折、筋伤，劳损性疼痛；用法：外敷患处，每周换药1次，皮肤过敏者停止使用。

(3)外搽：骨折愈合后，膝关节活动不利或疼痛者，可用展筋丹按摩或涂搽展筋酊。

5. *手术治疗* 手法复位失败及粉碎性骨折等多需开放复位，并酌情行内固定术。骨折损伤严重，局部已失去血供，易引起距骨，尤其距骨体部无菌性坏死者，应考虑及早融合。在临床上常见的类型如下。

(1)距骨体粉碎性骨折：此种类型不仅易引起距骨体的缺血性坏死，更易造成创伤性关节炎，因此可于早期行融合术。

(2)开放性骨折者：如发现周围韧带及关节囊大部或全部撕裂者，提示无菌性坏死概率高，亦应行融合术。

(3)手法复位失败者：多系错位严重的骨折，此时软组织的损伤亦多较严重，易引起距骨的缺血性坏死，可行Blair手术、胫跟融合术及跟距关节融合术等。

【并发症】

1. *距骨缺血性坏死* 距骨骨折以坠落伤常见。距骨因处于足弓着力的顶点，坠落时受上下方向力的冲击，极易破裂。破裂后，受距舟和距跟韧带等牵拉，使骨块易向前后或侧面翻转移脱位，加上附着的软组织的破坏，稳定性极差，且供血系统的破坏易导致骨块缺血性坏死。

2. *创伤性关节炎* 距骨的6个关节面中任一关节面关节软骨破坏及关节面不整均可导致日后创伤性关节炎，但其发生率的报道不尽一致。一旦发生，关节融合是唯一选择。一般不提倡切除距骨体行胫跟融合术，因其缩短了肢体并有足畸形，影响功能。

3. *畸形愈合* 距骨畸形愈合有背伸与内翻两种。有学者用切除背侧鹰嘴的方法，取得满意的疗效。内翻畸形易发生于Ⅱ度距骨颈骨折早期采取非手术治疗无效时，此外，用来固定的螺钉压迫骨质也会导致此畸形。内翻畸形会直接致距下关节活动受限。以前的治疗仅限于行关节固定，其疗效也不可预知。有学者建议缩短距骨外柱或内柱的长度来纠正内外翻的畸形。距骨畸形愈合最有效的治疗便是预防，一旦发生，若患者无法行关节融合术，则只能将不连接的骨切除。

【功能锻炼及预后】

1. *功能锻炼* 距骨骨折，血供较差、愈合缓慢，复位固定后，即应加强未固定关节膝和足趾的伸屈活动，以利于肢体血液循环和消肿。复位固定2～3周即应扶拐下床活动，虽不能负重，但有利患者全身情况恢复和减轻精神负担。去固定后，应加强前节所述的踝关节各项自主功能锻炼和按摩活筋疗法。若骨折愈合后，有缺血坏死征象者，虽不宜负重，但不负重下的踝、足功能活动应该加强。

2. *预后* 距骨骨折脱位经治疗愈合后，常会发生无菌性坏死及创伤性关节炎，踝关节致使功能发生不同程度障碍。

十一、跟骨骨折

【解剖学】

跟骨是足部最大一块跗骨，是由一薄层骨皮质包绕丰富的骨松质组成的不规则长方形结构。形态不规则，有6个面和4个关节面，其上方有3个关节面，即前距、中距、后距关节面（图5-131）。三者分别与距骨的前跟、中跟、后跟关节面相关节组成距下关节。中、后距下关节间有一向外侧开口较宽的沟，称跗骨窦。跟骨前方有一突起为跟骨前结节，分歧韧带起于该结节，止于骰骨和舟骨。跟骨前关节面呈鞍状与骰骨相关节。跟骨外侧皮下组织薄，骨面宽广平坦。前面有一结节为腓骨滑车，其后下方和前上方各有一斜沟分别为腓骨长、短肌腱通过。跟骨内侧面皮下软组织厚，骨面呈弧形凹陷。中1/3有一扁平突起，为载距突。其骨皮质厚而坚硬。载距突上有三角韧带，跟舟足底韧带（弹簧韧带）等附着。跟骨内侧有血管神经束通过。跟骨后部宽大，向下移行于跟骨结节，跟腱附着于跟骨结节。其跖侧面有两个突起，分别为内侧突和外侧突，是跖筋膜和足底小肌肉起点。跟骨结节关节角（Bolher角），正常为25°～40°，由跟骨后关节面最高点分别向跟骨结节和前结节最高点连线所形成的夹角。跟骨交叉角（Gissane角），由跟骨外侧沟底向前结节最高点连线与后关节面线之夹角，正常为120°～145°。

【病因病机】

跟骨骨折，多为间接暴力引起。由高处坠下足跟着地，为跟骨骨折的最常见原因。由于坠地时，足常不能平衡着地，故可导致不同部位的骨折。如由高处坠地，身体重力沿胫骨经距骨向下传导至跟骨，而地面反作用力由跟骨着地点上传导至跟骨体，则跟骨可被垂直压缩或劈裂骨折。如由高处坠下足踝外翻足跟着地时，则可引起跟骨结节纵形骨折；内翻足跟着地时，则可引起跟骨载距突部骨折；若由高处坠下足跖屈着地时，则小腿三头肌骤然收缩，可引起跟骨结节的横形撕脱骨折。足的强力扭旋，可引起跟骨的前突部骨折。

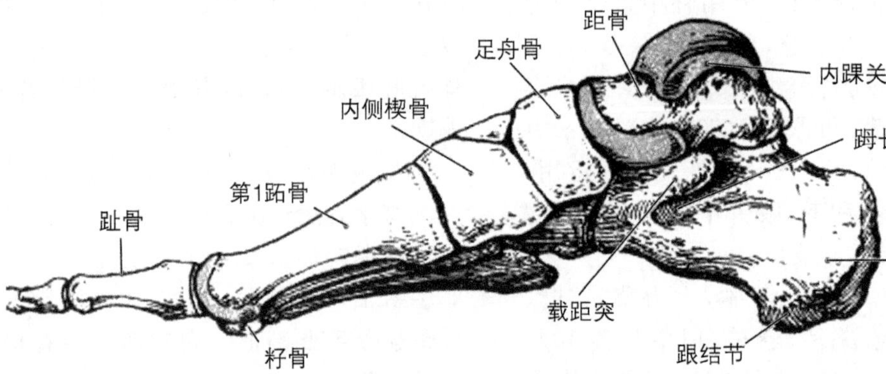

图5-131　跟骨解剖

1. *根据骨折部位是否波及关节面*　可分为不波及关节面的跟骨周边骨折和波及关节面的跟骨体压缩骨折两大类型。前者治疗较易，预后也较好；后者治疗复杂，预后也较差。

（1）不波及跟距关节面的跟骨周边型骨折：根据骨折的部位，又可分为以下各型。

①跟骨结节部纵形骨折：为由高处坠落，跟外翻位跟结节底部着地所致（图5-132）。若发生在儿童期，可为骨骺分离。

②跟骨结节部横形骨折：又称鸟嘴形骨折。为由高处坠下足尖着地，小腿三头肌强力收缩而引起撕脱骨折的一种，骨折片向后上旋转张口，较少见

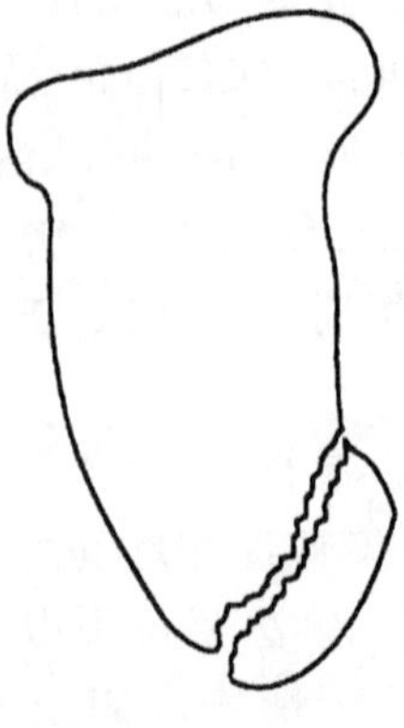

图5-132　跟骨结节纵形骨折

(图 5-133)。

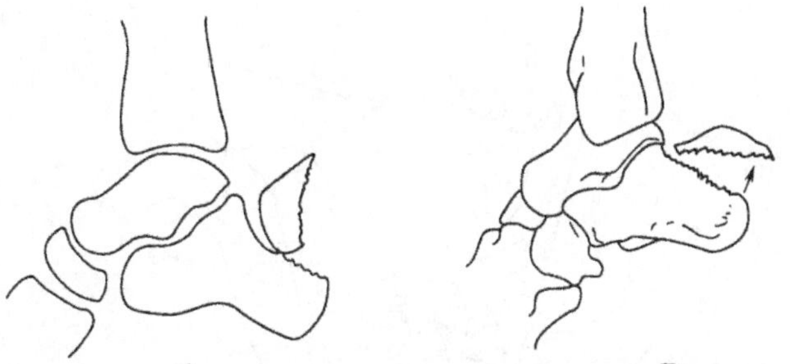

A　　　　B

图 5-133　跟骨结节横形(鸟嘴形)骨折

③跟骨载距突骨折:多为由高处坠下跟内翻位着地,距骨向内下冲击所致,较少见(5-134)。

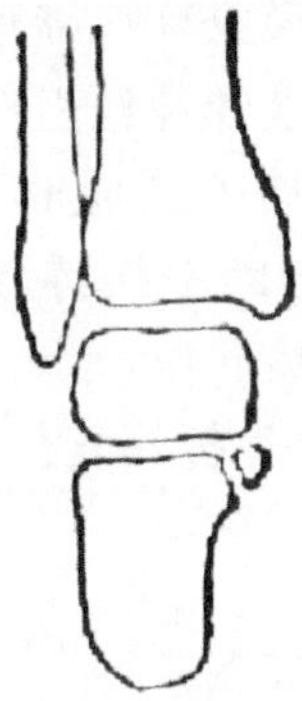

图 5-134　跟骨载距突骨折

④跟骨前突部骨折:为前足扭旋力所致,多无移位,亦较少见(图 5-135)。

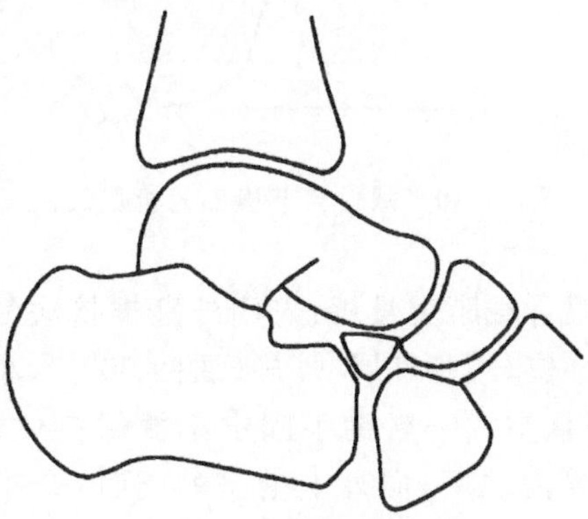

图 5-135　跟骨前突骨折

⑤近跟距关节面的跟骨体部骨折:多为由高处坠下,跟外翻位着地的垂直压缩和剪切力所致,骨折线由内、后下斜向外、前上,比较多见(图 5-136)。

(2)波及跟距关节面的跟骨体压缩骨折:该型骨

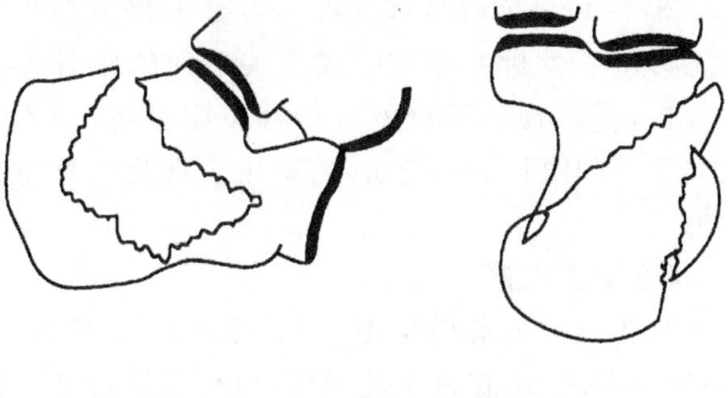

图 5-136　近跟距关节面的跟骨体骨折

折为跟骨骨折中最常见、最复杂和最难治疗的类型。根据骨折的局部情况,又可分为以下两种类型。

①舌形骨折:为垂直外翻伤力所致。由距骨外缘向下的压切力,将跟骨劈裂成由跟骨载距突连同后关节面内 1/3 的前内侧部和后外侧部的原发骨折线。若外力继续作用,则起自跗骨窦底部后关节面的骨折线可向后延伸至跟骨结节上方,骨折前端受距骨挤压而向下移位,骨折后端受跟腱牵拉而向上移位(图 5-137)。

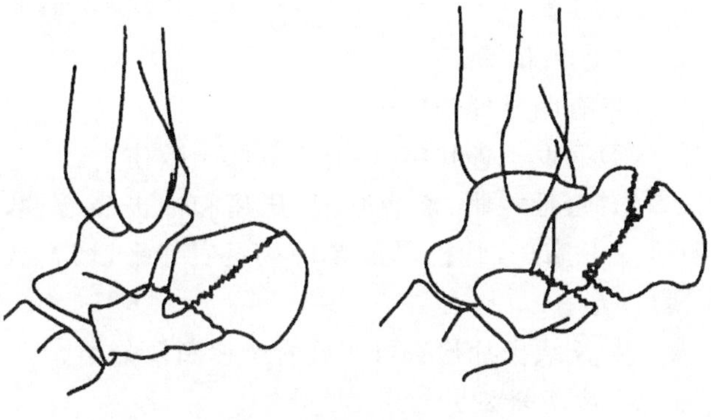

图 5-137　跟骨舌形骨折

②塌陷形骨折:为垂直冲击挤压力,使跟距关节面中心压缩塌陷,甚至跟骨体的全部呈粉碎性塌陷(图 5-138)。

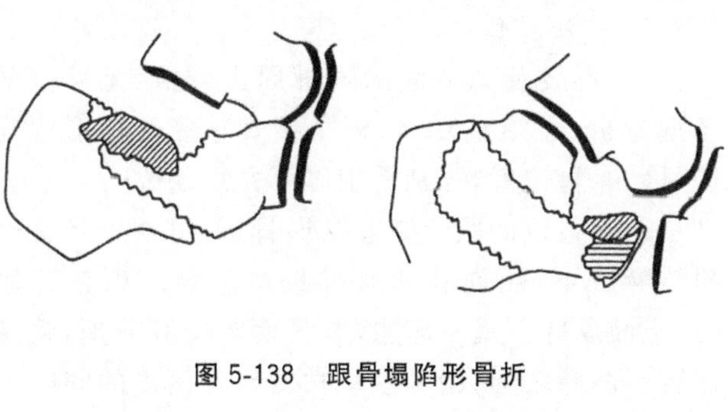

图 5-138　跟骨塌陷形骨折

2. 根据骨折的移位情况　可分为移位型骨折和无移位型骨折。前述的波及关节面的跟骨体压缩骨折，多表现为程度不等的移位型骨折，而不波及关节面的跟骨周边骨折，有些可表现为无移位型骨折。

【临床表现】

有明显的坠落伤病史，伤后出现跟部疼痛、肿胀、皮下瘀斑、足底扁平及局部畸形，不能行走。检查跟部有局限性压痛，跟骨横径较健侧增宽。

【辅助检查】

1. X线摄片　常规拍摄跟骨正、侧位片及轴位片对了解骨折移位、分型至关重要。其中侧位片对识别骨折线、关节面塌陷及骨片旋转程度有一定帮助；轴位片能清晰显示距下关节面的载距突解剖形态及内外侧壁骨折移位情况，以及跟骨结节、跟骨体部内外翻移位情况。

2. CT、MRI检查　冠状面CT及三维成像可显示关节面骨折线数量和移位情况，对于指导手法复位、撬拨方向、深度有重要意义。

【诊断】

1. 诊断依据

(1)有明显外伤史。

(2)好发于青壮年，多有高处坠下致伤史。

(3)跟骨肿胀、疼痛剧烈、压痛和冲击痛敏锐，明显皮下瘀斑，骨折严重者可成足底扁平，增宽或外翻畸形。

(4)X线摄片检查可明确骨折诊断及分类。

2. 诊断分型

(1)根据骨折部位是否波及关节面：可分为不波及关节面的跟骨周边骨折和波及关节面的跟骨体压缩骨折两大类型。

(2)根据骨折的移位情况：可分为移位型骨折和无移位型骨折。

【治疗】

1. 手法复位

(1)不波及关节面的跟骨周边骨折：无移位的各型骨折，无须整复，仅外贴接骨止痛膏保形固定即可。有移位者，分别采用以下方法复位。

①有移位的跟骨结节纵形骨折：可在坐骨神经阻滞麻醉下，用屈膝扣挤推按法复位。患者仰卧位，患肢屈膝下垂于床边，术者面对患肢而坐，将患足置于两膝之间，用两手掌扣挤跟骨两侧的同时内侧掌根并向下推按上移骨块向下复位，应尽量使其平复，否则因跟骨底部不平，将影响站立和负重(图5-139)。

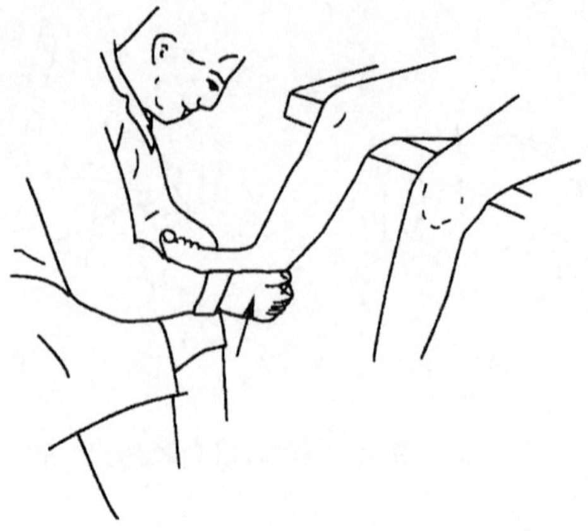

图 5-139　跟骨结节纵形骨折复位法

②跟骨结节横形或称鸟嘴形骨折的整复：用跖屈推挤法复位。在坐骨神经阻滞麻醉下，患者取仰卧位，髋、膝关节外展外旋屈曲90°，小腿下垫枕或俯卧屈膝70°。一名助手扶持膝部保持体位，另一名助手扶持患足于跖屈位，术者两手拇指置跟腱两侧由上向下推挤，使骨折片复位(图5-140)。

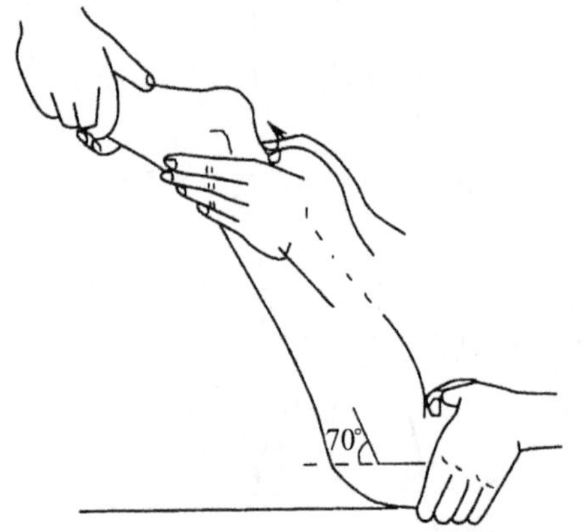

图 5-140　跟骨结节横形骨折复位法

③跟骨载距突骨折：采用外翻推挤法复位。患者取仰卧位，髋膝外展、外旋、屈曲90°位，小腿下垫枕，足部悬空。一名助手固定小腿保持体位，术者两拇指置内踝下，向外上推挤的同时，余指置踝关节及跟外侧，使踝关节和跟骨外翻。

④近跟距关节面的跟骨体骨折：在坐骨神经阻滞麻醉下复位。患者取健侧卧位，髋、膝屈曲足踝悬空于床边，采用牵拉挤压法复位。一名助手固定小腿，术者两手交叉相扣，以掌根夹持跟骨两侧相对挤压，矫正侧方移位的同时并向后下牵拉，以矫正向后上移位，恢复结节角。

(2)波及关节面的跟骨体压缩骨折:此型为跟骨骨折中最常见也最难治疗者,一般单纯用手法难以复位,多需配合器具加手法进行复位。

2. 牵引复位　近跟距关节面的跟骨体部骨折,复位后以 2kg 的重量维持牵引,4～6 周骨折愈合后,去除牵引,扶拐下床不负重活动,8 周后可逐步负重活动。

3. 固定

(1)夹板固定:对于跟骨结节关节角有影响的骨折,可用夹板固定。跟骨两侧各置一棒形纸垫,用小腿两侧弧形夹板做超踝关节固定,前面用一弓形夹板维持患足于跖屈位,小腿后侧弓形板下端抵于跟骨结节之缘上,足底放一平足垫。一般固定6～8 周。此种固定适用于跟骨结节横形骨折、接近跟距关节骨折及波及跟距关节而未用钢针固定者。

(2)石膏固定:无移位骨折、载距突骨折、跟骨前端骨折,仅用石膏托固定患足于中立位 4～6 周。

(3)钢针固定:波及跟距关节面的骨折,用钢针固定,可用长腿石膏靴屈膝、足跖屈固定 4 周后,去钢针,改用短腿石膏靴再固定 4 周。

(4)跟骨鞋固定:适用于跟骨体增宽及结节关节角改变的有移位的跟骨骨折。复位满意后,穿上跟骨鞋,通过压垫前后移动,将压垫调节到足跟侧面,压垫中心落在内外踝后缘向下的延长线上,拧紧螺丝,抬高患足,24 小时后开始在踏轮上练习活动。一般 6 周后扶拐下地,不负重活动,且鞋内要加垫平足垫,并将螺丝拧紧,加大跟骨两侧压力,10 周后拆除外固定,足弓垫保护下活动。

(5)钳夹固定法:适用于跟骨结节纵形骨折复位后不稳定者,用小腿固定钳于跟骨内外两侧经皮夹持 4～6 周,骨折愈合后,去除钳夹逐步负重活动。

4. 辨证施治

(1)早期:瘀肿严重者,可用利水祛瘀法,方用活血疏肝汤加川牛膝、茯苓、木通;肿胀较轻者,可用活血止痛接骨之三七接骨丸。

(2)中期:可用三七接骨丸与养血止痛丸配合服用。

(3)晚期:关节僵凝、酸楚疼痛不适者,可坚持服用养血止痛丸和加味益气丸。

5. 其他治疗

(1)熏洗:苏木煎。组成:苏木、大力草、艾叶、伸筋草、鸡血藤各 30g。羌活、卷柏、川牛膝各 10g;功效:温经活血,舒筋利节。以上熏洗剂煎至沸腾半小时后,先趁热以厚毛巾覆盖伤肢熏之,待降低至合适的温度时再浸泡患部,每日 2～3 次。

(2)外敷:活血止痛膏。组成:生地黄、大黄、连翘各 120g,羌活 90g,当归、白芷、赤芍、独活各 60g,甘草 30g,芝麻油 5000ml;功效:活血止痛,祛风除湿,接骨续筋;主治:创伤骨折、筋伤,劳损性疼痛;用法:外敷患处,每周换药 1 次,皮肤过敏者停止使用。

(3)外搽:骨折愈合后,踝关节活动不利或疼痛者,可用展筋丹按摩或涂搽展筋酊。

(4)物理治疗:骨折固定稳定后可选择电脑骨折愈合仪等,以促进骨折愈合,每日 1～2 次,每次 30 分钟。后期踝关节粘连可以选用 CPM 等康复设备进行康复治疗,每日 1～2 次,每次 30 分钟。

6. 手术治疗

(1)切开复位:跟骨骨折后局部软组织会出现肿胀、水疱等其他情况,应等伤后 1～2 周,消肿后手术,早期可给予外固定架、石膏临时固定。手术方式取决于患者的全身情况及骨折局部情况。

(2)固定

①切开复位钢板螺钉内固定:直视下复位关节面,结合牵引可纠正短缩和内、外翻畸形。坚强内固定,早期功能锻炼。常选择外侧 L 形切口,保护腓肠神经,术中克氏针协助撬拨复位,复位后对跟骨大块缺损可给予植骨。

②关节融合术:跟骨严重粉碎性骨折,切开难以解剖复位关节面,关节融合可恢复跟骨外形,缩短治疗时间。

【并发症】

1. 跟骨畸形或骨突形成　是最常见的后遗症,当跟骨局部压力增大后,易形成胼胝、疼痛,由于跖侧骨皮质不平刺激跖筋膜,造成跖筋膜炎而致疼痛。

2. 距下关节创伤性关节炎　病人常诉跗骨窦处痛。对确诊者可行关节融合术。

3. 腓骨肌腱卡压综合征　表现在外踝下方有限局性或广泛性压痛及活动时疼痛易被误诊为距下关节创伤性关节炎行三关节融合术,而未能解除疼痛。可将增生造成卡压的跟骨部分广泛切除并松解肌腱,即可缓解症状。

4. 屈趾肌腱粘连爪状趾畸形　见于屈趾及屈肌腱。可行肌腱切断或松解术。

5. 跟腱无力　因结节关节角减少跟骨结节上

移，使跟腱相对松弛而行走时无力，呈跟足步态。可行跟骨截骨术矫正。

6. 跟后垫痛 由跟垫结构破坏，脂肪组织营养不良，痛阈下降所致。

7. 神经嵌压 胫后神经或腓肠神经的跖内、外侧支受压所致。

8. 足外翻畸形 跟骨体骨折后其外侧骨块向外移位导致外翻平足。可做距下关节融合矫正，或做跟骨截骨术。

9. 跟骨感染 常因撬拨复位或切开复位所致，严重者可引起跟骨骨髓炎。

【功能锻炼及预防】

1. 功能锻炼 跟骨骨折为关节内骨折，易留后遗症及疼痛。筋骨并重的治疗原则，是预防和减轻后遗症的主要措施。骨折整复固定后，即应开始前足和趾的伸屈活动，特别是跖屈的锻炼，对恢复和维持足的纵弓有重要意义。无移位骨折患者，应早期做无痛范围内的踝关节活动，并可行原地蹬瓶锻炼，使跟骨得以在模造中愈合，以利弧形足弓的恢复。去固定后，应加强踝关节的各项自主锻炼和按摩活筋治疗，以促进关节功能的恢复。

2. 预后 预后尚可。当严重的粉碎性骨折时，将发生不同程度的功能障碍。

十二、足舟骨骨折

【解剖学】

足舟骨位于足中部内侧缘，其后部有凹形关节面形若小舟而得名。其凹形关节面与距骨头相接，构成距舟关节；其前侧的凸状关节面与第1、2、3楔状骨相接构成舟楔关节；外侧有不恒定的小关节面与骰骨相接；舟骨的下缘有一骨性隆起为舟骨结节，乃胫后肌腱附着点；舟骨内侧可有解剖变异的小副舟骨，须与撕脱骨片相鉴别。

【病因病机】

足舟骨骨折，好发于青壮年男性，多为直接暴力损伤，如足背遭重物打砸或车辆碾轧等，足的强力背伸、跖屈、扭转等间接外力，均可引起足舟骨骨折。由足舟骨、楔骨和骰骨所参与构成的中跗关节，又称之跗横关节，易因外伤而引起脱位，上述骨骼单纯骨折者虽非多发，但亦非罕见。在全身骨折中约占0.3%，仍应引起注意。

根据骨折的部位、形态，可分为背缘骨折、横形骨折、结节部骨折3种。

1. 舟骨背缘骨折 为足于跖屈位遭重物打、砸或车轮碾轧，致舟骨背缘产生裂纹骨折，或足强力跖屈而舟骨背侧缘被关节囊撕裂产生小片撕脱骨折（图5-141）。

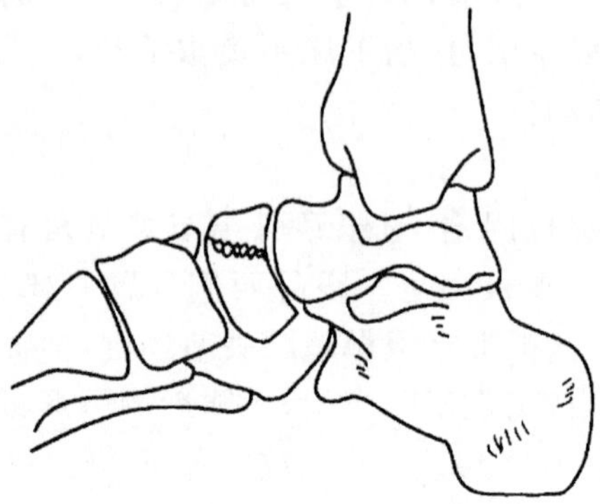

图5-141 足舟骨背缘骨折

2. 舟骨结节骨折 多为撕脱性骨折。因胫后肌腱大部止于舟骨结节，当足遭外翻伤力，或足骤然跖屈、内翻时，由于胫后肌的强力收缩，可将舟骨结节撕脱而成骨折，一般多移位不大（图5-142）。

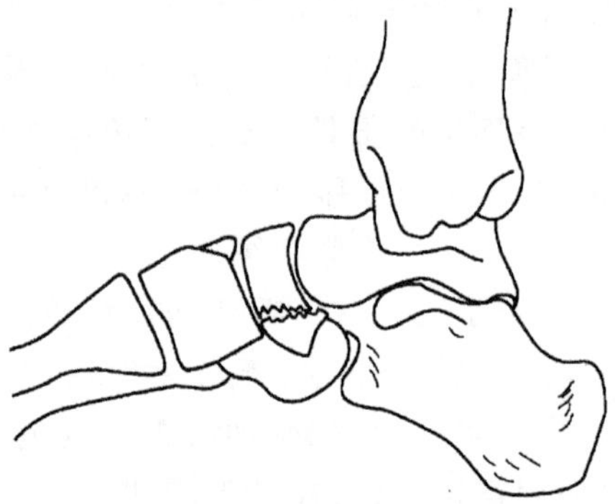

图5-142 足舟骨结节骨折

3. 舟骨横形骨折 当足被强力背伸时，舟骨受距骨头、楔骨的夹挤而发生横形骨折。舟骨被分成较大的背侧骨折块和较小的跖侧骨折块。背侧骨折块常向背、内侧移位，而形成骨折脱位（图5-143）。该骨折块由于周围血供破坏较重，易发生缺血性坏死。

【临床表现】

患部疼痛，常用足着地而致疼痛加剧，患处肿胀，足部青紫瘀斑，局部压痛明显，且有隆起，可有骨片的异常活动及骨擦音，沿足内侧3个跖骨纵向推挤痛明显，足内收、外展、背伸、跖屈等活动时，均可引起疼痛。

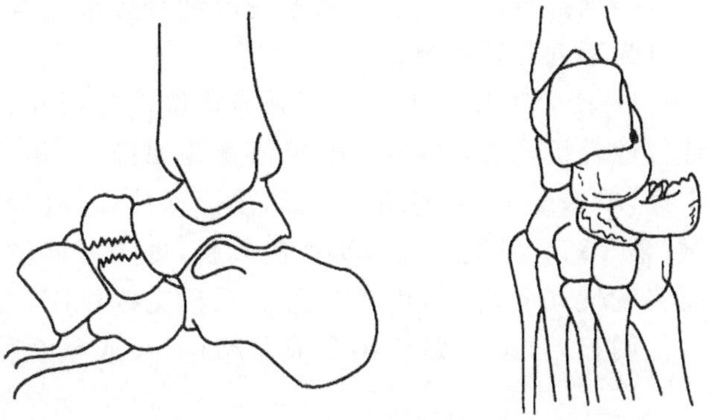

图 5-143　足舟骨横形骨折

【辅助检查】

1. X线检查　X线片可清楚显示骨折线。

2. CT、MRI检查　如有需要用三维重建精确诊断骨折情况时可选择使用。

【诊断】

1. 诊断依据　①有外伤史；②局部肿胀、疼痛，将第1～3跖骨向舟骨挤压时疼痛加剧，步行困难，时常以足跟着地行走；③足的正、斜位X线检查，可进一步明确骨折部位和移位程度。

2. 诊断分型　①舟骨背缘骨折；②舟骨结节骨折；③舟骨横形骨折。

【治疗】

1. 复位　对各类无移位的舟骨骨折无须整复，仅外贴活血接骨止痛膏药保形固定即可；有移位者可选用相应手法复位。

(1)舟骨背侧缘骨折：可用牵拉按压法复位。患者取仰卧位，一名助手固定小腿下部，术者两手握前足，跖屈位牵拉，两拇指按压舟骨背侧骨折处，同时在保持牵拉下将足回至中立位，即可复位。

(2)舟骨结节部骨折：可用跖屈推挤法复位，患者取仰卧位，助手将足置于跖屈、内收内翻位，术者以拇指推挤骨折片复位。

(3)舟骨横形骨折或骨折脱位：可用牵拉推挤法复位。患者仰卧位，一名助手固定小腿，另一名助手持前足牵拉的同时将足跖屈、外展，术者以两拇指向外推挤骨折片的同时，助手将足回至中立位，即可复位。

2. 固定　对无移位骨折和舟骨背侧缘骨折复位后，外贴接骨止痛膏药，用连脚托板固定足于功能位4～6周，骨折愈合后去固定功能活动。

舟骨结节骨折复位后，外贴接骨止痛膏药，用连脚托板或前后石膏托，固定足于轻度跖屈位4～6周，去固定后行功能活动。舟骨横形骨折或骨折脱位，复位后外贴接骨止痛膏，用连脚托板固定足于功能位。若复位后不稳定，离手即又弹出者，在局麻和无菌条件下，保持对位，用细钢针经皮于第1楔骨背内侧向近端经舟骨骨折块穿入距骨头固定，针尾捏弯留于皮外无菌包扎。用连脚托板固定足于功能位，2～3周后可扶拐下床足跟着地活动。6～8周骨折愈合后，去除钢针及托板行功能活动。

3. 辨证施治　舟骨骨折脱位，由于背侧脱出之骨块血供较差，愈合缓慢，可发生缺血坏死，应注意观察、一旦发生，应延长固定时间、避免负重挤压，以待血供恢复；并可外贴活血接骨止痛膏，内服益气活血、滋肾壮骨类药，促进其恢复。

4. 手术治疗　严重移位者包括复位失败者，均需开放复位加内固定术，并辅以小腿石膏制动。

(1)舟骨体骨折：复位后可行克氏针交叉固定。

(2)舟骨结节撕脱：骨片较小者，可用10号线连同胫后肌附着处一并缝合，对较大的骨片可用小螺钉或克氏针固定。

(3)舟骨背侧缘撕脱骨折：对开放复位后固定困难者，可将骨折块切除。

(4)陈旧性损伤：基本原则与距骨骨折相类同，伴有损伤性关节炎或缺血性坏死者，可酌情行关节融合术，在操作时尽可能地保留距舟关节，而融合舟楔关节。

【功能锻炼及预后】

1. 功能锻炼　固定期间，患足禁止下地。对其他未被固定的关节，行自主锻炼。解除固定后，可循序渐进进行锻炼，先扶拐下地不负重行走，然后在X线照片证实骨折愈合后，再下地负重行走。

2. 预后　由于背侧脱出的骨块血供较差、愈合缓慢，可发生缺血坏死，应注意观察。

十三、跖骨骨折

【解剖学】

跖骨为圆柱形的小管状骨，并列于前足。由内向外依次为第1～5跖骨，每一跖骨可分为基底、干、颈、头4部分。5根跖骨并列构成足的横弓。第1、5跖骨头参与构成足的纵弓，又是足三点持重的前部两个支重点。第1、2、3跖骨基底部，分别与第1、2、3楔骨相接；第4、5跖骨基底部与骰骨相接，共同构成微动的跖跗关节。第1～5跖骨头分别与第1～5趾骨近节骨基底相接，构成跖趾关节。第1跖骨较粗大，与内侧的楔骨、舟骨和距骨构成足的柱状部，第 1 跖楔关节是柱状部的重要组成部分，它既可传导行走时的重力，又对稳定整个跖跗关节起一定作用；第 2～5 跖骨为足的片状部，有保持行走时足的平衡和稳定的作用。第 2 跖楔关节是片形部的重要组成部分，是由第 2 跖骨底向后深入 3 个楔骨前面的凹形区内相互紧密交锁而成，第 2 跖楔关节的这种结构，使第 2 跖骨基底与跗骨有了坚固的结合，成为跖跗关节的重要稳定因素。这也是跖跗关节脱位容易伴发第 2 跖骨基底部骨折的重要原因。

跖骨骨折多见于成年男性，是足部常见的骨折之一。治疗时应注意恢复和保持足弓的解剖形状，以便获得足的良好负重功能。

【病因病机】

跖骨骨折，多为直接暴力引起。如重物压砸、车轮碾轧等，可引起多根跖骨骨折，且多为粉碎或横断骨折，软组织损伤也较严重。间接的扭转外力也可引起跖骨骨折，且多为斜形骨折，易合并跖跗关节脱位。如足强力内翻时，可引起第 5 跖骨基底或结节部撕脱骨折；足强力跖屈外翻时，可引起第 1 跖骨基底部的骨折、脱位。由高处坠落前足着地时，可引起第 1、2 跖跗关节骨折、脱位。若由高处坠落前足跖屈伴内翻着地时，可发生第 5 跖跗关节向背、外侧的骨折、脱位，甚或全跖跗关节向背、外侧的骨折、脱位；若由高处坠落前足跖屈伴外翻着地时，可发生第 1 跖跗关节向背、内侧的骨折、脱位，甚或伴发片部的向背、外侧的骨折、脱位，从而形成分离性骨折脱位。严重的跖骨骨折可导致足部骨筋膜间隔综合征，要密切观察病情。长途跋涉可引起跖骨疲劳性骨折。

根据骨折部位、变形、移位情况和轻重程度等，可分为下列几种类型。

1. *按骨折移位程度*　可分为移位性骨折和无移位性骨折（图 5-144）。由于跖骨并相排列，相互支撑，单一或 1～2 根跖骨骨折，多无移位或移位轻微；第 5 跖骨基底或结节部撕脱骨折，也多无移位；而多发性跖骨骨折，由于失去了互相支撑作用，多移位明显，且多向跖侧突起成角移位，甚或重叠移位。

2. *按骨折槎形*　可分为横断形骨折、斜形骨折和粉碎性骨折。横断和粉碎形骨折，多为重物压砸和车轮砸轧等直接暴力所致，且多为数根跖骨骨折，软组织伤也较严重，容易发生开放性骨折。斜形骨折，多为扭转等间接外力所致，软组织损伤也较轻。

3. *按骨折部位*　可分跖骨基底部骨折、骨干部骨折和跖骨颈部骨折。以基底部骨折为多，干部骨折次之，颈部骨折较少见。跖骨基底部骨折，常为多发性骨折，且易合并跖跗关节脱位。单一的第 5 跖骨基底或结节部骨折，为内翻伤力使腓骨短肌强力收缩引起的撕脱性骨折，多移位不大（图 5-145）。第 1 跖骨基底部单一的骨折脱位，则是足跖屈位由高处坠落的垂直冲击力量所致。

4. *按骨折单发、多发等轻重程度*　分为单一跖骨骨折、多发跖骨骨折和骨折合并跖跗关节脱位或合并其他跗骨骨折。

（1）单一跖骨骨折：很少见，多合并相邻跖骨或跗骨骨折。单一跖骨骨折多为无移位骨折。

（2）多发跖骨骨折：为压砸、碾轧等直接暴力引起，多移位较甚，易合并其相邻跗骨骨折和严重软

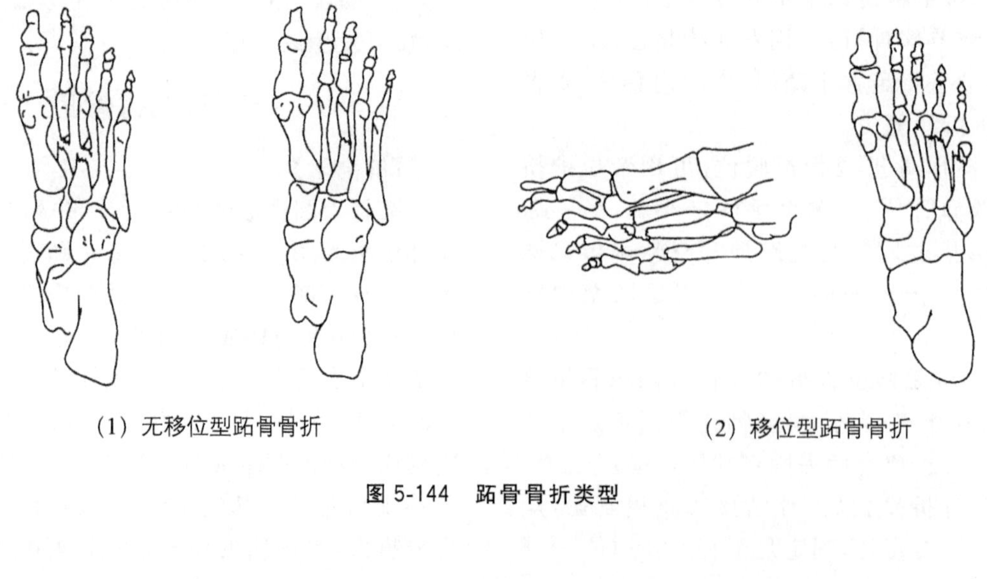

（1）无移位型跖骨骨折　　（2）移位型跖骨骨折

图 5-144　跖骨骨折类型

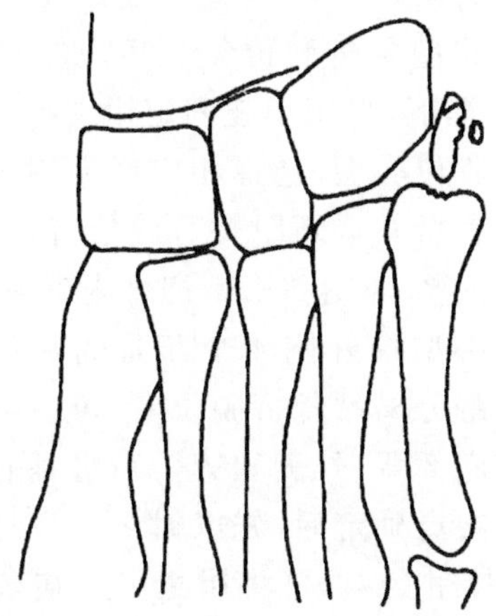

图 5-145 第 5 跖骨基底部撕脱性骨折

组织损伤。

(3)骨折合并脱位:为跖骨骨折中较常见的类型。即跖骨基底部骨折合并跖跗关节脱位,且多发性跖骨基底部骨折合并跖跗关节脱位尤为多见,而单发者却少见。由于伤时足踝所处体位之别,可出现下述不同类型的骨折脱位。①当足跖屈位由高处坠地时,则重力垂直传导至跖跗关节,使跖跗关节背侧韧带和关节囊撕裂,形成第 1 跖骨或第 1、2 跖骨基底部骨折或多发跖骨基底部骨折合并跖跗关节向背侧脱位。②当足跖屈内翻位由高处坠落前足着地时,则首先引起第 5 跖骨基底部骨折并跖跗关节向背、外侧脱位,继之使整个片部直至内侧柱部的全跖跗关节均向背、外侧的骨折脱位,此种情况尤为多见。③当足跖屈伴外翻由高处坠落前足着地时,则首先发生第 1 跖骨基底部骨折并跖跗关节向内向背侧的骨折脱位,继而发生外侧片部的向外向背侧的骨折脱位,从而形成柱部的向内和片部的向外的分离性骨折脱位。

上述的后两种情况,若外力较小,则可仅发生第 1 跖骨和第 5 跖骨基底部单一的骨折伴跖跗关节脱位。

5. 按局部皮肤损伤情况和骨折与外界相通与否 分闭合性骨折和开放性骨折。由于足背软组织较薄,遭直接暴力压砸、碾轧时,常发生开放性骨折,甚至皮肤剥脱、缺损,骨折部裸露。

【临床表现】

外伤后患足疼痛、不能持重,压痛、肿胀、纵向叩击痛,功能障碍,有时可感觉到骨擦音。

【辅助检查】

1. X 线摄片 通过 X 线片了解有无骨块撕脱,跖骨的形态(高度、宽度以及长度)有无变化和关节面有无压缩等情况。但行军骨折在 2 周后方能显示骨折,且有骨膜增生反应。

2. CT、MRI 检查 CT 扫描可见跖骨骨髓腔密度增高及局部软组织增厚,为早期诊断提供重要的依据。MRI 检查可见骨组织完整性受损,骨膜及周围血管损坏。

【诊断】

1. 诊断依据

(1)有明显外伤史。

(2)上述主要症状和体征,如肿痛、压痛、畸形等。

(3)X 线摄片可见骨折。

2. 诊断分型

(1)按骨折移位程度可分为移位性骨折和无移位性骨折。

(2)按骨折槎形可分为横断形骨折、斜形骨折和粉碎性骨折。

(3)按骨折部位可分跖骨基底部骨折、骨干部骨折和颈部骨折。

(4)按骨折单发、多发等轻重程度分为单一跖骨骨折、多发跖骨骨折和跖骨骨折合并跖跗关节脱位或合并其他跗骨骨折。

(5)按局部皮肤损伤情况和骨折与外界相通与否分闭合性骨折和开放性骨折。

【治疗】

跖骨干骨折,一般多移位不大,治疗容易。第 1、5 跖骨头为足纵弓三点支重的前部两点,故对第 1、5 跖骨骨折,应给予以格外重视,力求复位满意。跖骨颈部骨折,短小的远折端多向足底突起成角变位,若矫正不够,日后行走负重将引起该部位疼痛,影响足的负重功能。一般跖骨骨折的侧方错位影响不大,上下错位应予矫正,以免影响足的负重功能。具体处理,可根据骨折类型、移位程度,选用下述方法。

1. 复位

(1)各类无移位骨折:无须整复,外贴接骨止痛膏药,用带脚托板固定足于功能位。

(2)跖骨基底部骨折并跖跗关节脱位:在坐骨神经阻滞麻醉下,患者取仰卧位,根据骨折脱位类型,分别选用下述的两种方法复位。

①牵拉推按外翻背伸法:适用于向背、外侧的骨折脱位。一名助手固定踝部,另一名助手持前足牵拉。术者两拇指置足背第 1、2 跖跗关节部,向

内、下推按，余指置足底和内侧楔骨部对抗，同时牵足之助手将足外翻背伸，即可复位。只要第1、2跖跗关节复位，其他即随之复位。

②牵拉推按背伸复位法：适用于内、外分离型骨折脱位，手法分两步进行。助手牵拉同前，术者先以拇指置第1跖骨近端背、内侧向外下推按，示、中两指置足底内侧楔骨部对抗，先使第1跖跗关节复位后，保持对位，再以两拇指于足背部第2～5跖骨折端背侧，向内下推按，余指置足底骰、楔骨部对抗，同时牵足之助手将足背伸，即可复位。

(3)移位的跖骨干骨折：可用牵拉提按法复位。一名助手固定踝关节，另一名助手用绷带套系住骨折的相应足趾，先顺势牵拉。术者以拇指于足背按压近骨折端，示、中二指置足底顶提远折端，同时牵拉之助手将足趾跖屈，即可复位。对残存的侧方错位，可用拇、示二指沿跖骨间隙推挤分骨。

(4)跖骨颈部骨折：短小的远折端多向外并向足底倾斜成角突起移位，可用牵拉提按屈曲法复位。助手固定、牵拉同上，术者以拇指置足底远折端移位突起部向足背推顶，余指置足背近折端扶持对抗和按压跖骨头，同时牵拉之助手将足趾跖屈，即可复位。

2. 固定

(1)无移位骨折或骨折复位后稳定者：外贴活血接骨止痛膏药，用连脚托板或后石膏托，足弓部用棉垫托起，固定足踝于功能位。2周肿胀消退后，可扶拐下床不负重活动，4～6周临床和X线检查骨折愈合后，去除固定行功能疗法。

(2)对斜形或骨折复位后不稳定者：在保持对位下，行连脚托板加牵引固定法。先行连脚托板固定，然后于相应的2～3个足趾的跖、背侧粘贴胶布条，套以橡皮筋，通过脚板顶端牵拉，保持适当紧张度，用图钉固定橡皮筋于脚板背侧，保持牵引力。

(3)跖骨颈骨折复位后不稳定者：可在上述连脚托板加牵引固定的基础上，于踝关节后上部用棉垫加高，使足趾高过脚板上端，跖骨头正置于脚板上端边缘，再以胶布条粘贴骨折之相应足趾，使足趾跨越脚板顶端，屈曲牵拉固定于脚板背侧。

(4)跖骨基底部骨折并跖跗关节脱位：复位后不稳定者，可在无菌和X线监视下，用细钢针由第1楔骨背侧和骰骨背外侧经皮向第1、5跖骨贯穿固定。针尾捏弯留于皮外，无菌包扎后，用连脚托板固定足于功能位。4～5周骨折愈合后，去固定扶拐下床活动。此型骨折脱位复位后，亦可在无菌、局麻和X线监视下，采用小腿固定钳夹持固定。方法为根据骨折脱位类型，选择相应钳夹固定点。若为跖屈内翻型骨折并全跖跗关节脱位者，可由第2或3跖骨基底部背、外侧和第1楔骨内下缘为钳夹点；若为跖屈内翻型仅外侧4个跖骨的片状部骨折脱位或跖屈外翻分离型骨折脱位者，可由第2跖骨或第3跖骨基底部背、外侧和第1跖骨基底部内缘为钳夹点。钳夹点确定后，先以钳之一齿经皮刺达第2或第3跖骨钳夹点，再将钳之另一齿经皮刺达第1跖骨或第1楔骨钳夹点，钳夹固定后去掉钳柄无菌包扎。用后石膏托固定足于功能位。4～6周骨折愈合后，去除钳夹及石膏托下床活动。

(5)跖骨疲劳性骨折：早期仅有前足痛和局部压痛者，可外贴活血接骨止痛膏，休息4周即可。若为晚期，虽X线已有梭形骨痂而仍有疼痛者，仍宜外贴活血接骨止痛膏，休息直至疼痛完全消失后，方可逐步负重活动。

3. 辨证施治

(1)早期：初期肿胀严重者，宜用活血祛瘀，渗利消肿，方用仙复汤或活血灵与解毒饮合剂加川牛膝、木瓜、茯苓、薏苡仁等；若为开放骨折，出血较多而有烦躁、口渴、脉细数等，宜用益气生津之生脉散加三七等；全身情况稳定后，宜用生血四物汤加黄芪、金银花、蒲公英、茯苓等，益气活血清热解毒。

(2)中期：肿胀消减后，可服生血四物汤加川续断、骨碎补、川牛膝、茯苓等；2周肿胀消退后，可服用活血接骨续筋之三七接骨丸。

(3)后期：若骨折愈合去固定后，虚肿不消，或稍下垂即肿而发绀，或下床后肿而皮肤光亮菲薄，酸楚困痛久而不愈者，除加强功能锻炼外，宜用益气滋肾强筋壮骨剂，方用补中益气汤加川续断、骨碎补、薏苡仁、茯苓、川牛膝、木瓜等。后期足部活动不利疼痛者，可服用养血止痛丸。

4. 其他治疗

(1)熏洗：苏木煎。组成：苏木、大力草、艾叶、伸筋草、鸡血藤各30g，羌活、卷柏、川牛膝各10g；功效：温经活血，舒筋利节。以上熏洗剂煎至沸腾半小时后，先趁热以厚毛巾覆盖伤肢熏之，待降低至合适的温度时再浸泡患部，每日2～3次。

(2)外敷：活血止痛膏。组成：生地黄、大黄、连翘各120g，羌活90g，当归、白芷、赤芍、独活各60g，甘草30g,芝麻油5000ml;功效:活血镇痛,祛风除湿,接骨续筋。主治:创伤骨折、筋伤,劳损性疼痛。用法:外敷患处,1周换药1次,皮肤过敏者停止使用。

(3)外搽:骨折愈合后,膝关节活动不利或疼痛者,可用展筋丹按摩或涂搽展筋酊。

5. 手术治疗　开放骨折可在清创时开放复位,细钢针内固定。术后石膏托外固定4～6周。对于陈旧性跖骨颈骨折因跖骨头向足底移位而影响走路时,可施行跖骨头切除术。

【功能锻炼及预后】

1. 功能锻炼　骨折整复固定后,即可做膝关节伸屈活动,肿胀消退后,可扶拐下床足不着地活动。去固定后,做摇足旋转和跖屈提跟锻炼,特别应加强足和趾的跖屈锻炼,增强足的屈肌力量,恢复和维持足的纵弓形态,并可做原地蹬瓶活动以增强对足弓的模造。除自主锻炼外,可做足的摇摆松筋、牵趾抖动等各项理筋手法和按压跖屈、推足背伸、牵拉旋足、牵趾伸屈等各种活筋手法。

2. 预后　预后尚可。

十四、趾骨骨折

足趾者下肢之末梢,《医宗金鉴·正骨心法要旨》云:"趾者,足之指也。名曰趾者,所以别于手也,俗名足趾。其节数与手指骨节同。"趾骨与手指骨近似,除蹞趾为两节外,其余足趾均为三节。除末节外,每节趾骨都有远近两个关节面,与相应的跖骨头或趾骨头相连接,构成趾跖或趾间关节。末节趾骨远端无关节面,有甲粗隆。其中蹞趾较粗大,碰撞、压砸等,引起骨折机会较多。第1跖趾关节的跖侧面,有内、外两个小籽骨,直接外力挤压时,可引起骨折疼痛,甚至经久不愈。

【病因病机】

趾骨骨折较为多见,尤以蹞趾骨折为多。《医宗金鉴·正骨心法要旨》云:"趾骨受伤,多与跗骨相同,惟奔走急迫,因而受伤者多。"趾骨骨折,多为直接暴力引起。如重物坠落压砸,或急迫奔走,趾端碰撞于硬物等,均可引起趾骨骨折。

1. 根据骨折移位情况　可分为移位性骨折和无移位性骨折,以无移位或轻度移位骨折为多。

2. 根据骨折的槎形　可分为横断形、斜形和粉碎性骨折,以横断和粉碎性骨折多见,为重物压砸引起;斜形骨折,为趾端碰撞于硬物所致。重物压砸于足背后,由于跖骨头与地面的夹挤,可引起趾的籽骨骨折,以内侧籽骨多见,常为粉碎性(图5-146)。

【临床表现】

伤后患趾肿胀、疼痛、活动受限,伤趾甲下可有紫黑瘀斑,局部有明显压痛、骨软和骨擦音,足趾纵向推挤疼痛明显。趾的籽骨骨折,在趾跖关节底面,有明显挤压痛。

【辅助检查】

常规行足部X线片检查,可显示骨折部位与移位程度明确诊断。

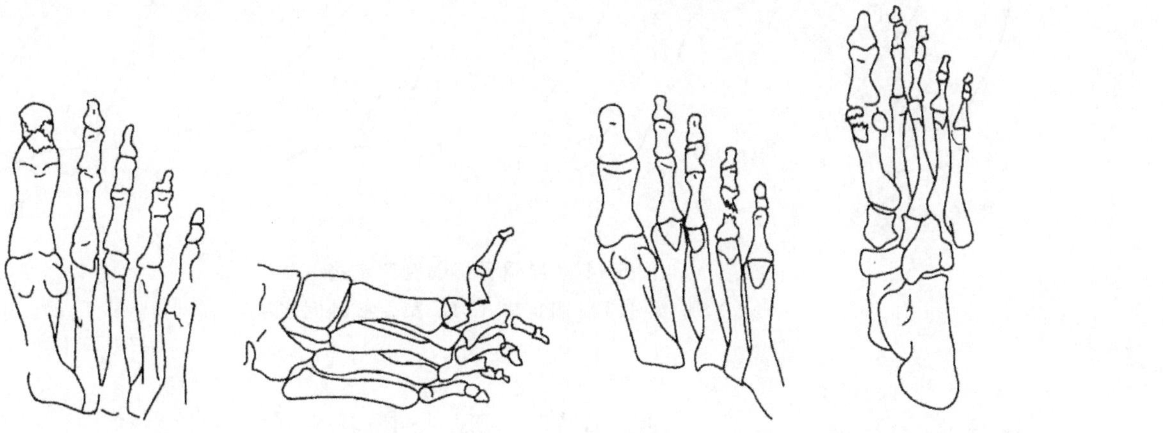

图5-146　趾骨骨折类型

A. 蹞趾末节粉碎骨折;B. 蹞趾基底节横形骨折;C. 第4趾基底节斜形骨折;D. 蹞趾的内侧籽骨骨折

【诊断】

1. 诊断依据

(1)有外伤史。

(2)足部肿胀,皮肤淤血斑明显,不能行走,局部压痛或伴有足部的畸形。

(3)X线片可显示骨折部位与移位程度。本病主要表现为足部疼痛、肿胀、畸形。

2. 诊断分型

(1)根据骨折移位情况,可分为移位性骨折和无移位性骨折,以无移位或轻度移位骨折为多。

(2)根据骨折的槎形,可分为横断形、斜形和粉碎性骨折。

【治疗】

趾骨骨折的治疗,《伤科汇纂》说:“趾骨碎断者,治法与两手指相同。”“若包裹法,先将足趾包好,后将好趾同夹缚之,即不移位而易愈,此秘法也。”即现在仍沿用的邻趾固定法。

1. 手法复位　趾骨骨折,多无移位或移位不大,一般无须整复。若有移位,可用牵拉捏挤法复位。助手固定踝部,术者一只手拇、示两指捏持患趾末端牵拉,另手拇、示两指于患趾两侧、上下捏挤,即可复位。若有向跖侧成角突起移位者,可用牵拉捏挤屈曲法复位。助手固定患足,术者一只手拇指顺置患趾背侧,示指横置患趾跖侧两骨折端,两指夹持顺势牵拉,另一只手拇、示两指于患趾两侧捏挤矫正侧方移位后,在牵拉下示指向上顶压与拇指相对夹挤的同时,将足趾跖屈,即可复位。

2. 固定　无移位或轻度移位骨折捏挤复位后,以接骨止痛膏环贴,然后用胶布与相邻足趾缠绕固定。若为向跖侧成角突起错位者,复位后以接骨止痛膏环贴后,于患趾跖侧加以横置的小纱布卷,再用上述的邻趾法固定(图5-147)。4～6周骨折愈合后去固定行功能活动。趾骨骨折,只要愈合,即使有些畸形,对功能影响也不大,故不必强求解剖对位。

3. 辨证施治　同跖骨骨折。

4. 其他治疗　同跖骨骨折。

【功能锻炼】

骨折整复固定后,即可做膝关节伸屈活动,肿胀消退后,可扶拐下床足不着地活动。去固定后,做摇足旋转和跖屈提跟锻炼,特别应加强足和趾的跖屈锻炼,增强足的屈肌力量,恢复和维持足的纵弓形态,并可做原地蹬瓶活动以增强对足弓的模造。除自主锻炼外,可做足的摇摆松筋、牵趾抖动等各项理筋手法和按压跖屈、推足背伸、牵拉旋足、牵趾伸屈等各种活筋手法。

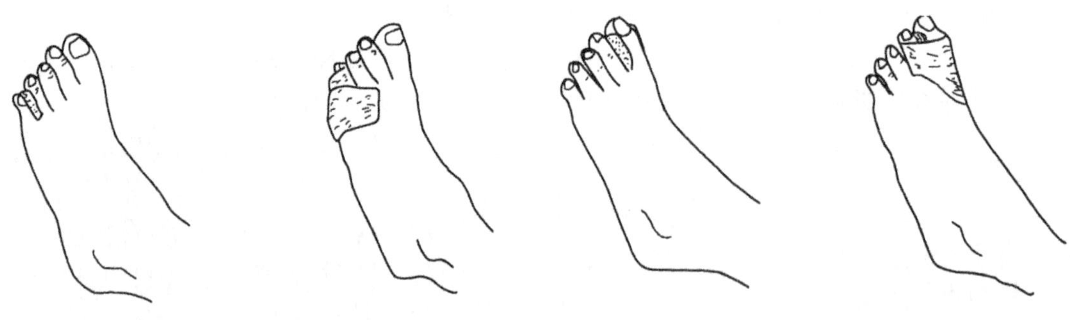

A　　B　　C　　D

图5-147　趾骨骨折邻趾固定法

A,B. 第4、5趾固定法;C,D. 第1、2趾固定法

第四节　躯干骨折

一、胸骨骨折

胸骨骨折较少见,常与胸部和脊柱损伤同时发生,约占胸部损伤的1.64%,多发生于成人和年龄较大的儿童。

【解剖学】

胸骨为一扁平的松质骨,古时称膺骨、龟子骨,剑突称为蔽心骨、鸠尾骨,上端较厚,向下逐渐变薄,血液供应丰富。胸骨由胸骨柄、胸骨体及剑突三部分组成,形成胸柄及胸剑关节。居于胸廓前面正中，位于皮下，在体表可以清楚触及。胸骨柄相当于两个胸椎椎体的高度，上端较厚。胸骨体呈长方形，上端两侧各有半个切迹与胸骨柄下端的半个切迹吻合，与第2肋软骨相接，其下每侧另有4个切迹，分别与第3～6肋软骨相接。剑突为形状不规则的细而薄的骨片，末端分叉或尖锐，其上缘外侧有半个切迹，与胸骨体下端半个切迹相吻合，与第7肋软骨相接。胸骨柄与胸骨体交接处骨质薄弱，骨折也多发生于此处，因在其上有一层肌肉腱样组织覆盖，骨折时骨端很少穿破外皮(图5-148)。胸骨与12个胸椎及椎间盘、12对肋弓构成骨性胸廓，有保护胸腔脏器的作用。严重移位的胸骨骨折可并发胸内重要的器官损伤。

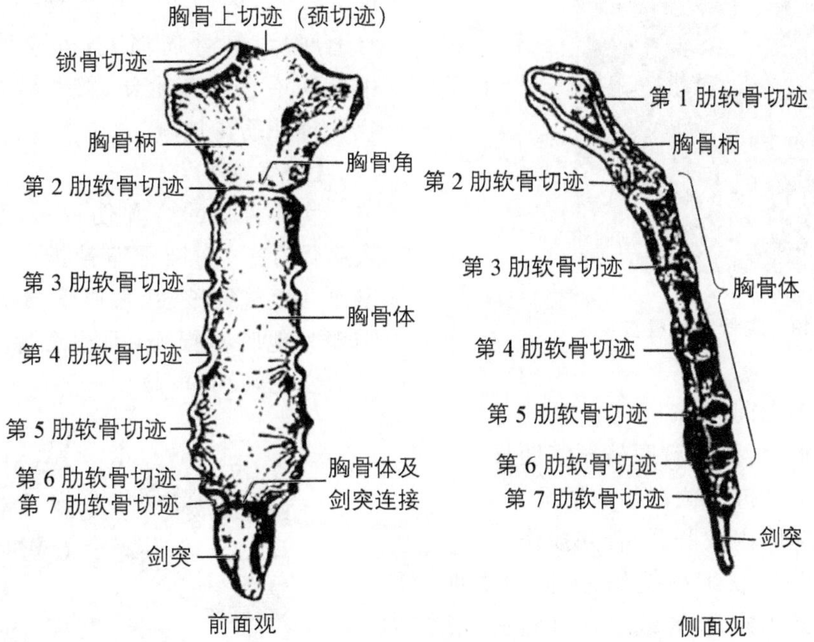

图5-148 胸骨解剖

【病因病机】

胸骨骨折可由直接暴力和间接暴力引起，通常多由于强大的直接暴力或作用于胸前的挤压力量所造成。如车祸的减速时，人体胸部由于惯性骤然向前撞击于方向盘或其他物体；身体运动中，前胸被硬物撞击；胸部被车马撞击或被重物撞击、压砸；心肺复苏时施行胸外心脏按压等均可造成胸骨骨折。间接暴力所致者，多为从高处坠下，脊柱过度前屈，胸骨受到挤压而造成胸骨骨折。

直接暴力打击前胸，可造成骨质薄弱的胸骨柄与体部交界处或胸骨体部骨折，骨折远段多重叠移位于骨折近段的前面。严重者可发生肝、脾甚至心脏、主动脉破裂，多根肋骨骨折或肋软骨关节脱位，发生连枷胸、气血胸，有时还要警惕主支气管破裂。脊柱过度前屈使胸骨受到挤压而骨折，往往胸椎亦同时发生压缩骨折。胸骨骨折多为横断骨折，斜形骨折则较少见，偶尔亦有纵形骨折。如有移位，下骨折片向前方移位，其上端重叠在上胸骨片下端。胸骨后面的骨膜因有胸内韧带附着而加强，不易发生断裂。

【临床表现】

胸骨区疼痛、肿胀，深吸气时疼痛加剧，可伴有呼吸道、胸腔血管或脊柱损伤。检查时可有胸骨区肿胀、明显压痛，可扪及骨摩擦音，胸廓挤压征阳性。骨折重叠移位时，可触及畸形及骨擦音或骨折端随呼吸移动。

【辅助检查】

主要依靠X线检查，也可行常规CT、MRI检查及多层螺旋CT检查。X线表现多为横断形，可有两处以上骨折线，并可发生移位(图5-149)。X线侧位片显示更佳。如果怀疑有合并损伤，则需要进行B超扫描。

【诊断及鉴别诊断】

1. 诊断

(1)有外伤史。

(2)胸骨部位肿胀、疼痛。

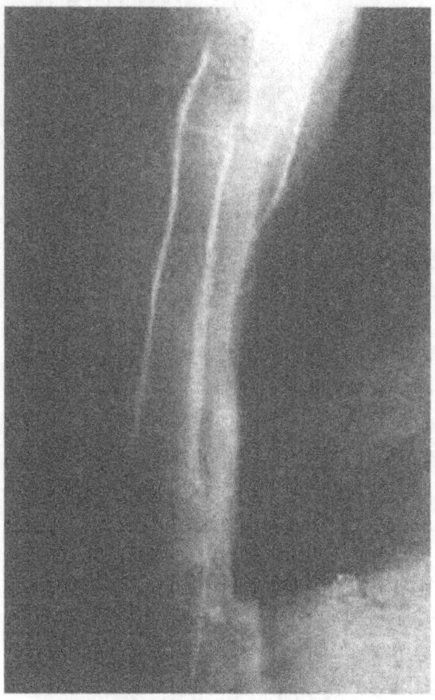

图 5-149　胸骨 X 线检查

(3)头、颈、肩部多向前倾。

(4)局部高突畸形,压痛及胸廓挤压痛明显。

(5)X 线片可确定骨折部位和移位情况。

(6)注意检查有无胸内及肝、脾合并损伤。

2. 鉴别诊断　胸壁软组织挫伤:无固定而明显的压痛点,无畸形及骨擦音,X 线摄片可鉴别。

【治疗】

单纯性无移位的胸骨骨折时,局部可外敷双柏膏或三色敷药,用“8”字绷带固定肩部,保持两肩后伸。有移位骨折复位后,骨折远端处放置棉垫或毡垫,外用宽胶布交叉固定,然后再用“8”字绷带固定肩部,保持两肩后伸。6 周后可解除“8”字绷带固定。

有移位者待全身伤情稳定后,早期行骨折复位。

1. 手法复位

(1)仰卧复位法:患者后伸仰卧,头低足高位,肩胛间垫薄枕,两手上举过头,使两肩后伸,上胸部前凸,嘱患者屏住呼吸,术者用手按压向前移位的骨折端,使之复位。

(2)坐位复位法:患者倒骑于木椅上,两上臂略外展。术者立于患者身后,一足踏于木椅上,膝部抵住患者背后,两手经患者两腋下伸至胸前勾住患者两肩。助手立于患者面前,两拇指抵住向前移位的胸骨骨折远端。嘱患者吸气后屏气,术者在用力将患者两肩向上抬并向后扳拉的同时,膝部用力向前顶,手膝并用以协力完成挺胸、抬肩、后伸的动作,达到拉开骨折重叠的目的,助手用两拇指将突出骨折远端用力向下、向后按压即可复位。

2. 手术切开复位固定　手术可在局麻或全麻下进行,在骨折处正中切口,用骨膜剥离器或持骨器撬起骨折端,使之上下端对合,然后在骨折上、下折段钻孔,以钢板或不锈钢丝固定缝合(图 5-150)。此法适用于骨折移位明显,手法复位困难或胸骨骨折伴有气胸者。

3. 辨证施治　早期治宜活血祛瘀、消肿止痛、理气宣肺,内服可选用胸伤一方或复元活血汤、接骨七厘片、筋骨痛消丸,外敷可选用奇正消痛贴。中后期治宜和营生新、接骨续损,可内服胸伤二方或补肾壮筋汤加减。

【并发症】

胸骨骨折的合并伤较多,暴力持续,经传导可致肋骨骨折、胸椎压缩骨折,心肺组织挫伤、破裂、出血乃至气管破裂、大血管损伤等。本骨折常合并胸部其他脏器损伤,须注意观察神志、生命体征等病情变化,及时抢救。

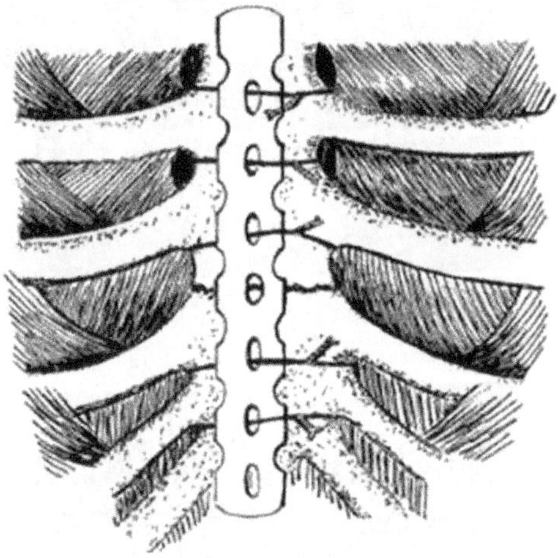

图 5-150　胸骨骨折内固定

【功能锻炼及预防】

对无移位骨折,“8”字绷带固定后,应经常检查固定的松紧度。有移位骨折者,卧床时在骨折远端处置一小沙袋,并用宽胶布固定于胸壁,背后垫薄枕,3 周后可下地活动。可逐渐进行深呼吸运动。鼓励病人早期进行四肢及腰背肌锻炼。有痰者,鼓励患者扶住伤处进行咳痰,若痰液浓稠难以咯出者,可用雾化吸入。

二、肋骨骨折

肋骨骨折是在直接暴力的作用下,肋骨的完整性或连续性遭受破坏。在胸部伤中占 61%~90%。在儿童,肋骨富有弹性,不易折断;而在成年人,尤其是老年人，肋骨弹性减弱，容易骨折。根据皮肤是否完整，肋骨骨折可分为闭合性和开放性。由于作用力的方向不同，肋骨可向内或向外折断移位。

【解剖学】

肋骨共有12对，呈弓形，左右对称排列(图5-151)，与胸椎和胸骨相连构成胸廓，对胸部脏器起保护作用。上7对肋骨借软骨直接附着于胸骨，第8～10肋骨借第7肋骨间接与胸骨相连，第11～12肋骨前端游离，称为浮肋。第1～3肋骨较短，且受锁骨、肩胛骨及上臂保护，而浮肋弹性较大，故均不易骨折。第4～9肋较长且固定，在外力作用下较易发生骨折。

每一肋骨可分为中部的体及前、后两端。肋骨的前端接肋软骨，后端膨大，称肋头，有关节面与胸椎体的肋凹相关节。肋头外侧稍细部为肋颈，肋颈外侧稍隆起部称肋结节，肋结节有关节面与胸椎横突的肋凹相关节。肋体有内、外两面及上、下两缘。内面近下缘处有肋沟，肋间血管和神经沿此沟走行。肋结节外侧有一弯曲较明显的地方，称肋角。第1肋骨，上下扁宽而短，无肋角和肋沟，分为上、下面和内、外缘。

【病因病理】

1. *直接暴力*　棍棒打击或车祸撞击等外力直接作用于肋骨发生骨折，骨折端向内移位，可穿破胸膜及肺，造成气胸和血胸(图5-152A)。

2. *间接暴力*　如塌方、车轮辗轧、重物挤压等，使胸廓受到前后方对挤的暴力，肋骨被迫向外弯曲凸出，在最突出处发生骨折，多发生在腋中线附近(图5-152B)。亦有因暴力打击前胸，而致后肋骨折，或打击后胸而致前肋骨折(图5-152C)。骨折多为斜形，断端向外突出，刺破胸膜的机会较少，偶尔刺破皮肤，造成开放性骨折。

3. *肌肉收缩*　长期剧烈咳嗽或喷嚏时，胸部肌肉急剧而强烈的收缩可致肋骨发生疲劳骨折，但多发生于体质虚弱、骨质疏松者。

骨折可发生于一根或数根肋骨。一根肋骨发生两处骨折时，称为双处骨折。多根肋骨双处骨折时，或者胸侧方多根肋骨骨折，由于暴力大，往往同时有多根肋骨前端的肋软骨关节脱位或肋软骨骨折，使该部胸廓失去支持，产生浮动胸壁，吸气时因胸腔负压增加而向内凹陷，呼气时因胸腔负压减低而向外凸出，恰与正常呼吸活动相反，故称为反常呼吸(图5-152D)。

外力不仅可导致肋骨骨折，也可使肺受到挤压，发生肺泡内出血、水肿，肺泡破裂，引起肺间质水肿，影响血-气交换。若骨折端损伤胸膜、肺，使空气进入胸膜腔，即为气胸。肋骨骨折伤及胸膜、肺脏或血管时，使血液流入胸腔，即为血胸，多与气胸同时发生，称为血气胸。

【临床分期】

根据病程，可分为早期、中期、晚期三期。

1. *早期*　伤后1～2周，可进行手法整复治疗。

2. *中期*　伤后3～4周，疼痛减轻，有明显骨痂生长，骨折断端相对稳定。

3. *晚期*　伤后4周以上。骨折断端成熟骨痂形成，逐步塑形改造，已相当稳定。

【临床表现】

1. *外伤史*　有交通事故、高处坠落、重物挤压或直接打击等胸部外伤史。当剧烈咳嗽、喷嚏后突然胸壁剧痛，也应考虑到有肋骨骨折的可能。

2. *症状体征*　伤后胸壁局部疼痛，说话、喷嚏、咳嗽、深呼吸和躯干转动时疼痛加剧，呼吸较浅而快。检查可见局部有血肿或瘀斑，骨折处有剧烈压痛点，沿肋骨可触及骨骼连续性中断或骨擦感(音)。两手分别置于胸骨和胸椎，前后挤压胸部，可引起骨折处剧烈疼痛，称为胸廓挤压征阳性。多根双处肋骨骨折时，该部胸廓失去支持而出现反常呼吸。

3. *第1、2肋骨骨折*　多由强大暴力引起，应同时考虑其周围的锁骨下血管和臂丛神经损伤的可能性；而下部肋骨骨折，应注意有无肝、脾、肾损伤。肋骨骨折的常见并发症是血气胸，故应特别注意病人的血压、脉搏和呼吸情况，有无发绀等缺氧症状及由于不能正常呼吸和咳嗽排痰而引起的肺部感染、肺不张，对年老体弱或原有慢性阻塞性肺部疾病者，更应提高警惕。

【辅助检查】

胸部正侧位X线片可证实骨折部位。无移位骨折，早期X线可呈“阴性”，需待伤后3～4周出现骨痂时才能证实为骨折。X线检查亦不能发现肋软骨关节脱位或肋软骨骨折，因此肋骨骨折的早期诊断主要依靠临床体征。X线透视或摄片可以确定血气胸及其程度。

1. *实验室检查*　动脉血气分析对了解病情的严重程度有帮助，对病人的呼吸循环功能的监测及决定治疗方针均有重要的参考价值。

2. *X线检查*　X线检查不但可观察骨折情况，而且可了解胸内脏器有无并发症(如气胸、血胸、肺

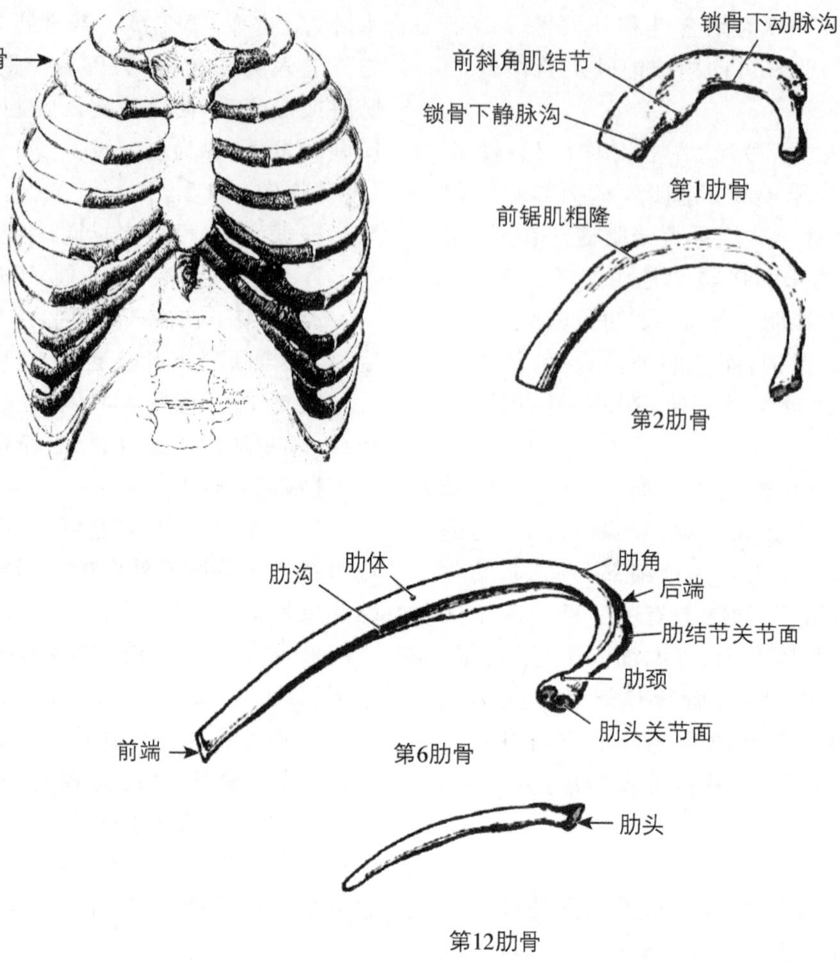

图 5-151　肋骨解剖图

损伤、显示主动脉破裂的纵隔增宽、创伤性膈疝等)。X线检查可重复进行,以排除延迟性血胸、气胸、肺不张及肺炎。如果肋骨骨折无明显移位,或肋骨骨折位于与软骨交界处,在X线上不易看出骨折线,但在3～6周的胸部X线片上,可看到骨折处的骨痂形成阴影,对肋骨骨折可做出明确诊断,同时发现合并的血气胸,尤其是深曝光片对骨折的显示有利。

3. CT扫描　CT扫描对肺挫伤的存在和严重程度及范围大小有特殊诊断价值,常发现肺内血肿和非挫裂伤。

【诊断】

1. 诊断依据

(1)病史:大部分有明显的外伤史,凡是有胸部外伤病人,疑有骨折,必须结合X线检查可确诊。

(2)症状和体征:①伤后胸壁局部剧烈疼痛,呼吸、咳嗽、喷嚏均使疼痛加重,上身侧转活动受限。②局部可有明显肿胀和大片瘀斑,有凹陷或突起,局限性压痛,可有骨摩擦征。触诊在伤处产生剧痛。肺脏损伤存在皮下气肿者,常于颈部及背部触及捻发感。严重损伤注意有无休克、呼吸困难及缺氧,有无浮动胸壁及反常呼吸运动。③X线检查对了解骨折及有无肺及胸膜的并发症及判断其程度,有极其重要的意义。

2. 诊断分型

(1)单纯性肋骨骨折:无合并损伤的肋骨骨折称为单纯性肋骨骨折,对于肋软骨骨折、"柳枝骨折"、骨折无错位或肋骨中段骨折在胸片上因两侧的肋骨相互重叠处,均不易发现,应结合临床表现来判断,以免漏诊。

(2)复合性肋骨骨折:应注意除了合并胸膜和肺损伤及其所引起的血胸或(和)气胸之外,还常合并其他胸部损伤或胸部以外部位的损伤,诊断中尤应注意。第1肋骨或第2肋骨骨折常合

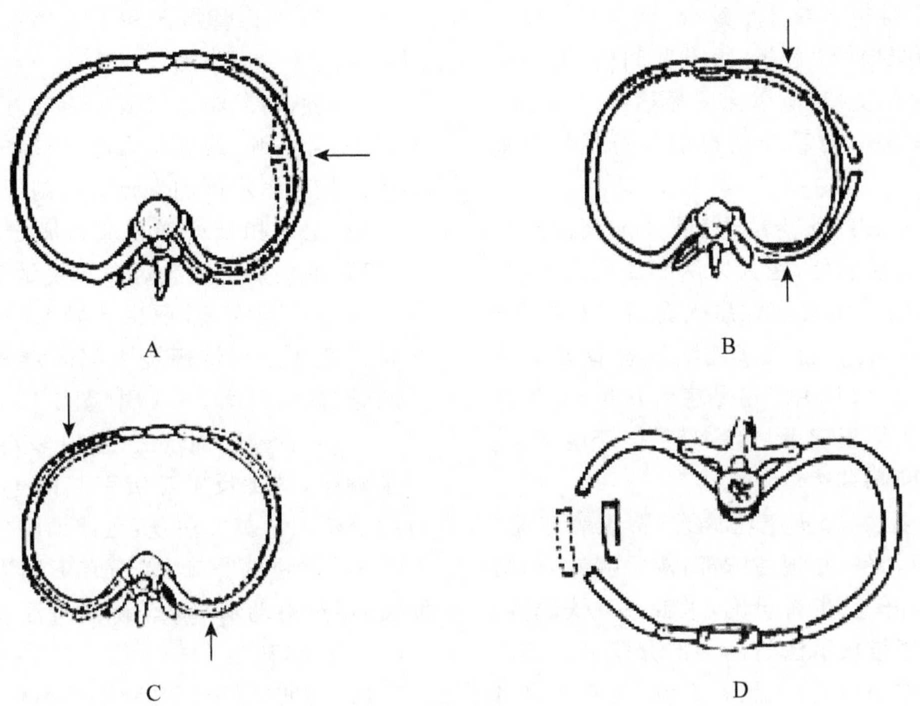

图 5-152 肋骨骨折病因病理

A. 直接暴力打击所致；B. 间接前后挤压暴力所致；C. 间接暴力打击前胸，后肋骨折，打击后胸，致前肋骨折；D. 肋骨多段骨折形成反常呼吸

并锁骨或肩胛骨骨折，并可能合并胸内脏器及大血管损伤、支气管或气管断裂、或心脏挫伤，还常合并颅脑伤；下胸部肋骨骨折可能合并腹内脏器损伤，特别是肝、脾和肾破裂，还应注意合并脊柱和骨盆骨折。但是，当第 7 肋以下的肋骨骨折时，由于骨折处肋间神经受刺激，产生传导性腹痛，应注意与腹腔脏器损伤所引起的示位性腹痛相鉴别。

(3)开放性骨折：应及早彻底清创治疗。

【鉴别诊断】

肋骨骨折时，无移位性骨折是误诊的主要原因，肋骨的结构比较单薄，缺乏对比，无移位的骨折线比较细微，容易漏诊，当伴有其他严重伤病时易忽略肋骨骨折的存在，如发生肺挫伤合并液气胸、心脏损伤、锁骨骨折、肩胛骨骨折及结核性胸膜炎胸膜肥厚时易造成误诊，故临床上应仔细进行鉴别。

临床上肋骨骨折还需与肺内结节状病变进行鉴别：肋骨骨折在愈合过程中，在骨折两端形成膨胀状骨痂，类似结节状肺内病变，特别是年长者，在无明显外伤史情况下容易误诊为肺内结节状病变，尤其当肋骨横形骨折时，骨痂形成呈结节状，因骨折缝呈上下走向，近骨折缝骨痂厚，形成半圆形，在正位胸部 X 线片上，肋骨上下缘半圆形，形成圆形结节影，非常像肺部结节状病变与肋骨重叠，因肋骨腋侧骨折，所以其外侧与侧胸壁相贴，在肺野衬托下，真假难辨，因骨痂形成有连贯性，所以其边缘光整、规则，无分叶凹陷及胸膜凹陷征象，故在难以确诊的情况下，应做 CT 检查，CT 检查分辨率高，骨小梁通过骨折缝清晰可见。

【治疗】

单纯肋骨骨折，因有肋间肌固定和其余肋骨支持，多无明显移位，一般不需整复。因其往往累及其附着的骨膜、胸膜，特别是易伤及肋间神经，疼痛较剧，导致病人呼吸浅快、通气不足，影响咳嗽排痰，甚至支气管内分泌物潴留，可造成肺不张或并发肺炎。因此治疗的重点在于止痛和预防肺部感染。多根或伴有多段骨折，移位明显，甚至造成浮动胸壁时，需给予复位与固定。

开放性骨折，应清除碎骨片及无生机的组织，咬平骨折断端，以免刺伤周围组织。如有肋间血管破损者，应分别缝扎破裂血管远近端。剪除一段肋间神经，有利于减轻术后疼痛。胸膜破损者按开放性气胸处理。术后常规注射破伤风抗毒血清和给予抗生素防治感染。肋骨骨折多可在 2～4 周内自行愈合，治疗中也不像对四肢骨折那样强调对合断端。单纯性肋骨骨折本身并不致命。

1. 复位　单纯肋骨骨折，因有肋间内、外肌的保护和其余肋骨的支持，所以无明显移位，且稳定，一般无须手法整复。对移位明显的骨折尽量争取复位。

（1）立式整复法：《证治准绳》载："凡胸前跌出骨不得入，令患人靠实处，医人以两脚踏患人两脚，以手从胁下过背外，相叉抱住患人背后，以手下于其肩掬起其胸脯，其骨自入。"此法让患者站立靠墙，术者与患者相对，并用双足踏患者双足，双手通过患者腋下，相叉抱于背后，然后双手扛于肩部，使患者挺胸，骨折断端自然整复。

（2）坐位整复法：根据上法原理，嘱患者正坐，助手在患者背后，将一膝顶住背部，双手握其肩，缓缓用力向后方拉开，使患者挺胸，术者一手扶健侧，一手按定患侧，用推按手法将高凸部分按平。若后肋骨骨折，助手扶于前胸，让患者挺胸，医者在患者背后，用推按法将断骨矫正。

（3）卧位整复法：患者仰卧位，一助手双手平按患者上腹部，让患者用力呼吸，至最大限度再用力咳嗽，同时助手再用力按压上腹部，术者拇指下压突起之肋骨骨端，即可复位。若为凹陷骨折，在咳嗽的同时，术者双手对挤患部两侧，使下陷者复起。

2. 固定

（1）胶布固定法：患者正坐，在贴胶布的皮肤上涂复方安息香酸酊，做呼气时使胸围缩至最小，然后屏气，用宽 7～10cm 的长胶布，自健侧肩胛中线绕过骨折处紧贴到健侧锁骨中线，第 2 条盖在第 1 条的上缘，互相重叠 1/2，由后向前、由上至下地进行固定，直至将骨折区和上下邻近肋骨全部固定，固定时间 3～4 周（图 5-153A）。

若皮肤对胶布过敏或患有支气管哮喘、慢性支气管炎、肺气肿，或老年人心肺储备能力有限者，因半环式胶布固定可加重呼吸限制而不宜采用。

（2）尼龙扣带或弹力绷带固定法：适用于老年人、患肺部疾病或皮肤对胶布过敏者。骨折部可外贴伤膏药或消瘀膏，嘱患者做深呼气，然后用尼龙扣带或宽弹力绷带环绕胸部固定骨折区及上下邻近肋骨，固定时间 3～4 周（图 5-153B）。

（3）肋骨牵引固定法：多根多处骨折，必须迅速固定胸壁，减少反常呼吸引起的生理障碍，此时可行肋骨牵引。其方法是：在浮动胸壁中央，选择1～2 根下陷严重的肋骨，在局麻下用巾钳夹住下陷的肋骨，通过滑动牵引来消除胸壁浮动。

3. 辨证施治

（1）初期：由于筋骨脉络的损伤、血离经脉瘀积不散，气机凝滞，经络受阻。方药：活血止痛汤加减。组成：当归 12g，川芎、乳香各 6g，苏木、红花、陈皮各 5g，地鳖虫、甘草各 3g。痛甚者加柴胡 10g，延胡索 6g。肿胀严重者加薏苡仁 10g，瓜蒌根 10g。功效：活血化瘀、消肿止痛。用法：水煎服，每日 1 剂。

（2）中期：此期肿胀消退，疼痛明显减轻，但瘀肿虽消未尽，骨尚未连接。方药：新伤续断汤加减。组成：乳香、没药各 6g，丹参、自然铜（醋煅）、骨碎补、泽兰各 12g，续断 15g，甘草 3g。疼痛者加地鳖虫 3g，延胡索 6g；肿胀者加当归 12g，红花 6g。功效：接骨续筋。用法：水煎服，每日 1 剂。

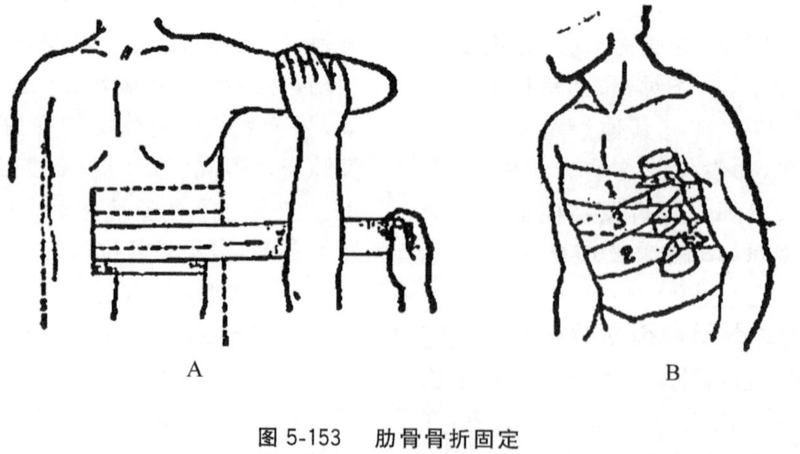

A　　　　B

图 5-153　肋骨骨折固定

A. 胶布固定法；B. 尼龙扣带固定法

(3)后期：一般已有骨痂生长。方药：逍遥散加减。组成：柴胡、当归、白芍、杜仲、续断各12g，白术10g，茯苓15g，甘草3g。胸肋隐隐作痛者，加三棱、莪术各9g，乳香5g。用法：水煎服，每日1剂。

4. 外治法

(1)初期。方药：消肿散。组成：制乳香、制没药、虎杖、大血藤各6g，天花粉、大黄、苏木各12g。用法：诸药共研末，用凡士林调匀后敷患处。

(2)中晚期。方药：接骨散。组成：制乳香、制没药各6g，自然铜(煅淬)、滑石各15g，大黄、赤石脂各9g。用法：诸药共研末，醋或黄酒调敷患处。

(3)后期。方药：化瘀通络洗剂。组成：桃仁、红花各6g，续断、苏木、桑寄生各10g，骨碎补、伸筋草各12g。用法：水煎熏洗患处。

5. 手术治疗　肋骨骨折一般无须手术治疗，但若为新鲜开放性肋骨骨折、多根多处肋骨骨折引起浮动胸壁、出现反常呼吸，且患者不能充分换气、不能有效咳嗽排痰时，在开胸处理胸腔内脏器后，可用钢丝将骨折两个断端固定在一起。横断骨折采用钢丝穿孔固定法，斜面骨折采用横行钢丝捆绑法，在捆扎处做1小骨槽，防止滑脱，以利固定。近年来有专用的锁骨固定钢板，如普通钢板、钛合金爪型钢板等。

【并发症】

1. 急性心力衰竭　肋骨骨折并发急性心力衰竭的病例多为多发性肋骨骨折，此病的患者早期应密切观察生命体征及病情变化，防止心肺功能衰竭，一旦出现早期症状应立即组织抢救，严防发生心搏骤停。心脏停搏时不宜行胸外心脏按压术，因胸外心脏按压术能使肋骨骨折断端加深对心肺的损伤，影响抢救效果危及患者生命，应立即开胸行胸内心脏按压术，因胸内心脏按压的心排血量高于胸外心脏按压，效果较好。多发性肋骨骨折患者住院后，应立即用胸肋固定带或其他方法固定胸壁，防止产生反常呼吸运动，导致心肺功能损害，产生不良后果。

2. 肺不张　肺不张的病因中由肿瘤引起者占59.5%，居首位，炎症占32.7%，结核占4%，居第3位，而左侧多发性肋骨骨折引发右侧肺不张显然是由感染引起的。

3. 疼痛　用0.5%盐酸利多卡因50ml注射于骨折部位，对消除肋骨骨折引起的严重疼痛有效，止痛时间可为2～3小时，必要时可重复使用。也可行肋间神经封闭，阻滞范围除肋骨骨折部位的肋间神经外，还应包括骨折部位上、下各一肋间神经。

4. 肺部感染　由患者或护理人员扶按伤处，鼓励并协助病人咳嗽、排痰，多做深呼吸。给予庆大霉素加α-糜蛋白酶雾化吸入，以稀释痰液，有助排痰。有慢性阻塞性肺部疾病或已发生肺部感染者，应及时做痰细菌培养加药敏试验，全身应用敏感抗生素。

5. 气胸　胸腔积气较少者，对肺功能影响不大，不需特殊处理，积气往往能自行吸收。若积气较多，有胸闷、气急、呼吸困难，可在第2肋间隙锁骨中线处行胸腔穿刺，抽出积气。开放性气胸，急救时可用消毒的纱布或凡士林油纱布填塞伤口包扎，阻止胸腔与外界空气相通，待病情好转后，再进行清创术。如合并内脏损伤时，应先处理脏器损伤。张力性气胸，须紧急降低胸腔内压力，以后插入胸腔引流管进行水封瓶引流。

6. 血胸　非进行性血胸如量大，可在伤后12～14小时后，在腋后线第7～8肋间隙进行胸腔穿刺，抽出胸腔积血。如积血多者，可分次抽出，每次抽吸后注入抗生素，预防感染。对进行性血胸，在积极抢救休克后，进行开胸探查，术后插入引流管，水封瓶引流。

肋骨骨折合并血气胸者，应注意观察患者呼吸情况，可行胸腔穿刺抽气或抽液或行胸腔闭式引流，3～5天摄X线片复查胸腔积气、积血的吸收情况。

【功能锻炼及预防】

1. 功能锻炼　整复固定后，病情轻者可下地自由活动。重症需卧床者，可取半坐卧位，肋骨牵引者取平卧位，可进行腹式呼吸运动锻炼，待症状减轻即应立即下地自由活动。

2. 预防　指导病人深呼吸、吹气球等，锻炼肺活量，帮助肺复张。加强患侧上肢功能锻炼，如抬高、拿物等。出院后多做深呼吸运动，注意饮食调节，保持良好心态，保证充分休息和睡眠，禁止吸烟，以促进康复。

三、颈椎骨折及脱位

颈椎骨折及脱位是脊柱损伤中常见的疾病，因其常伴有脊髓的损伤而造成不同程度的瘫痪，重者可危及生命，故引起的死亡率及致残率较高。流行病学研究表明其发生率占脊柱损伤的26.1%，多发于男性，因社会高速发展因素的影响(如坠楼、交通后等)而成逐渐上升的趋势。

【解剖学】

颈椎是指位于头以下、胸椎以上的部位。颈椎共有 7 块颈椎骨组成,每个颈椎都由椎体和椎弓两部分组成。椎体呈椭圆形的柱状体,与椎体相连的是椎弓,二者共同形成椎孔。所有的椎孔相连就构成了椎管,脊髓就容纳其中。除第 1 颈椎和第 2 颈椎外,其他颈椎之间都夹有一个椎间盘,加上第 7 颈椎和第 1 胸椎之间的椎间盘,颈椎共有 6 个椎间盘。颈椎又是脊柱椎骨中体积最小、灵活性最大、活动频率最高、负重较大的节段,故更易发生骨折及脱位。

【病因病机】

暴力(屈曲、伸展、垂直压缩、剪切、旋转)是引起颈椎骨折和脱位的主要因素,包括直接暴力和间接暴力两种,又以间接暴力为多见。

每块椎骨(除寰椎外)分椎体与附件两部分。可以将整个脊柱分成前、中、后三柱。前柱包含了椎体前 2/3、纤维环的前半部分和前纵韧带;中柱则包含了椎体的后 1/3、纤维环的后半部分和后纵韧带;而后柱则包含了后关节囊、黄韧带及脊椎的附件、关节突、棘上及棘间韧带。中柱和后柱包裹了脊髓和马尾神经,该区的损伤可以累及神经系统,特别是中柱的损伤,碎骨片和髓核组织可以突入椎管的前部,损伤脊髓(图 5-154)。

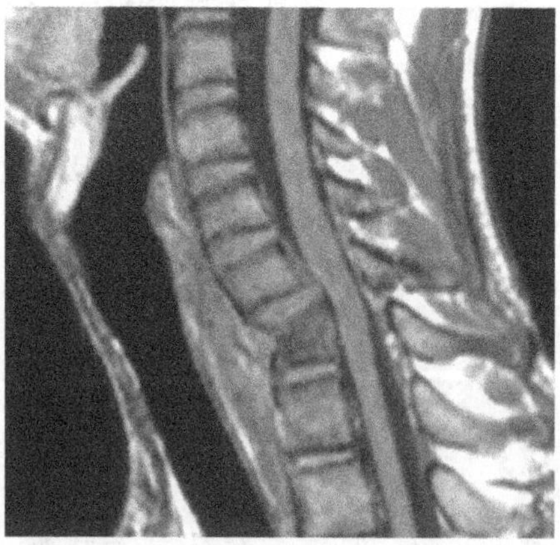

图 5-154 骨折压迫脊髓

【临床分类】

关于颈椎骨折及脱位的分类方法较多,但多有一定的局限性。临床上,由于损伤机制的复杂性及偶然性,不便于直接观察,因此损伤暴力的判断只有依赖于病史、临床表现及辅助检查。大多是多种损伤暴力同时存在,且以某一种暴力为主,而不是单一的外力作用。为了治疗上的需要,将颈部骨折及脱位依据解剖部位和损伤机制分类。

1. 根据解剖部位分类

(1)寰枕脱位:由于外伤导致的寰椎和枕骨分离的一种病理状态,分为寰枕前脱位和寰枕后脱位。

(2)寰枢椎脱位:指先天畸形、创伤、退变、肿瘤、感染炎症和手术等因素造成的寰椎与枢椎(第 1 和第 2 颈椎)骨关节面失去正常的对合关系,发生关节功能障碍和(或)神经压迫的病理改变。

(3)低位颈椎脱位:颈椎双侧关节突关节脱位是典型的屈曲性损伤,可以发生在颈$_2$ 至胸$_1$ 之间的任何节段,但以颈$_4$ 以下节段最多见。

(4)单纯寰椎骨折:是上颈椎损伤中较常见的一种,约占 50%。临床上见到的寰椎骨折神经症状轻重不一,有的病人当场死亡;有的病人病情严重且伴有不同程度的脑干与脊髓高位损伤,表现为脑神经瘫痪、四肢瘫或不全瘫和呼吸障碍,常需立即辅助呼吸;有的仅为枕颈部疼痛和活动障碍,神经症状轻微,但这类患者仍有潜在危险,应予以高度重视和相应治疗。

(5)低位颈椎骨折:多伴有脊髓损伤,好发于颈$_{4\sim5}$、颈$_{5\sim6}$及颈$_{6\sim7}$ 3 个颈椎节段,为颈椎损伤中的严重型。

(6)枢椎骨折:包括枢椎齿状突骨折、椎体骨折及椎弓骨折。

2. 根据损伤机制分类

(1)屈曲暴力:如单纯楔形骨折、双侧小关节半脱位。

(2)屈曲旋转暴力:如单侧小关节骨折。

(3)伸展旋转暴力:如单侧关节突关节骨折。

(4)垂直压缩暴力:如椎体爆裂骨折。

(5)过伸性脱位:如椎板骨折、寰椎前弓撕脱骨折。

(6)侧屈暴力:如钩突骨折。

(7)纵向牵拉暴力:如纵向分离骨折脱位。

【临床表现】

伤后颈椎疼痛及活动障碍为主要症状。额面部皮肤擦伤或挫伤,提示颈椎过伸性损伤;沿颈椎中线自上而下逐个按压棘突,寻找压痛点,发现棘突后突,表明椎体压缩或骨折脱位;棘突周围软组织肿胀、皮下瘀血,说明韧带肌肉断裂;棘突间距增大,说明椎骨脱位或棘间韧带断裂;棘突排列不在一条直线上,表明颈椎有旋转或侧方移位。当椎体只有轻微压缩骨折时，疼痛及功能障碍多不明显，应注意不要漏诊。对任何损伤患者，均应进行详细的神经系统检查，以排除是否伴有脊髓损伤。

1. 脱位

(1)颈椎半脱位：颈椎前半脱位的症状比较轻，主要表现在局部。如颈部易劳累，局部疼痛、酸胀、乏力；头颈伸屈和旋转功能受限；颈部肌肉痉挛，头颈呈前倾、自身感觉僵硬；损伤节段的棘突和棘突间隙肿胀并具有压痛，椎前侧也可有触痛。

神经系症状较为少见，即使发生也多不严重，有时表现为神经根受刺激的症状和体征。但颈椎半脱位的真正意义还在于其容易造成日后不稳，椎间盘的退变加剧。若椎体间的这种不稳持续存在，根据 Wolf 定律，椎间盘上下方椎体必然通过骨质增生，增加椎体间接触面来增加稳定性。骨质的增生可造成椎管矢状径变短，严重时压迫脊髓，使脊髓慢性损伤，其临床表现与颈椎病相似。

(2)颈椎单侧小关节脱位：被迫体位由于小关节交锁，患者因自感头颈被“折断”而呈被迫前屈位，需双手托头，并有弹力性固定征。单侧交锁者则头颈转向对侧，伴前屈体位(可从颏部中线偏向健侧判定)。颈部剧痛由于关节处于脱位状态，局部拉应力及张应力骤升，以致引起难以忍受的疼痛。单侧者的表现以一侧为重，另一侧因关节咬合变异也多有症状。多较明显，除因关节脱位所致外，与其本身在外伤时肌纤维同时遭受撕裂亦有直接关系，单侧者多表现为患侧椎旁肌痉挛，或是颈肌痉挛的程度重于健侧。包括颈部损伤的一般症状与体征，均易于发现，合并脊髓和(或)脊髓神经根损伤者，应注意定位及程度判定，并应保持颈部的稳定。

(3)过伸性脱位：颈部症状除颈后部疼痛外，因前纵韧带的受累，亦同时伴有颈前部的疼痛。颈部活动明显受限，尤其在仰伸时(切勿重复检查)。颈部周围多伴有明显的压痛。脊髓受损症状因病理改变位于中央管周围，愈靠近中央管处病变愈严重，因此锥体束深部最先受累。临床上表现为上肢瘫痪症状重于下肢，手部功能障碍重于肩肘部。感觉功能受累主要表现为温觉与痛觉消失，而位置觉及深感觉存在，此种现象称为感觉分离。严重者可伴有大便失禁及小便潴留等。

(4)寰枕关节脱位：创伤性寰枕关节脱位是由于外伤导致的寰椎和枕骨分离的一种病理状态。寰枕关节脱位的患者临床表现差异很大，可以表现为没有任何神经损伤的症状体征，可以表现为颈部疼痛和活动受限，也可以表现为四肢瘫痪。国内之所以罕见寰枕关节脱位的病例报道，缺乏方便快捷的诊断手段可能是主要原因。

(5)寰枢椎脱位：枕部及颈部疼痛，斜颈及颈部运动受限，上位脊髓损害可表现为全身肌肉紧张，手握物不稳或无力，容易打碎水杯和饭碗；行走无力，容易跌倒；大小便无力；四肢肌肉萎缩；严重者可出现全身瘫痪，甚至危及生命。一般症状有眩晕、耳鸣、视物模糊、胸闷、心悸和血压升高等。合并 Arnold-Chiari 畸形有小脑扁桃体疝者，可有全身肌力低下和易跌倒等症状。

2. 骨折

(1)颈椎椎体爆裂性骨折：除一般颈椎外伤的症状外，其主要特征如下。①伤情严重：由于造成这种损伤的暴力较重，且直接作用于头颈部，因此颈椎受累严重，易合并有颅脑伤，应注意寰枢椎有无伴发伤；②瘫痪发生率高：爆裂的骨片易向空虚的椎管方向发生位移而造成脊髓损伤，其瘫痪发生率多在70%左右，有时可高达90%以上；③颈部及上肢症状明显：由于椎体爆裂后后方的小关节也随之变位，从而造成颈椎椎节的严重不稳，以致因脊神经根受压或受刺激而引起上肢及颈椎局部症状，且较一般损伤为重。

(2)齿状突骨折：枕部和颈后疼痛是最常见的临床症状，并常有枕大神经分布区域的放射痛。颈部僵硬呈强迫体位，典型的体征是患者用手扶持头部以缓解疼痛，此类情况在临床并不常见(图 5-155)。有 15%～33%的患者有神经系统的症状和体片。其中以轻度截瘫和神经痛最为常见，曾有齿状突骨折伴第 10 对和第 12 对脑神经瘫痪的报道。症状的轻重视骨折移位压迫脊髓的程度和部位而定，严重的可发生呼吸骤停，多见于老年人，常当场死亡。齿状突陈旧性骨折的临床表现较为隐匿，因外伤史有时不明显。症状包括颈$_2$神经根疼痛、双手无力和行走困难。

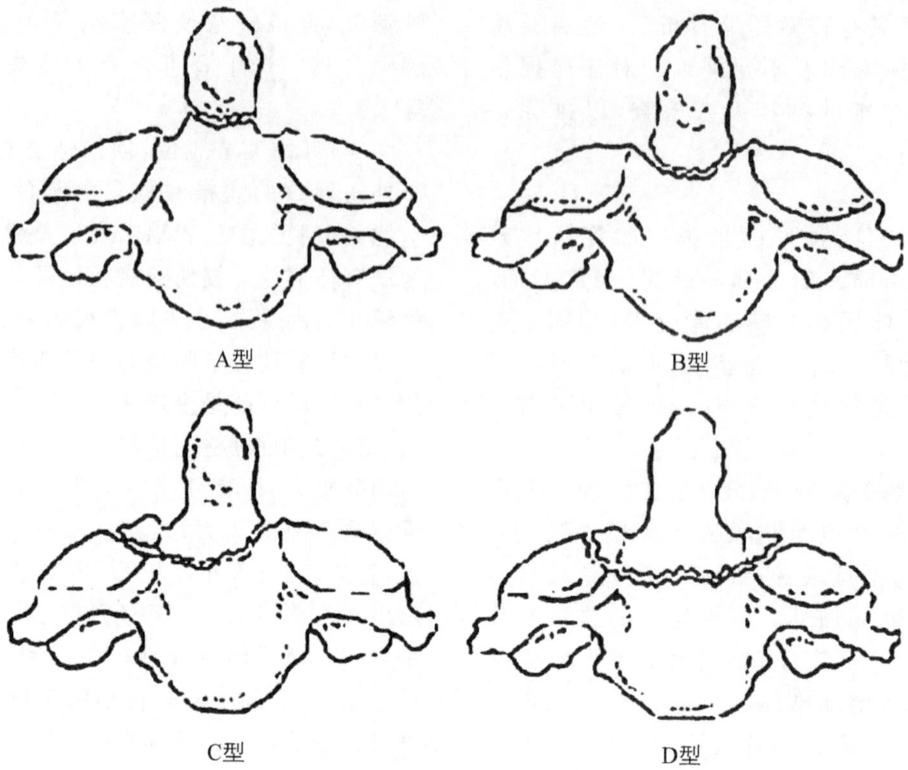

图 5-155 齿状突骨折

(3)寰椎骨折:颈部疼痛、僵硬,患者常以双手托住头部,避免其活动。如第 2 颈神经(枕大神经)受累时,患者感觉枕部疼痛、颈肌痉挛、颈部活动受限。若伴脊髓损伤,可有运动感觉丧失。损伤严重者可致瘫痪甚至立即死亡(图 5-156)。

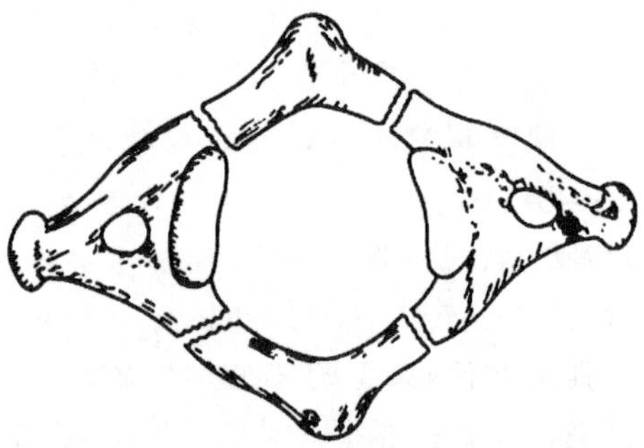

图 5-156 寰椎骨折

(4)枢椎椎体骨折:枢椎椎体骨折的临床表现特点依骨折类型有所不同。Ⅰ型骨折的患者伴随神经损害的概率较高。因枢椎椎体前半部分连同寰椎向前移位,而枢椎椎体后侧骨折碎片仍留在原位,从而造成脊髓受压的危险,但也有神经功能完整仅有颈部剧烈疼痛的主诉。Ⅱ型骨折的患者一般不伴有神经损害症状,仅有局部症状,颈部疼痛、僵硬。

(5)棘突骨折:由于颈椎过屈所致。当头颈部被重物打击,使颈椎骤然屈曲时,而在力作用点之下的棘突和肌肉强烈对抗性牵拉,造成棘突撕脱骨折,铲土工在挥动铁铲时,用力突然和过猛,使肩胛肌剧烈收缩并与斜方肌等不协调的收缩引起棘突骨折。可以是 1 个或 2 个颈椎骨折。骨折处压痛、局部疼痛、肿胀和颈椎活动受限。可触及棘突活动,可见皮下淤血。

3. 脊髓损伤

(1)脊髓损伤的病理

①脊髓震荡:脊髓损伤后出现短暂性功能抑制状态,大体病理无明显器质性改变,显微镜下仅有少许水肿,神经细胞和神经纤维未见破坏现象。临床表现为受伤后损伤平面以下立即出现弛缓性瘫痪,经过数小时至 2 天,脊髓功能即开始恢复,且日后不留任何神经系统的后遗症。

②脊髓休克:脊髓遭受严重创伤和病理损害时即可发生功能的暂时性完全抑制,临床表现以弛缓性瘫痪为特征,各种脊髓反射包括病理反射消失及大小便功能均丧失。其全身性改变,主要可有低血压或心排血量降低、心动过缓、体温降低及呼吸功能障碍等。

脊髓休克在伤后立即发生，可持续数小时至数周。儿童一般持续3～4天，成年人多为3～6周。脊髓损伤部位越低，其持续时间越短。如腰、骶段脊髓休克期一般小于24小时。出现球海绵体反射或肛门反射或足底跖反射是脊髓休克结束的标志。脊髓休克期结束后，如果损伤平面以下仍然无运动和感觉，说明是完全性脊髓损伤。

(2)脊髓损伤的定位：从运动、感觉、反射和自主神经功能障碍的平面来判断损伤的节段。

①第1、2脊髓损伤：病人多数立即死亡，能到医院就诊者只有下列神经病学改变。a. 运动改变：第1、2颈神经发出纤维支配肩胛舌骨肌、胸骨舌骨肌和胸骨甲状肌，当其受伤时，会影响这些肌肉功能。b. 感觉改变：第1、2颈神经的前支参与构成枕大神经、枕小神经及耳大神经。当寰枢推骨折、脱位、齿状突骨折时，病人可感到耳部及枕部疼痛、麻木。检查时可发现有局部痛觉过敏或减退。

②第3颈脊髓损伤：该部位的脊髓支配膈肌及肋间肌，损伤后不能进行自主呼吸，伤员多于受伤后立即死亡。常见的损伤原因为绞刑骨折，即第2至第3颈椎脱位，第2颈椎双侧椎弓骨折。这种骨折脱位亦可因上部颈椎于过伸位受伤引起。

③第4颈脊髓损伤：a. 运动改变。病人为完全性四肢瘫痪。膈肌受第3至第5颈神经支配，第4颈脊髓节段损伤后，创伤性反应也往往波及第3颈神经，故病人的自主呼吸丧失。创伤性反应消退后，膈肌功能可望恢复而行自主呼吸，但呼吸仍较微弱。b. 感觉改变。锁骨平面以下的感觉消失，其他如括约肌功能、性功能、血管运动功能、体温调节功能等均消失。

④第5颈脊髓损伤：损伤早期因第4至5颈脊髓受到创伤性水肿的影响，病人膈肌功能很差，加之创伤后病人发生肠胀气等更会加重呼吸困难。a. 运动改变：双上肢完全无自主活动而放置于身体两侧；肩部则因有提肩胛肌、斜方肌的牵拉而能耸肩。b. 感觉改变：患者除颈部及上臂前方一个三角区以外，所有感觉全部消失。c. 反射改变：患者除肱二头肌腱反射明显减弱或消失外，其余腱反射全部消失。

⑤第6颈脊髓损伤：患者由于脊髓创伤性反应及肠胀气的影响，呼吸功能可受到明显干扰。a. 运动改变：胸大肌、背阔肌、肩胛下肌、三头肌瘫痪，肘部失去伸展功能。提肩胛肌、斜方肌、三角肌及肱二头肌仍可收缩，因而病人的肩部可抬高，上臂可外展90°，前臂屈曲，手放在头部附近。桡侧伸腕长肌呈下运动元性损害，而第6颈脊髓节段以下的神经所支配的手指、躯干及下肢肌肉均呈瘫痪状态。b. 感觉改变：上肢的感觉，除上臂外侧、前臂背外侧的一部分以外，上肢其余部分均有感觉缺失现象。c. 反射改变：肱二头肌、肱桡肌反射均正常，肱三头肌反射消失。

⑥第7颈脊髓损伤：伤后膈神经功能正常，病人腹式呼吸。a. 运动改变：上肢轻度外展，前臂屈曲于胸前，腕可向桡侧偏位。伸指总肌肌力减弱，其中以伸示指肌的肌力减弱尤为明显；旋前圆肌、桡侧腕屈肌、屈指深肌、屈指浅肌、屈拇长肌均显力弱，故手呈半握状态。肱二头肌肌力正常。b. 感觉改变：躯干、下肢、上臂、前臂内侧、手的尺侧3个手指有感觉障碍，有时示指有感觉障碍。c. 反射改变：肱二头肌反射、桡骨膜反射均存在，三头肌反射消失或减退。

⑦第8颈脊髓损伤：病人可见有单侧的或双侧Horner征；由卧位改为直立位时，可出现血管运动障碍，即位置性低血压，经过锻炼以后，此种现象可消失。a. 运动改变：屈拇长肌、伸拇短肌、骨间肌、蚓状肌、对掌肌、对指肌肌力减弱或消失；外展拇短肌完全瘫痪而呈爪形手。b. 感觉改变：感觉障碍范围包括4～5指、小鱼际及前臂内侧、躯干及下肢。c. 反射改变：三头肌反射及腹壁反射、提睾反射、膝腱反射、跟腱反射有障碍。

⑧第1胸脊髓损伤：病人可见有Horner征阳性，面部、颈部、上臂不出汗。a. 运动改变：拇收肌、骨间肌、蚓状肌部分瘫痪，拇展短肌完全无功能，肋间肌及下肢瘫痪。b. 感觉改变：感觉障碍发生在上臂远端内侧、前臂之内侧、躯干及下肢。c. 反射改变：上肢无反射改变，腹壁反射、提睾反射、膝腱反射、跟腱反射有障碍。

【辅助检查】

影像学检查有助于明确损伤部位、类型和移位情况，X线摄片是首选的检查方法。通常要拍摄正侧位两张X线片，必要时加拍斜位X线片和开口位X线片，在斜位X线片上则可以看到有无椎弓峡部骨折，在开口位X线片上则可以看到有无寰枢椎半脱位。由于颈椎前方半脱位是一种隐匿性损伤，没有明显的骨折，普通的X线摄片检查时很容易疏忽掉而难以诊断。如果仔细读片，仍可发现有4种特征性X线表现。

1. 棘突间间隙增宽。

2. 颈椎间半脱位。

3. 脊椎旁肌痉挛使颈椎丧失了正常的前凸弧，上述各种表现在屈曲位摄片时更为明显。

4. 下一节椎体前上方有微小突起表示有轻微的脊椎压缩性骨折。X线检查有其局限性，它不能显示出椎管内受压情况，凡有中柱损伤或有神经症状者均须做CT检查。CT检查可以显示出椎体的骨折情况，还可显示出有无碎骨片突出于椎管内，并可计算出椎管的前后径与横径损失了多少。CT片不能显示出脊髓损伤情况，为此必要时应做MRI检查，在MRI片上可以看到椎体骨折出血所致的信号改变和前方的血肿，还可看到因脊髓损伤所表现出的异常高信号。

【诊断及鉴别诊断】

1. 检查时要详细询问病史、受伤方式、受伤时姿势，伤后有无感觉及运动障碍。

2. 注意多发伤。多发伤病例往往合并有颅脑及胸、腹脏器的损伤，要先处理紧急情况，抢救生命。

3. 检查颈椎时暴露面应足够，必须用手指从上至下逐个按压棘突，如发现位于中线部位的局部肿胀和明显的局部压痛，提示后柱已有损伤。检查有无脊髓或神经损伤的表现，如有神经损伤表现，应及时告诉家属或陪伴者，并及时记载在病史卡上。

4. 影像学检查有助于明确诊断。

颈椎骨折与脱位诊断比较明确，不需鉴别诊断。

【急救】

颈椎骨折患者从受伤现场运输至医院内的急救，搬运方式至关重要，其一人抬头、一人抬脚或用搂抱的搬运方法十分危险，因这些方法会增加脊柱的弯曲，可以将碎骨片向后挤入椎管内，加重了脊髓的损伤。正确的方法是采用担架、木板甚至门板运送。先使伤员双下肢伸直，木板放在伤员一侧，3人用手将伤员平托至门板上，或二三人采用滚动法，使伤员保持平直状态，成一整体滚动至木板上。有其他严重多发伤者，应优先治疗损伤，以抢救患者生命为主。

【治疗】

1. 颈椎脱位

(1)颈椎半脱位：在急诊时往往难以区别出是完全性撕裂或不完全性撕裂，为防止产生迟发性并发症，对这类隐匿型颈椎损伤应予以石膏固定3个月。虽然韧带一旦破裂，愈合后能否恢复至原有强度仍有争论，但早期诊断与固定无疑对减少迟发性并发症有很大的好处。对出现后期颈椎不稳定与畸形的病例可采用经前路或经后路的脊柱融合术。

(2)单侧小关节脱位：没有神经症状患者，可以先用持续骨牵引复位，牵引重量逐渐增加，从1.5kg开始，最多不能超过10kg，牵引时间约8小时，牵引过程中不宜手法复位，以免产生神经症状，复位困难者仍以手术为宜，必要时可将上关节突切除，并加做颈椎植骨融合术。

(3)过伸性脱位：大都采用非手术治疗，特别是损伤性枢椎椎弓骨折伴发神经症状者很少，没有移位者可采用非手术治疗，牵引2～3周后上头颈胸石膏固定3个月，有移位者应做颈前路$C_{2\sim3}$椎体间植骨融合术。而对有脊髓中央管周围损伤者一般采用非手术治疗，有椎管狭窄和脊髓受压者一般在伤后2～3周时做椎管减压术。

2. 颈椎骨折

(1)稳定型颈椎骨折：轻度压缩的可采用颌枕带卧位牵引复位。牵引重量3kg，复位后用头颈胸石膏固定3个月，石膏干硬后可起床活动，压缩明显的和有双侧椎间关节脱位的可以采用持续颅骨牵引复位再辅以头颈胸石膏固定，牵引重量3～5kg，必要时可增加到6～10kg，及时摄X线片复查，如已复位，可于牵引2～3周后用头颈胸石膏固定，固定时间约3个月。有四肢瘫者及牵引失败者须行手术复位，必要时可切去交锁的关节突以获得良好的复位，同时还须安装内固定物。

(2)爆裂型骨折：有神经症状者，原则上应该早期手术治疗，通常采用经前路手术，切除碎骨片，减压，植骨融合及内固定，但该类病例大部病情严重，有严重并发伤，必要时需待情况稳定后手术。

(3)齿状突骨折：一般采用非手术治疗，可先用颌枕带或颅骨牵引2周后上头颈胸石膏固定3个月。第Ⅱ型骨折如移位超过4mm者，愈合率极低，一般主张手术治疗，可经前路用1～2枚螺钉内固定，或经后路$C_{1\sim2}$植骨及钢丝捆扎术。

3. 辨证施治　针灸和推拿治疗在脊髓及神经损伤造成的瘫痪及功能障碍上有较好的疗效。

【并发症防治】

颈髓损伤病人的死亡可分早期和晚期两类。早期死亡发生于伤后1～2周，死亡原因为持续高热、低温、呼吸衰竭或心力衰竭等。晚期死亡则发生于数月或数年之后，多由压疮、尿路感染、呼吸道感染、营养衰竭等引起，颈髓损伤也可发生晚期死亡。早期和晚期死亡并无一定界限，绝大多数颈髓损伤病人死亡于并发症。但如给予防治，又给以良好的康复治疗，则病人非但可以长期存活，并能坐、立、行，甚至参加工作，可见防治并发症的重要性。

1. 排尿障碍　颈髓损伤以后，治疗排尿功能障碍的主要目的是改善排尿状况，减轻日常生活中的不便，使病人在不用导尿管的情况下有规律地排尿，没有或只有少量的残余尿，没有尿失禁，防止泌尿系统感染，恢复膀胱正常功能。

(1)持续引流与膀胱锻炼：颈髓损伤早期患者，膀胱逼尿肌无力，尿液为内括约肌所阻不得排出，治疗以留置导尿管引流为好。一般应留置直径较小的橡皮导管或硅橡胶导尿管，最初任其开放使膀胱保持空虚状态以利逼尿肌功能的恢复。1～2周夹管，每4小时开放1次，夜间患者入睡后应保持开放。在导尿管开放期间，训练病人用双手按摩膀胱，尽量压出尿液。

(2)预防泌尿道感染和结石　由于膀胱瘫痪，小便潴留，需长期使用留置导尿管，但容易发生膀胱挛缩和尿路感染与结石。久之，感染将难以控制，严重损害肾，以致肾衰竭。

①抬高床头：有利于尿液从肾经输尿管引流到膀胱，而减少尿液反流引起肾盂肾炎、肾盂积水、肾盂积脓，最终损害肾功能的机会。

②多饮水：患者每日饮水量应保持2500ml以上，如此则排尿也多，有机械冲洗作用。夏天还可鼓励病人多吃西瓜，理由同上。

③冲洗膀胱：在严格无菌操作下，短期或间断使用导尿管，使排尿畅通。每日用生理盐水、3%硼酸液或0.1%～0.05%呋喃西林溶液，冲洗膀胱1～2次。

④清洁尿道口：留置导尿管以后，由于导尿管的刺激，尿道口处往往可见有分泌物积存，容易滋生细菌，应当每天清除。

⑤更换导尿管：导尿管留置过久容易引起感染及形成结石，应当定期更换。普通橡皮导尿管一般每隔1～2周更换1次。若采取刺激性较小、外径较小、内径为1.5～2mm的塑料管，则可间隔2～3周更换1次。换管之前应尽量排空尿液，以便于拔管后尿道可休息数小时。在此期间内可让病人试行排尿。排尿若能成功，则不必再行插管。平日尿液能自行沿导尿管周围溢出，说明膀胱已经恢复排尿功能，是拔管的指征。

(3)药物疗法

①尿潴留：a. 刺激副交感神经使逼尿肌力量增强、内括约肌开放，以恢复排尿功能。如注射新斯的明、氨甲酰胆碱等；b. 抑制交感神经使内括约肌不处于紧张状态以利排尿，可用肾上腺能受体抑制药；c. 用抑制尿道括约肌痉挛的药物。

②尿失禁：a. 膀胱逼尿肌痉挛，可用阿托品类药物等；b. 膀胱内括约肌力弱，可用麻黄碱等治疗；c. 膀胱内括约肌松弛，应用西药效果不佳，可试用中药缩泉丸或缩泉汤治疗。

(4)手术疗法

①经尿道内括约肌切开术：下运动神经元性膀胱排尿障碍，于伤后6个月仍不能自行排尿者，上运动神经元性排尿障碍，膀胱内括约肌张力增高，排尿阻力增大，长期不得缓解者，均可行经尿道行内括约肌切开术。

②尿道外括约肌切开术：因有长期排尿困难或尿路感染不能控制，经造影证实排尿障碍的主要阻力来自尿道外括约肌者，可行外道外括约肌切开术。

③回肠代膀胱术：由于长期留置导尿管或长期慢性尿路感染而发生膀胱挛缩者，可行回肠代膀胱术，以扩大膀胱容量，根除膀胱感染，减少排尿次数。

④尿转流术：因有长期排尿障碍行留置尿管而并发生感染者，可做耻骨上膀胱造瘘术；病人一般情况不佳，尿路有梗阻合并肾盂积水、肾盂积脓、肾功能衰竭者可做肾造瘘术；膀胱挛缩因某种原因不能做回肠代膀胱手术者，可行输尿管造瘘术。

2. 体温异常

(1)高热：须与感染鉴别。由于交感神经已经麻痹，药物降温已属无用。如能有空调设备，可使室温控制在20～22℃。预防和治疗以物理降温为主，采用乙醇擦浴或在颈部、腋下、腹股沟等大血管走行部位放置冰袋。

(2)低温与心力衰竭：存在于颈髓横断病人，由于全身交感神经的麻痹，皮下血管网舒张而不能收缩，故若损伤发生在隆冬季节，病人经长途运送而未能很好保暖者，则大量体温散发体外，体温可下降至32℃。此时病人神情淡漠，心率减慢，每分钟只有50余次。若体温继续下降至30℃或以下，则将发生心律失常，而死于心力衰竭。治疗以人工复温为主，升高室温、热水袋法(40℃)、电热毯法、将输入的血液和液体预先加热法等。温度不宜升得过急、过高，要徐徐升温至34℃后依靠衣被保暖升温至36℃，以不超过37℃为宜。

3. 压疮　压疮是截瘫病人的常见并发症，最常发生的部位有骶椎、脊柱棘突、肩胛骨、大转子、跟后、腓骨头等处。压疮严重者可深达骨部，引起骨髓炎，面积较大、坏死较深的压疮，可使患者丢失大量蛋白质，造成营养不良、贫血、低蛋白血症，还可继发感染引起高热，食欲缺乏、毒血症，甚至发生败血症，导致患者死亡。

(1)预防：①翻身。加强护理，勤于翻身，每2小时1次，日夜坚持。要使骨折平面以上部分及以下部分作为一个整体同时翻身，不可使病人身体扭转。翻身要勤，幅度要小，即左右翻身各45°就可满足需要。②按摩。为病人翻身时，应在其身体易于受压的骨性突起部位涂擦50%乙醇或其他复方擦剂。边涂擦边按摩，以促进局部血液循环。然后，涂以滑石粉或六一散。按摩时，手法宜轻，不可用力过大，以免擦伤皮肤。③防污染。病人的衣被以纯棉者为好，防止皮肤被粪便、尿液污染。

(2)治疗

①解除压迫：床褥要柔软、平整、清洁、干燥，使用充气压疮垫。加强护理，勤于翻身，设法使压疮部位不再受压，才能为愈合创造条件。

②改善全身状况：增加蛋白质及维生素的摄入量，适量输血，调整水与电解质平衡，应用抗生素等。

③处理局部伤口。a. Ⅰ度压疮：增加患者翻身次数，保持局部皮肤及床单干燥，以滑石粉或50%乙醇擦拭，并做轻手法按摩。b. Ⅱ度压疮：水疱未破者，严格消毒后，用空针将水抽吸干净。水疱破溃已形成创面者于局部涂以1%甲紫或10%～20%红汞酊，每天以红外线照射。c. Ⅲ度压疮：用外科手术方法剪除坏死组织，局部换药以除去残留的坏死组织，待肉芽生长健康时，可行植皮术。d. Ⅳ度压疮：引流不畅者，需要切开伤口扩大引流，并要尽量切除坏死组织包括有骨髓炎的骨质。肉芽已经老化、创缘已有瘢痕形成、创面长期不愈合者，应该将伤口做放射状切开，以利新鲜肉芽生长。创面清洁但范围较大者，可做局部皮瓣转移术。

4. 呼吸困难与肺部并发症

(1)坚持每2～3小时翻身1次。

(2)口服化痰药。

(3)选用有效抗生素全身应用，或与α-糜蛋白酶混合后雾化吸入。

(4)鼓励病人咳嗽。可压住其腹部以帮助咳嗽。

(5)嘱病人经常做深呼吸运动。

(6)气管切开。截瘫平面在第4至第5颈椎以上者，呼吸微弱，气体交换量小。肺活量小于500ml者，可做预防性气管切开术；截瘫平面较低，在观察过程中病人呼吸变得困难，且有进行性加重，或继发肺部感染，气管分泌物增多，影响气体交换，肺活量下降至1000ml以下者，应尽早做气管切开术。行气管切开术可保证呼吸道通畅，使呼吸阻力减少、无效腔缩小、吸痰方便，并可经由切口直接给药。所给药物一般为稀释的抗生素、糜蛋白酶和异丙肾上腺素的混合溶液，它们有抗菌、解痉、化痰和湿润呼吸道的作用。遇患者呼吸停止时，可经由气管切开处进行人工呼吸，或使用自动呼吸器辅助呼吸。有肺部感染者，可经由气管切开处取标本做痰培养，以找出致病菌和有效抗菌药物。给药途径，除重点由静脉滴注外，尚可经气管切开处直接滴入。

5. 排便障碍　当脊髓受到损伤而发生截瘫时，肛门外括约肌的随意控制及直肠的排便反射均消失，肠蠕动减慢，直肠平滑肌松弛，故粪便潴留，日久因水分被吸收而成粪块，称为便秘；若有腹泻，则表现为大便失禁。截瘫病人以便秘最为常见。便秘时，由于毒素被吸收，病人可有腹胀、食欲缺乏、消化功能减退等症状。便秘防治措施如下。

(1)饮食和药物疗法：饮食中应多含水、蔬菜和水果等，可口服缓泻药及大便软化药。镇痛药和碱性药物会抑制胃肠蠕动，应尽量避免使用。

(2)灌肠：可用肥皂水或生理盐水灌肠。

(3)针灸或刺激扳机点：如锤击尾骶部。

(4)手掏法：用戴手套的手指伸入肛门，掏出硬结大便。此法对尾骶部之有压疮者更适用，因为它可避免大便污染伤口。

(5)训练排便反射：对损伤已2、3个月的晚期截瘫病人应该每天让病人坐立，增加腹压，定时给以适当刺激，如按压肛门部及下腹部，以训练其排便反射。

6. 痉挛 痉挛是由损伤脊髓的远端失去中枢指挥而前角细胞与肌肉之间却保持完整的联系所致，损伤平面以下反射弧高度兴奋，脊髓基本反射(包括牵张反射、屈肌反射、血压反射、膀胱反射、排便反射、阴茎勃起反射)亢进。脊髓损伤患者经过休克期，于伤后1～2个月逐渐出现痉挛，而于伤后3～4个月达到中等程度的痉挛。严重的痉挛状态常提示损伤平面以下躯体存在病损，如尿路感染、结石、肛周脓肿、肛裂、压疮等。

【预后】

颈椎骨折脱位因其脊髓损伤的发生率高，且较严重，因此预后差。

四、胸腰椎骨折与脱位

胸腰椎骨折是指由于外力造成胸腰椎骨质连续性的破坏，是最常见的脊柱损伤。在青壮年病人中，高能量损伤是其主要致伤因素，如车祸、高处坠落伤等。老年病人由于本身存在骨质疏松，致伤因素多为低暴力损伤，如滑倒、跌倒等。胸腰椎骨折病人常合并神经功能损伤，且由于致伤因素基本为高能损伤，常合并其他脏器损伤，这为治疗带来了极大的困难和挑战。

【解剖学】

脊柱是人体的支柱，由脊柱骨和椎间盘组成，前者占脊柱长度的3/4，后者占1/4，其周围有坚强的韧带相连及很多肌肉附着，具有负荷重力、缓冲震荡、支撑身体、保护脊髓及体腔脏器的功能。胸腰椎古属背骨和腰骨的范畴。《医宗金鉴·正骨心法要旨》云："背者，自后身大椎骨以下，腰以上之通称也。其骨一名脊骨，一名膂骨，俗呼脊梁骨"。胸腰椎与颈椎、骶椎和尾椎共同构成脊柱。

典型的脊椎骨可分为椎体和椎弓两部分，椎体在前，是椎骨的负重部分，椎体的后侧为椎弓部分，形成椎弓根、椎板、上下关节突、横突和棘突。椎体的后面与椎弓根和椎板共同围成椎孔，各椎骨的椎孔相连形成椎管，其中有脊髓和马尾神经通过。相邻的椎弓根上下切迹组成椎间孔，是脊神经的通路。胸椎的关节突呈冠状位，下关节突位于上关节突的背侧，与椎体呈60°～70°，棘突彼此叠掩，又有胸肋、肋椎关节加强，故稳定性良好。其伸屈活动较少，在下胸椎有一定的旋转活动(图5-157)。胸腰段一般指T_{12}～L_1，或T_{11}至L_1段脊椎。此段结构有3个特点：①其上为较固定的胸椎，胸腰段成为活动的腰椎与固定的胸椎之间的转换点，躯干活动应力易集中于此。②胸椎生理后突、腰椎生理前突，胸腰段为两曲度的衔接点，肩背负重应力集中于此。③关节突关节面的朝向在胸腰段移行(图5-157)。

腰椎椎体厚而大，关节突较长，其组成椎间连接，既有较好的活动性，又有较好的稳定性。腰椎的关节突关节逐渐变为斜位。各关节突关节排列甚为合适，关节面光滑，如有损伤即可导致创伤性关节炎，发生慢性胸腰背痛。每个椎骨的椎弓根是最坚强的解剖结构，凡从脊柱后部传递至椎体的力都经过该部，犹如联系椎体与椎板的两个拱形桥墩，因此又被称为椎骨的"力核中心"(图5-158)。

脊髓位于椎管内，胸神经12对，腰神经5对、骶神经5对、尾神经1对，每一对脊神经所对应的脊髓是一个节段(图5-159)。

脊柱的运动和稳定，不仅依赖于脊柱骨和韧带及椎间盘的完整，还依赖脊柱周围肌肉的舒缩和固定作用，一旦肌肉损伤变性和运动失调，即可导致脊柱稳定性减弱或丧失。可以认为肌肉是脊柱稳定的外在平衡因素，两者是相辅相成、缺一不可的，故在脊柱损伤的诊断和治疗中，应充分重视骨关节与软组织的相互关系和影响。

【病因病机】

造成胸腰椎骨折与脱位的损伤有直接、间接暴力两种，其中间接暴力较为常见，根据发病机制大致可分为屈曲型、伸直型、旋转、侧屈型。屈曲型较常见，占胸腰椎骨折与脱位的90%以上，因脊柱受到暴力过度屈曲造成，外力集中到椎体前部，椎体呈楔形改变，同时可伴有附件撕脱、断裂、脱位及绞锁。伸直型多为高处仰面摔倒，背部及腰部撞击地面硬物，脊柱骤然过伸，可发生骨折及脱位，还可能合并前纵韧带断裂和附件骨折。旋转和侧屈常伴随出现，椎体侧方压缩骨折脱位伴有韧带断裂。

1. 屈曲型损伤 从高处坠落时臀部触地躯干前屈，使脊柱相应部位椎体前半部受到上下位椎体、椎间盘的挤压而发生压缩性骨折，其后部的棘上韧带、棘间韧带、关节突关节囊受到牵张应力而断裂，上位椎体向前下方移位，引起半脱位，甚至双侧关节突跳跃脱位，但椎体后侧皮质并未压缩断裂。

2. 过伸型损伤 当患者从高处仰面摔下，背部

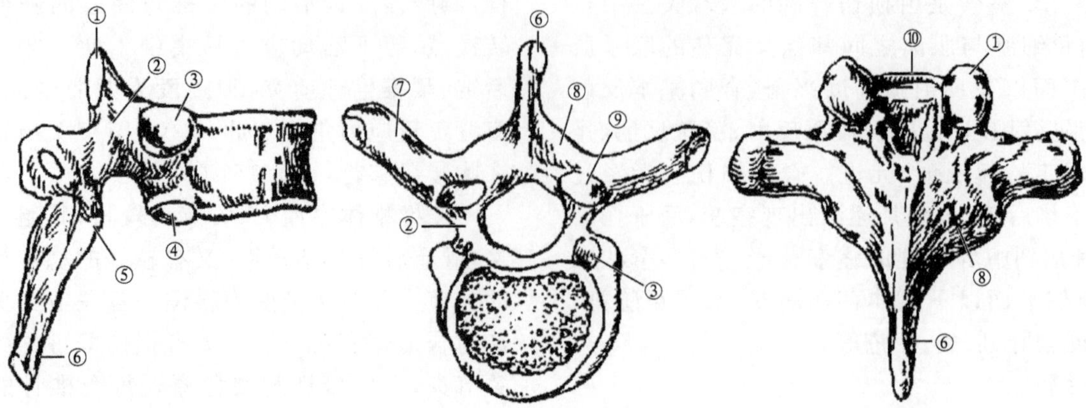

侧面观　　上面观　　后面观

图 5-157 胸椎

①上关节突；②椎弓根；③上肋面；④下肋面；⑤下关节突；⑥棘突；⑦横突；⑧椎板；⑨上关节面；⑩椎体

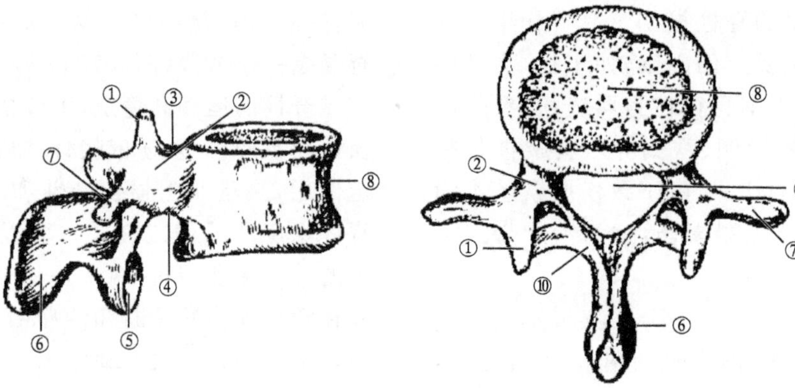

侧面观　　上面观

图 5-158 腰椎

①上关节突；②椎弓根；③上切迹；④下切迹；⑤下关节突；⑥棘突；⑦横突；⑧椎体；⑨椎孔；⑩椎板

或腰部撞击木架等物体，被冲击的部位形成杠杆支点，两端继续运动，使脊柱骤然过伸，造成前纵韧带断裂，椎体前下或前上缘撕脱骨折，上位椎体向后移位，棘突椎板相互挤压而断裂。另外，骑车摔倒头面部触地或急刹车乘客头面部撞击挡风玻璃或椅背，使颈椎过度伸展也可致前纵韧带断裂、上位椎体向后移位等类似伤。

3. *垂直压缩型损伤* 高处掉落的物体纵向打击头顶或跳水时头顶垂直撞击地面及人从高处坠落时臀部触地，均可使椎体受到椎间盘挤压而发生粉碎性骨折，骨折块向四周"爆裂"移位，尤其是椎体后侧皮质断裂，骨折块突入椎管造成椎管变形、脊髓损伤。

4. *侧屈型损伤* 高处坠落时一侧臀部触地，或因重物压砸使躯干向一侧弯曲，而发生椎体侧方楔形压缩骨折，其对侧受到牵张应力，引起神经根或马尾神经牵拉性损伤。

5. *屈曲旋转型损伤* 脊柱受到屈曲和向一侧旋转的两种复合暴力作用，造成棘上、棘间韧带牵拉损伤，旋转轴对侧的小关节囊撕裂、关节突关节脱位，椎管变形，脊髓受压。

6. *水平剪力型损伤* 又称安全带型损伤，多属屈曲分离型剪力损伤。高速行驶的汽车在撞车瞬间患者下半身被安全带固定，躯干上部由于惯性而急剧前移，以前柱为枢纽，后、中柱受到牵张力而破裂张开，造成经棘上棘间韧带-后纵韧带-椎间盘水平断裂；或经棘突-椎板-椎体水平骨折，往往移位较大，脊髓损伤多见。

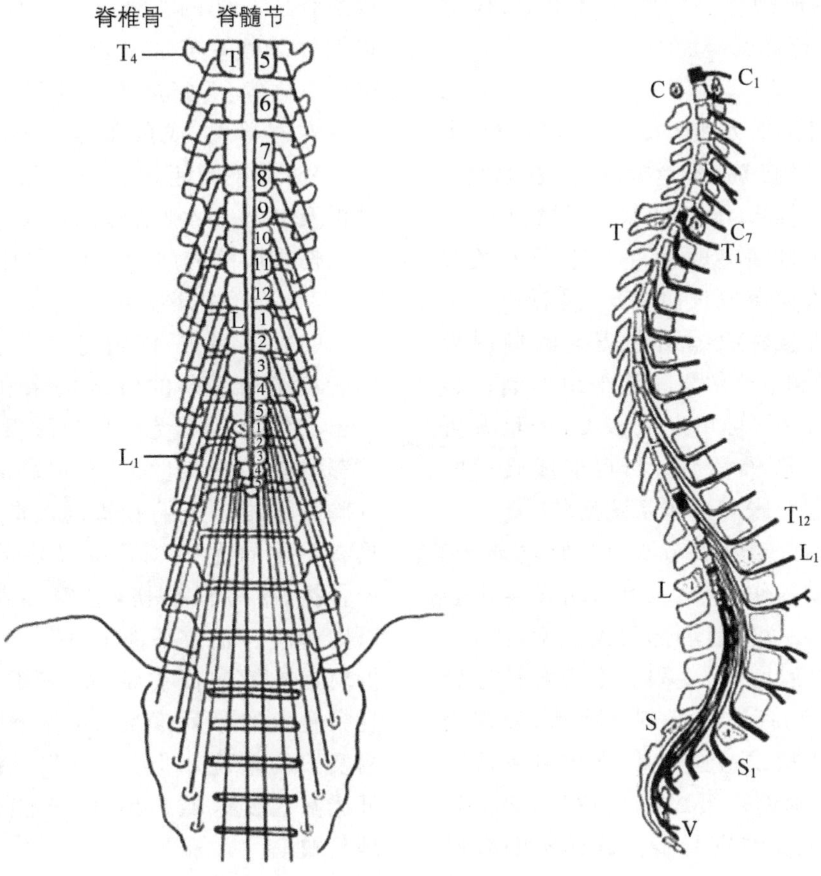

图 5-159 脊髓和脊神经

7. 撕脱型损伤 由于肌肉急骤而不协调收缩，造成棘突或横突撕脱性骨折，脊柱的稳定性不受破坏，骨折移位往往较小。

【临床表现】

胸腰椎损伤，以其部位、程度、范围、受伤时间及个体特异性不同。

1. 共同症状体征

(1)疼痛：具有骨折病人特有的锐痛，活动或搬动时疼痛加剧，病人多采取被动体位或拒动。沿脊柱中线自上而下逐个按压棘突，寻找压痛点，发现棘突后突，表明椎体压缩或骨折脱位。

(2)活动受限：无论何种类型骨折，均因疼痛而引起椎旁肌保护性肌紧张，活动受限。

(3)神经症状：胸腰椎骨折、脱位伴有脊髓损伤者，可在损伤平面以下出现不同程度的感觉、运动、反射或括约肌功能障碍。

(4)腹痛、腹胀或急性尿潴留：可由后腹膜血肿、刺激神经丛引起腹痛、腹肌紧张或腹胀，酷似急腹症。另外，除脊髓损伤外，单纯胸腰段骨折，有时由于后腹膜出血也可引起反射性急性尿潴留。

(5)休克和合并其他损伤：出血、休克及内脏损伤，故应进行详细全面检查。

2. 胸腰椎椎体骨折 具有骨折病人特有的锐痛，腰背部肌肉痉挛、不能起立、翻身困难、感觉腰部软弱无力，活动或搬动时疼痛加剧，病人多采取被动体位或拒动。沿脊柱中线自上而下逐个按压棘突，寻找压痛，棘间距离增宽，同时有肿胀、瘀斑。脊柱纵叩征阳性。在损伤棘突部位可有后凸畸形，如果椎体侧方压缩，可有轻度侧弯畸形。由于腹膜后血肿对自主神经的刺激，脉蠕动减慢，常出现腹胀、腹痛、大便秘结等症状。

3. 胸腰椎骨折脱位 局部疼痛明显，红肿、瘀斑。椎体可向前、后、侧方移位。过屈可使椎体上方终板多有撕裂，后韧带亦常从椎体剥离或破裂，椎体后方骨折块可突入椎管。过伸可使前纵韧带断裂，椎间盘前方撕裂。胸腰椎脱位脊柱极不稳定，多有脊髓或马尾神经损伤，可在损伤平面以下出现不同程度的感觉、运动、反射或括约肌功能障碍，常发生进行性畸形加重。亦可伴有出血、休克及内脏损伤，故应进行详细全面检查。

4. 胸腰椎附件骨折

(1)棘突骨折：直接暴力和间接暴力可造成棘突骨折。常在急骤活动时韧带肌肉牵拉造成单独棘突骨折。表现为局部肿胀、隆起、压痛，可触及骨擦音。

(2)横突骨折：胸椎横突短而尖，与肋骨有关节相连，不易骨折，腰椎横突较长而扁薄，易骨折。多因腰方肌、腰大肌的急骤收缩引起横突的撕脱骨折，其特点是多为单侧，伴有腰部软组织撕裂。直接暴力造成的横突骨折，可单发或多发，严重者可伴有椎体骨折脱位。腰椎横突骨折可形成腹后壁血肿，刺激腹膜，引起腹胀和泌尿系统症状。

(3)关节突骨折：关节突关节既有负重功能，又有限制脊柱过度活动的作用，所以其骨折发生机会较多，临床常被忽略。骨折后局部肌肉痉挛、疼痛、活动受限，尤其旋转活动严重受限。由于脊神经后支的感觉支分布丰富，还有神经刺激症状，表现为相应部位的放射性疼痛或感觉异常，严重者椎体脱位，压迫马尾神经。确诊须摄X线斜位片，斜位片上“狗耳”断裂即是上关节突骨折。确诊不明者可做CT扫描。

(4)椎弓根骨折：单纯的椎弓根骨折少见。多见于屈曲分离牵拉、过伸及旋转暴力，故常并发有脊柱骨折脱位。最常见的是横形骨折，其发生机制为，当人体急速屈曲时，上身的前倾惯性力与下身的惰性力形成一种分离的暴力可使棘突和整个椎弓包括椎板横行劈裂，椎弓根也横断骨折。

(5)椎板骨折：指棘突两旁至关节突之间，椎弓的后板部分。椎板间有黄韧带相连，直接暴力作用于棘突和椎板上可造成粉碎性、塌陷性骨折，间接暴力多由脊柱强力过伸可致椎板横断骨折，而同时伴旋转暴力时也可造成纵形或斜形骨折。CT扫描可清晰显示骨折线。

(6)椎弓峡部骨折：峡部是指椎弓上下关节突之间部分，局部受剪应力较大，易致骨折。脊柱猛力屈曲旋转或急骤过伸，可致单侧或双侧峡部骨折。腰椎斜位X线片可以清晰显示，斜位片上，椎后附件呈“狗形”，如峡部骨折，表现为“狗颈”部断裂。双侧峡部骨折椎体有前脱位倾向，应注意有无鞍区麻木和下肢疼痛等神经压迫症状。

【辅助检查】

1. X线检查　对确定脊柱损伤的部位、类型和程度及在指导治疗方面具有极为重要的价值，是诊断脊柱损伤的首选方法。任何脊柱损伤均应摄正侧位X线片或加摄斜位片。阅读X线片时应明确以下内容：骨折或脱位的部位和类型；椎体压缩、前后左右移位、成角和旋转畸形及其程度；椎管管径改变；棘突间距增大及椎板、关节突、横突、棘突骨折及其程度；判断陈旧性损伤有无不稳定，应拍摄损伤节段的前屈、后伸侧位片。

2. CT、MRI检查

(1)CT检查：能清楚地显示椎体、椎骨附件和椎管等结构复杂的解剖关系和骨折移位情况，其突出的优点是不受自身阴影重叠及周围软组织掩盖影响，且对软组织具有很高的分辨率。CT在区分胸腰椎椎体压缩骨折与爆散骨折方面比X线片具有明显的优势，CT可以显示出椎板骨折、关节突骨折、椎弓根损伤，这些在普通X线片上是难以确诊的。轴位平面上，CT可以用来评估椎体骨折块对椎管的侵占情况，三维重建CT可以帮助观察脊柱的序列情况，从各个平面了解脊柱的结构及损伤情况。但如果CT扫描层面间距过大，可遗漏病变区域。另外，不能发现多节段损伤也是其缺陷。

(2)MRI检查：具有多平面成像及很高的软组织分辨率，能非常明确地显示脊髓和椎旁软组织是否损伤及损伤的具体细节，是脊髓损伤最有效的影像学检查手段。可通过观察脊髓内部信号改变和椎管内其他结构的创伤情况，来判断脊髓损伤程度，对制订治疗方案、推测预后有较大的指导意义。

3. 电生理检查　包括肌电图和体感诱发电位(SEP)检查等，能确定脊髓损伤的严重程度，帮助预测功能恢复情况，并对脊柱脊髓手术起到监护脊髓功能的作用。当伤后仍有或伤后不久就出现体感诱发电位者，其恢复的可能性较大，而且体感诱发电位的改善往往先于临床体征。如伤后体感诱发电位完全消失，多预示脊髓的完全性损伤。

【诊断】

1. 诊断依据

(1)外伤史。

(2)损伤的局部表现：外伤后局部剧烈的疼痛，伴有损伤部位的压痛。神经损害的表现：伤后躯干以及双下肢感觉麻木、无力，或者刀割样疼痛，大小便功能障碍(无法自行排便或者二便失禁)，严重者可以双下肢感觉运动完全消失。合并损伤的表现：腹痛、呼吸困难、休克、意识丧失等。

(3)X线检查：胸腰段及腰椎的顺列可以在正

侧位X线片上很好地观察出来。许多胸腰椎骨折不仅存在椎体的骨折同时还存在损伤区域的后凸畸形。正位X线片可以了解脊柱的顺列、侧凸的存在与否、棘突的位置。如果同一椎体椎弓根间距离增宽，则提示椎体受到压缩外力，产生椎体压缩或爆散骨折。如果正位片上出现椎体侧方移位、椎间隙变窄或消失，则提示经过椎间盘的损伤，侧方移位明显提示关节突脱位或骨折存在的可能，预示着损伤节段的不稳定。侧位X线片可了解椎体的顺列、腰椎生理前凸的存在、椎体高度的丢失与否、有无脱位、局部的后凸角度。

2. 诊断分型

(1)按脊柱稳定性分型：Denis将脊柱分为前、中、后三柱，椎体及椎间盘前1/2为前柱、后1/2加后纵韧带为中柱、椎弓根后结构为后柱。①稳定性骨折：如棘突骨折、横突骨折、单纯压缩骨折；②不稳定性骨折：所有骨折脱位的三柱均受破坏，压缩骨折伴有棘间韧带断裂，腰4、5峡部骨折均属此型。

(2)按脱位分型：①屈曲旋转型骨折脱位(薄片骨折)；②剪力型骨折脱位(前纵韧带断裂)；③屈曲分离型骨折脱位。以上两种均属不稳定型，损伤机制复杂，可在屈曲、旋转、伸展、剪切等两种以上的应力共同作用下产生，X线片正位可显示椎体间侧方或旋转移位，侧位可见椎体呈半脱位或脱位，椎间小关节骨折、跳跃。CT扫描或MRI可显示椎体、椎板骨折及椎管狭窄情况。

(3)按脱位程度分类：以椎体前后径计算。①Ⅰ度脱位：上下椎体后缘相差1/4椎矢状径以内；②Ⅱ度脱位：上下椎体后缘相差1/4～2/4；③Ⅲ度脱位：上下椎体后缘相差大于2/4不超过3/4；④Ⅳ度脱位：上下椎体后缘相差大于3/4；⑤全脱位：上下椎体后缘相差大于4/4。

【急救处理】

脊柱骨折和脱位的恰当急救处理，对患者的预后有重要意义。在受伤现场就地检查，主要明确两点：①脊柱损伤的部位。如病人清醒，可询问并触摸其脊柱疼痛部位；昏迷病人可触摸脊柱后突部位。②观察伤员是高位四肢瘫还是下肢瘫，从而确定是颈椎损伤还是胸腰椎损伤，作为搬运时的依据。搬运过程中，应使脊柱保持平直，避免屈曲和扭转。可采用两人或数人在患者一侧，动作一致地平托头、胸、腰、臀、腿的平卧式搬运，或同时扶住患者肩部、腰、髋部的滚动方式，将患者移至担架上。用帆布担架抬运屈曲型骨折者应采用俯卧位。搬运用的担架应为木板担架，切忌用被单提拉两端或一人抬肩、另一人抬腿的搬运法，因其不但会增加病人的痛苦，还可使脊椎移位加重，损伤脊髓。由于导致脊髓损伤的暴力往往巨大，在急救时应特别注意颅脑和重要脏器损伤、休克等的诊断并优先处理，维持呼吸道通畅及生命体征的稳定(图5-160)。

【治疗】

1. 复位

(1)手法整复：根据脊柱损伤的不同类型和程度，选择恰当的复位方法。总的原则是逆损伤的病因病理并充分利用脊柱的稳定结构复位。屈曲型损伤应伸展位复位，过伸型损伤应屈曲位复位。在复位时应注意牵引力的作用方向和大小，防止骨折脱位加重或损伤脊髓。胸腰椎损伤则可选用下肢牵引复位法或垫枕腰背肌锻炼复位法。

①垫枕腰背肌功能锻炼复位法：早期腰背肌肌肉锻炼可以促进血肿吸收，以骨折处为中心

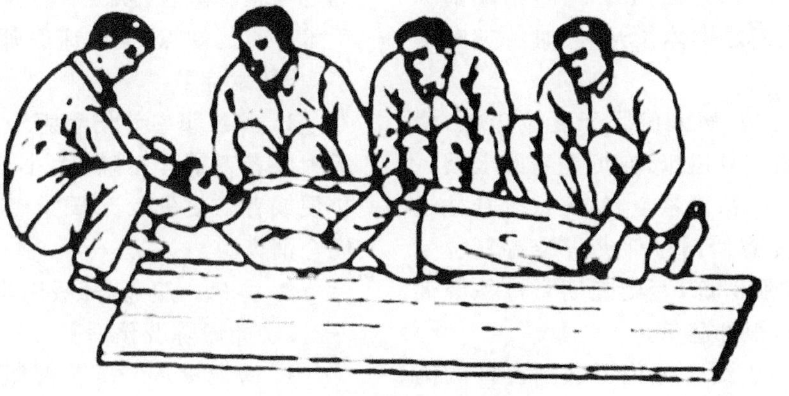

图5-160　脊柱骨折的搬运

垫软枕高5～10cm，致腰椎呈过伸位牵拉，使得由于椎体压缩而皱褶的前纵韧带重新恢复原有张力，并牵拉椎体前缘张开，达到部分甚至全部复位，同时后侧关节突关节关系也得到恢复和改善。由于腰背肌的不断锻炼，可防止肌肉萎缩，减轻骨质疏松和减少晚期脊柱关节僵硬挛缩的可能。操作时，让患者仰卧于硬板床上，骨折处垫一高5～10cm的软枕，待疼痛能够忍受时，尽快进行腰背肌肉锻炼。于仰卧位用头部、双肘及双足作为支撑点，使背、腰、臀部及下肢呈弓形撑起（五点支撑法），一般在伤后1周内要达到此种练功要求；逐步过渡到仅用头顶及双足支撑，全身呈弓形撑起（三点支撑法），在伤后2～3周达到此种要求；以后逐步改用双手及双足支撑，全身后伸腾空如拱桥状（四点支撑法），此时练功难度较大，应注意练功安全，防止意外受伤。也可于俯卧位进行锻炼，第一步，患者俯卧，两上肢置于体侧，抬头挺胸，两臂后伸，使头胸离开床面；第二步，伸直双膝关节，后伸并尽量向上翘起下肢；第三步，头颈胸及双下肢同时抬高，两臂后伸，仅使腹部着床，整个身体呈反弓形，即为蜻蜓点水练功法。练功时应注意尽早进行，如伤后超过1周，由于血肿机化、前纵韧带挛缩，复位效果不良。鼓励患者主动锻炼，肌肉收缩持续时间逐渐延长，并注意锻炼安全。

②牵引过伸按压法：患者俯卧硬板床上，两手抓住床头，助手立于患者头侧，两手反持其腋窝处，一助手立于足侧，双手握双踝，两助手同时用力，逐渐进行牵引。至一定程度后，足侧助手逐渐将双下肢提起悬离床面，使脊柱得到充分牵引和后伸，当肌肉松弛、椎间隙及前纵韧带被拉开后，术者双手重叠，压于骨折后突部位，适当用力下压，借助前纵韧带的伸张力，将压缩之椎体拉开，同时后突畸形得以复平。

③两踝悬吊复位法：病人俯卧于复位床上，将两踝悬空吊起。如没有复位床，亦可在屋梁上装一滑轮，将双足向上吊起，徐徐悬空，使胸腰段脊柱过伸复位。复位后应注意使用过伸夹板维持复位效果，并注意坚持腰背肌锻炼，否则晚期脊椎关节僵硬挛缩及肌肉萎缩将很难避免。

（2）固定方法：牵引结合体位可起到良好的固定作用。腰椎屈曲压缩性骨折腰部垫枕，使腰椎过伸结合过伸位夹板支具等，能发挥复位和固定的双重作用。

2. *辨证施治*

（1）早期：局部肿胀、剧烈疼痛、胃纳不佳、大便秘结、舌苔薄白、脉弦紧，证属气滞血瘀，治宜行气活血，消肿镇痛。多用复元活血汤、膈下逐瘀汤，外敷消瘀膏或消肿散。兼有少腹胀满、小便不利者，证属瘀血阻滞，膀胱气化失调，治宜活血祛瘀，行气利水，用膈下逐瘀汤合五苓散。若局部持续疼痛、腹满胀痛、大便秘结、苔黄厚腻、脉弦有力，证属血瘀气滞，腑气不通，治宜攻下逐瘀，方用桃核承气汤或大成汤加减。

（2）中期：肿痛虽消而未尽，仍活动受限，舌暗红、苔薄白、脉弦缓，证属瘀血未尽，筋骨未复，治宜活血和营，接骨续筋，方用接骨紫金丹。

（3）后期：腰酸腿软、四肢无力、活动后局部隐隐作痛、舌淡苔白、脉虚细，证属肝肾不足、气血两虚，治宜补益肝肾，调养气血，方用六味地黄汤、八珍汤或壮腰健肾汤加减，外贴万应膏或狗皮膏。

3. *手术治疗*　对不稳定的胸、腰椎骨折，特别是并有脊髓损伤者，须手术治疗。可以争取最大限度地准确地将骨折复位、恢复椎管管径，为神经恢复创造条件；恢复脊柱力线，椎体高度及椎管管径，有脊髓损伤者，应直接或间接地解除脊髓的压迫。手术治疗能在直视下观察脊柱损伤的部位和程度，重建脊柱稳定性，利于患者尽早康复训练，并且可减轻护理难度，预防并发症的发生。手术入路选择取决于骨折的类型、骨折部位、骨折后时间及术者对入路熟悉程度。后路手术解剖较简单、创伤小、出血少、操作较容易，适用于大数脊柱骨折，尤其是来自前方的、压迫＜50％的胸、腰椎骨折，可使骨块达到满意的间接复位。前路手术可通过椎管前方直视下充分进行椎管前侧减压，同时矫正畸形坚强固定与植骨融合，恢复脊柱生理曲线。当然前后路手术各有优缺点，需临床医师灵活掌握。

【并发症】

1. *神经损害*　伤后躯干以及双下肢感觉麻木、无力或者刀割样疼痛、大小便功能障碍（无法自行排便或者二便失禁），严重者可以双下肢感觉运动完全消失。

2. *其他*　腹痛、呼吸困难、休克、意识丧失等。

【功能锻炼及预后】

1. *功能锻炼*　腰背部肌肉的主动收缩可促进骨折复位，防止肌肉僵硬萎缩及慢性腰背疼痛，有助于脊柱稳定。功能锻炼应遵循的原则如下。

（1）早期开始：即在损伤复位固定完成后，即开始肢体肌肉、关节的主动和(或)被动运动。功能锻炼愈早开始恢复愈早,愈晚进行则功能恢复所需的时间愈长,主动运动为主,被动活动为辅。

(2)循序渐进,从易到难。

(3)根据功能需要进行锻炼。不论对于神经系统,还是肌肉关节本身,只有进行该项功能所需的动作训练,才能达到康复的要求。这就要求制定恰当的功能康复的目标和计划,有针对性地进行康复训练。

(4)力量和耐力训练并重。肌肉力量的增长,是通过锻炼逐步达到的,在具有一定肌肉力量的同时,还必须具备力量的持续性,即耐力,才能完成诸如吃饭这一任务的要求。

2. 预后　骨折整复固定后,应鼓励病人早期进行四肢及腰背肌锻炼。行石膏及支架固定者,应早期进行背伸及伸髋活动。严重病人也不应绝对卧床,为防止压疮,应在1～2小时内帮助病人翻身1次,同时进行按摩。一旦病情稳定,病人有力,即可开始练功活动。轻者8～12周可下地活动,但应避免弯腰动作,12周后即可进行脊柱的全面锻炼。

附:外伤性截瘫

外力破坏了脊柱的结构和稳定性,导致骨折脱位挤压脊髓,即可引起脊髓损伤。最常见的暴力形式是垂直压缩损伤和屈曲损伤,约占90%,其次是伸展性、旋转性及侧屈性损伤。脊柱骨折脱位可在X线片上得到显示,而椎间盘突出、黄韧带皱褶挤压、椎体移位后自行复位等引起硬膜内、外或脊髓实质出血水肿,也可出现外伤性截瘫,但X线片上却不能发现异常,只有MRI才能发现。致伤暴力越大,骨折脱位移位越大,损伤平面越高,截瘫也越重,Ⅲ度以上脱位多是全瘫,且恢复的可能性极小。$L_{3\sim5}$损伤多为不全瘫。

五、骨盆骨折

骨盆骨折是一种严重外伤,多由直接暴力、挤压骨盆或从高处坠落冲撞所致。多见于交通事故和塌方,战时则为火器伤。骨盆骨折创伤在半数以上伴有合并症或多发伤。最严重的是创伤性失血性休克及盆腔脏器合并伤,救治不当有很高的死亡率。

随着现代化建设的深入,机动车辆数目迅速增长,大型机器设备普遍应用,各类建筑工地鳞次栉比,生活节奏加快,劳动强度加大,生活压力加重,各种相关劳动保护制度不到位和交通规则遵守意识不强,由此引发的意外伤害有逐渐增多的趋势。骨盆骨折是机动车事故死亡的三大原因之一,仅次于颅脑伤和胸部损伤。

【解剖学】

骨盆为环形,两侧为宽大之髂骨,在后面髂骨与骶骨形成骶髂关节,骨面接触大,韧带连接坚固,是保持骨盆稳定的主要结构,周围主要由骶骨、尾骨和两侧髋骨连接而成的坚强骨环,形如漏斗,两侧耻骨借纤维软骨性的耻骨盘相连,有耻骨上韧带和耻骨弓状韧带加强(图5-161)。骨盆上连脊柱,支撑上身的体重,同时又是连接躯干与下肢的桥梁,是负重的重要结构。人体站立时,重力通过髋臼向上,经骶髂关节传导到骶骨;而在坐位时,重力则由坐骨结节经坐骨体、骶髂关节传导到骶骨,称为骶坐弓。耻骨联合将骶坐弓和骶股弓连接构成一个闭合三角形系统,使之更加稳定。

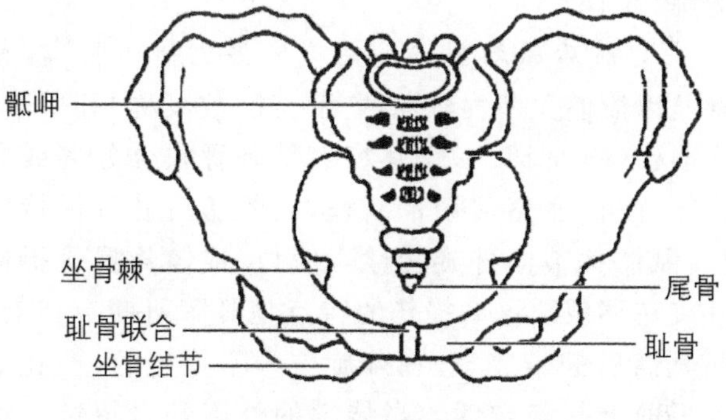

图5-161　骨盆正面观

骨盆外面有臀大肌、臀中肌、臀小肌附着,坐骨结节有股二头肌、半腱肌和半膜肌附着;缝匠肌起于髂前上棘,股直肌起于髂前下棘,在耻骨支、坐骨支及坐骨结节处有内收肌群附着;骨盆的上方,在前侧有腹直肌、腹内斜肌、腹横肌分别止于耻骨联合和髂嵴上,在后侧有腰方肌抵止于髂嵴。这些肌肉的急骤收缩均可引起附着点的撕脱骨折,同时也是骨盆骨折发生移位的因素之一。

骨盆对盆腔内的膀胱、直肠、输尿管、尿道以及女性的子宫和阴道等脏器和组织起保护作用。由于骨盆内有着丰富的交织成网的血管系统,组织间隙疏松,故外伤后可致大量出血,极易发生休克。盆腔脏器破裂可致严重感染,危及生命。

【病因病机】

骨盆骨折多由强大外力直接作用所致,如高处坠落伤、重物土石压砸伤和交通事故伤等,是一种非常严重的损伤，经常伴有其他部位的合并损伤，易并发大出血及休克，死亡率及伤残率高，是造成青壮年意外伤害引起死伤的一个极为重要的原因。骨盆骨折常为多发伤中的一个损伤。多发伤中有骨盆骨折者为20%，机动车创伤中有骨盆骨折者为25%～84.5%。

【临床分型】

根据致伤暴力作用方向和部位不同可分为5种类型。

1. 侧方压缩型 外力作用于骨盆侧面，使伤侧骨盆向中线旋转，造成单侧或双侧耻骨支骨折，或耻骨联合交错重叠，髂骨翼骨折内旋移位，或骶髂后韧带断裂，而骶髂前韧带保持完整，出现骶髂关节旋转性半脱位。也可发生骶髂后韧带附着处的髂骨后半部骨折，该骨折块留在原位，称为半月形骨折。侧方压缩型损伤的特点是骶髂前韧带完整，在内旋位是不稳定的，而在垂直平面上是稳定的(图5-162A)。

2. 前后压缩型 前后方向暴力挤压骨盆，使骨盆以骶髂关节为轴向两侧分离，故又称"开书本"样损伤(图5-162B)。其特点是耻骨联合分离或耻骨支骨折，骶髂前韧带断裂，而骶髂后韧带保持完整，骶髂关节向外旋转性半脱位，或髂骨翼骨折向外旋转移位。该型损伤的特点是骶髂前韧带断裂，而骶髂后韧带完整，在外旋位是不稳定的，但在垂直平面上是稳定的。当持续的外旋暴力超过了骶髂后韧带的屈服强度，可导致完全的半骨盆分离，此时就不再是开书型损伤，而是最不稳定的骨盆骨折。前后伤力造成骨盆外旋，使骨盆内软组织、血管及神经受到牵拉撕裂，而出现内脏损伤、盆腔内大出血和腰骶神经丛损伤。

3. 垂直压缩型 多由于高处坠落，单足着地，地的反作用力从下肢向上传递到骨盆和由上而下之重力，汇合于骨盆部，产生巨大剪力，致使骨盆前侧耻骨上下支骨折或耻骨联合分离与同侧或对侧骶髂关节脱位或骶髂骨骨折，伤侧半个骨盆连同下肢向上移位(图5-162C)。

4. 混合型 由多种不同方向的暴力混合造成骨盆的多发性骨折和多方向移位。

5. 撕脱性骨折 由于肌肉急骤收缩所致，多发生于青少年剧烈运动过程中，如起跑、跳跃时，尤以髂前上、下棘和坐骨结节撕脱骨折常见。该损伤不影响骨盆环的完整和稳定，但骨折块往往移位较大，局部软组织撕裂较明显(图5-162D)。

【临床表现】

1. 全身情况 由于致伤暴力强大，可能同时有颅脑、胸部和腹部脏器损伤，出现意识障碍、呼吸困难、发绀、腹部疼痛、腹膜刺激症状等。骨盆骨折易造成大出血，出现面色苍白、头晕恶心、心慌脉速、血压下降等失血性休克的表现。

2. 骨折的症状和体征 骨盆局部疼痛肿胀、皮下瘀血和皮肤挫擦伤痕，均提示有骨盆损伤的可能。按顺序触按髂嵴、髂前上棘、髂前下棘、耻骨联合、耻骨支、坐骨支、骶尾骨和骶髂关节，在骨折处压痛明显，髂前上、下棘和坐骨结节撕脱性骨折，常可触及移位的骨折块，下肢因疼痛而活动受限，被动活动伤侧肢体可使疼痛加重，无下肢损伤而两下肢不等长或有旋转畸形。

【辅助检查】

1. X线检查 是诊断骨盆骨折的主要方法。对高处坠落伤、交通事故伤及重物压砸伤者，均需常规投照骨盆前后位X线片，对有可疑隐匿骨折者，可根据情况加摄特殊体位X线片，以明确诊断。

(1)骨盆前后位X线片：由于在仰卧位骨盆与身体纵轴呈40°～60°矢状面倾斜，因此骨盆的正位(前后位)片对骨盆缘来讲实际上是斜位。耻骨支骨折、耻骨联合分离程度及骶骨骨折、髂骨骨折、骶髂关节脱位的移位程度(>0.5cm)可作为判断骨折是否稳定的指标。第5腰椎横突骨折提示有骨盆垂直不稳定，坐骨棘撕脱骨折提示骨盆存在旋转不稳定。对于"开书型"损伤，骶髂关节分离可作为软组织严重损伤及与骶髂关节紧密相邻的脏器如髂内血管和腰骶神经丛损伤的影像学标志。

(2)出口位：患者取仰卧位，X线球管从足侧指向耻骨联合，并与垂线呈40°斜角摄X线片，可显示骨盆上移及旋转移位。由于出口位是真正的骶骨正位，骶孔在此位置上为一个完整的圆形，对发现骶孔处骨折有很重要的意义。

(3)入口位：伤员取仰卧位，X线球管从头侧与骨盆呈40°角斜摄X线片，对于判断骨盆前后移位优于其他投照位置。无论是侧方挤压造成的髂骨翼内旋，还是前后挤压造成的髂骨翼外旋，都可在此位置上显示出来。

2. CT检查 对骨盆骨折虽不属常规，但它可在多个平面上清晰显示骶髂关节及其周围骨折或髋臼骨折的移位情况，因此，凡涉及后环和髋臼的骨折应行CT检查。

3. 螺旋CT三维重建 对于判断骶髂关节损

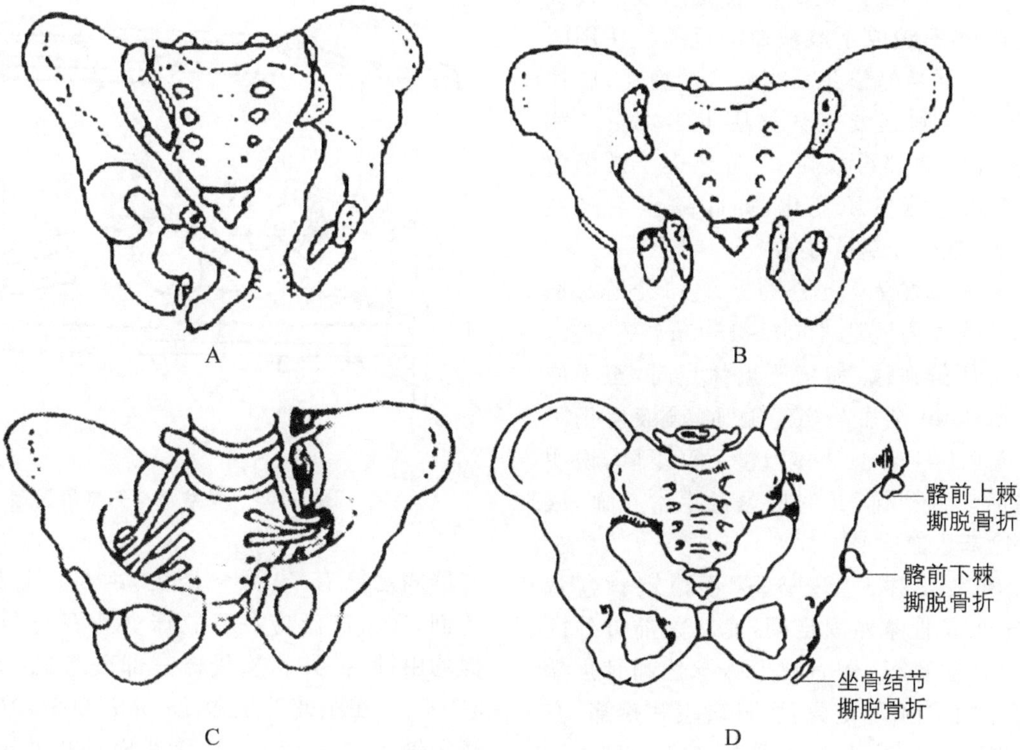

图 5-162 骨盆骨折

A. 侧方压缩型；B.“开书本”样损伤；C. 垂直压缩型；D. 撕脱型骨折

伤的部位、类型和程度，骶骨骨折及骨盆旋转畸形，髋臼骨折，有其独到优势。

4. 特殊检查

(1)骨盆分离挤压试验(图 5-163)：若阳性，说明骨盆骨折，骨盆环完整性被破坏。

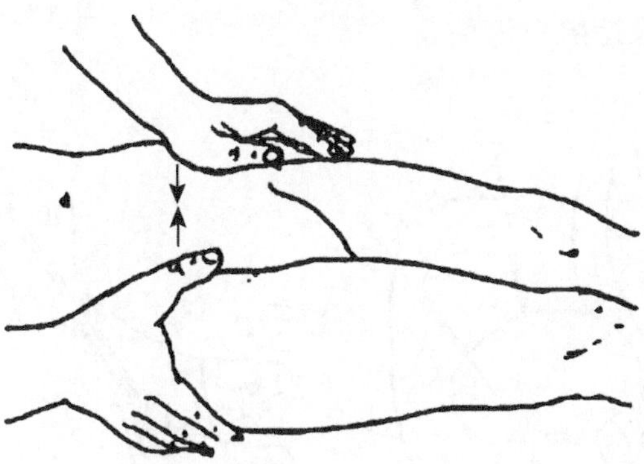

图 5-163 骨盆分离挤压试验

(2)“4”字试验：若阳性，说明骶髂关节损伤。

(3)直腿抬高试验：患者自己缓慢将下肢平抬，引发骨盆部疼痛为阳性，对诊断骨盆骨折有很高的灵敏度。

(4)脐与两侧髂前上棘的距离不等长，较短的一侧为骶髂关节错位上移。

(5)肛门指检：指套上有血迹，直肠前方饱满、张力大，或可触及骨折端，说明有直肠损伤。肛门指诊应作为骨盆骨折患者的常规检查。

(6)导尿检查：对耻骨支、耻骨联合处损伤者，应常规做导尿检查。如导尿管无法插入及肛门指诊发现前列腺移位者，为尿道完全断裂。

(7)阴道检查：可发现阴道撕裂的部位和程度。

【急救】

由于骨盆骨折后大量失血导致的失血性休克，是其主要并发症和患者死亡的主要原因，因此应把抢救重点放在控制出血、纠正休克、恢复血流动力学稳定上。在病人出现休克时应当在检查床(车)上就地抢救，禁止搬动病人进行 X 线检查等，以免加重休克。如同时合并全身其他系统危及生命的损伤时，需请相关专业人员协助处理。

1. 迅速控制出血　外出血用敷料压迫止血。内出血则主张使用抗休克裤压迫止血，其优点是能将下肢 800～1000ml 血液驱向横膈以上，使血液重新分配，保证了在紧急情况下心、肺、脑等最重要器官的血液供应，同时能够有效控制腹腔和下肢出血;缺点是影响腹部检查和操作,且使用时间过长会减少下肢血流,有造成下肢缺血的危险。使用时先充气加压裤套下半部分并观察病人的血压、脉搏反应,如效果不良则继续完全加压上半部分。相反,放气时则先放腹部再放腿部,且在逐步缓慢放气过程中,注意监测血压变化,如收缩压下降在10mmHg以上,应停止进一步放气。

2. 快速补充血容量 迅速建立2～3个静脉通道,争取在20分钟内灌注1000～1500ml平衡液,而后迅速补充新鲜血液,纠正严重休克时,至少应备足2000～3000ml全血。当经输血、输液后仍不能维持血压或血压上升但液体减慢后又下降,说明仍有明显的活动性出血,此时应紧急手术止血,或行数字减影栓塞止血。

3. 临时固定 对于"开书型"不稳定骨盆骨折,选择骨盆兜或骨盆外固定架,尤其是前方外固定架,可减少骨盆容积,从而减少静脉性和骨折端出血,更重要的是能够稳定骨盆,显著缓解疼痛,有利于休克的预防和纠正,是骨盆骨折急救的重要措施之一。

【治疗】

1. 复位

(1)手法复位

①前后压缩型骨折:术者用双手从两侧向中心对挤髂骨翼,使之复位。也可使患者侧卧于硬板床上,患侧在上,用推按手法对骨盆略施压力,使分离的骨折复位。

②侧方压缩型骨折:患者仰卧,术者用两手分别置于两侧髂前上棘向外推按,分离骨盆使之复位。髂前上、下棘撕脱骨折,患者仰卧,患侧膝下垫高,保持髋、膝关节呈半屈曲位,术者捏挤按压骨折块使之复位,可同时在局麻下,用钢针经皮交叉固定骨块。

(2)牵引复位:对垂直方向移位明显的骨盆骨折,需行股骨髁上骨牵引,且需同时应用前方外固定架,可获得安全而充分的治疗。牵引重量为体重的1/5～1/7,牵引时间必须维持8～12周,否则可因软组织或骨折端愈合不良而再移位或下地后再次移位。牵引重量不足和牵引时间过短是治疗中常易发生的错误。

2. 固定

①外固定:前后压缩型骨折复位后,用多头带加压包扎或用骨盆帆布兜悬吊固定(图5-164)。

②骨盆外固定器固定:骨盆骨折脱位应用外固定器固定已有30余年历史,由Garabalona(1973)首创,现已广泛应用于临床。外固定器品种多样,但均由针、针夹和连接棒三部分组成(图5-165,图5-166)。在距髂前上棘3～5cm和6～10cm处的髂嵴上做皮肤小切口,经髂嵴内外板之间钻入直径5mm的螺纹针,用针夹把持住螺纹针尾,再用连接棒将两侧针夹连成一体。通过调整连接棒并结合手法纠正骨盆向外或向内旋转移位,摄X线片证明复位满意后,拧紧外固定器旋钮,保持外固定器的固定作用。由于外固定多不能有效地纠正骨盆向头侧移位,对此类损伤应加用患侧股骨髁上骨牵引。外固定器固定简便易行,创伤极小,故在急诊期尤为适用,以稳定骨盆,有利于控制出血,纠正休克。外固定器的主要并发症是针道感染,应注意消毒和保持敷料清洁。

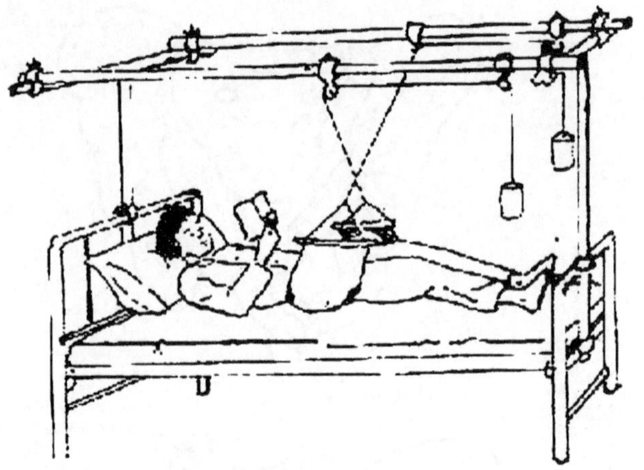

图5-164 骨盆帆布兜悬吊固定

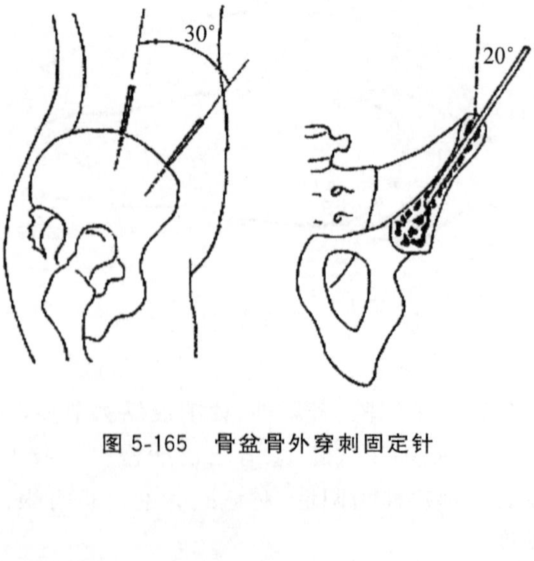

图5-165 骨盆骨外穿刺固定针

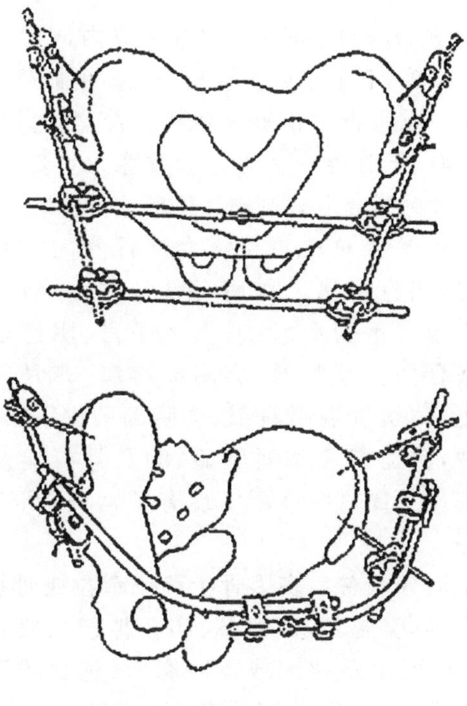

图 5-166 骨盆骨外固定架

3. 辨证施治

(1)早期:宜活血祛瘀,消肿镇痛,宜内服活血汤或复元活血汤加减。

方药一:活血汤。组成:柴胡 10g,当归尾、赤芍、桃仁、枳壳各 9g,鸡血藤 15g,红花 5g,血竭 3g。

方药二:复元活血汤加减。组成:瓜蒌根 12g,当归 9g,红花、甘草各 6g,大黄(酒浸)3g,柴胡、穿山甲(炮)、桃仁(酒浸,去皮尖,研如泥)各 10g。

(2)中、后期:应强筋壮骨,舒筋通络,内服药宜选用舒筋汤、生血补髓汤。

方药一:舒筋汤。组成:当归、白芍、羌活、防风、续断各 10g,海桐皮 12g,宽筋藤 15g,姜黄、松节、甘草各 6g。

方药二:生血补髓汤。组成:生地黄 12g,红花 5g,川芎 6g,芍药、黄芪、杜仲、五加皮、牛膝、当归、续断各 9g。

4. 外治疗

(1)早期:活血祛瘀,消肿镇痛,宜外用消瘀膏或消肿散。

方药一:消瘀膏。组成:大黄 1 份,栀子 2 份,木瓜 4 份,蒲公英 4 份,姜黄 4 份,黄柏 6 份,蜜糖适量。

方药二:消肿散。组成:制乳香、制没药、虎杖、大黄粉、红花、龙胆草、土黄连、大红袍各 1 份,天花粉、生甘草、黄芩、白及粉、苏木粉各 2 份,凡士林适量。

(2)中晚期:强筋壮骨,舒筋通络,宜外用海桐皮汤或骨科外洗方煎水熏洗。

方药一:海桐皮汤。组成:川椒 10g,海桐皮、透骨草、乳香、没药各 6g,当归 5g,川芎、红花、威灵仙、甘草、防风各 3g,白芷 2g。

方药二:骨科外洗方。组方:宽筋藤、钩藤、金银花藤、王不留行各 30g,刘寄奴、防风、大黄各 15g,荆芥 10g。

5. 手术治疗 除撕脱性骨折外,骨盆环稳定的骨折(前后和侧方压缩型)不需内固定,而大多数不稳定的骨盆骨折(垂直压缩和混合型),可通过外固定和牵引得到充分而安全的治疗。内固定可获得骨折的解剖复位,并能维持骨盆环的稳定性,但手术的干扰可使凝血块脱落而引发大出血,而骨盆后侧切口的骶臀部大面积皮肤坏死和固定螺钉误入骶孔造成的神经损伤等,也是不容忽视的严重并发症。对于涉及直肠、阴道的开放性损伤,则是所有内固定的禁忌证。

【功能锻炼】

1. 不影响骨盆环完整的骨折 骨盆周围有坚强的筋肉,骨折整复后不易发生移位,且骨盆为骨松质,血供丰富,容易愈合。此类骨折包括骨盆边缘撕脱骨折、单侧耻骨支骨折、骶尾骨横断骨折等稳定骨折,多无合并伤,也不需要手术复位。未损伤骨盆后部负重弓者,伤后第 1 周练习下肢肌肉收缩及踝关节屈伸活动,伤后第 2 周练习髋关节与膝关节的屈伸活动,伤后第 3 周可扶拐下地站立活动。骨盆后弓损伤者,牵引期间应加强下肢肌肉舒缩和关节屈伸活动,解除固定后即可下床开始扶拐站立与步行锻炼,可根据身体状况逐渐加快速度和行走距离;伤后 3～4 周可进行正常行走及下蹲动作。

2. 影响骨盆环完整的骨折 此类骨折包括髂骨体骨折、髋部两处及多处骨折、粉碎性骨折等旋转或垂直不稳定的骨折,多需要手术复位和(或)牵引固定。伤后卧硬板床休息,无合并症患者可进行上肢活动;伤后 2 周可半坐位进行股四头肌收缩、踝关节背伸、足趾伸屈等练习;伤后 4 周可在床上进行髋、膝关节的伸屈运动;第 6～8 周拆除牵引固定后可扶拐行走,逐渐加快速度和行走距离,此期切勿负重;伤后 12 周可正常行走并逐渐负重。

【并发症】

1. 失血性休克 严重的骨盆骨折，出血量可在短时间内达到全身血量的40%～50%，而很快出现失血性休克，是骨盆骨折死亡的主要原因。由于骨盆骨骼大部分由松质骨构成，骨折端的渗血量多且不易自止，骨盆内有丰富的互相交通的血管网络，尤其是静脉管壁薄，弹性回缩差，周围又多为疏松组织，无压迫止血作用，所以损伤后可引起大量失血。如同时合并有内脏如子宫、阴道、直肠、膀胱损伤，则出血量更为明显。主要表现为面色苍白、出冷汗、躁动不安或意识淡漠、肢体发凉、口渴、少尿或无尿、脉搏细速、血压下降等。

2. 泌尿道损伤 主要为后尿道损伤和膀胱破裂，多由耻骨支或耻骨联合分离对其挤压、牵拉和穿刺引起。主要表现为有尿意但排不出尿、会阴或下腹部胀痛、尿潴留或尿外渗、尿道口流血或有血迹。试插导尿管受阻、肛门指诊发现前列腺向后上回缩、尿道逆行造影等可明确诊断。膀胱破裂多由移位明显的骨折端穿刺所致，也可在膀胱充盈时，下腹部突然遭受挤压，使膀胱顶部发生破裂。如同时发生腹膜破裂，则可有大量尿液流入腹腔，但早期可无腹膜刺激征，稍后才出现明显的腹膜刺激征，这种腹膜炎出现的“迟发”现象，可与腹腔其他脏器破裂早期即出现严重腹膜刺激征相鉴别。膀胱破裂时导尿管可以顺利插入，但无尿液或仅有少许血尿，注入生理盐水200～300ml后回抽，却不能抽出或抽出量明显少于注入量。膀胱造影可以确诊。

3. 直肠损伤 其上1/3在腹膜内，中1/3前面有腹膜覆盖，下1/3全在腹膜外。多由骶骨骨折端直接刺伤或骨折移位撕裂所致。骨盆骨折后出现肛门出血、下腹疼痛及里急后重感为主要症状，肛门指诊可见指套上有血迹并可触及骨折端。

4. 女性生殖道损伤 女性骨盆内器官拥挤而固定，当直接暴力作用于骨盆，骨盆被碾压而成粉碎或严重变形时，易发生子宫、阴道及周围脏器联合伤。下腹部、会阴部疼痛，非月经期阴道出血，体检发现下腹部、会阴部的皮下瘀血、局部血肿，阴道指诊触痛明显、触及骨折端及阴道破裂伤口。B超检查可发现有子宫破裂、下腹部血肿等。

5. 神经损伤 多因骨折移位牵拉或骨折块压迫所致，可引起腰丛、骶丛、闭孔神经或股神经损伤。伤后可出现臀部或下肢麻木、感觉减退或消失、肌肉萎缩无力，也可引起阳痿，多为可逆性，一般经治疗后能逐渐恢复。

【预后】

稳定性骨盆骨折因为其不影响骨盆的稳定性及人体负重载荷的传导，常见治疗方式为非手术治疗，有时部分骨块可能因为移位、畸形愈合而影响功能，常须手法复位，卧床休息2～3周便可起床活动，4～6周骨折可愈合或接近愈合。治疗效果都比较满意。

不稳定骨盆骨折患者，或严重骨折且并发症严重者，其治疗效果多不满意。

第五节 骨不连和骨折畸形愈合

一、骨不连

骨折不愈合称之为骨不连。骨组织具有自身修复的强大能力，当给予骨折适当的治疗，大多数骨折都会愈合很好。然而，一部分骨折却难以愈合。当骨折愈合比较缓慢，称为延迟愈合；当骨折不能愈合，则称为骨不连。在所有骨折病人中，大约5%的患者愈合困难。由于骨折部位的持续活动，骨不连通常伴有疼痛，大大降低了患者的生活质量。

骨不连(骨折不愈合)是骨折术后常见并发症，骨折端在某些条件影响下，骨折愈合功能停止，骨折端已形成假关节。X线片显示骨折端互相分离，间隙较大，骨端硬化，萎缩疏松，髓腔封闭。不论如何长久的固定也无法使它连接。美国FDA将骨不连定义为“损伤和骨折后至少9个月，并且没有进一步愈合倾向已有3个月”。

【病因病机】

导致骨不连的原因很多，其中血管营养障碍和骨折断端固定不稳定是骨不连的重要因素。此外，骨折的类型、部位、感染及全身状态等均影响骨折的愈合。

1. 血供 影响骨折断端血供的主要因素有两个，一是高能量损伤、开放伤等造成的骨折及其周围软组织重度损伤，骨折区域的血供破坏严重；二是手术过分显露，人为破坏了骨折愈合的生物环境，特别是骨膜的过度剥离，减少了骨折端的血供。手术切开复位，因骨膜剥离过多，骨不连发生率可高于闭合复位的4倍。骨折的暴力和部位，是影响骨折区血供的两个主要因素。直接暴力易造成骨折及其周围软组织严重损伤，经常引起开放性骨折，甚至引起血管和周围神经损伤，骨折区血供受到严重破坏。严重开放性骨折造成软组织损伤，影响骨折端血供，骨不连发生率也较高，可达5%～17%。特定的骨折部位也会影响骨折端的血供。骨的营养血管多为双向供应，部分特殊部位的骨骼为单向血管供应，如股骨颈骨部位，骨折后一端的血供势必受到影响，影响骨折愈合。

2. 固定　固定不牢固导致骨折端产生机械性不稳，骨折端过度活动，引起骨不连。这些机械性不稳的因素，包括钢板螺钉等内固定选择不当，过早活动导致内固定失效，不同材质的内固定联合使用产生电解质骨吸收、导致内固定不稳，骨缺损导致的内固定失效等。

3. 骨折端过度分离或骨折端软组织嵌入　骨折端过度分离，造成骨痂不能跨越骨折间隙，导致骨不愈合；软组织嵌入骨折间隙，阻隔骨折断面，导致骨不愈合。

4. 感染　感染并不是致使骨不连的直接原因。感染可使内置物松动，导致骨折端固定不稳定或失效，影响骨折愈合；局部炎症性充血以及感染形成的肉芽组织等，可导致骨折端吸收萎缩，形成萎缩性骨不连；严重感染者，甚至导致局部血管的栓塞，致使骨缺血性坏死，影响骨愈合。

5. 身体因素　病人的代谢和营养状况、一般健康状况和活动情况，激素、药物、年龄、性别、人种、营养和其他因素等，如患者营养不良、体质虚弱或伴随其他消耗性疾病，或术后过早负重活动，或功能锻炼方法不正确等。最近有报道吸烟也可以引起骨不连。

6. 其他因素　骨折后的软、硬组织损伤具有促进正常骨愈合的作用，称为区域性加速现象。临床上某些疾病可使区域性加速现象低下，包括糖尿病、合并周围神经损伤、各种原因引起的区域性主要感觉丧失、双磷酸盐中毒、严重放射性损伤和营养不良等。

【临床表现】

1. 骨折端有异常活动　骨折治疗8个月以上，做骨折端活动检查时，若有异常活动，即可诊断为骨不连。

2. 疼痛　患者负重、移动肢体或活动关节时，骨折处疼痛，但与新鲜骨折比较，疼痛较轻。

3. 畸形与肌肉萎缩　骨折未愈合，固定不可靠或失效，可有成角、缩短与旋转畸形。疼痛、长期制动等因素可以导致肌肉组织失用性肌萎缩；由于长期不能使用肢体，关节挛缩畸形与肌萎缩都可出现。

4. 负重功能丧失　骨干骨折后的骨不连，其负重功能丧失。

5. 骨传导音降低　骨不连或延迟连接，骨传导音较健侧弱。

【辅助检查】

1. X线摄片　临床上主要通过X线检查并结合以上症状来确诊，典型的骨不连X线特征有：①骨折端有间隙；②骨折端明显硬化，骨髓腔封闭，骨折面光滑清晰；③骨折间隙进行性增宽，伴随骨质疏松；④骨折端萎缩，呈尖锥状或子弹形，是萎缩性骨不连的一种表现；⑤骨折端增粗，骨痂形成较多，但无骨小梁通过骨折线，是增生性骨不连的一种表现。

2. CT检查　在经临床或X线证实骨折愈合停止而未连接的可能性很大时才能诊断为骨不连。但是，X线片有时也会出现假象，特别是投照的位置不正确时更容易误诊。所以对X线片可疑的骨不连患者，应该行CT检查，可以显示骨不连的具体情况，特别是三维重建，可以更精确地观察骨折的移位和愈合情况。

【诊断】

1. 诊断依据

(1)既往有骨折病史。

(2)临床表现：骨折端有异常活动、疼痛、畸形与肌肉萎缩、负重功能丧失、骨传导音降低。

(3)X线摄片、CT可明确诊断。

2. 诊断分型

(1)血管丰富型骨不连又称肥大型骨不连，骨折端富有生命力，产生明显的生物学效应，该种类型又可以分为几种亚型。

①象足型骨不连：骨折端肥大，骨痂形成丰富，有活力；常因为骨折端制动不充分或负重过早引起。

②马蹄型骨不连：骨折端轻度肥大，骨痂较少。

常因为固定不牢固，有骨痂形成，但不足以完成骨连接，并且优势骨折端伴随着少量硬化。

③营养不良型骨不连：骨折端无肥大及骨痂，常因骨折对位不良引起。

(2)缺血型骨不连，又称为萎缩型骨不连。骨折端缺乏血供，没有活力，生物学反应差。该种类型又可以分为几种亚型。

①扭转楔形骨不连：骨折端夹杂一个楔形骨块，可与一端骨折愈合，而与另一端没有连接。主要见于钢板螺钉内固定的胫骨骨折。

②粉碎性骨不连：特点是骨折端存在一个或多个死骨片，X线显示无任何骨痂形成。

③缺损型骨不连：特点是骨干存在骨缺损，骨折端虽然有活力，但却不能完成骨连接，后期可发生骨折端萎缩。多见于开放性骨折、创伤后继发骨髓炎等。

④萎缩型骨不连：骨折端的骨片缺失，由瘢痕填充，骨折端出血萎缩或骨质疏松。

【治疗】

1. *辨证施治*　传统中医理法方药在治疗骨折、骨折的延迟愈合和骨不连方面有很多独特理论及经验。肾在体合骨、生髓，骨的生长发育有赖于骨髓的充盈及其所提供的营养，只有肾精充足，骨髓生化有源，骨骼得到骨髓的滋养，才能坚固有力。肝藏血，肾藏精，肝肾同源，精血皆由水谷之精华化生和充养，脾为气血生化之源，因此调补肝肾，补气活血为治疗该病的原则。

“瘀不祛则新不生”，瘀血存在于骨折病变的全过程，活血中药具有改善骨折部位微循环的功能。根据骨折后中医三期辨证治疗思想，按照骨折中、后期的治疗原则，治宜补气血、壮筋骨、舒筋络；可选用补肾壮筋汤、八珍汤或肢伤三方。如胃纳差者加麦芽、谷芽等健脾开胃，偏热者加太子参滋阴清热。

2. *熏洗*

(1)活络舒筋洗剂。组成：桂枝、艾叶、威灵仙、苏木、三棱、莪术、川椒各15g，海桐皮、大黄各20g，生川乌、生草乌、川红花、白芍、没药、乳香各10g，冰片5g。功效：活血舒筋，通瘀止痛。

(2)海桐皮汤。组成：海桐皮、透骨草、乳香、没药各6g，川椒10g，当归5g，川芎、红花、威灵仙、甘草、防风、白芷各3g。功能：活血舒筋，通瘀镇痛。以上熏洗剂煎至沸腾半小时后，先趁热以厚毛巾覆盖伤肢熏之，待降低至合适的温度时再浸泡患部，每日2～3次。

3. *外敷*　双柏膏。组成：侧柏叶2份，黄柏1份，大黄2份，薄荷1份，泽兰1份；功效：活血解毒、消肿止痛；主治：局部肿痛较甚、有热瘀互结之势者尤为适用；用法：外敷患部，同时进行包扎固定，24小时换药1次，皮肤过敏者停止使用。

4. *物理治疗*　电磁刺激和超声波等辅助治疗。骨不连的病理特征是骨折端间充满了纤维组织，这些纤维组织缺乏血管侵入，很难完成骨化，从而阻隔了骨的连接。电磁场可使纤维软骨细胞的钙含量增加，激发纤维软骨的钙化，因此促进骨愈合。电磁治疗的前提是骨折端必须实施有效的固定，且骨折间隙＜5mm，骨折间隙＞10mm或骨折间隙大于骨的半径者，电磁刺激治疗是不合适的。低强度超声波可刺激炎症基质和骨的再生，并使毛细血管扩张增加血流，可改善骨折部位的营养，促进骨愈合。

5. *手术治疗*　根据骨不连的类型，选择适当的治疗方法。血供丰富型骨不连（肥大型）通过纠正力线，骨折断端加压，坚强内固定，即可获得愈合；而对于缺血型骨不连（萎缩型），则需要切除硬化骨，打通髓腔，进行坚强内固定、大量植骨或通过肢体骨延长恢复骨原来的长度，才能获得愈合。骨不连的治疗原则为准确复位、坚强固定和充分植骨。

(1)骨折复位：切除骨断端的瘢痕组织，松动骨折端，使骨折端获得良好的对合。术中尽可能减少正常骨组织表面的软组织损伤，保护血供，切除钝圆的失去活力的硬化骨组织，增加骨骨端的接触面积，促进骨愈合。

(2)坚强固定：内固定应用的原则是固定坚强，但不过分刚硬。稳定的内固定是骨不连处纤维软骨钙化的必要力学因素。内固定的选择应考虑骨不连的种类、软组织和骨的情况及骨折块的大小、位置和骨缺损的程度等。接骨板固定是骨不连最常用的内固定技术，通过接骨板可以完成骨端的加压，促进骨愈合。髓内固定在下肢长管状骨骨不连的治疗中凸显优势，其有不显露骨折端而扩大髓腔，同步完成髓内植骨，以及髓内钉动力化等优点，可促进骨愈合。与钢板、髓内钉固定比较，外固定架的强度较差，但对于伴有软组织条件差、骨缺损、畸形、感染等情况者，外固定架可以作为最佳选择。

(3)充分植骨：在骨不连的治疗中，骨折断端间植骨非常重要。对于肥大型骨不连,可根据骨折端的接触情况选择植骨或不植骨;而对于萎缩型骨不连,骨折端往往接触较差,可根据骨缺损的情况选择适宜的植骨方法。植骨材料来源很多,如自体髂骨、自体腓骨、异体骨、脱钙骨基质、人工合成骨替代物等。无论从生物学还是生物力学角度看,自体骨移植都是"金标准"。它具有成骨活性、骨诱导性和骨传导性。目前经常采用的植骨方法有覆盖植骨术、嵌入式植骨术、大块骨滑移植骨术、游离的腓骨移植术、带血管蒂腓骨移植术等。

(4)骨延长技术解决感染性骨不连和节段性骨缺损:该技术的核心是切除感染或坏死硬化失去活力的骨组织,在干骺端等骨质量好的部位截骨,通过外固定支架逐步完成骨段的转运,最终达到骨延长、骨折端愈合。对于感染很轻和无死骨的肥大型骨不连,可以通过骨折端单纯加压来促进骨痂增生和血管化,获得骨折的愈合,这种方法获得的骨愈合强度高,再骨折的概率明显降低。

二、骨折畸形愈合

骨折畸形愈合是指骨折复位不良或外固定不合理,或在无保护措施下过早负重,使远近骨折段之间发生重叠、旋转、成角未能及时矫正而愈合者。上肢的畸形导致功能明显减弱;下肢畸形导致疼痛、跛行及髋、膝、踝关节负重的改变而导致创伤性关节炎。

一般来说,只要在整复后给予有效固定、合理的功能锻炼,同时密切观察并定期做X线检查,骨折断端的再移位就可及时给予矫正,骨折畸形愈合就可预防。如果骨折轻度畸形并对肢体功能无影响,则可不必行手术矫正。若为严重畸形,影响肢体功能,则根据具体病情行手法折骨或手术折骨后给予正确的固定,使骨折在良好位置上愈合。但邻近关节或小儿骨骺附近的畸形愈合则不宜做手法折骨,以免损伤关节周围的韧带和骨骺。

【病因病机】

畸形愈合可能由于骨折复位不佳,固定不牢固或过早的拆除固定,受肌肉牵拉、肢体重量和不恰当负重的影响所致。

【临床表现】

1. *外观异常* 双侧肢体明显不对称,常见畸形或肿胀等。

2. *肌力减弱* 主要是骨折的成角、旋转等畸形愈合,改变了相关肌肉的作用方向。

3. *关节活动受限* 骨折端畸形愈合形成的骨痂阻碍了邻近关节的活动。如肱骨髁上骨折畸形愈合影响肘关节屈曲,桡骨畸形愈合使前臂旋转功能受限。

4. *关节之间运动失调* 日常生活中的许多动作,是由多个关节的协调运动共同完成的。如胫骨成角畸形愈合,可改变膝、踝关节的负重力线,影响站立与行走。

【辅助检查】

1. 诊断主要依靠X线片,同时应记录畸形愈合的类型和程度。

2. 详细检查有无功能障碍及其程度,主要项目包括关节活动范围、步态、肌力等。

3. 检查时应注意对功能障碍代偿情况的检查。

4. 检查有无继发骨性关节炎及软组织劳损。

【诊断】

1. *诊断依据*

(1)既往有骨折病史。

(2)临床表现:外观异常、肌力减弱、关节活动受限、关节之间运动失调。

(3)X线照片、CT等可明确诊断。

2. *诊断分型*

(1)关节内骨折畸形愈合:关节内骨折畸形愈合后,致使关节面失去平整性,应力承载不均匀,最终导致创伤性骨关节炎,引起关节疼痛和活动受限。

(2)旋转或成角畸形愈合:骨折旋转或成角畸形愈合后,会不同程度地影响肢体的功能。如前臂骨折的畸形愈合,可影响前臂的旋转功能;下肢骨折的成角或旋转畸形愈合,可导致步态异常。

(3)短缩畸形愈合:骨折端重叠或骨缺损后愈合,可导致肢体短缩。下肢短缩<2cm者,功能影响较小,但短缩超过2.5cm时可出现跛行;上肢短缩3~5cm,对功能无明显影响。

(4)关节周围骨折的畸形愈合:关节周围骨折畸形愈合后,可导致关节的轴线异常,严重影响关节的活动。如膝关节周围骨折可导致膝内翻或膝外翻,继发骨性关节炎;肘关节周围骨折的畸形愈合,可继发尺神经炎;桡骨远端骨折的畸形愈合,可影响腕关节的活动和手的抓、握等功能。

【治疗】

并非所有畸形都需要处理,畸形较轻,对功能影响不大者,可不予处理。畸形明显、影响肢体功能者，需行矫正。畸形矫正取决于畸形发生的部位、畸形的类型和程度、软组织状况。上肢主要是恢复关节的方向及活动，下肢重在恢复肢体承重力线、肢体长度及关节方向。矫形方法根据病情及医师经验利用内固定或外固定行手术矫正，对畸形较轻、时间较短及软组织条件好的可以一次矫正；反之，则考虑逐渐矫正。

1. 手法整复

(1)双手折顶法：术者双手拇指按于骨折成角的凸顶处，用力向凹侧按压，其余四指环抱患肢用力将两端拉向术侧，听到骨痂断裂声响后，再稍加大力度，使断端向相反方向轻度成角，然后提起断端复位。

(2)楔形木墩法：用楔形木墩，上面以厚棉垫包裹，木墩定点作为折骨支点，将骨折畸形成角的最突出部位放于木墩上，术者双手分别握住骨折的两端，缓缓用力向下按压使畸形处骨折折断，听到断裂声后且肢体畸形纠正、力线正常后即可。

2. 手术治疗

(1)儿童长骨干畸形愈合：不严重的骨折畸形愈合一般不需做处理。儿童骨折畸形愈合后自我矫正能力很强，尤其是发生在长骨干的成角畸形不超过30°，在生长塑形中可以自我矫正。旋转畸形的自行校正能力较弱，而关节内骨折畸形愈合应尽早手术矫正。

(2)四肢骨折畸形愈合

①成角畸形：成角超过15°者，上肢病例应根据功能障碍的程度决定是否需要手术，下肢者则应及早矫正，多需施截骨术。

②旋转畸形：超过15°时可酌情进行手术。

③短缩畸形：下肢短缩程度较轻者可着矫形鞋，严重病例应行肢体延长手术。

④关节内骨折畸形愈合：应尽早治疗。除轻症病例可通过关节镜施术外，多需切开关节行修整或重建术。

(3)脊柱骨折畸形愈合 轻者只需进行功能锻炼，重者则需行脊柱融合术。

3. 辨证施治 骨折畸形通过手法或手术矫正后，按中医骨伤三期辨证施治。

(1)早期：伤后1～2周，气滞血瘀较甚，治宜活血祛瘀，消肿镇痛。可选用活血止痛汤、活血祛瘀汤、桃红四物汤加减。如肿痛严重者加三七、丹参、泽兰等。

(2)中期：伤后3～4周，瘀血未尽，气血不畅，治宜和营生新，接骨续损。可选用舒筋活血汤、续骨活血汤加减。

(3)后期：伤后4～5周，肿胀消退，筋骨虽续，但肝肾已虚，筋骨痿软，肢体功能未恢复者，宜补气血、益肝肾、壮筋骨。可选用补肾壮筋汤或肢伤三方。

4. 熏洗

(1)活络舒筋洗剂。组成：艾叶、威灵仙、苏木、三棱、莪术、川椒、桂枝各15g，海桐皮、大黄各20g，生川乌、生草乌、川红花、白芍、没药、乳香各10g，冰片5g；功效：活血舒筋，通瘀止痛。

(2)海桐皮汤。组成：海桐皮、透骨草、乳香、没药各6g，当归5g，川椒10g，川芎、红花、威灵仙、甘草、防风、白芷各3g；功能：活血舒筋，通瘀镇痛。

以上熏洗剂煎至沸腾半小时后，先趁热以厚毛巾覆盖伤肢熏之，待降低至合适的温度时再浸泡患部，每日2～3次。

5. 外敷 双柏膏。组成：侧柏叶2份，黄柏1份，大黄2份，薄荷1份，泽兰1份；功效：活血解毒，消肿镇痛；主治：局部肿痛较甚，有热瘀互结之势者尤为适用；用法：外敷患部，同时进行包扎固定，24小时换药1次，皮肤过敏者停止使用。

6. 物理治疗 可以使用中药离子导入、电脑中频等，以舒筋活络，祛瘀消肿，促进骨折愈合及关节功能恢复。

(杨海韵 刘海全 郭艳幸 郭珈宜 张晓峰)

参考文献

[1] 孙树椿，孙之镐. 临床骨伤科学[M]. 北京：人民卫生出版社，2006.

[2] 国家中医药管理局. 中医病症诊断疗效标准[M]. 南京：南京大学出版社，1994.

[3] 王和鸣. 中医骨伤科学[M]. 2版. 北京：中国中医药出版社，2007.

[4] 董福慧，朱云龙. 中医正骨学[M]. 2版. 北京：人民卫生出版社，2000.

[5] 佛山市中医院骨科. 骨折与脱位的治疗[M]. 广州：广东科技出版社，1981.

[6] 王亦璁. 骨与关节损伤[M]. 4版. 北京：人民卫生出版社，2007.

[7] 邱贵兴. 骨科学高级教程[M]. 北京：人民军医出版社，2012.

[8] 尚天裕. 中国接骨学[M]. 天津：天津科学技术出版社，1995.

[9] 中华医学会. 临床诊疗指南·骨科分册[M]. 北京：人民卫生出版社，2009.

[10] 王和鸣. 中医伤科学[M]. 北京：中国中医药出版社，2002.

[11] 樊粤光. 中医骨伤科学[M]. 北京：高等教育出版社，2008.

[12] 施杞，王和鸣. 骨伤科学[M]. 北京：人

民军医出版社,2001.

[13] 钟广玲,陈志维.陈渭良骨伤科临证精要[M].北京:北京科学技术出版社,2002.

[14] 郭维淮.洛阳平乐正骨[M].北京:人民卫生出版社,2008.

[15] 刘柏龄.中医骨伤科学[M].北京:人民卫生出版社,2006.

[16] 林定坤,杨海韵,刘金文.骨伤科专病中医临床诊疗[M].3版.北京:人民卫生出版社,2013.

[17] 孙材江.实用骨伤科手册[M].2版.长沙:湖南科学技术出版社,2005.

[18] 李红晨,汪卫平,徐小义,等.胸骨骨折的诊断与治疗[J].浙江创伤外科,2010,15(3):294.

[19] 孙明.创伤性胸骨骨折的临床诊治分析[J].中国医药导刊,2012,14(11):1906-1907.

[20] 黄哲元,易碧龙,刘好源,等.胸椎骨折合并胸骨骨折的治疗与分型[J].中南大学学报,2011,36(12):1199-1205.

[21] 韦春晖,谭勇明,邓滨,等.肋骨骨折的新进展[J].现代医药卫生,2009,26(6):878-880.

[22] 中华医学会.临床诊疗指南——骨科分册[M].北京:人民卫生出版社,2009.

[23] 广州中医学院.外伤科学[M].上海:上海人民出版社,2004.

[24] 胥少汀,葛宝丰,徐印坎.实用骨科学[M].北京:人民军医出版社,2005.

[25] 李东,姜立义,高宗伯.不同手术入路治疗无椎体骨折的下颈椎小关节脱位的临床效果对比分析[J].中国医药科学,2012,17.

[26] 程朝辉,郑启新,郭晓东,等.颈椎爆裂骨折合并脊髓损伤的手术治疗.泛长江流域骨科新进展暨第九届全国骨科护理研讨会论文汇编[G],2007.

[27] 徐跃根.老年人颈椎过伸性损伤致颈髓损伤的治疗策略[J].临床骨科杂志,2014,1.

[28] 刘斐文.后路寰枢椎椎弓根螺钉短节段内固定治疗齿状突骨折并寰枢椎脱位[J].四川医学,2014,2.

[29] 王澍寰.胸、腰椎骨折与脱位.临床骨伤学[M].上海:上海科学技术出版社,2005.

[30] 邵斌,李文琪,李晓东,温树正.骨科急症手术治疗学[M].北京:中国科学技术出版社,2003:258.

[31] 张树桧,王新华,杜茂信.中华骨科治疗学丛书:骨折生物力学治疗学[M].北京:中国科学技术出版社,2001.

[32] 钟俊,彭昊,李皓桓.骨科康复技巧[M].北京:人民军医出版社,2013.

第6章

脱　位

第一节　概　述

关节脱位，亦称关节脱臼、脱骱、出臼、骨错等。凡是构成关节的骨端关节面相互之间的关系越出正常范围，引起疼痛和功能障碍者，即谓之脱位。脱位可分为脱臼与错位两种。全身除肩关节、髋关节、颞颌关节脱位称脱臼外，其余关节脱位均称为错位。脱位多发生于活动范围较大、活动较频繁的关节。在全身关节中，以肩关节、肘关节、髋关节和颞颌关节脱位较为常见，其次为肘关节、髋关节及颞颌关节。患者以青壮年男性为多，儿童与老年人较少。儿童脱位多合并骨骺分离。

【解剖学】

1. *关节的定义及基本结构*　骨与骨之间连接的地方称为关节。尽管人体关节各种各样，但其基本结构包括关节面、关节囊、关节腔三部分。

(1)关节面：即骨与骨之间相互接触处的光滑面。关节面为一层软骨覆盖，称为关节软骨。它能使不光滑的关节面变得平滑，以减轻运动时的摩擦。关节软骨具有一定的弹性，可减缓运动时的震荡和冲击。

(2)关节囊：关节囊是附着于关节面周缘骨面上的一种结缔组织，能分泌滑液，有润滑关节和营养关节软骨的作用。

(3)关节腔：关节腔为关节软骨和关节囊之间所密闭的狭窄腔隙，内有适量润滑液。

2. *关节的种类及运动形式*　根据关节面形状以及连接关节的不同，人体关节大致可分为屈戌关节(如手部的指间关节)、蜗状关节(如踝关节)、车轴关节(如桡尺近端关节)、椭圆关节(如桡腕关节和枕寰关节)、鞍状关节(如拇指侧的腕掌关节)、球窝关节(如肩关节)、杵臼关节(如髋关节)、平面关节(如跗骨之间的关节)8种类型。

关节的运动形式与关节的种类及关节面的形状有密切关系。一般来说，关节两端之骨所成角度减小的运动谓屈，反之谓伸；向躯体或肢体正中面靠拢的运动谓内收，反之谓外展；围绕躯体或肢体纵轴的运动谓旋转；一骨的近端做原位转动，而远端做圆周运动谓之环转或轮转运动。各关节运动方向及活动范围，与关节的结构形态有密切关系。

3. *关节的稳定与灵活*　关节及其内的滑液有利于关节运动的灵活性，而关节囊的纤维层及其周围的筋肉组织增加了关节的稳定性，关节的灵活与稳定是对立统一的关系。关节运动的灵活必须以结构的稳定为前提，而结构的稳定又必须以关节运动为条件。如关节囊破裂时造成的关节脱位，就是失去了运动的前提；反之，关节僵直时，即失去了运动性则稳定性就无存在的意义了。故在处理关节脱位时，既需要合理地制动，也需要进行适宜的功能锻炼，以兼顾其稳定和灵活性。

【病因病机】

关节脱位多数是由直接或间接暴力所引起，其中以间接暴力所致者为常见。个别病例可因肌肉强烈收缩的内力或病理因素而引起。另外，还有由于先天性发育缺陷引起的脱位，称为先天性脱位。如儿童的先天性髋关节脱位。

创伤性脱位与关节结构特点、活动程度、使用情况及其所处的位置等有一定关系。如肩关节，其肱骨头大、关节盂小而浅，关节囊的前下方缺乏筋肉保护，加上肩关节活动机会多与活动范围大，故容易发生脱位；小儿因桡骨小头发育不健全，环状韧带松弛，常发生桡骨小头半脱位。另外，关节脱位还与年龄、性别、职业、体质等因素有关。

关节脱位的主要病理改变是骨端关节面的对应关系超越正常范围，常伴有关节囊的撕裂或松弛，关节周围的韧带、肌腱、肌肉损伤引起血管破裂，并在关节囊内、外迅速形成血肿。有时可因暴力过大，造成骨端关节面及关节边缘部骨折及血管、神经损伤。若脱位时间较久，由于关节囊内、外血肿机化，瘢痕组织充填于关节腔内，使脱位之关节与周围筋肉组织形成粘连，可造成复位的困难，甚至使复位难以成功。

【临床表现】

1. 一般症状

(1)疼痛与压痛：在关节脱位时，往往引起周围筋肉组织损伤，脉络受损，气血凝滞，阻塞经络，出现局部疼痛和压痛，尤其在活动时疼痛更甚。

(2)肿胀：由于关节囊及周围筋肉损伤，其出血或渗出充满关节囊内外，即在短时间内出现肿胀。若伤及血脉，则形成血肿。

(3)功能障碍：因脱位的关节结构异常，关节周围筋肉组织又因疼痛发生痉挛，而出现关节活动功能障碍。

2. 特有体征

(1)畸形：脱位关节与伤肢的正常形态发生改变，而出现畸形。如肩关节前下方脱位出现的方肩畸形，肘关节后脱位出现肘后三角正常关系的改变等。

(2)关节内空虚：原来位于关节腔内的骨端脱出于异常位置，致使关节腔内空虚，表浅关节易触及此体征。如肩关节脱位，肩峰下不能触及肱骨头，而有空虚感。

(3)弹性固定：脱位后，关节周围未撕裂的筋肉组织紧张收缩，将脱位后的肢体保持在特殊的位置上。该关节被动活动时，仍可轻微运动，但有弹性阻力，活动停止后，伤肢又恢复原有的特殊位置，这种情况称为弹性固定。

(4)肢体间接长度改变：脱位后，肢体的间接长度缩短或增长。如髋关节后脱位时，伤侧下肢间接长度比健肢短；前脱位时，则肢体间接长度比后脱位长。

【辅助检查】

1. X线检查　常规摄关节正侧位片，可确定脱位的方向、程度、有无合并骨折等，对诊断和治疗有重要作用。

2. CT、MRI检查　对于复杂的合并骨折的关节脱位，有时需要用三维重建精确了解评估骨折及脱位移位的情况。如考虑脱位合并韧带、半月板、软骨、血管、神经损伤等情况，需要行关节MRI检查评估。

3. 彩色B超　是脱位合并血管损伤的主要诊断依据。

4. 血管造影　一般检查或彩色B超仍不能得到满意的结果，或需要进一步确定血管损伤程度时可用此法。

5. 肌电图　在必要时了解神经是否损伤和损伤的程度。

【诊断】

1. 诊断依据

(1)外伤性脱位有外伤史。病理性及先天性脱位有其他病史或先天畸形病史。

(2)临床表现为关节疼痛与肿胀、畸形、弹性固定及关节盂空虚，以及由此所导致的功能障碍。

(3)X线检查可明确脱位的部位、程度、方向及有无骨折及移位。

(4)其他辅助检查可进一步排除有无合并韧带、血管神经等损伤。

2. 诊断分型

(1)按脱位的原因分类：①外伤性脱位，由外界暴力引起的脱位。②病理性脱位，由关节本身疾病引起的脱位。③先天性脱位，由先天发育引起。出生时即存在的脱位。④习惯性脱位，反复多次发生的脱位。由第一次脱位处理不当，关节囊及其周围筋骨肉芽组织未能很好地修复而引起。

(2)按脱位的程度分类：①全脱位，相邻骨端相对应的关节面完全无接触；②半脱位，相邻骨端关节面有部分接触。

(3)按脱位的时间分类：①新鲜性脱位，脱位时间在3周以内者；②陈旧性脱位，脱位时间超3周仍未复位者。

单纯以时间为界分类是不全面的，对不同年龄、不同关节的脱位应区别对待。如肩关节脱位3周以上仍多能复位，而肘关节脱位10天以上就很难整复。

(4)按脱位的方向分类：四肢及颞颌关节脱位以远端骨端移位方向为准，脊柱脱位则以上段椎体移位方向而定，分为前脱位、后脱位、上脱位、下脱位以及中心型脱位。

(5)按构成关节的骨端是否与外界相通分类：

分为闭合性脱位和开放性脱位。

(6)按有无合并损伤分类:单纯性脱位指无合并损伤的脱位。复杂性脱位指合并有骨折或血管、神经、内脏损伤的脱位。

【鉴别诊断】

脱位需注意鉴别是由外界暴力引起的外伤性脱位,还是由关节本身疾病引起的病理性脱位,或是由先天发育引起的先天性脱位。另外,还需注意鉴别有无合并骨折或血管、神经、内脏损伤。

【治疗】

1. *急症的抢救* 大关节的创伤性脱位,或伴有其他损伤,病势严重者,应迅速采取急救措施,包括抢救晕厥、休克、内脏损伤等。待危急状态缓解后,再处理关节脱位。对于外伤引起的开放性脱位,应转外科处理。

2. *早期正确复位* 新伤关节脱位,只要全身情况允许,应尽早采取既有效又安全的手法进行整复,不可拖延。整复手法应轻柔、准确,抓住要领,力求一次复位成功。不可用猛力牵拉,以防止加重周围组织的损伤。在复位过程中遇到困难时,要深思熟虑,不可冒然行事,以免增加病人痛苦。儿童的关节脱位,复位时的手法动作更应注意轻柔,否则易造成骨骺分离。

3. *恰当的固定与休息* 较大的关节脱位整复后,均应给予有效的固定,将受伤关节置于恰当的位置,保证受伤关节充分休息,以利于损伤的筋肉尽快愈合,防止伤关节再脱位或习惯性脱位等不良后果。固定方法及时间,应视具体部位和伤情而定,除个别关节外,一般固定2~3周为宜。固定时间过久,会出现关节粘连、僵硬,影响其功能活动。

4. *对陈旧性关节脱位的治疗* 应严格掌握手法适应证与禁忌证。脱位时间尚短、又无合并症的青壮年患者,关节周围无严重粘连者,均可试用手法整复,但应先在局部施行松解手法数分钟,而后整复脱位。脱位时间长、关节周围有明显骨化性肌炎、骨折且有大量骨痂形成,或伴有严重的血管、神经损伤、骨质疏松及年老、体弱者,均不适宜手法整复。

5. *辨证施治* 应注意分期辨证用药。脱位整复后的早期,肿胀严重,可内服活血散瘀类药物,如舒筋活血汤、云南白药、活络丹或跌打丸等,外敷消肿散、祛瘀消肿膏药等。中期与后期,肿胀消退、疼痛减轻,可内服舒筋活络、强壮筋骨、通利关节类药物,如壮筋养血汤、补肾壮筋汤等,外敷跌打膏药并配合局部中药熏洗,并应极早地采用按摩手法进行治疗,但手治宜柔和,刺激量应根据具体情况而定。

【并发症】

1. *骨折* 常发生于关节部位邻近关节面的骨端或关节盂的边缘。如肩关节前脱位时,可并发肱骨大结节撕脱性骨折;肘关节后脱位合并尺骨喙突部骨折;髋关节后脱位,合并髋臼后上缘骨折等。这些伴发的骨折,绝大多数在脱位整复后,骨折片也随之复位。关节脱位合并同侧骨干骨折的病例,可转骨科处理,若有条件亦可处理。但其原则是先整复脱位,而后整复骨折。

2. *神经损伤* 多因脱位之骨端压迫或牵拉所致。如肩关节脱位时,腋神经被肱骨头牵拉或肱骨头压迫臂丛神经;髋关节脱位时,坐骨神经被股骨头压迫或牵拉等。脱位整复后,即可同时解除对神经的压迫和牵拉因素。大多数神经挫伤,可在3个月左右逐渐恢复,故不必外科手术治疗。

3. *血管损伤* 多系毛细血管损伤。若遭受强大暴力,脱位之骨端可挫伤较大的血管,导致肢体远端血供障碍。如肩关节前下方脱位、肘关节后脱位,可分别挫伤腋动脉、肱动脉,影响伤肢血液循环;膝关节后脱位时,可伤害腘窝部血管。尤其是伴有动脉硬化症的老年患者,可因动脉挫伤导致血栓形成,影响伤肢血液循环。

4. *软组织嵌顿* 脱位后,可在两骨之间发生肌肉、肌腱、韧带、关节囊等筋肉组织的嵌顿,使复位困难。

5. *感染* 常发生于开放性关节脱位,应注意预防。

6. *内脏损伤* 脱位可以造成其他内脏器官的损伤。如严重的肩关节脱位,肱骨头穿进胸腔,可发生胸膜破裂和肺损伤。耻骨联合严重分离时,可发生尿道的损伤等。

7. *神经损伤* 严重的脊椎脱位,常合并脊髓受压或挫伤,造成神经麻痹或肢体瘫痪,有时还可伴有脑震荡等并发症。

【功能锻炼及预后】

1. *功能锻炼* 经复位固定后,一切未固定的关节均应开始做主动活动,邻近的肌肉也应做主动收缩活动,以增进局部血液循环,促使损伤组织的修复,防止发生筋肉组织萎缩和骨质疏松。固定解除后,即可积极地逐步活动受伤关节,同时进行按摩治疗,以尽快恢复关节活动功能。

2. *预后* 脱位后经适当的处理治疗一般预后

良好，但如处理不当或因局部的解剖特点等原因可能会出现下列后遗症。

(1)骨的缺血性坏死：关节囊、韧带被撕裂，破坏了骨的血液供应，可发生骨的缺血性坏死。如髋关节脱位，可引起股骨头缺血性坏死，在伤后6～12个月出现，主要症状是关节疼痛和功能障碍。常见的骨缺血性坏死部位有距骨、腕舟骨、月骨等。

(2)关节僵硬：脱位整复不良，关节囊内、外血肿机化，形成关节内滑膜反褶等处之粘连和关节周围筋肉挛缩等，均可产生关节僵硬、活动受限制。

(3)骨化性肌炎：脱位使关节囊附近的骨膜被掀起，形成较大的骨膜下血肿，并与周围血肿相通，尤其在关节做强烈被动牵伸活动时，更易使骨膜下血肿扩散，随着血肿机化和骨样组织形成，发生广泛的骨化性肌炎，多见于肘关节脱位，偶可见于肩关节和膝关节脱位者。

(4)创伤性关节炎：多在脱位时关节软骨面受损，造成关节面不平整，由于负重及活动，关节面不断受到磨压，引起退行性改变及骨端边缘骨质增生，产生创伤性骨关节炎，常见于下肢负重关节，如髋关节、踝关节，上肢关节则极少见。

第二节 各 论

一、颞颌关节脱位

颞颌关节脱位，又称颞下颌关节脱位、下颌关节脱位。《医宗金鉴·正骨心法要旨》称之为“吊下巴”，《疡医大全》名之“脱颏”。是下颌骨的髁状突滑出关节以外，不能自行复位。可以发生在单侧，亦可发生在双侧。临床上常见者为急性关节前脱位和复发性关节前脱位。多发于老年人及体质虚弱者。

【解剖学】

1. 组成　颞颌关节由下颌骨髁状突、颞骨的下颌关节面、居于二者之间的关节盘、关节周围的关节囊和关节韧带(颞下颌韧带、蝶下颌韧带、茎突下颌韧带)所组成。颞颌关节是颌面部具有转动和滑动运动的左右联动关节，其解剖和运动都是人体最复杂的关节之一。

下颌骨髁状突略呈椭圆形，由一横嵴把髁状突顶分为前后两个斜面，前斜面覆盖着较厚的纤维软骨，是关节的功能区，很多关节病最早破坏此区。两侧髁状突的长轴略偏向后方，其延长线成145°～160°，这个角度可使下颌做侧方运动时不致左右脱位。颞骨关节面的凹部为关节窝，容纳下颌骨髁状突；凸部为关节结节，是主要承受咀嚼压力区。关节窝比髁状突大得多，这使髁状突运动时非常灵活，能在较大的窝内做回旋运动，这对咀嚼运动有重要意义。

关节盘位于髁状突和关节窝之间，呈卵圆形而两面凹陷。关节盘由前向后是不均质体，并可以弯曲，这可以巧妙地调节髁状突从关节窝向前滑动所产生的变化着的关节间隙，在髁状突运动中起稳定作用。关节盘由致密的纤维软骨构成，不仅可抗压力，还能抗摩擦力，更能承受咀嚼时对关节盘的挤搓。关节囊松而薄，因而颞下颌关节是人体中唯一不受外伤即可脱位，而脱位时关节囊又不撕裂的关节。关节盘的四周与关节囊相连，把关节分为上下两个腔。下腔小而紧，关节盘与髁状突紧密连接，只允许髁状突做转动运动；上腔大而松，允许关节盘和髁状突向前做滑动运动。关节囊内衬滑膜层，分泌滑液，可减少关节活动时的摩擦，并可营养关节软骨。

每侧颞颌关节的外侧都有3条关节韧带，即颞下颌韧带、茎突下颌韧带和蝶下颌韧带。其主要功能是悬吊下颌，限制下颌运动在正常范围之内。

2. 颞颌关节的运动形式

(1)开口(张嘴)：开口发生在下关节腔内的下颌头的旋转，随之关节盘与下颌头一起在上关节腔向前移位，到关节结节的下方。所以颞颌关节是一个在可移动基底上的关节。动力来自开口肌(快速或抗阻张开：翼外肌、二腹肌、舌骨上下肌；减少颞肌的活动及重力作用足可使嘴张开。在舌骨固定时下颌舌骨肌和颏舌肌也参与降下颌骨的作用，当下颌骨固定时则能提舌骨)。

(2)闭口(闭嘴)：则为反向的移动和旋转。动力来自闭口肌(颞肌、咬肌、翼内肌)。

下颌关节的另一种运动是前突、退缩和侧向偏斜(这包括内外侧的移位运动)。颞颌的关节运动就是这些运动的结合。在咀嚼时，它们称为切和磨，切用来切断食物，磨则为挤压和研磨食物。

【病因病机】

颞颌关节在正常情况下，闭口时髁状突位于

颞颌关节窝内，张口时如讲话、咀嚼、唱歌等均有较大的滑动移位，尤其张口较大时，向前滑动移位更大。当髁状突向前滑至关节结节之上时，即处于不稳定的位置。此时，关节囊被拉长、拉松，但并未破裂，若遭受外力打击，或翼外肌、嚼肌的痉挛和周围韧带的紧张，都可推动下颌骨向前继续滑移，当髁状突移位超越关节结节的最高峰，即滑移至关节结节之前，不能回复到颞颌关节窝内时，即形成颞颌关节前脱位。临床常见的病因病机分述如下。

1. 张口过大　在大笑、打哈欠、张口治牙时，下颌骨的髁状突及关节盘都可过度向前滑动，移位于关节结节的前方，即可发生颞颌关节前脱位。有时欠熟练的麻醉师，在放开口器时，亦可引起该关节一侧或双侧脱位。

2. 外力打击　在张口状态下，外力向前下方作用于下颌角或颊部，关节囊的侧壁韧带不能抵御外来暴力，则可形成单侧或双侧颞颌关节前脱位。

3. 杠杆力作用　在单侧上下臼齿之间，咬食较大硬物时，硬物为支点，翼外肌、嚼肌为动力，颞颌关节处于不稳定状态，肌力拉动下颌体向前下滑动，多形成单侧前脱位，亦可发生双侧前脱位。

4. 肝肾虚损　老年人筋肉松弛、无力和久病体质虚弱者，均有程度不同的气血不足、肝肾虚损、筋肉失养、韧带松弛，因此容易发生习惯性颞颌关节脱位。

【临床表现】

脱位后颞颌关节区疼痛，口呈半开合状，不能主动闭合或张开，语言不清，咬食不便，流涎，进食及说话均困难，表现为极度痛苦。

双侧前脱位者，下颌骨下垂，颏向前突，下齿列突于上齿列之前，咬肌痉挛呈块状突出，而面颊变成扁平状，在颧弓下可触及髁状突，在耳屏前方可触及一明显凹陷；单侧前脱位者，口半开较双侧脱位者为小，口角歪斜，下颌向健侧倾斜，患侧低于健侧，在患侧颧弓下可触及髁状突和在耳屏前方可触及一凹陷。后脱位者比较少见，关节凹区有空虚感，在乳突前方可触到关节突，表现前牙闭合后牙开合的典型特殊体征。

【辅助检查】

1. X线检查　摄前脱位X片显示髁状突位于关节结节的前方。

2. CT、MRI检查　本病需要CT、MRI检查的情况很少，但如确实诊断有困难时可选择使用。

【诊断】

1. 诊断依据

(1)病史：患者多有过度张口或暴力打击等外伤史，或有习惯性颞颌关节脱位史。

(2)典型症状：脱位后，即呈口半开，不能自动开合，语言不清，咬食不便，吞咽困难，口涎外溢等症状。

(3)重要体征：①双侧前脱位。下颌松垂，颌部突向正前方，上下齿列不能咬合，下齿列突于上齿列之前，咬肌痉挛。双侧颧弓下方可触及髁状突，双侧耳屏前方可触及凹陷。②单侧前脱位。口角歪斜，颊部向前突出，并向健侧倾斜。患侧颧弓下可触及髁状突，患侧耳屏前方可触及凹陷。

2. 诊断分型

(1)按脱位的时间和复发次数分型：分为新鲜性、陈旧性和习惯性三种。急性颞颌关节脱位为新鲜性；发生关节脱位后数周尚未复位者为陈旧性；脱位后如未得到及时、正确的治疗，并发关节囊及韧带组织松弛，或老年人、慢性长期消耗性疾病、肌张力失常及韧带松弛而造成复发性关节脱位。

(2)按单一侧或两侧颞颌关节脱位分型：分为单侧脱位和双侧脱位。

(3)按下颌骨的髁状突脱出方向分型：分为前脱位和后脱位两种。临床上所见的颞颌关节脱位多为前脱位(单侧脱位或双侧脱位)，后脱位很少见，仅见于合并关节后壁严重骨折的患者，外方或上方脱位亦极少见。

【鉴别诊断】

下颌骨髁状突骨折：下颌骨髁状突骨折多由跌倒或外力直接打击下颌部所致，因翼外肌的牵拉，可向内前方移位，骨折部肿胀、疼痛、口涎流出，摄X线片特别是下颌骨全景片可以明确诊断。

【治疗】

1. 手法复位　患者坐靠背椅，须低位，以便医者施术。助手双手固定患者头部(或头依墙)；医者站在患者面前，可先用伤筋药水在颊车穴处揉搽数遍，以缓解咀嚼肌的紧张，必要时还可加用热敷。复位方法如下。

(1)口腔内复位法：医者用数层纱布或胶布裹住拇指，防止复位时被患者咬伤，同时嘱患者不要紧张，尽量放松面部肌肉，将口张大。术者用双手拇指伸入患者的口腔内，指腹分别置于两侧最后下臼齿的嚼面上，其余各指放于口外两侧下颌骨下缘，示指托住下颌角并起固定保护作用，中、环、小指扣住下颌体。医者两手下按下颌骨，感觉肌肉松弛时，乘势用力下压、后推，中、环、小指向上端提下颌，利用杠杆作用，解除咬肌、颞肌的痉挛，使髁状突下移，迈过关节结节，最后用手向后一送，可听到“咯噔”声响，即已复位。

(2)单侧口外复位法：医者与患者的体位同前。如患者左侧脱位，头应向右侧偏斜45°，医者以左手托住患者颏部，右手拇指置于左侧髁状突前缘，其余四指放于颈后。右手拇指向后推挤髁状突，左手协调地向后端送下颏部，当听到滑动响声时，复位即已成功。此法适用于颞颌关节单侧脱位的患者。

(3)口腔外复位法：手法前的准备同口腔内复位法，但拇指不需纱布包缠。医者双手拇指分别置于两侧下颌角处，其余手指托住下颌体。首先双手拇指向下按压下颌骨，用力由轻到重，当下颌骨有滑动时，余指协调地向后方推送，髁状突可滑到下颌关节窝内，常伴有入臼响声，说明复位成功。若手法复位未能成功，可在颞颌关节处注入1%普鲁卡因2～3ml，使嚼肌痉挛解除，再行手法复位才易于成功。

(4)软木塞整复法：一般用于陈旧性颞颌关节脱位，因其周围已有程度不同的纤维变性，整复比较困难。整复时，在局麻下将高1～1.5cm的软木塞置于两侧下臼齿咬面上，医者一只手扶枕部，另一只手托下颏部，向上端抬。此时，软木塞为支点，医者上提之手为力点，髁状突为重点，通过杠杆力作用，可将髁状突向下牵拉而滑入下颌窝内。

2. 固定　复位成功以后，把住颏部，维持闭口位，用绷带兜住下颌部，然后十字线环绕，在头顶打结。固定期间，患者不应用力张口、大声讲话，宜吃软食，避免咬嚼硬食，张口不超过1cm。固定时间1～2周。习惯性脱位固定时间1～2个月。其目的是维持复位后的位置，使被拉松、拉长的关节囊和韧带得到良好的修复，防止再脱位。

3. 辨证施治　按脱位三期辨证论治。常用舒筋活血汤、补肾壮筋汤；外用舒筋活血的药物及消炎镇痛药。

4. 其他治疗　整复后配合手法按摩，理顺筋络，每日2～3次。

5. 手术治疗　新鲜和习惯性颞颌关节脱位手法复位容易成功，不需手术治疗。陈旧性脱位手法复位较为困难，若关节周围粘连严重，手法复位失败后，可行切开复位。如陈旧性脱位手法复位效果不佳者，可在关节内镜下行关节复位，或手术将髁状突、关节结节之间的纤维结缔组织剥离，关节窝修整后撬动关节复位，同时可行髁状突高位切除术、关节结节切除术以及关节结节增高术等。如复发性脱位手法复位效果不好者，可进行关节囊内硬化剂治疗，或在关节内镜下行关节囊壁以及关节盘后组织的硬化剂注射治疗。以上效果不好可行手术治疗，如关节囊及韧带加固术、关节结节切除术以及关节结节增高术等。

【并发症】

颞颌关节脱位的并发症并不严重，有可能合并下颌骨髁状突骨折，或因关节韧带及肌肉失衡发生再次脱位，并转化成复发性脱位或陈旧性脱位，或关节内软骨盘及软骨损伤产生复位后关节炎、关节强直等并发症。

【功能锻炼及预后】

1. 功能锻炼　在固定期间，应经常主动做咬合动作，以增强嚼肌的牵拉力。鼓励患者自行按摩，以双手拇指或中指、示指放在翳风穴或下关穴上，轻揉按摩，以酸痛为主，每日3～5次，每次按摩50～100次，至痊愈为止，不可间断。

2. 预后　如果复位后未得到固定或固定时间太短，被撕裂的组织未得到完全恢复，可以复发该关节脱位及颞颌关节紊乱综合征。

二、胸锁关节脱位

胸锁关节脱位较为少见。按损伤性质，可分为急性和慢性胸锁关节脱位；按脱位程度，分半脱位和全脱位两种；按锁骨内端脱出方向，分为前脱位和后脱位。胸锁关节脱位并不常见，仅占肩胸部脱位总数的1%，其中胸锁关节前脱位较多，后脱位罕见。随着交通事故的增多，其发病率逐渐增加。

【解剖学】

胸锁关节是由锁骨内端与胸骨柄的锁骨切迹与第1肋骨间所构成(图6-1)，系双摩动关节，它被关节囊和韧带围绕固定，前后还有肌肉加强，故稳定不易脱位。胸锁关节是肩带与躯干相连接的唯一关节，肩肱关节无论向何方向运动，均需要胸锁关节和肩锁关节的协同。锁骨内侧端的大小与胸骨柄的锁骨切迹不匹配，锁骨关节面一半以上位于胸骨的上方，使得该关节存在不稳定因素，但是由于胸锁关节前韧带和关节囊内关节盘可以防止锁骨向前、向上脱位，后韧带、锁骨间韧带以及肋锁韧带可防止锁骨向后脱位，胸锁乳突肌和胸大肌对该关节亦有稳定作用，因此，胸锁关节脱位在临床上较为少见。

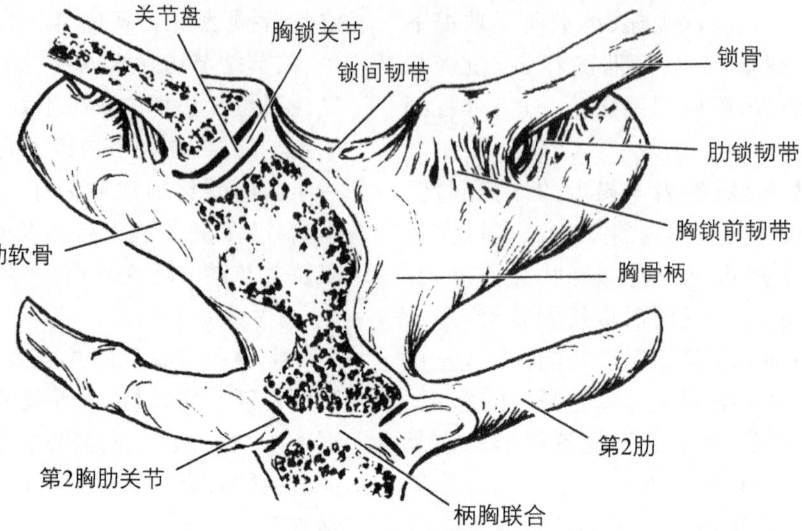

图 6-1 胸锁关节解剖

【病因病机及病理】

1. 病因病机

(1)直接暴力：暴力直接冲击锁骨内端，使其向后、向下脱出，形成胸锁关节后脱位。

(2)间接暴力：暴力作用于肩部，使肩部急骤地向后、向下用力，在锁骨内端与第 1 肋上缘支点的杠杆作用下，可引起锁骨内端向前向上脱出，形成胸锁关节前脱位。胸锁关节脱位以间接暴力为主。

(3)持续劳损：劳动和运动中，经常地使锁骨过度外展，胸锁韧带受到一种慢性的强力拉伤，在轻微暴力作用下，胸锁关节逐渐形成慢性外伤性脱位。

2. 病理变化 胸锁关节脱位的病理变化是关节移位，关节囊和胸锁韧带的撕裂。严重者，肋锁韧带发生撕裂。严重的后脱位，可压迫纵隔内重要脏器，引起呼吸困难、咽下不便和颈部血管被压等症状。

【临床分型】

胸锁关节脱位主要以 Rockwood 分型为标准，可分为以下两型。①前脱位：最常见类型，锁骨近端脱位于胸骨柄前缘的前方或前上方；②后脱位：较少见，锁骨近端脱位于胸骨柄后缘的后方或后上方(图 6-2)。

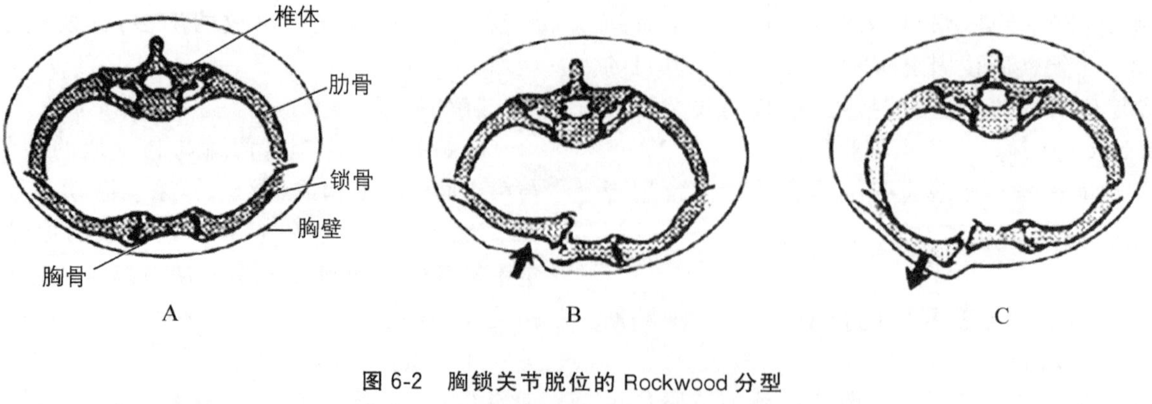

图 6-2 胸锁关节脱位的 Rockwood 分型

A. 正常；B. 后脱位；C. 前脱位

【临床表现】

有明显外伤史，伤后胸锁关节部位畸形、疼痛、肿胀或有瘀斑。前脱位，关节局部出现高突；后脱位则关节局部空虚凹陷。后脱位时，如果锁骨头压迫气管和食管时，可产生窒息感和吞咽困难，若刺破肺尖可产生皮下气肿，触诊时胸锁关节部空虚。若属慢性损伤而引起脱位者，关节出现高突疼痛，但常无明显的外伤史。

【辅助检查】

1. X线检查　摄X线片可明确诊断和确定有无合并骨折。X线摄片，最好拍摄斜位或侧位X线片，胸部正位X线片常漏诊。

2. CT检查　常规做CT平扫，同时可了解有无并发症。

【诊断及鉴别诊断】

1. 诊断　患者有明显外伤史，伤后局部疼痛肿胀，交叉外展或同侧压迫时加重，同侧上肢活动受限，以托住患侧上肢、头偏向脱位侧来减轻疼痛。前脱位患者胸锁关节处有前凸畸形，可触及向前脱位的锁骨头；后脱位患者可触及胸锁关节前侧有空虚感，但视诊时可因软组织肿胀而无凹陷。后脱位常伴有严重的并发症：包括臂丛神经压迫、血管受压、气胸、呼吸窘迫、吞咽困难、声音嘶哑甚至死亡、胸廓出口综合征、锁骨下动脉受压等。

2. 鉴别诊断

(1)锁骨骨折：两者有相似的受伤机制，均有疼痛、肿胀、活动受限，而胸锁关节脱位两侧胸锁关节明显不对称，可有异常活动，锁骨内端可突出或空虚；而锁骨骨折可扪及骨擦音和骨擦感，在外观上锁骨有明显的台阶现象，X线片可见明显的锁骨骨折线，以此鉴别。

(2)骨质疏松症胸锁关节疼痛：两者有相似的疼痛症状，骨质疏松症可引发胸锁关节疼痛，对于年长者尤其更年期女性患者较为明显。此外，骨质疏松症为慢性疾病，而胸锁关节脱位属于急性损伤，有明确外伤史。

(3)强直性脊柱炎胸锁关节疼痛：强直性脊柱炎可引发胸锁关节疼痛，但患者多较为年轻，强直性脊柱炎为慢性疾病，而胸锁关节脱位属于急性损伤，有明确外伤史。症状：强直性脊柱炎为持续性疼痛，且可累及全身多个关节疼痛；体征：锁骨头未扪及明显的凸起或空虚感；辅助检查：HLT-B27实验室检查多为阳性。

【治疗】

轻度损伤，主要是对症处理。上肢做三角巾悬吊，最初24～36小时局部用冰袋冷敷，以后改用热敷，4～5天逐渐实施练功活动，一般10～14天可恢复。

1. 手法复位

(1)急性胸锁关节脱位：应采用高度后伸外旋及轻度外展关节的方法来修复脱位，即与锁骨骨折的方法基本相同。①前脱位：操作简便，即将肩关节向上、后、外方推动，一人推挤其高突的锁骨远端，使之复位。②后脱位：大部分后脱位都可采用闭合复位。局部麻醉后患者仰卧，将沙袋垫于两肩胛骨之间，患者上臂悬于床外，由助手向下牵拉，术者双手捏住锁骨，将锁骨的内侧端向上、前、外牵拉，关节复位时可听到响声，而且立即能触及锁骨内侧。复位后肩部做"8"字石膏绷带固定，6周后拆除。如手法复位不成功，可用毛巾钳夹住锁骨近端向前牵引复位。

(2)慢性外伤性胸锁关节脱位：慢性损伤者或一次性急性损伤后，没有明显症状，运动功能基本良好，或仅阴天或劳动后始有不适，疼痛严重者，可用泼尼松加普鲁卡因局部封闭治疗。不须手法整复，效果良好。若症状显著，运动功能丧失者，应采取上述手法修复。

2. 固定　用双圈固定两侧肩关节，与锁骨骨折固定方法相同。或将上肢屈肘90°，用三角巾绕颈悬吊于胸前。固定4周左右。胸锁关节脱位整复容易，保持复位困难，除去固定后往往仍有半脱位，但对功能无大妨碍。

3. 辨证施治　初期肩部肿胀疼痛，宜活血祛瘀消肿镇痛，舒筋活血汤内服。中期肿痛减轻，宜舒筋活血、强壮筋骨，以壮筋养血汤内服。后期症状近消失，宜补肝肾、舒筋活络，以补肾壮筋汤加减内服。损伤后期，关节功能障碍者，以损伤洗方熏洗。

4. 手术疗法　适用于对于创伤性胸锁关节完全脱位闭合方法无法复位，或复位后无法维持固定者；后脱位压迫胸骨后方重要组织器官导致呼吸困难、声嘶及大血管功能障碍等严重并发症者；非手术治疗后发生习惯性脱位、持续性疼痛并致功能障碍者；存在小片骨折复位后不易维持关节对合关系者。

采取手术切开复位内固定，以克氏针暂时固定，待韧带关节囊修复后，再拔除钢针，克氏针固定有移位的风险;或者使用缝合锚钉或强力线缝合固定。陈旧性脱位无功能障碍且疼痛不严重者,不主张手术治疗。若须手术治疗,则采用锁骨内端切除术等。

【并发症】

胸锁关节后脱位常伴有严重的并发症,包括臂丛神经压迫、血管受压、气胸、呼吸窘迫、吞咽困难、声音嘶哑甚至死亡、胸廓出口综合征、锁骨下动脉受压,甚至劳力性呼吸困难和气管食管瘘形成致命性的败血症。

【功能锻炼及预后】

1. 功能锻炼　初期注意活动患肢关节,多做指、腕、肘关节的屈伸活动,以促进气血流畅。中后期或解除固定后,逐渐以"上提下按""前俯分掌"等动作锻炼其功能,促进损伤关节的功能恢复。

2. 预后　以往对于胸锁关节脱位多采取非手术治疗,或采用锁骨内端切除治疗,但由于关节脱位后关节囊及周边的重要韧带均受到不同程度的损害,复位后关节非常不稳定,再加上锁骨被强有力的胸大肌、胸锁乳突肌和斜方肌附着,肌肉的收缩很容易导致关节的再脱位。因此对于年轻或要求有一定活动能力的患者均建议手术治疗。

三、肩锁关节脱位

肩锁关节脱位是肩部常见损伤之一,多由直接暴力所致,肩锁关节脱位约占肩部损伤的12%。因为许多轻度损伤的病人没有寻求医治,所以其实际发病率可能被低估。男性发病是女性的5～10倍。肩锁关节不完全损伤大约是完全损伤的2倍。在美国,这些病例主要是参加体育运动的年轻人,美式足球运动员常见此类损伤。在其他发达国家则常见于橄榄球、足球运动员等。中国以骑摩托车、自行车摔倒者较常见。

【解剖学】

肩锁关节是由肩峰与锁骨外端构成的一个平面关节,由关节囊、肩锁韧带、三角肌、斜方肌和喙锁韧带等维持关节的稳定(图6-3)。特别是喙锁韧带对稳定肩锁关节有特殊的重要作用。当肩部承受暴力时,喙肩韧带断裂,使锁骨至肩峰处分离,向后向上移位,称为肩锁关节脱位。

【病因病机】

肩锁关节脱位多由直接暴力所致。当肩关节处于外展、内旋位时,外力直接作用肩顶部,由上向下冲击肩峰,均可造成。间接暴力所致者,多由上

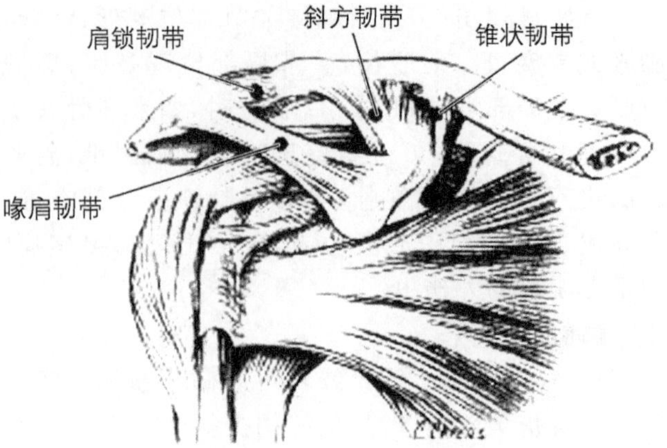

图6-3　肩锁关节周围结构

肢向下过度牵拉引起。

半脱位时仅肩锁关节囊和肩锁韧带撕裂。锁骨外侧端由于喙锁韧带的限制作用,仅有限度地向上移位。全脱位时,喙锁韧带亦撕裂,锁骨与肩峰完全分离,并显著向上移位,严重影响上肢功能(图6-4)。

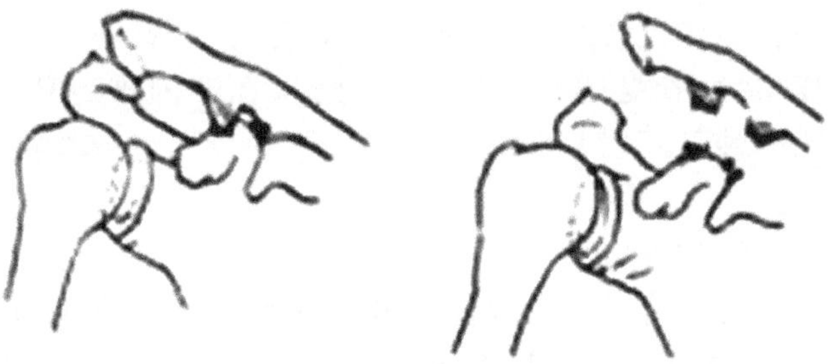

图6-4　肩锁关节脱位

A. 半脱位;B. 全脱位

【临床分型】

肩部损伤轻者,仅是关节囊撕裂。重者,肩锁韧带、喙锁韧带等断裂,锁骨外端向上翘起移位或向上略向后方翘起,移位较为严重。

1. Tossy分类　肩锁关节脱位习用Tossy分类,分为3级:Ⅰ级,肩锁关节损伤;Ⅱ级,肩锁关节半脱位(有关节囊、肩锁韧带,喙锁韧带损伤);Ⅲ级,肩锁韧带与喙锁韧带全断裂,肩锁关节全脱位。

2. Rockwood分型　目前多采用改良的肩锁关节损伤的Rockwood分型(图6-5)。

Ⅰ型:肩锁韧带挫伤,肩锁关节、喙锁韧带、三角肌及斜方肌均完整。

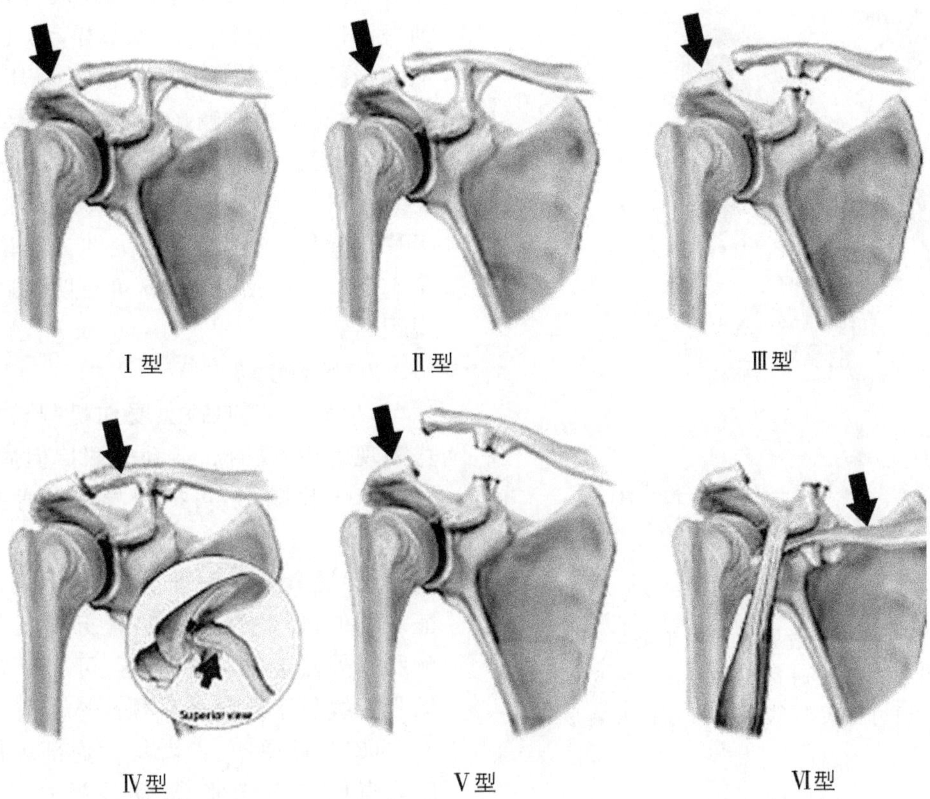

图 6-5　肩锁关节脱位 Rockwood 分型

Ⅱ型：肩锁韧带断裂，肩锁关节增宽（与正常肩关节相比可以是轻微的垂直分离），喙锁韧带挫伤，三角肌和斜方肌完整。

Ⅲ型：肩锁韧带断裂，肩锁关节脱位和肩部整体向下移位，喙锁韧带断裂，喙锁间隙比正常肩关节增大 25％～100％，三角肌和斜方肌通常从锁骨的远端分离。

Ⅳ型：喙锁韧带断裂，肩锁关节脱位和锁骨在解剖学上向后移位进入或穿过斜方肌，喙锁韧带完全断裂，喙锁间隙可移位，但肩关节也可正常，三角肌和斜方肌从锁骨的远端分离。

Ⅴ型：肩锁韧带断裂，喙锁韧带断裂，肩锁关节脱位及锁骨与肩胛骨明显不平，三角肌和斜方肌通常从锁骨的远侧 1/2 分离。

Ⅵ型：肩锁韧带断裂，在喙突下型喙锁韧带断裂及在肩峰下型喙锁韧带完整，肩锁关节脱位和锁骨向下移位到肩峰或喙突，在喙突下型中喙锁间隙相反（例如锁骨在喙突下），或在肩峰下型中喙锁间隙减小（例如锁骨在肩峰下），三角肌和斜方肌通常从锁骨的远端分离。

【临床表现】

1. 有明显外伤史。

2. 伤后局部疼痛、压痛、肿胀。半脱位者，锁骨外侧端向上移位，肩峰与锁骨不在同一水平面上，可触及高低不平的肩锁关节。双侧对比，被动活动时患侧锁骨外侧端活动范围增加，肩关节功能障碍。全脱位者，锁骨外侧端隆起，畸形明显，患侧上肢外展、上举活动困难。检查时，肩锁关节处可摸到一凹陷沟，局部按压有明显弹跳征，如按琴键。

【辅助检查】

1. X 线检查　疼痛部位单一准确，急性肩锁关节损伤的诊断相对容易。按琴征阳性。肩锁关节 X 线片检查包括：双侧肩锁关节前后位片、Zanca 斜位片（图 6-6）及腋位片（图 6-7），特殊情况时可摄应力 X 线片。

2. CT 检查　Ⅳ型损伤时做 CT 检查可以更好地显示锁骨远端后移的程度。损伤后期，部分病例伴有肩锁关节慢性疼痛及不适，其原因并不十分清楚。在一些有症状的陈旧性肩锁关节脱位的病人中，从 X 片上往往可看到锁骨远端骨吸收及囊性变。在手术中常常可看到关节软骨盘及锁骨远端的退行性改变，可能是高级别损伤疼痛的原因。

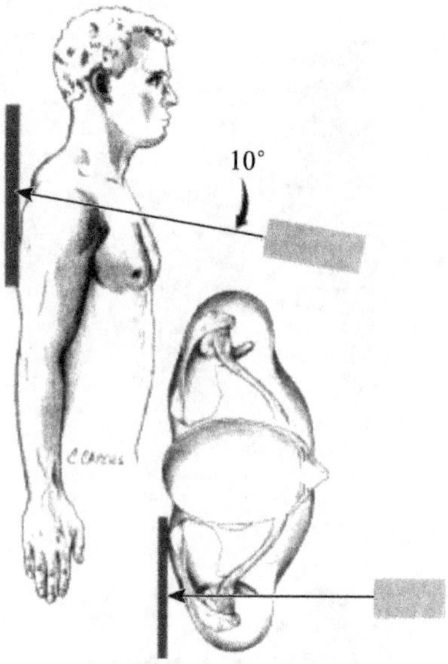

图 6-6　Zanca 位片

肩锁关节 Zanca 位片是在上肢负重与不负重情况下，投射角度与肩锁关节呈 10°～15°夹角，有助于发现肩锁关节部位小的骨折或者脱位

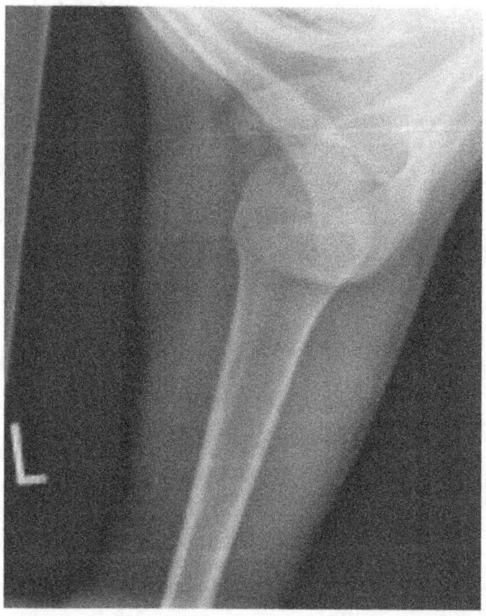

图 6-7　腋位片

肩锁关节腋位片可以证实锁骨远端相对于肩峰向后移位

3. MRI 检查　可能会对鉴别症状的原因有帮助。

【诊断及鉴别诊断】

1. 诊断

(1)有外伤史。

(2)肩部局部肿胀疼痛，伤肢外展、上举活动困难，锁骨外端高起，双侧对比明显，肩锁关节处可摸到一凹陷，可触到肩锁关节松动，上下活动范围增加。当托起肘关节，并将锁骨下压时畸形可以消失，去除对抗力时畸形再现，即按琴征阳性。

(3)肩锁关节脱位患者可做左右肩关节前后位X线片对照，如病人站立，双手分别提约 5kg 重物摄片，肩峰与锁骨距离增大即为脱位。射线向上成角 10°～15°位拍摄 X 片，可更明确肩峰与锁骨远端间距离。

2. 鉴别诊断

(1)肩关节前脱位：受伤机制与本病相近，临床均表现为肩部肿痛、活动受限。但肩关节前脱位在体征有方肩畸形，可扪及异位肱骨头，肩关节弹性固定。

(2)肱骨外科颈骨折：受伤机制、临床症状及体征均相似，但肱骨外科颈骨折肿胀及瘀斑较明显，胸肋部外侧上端环形压痛，可有异常活动，X 线片见骨折线位于肱骨外科颈。

(3)肩峰骨折：两者均为肩部肿痛，但肩峰骨折压痛点位于肩峰部，被动外展时可有一定的活动度，X 线片可见肩峰骨折线。

(4)锁骨骨折：与锁骨骨折尤其锁骨中、外 1/3 处骨折容易混淆。两者均有疼痛、肿胀、活动受限。锁骨骨折在锁骨处可有骨擦感，锁骨可有明显台阶现象，X 线可明确诊断。

【治疗】

肩锁关节脱位的治疗思路建立在脱位的分型的基础上。肩锁关节脱位手法整复较容易，但维持其对位困难。对于 Rockwood 分型Ⅰ～Ⅲ型目前多主张非手术治疗，Ⅲ型非手术治疗失败后可采用手术治疗；对于 Rockwood 分型Ⅳ型以上者建议采用手术治疗。

1. 手法复位　患者取坐位，患侧肘关节屈曲 90°，操作者一只手将肘关节向上托，另一只手将锁骨外侧端向下压，肩锁关节即可得到复位。

2. 固定

(1)胶布固定法：复位后，屈肘 90°，将高低纸压垫置于肩锁关节前上方，另取 3 个棉垫，分别置于肩锁关节、肘关节背侧及腋窝部，然后用 3～5cm 的宽胶布，自患侧胸锁关节下，经锁骨上窝斜向肩锁关节处，顺上臂向下绕过肘关节背侧反折，沿上臂向上，再经过肩锁关节处，拉向同侧肩胛下角内侧固定(图 6-8)，亦可取另一条宽胶布重复固定 1 次。固定时，术者两手始终保持纵向挤压力，助手将胶布拉紧固定。

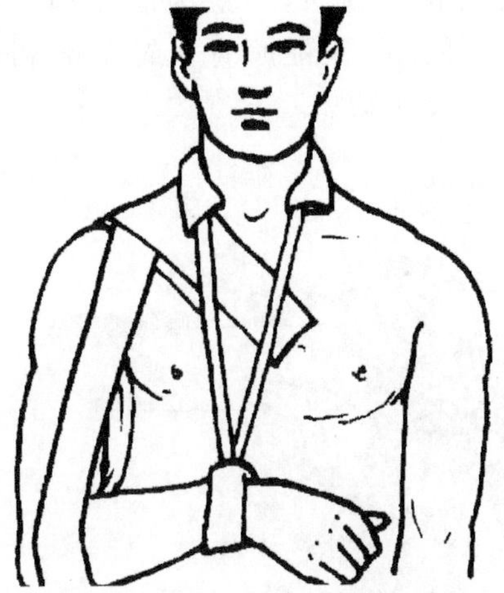

图 6-8 肩锁关节脱位固定法

(2)"∞"字绷带固定:临床上有传统斜"∞"字绷带固定,双"∞"字绷带固定。

(3)各式肩肘腋带法外固定法:如 Kenny-Howard 固定带固定法。

(4)其他:Zero 位固定方式,另外亦可用各种压迫带法固定等。其目的是压迫锁骨远端向下,推动肘部向上,以使脱位复位,并维持之,直至破损的关节囊及肩锁韧带愈合。固定时间为 5～6 周。

3. *辨证施治* 初期肩部肿胀、疼痛,宜活血祛瘀消肿镇痛,以舒筋活血汤内服。中期肿痛减轻,宜舒筋活血,强壮筋骨,以壮筋养血汤内服。后期症状近消失,宜补肝肾、舒筋活络,以补肾壮筋汤加减内服。损伤后期,关节功能障碍者,以损伤洗方熏洗,可配合按摩推拿治疗。

4. *手术治疗* 肩锁关节全脱位,若外固定不能维持其对位者,多采用手术切开复位内固定。如克氏针张力带、锁骨钩钢板、强力线或锚钉等修复、加强或重建喙锁韧带等。

陈旧性肩锁关节脱位,若仅有脱位,无明显功能障碍和症状者,则无需治疗。有明显疼痛及功能障碍者,则考虑手术治疗,手术方法较多。

【并发症】

1. 非手术治疗有压疮及神经血管损伤等并发症,多见于压迫力过大及随访不及时。

2. 手术病例的术后并发症也较常见,肩锁关节骨性关节炎最常见;其他较常见的是锁骨远端骨溶解及局部疼痛综合征;术后浅表伤口感染,但是大多数感染通过非手术治疗能控制。深部感染的治疗需要去除内植物及清创等,往往伴随着重建失败及功能差。目前各种技术的失败少见,但是复位丧失和再脱位仍存在;完全再移位往往与残留症状有关。另外,所有手术都有内固定物失效的风险;克氏针固定等有内固定物迁移的可能。

3. 其他并发症有迟发神经血管损伤、喙锁间隙骨化等。

【功能锻炼及预后】

1. *功能锻炼* 固定期间做腕指关节活动,固定 5～6 周开始主动活动肩关节。先做肩关节的前屈后伸活动,逐渐做外旋、内旋、外展及上举等动作,如上提下按、双手托天、前俯分掌等。活动范围由小到大,用力逐渐加强,切不可粗暴的被动手法活动,可用转手法按摩。

2. *预后* 肩锁关节脱位是临床常见损伤,全脱位的治疗要达到良好效果较为困难。目前临床常用的手术及非手术治疗方法都因存在着许多不利因素,难以达到理想效果。

手术治疗适合于重度脱位的患者。手术治疗的最大优势是手术方式的多样式及急性期护理较方便,但是其缺点是失败率也极高,需二次手术取出内固定物。手术治疗后由于其固定的稳定性不足或者设计缺陷,其术后的满意率差别也很大。

非手术治疗适合于中轻度脱位患者,或因条件限制不能手术的患者,或手术后失败,通过非手术外固定保护可补救的病例。非手术治疗的优势在于固定方式的多样性。其缺点是对重度脱位效果欠佳,并且急性期护理不便,病人的依从性与效果密切相关。

四、肩关节脱位

肩关节脱位(the dislocation of shoulder),亦称肩肱关节脱位。肩关节脱位是骨科常见病、多发病之一,占全身关节脱位的 4%以上,多发生于青壮年,男性多于女性。肩关节脱位以前脱位最常见,后脱位只占全部肩关节脱位的 1%～4%。古称肩胛骨出、髃骨骱失或肩骨脱臼。

【解剖学】

肩部关节由肩肱关节、肩锁关节、胸锁关节及肩胛胸壁关节组成(图 6-9)。肩肱关节即狭义肩关节,是人体最灵活的关节。由肱骨头与肩胛盂构成的杵臼关节,由于头大盂小,仅以肱骨头部分关节面与肩胛盂接触,周围关节囊较松弛使肩肱关节有较大的活动度,盂周有纤维软骨构成的盂唇围绕,加强关节的稳定性。肩肱关节的稳定还通过喙肩韧带、喙肱韧带、盂肱韧带和周围的肌肉肌腱增强。肩关节有丰富的滑膜囊，其中肩峰下滑囊在临床上意义最大，此滑膜囊紧密地连于肱骨大结节和肌腱袖的上外侧，其顶部与肩峰和喙肩韧带下面相接。肩部周围的肌肉有内外两层，外层为三角肌和大圆肌，内层为肌腱袖。肩峰下囊介于两层之间，以保证肱骨大结节顺利地通过肩峰下进行外展活动。

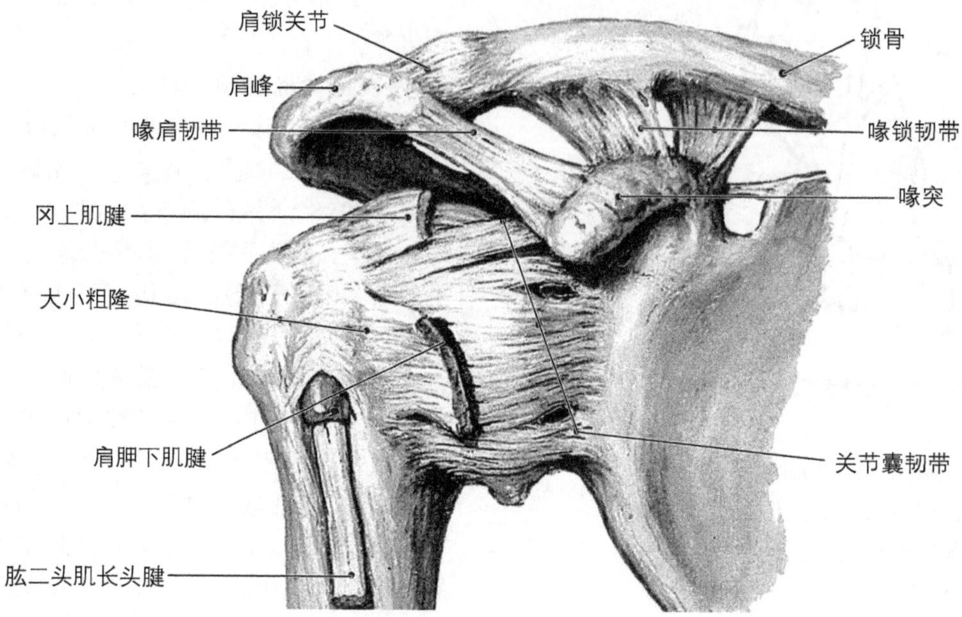

图 6-9 肩关节周围结构

【病因病机】

1. 肩关节前脱位　新鲜性、外伤性肩关节前脱位，多由间接暴力引起，极少数为直接暴力所致。患者侧向跌倒，上肢呈高度外展、外旋位，手掌或肘部着地，地面的反作用力由下向上，经手掌沿肱骨纵轴传递到肱骨头，肱骨头向肩胛下肌与大圆肌的薄弱部分冲击，将关节囊的前下部顶破而脱出，加之喙肱肌、冈上肌等的痉挛，将肱骨头拉至喙突下凹陷处，形成喙突下脱位。若外力继续作用，肱骨头可被推至锁骨下部，形成锁骨下脱位。若暴力强大，则肱骨头可冲破肱间进入胸腔，形成胸腔内脱位。跌倒时，上肢过度上举、外旋、外展，肱骨外科颈受到肩峰冲击而成为杠杆的支点，由于杠杆的作用，迫使肱骨头向前下部滑脱，造成盂下脱位，但往往因胸大肌和肩胛下肌的牵拉，而滑至肩前部，转为喙突下脱位。偶因直接打击或冲撞肩关节后部，外力迫使肱骨头向前脱出，发生前脱位。

肩关节脱位的主要病理改变是关节囊撕裂和肱骨头移位。关节囊的破裂多在关节盂的前下缘或下缘，少数从关节囊附着处撕裂，甚至将纤维软骨唇或骨性盂缘一并撕裂；或在脱位时，肱骨头后侧遭到关节盂前线的挤压或冲击，发生肱骨头后外侧凹陷性骨折。由于肩袖、肩胛下肌腱及肱二头肌长头腱与关节囊紧密相连，这些肌腱可能与关节囊同时撕裂或撕脱，有时肱二头肌长腱可从结节间沟中滑至肱骨头的后侧，妨碍肱骨头的复位。肩关节前脱位伴有肱骨大结节撕脱骨折较为常见，占30%～40%，被撕脱的大结节骨块，多数仍以骨膜与骨干相连，向上移位较少，往往随肱骨头回归原位而得到复位。仅有少数大结节骨块与骨干完全分离，被冈上肌拉至肩峰下，手法复位则又不易成功。当肩关节在外展、外旋位置时，因肱骨头后侧的凹陷，肱骨头有向前的倾向，易发生再脱位肩关节前脱位合并腋神经、臂丛神经被牵拉或被肱骨头压迫损伤者少见。合并血管损伤者更为少见，但伴有血管硬化的老年患者，可因肱骨头挫伤腋动脉而形成动脉栓塞，出现患肢发凉、桡动脉搏动消失等供血不足的现象，应及时做血管探查，否则可发生肢体坏死，应引起警惕。

2. 陈旧性肩关节前脱位　肩关节脱位，因处理不及时或不当，超过 3 周以上者为陈旧性脱位。其主要病理变化是关节周围和关节腔内血肿机化，大量纤维性瘢痕结缔组织充满关节腔内、外，形成坚硬的实质性纤维结节，并与关节盂和肩袖(冈上、冈下、小圆肌)和三角肌紧密粘连,将肱骨头固定在脱位后的部位;关节囊的破裂口,被瘢疤痕组织封闭,并与肌肉组织粘连,增加了肱骨头回纳原位的困难;挛缩的三角肌、肩胛下肌、背阔肌、大圆肌及胸大肌亦阻碍肱骨头复位;合并肱骨大结节骨折者,骨块畸形愈合,大量骨痂引起关节周围骨化,关节复位更加不易。

3. *习惯性肩关节前脱位* 习惯性肩关节前脱位较为常见,多发于青年人。其原因是多方面的,其中有先天性肩关节发育不良或缺陷,如肱骨头发育不良,关节盂前缘缺损及关节囊前壁薄弱、松弛,或因首次脱位时治疗不当所致。但这些因素是互相联系、互相影响的,而外伤才是本病的主要原因。习惯性肩关节脱位的主要病理改变是关节囊前壁撕破,关节盂或盂缘撕脱及肱骨头后侧凹陷性骨折。由于处理不当,以上组织未得到整复,发生畸形愈合,即可发生再脱位。盂唇前缘撕脱与肱骨头后侧塌陷的患者,亦是发生第二次或多次脱位的可能原因。在肩关节外旋 50°～70°的正位 X 线照片上,可以看到肱骨头的缺损阴影。在以上病理改变的基础上,当肩关节遭到轻微外力,即可发生脱位,如乘车时拉扶手、穿衣时伸手入袖、举臂挂衣或打哈欠等动作,肱骨头均有可能滑出关节盂而发生肩关节脱位。

4. *肩关节后脱位* 肩关节后脱位极少见,可由间接暴力或直接暴力所致,以后者居多。如暴力直接从前方损伤肩关节、癫痫发作或电抽搐治疗的强力肌痉挛等,均可引起后脱位。当肩关节前面受到直接冲击力,肱骨头可因过度内收、内旋冲破关节囊后壁,滑入肩胛冈下,形成后脱位;或间接暴力,跌倒时手掌着地,肱骨头极度内旋,地面的反作用力继续向上传导,也可使肱骨头向后脱出。

肩关节后脱位的病理变化主要是关节囊和关节盂后缘撕脱,有时伴有关节盂后缘撕脱骨折及肱骨头前内侧压缩性骨折,肱骨头移位于关节盂后,停留在肩峰下或肩胛冈下。

【临床分期】

1. *肩关节前脱位分型* 肩关节前脱位分型可以分为:①喙突下;②肩盂下;③锁骨下;④胸腔内。

2. *肩关节后脱位* 目前存在几种分型系统来描述肩关节后脱位,但是尚未建立一个明确的分型标准。

【临床表现】

肩关节脱位,有其特殊的典型体征。受伤后,局部疼痛、肿胀,肩部活动障碍。伴有骨折时,则疼痛、肿胀更甚。

1. *新鲜前脱位* 患者常以健侧手托患侧前臂,紧贴于胸壁,以防肩部活动引起的疼痛,患肩往往因失去圆形膨隆外形,肩峰显著突出,形成典型的"方肩"畸形。检查时,三角肌下有空虚感,在正常位置不能扪及肱骨头,若旋转肱骨干时,可在腋窝或喙突下或锁骨下扪及肱骨头。伤臂处于 20°～30°,伤肩外展位,并呈弹性固定。搭肩试验(Duga 征)及直尺试验阳性。测量肩峰到肱骨外上髁长度时,患肢短于健肢(但盂下脱位,则长于健肢)。肩部正位和穿胸侧位 X 线摄片,可确定诊断,并可了解是否有骨折发生。

2. *陈旧性肩关节脱位* 以往有外伤史,患侧三角肌萎缩,"方肩"畸形更加明显,在盂下、喙突下或锁骨下可摸到肱骨头,肩关节的各方向运动均有不同程度的受限。搭肩试验、直尺试验阳性。

3. *习惯性肩关节脱位* 有多次脱位历史,多发生于 20－40 岁,脱位时,疼痛多不剧烈,但肩关节活动仍有障碍,久而可导致肩部周围肌肉发生萎缩,当肩关节外展、外旋和后伸时,可以诱发再脱位。X 线摄片检查,拍摄肩后前位及上臂 60°～70°内旋位或上臂 50°～70°外旋位,可明确肱骨头后侧是否有缺损。

4. *有合并症时的临床表现*

(1)肱骨大结节骨折:除肩关节脱位一般症状外,往往疼痛、肿胀较严重,可在肱骨头处扪及骨碎片及骨擦音。

(2)冈上肌肌腱断裂:在脱位时,往往因肩关节活动障碍而无法发现冈上肌肌腱断裂,只是在解除外固定后,患肩不能主动外展,但在帮助下,外展 60°左右后,患肩又可继续上举,这一特殊体征是其特点,有助于诊断。

(3)肱二头肌长腱撕脱:临床上往往无明显症状,只是在整复脱位时,有软组织嵌插于关节盂与肱骨头之间而妨碍复位。

(4)血管、神经损伤:较容易遭受牵拉伤的是腋神经,损伤后,三角肌瘫痪,肩部前外、后侧的皮肤感觉消失。血管损伤则极少见,损伤后前臂及手部发冷和发绀,桡动脉搏动持续减弱或消失。

(5)肱骨外科颈骨折:合并肱骨外科颈骨折时,疼痛、肿胀更为严重。临床上有时很难鉴别,但 X 线摄片可以帮助诊断及了解骨折移位情况。

(6)肱骨头压缩骨折:临床上难以鉴别,局部疼痛、肿胀较严重，诊断主要靠X线摄片检查。

5. 后脱位　后脱位的临床症状不如前脱位明显，外观畸形亦不典型，主要表现为有肩部前方暴力作用的病史，喙突突出明显，肩前部塌陷扁平，可在肩胛冈下后方触到突出的肱骨头，上臂呈现轻度外展及明显内旋畸形。X线摄片，拍摄肩部腋位或头足位X线摄片，可以明确显示肱骨头向后脱位。肩部前后位X线摄片，因有时肱骨头刚好落在关节盂后方，又未显示重叠阴影，易延误诊断，应注意。

【辅助检查】

1. X线检查　大多数肩关节脱位正位X线片可发现，但临床诊断和治疗常需观察肱骨头与关节盂的前后关系。穿胸位投摄可以提供肩关节关节盂的斜位像，标准体位的穿胸位肱骨头应该投影于前胸壁和胸椎之间，但是仍然与主动脉弓、肺门等组织有重叠，关节盂显示不清，不能理想地显示关节脱位情况，而且摆放体位时，患者因疼痛配合起来较困难，部分患者根本不能配合检查。肩关节Y字形位又称经肩胛骨位，切线侧位，该体位使肩胛骨与探测器垂直且避开了胸廓的重叠，肩胛骨呈标准侧位时，肱骨头中心重叠在肩胛骨Y字交叉点，肱骨头前脱位时，偏离Y字交叉点向肋骨侧移位，与部分肋骨略有重叠，后脱位时则向反侧移位，直观提供了前后脱位的X线片诊断，减少了漏诊误诊。肩关节Y字形位在关节脱位及观察肩部外伤骨折上比穿胸位更有价值，给临床提供了直观的X线影像。

2. 其他检查　怀疑肩关节后脱位时，建议做肩关节重建CT扫描；怀疑合并肩袖损伤时，做肩关节MRI检查。

【诊断及鉴别诊断】

1. 诊断

(1)有外伤史。

(2)肩部局部肿胀疼痛，患者常以健侧手托患侧前臂，紧贴于胸壁，以防肩部活动引起的疼痛，患肩往往因失去圆形膨隆外形，肩峰显著突出，形成典型的“方肩”畸形。检查时，三角肌下有空虚感，在正常位置不能扪及肱骨头，若旋转肱骨干时，可在腋窝或喙突下或锁骨下扪及肱骨头。伤臂处于20°～30°。外展位，并呈弹性固定。搭肩试验(Duga征)及直尺试验阳性。测量肩峰到肱骨外上髁长度时，患肢短于健肢（但盂下脱位，则长于健肢)。肩部正位和穿胸侧位X线摄片可确定诊断。并可了解是否有骨折发生。

2. 鉴别诊断　本病需与肩周炎进行鉴别。肩周炎与肩关节脱位均有肩部的剧烈疼痛和肩关节功能明显受限。但肩周炎是一种慢性的肩部软组织的退行性炎症，早期以剧烈疼痛为主，中晚期以功能障碍为主。而肩关节脱位则多有急性损伤史，如过力或突发暴力的牵拉及冲撞，跌倒时手掌和肘部着地，由于突然的暴力沿肱骨向上冲击，使肱骨头脱离关节盂。

肩锁关节脱位患者可做左右肩关节前后位X线片对照，如病人站立，双手分别提约5kg重物摄片，肩峰与锁骨距离增大即为脱位。射线向上成角10°～15°位拍摄X片可更明确是否肩锁关节脱位。

【治疗】

1. 手法复位

(1)新鲜肩关节脱位：新鲜肩关节脱位应争取早期手法复位，因早期局部瘀肿、疼痛与肌肉痉挛较轻，不需麻醉，给予镇痛药物即可施行复位，复位容易成功。若脱位超过24小时者常选用血肿内麻醉，局部亦可先用中药热敷或配合手法按摩，以松解肌肉紧张。

①手牵足蹬法(图6-10)：此法在临床上最为常用。具体操作方法：患者仰卧于床上，用拳大的软布垫于患侧腋下，以保护软组织，也可不用。医者立于患侧，用两手握住患肢腕部，并用近于患者的一足抵于腋窝内，即右侧脱位术者用右足，左侧用左足。在肩外旋、稍外展位置沿患肢纵轴方向用力缓慢拔伸，继而徐徐将患肢内收、内旋，利用足跟为支点的杠杆作用，将肱骨头挤入关节盂内，当有入臼声响，复位即告成功。在足蹬时，不可使用暴力，以免引起腋窝血管神经损伤。若用此法而肱骨头尚未复位，可能系肱二头肌长头腱阻碍，可将患肢进行内、外旋转，使肱骨头绕过肱二头肌长头腱，然后再按上述进行复位。

②椅背整复法：唐·蔺道人在《仙授理伤续断秘方》中首次描述了应用椅背作为杠杆支点整复肩关节脱位的方法。书中载：“凡肩胛骨出，相度如何整，用椅挡圈住胁，仍以软衣被盛簟，使人一捉定，两人拔伸，却坠下手腕，又着曲着手腕，绢片缚之。”此法是让患者坐在靠背椅上，把患肢放在椅背上外，腋肱紧靠椅背，用衣服(或大卷脱脂棉)垫于腋部，避免损伤，然后一人扶住患者和椅背，医者握住患肢，先外展、外旋拔伸牵引，再慢慢内收将患肢下

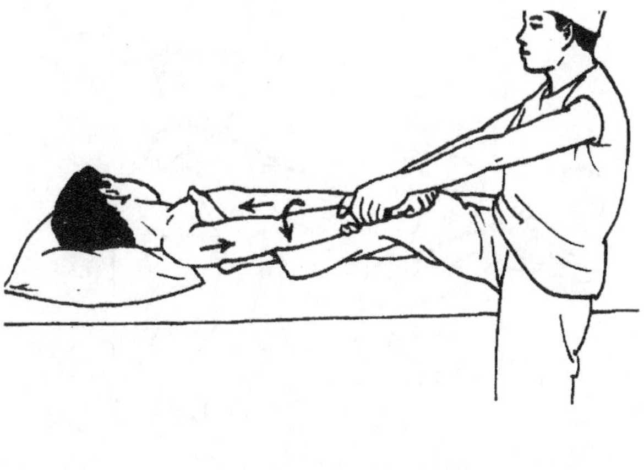

图 6-10 手牵足蹬法

垂，然后内旋屈肘复位，用绷带固定。

③拔伸托入法(图 6-11)：此法患者坐位，医者站于患肩外侧，以两手拇指压其肩峰，其余手指插入腋窝把住肱骨上端内侧(亦可左侧脱位，医者右手握拳穿过腋下部，用手腕提托肱骨头；右侧脱位，术者用左手腕提托)。第一助手站于患者健侧肩后，两手斜行环抱固定患者，第二助手握患侧肘部，一只手握腕上部，外展外旋患肢，由轻而重地向前外下方做拔伸牵引。与此同时，医者插入腋窝的手将肱骨头向外上方钩托，第二助手逐渐将患肢向内收、内旋位继续拔伸，直至肱骨头有回纳感觉，复位即告成功。

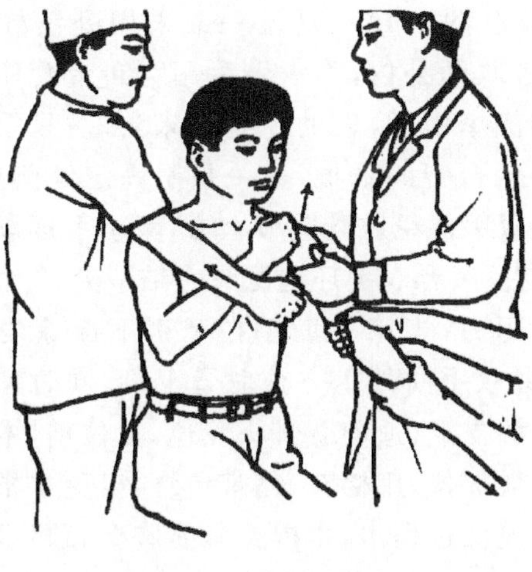

图 6-11 拔伸托入法

④肩头顶推法：此法为在缺少助手的情况下，一人独自完成的方法。患者站立，医者立于患者前，先双手握住患侧前臂及肘上部，略将身下蹲用肩头置患者患侧腋下，左侧用左肩，右侧用右肩，待肩头顶牢后术者慢慢将身立起，嘱患者放松并随力将身俯就于医者之肩背。由于患者自身重力使医者的肩头成为很大的推顶力，加上医者握住患者前臂与肘上部对肩关节形成的合力，就能使脱位的肩关节得到整复。

⑤膝顶推拉法(图 6-12)：让患者坐凳上，医者与患者同一方向立于患侧。以左侧脱位为例，医者左足立地，右足踏于患者坐凳上，将患肢外展 80°～90°，并以拦腰状绕过术者身后，医者以左手握其左腕，紧贴于左胯上，右手拿擒住患者左肩峰，右膝屈曲小于 90°，膝部顶于患者腋窝，右膝顶右手推左手拉，并同时左身转，徐徐用力，然后右膝顶柱肱骨头部向上用力一顶即可复位。

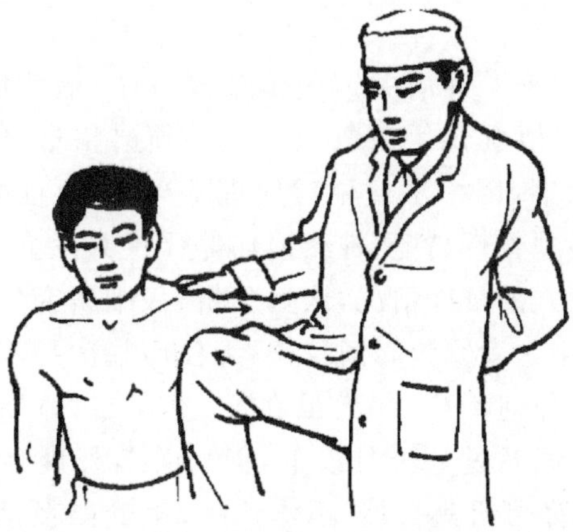

图 6-12 膝顶推拉法

⑥牵引回旋法(图 6-13)：患者取坐位或卧位，术者站于患侧，以右肩关节脱位为例，医者用右手把住患肢肘部，左手握住手腕。右手徐徐向下牵引，同时外展、外旋上臂，以松开胸大肌的紧张，使肱骨头回到关节盂的前上缘。在上臂外旋牵引位下，逐渐内收其肘部，使之与前下胸壁相连。此时肱骨头已由关节盂的前上缘向外移动，关节囊的破口逐渐张开。在上臂高度内收下，迅速内旋上臂，肱骨头便可通过扩大的关节破口滑入关节盂内，并可闻及入臼声。此法应力较大，肱骨颈受到相当大的扭转力，因此，它多在其他手法失败后选用，但操作宜轻稳谨慎，若用力过猛，可引起肱骨外科颈骨折，尤其是骨质疏松的老年患者更应注意。

复位后检查：a. 搭肩试验阴性；b. 方肩畸形消失，即观察肩部外形是否丰满圆隆，双肩是否对称；c. 患者腋窝下、喙突下、锁骨下，已摸不到脱位的肱骨头；d. 患肩能否作被动活动；e. X线片显示肩关

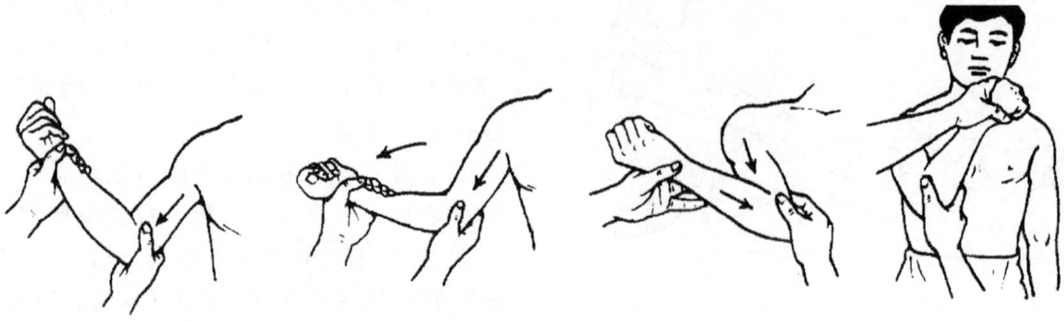

图 6-13　牵引回旋法

A. 外展；B. 外旋；C. 内收；D. 内旋

节已复位。

(2)陈旧性肩关节脱位整复方法：治疗陈旧性脱位，可以尝试手法复位。但必须严格选择病例，谨慎从事，因手法复位时处理不当，还可能发生肱骨外科颈骨折、臂丛神经损伤等严重并发症。故应根据病人的具体情况，认真分析、仔细研究、区别对待，老年患者脱位时间较长，无任何临床症状者，可不采取任何治疗，年龄虽在 50 岁左右，体质强壮，脱位时间超过 2 个月以上，但肩关节外展达 70°～80°者，亦可听其自然，不作治疗；年龄虽轻，脱位时间超过 2～4 个月，但伴有骨折，或大量瘢痕组织形成者，不宜采用手法复位，应行切开复位。

①适应证与禁忌证：a. 陈旧性肩关节前脱位，在 3 个月以内，无明显骨质硫松者，可试行手法复位。b. 年轻体壮者，可试行手法复位，年老体弱者禁用手法整复。c. 脱位的肩关节仍有一定活动范围，可手法整复；相反，脱位的关节固定不动者，禁用手法复位。d. 经 X 线照片证实，未合并骨折，或关节内外无骨化者，可试行手法复位。e. 肩关节脱位无合并血管、神经损伤者，可尝试手法整复。

②术前准备

持续牵引脱位：整复前，先做尺骨鹰嘴牵引1～2 周，牵引重量 3～4kg。以冀将脱出的肱骨头拉到关节盂附近以便于复位。在牵引期间，每天配合中药熏洗、推拿按摩，施行手法时，可暂时去掉牵引。以拇指推揉，拇、示指提捏等手法，提起三角肌；胸大肌、肩胛下肌、背阔肌、大圆肌等，然后，以摇转、扳拉等手法，加大肩关节活动范围，反复操作数次，逐步解除肩关节周围肌肉的痉挛，松解关节周围的纤维粘连，使痉挛组织延伸，肱骨头活动范围加大。若脱位时间短，关节活动范围较大，可以不做持续牵引。

手法松解粘连：松解是否彻底，是整复手法能否成功的关键。患者仰卧于手术台上，在全麻或高位硬膜外麻醉下，助手固定双肩，医者一只手握患肢肘部，另一只手握伤腕部，屈肘 90°，做肩关节的屈、伸、内收、外展、旋转等各向被动活动。医者须耐心、细致，动作持续有力，范围逐渐增大，使粘连彻底松解，痉挛的肌肉彻底松弛、充分延伸，肱骨头到达关节盂边缘，以便于手法整复。医者在松解粘连时，切不可操之过急，否则可引起骨折或血管、神经损伤。

复位(图 6-14)：复位一般采用卧位杠杆复位法，患者取仰卧位，第一助手用宽布带套住患者胸廓向健侧牵引；第二助手立于床头，一只手扶住竖立于手术台旁的木棍，另一只手固定健侧肩部；第三助手双手握患肢腕关节上方，牵引下逐渐外展到 120°左右；医者双手环抱肱骨大结节处，3 个助手协调配合用力，当第三助手在牵引下徐徐内收患肢时，医者双手向外上方拉肱骨上端，同时利用木棍当杠杆的支点，迫使肱骨头复位，复位前，木棍与患臂的接触部位，用棉花、绷带包绕，以免木棍损伤皮肉。在复位过程中，木棍要紧靠胸壁，顶住腋窝，各方用力要适度，动作要缓慢，协调一致，密切配合，避免造成肱骨外科颈骨折及并发血管、神经损伤。

(3)习惯性肩关节脱位整复方法：习惯性脱位，一般可自行复位，或轻微手法即可复位，可参考新鲜性脱位复位手法。

(4)有合并症的肩关节脱位整复方法

①肱骨大结节骨折：一般肱骨大结节骨折者，

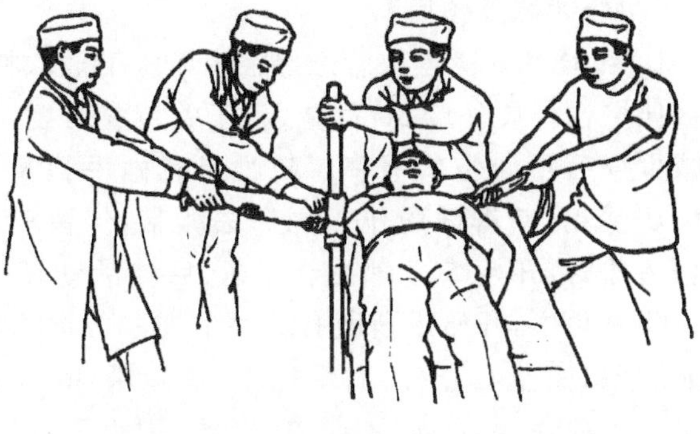

图 6-14 陈旧性肩关节脱位杠杆复位法

大块骨折块往往可随脱位整复而得到复位。若骨折块少，则可能在整复后，骨折块被嵌入关节腔内，可在复位后通过手术摘除骨折片或切开复位内固定。

②合并肱骨外科颈骨折（图 6-15）：本症治疗比较困难，其治法可先行手法复位，先整复脱位，再整复骨折。采用外展牵引推拿法，一名助手用布单套住胸廓向健侧牵引，另一名助手握伤肢腕部稍外展牵引。医者一只手从腋窝以拇指推压脱位之肱骨头向上外。在继续保持牵引与推压之下，另一只手放于肩峰做对抗压力使肱骨头归臼的同时，助手继续牵引患肢使之复位。若用上法复位困难，亦可试用足蹬拔伸法，若再失败，则采用持续牵引法。

(5)肩关节后脱位整复方法：治疗比较简单，一般采用前脱位的牵引推拿法。将上臂轻度前屈。外旋牵引肱骨头即可复位。

陈旧性后脱位者，如手法复位困难，多采用手术切开复位，但是复位后有再脱位可能。

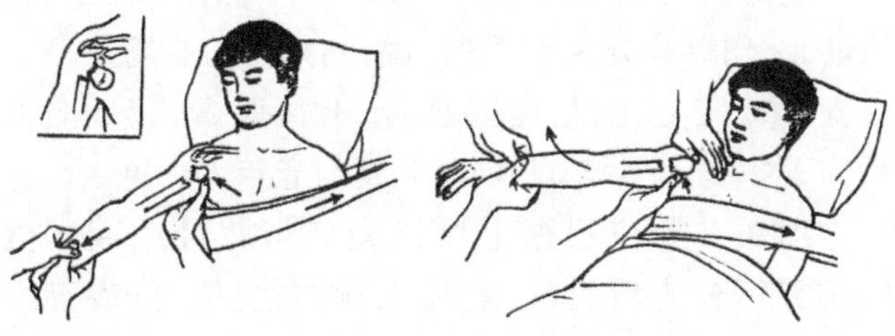

图 6-15 肩关节脱位合并肱骨外科颈骨折整复法

2. 固定 复位后常选用胸壁绷带固定，将患肢屈肘60°～90°上臂内收内旋，前臂依附胸前，用纱布棉花放于腋下和肘内侧，以保护皮肤，接着将上臂用绷带固定于胸壁，前臂用颈腕带或三角巾悬吊胸前2～3 周。固定时于腋下和肘部内侧放置纱布棉垫，将胸壁与上臂内侧皮肤隔开，防止因长期接触而发生皮炎、糜烂。固定宜妥善、牢固，限制肩关节外展、外旋活动。固定时间要充分，使破裂的关节囊得到修复愈合，预防以后形成习惯性脱位。若是合并肱骨外科颈骨折，则采用肱骨外科颈骨折的治疗方法进行固定，视复位后的肱骨头处于何种位而采用相应的办法。

若是新鲜性肩关节后脱位，复位后，用肩人字石膏固定上臂于外展 40°、后伸 40°和适当外旋位，3 周后去除固定。

3. 辨证施治

(1)内治法

①新鲜脱位：早期患处瘀肿、疼痛明显者，宜活血祛瘀，消肿镇痛，内服舒筋活血汤、活血止痛汤等，外敷活血散，消肿镇痛膏；中期肿痛减轻，宜服舒筋活血，强壮筋骨之剂，可内服壮筋养血汤、补肾壮筋汤等，外敷舒筋活络药膏；后期体质虚弱者，可内服八珍汤、补中益气汤等；外洗方可选用苏木煎、上肢损伤洗方等，煎水熏洗患处，促进肩关节功能的恢复。

②陈旧性脱位：应加强中药内服通经活络之品，及加强温通经络之品以外洗，以促进关节功能恢复。

③习惯性脱位：应提早补肝肾、益脾胃，以强壮筋骨。

④对于各种合并症：有骨折者，按骨折三期辨证用药。有合并神经损伤者，应加强祛风通络，大量用地龙、僵蚕、全蝎等；有合并血管损伤者，应加强活血祛瘀通络，可合用当归四逆汤加减。

(2)外治法：针灸推拿结合康复在肩关节脱位患者可以明显缓解疼痛、改善肩部活动。针刺早期具有抗挛缩、促进上肢功能恢复等多方面的效应，还具有促进患者神经感觉与运动传导速度的作用。推拿手法循经取穴，手法作用于局部有舒筋通络、行气活血、理筋正骨、散络止痛、滑利关节的功效，可以减轻对神经的刺激，减轻异常的应力集中，恢复局部解剖关系和力学平衡。两者配合可以有效增强冈上肌、三角肌肌力，可以使患者安全、有效、无痛地恢复肩关节功能。

4. 手术治疗 多数新鲜性肩关节脱位，都能通过手法复位成功，极少数患者需要切开复位，凡遇到下列情况之一者，可考虑切开复位。

(1)脱位合并血管、神经损伤，临床症状明显者。

(2)合并肱二头肌长头腱向后滑脱，手法复位多次不能成功者。

(3)合并肱骨外科颈骨折，经手法复位不成功者，应做切开复位内固定。

(4)合并关节盂大块骨折，估计脱位整复后影响关节稳定者，应做切开复位内固定。

(5)合并肱骨大结节骨折，骨折块嵌在肱骨头和关节盂之间，阻碍复位者。

习惯性脱位，手术治疗的目的在于增强关节囊前壁和人工圆韧带重建，以控制肩关节的外旋活动，增加肩关节的稳定性，防止再脱位。但术后仍有10%～20%复发。一般若经常脱位致影响肩部功能，则可考虑手术，其术式有如下几种：①肩胛下肌、关节囊重叠缝合术；②肩胛下肌止点外移术；③喙突植骨延长术及关节囊紧缩术。

【并发症】

1. *肱骨大结节骨折* 外伤性肩关节前脱位，有30%～40%的患者可合并大结节撕脱骨折。当肩关节前脱位时，由于大结节与关节盂前下缘相互撞击，造成大结节骨折。合并骨折者，比单纯脱位者疼痛、肿胀更甚。多数病例骨折块较大，且与肋骨骨膜相连，少数病例骨折块较少，往往被冈上肌拉向内上方。

2. *冈上肌肌腱断裂* 肩关节前脱位合并冈上肌肌腱断裂者较少见，多为肩关节在外展位时，遭到急骤内收的暴力，使冈上肌肌腱在脱位同时发生断裂。但往往易被漏诊，多数在解除外固定后，才发现肩关节自主外展功能障碍，而考虑此肌腱断裂之可能。

3. *肱二头肌长腱撕脱* 此合并症较少见，多因间接暴力造成肩关节脱位时，肱二头肌强力收缩，引起肱二头肌长腱断裂。断裂多发生在肱二头肌长腱与关节囊交界处。合并长腱断裂者，往往因断裂的肌腱滑到肱骨头的后内侧而阻碍复位。

4. *血管、神经损伤* 合并血管神经损伤者极少。往往是脱位时对腋神经的牵拉，导致神经麻痹，一般不会出现神经断裂。而血管损伤，除原有血管硬化者外，一般均是整复手法粗暴而致。

5. *合并外科颈骨折* 此型在肱骨外科颈骨折合并肩关节脱位一节中已论述，是在所有的肩关节脱位中最难处理的一种。

6. *肱骨头压缩性骨折* 肩关节脱位合并肱骨头压缩性骨折，较少见。主要是肱骨头与关节盂直接撞击所致。

【功能锻炼及预后】

1. *功能锻炼* 复位后最好在患肢腋下放软枕，上臂保持在外展外旋30°位置，利于关节囊修复，可以减少今后再脱位的概率。鼓励患者做手腕及手指练功活动，新鲜前脱位1周后去绷带，保留三角巾悬吊前臂，开始练习肩关节前屈、后伸活动；2周后去除三角巾，开始逐渐做有关关节向各方向主动功能锻炼，如左右开弓、双手托天、手拉滑车、手指爬墙等运动，并配合按摩、推拿、针灸、理疗等，以防肩关节周围组织粘连和挛缩，加快肩关节功能恢复。但是，在固定期间，必须禁止上臂过度外旋活动，以免影响软组织修复。固定去除后，禁止做强力的被动牵拉活动，以免造成软组织损伤及并发骨化性肌炎。陈旧性脱位，固定期间应加强肩部按摩、理疗。

2. *预后* 急性肩关节前脱位患者，大部分功能恢复良好，但是部分人有再脱位风险。部分存在持续肩部症状的患者，通常均存在主观感觉和客观存在的肩关节不稳定，同时伴有肩关节疼痛。体格检查时，进行肩关节活动时患者通常存在脱位恐惧感。

大约有18%的急性肩关节后脱位患者在发病后1年内出现复发性肩关节不稳。出现再脱位的危险因素包括：年龄小于40岁、癫痫疾病、大块的反式Hill-Sachs损伤。

由于近年肩关节镜诊疗技术的进步，部分肩关节脱位复发患者可通过手术治疗。

五、肘关节脱位

肘关节脱位占全身大关节脱位的第1位，其发病率占全身四大关节脱位的50%左右。肘关节又名曲楸骱。《伤科补要·曲楸骱》说："肘骨者，胳膊中节上下支骨交接处也，俗名鹅鼻骨，上接臑骨，其助名曲楸"。本病多发生于青壮年，儿童与老年人少见。

肘关节脱位根据上尺桡关节与肱骨远端所处的位置可分为后脱位、前脱位、侧方脱位、分裂型脱位及骨折脱位等，其中后脱位最为常见，分裂型脱位很少见。按发病时间至整复时间分，可分为新鲜及陈旧脱位。

【解剖学】

肘关节是屈戌关节，由肱桡关节、肱尺关节及上尺桡关节组成，构成这3个关节的肱骨滑车，尺骨上端的半月形切迹、肱骨小头、桡骨小头共包在一个关节囊内，有一个共同的关节腔。肘关节囊的前后壁薄弱而松弛，但两侧的纤维层则增厚形成桡侧副韧带和尺侧副韧带，关节囊纤维层的环行纤维形成一坚强的桡骨环状韧带，包绕桡骨小头。所以肘关节的稳定主要依靠肱骨下端与尺骨上端的解剖联系，尺桡侧副韧带、环状韧带为辅。从整体来说，肘关节沿额状轴做屈伸活动，是以肱尺关节为主，肱桡关节和上尺桡关节的协调配合完成的。肘部的三点骨突标志是肱骨内、外上髁及尺骨鹰嘴突。伸肘时，这三点成一直线，屈肘时，这三点形成一等边三角形，故又称“肘后三角”。此三角关系可作为判断肘关节脱位和肱骨髁上骨折的标志(图 6-16)。

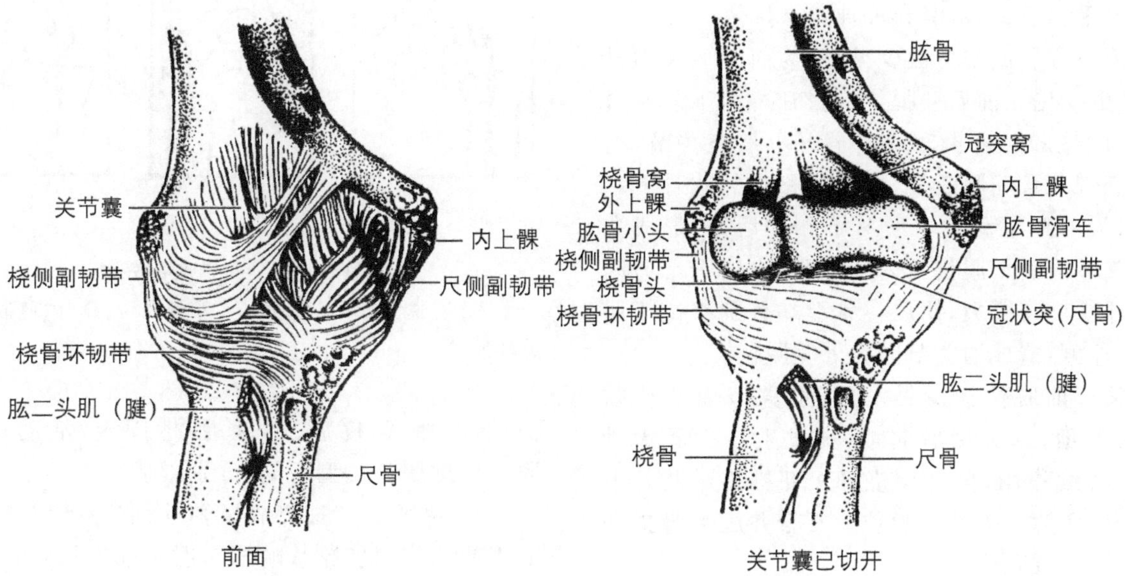

图 6-16 肘关节结构

【病因病机】

肘关节后脱位多因间接暴力(传达暴力或杠杆作用力)所造成。患者跌倒时，上肢处于外展、后伸，肘关节伸直及前臂旋后位手掌触地。向上传达的暴力甲由两个分力合成，分力乙使肘关节过度后伸，以致鹰嘴尖端急骤撞击肱骨下端的鹰嘴窝，则鹰嘴构成一支点，肱尺关节处形成杠杆作用，半月切迹自肱骨下端滑车部脱出，使止于尺骨粗隆上的肱肌及肘关节囊的前壁被撕裂，在肘关节前方无任何软组织阻挡的情况下，肱骨下端向前移位；分力丙使尺骨鹰嘴突向后上移位，尺骨冠状突和桡骨头同时滑向后方，形成肘关节后脱位(图 6-17)。

若分力丙大于分力乙，则冠状突尚未离开滑车时，即向上移位，则冠状突可先发生撞击骨折；或桡骨头产生挤压性骨折。这种情况，肱前肌群损伤往往较严重。

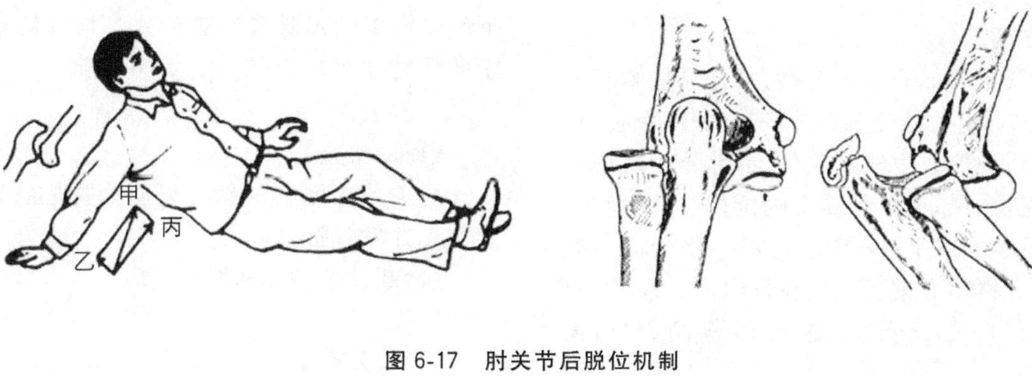

图 6-17 肘关节后脱位机制

肘关节侧方脱位，又分为后内侧脱位和后外侧脱位，其中以后者较为多见。在引起肘关节后脱位的同时，由于暴力作用不同，可沿尺侧或桡侧向上传达，出现肘内翻或肘外翻，引起肘关节的尺、桡侧副韧带撕脱或断裂，但环状韧带仍保持完整，所以尺骨鹰嘴和桡骨小头除向后移位外，还同时向尺侧或桡侧移位，形成后内侧脱位或后外侧脱位，骨端向桡侧严重移位者，可引起尺神经牵拉伤。

肘关节分裂型脱位极少见，分为前后型和内外型，后者更少见。前后型脱位，受伤时，由于前臂过度旋前，脱位的肱骨滑车纵行劈开上尺桡关节，造成环状韧带和骨间膜断裂，桡骨头移位到肱骨下端的前方，尺骨鹰嘴移位于肱骨下端的后方，形成典型的肘关节前后型脱位。内外型脱位，由于暴力因素致使环状韧带撕裂，使尺桡骨上端分别移位于肘关节内、外侧，造成肘关节向内外侧脱位。

肘关节前脱位极少见，是因肘关节屈曲位跌仆，肘尖着地，暴力由后向前，先发生尺骨鹰嘴骨折，暴力继续作用，可将尺桡骨上部推移至肱骨下端的前方，成为肘关节前脱位。不合并鹰嘴骨折的前脱位是罕见的。

肘关节骨折脱位，系指肘关节后脱位合并肱骨内、外上髁骨折，较为常见，尤其伴有内上髁骨折最多。患者跌倒时，除具有后脱位的暴力外，同时伴有屈肌或伸肌的急骤收缩，造成肱骨内上髁或外上髁的撕脱骨折。

肘关节脱位时，肱三头肌腱和肱前肌腱被撕脱、剥离，骨膜、韧带、关节囊均被撕裂，瘀血留滞，肘窝部形成血肿。该血肿容易发生纤维化，以至骨化，引起骨化性肌炎，成为陈旧性肘关节脱位整复的最大困难，并影响复位后肘关节的活动功能。移位严重的肘关节脱位，可能损伤肘部血管与神经，引起严重的并发症，应予注意。

【临床分期】

肘关节脱位的 Browner 分型：根据尺桡骨相对肱骨移位的方向可以分为（图 6-18）：①后脱位：80％以上为后脱位或后外侧脱位，少部分为后内侧脱位；②前脱位：尺、桡骨向前方脱位；③外侧脱位：尺、桡骨向外侧脱位；④内侧脱位：尺、桡骨向内侧脱位；⑤分离脱位：有前-后型（桡骨向前方脱位，尺骨向后方脱位），内-外侧型（桡骨向外侧方、尺骨向内侧方脱位）。

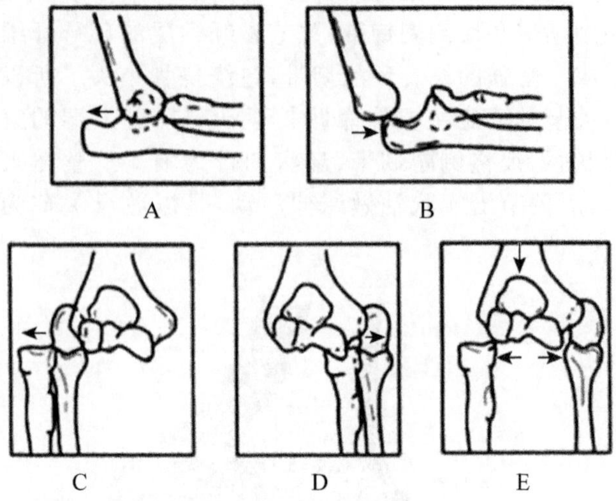

图 6-18 肘关节脱位分型

A. 后脱位；B. 前脱位；C. 外侧脱位；D. 内侧脱位；E. 分离脱位

【临床表现】

肘关节脱位的诊断比较容易，多有典型的外伤史，肘部肿胀、疼痛、畸形，弹性固定，活动功能障碍。根据脱位类型不同，分别叙述。

1. *后脱位* 肘关节呈弹性固定于 120°～140°的半屈曲位，呈“靴状畸形”，肘窝前饱满，可触到肱骨下端，肘后空虚凹陷，尺骨鹰嘴后突，肘后三点骨性标志的关系发生改变，与健侧对比，前臂的掌侧明显缩短，关节的前后径增宽，左右径正常。

2. *侧后方脱位* 除具有后脱位的症状、体征外，可呈现肘内翻或肘外翻畸形，肘关节出现内收、外展等异常活动，肘部的左右径增宽。

3. *分裂型脱位* 因尺、桡骨上部可分别位于肱骨下端的内、外侧，肘关节左右径明显增宽；或因尺桡骨上部分别位于肱骨下端的前后侧，肘关节的前后径明显增宽。

4. *前脱位* 肘关节过伸，屈曲受限，肘窝部隆起，可触及脱出的尺、桡骨上端，在肘后可触到肱骨下端及游离的尺骨鹰嘴骨折片。与健侧对比，前臂掌侧较健肢明显变长。肘关节正侧位 X 线片可明确脱位的类型，并证实有无并发骨折。

【辅助检查】

肘关节正侧位 X 线片可明确脱位的类型，并证实有无并发骨折。

【诊断及鉴别诊断】

1. *诊断*

(1)有外伤史。

(2)肘半屈位弹性固定（120°～140°），局部肿胀、疼痛及压痛，活动受限。有明显畸形，肘后三点

(肱骨两上髁和尺骨鹰嘴)骨性标志位置关系改变。

(3)可伴有神经损伤。

(4)X线摄片可明确脱位情况及有无冠状突或桡骨小头骨折。

2. 鉴别诊断

(1)肱骨远端全骺分离:小儿X线片上肱骨小头骨化中心未显现,仅靠X线片诊断,容易与肘关节脱位相混淆。肱骨远端全骺分离者局部肿胀、压痛及瘀血斑更为明显,肘关节脱位则有明确的肘后三角位置关系的改变。同时摄对侧X片有助于鉴别诊断。必要时CT重建。

(2)合并尺骨鹰嘴骨折的肘关节前脱位与伸直型孟氏骨折:合并尺骨鹰嘴骨折的肘关节前脱位的主要临床特征是尺骨近端发生骨折,肱骨远端穿过尺骨鹰嘴,使肘关节产生前脱位,这种损伤常伴有肱桡关节脱位,与伸直型孟氏骨折有相似的症状、体征及X线片表现,容易混淆。其主要鉴别方面在于,合并尺骨鹰嘴骨折的肘关节前脱位主要表现为肘关节前脱位和尺骨近端骨折,上尺桡关节无明显分离。

(3)肱骨髁上骨折(伸直型):肱骨髁上骨折(伸直型)时,肘关节可部分活动,可扪及骨擦音和骨擦感,肘后三角无变化,无肘关节弹性固定,上臂常有短缩,以此鉴别。

【治疗】

新鲜性肘关节脱位应以手法整复为主,宜早期复位及固定。因脱位之类型不同,整复方法亦异。复位前应了解骨端移位的方向,《仙授理伤续断秘方·理伤续断方》载:"凡手骨(指肘关节)出者,看如何出,若骨向左出,则向右边拔入。骨向右出,则向左拔入。"脱位之整复,应采用反向复位的方法。并发骨折者,应先整复脱位,然后处理骨折。麻醉的选择,原则上应使复位手法在肌肉高度松弛及无疼痛感觉下进行;一般来说,脱位在24小时内者,可不用麻醉整复;脱位超过24小时者,或者患者的肌肉紧张,可选用局部浸润麻醉;脱位数日至3周者,可用臂丛阻滞麻醉等。陈旧性脱位,应力争手法复位,若复位失败,可根据实际情况考虑采用手术治疗。

1. 手法复位

(1)新鲜性肘关节脱位

①肘关节后脱位

拔伸屈肘法:清·钱秀昌在《伤科补要·曲楸骱》中记载:"其骱若出,一手捏住骱头,一手拿其脉窝,先令直拔下,骱内有声响,将手曲转,搭着肩头,肘骨合缝,其骱上矣。"即患者取坐位,助手立于患者背侧,以双手握其上臂,医者站在患者前面,以双手握住腕部,置前臂于旋后位,与助手相对牵引,3~5分钟,医者以一只手握腕部保持牵引,另一只手的拇指抵住肱骨下端(肘窝)向后握按,其余四指置于鹰嘴(骱头)处,向前端提,并缓慢地将肘关节屈曲,若闻及入臼声,则说明脱位已整复。患者亦可取卧位,患肢上臂靠床边,术者一只手按其上臂下段,另一只手握住患肢前臂,顺势拔伸,有入臼声后,屈曲肘关节(图6-19)。

膝顶复位法:患者取坐位,医者立于患侧前面;一只手握其前臂,一只手握住腕部,同时一足踏在凳面上,以膝顶在患侧肘窝内,先顺畸形拔伸,然后逐渐屈肘,有入臼声者,患侧手指可摸到同侧肩部,即为复位成功(图6-20)

推肘尖复位法:患者取坐位,一名助手双手握其上臂,第二名助手双手握腕部,医者立于患者患侧,双拇指置于鹰嘴尖部,其余手指环握前臂上段,先拉前臂向后侧,使冠状突与肱骨下端分离,然后助手在相对牵引下,逐渐屈曲肘关节,同时术者由后上向前下用力推鹰嘴,即可还纳鹰嘴窝而复位。

②肘关节前脱位:单纯性肘关节前脱位,复位时应使肘关节呈高度屈曲位进行。患者取仰卧位,一名助手牵拉上臂,术者握前臂,另用一布带套在前臂上端掌侧,两头栓结于术者腰部,在肘关节屈曲位,术者弓腰牵引尺桡骨上端向下的同时,推前臂向前,即可复位。

合并尺骨鹰嘴骨折者,复位手法较简单。患者取仰卧位,一助手固定上臂,另一助手握其腕部,顺势牵引前臂,医者两手拇指置于尺桡骨上端掌侧,向下向后推送,余指置于肋骨下端背侧,向上向前端提,有入臼声,说明已复位。脱位整复后,按鹰嘴骨折处理。

③肘关节侧方脱位:其处理原则,应先整复侧方脱位,而后矫正前后移位。侧方移位矫正后,再按拔伸屈肘法或推肘尖复位法,整复前后移位。

④肘关节分裂型脱位:前后型脱位者,在助手相对牵引下,医者先整复尺骨的脱位,而后整复桡骨。内外侧脱位者,复位时,患侧肘关节应在伸直位,助手相对牵引,医者用两手掌直接对挤尺、桡骨上端,内外侧移位矫正后,肘关节逐渐屈曲即可复位成功。但往往在拔伸牵引时,尺、桡两骨近端同

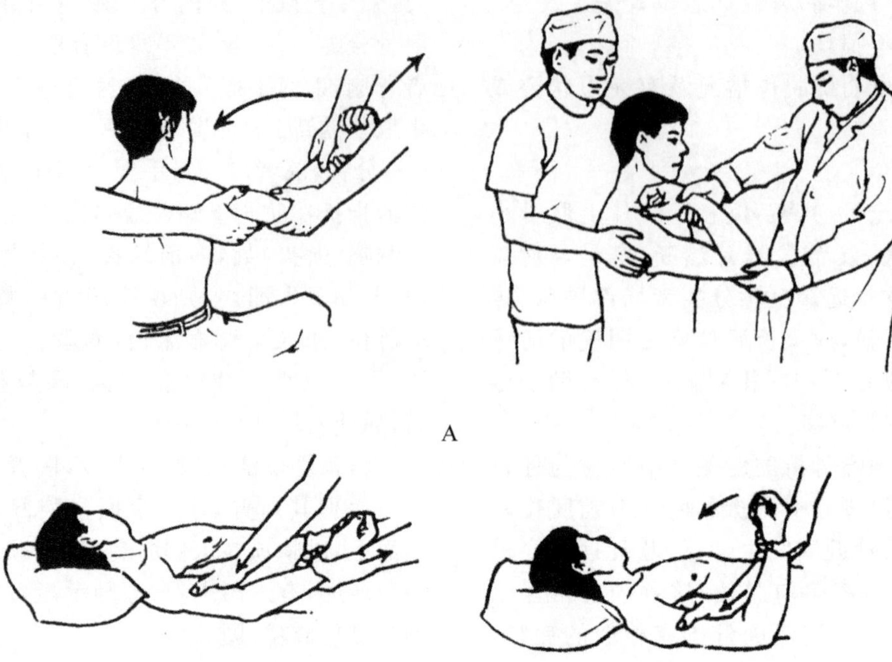

A

B

图 6-19　拔伸屈肘法

A. 坐位法；B. 卧位法

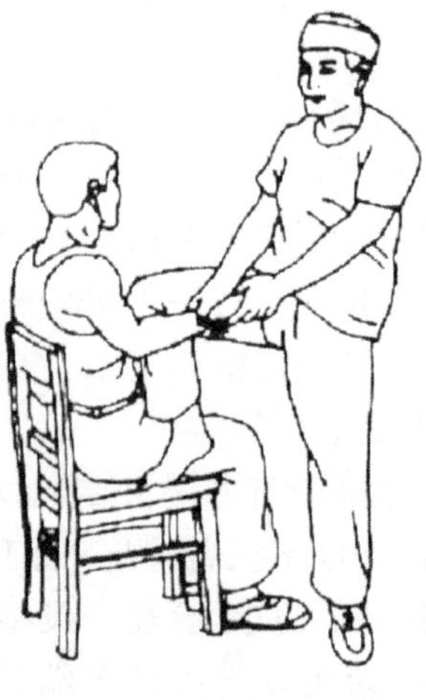

图 6-20　膝顶复位法

时复位成功。

⑤肘关节骨折脱位：其治疗原则是先整复脱位，再整复骨折。整复脱位时。应避免骨折块夹在关节腔内。一般情况下，肘关节脱位整复后，肱骨内上髁或外上髁骨折块亦可随之复位。若复位后关节伸屈不利，被动活动肘关节时有机械性阻力及发涩感，应考虑有骨折块移位于关节间隙内。

(2)陈旧性肘关节脱位：脱位时间超过 3 周者，称为陈旧性脱位。但肘部脱位超过 10 天，整复就比较困难。关节间隙充满肉芽结缔组织及瘢痕，关节囊及侧副韧带与周围组织广泛粘连，甚至出现血肿机化，关节软骨退变剥脱，再次复位，难度较大。临床上，成年人脱位时间在 3 个月以内，不合并有骨折或血管、神经损伤及骨化性肌炎的单纯性后脱位，肘关节仍有一定活动范围者，可采用手法整复，仍可获得较满意的效果。

①复位前准备：先做尺骨鹰嘴牵引 1 周，同时配合推拿按摩及舒筋活血、通经活络、利关节的中药煎汤熏洗局部，使关节周围挛缩粘连的组织逐渐松解。并嘱患者自行活动肘关节，增加复位可能。

②松解粘连：手法复位应在臂丛阻滞麻醉下进行。患者仰卧位，助手双手固定上臂，医者一只手握肘部，另一只手握腕部，做肘关节前后屈伸、内外旋转及左右摇摆活动，交替进行，反复多次。力量由轻而重，范围由小渐大。各种活动均应轻柔、缓慢、稳妥有力，切不可操之过急。随着活动范围增大，肘关节周围的纤维粘连和瘢痕组织即可逐渐解脱，挛缩的肱二头肌亦可伸展延长。当肘关节相当松动时，在助手的对抗牵引下摄 X 线片，观察尺骨冠状突及桡骨头的位置。如桡骨头已达到肱骨小头平面，冠状突已达肱骨滑车平面，说明复位前准备活动已完成，可进行下一步复位。若经过长时间

活动，在助手大力牵引下，仍不能达到以上要求，或活动范围改善不大，不宜强行试行手法复位，以免发生骨折等并发症。

③复位：患者仰卧位，医者立于患侧，用一条宽布带绕过患侧肱骨下端的前面，布带两头系于术者腰间，向后微微弓腰，扯紧布带。两助手分别握其上臂与前臂，徐徐拔伸牵引，医者两手拇指顶住鹰嘴向前、向下推挤，余指抓住肱骨下端向后拉，同时助手慢慢将肘关节屈曲，闻及入臼响声，整复即告成功。亦可采用拔伸屈肘法与推肘尖复位法。

2. *复位后的检查* 肘部外形恢复正常，与健侧对比相似，肘关节屈伸活动功能恢复正常，患侧手可触及同侧肩部，肘后三角关系正常；陈旧性肘关节脱位，复位成功后，肘关节X线照片仍可见关节腔有增宽现象，这是因为关节间隙仍有肉芽组织和瘢痕组织充填，在日后活动中，可逐渐恢复正常。摄肘关节正侧位X线照片，可以证实复位是否成功，并确定肱骨内上髁、鹰嘴或冠状突是否有新的骨折。

3. *固定* 脱位复位后，一般用绷带做肘关节“8”字固定；1周后采用肘屈曲90°前臂中立位，三角巾悬吊或直角夹板固定，2周后去固定。

4. *辨证施治* 各种类型的脱位复位后，可按损伤三期辨证施治进行治疗。初期宜活血化瘀、消肿镇痛，内服可选用续断紫金丹、舒筋活血汤，外敷消肿膏、双柏膏或消肿止痛膏；中期宜和营生新，舒筋活络，佐以活血理气，可内服壮筋养血汤、跌打养营汤，外敷舒筋活络药膏，或接骨续筋药膏；后期关节僵硬者，外用海桐皮汤、上肢损伤洗方等煎汤熏洗。

5. *手术治疗*

(1)适应证：适用于开放性脱位者，闭合复位不成功者，合并血管、神经损伤需要探查者，以及合并骨折用非手术方法无法复位或固定影响以后功能者；伤后已数月而无骨化肌炎及明显骨萎缩的陈旧性肘关节脱位，以及习惯性肘关节脱位，关节处在非功能位也是适应证之一。术前须考虑患者有无手术禁忌证。如全身或局部情况不允许，如伤处水肿严重，术口周围皮肤有感染性疾病的患者，不适合手术。

(2)常用方法：①切开复位术；②关节切除或成形术；③关节囊及韧带紧缩术；④其他修复方式如肱二头肌腱止点移位术、骨挡手术等。

【并发症】

1. *关节脱位早期并发症* 当患者受伤时，附着于肱骨外髁的肌肉收缩，关节囊破裂，再合并直接的外力作用，可造成外髁撕脱骨折。研究发现，在单纯肘关节后脱位的患者，100%伴有肘外侧副韧带的撕裂，大部分伴有肘内侧副韧带的断裂，前关节囊及肱肌的严重损伤也很常见。由于向内、外侧脱位时的移位将尺神经与周围的组织撕脱，一并向内或外移位，可造成尺神经牵拉伤，有时还可合并血管的损伤。故骨折、神经损伤、血管损伤、感染是肘关节脱位常见的早期并发症。还可并发Volkmann缺血挛缩。

2. *关节脱位晚期并发症* 晚期的并发症多是由于患者未及时治疗或治疗不当引起，主要包括关节僵硬、骨化性肌炎、创伤性关节炎等。

【功能锻炼及预后】

1. *功能锻炼* 肘关节损伤后，血肿极易纤维化或骨化，产生肘关节僵硬，或骨化性肌炎，故脱位整复后，应鼓励患者尽早主动锻炼肘关节活动，以利加快局部血液循环，血肿吸收，防止脱位并发症的产生。固定期间，可做肩、腕及掌指等关节的活动，去除固定后，积极进行肘关节的主动活动，活动时应以屈肘为主，因伸肘功能容易恢复，前臂下垂的重力、提物的重量，都有利于伸肘功能的恢复。功能锻炼时，可配合理疗或轻手法按摩，但必须禁止肘关节的粗暴被动活动，以免增加新的损伤，加大血肿，产生骨化性肌炎。

2. *预后* 单纯肘关节脱位在手法复位后，肘关节大多稳定，非手术治疗的效果较好。

伴有骨折的肘关节脱位称为复杂脱位，其治疗效果远较单纯肘关节脱位为差。统计发现，有5%～10%的肘关节脱位伴有桡骨头骨折；另有2%～15%的肘关节脱位伴有尺骨冠突骨折；而同时伴发桡骨头和尺骨冠突骨折的肘关节后脱位则更为少见(肘关节三联征)，此损伤的治疗效果不太满意。

新鲜脱位患者，脱位经过复位治疗，可以取得不错的治疗效果，只要能在脱位发生后及时纠正，一般不存在严重的活动障碍。而针对陈旧性脱位患者，则根据病程长短，治疗效果不一。如时间较长，粘连较为严重，甚至损伤尺神经等，简单的复位已经不能恢复，则需要手术矫正。

六、桡骨头半脱位

小儿桡骨头半脱位又称“牵拉肘”，俗称“肘错环”“肘脱环”，国外又称 Malgaigne 脱位、Nursemaid’s elbow。1671 年由 Fournier 首先描述，是婴幼儿常见的肘部损伤之一。当肘关节伸直，前臂旋前位忽然受到纵向牵拉时容易引起桡骨小头半脱位。常见的是大人领患儿上台阶时，牵拉胳膊时出现。多发生于 5 岁以下的幼儿，1－3 岁发病率最高，是临床中颇常见的肘部损伤。男孩多于女孩。左侧比右侧多。

【解剖学】

人的肘关节由 3 个骨头组成：肱骨下端、尺骨鹰嘴和桡骨小头。当肘关节做旋转运动时，桡骨总是围着尺骨转。为了防止桡骨在旋转的时候脱位，尺骨上有一条环状韧带紧紧套着桡骨的“脖子”——桡骨颈。肘关节在伸直位，突然受到牵拉，肱桡关节间隙加大，关节内负压骤增，关节囊和环状韧带被吸入肱桡关节间隙，桡骨头被环状韧带卡住，不能回归原位，形成桡骨头半脱位。

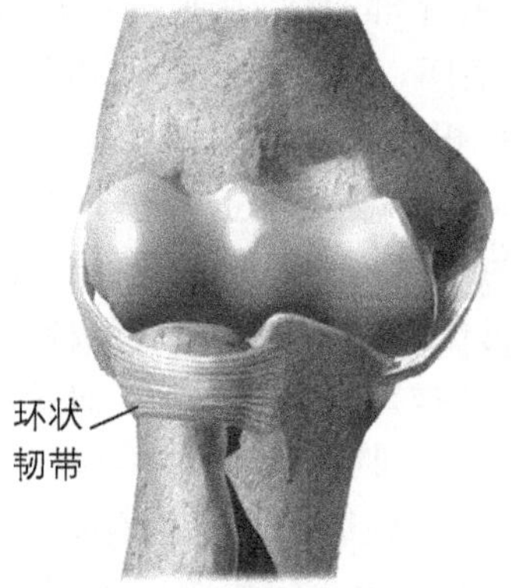

图 6-21　肘关节解剖结构

【病因病机】

多因患儿肘关节在伸直位，腕部受到纵向牵拉所致。如穿衣或行走时跌倒，幼儿的前臂在旋前位被成年人用力向上提拉，即可造成桡骨头半脱位。对桡骨头半脱位的病理改变，学者们认识尚未统一。有些学者认为幼儿桡骨头发育尚不完全，头和颈直径几乎相等，环状韧带松弛。当肘关节在伸直位，突然受到牵拉，肱桡关节间隙加大，关节内负压骤增，关节囊和环状韧带被吸入肱桡关节间隙，桡骨头被环状韧带卡住，不能回归原位，形成桡骨头半脱位；还有学者认为幼儿环状韧带前下方的附着点较薄弱；桡骨头关节面的平面略向后方远端倾斜，与桡骨干的纵轴不完全垂直；且略呈卵圆形，在旋后位的矢状径较长；在极度旋前位，桡骨头略离开尺骨的桡骨切迹。当患儿的前臂在旋前位受到向上的外力牵拉时，环状韧带的薄弱点被横行撕脱，使桡骨头向前下方滑出，形成桡骨头半脱位。有些学者做了尸体解剖，在尸体上做牵拉试验，发现桡骨头的轮廓稍呈椭圆形。当前臂旋后时，桡骨头的前面从颈部起呈尖形隆起，当前臂在旋后位牵引时，环状韧带与骨性隆起形成对抗。偏外后侧桡骨头较平，因此，当前臂旋前位牵拉时，部分环状韧带紧张，以致滑越桡骨头，产生半脱位。学者们认识均有道理，只是从不同角度论述而已。骨的解剖特点、关节囊松弛、受伤时关节内的负压增大、外力作用等都是引起桡骨头半脱位病理改变的原因。

【临床表现】

幼儿的患肢有纵向被牵拉损伤史。患者因疼痛而啼哭，并拒绝使用患肢，亦怕别人触动。患肢出现耸肩，肘关节呈半屈曲或伸直，前臂处于旋前位贴胸，不敢旋后，不能抬举，不能屈肘，取物时肘关节不能自由活动。被动牵拉前臂或屈肘可有疼痛。桡骨头处仅有压痛，而无明显肿胀或畸形。临床检查时，应注意与肱骨髁上无移位骨折鉴别，后者多有跌仆外伤史，局部有不同程度的肿胀。

【辅助检查】

X 线检查不能发现异常病理改变。摄片的主要目的是排除桡骨颈骨折、肱骨髁上骨折和肘部的其他损伤。

【诊断及鉴别诊断】

1. 诊断

(1)本病多为牵拉暴力所致。如用双手牵拉幼儿腕部走路中跌倒；穿衣服时由袖口牵拉幼儿腕部；另外，在床上翻滚时，身体将上肢压在身下，迫使肘关节过伸也可造成。

(2)临床表现：受伤后不愿上抬患肢，前臂不能旋后。肘关节多处于轻度屈曲位、前臂旋前下垂位。肘关节无肿胀、畸形，但桡骨小头处有明显压痛。

(3)X 线片无异常。

2. 鉴别诊断　临床上桡骨小头半脱位还需与肘关节软组织损伤、肱骨外髁骨折、桡骨小头骨折等相鉴别。通过病史、体征结合 X 线片可资鉴别。

【治疗】

桡骨头半脱位采用手法复位，都能取得满意疗效。

1. 手法复位　家长抱儿童正坐，医者与患儿相对。以右手为例，医者左手置于桡骨头外侧，右手握其腕上部，逐渐将前臂旋后，一般半脱位在旋后过程中即可复位。若不能复位，左拇指加压于桡骨头处，右手稍加牵引至肘关节伸直旋后位，然后屈曲肘关节，一般都能复位成功。亦可采用屈肘 90°，向旋后方向来回旋转前臂，也可达到复位的目的。复位成功时，拇指下可感到或听到桡骨头入臼的弹响声。复位后，患侧肘部疼痛立即消失，停止哭闹，开始使用患肢，能上举取物，以上两点是桡骨头半脱位复位成功的标志。

2. 固定 复位后，一般不需要制动，也可用三角巾悬吊前臂 2～3 天。但均应嘱患者家属为小儿穿、脱衣服时，应多加注意，防止牵拉患肢，以免脱位再次发生，形成习惯性脱位。

【并发症及预后】

1. 并发症 桡骨头半脱位虽然影响肘关节功能，但不合并血管神经等损伤，也不合并骨折。通过治疗均可痊愈，无并发症发生。

2. 预后 一般习惯性半脱位，随幼儿年龄增长，骨与软组织的发育，会逐渐减少脱位次数，至患者 5 岁以后，一般不再发生，6－7 岁及以后的幼儿发生桡骨头半脱位者较为少见。

七、桡骨头脱位

单纯性桡骨头脱位少见，好发于儿童，成年人也可见。分为先天性及创伤性孤立性桡骨头脱位。桡骨头脱位通常与尺骨骨折同时发生，但因儿童骨骼具有可塑性，可能发生急性单纯的桡骨头脱位，而并无尺骨骨折。单纯性桡骨头脱位容易漏诊及误诊。桡骨头脱位属“肘错环”“肘脱环”范畴。

【解剖学】

桡骨头与肱骨形成肱桡关节，与尺骨形成上尺桡关节，桡骨头于关节囊内，关节囊纤维层的环形纤维加粗，形成环状韧带包绕桡骨头。外侧的纤维层增厚形成桡侧副韧带，内侧与尺骨形成关节。当肘关节做旋转运动时，桡骨总是围着尺骨转。

【病因病机】

先天性桡骨头脱位的原因尚未明确。创伤性孤立性桡骨头脱位，Wiley 等认为其机制是前臂轻度旋前、肘内翻位，当前臂受到冲击时，在桡骨头和尺骨桡切迹之间产生的侧向应力有导致脱位的倾向。而 Lincoln 等和 Kong 则认为是前臂高度旋前的结果。另外有实验表明屈肘 20°、旋前 10°～30°，冲击腕掌尺侧，可发生桡骨头脱位或半脱位。这是由于尺倾角的存在，在屈肘、旋前位时，尺侧轴向冲击力向内的分力产生肘内翻倾向，增大了导致桡骨头脱位的侧向应力。单纯旋转暴力施加在正常旋转范围内的肘关节，不导致桡骨头脱位。暴力持续作用超过正常极限时，则产生脱位或半脱位。脱位方向取决于扭转暴力的方向，脱位的程度取决于暴力的大小。

【临床表现】

先天性桡骨头脱位临床少见，可作为一个孤立性畸形发生，也可以是上肢畸形的一部分。如Ⅱ型尺桡骨联合症可合并桡骨头脱位。脱位可以是一侧性的，也可以是双侧非对称性的。先天性桡骨头脱位患儿通常无明显症状，有的可以出现肘关节活动受限，根据文献报道，屈肘受限占 9％，旋前受限 45％，旋后受限 54％，尤其是前脱位患儿，肘部活动受限更为明显。而后脱位患儿肘关节活动受限很小或没有，临床上通常无症状，常因外伤摄片而偶然发现。

创伤性孤立性桡骨头脱位，通常具有明显外伤史，伤后疼痛多轻微，甚至无痛，肘关节活动受限或正常，可见肘窝前方、后方或外侧桡侧隆起畸形。

【辅助检查】

肘关节正侧位 X 线片可明确脱位的类型，并证实及有无并发骨折。

【诊断】

1. 诊断依据

(1)有或无外伤史。

(2)无疼痛或轻微疼痛，肘关节活动正常或受限，可见肘窝前方、后方或外侧桡侧隆起畸形。

(3)X 线摄片可明确脱位情况及有无合并尺骨骨折。

2. 诊断分型

(1)按桡骨头脱位的方向，分为前脱位、后脱位及外侧脱位。临床上，以前脱位的发生率较高，而后脱位及外侧脱位极为罕见。

(2)按桡骨头脱位的原因，分为先天性及创伤孤立性桡骨头脱位。先天性桡骨头脱位患者桡骨头发育不良，形态呈半球形，与肱骨小头相对应的关节无凹形切迹，肱骨小头亦小，尺骨上的桡骨切迹小或缺如，桡骨过长，尺骨干随桡骨头脱位的方向呈弯曲畸形等。而创伤性桡骨头脱位，有明确外伤史，骨骼形态无明显异常，但若脱位时间较长，儿童骨骼处于生长期，尺骨亦可出现弓形改变，桡骨头向上移位，但桡骨头外形变化不大。

【鉴别诊断】

1. 桡骨小头半脱位　桡骨头半脱位多由牵拉暴力所致，临床表现为受伤后不愿上抬患肢，前臂不能旋后，手法复位后患儿可自如活动肘关节。

2. 孟氏(Monteggia)骨折　孟氏骨折除出现桡骨头脱位外，同时合并尺骨骨折，而对于尺骨骨折不明显，可通过标准肘关节侧位X线片观察是否合并"尺骨弓形征"，尺骨弯曲度超过1mm可能表明前臂曾受到严重损伤，属于孟氏骨折。

【治疗】

先天性桡骨头脱位很少有临床症状，一般不需要手术治疗，手法复位及重建环状韧带效果不佳，这与其常合并尺骨弓形征等畸形有关。既往认为在骨发育成熟后，如肘关节活动范围受限、疼痛、影响外观等原因，可以手术切除桡骨头和部分桡骨颈，以改善症状。目前使用尺骨截骨术与成角畸形的矫枉过正对先天性桡骨头脱位进行治疗。

创伤性孤立性桡骨头脱位通常可以手法复位固定治疗，只是在脱位已持续3周以上，或手法整复不成功时，才需要切开复位。

1. 手法复位　桡骨头脱位以前脱位常见，故主要介绍前脱位手法整复方法，以右手为例。术者左手置于桡骨头外侧，右手握其腕上部，逐渐将前臂旋后，一般脱位在旋后过程中即可复位。若不能复位，左拇指加压于桡骨头处，右手稍加牵引至肘关节伸直旋后位，然后屈曲肘关节，一般都能复位成功。复位成功时，拇指下可感到或听到桡骨头入臼的弹响声。

2. 固定　前脱位应使前臂保持旋后、屈肘90°位固定，后脱位应保持前臂旋前屈肘90°位固定。

3. 辨证施治　各种类型的脱位，复位后均可按损伤三期辨证施治进行治疗。初期宜活血化瘀，消肿镇痛，内服可选用续断紫金丹、舒筋活血汤，外敷消肿膏、双柏膏或消肿止痛膏；中期宜和营生新，舒筋活络，佐以活血理气，可内服壮筋养血汤、跌打养营汤，外敷舒筋活络药膏，或接骨续筋药膏；后期关节僵硬者，外用海桐皮汤、上肢损伤洗方等煎汤熏洗。

4. 手术治疗　适用于脱位已持续3周以上或手法整复不成功时，以下介绍几种常用的手术。

(1)环状韧带修复，钢针固定：经Boyd入路显露桡骨头脱位。去除可能卡在肱桡关节中的部分环状韧带，将桡骨头解剖复位。如修复环状韧带有困难，可由前臂肌取下一条宽1.3cm、长11.5cm的筋膜，使此筋膜条通过尺骨的桡骨切迹与桡骨粗隆之间并环绕桡骨颈，用不吸收缝线以间断缝合法缝合于筋膜条自身。如桡骨近端仍不稳定，可用钢针由桡骨斜行穿至尺骨近端，也可用大号光滑的斯氏针经关节固定(图6-22)。冲洗伤口，分层缝合。保持前臂于轻度旋后位，用无菌敷料包扎，长臂石膏固定3～6周后去除石膏、拔钢针，同时开始关节动度锻炼。

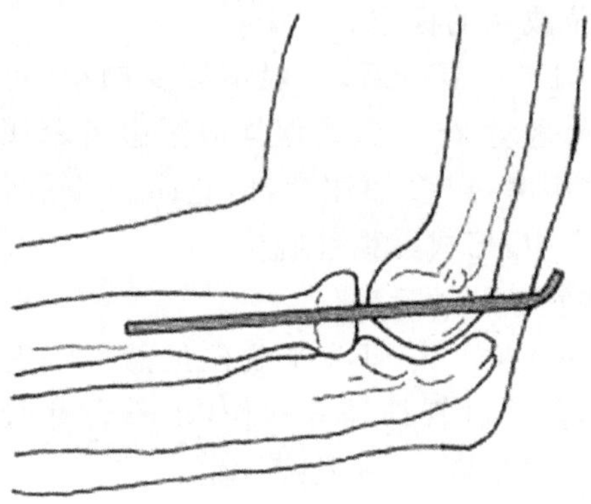

图6-22　桡骨头脱位整复后经肱骨小头穿针固定

(2)尺骨截骨术与成角畸形的矫枉过正：在上臂用充气止血后做上肢外后侧皮切口，从肘以上向下延伸至足以显露肘关节和尺骨近侧1/3的一点。切除肱桡关节和近侧尺桡关节周围的瘢痕组织。在鹰嘴下5cm做骨膜下尺骨截骨术。牵开截骨处以延长尺骨约1cm，并使截骨处向相反方向成角，从而使畸形得到矫枉过正。使尺骨向后成角矫正桡骨头的向前移位(图6-23A)，使尺骨向内侧成角矫正外侧脱位(图6-23B)。使用一个弯成约15°的金属板维持截骨位置。一定要将桡骨头安放于尺骨的桡骨切迹中，以确保肱桡关节有适当的空隙并防止桡骨头受到太大压力。在闭合伤口前，做屈曲、伸展、旋前、旋后等动作，测试已复位的桡骨头的稳定性。对合肘肌，但勿修复环状韧带。用石膏夹板固定肘关节于屈曲90°、完全旋后位固定4周后，去除石膏，开始主动运动。

【并发症及预后】

1. 并发症　桡骨头脱位的并发症包括桡神经深支损伤、桡骨头再次脱位。

2. 预后　创伤性孤立性桡骨头脱位行手法复位固定后，基本能获得较好的临床效果。先天性桡骨头脱位行手术治疗后，基本能恢复患者屈伸功能，但部分患者旋转功能仍受限。

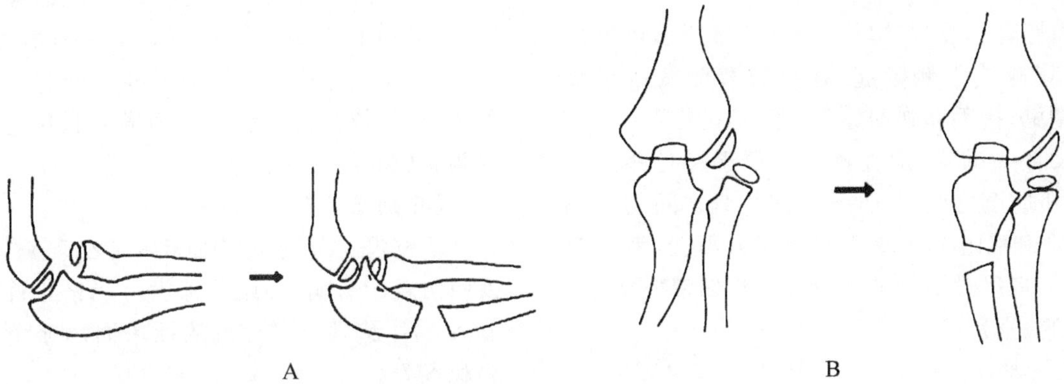

图6-23 手术治疗桡骨头前脱位

A. 使尺骨向后成角(后凸)并予延长,对桡骨头前脱位进行矫枉过正治疗;B. 使尺骨向内侧成角并予延长,对桡骨头外侧脱位进行矫枉过正治疗

八、下桡尺关节脱位

下桡尺关节脱位多合并有桡、尺骨骨折或腕部骨折,以桡骨下端骨折合并下桡尺关节脱位(盖氏骨折)为最常见。但下尺桡关节的非骨折性脱位,临床上并不少见,却易被忽略而延误诊治。另外,还有继发于盖氏骨折及桡骨远端骨折畸形愈合,或由于类风湿性关节炎、关节退变等原因造成的慢性下桡尺关节脱位。

【解剖学】

下桡尺关节为双枢轴滑膜关节,由桡骨的尺切迹及尺骨头环状关节面组成,属于车轴关节,两关节面狭窄,允许150°范围的旋转。桡尺近侧关节和远侧关节是联合关节,运动时,以通过桡骨头中心与关节盘尖端的连线的垂直轴为枢纽,桡骨头沿此轴在原位旋转,而桡骨下端连同关节盘则围绕尺骨头旋转。当桡骨下端旋至尺骨前面时,称为旋前,此时桡尺两骨交叉;反向运动,称为旋后,此时桡尺两骨并列。软组织是稳定下桡尺关节的主要因素。1981年,Palmer和Wemer提出三角纤维软骨复合体(TFCC)的概念,指出它由三角纤维软骨、半月板近似物(尺腕半月板)、腕尺侧副韧带、掌侧和背侧桡尺韧带和尺侧腕伸肌腱鞘组成,是稳定下尺桡关节的重要结构。前臂骨间膜、旋前方肌对下尺桡关节的稳定也发挥了一定的作用。有报道在保留TFCC完整性的基础上切断骨间膜、尺侧腕伸肌和旋前方肌并不会引起下桡尺关节不稳。在腕尺侧,正常情况下中立位时,它传递18%～20%的轴向载荷至尺骨。掌侧和背侧桡尺韧带在稳定下桡尺关节中起重要的作用。因此对于慢性下桡尺关节不稳的患者,应修复掌侧和背侧桡尺韧带。但近来研究发现,切除掌侧和背侧桡尺韧带,前臂载荷传递无显著改变。

【病因病机】

跌倒手撑地、腕部的扭伤或忽然提起重物,使腕关节桡偏、背屈或旋转的应力均可造成此种损伤。下桡尺关节脱位因创伤时受力程度、方向而表现不一,轻则仅损伤下桡尺关节韧带造成单纯性脱位;若损伤发生时腕关节处于屈曲、背伸或前臂处于过度前旋或后旋时,可引起下桡尺关节韧带损伤的同时并发桡尺骨、腕骨骨折,造成尺骨小头向背侧或掌侧脱位,或桡骨下端骨折后缩短、成角畸形,造成下桡尺关节的纵向脱位分离。尺骨小头背侧脱位的发生原因是因为在创伤瞬间前臂处于过度旋前位,引起下桡尺背侧韧带断裂,而尺骨小头掌侧脱位的发生是由于处于过度旋后位,下桡尺掌侧韧带发生断裂。以下桡尺关节背侧脱位最为多见。当下桡尺关节完全脱位时,一定合并有三角纤维软骨盘的破裂或尺骨茎突骨折。另外,职业性的长期慢性劳损,前臂频繁进行内旋或外旋活动,亦可造成其韧带劳损性松弛,引起下桡尺关节脱位。

【临床表现】

1. 症状

(1)腕痛及肿胀:局限于下桡尺关节及尺骨茎突处,旋转及尺偏时加剧。局部轻度肿胀。

(2)活动受限:因疼痛患侧前臂旋转及尺偏明显受限,伴有三角软骨损伤时尤甚。

2. 体征

(1)弹性隆起及“琴键征”：与健侧对比，可见尺骨小头向背侧或掌侧隆起，在患肢背侧按压尺骨头，压之复位，抬手即弹回原处，即“琴键征”。

(2)尺骨凹试验：检查者按压位于尺骨茎突与尺侧腕屈肌肌腱之间、尺骨头与豌豆骨之间的掌侧间隙，与对侧相比引起敏锐的触痛为阳性，考虑存在下桡尺韧带尺骨凹处破裂及尺三角韧带损伤。

【辅助检查】

1. X线照片

(1)腕关节标准正侧位检查方法：腕关节标准正侧位对确定诊断至关重要，摄片体位不当极易产生假阴性。检查方法如下。①腕关节后前位：被检者侧坐于摄影床阴极端；被检测手呈半握拳，掌面向下紧贴暗盒；中心线对准尺、桡骨茎突连线中点垂直暗盒射入。②腕关节侧位：被检者侧坐于摄影床阴极端；被检测手呈半握拳或伸直，腕部尺侧在下靠近暗盒；中心线对准桡骨茎突垂直暗盒射入。

(2)测量方法：在X线正位片上，下桡尺关节间隙变宽，成年人若超过2mm，儿童若超过4mm，则为下尺桡关节横向脱位；尺、桡骨下端长度超过尺骨变异范围，可诊断为纵向脱位；侧位片上，正常的尺桡骨骨干应相互并行重叠，若尺、桡骨下段发生交叉，尺骨头向背侧或掌侧移位，则为下桡尺关节脱位。必要时可进行双侧对比。

2. CT检查　CT扫描并运用桡尺线法(Mino法)可做出准确分类。其方法是：在下尺桡关节的CT扫描横断面上，分别沿桡骨下端背侧的尺侧缘及桡侧缘和桡骨下端掌侧的尺侧缘及桡侧缘做一连线，正常时尺骨小头位于两连线之间，如尺骨小头脱位则位于两连线之外，如尺骨小头半脱位则位于两连线上。依脱位方位可分为：横向脱位、背侧脱位、掌侧脱位和纵向脱位。

3. MRI检查　MRI对发现包括TFCC在内的软组织损伤具有其独到的优势，还可以发现隐匿性骨折。另外，增强MRI被认为是发现无血供关节盘的最佳方法。

【诊断】

1. 诊断依据

(1)受伤史。

(2)临床表现为下桡尺关节及尺骨茎突处疼痛，旋转及尺偏时加剧。局部轻度肿胀。尺骨小头弹性隆起及“琴键征”。尺骨凹试验阳性。

(3)X线摄片及CT可明确脱位的移位方向和程度，MRI可明确TFCC等软组织损伤情况。

2. 诊断分型　依损伤程度可分为完全型脱位和半脱位，依脱位方位可分为横向脱位、背侧脱位、掌侧脱位和纵向脱位。

【鉴别诊断】

下桡尺关节脱位在临床中常出现漏诊，原因为投照角度的影响、临床医师没有严格正确测量腕关节X线片及只注意骨折的征象而忽略下尺桡关节的观察等。

【治疗】

1. 复位

(1)手法复位：手法复位适用于简单脱位的患者、TFCC损伤轻度，经纵向按压尺骨头和横向推挤尺桡骨远端即可完成复位，需注意的是掌侧脱位病例，因旋前方肌的牵拉，往往复位比较困难，故应在臂丛麻醉下，前臂旋前位才能完成复位。

(2)切开复位：适用于开放性下尺桡关节脱位；复杂性下尺桡关节脱位关节间有软组织嵌顿；闭合复位不成功或复位后有再次脱位倾向，此类脱位一般都有TFCC的严重损伤或合并尺骨茎突的骨折。

禁忌采取强制闭合复位、克氏针或螺钉内固定，因为强制的闭合复位坚强内固定虽可达到短期的复位目的，但TFCC得不到有效修复，远期的再发脱位则不可避免。

2. 固定

(1)外固定：下桡尺关节脱位后软组织和关节内骨折的愈合一般要6周左右才能完成，故完成复位后石膏外固定是必要的治疗措施。采取旋前或旋后位固定的解剖学依据是：当尺骨头向背侧脱位后，损伤的下尺桡关节尺桡背侧韧带及三角纤维软骨的背侧缘在旋后位时出现松弛，便于愈合，而尺骨头掌侧脱位正好相反。整复固定后应注意复诊，开始时每3～5天复诊1次，3周后可于每周复诊1次，尤其是合并桡骨下端骨折则更应及时调整外固定的松紧度，以防再次脱位。

(2)内固定：对于有手术指征的病例，切开复位后行克氏针交叉内固定或螺钉内固定。条件许可，也可在电视X线透视下行闭式经皮克氏针或空心螺钉内固定术。

3. 辨证施治　按中医骨伤三期辨证施治。

4. 其他治疗　当急性下桡尺关节脱位早期诊治不当，或因其他原因引起陈旧性下桡尺关节脱位时，针对患者活动时腕部疼痛，旋转功能受限等，可给予非甾体类消炎止痛药物治疗缓解疼痛。

5. *手术治疗* 经非手术治疗不能有效缓解疼痛，或腕关节活动功能受限影响日常生活时，应予手术治疗，目的是重建下尺桡关节的稳定性结构及减轻前臂旋转时的疼痛。手术方式有以下几种。

(1)软组织修复重建术：经过判断骨性结构无异常或已得到适当处理时，应进行软组织的修复，包括 TFCC 的修复、桡尺韧带的重建、尺腕韧带的修复等。具体方法有利用尺侧腕伸肌腱与尺侧腕屈肌腱合并的方法或紧缩缝合下尺桡关节背侧关节囊以稳定下尺桡关节。对于处理 TFCC 的损伤，近年来有很多学者采用腕关节镜下进行修复，此方法的优点是微创，并且是诊断 TFCC 的金标准，目前在临床中得到较多应用。

(2)Darrach 术式：传统 Darrach 术式切除整段尺骨头，保留局部重要的软组织，适用于老年人和对腕关节功能恢复要求不高的患者。所有切除尺骨远端的术式只能改善前臂的旋转功能，但是以失去前臂的稳定性为代价。即使保留了局部的骨膜等结构，仍存在着尺骨残端的不稳。

(3)尺骨短缩术：有学者认为尺骨短缩越多，下尺桡关节腔内的压力越高，因此在术前必须计划好短缩长度。也有人提出应用滑动加压钢板进行固定尺骨，可以允许长达 10 mm 的尺骨短缩，随访病例术后并发症少。

(4) Wafer 术式：该法切除尺骨头远端 2～4 mm 厚的关节软骨及其下骨组织，可以不改变下尺桡关节和 TFCC 的完整性和解剖学关系而将尺骨缩短 2～4 mm，从而改善症状。另外有一种改良的 Wafer 术式，保存尺骨远端的关节面，切除尺骨远端骺端 4～5mm 的软骨皮质骨块，尺骨远端碎片以 1～2 枚螺钉固定，与尺骨短缩术对比，又可以避免骨不连和疼痛等并发症。

(5)Bowers 术式：即尺骨头半切除、筋膜填充的关节成形术。此方法的优点是恢复时间快，没有骨不连的发生，也无需制动。其并发症有尺骨撞击综合征、术后尺侧腕伸肌肌腱炎、反射性的交感神经营养不良等。

(6)Sauve-Kapandji 术式：是将尺骨远端于尺骨颈处切除，将尺骨头通过自体骨移植与桡骨远端进行融合，尺骨近端的残端形成假关节，保持前臂的旋转。该术式由于保留了 TFCC 的骨性支撑，可避免术后腕关节尺侧不稳，并因采用骨膜下切除尺骨块，避免中断尺骨骨膜的连续性，前臂骨间膜的完整性不受到破坏，有助于尺骨残端的稳定。但是，在临床应用中尺骨残端不稳等并发症并不少见。

(7)人工尺骨头置换术：对于其他尺骨矫形术无效或严重下尺桡关节毁损的患者，可施行人工尺骨头置换术。早期使用硅胶型人工假体，20 世纪 90 年代出现了 Herbert 尺骨头假体，以后又相继出现陶瓷及骨水泥钛假体。行 Darrach 及 Sauve-Kapandji 术式后进行人工尺骨头置换术也取得较好的效果。Darrach 术后患者予应用尺骨头置换术可以有效地稳定前臂。人工尺骨头置换术虽然可以有效地缓解疼痛，使患者握力增加，但是并没有改善前臂的旋转功能。人工尺骨头置换术国内运用的不多。

【并发症】

下桡尺关节脱位最常见的并发症为桡骨下端骨折，此外，还常合并三角纤维软骨盘的破裂、三角纤维软骨复合体损伤或尺骨茎突、腕骨骨折。应在临床中注意诊断及处理合并损伤。

【功能锻炼及预后】

1. *功能锻炼* 下桡尺关节脱位整复固定期间不宜做前臂的旋转活动，但可进行手部和肩部的功能锻炼，待拆除外固定后应开始前臂旋转和加强腕、肘关节的功能锻炼，避免出现因长时间固定导致的不必要的关节功能障碍。

2. *预后* 急性下桡尺关节脱位经及时的治疗，预后相对较好。但单纯的下桡尺关节脱位常被忽视而漏诊，延误治疗，导致腕部疼痛、无力及前臂旋转功能受限等严重后果。陈旧性或慢性下桡尺关节脱位，治疗上比较棘手，易残留腕关节尺侧疼痛、不稳定、前臂旋转受限等症状，而手术易产生尺骨残端不稳定、尺骨骨不连、尺骨撞击综合征及疼痛等并发症。

九、髋关节脱位

髋关节是全身最深、也是最完善的球窝关节(杵臼关节)，髋关节位于全身的中间部分，其主要功能是负重及维持相当大范围的运动，因此髋关节的特点是稳定、有力而灵活。当髋部损伤时，以上功能就会丧失或减弱。治疗目的在于恢复其负重和运动能力，两者相比，应着重其负重的稳定性，其次才是运动的灵活性。

【解剖学】

髋关节是由股骨头和髋臼构成。股骨头呈球

形，约占圆球的2/3，股骨头的方向朝向上、内、前方；髋臼是倒杯形的半球凹，其关节面部分是马蹄形，覆被以关节软骨。髋关节的稳定，除了依靠关节骨形的特点外，关节囊和韧带的附着也起重要作用。关节囊很坚固，起于髋臼边缘及髋臼唇，前面止于粗隆间线，后面止于股骨颈中1/3与远侧1/3交界处。因此股骨颈前面全部在关节囊内，后面只有内侧2/3部分在关节内。关节囊的前后均有韧带加强，这些韧带与关节囊的纤维层紧密交错，以至不能互相分离。但关节囊纤维层的厚度不一致，在髂股韧带之后，比较坚强，而在髂腰肌腱下，比较薄弱，甚至部分缺如。髂股韧带位于髋关节囊之前，呈Y形，在股直肌的深面，与关节囊前壁纤维层紧密相连，其尖端起于髂前下棘，向下分为二束，分别抵止到粗隆间线的上部及下部，在伸髋及外旋髋时，该韧带特别紧张。当人在直立时，身体重心落于髋关节的后方；髂股韧带有限制髋关节过度后伸的作用，与臀大肌的协同作用，能使身体保持直立的姿势(图6-24)。

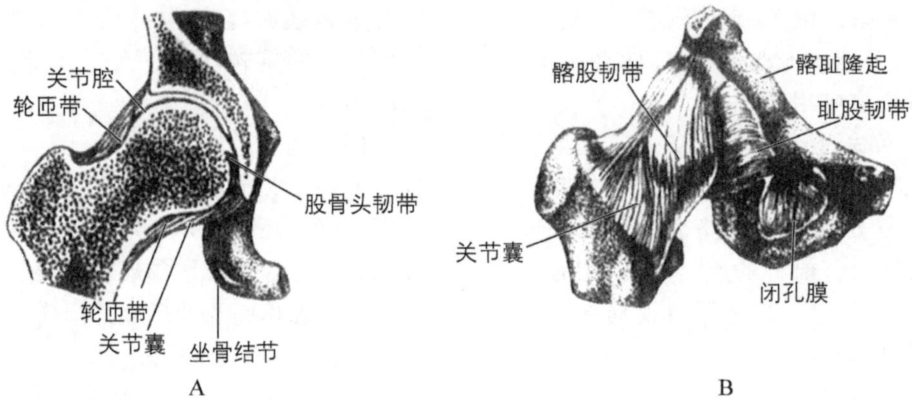

图6-24 髋关节及其周围结构

A. 髋关节结构；B. 髋关节周围结构

髋关节在伸直位时，股骨头几乎全部在髋臼内，因髋关节臼窝很深，其周围肌肉丰厚，韧带坚强，故比较稳定而有力，一般情况下，不易遭受损伤。只有在强大的暴力作用下，才能造成髋关节脱位。髋关节在屈曲位时，股骨头的大部分不在髋臼内，而稳定性较差，若遭受外力，易引起脱位。髋关节脱位，一般多发生于青壮年男性。

【病因病机】

髋关节脱位多因车祸、塌方、坠落等强大暴力造成。直接暴力和间接暴力均可引起脱位，以间接暴力多见，软组织损伤亦较严重，且往往合并其他部位多发损伤。

1. 根据脱位位置　根据脱位后股骨头所处在髂前上棘与坐骨结节连线的前、后位置，可分为前脱位、后脱位及中心性脱位。

(1)髋关节后脱位：髋关节在屈曲位时，股骨头的一部分不在髋臼内；若髋关节在屈曲内收位时，则股骨头大部分不在髋臼内，其稳定性较差，主要靠关节囊维持。故在此位置时，暴力作用于大腿远端，沿股骨向上传导；或膝部着地，暴力来自后方，作用于臀后；或暴力作用于大腿远端的外侧，迫使髋关节继续内收；或旋扭暴力作用于下肢，都可使股骨头突破后侧关节囊而脱出，形成髋关节后脱位。由于受伤时的体位不同和暴力作用的方向和方式不一，又可造成不同类型的脱位。

①髋关节屈曲在小于90°的内收位时，传导暴力或杠杆暴力的作用，均可使股骨头冲破关节囊的后壁，向后上方脱出，形成髋关节后上方脱位，股骨头停留在髋臼的后上方(图6-25A)。

②髋关节屈曲在90°的内收位时，同上暴力，或作用于下肢的扭转暴力，均可使股骨头冲破关节囊的后壁，向后方脱出，形成髋关节后方脱位，股骨头停留于髋臼的后方。其中一部分病人在搬动中，股骨头向后上方滑移而变为后上方脱位，特别是杠杆暴力和传导暴力所致者(图6-25B)。

③髋关节屈曲超过90°的内收位时，同上暴力均可使股骨头突破关节囊的后壁，向后下方脱出，

形成髋关节后下方脱位，股骨头停留在髋臼的后下方，接近坐骨结节部，故又名坐骨结节部脱位。如果脱出的股骨头继续向内滑动，可形成坐骨直肠窝脱位。此种脱位，在搬动中股骨头亦可向后上方滑动，变为髋关节后上方脱位；或向前内滑动，而变为下方脱位（图 6-25C）。

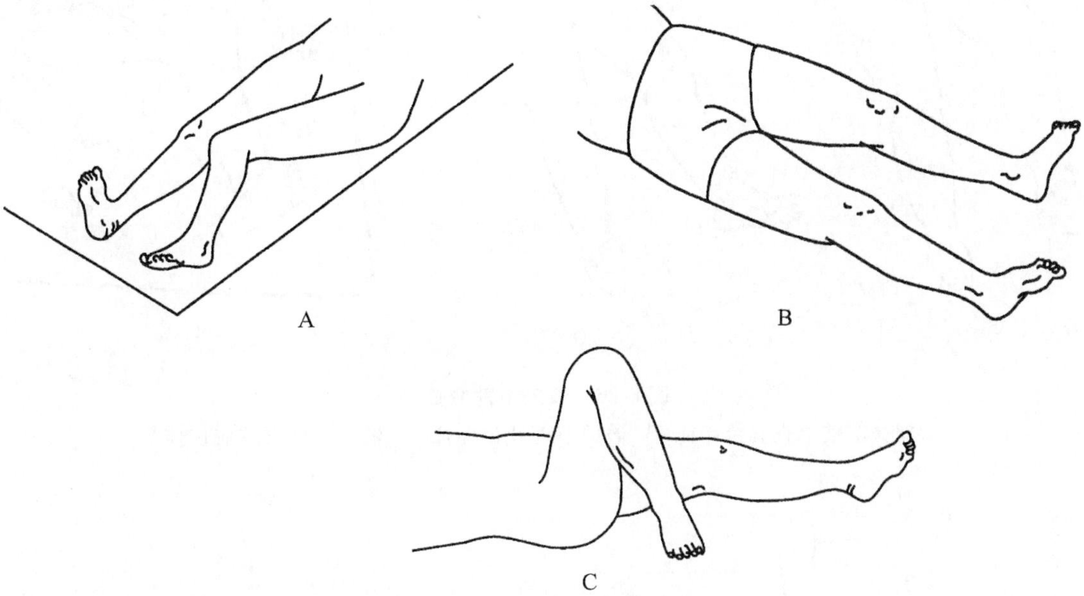

图 6-25 髋关节后脱位

A. 髋关节后上方脱位体征；B. 髋关节后方脱位体征；C. 髋关节后下方脱位体征

（2）髋关节前脱位：当髋关节在外展、外旋的屈曲位或过伸位时，暴力作用于大腿下端的内侧，或膝部着地暴力作用于大腿上端的外侧或髋关节或臀部，均可使股骨头冲破关节囊的前壁，而造成髋关节前脱位。但其中由于受伤时的体位不同和暴力作用的方向方式不同，又可造成不同类型的脱位。

①髋关节于高度外展、外旋的过伸位，暴力作用于大腿下端的内侧，或髋关节或臀部的后侧，均可使股骨头冲破关节囊的前壁而向前方脱出。股骨头脱出后，停留在髋臼的前内上方，形成髋关节前内上方脱位。如股骨头停留在耻骨梳，又称耻骨部脱位（图 6-26A）。

②髋关节于外旋过伸位，作用于下肢的旋扭暴力，迫使下肢过度外旋；或髋关节于外旋过伸位，暴力作用于髋关节的后方，致股骨大转子顶住髋臼后缘，而使股骨头突破关节囊前壁，而造成髋关节前脱位，股骨头停留在髋臼的前方（图 6-26B）。

③髋关节于外展外旋屈曲位，暴力作用于大腿下端的内侧，或髋关节后侧，或臀部时，可使股骨头突破关节囊的前下方而脱出，形成髋关节的前下方脱位。股骨头停留在闭孔处，故又称闭孔脱位（图 6-26C）。

（3）髋关节中心型脱位：当髋关节外展，沿下肢向上的冲击暴力，使股骨头撞击髋臼底部，形成髋臼底骨折，致股骨头通过骨折部向盆腔插入，形成髋关节中心型脱位。如由高处坠下，一侧下肢外展足跟着地，致股骨头撞击髋臼底，而形成髋臼底部骨折，使股骨头随之内陷；又由于被挤压或受冲击暴力，如由高处侧身坠下，大转子部着地，股骨头向内上方的冲击力，亦可造成臼底骨折，而形成髋关节中心型脱位。或挤压暴力，造成骨盆骨折，折线通过髋臼底，致股骨头连同远端骨盆骨折块，向盆腔内移位，形成髋关节中心型脱位。此型脱位，严格来说，有的只是骨盆骨折，不属脱位（图 6-27）。

2. 根据脱位后的时间

（1）新鲜性脱位：脱位后时间在 3 周以内者。

（2）陈旧性脱位：脱位后时间在 3 周以上者。

此外，还有复合暴力所致的双髋关节同时向后或向前脱位，或一侧向前、另一侧向后折脱位，或脱位合并其他骨折者。

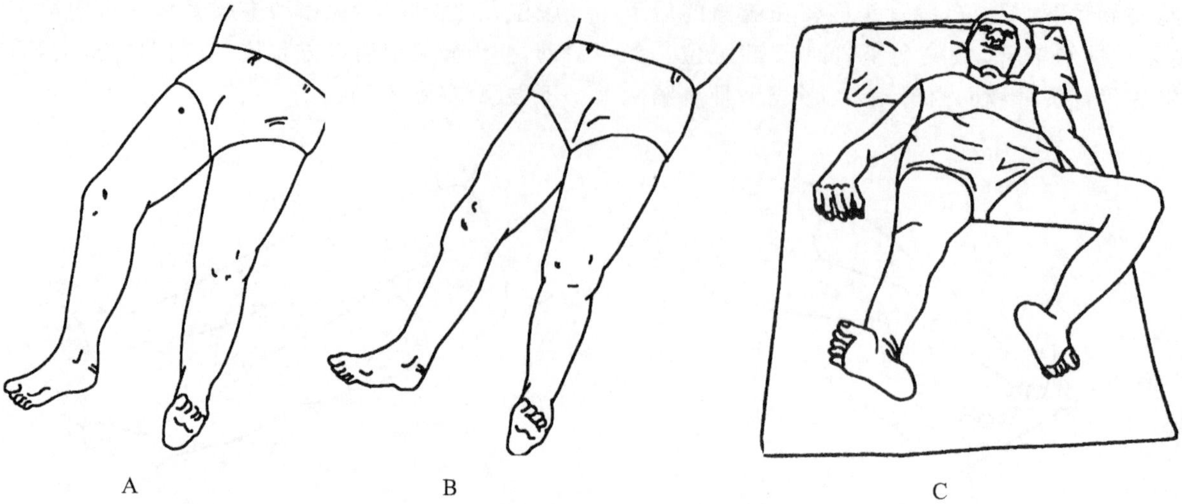

图 6-26 髋关节前脱位

A. 髋关节前上方脱位体征;B. 髋关节前脱位体征;C. 髋关节前下方脱位体征

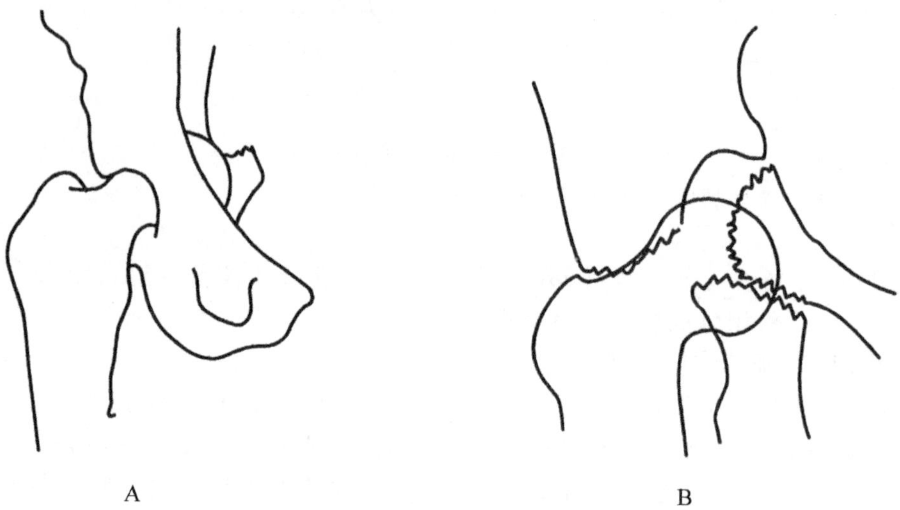

图 6-27 髋关节中心型脱位

【临床表现】

髋部肿胀、疼痛、畸形,呈弹性固定,功能障碍,局部的压痛与活动痛。

1. 前脱位 患肢呈外展、外旋和屈曲畸形,腹股沟处肿胀,可以摸到股骨头。

2. 后脱位 髋关节疼痛、不能活动,患肢缩短,髋关节呈屈曲、内收、内旋畸形,在臀部可摸到突出的股骨头,大粗隆上移明显,部分病例有坐骨神经损伤表现。

3. 中心脱位 因后腹膜间隙内出血甚多,可以出现失血性休克,伤处肿胀、疼痛、活动障碍,大腿上段外侧方往往有大血肿,肢体短缩情况取决于股骨头内陷的程度,可合并腹腔内脏损伤,X 线、CT 检查可了解伤情及对髋臼骨折有三维概念的了解。

【辅助检查】

1. X 线摄片 X 线片是诊断髋部脱位、骨折的最基本方法,大部分的髋关节脱位 X 线片都能正确显示,但是,髋关节结构复杂,前后结构重叠,虽然大多数髋部 X 线片均能确定骨折的有无,但难以显示骨折的确切程度、确切部位、移位的确切方向及与关节囊的关系,且股骨头向后半脱位、髋臼后缘骨折、关节内小的骨折碎片、臼顶骨折、髋臼或股骨头小的撕脱骨折等 X 线片均易漏诊。

2. CT、MRI 检查 常规 CT 对大多数的髋关节脱位均能做出正确的诊断,较 X 线片其优势在于能清楚地显示脱位的方向与程度，更重要的是它能清晰准确地显示髋关节内是否有碎骨片的存在，这一点直接决定着患者的治疗方案与预后，如果嵌入的关节内碎骨片不能及时发现与清除，随着时间的延长，患者股骨头缺血坏死率和创伤性关节炎的发生率明显上升。

3. 3D-CT　CT 的三维重建最大的优点在于立体地显示了关节的表面，图像逼真，并且可以任意角度旋转图像而获得最佳暴露部位。

【诊断及鉴别诊断】

1. 诊断依据

(1)有明显外伤史。

(2)患髋肿、痛，活动受限。

(3)患髋屈曲内收、内旋畸形或外展外旋畸形。

(4)X线摄片：可见脱位或合并髋臼骨折。

2. 诊断分型

(1)髋关节后脱位：髋部疼痛、肿胀、功能障碍，患肢呈屈髋、屈膝、内收、内旋、短缩畸形，患侧臀隆起，大转子上移，可在髂前上棘与坐骨结节连线上方扪及股骨头，粘膝征阳性。X线片检查示股骨头在髋臼的外上方。

(2)髋关节前脱位：患髋疼痛、肿胀、功能障碍，患肢呈外旋、外展和屈髋畸形，患肢较健肢稍长。在闭孔或腹股沟韧带附近可扪及股骨头。X线片提示股骨头在闭孔内或耻骨上支附近。

(3)髋关节中心脱位：患髋疼痛显著，下肢功能障碍，但患髋肿胀不明显。患肢有轻度短缩畸形，大粗隆因内移而不易摸到。直肠指诊可在伤侧有触痛并触到包块。X线检查可以确诊。

(4)陈旧性脱位：症状、体征同上述，弹性固定更为明显。发病时间超过3周。X线可见局部血肿机化。

(5)新鲜性脱位：发病时间不超过3周。

【治疗】

1. 手法复位

(1)髋关节后脱位

①髋关节后上方脱位：可采用以下几种复位法。

两人提牵复位法：患者仰卧，一名助手以两手按压两侧髂前上棘处，固定骨盆。医者面对患者站于患侧，一只手持足踝，一只手持膝部。先使髋关节屈曲90°，然后改为一手持小腿下段，一前臂置患肢腘窝部，将患肢向前上方提牵。同时可配合徐徐摇晃和伸屈髋关节，持小腿的手可同时向下压小腿的下段，以增加提牵力量，使股骨头向前滑动，纳入髋臼内，听到复位响声，逐渐将患肢伸直(图6-28)。如患者肌肉发达，用此法不易复位时，可增加助手协助。一名助手固定骨盆，另一名助手扶持患肢小腿，将髋膝关节屈曲90°。医者面对患者，两腿分站于患肢两侧，以两手置于患肢腘窝部相对扣向前上提牵，同时持小腿的助手牵压小腿下段即可复位。

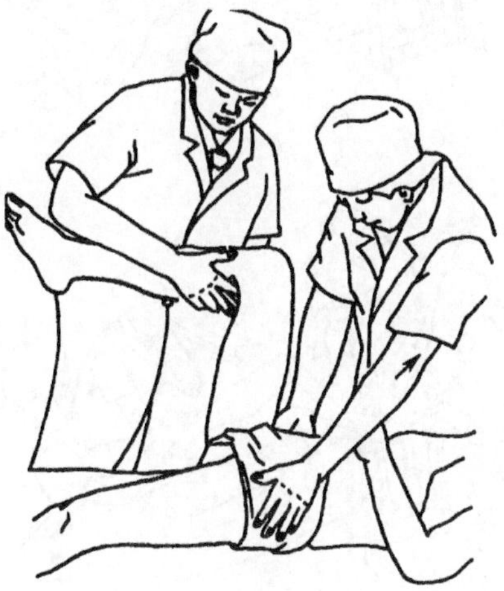

图6-28　两人提牵复位法

木棒抬牵复位法：患者仰卧，一名助手固定骨盆，另一名助手双手分别置于患者两侧腋下，向上牵拉固定，一名助手牵患肢小腿下段。医者面对患者，站于患侧，用特备木棒(即整复肩关节陈旧脱位的木棒)置于患肢膝下腘窝处，经健肢膝前，将木棒的一端放于对侧相应高度的支点上(一般用椅背作支点)。在上下助手牵拉同时，医者一只手扶持患膝，避免患肢内收、内旋，另一只手托提木棒的另一端，将患肢抬起，一般抬高至30～50cm时，可感到患髋弹动，或听到复位响声(图6-29)。

旋撬复位法：患者仰卧，一名助手固定骨盆。医者一只手持患肢小腿下段，另一只手持患膝，顺势(内收内旋的畸形姿势)使髋、膝关节尽量屈至腹壁，然后使患肢逐渐外展及外旋、伸直，当伸直100°左右时，即可听到复位的弹响声，再逐渐伸直患腿即可(图6-30)。

②髋关节后方脱位：采用多人提牵复位法。患者仰卧，一名助手固定骨盆，另一名助手拉两侧腋窝向上，一名助手拉患肢小腿下段向下。医者面对患者站于患侧，一只手按患侧髂前上棘，另一只手从膝内侧伸入抱持膝关节，配合助手向远端牵拉(图6-31A)然后缓缓地站起，顺势向上提牵膝关节

使屈曲髋、膝关节，并将患肢外旋，即可听到复位声(图6-31)。

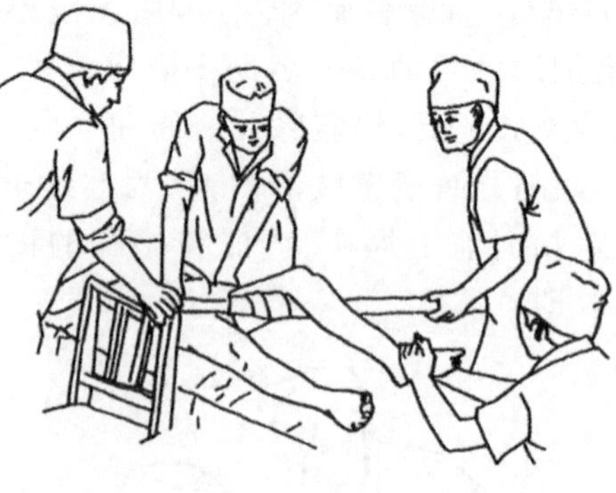

A

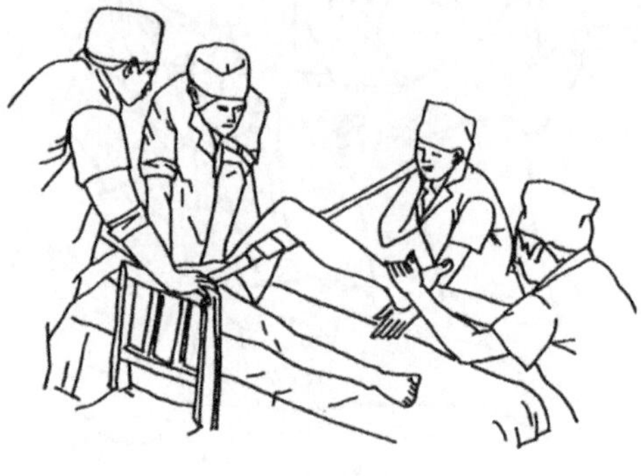

B

图6-29 木棒抬牵复位法

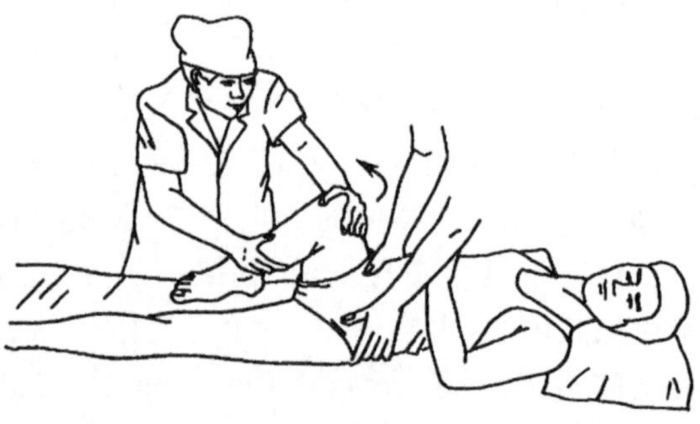

图6-30 髋关节后上方脱位旋撬复位法

③髋关节后下方脱位：根据患者肌肉的强弱，可选用同髋关节后上脱位的某种手法，进行整复即可，不再赘述。

(2)髋关节前脱位

②髋关节前上方脱位：采用牵拉推挤复位法。患者仰卧，一名助手固定骨盆，另一名助手牵拉固定两侧腋窝，一名助手持膝部徐徐用力稍向上顺势持续牵拉患肢，并将患肢逐步外展至30°左右。术者站于患侧，两手重叠，用力推脱出的股骨头向外向下，同时让远端助手，在保持牵拉力的情况下，将

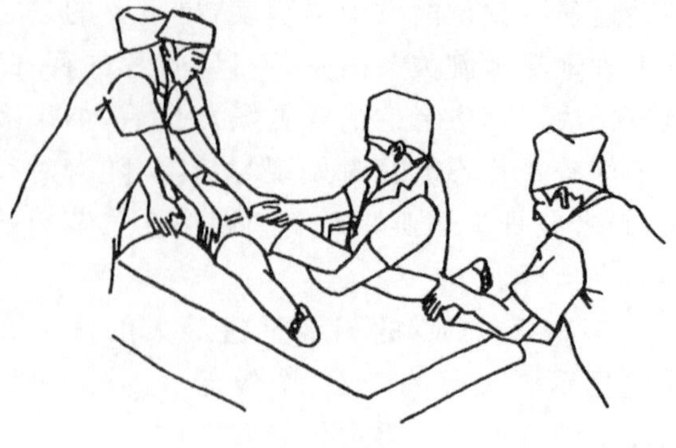

A

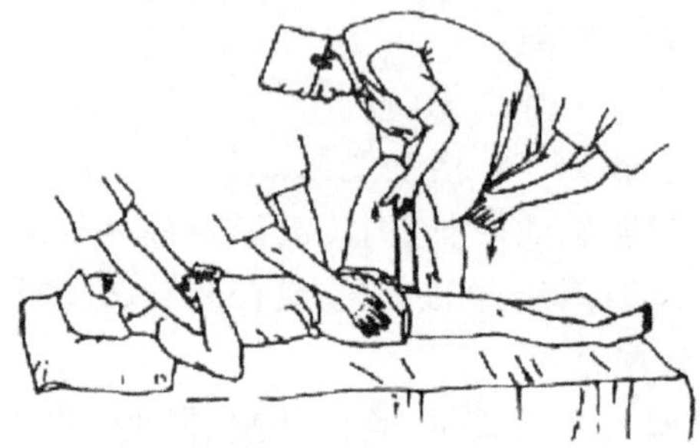

B

图6-31 多人提牵复位法

患肢屈曲、内旋，一般当离床抬高至30°～40°时，即可听到复位的响声(图6-32)。

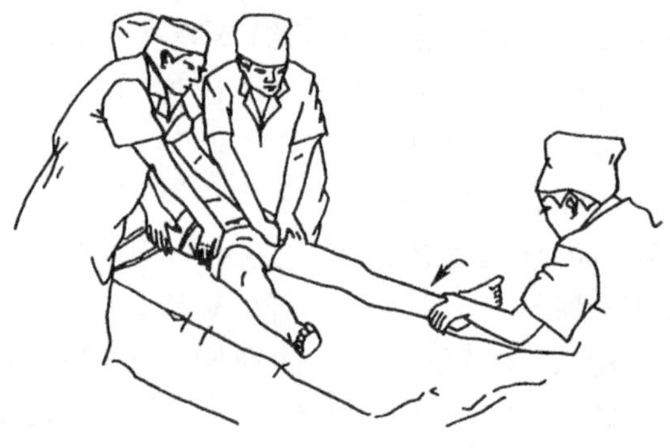

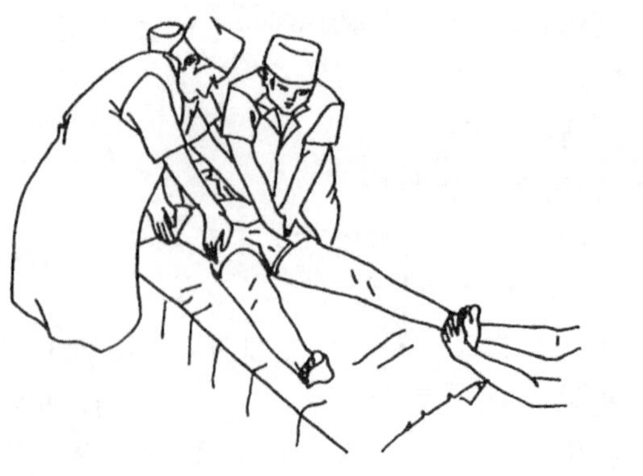

图6-32 牵拉推挤复位法

注意事项：髋关节前上方脱位，股骨头距股动脉、股静脉、股神经等较近，如不小心，可致血管、神经损伤。故在整复时，手法要稳、缓，切忌粗暴。

②髋关节前方脱位：采用牵拉推按复位法。患者仰卧，一名助手固定骨盆，另一名助手一只手持膝关节，另一只手持踝关节，在顺势牵拉情况下，医者站于健侧，两手相叠，压于向前脱出的股骨头上，向外后侧推挤，同时让牵患肢的助手内收、内旋患肢即可复位(图 6-33)。

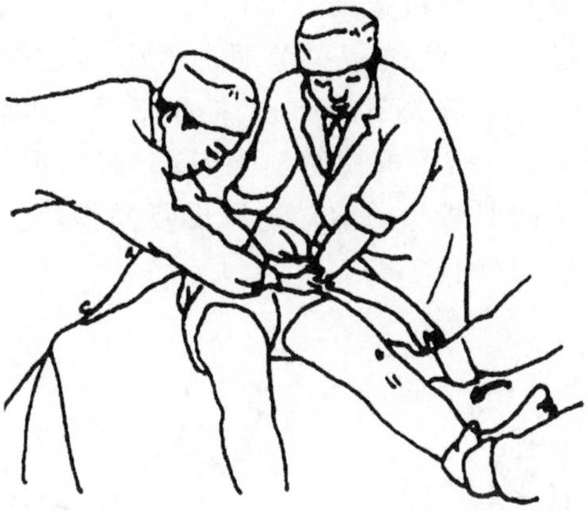

图 6-33 牵拉推按复位法

③髋关节前下方脱位：可采用以下几种复位法。

旋撬复位法：患者仰卧，一名助手固定骨盆，另一名助手以宽布带绕过患肢大腿根部。医者一只手持患膝，另一只手持踝，顺原外展、外旋畸形姿势，将髋、膝关节尽量屈曲，当大腿部屈至接近腹壁时，再将患肢内旋、内收至中立位，此时让助手协同将宽布带向后、外、下方牵拉，医者继续将患肢内收、内旋并逐渐伸直。一般伸至髋关节屈曲 30°左右位时，即有弹动感或复位声，复位即告成功。亦可不用宽布带牵引(图 6-34)。若关节囊损伤严重，在复位过程中，股骨头在髋臼下缘前后滑动，不易复位。此种类型亦可待股骨头滑至髋臼后方时，按髋关节后方脱位，采用提牵复位法进行复位(具体方法参见髋关节后上方脱位的提牵复位法)。

侧牵复位法：患者仰卧，一名助手一只手固定骨盆，另一只手只用宽布带绕过患肢大腿上端内侧，向外上方牵拉。医者站于患侧，一只手持患膝，另一只手持踝部，连续伸屈患肢，在伸屈过程中，使患肢徐徐内收内旋，即有弹动感及复位声，畸形姿势随之消失而复位(图 6-35)。

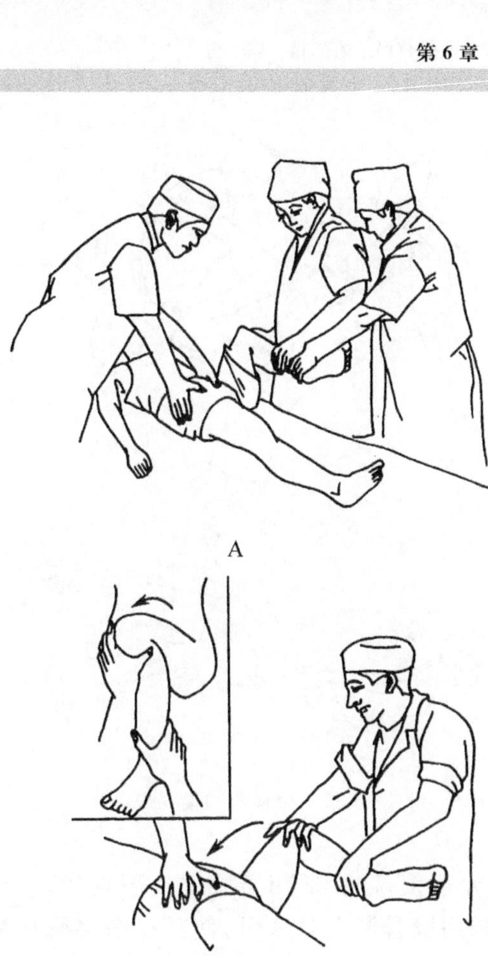

A

B

图 6-34 髋关节前下方脱位旋撬复位法

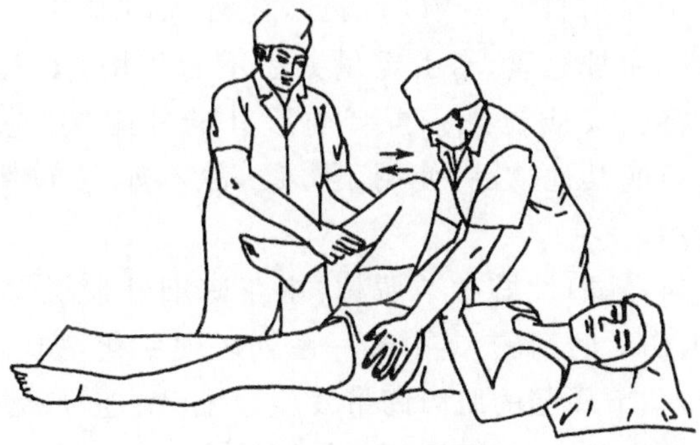

图 6-35 侧牵复位法

(3)髋关节中心脱位

①牵伸扳拉复位法：适用于脱位较轻者。患者仰卧，一名助手固定骨盆，另一名助手牵拉两侧腋窝，一名助手持患肢小腿下段，向远端牵拉，持续 5～10 分钟。然后医者站于患侧，以两手交叉抱持患肢大腿上段向外扳拉，将内陷的股骨头拉出而复位(图 6-36A)。亦可只要远近端两助手，医者一只手固定骨盆，另一只手用宽布带绕过患肢大腿上段向外牵拉(图 6-36B)。

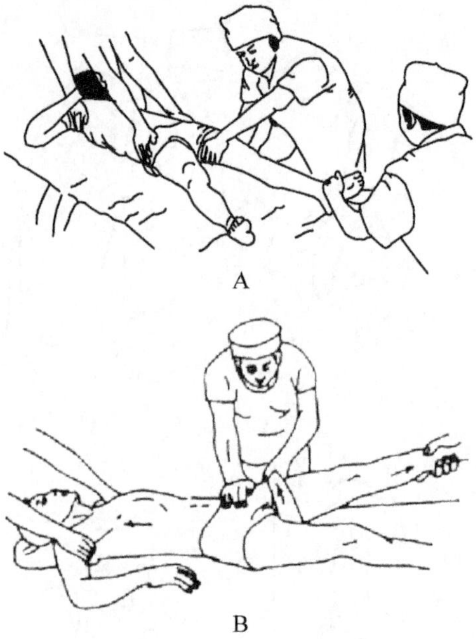

图 6-36　牵伸扳拉复位法

②牵引复位法：适用于脱位较严重者，患者仰卧，可采用股骨髁上骨牵引，使其逐渐将脱入髋臼的股骨头拉出而复位。患肢外展 30°；或双向牵引，即在股骨髁上牵引的同时，另用宽布带绕过大腿根部，向外牵引，加以 6～8kg 重量，2～3 天。复位后，减轻重量至 4～6kg，维持 6～8 周。也可于大转子部另打入一前后钢针，向外同时牵引。但大转子为骨松质，牵引重量太小不起作用，太大又容易将骨皮质拉裂。再者前后针的外露端，易绊住床单或其他物品，使用不方便，故不如宽布带方便实用。

(4)陈旧性髋关节脱位：由于陈旧性髋关节脱位，损伤后时间较久，引起一系列病理变化，如气血凝滞，关节周围的肌肉韧带发生挛缩、粘连，股骨头在异常位置被血肿机化所形成的瘢痕包绕，同时患肢长期活动受限，骨质发生失用性脱钙，这些均给手法整复造成困难。

整复前，先做髋关节的各方向的充分活筋，以剥离粘连。一名助手固定骨盆，术者站患侧，一只手持膝，另一只手持踝，先顺其畸形姿势，逐渐适当稳妥地用力，做髋关节的屈、伸、回旋、收、展、摇摆、推拉、拔伸等活动，范围由小到大，力量由轻到重，将股骨头由粘连中解脱出来，使挛缩的筋肉得以充分地松弛，然后再进行手法整复。

①旋转提牵复位法：患者仰卧位，一名助手固定骨盆。术者站于患侧，一只手持小腿下段，另一只手持膝部，顺畸形姿势，使髋膝关节屈曲至大腿接近腹壁，然后逐渐使髋外旋、外展，当至中立位时，配以向前上提牵，同时缓缓继续外展、外旋患肢，并轻轻伸屈髋关节，使股骨头滑入髋臼。

若外旋超过中立位时，因内收肌紧张、挛缩，而影响髋关节继续外展时，可在保持此位置的情况下，反复按摩推拿紧张的内收肌群，使其松展，便于复位。复位后，再逐渐伸直髋膝关节。

②侧卧牵拉摇摆复位法：患者健侧卧位，一名助手用宽布带绕过大腿根部向后牵拉，另一名助手持患肢膝关节，使髋膝关节屈曲 90°，向前牵拉，并同时徐缓地做髋关节的伸屈、摇摆活动。术者站于患者背后，一只手扳拉髂前上棘部向后，另一只手掌推脱出的股骨头向前。这样反复操作，直至股骨头滑入髋臼(图 6-37)。

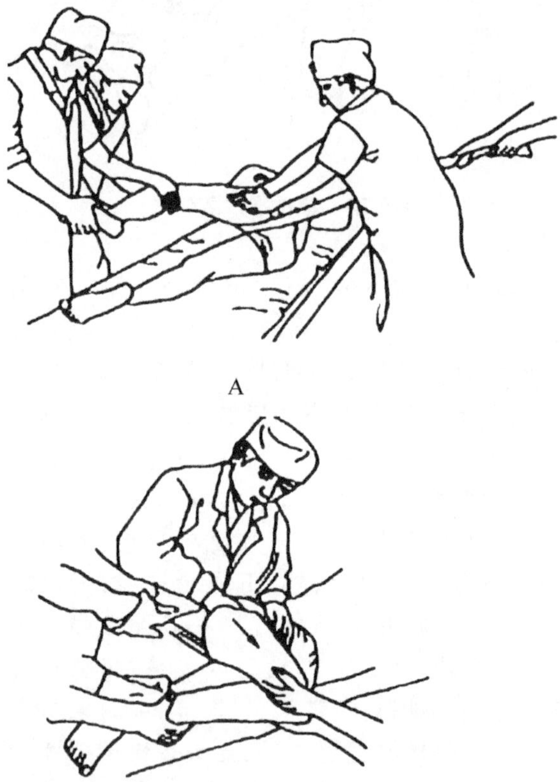

图 6-37　侧卧牵拉摇摆复位法

③杠抬复位法：亦即提牵复位法的原理，不过力量较大。患者仰卧，一名助手固定骨盆，另一名助手牵扶小腿下段；一名助手站立健侧，术者站于患侧，以特备的木棒置于患肢膝下腘窝部，向前抬牵使股骨头复位。具体方法同新鲜脱位的木棒提牵复位法。

2. 固定

(1)髋关节后脱位:患肢外展30°～40°位,足尖向上或稍外旋,以皮牵引维持固定,重量4～5kg,牵引3～6周。

(2)髋关节前脱位:方法同后脱位,但患肢不外展,需固定在内旋伸直位3～6周。

(3)髋关节中心性脱位:因合并骨折,故须牵引固定8～10周。

(4)髋关节陈旧性脱位:一般采用皮牵引固定,维持4周,每日需推挤大转子数次,目的是使髋臼内的瘢痕组织被挤压研磨,逐步退化吸收,使股骨头与髋臼进一步相吻合,更趋稳定。其余同新鲜脱位。固定3～6周。

3. 辨证施治

(1)早期:患肢肿胀,疼痛严重,腹胀或大便不下,可治以逐瘀通下,方用活血疏肝汤或血肿解汤。若只有肿胀疼痛,治以活血消肿止痛,方用仙复汤或活血灵。

(2)中期:肿胀已消退大半,胃纳较差者,治以活血理气,调和脾胃,兼补肝肾,方用橘术四物汤加川续断、五加皮、木瓜、牛膝。若肿胀基本消退,饮食大小便正常,则治以通经活络,补气血,壮筋骨,药用养血止痛丸。

(3)后期:已能下床行走和进行功能锻炼,但患肢行走后仍肿胀、无力,治以补气血、益肝肾、壮筋骨、强腰膝,方用补中益气汤加川续断、五加皮、狗脊、木瓜、牛膝、茯苓或服健步虎潜丸。

4. 其他治疗

(1)熏洗:苏木煎。组成:苏木、大力草、艾叶、伸筋草、鸡血藤各30g,羌活、卷柏、川牛膝各10g;功效:温经活血、舒筋利节。以上熏洗剂煎至沸腾半小时后,先趁热以厚毛巾覆盖伤肢熏之,待降低至合适的温度时再浸泡患部,每日2～3次。

(2)外敷:活血止痛膏。组成:生地黄、大黄、连翘各120g,羌活90g,当归、白芷、赤芍、独活各60g,甘草30g,芝麻油5000ml;功效:活血镇痛,祛风除湿,接骨续筋;主治:创伤骨折、筋伤,劳损性疼痛;用法:外敷患处,每周换药1次,皮肤过敏者停止使用。

(3)外搽:骨折愈合后,髋关节活动不利或疼痛者,可用展筋丹按摩或涂搽展筋酊。

(4)物理治疗:可以使用中药离子导入、电脑中频等,以舒筋活络,祛瘀消肿,促进关节功能恢复。

5. 手术治疗　手法复位失败者,应选用切开复位、内固定。陈旧性脱位超过3个月者也应切开复位。如中心脱位髋臼骨折块较大,也应切开复位。如臼唇骨折为粉碎性,则不宜切开复位,应考虑用人工髋关节置换术。

【并发症】

1. 同侧股骨干骨折　占3/10 000。当暴力造成脱位后,继续作用,或再有直接外力作用于股骨干,致股骨干骨折。

2. 同侧股骨颈骨折　极少见,机制同上。

3. 同侧股骨转子间骨折　极少见,机制同上。

4. 合并髋臼缘骨折　当髋关节屈曲,内收角度较小,且冲击力过大,股骨头可将髋臼后缘冲击造成臼缘骨折,折片随股骨头向后侧移位;若髋关节外展过伸或外旋角度较小,且暴力过大,可将髋臼前缘冲撞,造成骨折,折片随股骨头向前移位。

5. 股骨头劈裂骨折　同上机制,股骨头也可被髋臼缘凿下一块。但极少见。

6. 神经损伤　合并不同程度的坐骨神经损伤,约占5%,当股骨头向后脱位时,可顶撞和牵扯或挤夹坐骨神经而致伤。

7. 血管损伤　前上方脱位时,股骨头可挤压股动、静脉而致伤,但极少见。

【功能锻炼及预后】

1. 功能锻炼　固定一开始即嘱患者做股四头肌的收缩功能锻炼,待解除固定后,按髋关节功能疗法进行锻炼并按摩活筋,可持拐下床行走锻炼,但不宜过早负重。

2. 预后　髋关节脱位应及时诊治。因为有少数脱位会合并髋臼骨折,早期复位容易,效果也较好。陈旧者,多数要手术复位,效果相对不好。此外,治疗不当会引起股骨头缺血性坏死,严重地影响关节功能。

十、膝关节脱位

膝关节是人体最大、结构最复杂的关节,由股骨髁、胫骨平台、髌骨构成,属屈戌关节。膝关节的稳定性主要靠关节囊、内外侧副韧带、十字交叉韧带、半月板等连接、加固和肌肉保护。

【解剖学】

半月板位于膝关节内,被韧带连接于胫骨平台的两侧,其形状为边缘厚、内侧缘薄,借此加深了胫骨平台两侧的陷窝。交叉韧带呈前后位交叉,连接股骨髁与胫骨平台,前交叉韧带限制胫骨平台向前移动,后交叉韧带限制胫骨平台向后移动。内外侧副韧带位于膝关节囊两侧，限制关节的内外翻及旋转活动。膝关节在伸直位时，内外侧副韧带紧张，故没有侧方及旋转活动。在屈曲位或半屈曲位时，有一定的侧方及旋转活动。

腘动脉的主干位于腘窝深部，紧贴股骨下端、胫骨上端，走行于关节囊与腘肌筋膜之后。腓总神经在腘窝上外侧边界沿股二头肌腱内侧缘下行，然后越过腓肠肌外侧头的后面，紧贴关节囊走行于股二头肌肌腱和腓肠肌肌腱之间，沿腓骨头后面并绕过腓骨颈（图 6-38）。

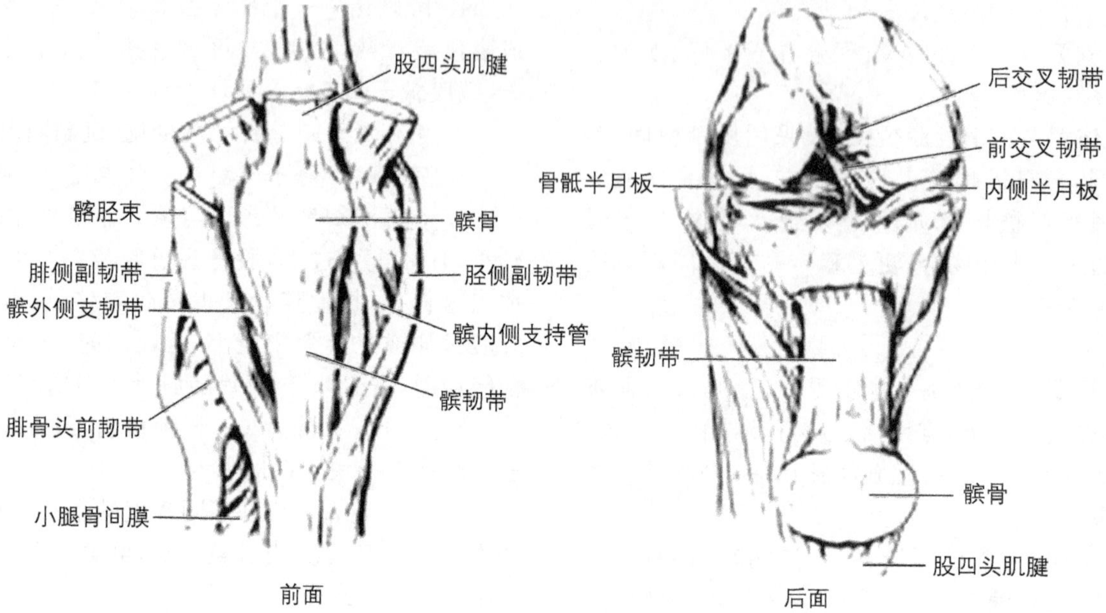

图 6-38 膝关节解剖

【病因病机】

膝关节脱位多由强大的直接暴力或间接暴力引起，以直接暴力居多。若暴力作用于膝关节前方使膝关节过伸，股骨滑车沿胫骨平台向后急骤旋转移位，突破后侧关节囊，而形成膝关节向前脱位。若胫骨上端受外力作用，使膝关节过伸，胫骨平台向后脱出，可形成膝关节后脱位。若暴力作用于膝关节侧方或间接暴力传导至膝关节，使膝关节过度外翻或内翻，造成膝关节侧方脱位。单纯的侧方脱位少见，多合并脱位侧的胫骨平台骨折，近折端与股骨的关系基本正常。膝关节外侧脱位，多合并腓神经损伤。膝关节侧方脱位，可致关节囊嵌夹，而造成复位困难。

1. 根据脱位后胫骨上端所处位置，可分为前脱位、后脱位、内侧脱位、外侧脱位和旋转脱位（图 6-39）。

(1)前脱位：暴力从前方向后方直接作用股骨下端或从后方向前方直接作用于胫骨上端，使股骨髁的关节面沿胫骨平台向后移位，突破关节囊后侧，发生膝关节前脱位。脱位过程中，前后交叉韧带同时断裂最为常见，也有单独前交叉韧带断裂者，胫腓侧副韧带也多为同时断裂，多合并腘窝血管和腓总神经损伤。

(2)后脱位：暴力从前方向后方作用于胫骨上端，使胫骨平台向后脱出，形成膝关节后脱位。这类脱位较少，但损伤极其严重。膝关节后脱位时，合并腘窝血管和腓总神经损伤最为多见，同时也可合并严重的前后交叉韧带、胫侧副韧带，并可能发生肌腱断裂或髌骨骨折。

(3)内、外侧脱位：膝关节受到来自侧方的暴力，或间接暴力传达到膝关节，引起膝关节过度内翻或过度外翻，造成关节囊侧方及韧带断裂而形成侧方脱位。外侧脱位较多见，内侧脱位甚少。可合并交叉韧带、侧副韧带断裂，内侧脱位可合并腓总神经损伤。腘窝血管损伤少见。

(4)旋转脱位：多发生在膝关节微屈、小腿固定时，股骨发生旋转，迫使膝关节承受扭转应力而发生膝关节旋转脱位。这种旋转脱位可因位置不同分为前内、前外、后内、后外四种类型。一般移位幅度小，较少合并血管和神经损伤。

2. 根据股骨髁及胫骨髁完全分离或部分分离，可分为完全脱位和部分脱位。

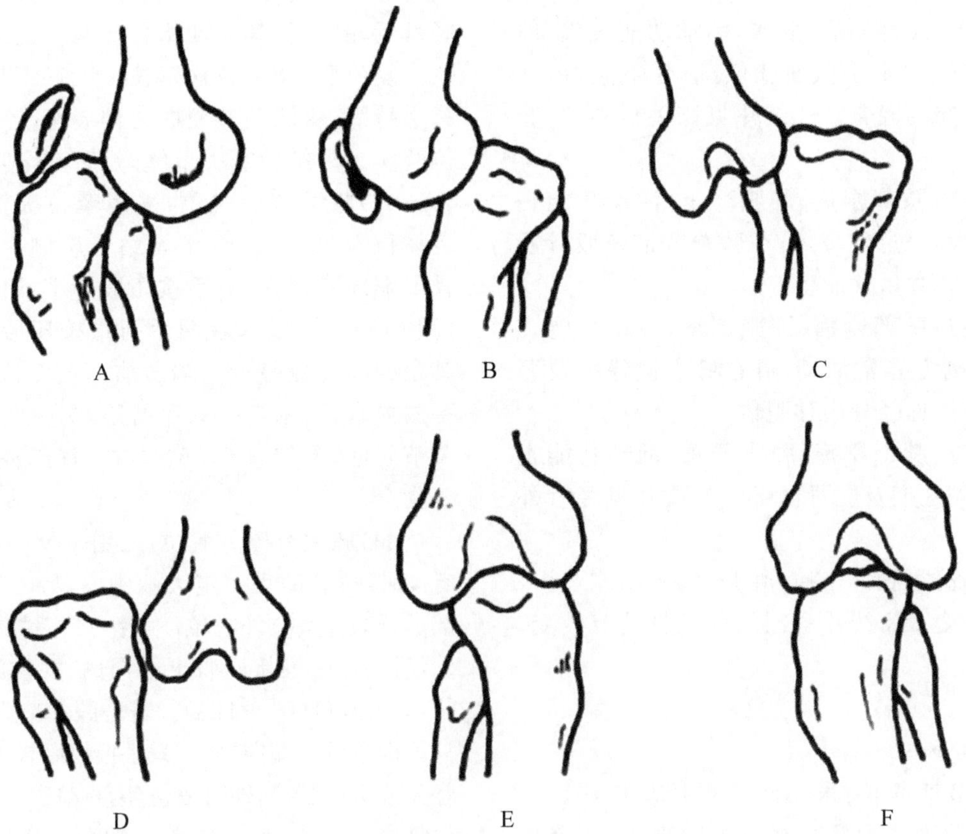

图 6-39 膝关节脱位

A. 前脱位;B. 后脱位;C. 内侧脱位;D. 外侧脱位;E. 内旋脱位;F. 外旋脱位

膝关节完全脱位时,常造成关节周围软组织的严重撕裂和牵拉伤,并可使肌腱及韧带附着的骨骼如胫骨结节、胫骨棘及胫、股骨髁撕脱或挤压骨折。因膝关节位置表浅,脱位可为开放性。前、后脱位常伴有腘动、静脉损伤,若不及时处理,则可导致肢体坏死而截肢。内侧严重脱位引起的腓总神经损伤,多数是广泛被撕裂而造成永久性病变。

【临床表现】

伤后膝关节剧烈疼痛、肿胀、功能丧失。不全脱位者,由于胫骨平台和股骨髁之间不易交锁,脱位后常自行复位而没有畸形。完全脱位者,患膝明显畸形,下肢缩短,筋肉在膝部松软堆积,可出现侧方活动与弹性固定,在患膝的前后或侧方可摸到脱出的胫骨上端与股骨下端。合并十字韧带断裂时,抽屉试验阳性。合并内、外侧副韧带断裂时,侧向试验阳性。

若出现小腿与足趾苍白、发凉或膝部严重肿胀、发黑,腘窝部有明显出血或血肿,足背动脉和胫后动脉搏动消失,表示有腘动脉损伤的可能。如果受伤后即出现胫前肌麻痹,小腿与足背前外侧皮肤感觉减弱或消失,是腓总神经损伤的表现。

【辅助检查】

1. *X线摄片* 膝部正侧位X线摄片,可明确诊断及移位方向,并了解是否有合并骨折。

2. *CT、MRI检查* 若需进一步明确韧带损伤情况,可借助MRI检查、CT扫描,则有助于对情况的判定。

3. *彩色B超* 是血管损伤的主要诊断依据。

4. *血管造影* 一般检查或彩色B超仍不能得到满意的结果时可用此方法。

5. *肌电图* 在必要时了解神经是否损伤和损伤程度。

【诊断及鉴别诊断】

1. *诊断依据*

(1)外伤史:多有典型的外伤史,应详细询问,以求判定与推测伤情及韧带受累时的损伤情况等。

(2)肢体有畸形、肿痛,活动受限,根据脱位方向,胫骨可向后向前和侧方移位,因韧带撕裂使关节不稳定并有反向活动。

(3)X线片检查,可明确脱位情况和是否并发骨折。

2. 诊断分型

(1)前脱位:膝部剧痛、肿胀,活动功能丧失,前后径增大。弹性固定于微屈膝位,髌骨下陷,可在膝前方扪及隆突的胫骨。X线片见膝关节脱位,胫骨前移。

(2)后脱位:膝部剧痛、肿胀严重,活动功能丧失,前后径增大,呈过伸位,可在膝前方扪及股骨髁部。X线片见胫骨后移脱位。

(3)内脱位:膝部剧痛、肿胀严重,活动功能丧失,有明显的侧方异常活动,可在膝内侧缘扪及胫骨髁部。X线片见胫骨内移脱位。

(4)外脱位:膝部剧痛、肿胀严重,活动功能丧失,可在膝外侧缘扪及胫骨髁部。X线片见胫骨外移脱位。

(5)旋转脱位:膝部剧痛、肿胀,活动功能丧失,膝关节关系改变。X线片示:胫骨、股骨关节改变,呈旋转脱位。

【治疗】

1. 手法复位

(1)膝关节前脱位:采用牵拉提按复位法。患者仰卧,一名助手牵两侧腋窝或大腿部,另一名助手牵患肢踝部。术者站于患侧,在上下牵拉的情况下,一只手托股骨下端向前,另一只手按压胫骨上端向后即可复位(6-40A)。术者或以两手拇指按压胫骨近端向后,其余四指托提股骨远端向前即可复位。复位后,助手放松牵拉,术者一只手持膝,另一只手持踝,将膝关节屈曲再伸展至15°左右,使其复位落实。仔细检查关节缝,是否完全吻合。

(2)膝关节后脱位:采用牵拉提按复位法。患者体位及助手同前,术者站于患侧,一只手托提胫骨上端向前,另一只手按压股骨下端向后即可复位(图6-40B)。或术者两手拇指按压股骨下端向后,其余四指托提胫骨上端向前即可复位。复位后,助手放松牵拉,术者一只手持膝,另一只手持踝,将膝关节屈曲,再伸直至15°左右。仔细检查关节缝,是否吻合。

(3)膝关节侧方脱位:采用牵拉推挤复位法。患者仰卧,一名助手固定大腿中段,另一名助手牵拉踝部。若为膝关节外脱位,术者一只手扳挤股骨下端向外,另一只手推挤胫骨上端向内,并使膝关节呈外翻位,即可复位(图6-41A)。若是膝关节内脱位,术者一只手推股骨下端向内,一只手扳拉胫骨上端向外,并使膝关节呈内翻位,即可复位(图6-41B)。膝关节外侧脱位复位时,牵拉力不能过大,避免在复位过程中,内侧韧带嵌夹于膝关节内侧间隙。

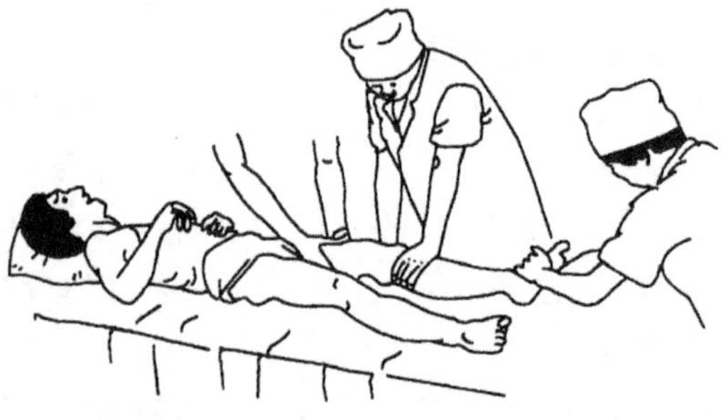

A

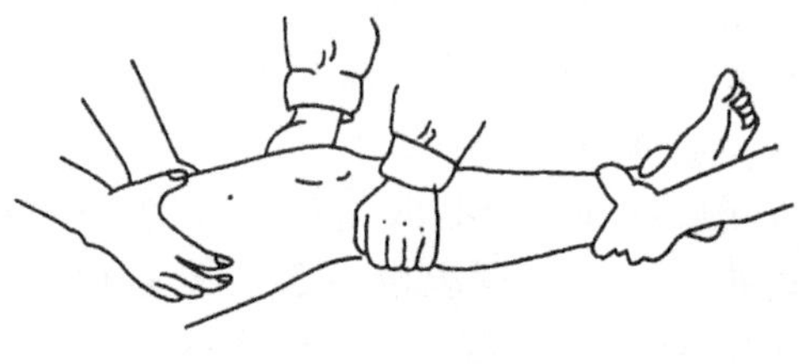

B

图6-40　牵拉提按复位法

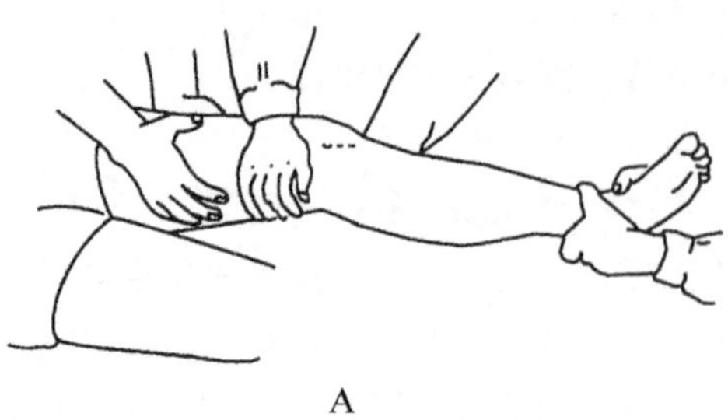

A

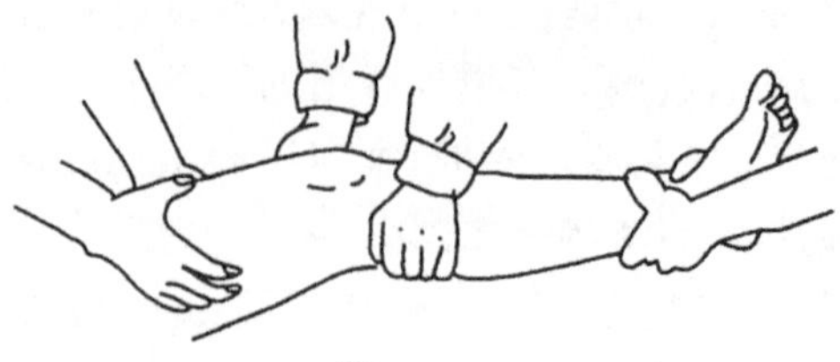

B

图6-41　牵拉推挤复位法

2. 固定

(1)膝关节前脱位:用长连脚夹板或石膏托将患肢固定于膝关节屈曲15°～20°中立位,股骨远端后侧加垫或向前塑形,固定4～6周。定时检查,详细触摸复位情况,必要时拍摄膝关节侧位X线片,以确定是否有移位与再脱位,以便及时采取处理措施。

(2)膝关节后脱位:同上固定4～6周,不同处是于膝关节脱出方向的胫骨上端后侧加垫,或向前塑形。

(3)膝关节侧方脱位:同上固定4～6周,不同处是于膝关节脱出方向的胫骨上端加垫及在股骨下端相对方向处加垫或塑形,以保持对位。外侧脱位,将膝关节固定于膝外翻位。内侧脱位,将膝关节固定在膝内翻位。固定时间6～8周。

3. 辨证施治

(1)早期:初期肿胀严重,内服活血化瘀、消肿止痛之剂,方用活血疏肝汤加川牛膝、川木瓜。继服活血通经、舒筋活络中药,方用丹栀逍遥散加独活、川续断、川木瓜、川牛膝、丝瓜络、桑寄生。若有神经症状,加全虫、白芷。

(2)中期:肿胀已消退大半,胃纳较差者,治以活血理气,调和脾胃,兼补肝肾,方用橘术四物汤加川续断、五加皮、木瓜、牛膝。若肿胀基本消退,饮食大小便正常,则治以通经活络,补气血,壮筋骨,药用养血止痛丸。

(3)后期:内服补肾壮筋汤加川续断、五加皮,以强壮筋骨。神经损伤后期宜益气通络,祛风壮筋,方用黄芪桂枝五物汤加川续断、五加皮、桑寄生、川牛膝、全虫、僵蚕、制马钱子等。

4. 其他治疗

(1)熏洗:苏木煎。组成:苏木、大力草、艾叶、伸筋草、鸡血藤各30g,羌活、卷柏、川牛膝各10g。功效:温经活血,舒筋利节。以上熏洗剂煎至沸腾半小时后,先趁热以厚毛巾覆盖伤肢熏之,待降低至合适的温度时再浸泡患部,每日2～3次。

(2)外敷:活血止痛膏。组成:生地黄、大黄、连翘各120g,羌活90g,当归、白芷、赤芍、独活各60g,甘草30g,芝麻油5000ml。功效:活血止痛,祛风除湿,接骨续筋。主治:创伤骨折、筋伤,劳损性疼痛。用法:外敷患处,每周换药1次,皮肤过敏者停止使用。

(3)外搽:骨折愈合后,膝关节活动不利或疼痛者,可用展筋丹按摩或涂搽展筋酊。

(4)物理治疗:可以使用中药离子导入、电脑中频等,以舒筋活络,祛瘀消肿,促进关节功能恢复。

5. 手术治疗　手法复位后膝关节不稳定,特别是膝关节向后外侧脱位,若膝关节显示整复后不稳定,则往往可能是有其他组织嵌入在关节中间,被撕裂的侧副韧带和鹅足肌腱亦可以阻挡膝关节的整复,手术时必须修复因脱位后造成的膝关节内侧结构、外侧结构、前或后侧结构损伤的各种撕裂组织。对陈旧性膝关节脱位和合并严重创伤性关节炎的病例,应采用关节加压固定融合术,腓总神经受损者,多因过度牵拉性损伤,修补缝合确有困难,约50%的病例遗留永久性神经麻痹。

【并发症】

1. 韧带损伤。

2. 腘动脉损伤。

3. 腓总神经损伤。

【功能锻炼及预后】

1. 功能锻炼　固定后,即指导患者做自主股四头肌收缩锻炼,肿胀消减后做带固定仰卧抬腿锻炼,4～8周解除固定后,先开始做膝关节自主屈曲,然后下床活动锻炼,按膝关节功能疗法处理。

2. 预后　膝关节脱位后由于膝部大多数韧带都造成严重损伤,预后关节功能也有严重障碍。

十一、髌骨脱位

髌骨是人体最大的种子骨,也是股四头肌腱上的种子骨。

【解剖学】

髌骨被股四头肌扩张腱膜所包绕,以其腱抵止于胫骨粗隆,是伸膝动力的支力点,其两侧为支持带所附着,能保护膝关节,增强股四头肌的力量,是稳定膝关节的重要因素。当膝关节运动时,髌骨也随之移动。膝关节半屈时,髌骨与股骨之髌股关节面相接;膝关节强度屈曲时,髌骨则下降,正对股骨髁间窝;膝关节伸直时,髌骨上移,仅其下部与股骨的髌面相接;膝关节旋转时,髌骨的位置不动。髌骨在功能上,协助股四头肌,当伸直膝关节最后的10°～15°,主要是髌骨的作用。因膝关节有10°～15°的外翻角,股四头肌起止点又不在一条直线上。股四头肌是由上向下向内,而髌韧带则垂直向下,髌骨则位于此两轴心所形成的夹角上,当股四头肌收缩时,髌骨有自然向外脱位的趋向,故一旦脱位,多脱向外侧。同时膝关节内侧支持带和关节囊被撕裂,髌骨旋转90°,其关节面与股骨外髁相接触。

【病因病机】

1. 膝关节屈曲外展跌倒时，由于膝关节内侧张力增大，将内侧筋膜撕裂，致髌骨向外侧翻转脱位。或在膝关节屈曲位跌倒时，髌骨内侧受到外力的直接撞击，也可造成髌骨向外侧翻转脱位。

2. 膝关节强力屈曲时，使髌骨上缘卡于股骨髁下，致股四头肌由其上方撕脱，可形成髌骨沿冠状面翻转脱位于胫股关节面之间，髌骨关节面朝向胫骨平台，极少见。

3. 膝关节于半屈曲外翻位时，暴力来自内侧，撞击于髌骨内侧，可致内侧筋膜撕裂，髌骨向外翻转，但由于髌骨外缘被股骨外髁卡锁，致使髌骨沿股骨矢状面翻转脱位，呈 90°翻转位于股骨两髁之间。髌骨外缘正对髌股关节面，若外力继续作用，可将股骨外髁切折，而使髌骨嵌夹于两髁之间，极少见。

4. 膝关节伸直位，暴力来自前方，作用于髌骨下部，致膝关节过伸，髌骨向上移动，当暴力过后，膝关节又恢复屈曲位时，然髌骨下缘被嵌入胫骨平台上方，髌骨不能向下滑动，致成向上移脱。

5. 股骨外髁发育差，膝关节呈高度外翻，膝关节囊内侧松弛，每当轻微外伤诱因，或无明显外伤史，当膝关节屈曲时，髌骨即可向外侧翻转脱位，而当膝关节伸直时，即又自行复位，称先天性脱位或习惯性脱位。

【分类】

1. 按病理机制　可分为以下几类。

(1)外伤性脱位：由于外在暴力所致。

(2)先天性脱位：由于发育异常所致。

(3)习惯性脱位：由于失治、误治而形成髌骨的反复多次脱位。

2. 按其脱位的部位和方向　可分为以下几类。

(1)外侧脱位：髌骨沿矢状面翻转 90°，脱于膝关节外侧，髌骨关节面正对股骨外髁(图 6-42)。最多见，占髌骨脱位的 95%以上。

(2)膝关节间脱位：髌骨沿冠状面翻转脱于胫股关节之间，髌骨关节面朝向胫骨平台，极少见(图 6-43)。

(3)股骨髁间脱位：髌骨沿矢状面翻转 90°左右，侧棱于股骨两髁间，髌骨关节面朝向内侧，极少见(图 6-44)。

(4)髌骨上脱位：又名髌骨上移，髌骨下缘与胫骨平台或股骨髁相交锁，髌骨沿冠状面翻转，髌骨关节面朝向股骨髁前下方，或侧指向股骨下端。极少见(图 6-45)。

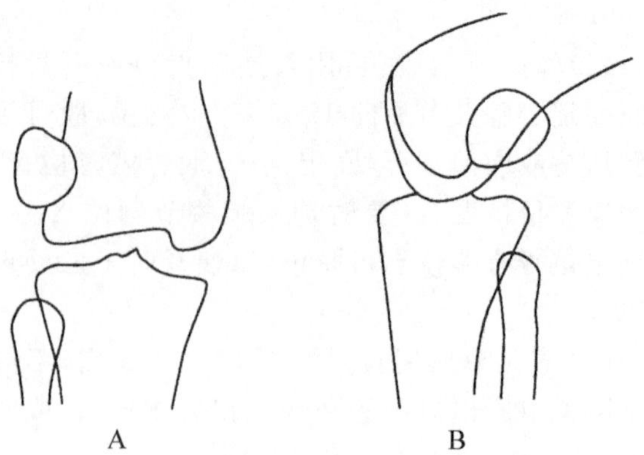

图 6-42　髌骨外侧脱位

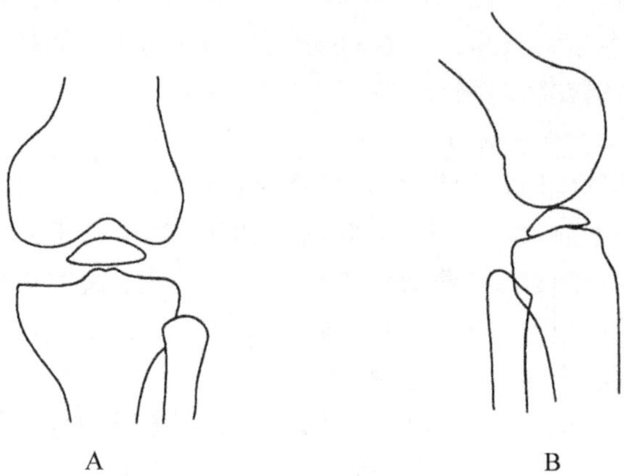

图 6-43　髌骨膝关节间脱位

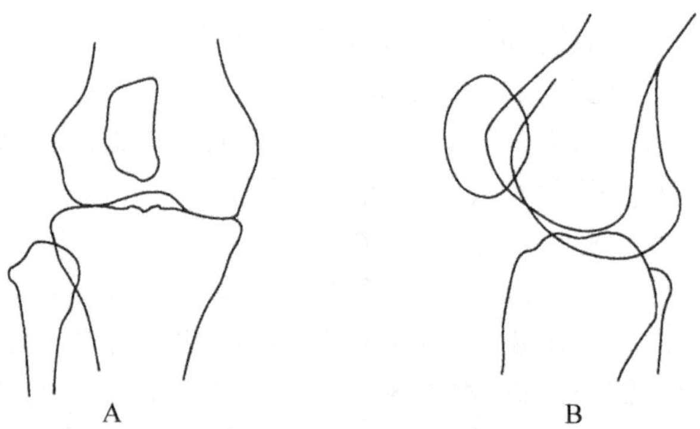

图 6-44　髌骨股骨髁间脱位

髌骨脱位，多脱向外侧，与膝关节的生理结构有关：①膝关节有 10°～15°的外翻角；②股骨外髁小，内髁大；③股四头肌与髌韧带不在一直线上，力线偏于外侧。

【临床表现】

伤处肿胀明显，髌骨压痛，活动明显受限，感觉

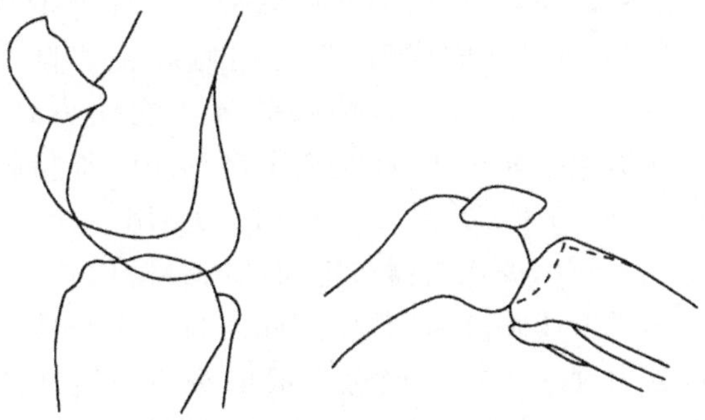

图6-45 髌骨上、下脱位

膝部发软，行走困难，伸膝及用手轻推可复位。关节镜检查及X线检查可见髌骨脱位。患者感觉到膝关节突然剧痛，可有脱臼感觉或无力。在膝关节伸直后髌骨经常自行复位，复位时常可听见“卡嗒”声。

【辅助检查】

1. X线摄片　常规的膝关节正侧位摄片十分必要，屈膝30°侧位片，观测是否有高位髌骨存在；拍摄屈膝30°或45°髌骨轴位片，可以发现髌骨外侧半脱位。

2. CT、MRI检查　CT扫描在疑难病例中有其特殊价值，可用来确定三种特殊的髌骨力线：Ⅰ型，髌骨移位；Ⅱ型，髌骨倾斜合并移位；Ⅲ型，髌骨倾斜。MRI检查可以清晰地显示髌股关节半脱位、膝关节积液，同时还能判断有无伴随的股骨髁软骨损伤或其他关节内结构损伤。

3. 关节镜检查　关节镜检查主要是评估关节软骨面损害程度，根据髌骨软骨面退变程度决定选择何种手术，可以分成四级：1级，仅软骨变软；2级，有直径不到1.3cm的纤维化病灶；3级，纤维化病灶直径大于1.3cm；4级，软骨下骨皮质已暴露。

【诊断】

1. 诊断依据

(1)好发于青少年。

(2)膝关节肿胀、疼痛，不能自主伸膝，膝前方平坦，髌骨向外侧移位，膝关节伸直位则髌股关系恢复正常，屈膝时髌骨可重新脱位。

(3)X线摄片检查：髌骨位于膝关节外侧股骨外髁处。

2. 诊断分类

(1)按病理机制可分为：①外伤性脱位，由于外在暴力所致；②先天性脱位，由于发育异常所致。③习惯性脱位：由于失治、误治而形成髌骨的反复多次脱位。

(2)按其脱位的部位和方向可分为：外侧脱位、膝关节间脱位、股骨髁间脱位、髌骨上脱位。

【鉴别诊断】

1. 与膝关节内侧副韧带损伤的鉴别　膝关节侧副韧带损伤膝关节肿胀较轻，髌骨向外侧活动度较小或无活动度，不能形成脱位。

2. 与膝关节内侧半月板损伤的鉴别　内侧半月板损伤膝关节肿胀较轻或无肿胀，膝内侧压痛较局限，压痛在关节错缝处，膝关节活动度较小或无活动度，屈膝受限，膝关节研磨试验(＋)。

【治疗】

1. 手法复位　髌骨外侧脱位复位容易，采用屈伸法即可复位。

(1)髌骨外侧脱位：采用屈伸复位法或屈伸推挤复位法。患者仰卧，医者站于患侧，一只手持膝，另一只手持踝上方，顺势将膝关节伸直，即可复位。或在伸直的过程中，以持膝手的拇指推髌骨向前即可复位。若髌骨与股骨外髁相嵌顿，用上法不能复位者，可采用嵌入缓解法加屈伸推挤复位法。患者仰卧，一名助手固定股部，另一名助手持踝关节上方，先使膝关节屈曲外翻，使外侧筋肉松弛(有时髌骨的交锁可自行缓解)。医者站于患侧，双手持膝，先以两手四指，挤压脱位的髌骨内缘，使髌骨更向外翻转以扩大畸形，松解嵌顿，后令牵踝的助手将膝关节慢慢伸直，同时术者以两手拇指推挤脱出的髌骨向内前即可复位。

(2)髌骨关节内脱位：采用嵌入缓解复位法。局麻或神经阻滞麻醉下进行。患者仰卧，一名助手固定股部，另一名助手扶持踝关节上方。医者站于患侧，先将膝关节缓缓屈曲60°左右，医者猛推按胫骨上端向后，并过伸膝关节，使嵌夹于胫股关节之间的髌骨弹出，然后将膝关节伸直即可复位。如上法失败，可采用钢针撬拨复位法，在局麻或神经阻滞麻醉和X线透视下进行。患者仰卧，常规消毒铺巾，一名助手固定股部，另一名助手扶持踝关节上方，将膝关节缓缓屈曲80°～90°，使膝关节前侧间隙增宽。医者站于患侧，由膝关节内侧刺入骨圆针，至髌骨上缘之后，然后向前方推顶髌骨，使其滑出关节间隙，再进行推挤、按压使复位落实。

注意进针部位及深度，操作要稳缓，勿刺伤神经及血管。如复位失败，可进行切开复位。

(3)髌骨股骨髁间脱位：采用伸屈推挤复位法。

患者仰卧，一名助手固定股部，另一名助手扶持踝关节上方，顺势将膝关节做小幅度缓缓伸屈。医者站于患侧，一只手拇指先按推髌骨之外缘向内，以扩大畸形，缓解其与股骨外髁之间的交锁，另一只手同时持脱出的髌骨内缘向内旋转推挤，让持踝部的助手同时将膝关节伸展，即可复位。

(4)髌骨上脱位：采用伸屈复位法或伸屈推按复位法。患者仰卧，一名助手固定股部，另一名助手扶持踝关节上方。医者站于患侧，双手扶持膝关节，让上下两助手缓缓将膝关节屈曲，即可缓解交锁，然后再缓缓将膝关节伸直即可复位。或当上、下两助手将膝关节缓缓屈曲的过程中，术者在扶持膝关节的同时，以两手拇指推按髌骨的上缘，使其下缘的嵌顿缓解，然后伸直膝关节，脱位的髌骨即复位。

2. 固定　用下肢托板或石膏托将膝关节固定于屈曲10°～15°中立位4～6周。

3. 辨证施治　参见膝关节脱位相关内容。

4. 手术治疗

(1)外伤性髌骨脱位：髌韧带断裂者宜立即修复。内侧关节囊破裂者原则上应手术治疗。也有学者主张长腿石膏固定4～6周，手术方法为清除关节内积血、软骨碎屑，并缝合从髌骨缘撕脱的关节囊。

(2)习惯性髌骨脱位：习惯性髌骨脱位的治疗，年龄越小效果越好。不仅能解决脱位问题，还可避免继发畸形。如果治疗较晚，全出现髋、膝关节继发屈曲、腰前凸加大等畸形，甚至膝关节骨性关节炎，影响工作与生活。

实践证明手术治疗能取得明显的效果。手术方法很多，归纳起来有以下几种：①膝内侧肌膜、关节囊、股四头肌扩张部分紧缩缝合术；②肌膜移位术(Campbell)，内侧肌膜、肌肉带蒂移位术(Krougius)；③肌腱移位术，将内侧腘绳肌移位，加强股四头肌内侧力量。

【并发症】

本病还容易并发一些术后并发症，包括再脱位、膝反屈、屈曲受限、骨关节炎等。手术后如髌股关节对合不良可致髌股关节炎，遗留髌部疼痛，所以矫形时应既有效地矫正脱位，又尽量维持正常髌股关节结构，保持髌股关节对合关系正常，术后不遗留膝部疼痛及髌股关节炎，功能恢复快。

【功能锻炼及预后】

1. 功能锻炼　固定后，即指导患者做自主股四头肌收缩锻炼，肿胀消减后做带固定仰卧抬腿锻炼。4～8周解除固定后，先开始做膝关节自主屈曲，然后下床活动锻炼，按膝关节功能疗法处理。自主锻炼包括靠墙操，即病人下蹲约40°、保持腰背靠墙15～20秒，共重复10～15次；用一个15～20cm的平台，进行侧面与正面的跨台阶锻炼；继而进行小弧度压腿练习，并使用固定自行车与楼梯机进行耐力强化锻炼。当患者股四头肌与腘绳肌肌力恢复正常、恢复体育运动所需的敏捷性后，患者可参加体育活动。一般而言，参加体育活动的前2～3个月要使用髌骨固定带。

2. 预后　绝大多数病例预后良好。

十二、踝关节脱位

踝关节由胫、腓骨下端的关节面与距骨滑车构成，故又名距骨小腿关节。

【解剖学】

胫骨的下关节面及内、外踝关节面共同构成的“门”形的关节窝，容纳距骨滑车(关节头)，由于滑车关节面前宽后窄，当足背屈时，较宽的前部进入窝内，关节稳定；但在跖屈时，如走下坡路时滑车较窄的后部进入窝内，踝关节松动且能做侧方运动，此时踝关节容易发生扭伤，其中以内翻损伤最多见，因为外踝比内踝长而低，可阻止距骨过度外翻。

踝关节囊前后较薄，两侧较厚，并有韧带加强。胫侧副韧带为一强韧的三角形韧带，又名三角韧带，位于关节的内侧，起自内踝，呈扇形向下止于距、跟、舟三骨。由于附着部不同，由后向前可分为四部：距胫后韧带、跟胫韧带、胫舟韧带和位于其内侧的距胫前韧带。三角韧带主要限制足的背屈，前部纤维则限制足的跖屈。腓侧副韧带位于关节的外侧，由从前往后排列的距腓前、跟腓、距腓后三条独立的韧带组成，连结于外踝与距、跟骨之间。距腓后韧带可防止小腿骨向前脱位。当足过度跖屈内翻时，易损伤距腓前韧带及跟腓韧带。

踝关节属滑车关节，可沿通过横贯距骨体的冠状轴做背屈及跖屈运动。足尖向上，足与小腿间的角度小于90°叫背屈，反之，足尖向下，足与小腿间的角度大于直角叫做跖屈。在跖屈时，足可做一定范围的侧方运动。

【病因病机】

多为间接暴力所致，如踒、扭而致伤，常见由高处跌下，足部内侧或外侧着地，或行走不平道路，或平地滑跌，使足旋转、内翻或外翻过度，往往形成脱位，且常合并骨折。

若跌下时足的内侧着地，或滑跌时，足呈过度外旋、外翻，而致内侧脱位，多合并外踝骨折；或同时有内踝骨折，亦称外翻脱位。

与外侧脱位机制相反，如由扭崴，由高处跌下，足外侧着地，或使足过度内旋、内翻而致伤，形成踝关节外脱位，多合并内踝骨折；或同时有外踝骨折，亦称内翻脱位。

若由高处掉下，足呈高度背屈位，跟骨后结节部着地，身体向前倾，而致胫骨下端向后错位，形成关节前脱位，多合并胫骨前唇骨折；或由外力推跟骨向前，胫腓骨向后的对挤暴力，也可形成踝关节前脱位。

若由高处掉下，足高度跖屈，足尖或前足着地，身体向后倾倒，致胫腓骨下端向前，足推向后，形成踝关节后脱位，往往合并后踝骨折。

若暴力过大，在致踝关节脱位过程中，并同时导致皮肉损伤，形成开放性脱位。此种损伤多见于踝关节外脱位(亦即内翻脱位)。

按脱位的方向可分为：①外脱位，足跗脱向外侧；②内脱位，足跗脱向内侧；③前脱位，足跗脱向前侧；④后脱位，足跗脱向后侧。

按皮肉损伤程度可分为：①闭合性脱位，皮肉损伤轻，无开放性伤口。②开放性脱位，皮肉损伤严重，有开放性伤口与外界相通。

内侧脱位较多见，其次是外侧脱位和开放性脱位，后脱位少见，前脱位则极少见。此外，踝关节在外翻暴力作用下，而外踝未合并骨折，仅内踝有撕脱骨折或内侧韧带撕裂，可致距骨及其以下各骨向内侧脱位，一般为半脱位；同样在内翻暴力作用下，可致距骨及其以下各骨向外侧半脱位。

【临床表现】

受伤后踝部即出现疼痛、肿胀、畸形和触痛。后脱位者胫腓骨下端在皮下突出明显，并可触及，胫骨前缘至足跟的距离增大，前足变短；前脱位者距骨体位于前踝皮下，踝关节背屈受限；向上脱位者外观可见伤肢局部短缩，肿胀剧烈。

【辅助检查】

1. X线摄片　常规行踝关节正、侧位摄片检查，确定脱位的方向、程度、有无合并骨折等。

2. CT、MRI检查　CT、MRI检查更有利于明确关节及软组织病变的大小、范围和密度变化，检出合并存在的微小骨折。

【诊断】

1. 诊断依据

(1)有外伤史。

(2)局部肿痛、畸形，足踝功能障碍，踝穴空虚。

(3)X线摄片检查可确诊，并可显示有无合并骨折。

2. 诊断分型

(1)踝关节内脱位：多为外翻、外旋致伤。踝关节肿痛，功能障碍，足呈外翻外旋，内踝下高突，外踝下凹陷，畸形明显，可合并双踝骨折(图6-46)。

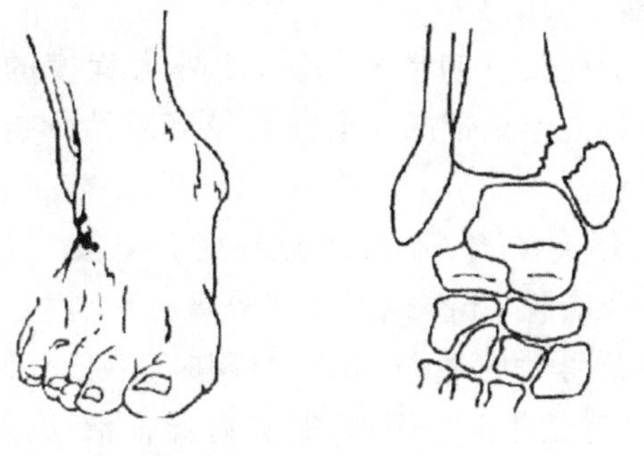

图6-46　踝关节内脱位

(2)踝关节外脱位：多由内翻、内旋致伤。踝关节肿痛，功能障碍，足呈内翻内旋，外踝下隆突，内踝下空虚，多伴双踝骨折(图6-47)。

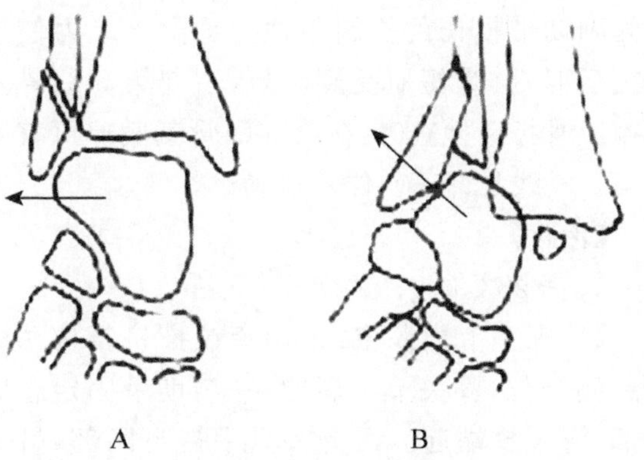

A　　B

图6-47　踝关节外脱位

A. 单踝；B. 双踝

(3)踝关节前脱位：局部肿痛，足背伸，跟骨前移，跟腱紧张，跟腱两侧可扪到胫腓下端向后隆突，可伴胫骨前缘骨折(图6-48)。

(4)踝关节后脱位：局部肿痛，活动功能丧失，足跖屈，跟骨后突，跟腱前方空虚，踝前可扪及突出的胫骨下端，其下方空虚，可合并后踝骨折。

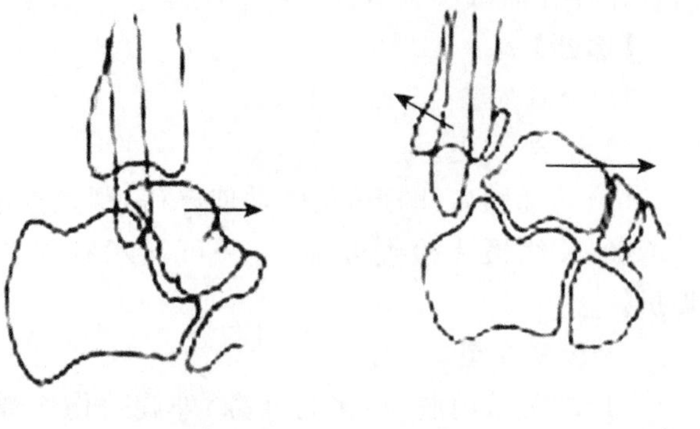

图 6-48　踝关节前脱位

【鉴别诊断】

由于踝关节韧带损伤时，因外力程度的不同，可导致踝关节韧带的完全断裂及撕脱性骨折，应予仔细鉴别。

1. 踝关节内、外侧副韧带完全断裂　外侧副韧带完全撕脱（伴有或不伴有外踝撕脱骨折）时，常可合并距骨暂时脱位，在足内翻时，不仅外踝疼痛剧烈，且感觉踝关节不稳，距骨有异常活动，甚至在外踝与距骨外侧可触到沟状凹陷。X 线检查可见距骨在踝穴内有明显倾斜。内侧副韧带完全撕脱时，多合并下胫腓韧带的撕脱，其临床表现有时与内踝扭伤相似。但根据 X 线片所示距骨体与内踝的间隙增宽这一现象即可诊断。

2. 第 5 跖骨基底部撕脱骨折　本病与踝关节外侧副韧带损伤的机制相似。是由于暴力使足突然旋后时，腓骨短肌受到牵拉，引起第 5 跖骨基底部撕脱骨折。检查时，在第 5 跖骨基底部可有明显压痛。X 线足部正斜位片可确诊。

【治疗】

1. 手法复位

(1)踝关节内脱位：采用牵拉推挤复位法。患者患侧卧位，膝关节半屈曲，一名助手固定患肢小腿部，将小腿端起。医者一只手持足跖部，另一只手持足跟，顺势用力牵拉，并扩大畸形，然后以两手拇指按压内踝下骨突起部向外，其余指握足，在保持牵拉的情况下，使足极度内翻、背伸，即可复位。

(2)踝关节外脱位：患者健侧卧，患肢在上，膝关节屈曲，一名助手固定患肢小腿部，将小腿端起。医者一只手持足跖部，另一只手持足跟，顺势用力牵拉，并扩大畸形。然后以两手拇指按压外踝下方突起部向内，其余指握足，在保持牵拉的情况下，使足极度外翻，即可复位。

(3)踝关节前脱位：采用牵拉提按复位法。患者仰卧，膝关节屈曲，一名助手固定患肢小腿部，将小腿端起。医者一只手握踝上，另一只手握足跖部，顺势牵拉的情况下，持踝上之手提胫腓骨下端向前，握足跖的手使足跖屈并向后推按，即可复位。然后跖屈踝关节。

(4)踝关节后脱位：患者仰卧，膝关节屈曲，一名助手固定患肢小腿部，将小腿端起，另一名助手一只手持足跖，另一只手持足跟，顺势向远端牵拉，并扩大畸形。医者用力按压胫腓骨下端向后，同时牵足的助手在牵拉的情况下，提足向前并背屈，即可复位。

(5)开放性脱位：争取时间，彻底清创。先整复脱位并以钢针固定，然后缝合伤口。

2. 固定

(1)踝关节内脱位复位后：用踝关节塑形夹板，将踝关节固定在内翻位 3 周；合并骨折者，固定 5 周。

(2)踝关节外脱位复位后：用踝关节塑形夹板，将踝关节固定在外翻位 3 周；合并骨折者，固定 5 周。

(3)踝关节前脱位：用石膏托将踝关节固定于背屈、中立位 3～5 周，注意塑形。踝关节前脱位复位容易，但在固定过程中，常发生再脱位。其主要原因是：后侧关节囊撕裂，胫骨前唇又往往合并骨折；复位后，患者仰卧，足跟部着力，小腿下段因重力下垂，而逐渐形成再脱位。因此当用石膏托固定时，一定要注意很好地塑形，后托要向前顶住小腿下段，以防止继发性再脱位。

(4)踝关节后脱位：用石膏托将踝关节固定于跖屈、中立位 3～5 周，注意塑形。踝关节后脱位，固定期间，由于小腿不自主地向前抬动，足跟易向后下垂，重复了受伤机制，易造成继发性再脱位。因此，石膏托要很好塑形，避免足向后垂，同时要经常向前方牵提足部，以保证复位良好。

3. 辨证施治

(1)内服药：此种损伤，位居足踝，瘀血易下注内结，多肿胀严重，或起水疱，故发病后，即应大剂量内服活血化瘀、利湿通经之剂，方用活血疏肝汤，或血肿解汤与活血灵合煎；起有水疱，可内服清热解毒、利湿通经之剂，方用解毒饮与血肿解汤合用；待肿消退后，内服通经利节、壮筋骨、强腰膝、通经活络之品，药用加味益气丸与养血止痛丸合用或健步壮骨丸等。

开放性损伤，初期内服清热解毒、活血消肿之中药，方用仙复汤或解毒饮。如发生伤口感染，时久可内服益气生肌、托里排脓之剂，方用托里消毒饮。

(2)外用药：复位后，外贴活血接骨止痛膏。解除固定后，外洗以活血舒筋中药，方用苏木煎。

4. 手术治疗　伤处软组织肿胀剧烈，复位失败或甚感困难者，可给予手术开放复位。手术中对距骨体不需要做内固定，但周围韧带撕裂、断裂伤者必须修补；合并有踝部骨折者，骨折复位后须做相应可靠内固定。

【并发症】

常并发内、外髁及胫骨远端前、后唇骨折。

【功能锻炼及预后】

1. 功能锻炼　踝关节要早日开始功能活动，不论合并骨折与否，从固定一开始，即需做足趾的活动。2周后，带固定下床做不负重活动锻炼；解除固定后，开始做踝关节的功能锻炼；再1周后下床练习负重行走并配合进行踝关节的按摩活筋治疗。

2. 预后　治愈后，由于周围韧带损伤，关节不稳，晚期容易出现骨关节炎，效果欠佳。

十三、距骨脱位

距骨与胫骨、跟骨、舟骨组成关节。

【解剖学】

距骨本身无肌肉附着，绝大部分被软骨面包围。距骨有6个关节面，即胫距、内踝、外踝、距下前、后和距舟关节面。距骨无大的滋养动脉，只有足背动脉关节支，自距骨的前外侧进入距骨体，其余为周围的关节囊进入的有限的血液供应，所以，当距骨发生骨折或脱位时，可以形成缺血性坏死。

距骨单纯脱位较少见。

【病因病机】

因外力作用，造成足极度内翻、内旋，可形成距骨外前方脱位。若外力作用使足极度内翻，可形成距骨外脱位。若外力作用使足极度外翻外旋，可形成距骨内前侧脱位，往往合并骨折。若外力作用使足极度外翻背屈时，可形成距骨内后方脱位。造成距骨脱位的外力，多力大而猛，使足严重旋转或内、外翻，或因旋转与内、外翻的联合机制而致伤。

1. 按脱位的方向可分为(图6-49)

(1)外前方脱位：距骨脱出于踝关节的外前方。

(2)外脱位：距骨脱向踝关节的外侧，多合并有外踝骨折。

(3)内前方脱位：距骨脱出于踝关节的内前方。

(4)内后方脱位：距骨脱出于踝关节的内后方。

2. 按其损伤的程度可分为

(1)半脱位：往往合并内外踝骨折。

(2)全脱位：距骨完全由踝穴内脱出。

(3)骨折脱位：距骨颈骨折合并距骨体脱位。

3. 按皮肉创伤程度可分为

(1)闭合性距骨脱位：皮肉损伤较轻，未有开放性伤口。

(2)开放性距骨脱位：皮肉损伤严重，有皮肉破裂伤口，脱位的距骨外露，或与外界相通。

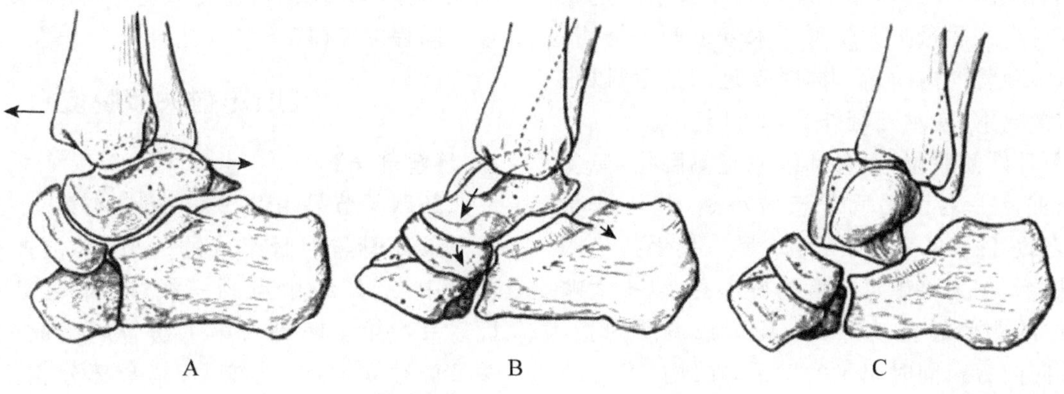

图6-49　距骨脱位

A. 距骨后脱位；B. 距骨下脱位；C. 距骨全脱位

【临床表现】

踝关节肿胀、疼痛、瘀斑，或起有水疱，功能障碍，足部畸形。

【辅助检查】

1. X线摄片 常规行足部检查正位、侧位及斜位摄片检查，明确诊断及移位方向，并了解是否有合并骨折。

2. CT、MRI检查 CT、MRI检查更有利于明确关节及软组织病变的大小、范围和密度变化，以及骨病向毗邻组织的侵袭。

【诊断】

1. 诊断依据

(1)有外伤史。

(2)踝关节肿胀、疼痛、瘀斑，或起有水疱，功能障碍，畸形。

(3)X线片正位、侧位及斜位片检查，明确诊断及移位方向，并了解是否有合并骨折。

2. 诊断分型

(1)按脱位的方向：可分为外前方脱位、外脱位、内前方脱位、内后方脱位。

(2)按其损伤的程度：可分为半脱位、全脱位、骨折脱位。

(3)按皮肉创伤程度：可分为闭合性距骨脱位、开放性距骨脱位。

【治疗】

1. 手法复位 距骨脱位，复位较为困难，需在神经阻滞麻醉下进行。

(1)距骨外前侧脱位：患者仰卧或健侧卧位，患肢膝关节屈曲。一名助手固定小腿部，将小腿抬起；另一名助手一只手持足跖部，另一只手持足跟部，顺势牵拉，并尽量扩大畸形。术者以两手拇指，推挤脱出的距骨向内向后。同时牵足的助手，以维持牵拉的情况下，使足外翻外旋，即可复位。

(2)距骨外侧脱位：患者仰卧或健侧卧位，患侧膝关节屈曲。一名助手固定患肢小腿，将小腿抬起；另一名助手一只手持足跖部，另一只手持足跟部，在牵拉下，用力将患足极度内旋内翻，以扩大畸形，使脱位的距骨转至前外侧。医者以两手拇指，推挤距骨向内、后，同时牵足的助手，在维持牵拉的情况下，将足外旋、外翻即可复位。

(3)距骨内前侧脱位：患者仰卧或患侧卧位，膝关节屈曲。一名助手固定小腿部，将小腿抬起；另一名助手一只手握足跖部，另一只手持足跟部，顺势牵拉，并用力扩大畸形。医者以两手拇指，推挤脱出的距骨向外后方，同时牵足的助手，在牵拉的情况下内翻内旋患足，即可复位。

(4)距骨内后侧脱位：患者患侧卧位，膝关节屈曲。一名助手固定小腿部，将小腿抬起；另一名助手一只手持足跖部，另一只手持足跟部，顺势牵拉，扩大畸形。医者以两拇指推挤脱出的距骨向前外方，同时牵足的助手，在牵拉的情况下，使患足内翻跖屈即可复位。

(5)开放性脱位：按清创、整复脱位、钢针固定、缝合伤口的顺序进行处理。

2. 固定 复位后，以石膏托将患足固定在90°中立位4周。

3. 辨证施治 同踝关节脱位，参见相关内容。

4. 手术治疗 对手法复位失败或开放性损伤的病例，应及时手术复位，以免发生皮肤坏死。一般采用踝部前外侧横切口，术中须注意保护附着于距骨上的软组织，以防发生坏死。术后石膏固定时间与手法整复后相同。陈旧性距骨全脱位，可行距骨切除术或踝关节融合术。

【并发症】

1. 距骨缺血性坏死。

2. 创伤性关节炎。

3. 畸形愈合。

【功能锻炼及预后】

1. 功能锻炼 固定期间，即应开始做足趾的伸屈摇摆活动练习；解除固定后，锻炼踝关节的功能活动，再1周后下床负重锻炼行走，并按踝关节功能疗法进行按摩活筋。

2. 预后 距骨骨折脱位经治疗愈合后，常会发生无菌性坏死及创伤性关节炎，致使踝关节功能发生不同程度障碍。

十四、跖跗关节脱位

【解剖学】

跖跗关节是由第1～3跖骨与第1～3楔骨及第4、5跖骨与骰骨组成的关节，其位置相当于足内缘中点、外缘中点画一线，亦即足背的中部断面。其中第1跖骨与第1楔骨所组成的关节，其关节腔独立，活动性较大；其余部分相互连通，仅可做轻微滑动。除第1、2跖骨外，各跖骨之间有横韧带相连，如楔骨间韧带、楔跖骨韧带、跖骨间韧带。其中第1楔骨与第2跖骨之间的楔跖内侧韧带是跖跗关节中最主要的韧带之一。此外，足底部有跖长、短韧带，足底肌肉、肌腱及跖腱膜等。

相比之下，足的背侧只有韧带连接，在结构上相对薄弱。

【病因病机】

高处坠下，前足着地，遭受暴力扭转，5 个跖骨可以连同一体向外、上或下方脱位。也可第 1 跖骨向内侧脱位，余 4 个跖骨向外侧脱位（图 6-50）。由于足背动脉终支，自第 1、第 2 跖骨间穿至足底，故在跖跗关节脱位时足背动脉易受损伤；因牵拉可引起胫后血管痉挛和主要跖血管的血栓形成，这时前足血供受阻，如不及时复位，将引起前足坏死。开放性骨折多由重物直接砸压于足前部或车轮辗压前足时发生。在造成脱位的同时，可伴有严重的足背软组织损伤及其他跗骨与跖骨骨折，关节多为半脱位。

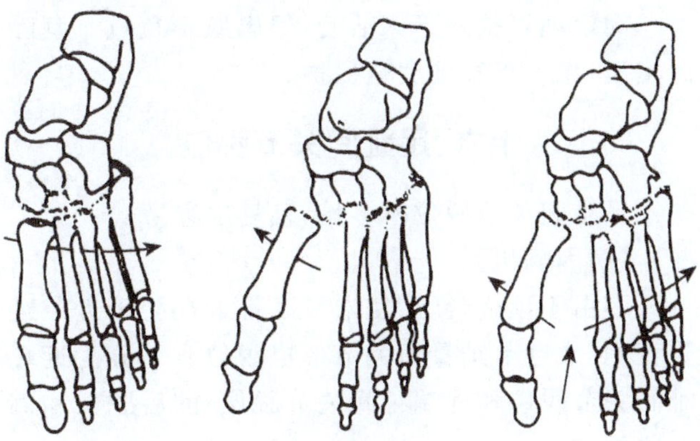

图 6-50　跖跗关节脱位

【临床表现】

足部肿胀，足跖部可见青紫、瘀斑，功能障碍，压痛明显。两足对比，患足稍缩短，横径增宽。足背可触及翘起的跖骨基底，畸形明显。

【辅助检查】

1. X 线摄片　常规行足部检查正位、斜位摄片检查，明确诊断及移位方向，并了解是否有合并骨折。

2. CT、MRI 检查　CT、MRI 检查更有利于明确关节及软组织病变的大小、范围和密度变化及骨病向毗邻组织的侵袭。

【诊断】

1. 诊断依据

（1）有外伤史。

（2）足部肿胀，足跖部可见青紫、瘀斑，功能障碍，压痛明显。两足对比，患足稍缩短，横径增宽。足背可触及翘起的跖骨基底，畸形明显。

（3）X 线片：足部正、斜位 X 线片可明确脱位类型、跖骨移位方向及是否伴有骨折。

2. 诊断分型

（1）第 2～5 跖骨外侧脱位。

（2）第 1 跖骨内侧脱位合并基底部骨折。

（3）第 1 跖骨内侧脱位合并基底部骨折，同时合并第 2～5 跖骨外侧脱位。

【治疗】

1. 手法复位　助手固定踝关节，医者一只手持跖趾关节处，向远端牵拉，另一只手挤按翘起的脱出骨端向内向下，即可复位。若为第 1～5 跖骨均脱位，可让一名助手固定踝关节，另一名助手持前足向远端牵拉，同时术者以双手对挤，或挤压脱出的跖骨使复位。

2. 固定　复位后，以连脚托板，将踝关节固定于 90°中立位，足弓下方垫以厚棉垫，维持足弓正常，足背侧跖骨基底部压垫，上面压硬纸壳（大小以能覆盖足背为适度），用绷带将足缠绕固定在足托板上 3～4 周。

此症复位后多不稳定，须经常注意检查复位和固定情况，加以调整，以免松动，造成再脱位。必要时可用细钢针，经皮贯穿第 1、5 跖跗关节固定。

3. 辨证施治　同距骨脱位。

【功能锻炼】

同距骨脱位。

十五、跖趾关节脱位

跖趾关节脱位，是指跖骨头与近节趾骨构成的关节发生分离。临床上以第 1 跖趾关节向背侧脱位多见。

【解剖学】

跖趾关节由跖骨头的凸形关节面与近节趾骨的凹形关节面构成，可做屈、伸、收、展各方面活动。跖趾关节囊薄弱，两侧有侧副韧带加强，背侧有伸趾肌腱加强。

【病因病机】

跖趾关节脱位多由足趾踢碰硬物或重物砸压而引起，外力迫使跖趾关节过伸，近节趾骨基底脱向跖骨头的背侧。由于第 1 跖骨较长，前足踢碰时常先着力，外力直接砸压亦易损及，故第 1 跖趾关节脱位较常见（图 6-51）。

【临床表现】

患处肿胀、疼痛，功能障碍，跖趾关节背伸，趾

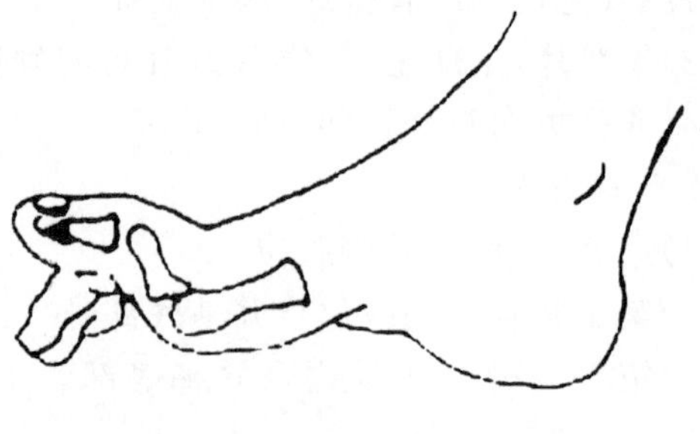

图 6-51　跖趾关节脱位

间关节屈曲，跖骨头向跖侧突出，患趾缩短、畸形，呈弹性固定，姿势不能改变。侧方脱位多见于第2～5跖趾关节，患足足趾歪向一侧，其他症状同背侧脱位，但患趾背伸不明显，仅显短缩，多不稳定。

【辅助检查】

1. X线摄片　常规行足部检查正位、斜位摄片检查，明确诊断及移位方向，并了解是否合并有骨折。

2. CT、MRI检查　CT、MRI检查更有利于明确关节及软组织病变的大小、范围和密度变化及骨病向毗邻组织的侵袭。

【诊断】

1. 有外伤史。

2. 患趾肿胀、疼痛，功能障碍，跖趾关节背伸，趾间关节屈曲，跖骨头向跖侧突出。患趾缩短、畸形，呈弹性固定，姿势不能改变。

3. 辅助检查：X线片正位、斜位片检查，明确诊断及移位方向，并了解是否合并骨折。

【治疗】

1. 手法复位　采用倒程逆施复位法。助手固定踝关节，医者一只手持跖，另一只手持患趾，或用布带提牵患趾。先将患趾背伸，扩大畸形牵拉，并同时推基节底部向跖骨头远端，持跖部远端的拇指推跖骨头向背侧，当患趾基节的基底部滑到跖骨头远端时，在维持牵拉的情况下，将患趾由跖趾关节背伸位，转向跖屈位，即复位。

第1跖趾关节或其他跖趾关节，有时跖骨头可被关节囊或屈趾肌腱嵌夹交锁，不易复位，在整复时，关键在于将踇趾极度背伸，扩大畸形，然后将踇趾基节基底部，顶紧第1跖骨背侧，向远端推到跖骨头部，可使嵌顿缓解，然后脱位才能按上法顺利复位。

第2～5跖趾关节脱位，有时可向侧方脱出，可按前后脱位手法复位，即顺势牵拉，扩大畸形，然后反屈复位。但此种脱位，复位后多不稳定，容易再脱，故复位后，需以胶布将患趾固定于移位侧相邻的健趾上1～2周，然后进行功能锻炼。其他脱位复位后一般不需固定，只须外贴活血接骨止痛膏即可。

2. 固定　跖趾关节脱位整复后，用绷带包扎患处数圈，再以夹板或压舌板固定跖趾关节伸直位2～3周。趾间关节复位后可外敷消肿膏，以邻趾固定法固定2～3周。

3. 辨证施治　按损伤三期辨证论治。

【功能锻炼】

固定期可扶拐下床活动，但患肢不负重。解除固定后，患者可穿硬底鞋保护。

十六、足趾间关节脱位

足趾间关节脱位不多见，且复位容易。

【病因病机】

多由于顶碰趾端，使末节趾骨近端脱于近节趾骨背侧，或近节趾骨间关节形成脱位。可分为近端趾间关节脱位和远端趾间关节脱位；前后脱位和侧方脱位。

【临床表现】

足趾短缩，脱位的趾间关节前后径或横径增宽，局部微肿，不能活动。

【诊断依据】

1. 有外伤史。

2. 足趾短缩，脱位的趾间关节前后径或横径增宽，局部微肿，不能活动。

3. X线片正位、侧位片检查，明确诊断及移位方向，并了解是否有合并骨折。

【治疗】

此种脱位，复位容易，稍一牵拉或推挤即可复位，一般不须固定，随着肿痛减轻而功能活动亦逐渐恢复，必要时外贴活血接骨止痛膏即可。

（刘　军　许树柴　陈伯健　郭艳幸　郭珈宜）

参考文献

[1] 孙树椿. 临床骨伤科学[M]. 北京:人民卫生出版社,2006.

[2] 邱贵兴. 骨科学高级教程[M]. 北京:人民军医出版社,2012.

[3] 郭维淮. 平乐正骨[M]. 北京:中国中医药出版社,1995.

[4] 郭维淮. 洛阳平乐正骨[M]. 北京:人民卫生出版社,2008.

[5] 董福慧,朱云龙. 中医正骨学[M]. 2版. 北京:人民卫生出版社,2009.

[6] Rockwood CA, Green DP. Fractures in Adults. 2nd ed. Philadelphia [M], JB Lippincott, 1984.

[7] Rockwood C A, Green D P, Bucholz R W, et al. Fractures in Adult. 4nd Ed [M]. Philadelphia: lippincott-Raven publishers, 1996.

[8] Julie Y. Bishop, Christopher Kaeding. Treatment of the acute traumatic acromioclavicular separation[J]. Sports med arthrosc rev, 2006, 14(4): 237-245.

[9] Browner BD, Jupiter JB, Levime AM, et al. Skeletal Trauma. 2nd ed[M]. WB saunders: Harcourt Publishers Limited. 1998.

第7章

儿童骨骺损伤

第一节　概　述

骨骺损伤是指骨折线波及或贯穿儿童所特有的骨骺与骺软骨板所造成的损伤，主要包括沿骺板的骨骺分离，穿过骺板的骨折和骺板的压缩性损伤。

骨骺损伤是儿童在发育过程中骨骼的一种特殊性损伤，与骨骺的解剖生理和生物力学特性是分不开的。有资料统计，骨骺损伤约占青少年长骨骨折的 1/3，骨骺损伤一定要引起高度重视，此类损伤如不能及时正确诊断治疗，骺生长板的损伤如果处理不当，可能会造成肢体成角畸形、肢体不等长和关节面不对称。

【解剖生理特征】

根据骨骺的结构和功能，骨骺分为“受压骨骺”和“牵拉骨骺”两种。受压骨骺为关节骨骺，位于长骨的骨端，承受由关节传来的压力，其骺板负责长骨的增长，如果其生长障碍，就会影响肢体的长度和关节的外形。牵拉骨骺，位于肌肉的起止点，它只承受拉力而不承受压力，且不提供骨纵轴生长，其生长障碍不影响肢体的长度。

1. *骨骺及骺板的组织结构*　骨骺包括骺生长板、骺生长板周围环(Ranvier 区)以及与之相关的关节软骨及干骺端。从显微镜下观察正常骨骺、骺板及干骺端，其纵切面可见骨骺、骺板及干骺端均有较明显的界限。在骺板的纵切面上，正常骨骺可分为静止细胞层、增殖细胞层、肥大细胞层和退化细胞层(图 7-1)。

(1)静止细胞层：又称生发细胞层。该层紧贴于骨板下，其间有骨骺血管穿入，细胞为圆形或梭形、细小而密集、不活跃，是骺板幼稚软骨细胞的源泉。

(2)增殖细胞层：又称生长层，其细胞形扁不规则，依长骨的轴向堆叠成栅栏状排列，数目多，体积增大，且生长活跃，与静止细胞层同为软骨增生繁殖区，总称为软骨生长带。此带富含软骨基质与胶原纤维，因而较骺板的其他层坚韧。

(3)肥大细胞层：又称钙化层。细胞变性肥大，基质内出现钙质沉着。肥大细胞层软骨细胞肥大，基质少，坚韧度也减弱，是骺生长板最薄弱的部分，外伤应力容易沿此薄弱区造成横向分离，抗剪应力与张应力最差，一般骨骺骨折都发生在此处。

(4)退化细胞层：又称预备钙化带。此层软骨溶解，细胞解体，基质钙化，远侧干骺端血管襻长入，围绕血管附近形成新骨，由于有钙质沉着和新生骨小梁，其坚韧度较肥大细胞层有所增强。

由于骺板骨折往往发生在肥大细胞层，生长层又较坚韧，所以骺板骨折一般不影响生长，但如果骨骺损伤使生长层失去营养供应或骺板受到垂直挤压使生长层出现营养障碍，就会影响其生长。接近骺生长板的干骺端，骨皮质具有多孔骨窗特征，其骨小梁未形成像骨干一样排列有序的哈佛系统，因此也是易发生骨折的薄弱环节。

儿童的干骺端具有肥厚的骨膜，骨膜的弹性模量低于骺，骺损伤后，一般总是会有一侧的骨膜保持连续。所以，在骺损伤整复过程中应避免用力过大造成尚保持连续的骨膜的医源性损伤。

此外，骺板的周围有特殊的环状结构，称为软骨膜环，专司骨的横径增长。

2. *骨骺及骺板的血液供应*

(1)骨骺的血液供应：受压骨骺滋养血管有两种进入方式。一是直接进入，即滋养血管在远离骺

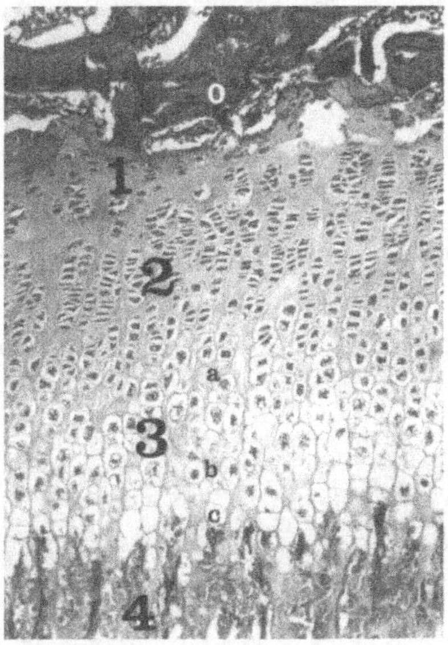

图 7-1　骺板软骨

1. 静止细胞层；2. 增殖细胞层；3. 肥大细胞层；4. 退化细胞层

［引自：王云钊. 中华影像医学·骨肌系统卷. 北京：人民卫生出版社，2005］

板处通过关节囊和肌肉附着部，血管可有多条，进入骨骺后形成互通的血管网，在骨骺损伤后一般有部分血供存在；二是间接进入，比较少见，即滋养血管通过骺板的边缘关节内滑膜下进入骨骺，此种情况骨骺分离时血管常受损伤，引起骨骺和骺板缺血。股骨头骨骺、桡骨头骨骺和肱骨内、外髁骨骺等关节内骨骺属于这种血供方式。

（2）骺板的两个血液供应系统（图 7-2）：①干骺系统，来自于干骺动脉和滋养动脉，终止于骺板的退化细胞层。此系统能清除死亡软骨细胞残骸和促使新骨沉积，最终完成软骨内成骨，如果此血管受损，会导致软骨基质不能钙化、肥大细胞堆积不能成骨，使骺板变厚。②骨骺系统，骨骺的动脉血管穿入骨骺的骨板进入生长细胞层，形成终末血管襻，为软骨发育提供营养。如果骨骺血供障碍，就会使软骨增殖细胞受影响，可发生骨骺早期愈合或畸形。

3. 受压骨骺的生理特点

（1）受压骨骺具有纵向生长潜力：受压骨骺的纵向生长潜力是通过骺板的成骨活动与软骨增殖使长骨在骺板的垂直方向上增长而体现的。在正常的个体每一个骨中的骺板或其他骨之间的生长能力都有一个恒定的比例，这样骨骼的发育才是相对称的。一般来说，骨骺出现早，则生长潜力就大，

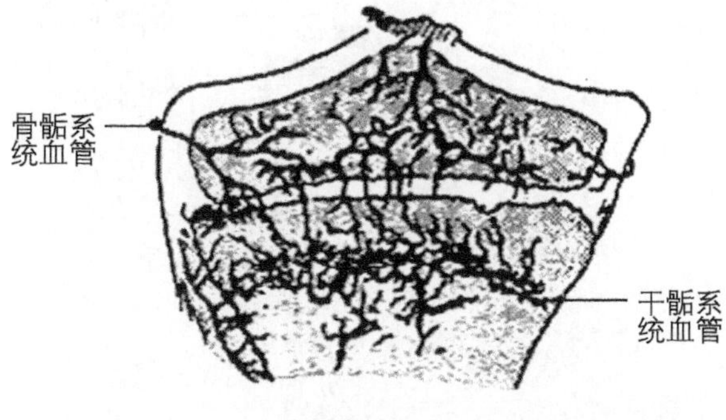

图 7-2　7 岁小儿骨骺及骺板的血液供应

［引自：王云钊. 中华影像医学·骨肌系统卷. 北京：人民卫生出版社，2005］

反之，则相对较小。骺板的生长潜力，与其损伤后继发畸形和发育障碍的严重程度有关。生长潜力大者，损伤继发畸形的严重程度就大。上肢的肩部与腕部的生长潜力大于肘部，而下肢的膝部大于踝部。因此，在临床工作中，股骨下端骨骺损伤对下肢长度的发育影响最大；而肘部骨骺的损伤对上肢长度的发育影响相对较小。

（2）骺板具有抗拉但不抗压的特性：骺板软骨富有弹性，具有不同程度的抗拉强度，但不抗压，对压力耐受性较差，尤其不能耐受长时间的挤压，长时间的挤压，可以使细胞内及相邻细胞间的基质减少，细胞排列更加紧密；由于生长层变薄，基质和细胞减少，可使增殖层细胞来源减少，细胞增殖减慢。

（3）骨骺的二次骨化中心（化骨核）的出现与闭合年龄：男女存在差异，女性骨骺的二次骨化中心出现的时间比男性早 1～3 年。一般是继发骨化中心出现早，其出现时间越规律，年龄的个体差异的范围越小；反之则差异大。一般双侧肢体骨骺二次骨化中心出现的时间是一致的。如股骨头骨骺显现早，其个体差异范围小，无论男女，均在 1 周岁内显现。而肱骨滑车骨骺显现较晚，其个体差异可大于 5 年。

另外，二次骨化中心出现早者则闭合晚，出现晚者则闭合早，仅个别有例外。因此，了解骨化中心出现与闭合的年龄，有助于在临床工作中通过双侧肢体的对比，对关节损伤进行鉴别诊断和对预后做出初步判断。

（4）关于 Heater-Volkmann 软骨生长反应定律：此定律解释了为什么青少年运动员容易出现肘和腕关节的慢性骺损伤。在正常生理状态下，骨骺与骺生长板要同时承受压应力、屈曲应力、剪切应

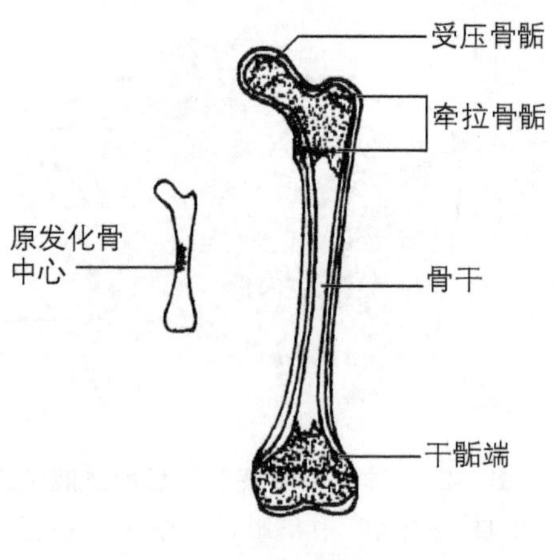

图 7-3　骨骺化骨类型

［引自：王云钊. 中华影像医学·骨肌系统卷. 北京：人民卫生出版社，2005］

力和张应力。其所受的应力由于每一个部位关节结构形态的差异而不同。在接受应力情况下，软骨与骨形态也会产生相应的形变，这也是骨骺与骺生长板在生长发育过程中形态、组成成分不断改变走向成熟的必然过程，超过生理限度的应力不但不能起到促进骨骼生长的作用，可能还会造成正常骨骼生长的速度下降，甚至停止，此种现象称之为 Heater-Volkmann 软骨生长反应定律。

【分类】

骨骺损伤的分类方法较多，常采用世界范围内的广泛应用的 Salter 的分类方法。该分类方法基于骨骺损伤的病理基础，十分强调分型与预后的关系，对临床具有较好的指导作用。根据骨折部位和形状，将骨骺损伤分为 5 型(图 7-4)，其中前 4 型多为急性暴力损伤造成，笔者认为Ⅴ型也可能为慢性损伤所致。

1. Ⅰ型　剪切应力通过骺板软骨的薄弱带而导致的损伤，骨骺经骺板自干骺端完全分离，生发层细胞留在骨骺一侧，钙化层留在干骺端一侧，骨膜一般保持完整，骺生长带向骨骺一侧滑移，骨骺和骺板的血供多正常，一般不影响发育。如软骨生长带滑移较大，损伤骨膜或骨骺动脉则预后不良，如股骨近端骨骺移位。该型与Ⅳ型骨折有时较难鉴别。

2. Ⅱ型　为剪切应力和屈曲应力同时作用，即侧向应力的作用的结果，首先是剪切应力作用于骺板的薄弱带，然后屈曲应力折向干骺端，使干骺端发生骨折，一侧骨膜完整。X 线片上常可见到干骺端有一三角形干骺部骨片。此型手法容易复位，且复位的感觉不明显，因不影响血供，故预后较好。

3. Ⅲ型　多见于已经部分闭合的生长板，骨折线在骺板内走行的距离不等，然后折向骨骺并进入关节。属关节内骨折，为剪切应力通过关节所致，折线从关节面通过骨骺进入骺板，经过薄弱带通到骺板边缘，关节遭到破坏，一般移位不大，复位容易且较稳定，由于不破坏血供，预后尚好，常见于胫骨上、下端骨骺。

4. Ⅳ型　Ⅳ型也属关节内骨折，折线从关节面穿过骨骺或骺软骨，一直延伸到干骺端，产生完全劈裂骨折，此型骨折不稳定，常须切开复位内固定。由于折线通过骺板的生长带，会使血供破坏，易引起发育障碍。常见于肱骨外髁骨骺骨折。

5. Ⅴ型　此型由严重挤压暴力或应力的慢性反复作用引起，骺生长板被挤压，软骨细胞被严重破坏或营养骺板的血管出现广泛损伤，可导致骺板早闭，发育停止，预后不好。由于此种损伤一般无错位，仅为压缩性损伤，故早期诊断十分困难，常被忽略，因此，凡怀疑为此种损伤的骨折者，均应避免再度受压 3 周，以免造成更严重的后果。

在临床中，上述 5 种类型骨折，常为几种类型合并损伤，在治疗时，应该对预后有充分的认识。

Salter-Harris 的Ⅲ、Ⅳ、Ⅴ型损伤，均波及骺板

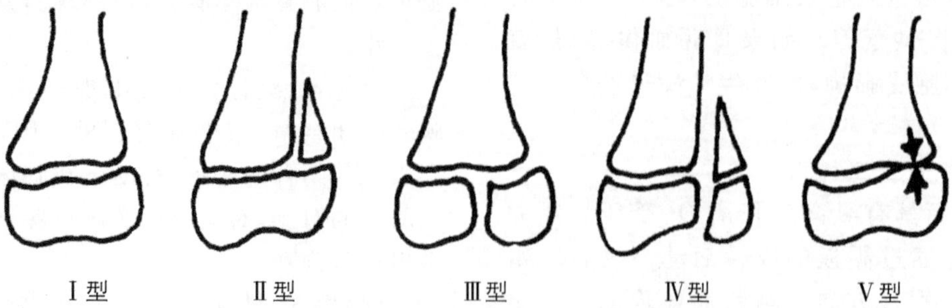

图 7-4　Salter-Harris 分型

［引自：王云钊. 中华影像医学·骨肌系统卷. 北京：人民卫生出版社，2005］

的生发细胞层(即静止细胞层)，无论破坏的是骺板的血供或软骨细胞，都可引起软骨细胞不同程度的坏死或退变，影响骺板的正常发育。损伤较轻或仅为血供不足，则软骨增殖能力减退，局部生长速度减慢；如损伤较重，软骨增殖就会停止，骨骺早闭，该骨端将不再纵向生长。

第二节　诊断与治疗

早期正确的诊断十分重要。骨骺损伤在诊断时易将正常的骺线误认为是骨折线，并将骨骺误认为是骨折块，这需要熟知正常各部位骨骺出现的时间及骨骺融合的年龄。儿童骨骺损伤的治疗也不同于成年人骨折的治疗，有一定的特殊性，临床医生应高度重视，否则会延误骨骺损伤的治疗，而导致不良的后果。

一、诊　断

1. *诊断要点*

(1)有明确的受伤史或慢性损伤史。

(2)受伤部位有压痛、肿胀和活动受限或肢体畸形。

(3)X线片、CT、MRI检查可帮助明确诊断。

2. *诊断注意事项*　因为青少年时期骨骺的强度远不及关节囊及韧带，所以儿童时期骨骺损伤的发病率相当高，这就要求临床医师要高度重视，必须全面掌握儿童骨骼的解剖生理特点。特别是关节部位的损伤首先应考虑是否有骨骺损伤的可能，而且对于较为严重的关节扭伤，还应考虑隐藏的Ⅴ型损伤出现的可能。

清楚了解各关节骨骺的二次骨化中心出现与愈合时间、骨骺的形状、大小，所处正常位置和变异及清晰的X线片有助于正确诊断。如X线片上显示在干骺端有三角形的碎骨块，出现所谓的“角征”，还需鉴别是属于Ⅱ型骨骺分离还是Ⅳ型骨骺分离。因为Ⅳ型骨骺骨折，通过了骺板软骨的生长带，属不稳定骨折，需切开复位内固定，且容易引起发育障碍；而Ⅱ型骨折，则属较为稳定的骨折，仅手法复位即可，且未损伤血供，不影响发育。

临床上还有一种无移位或移位极小的全干骺端较大的骨碎片的“板状骨折”，即所谓的“板征”现象，很难将Ⅰ型与Ⅴ型相区别，甚至容易误诊为韧带损伤，此类损伤多见于肱骨外髁和胫腓骨下端骨骺损伤。

二、治　疗

骨骺损伤可分急性和慢性损伤两种，应根据其损伤的严重程度选择不同的治疗方法，现在分述如下。

(一)急性骨骺损伤

急性骨骺损伤多为直接或间接暴力作用，使骨骺部受到撞击、挤压、扭转、牵拉而使骨骺、骺板损伤或干骺端产生骨折、骨骺滑脱或牵拉骨骺产生撕脱骨折。急性骨骺损伤的临床诊断：一般有明显外伤史；局部可有明显肿胀、疼痛、压痛、血肿及瘀血斑、畸形、关节功能障碍等表现；X现检查及与健侧对比可确诊。

1. *手法复位外固定*　适用于Ⅰ、Ⅱ、Ⅴ型骨折和Ⅲ、Ⅳ型稳定型骨折，要求尽可能地早期复位。

首先是对抗充分牵引，根据不同部位和骨折类型，酌情采用推、按、提、挤等手法使之复位，复位后根据骨折类型或受伤机制，用小夹板将受伤关节固定于伸直或屈曲位(伸直型固定在屈曲位，屈曲型则相反)。固定时间一般为3～4周，如伴有干骺端骨折者，则固定时间应适当延长。经X线摄片证实骨折已愈合方能解除固定。

手法操作一定要轻柔，切忌粗暴蛮干，以免加重损伤，对于Ⅰ、Ⅱ型骨折，复位容易，预后较好，勿须强求解剖对位。固定的松紧要适度，过松达不到固定目的，过紧会产生压迫，影响血供，甚至造成严重后果，因此，在固定期间，要密切观察固定松紧和血液循环情况，如有不当应及时调整。对于确诊为Ⅴ型骨折者，应属骨骺压缩，无须手法复位，可采取小夹板固定，达到延期负重和利于骺板修复的目的。

Ⅰ、Ⅱ型骨折和Ⅲ、Ⅳ型稳定型骨折中复位后不稳定者，可在复位后配合经皮穿针内固定，该方法创伤少，固定相对牢靠，取针方便，住院时间短。个别闭合复位失败者，可以考虑切开复位。切开复位时尽量减少暴露范围，不过分追求直视下充分暴露。

2. *手术切开复位内固定*　适用于Ⅲ、Ⅳ型关节内骨折，Ⅰ、Ⅱ型骨折有少部分骨折间隙有软组织嵌顿和骨折部位深陷而需要手术切开复位。要求骨骺对位良好和关节面平整，解剖复位，否则会畸形愈合，不仅影响骺板发育，还会产生关节功能障碍。对此类骨折，如经手法复位不成功或复位后骨折不稳定者，则需手术切开复位内固定。

切开复位时，避免损伤血管，尽量减少骨骺周围的软组织的剥离，切忌用器械粗暴撬拨骺板断面进行整复，否则会加重对骨骺的损伤。要熟悉手术部位骨骺、骺生长板的解剖形态，未骨化软骨的形态，软组织的附着与血供情况。对于选用的内固定器械，以创伤性较小的克氏针为好，以直径不超过2mm克氏针为宜。切忌不要使用螺丝钉，因为螺丝钉对骺板的损伤大，会限制骺板生长。在用克氏针做内固定时，应与骺板垂直插入，切忌横穿骺板固定，以免加重损伤。

对于牵拉骨骺的治疗，因其不提供骨的纵轴生长，所以，即使骺板产生任何生长障碍都不发生关节畸形。此类骨骺损伤常为撕脱性骨折，一般采取手法复位、小夹板或石膏托固定均能达到目的。但对损伤严重骨块分离较大，手法复位不成功者或不稳定者，需切开复位；对于其他部位的骨骺损伤，如胫骨粗隆骨骺分离、股骨小转子骨骺分离、坐骨结节骨骺分离等可酌情采取手法复位、手术复位或卧床休息等，即可达到治疗目的。

此外，对于临床上因漏诊、误诊而丧失了治疗时机或因误治使之成为陈旧性损伤，甚至畸形愈合的，只要是不影响关节功能的损伤一般不必再行手法整复或手术矫正，待后期根据骨折畸形愈合情况是否遗留肢体短缩或畸形，进行截骨矫形术或骺板牵拉延长术；而对于影响关节功能的损伤，手法复位失败者，则应切开复位内固定，尽可能保留关节功能。

SalterⅠ、Ⅱ、Ⅲ型愈合较快，一般需3～4周即可；对于不稳定的SalterⅣ型骨骺损伤，愈合时间应适当延长；而SalterⅤ型损伤，因其属于骺板压缩性损伤，则更应延期负重。

3. 中医辨证施治　结合临床治疗急性骨骺损伤的经验及其临床症状体征特点，主张分期论治原则。

(1)损伤早期：血瘀气滞，局部明显肿胀、疼痛，压痛明显，畸形及关节活动受限，舌质多为淡暗、苔薄白，脉弦紧或涩。

治疗上以行气活血、消肿止痛为则。由于儿童自身特点，五脏娇嫩，用药当忌峻猛，以免攻伐太过而损伤内脏，可用桃红四物汤加减，其中辅以健脾渗湿利水之药物，加强活血消肿止痛。一般用量为成年人的1/3～1/2。同时外敷新伤膏等。

(2)损伤中期：局部肿痛已明显消除，但筋骨未续，局部仍有压痛、纵轴叩击痛等。治疗以接骨续筋、和营止痛为则，宜内服正骨丸、双龙接骨丸等。外敷药物加外洗药物。

(3)损伤晚期：气血不足，多肝肾亏虚，筋骨续接不坚，筋肉痿弱，四肢乏力，关节功能受限，舌质多淡、苔白，脉细弱无力。治疗上当以补益肝肾、补养气血为则，宜选服加味地黄丸、加味腰痛丸、八珍汤等，同时配合中药外敷熏洗。若伤后日久，复感风寒湿邪，痹阻经络，筋脉拘急，关节屈伸不利，治疗以舒筋活络、祛风湿、行气血为则，可服用复方鸡血藤胶囊、活络丸等；外用活血散瘀洗药、祛风寒湿洗药熏洗、外贴活络膏等。

4. 功能锻炼　上肢在愈合后即可全面进行功能锻炼，而对下肢的受压骨骺损伤，在骨愈合后则先恢复关节功能，负重时间推迟。由于股骨头骨骺分离易发生头骺缺血坏死，所以负重更应推迟。

(二)慢性骨骺损伤

慢性骨骺损伤是骨骺部在长期外力（如撞击、挤压、牵拉）作用下的一种积累性损伤，多见于青少年运动员，其产生的主要原因有两方面：一是儿童时期骨骼正处于发育阶段，骨骺组织比韧带、关节囊等软组织脆弱2～5倍，如果负荷过重必会造成损伤；二是由于运动技术的发展和运动水平的不断提高，运动员必须进行大强度、长时间的大运动量训练。在儿童时期的训练中，如果不能将骨骺的结构特点和运动负荷的要求科学地结合起来，就会造成骨骺的慢性损伤，一旦损伤，不但严重影响训练，还会对儿童骨骼的生长发育带来不良影响。

1. 预防原则　对于慢性骨骺损伤在于早期诊断和及早治疗，如果发展到了中晚期，不仅严重影响正常的训练和比赛，重者影响肢体发育。因此，预防就显得尤其重要。

(1)首先，在大运动量训练时应严格掌握局部的负荷量，尽量避免受压骨骺的过度挤压、撞击的活动。

(2)注意技术动作的合理性与科学性，改进训练方法，加强保护，训练时可适当使用支持带或弹力绷带包扎或固定关节部，以减轻骨骺部的负担。

(3)在早期诊断的基础上，应采取积极治疗与调整局部负荷量相结合的方法，防止其进一步发展或恶化。由于骨骺出现于生长发育阶段，损伤后，只要采取及时有效的措施，都能取得较好修复愈合的效果。

2. 中医辨证施治

(1)筋骨受损、气滞血瘀：见于慢性骨骺损伤急性发作，临床表现为急性期局部肿胀、疼痛、骨骺部压痛明显，活动受限。治疗上可局部外敷消肿、止痛的中药，如郑氏1号新伤药加减(黄柏、延胡索、血通、木香、白芷、羌活、大黄、牛膝、血竭、生地黄等)；配合内服活血化瘀，消肿止痛药物，如延胡索伤痛宁、创伤宁等。

(2)血瘀痹阻、气血亏虚：见于慢性骨骺损伤慢性期，临床表现为受损骨骺局部高突、疼痛，伴有局部肌肉萎缩、四肢无力、神疲懒言，舌质暗淡、苔白，脉弦紧或滑。临床上可内服活血化瘀兼补益气血药物，如抗骨质增生片、正骨丸等，局部可外敷促进骨痂生长的药物如当归、黄芪、续断、白及、儿茶、乳香、三七、木香、川芎、川牛膝等以促进愈合，配合伤科洗药。

大量临床实践证明中医中药对于损伤有其独特的治疗效果。如何运用中医中药早期预防和治疗慢性骨骺损伤，防止其病变进一步发展，无疑是一个有待研究和开发的课题，具有广阔的前景。

3. 手术治疗　有关节功能障碍、疼痛较重，骨干畸形、软骨脱落，形成关节鼠者，则须手术治疗。可行骨桥切除术、骺板牵拉延长术及对成角畸形者采取截骨矫正术、关节鼠摘除等手术。

第三节　预后及常见并发症

一、预　后

骨骺损伤的预后主要取决于以下因素：①损伤的暴力大小，包括移位程度、骨折粉碎程度及开放或闭合损伤；②年龄；③骺板损伤程度；④骨折类型；⑤治疗是否及时，治疗方法是否正确，是否存在医源性损伤等方面。

Ⅰ、Ⅱ型损伤一般预后较好；Ⅲ、Ⅳ型和Ⅴ型损伤，均伤及骺板的生发细胞层(即静止细胞层)，可损伤骺板的血供或软骨细胞，如损伤严重都可能影响骺板的正常发育而使预后不良，故一般要进行2年左右的随访，以观察骨骺损伤的预后情况。

骨桥的形成是影响骺板发育的一个重要因素。由于骨桥缺乏纵向生长能力，它的形成就会限制骨骺的生长。骨桥对发育的影响是依据损伤部位与范围而定的，如骨桥面积越大，数目越多，骨龄越小，后遗畸形越严重。

二、常见并发症及处理

1. 常见并发症　对儿童骨骺损伤的常见并发症，应高度重视，主要有以下几种。

(1)骨骺早闭导致骨生长停滞：最为常见，分部分性及完全性生长停滞。过早的部分生长停滞将导致骨的不对称生长，出现进行性的成角畸形；而过早完全性的骺板生长停滞将使骨停止生长，一般会导致骨长度减小。

(2)缺血坏死：少见，是发生在股骨近端骺板骨折严重的并发症，特别是合并髋关节脱位时易发生。也可发生在肱骨近端及桡骨近端。

(3)感染：少见。

2. 处理　如果出现骨骺早闭，应择时进行相关的处理。主要的处置办法有以下几种：①截骨术；②骺板内骨桥切除脂肪填塞术；③骨骺牵拉延长术；④对侧肢体短缩术。

(沈　海)

参考文献

[1] [美] James H. Beaty, James R. Kasser. 洛克伍德. 威尔金斯儿童骨折[M]. 王家让，李康华，胡建中，译. 长沙：湖南科学技术出版社，2005.

[2] [美] Dennis R. Wenger, Maya E. Pring. Rang 小儿骨折[M]. 潘少川，译. 北京：人民卫生出版社，2005.

[3] 郝荣国，梅海波. 儿童骨与关节损伤[M]. 长沙：中南大学出版社，2005.

第 8 章

手 外 伤

第一节 概 述

手既是运动器官，又是感觉器官和美容器官。在临床工作中手外伤极为多见。其修复所涉及的范围广、十分复杂，处理是否及时和正确直接关系到病人手功能的恢复状况，关系到患者的生活、工作和学习，应当十分重视，争取尽早地施行正确的治疗。

【解剖学】

手的姿势有休息位和功能位。手的休息位即手处于自然静止状态的姿势。手部肌肉、关节囊、韧带的张力处于相对平衡状态。表现为腕关节背伸 10°～15°，轻度尺偏，掌指关节和指间关节半屈曲位，从示指到小指，越向尺侧屈曲程度越大，各指尖指向腕舟骨结节，拇指轻度向掌侧外展，其指腹接近或触及示指远侧指间关节桡侧。如肌腱损伤，使手的休息位发生改变。

手的功能位是手可以随时发挥最大功能的位置，如张手、握拳、捏物等。表现为腕关节背伸 20°～25°，轻度尺偏，拇指处于对掌位，其掌指关节和指间关节微屈，其他手指略微分开，掌指关节及近侧指间关节半屈位，远侧指间关节轻微屈曲，各指的关节屈曲位置较一致。手外伤固定于此位置，可使伤手保持最大的功能(图 8-1)。

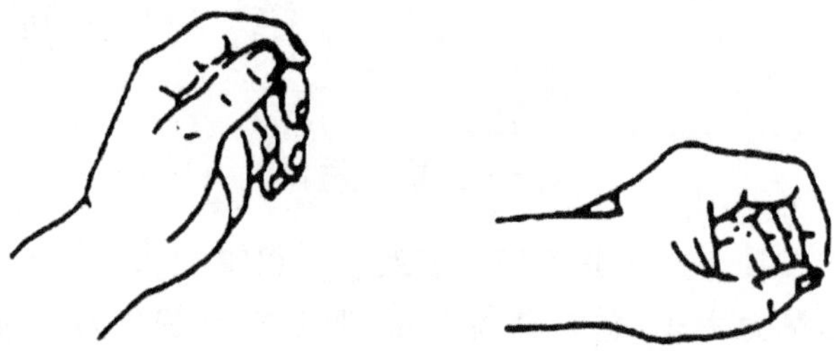

A　　　　B

图 8-1　手的休息位和功能位

A. 手的休息位；B. 手的功能位

【临床表现】

1. 体格检查

(1)皮肤损伤的检查、创口的部位和性质：根据创口情况，了解皮肤缺损的程度和皮肤活力的判断，并结合局部解剖关系，初步推测深层各种重要组织如肌腱、神经、血管等损伤的可能性。

(2)肌腱损伤的检查：肌腱断裂表现出手的休息位发生改变，如屈指肌腱断裂时该手指伸直角度加大，伸指肌腱断裂则表现为该手指屈曲角度加大，而且该手指的主动屈指或伸指功能丧失。还会出现一些典型的畸形，如指深、浅屈肌腱断裂，该手指呈伸直状态；掌指关节背侧近端的伸肌腱断裂，则掌指关节呈屈曲位；近节指骨背侧伸肌腱损伤，则近侧指间关节呈屈曲位；而中节指骨背侧伸肌腱损伤，则手指末节屈曲呈锤状指畸形。应该注意屈指肌腱的检查方法：固定伤指中节，让病人主动屈曲远侧指间关节，若不能屈曲则为指深屈肌腱断裂。背伸固定，除被检查的伤指外的其他 3 个手指，让病人主动屈曲手指，若近侧指间关节不能屈曲则为指浅屈肌腱断裂，此时指深屈肌腱不起作用；当指深、浅屈肌腱均断裂时，则该指两指间关节不能屈曲。检查拇长屈肌腱功能，则固定拇指近节，让病人主动屈曲指间关节。由于蚓状肌和骨间肌具有屈曲手指掌指关节的功能，屈指肌腱断裂不影响掌指关节的屈曲，应给予注意。

(3)神经损伤的检查：手部的运动和感觉功能分别由来自臂丛神经根组成的正中神经、尺神经和桡神经支配。主要表现为:①正中神经损伤时,拇短展肌和拇对掌肌麻痹所致拇指对掌功能障碍及拇、示指捏物功能障碍,呈猿手畸形。感觉障碍表现在手掌桡侧半,拇、示、中指和环指桡侧半掌面。②尺神经损伤时,骨间肌和蚓状肌麻痹所致环、小指爪形手畸形,2～4 指主动内收外展运动消失,以及手掌部尺侧、环指尺侧和小指掌背侧感觉障碍,夹纸试验阳性,Froment 征阳性。③桡神经在腕部以下无运动支,受损时仅表现为手背桡侧及桡侧 3 个半手指近侧指间关节近端的感觉障碍。但肘部以上桡神经损伤则表现为垂腕垂指畸形。

(4)血管损伤的检查:手部血供丰富,侧支循环多,主要靠尺动脉和桡动脉供血,尺、桡动脉在手掌部有掌浅弓和掌深弓相互沟通。检查可通过手指的颜色、温度、指腹张力、毛细血管回流试验和血管搏动来判断。如皮色苍白、皮温降低、指腹瘪陷、毛细血管回流缓慢或消失、动脉搏动消失,表示为动脉损伤;如皮色发绀、肿胀、毛细血管回流加快、动脉搏动良好,则为静脉回流障碍。可用 Allen 试验检查桡、尺动脉的通畅和它们之间的吻合。

(5)骨关节损伤的检查:局部疼痛、肿胀及功能障碍者,应疑有骨关节损伤。如手指明显缩短、旋转、成角或侧偏畸形及异常活动者,鼻烟窝的肿胀压痛,示指的纵向叩击痛,提示腕舟骨损伤可能。拍摄 X 线片可确诊,必要时可采用不同角度拍片。

2. 各种类型损伤的病理特点

(1)压、砸、挤伤:对骨支架的破坏和软组织捻挫伤较严重,处理也较困难,伤手多留有比较严重的功能障碍。

(2)切、割、锯伤:多伤及肌腱、神经、血管等组织,如早期处理得当,则愈合后残疾程度较轻。

(3)撕脱伤:有的造成皮肤套状撕脱,有的造成大面积皮肤缺损,经常合并深部组织损伤,如肌腱缺损,骨质外露,愈后多遗留严重功能障碍。

(4)绞伤:多造成皮肤撕脱,神经、肌腱扭转牵拉,肌肉及血管床广泛破坏,严重骨折,肢体离断等,伤肢多致成严重残疾。

(5)爆炸伤:常造成多个手指或肢体缺失,创面组织挫伤严重,并常存留多量异物,预后功能差。

(6)摩擦损伤:常伴有烧伤,致皮肤缺损,如不合并肌腱、骨质缺如,植皮后功能恢复良好。

(7)动物咬伤:常造成伤口感染,预后功能差。

(8)贯穿伤:可见于枪伤,常合并深部组织损伤。

【治疗】

1. 现场急救　目的是止血,减少创口进一步污染,防止加重组织损伤和迅速转运。手外伤急救处理时,应用无菌敷料或清洁布类包扎伤口(图 8-2),不必涂用药水或撒敷消炎药物。局部加压包扎是手部创伤最简便而有效的止血方法,少数大血管损伤所致大出血才采用止血带。将气囊止血带缚于上臂中上 1/3,敷好衬垫,记录时间,压力控制在 33.3～40kPa,略高于患者动脉血压,如时间超过 1 小时,应放松 5～10 分钟再加压,以免引起神经的损伤,甚至肢体缺血性肌挛缩或坏死。转运过程中,无论伤手是否有明显骨折,均应适当固定,以减轻病人疼痛和避免进一步加重组织损伤。固定范围应达腕关节以上。

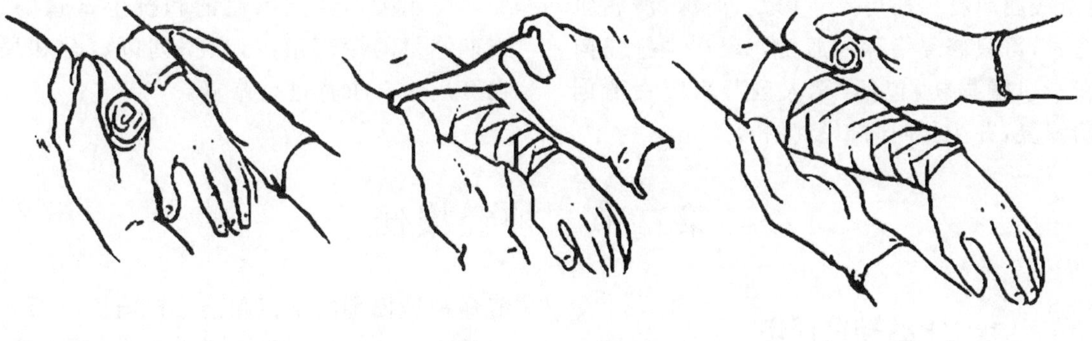

图 8-2　手包扎止血

2. 早期彻底清创　清创的目的是清除异物,彻底切除被污染和遭破坏失活的组织,使污染创口变成清洁创口,达到一期愈合。清创越早,感染机会越小。一般争取在伤后 6～8 小时进行,时间较长的创口根据污染程度而定。清创应在良好的麻醉和气囊止血带控制下进行,由浅入深按顺序将各种组织进行清创,剪除坏死组织和污染物,对潜行的伤口要彻底打开,进行清创。创缘皮肤不宜切除过多，特别是手掌及手指，避免缝合时张力过大。

3. *深部组织损伤的处理*　手术时应尽可能地对深部组织进行修复，恢复重要组织如肌腱、神经、骨关节的连续性，以便尽早恢复功能。若创口污染严重，组织损伤广泛，伤后时间超过12小时，或者缺乏必要的条件，可仅做清创后闭合创口，待创口愈合后，再行二期修复。影响手部血液循环的血管损伤亦应立即修复。

(1)手部骨折与脱位：治疗原则为早期准确复位和牢固固定，恢复手的骨骼支架，为软组织修复和功能恢复创造条件。

无论软组织损伤的程度如何，骨折与关节脱位均应立即处理。关节脱位复位后，应注意关节侧副韧带和关节囊的修复。掌、指骨骨折应立即复位，并根据情况用克氏针做内固定或微型钢板螺丝钉固定。末节指骨骨折，多无明显移位，一般无需内固定。末节指骨远端的粉碎性骨折可视为软组织损伤处理。如有甲下血肿，可在指甲上刺孔引流，达到减压和止痛的目的。

(2)肌腱损伤：肌腱损伤除损伤的肌腱功能可被其他肌腱所替代(如单纯指浅屈肌腱损伤，且损伤部位在腱鞘区，术后粘连可能性大，其功能可被指深屈肌腱所替代)可不予以修复外，余均应予以修复。肌腱损伤，应尽量一期修复。伸指肌腱无腱鞘，具有腱周组织，位于手背的疏松皮下组织中，术后粘连较轻，断裂后主张一期修复，术后效果良好。屈指肌腱，特别是从中节指骨中部至掌横纹，即指浅屈肌腱中节指骨的止点到掌指关节平面的屈肌腱鞘起点，亦称“无人区”，此区内有指深、浅屈肌腱，单纯指浅屈肌腱损伤可不予修复，而深、浅屈肌腱均损伤时，可只修复指深屈肌腱。现在主张任何部位的屈指肌腱损伤，包括“无人区”，均应在清创后行一期修复，并主张同时修复腱鞘。

肌腱缝合后一般应固定在肌腱无张力位3～4周。近年来认为肌腱缝合后早期活动有利于减少粘连和促进功能恢复。主张屈指肌腱断裂修复后将患指用橡皮条固定在屈曲位，术后早期采用主动伸指、被动屈指的保护性被动活动锻炼。

(3)神经损伤：神经横断伤，修复越早，效果越好。创口较清洁、皮肤覆盖良好，具有一定技术和修复条件者，应尽量一期修复。如缺乏条件可及时转送条件较好的医院治疗或将神经两断端的神经外膜固定于周围组织，防止神经退缩，记录损伤情况，待伤口愈合2～3周再行修复。

4. *一期闭合创口*　创口整齐，无明显皮肤缺损者采用直接缝合，如创口纵行越过关节、与指蹼边缘平行或与皮纹垂直者，应采用“Z”字成形术的原则，避免日后瘢痕挛缩，影响手部功能。张力过大或有皮肤缺损，而基底部软组织良好或深部重要组织能用周围软组织覆盖者，可采用自体游离皮肤移植修复。皮肤缺损而伴有重要深部组织如肌腱、神经、骨关节外露者，不适于游离植皮，可选择应用局部转移皮瓣、带血管蒂岛状皮瓣来修复。

5. *术后处理*　包扎伤口时用敷料垫于指蹼间，以免汗液浸泡皮肤而发生糜烂，游离植皮处应适当加压。用石膏托将患肢固定，以利修复组织的愈合。如关节破坏，难以恢复活动功能者，手部各关节应固定于功能位。神经、肌腱和血管修复后固定的位置应以修复的组织无张力为原则。固定时间依修复组织的性质而定，如血管吻合后固定2周，肌腱缝合后固定3～4周，神经修复后根据有无张力固定4～6周，关节脱位为3周，骨折4～6周。

应用破伤风抗毒血清和抗生素预防感染。需二期修复的深部组织，根据创口愈合和局部情况，在2周至3个月进行修复。

第二节　神经损伤

一、臂丛神经损伤

臂丛神经损伤(brachial plexus injury)，是周围神经损伤中最严重的损伤之一，多由牵拉所致，如车祸、坠落伤、肩部和头部着地、重物压伤颈肩部及胎儿难产等。近几年来，随着检查手段的发展，对臂丛神经损伤的认识水平也不断提高。虽然对臂丛神经损害的认识和治疗已有200余年的历史，但是由于臂丛神经损伤平面较高，神经再生速度较慢，部分神经终生变性，其治疗效果一直不是很满意。

【解剖学】

臂丛由$C_{5\text{-}8}$和T_1神经的前支联合组成。C_5、C_6神经根组成上干，C_7单独延续为中干，C_8至T_1

组成下干。每干走行0.5～1cm即分成前后两股,上干与中干的前股合成外侧束,下干的前股形成内侧束,三干的后股合成后侧束。三束围绕腋动脉下行并以此命名。外侧束分出胸前外侧神经,支配胸大肌锁骨部;在喙突水平处,延续为肌皮神经和正中神经外侧头,内侧束起始部分出胸前内侧神经,支配胸大肌胸肋部,终末分为尺神经和正中神经内侧头,后侧束分出胸背神经及肩胛下神经,前者支配背阔肌及小圆肌,后者支配大圆肌及肩胛下肌。后束终末分为腋神经和桡神经(图8-3)。

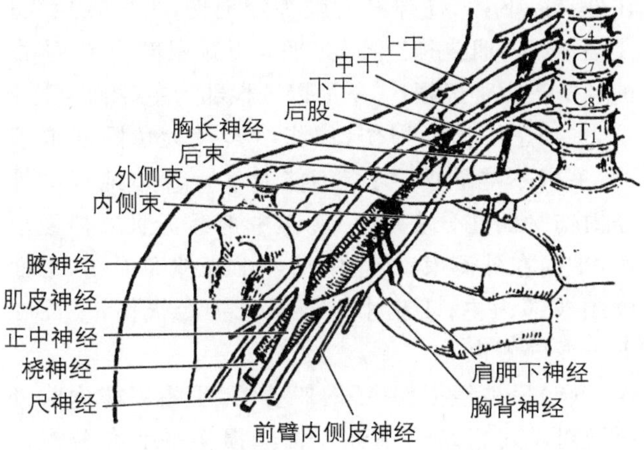

图8-3　臂丛神经模式图

【病因病机】

在臂丛神经损伤的病因中,外伤最常见,分为闭合性和开放性损伤。

闭合性损伤常见原因为车祸、运动伤(如滑雪)、坠落时的颈部牵拉伤,麻醉过程中长时间将肢体固定在某一位置时的损伤及产伤等。臂丛神经损伤多由牵拉所致,暴力使头部与肩部向相反方向分离,常引起臂丛上干损伤,重者可累及中干。外伤致肢体向上被牵拉,造成臂丛下干损伤;水平方向牵拉则可造成全臂丛损伤,甚至神经根从臂丛发出处撕脱。产伤造成的臂丛神经损伤,大部分仅仅是神经受到牵拉后,外膜水肿与出血,导致神经传导障碍。极少数严重的损伤使臂丛神经完全断裂或臂丛神经束全部断裂,则可造成永久性瘫痪。

开放性损伤最常见的主要原因是车祸,其常见并发症是腋动脉或锁骨下动脉破裂(20%)、肱骨干近段骨折、肩关节脱位及肩袖损伤等。其他如枪击伤、切割伤、压榨伤、药物性损伤、手术和治疗过程中造成的损伤等。

【临床表现】

臂丛神经损伤习惯上分成三类:①上臂型麻痹,称Erb型,是最常见的类型。主要因损伤C_5、C_6神经,它们支配三角肌、肱二头肌、旋后肌,典型表现是患肢松弛地悬垂于体侧,肩关节内收内旋,肘关节伸长,前臂旋向前方。患肢不能做外展外旋及屈肘等活动。②下干麻痹,即前臂型或称为Klumpke型,较少见。主要为C_8、T_1神经损伤,影响尺神经和正中神经,表现为患者屈腕功能部分或完全丧失,小指和环指屈伸功能丧失。③全臂丛麻痹,即整个上肢呈完全性弛缓性瘫痪,并存在着广泛的感觉障碍。主要表现即上述上干与下干损伤的联合症状,出现桡神经麻痹,上肢呈全瘫。如损伤接近椎间孔,可出现Horner综合征,此型最为严重。

临床多用Lefferts分类:①臂丛开放性损伤;②臂丛闭合性损伤;③放射性臂丛损伤;④产伤。臂丛闭合性损伤又分锁骨上损伤、锁骨下损伤及臂丛麻醉后瘫痪。其中锁骨上损伤分为神经节前损伤和神经节后损伤。神经节后损伤指各个神经根的根性损伤;神经节前损伤又称为臂丛神经根性撕脱伤,指构成臂丛神经的颈神经在脊髓部位的丝状结构断裂,是接近神经元的轴突损伤,常使损伤的神经元丧失再生能力,甚至导致神经元的死亡。这是臂丛神经损伤中最严重的一种,可造成患者肢体终身残疾。

【辅助检查】

1. X线摄片　拍摄X正侧位片,对于骨性异常有帮助,可确定损伤截面。

2. CT、MRI检查　螺旋CT与MRI在分辨骨和软组织的病变中具有优势,在研究胸廓出口综合征(TOS)时被认为是有价值的辅助检查。CT、MRI检查对于臂丛神经损伤截面以及损伤严重程度具有显著的临床意义。

3. 神经电生理检测　包括肌电图、神经电图(神经传导速度SNAP、F波等)以及体感诱发电位(SEP)、运动诱发电位(MEP)的测定。电生理检查对于诊断臂丛神经损伤起着重要作用。

【诊断及鉴别诊断】

臂丛神经损害可产生运动、感觉及交感神经功能障碍。由于臂丛在排列上的变化,所以臂丛损害可产生各种不同的麻痹、感觉异常或缺失。这与损害水平及该水平各成分的损害程度有关,可伴有血管受压的临床表现。根据病史、查体及各种检查如肌电图、诱发电位、颈部X线片、胸透或X线片、脊髓造影或CT脊髓造影、MRI综合分析，从而判断有无臂丛神经损伤。如有损伤，则应搞清楚损伤的程度和界面。首先应区分是节前性椎管内损伤抑或节后性椎管外损伤，这可通过皮肤轴突反射加以鉴别。

1. 判断有无臂丛神经损伤　下列情况之一应考虑臂丛神经损伤。

(1)上肢五大神经(腋、肌皮、桡、正中和尺神经)中任何两支的联合损伤(非同一平面的切割伤)。

(2)手部三大神经(正中、尺、桡神经)中任何一支损伤合并肩关节或肘关节功能障碍(被动活动正常)。

(3)上肢五大神经中任何一支损伤合并前臂内侧皮神经损伤(非同一平面的切割伤)。

2. 损伤在锁骨上还是在锁骨下　胸大肌锁骨部(代表 C_5、C_6)、背阔肌(代表 C_7)、胸大肌胸肋部(代表 C_8、T_1)萎缩，表明损伤在根、干、股部，手术应在锁骨上探查；若这些肌肉健存，表明损伤在束或分支部，应在锁骨下探查。

3. 臂丛神经根、干、束、支定位诊断　无论是锁骨上部还是锁骨下部损伤，都应进一步确定损伤的具体部位以利处理。

(1)腋神经损伤(三角肌萎缩、肩外展不能)：①单纯腋神经损伤平面在分支以下；②腋神经＋桡神经损伤，平面在后束；③腋神经＋肌皮神经损伤，平面在上干；④腋神经＋正中神经损伤，平面以颈根部为主。

(2)肌皮神经损伤(肱二头肌萎缩，肘屈曲不能)：①单纯肌皮神经损伤平面在分支以下；②肌皮神经＋腋神经损伤，平面在上干；③肌皮神经＋正中神经损伤，平面在外侧束；④肌皮神经＋桡神经损伤，平面以颈根部为主。

(3)桡神经损伤(肱三头肌、肱桡肌、伸腕伸指肌萎缩，不能伸肘、腕、指)：①单纯桡神经损伤平面在分支以下；②桡神经＋腋神经损伤，平面在后束；③桡神经＋肌皮神经损伤，平面以颈根部为主；④桡神经＋正中神经损伤，平面以颈根部为主(图 8-4)。

(4)正中神经损伤(屈指肌群及大鱼际肌群萎缩，手指不能屈曲，拇指不能对掌)：①单纯正中神经损伤平面在分支以下；②正中神经＋肌皮神经损伤，平面在外侧束；③正中神经＋桡神经损伤，平面以颈根部为主；④正中神经＋尺神经损伤，平面在下干或内侧束。

(5)尺神经损伤(手内肌萎缩，手指不能内收外展及对掌对指)：①单纯尺神经损伤平面在分支以下；②尺神经＋正中神经损伤，平面在下干或内侧束；③尺神经＋桡神经损伤，平面以胸根部为主；④尺神经＋正中神经＋肌皮神经损伤，平面在 C_6～T_1 根部(图 8-5)。

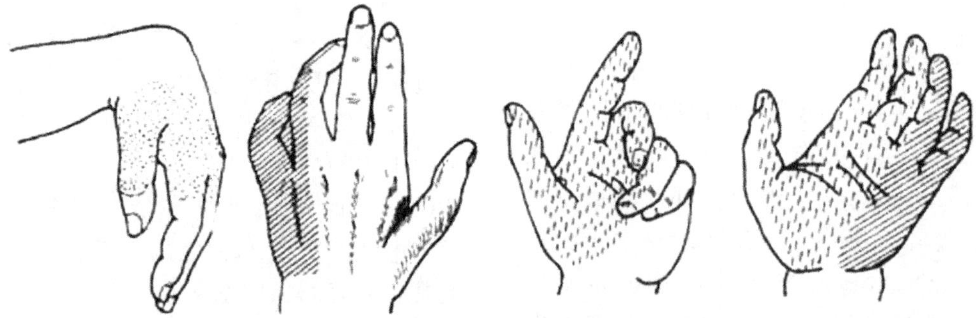

图 8-4　手神经损伤

▭ 桡神经损伤时感觉丧失的皮区；▨ 尺神经损伤时感觉丧失的皮区；▦ 正中神经损伤时感觉丧失的皮区

4. 节前与节后损伤的鉴别

(1)病史：节前损伤(即根性撕脱伤)常伴有昏迷及骨折，伤后常有灼性神经痛，而节后损伤常无此3个表现。

(2)体检：斜方肌萎缩、耸肩障碍表明 $C_{5\sim6}$ 神经撕脱、Homer 征表明 C_8 与 T_1 神经撕脱，节前损伤还常有脉搏减弱及消失。节后损伤常无这些表现。

(3)神经-肌电图检查：感觉神经动作电位存在、体感诱发电位消失，提示节前损伤；节后损伤则感觉神经动作电位及体感诱发电位均消失。

(4)影像学检查：节前损伤时，颈髓造影可见脊膜膨出(但伤后3周内因造影剂溢出而诊断价值不

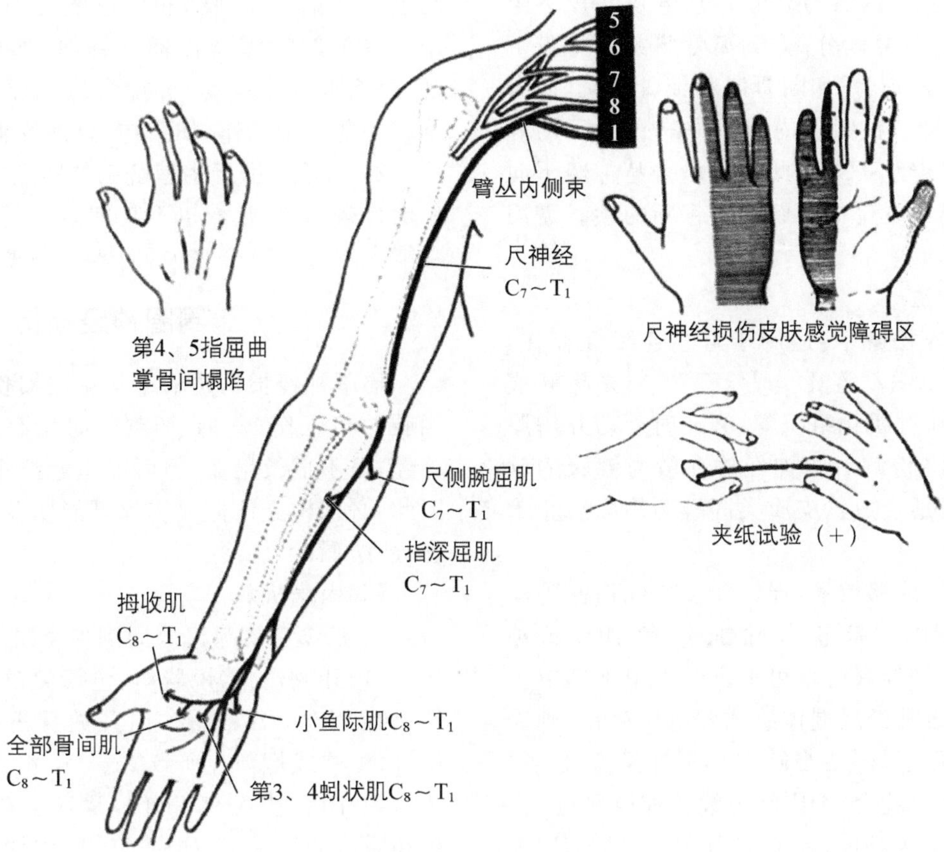

图 8-5 尺神经损伤

大)；造影 CT 片上病变侧神经根鞘膜失去正常形态，为一充满造影剂的片状高密度灶取代；MRI 上病变区呈水样信号，神经根周围软组织结构紊乱。节后损伤影像学无异常发现。

(5)手术所见：节前损伤可在锁骨上窝发现撕脱之神经根呈团缩状，神经根在椎间孔处呈单辫、双辫或侧钩形，斜角肌间隙空虚。节后损伤则见神经增粗或断裂。术中神经电生理测定对鉴别诊断很有价值：前者体感诱发电位消失而感觉神经动作电位存在，后者两者均消失。

【治疗】

1. 非手术治疗　对臂丛神经的对撞伤、牵拉伤、压砸伤等闭合性损伤，可先行非手术治疗 3 个月。这些措施包括应用神经营养药物(维生素 B_1、维生素 B_6、维生素 B_{12}，地巴唑，神经节苷脂等)、损伤部位理疗(如电刺激、超短波、红外线及磁疗)、患肢功能锻炼，并配合针灸、按摩、推拿等，从而有利于神经震荡伤的恢复、神经粘连的松解及关节的松弛。

2. 手术治疗

(1)手术指征：①臂丛开放性损伤、切割伤、枪弹伤、手术伤及药物性损伤；②节前损伤；③非手术治疗 3 个月无明显恢复或恢复过程中又中断 3 个月无进展，或呈现跳跃式恢复，如肩关节功能未恢复而肘关节功能先恢复者。

(2)手术入路：采用气管内插管的全身麻醉。患侧仰卧，肩部抬高，头偏向健侧。

①锁骨上臂丛神经探查术：采用锁骨上横切口，长约 8cm。切开皮肤及颈阔肌，结扎或牵开颈外静脉。软组织深层找到颈横动静脉并一一结扎切断。于前中斜角肌之间可找到臂丛神经的根干部。膈神经在前斜角肌表面由外向内通过，在切断前斜角肌前先予保护。沿 $C_5 \sim T_1$ 神经根近端解剖可达椎间孔附近。

②锁骨下臂丛神经探查术：自锁骨中点到臂上端切开皮肤及皮下组织，沿胸大肌三角肌之间、头静脉的外侧分离软组织，将胸小肌止点切断牵开或用纱袋将其提起以充分显露臂丛束支部，可沿锁骨剥离胸大肌起点并将锁骨下肌在中点处切断以扩大锁骨下间隙以利显露。

③锁骨部臂丛神经探查术：臂丛的股部位于锁

骨平面。采用颈胸部"T"形切口，切开皮肤皮下组织，沿锁骨方向向两侧分离，剥离骨膜并做骨膜下分离，用线锯截断锁骨，切断骨膜和锁骨下肌，此时注意结扎小血管。在锁骨内侧下方有锁骨下动静脉，牵开后可见臂丛下干。此时可沿臂丛神经干向下解剖，沿臂丛束支部向上解剖。锯断的锁骨需用钢丝等固定。

(3)手术方法

①神经粘连松解术：适用于臂丛连续性存在，而神经被周围组织粘连压迫者。手术须去除瘢痕化的斜角肌和血肿机化组织等，必要时须切开增厚的神经外膜。将松解后的神经放在较为健康的软组织中，周围可适量放置皮质类固醇药物以防止术后再粘连。

②神经缝接或移植术：神经断裂或创伤性神经瘤巨大，应将两断端暴露，切除断端瘢痕组织或神经瘤，使断端的神经束清晰可见。若术中神经电生理检测证实断裂神经近端体感诱发电位存在，则表明该断端可被用于修复：当缺损小于神经直径的 4 倍，可直接行外膜缝合，否则行电缆式神经移植。

③神经移位术：适用于节前损伤。①C_5、C_6 根性撕脱伤：膈神经移位于上干前股的前外侧束或肌皮神经(需神经移植)，副神经移位于肩胛上神经，颈丛运动支移位于上干后股；或部分尺神经束移位于肌皮神经(oberlin)，副神经移位于肩胛上神经，肱三头肌长头支移位于腋神经前支；副神经移位于肩胛上神经。②C_8T_1 根性撕脱伤：膈神经移位于正中神经内侧头，肋间神经移位于正中神经外侧头及尺神经。③全臂丛根性撕脱伤：膈神经和副神经分别移位于肌皮神经及肩胛上神经，肋间神经移位于桡神经肱三头肌支与胸背神经。上述方案可根据患者的不同情况加以调整。

(4)术后处理：臂丛神经修复术后均需采用支架固定头、肩、胸及上肢 4～6 周。口服神经营养药物、理疗(神经缝合处)、电刺激及患肢功能锻炼均有助于神经功能的恢复。

【功能锻炼及预后】

1. 功能锻炼　术后 1 周开始肌肉舒缩运动，并指导患者对未固定的关节进行主动或被动伸屈运动，每日数次，有助于改善失神经支配肌肉的血液循环，防止肌肉萎缩，预防关节僵直。术后 4 周当肌肉出现收缩时，练习上肢屈伸、提肩等运动，训练时注意活动幅度由小到大，次数由少到多，被动与主动相结合，后期可给予不同形状、不同质地的物品进行感觉功能训练和作业能力训练。同时可使用一些手部锻炼器械辅助练习，如橡皮筋弹指运动、分指扳分指运动、掷橡皮球或保健圈等。逐渐练习一些精细动作，如系扣、分拣玻璃球等。

2. 预后　由于生理解剖的特点，臂丛神经损伤后治疗较困难，疗效也不甚理想。受伤后患者上肢功能大部分或完全丧失，遗留终身残疾。

二、周围神经损伤

周围神经损伤是临床常见的损伤，工伤事故中四肢的挤压伤、骨折、切割伤时均有可能伤及周围神经，虽不危及生命，但可能引起严重的功能丧失，因此，必须树立任何损伤都可能伤及周围神经的概念，严防漏诊、误诊。

【病因病机】

1. 根据受伤原因　周围神经损伤可分为两类。

(1)开放伤：①锐器伤，包括尖锐利器所致的刺伤、切割伤。②撕裂伤，由开放骨折所致。③火器伤，由枪弹或炮弹片所致。

(2)闭合伤：①牵拉伤，常发生在骨、关节的骨折和脱位的情况下，如肩关节脱位导致腋神经牵拉伤。②神经挫伤，常由外来钝性暴力或骨折断端移位所致。③挤压伤，常因伤员在丧失意识或感觉情况下，神经遭受压迫所致，如止血带压迫，或因某种特殊体位导致神经受压，如截石位腓总神经压迫伤。④缺血性损伤，包括压迫或血管断裂及栓塞导致的神经缺血。⑤烧伤，包括电烧伤及放射性烧伤。⑥药物注射性损伤。

2. 根据神经解剖结构损伤的性质和程度　Seddon 将周围神经损伤分为三类(1943 年)。

(1)神经失用(neurapraxia)：轴索和髓鞘保持完整，但神经传导功能丧失。受伤神经可发生水肿、轴索肿胀和局限性脱髓鞘等病理变化。临床表现典型者以运动功能障碍为主，感觉功能仅部分丧失，自主神经一般不受影响。多因轻度压迫伤和牵拉伤、震荡伤或短暂缺血所致。无退行性变，一般数小时或数周后自行恢复，不需特殊治疗。

(2)轴索断裂(axonotmesis)：轴索和髓鞘完全破坏和断裂，但施万细胞、神经内膜、神经束膜和神经外膜保持完整。伤后神经发生沃勒变性。临床表现为神经支配区域运动、感觉、自主神经功能完全丧失。常见于骨折、中度牵拉伤和挤压伤、枪弹伤、冻伤。新生轴索能顺利通过受伤部位向远端再生。故一般不需手术治疗，可望在数月内自行恢复。

(3)神经断裂(neurotmesis):除轴索和髓鞘完全断裂外，神经内膜、神经束膜和神经外膜也发生断裂，使神经结构完全破坏，神经干完全离断。常见于开放伤、严重牵拉伤或长时间缺血。神经结构无法自行恢复，必须进行手术修复。

【临床表现】

1. *运动功能障碍* 神经损伤，其所支配的肌肉呈弛缓性瘫痪，主动运动、肌张力和反射均消失。关节活动可被其他肌肉所代替时，应逐一检查每块肌肉的肌力，加以判断。由于关节活动的肌力平衡失调，出现一些特殊的畸形，如桡神经肘上损伤的垂腕畸形、尺神经腕上损伤的爪形手等。随时间延长，肌肉逐渐发生萎缩。且肌萎缩的程度和范围与神经损伤的程度和部位有关。

2. *感觉功能障碍* 皮肤感觉包括触觉、痛觉、温度觉。检查触觉时用棉花，检查痛觉时用针刺，检查温度觉时分别用冷和热刺激。神经断伤，其所支配的皮肤感觉均消失。但由于感觉神经相互交叉、重叠支配，实际感觉完全消失的范围很小，称之为该神经的绝对支配区，如正中神经的绝对支配区为示、中指远节，尺神经为小指。如神经为部分缺损，则感觉障碍表现为减退、过敏或异常感觉。

3. *反射* 一条周围神经完全断裂后，经其传导的所有反射均消失。不论是传出或传入反射弧均断离。但通常在部分神经损伤时传出或传入弧均未完全损伤时，反射活动也可消失，所以反射活动消失与否不能作为神经损伤严重性的指标。

4. *自主神经功能障碍* 周围神经断裂会引起自主神经支配区内无汗、立毛反应消失及血管舒缩麻痹。无汗区通常与感觉缺失相一致或稍大。

如果是神经不全损伤特别是伴有灼性神经痛时，可有过度出汗，累及范围可超过神经分布中间区。完全损伤时发生血管扩张，受累及区开始局部皮肤较肢体其他部分皮肤更温暖而且呈粉红色。但伤后2～3周，受累区变得较邻近正常皮肤凉、苍白、青紫或有斑纹，且常超过损伤神经的最大区。

【辅助检查】

电生理检查有助于明确神经损伤的程度和部位，估计神经再生和预后，是周围神经损伤后必不可少的客观检查。常采用肌电图(electomyography,EMG)和诱发电位(evoked potential)等。

1. *肌电图检查* 临床上，根据肌电图可以确定神经有无损伤及损伤的程度。神经损伤后运动单位动作电位立即消失，故伤后2～3周华勒变性完成后，进行肌电图检查才有价值。神经完全损伤后相应的肌肉出现纤颤电位；部分损伤时则可出现纤颤电位和束颤电位。随着神经再生，纤颤电位逐渐减少，并出现小的多相电位，以后出现大的多相电位，最后出现正常运动单位动作电位。神经再生早期，肌电图出现低波幅的多相性运动单位波，并逐渐形成高电压的大电位。如再生电位数量增多且波形趋正常，纤颤波减少，提示神经再生，预后良好。神经损伤晚期若仍有纤颤电位存在说明肌肉有接受神经再支配的可能，还可进行手术。

2. *诱发电位检查* 临床常用的检查项目：①感觉神经动作电位(sensory nerve active potential,SNAP)。②肌肉动作电位(muscle active potential,MAP)。③体感诱发电位(somatosensory evokedpotential,SEP)等。这些检查中，电位的观察指标是波形、波幅、潜伏期和传导速度等。神经完全损伤时，诱发电位一般表现为一条直线或有少许干扰波。神经部分损伤时，诱发电位可出现程度不同的波形改变、振幅降低、潜伏期延长或传导速度减慢，可据此判断有无神经损伤及损伤轻重。

神经电生理检查包括肌电检查和体感诱发电位两种检查。肌电图是将肌肉、神经兴奋时生物电流的变法描记成图，来判断神经肌肉所处的功能状态。正常肌松弛状态没有兴奋，不产生电位，描记图形呈一条直线，称电静息。轻度收缩时，呈单个或多个运动单位电位，称单纯相；中度收缩时，有些电位相互重叠干扰，有些仍可见清晰的单个电位，称混合相；最大收缩时，运动电位电位密集、杂乱、相互干扰，称干扰相。神经损伤3周后，肌电图呈现失神经支配的纤颤、正相电位。神经修复后随神经功能逐渐恢复，纤颤和正相电位逐渐减少直到消失，并出现新生电位，逐渐转为复合电位，直到恢复为混合相和干扰相肌电图。同时，还可以利用肌电图测定单位时间内传导神经冲动的距离，称为神经传导速度。正常四肢周围神经传导速度一般为每秒40～70m。神经受损时，神经传导速度减慢，甚至在神经断裂时为0。当然，肌电图检查也会受一些因素的影响，其结果应与临床结合分析判断。

体感诱发电位即刺激周围神经引起的冲动，传播到大脑皮质的感觉区，从头部记录诱发电位，用以观察感觉通路时否处于正常生理状态。特别是吻合神经的初期和靠近中枢的损伤，如臂丛神经损伤，肌电图测定感觉神经传导速度比较困难，从头部记录诱发电位，对观察神经吻合恢复情况和提高诊断的准确性是一种有效的方法。

神经再生及预后的估价：一般认为，神经缝合术后3个月，即可出现SEP，术后6个月开始出现MAP，术后8个月开始出现SNAP。神经缝合术后3个月，早期可测出SEP者表示预后良好。电生理检查可以了解早期神经自然再生的状态和质量，根据检查结果，进一步选择治疗方式，神经吻合术后，对疗效不佳的病例是否需要再次手术，诱发电位检查很有参考意义。如果神经缝合术后3～4个月测不到SEP，即适于再次手术探查。

【诊断及鉴别诊断】

1. 诊断

(1)受伤部位：有无伤口，有无骨折及脱位等。

(2)神经损伤引起的四肢畸形：通常桡神经损伤出现腕下垂，尺神经损伤出现爪状指，正中神经损伤后出现"猿手"畸形，腓总神经损伤后出现足下垂等。

(3)肢体运动障碍：周围神经损伤后，其所支配的肌群将发生不同程度的肌力减退与瘫痪，属弛缓性，肌张力低。2～3周即可发生肌萎缩，而肌肉瘫痪程度可反映神经损伤轻重。

(4)肢体感觉障碍：一般检查痛觉及触觉即可。查明神经分布区感觉障碍的范围与程度。因感觉神经往往有部分或大部分重叠支配，故感觉丧失的范围不如运动障碍那么确切。

(5)神经反射减退或消失：神经受损，相应的腱反射减退或消失。

(6)肢体神经营养改变：早期由于受损神经支配区血管扩张而皮温增高、潮红；后期因血管收缩而皮温降低、苍白，皮肤萎缩发亮、变薄、不出汗，皮肤干燥。还可出现肢体肌肉萎缩，指(趾)甲起嵴，手指呈爪状，足底发生压迫溃疡。

(7)刺激性神经痛及灼性神经痛：常见于神经不完全性损伤，表现为神经支配区剧烈、持续的烧灼样疼痛。系由于髓鞘破坏，交感神经与感觉神经之间发生短路，感觉神经纤维受到交感性传出冲动刺激所致。

(8)神经干叩击试验(Tinel征)：这是检查神经再生的一种简单方法，沿神经径路由远而近叩击，当叩击到神经轴突再生但尚无髓鞘形成的末梢时，可出现该神经支配区的疼痛、放射痛和过电样的麻痛感。该处即为神经再生所到之处。定期重复检查，可大概了解神经再生的进度。

根据外伤史，伤后出现某一部位的运动和感觉功能缺失，对周围神经损伤一般不难做出诊断。需要提醒的是，周围神经的损伤常因麻醉而掩盖或因其他严重的创伤而被忽视。有时不能在受伤当时被即刻发现，临床应给予重视。另外，在周围神经损伤早期要判断神经损伤的性质和程度是很困难的，神经失用、轴索断裂和神经断裂的早期表现均为完全的运动、感觉和自主神经功能障碍，往往需要经过一段时间的观察甚至经手术探测才能明确。

2. 鉴别诊断

(1)肌腱断裂：某些周围神经损伤后感觉障碍不是很明显而运动障碍较明显时，容易误诊为肌腱断裂(此肌腱功能为产生相同运动)。这时通过肌电图检查可以鉴别。

(2)脊髓病变：在有些脊髓病变时(如颈髓内节段性部分损害)则出现相应部位的神经缺失症状，而容易误诊为周围神经损伤。这时对这些患者应做肌电图、体感刺激诱发电位检查可以鉴别。

(3)肿瘤转移：Maptblhob等报道2140例原发肺癌，脑转移388例，占16%，在周围神经损害中主要侵及臂丛神经。由于其特定的解剖关系，典型的早期表现为臂丛神经受压症状，引起同侧肩部、腋下、上肢的疼痛和感觉异常，压迫颈交感神经可引起Horner征(+)而导致医师误诊。这时可通过MRI、肌电图检查可以鉴别。

(4)血管损伤：一些外伤情况下，可能导致动脉压迫而出现皮肤温度降低、苍白，从而误诊为周围神经损伤时的自主神经功能改变。这时可通过触及该动脉损伤远端的搏动征可鉴别，也可通过肌电图检查鉴别。

在其他一些内源性或外源性毒素引起的疑似周围神经损伤情况下，通过临床体查、肌电图检查可鉴别有无周围神经损伤。

【治疗】

1. 治疗原则

(1)多发性损伤应以抢救危及生命的伤情为主，暂时不宜对神经损伤做手术处理。对骨折合并周围神经损伤者可做临时包扎固定，以免加重神经等组织的损伤。

(2)对一至三度神经损伤，先采用非手术疗法，观察2～3个月，如恢复不满意，根据病情再行探查松解术等；对四、五度损伤，应尽早采用手术治疗。

(3)手术要考虑到伤口污染情况。对于锐器切割伤，若污染程度轻，损伤部位的长径和横径的范围明确，伤后 8～12 小时，应在清创的同时早期修复神经；若污染严重，神经损伤严重，如同时伴有广泛的捻挫或撕脱者，应进行清创术，暂时缝合牵拢神经两断端，防止神经回缩，神经损伤留待 3～4 周损伤范围明确后再行二期神经修复手术。

(4)火器伤时尽管神经功能即刻丧失，但不一定就是神经断裂，常是连续性尚保持的神经损伤，半数可望有部分神经功能的恢复，因此，并不急于做一期吻合处理，待 3～4 周再行二期修复。

(5)受损神经缺损较长者，须做较广泛游离神经或神经移植，不宜早期修复。在早期清创时，应将神经断端与周围组织缝合固定，防止断端回缩，待 3～4 周后再行二期修复。

(6)对神经牵拉伤、挫伤，原则上先行非手术治疗，观察 2～3 个月，根据临床及电生理检查，判断神经损伤自然恢复的可能性及恢复的质量，再决定是否手术探查。骨折或手术牵拉造成的轻度的牵张性损伤预后良好，但严重的牵张性损伤常伴随广泛的神经内的纤维化，需要手术切除纤维化的神经，代之以神经的移植。

(7)药物注射性损伤，其机制推测有注射针头的直接损伤、瘢痕挛缩引起的继发损害和化学药物对神经纤维的毒性作用。必须尽早、尽快切开，显露受损的神经，用大量生理盐水冲洗受损段神经及软组织，减轻药物对组织的刺激与损害。必要时早期进行神经松解减压。如损伤已久，后期亦可根据病情，决定是否采用神经松解术等。

(8)连续性尚保持的神经损伤，其病理变化的严重程度常难确定，较明智的办法是观察其运动或感觉的恢复与否，如 3 个月后无恢复迹象，或在 12～16 周后电生理检查仍无电位反应，应手术探查。若在细致的显微解剖探查中发现神经束的完整性已丧失，可判定为神经断裂，应做适当切除及吻合处理。

2. 非手术治疗　适用于神经失用和轴索断裂的患者。目的是观察伤后神经功能的恢复情况，以决定是否需要及时手术探测，避免不必要的延误。非手术治疗的时限取决于神经损伤的性质，如轴索断裂大多数可在 6～8 周自行恢复，超过此时限而无恢复迹象者，应及时手术探查。对不宜早期手术的周围神经损伤及神经修复后的病人均应采取非手术辅助疗法，为神经和肢体功能恢复创造条件。

(1)病因治疗：如骨折复位、解除骨折断端压迫、防止缺血等。

(2)保护及锻炼患肢：为了避免粘连、肌肉纤维化和挛缩，应将患肢各关节用弹性夹板或支架固定于功能位；同时对伤肢各关节特别是手部的小关节及瘫痪的肌肉进行按摩，被动运动锻炼；保护瘫痪的肢体免受外伤、压伤、冻伤及烫伤等。

(3)物理疗法：包括理疗、按摩、针灸、电刺激等方法。

(4)药物治疗：给予促进神经生长的药物，如神经节苷酯 GM、各种神经生长因子等，创伤早期(6～8 小时)可使用甲泼尼龙。

3. 手术治疗

(1)手术指征：①任何开放性损伤，特别是锐器伤，神经断裂不可能自行恢复；②闭合性骨折、脱位伴有神经功能缺陷，一定时期观察无恢复迹象者；③损伤平面较高，即使有自行恢复可能，但因再生到终末器官耗时过长，应行手术修复，防止其去神经后的不可逆性退变；④经非手术治疗不见好转或手术后经观察不见恢复，或恢复到一定程度后即停止；⑤周围神经损伤的后期，神经的自然愈合与功能恢复不理想，临床与电生理检测，表明该神经传导中断，再生不良，可行神经探查与缝合术；⑥神经损伤后，其断端发生神经瘤，妨碍再生，或并发难治的神经痛(痛性神经瘤)。

(2)手术禁忌证：①保持连续性的神经损伤有自行恢复的可能或仅为不完全性功能丧失者；②经观察有逐步恢复征象者；③晚期神经损伤，肢体已经发生严重失用性萎缩，挛缩畸形、神经营养障碍明显，手术疗效不佳，多数不适于手术。

(3)修复时机：对周围神经损伤的最佳修复时机尚有争议。有人主张伤后即刻修复，有人主张延期到伤后 3 周再修复。

①一期修复：神经完全或部分被切断，污染不严重，并无感染者；不超过 24 小时的锐器伤，应考虑一期修复。因手术无需在瘢痕中解剖，断端锐利，回缩很少，不用过度分离即可使断端在无张力下吻合。一期修复有两个优点：一是可使轴索再生较早地通过吻合口；二是轴索可进入正常大小的神经鞘内。一期修复也有缺点，如难以准确判断神经两断端的损伤程度，如果吻合的是挫伤的断端将导致吻合处瘢痕组织过多形成。臂丛和坐骨神经损伤一旦满足一期修复条件即应即刻修复。因在二期手术时其断端的回缩很难拉拢，另外，损伤平面距效应器官很远，只有早期修复才能保证末梢器官的去功能神经化。

②二期修复：①损伤的远近端需要时间来辨识神经内的瘢痕组织，明确切除的范围，以便修复；②损伤有恢复的可能；③神经鞘膜增厚，便于吻合。

在去神经期间，运动和感觉终末器官均发生退变，肌肉去神经后功能恢复的时间阈为 18 个月，感觉器的时间阈较长，年轻人在伤后 5 年进行修复术也是值得的。儿童神经损伤经神经修复后的功能恢复较成年人为佳，应积极修复。

(4)手术方法：手术修复的目的是提供损伤神经的近端到远端目的地的最佳连接，使再生的轴索获得功能上的连接和恢复，并使错构性的连续减少到最少的程度，均主张手术在显微镜下进行。

①神经缝合术(神经吻合术)：适用于神经完全断裂，或切除两端瘢痕后缺损＜2 cm 者，为远近两端游离后端-端对应的无张力缝合，包括以下几种。①神经外膜缝合术：适合于混合束、神经干近端或结缔组织含量少的神经。用 7-0 或 8-0 尼龙线，贯穿神经外膜，避免缝线穿入神经束膜下。断端应在轴位上准确对位。神经外膜上的血管可作为解剖对位标记。180°两定点对位神经外膜的全层缝合，定点先缝合两侧，再缝合前后，务必使神经对位良好，恢复正常解剖连续。如有张力，断端可做少许松解。打结时注意张力恰好使断端对合即可。创口闭合后，肢体用夹板固定 3～4 周，夹板拆除后，关节每周伸开 10°～15°。此法简便，也最常用。②神经束膜缝合术：适合于较单纯的运动或感觉束、神经干远端或结缔组织含量较多的神经。根据外周神经不同水平断面的不同性质和成分的神经束分布位置，将两断端的同一性质的神经束按单根神经束或多个神经束组分别对位缝合。在神经断端，看清神经束，用 10-0 尼龙线做束膜定点缝合。实践表明，此法的收效与神经外膜缝合法相近似。为了使神经吻合术后肢体的运动、感觉功能更快更好恢复，产生了几种可以鉴别运动和感觉纤维的组织化学方法，目的是希望相同功能的神经束得到对合，避免错位生长影响靶器官功能的恢复。③神经外膜-束膜联合缝合法：用 10-0 尼龙线同时贯穿外膜及束膜缝合。④束组缝合：缝合神经束，此法较少用(图 8-6，图 8-7)。

②神经松解术：适用于神经干被周围瘢痕组织、骨痂压迫、牵拉，或神经干内瘢痕形成。手术主要是切除神经外膜和束膜间的瘢痕组织，并应注意保存神经的血供。包括：①神经外松解术；②神经内松解术。

③神经移植术：神经缺损超过 2 cm，两断端的勉强吻合会因张力过大而影响再生者，宜采用游离神经移植。有单股神经游离移植、电缆式神经游离移植、神经束间游离移植、带蒂神经干移植、带血管

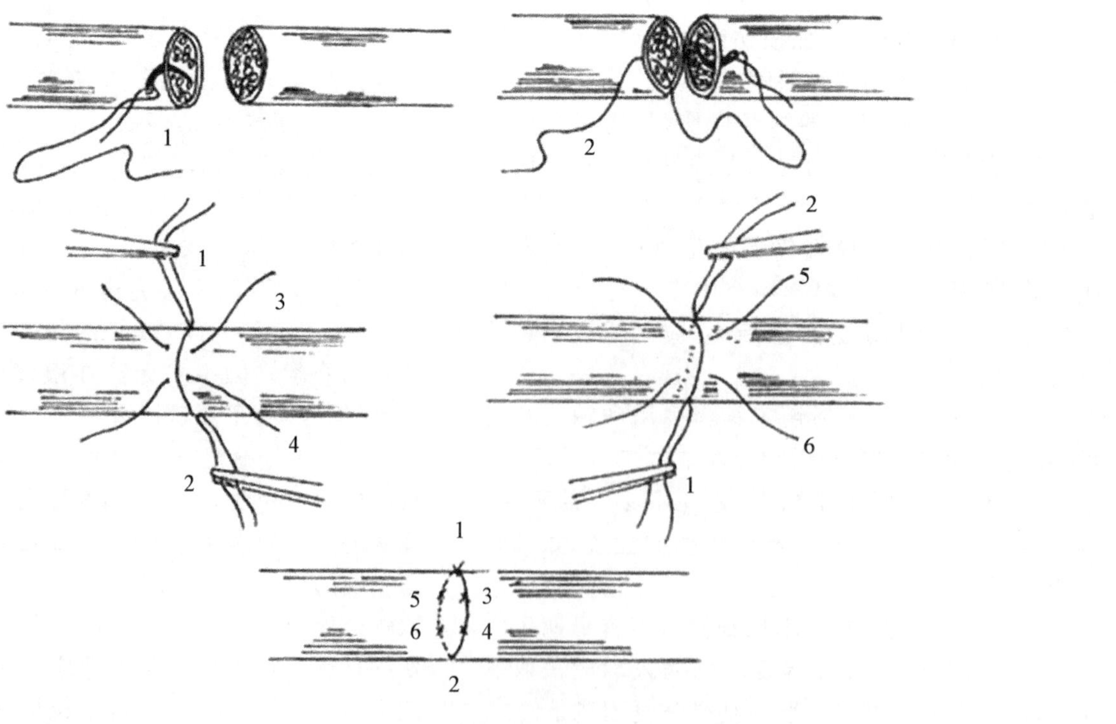

图 8-6 神经缝合术(一)

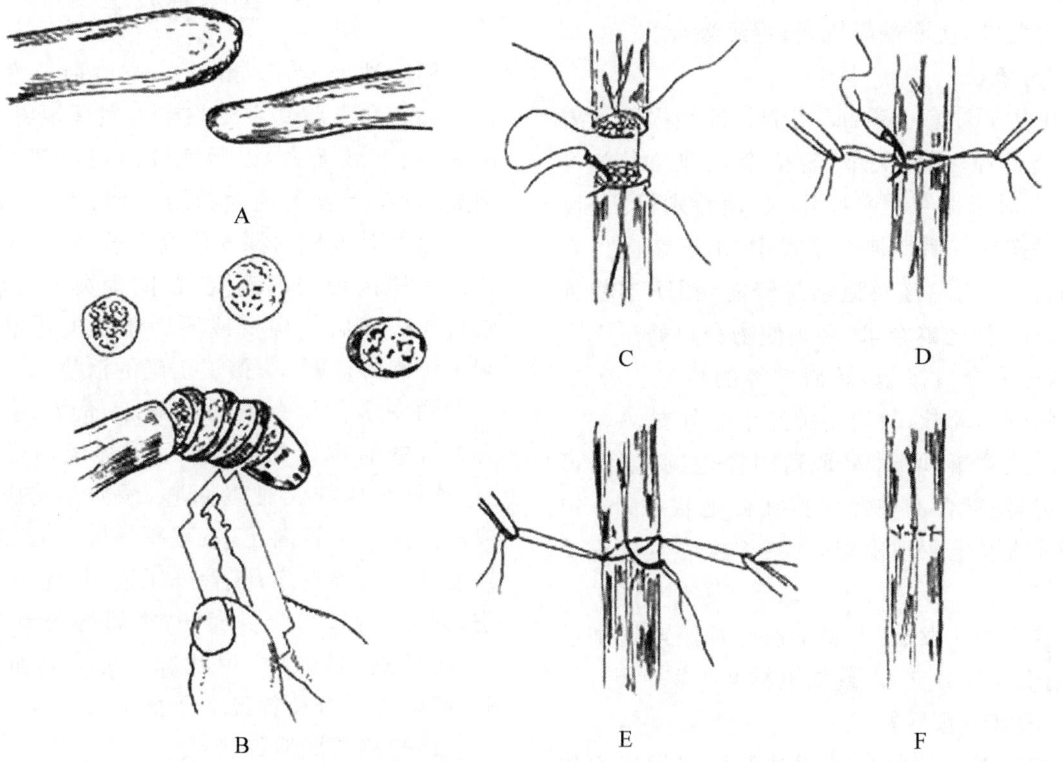

图 8-7 神经缝合术(二)

A. 显露近、远侧神经断端;B. 切除假性神经瘤至正常神经组织;C. 缝合神经两侧定点线;D. 牵引定点线,缝合前面;E. 翻转神经,缝合后面;F. 神经缝合完毕

带神经游离移植等方法,通常取材于自体感觉皮神经,如腓肠神经、隐神经、肋间神经、前臂内侧皮神经等。为了克服供区有限的缺点,已有异体神经移植的研究,需要克服的是免疫排斥反应,新一代免疫抑制药 FK-506 很有发展前途。另有学者采用导管引导下的神经移植,在灵长类动物,通过带血管的类滑膜鞘,再生的神经可以跨越 3cm 的距离,用多聚乙二醇酸管修复指神经的临床研究也取得了一定的成功。目前的研究指出,将自体神经片段置入导管中可以促进神经沿着导管再生。

④神经移位替代术(神经转移术):用一功能相对次要的神经切断后缝合于近侧已损毁的重要神经的远侧断端,以期替代其功能。最理想的方案是转移的神经纤维与损伤待修复的神经纤维功能相同,即运动纤维对运动纤维、感觉纤维对感觉纤维,如为混合神经转移,则其功能恢复不甚理想。

⑤非神经材料桥接术:尚处于研究阶段,可采用自体骨骼肌、静脉、筋膜管及羊膜管等。

(5)神经缝合术主要步骤

①清创:对于开放伤,按常规方式彻底清创。清创后根据情况,可一期做神经缝合术。

②显露神经:按不同神经的解剖关系及神经的正常走行路径,由浅入深,逐层切开深筋膜,分离肌肉间隙,必要时需要部分地切断肌肉,以利于显露神经。新鲜切口,沿伤道及已扩大之伤口,先找出神经之断端,加以游离,再行缝合;对于陈旧伤,往往需要以邻近损伤处神经干之正常部位,由近侧和远侧向损伤区追索到神经损伤之处。神经干要充分加以游离,以减少牵扰缝合神经时的张力。手术过程中要保存供应神经的营养血管,同时保留该神经之分支,以免影响神经功能。

③神经断端与伤区组织的处理。神经损伤处,常有坏死组织、血液积存,应予以清除,使神经断端呈游离状态。后期,神经断端存在神经瘤,采用刀片逐片切除,直到切面显出颗粒状的正常神经束,缝合才能有效。对骨痂、瘢痕使神经紧密粘连者,应细心游离神经,同时做预防再粘连的处理,如用正常软组织将神经缝合处覆盖好。

④缝合神经:神经损伤,可为完全性或部分损伤。如神经已断开,吻合神经时,看清神经外膜上

之血管纹理,以及按神经之自然位置,先将神经外膜对位缝合两针,使断端靠拢,再继续缝合。

(6)注意事项

①术中主要注意事项:a. 克服神经缺损的主要方法是游离神经、屈曲关节、轻柔牵拉神经及神经移位等。b. 对于神经手术操作,必须特别轻柔,以免增加神经挫伤。后期神经手术中,由于伤区已有瘢痕与粘连,分离粘连及追索神经时,预防误将神经干切断。c. 神经缝合术,必须使吻合口处于无张力状态,以免吻合口撕裂,妨碍神经的再生。d. 勿损伤神经的营养动脉,勿损伤神经干的分支。

②术后注意事项:a. 采取适当体位,必要时可做适当固定,使缝合的神经保持在松弛状态;b. 定期做临床检查及电生理检查,观察神经再生进程及功能恢复状况。

③手术主要并发症:主要是误伤神经或增加手术创伤,损伤神经分支,以致加重神经损害症状。

【功能锻炼及预后】

1. 功能锻炼 应根据受损神经所支配肌肉的肌力而采用不同的训练方法与运动量。

(1)辅助运动:在瘫痪肌肉的功能已有部分恢复,但力量仍弱(肌力为 2 级,可进行辅助运动)时应用。

(2)主动运动:当肌力为 3 级时进行。

(3)抗阻力运动:当受累肌肉的肌力恢复至 3～4 级时,可进行抗阻训练,以争取肌力的最大恢复。

(4)功能性活动:当肌力在 4 级以上时,除进行抗阻训练外,同时应通过功能性活动进行速度、耐力、灵敏度、协调性与平衡性的专门训练。

2. 预后 病人年龄、创伤类型、受损神经的种类等均可影响神经的再生。

(1)年龄:儿童的神经生长和调整的潜能远大于成年人。

(2)损伤的性质:一般来说,钝挫伤对神经的损伤大于锐器伤。

(3)神经损伤的严重程度和缺损的长度。

(4)损伤的部位及平面:越靠近脊髓或损伤的平面越高,预后越差。

(5)损伤神经纤维的类别:单纯运动神经和单纯感觉神经断裂修复后的效果比混合神经断裂修复后的效果好。

(6)损伤到修复的时间:通常在损伤 3 个月后修复,修复越推延,效果越差。

三、周围神经卡压

周围神经卡压(entrapment)是很常见的手外科疾病。在上肢其主要临床表现是颈肩部不适、手部麻痛、上肢无力,以后逐渐出现手部及上肢的肌肉萎缩;在下肢表现为腰腿疼痛、不适、无力、脚麻痛。随着对该病的深入研究和普及,很多曾经被误认为是肌肉劳损的病变、椎间盘突出的病变、神经内科疾病和血管病变或原因不明的手麻肌萎等得到了正确的诊断,获得了正确的治疗。

病变多位于一些特定解剖部位,骨-纤维管或无弹性的肌肉纤维缘、腱弓等神经通道关键卡压点,该处受压神经难以回避、缓冲。其病因可归纳成三大类。①管内压迫:腱鞘囊肿、神经纤维瘤、神经慢性损伤性炎症;②管外压迫:骨疣、骨与关节损伤、韧带损伤;③全身疾病:类风湿关节炎、黏液水肿、肥胖病、糖尿病、甲状腺功能亢进症、Reynaud病、妊娠等可合并神经卡压征。

(一)旋前圆肌综合征

旋前圆肌综合征是指正中神经在肘部与前臂近端受卡压,引起其支配区域出现不同程度的功能障碍。本病临床少见。

【临床表现】

1. 主要症状 有无肘部与前臂近端内侧的疼痛、桡侧 3 个半手指和手掌桡侧半麻木或其他知觉异常、手指发凉,严重程度如何;有无前臂旋前、腕屈曲无力或不能;有无拇指和其他四指(特别是示指与中指)屈曲及握持无力或不能,有无拇指不灵活,各症状出现后有无变化。

2. 体格检查

(1)畸形:有无前臂旋后,手部呈"猿手"、虎口挛缩等。

(2)运动功能障碍:依次检查前臂能否主动旋前,主动屈腕时是否伴有尺偏,拇指能否主动掌侧外展、对掌、对指,拇、示指两指尖相对能否成圆形,拇、小指两指腹相对时和掌部能否成菱形,拇指指间关节、余四指的近侧指间;关节和示、中指的远侧指间关节能否主动屈曲。检查主动运动和被动运动的范围和受限程度(轻、中、重度),检查旋前圆肌、桡侧腕屈肌、掌长肌、指浅屈肌、示指与中指指深屈肌、拇长屈肌、拇短展肌、拇对掌肌的肌力,有无屈肌群的萎缩和肌张力降低。

(3)感觉功能障碍:检查桡侧 3 个半手指及手掌面桡侧半的皮肤感觉,特别是正中神经的单一神经分布区即示指与中指远端一节半的皮肤感觉有无异常(减退、消失、过敏)。两点分辨觉是否正常。有无烧伤或冻伤瘢痕。

(4)自主神经功能障碍:支配区皮肤有无潮红、温度增高或苍白、发绀、温度降低,皮肤纹理和指纹是否变浅,皮肤是否干燥无汗,拇、示、中指的指甲是否增厚、表面有纵嵴、远端甲缘弯曲、生长缓慢,有无溃疡创面。

3. 特殊检查

(1)捏握(Pinchgrip)试验:拇指和示指两指尖用力对捏时,是否出现拇指指间关节过伸和示指远侧指间关节过伸,成为指腹对捏,出现即为阳性。

(2)压痛和神经干叩击试验(Tinel 征):在肘部与前臂近端正中神经行经表面有无压痛,叩击时有无桡侧三指的放射痛或电击感,有即阳性。

(3)屈肘位前臂抗阻力旋后时,有无诱发或加重症状,有即为阳性,且提示正中神经卡压在肱二头肌腱膜平面。

(4)前臂抗阻力旋前和屈腕时,有无诱发或加重症状,有即为阳性,且提示正中神经卡压在旋前圆肌平面。

(5)中指近侧指间关节抗阻力屈曲时,有无诱发或加重症状,有即为阳性,且提示正中神经卡压在指浅屈肌平面。

4. 神经卡压原因的检查　肘部和前臂近端的内侧掌面有无肿胀、肿块、压痛或畸形,触压或叩击肿块时有无桡侧三指的放射痛或电击感。旋前圆肌是否过分发达,张力较对侧高,质地较对侧硬。

【辅助检查】

1. 电生理学检查

(1)肌电图:检查旋前圆肌、指浅屈肌、拇短展肌,可有插入电位延长,肌肉放松时出现纤颤电位、正相电位,肌肉重收缩时出现单纯相或混合相。

(2)神经传导速度减慢,以卡压节段即肘部(肘上至肘下)节段减慢最显著。

(3)诱发电位的潜伏期延长和(或)振幅降低。

2. X 线检查　肘部与前臂近端有骨性肿块或骨折畸形愈合者,在正位和侧位 X 线片上有肯定的阳性发现。对于病史和体格检查中未发现卡压原因者,均应摄肘部与前臂近端的正位和侧位 X 线片。部分病例可能显示和正中神经卡压有关的病变,如桡骨粗隆增大,突向正中神经的骨赘。有时为了做鉴别诊断,需要摄有关部位如颈椎、腕部的正位和侧位 X 线片,必要时可做 CT 或 MRI 检查。

【诊断与鉴别诊断】

1. 诊断

(1)临床表现:即肘部和前臂近端的阳性症状和体征,正中神经肘部或前臂近端以下支配区的阳性症状和体征,一项或数项特殊检查呈阳性。应注意并不是每个病例都同时存在所有功能障碍,即使同一病例其各肌肉肌力减弱和感觉减退的程度可各不相同,即每个病例可有各种不同程度的运动和感觉功能障碍。

(2)电生理学检查:提示正中神经肘部节段有损害。应注意电生理学检查结果正常不能否定旋前圆肌综合征。

(3)X 线检查:可能显示和神经卡压有关的原因。

(4)其他:可以排除有类似临床表现的其他病变。

2. 鉴别诊断

(1)前臂掌侧骨间神经卡压综合征:①无桡侧三个半手指的感觉障碍;②无大鱼际肌萎缩和拇指掌侧外展功能障碍。

(2)腕管综合征:①常有手部夜间麻醒史;②腕部 Tinel 征阳性;③屈腕试验或伸腕试验阳性;④无拇长屈肌、指浅屈肌、示指与中指的指深屈肌等手外在肌的肌力减弱;⑤无肘部和前臂近端的疼痛、压痛和 Tinel 征阳性。

(3)胸廓出口综合征:①常为臂丛神经下干卡压,表现为尺神经和前臂内侧皮神经功能障碍,如尺神经支配的肌肉肌力减弱和萎缩,前臂内侧、手掌尺侧和尺侧一个半手指感觉障碍;②若为全臂丛神经卡压,则表现为上肢多神经的功能障碍,若为臂丛神经上干卡压,则表现为腋神经和肌皮神经的功能障碍;③特殊检查,如斜角肌压迫试验等一项或数项呈阳性;④电生理学检查提示神经卡压在锁骨上窝。

(4)肱骨髁上突综合征:①因肱动脉和正中神经伴行,故有肘部肱动脉搏动减弱或消失,特别在肘伸直、前臂旋后位时更明显;②X 线片或 CT 显示肱骨内上髁近端 3～5cm 处有一骨性突起;③肱动脉造影显示在肱骨内上髁近端 3～5cm 处肱动脉有压迹。

【治疗】

1. 治疗原则　根据临床表现和卡压原因采取不同的治疗方法。症状轻者[如仅有轻度的感觉功能障碍和(或)轻微的手外在肌功能障碍]采用非手术疗法，症状明显者和由肿块引起者采用手术疗法。

2. 非手术治疗

(1)局部制动：可用支具将肘关节固定于屈曲90°位、前臂于中立位3周。

(2)局部封闭：肘部和前臂近端正中神经周围注射醋酸泼尼松龙，每周1次，4～6次为一个疗程。

(3)药物：应用有助于神经功能恢复的药物。

(4)其他：理疗。

3. 手术治疗

(1)手术指征：①经非手术治疗无效或复发者；②大鱼际肌发生萎缩，拇短展肌肌力减弱和(或)拇长屈肌、示指和中指指深屈肌肌力明显减弱者；③麻木、疼痛严重，检查感觉功能有明显异常者；④肘部或前臂近端正中神经旁有肿块者；⑤电生理学检查结果提示正中神经肘部节段有显著损害者；⑥X线检查等显示局部有明显骨性异常者。

(2)手术时机：①症状轻者采用非手术治疗1～2个疗程(1.5～3个月)无效时应手术治疗；②其余有手术指征病人应及时手术。

(3)手术方法：手术方法为神经和毗邻结构的探查、卡压因素的清除、神经的松解和减压。

肘部与前臂近端正中神经探查术：此为旋前圆肌综合征的基本手术。包括：①肱二头肌腱膜切断；②探查肱二头肌腱膜、旋前圆肌的两个头、指浅屈肌的两个头等有无变异或异常；③探查正中神经主干及前臂掌侧骨间神经和上述结构的关系，以及神经的径路上有无其他异常结构；④确定造成神经卡压的因素(应注意在有些病例可有一个以上的卡压因素)；⑤探查神经的病理改变。

卡压因素的清除：如切除肿瘤或囊肿，切断或部分切除肥厚的腱膜、腱弓、腱束、腱板、异常的纤维索带、迷走血管等。

神经的松解和减压：根据探查中发现的正中神经病理改变，可做神经外松解术、神经减压术、神经内松解术、神经束膜切开减压术等。

(4)固定：术后切口部位适度加压包扎2～3日。制动时用支具将肘关节固定于屈曲90°，腕关节取中立位或微背伸位，用掌侧短臂石膏托或夹板等支具制动1～2周。抬高患肢1～2周，下床要用颈腕带悬吊患肢。用有助于神经功能恢复的药物。必要时使用抗生素和止痛药。若放置引流物，应在手术后24～48小时拔除。鼓励未制动的关节进行主动和被动活动。手术后10～14日拆线。定期随访复查，一般每个月1次，了解手术后功能恢复情况，直至功能恢复满意为止。

(二)腕管综合征

腕管综合征是周围神经卡压性疾病在临床上发病率最高的一种，多见于中、老年女性。自1854年Sir James Paget最早描述的周围神经卡压综合征——腕管综合征以来，至今已有150余年的历史。在这漫长的岁月中，通过许多学者在临床和解剖等多方面不懈探索，逐渐对其病因、解剖基础(图8-8)、临床表现、诊断及治疗等方面取得了较完美的一致的学术观点。

【病因病机】

其病因主要与手腕做反复、频繁的活动或承受较高压力以及被振动的工具频繁地刺激有关。其病理主要为滑膜的炎性改变、水肿、增生及其纤维化，并可见到血管的硬化。腕管区域内的先天异常或损伤性变化，如异常肥大的蚓状肌、屈指浅肌的肌肉部分一直延伸到腕管内，或Colles骨折造成腕管变形狭窄，以及患者多种全身性疾病也常常是导致正中神经卡压的原因，常见的如糖尿病、类风湿关节炎、妊娠或过早停经等，目前还看到长期做肾透析的患者容易发生正中神经卡压。

【临床表现】

该病以手麻痛，特别是夜间麻痛加剧、有麻醒史、活动后手麻好转为主要临床特点。

【辅助检查】

电生理检查为早期诊断腕管综合征提供了最好的客观数据。汤晓芙等利用环指感觉由正中神经和尺神经共同支配，测定并比较正中神经和尺神经的神经传导速度差值，来诊断腕管综合征，并认为这是早期诊断腕管综合征敏感方法之一。

【治疗】

同旋前圆肌综合征。

(三)前臂掌侧骨间神经卡压综合征

前臂掌侧骨间神经是正中神经在前臂穿经旋前圆肌时发出的一个纯运动支，支配拇长屈肌、示指和中指的指深屈肌、旋前方肌。1952年Kiloh等报道前臂掌侧骨间神经卡压综合征。随后有关病例不断见诸报道。此病的发病率较低，发病构成比在前臂远端神经性病变中大约占1%，本综合征是指该神经在前臂上段受卡压，引起其支配区域出现不同程度的功能障碍，临床少见。

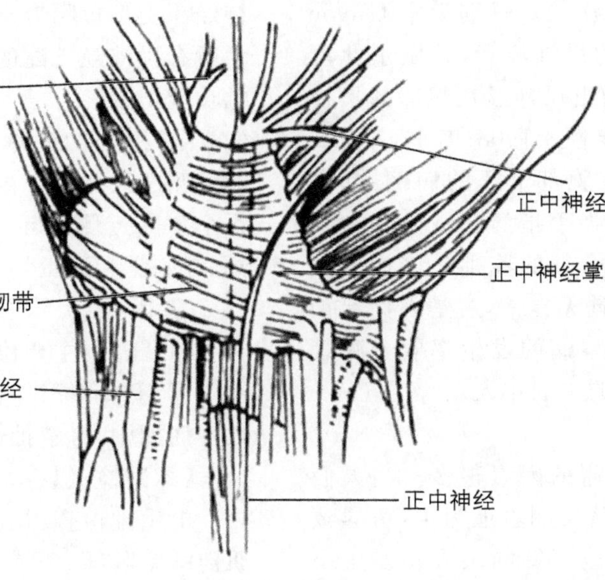

图 8-8 腕管解剖

【病因病机】

1. *直接创伤因素* 创伤如骨折、肘脱位、子弹穿透伤、刺伤、挤压伤等。

2. *医源性因素* 动-静脉漏,静脉造口、插管,静脉穿刺,肌肉松解,骨折开放复位和内固定。

3. *自发性因素* 神经异常行径和相邻肌肉影响;指浅屈肌异常,头、指深肌,前臂肿块;二头肌腱滑囊增大等。

4. *血管* 异常的桡动脉、尺侧副动脉栓塞。

5. *炎症或感染* 神经痛性肌萎缩、巨细胞病毒感染、动脉炎、多发性动脉硬化结节。

【临床表现】

前臂掌侧骨间神经卡压综合征为纯运动神经性麻痹,表现为拇长屈肌、示指和中指指深屈肌以及旋前方肌的肌力减弱。此外,前臂掌侧骨间神经有一终末感觉支支配腕部的部分感觉。因此,前臂和腕部痛是该征的常见临床表现,常有近端前臂掌侧、旋前圆肌区和腕掌侧的自发性疼痛,活动时症状加重,特别是前臂活动时症状更为明显,疼痛限制肢体活动,疼痛可于数周或数月自行减轻。

典型的肌力减弱表现为拇长屈肌、示指和中指指深屈肌以及旋前方肌的肌力减弱。患者主诉常为写字或拿小物品困难,但手部感觉功能无改变。

临床体征仍以拇长屈肌、示指和中指指深屈肌以及旋前方肌的肌力减弱为主。拇、示指捏握试验有助于诊断。

【诊断与鉴别诊断】

前臂掌侧骨间神经卡压综合征容易误诊,常被误诊为拇长屈肌和指深屈肌肌腱的撕裂。有研究报道:在一组 33 例前臂掌侧骨间神经卡压的患者中,10 例曾被诊断为腱撕裂。也有将腱撕裂误诊为前臂掌侧骨间神经卡压综合征的报道,临床应注意鉴别。另外,还应注意将本征与胸廓出口综合征、根性颈椎病以及臂丛神经炎、正中神经部分损伤等进行鉴别。电生理检查对鉴别前臂掌侧骨间神经卡压具有重要价值。

【治疗】

根据病因选择不同的治疗方法。

1. *非手术治疗* 可采用休息、固定,减少前臂活动和局部阻滞治疗。对于经非手术治疗 8～12 周无效的患者,可行手术治疗。有关非手术治疗的时间在文献中仍有争议,应根据病因和患者的具体病情进行确定。

2. *手术治疗* 对于由创伤引起的前臂掌侧骨间神经损伤,一般观察 3～4 个月,如果不能恢复应进行手术治疗。对因穿透伤引起的神经损伤,应立即进行手术治疗。因其他卡压因素引起者,可根据患者的具体情况进行处理。

手术治疗的方法与旋前圆肌综合征相似。手术应松解 Struthers 韧带,切除二头肌腱膜,对旋前圆肌进行松解等,并对前臂掌侧骨间神经存在的卡压因素进行松解。

(四)尺神经卡压症

尺神经卡压症又称 Guyon 综合征、腕部尺神经卡压综合征、腕尺管综合征、豆-钩裂孔综合征等,是尺神经在通过腕部狭窄的纤维性管道时受到嵌压所引起的一系列临床症状。解剖学家Guyon在1861年已研究了腕部的尺神经管，并做了此段尺神经的详细观察，同时指出尺神经在腕部的尺神经管内存在被卡压的可能性。1908年Jay Remsey/Hunt报道了尺神经在腕部卡压的病例，其主要临床表现是手尺侧一个半手指的感觉异常和手内在肌的萎缩。与肘管综合征的鉴别是该症的环小指背侧及掌背部尺侧感觉无异常，这是因为尺神经腕背支没有受到压迫。本病的发生率低于腕管综合征，好发于40—70岁的中老年人。

【病因病机】

引起手部掌面尺侧疼痛的因素很多。当人们摔倒时，多以手腕过伸、手掌尺侧着地为主，可导致掌部尺侧损伤。使用重锤或气钻的工人易发生小鱼际区损伤。这些损伤可导致钩骨钩或豌豆骨骨折，豆骨、三角骨脱位，月三角韧带的撕裂，尺动脉瘤和动脉血栓的形成，以及尺神经的损伤，这些损伤是腕部尺神经卡压的主要因素。除此之外，占位性病变、瘢痕挛缩、异常肌肉和神经瘤等也可引起腕部尺神经卡压。

【临床表现】

根据腕尺管解剖分区，临床将腕尺管综合征分为3型：混合型、感觉功能障碍型和运动功能障碍型。常以环指、小指麻木，手内侧疼痛，肌无力，感觉功能障碍和腕部压痛为主诉。根据具体神经受压的程度和部位，患者可出现不同的临床表现。

1. 临床表现

(1)疼痛：患者诉腕部尺神经分布区刺痛、胀痛、烧灼痛及感觉过敏，向环、小指及前臂放散，夜间疼痛明显，可痛醒，晨起时疼痛加重，活动后疼痛稍减轻。

(2)肌力减退及瘫痪：深支卡压时以尺神经支配肌肉的肌力减退及瘫痪为主要临床表现。①骨间肌、拇内收肌、小鱼际肌等尺神经支配肌肉的肌力减退。②爪形指畸形，因骨间肌、小鱼际肌及拇内收肌等萎缩及瘫痪，可出现爪形指畸形。③拇示指捏夹纸试验(Froment征)。嘱患者用患侧示指近节桡侧与拇指捏夹一张纸，健侧两手指亦同夹一张纸，以对比观察。患侧因拇内收肌瘫痪，无法完成此动作，而用指间关节屈曲代偿，为典型的Froment征阳性。

卡压平面在支配小鱼际肌分支以远，表现为除小鱼际肌以外其他尺神经支配的手内在肌无力或瘫痪，而感觉功能正常，此型最为多见。病变在尺神经深支小鱼际分支近侧很短的一段范围内，表现为所有尺神经支配的手内在肌的无力或瘫痪，而感觉功能正常。

(3)感觉功能障碍：浅支卡压可只表现为小鱼际远侧及尺侧一个半指掌面皮肤感觉功能障碍，而无小鱼际近侧及环、小指背侧的感觉功能障碍，触觉、针刺觉和温觉均减退。无运动功能障碍。

2. 体征

(1)压痛：主要位于豌豆骨桡侧。

(2)Tinel征：叩击近腕部尺神经时，环指、小指处疼痛加剧，有牵扯性麻木感及触电感者为阳性。

【辅助检查】

电生理检查：尺神经在腕部传导速度减慢，伴肌肉纤维震颤。

【诊断与鉴别诊断】

1. 诊断

(1)病史及临床表现：手部尺侧摔伤史、长期使用振动工具、类风湿病史、骨性关节炎等病史对诊断具有参考价值。

(2)物理检查：①腕钩骨区压痛或肿块；②Tinel征阳性，腕尺管区Tinel征阳性对诊断具有一定的价值；③运动和感觉检查；④尺侧环指、小指感觉异常和手内肌萎缩。

(3)X线、MRI、肌电图检查：对临床诊断具有一定的参考价值。

2. 鉴别诊断　应与胸廓出口综合征、肘管综合征进行鉴别。在手背尺侧鉴别要点：对有手部尺侧感觉功能障碍者，如果存在感觉功能障碍或前臂内侧皮神经感觉功能障碍者，可排除腕尺管综合征的可能。

【治疗】

1. 非手术治疗　神经阻滞疗法：屈肘、前臂旋后，腕背垫软枕置于治疗台上，抽取1%利多卡因与泼尼松龙10mg的混合液共3ml，由豌豆骨桡侧腕横纹外刺入穿刺针，斜向尺侧远端，达腕尺管后注药3ml。每周阻滞1次，3次为1个疗程。

2. 手术治疗　若经8周非手术治疗患者的临床症状无缓解，或同时伴骨间肌瘫痪，或在腕尺骨处扪及包块者，应行手术探查。打开Guyon管，切断掌侧腕韧带、掌短肌、掌筋膜及异常纤维条索，解除尺神经压迫。若管内有肿瘤及其他占位性病变，应切除之。在手术显微镜下检查可能存在的卡压因素，并予以松解，可同时注射曲安奈德和其他防止粘连的药物。

(五)桡神经卡压症

1932年,Wartenberg报道了前臂桡神经浅支卡压综合征,后人称之为Wartenberg病,以后不知何故逐渐被人遗忘。1986年Dellon再次报道该病32例,又重新引起临床上的重视,近几年国内报道较多。该病是由于桡神经浅支从肱桡肌深层穿过肱桡肌和桡侧腕长伸肌的肌腱肌腹交界处受到卡压,而产生了手背桡侧的麻痛和感觉的改变。是腕部疼痛、无力的重要原因之一。

【病因病机】

桡神经感觉支即桡神经浅支走行于肱桡肌的深面,在桡侧伸腕肌与肱桡肌的肌腱肌腹交界处的间隙,由深层穿至浅层,在两肌腱的间隙处有较多的交叉纤维组织将桡神经浅支包绕,并与两腱及筋膜组织连接在一起,比较固定;而桡神经浅支在进入浅层的部分可有一定的伸缩活动,并随腕关节的屈曲而拉长变直,随腕关节的背伸而松弛弯曲。当腕关节屈曲而前臂旋前和握拳时,桡神经浅支均被拉紧,而当腕背伸、前臂旋后伸指时,神经均松弛。因此,当腕关节长期反复活动,特别是职业的需要,桡神经浅支就可能被长期反复的牵拉、摩擦造成损伤;局部外伤、扭伤可能加重桡神经浅支和两旁的肌腱及深层筋膜的粘连,进一步减少活动度,而易诱发该病。

【临床表现】

1. 症状

(1)外伤劳损史:大多数患者可被问及前臂有外伤、扭伤和反复腕关节活动史。包括须长期伸屈腕关节和旋转前臂史。

(2)疼痛:为灼性痛、麻痛和针刺样痛,有少数患者诉腕部反复痛和胀痛,疼痛随腕关节活动而加重,可放射至肘部甚至肩部。

(3)手部无力:握拳、抓、捏均可能诱发疼痛而不能用力。

2. 体征

(1)Tinel征阳性:大多数于前臂中下1/3交界处,亦有于腕上3～4 cm处。Tinel征最明显处往往是桡神经浅支卡压处。

(2)手背及前臂桡侧感觉异常:包括针刺痛觉减退,甚至丧失,触觉、振荡觉的改变及两点辨别觉异常。

(3)腕部压痛:笔者发现4例患者腕背桡侧有深压痛,按之诉酸痛。

(4)屈腕握拳、屈腕尺偏、前臂旋前均可诱发疼痛。

【辅助检查】

1. 电生理检查　严重病例可记录不到感觉电位。大多可发现传导速度变慢,诱发电位振幅降低。

2. 诊断性神经阻滞　前臂桡侧Tinel征最显著部位用2%利多卡因3～5ml注射,2～3分钟症状减轻,甚至完全消失,手指力量加强。由于该注射点和前臂外侧皮神经相距太近,可先于前臂近端头静脉旁注射2%利多卡因2～3ml,以排除前臂外侧皮神经引起的疼痛。

【诊断与鉴别诊断】

1. 诊断　手背疼痛、麻木,前臂桡侧Tinel征阳性,握拳、屈腕、前臂旋前时症状加重,即可诊断为桡神经感觉支卡压。电生理检查可协助诊断。

2. 鉴别诊断

(1)腕部韧带损伤:常有外伤史,局部压痛显著,无感觉障碍。

(2)桡骨茎突狭窄性腱鞘炎:腕部疼痛,于桡骨茎突处压痛显著,疼痛性质为胀痛和酸痛,腕尺偏时疼痛加剧,无感觉障碍。于拇长展肌、拇短伸肌腱鞘内注射2%利多卡因2ml疼痛立即消失。

(3)前臂外侧皮神经炎:大多数为静脉注射药物外渗引起,如有头静脉注射史,要考虑该病。可给予肘部头静脉旁注射2%利多卡因2～3ml,如腕部疼痛消失,则支持前臂外侧皮神经炎,如不能消失则为桡神经浅支卡压症。

(4)颈椎病:亦常有腕、手背桡侧和前臂桡侧的麻痛,颈椎X线摄片和MRI可证实之。

【治疗】

1. 非手术治疗　非手术治疗效果较好。包括腕关节制动、理疗、红外线、温水浸泡及于Tinel征阳性处注射醋酸曲安奈德。

2. 手术治疗　非手术治疗无效时可选择手术治疗,或Tinel征最显著处曾有外伤史,局部有瘢痕,亦可考虑手术治疗。在前臂中段桡侧Tinel征最明显处为中心,做"S"形切口,逐层切开皮肤及皮下组织,如见到头静脉和前臂外侧皮神经应给予保护,在桡侧伸腕长肌和肱桡肌之间找到桡神经浅支,充分游离之,近端应达肱桡肌肌膜近端,切除包绕神经的瘢痕组织,对神经有卡压的肱桡肌和桡侧伸腕长肌的腱性组织亦应切除部分。在手术显微镜下松解桡神经浅支的外膜,做神经束间松解减压术。

(六)旋后圆肌综合征

旋后圆肌综合征又称前臂骨间背侧神经卡压综合征，指桡神经骨间背侧支因牵拉、外伤、摩擦或脂肪瘤、血管瘤、腱鞘囊肿等机械性压迫受损，其支配的肌肉产生不同程度的运动功能障碍，甚至瘫痪。

【解剖学】

桡神经在上臂远端发出肌支到肱桡肌及桡侧腕长伸肌到肱桡关节水平，发出浅支和深支。浅支主要为感觉纤维，深支过桡骨颈，支配拇指及手指伸肌。旋后肌浅层近侧边缘为腱性组织，称为旋后肌腱弓。腱弓肥厚可压迫骨间背侧神经，产生伸拇指运动功能障碍，称旋后肌腱弓综合征。此处如发生脂肪瘤、血管瘤、腱鞘囊肿以及肘关节外伤后畸形，均可使骨间背侧神经受到卡压而引起症状。

【临床表现】

男性多发，病势较缓慢，主要临床表现为患肢伸指无力而呈垂指状。本综合征的特点是无感觉功能障碍。患肢前臂近端疼痛，休息时加重，常有夜间痛醒史，疼痛可为瘫痪的先兆。按压桡骨头背外侧(相当于旋后圆肌投影处)压痛明显，重压时疼痛可向远端放射。伸拇肌、伸指肌或外展拇指肌的肌力减弱或消失。伸腕肌的肌力桡侧正常，尺侧减弱或消失，腕部呈背伸并向桡侧倾斜。

【辅助检查】

肌电图检查发现神经传导速度减慢，伸拇伸指肌出现纤维震颤。

【治疗】

1. 非手术治疗

(1)一般治疗：局部热敷或物理治疗，口服非甾体抗炎药，也可用中药熏洗，手法按摩也可。

(2)注射疗法：常用2%利多卡因2.5ml，泼尼松龙10mg痛点注射，每周1次，3次为1个疗程。

2. 手术治疗　若经非手术治疗两个月无效可行手术治疗。手术中切断纤维筋膜弓，若见神经有粘连、硬结等，则可同时进行神经松解。

第三节　血管损伤

一、概　述

【分类】

一般是依据血管壁受损情况及病理解剖特点而将其分为以下五种(图8-9)。

1. 血管完全断裂　为最严重之一种，尤其是大动脉干断裂，可因喷射状出血而立即断命或出现失血性休克。如断端痉挛、回缩，则可使出血中止，从而保全了肢体和生命。

2. 血管不全性断裂　视血管壁撕裂之程度及状态不同其临床表现差别甚大。创口小伴有血管痉挛之不全性断裂失血量一般较少；而裂口持续开放状者，其出血量则明显多于前者，尤其是大动脉干受损者。

3. 血管壁挫伤　血管之外膜及中层均有弹性，因而受损机会相对为少，而内膜则易因牵拉、挤压或直接撞击而引起破裂以致出现血管痉挛及血栓形成，亦易继发动脉瘤(外伤性)及血栓脱落造成远端末梢血管受阻。

4. 血管痉挛　除血管壁损伤外，如在血管周围(主要动脉)有骨折片、锐性异物或各种物理因素等均可引起血管痉挛，此主要是由于血管壁上交感神经受刺激引起防御性反射的结果。如痉挛持续数小时以上，则有可能引起血流中断及血栓形成，严重者可出现整个肢体动脉痉挛而招致肢体坏死。

5. 外伤性假性动脉瘤及外伤性动静脉瘘　此两者实际是血管损伤之并发症或后遗症，并可由此而引起一系列不良后果，使治疗复杂化，尤其是手术操作上难度较大。

【治疗原则】

1. 手术探查适应证　有以下情况之一者均应实施手术探查。

(1)伤肢远端异常表现：如出现动脉搏动消失，皮肤苍白、麻木，肌肉瘫痪或屈曲挛缩等缺血症状者，表明动脉受损，或动、静脉同时受损。如肢体出现进行性肿胀，并伴有远端动脉搏动较弱及血液回流障碍征象者，则应怀疑静脉受损，亦应酌情探查。

(2)创口反复出血：指创口不断有鲜血涌出者，表明有动脉受损。

(3)骨折已整复而缺血症状不消除：此在临床上亦较多见，应及早手术探查。

2. 手术中注意点

(1)探查血管，明确损伤性质：对开放血管伤在清创术的同时查明其受损程度、范围，并根据损伤范围和程度决定修补、吻合或血管移植。只有在条

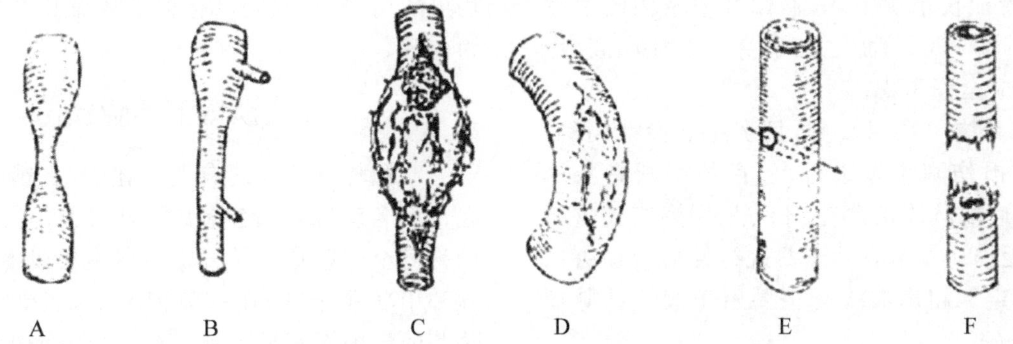

图 8-9　血管损伤

A、B. 痉挛；C. 挫伤；D. 部分断裂；E. 贯通伤；F. 完全断裂

件十分困难或患者垂危无法施行血管修复时，才进行动脉结扎术，但不结扎伴行静脉。

(2)闭合动脉伤及内膜撕裂最为常见，要与动脉痉挛鉴别，可用液压扩张法。已明确动脉腔内有梗阻时，应切开动脉探查并彻底清除血栓；病变范围超过 5cm 者，宜切除损伤部分，重新吻合或做自体静脉移植。

(3)及早减压：对肢体肿胀压迫血管和肌肉时，表明筋膜间隔压力过高，要做筋膜切开减压术。

(4)缝合血管：在彻底清创前提下，对管腔凝块用 0.1%肝素生理盐水冲洗干净，断端外膜剪除 2～5mm。操作应细致，血管不要扭转，不应有张力。大口径血管吻合多用三定点连续缝合法，中小口径血管宜用两定点间断缝合法。之后，酌情进行血管端-端吻合，或采取端-侧吻合；亦可选用各种血管套管套接，有缺损时可行血管移植。缝合的血管周围应有健康的软组织覆盖。

(5)必要的预防措施：对某些病例，为防止血管吻合后发生筋膜间隔综合征，亦可在术中酌情行肢体减张术或筋膜切开术。

3. 术后处理

(1)注意防治并发症：包括血容量不足、急性肾功能衰竭、血液循环障碍、感染和继发性出血等，均应积极防治。

(2)肢体处理：为防止血管张力过大，应采用石膏固定伤肢，使血管处于松弛位，并于 5～6 周开始练习活动。

(3)术后用药：同断肢再植。

【诊断与鉴别诊断】

血管开放性损伤易于诊断，血管闭合性及损伤后已形成血管扩张(瘤)及动静脉瘘者，在诊断上须加以辨别。其诊断主要依据如下。

1. 外伤史　除锐性致伤物直接刺伤血管本身或邻近组织者外，尚应考虑到肢体骨折后，断端将伴行血管压迫刺伤及嵌顿的二次损伤(或称骨折后继发伤)，此尤多见于肱骨干、肱骨髁上、股骨髁上及腘窝处。因此，这些部位的骨折更应注意检查及密切观察肢体远端的血管搏动状态及其变化。

2. 临床表现　视受损部位及伤情不同，其临床症状差异甚大，现仅选择共性表现列举于后。

(1)超常量出血：任何开放性损伤，尤其是开放性骨关节损伤均有程度不同的出血，但如果有鲜血从创口内涌出，或是随肢体位置变动而出血量剧增，则表明血管干(支)损伤的可能性极大。肢体剧烈肿胀主要是闭合性损伤，如损伤局部呈现进行性肿胀，则表明该处有血管破裂之可能，并做进一步检查，如发现伴有搏动性血肿则更加有利于诊断。肢体远端动脉搏动消失(或减弱)为动脉血管损伤最为主要症状，应常规放在首位检查，切不可遗漏。肢体动脉缺血症状急性期主要表现为疼痛(以肢体末端为剧)、皮肤苍白、发冷及动脉搏动消失或减弱。疼痛症状出现最早，主要是因为末梢神经支对缺血的反应。皮肤苍白及发冷均为动脉缺血性改变的表现。肢体远端动脉搏动减弱或消失，前已说明应立即检查及随时观察，并应与健侧对比。上肢检查桡动脉，下肢则为足背动脉。此外肢体远端麻木，活动障碍及其他症状均相继出现。

(2)全身情况：多较危重，尤其是血管开放性损伤及肢体有搏动性血肿者。可出现程度不同的休克体征，应及时抢救和密切观察。

【辅助检查】

1. 血管造影　主要用于对血管病理状态的判

定，但在血管损伤情况下，其假阳性率及假阴性率几乎高达40%～50%；加之其本身并发症亦高，因此在选择上应全面考虑。

2. *其他检查* 项目较多，且多用于慢性病例，而急性血管损伤则难以进行，包括数字减影技术等。对损伤远端肢体正常者，不妨采用多普勒进行观测，此种无损伤技术有助于对进行性血管损害的转归进行判定。超声波检查主要用于假性动脉瘤的判定。

对初步判定血管损伤而又无法最后确诊者，则需通过手术探查，即在手术显露受损之血管后加以确诊。此种情况多见于闭合性损伤。

【治疗】

对已损伤的血管在治疗上一般按下述步骤进行。

1. *清创术* 根据致伤原因不同，创面的污染程度差别较大。严重污染者应先行较为彻底的清创术，清除异物、坏死组织及凝血块等，但对血管长度应尽量保留，待修补时再做进一步的判断。对锐性伤仅做稍许清创处理即可。

2. *检查血管状态* 在血管床完好，或已处理过血管床后，应在控制血流的前提下(一般用无损伤性血管夹阻断血流)对受损血管进行仔细检查，除外膜外，重点是通过注水试验来判定血管内膜及弹力层状态。并较仔细、轻柔地取出血管腔内的凝血块(栓)。

3. *修剪血管断端* 对已确认血管内膜及弹力层受损之残端原则上应行切除，并超过肉眼外观，正常2～3 mm为宜。

4. *受损血管的修复与重建* 根据全身与局部情况，尤其是血管状态、有无缺损、缺损长度及肢体可提供的血管舒张度，选择相应的血管重建与修复技术，常用的如下。

(1)端-端吻合：可有多种方式。主要用于清创术及血管修剪后缺损在1.5～2 cm者；对肢体屈曲可使血管相对延长者，则缺损长度可达4～6 cm。

(2)端-侧吻合：亦较多用。

(3)补片吻合：对一端口径明显为小者，可切取相应大小之静脉壁纵向插至口径较小的一端，使其易于与口径较大之一侧做端-端或端-侧吻合。

(4)血管移植：对血管缺损较多之病例，可选用自体静脉(多用大隐静脉及头静脉)移植，但应注意静脉瓣的方向。

(5)其他：包括人造血管移植术、血管结扎术等均可酌情选用，但应以有利于救命及挽救肢体成活为前提。

二、锁骨下动脉损伤

左锁骨下动脉起自主动脉弓，右锁骨下动脉则起自无名动脉，其经胸锁关节下方，至第1肋外侧缘移行至腋动脉。其分支主要有椎动脉、胸廓内动脉和甲状颈干支，在一般情况下，因受胸廓及胸锁关节的保护而不易受损，但一旦受伤均为强烈暴力或继发于肩锁部损伤之后，因邻近心脏，易发生大出血而危及生命，或是后期出现假性动脉瘤及锁骨下动、静脉瘘。

【临床表现】

视具体伤情而定，锁骨下动脉断裂者大多死于现场，而一般刺伤或挫伤，则可因局部血管痉挛致使肢体远端出现缺血性症状及桡动脉搏动减弱或消失。

【诊断】

1. *病史* 较重的暴力作用于肩部。

2. *临床表现* 患肢缺血症状及桡动脉搏动减弱或消失。

3. *X线片* 可显示锁骨、肩锁关节或第1肋骨骨折征。

4. *动脉造影* 可以确诊及决定手术的节段。

【治疗】

非手术疗法无效或危及生命安全时应设法及早手术，一般以直接缝合修复为主。如受损节段较长，可将其切除后做端-端吻合，亦可取大隐静脉一段或是人造血管吻合之。个别病例情况紧急或具体情况不允许吻合时，亦可予以结扎，但结扎前务必用手压法将该动脉先行阻断，以观察侧支循环情况。对伴行之锁骨下静脉损伤，应力求恢复其通畅，以防引起上肢回流障碍。

【预后】

一般良好，但伴有臂丛神经损伤者预后较差。

三、腋动脉损伤

动脉上接锁骨下动脉(在第1肋骨外侧缘)，于大圆肌下缘与肱动脉相延续。多因上肢强烈外展，或肩关节脱位撞击腋动脉，或直接暴力损伤所致，包括肱骨上端骨折缘的刺伤等。因腋动脉与腋静脉全长伴行，易同时受累。

【临床表现】

临床表现除局部刺伤所致症状外，肢体远端所见与锁骨下动脉损伤基本一致。

诊断一般多无困难,必要时可经股动脉逆行插管造影,或采取静脉造影,以推断腋动脉情况。

【治疗】

治疗与前述血管损伤基本原则及方法相一致。对伴行之腋静脉亦应持积极态度。

【预后】

除伴有神经损伤者外,一般预后较好。但对血管阻塞者,必须坚持尽可能地行腋动脉及腋静脉重建术,可使截肢率降至2%以下。而腋动脉结扎之截肢率高达40%左右,因此,对受累的腋动脉应尽全力修复或是血管移植(包括人造血管的应用),切勿任意结扎。

四、肱动脉损伤

肱动脉上接腋动脉(大圆肌下缘),下方止于肘窝下2.5 cm处;再向下则分成尺动脉及桡动脉两支。其损伤发生率高,除枪伤及弹片伤外,肱骨干及肱骨髁上骨折是平时造成其受损的常见原因。在肱骨中段易伴有桡神经及正中神经损伤,在髁上部则主要以正中神经受累为多见,总的伴发率可达60%~70%。

【临床表现】

其具有血管损伤的基本症状,对各动脉段应注意以下特点。

1. *肱动脉下段损伤* 临床上最为多见,好发于儿童,尤以肱骨髁上骨折时,主要引起前臂及手部肌群的缺血性挛缩,称之Volkmann缺血挛缩,以致造成残疾后果。

2. *肱动脉中段损伤* 除多见于肱骨干骨折外,经肱动脉穿入导管及经皮穿刺等亦可继发引起血栓形成,以致前臂及手部出现同样后果,在此情况下,正中神经亦易出现功能障碍。

3. *肱动脉上段损伤* 较前两者少见,由于肩关节血管网的侧支较丰富,因此一旦阻塞,其对肢体血供的影响较前两者为轻。

【诊断与鉴别诊断】

按照前述血管损伤诊断要点,肱动脉损伤的诊断一般多无困难,关键是要求尽早确诊,尤其肱骨髁上骨折合并血管损伤或是肱动脉中段有损伤可疑者。一旦肱动脉完全受阻,由于肘关节网血供不足而无法逃脱前臂以远肌群缺血性坏死的危险,为了避免这种永久性残疾的后遗症,应运用各种检查手段(包括手术切开检查等可避免这一严重后果)。

【治疗】

治疗的首要要求:立即消除致伤原因。

1. 对有移位之肱骨髁上骨折或其他部位骨折立即复位,一般采取手法复位加克氏针骨牵引术,并对比操作前后桡动脉搏动改变情况。

2. 做好术前准备。因肱动脉损伤后果严重,争取时间是获得最佳疗效的首要条件。在此前提下,临床医师在采取各种有效措施的同时应做好手术探查及治疗的准备工作,以将并发症降低到最低限度。手术应保持血流通畅。

3. 由于肱动脉对远端血供的重要意义,手术一定要彻底,对受损的血管,尤其是内膜或弹力层受累者,不应采取姑息态度,需要移植大隐静脉或其他血管时应当机立断,并注意血管吻合技术力争完美,以保证血管的通畅。

4. 兼顾骨折的处理。由于肱动脉损伤的原因大多为相应节段肱骨骨折所致,因此,为避免二次损伤,对骨折局部应同时予以处理。一般情况下,开放复位及内固定是首选的治疗方法。

5. 重视手术后处理。由于该部位解剖关系较复杂,特别是肘关节的体位及上肢固定方式方法的选择较多,因此,在肱动脉恢复血流后,既应注意对血管通畅情况的观测,更应注意在术后处理上尽力避免影响血管通畅的各种因素,尤其是肱骨髁上骨折复位后的位移将是造成肱动脉再次受损的常见原因。

【预后】

经处理后,肱动脉通畅者预后较好。如肱动脉受阻或结扎,或肢体远端肌肉已出现缺血性改变时,则可引起Volkmann缺血性挛缩而呈现患肢的永久性病废。

五、前臂动脉损伤

【病因病机】

前臂动脉主要有桡动脉、尺动脉和骨间总动脉,以及再分至手部形成的掌浅弓和掌深弓。掌浅弓和掌深弓所形成的手部动脉网具有较好的代偿作用,其侧支循环有利于前臂某个动脉干损伤后的代偿作用(图8-10)。其致伤原因大多为锐性物刺伤所致,除外来致伤物外,骨折的锐刺(缘)亦易引起邻近血管干的损伤,动、静脉也有可能同时受累而引起动、静脉瘘。同时也易引起伴行神经干(尺神经、桡神经及其分支)的损伤。在前臂诸动脉中,桡动脉发生率高,且医源性占相当比例,主因桡动脉抽血行血气分析及动脉血压观测引起桡动脉壁损伤后血栓形成所致。

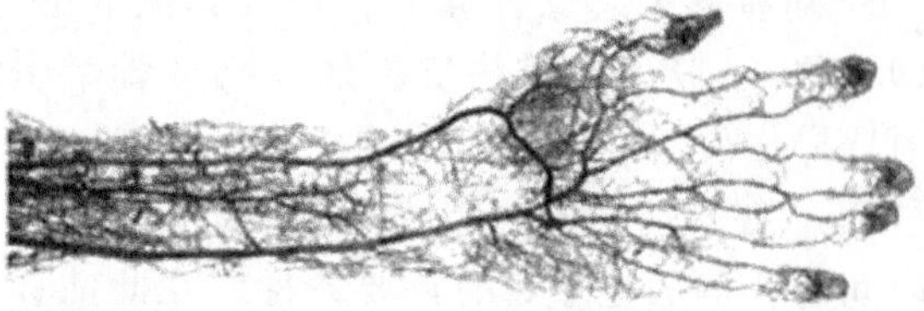

图 8-10　手血管解剖

【临床表现】

除局部损伤症状外，主要表现为手部血供部分受阻症状，包括尺动脉或桡动脉搏动减弱和消失、手指冷感、皮肤过敏及麻木等。如损伤波及掌浅动脉弓，手指可出现雷诺(Raynaud)征，亦可出现小鱼际萎缩征。

【诊断与鉴别诊断】

根据外伤及临床表现不难做出诊断。因其侧支循环代偿功能较好，除10%～15%掌动脉弓吻合不佳者外，治疗后果大多较好。因此，非十分必要，一般勿须行动脉造影术。

【治疗】

1. 修复为主　对前臂动脉干断裂，原则上需行修复及功能重建术。从大多数病例来看，仅仅结扎一根动脉干对手部功能影响不大，但遇有掌动脉弓缺损者则有可能影响手部功能，因此非十分必要和万不得已时，仍应争取修复术为妥。

2. 尺动脉与桡动脉同时断裂　必须予以修复，否则将严重影响手部功能。尺动脉口径较粗，尤其位于骨间总动脉以上部位，端-端吻合多无困难，必要时也可选用头静脉移植。

3. 对骨折及血管应同时处理　在处理血管损伤时，视伤情缓急不同，酌情在修复血管的同时(或前、后)将骨折断端加以复位及内固定，并修复血管床。此种情况以肘部多见。

4. 注意肌间隔综合征　对以挤压为主导致损伤，前臂软组织多同时受累，以致易出现肌间隔综合征，从而加重伤情，尤以屈侧肌群间隔发生率较高。一旦有此情况，应及早将肌间隔充分切开减压，否则将丧失手部功能。

【预后】

虽较肱动脉损伤预后较好，但如尺、桡两支同时受阻，亦直接影响手部功能。因此，受损血管的再通是获得良好预后的前提。

第四节　肢(指)体离断伤

一、断指再植

【断指再植分类】

断指是指掌指关节以远不同平面的手指离断伤，包括近节、中节和末节离断。根据手指损伤的程度可分为两类。

1. 完全性离断　离断手指远侧部分为完全离体，无任何组织相连，或只有少许软组织相连，但在清创时必须将这部分组织切除者，称为完全性断指(图 8-11)。

2. 不完全性断指　伤指的断面有骨折或脱位，断面只有损伤的肌腱或残留相连的皮肤不超过手指断面周径的 1/8，其余组织包括血管神经均断裂，断指的远侧部分无血供或严重缺血，不接血管将引起手指坏死者，称为不完全性断指。

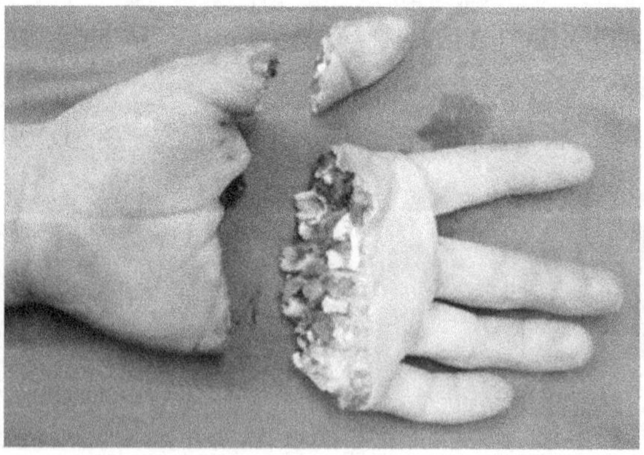

图 8-11　手离断伤

【断指再植适应证】

1. 患者的全身情况　创伤性手指离断，除了单纯切割伤外，常系爆炸、挤压或挫裂伤，有可能合并创伤性休克及胸、腹、脑等重要脏器的损伤，经检查如有危及生命的并发伤时，先处理并发伤，待全身情况许可并能耐受长时间手术时再行断指再植手术。

2. 患者的年龄

(1)对手的外形及功能要求较高的青壮年。

(2)对老年人除以下情况外应考虑再植:①老年性疾病;②身体功能减退;③不能耐受长时间手术及术后较长时间的卧床与制动;④术后不能适应抗凝、抗痉挛等药物的应用;⑤患者拒绝手术。

(3)对小儿断指理应争取再植:为避免遗留终身残疾及由此带来的严重生理影响和心理上的痛苦,故对任何能够再植的指体决不能放弃,均应尽力保证再植的成活。由于年龄小,适应性及塑形性强,再植指体容易发育良好,并获得良好的功能。

3. 再植时限　再植时限是指指体离断至血循环恢复之间的时间。在这一时间内,手指还能再植成活。炎热高温季节,离断指体组织迅速变性坏死,其再植时限相应缩短。寒冷季节或伤后的断指经过冷藏处理,组织变性慢,其再植时限相应延长。常温下总缺血时间以不超过24小时为宜。

4. 断指的伤情　断指必须有一定的完整性,再植手术方能获得成功;较整齐的各平面的切割伤均为再植的适应证;指体轻度挫伤,皮下散在小点瘀斑,只要指动脉及指背静脉尚健康,也可行再植;指体虽完整,但挫伤严重,皮下静脉网破坏,毛细血管床及指动脉均广泛损害,失去了再植的条件;断指有皮肤破损,可利用邻指皮瓣或小静脉皮瓣覆盖创面后再植;离断的指体经过液体浸泡时间过久,组织水肿或脱水,血管内皮细胞受到不同程度的损伤,影响成活;浸泡时间短,一般5小时以内,组织损伤较轻,可试行再植;断指再植后具有一定的长度,手指的长度是关系到手的功能和外形美观的重要标志。如两手两断端破坏严重,清创时需要去除较多的组织,再植后手指过于短少就会失去再植的意义;切割伤或电锯伤,指体短缩很少,不影响再植的长度;切割性一指多段离断同样应争取再植;末节离断再植对恢复手的外形和功能很重要。尤其对于拇指,或幼儿、青年人以及从事乐器等职业者,只要末节完整并能找到可供吻合的血管均应再植。再植后的手指必须恢复一定的功能,如果再植的手指既没有感觉功能,又没有运动功能,则此类的损伤修复意义不大;为保持手的握持功能,对任何有条件再植的断指均应再植;对拇指撕脱性离断,可用示指的部分血管神经及肌腱组织进行再植;多指离断而没有条件全部再植者,应将有条件再植的手指移植于主要作用的指位上。

【断指再植手术步骤】

手指再植的顺序有两种。一种是常用的顺行法,即清创→骨骼固定→伸、屈肌腱缝合→指背静脉吻合→指固有动脉吻合→指神经缝合→背侧皮肤缝合→掌侧皮肤缝合;另一种为逆行再植法,其顺序为缝合掌侧皮肤→指神经缝合→指动脉吻合→屈肌腱缝合→骨骼固定→伸肌腱缝合→指背静脉吻合→指背皮肤缝合(图8-12)。

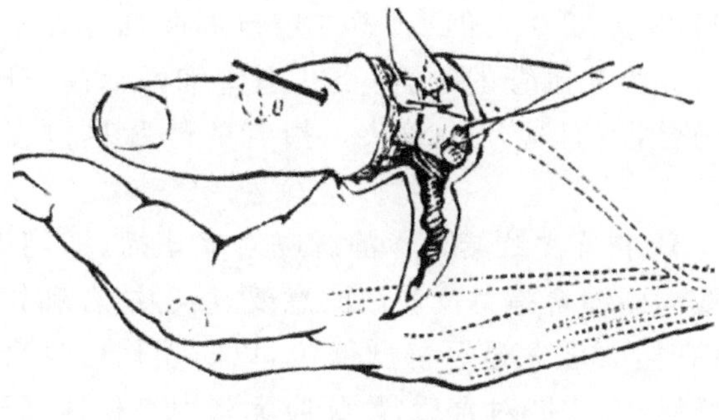

图8-12　拇指再植术

1. 清创

(1)刷洗:用无菌毛刷蘸肥皂水刷洗离断手指和伤手3遍,每遍3～5分钟,然后用生理盐水冲洗干净,拭干。

(2)浸泡:将伤手和离断指体浸泡在1∶2000氯己定溶液中5分钟,然后再更换氯己定溶液浸泡5分钟。如创面污染严重,用3%过氧化氢溶液泡洗2遍,同时去除创面的污物、异物及凝血块。

(3)消毒:用碘伏或碘酊与乙醇等消毒皮肤,然后铺无菌巾单。

(4)创面清创:创面清创的全过程必须在手术显微镜下进行。切除一周皮缘1～2mm,切除或剪除污染与挫伤的筋膜及皮下组织至显露正常的组织为止;按解剖层次寻找静脉、动脉及神经并做标记;短缩指骨,一般成年人短缩5mm,小儿短缩3mm左右;寻找肌腱断端;最后用1∶2000氯己定溶液清洗消毒。如多指离断,将暂不再植的手指以无菌纱布包扎标记好,放置冰箱内冷藏备用。

2. 骨骼固定　细钢针交叉固定;细钢针髓内固定;0.6～0.8mm钢丝8字固定。

3. 肌腱缝合

(1)指伸肌腱修复:用3-0尼龙线做间断8字或褥式缝合伸肌腱。

(2)指屈肌腱修复:对指浅屈及深屈肌腱包括腱鞘,只要有修复的条件均应全部修复。将其牵出后于断端以近15mm处横穿一针头,用5.0尼龙线做Kessler缝合,并间断加针缝合以增加缝合的强度和消灭粗糙面。

4. 指背静脉吻合　选择合适的位置，将伤手置于手掌朝下、手背向上位。手术野铺清洁湿润纱布。①显露血管：将血管周围的软组织牵开，清创修剪血管，充分显露健康的两断端。②吻合血管：剪去血管外膜 2mm，在吻合处深面置绿色塑料膜作为背景，用肝素盐水冲洗断端血管腔。选用 10-0、11-0 或 12-0 无创线，做二定点间断加针外翻缝合。③小儿血管的吻合：小儿血管细嫩，可行开放式吻合，不宜应用血管夹。指背的静脉尽量多吻合。

5. 指背皮肤缝合　静脉吻合完毕后，即用 1-0 丝线间断缝合指背皮肤。注意要点：①缝合和拉线打结时，要注意避开静脉部位，以防误伤已吻合好的静脉；②皮肤对合后，静脉应无张力与扭曲；③手指两端的周径相差不大时，只做环形缝合不影响静脉的回流，且皮肤愈合后外形良好。

6. 指动脉吻合　吻合前必须对指动脉进行检查，血管损伤后有以下变化：①血管出现红线征，血管内膜毛糙不光滑，用肝素冲洗后见管腔有漂浮物；②避免在张力下吻合指动脉，如血管缺损过多，可取静脉移植修复；③顽固性血管痉挛的处理，可在局部外膜下用 3% 罂粟碱注射缓解，如无效时可采取剥离血管外膜、管腔内扩张、在已吻合的血管端用显微镊子轻柔夹持进行通畅试验等。

血循环恢复的征象：萎瘪的指腹变为丰满，恢复原来的张力；皮肤由苍白转为红润，毛细血管充盈试验阳性；指体由凉变温；指端小切口出血活跃，血呈鲜红色。

7. 指神经修复　健康的神经两断端在无张力下用 9-0 无损伤线间断缝合外膜，一般缝合 2～4 针。遇有神经短缺时，其修复方法：可缝合一侧神经或两侧神经交叉缝合；取邻指的神经转移缝接；只能修复一侧时，修复主要的一侧，如拇小指修复尺侧，示、中、环指修复桡侧指固有神经。

8. 掌侧皮肤缝合　血循环建立后，对手指掌侧皮肤与背侧一样做环形疏松直接缝合。缝合时注意：皮肤不要过紧、过深缝合，以免影响手指的血管；进针过深会损伤指动脉；皮肤缺损可采用邻指皮瓣或游离皮片移植修复。

9. 术后处理　同断肢再植。手指再植完毕后包扎时应注意以下几点：将手指血迹洗去，用小片状凡士林纱布覆盖缝合伤口；敷料包扎勿过紧过松；置于指功能位；禁止环形包扎或并指包扎；再植指指端外露，以便观察血供和测量体温。

【特殊类型断指再植】

1. 末节断指再植术

(1)适应证：手指于远侧指间关节以远离断，断面整齐，远近两端无明显挫伤及粉碎骨折，血管神经无撕脱，均适宜再植。

(2)麻醉：臂丛神经阻滞或指总神经阻滞。

(3)手术方法：先对断指行刷洗、消毒，根据末节手指血管神经解剖关系，找出指固有动脉、弓状动脉、神经、指背静脉及掌侧中央静脉。标记后按常规予以清创。近侧断端麻醉后以同样方法进行清创。再植时远侧指间关节常规行融合术。肌腱不需修复，节省了再植时间。其余再植的操作同断指再植。末节断指再植均用 11-0 尼龙线缝合血管，一般吻合指背静脉 1～2 条，然后缝合指背皮肤，用 9-0 尼龙线缝合两侧指神经，最后吻合两侧或一侧指固有动脉，缝合掌侧皮肤。

(4)注意事项：①如远断端无静脉可供吻合，可只吻合指动脉，采用拔甲放血法重建远节血液循环，还可小切口放血重建远节血液循环；②如远断端无动脉可供吻合，可将近端动脉与远端掌正中静脉吻合，采用静脉动脉化的方法进行再植，如无静脉可供吻合，也可采用放血法。

2. 拇指旋转撕脱性离断再植术

(1)适应证：拇指撕脱性离断，血管神经及肌腱自近端抽出，完整无明显挫伤者。

(2)麻醉：臂丛神经阻滞麻醉。

(3)手术方法

①清创。a. 远段指刷洗消毒：保留与指体相连的拇长伸、屈肌腱各 5cm，把多余撕脱的肌腱切除，显微镜下寻找并标记动脉、神经及指背静脉，按断指再植清创步骤做常规清创。b. 近断端于气性止血带下刷洗消毒，创面用 1∶2000 氯己定溶液清洗，由于指体血管、神经、肌腱从近端抽出，因此，不需行血管、神经、肌腱清创，仅行创面清创即可。为了使离断拇指重建血液循环，术后恢复感觉及拇指伸、屈功能，笔者习惯采用血管、神经、肌腱移位的方法进行再植。

②血管、神经、肌腱移位：a. 指背静脉及伸指肌腱移位，弧形或"S"形切开第 2 掌骨背侧皮肤，游离出远端带有分叉的静脉，根据断拇指静脉撕脱伤情，决定静脉移位所需长度，于远端结扎切断，使静脉呈"Y"形蒂，在同一切口内找出示指固有伸肌腱并在止点处切断，连同静脉一起经皮下隧道引至拇

指断端背侧创口内。b. 指动脉、指神经及屈指肌腱移位,游离示指尺侧指固有动脉及神经,根据动脉、神经撕脱情况决定动脉、神经移位所需长度,将其远端切断结扎,近端通过皮下隧道引至拇指掌侧创口。环指指浅屈肌腱于远侧掌横纹处切断,于腕部切口内抽出,远端缝线牵引通过腕管及拇长屈肌鞘管用探针引至拇指掌侧创口内,缝合掌背侧切口。

③再植:指骨内固定后,拇长伸肌肌腱与转位的示指固有伸肌肌腱行"8"字缝合,拇长屈肌肌腱与转位的环指指浅屈肌腱调节张力,使手指处于休息位,行 Kessler 缝合。然后修复静脉,将断指背两条静脉与移位的"Y"形静脉做吻合,断拇两指神经与移位的示指尺侧指神经做外膜缝合;最后将断拇尺侧指固有动脉或拇主要动脉与移位的示指尺侧指动脉吻合以重建拇指血液循环。

【诊疗失误原因分析及防治措施】

1. 指骨固定可能出现的失误

(1)原因分析:骨固定范围不够,手指突然屈伸时,易引起吻合血管撕裂。

(2)防治措施:手指近节离断固定指骨时,克氏针须穿过掌骨头,使掌指关节维持在功能位,中节离断应将近指间关节固定。

2. 血管吻合中可能出现的失误

(1)原因分析:①剥离血管外膜有误:剥离不够影响术野易致吻合口血栓形成;剥离过多易引起血管痉挛,易损伤血管壁。②血管缝合技术失误:缝线打结掌握不好;缝住对侧血管壁;血管扭转。

(2)防治措施:①剥离剪除外膜外疏松组织,使外膜回缩 2～3mm 即可。②缝合时需注意:缝线打结应使内膜外翻,松紧适度,且留下的线头不宜过短;为防止发生缝住对侧血管壁,应在无血或少血手术野中进行血管吻合,在缝合的小血管深侧放置衬垫,以使血管壁及缝合针线显露更清楚,肝素盐水冲洗断口使血管壁前后分开,缝针进入一端管壁后,将缝针在管腔内做轻微的横向移动,看缝针在管腔内是否游离无牵连;在血管吻合前,以及在第1针、第2针缝线完成后,均应检查血管远、近段是否有扭转。

二、拇、手指功能再造

拇指功能约占手功能的50%,缺失后严重影响手的捏、持、抓握等功能。反之,如拇指健在,而其余手指全缺,也同样影响手的功能。因此再造一个拇指或手指,重建手的主要功能特别重要。

(一)吻合足背动脉第2足趾移植再造拇指、手指术

目前该手术为拇指、手指再造常用的方法之一(图 8-13)。

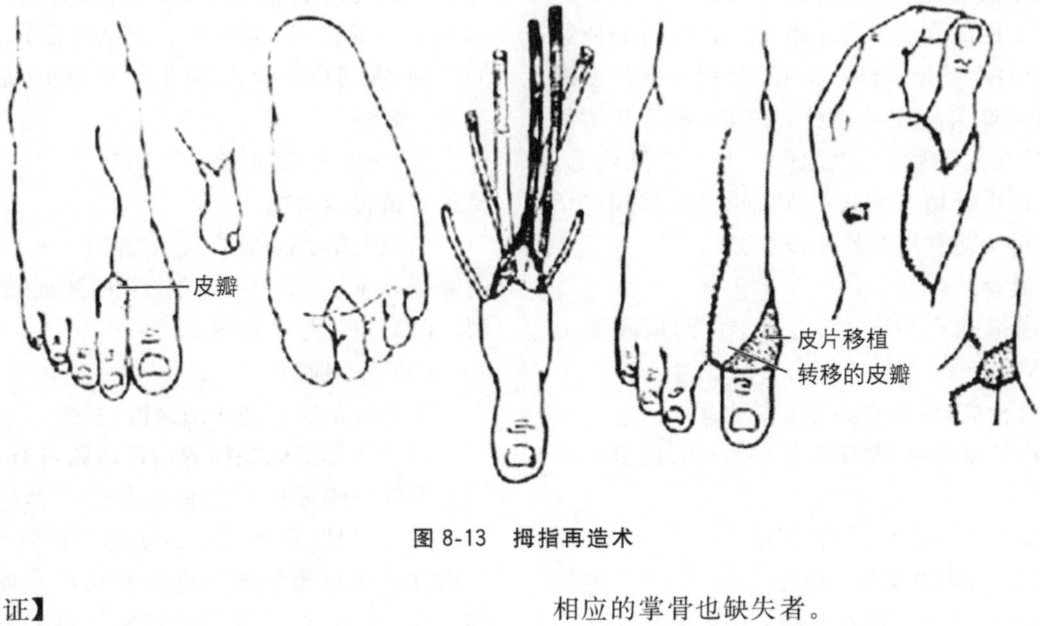

图 8-13 拇指再造术

【适应证】

1. 拇指全缺失。

2. 拇指及其掌骨缺失者。

3. 拇指与手指全缺失者。

4. 2～5 指缺失,或残指长度难与拇指对指,或相应的掌骨也缺失者。

5. 前臂下 1/3 段截肢。

【供趾的选择】

1. 供趾可以选择同侧或对侧,以后者更为合适。

2. 供趾正常而无感染，脚癣在术前需治愈。

【手术方法】

1. 体位 患者仰卧位，上肢外展 80°，前臂旋后位置于手术台上，双下肢平放于手术台上。

2. 麻醉 上肢选用臂丛神经阻滞麻醉，下肢用腰麻。

3. 切口设计 以足背血管为轴画出足背 S 形切口；趾跖背侧均采用 V 形对称切口。

4. 手术步骤

(1)解剖与游离第 2 足趾：在足背侧切口游离大隐静脉、足背静脉弓及其与第 2 足趾相连的小静脉；游离足背动脉、第 1 跖背动脉、踇趾腓侧动脉和神经及第 3 趾胫侧动脉和神经，后二动脉和神经在起始处切断，足背动脉在跖骨基底部有一粗大的足底深支需切断结扎，足背内侧皮神经外侧支，在足背动脉水平将其切断备用，游离出趾长短伸肌腱并切断；在第 2 趾跖侧做切口，切断趾深浅屈肌腱，游离第 2 趾胫、腓侧趾神经至趾总神经处并切断，同时切断伴随趾神经的跖骨底动静脉；离断跖趾关节，于近踝关节处切断血管移植于手部；闭合足部创面。

(2)手部解剖：手指残端暴露出指骨及附于其上的软组织与手内在肌，在手背解剖出拇长伸肌腱或指长伸肌腱，在掌侧解剖出拇长屈肌腱或指深屈肌腱，解剖出两侧指固有神经；在鼻烟窝处解剖出头静脉、桡神经浅支及桡动静脉背深支。

(3)第 2 足趾移植再造手指：骨骼固定；屈伸肌腱做编织或对端缝接；将两趾神经分别与指神经缝接，趾背皮神经与桡浅神经分支缝接；将足背动静脉与桡动静脉对端吻合，大隐静脉与头静脉吻合；缝合皮肤；在手背切口最低位放置橡皮引流片。敷料包扎后，手及前臂用石膏托保护。

【术后处理】

1. 患者应住在半隔离病室，术后两周室温应保持在 25℃。

2. 患肢抬高，使其略高于心脏水平。

3. 应用抗凝药物，常用右旋糖酐-40、低分子肝素及阿司匹林。

4. 抗血管痉挛药物，如罂粟碱。

5. 应用足量抗生素。

6. 术后 48 小时拔除引流条，10～14 天拆线。

(二)踇甲皮瓣移植再造拇指术

此种方法再造拇指的外形与功能接近正常。

【适应证】

1. 拇指皮肤撕脱伤，此类为最佳手术适应证。

2. 拇指掌指关节以远的断指，丧失再植条件或离断拇指再植失败。

3. 选择性的拇指掌指关节以远缺损的晚期病例。

4. 残存掌骨，手畸形的部分病例，可采用拇甲皮瓣联合第 2 足趾一并移植，再造拇指与示指，恢复手的部分功能。

【手术方法】

1. 体位 同第 2 足趾移植再造拇指、手指。

2. 麻醉 同第 2 足趾移植再造拇指、手指。

3. 供区的选择与皮瓣设计

(1)供区的选择：踇趾甲皮瓣取同侧为宜。

(2)皮瓣设计：皮瓣的长度与宽度，应根据受区皮肤缺损的多少、健侧拇指的周径与长度，精心设计。宽度一般比取样大 1～1.5cm 为宜。留在踇趾的舌状皮瓣应设计在胫跖侧。

4. 手术步骤

(1)踇趾甲皮瓣的切取：在足背与第 1 趾蹼间，解剖与游离踇趾趾背侧静脉→足背静脉弓→大隐静脉，踇趾腓侧趾背动脉→第 1 跖背动脉→足背动脉；游离踇趾腓侧趾神经，在趾总神经中间按神经束劈开，将其高位切断；趾甲剥离时宜小心仔细，可以将末节远端连趾骨爪粗隆一并切取。

(2)骨支架：丧失再植条件的断拇指，可将残存的指骨剥离出来，嵌入拇指近节指骨与踇甲皮瓣的部分末节趾骨间，用克氏针交叉固定；选择性再造的病例，需切取髂骨块，将髂骨块修剪、部分插入近节髓腔后固定。

(3)踇甲皮瓣血液循环的建立：其方法同第 2 足趾移植再造拇指。

(4)创面：用踇趾胫侧保留的 1.5cm 宽的轴型皮瓣覆盖末节趾骨短缩约 2/3 的踇趾残端，其余创面用游离皮片移植修复。

【术后处理】

同第 2 足趾移植再造踇指、手指。

(三)手部桡侧缺损的治疗思路与方法

手部桡侧毁损致大鱼际肌合并其他组织缺损临床并不少见，拇指功能占手部功能的 50%，如何早期有效地重建手部大鱼际肌功能及修复手部桡侧皮肤、骨关节、肌腱等组织缺损是修复与重建手部功能的重要环节。随着显微外科的发展，组合组织移植在修复与重建外科中发挥着巨大的作用，采用吻合血管神经的足部内在肌与其他组织进行组合移植一期重建手部大鱼际肌功能及修复手部其他组织缺损，是修复与重建手桡侧多元组织缺损的理想方法。

【修复方法】

1. 对拇指Ⅰ 区缺损，采用踇甲瓣移植进行修复。对拇指Ⅱ区三度缺损，采用踇甲瓣进行修复，对Ⅱ区四度缺损，采用踇甲瓣或第 2 足趾进行修复。拇指Ⅲ区四度及五度缺损，可采用皮瓣组合携带跖骨的第 2 足趾进行修复，因再造拇指无手部内在肌内收及外展功能，可采用吻合血管神经的趾短伸肌、踇短伸肌、踇短展肌进行移植予以修复。

2. 对拇指缺失并示指末节缺损者，可采用示指拇化予以修复。

【趾短伸肌及踇短展肌的解剖学】

趾短伸肌供血血管为足背动脉发出的跗外侧动脉，其管径在 1～1.5mm，跗外侧动脉在趾短伸肌近内侧 1cm 处发出肌支，紧贴肌肉深面跖跗关节及韧带表面行走，其终末支在肌肉外侧与足底外侧动脉吻合，回流静脉为动脉之伴行静脉，其支配神经为腓深神经所发出的独立肌支，神经肌支与跗外动静脉伴行，其跗外侧血管游离蒂长 3cm。趾短伸肌外形与大鱼际肌相似，可以进行吻合跗外侧动、静脉及腓深神经肌支的趾短伸肌移植再造大鱼际肌，特别是可在游离第 2 足趾及跖骨的同时，游离趾短伸肌进行移植。踇短展肌其供血血管为胫后动、静脉，在足内侧踇短展肌近端深面所发出的跖内动、静脉，其口径在 0.8～1.3mm。跖内侧动脉沿该肌前行约 2cm 后分为深支和浅支，深支又分为内侧支及外侧支，内侧支向前上斜行或垂直上行，通过其深支供应踇短展肌及表面皮肤，支配神经为胫后神经所发出的独立肌支，与跖内侧动、静脉伴行，可以进行吻合血管、神经的踇短展肌移植重建大鱼际肌对掌功能，亦可携带肌肉表面皮肤形成肌皮瓣参与移植。

【手术方法的优缺点】

对手部大鱼际肌合并其他组织缺损，传统的方法是采用皮瓣及足趾移植修复组织缺损，而对手部大鱼际肌的修复及功能的重建比较棘手，使手功能恢复不理想。采用在携带感觉神经组织游离移植的同时游离足部内在肌一期移植修复大鱼际肌及重建其功能，可使患者在最短时间内最大限度地保留患手非失活组织及最大限度地重建手部功能。其优点是该手术方法一次完成，疗程缩短，患者痛苦小，费用低。缺点是移植组织供区多，损伤大，一旦失败，后果严重。所以要求术者必须具备良好的血管吻合技能及较多单一组织移植成功经验方可实施。

【肌肉移植要点】

用趾短伸肌再造大鱼际肌，采用踇短伸肌重建踇对掌，其他趾短伸肌分别重建拇短屈肌、拇短展肌。近端止点缝合于屈肌支持带远侧的桡侧半及大多角骨、舟骨结节、掌骨基底等处，其踇短伸肌止点种植于移植跖骨桡侧之中远部，局部钻孔将踇短伸肌腱贯穿缝合固定，其他趾短伸肌腱分别缝合于关节囊、第 2 足趾近节趾骨基底、跖跗关节足部内在肌止点处，踇短展肌起止腱部呈扁状，用于修复大鱼际肌对掌肌时，起点种植缝合在屈肌支持带桡侧，止点种植于移植跖骨桡侧之中远部。肌肉种植点线必须符合重建大鱼际肌生理点线角度要求。

【参与移植组织的选择】

对桡侧缺损须采用皮瓣移植进行修复者，首选股前外侧皮瓣。股前外侧皮瓣质地较薄，供区相对隐蔽，可携带股前外侧皮神经参与移植以重建受区皮肤感觉功能，最重要因素是股前外侧皮瓣供血血管——旋股外侧动、静脉降支在行程中发出较多粗大肌支，其终末支亦较粗大，既可用于串联又可用于并联组合其他组织参与移植，还能解决受区可供吻合之血管数量不足的难题。足部小肌肉移植重建大鱼际肌，重建大鱼际肌首选趾短伸肌，因为趾短伸肌有多个肌肉小体，可同时重建大鱼际肌对掌、展指和屈曲等功能，特别是可以携带第 2 足趾及跖骨再造拇指及掌骨的同时进行游离移植，减少了血管吻合环节，缩短了手术时间、减少了患者的痛苦。踇短展肌只可选择用于重建大鱼际肌对掌功能。

【血管神经的吻合要点】

受区可供吻合动脉只有桡、尺动脉，为了保留手部残存组织有充足的血液供应，必须保留尺、桡动脉其中之一，这样受区往往无过多动脉可供吻合，所以笔者选择可供组合吻合进行移植，对血管分支，进行串联及并联组合吻合。亦可采用 Y 形静脉搭桥的方法进行组合移植。对多个组织参与移植，特别是足部小肌肉均需吻合其主干动脉之伴行静脉，所以受区需吻合的静脉数量较多，在不影响手部静脉回流前提下，根据血管口径进行搭配组合吻合，参与移植肌肉的支配神经均有其独立的运动肌支，而正中神经在前臂远段及腕掌部神经束间无网状交织结构，均为独立的束支，所以大鱼际肌肌支外伤后较易寻找、分离，以进行运动束支间的吻合。在吻合时尽量缩短移植肌肉侧神经肌支的长度，以利神经功能在短时间内得以恢复，其他参与移植组织均有其独立感觉神经支与手及前臂的独立感觉神经支吻合，所以本组移植肌肉运动功能在短时间内获得很好的恢复及其他移植组织恢复良好的感觉功能，完全得益于运动和感觉神经支进行分离吻合。

【术后理疗康复】

1. 早期康复　再植术后手术区在固定中，组织愈合正在进行。抬高患肢，在近端做按摩、理疗促进消肿，2～3 周做适度用力的手指主动、被动运动以防止肌腱粘连。近端未受累关节做主动和助动运动。强调早期起床。术后 3～4 周软组织基本愈合，骨折固定良好时，按骨折及神经损伤后早期康复的康复原则做康复治疗。特别注意保持掌指关节屈、指间关节伸和拇外展及对掌活动度。近端肌肉做主动及抗阻运动，远端肌肉做电刺激及传递冲动练习。做综合屈曲及综合伸展腕、掌指、指间各关节的主动及被动运动以扩大指屈伸肌腱的活动度。

2. 中期康复　骨折愈合后，外固定去除后，着重进行恢复关节活动度及肌腱活动度的练习，离断处远端最近关节活动障碍最重，应特别注意。进行肌力训练，感觉有所恢复时做感觉训练。

3. 后期康复　断肢再植后神经肌肉功能恢复常不完善，特别是手内部肌功能极难恢复，常须进行多种后期功能重建术，于手术后做相应的康复治疗。

第五节　手部骨折

一、腕舟骨骨折

腕舟骨是最大的一块腕骨，略弯曲呈舟状。常发生于青壮年，多为间接暴力造成。舟骨骨折占腕骨骨折的 71.2%，多在舟骨腰部发生，占舟骨骨折的 70%，舟骨结节及舟骨近端骨折各占 10%～15%。因腕舟骨表面多为关节软骨所覆盖，血供较差，骨折后容易发生延迟愈合、不愈合或缺血性坏死。伴有其他腕骨骨折及脱位时，预后不佳。

【解剖学】

舟骨是腕关节的重要组成部分，它是最大的一块腕骨，略弯曲呈舟状，四周与桡骨及腕骨构成关节面，80%被软骨覆盖，其中段较细者为腰，营养血管从腰部及结节部进入，血流方向是由远而近地分布，腰部骨折可使近段骨血流中断。舟骨周围大部分为软骨面，无骨膜附着，骨折后靠内生骨痂才能连接，骨折后损伤营养血管，近侧断端由于缺血易发生无菌性坏死。

【病因病机】

腕舟骨骨折多为间接暴力所致，跌倒时，患者常手掌先着地，腕关节强度桡偏背伸，暴力向上传达，舟骨被锐利的桡骨关节面的背侧缘或茎突缘切断。骨折可发生于舟骨的腰部、近端或结节部，其中以腰部多见。由于掌侧腕横韧带附着在舟骨结节部，而舟骨其余表面多为关节软骨所覆盖，血液供应较差，故除结节部骨折愈合较佳外，其余部位骨折容易发生迟缓愈合、不愈合或缺血性坏死。本病多见于青壮年。

【骨折分类】

1. 按骨折部位分类　①腰部骨折；②近侧骨折；③结节部骨折（图 8-14）。

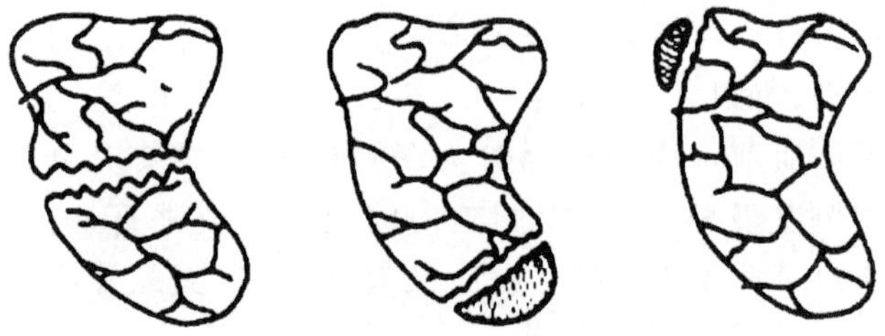

图 8-14　腕舟骨骨折分型

A. 腰部骨折；B. 近端骨折；C. 结节部骨折

2. 按骨折稳定程度分类　可分为稳定型、不稳定型两类。①Ⅰ型为稳定型，骨折无移位，韧带无明显损伤，不因伸腕、腕骨中部旋后、尺偏或牵引而移位。掌屈位可保持骨折稳定。无移位的腰部骨折表示韧带无损伤，骨膜完整，平均愈合时间为 9.5 周。②Ⅱ、Ⅲ型均为不稳定型，二者仅在不稳定的程度上有所不同。韧带有中度或重度的损伤及舟骨周围不稳。由于有韧带损伤，屈腕位不能保持骨折位置的稳定。Ⅱ型不稳定骨折的固定时间不应少于 16 周；Ⅲ型常有移位，固定时间为 15～40 周，而愈合率只有65%。

【临床表现】

多有外伤史，多因坠堕或失跌时手掌着地所致。伤后腕桡侧肿胀、疼痛。"鼻烟窝"处凹陷变浅或消失，局部压痛明显，拇指外展位纵向挤压拇指时疼痛加剧，腕关节活动受限，第1、2掌骨头处纵向叩痛阳性。

【辅助检查】

1. X线摄片　常规拍摄腕关节标准正、侧位和舟骨位X线片(即腕尺倾斜位)。对症状明显而X线片未见骨折疑为舟骨骨折的患者，可先按骨折处理，予以石膏托固定，2周后复查X线片，由于断端骨质吸收，骨折线清晰可见。

2. CT、MRI检查　由于临床症状较轻、X线腕舟骨骨折线不明显等原因容易发生舟骨骨折漏诊。对高度怀疑骨折患者可以选择CT检查以防漏诊。

【诊断及鉴别诊断】

1. 诊断

(1)诊断依据：①有外伤史，多为间接暴力造成；②腕部肿胀，以"鼻烟窝"部为明显，压痛明显，拇指外展并沿拇指纵轴向腕部叩击时疼痛加剧，腕关节功能受限；③X线摄片检查可确定骨折类型及移位情况，必要时10～14日后摄片以明确诊断。对于X线不能做出明确诊断的病例，可行CT检查。

(2)诊断要点：伤后局部轻度疼痛和腕关节活动功能障碍，鼻烟窝部位肿胀、压痛明显，将腕关节桡倾、屈曲拇指和示指而叩击其掌指关节时亦可引起疼痛。X线检查，腕部正位、侧位和尺偏斜位摄片可协助诊断。但第1次摄片未发现骨折而临床表现仍有可疑时，可于2～3周后重复摄片，因此时骨折端的骨质被吸收，骨折较易显露。

2. 鉴别诊断

(1)先天性双舟骨：临床上较少见，在X线片上两块骨之间界限清楚、整齐、光滑，无致密坏死或边缘不整齐现象。

(2)桡骨茎突骨折：腕部桡侧肿胀、疼痛、有骨擦音，X线片见骨折线在桡骨茎突。

【治疗】

1. 复位　新鲜骨折多采取闭合复位外固定。患者坐或卧位，肩关节外展，屈肘90°，近、远端助手分别握住患肢上臂和手指行适度牵引，并使前臂处于中立位或轻度旋前位，术者两拇指置于骨折远端的背、桡侧，余指托住患肢腕关节掌侧和尺侧。令远端助手先将腕关节背伸并轻度桡偏，然后再做掌屈、尺偏，术者两拇指将骨折远端向掌侧、尺侧按压，使之复位。

2. 固定　腕关节应尽量置于骨折断面与前臂纵轴垂直的位置上固定，以增加断端间压力并减少剪力，以利于骨折愈合。如不能确定骨折断面的方向，可将拇指于对掌位、腕关节于中立位或轻度桡偏位固定。采用短臂石膏管型，固定范围从肘下至远侧掌横纹，包括拇指近节指骨。固定中坚持手指功能锻炼，防止关节强直。舟骨腰部骨折固定3～4个月，有时需长达半年甚至1年，每2～3个月定期照片复查。结节部骨折固定3～4个月。

3. 手术治疗

(1)舟骨植骨术：腕舟骨骨折经长期石膏固定，骨折端出现硬化及坏死吸收，骨折延迟愈合或不愈合者可行舟骨植骨术。

于鼻烟窝处做一"S"形切口，长4～5cm，注意保护桡神经支及桡动脉背侧支，牵开拇长伸肌腱，切开关节囊，使腕关节尺偏，显露出舟状骨及骨折部位。于桡骨茎突近端取一长2.5cm、宽0.5cm之骨条，备作植骨用。用直径2mm钻头自舟骨结节处，沿舟骨纵轴贯穿骨折线钻一骨孔。将取下之骨条经修整后插入骨孔内，用咬骨钳咬除多余骨条。为了保证植骨条有一定血供，也可于桡骨下端取一带筋膜蒂的桡骨条，逆行转移做嵌入植骨。石膏夹固定，拆线后换管型石膏固定3个月。

术中勿损伤桡神经浅支及桡动脉。按舟状骨纵轴方向钻孔，操作过程中用克氏针探测深度，以免损伤其他腕骨。

(2)桡骨茎突切除术：适用于舟骨腰部骨折，切除后使有疼痛的舟骨骨折不连接转为无痛的不连接。另外，为使骨折部的剪力消除，骨折固定牢固，移位少，切除的桡骨茎突可用作植骨。

以桡骨茎突为中心，于桡侧做纵形切口，切开关节囊，显露舟骨骨折部位，做桡骨茎突局部骨膜下剥离，用骨凿凿除桡骨茎突，其切除范围要超过舟骨骨折线。锉平断面，冲洗后依次缝合各层，石膏托制动，拆线后改管型石膏固定2～3个月。

(3)加压螺丝钉固定术：用于有移位的新鲜骨折及骨折不愈合。于腕桡掌侧做纵弧形切口约3cm，于桡侧腕屈肌的桡侧分离进入，切断结扎桡动脉掌浅支，切开关节囊显露舟骨全貌，应用Herbert加压螺丝钉钻模和夹具旋入螺丝钉(根据舟骨骨折不同的类型选用粗细不同的螺钉)。另外应用大块髂骨植骨加 Herbert 螺丝钉治疗舟骨骨折不愈合、近段缺血坏死、囊性变或粉碎性骨折。

【并发症】

1. 腕舟骨坏死、骨折不愈合

(1)原因分析:舟骨表面超过 50%的部分为软骨覆盖,只有桡背侧这一有限的区域有营养血管穿入。发生于这些穿支近端的骨折,因为缺血的原因,往往造成愈合迟缓,甚至出现不愈合。其他还有骨折复位不良;内固定松动或脱落;因关节囊剥离太多,造成骨折块失去血供而发生骨坏死;感染导致骨坏死;陈旧性骨折瘢痕清除不彻底,或植骨后骨坏死。

(2)防治措施:上述舟骨本身独特的血供模式是造成舟骨骨折后愈合迟缓甚至不愈合的关键原因。如果不采取手术治疗,可能多年没有症状,但或早或晚,都会出现创伤性关节炎。为防止发生骨坏死或骨不愈合,要妥善固定骨折,良好复位,剥离关节囊不宜太多,术后常规加用一定时期的外固定,一般 3~4 周,瘢痕应彻底清除。舟骨不愈合的治疗是一个复杂的问题,下列情况应尽量避免:没有辨别是腰部还是近端不愈合;没有对舟骨塌陷的程度进行准确评估;没有采用掌侧入路和内固定来纠正驼背畸形;没有用中央螺钉固定来达到足够的稳定。对于大多数的舟骨不愈合来讲,使用传统的骨移植都能获得满意的疗效。但对于舟骨近 1/3 的骨折,由于血供较差,传统的方法就不是那么满意了。而带血管骨移植显示出明显优点:愈合率高,愈合时间短,愈合强度大,弹性模量是传统植骨的 2~4 倍。带血管骨移植来源:旋前方肌桡骨止点、尺骨远端、桡骨远端掌尺侧缘、带血管蒂髂骨。最为常用的是桡骨远端背桡侧和第 2 掌骨。

2. 创伤性腕关节炎、腕关节疼痛

(1)原因分析:舟-桡关节及其他关节形成瘢痕化粘连及舟骨关节面因骨折和手术操作而破坏,形成瘢痕粘连,甚至骨性粘连。

(2)防治措施:对症治疗及理疗,严重者可行腕关节融合术。手术时尽可能减少关节软骨面的损伤及良好的复位,细致止血,可减轻症状。

【功能锻炼及预后】

1. 功能锻炼　在固定期间及早进行。先进行手指和肩、肘的屈伸活动,以后逐渐进行主动握拳活动。拆除固定后才可进行腕的主动屈伸、旋转等活动及腕关节的肌力练习,在骨折未愈前,不得进行腕的支撑及推举重物的练习。

2. 预后　腕舟骨骨折的预后与骨折的类型有很大关系:远端及结节部骨折愈合一般不成问题;近端骨折极易出现不愈合或缺血坏死;腰部骨折则介于两者之间。固定早期可开始手指屈伸活动,如握拳伸指活动(可促进腕部血液循环,利用肌肉收缩力,使断端纵轴加压而紧密吻合)及托手屈肘等活动。解除固定后,可逐渐练习腕关节屈伸活动。必须强调的是舟骨骨折部位不同,血液供应情况不一样,如结节部血供较丰富,其他部位血供较差,故愈合时间一般相对肢体其他部位为长,不能简单地以一般的骨折愈合时间为标准。功能锻炼不能过早,否则可致骨折端在未完全愈合的情况下重新断裂,导致骨折延迟愈合甚至不愈合。

二、掌骨骨折

掌骨骨折是常见的手部骨折之一,多见于成年人。直接暴力和间接暴力均可造成掌骨骨折。临床上第 1 掌骨与第 2~5 掌骨骨折的机制和移位特点有显著差异,不仅如此,同一掌骨因骨折部位不同,其机制及移位特点亦有较大的区别。

(一)第 1 掌骨基底部骨折

【解剖学】

第 1 掌骨有许多肌肉、肌腱附着,使第 1 掌骨外展的有拇长展肌、拇短伸肌,内收的有拇收肌,背伸的有拇长伸肌,屈曲内旋的有拇短屈肌、拇短展肌、拇对掌肌和拇长屈肌,因此在第 1 掌骨干及基底部骨折后造成向背、桡成角畸形,远端并有内旋畸形。

【病因病机】

骨折由间接暴力引起,多位于第 1 掌骨基底 1cm 处,多为横行或粉碎性骨折。由于屈拇长肌、大鱼际肌及内收拇指肌的牵拉,使骨折远段向掌侧及尺侧移位,外展拇长肌牵拉骨折近段向背侧及桡侧移位。骨折部呈向背侧桡侧成角畸形。

【骨折分类】

第 1 掌骨基底部骨折,根据其骨折线是否与关节相通,可分为两种(图 8-15)。

1. 不通关节的第 1 掌骨基底部骨折　其骨折在腕掌关节以外,位于第 1 掌骨基底 1 cm 处,多为横形或粉碎性骨折。

2. 通关节的第 1 掌骨基底部骨折　又称第 1 掌骨基底部骨折脱位,Bennett 骨折。其特点是第 1 掌骨基底部斜形骨折,骨折线通过关节,同时合并

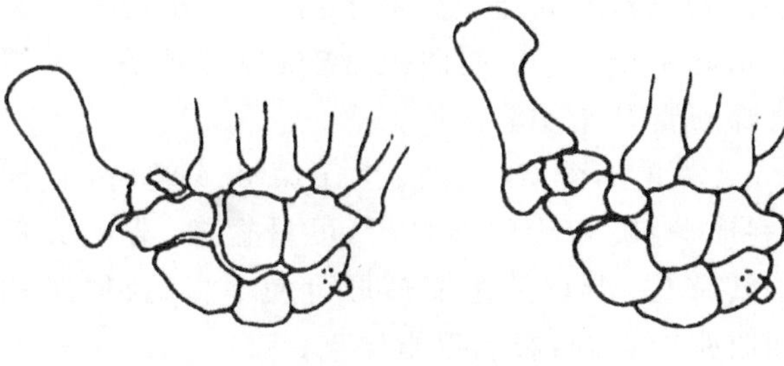

图 8-15　第 1 掌骨骨折分型

有腕掌关节脱位。第 1 掌骨基底关节内的“T”形或“Y”形骨折又称为 Rolando 骨折，此型骨折较少见。

【临床表现】

患者有外伤史，且拇指腕掌关节的桡背侧明显突出，局部肿胀、疼痛，拇指除末节稍能屈曲外，不能做内收、外展，拇指对掌外展动作受限，掌指关节及指间关节仍可活动。

【辅助检查】

X 线检查：最好摄以拇指为准的正、侧位片。X 线片有助于明确诊断及分型。

【诊断及鉴别诊断】

1. 诊断

(1)外伤史，多为间接暴力导致的。

(2)局部肿胀、疼痛，拇指除末节稍能屈曲外，不能做内收、外展活动，伤后局部肿胀、压痛，拇指对掌、外展动作受限。

(3)X 线片有助于明确诊断及分型。

2. 鉴别诊断　本病需与腕舟骨骨折、月骨脱位等相鉴别。

【治疗】

1. 第 1 掌骨基底部横行(斜行)骨折　新鲜骨折复位较易，术者一只手牵引并外展拇指，另一只手拇指加压骨折处，纠正成角畸形。复位后前臂石膏固定拇指于外展位 4～6 周，石膏应包括近节指节。不稳定的骨折可行牵引固定。轻度成角的陈旧性骨折，对拇指功能影响不大者，可不处理。如成角大，虎口过小，可做第 1 掌骨基底部楔形截骨术。

2. 第 1 掌骨基底部骨折脱位

(1)Bennett 骨折：闭合复位较容易，但复位后不易维持。

手法复位方法与单纯第 1 掌骨基底部骨折相同，但应注意，不要使拇指外展，而要将第 1 掌骨外展，否则反而加重第 1 掌骨内收，则脱位难以整复。复位后若能稳定，可于拇指外展位固定 4～6 周。手法复位后不能保持者，可在复位后，持续牵引(皮肤或骨牵引)保持拇指在外展对掌位，用压垫垫在掌骨基部，用管形石膏固定，再持续牵引 6 周。

如不能保持对位应手术复位。手术方法：从第 1 掌骨桡侧背面开始做一弧形切口，在腕横纹处弯向掌侧。显露骨折部，部分剥离掌骨干近端软组织，切开腕掌关节。用大骨折块的关节面与较小的关节面对齐，在直视下将一枚钢针穿过关节，维持复位。如果采用 1 枚钢针不可靠，可加用第 2 枚钢针。术后石膏固定 4～6 周。骨愈合后及时去除内固定，练习活动。

(2)Rolando 骨折：用石膏管形或皮牵引治疗，常得不到满意效果，多需切开复位内固定。严重粉碎性骨折需用骨牵引，在透视下观察，力求关节面对位较平整，并应早期活动，使关节重新塑形。手术方法(Foster 与 Hastings)：做一类似于 Bennett 骨折的掌桡侧切口。沿拇指掌骨干向远端延长切口的桡侧端。保护桡神经分支，防止形成痛性神经瘤。将基底部两块大的骨折片复位并临时用一枚克氏针将它们固定在一起，在拇指掌骨上用一个 T 形或 L 形钢板固定。将 T 形钢板的横行部置放于掌骨的基底部。

(二)第 2～5 掌骨骨折

第 2～5 掌骨骨折在临床上较为多见，多为直接暴力引起，由于骨间肌、蚓状肌及指屈肌的牵拉，骨折端向背侧成角畸形。骨折易发生在掌骨颈部，其次为掌骨骨干，基底部少见。掌骨颈部骨折，因指伸肌腱牵拉，可引起掌指关节过伸。多发性掌骨干粉碎骨折时，由于骨间肌损伤严重，可发生手部骨筋膜间室综合征，影响手功能，暴力也可造成多发性掌骨底部骨折或腕掌关节脱位，掌骨基底部向桡背侧移位。根据其骨折部位不同分为：掌骨头骨折、掌骨颈骨折、掌骨干骨折及掌骨基底部骨折。

【临床表现】

局部可有肿胀、疼痛、压痛或畸形，关节运动受限。

【辅助检查】

正斜位 X 线片检查可显示骨折线的走行。

【诊断与鉴别诊断】

1. 诊断

(1)外伤史：摔倒后手掌触地史或直接挤压史。

(2)临床表现与体征：手掌肿胀、疼痛和局部压痛、纵向挤压痛，有时可触及骨擦感，要注意检查手指血供和感觉情况。

(3)影像学检查：X 线检查明确骨折和移位情

况。

2. 鉴别诊断　可通过X线片正侧位片予以明确骨折部位、类型，以及是否有其他合并损害，与手部其他损伤相鉴别。

【治疗】

1. 掌骨头骨折　多为直接暴力所致，如握拳时掌骨头与物体直接撞击等。也有一部分骨折缘于挤压伤、切割伤和扭转暴力等。掌骨头骨折多为关节内骨折，有斜形、纵形、横形、撕脱和粉碎等多种类型。

骨折如无明显移位，关节面尚平整，可用手背侧石膏托将掌指关节固定于屈曲位。3～4周后去除石膏开始功能锻炼。移位明显的骨折，可试行闭合复位：将掌指关节置于伸直位，然后轻轻地纵向牵引，利用韧带的张力矫正短缩及侧方移位，复位成功，用背侧石膏托固定掌指关节于屈曲位，3～4周后开始进行功能锻炼。如复位失败，则需行切开复位克氏针内固定。无法使用内固定的粉碎性骨折，可先用石膏托做暂时固定，待肿胀、疼痛缓解后开始主动活动，利用近节指骨基底关节面和韧带的张力使掌骨头关节面重新塑形。

掌骨头撕脱骨折，多为掌指关节侧副韧带牵拉所致，撕脱骨折块通常很小且无明显移位，只需将掌指关节屈曲位固定2周即可。移位明显的骨折，如果骨折块较小，可将其切除并做韧带修复。骨折块较大，可行切开复位内固定。

2. 掌骨颈骨折　多发生于第5掌骨，其次是第2掌骨。多由作用于掌骨头的纵向暴力所致。手指屈曲呈握拳状后掌骨头凸出成为手的最远端，则易遭受纵向暴力，导致颈部骨折。掌骨颈骨折很少出现侧方移位，多有向背侧成角移位，掌侧皮质嵌插，远侧骨折段向掌侧弯曲。

小于40°的第4、5掌骨颈骨折背向成角对手握物功能无明显妨碍时，如骨折稳定，可无需复位，仅予第4、5指及腕掌侧石膏托固定，取腕关节功能位，掌指关节50°～60°屈曲位、指间关节功能位即可。4周后，去除外固定开始功能锻炼。

对于背向成角大于40°的第4、5掌骨颈骨折及有背向成角移位的第2、3掌骨颈骨折，采用闭合复位外固定，即90°位固定法。先将掌指关节屈曲至90°，通过紧张掌指关节侧副韧带来稳定和控制移位的掌骨头，然后用一手握持患手并用拇指抵压在骨折背侧，另一手握持近节指骨并向背侧推挤，用指骨基底将掌屈的掌骨头托回原位。矫正移位后，用手背侧石膏托固定腕关节于功能位、掌指关节及近侧指间关节于90°屈曲位，维持复位位置。4周后去除石膏开始功能锻炼。

3. 掌骨干骨折　多发生于第3、4掌骨，有横形、斜形、螺旋和粉碎性骨折，可呈短缩、背向成角和旋转移位，严重的短缩畸形可使手指屈、伸肌和骨间肌张力失调，影响手指伸直。

(1)横行骨折，多为直接暴力所致。因骨间肌作用，骨折通常呈现背向成角移位。治疗时在闭合复位的基础上用掌、背侧石膏托固定，利用三点加压控制复发成角。石膏托的远侧缘应延伸至指端，并将相邻健指包括在内，以便能有效地控制旋转移位。6～8周，去除石膏开始活动。掌骨干骨折的治疗原则与掌骨颈骨折相同，即第4、5掌骨可以有轻度的背向成角移位，而第2、3掌骨因无腕掌关节屈伸活动代偿，成角移位必须矫正。

对于移位幅度大和软组织肿胀明显、外固定难于维持复位的骨折，可在复位后做经皮穿针内固定。对闭合复位失败及开放骨折，可做切开复位用克氏针或钢板螺丝钉内固定。

(2)斜形、螺旋形骨折，多为扭转暴力所致。短缩、旋转与成角移位并存，但前两种移位更显著。第3、4掌骨干的斜形骨折，由于掌骨深横韧带的牵制，短缩移位相对较轻，而第2、5掌骨的短缩则相对较重，并常有明显的旋转移位。

只要无旋转和成角移位，小于5mm的短缩移位是可以接受的，对手功能无明显的影响。此类骨折可予以石膏托外固定治疗。移位显著的骨折应予以切开复位克氏针或钢板螺丝钉内固定。

(3)粉碎性骨折，常发生于挤压伤或贯通伤之后，多并发严重的软组织损伤。可先用石膏托做全手外固定，3周后将石膏托短缩，仅固定腕关节和掌指关节，让指间关节活动。5周时将外固定全部去除。或做髓外经皮穿针，以稳定远、近骨折段和矫正短缩移位。

4. 掌骨基底骨折　多由挤压等直接暴力所致。很少有侧方和短缩移位，但可有旋转移位发生。基底部微小的旋转移位，常可导致明显的指端偏转，影响手的握物功能。因此，治疗基底骨折，应注意矫正旋转移位。对移位不明显的基底骨折可做闭和复位石膏托外固定，否则行切开复位内固定。

【并发症】

1. 手部骨筋膜室综合征漏诊

(1)原因分析：由于对本征缺乏认识，手部损伤后未认真检查或注意观察，从而漏诊。

(2)预防措施：应充分认识并重视本征，掌握本征的诊断标准，接诊后详细检查，治疗后注意密切观察。急性手部骨筋膜室综合征的诊断标准如下：①手挤压伤和掌骨骨折的病史；②手部进行性肿胀，剧烈疼痛，肿胀特点似蜂窝织炎，张力大，伴皮肤苍白；③掌指关节被动牵伸时伴有疼痛；④骨间肌麻痹：患手掌指关节伸直，而指间关节半屈位，呈内在肌阴性征；掌骨间隙有典型的剧烈压痛。

急性手部骨筋膜室综合征一经确诊，均主张早期行筋膜切开，如不治疗或切开不充分，均可造成手内在肌的缺血、坏死及挛缩，导致手部严重畸形的发生。

2. 急性腕管综合征或闭合性正中神经损伤漏诊

(1)原因分析：闭合性掌骨多发骨折合并急性腕管综合征或闭合性正中神经损伤临床较为少见，常不引起临床医师的注意。

(2)预防措施：此类病人待骨折复位后大多正中神经能逐渐恢复，无需特殊处理，但临床应密切观察。

【功能锻炼及预后】

1. 功能锻炼　分主动及被动锻炼，应从早期开始，有计划地进行。在石膏固定期间（4～6周）以主动锻炼为主，积极活动未固定的手指及上肢的各关节。固定部位亦可做肌肉静力收缩练习（肌腱缝合术后早期不做）。去除固定后，仍以主动活动为主，亦需逐渐做关节被动活动。要求病人在医师指导下长期刻苦锻炼，从轻到重、从小到大地活动每个关节。此外，积极使用患手是最好的功能锻炼方式，日常生活及工作中应尽量运用患手，如拿筷子、执笔、扣纽扣和系鞋带以及使用钳子、螺丝刀等工具，也可执钢球、玻璃球练习。

2. 预后　大多数掌骨骨折诊断不难，经及时正规治疗多能顺利康复。但闭合性掌骨多发骨折，在治疗骨折的同时，应警惕并发症的发生，以免贻误诊断。

三、指骨骨折

指骨骨折的发病率很高，是手部最常见的骨折，亦称竹节骨骨折。多由直接外力引起（如砸、挤等），故常见开放性骨折、粉碎性骨折及横形骨折。

【病因病机】

多为直接外力引起，多发性居多，骨折后移位明显，三节指骨移位方向不一。一般可徒手复位，将远端对近端尽量达到解剖复位，不能有成角或旋转移位。能在功能位固定最为理想，对于不稳定性指骨骨折和功能位不能保持良好复位者，可考虑手术复位克氏针内固定。

1. 近节指骨骨折　多由间接暴力所致，以骨干骨折较多见，因骨折近端受骨间肌、蚓状肌的牵拉，骨折远端受伸肌腱的牵拉，常造成向掌侧成角畸形。若颈部骨折，由于受伸肌腱中央部的牵拉，远端可向背侧旋转达90°，使远端的背侧与近端的断面相对，而阻止骨折的整复（图8-16）。

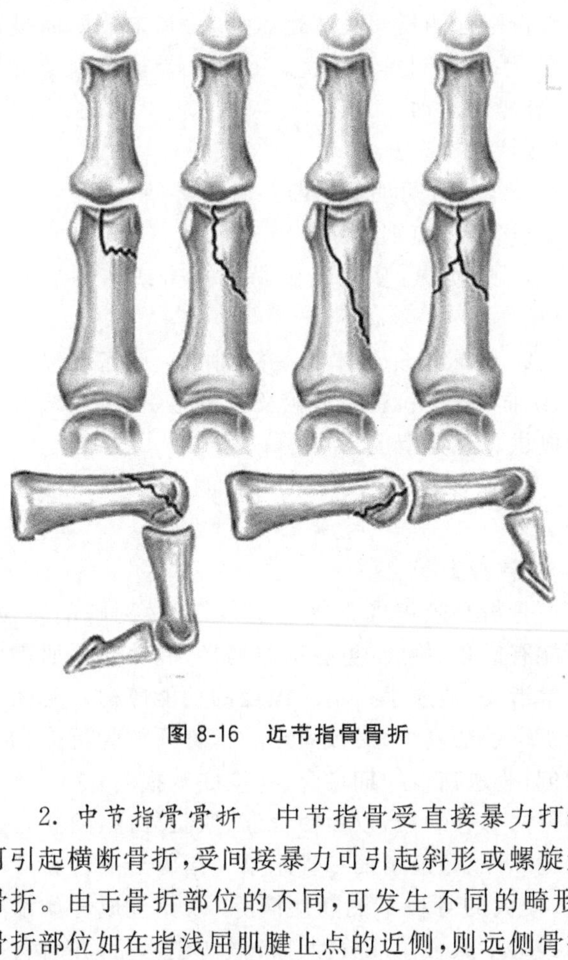

图8-16　近节指骨骨折

2. 中节指骨骨折　中节指骨受直接暴力打击可引起横断骨折，受间接暴力可引起斜形或螺旋形骨折。由于骨折部位的不同，可发生不同的畸形。骨折部位如在指浅屈肌腱止点的近侧，则远侧骨折端受指浅屈肌腱牵拉，形成向背侧成角畸形。如骨折部位在指浅屈肌腱止点的远侧，由于指浅屈肌腱的牵拉，使近侧骨折端向掌侧移位，形成向掌侧成角畸形。

3. 末节指骨骨折　指骨末端粗隆及指骨干骨折，多由直接暴力所致，如被重物砸伤、挤压伤等。轻者仅有骨裂纹，重者可裂成骨块，多合并有软组织裂伤。因局部无肌腱牵拉，骨折一般无明显移位或畸形。末节指骨基底背侧撕脱，多由于手指伸直时，间接暴力作用于指端，使末节指骨突然屈曲，由于伸肌腱的牵拉,末节指骨基底背侧可发生撕脱骨折。如在接球时,指端被球撞击所致。骨折后末节手指屈曲,呈典型的锤状指畸形。

【临床表现】

伤后局部疼痛、肿胀,手指伸屈功能受限。有明显移位时,近节指骨骨折,其近端受骨间肌牵拉,远端受伸肌腱牵拉而形成指背凹陷向掌侧成角畸形;中节指骨骨折,骨折位于屈指浅肌腱止点以上者,骨折向背侧成角畸形,骨折在屈指浅肌腱止点以下者,骨折向掌侧成角。末节指骨骨折,多无明显移位,手指末节肿胀、压痛、瘀斑。若为末节部撕脱骨折则远侧指间关节处压痛,手指末节屈曲呈锤状指,手指不能主动伸直。有移位骨折可扪及骨擦感,有异常活动。

【辅助检查】

X线摄片可明确诊断与骨折类型。

【诊断与鉴别诊断】

1. 外伤史:多由直接暴力打击或摔倒后手触地史。

2. 临床表现与体征:手指肿胀、疼痛和局部压痛、纵向挤压痛,有时可触及骨擦感,要注意检查手指血供和感觉情况。

3. 影像学检查:X线检查明确骨折和移位情况。

【治疗】

骨折必须正确整复对位,尽量做到解剖复位,不能有成角、旋转、重叠移位畸形,以免妨碍肌腱的正常滑动,造成手指不同程度的功能障碍。对闭合骨折可手法复位、夹板固定。指骨开放骨折应彻底清创,争取伤口一期愈合,有皮肤缺损者,必须用各种方法修补缺损,以免使骨骼、肌腱外露,防止造成肌腱坏死、瘢痕挛缩和骨感染。指骨开放性粉碎骨折,较大的骨块不能随便摘除,以免造成骨质缺损而致骨不愈合。开放性骨折做清创术后,亦可行手法复位和夹板固定。复位时须用骨折远端对骨折近端。手指应尽量固定在功能位,既要充分固定,又要适当活动。

1. 手法复位

(1)近节指骨干骨折:整复时患者取坐位,术者一只手握住患侧的手掌,并用拇指和示指握住骨折的近端固定患指。另一只手的中指扣住患指中节的掌侧,用示指压迫其背侧。将患指在屈曲下进行拔伸牵引,以矫正骨折的重叠移位。然后术者用屈骨折远端之手的拇指和示指,分别捏住骨折处的内、外侧进行挤捏,以矫正侧向移位。再向远端逐渐掌屈,同时以握近端之拇指将近端向背侧顶住,以矫正向掌侧成角畸形。指骨颈整复时,应加大畸形,用反折手法,先将骨折远端呈90°向背侧牵引,然后迅速屈曲手指,屈曲时应将近端的掌侧顶向背侧,使之复位。

(2)中节指骨骨折:整复时,术者一只手拇指和示指捏住骨折近端固定患指,用另一只手拇、示指扣住患指末节,先拔伸牵引,然后用该手的拇指和示指捏住骨折处的内、外侧进行挤捏,以矫正侧向移位。再将拇指和示指改为捏住骨折处的掌侧进行提按,以矫正掌背侧移位。

(3)末节指骨:骨折末端粗隆及骨干骨折整复时,可在牵引下,术者用拇指和示指在骨折处内外侧和掌侧进行挤捏,以矫正侧向移位和掌侧移位。如为开放性骨折,且骨折片较小,在清创缝合时,应将碎片切除,以免日后指端疼痛。若甲根翘起者,须将指甲拔除,骨折才易复位,甲床可用凡士林纱布外敷,指甲可重新长出。末节指骨基底背侧撕脱骨折整复时,只要将近节指间关节屈曲、远侧指间关节过伸,便可使撕脱的骨折块向骨折远端靠近。

2. 固定　除骨折部位在指浅屈肌腱止点近侧的中节指骨骨折外,患指应固定在功能位,不能将手指完全伸直固定,以免引起关节囊和侧副韧带挛缩,而造成关节僵直。无移位骨折,可用塑形竹片夹板或铝板固定于功能位3周左右。

(1)有移位的近节指骨干或指骨颈骨折:复位后根据成角情况放置小平垫,在掌、背侧各放一小夹板,如有侧方移位则在内、外侧各放一小夹板,其长度相当于指骨,不超过指间关节,然后用胶布固定。对于有向掌侧成角的骨折,可置绷带或裹有3～4层纱布的小圆柱固定物(小木棒或小玻璃瓶),手指屈在其上,使手指屈向舟骨结节,以胶布固定,外加绷带包扎。如有侧方成角或旋转畸形,还可利用邻指固定患指。

(2)中节指骨骨折:复位后,骨折部位在指浅屈肌腱止点的近侧者,虽然手指固定在伸直位较稳定,但不应在伸直位固定过久,以免造成关节侧副韧带挛缩及关节僵直。

(3)末节指骨末端或指骨干骨折:复位后,可用塑形竹片夹板或铝板固定于功能位。末节指骨基底背侧撕脱骨折复位后,可用塑形竹片夹板或铝板固定患指近侧指间关节于屈曲位、远侧指间关节于过伸位6周左右。固定后,要抬高患肢,以利肿胀消退。除患指外，其余未固定手指应经常活动，防止其余手指发生功能障碍。

【并发症及预后】

1. 并发症　指骨骨折畸形愈合。

2. 预后　指骨骨折临床并不少见，但因其是局部的小损伤，往往不被重视，其实指骨骨折较其他部位的骨折复位要求更高，治疗失当易产生畸形或功能障碍。对骨折复位的要求非常严格，成角、旋转、错位与重叠畸形都应矫正。

第六节　手部关节脱位

一、桡腕关节脱位

单纯桡腕关节脱位临床很少见，偶尔见到桡腕关节背侧脱位。较常见的是桡腕关节脱位伴桡骨背侧或掌侧关节缘的骨折（Balton 骨折）。桡腕关节脱位临床较为少见，仅占全身关节脱位的 0.2%。

【解剖学】

桡腕关节由桡骨远端的腕关节面和尺骨远端的关节盘与腕舟骨、月骨、三角骨的近侧关节面所构成。其关节囊较薄弱，该关节的稳定系统主要靠四周关节囊韧带来维持，在深层主要有掌侧韧带复合体（桡头韧带、桡月韧带、桡舟韧带及桡侧副韧带）和尺侧韧带复合体（尺月三角韧带、三角纤维软骨及尺侧副韧带）。正常的桡骨远端关节面掌倾角为 10°～15°，尺倾角为 20°～25°。桡腕关节为凹凸面浅扁形关节，且桡骨远端具有掌倾与尺倾的特点，所以它的活动范围较大（图 8-17）。

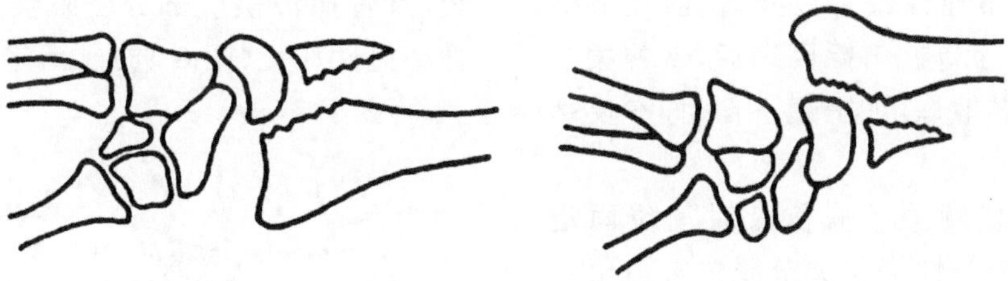

A　　B

图 8-17　桡腕关节脱位伴骨折

A. 背侧型；B. 掌侧型

【病因病机】

桡腕关节脱位多由跌倒时，腕过伸前臂旋前位手掌着地，将桡腕背侧关节囊撕破，桡腕背侧韧带断裂，发生桡腕关节向背侧脱位。如脱位合并尺、桡骨茎突骨折，或桡骨远端关节面掌、背侧缘骨折，称为复杂性桡腕关节脱位。这种脱位较多见，往往因外力作用方向不同，造成向掌侧、背侧、桡侧及尺侧 4 种脱位。

【临床表现】

伤后腕部肿胀、疼痛、活动受限，腕部畸形较为突出，多伴有正中神经或尺神经刺激症状，甚者可形成开放性损伤。如为背侧脱位，腕之外形有似 Colles 骨折；掌侧脱位者则有似 Smith 骨折。患腕亦可呈桡偏或尺偏状。

【辅助检查】

X 线检查：摄桡腕关节 X 线正、侧位片，可以明确桡腕关节脱位的方向及是否合并有骨折。

【诊断与鉴别诊断】

1. 诊断

(1)有明显的外伤史。

(2)腕部肿胀、疼痛，局部压痛明显。

(3)桡腕关节活动障碍，亦可出现“银叉”畸形。

(4)X 线检查可明确分型。

2. 鉴别诊断　桡腕关节脱位应注意与科雷骨折、月骨周围脱位、经舟骨月骨周围脱位等鉴别。

【治疗】

单纯性桡腕关节脱位，复位与固定均较容易，疗效满意。复杂性桡腕关节脱位，采用手法复位、夹板固定，亦可取得满意疗效。

1. 手法复位　以桡腕关节背侧脱位为例。患者取坐位，一名助手握前臂上段，另一名助手握住患手，使患肢前臂旋前位，对抗牵引 3～5 分钟。术者以双手拇指置于患腕背侧由背侧向掌侧按压腕舟骨、月骨，余指托住患腕桡骨远端掌侧向背侧托顶桡骨远端，同时，让握患手之助手牵腕掌屈，即可复位。

2. 固定 复位成功后，用桡远掌、背侧夹板固定，前臂中立位，三角巾悬吊患肢于胸前，4周后解除固定。

3. 药物治疗 按损伤三期辨证用药，具体参见第6章脱位概述中相关治疗。

4. 功能锻炼 固定期间应经常做掌指关节、指骨间关节及肩、肘关节屈伸活动。解除外固定后，逐渐加强腕关节的屈伸、尺偏、桡偏及前臂旋转活动锻炼。

5. 手术治疗 若手法复位失败，或疗效不佳者，需切开复位，细钢针或螺丝钉内固定，术后石膏或铁丝托板固定4周。若为陈旧性脱位，或骨折脱位，有明显疼痛和畸形者，可做桡腕关节融合术。

【功能锻炼及预后】

1. 功能锻炼 复位固定后，即应鼓励患者积极进行指间、掌指关节屈伸锻炼以及肩、肘关节活动，如抓空增力、小云手等。解除固定后，做腕关节屈伸、旋转和前臂旋转锻炼，如上翘下钩、拧拳反掌等。

2. 预后 单纯桡腕关节脱位及时复位固定后，效果一般较好。复杂性桡腕关节脱位常遗留有腕关节功能障碍。

二、月骨脱位

月骨脱位是腕骨脱位中最常见者。腕骨脱位古称"手腕骨脱""手腕出臼"。腕骨间关节由近腓腕骨与远腓腕骨组成，是以近排腕骨舟骨、月骨、三角骨为关节窝，远排的小多角骨、头状骨、钩骨为关节头构成球窝关节。该关节靠腕骨的骨间韧带和腕辐状韧带稳定。腕关节的运动包括桡腕关节和腕骨间关节两部分运动，屈腕达80°，伸腕约44°，内收35°～40°外展20°，并且还能做环转运动。

【解剖学】

月骨是腕骨之一，其侧面观呈半月形，掌侧呈较宽的四方形，背侧尖窄上面凸隆，与桡骨下端关节面及桡尺远侧关节的关节盘相接；下面凹陷，有微嵴分为内外两部分，分别与头状骨、钩骨相关节。正常在腕背伸及掌屈时，月骨在桡骨下端关节面及头状骨上均有一定程度旋转。摔倒时腕部极度背伸，月骨被挤压于桡骨下端和头状骨之间，关节囊破裂，月骨向掌侧脱位，如仅掌侧韧带断裂，月骨可旋转90°～270°。掌侧韧带完整时，月骨血液供应仍可由该韧带中的血管供应。如能早期整复，月骨可以存活，腕关节也可保持较好功能；如不完全脱位，桡腕掌侧及背侧韧带断裂，月骨失去血液供应，可发生缺血性坏死。

【病因病机】

月骨掌侧脱位多由传导暴力所致，患者跌倒时腕关节呈极度背伸位，头状骨与桡骨间掌侧间隙增大，月骨被桡骨下段和头状骨挤压而向掌侧移位。暴力进一步作用可造成掌侧关节囊破裂，月骨向掌侧脱位。由于外力作用的大小不同，月骨向前脱出的程度不一，其预后亦有区别：当损伤暴力较小，桡月背侧韧带断裂，或月骨后角撕脱骨折，月骨向前旋转＜90°。脱于桡骨下端的前部，其凸面朝后，凹面朝前，由于掌侧血供存在，月骨一般不发生缺血坏死。如暴力强大，月骨向前翻转移位超过90°，甚至达270°，严重者可出现月骨凹面向后，凸面向前，此时桡月背侧韧带断裂，桡月掌侧韧带扭曲或断裂，月骨血液供应部分受阻甚至中断，则可发生月骨缺血性坏死（图8-18）。

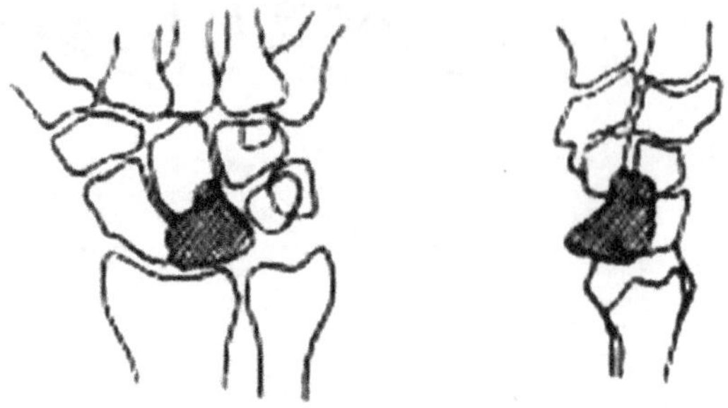

图8-18 月骨脱位

【临床表现】

伤后腕部掌侧隆起、肿胀、疼痛、有压痛，活动受限。因月骨向掌侧突出，压迫屈指肌腱可使手指不能完全伸直。握拳时第3掌骨头明显塌陷，叩击该掌骨头时腕部疼痛。如压迫正中神经，可出现正中神经受压症状。

【辅助检查】

X线正位片可显示，脱位的月骨呈三角形（正常月骨应为四方形）。且投影与头状骨下端重叠。X线侧位片显示，月骨脱向掌侧，半月形凹面也转向掌侧，头状骨的头已不在月骨凹形关节面上，而位于月骨的背侧。

【诊断与鉴别诊断】

1. 诊断 根据受伤史，临床症状体征及X线检查可做出诊断。

2. 鉴别诊断 临床主要与月骨周围腕骨脱位和经舟骨、月骨周围腕骨脱位鉴别。

(1)月骨周围腕骨脱位：临床主要表现为腕部疼痛、肿胀、压痛，腕关节向各方向活动障碍，叩击第2～4掌骨头时，腕部发生疼痛。腕部正位X线片显示腕骨向桡侧移位，有时腕骨诸骨重叠辨认不清，侧位片可见月骨与桡骨远端仍保持正常解剖关系，头状骨及其他腕骨向背侧或掌侧移位。

(2)经舟骨、月骨周围腕骨脱位：主要症状为腕部疼痛，肿胀以桡侧为甚，鼻烟窝压痛明显。腕部功能障碍。X线片显示腕部正常关系紊乱，月骨和头状骨的关节间隙加宽，月骨和舟骨近端与桡骨保持正常关系，其他腕骨和舟骨远端向背、桡侧移位。有时可合并桡、尺骨茎突骨折。

【治疗】

新鲜月骨前脱位需早期手法整复，如陈旧脱位已失去行手法整复的时机，可考虑行开放复位。但外伤和手术往往将月骨血供完全破坏，术后月骨易发生缺血性坏死，手术结果多不理想。因此陈旧性脱位也可考虑行月骨摘除术。对于月骨完全脱位，即使早期复位，月骨也仍易发生坏死，可考虑将脱位的月骨摘除。

1. 手法整复外固定 在臂丛麻醉下，先牵拉患者的拇指与示指，使头状骨与桡骨的间隙拉开，再背屈腕部加宽头状骨与桡骨之间的间隙，术者用拇指压于脱位月骨的前方，将其推回原位，然后逐渐使腕掌屈，也可用针顶月骨进行复位。

X线片证实月骨复位后，用石膏托将腕关节制动于掌屈45°位，1周后将腕关节改成中立位再制动2周，即可开始练习活动(图8-19)。

2. 切开复位术 适用于月骨前脱位手法复位失败或伴有正中神经受压症状者。

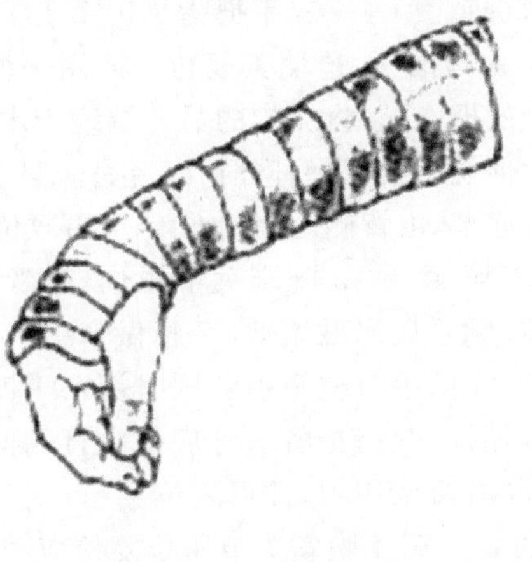

图8-19 月骨脱位固定

在臂丛神经阻滞麻醉下，取腕掌侧“S”形切口。切开腕横韧带，牵开正中神经及诸屈指肌腱，可见向掌侧隆起脱位的月骨。清除破裂的关节囊及机化组织，保护桡骨与月骨间韧带。助手牵拉中指，使头状骨向远端拉开，术者用左手被动伸腕，右手拇指向关节内推压月骨，即可复位。注意术中勿损伤正中神经，如有神经断裂应予修复。如月骨已骨折，应将其摘除。

术后屈腕45°位石膏托固定，拆线后改腕关节中立位石膏托固定2周。对于掌背侧韧带均断裂、与周围骨骼完全失去连接的月骨脱位以及切开也无法复位的月骨脱位，可行单纯的月骨切除术，切除后可用桡侧伸腕短肌的一半作肌腱填塞。

3. 药物治疗 初期治宜活血化瘀，消肿镇痛，可内服活血止痛汤、舒筋活血汤。可在肿消后，尽早补益肝肾，强筋壮骨。拆除外固定后，外用海桐皮汤熏洗，促进腕关节功能恢复。

【并发症】

月骨脱位后，常见并发症为创伤性月骨缺血性坏死，其发生原因及防治措施如下。

1. 原因分析 当月骨完全脱位，即桡-月韧带断裂，就有发生缺血坏死的可能。对掌侧脱位，如轻率地采用切开复位，剥离或切断附着的软组织，均可促使月骨坏死。月骨坏死早期症状不典型，X线片对早期诊断亦不确切，易疏忽和漏诊。故临床病例多以中晚期为主，导致月骨的塌陷、碎裂，而发生创伤性关节炎，致残率较高。因此，提高早期临床诊断率亦是提高治疗效果、降低致残率的关键。

2. 防治措施 注意病人的随访观察，重视早期的特有体征：腕关节痛、腕背月骨区压痛、第3掌骨的轴向叩击痛及并发的腕关节功能障碍。X线以后前位(PA位)为标准，应两侧对比，观察月骨的密度、形状、位置，有无骨小梁断裂、骨折、碎裂及关节面的硬化等。放射性核素扫描与MRI在早期诊断中有一定的价值。对初期坏死，应先行非手术治疗，腕部制动半年以上。如仍有严重症状或影响功能，可将其切除。无创伤性关节炎，可用硅胶假体置换或肌腱球填塞。对于有舟骨、三角骨吸收破坏或有轻度桡腕关节创伤性关节炎的病例，只要头状骨关节面完整，可行近腓腕骨切除术。其最大优点是可保留腕关节的一定功能，但手的握力明显降低，亦可发生轻度腕关节不稳定。对有广泛腕关节创伤性关节炎的病例，应行桡腕关节融合术，虽丧失了腕关节功能，但可消除腕痛，使病人恢复正常的生活。

【功能锻炼及预后】

1. 功能锻炼　固定期间，除被固定的腕部外，应鼓励患者做指、掌关节的屈伸活动，以促进患肢消肿。解除固定后，逐渐做腕关节主动屈伸活动。但早期应避免做过度腕背伸动作，应逐步加大活动度，以防月骨重新脱出。

2. 预后　月骨脱位如损伤较重或处理不当，后期有出现月骨坏死、创伤性关节炎等并发症的可能。应严格制动，早期使用温肾健骨之品防止月骨发生缺血坏死。一般固定不超过3周，解除固定后积极进行功能锻炼，防止腕关节功能受损。定期复查X线片，动态观察月骨是否有坏死情况并即时处理。

三、腕掌关节脱位

腕掌关节由远排腕骨与掌骨底的关节面组成，其中第1掌骨与大多角骨构成关节；第2掌骨与大多角骨、小多角骨及头状骨构成关节；第4、第5掌骨与钩骨形成关节，腕掌关节脱位在临床很少见。

【解剖学】

腕掌关节由远排腕骨与掌骨基底的关节面组成。其中第1掌骨与大多角骨构成关节，为鞍状关节，可做屈伸、内收和外展运动，是活动范围较大而灵活的关节；第2掌骨与大多角骨、小多角骨及头状骨构成关节；第3掌骨与头状骨构成关节；第4、5掌骨与钩骨相接，形成关节，第2～5腕掌关节囊的掌侧和背侧均有韧带加强，较为稳定。其关节腔较为狭窄，活动范围极少。

【病因病机】

单纯闭合性腕掌关节脱位很少见，往往不被重视，故容易漏诊。但有时可见到开放性腕掌关节脱位，或脱位并发骨折。

1. 拇指腕掌关节脱位　多由间接暴力引起，拇指在外展位掌骨头遭受暴力打击，以掌骨底部为支点，致腕掌背侧关节囊破裂、韧带撕裂而脱位。单纯脱位者，第1掌骨底部多向大多角骨背侧移位；若伴有第1掌骨底部骨折，则多向外侧移位。

2. 第2～5腕掌关节脱位　常因强大暴力使腕掌间韧带断裂，且为多个掌骨同时向同一方向脱位。多见于手外伤患者，如机器碾轧伤、滚筒伤、挤压伤等，故多为开放性脱位。由于第2、第3掌骨底背侧有强有力的桡侧腕长、短伸肌腱附着，而第5掌骨底背侧有尺侧腕伸肌腱附着，5个掌骨底之间又有坚强的韧带连接，故一旦发生脱位，一般均为成排掌骨向背侧脱位，而向掌侧脱位者甚为少见，有时偶尔可见第5掌骨单独发生脱位。

【临床表现】

伤后手背肿胀疼痛，指活动受限。腕背侧可触及压痛，沿纵轴叩击掌骨头时，可有疼痛和松脱感。掌骨基底部在腕背明显隆起，腕骨相对显得塌陷。

【辅助检查】

X线正、侧或斜位片，可明确脱位类型及移位情况。

【诊断与鉴别诊断】

1. 诊断

(1)第1腕掌关节脱位：①外伤史；②手背部肿胀、疼痛，拇指活动受限；③腕背侧压痛阳性，第1掌骨头叩击痛，有松脱感，在腕背侧可触及骨端隆起畸形。

(2)第2～5腕掌关节脱位：①外伤史；②手背部肿胀、疼痛，第2～5指活动受限；③腕背侧压痛明显，沿纵轴叩击掌骨头时，有松脱感。掌骨基底部在腕背明显隆起，腕骨相对显得塌陷。

2. 鉴别诊断　本病应与掌骨基底部骨折相鉴别。掌骨基底部骨折的压痛点在掌骨基底部，在骨折部有向背侧桡侧成角畸形，除拇指末节稍能屈曲外，不能做内收、外展活动；而腕掌关节脱位则在腕背侧压痛明显，沿纵轴叩击掌骨头时，有松脱感，掌骨基底部在腕部明显隆起，拍手正、斜位X线片可以鉴别。

【治疗】

1. 手法复位　新鲜腕掌关节脱位以手法整复为主，复位较易成功。无需麻醉或采用局部麻醉。

(1)新鲜第1腕掌关节脱位：患者取坐位，助手握前臂，医者一只手拇指捏住患拇指，并使在外展位与助手对抗牵引，另一只手拇指置于第1掌骨底部，由背侧向掌侧推压，迫使其复位。或用一绷带先绕结于患者的拇指上，将绷带的另一端绕于术者手上，手外展背伸位牵引拇指，同时，医者另一只手拇指加压于掌骨底部，由背侧向掌侧推压，即可复位。

(2)新鲜第2～5腕掌关节脱位：患者卧位，前臂旋前位，助手握患肢第2～5指做牵引，医者双手环抱腕部，在助手对抗牵引的同时用双手四指将腕骨向背侧端提，双拇指将掌骨底部由背侧向掌侧用力按压，同时协调用力，即可复位。

2. 固定　第1腕掌关节脱位复位成功后，用塑形夹板、铝板或石膏条将拇指腕掌关节固定在轻度前屈、外展对掌位。若为第2～5腕掌关节脱位，用塑形夹板固定腕掌关节于功能位，并在掌骨基底部背侧加垫，增加固定力。3～4周解除固定，开始做腕关节及指间关节功能锻炼。

3. *药物治疗* 按损伤三期辨证用药，具体参见第6章脱位概述中脱位的相关治疗。

4. *手术治疗* 手法复位失败者应手术切开复位。陈旧性腕掌关节脱位，3周内仍可在麻醉下试行手法复位。若复位失败，或脱位时间太久，可行切开复位，或腕掌关节功能位融合术。

【功能锻炼及预后】

1. *功能锻炼* 早期除患指外可做其余关节的练功活动。去除外固定后，可做受伤掌指关节的主动屈伸练功活动，活动范围从小到大。四周内避免被动屈腕以免造成再次脱位的可能。

2. *预后* 新鲜脱位经以上治疗后，大多数症状消失，功能恢复，可恢复日常工作。极少数患者后遗疼痛、屈伸功能受限等后遗症，而陈旧性脱位切开复位后常不能获得理想的活动功能。

四、掌指关节脱位

掌指关节脱位是指由各掌骨头与近节指骨基底构成的关节脱位。拇指的掌指关节为屈戌关节，第2～5掌指关节为球窝关节。掌指关节有屈、伸、收、展及一定程度的环转功能，关节的稳定靠关节两侧及掌、背侧的副韧带和关节囊掌侧板维持。掌指关节的活动主要是屈伸，伸直时有20°～30°的侧方活动，屈曲时侧方活动微小，故掌指关节伸直时易因外力作用而发生脱位。临床上以拇指的掌指关节脱位为多见，其次是示指的掌指关节脱位，其他掌指关节脱位少见。以向背侧脱位多见。

【病因病机】

手指扭伤、戳伤、手指极度背伸时发生。

【临床表现】

拇指、示指的掌指关节脱位最多，脱位后指骨向背侧移位，掌骨头突向掌侧，形成关节过伸位畸形。示指尚有尺偏及指间关节半屈曲畸形。局部肿胀、疼痛、功能障碍。

【辅助检查】

X线片可予以明确诊断和鉴别诊断。

【诊断与鉴别诊断】

多有外伤史，结合临床症状及辅助检查即可确诊。

【治疗】

1. *手法复位* 不用麻醉或仅局麻下，助手固定患肢手腕部，术者用一只手拇指与示指握住脱位手指，呈过伸位，顺势做拔伸牵引，同时用另一只手拇指推压脱位的指骨基底向背侧，使脱位的指骨基底与掌骨头相对，然后向掌侧屈曲患指，即可复位。

2. *固定* 复位后用铝板或石膏条固定患指于轻度屈曲对掌位2～3周。

3. *药物治疗* 按损伤三期辨证用药，具体参见第6章脱位概述中脱位的相关治疗。

4. *手术治疗* 若多次闭合复位未能成功，说明关节囊掌侧板或肌腱等组织嵌在掌骨头背侧与近节指骨基底之间，阻碍复位，应及时行切开复位。对陈旧性脱位，手法复位难以成功者宜行切开复位术或掌指关节成形术。

【并发症】

1. *掌指关节伸直位僵直*

(1)原因分析：掌指关节脱位韧带损伤常易长期固定于伸直位，导致掌指关节侧副韧带挛缩，使关节在伸直位僵硬。

(2)防治措施：伸直位僵直可行侧副韧带切除、关节松解术治疗。掌指关节伸直位僵直常合并掌板与掌骨头的粘连及背侧伸肌腱与背侧关节囊的粘连，需同时进行松解。

2. *掌指关节屈曲位僵直*

(1)原因分析：指间关节损伤致关节屈曲畸形十分常见，其主要原因为早期未能修复损伤的韧带，屈曲位置固定的时间太长，未能进行有效的康复治疗。

(2)防治措施：屈曲畸形应行关节松解术，切断掌板，松解前方关节囊，被动活动手指，伸直位固定2周。

【功能锻炼及预后】

1. *功能锻炼* 早期除患指外多做其余关节的练功活动。去除外固定后，可做受伤掌指关节的主动屈伸练功活动，活动范围从小到大。

2. *预后* 新鲜脱位经以上治疗后，大多数症状消失，功能恢复，可恢复日常工作。极少数患者后遗疼痛，屈伸功能受限等，而陈旧性脱位切开复位后常不能获得理想的活动功能。

第七节 手部肌腱损伤

肌腱损伤在运动创伤中很常见，尤其是慢性损伤。当暴力作用于肢体时。损伤往往发生于肌膜、肌腱结合部或骨的腱止点部分。过度的拉伸超过生理界限时，肌腱的胶原纤维将会遭到破坏。反复多次的微细拉伤也可导致肌腱变脆，出现慢性劳损。

一、概 述

【解剖学】

1. 肌腱的结构与功能

(1)肌腱的结构：肌腱是一种结构复杂的组织。它主要包括胶原纤维和周围的蛋白多糖基质以及少数细胞。细胞的主要类型是成纤维细胞。夹杂于平行排列的胶原纤维之中。

胶原纤维的基本物质为胶原(collagen)。是一种高分子蛋白质。其长链状分子排列成原纤维(protofibrils)，后者集合形成细纤维(filrils)，进而束状聚集形成胶原纤维。胶原分子的排列方向与肌腱纵轴一致，便于承受拉应力。肌腱主要是具有强大的抗牵拉能力的Ⅰ型胶原纤维(约占细胞去脂干重的86%)，其聚合成束，构成腱的二级结构。外面被覆含有血管的疏松结缔组织。这些疏松结缔组织主要由胶原组成，腱束集合外包以腱膜组织组成整个肌腱。在肌腱的二级结构内部无血管分布，血管仅仅分布在二级结构以外，腱内血管负责二级结构内部的营养成分弥散。如果腱束内压力升高，就会造成腱内的营养弥散受阻，导致胶原纤维变性。

肌腱属于致密结缔组织，连接肌肉和骨骼，以传导肌肉收缩力。从而产生运动并保持关节的动态稳定。在关节稳定方面肌肉肌腱起着基本的主动稳定作用。

由于肌腱由高度有序排列的致密结缔组织纤维构成，所以血供较差，细胞稀少，组织代谢率较低。肌腱含有少量痛觉神经和本体感觉神经，以肌腱附着处较为丰富。上述细胞学和生理学特征使得肌腱修复能力较差、修复速度较慢。

(2)肌腱的末端区结构：也称为腱止装置，即腱-骨连接处的功能结构单位。包括延续相接的5种不同组织。依次为波浪状的腱纤维、纤维软骨层(腱纤维呈交叉走行将软骨细胞裹于其中)、潮线、钙化软骨层和骨。其中的主要功能结构单位是纤维软骨层，有防止腱折曲应力的作用。除了纤维软骨与钙化软骨之间在HE染色上可见到有潮线相隔外，其他几部分都是渐变过程，并没有一个明显的界限。末端区主要结构从横截面看，越接近骨附着点，面积越大、硬度越高。这在力学上使单位面积承受的牵拉力从腱到骨逐渐变小，从而起到较好的缓冲外力作用；还可以防止末端区在受力时骤然折曲，从而使全部牵拉力均可发挥作用，具有重要的力学意义。

被动屈伸的肌腱载荷是静息状态下的2倍，主动屈曲为4倍，抗中等阻力的主动屈曲为8倍。影响腱承受应力值的主要因素有肌肉收缩量、腱与肌肉的生理横截面比值。一般说来。正常活动时，体内肌腱承受的载荷少于极限应力的1/4，而且腱的拉伸强度是肌肉强度的2倍。因此。急性拉伤多发生在肌肉，但由于腱血供差、易于变性，而使其强度在一定条件出现明显下降。在运动员中，所有的跟腱断裂都伴有腱组织的变性。

(3)肌腱的附属结构：腱止点周围的附属结构及其功能对腱本身有影响。主要有腱鞘、腱围、滑囊、滑膜、脂肪垫及止点下软骨或软骨垫等结构。

腱鞘是一种包裹肌腱表面的滑膜组织，肌肉收缩使肌腱在腱鞘内产生滑动运动，鞘内壁也衬有滑膜。这种独特的滑膜结构使其能够做长距离滑动，腱鞘的滑膜为肌腱提供部分营养。

当肌腱绕过关节或骨骼的隆起部时，为避免紧张的肌腱滑脱，深筋膜就在这些部位增厚形成环状或宽平的支持带，将肌腱固定。如手腕部的腕背侧韧带、手指的鞘状韧带和踝的十字韧带等。由于肌腱经过骨的隆起部及关节时容易发生摩擦，因而，在这些部位都有腱鞘及滑液鞘保护，起滑润作用。但如摩擦使用过度，即产生肌腱腱鞘炎。

软骨垫只在髌腱上止点下才有。与跟腱止点相对应的跟骨面是一层典型的透明关节软骨面，位于跟腱下滑囊之中，作用类似滑车关节。

2. 肌腱的生物力学特性

(1)拉伸性质：由于肌腱主要是由胶原组成，而胶原是最强的纤维蛋白之一，同时这些胶原纤维沿张力作用方向平行排列，故肌腱是体内软组织中具最高拉伸强度的组织之一。在肌腱的载荷-拉长曲线中，开始是“延滞”区，是由于张力使纤维的波浪状结构伸直及纤维沿载荷传导方向排列，故不需很大的力就可使肌腱拉长，随着应力的增加，肌腱逐渐被拉长，过渡到了线性区域，其斜率代表了弹性模量。线性区域之后应力-应变曲线在较大应变时突然中断，曲线向下行走。这是一个不可逆的变化或肌腱永久性拉长。

已经证明，人类肌腱弹性模量的变化范围在1200～1800(MPa)，极限拉伸强度的变化范围在50～105(MPa)，极限应变的形变范围在9%～35%。

(2)肌腱的粘弹性特性：肌腱与许多软组织一样，具有随时与应变过程性相关的粘弹性特征。也就是说，肌腱的拉长不仅与受力大小相关，也与力作用的时间及过程相关。这种粘弹性反映了胶原的固有性质及胶原与基质之间的相互作用。

肌腱受时间的影响，可用蠕变-应力松弛之间的关系来描述。组织持续承受一特定大小的载荷时，随时间发生的拉长过程称为蠕变。另外，当组织受到持续拉伸时随时间增加，组织上应力减少的过程，称为应力松弛。

肌腱随过程发生的变化是指载荷-拉长曲线的形状，会取决于前载荷的情况而变化。肌腱在多次加载、卸载过程循环后，其加载曲线和卸载曲线与上一次循环接近重叠。粘弹性反应不仅可调节张力，还可调节拉伸强度。所以，在预载荷之后，软组织的特性才具有较大的可重复性。在进行生物力学的试验中，要避免因组织粘弹性导致的误差，施加预载荷是相当重要的。

【病因病机】

1. 病因

(1)直接创伤：常见于锐器伤。虽然直接损伤可涉及任一肌腱，但由于损伤发生率以及手的重要功能，使手及上肢肌腱损伤显得尤其重要。肌腱的撕裂伤常涉及缺少血管、炎症及其他局部因素。

(2)过度负荷：运动员由于专项训练的要求，需长期反复训练以完成某一高难度的动作。如果运动员的身体素质不能适应训练的要求，对局部末端区施加长期的高强度负荷，就很可能造成末端病。

引起肌腱病理改变的确切原因是过度负荷引起的“肌腱劳损”。肌腱基质机械性损坏导致腱鞘或腱内发生损伤性炎症及变性。在肌腱劳损的基础上，容易发生肌腱的撕裂伤和断裂伤。

人体的长肌腱在越过活动度较大的关节屈伸面时，坚韧的腱鞘将肌腱约束在骨面上一定位置，以防止肌腱弹出和向侧方滑移。两端附着于骨，腱鞘的滑膜使肌腱与腱鞘间摩擦力减小。但肌腱与腱鞘间长期、快速、用力地摩擦，会使两者都发生损伤而水肿，同时发生腱鞘炎和肌腱炎。

2. 病理改变

(1)肌腱的慢性劳损：其主要的病理变化是纤维结缔组织的损伤性炎症及变性。

由于肌腱的长期超负荷工作，组织本身对营养及氧的要求较高。如果肌腱，尤其是末端区的主要结构长期处于被动牵拉的紧张状态，则腱内和纤维软骨区内的压力升高，不利于营养的弥散，必然引起末端区结构的长期缺氧和营养不良，导致病变的发生。由于末端区主要结构本身血液循环不丰富，在血循环障碍时，更易导致缺氧和营养弥散受阻，从而继发一系列的病变。

主要病变表现为腱纤维波浪状结构消失，发生透明性变、纤维变、囊性变、脂肪变。有血管增生并长入腱组织，血管壁增厚、管腔变小，腱纤维间有炎性细胞浸润的无菌性炎症反应，腱周围组织充血、水肿、血管增生、组织增厚，并与腱发生不同程度的粘连，髌腱变粗、变硬、弹性减弱；有血管增生并伸入腱组织中，随着炎症和变性的继续，肌腱的强度下降。

发生在腱止点部分的微细损伤，俗称为末端病(enthesiopathy)。由于肌腱的慢性损伤，腱周围组织往往呈现严重的病理改变。虽然有助于缓解病变肌腱的牵张力和保护损伤肌腱，但是，致密结缔组织对腱的血供将有所减少，加上末端区本身对营养及氧的需求增加，导致末端区供需之间不平衡进一步加大。

(2)滑膜鞘的环境改变可能影响肌腱：许多无滑膜鞘的肌腱在到达附着点的途中，衬有滑膜囊或关节囊。因此肌腱有可能受滑膜炎症产生的致炎物质和炎性降解产物的影响，肌腱与滑膜相邻可能是许多类型关节炎发生肌腱病变的关键，肌腱软骨化或骨化有时可以见到。

【断裂肌腱的修复】

肌腱一旦发生断裂，其内源性修补能力非常差，往往需要依靠腱外的腱周围组织长入来修补腱断裂。多数情况下，断裂肌腱必须缝合才能恢复其功能。

在断裂肌腱的早期包括滞后期与增殖期，局部制动是必要的，可以避免愈合部被重新分离或在过分松弛状态下愈合。但在手术后的病理生理效应下,制动 3 周以上,常引起腱与腱鞘或周围软组织的粘连而丧失滑动功能,并且易引起关节僵硬。在成熟期适当的应力可影响愈合组织的重塑形,使纤维排列更加整齐,并可通过血管代谢等因素改变纤维产生及重塑形的环境,使强度恢复加快。虽然远期作用不明,但认为运动至少可以加速近期恢复过程。

手是人类劳动的工具,损伤的机会较多,手部肌腱损伤多是复合伤的一部分,原则上应一期修复。但在伤口污染严重及技术水平所限时,应留作二期处理,否则会带来更为严重的后果。由于屈伸肌腱部位及功能各异,在断裂后的处理原则及方法上也大不相同。缝合材料、缝合修复的方法、损伤的性质特点及位置等均影响断裂肌腱修复的质量。选择能够提供足够强度以对抗早期活动的吻合方法和制订正确的康复计划是十分重要的。

二、指屈肌腱损伤

【解剖学】

1983 年,手外科国际联合会第一次国际会议将指屈肌腱分为 5 区(图 8-20)。

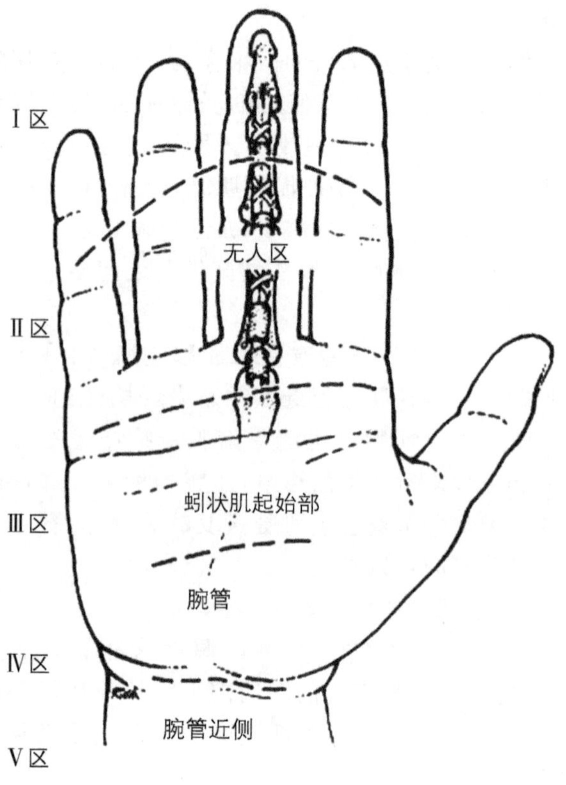

图 8-20　指屈肌腱分区

1. 深肌腱抵止区(Ⅰ区)　从中节指骨中份至深腱抵止点。该区只有指深屈肌腱,断裂后应争取早期修复,直接缝合断端。若在抵止点 1cm 以内断裂,可将腱端前移,即切断远断段,将近端重新附着于止点处。

2. 腱鞘区(Ⅱ区)　从腱鞘开始至指浅屈肌的附着处(即中节指骨中份),在此段深、浅屈肌腱被限制在狭小的腱鞘内,伤后很易粘连,处理困难,效果较差,故又称为"无人区"。目前一般主张:如系指浅屈肌腱牵拉断裂可不吻合,以免粘连;深肌腱、浅肌腱同时断裂,仅吻合深肌腱,同时切除浅肌腱,保留腱鞘及滑车。亦有主张同时修复深、浅屈肌腱。

3. 手掌区(Ⅲ区)　腕横韧带远侧至肌腱进入腱鞘之前的区域。手掌内深肌腱的桡侧有蚓状肌附着,断裂后限制近端肌腱回缩。在蚓状肌区深、浅肌腱同时断裂,可以同时吻合,用蚓状肌包裹深肌腱,防止与浅肌腱粘连。蚓状肌至腱鞘段,仅吻合深肌腱,切除浅肌腱。

4. 腕管区(Ⅳ区)　九条肌腱及正中神经挤在腕管内,空间较小,正中神经浅在,常与肌腱同时损伤。处理时应切开腕横韧带,仅缝合深肌腱及拇长屈肌腱,切除浅肌腱,以增大空隙。吻合口应不在同一平面。必须同时吻合正中神经。

5. 前臂区(Ⅴ区)　从肌腱起始至腕管近端,即前臂下 1/3 处。此区屈肌腱,有腱周组织及周围软组织保护,粘连机会少。屈肌腱在此区损伤,应全部做一期缝合,效果常较好。但在多条屈指深、浅肌腱断裂时,要避免吻合口在同一平面,以减少粘连。

拇长屈肌腱断裂,亦应争取一期修复。在掌指关节平面,肌腱被夹在两块籽骨之间,易造成粘连。该平面的断裂,不直接缝合肌腱,而是切除远断端,在腕上腱、腹交界处做肌腱延长,将远断端前移,重新附着于止点处,亦可行环指屈指浅肌腱转移代拇长屈肌腱。止点 1cm 以内断裂,通常采用肌腱前移法,但不延长肌腱。

【治疗】

1. 指屈肌腱损伤一期修复方法　指屈肌腱损伤的一期修复,应根据肌腱损伤的部位采取不同的手术方法。

(1)Ⅰ区指屈肌腱损伤修复:取指侧方正中切口或指腹齿状切口,显露腱鞘,注意保护指固有血管和神经,如果有损伤同期进行修复。从一侧切开腱鞘，翻向一侧，显露出断腱的远侧端（近侧端常已退缩），可屈曲指间关节和掌指关节，即可显露出腱端，横穿一针头固定之。用3(4)-0号尼龙线行双针腱内缝合法或单套圈缝合法缝合。如果断在指深屈肌腱远侧段的近腱止点处，可将远侧腱断端切开，将腱近侧断端插于中间，缝线自指背引出固定之。

(2)Ⅱ区指屈肌腱损伤修复：此区指深、浅肌腱交叉通过，肌腱修复后容易发生粘连，效果较差。既往认为，即使较整齐的切割伤，也不应做一期肌腱修复，清创后只做皮肤缝合，待伤口愈合后2～3周，再做二期肌腱移植术，故称此区为“无人区”。然而，现在由于显微外科解剖学的研究和显微外科技术的发展，Ⅱ区肌腱损伤可做一期修复，并且对于整齐的切割伤，还可以同时修复指深、浅屈肌腱以及腱鞘，而获得较好的效果。

具体方法如下：取指侧方正中或指腹齿状切口，沿腱鞘向两侧锐性解剖分离，显露出腱鞘。从一侧切开腱鞘，向一侧或两侧牵开腱鞘，先寻找远侧腱端，然后屈曲指间关节与掌指关节，近侧腱端即从近侧腱鞘内显露出，横穿一针头固定。根据习惯，采用双针腱内缝合法、单套圈或双套圈法等缝合，如果新鲜整齐的切割伤，可将指深、浅屈肌腱均给予缝合，并缝合腱鞘。如果系钝性损伤，肌腱或腱鞘损伤较重，可以只修复指深屈肌腱，而切除指浅屈肌腱和腱鞘，以防严重的粘连。指屈肌腱近侧端如果回缩，屈指屈腕仍不能将其找到时，可切开掌部皮肤寻找，然后从腱鞘内引至远侧进行修复。

(3)Ⅲ区指屈肌腱损伤修复：Ⅲ区位于手掌部，由远侧掌横纹到腕管远端间的指屈肌腱损伤，此区域血管神经位于肌腱的浅部和两侧，故常伴有血管神经的损伤。此部位肌腱没有腱鞘，活动度较大，因此，一般应在彻底清创的基础上，进行一期修复。沿掌横纹扩大切口，彻底切除损伤、污染组织，细致寻找伤断的血管神经和指屈肌腱。新鲜而较整齐的损伤，指屈深、浅肌腱均应修复，要仔细辨别深、浅肌腱两断端，抽拉远侧腱端，屈近侧指间关节者为屈浅肌腱，屈远侧指间关节者为深腱。近侧指屈肌腱的辨别标志是蚓状肌，有蚓状肌附着的为指深屈腱。神经血管的伤断，应在显微镜下用9-0或10-0号连针尼龙线精细缝合。肌腱可采取双针腱内缝合法或套圈缝合法，缝合端腱表面最好用9-0连针尼龙线连续缝合，以保证对端整齐光滑。

(4)Ⅳ区指屈肌腱损伤修复：腕管部的肌腱，周围被骨性组织围绕，该处肌腱损伤较其他部位少。一旦损伤，常伴有神经和骨组织的损伤，新鲜整齐的损伤，应争取一期修复。

取掌腕部齿状切口，切开屈肌支持带，敞开腕管，浅层为正中神经，向深层依次为指浅屈肌腱、指深屈肌腱和拇长屈肌腱，分别找出，逐个进行对端缝合。切除屈肌支持带，用周围皮下脂肪层和筋膜覆盖于修复后的肌腱周围，以防粘连。术后腕屈位石膏托制动，2周拆线，3～4周去除石膏行自动性功能练习。

(5)Ⅴ区指屈肌腱损伤修复：前臂部指屈肌腱位于皮下，无骨组织保护，容易受损伤。由于正中神经位于掌长肌之下，指浅屈肌腱之上，因此只要指屈肌腱伤断，则正中神经往往同时被损伤。较大的损伤常有多条肌腱损伤，甚至12条肌腱和尺、桡动脉全部伤断。

此部位软组织较多，肌腱的活动性较好，因此新鲜的损伤应当尽量一期修复。取前臂部齿状切口，近侧至前中下1/3交界处，远侧端超过屈肌支持带达掌近侧。锐性仔细地解剖分离出伤断的血管、神经和肌腱断端，彻底清创，做好标记。在手术显微镜下，精细地吻合血管和神经，如有缺损可采取移植术，尽量修复每一条重要的血管和神经。新鲜整齐的损伤，除了掌长肌腱可以切除外，其余的肌腱应当尽量予以修复，采取双针腱内或套圈法缝合。为了防止同一部位多条肌腱修复后的粘连，可以在肌腱之间包绕生物薄膜。如果肌腱损伤较重，术后恐易发生严重粘连，可以切除次要的肌腱，而修复重要的肌腱。重要的肌腱依次为拇长屈肌腱、示指深屈肌腱，其次为中、环、小指深屈肌腱，再次就是示、中、环、小指浅屈肌腱，尺、桡侧腕屈肌腱亦应尽量修复。术后腕屈曲位，石膏固定3～4周，2周拆线。去除石膏，即可开始功能练习。

2. 指屈肌腱损伤二期修复方法　肌腱对端缝合术。

(1)手术指征：①较整齐无感染的肌腱损伤，在2个月以内者；②手掌部肌腱损伤，尤其是儿童，修复效果较好；③前臂部肌腱损伤。

(2)手术方法：取指腹齿状切口，切除瘢痕和粘连组织，锐性解剖分离肌腱两断端，并彻底松解粘连，使肌腱滑动在2cm范围。根据损伤的情况，指深、浅屈肌腱可以同时修复，也可以切除指浅屈肌腱，只修复指深屈肌腱，以防严重粘连。肌腱缝合可采用双针腱内缝合法或套圈缝合法以及编织缝合法（图8-21）。

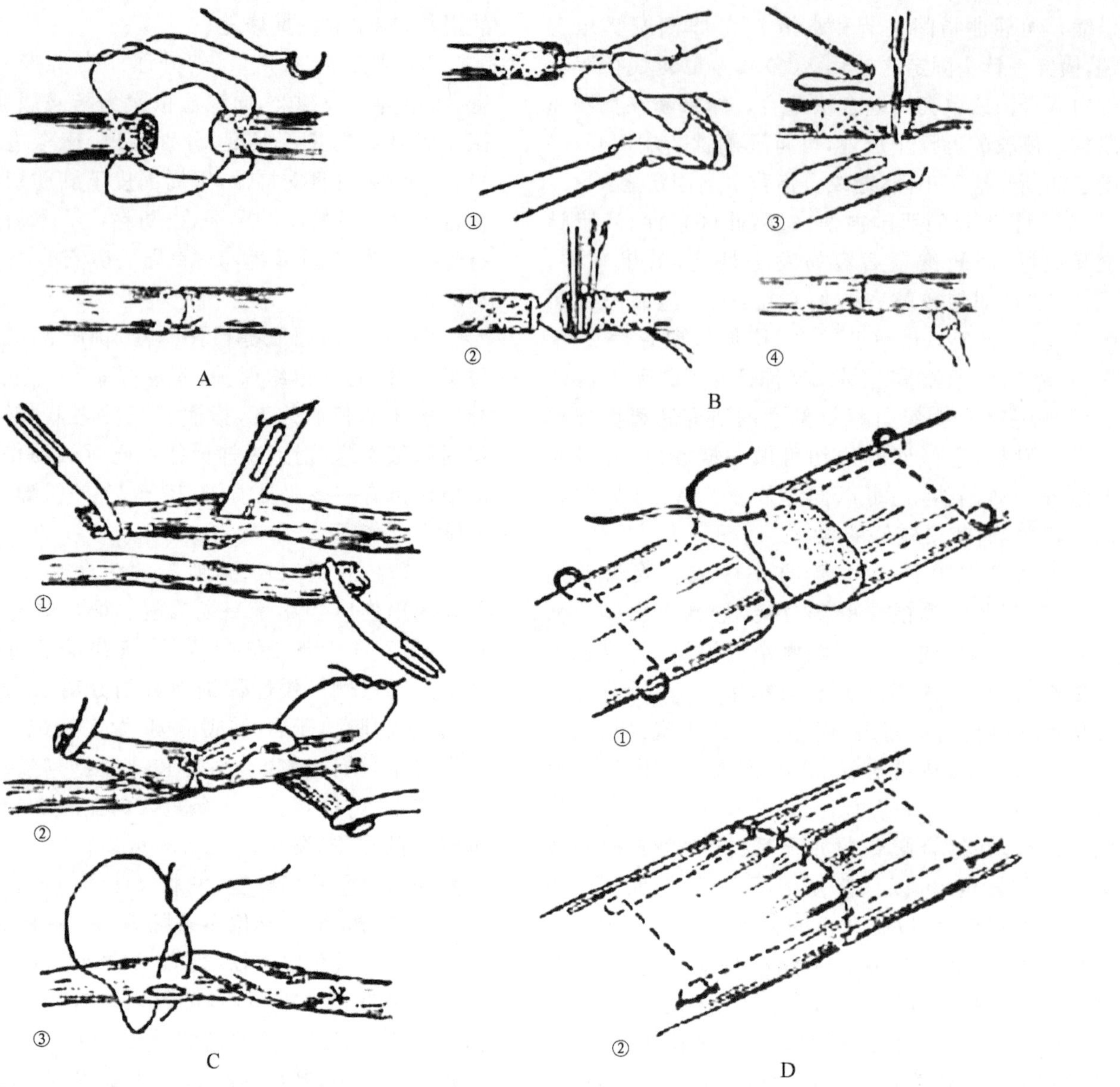

图 8-21　肌腱缝合

A. 双十字缝合法；B. Bcnnell 氏法；C. 编织缝合法；D. Keailer 氏法

3. 指屈肌腱损伤二期肌腱移植术

(1)手术指征：①Ⅲ区以远的肌腱损伤，由于肌腱退缩、粘连等，不能以二期对端缝合者；②较严重的Ⅲ区肌腱损伤；③Ⅳ区的指屈肌腱损伤；④较严重的Ⅴ区指屈肌腱伤。

(2)手术方法：取齿状皮肤切口，切除瘢痕和粘连组织。切除损伤严重的残余的肌腱和指浅屈肌腱，达指深屈肌腱正常部分。保留 2～3 个滑车，切除损伤粘连较严重的腱鞘。采取掌长肌腱、趾长伸肌腱等供移植。采取双针腱内法、套圈法或编织法等缝合移植肌腱的两断端。

三、指伸肌腱损伤

指伸肌腱可分为 5 区：①Ⅰ区，指伸肌腱远端止点至中节指骨近端中央束附着点之间；②Ⅱ区，自掌骨颈到近侧指间关节；③Ⅲ区，自掌骨颈到背侧腕横韧带远侧缘；④Ⅳ区，位于腕背侧韧带（伸肌支持带）下方；⑤Ⅴ区，腕背侧横韧带近侧缘近侧的区域（图 8-22）。

【病因病机】

1. 指伸肌腱止点断裂　指伸肌止点断裂多为戳伤，远侧指间关节突然屈曲而撕脱指伸肌腱附着

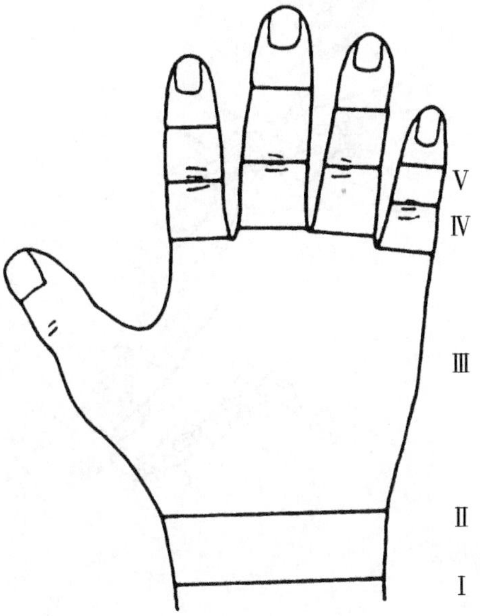

图 8-22 指伸肌腱分区

点，局部切割伤亦可割断。表现为锤状指畸形，部分患者伴有撕脱骨折。

2. 指伸肌腱中央束断裂 屈指时，近侧指间关节背侧突出，该处易受损伤，常伴中央束断裂。正常腱中央束与两侧束均在手指长轴的背侧，中央束断裂后，侧束仍可伸指。若不及时修复中央束，随着屈指活动，两侧束逐渐滑向掌侧，此时侧束就不能起伸指作用，反使近侧指间关节屈曲，远侧指间关节过伸，形成典型的"纽孔"畸形。

【治疗】

1. 修复方法 指伸肌腱与指屈肌腱的解剖结构，有许多不同之处，因此，在修复过程中，必须注意其不同的特点：①指伸肌腱扁而薄，由指伸肌、蚓状肌和骨间肌的肌腱组合而成的伸指结构，肌腱的缝合较为困难；②指伸肌腱无腱鞘，活动范围较指屈腱少，故新鲜整齐的切割伤断，修复后效果较好；③指背部软组织少，故常合并有骨关节或关节囊损伤，常影响修复效果；④指伸结构（指伸肌腱、骨间肌腱、蚓状肌腱）同时损伤时，修复较困难。

(1)远侧指间关节指伸肌腱损伤修复（Ⅰ区）：远侧指间关节指伸肌腱常因打篮球、棒球等致伤，出现锤状指。轻度的新鲜损伤，可采取近侧指间关节屈曲 60°，远侧指间关节轻度过伸位，石膏固定 5～6 周。如果损伤较严重，或有撕脱的小骨片，应一期手术修复（图 8-23）。

做指背远侧"Z"字形切口，沿皮下锐性解剖分离，显露出断腱的两端，并向两侧稍加分离。采用对端褥式缝合法，缝合断腱，如果连带有撕脱骨片，可行克氏针固定术。对于陈旧性损伤，手术时将断腱间的瘢痕连接部切断，行重叠缝合术。术后石膏固定于近侧指间关节屈曲 60°，远侧指间关节轻度过伸位 5 周。

(2)中节指指伸肌腱损伤修复（Ⅱ区）：指伸肌腱Ⅱ区，由两侧的外侧腱束和薄弱的中央腱束组成，两侧有斜支持韧带，保持 1 条腱束稳定在相应的位置，经过 3 个方向合力的作用、伸直远侧指关节。该部位损伤时，如果其中一束被伤断，尚不产生严重的功能障碍，如果伤断两束以上，即会出现远侧指节不能伸直，呈槌状指畸形。

手术取中节指背行齿状切口，沿皮下锐性分离，显露出腱束断端。分清各腱束，行对端褥式缝合。若为陈旧性损伤，可将各腱束断端间的瘢痕连接的组织切断，行重叠缝合。术后采用石膏固定于近侧指间关节屈曲、远侧指间关节过伸位 5～6 周。

(3)近侧指间关节指伸肌腱损伤修复（Ⅲ区）：该区指伸肌腱幅面较大，中间为中央腱束，两侧由蚓状肌和骨间肌形成外侧束，并由矢状束将三腱束联合形成指背腱膜。如果中央腱束伤断，则出现纽孔样畸形。这是由于中央腱束伤断后，两侧的外侧束逐渐向侧面滑移，失去伸近侧指间关节的力量，反而使近侧指间关节屈曲，而远侧指间关节过伸。时间过久，则发生关节侧副韧带和支持韧带的短缩，矫正更为困难。因此应及时诊断，早期手术治疗。

较整齐的损伤应当清创术后一期修复。手术取指背侧齿状切口，锐性解剖中央腱束两断端，并向两端适当解剖分离，然后伸直近侧指间关节，对齐中央腱束的两断端，采用 4-0 连针尼龙线，行间断"8"字缝合或褥式缝合。如果伴有外侧束伤断，应同时缝合修复。术后石膏固定于腕关节轻度背伸、掌指关节轻度屈曲、指间关节伸直位，4 周后去除固定，开始主动伸屈手指，功能练习。对于陈旧性中央腱损伤，出现纽孔样畸形，可采用中央腱前移术进行修复，即沿中央腱与两侧外侧束之间切开支持带，将中央腱束断端的瘢痕连接靠远侧端切断，提起此断端向近侧端锐性解剖，分离中央腱束，然后向远侧牵拉，将瘢痕连接部分重叠缝合，并穿细克氏针固定于指伸直位，3 周拔克氏针，4 周除去外固定，开始功能练习。

(4)近节指指伸肌腱损伤修复（Ⅳ区）：此区的指伸肌腱损伤较少，损伤之后不出现纽孔样畸形。

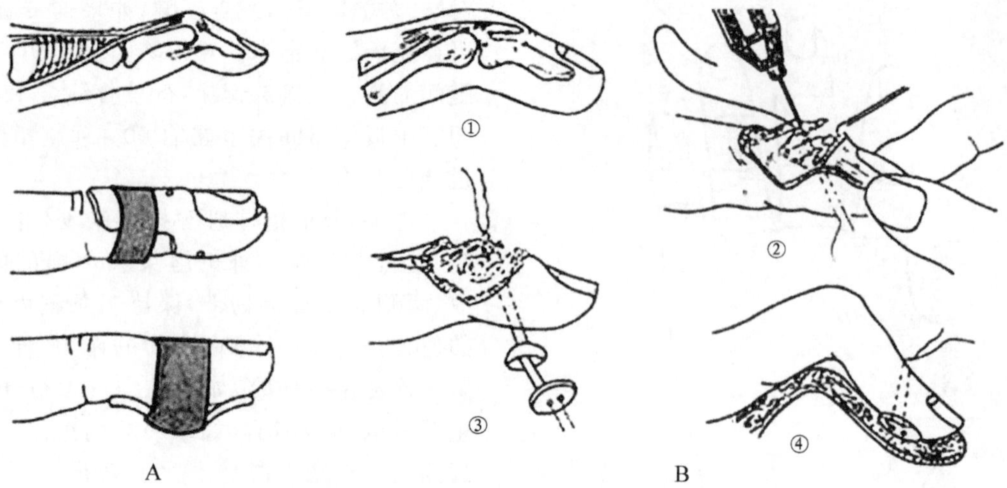

图 8-23　锤状指撕脱骨折的治疗

A. 非手术治疗；B. 骨折固定术

新鲜伤手术修复较简便，用 4-0 连针尼龙线对端缝合或褥式缝合；如果是陈旧性损伤，可切断中央腱断端间的瘢痕组织，并向两端分离达 1cm，然后拉拢重叠缝合，指伸直位固定 4 周。

(5)掌指关节指伸肌腱损伤修复(Ⅴ区)：掌指关节背侧指伸肌腱损伤较为常见，损伤后出现掌指关节屈曲位，近侧指间关节伸直力量弱。对新鲜较整齐的损伤用 4-0 连针尼龙线对端缝合法修复；伴有关节囊损伤，应同时进行缝合修复，并修复腱帽。如有皮肤缺损，应行皮瓣移位术覆盖，并同时修复指伸肌腱。

(6)手背及腕关节指伸肌腱损伤修复：该部位指伸肌腱损伤，手术修复较以上部位效果为优，因为该部位软组织较丰富，只要没有太多的软组织缺损，术后粘连较轻。

手术取手背部“S”形切口，锐性解剖分离各指伸肌腱的断端，采用双针腱内缝合或套圈缝合法，修复各条伤断的肌腱。如果损伤在腕背部，可以切开伸肌支持带，将此支持带置于修复后的指肌腱之下，以防粘连。对于已经损伤较严重的伸肌支持带，可以切除，保留较健康部分。在前臂部的指伸肌腱损伤，应争取一期修复。新鲜整齐的损伤，常能获得较好的效果。陈旧性损伤应根据情况，采取对端缝合或肌腱移植术进行修复。

2. 固定　术后伸腕、伸指位石膏固定 4 周，然后进行功能练习。指伸肌腱损伤的二期修复方法，参考指屈肌腱损伤的二期修复方法。

3. 手术治疗

(1)术中注意事项：不论指屈肌腱还是指伸肌腱损伤，凡是较严重的挤压、撕裂、烧灼等损伤，处理均较困难。在显微外科技术迅速发展的今天，虽然手部大面积软组织缺损所致的创面早、晚期修复得到了解决，血管神经损伤，断指再植等也获得重大突破，但肌腱粘连问题，尚未完全解决。因此，手部肌腱的修复，必须重视最佳手术方案的选择、手术中精细操作、术后妥善处理等环节，以便获得良好的疗效。

①无论是解剖分离肌腱，还是在缝合过程中，都不要挤压、钳夹肌腱，不用钝性剥离，而是采用锐刀距肌腱周围 1cm 处切割周围的筋膜。

②采用细针线缝合肌腱，一般可采用 3-0 或 4-0 连针尼龙线缝合，采用双针腱内缝合和套圈缝合或其他方法。缝合针数越少越好，尽量减少线结，以减轻异物反应。

③最好在 4～6 倍手术显微镜下缝合肌腱，根据肌腱的血供方向，穿针时偏指腹侧。

④肌腱手术的时机，应根据手部损伤的性质和程度而定，单纯的肌腱损伤，肌腱修复手术应尽早进行，争取清创一期修复。如果伴有其他组织的损伤，应先修复其他组织。按皮肤、骨、关节、神经的顺序修复。待上述损伤修复之后，手指被动运动不受任何障碍时，才可做肌腱修复术。

⑤止血要彻底，防止血肿，以压迫止血为主，少扎线结和电灼，可采用精细的双极电凝止血。

⑥应在充气止血带下进行手术，以保证术野清晰，手术精细。但必须注意上止血带的时间，应在 1 小时内放松 5 分钟，以防止血带损伤。

⑦术中注意调整肌腱的松紧度，以保持在休息位或功能位，不可过紧或过松。

(2)术后处理：①术后肌内注射抗生素，预防感染，一旦感染，将造成严重粘连甚至肌腱坏死。抗生素一般首选青、链霉素。②术后采用石膏制动3～4周。③适时进行功能练习。肌腱修复手术效果的优劣，除了手术质量外，还与功能练习有关。因此，适时地进行功能练习，是预防肌腱粘连的重要措施。拆除石膏之后，即开始逐渐地进行伸、屈指活动，要循序渐进，防止再损伤。

【诊疗失误原因及防治措施】

肌腱的损伤临床上比较常见，多为复杂的开放性损伤。肌腱的功能很重要，解剖也比较复杂，临床上处理起来难度较大，故正确早期修复肌腱对其功能的恢复至关重要。在临床工作中对肌腱损伤后的误诊误治时有发生，因此应引起广大骨科医师的特别重视。

1. 肌腱损伤误诊、漏诊

(1)原因：解剖关系的改变，肌腱损伤好发于前臂、腕部、手部等肌腱较多，且有交替交叉走行的部位，当局部损伤后，失去了正常的解剖关系，给肌腱的定位复原造成一定困难，或者因为具有相同或相近功能的肌腱不全损伤或无损伤造成假象导致漏诊。将局部解剖知识与具体损伤部位有机结合，灵活准确应用，对正确诊治非常重要。②损伤机制不同，损伤时的特殊体位，造成损伤后肌腱回缩或外露，给判断带来一定困难。

(2)预防措施：①尽可能熟悉解剖知识，并将局部解剖知识与具体病情相结合，有助于对疾病的诊断和治疗；②详细询问病史，了解伤时体位，对判断伤势非常重要，如腕、手部极度屈曲时损伤，肌腱远、近端均回缩，给诊治带来困难。

2. 肌腱损伤治疗失误

(1)原因：①神经与肌腱错接，如常发生前臂掌侧的正中神经与肌腱错接，也有将正中神经当成掌长肌腱取出作肌腱移植的病例发生；②肌腱远近端错缝，即错将不同肌腱的远、近端缝合在一起，好发生于肌腱较集中的部位。③肌腱缝合层次及走行错置。

(2)防治措施：①正确处理肌腱的开放损伤。在清创手术时，要将损伤肌腱的远、近端均显露清楚，并一一对应后，方进行相应的吻合，有助于正确处理肌腱的开放损伤。②及时请示上级医师。在清创手术时，遇到不肯定因素时，及时请示上级医师，既有助于自己的学习进步，又可有效预防医疗差错的发生。

(黄相杰　洪必根　苏金平)

参考文献

[1] 黄相杰.文登特色整骨[M].北京：中国中医药出版社，2013.

[2] 谭远超.骨伤科读片技术[M].北京：人民卫生出版社，2008.

[3] 王和鸣.中医骨伤科学[M].2版.北京：中国中医药出版社，2007.

[4] 王亦璁.骨与关节损伤[M].北京：人民卫生出版社，2007.

[5] 谭远超.特色骨伤学[M].北京：人民卫生出版社，2005.

[6] 韦加宁.韦加宁手外科手术图谱[M].北京：人民卫生出版社，2003.

[7] 洪光祥，裴国献.中华骨科学[M].北京：人民卫生出版社，2010.

第9章

内　伤

第一节　概　述

凡外力引起人体内部气血、经络、脏腑受损和功能紊乱，而产生一系列临床症状，统称内伤，也称内损。一般情况下，除外力直接作用部位皮肤因为撞击、擦碰、挤压等引起的表皮损伤或因皮下出血引起的瘀斑外，内伤时，人体体表组织基本完整。

损伤内伤证不同于内科杂病内伤证。古代大方脉将疾病分为外感时病和内伤杂病。《金匮要略》及后世内科专著所述的内伤病，主要由七情、饮食、劳倦等因素，引起的脏腑经络病和气血津液病。损伤内伤必须有外力侵袭，卒然身受引起。外力损伤人体有两种类型：其一是引起骨节损折，出臼蹉跌，皮破筋断，在体表有出血、肿胀、瘀斑、畸形；另一类是虽外无体表征象，但有外伤所致的以疼痛为主的脏腑气血伤即为内伤。内伤可引起脏腑实质性损伤，如脏腑破裂、大出血、腔内污染等严重危急病证，也可引起脏腑气血经络功能紊乱，产生痞满胀痛等。临床按照损伤部位分为头部、胸部、腹部、腰部；按暴力作用分为直接暴力和间接暴力。按暴力的大小分为高能量损伤和低能量损伤；按气血分为伤气、伤血和气血两伤；按脏腑分为五脏六腑和奇恒之腑损伤；按时间分为新伤和陈伤。内伤时多数伴有兼夹伤，临床症状和体征复杂多样，变化多端，需要认真辨别。

对内伤的认识是逐渐演变至今。内伤诊治是中医骨伤学科独特优势。

《素问·疏五过论》："虽不中邪，精神内伤，身必败亡。"首提内伤。《素问·缪刺论》云："人有所堕坠，恶血留内，腹中满胀，不得前后，先饮利药。"《灵枢·邪气藏腑病形篇》："人有所堕，恶血留内，若有所大怒，气上而不下，积于胁下，则伤肝。有所击扑，若醉入房，汗出当风，则伤脾。有所用力举重，若入房过度，汗出浴水，则伤肾。"《素问·脉要精微论》："肝脉搏坚而长，色不青，当病坠若搏，因血在胁下，令人喘逆。"内经中对于瘀血已经有恶血、留血、凝血、着血、衃血、脉不通和血脉凝泣的不同表述。西汉淳于意记录的病案中有持重伤肾而腰病不得溺和坠马伤肺下泄的2个医案。东汉·张仲景在《金匮要略·惊悸吐衄下血胸满瘀血病脉证治篇》中首次明确有瘀血病，并列有30余首治疗瘀血的方剂。成书于秦汉时期的《神农本草经》收录了365种药物，其中有明确活血化瘀作用并沿用至今的有40余种。可见在秦汉年间已经论及持重努力、堕坠击仆，导致恶血内留，伤及脏腑，瘀血内蕴的症状和治疗。明·马莳在《黄帝内经灵枢注证发微》注："喜怒不节则伤脏，伤脏则病起于阴经，名之为内伤也。"此时的内伤主要是指情志所伤，引起的脏腑气血运行紊乱。

将内伤作为损伤后一类病证提出的则是南北朝的《中藏经》，其在《论诊杂病必死候》中有"病坠损内伤，脉小者死"和浓墨调服飞罗面治"内损吐血"的记载。晋·葛洪在《肘后救卒方》中将四肢头身损伤导致的病证归纳为骨折、脱位、筋伤和内伤四大证。这种分类方法一直延续至今。晋·龚庆宣撰《刘涓子鬼遗方》提出"内伤"一词，有"金疮内伤蛇衔散方"，然而有方无解。隋·巢元方《诸病源候论》中《压迫坠堕内损论》"人卒被重物压迮，或从高坠下，至吐下血，此伤五内故也。"提出了内损。唐初，对内伤的认识逐渐丰富。唐·王焘引诸家方书，著《外台秘要》，在《许仁则疗吐血及堕损方》中首次明确将损伤分为两大类："一者外损，一者内伤”。将“手足肢节肱头项伤折骨节”的筋骨伤定为外伤。依据《备急千金要方》《外台秘要》提出“伤五脏，微者唾血，甚至吐血”的亡血证，“内损瘀血”“血在腹聚不出”的血瘀证，“腹内无觉触”“外虽无状”“损伤气不散外”的伤气证，并对这内伤三证的治疗提出亡血证用阿胶、艾叶、芍药类补血止血，内损瘀血证以当归、蒲黄及大黄、虻虫，佐姜、桂之类温化逐瘀、活血生新，损伤气不散外的“伤气”证，用通利之剂。《外台秘要》还指出“内损有瘀血，每天阴则疼痛”，应属于瘀血不消而致陈伤范畴。元·李东垣以“内伤脾胃，百病由生”立论，指出“形体劳役”也可致脏腑损伤、气血失和。元·李东垣著《内外伤辨惑论》，强调治内伤要重视调理脾胃以化生气血、培补元气。明·陈实功《外科正宗》曰：“跌仆者有已破、未破之分，亡血、瘀血之别。从高处堕未损皮肉者，必有瘀血流注脏腑”，“凡跌打压伤，或从高堕落，皆惊动四肢五脏，必有恶血在内”。明·薛铠、薛己著《保婴撮要》，在病案分类上，列跌仆外伤、闪臂伤胫、折骨脱臼及坠楼内伤、神昏胸胁腹痛病案。明·皇甫中《明医指掌·瘀血篇》邵达补白谓：跌仆损伤“一时不觉，过之半日，或一二三日而发者有之，十数日或半月一月而发者有之。”是对迟发性损伤的认识。清·沈金鳌《杂病源流犀烛》指出：“跌打闪挫，卒然身受，由外及内，气血俱伤病也。失至气滞血瘀，则作肿作痛，诸变百出。虽受跌仆闪挫者为一身之皮肉筋骨，而气既滞，血既瘀，其损伤之患，必由外及内，而经络脏腑并与俱伤。故跌打闪挫，方书谓之伤科，俗谓之内伤。其言内而不言外者，明乎伤在外，而病必及内。其治之之法，亦必于经络脏腑间求之，而为之行气，为之行血，不得徒从外涂抹之已也。”从气血脏腑论治的原则已见端倪。清·《医宗金鉴·正骨心法要旨》曰：“若伤重者，内干胸中，必通心、肺两脏。”明示外伤与脏腑的关系。至明清时期，由外因所发的外损内伤和源于脏腑气血失和而致的内损之伤根据病因病机的不同，界限已经清晰，随之而来的治疗方法也不同。部分严重内伤，至晚清仍为不治之症。《医宗金鉴·正骨心法要旨》曾引元代危亦林《世医得效方》“十不治证”，指出：“颠扑损伤入于肺者”“左胁下伤透至内者”“肠伤断者”“小腹下伤内者”“证候繁多者”“肩内耳后透于内者”“脉不实重者”“伤破阴子者”“老人左股压碎者”“血出尽者”为不治之症。当代科技进步促进了现代医学的发展，借助于损伤机制的研究成果、医学影像学的应用、手术技术和急救水平的提高、新药物研发及给药方法的改进，内伤的诊断和疗效水平已有了大幅度提高。脏器破损、大量失血等损伤重症，以往认为是“难治死证”，现多属可治之证。但必须看到随着社会的进步，损害类型也发生了较大的变化。交通事故、高层建筑事故、运动损伤及严重自然灾害等造成的高能量损伤已成为重要的新的损伤类型。这类损伤暴力强大、损伤范围广、合并症多、病情复杂。一旦发生漏诊、误诊和误治会引起严重后果，甚至危及生命。对于高能量的损伤，除了显而易见的伤情，尤其要注意司外揣内，发现隐匿性的内伤。精确诊断和及时的有效治疗是提高高能量损伤抢救成功率的关键。

内伤以气血紊乱和脏腑功能失调为主，论治以气血为纲，气血辨证是内伤辨证的主要方法，但必须重视脏腑损伤性质和程度的判别。每一脏腑均有特定的生理功能和相对固定的解剖位置。临诊时要互相参照，辨证施治。如头部内伤，多伤及脑髓，胸部内伤与心肺两脏有关，腹部内伤与肝脾胃肠有关。

【病因】

导致外损内伤发生的直接原因是外来的暴力。外来暴力是致病的主要因素。内伤可以是直接暴力引起，也可以来自间接暴力。直接暴力引起的损伤多发生在暴力作用部位，间接暴力引起的损伤则发生于远离外力直接作用的部位。

损伤程度和病证类型取决于暴力作用的方式、大小、持续的时间、人体本身生理特点、损伤的部位、职业工种和对于损害所发生的反应。同样的外力，对于体质强壮的年轻人来说伤势较轻，对于年老体质虚弱的人来说则伤势较重；胸部由于有胸椎和肋骨组成的胸廓的保护，心肺等脏器不易受伤，而腹部由于无骨骼保护，则易受到伤害。腹部受到外力撞击时，可移动性脏器损伤的机会较少，固定脏器损伤的机会则较多；会阴部损伤时，因为男性尿道长于女性，损伤的机会就比女性多。暴力作用的部位会引起该部位脏器的内伤，如胸廓损伤时，肋骨断端可刺破胸膜或肺实质造成气血胸，导致气血两伤。胁肋部损伤可造成肝脾破裂。内伤的发生与原有疾病病变也有关联，如肝肿大或有病变的患者，在肝区受到打击时，则易引起肝脏破裂。内伤的发生与职业工种也有一定的关系，如运动员及舞蹈、杂技、武打演员容易发生各种运动损伤，矿下作业的人员易因为生产事故或意外引发内伤。内伤的发生是内外因素综合的结果。

【病机】

内伤病机主要是损伤脏腑和气血，导致脏腑和气血运行功能失调。正确理解整体和局部的关系、内因与外因的辩证关系，认识内伤发生与发展规律，才能更好地掌握内伤的辨证论治。

《素问·阴阳应象大论》："气伤痛，形伤肿，故先痛后肿者，气伤形也；先肿后痛者，形伤气也。"明·李中梓在《内经知要》中说："气喜宣通，气伤则壅闭不通，故痛；形为质象，形伤则稽留而不化，故肿。"明·马莳著《黄帝内经灵枢注证发微》，其注解说："然其为肿为痛，复有相因之机，先有是痛而后肿者，盖以气先受伤而形亦受伤，谓之气伤形也；先有肿而后为痛者，盖以形先受伤，而气亦受伤，谓之形伤气也。形非气不充，气非形不生，形气相为依附，而病之相因者又如此"。

1. 气血病机　损伤与气血的关系十分紧密。气为血之帅，血为气之母，气血外养四肢百骸，内濡五脏六腑。脏腑经络受伤，必伤及气血。

根据损伤特点和偏重，内伤分为伤气、伤血、气血两伤和脏腑损伤。伤气又分为气滞、气虚、气闭、气脱、气逆；伤血则见血瘀、血虚、血脱、血热。气血内伤，不偏不倚，则为气血两伤。脏腑损伤也可分为两种类型，一种是脏腑本身完整，但其功能受到内伤的影响，称之为功能性损伤，一般经过辨证施治，即可向愈；另一种是实质性脏器破裂，大多数需要手术治疗，称之为脏腑实质性损伤，脏腑实质性损伤是内伤范畴内的急危重症，单列章节讨论。

(1)气滞：最为常见。气本无形，滞则气聚，气机受阻，不通则痛。损伤气滞特点，伤痛处外无肿胀，疼痛弥散，痛无定处，牵掣作痛。胸胁满闷，喜长叹息。气滞多伴有肝气郁结，显著特点是胀满重于疼痛，得嗳气或矢气则舒，脉涩。最常见于胸胁挫伤或屏伤。

(2)气虚：内伤后失养或肺脾肾功能失调，化生不足；或劳倦内伤，或久病不复多或先天禀赋不足等所致。出现软弱无力，舌胖色淡、苔薄白。多见于慢性损伤尤其是体质虚弱的老年病人，也见于急性损伤后期或严重损伤时。

(3)气闭：内伤后，情志抑郁或痰浊或瘀血阻碍气机，使气机闭阻不通。是内伤急危重症。气血逆乱，气为血塞，气闭不宣。出现突发昏厥、牙关紧闭、语言不出，脉弦紧。常见于颅脑外伤。

(4)气脱：气血互根，内伤大出血时，血随气脱，出现突然昏倒，不省人事，四肢厥冷，或见大汗淋漓，口开目闭，手撒遗尿，脉微欲绝。见于颅脑损伤和脏器损伤大出血时。

(5)气逆：主要有肺气上逆、肝气上逆和胃气上逆三证。肺主宣降，肺失宣降则上逆，证见胸满喘咳，甚则咳血。胃气上逆则见呃逆、嗳气、恶心呕吐，甚则吐血。肝主疏泄，肝失调达则气机逆乱，肝气上逆则头痛、目赤易怒、眩晕、昏厥。多见于胸部和上腹部内伤。

(6)血瘀：瘀血内阻，上可瘀阻头部孔窍，中可瘀阻胸膈，下可瘀阻腹部。疼痛拒按，痛处固定不移。瘀血不去，血不循经，也可导致出血不止。面色晦暗，唇舌青紫，脉细涩。多见于内损脉络。

(7)血虚：面色苍白，唇无血色，头晕眼花，心悸失眠，手足发麻，爪甲淡白，脉细、虚。主要见于内伤出血过时，或瘀血不去，新血不生。

(8)血脱：是血虚中严重者。短时间内大量出血，症见面色苍白、大汗淋漓、汗出如油，四肢厥冷、烦躁不安，甚至出现血随气脱，神志不清。脉细数或脉微欲绝多见于内伤脏腑破裂。

(9)血热：积瘀化热，见口渴、心烦。血热妄行，出血不止。舌红绛，脉数。多见于空腔脏器破裂，腹腔内感染。

(10)气血两伤：是临床多见的一种内伤类型。气血互根，相辅相成，损则俱损。伤气时必伤及血，反之亦然。临床伤气伤血并见，不分主次。

2. 脏腑病机　《血证论》："业医不知脏腑，则病原莫辨，用药无方"。脏腑损伤是内伤的重要组成部分，外伤造成内脏损伤，病势凶险危急。临症时，要以藏象学说为基础，根据损伤脏腑器官的生理功能和病理表现，判别损伤机制，用以指导辨证施治。

(1)肺与大肠相表里，常见病证有肺气虚、肺阴虚、肺瘀热、大肠实热。

肺气虚：胸胁隐痛，咳嗽气短，痰白清稀气短懒言，声音低微，周身乏力，畏寒，自汗，舌质淡、苔薄白，脉虚弱。多见于胸胁陈伤。

肺阴虚：干咳，痰少而黏，痰中带血，潮热盗汗，五心烦热，午后颧红，口干舌燥，舌红少苔，脉细数。多见于内伤日久，肺阴暗耗。

肺瘀热：胸痛，发热，咳喘，痰黄黏稠，舌红、苔黄。脉滑而数，多见于胸部损伤的早期，气滞血瘀，瘀而化热。

大肠实热：发热口渴，烦躁不安，腹部胀满，疼痛拒按，不思饮食，呕吐，便秘，舌质红、苔黄厚腻，脉弦数。多见于腹部损伤早期，瘀积化热或肺热下移于大肠。

(2)肝与胆相表里，常见病证有肝气郁结、肝火上炎、肝阳上亢、肝风内动、肝血虚、肝胆湿热。

肝气郁结：多由于胸胁内伤，肝失疏泄，败血归肝。症见口苦、咽干、目眩。胁下窜痛，胸胁胀满，喜长叹息，默默不欲饮食。舌苔薄白，脉弦。

肝火上炎：见于内伤后，气郁化火。证见胸胁灼痛，头痛眩晕，目赤肿胀，耳聋耳鸣，口苦、口干，小便黄赤、大便秘结，舌红、苔黄，脉弦数。

肝阳上亢：见于内伤后忧思过度，气郁化火，内耗肝阴，阴不制阳。症见面红目赤，两目干涩，头痛、头胀，眩晕、耳鸣，口燥、咽干，失眠健忘，手足震颤，肢麻。舌红少津，脉弦而有力。

肝风内动：见于颅脑损伤后期，肝肾阴亏，水不涵木，肝阳亢逆无制而动。也见于颅脑损伤及内伤后感染，热毒嚣张，引动肝风。症见头痛、头胀，眩晕欲仆，耳鸣、耳聋，口眼㖞斜，语言謇涩或舌强不语，喉中痰鸣，不省人事，或手足麻木、震颤，偏瘫或抽搐。舌红绛、苔黄燥，脉弦数或滑而有力。

肝血虚：见于内伤后期，败血归肝，新血不生。证见面色无华，两目干涩，眩晕耳鸣，爪甲不荣，夜寐多梦，肢体麻木，手足震颤，舌淡、苔白，脉弦细。

肝胆湿热：胁肋部损伤后，肝失疏泄。湿热之邪蕴结肝胆，证见胁肋胀痛、灼热，腹胀、纳呆，口苦、呕恶，小便短赤、大便溏泄或干结，或身目发黄。女子可见带下腥臭、外阴瘙痒，男性阴囊肿胀、红肿焮热。舌红、苔黄腻，脉弦数。

(3)脾与胃相表里，常见病证有脾气虚弱、脾阳虚、脾虚湿困、脾不统血证。

脾气虚弱：内伤后，失于调养，元气未复。证见形体消瘦，精神萎靡，肢体倦怠。少气懒言，面色萎黄或㿠白浮肿。脘腹胀满，食后为甚，口淡乏味，甚至不思饮食，大便溏薄。舌体胖，边有齿痕，舌淡、苔白，脉缓软无力。

脾阳虚：内伤伤及脾气，脾气虚未得复原，或饮食失调，过食生冷，伤及脾阳。证见脘腹胀满、喜按，胃脘隐隐作痛、喜热饮。形寒肢冷，大便溏薄或清稀。肢体困重或浮肿，小便清长，女子白带多、质稀。舌质淡、舌体胖、苔白滑，脉沉迟无力。

脾虚湿困：内伤后过食生冷，或调养失当，致使寒湿之邪内渍困脾。证见面色虚浮萎黄，肢体困重，甚或浮肿，纳谷不馨，胃脘胀满，恶心欲吐，口黏不渴，大便溏泄，舌淡、苔白厚腻，脉缓。

脾不统血：内伤后，脾失所养，脾气虚导致脾不摄血，血不归经。离经之血渗于肌肤腠理，溢于孔窍，常见皮下出血鼻衄、尿血、便血、崩漏。证见面色萎黄虚浮，眩晕困顿，倦怠乏力，纳谷不香，泄泻，完谷不化。皮下青紫瘀斑，此消彼长，连绵不断。舌淡、苔白，脉缓软无力。

(4)肾与膀胱相表里，常见病证有肾阴虚、肾阳虚、肾精不足、膀胱湿热证。

肾阴虚：先天禀赋不足，腰部外伤，耗伤肾阴，或过服温燥劫阴之品。证见形体消瘦，眩晕、耳鸣，咽干、舌燥，健忘，腰膝酸软，潮热、盗汗，五心烦热，咽干、颧红，夜尿频频，阳痿遗精。舌红、少苔，脉细数。

肾阳虚：伤后失养，久病及肾，致肾阳虚衰。证见精神萎靡，面色萎白或黧黑，畏寒肢冷，目眩、耳鸣，腰膝酸软，男子阳痿、女子宫寒不孕，大便溏泄，完谷不化，或五更泄泻。肢体浮肿，腰以下为甚，重者按之如泥，凹陷不起。小便清长、余沥不尽、夜尿频多。舌质胖、色淡苔白，脉沉弱。

肾精不足：见于先天禀赋不足，伤后调摄失宜，陈伤或久病，阴精暗耗。证见神情呆滞，健忘失聪，发脱齿松，目眩、耳鸣，腰膝酸软，小便频数清长，尿后余淋不尽，夜尿频多，男子滑精早泄，女子白带清晰量少、月经淋漓不尽。舌瘦、色淡、苔白，脉细无力。

膀胱湿热证：内伤后，湿热蕴结膀胱，膀胱气化失司。证见尿频、尿急、尿道灼热疼痛，小便黄赤而短少，小腹胀满，兼有腰痛。舌红、苔黄腻，脉数有力。

【诊断要点】

人体遭受外伤后，由于气血、脏腑、经络、津液等病理变化，会引起局部和全身一系列临床症状和体征。全面掌握病史和外伤后产生的临床症状及其演变特点，在中医理论指导下，结合临床体征、实验室检查和影像学资料的综合分析，对于判断内伤性质、类型、程度，迅速明确诊断是十分重要的，而精准的诊断，是正确治疗的基础。

1. 全身症状　轻微的内伤一般无全身症状。由于气滞血瘀、经络阻滞、脏腑不和，可见神疲纳呆、惊剔不安、失眠、便秘、舌紫暗或有瘀点。若瘀血不散，瘀而化热，则有口苦、口渴、心烦，脉浮数或弦紧，舌质红、苔黄厚腻等。严重内伤，伤及脏腑，可导致神昏、厥逆、呕恶、胸胁满闷，喘咳少气，亡血过多可导致血压下降和休克，出现面色苍白、口渴烦躁、呼吸急促、四肢厥冷、汗出如油、小便短少、血压下降。脉芤或微细甚至消失。

2. *局部症状* 根据损伤的性质有不同的症状。

(1)疼痛:是临床最常见的症状之一。伤患处因络脉受损,气机凝滞,阻塞经络,不通则痛。由于损伤的病因病机不同,故出现不同程度、不同部位的疼痛。气滞者,痛无定处,忽聚忽散,范围较广,无明显压痛。血瘀者,痛有定处,范围局限,有明显的压痛点,伤在胸胁者除局部压痛、胸胁胀痛,常伴有咳嗽和呼吸牵掣痛。若伴有血气胸时,出现剧烈的刀割样胸痛,血胸时可伴有咯血。伤在腹部,除脘腹胀痛、刺痛外,常有呕血、吐血、便血、大便秘结。若脏器破裂,则可因为大出血而引起脱证。刺激腹部,出现腹肌紧张和压痛、反跳痛。空腔脏器瘀血破裂表现为持续性疼痛、触痛、反跳痛和腹肌紧张。实质脏器破裂,表现以内出血为主,可有进行性贫血、固定性压痛、反跳痛与腹肌紧张等腹膜刺激症状。伤在腰背部,则可见腰背部疼痛,肌肉强急;伤在头,则可见头痛头晕、烦躁不安、失眠不寐等症。

(2)肿胀:往往提示外力作用部位。“气伤痛,形伤肿”“凡肿者血作”。损伤后,因血脉受损,营血离经,阻塞络道,瘀滞于肌肤腠理,出现肿胀。若离经之血较多,通过撕裂的肌膜与深筋膜,溢于皮下,一时不能消散,则成大片青紫瘀斑。损伤后瘀血留内,阻于营卫则郁而生热。积于胸胁则为痞满胀闷,结于脏腑则为癥瘕积聚;若脏器破裂,出血量大时,则可见腹部膨隆;伤及会阴部则可见腹股沟部或阴囊肿大;伤及尿道,可见下腹部膨隆。

(3)功能障碍:伤在颅脑,轻则头晕、呕恶、近事遗忘、短暂昏迷、失眠等,重者则神明失守,可出现昏迷、谵妄、记忆丧失、肢体失用等。伤在腰背,则俯仰阻抑;伤在关节,则伸屈不利;伤在胸胁,则心悸气急,若出现血气胸,则胸闷、气急、呼吸急促,甚至出现端坐呼吸。出血量大时,影响循环血量可出现大汗淋漓、烦躁不安、唇舌发绀等。伤在肚腹则脘腹痞满胀闷。若组织器官无器质性损伤,则功能障碍可以逐渐恢复;若组织器官有形态上的破坏损伤,则可表现损伤脏器的功能障碍。

【治疗】

内伤治疗以气血辨证为主。当有重要脏器损伤、多脏器复合伤、大出血伴有生命体征不稳定的急危重症时,应及时识别并积极抢救。抢救生命是内伤治疗的第一要务。损伤之症,气血亏损,外邪可乘虚而入,故其证变化多端。内伤治疗中必须认真进行辨证,根据伤情,判别类型,有针对性应对气血伤、脏腑伤及损伤危重急症,方能取得良好的效果。

内伤从施治场所分为医院外的现场院外施救和医院内的综合治疗。从治疗方法分为内治法和外治法。根据伤情的发展过程和阶段特点,治疗分为早期、中期和晚期 3 个阶段。

内治法是指主要通过内服药物达到治疗目的的方法。损伤内伤的治疗是中医骨伤学科的特色和优势,积累了丰富的经验。

创伤内伤,事发突然,多发生在医院外的自然环境中。院外急救首当其冲。抢救生命的紧急救护,要分清主次,缓急有序,分秒必争。及时而有效的急救,维持和保持呼吸道的通畅,维持和保持循环系统的功能,维持和稳定生命体征和体内环境。在抢救过程中,要采取一切措施解除危险因素,掌握正确的急救方法,防止发生二次损伤和并发症,以高度责任性,迅速安全地把患者从现场抢救出来,送到医院,给后续治疗创造有利的条件。

危重急症的院内抢救,需要多学科协同参加。五脏各有所司,六腑互为输泻。准确的判断内伤的部位和脏器,判断病情和病势,保护呼吸道通畅和循环的稳定,精准诊断,遵照临证诊疗指南有条不紊地实施急救。

药物疗法是贯穿内伤治疗整个过程的重要疗法。人体是一个完整的整体。维系生命活动,在外依赖于人与自然的和谐相应,在内依赖气血和畅,脏腑调达。治疗内伤,必须将局部损伤及其对人体整体的影响统筹考虑,辨证施治才能取得好的效果。

明·徐彦纯《玉机微义》:“损伤一症,专从血论”、《素问·至真要大论》:“疏其气血,令其调达,而致和平”“客者除之、劳者温之、结者散之、留者攻之、燥者濡之”“散者收之,损者温之。”这些论述体现了内伤治疗一般原则。

1. *内伤的三期辨证治法* 内伤的三期辨证治法是针对内伤后伤情演变规律和特点来进行施治的方法。

(1)初期治法:一般在受伤后 1~2 周。外力伤身,气血受损,气滞血瘀,为肿为痛。治疗当以活血化瘀、消肿止痛为主。多采用“攻下逐瘀法”“行气消瘀法”“清热凉血法”“开窍活血法”“补气摄血法”

等五法。

①攻下逐瘀法：适用于内伤后瘀血蓄积，大便秘结，腹胀拒按，苔黄，脉洪大而数。常用大成汤、桃核承气汤、鸡鸣散加减。对老年体弱者，不宜峻下，可用润下通便或攻补兼施的方法，可选用脾约麻仁丸、五仁丸、济川煎加减。

②行气消瘀法：为内伤后常用方法，适用于内伤后气滞血瘀，局部肿痛，无里热实证。常用以消瘀活血为主的桃红四物汤、复元活血汤、活血止痛汤加减，以行气为主的柴胡疏肝散、复元通气散、金铃子散加减，以及活血化瘀、行气止痛并重的血府逐瘀汤、活血疏肝汤、膈下逐瘀汤、顺气活血汤加减。

③清热凉血法：本法包括清热解毒与凉血止血两法。适用于内伤后感染，瘀血热毒交结内攻，或瘀血不化，郁而化热，血溢脉外。症见口渴、尿赤、大便秘结、便血、尿血、咳血及舌红、苔黄、脉数。常用清热解毒方剂有五味消毒饮、龙胆泻肝汤、普济消毒饮等加减。凉血止血方常用四生丸、小蓟饮之、十灰散、犀角地黄汤等加减。明·陈文治《疡科选粹》："盖血见寒则凝。"应用本法要注意防止寒凉太过。失血量少时，可与消瘀和营药同用。

④开窍醒脑法：本法用辛香开窍、醒脑安神、益气固脱的药物，治疗内伤导致气血逆乱、瘀血攻心、神昏窍闭的急危重症的方法。适用于外损内伤后神志昏迷者。昏迷分为闭证和脱证。闭证为实证，用开窍醒脑法。多见于颅脑外伤后，证见昏迷、不省人事，躁动不安，冷汗出，呼吸深而慢，或不规则或为叹息样呼吸，脉迟缓。治宜开窍、醒脑。常用至宝丹、夺命丹、三黄宝蜡丸、苏合香丸等加减。复苏后眩晕嗜睡、胸闷呕恶则宜熄风宁神，化痰祛浊，方用羚羊钩藤汤、桃仁四物汤加减。恢复期心神不安、眩晕头痛宜养心安神、平肝息风，用镇肝熄风汤和吴茱萸汤。

⑤补气摄血法：本法用于内伤出血，神志昏迷属于脱证者。脱证是虚证，纳伤后大出血，亡血伤津、脑失所养，气随血脱，元阳外越；证见，面色苍白，四肢厥冷，大汗淋漓、汗出如油，目合口开，神志淡漠，甚至神昏舌卷舌缩，脉细微欲绝。治宜益气回阳固脱。常用独参汤、生脉散、参附汤、急救回阳汤加减。

(2)中期治法：一般在受伤后3～8周。经过初期治疗，病情已经稳定，主要采用和法治疗。

和营止痛法：是内伤经过初期治疗后的主要治疗方法。此时瘀肿虽退，但未尽消，瘀血虽去，但新血未生，营卫不和，痛虽减但依然隐隐作痛。治宜和营生新、活血止痛；常用方剂和营止痛汤、橘术四物汤、定痛和血汤、和营通气散等加减。

(3)后期治法：一般在伤后8～12周。损伤日久，正气必虚。后期治疗主要是以补法为主。常用补气养血法、健脾益胃法、补益肝肾法。

①补气养血法：用于内伤后期，见有气血亏损之证。气血互根，临床应用要注意区别气血之偏胜偏衰，气虚者则补气为主、血虚者补血为主，气血两虚则气血双补，使得阴平阳秘，气血流畅，五脏调和。气虚用四君子汤，血虚用四物汤，气血两虚用八珍汤、十全大补汤。

②补益肝肾法：内伤时，尤其年老体弱者，胸腹部脏腑内伤的后期，脏器损伤已经修复，但常可见肝肾不足，导致病势绵绵，头晕目眩，耳聋、耳鸣，视物昏花，五心烦热、潮热盗汗、虚烦不得眠，舌红、脉弦细。临床上要注意肝肾之间的相互关系及肾阴肾阳之偏胜偏衰。养肝常兼补肾阴，以滋水涵木。在选方用药时，在补益肝肾方的基础上，还可以适当选用一些益气养血的药物，以增强补益之力。肾阳虚为主，方用金匮肾气丸、右归饮；肾阴虚为主则用六味地黄丸、左归丸。

③健脾益胃法：是损伤后期常用方法。适用于脾胃气虚，运化失司，纳谷不馨，食后腹胀满，面色萎黄，便溏，舌体淡胖、边有齿痕、苔薄白或厚腻，脉虚浮。常用补中益气汤、参苓白术散、归脾汤等加减。

2. 内伤的气血辨证治疗

(1)伤气内治法：内伤伤气主要有气滞、气闭、气脱和气虚四型。

①气滞者宜理气：是内伤治疗中最常见的，气滞常导致血瘀，两者如影相随。肝主疏泄，内伤气滞者，气机运行不畅，多伴有肝气郁结。理气药多辛温香窜，易耗气伤阴，应用时应注意。方用柴胡疏肝散、失笑散、逍遥散加减。

②气闭者宜开闭：内伤后，情志抑郁或痰浊瘀血阻碍气机，使气机闭阻不通，是内伤急危重症。治宜开闭通窍，破散闭结之气。破气药多香燥辛散，易耗气伤阴，唯用于气机壅塞之实证，中病即止。因破气者芳香走窜，多制成复方丸剂或散剂以备急用。辛香开窍多用苏合香丸，镇惊开窍用安宫牛黄丸、至宝丹，清热开窍用神犀丹、紫雪丹和羚羊钩藤汤。

③气脱者宜固气：内伤后，正气骤然受伤或胸腹腔内大出血等导致正气虚怯，气随血脱，阴阳欲离，是内伤急危重症。血虚气脱者，宜急服独参汤或参附汤；血瘀气脱者宜服夺命丹。

④气虚者宜补气：多见于内伤久不愈，正气虚衰者。五脏各有所司，补气有侧重。气虚以四君子汤为主方。心气虚宜补心汤，肺气虚宜玉屏风散，脾气虚宜参苓白术散，肾气虚宜金匮肾气丸。

(2)伤血内治法："善理血者，枯者滋之，瘀者行之，逆者顺之，此其大法也。"内伤伤血者须分清血瘀、血热、血虚、亡血，治宜活血、凉血、补血、止血，以活血最常用。

①血瘀者宜逐瘀：内伤后离经之血停积于皮下腠理之间或蓄积于脏腑空腔之内，不得消散则为瘀血。瘀血闭阻筋经，血行不畅，不通则痛。瘀血宿积经久不散，则为宿伤。根据瘀血的程度不同，活血有逐瘀活血、行血活血和和营活血。逐瘀药性峻烈，非实者不可用；且逐瘀药多苦寒、克伐过度易伤脾胃，故须防过用伤正。头部瘀血方用通窍活血汤、胸部瘀血方用血府逐瘀汤、膈下瘀血方用膈下逐瘀汤，腹部瘀血方用少腹逐瘀汤。根据瘀血所在的部位不同，临床使用时须多加用引经药佐之。

②血热者宜清热：内伤血热源于瘀血郁而化热或感染时热入营血。血瘀化热，宜清热凉血，方用犀角地黄汤；瘀热内聚成毒，则当凉血解毒，方用清营汤加减。

③血虚者宜补益：内伤出血或瘀血不去，新血不生或脾虚生化不足均可造成血虚。因此，损伤内出血必须明确判断出血的原因、部位，及时处理。方用四物汤、当归养血汤、归脾汤加减。

④血脱者宜固脱：是内伤急危重症，应果断处置，抢救生命。血脱多因为内伤时伤及脏腑，脏腑破裂，出血持续不止或突然大出血。气血互根，失血过多时，气浮越于外而耗散，出现血脱气散，气随血脱。血溢脉外，当以止血固脱，方用独参汤、参附汤、人参养荣汤加减。凡是知名大血管损伤或脏腑破裂，病理生理改变错综复杂，小量出血时体征轻微；在中量和大量出血时，出血不止，会迅速危及生命，应及时手术止血。

(3)气血两伤内治法：宜益气补血，方用八珍汤、十全大补汤加减。

第二节　头部内伤

头部内伤是头部外伤后出现以头痛头晕、恶心呕吐、躁动不安、意识障碍、昏迷不醒等为主要表现的病症。

脑位于颅腔内，表面被覆硬脑膜、蛛网膜和软脑膜。颅腔由坚固的颅骨组成，起保护脑的作用。脑与颅腔间存有间隙，内含流动的脑脊液以缓冲脑受到震动。脑由大脑、间脑、脑干和小脑四部分组成。

大脑包括左、右半球及连接两个半球的中间部分，即第三脑室前端的终板。大脑半球表面的灰质构成大脑皮质，其深部的白质形成大脑髓质。髓质内有基底神经节的灰质核团。大脑半球表面有许多深浅不同的沟，沟间的隆凸为脑回。每个大脑半球均可分为4个功能不同的脑叶，分别为额叶、顶叶、颞叶和枕叶。大脑半球的前侧是额叶，体积最大，是随意运动中枢，控制对侧躯体运动，在优势半球有书写中枢和运动性语言中枢，主管语言表达。额叶还与情感、智能、精神活动、内脏活动以及共济运动有关。顶叶位于额叶之后，其前侧管理对侧半身的深浅感觉和本体觉，后下侧在优势半球与语言信号的感受相关，具有读、写、用的功能，内侧面则具有控制括约肌的作用。颞叶位于颞部，其功能较为复杂，是听觉中枢，有听觉功能、记忆功能和学习视觉辨别能力等。枕部为枕叶，为视皮质所在地，有视觉认识、视物在现的功能等。髓质内的基底神经节是锥体外系的重要组成部分，与肌张力和肌肉的协调能力有关。

间脑位于中脑之上，尾状核和内囊的内侧两侧大脑半球之间。间脑的结构和功能十分复杂，通常被分为背侧丘脑、下丘脑、上丘脑、后丘脑和底丘脑5个部分，内含第三脑室，是感觉整合中枢和运动整合中枢，也是调节内脏及内分泌活动的中枢，调节体温、口渴、饥饿、情绪的中枢，具有管理生殖器官发育成熟及原始感觉运动等功能。

脑干包括中脑、脑桥和延髓，位于颅后窝的斜坡上，上接间脑，并在枕骨大孔处与脊髓相续。脑干是呼吸、循环中枢，其中包含了除嗅神经和视神经外的所有脑神经的神经核、沟通上下的全身感觉、运动神经束和网状结构，对维持意识状态、呼吸循环以及各种生命活动起重要作用。

小脑由两侧的小脑半球和中间的小脑蚓部组成，位于颅后窝、脑桥及延髓的后方，与肌张力、平衡以及精细的随意运动有关，其损伤后的症状以肌张力低下、共济失调及意向性震颤为代表。

当脑的某一部位受损时会出现与之相对应的症状和体征，有助于临床上对脑损伤的定位诊断。

中医理论认为，头部内含脑髓，为一身之主宰，诸阳所会，百脉相通。《黄帝内经》中已有关于脑髓的认识，谓“人始生，先成精，精成而脑髓生”，认为脑髓是由先天的精气生成。又谓“谷入气满，淖泽注于骨……泄泽补益脑髓”，说明了脑髓依赖后天水谷精微的补充润泽。此外，肾藏精，精生髓，髓荣脑，所以脑髓与肾密切相关。李时珍《本草纲目》中所说：“脑为元神之腑”，概括了脑髓主宰人类精神活动的功能。同时，脑髓亦有关于人体的正常功能，“髓海有余，则轻劲有力，自过其度；髓海不足，则脑转耳鸣，胫酸眩冒，目无所见，懈怠安卧。”明代的方贤归纳脑的特性是“喜静谧而恶动忧，静谧则清明内持，动忧则掉摇散乱。”

一、脑震荡

脑震荡也称为“脑气震荡”“脑海震荡”，是指头部遭受暴力伤害，颅脑损伤后即刻出现的短暂的脑功能障碍和逆行性遗忘。脑震荡是原发性脑损伤中最轻的一种，仅表现为中枢神经系统暂时的功能障碍。近年的研究发现，受力部位的神经元线粒体、轴突肿胀，间质水肿；脑脊液中乙酰胆碱和钾离子浓度升高，影响轴突传导，和脑组织代谢的酶系统紊乱。临床上，约有半数患者的脑干听觉诱发电位检查提示器质性损害的存在。脑震荡意识障碍的发生机制仍存争议，一般认为颅脑受外力打击的瞬间产生的脑脊液的冲击(脑室液经脑室系统骤然移动)、颅内压力的变化、脑血管运动功能紊乱、脑干的机械性牵拉扭动等因素，导致脑干网状结构受到损害，从而引起意识障碍。有学者认为，脑震荡可能是一种最轻的弥漫性轴索损伤。传统中医学所谓的脑震伤，涵盖的范围较为广泛，包括了某些未出现意识障碍，而以头痛、头晕为主要临床表现者。

【病因病机】

头部受到外力震击，如暴力直接打击头面部、头部撞击硬物、自下而上传导至头部的纵向暴力等，脑髓受震，损伤脑气，清·沈金鳌《杂病源流犀烛》说：“震则激，激则壅”，故而出现脑气壅聚，由此闭塞九窍，扰乱宁静之府，神明失司，出现魂不守舍，心气乱越。同时，气机壅滞导致血行不畅，血凝为瘀，气滞血瘀，阻于清窍，使清阳不得上升，浊阴不能下降，神明昏蒙，脑的功能发生障碍，诸症皆发。

脑震荡所受外力多不十分严重，神明虽被扰而未散失，当外力停止之后，壅滞的脑气得以疏泄，气机渐趋条达舒畅，九窍经隧逐渐开通，随之被扰神明得以恢复。然淤滞之血尚未消散，气机升降未得完全和谐。若素体强健，气血充足，或治疗及时得当，则瘀血得化，清阳得升，浊阴得降，气血来复，诸症得愈；若素体羸弱或是失治误治常遗患不已，此时属脑震荡后期，其病机主要为上虚和瘀积。正如《灵枢·口问》所说：“上气不足，脑为之不满，耳为之苦鸣，头为之苦倾，目为之眩。”头晕、耳鸣、目眩等主要症状为脑气虚所致。

【临床表现】

脑震荡临床表现的主要特点是伤后立即出现短暂的昏愦和逆行性遗忘。昏迷仅持续数分钟至十余分钟，通常不超过半小时。部分患者仅表现为瞬时的神志恍惚。同时，可伴有面色苍白、出冷汗、血压降低、脉弱、呼吸浅慢等自主神经和脑干功能紊乱的表现。意识恢复后不能回忆受伤前一段时间的情况及受伤经过，但对以往的事情能够记忆，称为逆行性遗忘。清醒后神志恢复正常，但可有头痛、头晕、疲乏无力、失眠、耳鸣、心悸、纳呆、恶心、呕吐、畏光、情绪不稳和记忆力减退等症状，随着时间的推移和适当有效的治疗可逐渐消失，一般仅持续数天、数周，少数可持续较长的时间。神经系统检查一般无明显阳性体征。

【辅助检查】

脑脊液检查和头部CT检查无异常发现。

【诊断及鉴别诊断】

1. 诊断依据

(1)有明确的外伤史。

(2)伤后即刻出现昏迷，一般不超过半小时，醒后神志正常，但存在逆行性遗忘。

(3)清醒后有头痛、头晕、目眩、耳鸣、恶心、呕吐等症状。

(4)神经系统检查无阳性体征，体温、呼吸、脉搏、血压在意识障碍期间可出现变化，清醒后恢复正常，脑脊液及影像学检查均显示正常。

2. 鉴别诊断

(1)脑挫裂伤：半数脑挫裂伤患者的昏迷时间

也在半小时以内，且无定位症状，可通过脑脊液检查予以鉴别。脑挫裂伤为血性脑脊液，而脑震荡在排除穿刺损伤出血的情况下脑脊液检查正常。头部CT有助于鉴别诊断。

(2)颅内血肿：颅内血肿可与脑震荡合并存在，但颅内血肿会加重昏迷，或是清醒数小时后再度昏迷。小血肿鉴别困难，头部CT检查可进行鉴别。

(3)外伤性头痛：两者均有外伤史，但外伤性头痛多无昏迷，且多能清楚叙述受伤及就医经过。

【治疗】

头部外伤后应卧床休息，减少不良刺激。做好解释开导工作，减轻其思想压力，消除顾虑和恐惧。针对自主神经功能紊乱采用中医辨证施治及镇静、镇痛，补充维生素等对症支持治疗。

1. 昏迷期　损伤后立即发生。

(1)气闭壅塞：证见昏愦并不深沉，对外界刺激尚有反应，面色苍白，两目紧闭，汗出肢软，气息微弱，或有大小便失禁，脉缓而弱。经数分钟到十数分钟逐渐清醒，面色转为正常，汗出得敛，气息平和，脉象由虚转实，而稍带数。治宜开窍通闭，可选用苏合香丸灌服。

(2)痰蒙诸窍：证见昏愦较深且持续时间偏长，目口紧闭，或有呕吐，脉实徐缓。治宜逐瘀醒脑，以通窍活血汤为主。

2. 清醒期　证见头痛、头晕，近事遗忘，恶心呕吐，纳食不香，烦躁难寐，怔忡健忘，神思不定等。舌质偏红、苔薄黄腻，脉弦滑。治宜升清降浊、活血化瘀，以柴胡细辛汤为主。

3. 恢复期　经3周左右，各种症状逐渐消失，部分患者仍遗留头痛、头晕等后遗症状，此时患者处于恢复期。

(1)瘀阻脑络：症见头痛不已，痛处固定，或轻或重。舌红或暗紫，或有瘀点瘀斑，脉弦涩。治宜活血通络，药用通窍活血汤加减。

(2)髓海不足：证见头痛、头晕，痛无定处，绵绵作痛；目眩、耳鸣，体倦乏力，咽干、舌燥。舌淡或红，脉多细数。治宜补肾生髓，方用杞菊地黄丸加益气养血药或血肉有情之品填精荣脑。

(3)痰浊阻滞：证见头痛重着或头痛如裹，多有头晕，心烦多梦，迟钝健忘，胸脘痞闷，纳食不香，苔白或黄腻，脉濡滑。治宜化痰健运，药用半夏白术天麻汤或温胆汤加减。

(4)肝阳亢盛：证见头痛头晕，烦躁难寐，烦则晕痛更甚，耳鸣泛恶，舌多偏红，苔少而黄，脉弦滑数。治宜平肝潜阳，药用天麻钩藤饮加减。

(5)心神失养：证见心神不安，怔忡惊悸，急躁易怒，失眠多梦，少气懒言，口干舌燥，舌淡，脉细弱少力。治宜养心安神，可选方药包括养心汤、天王补心丹或是黄连阿胶汤。

(6)气血亏虚：症见眩晕气短，神倦乏力，面色少华，纳食减少，心悸少寐，舌淡，脉细无力。治宜益气养血，以八珍汤或十全大补汤加减。

【预后】

脑震荡经过正确的治疗大多可以痊愈。除了适当的药物治疗、卧床休息，减少外界刺激外，护理是治疗的重要环节。合理的调养加上解除患者对脑震荡的恐惧心理，对患者早日康复有重要意义。同时，在治疗过程中还需警惕颅内出血的存在。

二、脑海损伤(脑挫裂伤、脑干损伤、颅内血肿)

脑海损伤又称为脑髓损伤，包括脑挫裂伤、脑干损伤和颅内血肿。

脑挫裂伤是由外力造成的原发性脑组织器质性损伤，着力部位和对冲部位均可发生。脑挫裂伤的轻重因损伤部位、范围和外力的大小的不同而相差悬殊，轻者临床表现和预后类同于脑震荡，重者深昏迷，甚至迅速死亡，治疗棘手，预后极差。

脑干损伤是发生于中脑、脑桥和延髓的损伤，可分为原发性与继发性两类。前者指暴力打击后直接发生于脑干部位的损伤；后者指在其他部位脑组织损伤的基础上波及的脑干损伤，如颅内血肿或脑水肿引起的脑疝压迫脑干引发的损伤。原发性脑干损伤约占颅脑损伤的2%)和重型颅脑损伤的5%～7%，致残率和病死率较高。

颅内血肿指外力引起颅内出血，在颅腔内的某一部位积聚达到一定体积，造成脑组织受压和颅内高压者。其发生率约占闭合性颅脑损伤的10%和重型颅脑损伤的40%～50%，若诊断处理不及时，常因进行性颅内压增高并发脑疝而危及生命。

脑损伤多不是单一损伤，常出现多种损伤合并存在的情况。

【病因病机】

1. 病因　脑海损伤由直接暴力或间接暴力引起。直接暴力引起者，多因钝器直接打击头部，如头部受到拳头、木棒、石块等打击，或是头部撞击硬物；间接暴力引起者，可因身体其他部位受到的外力传导至颅底所致，如高处坠落，足部或臀部着地，外力经脊柱传导至颅内引起脑海损伤，或是脑组织受到惯性的冲力而引起，如快速行驶的车辆突然紧急制动，由于惯性，脑组织与颅骨发生相对运动引起脑海损伤。

2. 病机 外来暴力伤及脑髓，扰乱脑气，轻者仅神明失守，尚可来复，重者神明散失，无以为救；或是脑髓脉络受损，血溢脉外，瘀停脑海，气机不畅，脑海气滞血瘀，而致清窍受阻，清阳不升，浊阴不降，神明被蒙，抑或出血过多，伤及神明，出现危候。正如《医宗金鉴·正骨心法要旨》所言："若伤重内连脑髓及伤灵明，必昏沉不省人事"。

(1)脑挫裂伤：脑挫裂伤可分为脑挫伤和脑裂伤，因两者常同时存在，故统称为脑挫裂伤。脑挫伤较轻，只有局部软脑膜下脑皮质表面散在出血点；脑裂伤的损伤范围较大，软脑膜、脑皮质以及深部的脑白质均出现碎裂，局部出血、水肿。由于脑挫裂伤时脑组织存在出血灶，故脑脊液呈血性。显微镜下亦可见到一系列的变化，包括皮质结构不清或消失；神经细胞胞质内空泡形成，尼氏体消失，核固缩、碎裂、溶解等坏死表现；胶质细胞变性水肿；间质水肿。脑组织的出血、水肿，进一步引起颅内压的升高。

(2)颅内血肿：颅内血肿按出现症状的时间可分为急性血肿(伤后3日内出现症状)、亚急性血肿(伤后4至21日出现症状)和慢性血肿(伤后22日以上才出现症状)。按血肿的位置可分为硬膜外血肿(血肿位于颅骨内板与硬脑膜之间)、硬膜下血肿(血肿位于硬脑膜与蛛网膜之间)和脑内出血(血肿位于脑实质内)。

硬膜外血肿多见于颞部、额顶部和颞顶部。最常见的出血原因是脑膜中动脉损伤。该动脉经棘孔入颅后，在近翼点处分前后两支。主干出血所致血肿，多在颞部并可向额部或顶部扩展；前支出血，血肿多位于额顶部；后支出血，多在颞顶部。此外，颅内静脉窦(上矢状窦、横窦)、脑膜中静脉、板障静脉或颅骨的导血管受损亦可出现硬膜外血肿。上矢状窦出血引起的血肿在其一侧或两侧，横窦出血引起的血肿多在颅后窝或颅后窝及枕部均有。少数未见骨折的患者，其出血原因可能是外力造成硬脑膜与颅骨分离时，撕裂了硬膜表面的小血管。

急性和亚急性硬脑膜下血肿可因脑皮质血管、桥静脉或静脉窦的损伤出血而引起。其中脑皮质血管的破裂出血为血肿的主要来源，多因对冲性脑挫裂伤所致，是脑挫裂伤的一种并发症，称为复合型硬脑膜下血肿，好发于额极、颞极及其底面。来源于桥静脉和静脉窦的血肿少见，但范围较广，多不伴有脑挫裂伤，称为单纯性硬膜下血肿。慢性硬膜下血肿的出血来源和机制尚不清楚。好发于老年人，常因轻微的头部外伤而诱发。部分无头部外伤史的患者，可能与营养不良、维生素C缺乏或是血管性疾病相关。

脑内血肿包括浅部血肿和深部血肿。浅部血肿多因脑皮质血管挫裂所致，常与硬膜外血肿同时存在，多见于额极、颞极及其底面；深部血肿由脑深部血管破裂引起，很少见。

颅内血肿的病理进程主要包括以下几个方面。①脑血液循环障碍：血肿的压迫可引起静脉回流障碍，使脑血液淤滞，产生缺氧，缺氧引起血管通透性增加，形成弥漫性脑水肿。脑水肿和血肿可造成颅内压升高，进一步使脑血流量减少，加重缺氧和脑水肿，颅内压亦随之升高，形成恶性循环。②脑脊液循环障碍：颅内压升高及血液淤滞导致的颅内静脉压升高，将引起脑脊液分泌增加和回吸收减慢；同时，脑水肿会造成蛛网膜下腔及脑池闭塞；随着颅内压的升高会形成脑疝，从而压迫中脑导水管。以上因素均会使脑脊液循环发生障碍。③脑疝形成：脑血液循环障碍引起的脑水肿和颅内压升高，最终能诱发脑疝的形成。脑疝可压迫脑干使其发生缺血性改变，导致脑干功能衰竭，从而危及生命。脑疝是颅内血肿的最终结果。若能及时清除血肿，将打破上述恶性循环，逆转各种病理生理改变；若未能及时清除血肿，上述因素互为因果造成的恶性循环最终将造成脑干的严重损害，导致其功能衰竭而死亡。

(3)脑干损伤：不同类型的暴力引起的脑干损伤不同。①头部侧方受力时，同侧的小脑幕游离缘将挫伤脑干；前额部受到外力时，脑干将与斜坡撞击而损伤；枕部受力时，枕骨大孔边缘与脑干撞击可损伤脑干。②头部受到旋转暴力时，脑干将因牵拉和扭转而致伤。③在头颈部的挥鞭样损伤中，可在延髓与颈髓的交界处损伤。④双足或臀部着地时的传导暴力常引起延髓损伤。脑干损伤后的病理学表现轻重不一。轻者仅见脑干部位的点状出血和局限性水肿。重者可见到脑干不同部位的挫裂、出血、水肿，局部坏死、软化等。

【临床表现】

1. 脑挫裂伤

(1)有头部外伤史，如钝性物体打击头部或头部撞击硬物等。

（2）意识障碍是脑挫裂伤最突出的症状之一。伤后即刻发生，其程度和持续时间与脑挫裂伤的轻重有关。轻者仅出现嗜睡或意识蒙眬等，持续时间仅为数分钟或数小时；重者出现迁延性昏迷，持续时间为数日、数周、数月甚至更长时间。与脑震荡相比，脑挫裂伤意识障碍的程度更严重，持续时间更长。通常将意识障碍持续时间超过 30 分钟作为区别脑挫裂伤和脑震荡的参考时限。

（3）头痛、呕吐等是脑挫裂伤最常见的症状。头痛可局限于某一部位，也可以是全头痛，间歇发作或是持续发作，伤后 1～2 周逐渐减轻。头痛发作的原因可能与蛛网膜下腔出血、颅内压增高或脑血管循环障碍有关。伤后早期出现的呕吐可由于受伤时第四脑室底的呕吐中枢受到脑脊液的冲击、蛛网膜下腔出血对脑膜的刺激或是前庭系统受刺激所致，晚期发生的呕吐常因颅内压的变化而引起。若出现持续剧烈头痛、频繁呕吐，或是好转后又恶化，应考虑颅内出血的可能。

（4）瞳孔变化：轻症患者一般不出现瞳孔的变化。广泛的脑挫裂伤患者，伤后立即出现双侧瞳孔散大，对光反射消失，同时伴有深度昏迷、四肢强直或四肢肌张力消失以及生命体征的显著变化。脑挫裂伤伴有动眼神经损伤者，可在伤后立即出现一侧瞳孔散大、对光反射迟钝或消失等变化，但无明显的意识障碍和肢体功能障碍；发生颞叶沟疝时，会出现一侧瞳孔散大、对光反射迟钝或消失，且伴有进行性加重的意识障碍和对侧肢体偏瘫；脑挫裂伤伴较重的蛛网膜下腔出血，刺激双侧动眼神经时，可见到双侧瞳孔对称性缩小，脑膜刺激征以及发热、剧烈头痛。

（5）生命体征变化：轻、中度脑挫裂伤患者多无明显改变。严重的脑挫裂伤患者会因颅内压增高，出现血压升高、脉搏缓慢和呼吸深慢，甚至出现病理性呼吸。

（6）神经系统体征：伤后立即出现与损伤区域相对应的神经功能障碍症状和体征，如对侧偏瘫、偏身感觉异常、同向偏盲和失语等。但额叶和颞叶等区损伤后可无明显的神经功能障碍症状或体征。

（7）脑膜刺激征：蛛网膜下腔出血，红细胞破坏产生的胆色质可引起脑膜刺激征，出现头痛加重、颈项强直和克氏征（Kernig 征）阳性。

2. 脑干损伤

（1）意识障碍：伤后立即出现，严重者呈深昏迷，各类反射消失，四肢软瘫；损伤较轻者，可存在角膜反射和吞咽反射，对疼痛刺激亦有反应。脑干损伤的意识障碍都较严重，持续时间长。

（2）瞳孔变化：可出现双侧瞳孔不等大，或双侧瞳孔极度缩小，或双侧瞳孔散大等表现。若累及动眼、滑车、展神经核或眼球运动协调中枢，可致斜视、复视等相应的眼球运动障碍，或是双眼协同运动障碍。

（3）锥体束征和去脑强直：脑干损伤可出现反射亢进和病理反射等锥体束征。去脑强直是脑干损伤的特征性表现，可为持续性、阵发性，或是由阵发性转为持续性。

（4）生命体征变化：主要表现为呼吸节律不整、抽泣样呼吸或呼吸停止、血压下降、脉搏细弱、高热等。若伤后立即出现呼吸功能障碍表明脑干损伤严重。

此外，常可见到消化道出血和顽固性呃逆。

3. 颅内血肿

（1）意识障碍：意识障碍是颅内血肿的主要表现。意识障碍出现的时间和程度与原发性脑损伤的轻重和血肿的形成速度密切相关。临床上可出现三种情况：①原发性脑损伤轻，不引起昏迷，随着血肿的形成开始出现意识障碍，即呈清醒到昏迷的状态；②原发性脑损伤略重，伤后出现昏迷，随后完全清醒或好转，血肿形成后又陷入昏迷，临床表现为昏迷、中间清醒、再昏迷；③原发性脑损伤较重，伤后出现昏迷，随着血肿的形成，昏迷进行性加重或呈持续性昏迷。发生硬膜外血肿时的原发性脑损伤多较轻，大多表现为①、②种情况。急性硬膜下血肿常伴有脑挫裂伤而成为复合性硬膜下血肿，多表现为持续昏迷或昏迷进行性加重，而单纯性硬膜下血肿或是亚急性血肿则多有中间清醒期；脑内血肿的表现类似于复合性硬膜下血肿。

（2）颅内压增高：表现为恶心、呕吐等，伴有血压升高、呼吸和脉搏缓慢等生命体征变化。

（3）瞳孔改变：当颅内压增高到一定程度，便可形成脑疝，出现瞳孔改变。

（4）神经系统体征：伤后立即出现的神经系统症状和体征，为原发性脑损伤所致。逐渐出现的症状和体征为血肿压迫功能区或脑疝所致。单纯硬膜外血肿，若未压迫功能区，早期较少出现体征；当血肿引起小脑幕切迹疝时，表现为对侧锥体束征。随着脑疝的发展，脑干严重受压，导致去脑强直。

【辅助检查】

1. 脑挫裂伤

(1)CT扫描:是目前最常用、最有价值的检查手段。可以清楚显示脑挫裂伤的部位、范围和程度,了解脑室受压和中线移位情况。其典型表现为局部脑组织内有高低密度混杂影,低密度影为水肿区,高密度影提示出血灶。

(2)MRI:MRI对于颅脑损伤的诊断准确率高于CT,尤其适合于较小病灶的检测。但由于其检查时间较长,很少用于急性颅脑损伤的诊断。

(3)X线摄片:可用于了解是否存在颅骨骨折,有助于着力部位、致伤机制和伤情判断。

(4)脑脊液检查:可通过腰椎穿刺进行脑脊液检查、测定颅内压或引流血性脑脊液。通过观察脑脊液是否含血可与脑震荡相鉴别。

2. 脑干损伤

(1)CT扫描:通过CT扫描可以发现脑干内的出血灶,表现为点片状的高密度影,周围的脑池狭窄或消失。

(2)MRI:对小出血灶和组织撕裂情况的显示优于CT。组织撕裂伴出血在T_1加权像中呈高信号,在T_2加权像中呈低信号;不伴有出血的组织撕裂在T_1加权像呈低信号,在T_2加权像呈高信号。

(3)脑干听觉诱发电位(BAEP)检查:由于听觉传导路在脑干中分布广泛,可通过BAEP检查了解脑干功能。脑干损伤后,受损平面以上的各波显示异常或消失。

3. 颅内血肿 CT扫描。通过CT扫描可以直接显示血肿,了解脑室受压和中线结构移位程度,了解并存的脑挫裂伤和脑水肿的情况。硬膜外血肿在CT片上表现为颅骨内板与硬脑膜之间的双凸镜形或弓形高密度影;急性或亚急性硬膜下血肿表现为脑表面新月形高密度、混杂密度或等密度影;脑内血肿表现为脑挫裂伤区附近或深部脑白质内类圆形或不规则高密度影。

【诊断】

1. 硬膜外血肿

(1)有明确的头部外伤史。

(2)伤后当时清醒,以后出现昏迷,或是伤后经历意识障碍、中间清醒或好转期,再次昏迷的过程。

(3)X线摄片可显示骨折线经过脑膜中动脉或静脉窦沟。

(4)CT扫描可确诊,表现为颅骨内板与硬脑膜之间有双凸镜形或弓形高密度影。

2. 硬膜下血肿

(1)有较重的头部外伤史。

(2)伤后出现意识障碍并进行性加重,可出现中间清醒期。

(3)伴有颅内压增高症状。

(4)CT扫描可确诊,表现为脑表面新月形高密度、混杂密度或等密度影,中线移位,脑室受压;MRI为短T_1、长T_2信号影。

3. 脑内血肿

(1)较重的头部外伤史。

(2)伤后出现意识障碍,或存在中间清醒期。

(3)CT扫描可以确诊,表现为脑挫裂伤区附近或脑深部白质内的类圆形或不规则高密度影。

【治疗】

1. 手术治疗 急性颅内血肿确诊后原则上应手术治疗,多采用骨瓣或骨窗开颅,清除血肿,确切止血。

(1)硬膜外血肿:多发生于着力部位,开颅方式依据CT扫描所见进行选择;若脑膜张力过高或怀疑有硬膜下血肿,应切开硬膜进行探查;病情危急,来不及行CT扫描定位血肿时,应直接根据损伤方式和机制、瞳孔散大侧别、头部着力点、颅骨骨折部位等确定钻孔顺序后,进行钻孔探查,再扩大成骨窗清除血肿,一般先选择瞳孔散大侧颞部骨折线处钻孔。

(2)硬膜下血肿:硬膜下血肿可见于着力部位和对冲部位,因此在紧急情况下,未做CT扫描定位血肿时,应同时钻孔探查着力部位和对冲部位,额、颞及其底部是硬膜下血肿最常见的部位,应特别注意。

(3)脑内血肿:多数脑内血肿在清除硬膜下血肿和明显碎裂的脑组织后即可显露。脑深部血肿,中线移位,出血量较大时,清除颅内血肿后宜去骨瓣减压。

2. 非手术治疗 伤后病情稳定,无明显意识障碍,CT扫描示血肿量少于30 ml,中线结构移位小于1cm者,可采用非手术治疗,但应密切观察病情变化。

(1)保持呼吸道通畅,密切观察神志、瞳孔和生命体征变化。

(2)可根据病情给予吸氧,防治脑水肿;应用抗生素,防治感染;维持水、电解质及酸碱平衡;促进脑与神经功能恢复等治疗。

(3)应用止血药。血肿较小时,可防止血肿增大;血肿清除术后可防止再出血。可选用氨甲苯酸或酚磺乙胺等。

(4)中医辨证治疗。①瘀阻脑络:头痛头昏,痛处固定,痛如锥刺,或有偏瘫,或有失语,或有耳目失聪。舌质紫暗有瘀斑,脉弦。治宜祛瘀通络,方用通窍活血汤加减。②痰浊上蒙:头痛头重,健忘,反应迟钝,胸脘痞闷,恶心、呕吐。舌胖、苔白腻或黄腻,脉濡滑。治宜化痰宣窍,方用涤痰汤加减。③肝阳上亢:头痛眩晕,烦躁易怒,面色潮红,耳鸣、耳聋,多梦不寐,泛泛欲吐,口干苦,小便黄。苔黄,脉弦数。治宜平肝潜阳,清热息风,方用镇肝熄风汤加减。④心脾两虚:头痛眩晕,倦怠乏力,心悸怔忡,心神不安,面色萎黄,唇甲色淡。舌淡,脉细弦。治宜益气健脾,补血养心,方用归脾汤加减。⑤肾精不足:眩晕健忘,耳聋耳鸣,视物模糊,神疲乏力,腰膝酸软,舌淡、少苔,脉沉细。治宜补肾益精,方用杞菊地黄丸加减。

【预后】

脑海损伤中硬膜外血肿是颅内血肿中治疗效果最好的,目前的病死率已下降至10%左右。单纯硬膜外血肿大多伴有较严重的脑损伤,其预后差于硬膜外血肿。脑内血肿预后更差,病死率可高达50%。

脑海损伤中出现死亡的原因一般有以下几种:①治疗不及时,脑疝形成时间过长,脑干发生不可逆性损害;②血肿清除不彻底或止血不善,术后再次形成血肿;③遗漏其他部位血肿;④并发严重脑损伤或其他合并伤。

脑海损伤中突然发生,病情凶险,准确的诊断,及时有效的治疗,对预后有较大的影响。对治疗效果的客观评估,细致有效的护理和心理疏导,对患者的早日康复有重要意义。

第三节 胸部内伤

一、概　述

胸部居人体上部,上连颈项,下有膈肌与腹部相连接。胸部由肋骨、胸椎和胸骨组成上窄下宽桶状胸廓结构。胸廓内有心、肺两大脏器,两肺之间的纵隔内有进出心肺的大血管和食管、气管。心主血脉、肺主气,人体气血运行的条畅源于心肺功能的健全。

《医宗金鉴·正骨心法要旨》曰:"伤损胁肋胀痛之证……若胸腹痛,大便不通,喘咳吐血者,乃瘀血停滞也"。胸部内伤是外力直接作用于胸部,或突然屏气闪挫,引起气血失和,导致胸闷、疼痛、气急咳逆,甚而咯血等证。胸部内伤在临床上极为常见,单纯伤气者,以胸胁闷胀、气急、喘促、疼痛走窜并伴有深呼吸、说话或咳嗽时牵掣作痛为特点。单纯伤血者,以胸胁胀满、疼痛、痛点固定不移为其特征,其则胸满气促,咳血吐血;严重时可出现烦躁甚至昏迷,汗出肢冷,四肢厥逆,口唇发绀等凶险之症。胸部脏器损伤在临床上较少见,但症状一般较危重,一旦有脏腑破裂,气血离散,则可危及生命。

内伤的治疗以调理气血为主,结者散之、虚则补之、实者泻之,按气血、脏腑辨证论治。胸部内伤合并内脏破裂或较大血管出血者,则及时手术治疗。

胸部内伤,经过治疗,一般可以获得痊愈,如果失治误治,病情缠绵,气滞成结,血瘀不散,形成陈伤。

二、气　胸

胸膜腔是由脏层胸膜和壁层胸膜构成的密闭性潜在腔隙,内不含空气,呈负压状态。任何原因使气体进入胸膜腔,导致胸膜腔内积有游离气体称为气胸。胸膜腔内的游离气体多位于不同体位时的胸腔上部。当某些原因导致胸膜腔粘连时,游离气体会局限于某些区域,出现局限性气胸。正常的胸膜腔负压有利于肺的扩张和静脉回流,并维持纵隔位置居中。一侧胸腔积气后,胸膜腔内的负压减少、消失甚至成为正压,伤侧的肺脏受压萎缩,纵隔向健侧移位,严重时压迫健侧肺,并影响腔静脉的回流,导致不同程度的呼吸、循环障碍。纵隔移位可通过胸骨上窝气管的位置进行判断。根据肺脏压缩的程度可分为少量气胸(肺压缩≤30%)、中量气胸(肺压缩 30%~60%)和大量气胸(肺压缩≥2/3)。

【病因病机】

直接暴力或间接暴力引起胸部创伤时,常合并气胸。当发生闭合性胸部创伤时,若存在肺组织、气管、支气管、食管等的破裂,空气可经裂口进入胸膜腔,形成气胸;也可因胸部的开放性创伤穿破胸膜,外界空气逸入胸膜腔所致。临床上将气胸分为闭合性气胸、开放性气胸和张力性气胸。

1. 闭合性气胸　多为肋骨骨折的并发症。气体因肺裂伤、小的胸壁穿透伤等进入胸膜腔,但由于伤口较小，气体进入后，裂口马上闭合。也可由颈、胸部的有创检查，胸部针灸等医源性因素所致。

进入胸膜腔的气体挤压伤侧肺组织，使伤侧的肺发生萎陷。同时，伤侧胸膜腔内的压力升高，将纵隔向健侧推挤，健侧肺也受到不同程度的压迫。肺的通气和换气功能受到影响，其结果是导致呼吸功能障碍，出现呼吸困难和不同程度的缺氧症状。肺萎缩的程度与进入胸膜腔的气体量有关。

2. 开放性气胸　当胸壁穿透伤的伤口无法自行闭合时，形成开放性气胸，胸膜腔与外界空气相通，大量空气经穿透伤口进入胸膜腔，伤侧肺因气体压迫而严重萎缩。由于伤侧的胸内压显著高于健侧，纵隔向健侧移位明显，严重影响健侧肺的扩张。上述变化将引起呼吸功能障碍，且呼吸困难的严重程度与胸壁缺损程度密切相关。开放性气胸时，外界空气可随呼吸自由进出胸膜腔，导致伤侧胸内压伴随呼气、吸气而变化，两侧胸膜腔压力的失衡亦随之呈周期性改变，吸气时纵隔向健侧移位，呼气时向伤侧移位，产生纵隔扑动。纵隔扑动和移位将导致心脏大血管扭曲，使腔静脉回流受阻，引起循环障碍。

3. 张力性气胸　气管、支气管或肺损伤处形成活瓣，气体随吸气时进入胸膜腔，呼气时活瓣关闭，气体不能排出，使胸膜腔内压力逐步增高至大于大气压。张力性气胸又称为高压性气胸。伤侧肺压缩严重。两侧胸膜腔内压力差异显著，纵隔向健侧移位明显，使健侧肺受压，腔静脉回流受阻。上述变化引起呼吸、循环功能紊乱。高于大气压的胸内压，驱使气体经气管、支气管周围疏松结缔组织或壁层胸膜裂伤处，进入纵隔或胸壁软组织，形成纵隔气肿或面、颈、胸部的皮下气肿。

【临床表现】

1. 闭合性气胸　胸膜腔内积气量少者，可无明显症状体征；积气超过中等量者，可出现呼吸困难、胸痛、胸闷、气短、气促等表现。伤侧胸廓饱满，呼吸运动减弱，气管向健侧移位，听诊呼吸音降低或消失，伤侧胸部叩诊呈鼓音。

2. 开放性气胸　伤后出现明显的胸胁疼痛、胸满气促、呼吸困难、端坐呼吸、鼻翼煽动、口唇发绀、颈静脉怒张。伤侧胸壁有开放性伤口，气体进出胸腔在伤口处形成吸吮样声音，称为胸部吸吮伤口。气管向健侧移位，伤侧胸部叩诊呈鼓音，听诊呼吸音减弱或消失。严重者，可出现面色苍白、汗出肢冷、血压下降，甚则昏迷，脉弦细而数等休克表现。

3. 张力性气胸　严重或极度呼吸困难，发绀、烦躁、意识障碍、大汗淋漓、心率加快、血压降低、脉细数。颈部气管向健侧明显移位，颈静脉怒张，多有明显的皮下气肿。伤侧胸廓饱满，触诊可及捻发音，叩诊呈鼓音，听诊呼吸音消失。

【辅助检查】

1. 闭合性气胸　胸部X线检查伤侧可见不同程度的肺萎陷和胸膜腔内积气，伴有胸腔积液者可有液平面。

2. 开放性气胸　胸部X线检查可见伤侧胸膜腔内大量积气，肺萎陷，纵隔向健侧移位。

3. 闭合性气胸　胸部X线检查显示伤侧胸腔内积气严重，肺完全萎陷，纵隔向健侧移位，并可见纵隔增宽、胸壁软组织肿胀影，纵隔和皮下气肿影。胸腔穿刺可见高压气体外推针筒芯。

【诊断】

1. 闭合性气胸　根据有胸部外伤史及上述症状和体征，并结合X线表现，可做出诊断。

2. 开放性气胸　患者有胸壁穿透伤病史，出现上述症状和体征，结合X线检查，可确诊。

3. 张力性气胸　根据病史、临床症状和体征，结合X线检查可做出诊断。

【治疗】

1. 闭合性气胸　气胸积气量较少，肺压缩在30%以下，可不予特殊处理，嘱其多卧床休息，一般1～2周可自行吸收；中量或大量气胸需进行胸腔穿刺，抽尽气体，或行胸腔闭式引流术，促使肺尽早扩张。胸腔穿刺点为第2肋间与锁骨中线的交叉点处或腋中线第4～5肋间。中药内治以顺气化痰、宽胸宣肺为主，佐以活血化瘀，方用木香顺气汤为主进行加减。若仅出现气逆者，方用清肺饮或苏子降气汤加减；若出现发热、咳嗽痰多、苔黄、脉数等肺热证候，治宜宣肺清热，方用苇茎汤加减。后期可内服沙参麦冬汤。

2. 开放性气胸

(1)急救处理：使用无菌敷料如凡士林纱布、棉垫等或清洁不透气敷料和压迫物，在呼气末封盖伤口，并加压包扎，将开放性气胸转变为闭合性气胸。迅速转运。如在转运途中出现呼吸困难加重，应在呼气时开放密闭敷料，排出高压气体后再封口。

(2)院内处理措施：持续给氧，补充血容量，纠正休克；清创，闭合胸壁伤口，并行胸腔闭式引流；给予抗生素，鼓励咳嗽排痰，预防感染；若怀疑胸腔内脏器严重损伤或进行性出血，需行开胸探查术。

(3)中药内治：急救时，可用独参汤或二味参苏饮；继服玉真散；再服逐瘀护心散以防瘀血攻心。病情稳定后，治宜活血清肺、行气散结，以清肺饮为主方加减；若感胸闷不适，可用复元通气散或调经散。

3. 张力性气胸 确诊后迅速以粗针头穿刺胸膜腔减压。进一步行胸腔闭式引流，排气孔外接恒定负压的吸引装置，加快气体排出，促使肺复张。使用抗生素预防感染。停止漏气 24 小时后，经 X 线检查证实肺已复张，方可拔出引流管。若持续漏气而肺难以复张者，应考虑开胸手术探查或胸腔镜手术探查。

三、血 胸

胸部任何组织的损伤出血，血液积聚于胸膜腔者称为血胸。与气胸并见者称为血气胸。血胸在胸部创伤中很常见，几乎每一个胸膜或肺部损伤的患者都会存在不同程度的血胸。胸内大出血是胸部创伤早期死亡的重要原因之一。血液是良好的细菌培养基，故晚期血胸常出现化脓感染。

【病因病机】

外来暴力损伤肺和胸膜时，均可伤及血管；肋骨骨折的骨折端亦可刺伤其周围的血管，造成胸内出血，离经之血滞留胸腔引起血胸。

出血可来自以下结构：①肺组织裂伤出血，常可自行停止；②心脏或大血管，包括主动脉及其分支，上、下腔静脉，肺动、静脉；③胸廓血管，包括胸廓内动、静脉和肋间动、静脉。临证时应辨清出血部位。体循环动脉、心脏或肺门部大血管损伤通常出血量较大，而致大量血胸。大量血胸压迫伤侧肺，并推移纵隔，使健侧肺受压，影响呼吸功能；血容量减少，胸膜腔负压被破坏和纵隔移位造成腔静脉扭曲，将导致循环功能障碍。血胸形成后，若出血停止，称为非进行性血胸；血胸形成后，仍持续出血，症状不断加重则称为进行性血胸。肺、膈肌和心包的运动能去除积血中的纤维蛋白，使其不易凝固。若出血量大而迅速，超过肺、膈肌和心包运动的去纤维蛋白作用时，胸腔内的积血发生凝固，形成凝固性血胸。胸膜受刺激后渗出纤维素，与凝血块一起盖于胸膜表面，成纤维细胞和成血管细胞逐渐侵入，发生机化，形成纤维板，称为机化血胸。纤维板无弹性，限制了肺和胸廓的活动，影响呼吸运动，引起呼吸功能障碍。若纤维组织完全填塞胸膜间隙，则称为纤维血胸。血液是良好的培养基，经伤口或肺破裂口进入胸膜腔的细菌会在积血中滋生繁殖，引起感染性血胸，化脓后，将导致脓血胸。部分患者初次检查无血胸，48 小时后发生血胸，称迟发性血胸。多因肋骨骨折端刺破血管或是血管破口的血凝块脱落所致。

【临床表现】

临床症状与出血量、出血速度和个人体质有关。出血量在 400ml 以内的血胸患者，通常无明显症状。出血量超过 400ml 时可有不同程度的呼吸急促、面色苍白、心率加快、血压下降、脉搏细速和末梢血管充盈不良等低血容量休克表现。查体可见伤侧胸廓饱满、气管向健侧移位，叩诊呈浊音，听诊呼吸音减低。

【辅助检查】

立位胸部 X 线片容易发现 200ml 以上的血胸，卧位时胸腔积液超过 1000ml 也不容易发现。通过胸部 X 线检查，可以初步判断胸腔积血的量：胸腔积血≤0.5L 为少量血胸，显示肋膈角变钝；0.5～1L 为中量血胸，显示液平面平肺门；≥1.0L 为大量血胸，显示液平面超过肺门。

【诊断】

根据临床症状和体征，结合影像学检查，不难诊断。胸膜腔穿刺抽出血液可确诊。

具有以下征象提示存在进行性血胸：①持续脉搏加快，血压下降，或虽经补充血容量，血压仍不稳定；②闭式胸腔引流量每小时超过 200ml，持续 3 小时；③血红蛋白量、红细胞计数和血细胞比容进行性降低，引流胸腔积血血红蛋白量和红细胞计数与周围血相近。

出现以下情况，提示感染性血胸：①出现畏寒、高热等感染的全身表现；②抽出胸腔积血 1ml，加入 5ml 蒸馏水，出现浑浊或絮状物；③胸腔积血中，白细胞计数明显增加，红细胞与白细胞比例为 100∶1；④积血涂片和细菌培养发现致病菌。

【治疗】

1. 非进行性血胸 根据积血量多少采用胸腔穿刺抽吸或胸腔闭式引流术治疗，及时排出积血，促使肺复张，改善呼吸功能，并给予抗生素预防感染。穿刺点位于腋中线和腋后线之间的第 6～8 肋间。失血过多者，补充血容量。胸腔穿刺抽血时，一次不超过 1500ml。若出现心慌不适或胸痛、咳嗽等，应停止抽吸，避免纵隔内的脏器移动过快。积血较多者，可分次抽吸，每日 1 次。

2. 进行性血胸 改善通气,积极抗休克治疗。及时行胸腔探查手术,处理出血,可采用胸腔镜进行探查。胸腔镜具有创伤小、恢复快、疗效好等优点。

3. 凝固性血胸 出现凝固性血胸,应在纤维板形成之前,行剖胸手术,取出血凝块,并做胸腔引流。

4. 机化性血胸 血胸形成后3~5周行胸膜外纤维层剥离术。过早手术则纤维层尚未形成,无法整片剥离;过晚则纤维组织已深入肺组织,剥离时容易伤及肺和胸膜,肺广泛纤维变性后无法复张。

第四节 腹部内伤

一、概 述

腹部损伤是指腹壁及腹腔内脏器的损伤,可分为闭合性和开放性两大类。腹部内伤属闭合性损伤,是腹部常见的一类损伤。

腹壁上界为剑突、肋弓,第11、12肋骨游离端;下界为耻骨联合、腹股沟韧带、髂嵴。腹腔上界为膈肌;后壁为腰椎和躯干伸肌、腰大肌、腰方肌、髂腰肌;前壁主要是腹直肌、腹外斜肌、腹内斜肌及腹横肌;下界为小骨盆腔。膈肌的左右两侧分别达到第4、5肋间水平。腹腔内脏器有肝、胆、胰、胃、脾、大小肠、子宫、膀胱等。腹壁在保护腹内脏器,维持腹压,固定脏器位置和呼吸、咳嗽、呕吐、排便等方面起重要作用。

经过两侧肋弓下缘和髂嵴最高点的两条横线和经过左右锁骨中点和腹股沟韧带中点的两条纵向连线将前腹壁分为三区九部。腹上区分为左右季肋部和上腹部;腹中区为两侧的腰部和中间的脐部;腹下区为左右腹股沟部和腹下部。成年人各区的腹腔内脏器在腹前壁的投影:右季肋区肝右叶大部、胆囊一部分、结肠肝曲、右肾上极。腹上部有肝右叶小部分、左叶大部分、胆囊、幽门和胃体一部分、十二指肠、胰、两肾的一部分、肾上腺、腹主动脉、下腔静脉。左季肋区有肝左叶小部分、胃贲门、胃底和胃体的一部分、脾、胰尾、结肠脾曲、左肾一部分。右腰部有升结肠、部分右肾、右输尿管、部分空肠。脐区有胃大弯、横结肠、大网膜、十二指肠、部分回肠、部分右肾、腹主动脉、下腔静脉。左腰部有右降结肠、部分左肾、左输尿管、部分空肠。右髂区有盲肠、回肠末端、阑尾。腹下部有膀胱、子宫、部分回肠、部分乙状结肠。左髂区有乙状结肠、部分回肠。

腹腔指膈以下、盆膈以上腹前壁与腹后壁之间的腔隙。腹腔内组织上被覆有腹膜。腹膜为一层薄而透明的浆膜,表面光滑湿润,分为壁腹膜和脏腹膜。壁腹膜贴附于腹壁内表面,由躯体神经支配;脏腹膜包被脏器表面,由内脏神经支配,对牵拉敏感。壁腹膜和脏腹膜互相延续移行共同组成腹膜腔隙,腹膜腔隙内有少量的浆液。男性腹膜腔是密闭的;女性通过输卵管腹腔口、输卵管、子宫和阴道与外界相通。腹腔分为大、小腹膜腔。

根据腹膜被盖组织的状况,将腹内组织分为腹膜内器官、腹膜间位器官和腹膜外器官。脏器的各面被腹膜包被称之为腹膜内器官。腹膜内器官有胃、十二指肠上部、空肠、回肠、盲肠、阑尾、横结肠、乙状结肠、脾、卵巢、输卵管。脏器被腹膜包被三面称之为腹膜间位器官,腹膜间位器官有升结肠、降结肠、直肠上段、肝、胆囊、膀胱和子宫。只有一面包被有腹膜的脏器称之为腹膜外器官,腹膜外器官有十二指肠降部和水平部、直肠中段、胰、肾、肾上腺和输尿管。内伤时,区别腹腔内外脏器的损伤对临床有重要意义。腹腔外脏器的损伤,手术治疗时,一定在腹腔外进行,以免导致腹腔内感染或出现术后粘连等合并症。

对胸下部和上腹部的损伤,有胸腹联合伤的可能。腹壁的体表投影对临症时判别损伤的脏器有较明确的指向作用。

腹部内伤包括腹部挫伤、腹部屏伤、腹部挤压伤、腹部内脏破裂伤、腹膜后血肿、会阴部损伤和腹部陈伤。多由于屏气、挤压、撞击和碾挫伤引起。严重的脏器或大血管损伤是内伤急危重症,可以因为急性大出血而导致失血性休克或死亡。肠腔损伤,肠内容物外漏可以导致严重的腹腔内感染。故对腹部损伤特别是一般情况较差或持续恶化的病人,要对伤情迅速做出判断,采取针对性有效的治疗措施。

【病因病机】

直接暴力和间接暴力均可造成腹部内伤。闭合性损伤多系钝性暴力所致;开放性损伤多由于尖锐器具所伤;如未穿透腹膜,称之为非穿透伤;如果腹膜破裂，腹内脏器损伤，则为腹腔穿透伤。在穿透伤中，有入口、出口的称为腹腔贯通伤；只有进口而没有出口的称之为非贯通伤。腹部内伤的损伤程度，与外力的大小、作用部位和受伤脏器有关。腹腔内实质性脏器，如肝和脾，被系膜和韧带固定，活动度小，脏器组织脆弱，受到外力时，易破裂而引起致命的大出血。空腔器官相对活动度大，破裂或断裂多数发生于开放型损伤。一般情况下，闭合性内伤导致破裂和断裂的可能性较少。但是遇到高能量损伤如交通事故或严重生产事故时，由于腹腔内的大部分空间为肠腔组织，组织之间连接紧密，位置表浅，缺少保护，外伤突然作用于肠壁，使肠腔内压力骤然升高，肠内容物排开受阻，可以导致肠壁破裂，要高度警惕。肠破裂后，肠内容物进入腹腔，导致腹内感染，引发急性腹膜炎。

【诊断】

病史对于腹部损伤的诊断非常重要。要详细询问受伤的经过及受伤后出现的症状，特别要关注临床症状的演变过程。如疼痛的性质和范围，空腔脏器破裂时，小的裂口初始疼痛局限，当发生腹膜炎时腹肌紧张、全腹疼痛、疼痛剧烈、有压痛、反跳痛。实质脏器包膜下血肿时，由于包膜的限制，出血量不大，血流动力学不受影响，当包膜破裂则可引起大出血，导致循环血量急剧减少。肝、脾破裂后，因为出血刺激膈肌，引起肩部放射性疼痛。通过病史还要了解有否呕吐、恶心，有否吐血、便血和尿血，以判断出血部位，上消化道出血多呕血、吐血，下消化道出血多便血。血色鲜艳，黑粪则为上消化道出血。尿血多为肾、膀胱或尿道损伤。

1. 体格检查　要有序地进行。检查时室温要适宜，光线要充足，暴露要充分。动作要轻柔，检查要全面。对可疑的阳性体征要反复、多体位检查，以明确之。

2. 全身情况　首先要对全身一般状况进行检查，如呼吸、血压、脉搏、意识状态，迅速判断是否存在生命体征不稳定现象。注意观察面容和面部表情。一般无脏器破裂者，意识清晰，有大出血者可有面色苍白或萎黄、表情淡漠、血压下降、心率加速、烦躁不安、意识淡薄甚至休克昏迷。对于有生命体征不稳的要有针对性地进行重点检查，准确及时的做出诊断，争取时间，开展施救。

3. 腹部检查　按照视、触、叩、听的顺序进行。

(1)视诊：腹部及会阴部有无皮肤擦伤痕迹，有无皮下瘀血和肿胀。直接暴力损伤时多会留下局部伤痕。腹部两侧是否对称，有无膨隆，有否肠型。观察呼吸时的腹肌运动状态，腹膜炎时腹壁呈反射性僵直，随同呼吸的腹式活动消失。当尿道损伤，尿潴留时，可见下腹部膨隆。

(2)触诊：腹部触诊是重要的检查方法。通过触诊可以明确腹痛的具体部位及可能损伤的组织，有无脏器的肿大和压痛。肝包膜下血肿时能触及肿大的肝。胆囊受伤时，胆囊触痛征阳性。腹部有腹肌紧张、压痛和反跳痛是内脏出血或空腔脏器破裂引起急性腹膜炎的体征。

(3)叩诊：胃肠道破裂时，游离气体进入腹腔，全腹呈鼓音，肝浊音界消失。叩诊发现有移动性浊音，提示有腹腔内出血。

(4)听诊：主要听肠鸣音。在腹腔内感染时，肠鸣音多减弱或消失。

4. 诊断性穿刺　诊断性穿刺是一项重要的简单、安全、有效的有创检查方法，对腹内损伤，特别是对于脏器损伤的诊断有较高的阳性率。一旦临床怀疑有脏器破裂，应积极选用诊断性穿刺，明确诊断。病史和临床查体可以提示穿刺部位的选择。一般上腹部损伤选择肋弓下腹直肌外缘，下腹部选择在脐与髂前上棘连线的中、外 1/3 交界处，侧腹部在脐水平与腋前线交叉处。穿刺应该选用腹腔穿刺针，应急时可用 8 号或 9 号注射针或腰穿针。穿刺应该在局部麻醉下进行。穿刺针与腹壁垂直，按照解剖层次逐层负压下进针，以鉴别穿刺液的来源。穿过腹膜，进入腹腔后，有明显的脱空感，此时可再徐徐推进少许，抽吸到液体时，应该对穿刺液体做出初步判断，如为血性，一般为实质脏器损伤；如为浑浊液体，甚至有肠内容物，则多为肠腔破裂或穿孔。穿刺液必须立即送化验室，明确性质。下腹部损伤时，导尿也是诊断尿道和膀胱损伤的常用方法。

5. 影像学检查　腹部损伤的常用影像学检查是 X 线、B 超和 CT 扫描。三种检查方法各有所长，也都有一定的不足，临床对高度怀疑腹腔内脏器损伤时，为了提高诊断正确率可以结合应用。

(1)X 线检查：作为普及的、初始有效的地位不可忽视。在腹部闭合性创伤，尤其是在脏器破裂的诊断中具有重要的临床意义。腹部 X 线片发现膈下游离气体，即为胃肠道破裂提供了证据。但阳性率较低是缺陷。当破裂口较小，早期局部肠痉挛，大网膜或血块黏堵，肠内容物淤积裂口等原因，可出现假阴性。X 线检查的另一缺陷是平面摄片时，在一个平面组织影互相重叠，也影响了诊断率的提高。如果临床检查有腹膜刺激症状，即使X线检查未发现膈下游离气体也不能排除脏器破裂，以免误诊和漏诊。结合其他检查，可提高诊断准确率。

(2)B超检查：最大的优点是无放射性，可以在床边完成相应检查。能实时显示腹腔脏器的形态、大小，与周围组织的毗邻关系，能够及时、快速、准确判定内脏有无破裂，腔隙内有无积液和瘀血并判断出血量。

(3)CT检查：具有快速、无创、高分辨率的特点和优势。在腹部闭合性损伤诊断中，已作为常规检查。CT扫描能清晰地发现腹部实质性脏器损伤时的包膜下血肿、损伤组织内血肿、腹腔内积血、腹膜后血肿和游离气体及腹膜后组织的结构变化、受压及移位等情况，对腹部内伤的诊断非常有价值。在腹部闭合性创伤的诊断中，已得到广泛应用。

6. 腹腔镜检查　腹部闭合性损伤，尤其是脏器破裂是急危重症，需要及时急诊手术，以期挽救生命，降低死亡率，误诊、漏诊和延迟诊断都会带来严重后果。而非手术治疗和手术治疗的抉择，取决于及时正确的诊断。现有的检查方法，仍会有一部分得不到及时准确诊断，不得不采用手术探查。腹腔镜技术的普及，正逐步替代剖腹探查术。通过腹腔镜检查不仅可以直视下发现隐蔽的脏器破裂，而且可以完成大部分的修补术。

7. 实验室检查

(1)血常规：大量失血时，红细胞和血红蛋白显著降低，白细胞计数一般轻度增高，严重感染时，白细胞总数和中性粒细胞显著增加，伴有核左移。

(2)尿常规：血尿表示有肾、膀胱或尿道损伤。尿量能反映肾供血情况，提示休克的发展趋势。肾衰竭时，尿比重低而固定。

【治疗】

腹部内伤分为内伤气血和内伤脏腑两类。内伤气血按照伤气、伤血和气血两伤辨证施治，内伤脏腑按所伤脏腑特点施治。

气滞者宜理气，方用柴胡疏肝散、失笑散、逍遥散加减。气闭者宜开闭。辛香开窍多用苏合香丸，镇惊开窍用安宫牛黄丸、至宝丹，清热开窍用神犀丹、紫雪丹和羚羊钩藤汤。气脱者宜固气，宜急服独参汤或参附汤。血瘀气脱者宜服夺命丹。气虚者宜补气，以四君子汤为主方。心气虚宜补心汤，肺气虚宜玉屏风散，脾气虚宜参苓白术散，肾气虚宜金匮肾气丸。血瘀者宜逐瘀。头部瘀血用通窍活血汤、胸部瘀血用血府逐瘀汤、膈下瘀血用膈下逐瘀汤，腹部瘀血用少腹逐瘀汤。血热者宜清热，治宜犀角地黄汤、清营汤加减。血虚者宜补益，治宜四物汤、当归养血汤、归脾汤加减。血脱者宜固脱，治宜独参汤、参附汤、人参养荣汤加减。气血两伤者，治宜八珍汤、十全大补汤加减。

腹部内伤时，有脏器破裂或腹部大出血者应及时手术。脏器破裂证据不足，在治疗过程中，病情继续恶化，或腹腔内感染有扩散的趋势，也应及时手术探查。

急危重症的治疗：首先处理危及生命的损伤。保持静脉通道，维持呼吸、循环的通畅和稳定。休克时积极救治。

【预防与调护】

腹壁内伤时，伤情较轻者，一般采用非手术治疗。腹腔内脏损伤时，尤其是肝脾包膜下血肿或实质脏器内血肿，诊断一经确定，应绝对卧床，避免增加腹压，同时行胃肠减压，防止发展为延迟破裂。如果血肿持续扩大，应采取手术治疗。空腔脏器破裂，术前术后均应采取半卧位，禁食，予以胃肠减压。凡腹部内伤时，应密切注意腹部体征及血压、呼吸、脉搏、体温、舌象等变化，根据变化随时调整治疗方案。

二、腹部挤压伤

腹部受到对向外力挤压引起的腹部肌肉组织及腹内脏器的严重损伤，称之为腹部挤压伤。由于腹部软组织较松弛，腹腔内组织尤其是空腔组织活动性较大，一般挤压不至于对腹肌造成严重损伤。但在交通事故或工伤事故，尤其是车祸、搬运重物及工程或自然灾害等情况下，可以发生腹部肌肉挤压伤。腹部肌肉挤压伤常合并腹腔内脏器损伤或者骨盆骨折、腰椎骨折等，也可见长时间挤压后造成局部肌肉组织坏死发生腹部肌肉挤压综合征。腹部肌肉挤压综合征临床虽然少见，但是一旦发生，可以引起急性肾衰竭，有较高的死亡率，所以一定要高度警惕。

【解剖学】

腹部前外侧的肌肉主要有腹直肌、腹外斜肌、腹内斜肌和腹横肌四块肌肉。共同担负起保护腹腔内脏器的作用。肌肉收缩时，增加腹内压，协助呼吸和排便。腹直肌位于腹前壁正中线的两旁，居腹直肌鞘内，为上宽下窄的带形多腹肌。腹外斜肌是腹前壁最大的一块肌肉，起自下位8个肋骨的外面，肌束斜向前下，其腱膜，经腹直肌的前面，止于腹前壁正中的白线。腹外斜肌腱膜下缘增厚卷曲，构成腹股沟韧带。腹内斜肌位于腹外斜肌深面，起于胸腰筋膜、髂嵴及腹股沟韧带外侧半，肌纤维呈扇形展开，其腱膜，分前、后两层包裹腹直肌，最后止于白线。腹横肌较薄，肌质部分不发达。居腹内斜肌的深面，是腹前壁最深层的肌肉。起于胸腰筋膜、髂嵴和腹股沟韧带，肌束向前内方横行，移行为腹横肌腱膜，经过腹直肌的后面，止于腹白线。

腹腔内主要包括肝、脾、肾、胰等实质性脏器和胃、胆、肠、膀胱等空腔脏器。肾位于腹膜后，相对损伤机会小。

【病因病机】

1. 暴力直接损伤　较常见于地震等自然灾害、建筑工地、矿井的倒塌和塌方事故，坠落物挤压掩埋腹部，造成腹部肌肉伤。主要病理变化源于受压后肌肉的血供障碍。当压力解除后，局部血供恢复，但由于毛细血管上皮损伤，通透性增加，肌肉发生缺血性水肿，体积增大，局部出现疼痛、肿胀。腹部肌肉组织结构不同于四肢肌肉，缺乏完整的筋膜包裹，腹部挤压发生挤压综合征的可能性不大。

2. 暴力间接损伤　外来暴力突然挤压腹部，腹内脏器急剧夹挤于腹壁与脊柱之间。当腹内空腔脏器充盈时，可发生破裂，空虚时一般仅发生挤压伤。腹内实质性脏器组织娇嫩，位置相对固定，易遭受损伤。当挤压暴力作用于季肋部时，向其深部的肝脾传递，使其受到挤压而损伤。当腰部受到挤压时，可以发生肾挤压伤。骨盆受挤压，可发生骨折、腹膜后血肿、膀胱破裂、尿道挫伤或断裂。暴力猛烈时，可导致腹内压突然升高，膈肌破裂，腹腔脏器从裂口进入胸腔，形成创伤性膈疝，心肺受到挤压，引起循环和呼吸功能障碍。

【临床表现】

暴力直接损伤腹部肌肉主要表现为腹部肌肉肿胀，皮肤有压痕，张力较大变硬而失去弹性。局部压痛或麻木明显。

1. 腹腔内脏挤压伤　可发生腹内脏腑挫伤或脏器包膜下血肿。局部疼痛的解剖部位能提示损伤的脏器。十二指肠损伤可有右肩胛区放射痛，脾、胰、胃损伤的放射痛部位在左肩胛区。无明显腹膜刺激症状。随着时间推移症状逐渐减轻或消失。肾、膀胱和尿道挤压伤可出现血尿。骨盆骨折一般暴力较大，可见到局部软组织明显肿胀，有皮下血肿或瘀斑。局部疼痛剧烈、压痛。耻骨骨折时，可见到会阴部肿胀，男性可见到阴囊肿大。膀胱或尿道损伤可出现尿痛、血尿或排尿困难。直肠损伤时，肛门出血，肛门指诊有血迹。

2. 创伤性膈疝　局部疼痛剧烈，口唇发绀，胸部满胀，恶心呕吐，伤侧胸部膨隆，呼吸困难，卧位时加重。听诊伤侧呼吸音消失，叩诊呈鼓音，可闻及肠鸣音。若膈肌裂口小，导致嵌入的胃肠道发生扭转或梗阻，可见胸骨后和上腹部疼痛，伴恶心呕吐，进食后腹痛加剧。腹部可见舟状腹、肠型和肠蠕动波。

【辅助检查】

1. X线检查　可明确骨折的诊断及骨折的类型。膈肌疝时，可见伤侧膈肌抬高，胸腔内出现块状阴影及胃肠的空泡影。必要时，可进行CT检查。

2. B超检查　可排除实质性脏器破裂和腹腔内的大出血。

3. 实验室检查　肾、输尿管、膀胱及尿道损伤时，尿常规出现血尿。

【诊断】

1. 明确的腹部挤压史。

2. 局部有皮肤伤痕、疼痛和压痛，软组织肿胀。

3. 骨盆骨折时，骨盆挤压分离试验阳性。腹膜后血肿，听诊肠鸣音减弱或消失。膈疝时，肺部听诊伤侧呼吸音消失，叩诊呈鼓音，可闻及肠鸣音。嵌入膈疝的肠组织扭转时，听诊可闻及高亢肠鸣音。

4. X线及B超检查，可提供骨折或脏器损伤的征象。

【治疗】

1. 腹部挤压伤　内治宜活血化瘀、理气止痛，方用膈下逐瘀汤、少腹逐瘀汤、行气活血汤、橘术四物汤、当归导滞散。外用消瘀止痛膏、三色敷药或紫荆皮散等。

2. 创伤性膈疝　宜采用手术修补膈肌。术后治宜理气止痛、活血化瘀，方用复原通气散、膈下逐瘀汤、复原活血汤加减。

3. 合并骨折　按骨折治疗原则施治。

4. 合并脏器破裂损伤　应采取手术治疗。

【预后和调护】

腹部挤压，应尽快解除挤压状态，防止因持续挤压状态引发的严重并发症。解除挤压后应该对病情进行认真检查，尽快做出诊断。密切观察血压、脉搏、体温、呼吸等生命体征的变化。解除患者的焦虑、恐惧心理,稳定情绪。对确定有腹内脏器损伤的,应禁食和持续性胃肠减压。对于骨折应给予可靠的外固定。

三、肝破裂

肝是腹腔内最大的实质性脏器,位于右侧季肋部,前有膈肌和胸廓保护。当受到巨大暴力挤压或撞击时,或肝大至季肋部下时,容易在外力作用下而破裂。肝外伤是腹部外伤中较常见而严重的损伤,其发生率仅次于脾破裂而居第2位。其中严重肝外伤的伤情复杂,并发症多,病死率高。战时多为火器伤或锐器伤,主要是开放性损伤。在平时多为钝性伤,如挤压伤、交通事故伤、钝器打击伤、跌伤等,主要是闭合性损伤,而以交通事故伤最为多见。

【解剖学】

肝质地柔而脆,呈楔形,分为上、下两面,前、后、左、右四缘。肝下缘锐利,右侧有胆囊切迹,左侧为肝圆韧带切迹。依据动脉、静脉及肝管在肝内分支和分布而形成的自然界限肝裂,把肝分为左右两半肝,右叶大而厚,左叶小而薄。肝膈面隆凸,与膈穹相对。肝裸区指肝上面后部冠状韧带前、后层间一个无腹膜被覆的三角区,借结缔组织与膈相连。肝脏面凹陷,与腹腔脏器相对。脏面H形沟由窄的左纵沟、宽的右纵沟和横沟组成。右纵沟前半部为胆囊窝,容纳胆囊;后半部为腔静脉窝,又称第二肝门,下腔静脉从此穿过,肝左、中、右静脉在此注入下腔静脉。横沟称之为肝门,有肝管、淋巴管、神经、门静脉及肝动脉的分支出入。

肝的体表投影,上界在右锁骨中线第5肋骨,右腋中线平第6肋骨处,下界起自肋弓最低点,沿右肋弓下缘左上行,至第8、9肋软骨结合处离开肋弓,斜向左上方,至前正中线,到左侧至肋弓与第7、8软骨之结合处。成人肝上界位置正常的情况下,如肝在肋弓下触及,则为肝大。

【病因病机】

外力直接撞击右季肋部或肋骨骨折或锐器直接刺中肝,导致肝破裂;或是腹部突然受到挤压,或高处堕坠时对冲损伤,导致肝破裂。

肝破裂的主要病理表现是出血、胆汁外溢和肝细胞坏死,临床分为三种类型。①中央型肝裂伤:肝包膜正常而肝实质中央破裂出血,导致包膜下组织压增高,压迫肝组织,肝细胞发生坏死。因为肝胆管与肠腔相通,易发生肝内感染。②肝包膜下血肿:包膜完整,肝组织浅表面挫裂伤出血,形成包膜下血肿。③肝真性裂伤:肝包膜和肝实质都裂伤,大量血液和胆汁经裂口流入腹腔,引起腹膜炎。本型临床最常见。

【临床表现】

肝真性裂伤时,肝区剧烈疼痛,有时向右肩部放射。出血量大时,血压下降,发生低血容量性休克。面色苍白,口渴、恶心、呕吐、四肢厥冷,烦躁、汗出湿冷,少尿。脉细数,心率增快。血液和胆汁引起腹膜炎。腹部压痛、反跳痛,腹肌紧张,叩诊有移动性浊音。肝严重碎裂伤或合并肝门附近大血管破裂时,如门静脉、下腔静脉等,可发生难以控制的致命性的大出血。

中央型肝裂伤和包膜下血肿时,肝区钝痛,有压痛。查体可触及肿大的肝或上腹部包块。肝细胞坏死时可出现肝细胞性黄疸,皮肤和巩膜呈浅黄或深黄色,食欲减退。血肿与胆道相通时,可出现上消化道出血的表现,长期反复出血可导致慢性进行性贫血。血肿继发感染,出现寒战、高热、肝区疼痛等肝脓肿的征象。血肿内出血持续增加,肝包膜张力过大,在外力作用下可突然破裂,发生急性失血性休克。

【辅助检查】

1. *腹腔穿刺*　穿刺液为胆汁性或血性液体。

2. *B超检查*　可检测到肝的大小、外形、膈肌抬高和活动受限。可发现包膜下血肿、腹腔内移动性液体。但复合型损伤、微小损伤或腹腔内充满气体及病人体位限制时,会出现误差。

3. *X线检查*　可发现可能存在的骨折,伤侧膈肌抬高。

4. *CT检查*　能快速、便捷发现复合型损伤是其一大优点。缺陷是有放射性,设备固定不能移动。

5. *血常规检查*　红细胞、血红蛋白持续下降,血细胞比容下降,表示有失血;白细胞升高,尤其是中性粒细胞升高、核左移,表示有感染存在。

6. *肝功能*　主要反映肝细胞坏死和胆代谢情况。其中丙氨酸氨基转移酶对肝损伤的诊断敏感。1%肝坏死时,丙氨酸氨基转移酶即可高1倍。当天冬氨酸转氨酶值大于丙氨酸转氯酶时,表示肝实质损伤严重。血清总胆红素升高,其中以结合胆红素升高为主。

【诊断】

1. 明确的腹部及季肋部外伤史。

2. 肝区疼痛和压痛。

3. 腹腔穿刺液有血性或胆汁性液体。

4. B超、血常规和肝功能异常。

5. 诊断的分级对治疗方案的选择有重要意义。

肝损伤分级是影响肝破裂预后的独立因素。临床常参考美国创伤外科学会肝外伤分级标准(AAST标准)。

Ⅰ级:包膜下血肿,血肿占肝表面积<10%;包膜下撕裂,实质性裂伤深度<1cm。

Ⅱ级:包膜下血肿,血肿占肝表面积>10%,<50%,包膜下撕裂,裂伤深度1～3cm,实质内血肿长度<10cm。

Ⅲ级:包膜下血肿,血肿表面积>50%或进行性扩展,血肿长度>10cm或进行性扩张;包膜下撕裂,实质性裂伤深度>3cm。

Ⅳ级:实质破裂累及肝叶25%～75%或者在一叶内累及1～3个段。

Ⅴ级:实质破裂累及肝叶>75%或在一叶内累及3个以上肝段。肝旁静脉如肝后腔静脉伤、中央主要肝静脉损伤。

Ⅵ级:肝撕脱。

一般而言,Ⅲ级以内是轻度肝损伤,Ⅲ级以上为重度肝损伤。

国内对肝外伤采用简单的3级分法:Ⅰ级,肝裂伤深度<3cm;Ⅱ级,合并肝动脉、肝胆管的2～3级分支损伤;Ⅲ级,肝损伤累及肝动脉、门静脉、胆总管或其一级分支。

【治疗】

早期诊断和及时有效的治疗是处理肝破裂的主要原则。对神志清楚、AAST分级在Ⅰ～Ⅲ级,血流动力学稳定,休克纠正后血压无明显波动,影像学证实腹腔内出血量少,且没有继发性出血,可在密切观察和监护下,采用非手术治疗。对病情较重伴有大出血,AAST分级在Ⅲ级以上的,应该分秒必争,及时手术。术前诊断、术中探查及术后观察都应警惕合并伤的存在。

1. 非手术治疗　包膜下血肿,初期宜活血化瘀、疏肝理气,方用复元活血汤、膈下逐瘀汤;中期养肝活血,方用橘术四物汤;后期宜疏肝健脾活血,方用四君子汤等。肝真性裂伤,发生晕厥、气闭者,作为急救应急措施,可以紧急灌服苏合香丸、夺命丹或黎洞丸,血脱者急服参附汤或当归补血汤,气脱者急服独参汤。同时输血补液,维持有效循环血量和内环境的稳定,为手术创造条件。

2. 手术治疗　肝破裂手术治疗的基本要求是彻底清创、确切止血,清除外溢之血和胆汁。手术可行肝破裂修补术或大网膜或明胶海绵填塞创面止血。破裂严重,出血量大,难于修补时,可施行肝部分切除。术毕放置腹腔引流管,使渗出的血液或胆汁排出。

【并发症】

1. 感染　是肝破裂晚期死亡的主要原因。肝创面出血、胆漏、肝坏死、空腔脏器合并伤均可导致感染。感染类型一般分为膈下脓肿、肝内脓肿、盆腔脓肿和切口感染等。肝血供丰富,一旦感染出现高热、贫血、低蛋白血症等严重的中毒症状,处理失当可导致败血症和休克。因此手术后一定要保持引流管通畅,防止渗液在肝下积聚。发生肝内、膈下、盆腔脓肿时,可在B超、CT等定位下,行穿刺引流,必要时切开引流。

2. 胆漏　胆漏造成的胆汁性腹膜炎有较高的死亡率。常见于肝创面较大,胆管分支缝扎不完全、坏死的肝组织清除不彻底,导致液化破溃,或缝合伤口时将胆管结扎,致使胆管的末梢压力增高,再加上感染破溃,胆汁外溢,引发胆汁性腹膜炎。小的胆漏经短时间的引流可治愈,大的胆漏则持续时间较长,少数需要再次手术。

3. 再出血　是肝外伤早期死亡的主要原因。早期出血多与术中止血不彻底有关。后期出血为继发性出血,源于失活的肝组织坏死脱落,多在伤后数天以后发生。肝损伤后肝功能下降、凝血机制障碍,也是导致术后出血的一个重要原因。因此术中必须彻底止血,并充分引流。输血时尽量用鲜血,必要时应用血小板、凝血因子等。一旦发生继发性出血,常须再次手术。

4. 外伤性胆道出血　可在术后早期发生,也可在数周、数月后发生。常见于中央型肝破裂、肝内血肿感染后破溃至肝内胆管而引起胆道出血。表现为呕血、黑粪、上腹部绞痛。治疗方法主要为手术,采用血肿切开止血、损伤血管结扎术或肝叶切除术,并行胆总管T形管引流术。

5. 多系统器官功能障碍综合征(MODS)　多因严重损伤、大量出血、严重休克合并感染引起,主要表现为急性肾衰竭(ARF)、急性呼吸窘迫综合征(ARDS)、应激性溃疡。因此在处理肝损伤时,及时抗休克,纠正内稳态的失衡,防治感染对预防MODS十分重要。

【预后】

包膜下血肿，预后良好。肝真性破裂时，准确的评估影响预后的危险因素，制定合适的治疗方案，有助于提高肝外伤的救治成功率。血压、就诊和开始治疗时间、出血量、肝损伤的分级、复合性损伤及术后并发症发生都是影响预后的重要因素。损伤Ⅲ级以上预后相对较差。右侧卧位有暂时性压迫止血作用。术后取半卧位，有利于减轻腹部压力和引流。肋骨骨折导致的肝破裂，要对骨折进行处理，防止骨折端的进一步损害。手术后要密切观察引流量和引流液体的性质。术后早期下地，可防止肠粘连。做好心理疏导工作，消除紧张、恐惧心理，增强信心，配合治疗。肠蠕动恢复前，静脉补充营养；恢复后，选择高蛋白质、高维生素、低脂饮食，从流食过渡到普食。

四、胆管损伤

胆囊和胆管有肝保护，单纯性胆囊或胆管损伤在腹部挤压伤中罕见，多数伴有肝和其他内脏的损伤。胆管损伤后，会引起胆汁性腹膜炎。

【解剖学】

胆管系统包括肝内胆管、肝外胆管、胆囊及肝胰壶腹部等。胆囊为梨形的囊性组织，位于肝右叶下面的胆囊窝内。上面有结缔组织与肝相连，下面有腹膜覆盖。胆囊分为底、体、颈三部。底部圆钝，是胆囊的盲端，常在右腹直肌外缘与右肋弓交叉部露出肝下缘。胆囊体在肝门右侧移行至细而短的胆囊颈部，以直角弯下左侧与胆囊管相接。胆囊管与肝总管会合成为胆总管。输胆管道包括肝左管、肝右管、肝总管、胆囊管及胆总管。肝内胆小管逐渐汇合成肝右管和肝左管，两者出肝门不远即会合成肝总管，肝总管与胆囊管会合成胆总管，继而下行经十二指肠上部的后方，于十二指肠降部的后内壁与胰管会合，形成肝胰壶腹，开口于十二指肠大乳头。胆囊具有吸收功能和括约肌介导的贮存功能，胆道系统的主要功能是运输胆汁。

【病因病机】

多发生于严重外伤后，交通事故时高能量的撞击、高处坠落、砸伤等，外力直接作用于右季肋部。胆囊损伤多发生在胆囊底部。胆管损伤常见胆管撕裂伤和胆道完全断裂。早期病变主要由于胆汁外泄引起，引起胆汁性腹膜炎。也可以因为出血引起出血性休克。胆汁刺激腹腔神经丛，可以产生胆汁性休克反射，血压下降。胆汁被腹膜吸收，可产生黄疸。晚期主要有胆道狭窄、出现梗阻性黄疸、胆道感染、化脓性胆管炎、胆汁性肝硬化和门静脉高压等。

【临床表现】

受伤后右上腹部剧烈疼痛，逐渐呈全腹痛；腹式呼吸消失，有压痛、肌紧张和反跳痛及血压下降、面色苍白、大汗淋漓、四肢厥冷、脉细数。一般伤后3～4天出现皮肤、巩膜明显黄染。尿色如深茶色，粪便灰白。有恶心、呕吐、发热、虚弱。出现进行性胆汁性腹水时，初期腹部平坦甚至凹陷，有移动性浊音。发展至麻痹性肠梗阻时，腹部膨隆。若病情继续发展，并发感染，出现持续性高热。胆道损伤典型过程是最初休克期，继之恢复，经数日数周的静止期后，出现阻塞性黄疸、进行性腹水，再度休克。

【辅助检查】

1. 实验室检查　①血常规：白细胞计数及中性粒细胞增高，红细胞、血红蛋白、血浆蛋白逐渐降低、凝血酶原时间延长。②肝功能：一般正常。黄疸指数、血胆红素可升高。

2. B超检查　胆囊、胆道周围积液。

3. CT检查　对诊断胆漏有很高的价值。有造影剂外溢至胆道外，即可确诊。能发现B超不易发现的胆囊损伤。

【诊断】

由于胆管损伤往往合并其他内脏的损伤，很少在手术前能做出单纯胆管损伤的诊断。多数是在其他实质脏器破裂的手术探查过程中发现胆管损伤。所以在腹部挤压伤诊断过程中，一定要注意胆囊损伤的可能。

1. 明确的腹部外伤，尤其是上腹部外伤史。

2. 外伤后，初期出现右上腹部疼痛，逐渐出现全腹痛。腹膜刺激征阳性。

3. 腹腔穿刺液呈胆汁性，则具有诊断意义。

4. CT检查有胆道造影剂外溢。

【治疗】

胆管损伤的治疗主要根据伤情，采用非手术治疗和手术治疗。非手术治疗以止血、利胆、抗休克、抗感染和中医药的辨证施治为主。

1. 非手术治疗

(1)营养疗法：通过静脉补充热量、液体、电解质等，以维持血压、尿量。麻痹性肠梗阻时行胃肠减压。血压下降休克时，输血、输液抗休克治疗。

(2)气血伤治疗：伤血者，则活血化瘀，方用膈下逐瘀汤、复元活血汤；伤气者，疏肝理气，方用柴胡疏肝散、逍遥散。

(3)黄疸治疗：以阴阳为纲，阳黄者湿热蕴蒸，症见身黄目黄，黄色鲜明，腹部胀满，心中懊恼，恶心，口干苦，小便黄赤。大便秘结，舌苔黄腻，脉弦数，治以清热利湿，方用茵陈蒿汤加减。阴黄者症见头重身困、身热不扬、脘腹痞满、恶心呕吐、食欲减退、腹胀、便溏、口中黏腻，舌苔厚腻微黄、脉濡滑或滑缓，治以除湿泻热利小便，方用茵陈五苓散加减。

(4)感染预防：胆道损伤时，应加强继发性感染的预防和控制。选用在胆汁中浓度高、毒性低的广谱抗生素，首选头孢类抗生素。出现高热烦渴、神昏谵语、脘腹胀满、恶心呕吐、舌质红绛、苔黄而燥、脉弦数或细数，为热入营血，治宜清热解毒、凉血开窍，方用犀角散、黄连解毒汤。

2. 手术治疗　主要是对损伤的胆管进行修补，腹腔引流或灌洗。术中应进行全面、仔细地探查，确定损伤的类型和合并症，选择正确的术式。

(1)胆囊损伤：胆囊切除术是最佳治疗方式，也可以修补。

(2)胆管损伤：修复损伤胆管、内支撑、胆管减压引流是处理胆管损伤的三要素。一般情况差、受伤时间长、腹腔污染重，可先行近端胆管外引流，延期二次手术。胆总管破裂者行修补术或做端-端吻合术，T 形管引流。小于管壁周径 50% 的胆管裂伤，可缝合损伤的管壁、放置 T 形管以及外引流。T 形管可以减轻胆系压力，防止术后胆管水肿造成胆管引流不畅。复杂性胆管损伤，一般采用胆肠吻合和外引流术。

【并发症】

胆管损伤的并发症多数发生在胆囊切除或胆管修补术后。多由胆囊和胆管术后结构变化引起的生理病理和心理因素所引起。

1. 胆囊切除术后综合征　上腹部不适、隐痛、恶心、呕吐、便秘、不能耐受的脂肪泻等。

2. 胆汁性腹膜炎　胆道外伤破裂，术后引流不畅，压力升高，加之组织充血、水肿、坏死导致胆汁漏入腹腔，刺激腹膜形成腹膜炎，如继发细菌感染则形成胆汁性伴化脓性腹膜炎。

3. 粘连　术后发生胆囊床创面与十二指肠或小肠粘连导致肠梗阻，见术后上腹阵发性疼痛，恶心、呕吐频繁。

【预后和调护】

胆囊损伤的预后与合并损伤的严重程度有密切关联。合并大血管和脏器严重破碎的死亡率较高。胆管损伤的后期，因胆管损伤部位、程度和合并伤不同，易发生胆管感染、胆管狭窄、梗阻性黄疸等。胆管损伤后，引流管的流置时间较长，要注意引流管的管理和观察。胆囊切除后，忌食高脂肪、高胆固醇及辛辣刺激食物，严禁烟酒和暴饮暴食，调畅情志。

五、胰腺损伤

胰腺位于上腹部腹膜后，横跨脊柱，位置较深，移动度小。前有胃、结肠及部分胸廓的肋弓，后有脊柱及背部肌肉，外伤的发生率较低。但随着现代交通事故及工伤事故的增多，胰腺损伤呈上升趋势。胰液具有极大的自体腐蚀性，胰液外漏可导致血管和其他脏器的损伤，因而胰腺损伤具有合并症多、死亡率高的特点。

【解剖学】

胰腺位于上腹区腹膜后间隙，横跨第 1～2 腰椎间，可分头、颈、体和尾四部分。胰头膨大位于右侧，被十二指肠环抱，胰腺管的末端穿入十二指肠壁，会合胆总管，开口于十二指肠乳头。胰颈为胰头和胰体之间的狭窄部。胰体向脊柱左侧延伸，向后向上行至左肾上腺和左肾上部的前方，延续为胰尾而终止于脾门处。胰腺质软，无纤维包膜，其腹侧为后腹膜所覆盖。

胰脏由两部分组成，一是胰腺，二是胰岛，前者是外分泌腺，后者为内分泌腺，分泌胰岛素，调节糖代谢。外分泌腺由腺泡(腺细胞)和腺管组成。主胰管起于胰腺尾部，经过胰腺实质，止于大乳头。主胰管的末端有胰管括约肌，它是胆胰壶腹括约肌(Oddi 括约肌)的组成部分。胰腺内的小胰管呈直角汇入主胰管。副胰管一般较细，在主胰管的前上方向右行，止于十二指肠大乳头上方处的副乳头。腺泡分泌胰液，胰液通过胰腺导管输入十二指肠。胰液中含碳酸氢钠、胰蛋白酶、脂肪酶、淀粉酶等多种消化酶。

【病因病机】

胰腺背部紧靠坚硬的脊椎，移动性小，在腹部受到撞击和挤压时发生损伤导致胰液外溢。根据胰管及胰泡损伤程度，胰腺损伤分为 4 型。

1. 轻度挫伤　少量胰泡和小导管破裂，胰腺包膜完整。胰腺充血、水肿、渗血，形成包膜下血肿。

2. 严重挫伤　胰管撕裂，血管破裂。胰酶外溢,腐蚀自身组织和周围组织,导致出血性胰腺炎。

3. 部分胰管破裂　胰管分支损伤,胰液缓慢溢出,形成胰腺假性囊肿。囊肿巨大时对邻近组织产生压迫。破裂时可导致腹内感染。

4. 胰腺完全断裂　胰腺断裂越靠近主胰管的近端,胰液的渗出越多,胰液刺激腹膜,可导致大量体液丢失,发生腹膜炎和休克。

【临床表现】

胰腺损伤时,上腹部有疼痛和压痛。轻度挫伤,症状轻微,常被其他损伤脏器引发的症状掩盖,不易被发现;较重的损伤,胰液外溢进入腹腔,引起剧烈、持续性腹痛,疼痛向肩部放射,恶心呕吐,进行性腹胀,肠鸣音减弱或消失。有上腹部压痛、反跳痛、腹肌紧张等腹膜刺激症状。疼痛和大量体液丢失可引发休克。部分胰腺损伤后出现长期的上腹部不适,低热、肩背部反射痛,感染时有全身感染中毒症状。假性胰腺囊肿形成后,在上腹部可以触及包块。

【辅助检查】

1. 影像学检查　①B超在胰腺周围、小网膜囊、肝肾间隙有窄带状液性暗区,胰头、体、尾有肿大或局部增大,有局部回声减低或增强区。必要时24小时内动态复查。胰腺损伤后,追踪检查可发现胰腺炎、胰腺脓肿、胰瘘、胰腺假性囊肿等。②CT有较高的准确性。但早期征象不明显,临床高度怀疑时,需要动态观察。扫描可以见到损伤的胰腺腺体肿大,密度不均,胰周有渗出。

2. 实验室检查　血清淀粉酶升高是诊断胰腺外伤的重要依据。胰腺损伤早期,胰腺分泌功能暂时受到限制,血清淀粉酶可以不高;有时严重的胰腺挫裂伤,升高的血清淀粉酶可以迅速降至正常。因此,血清淀粉酶需要反复测定,进行动态观察。

3. 腹腔穿刺　腹腔穿刺液淀粉酶升高或腹腔灌洗液中淀粉酶的升高对胰腺外伤有很重要价值。

【诊断】

胰腺损伤是一种严重且复杂的腹部损伤,大部分患者存在复合性外伤,临床表现多样化。其损伤后出血和外渗液局限在腹膜后间隙,早期腹部症状不典型,因胰腺位置较深,超声干扰因素较多,较易漏诊。因胰腺损伤的机制是直接暴力作用于上腹部或季肋部传至胰腺,使胰腺组织压挫或断裂,应详细询问受伤情况,特别是受伤部位,注意外力与脊柱之间的致伤关系。

1. 病史　严重上腹部外伤。

2. 病状及体征　上腹部剧烈疼痛、压痛,疼痛向肩部放射,继发全腹痛,腹膜刺激征阳性。

3. 辅助检查

(1)B超及CT检查的阳性发现。

(2)血清和腹腔穿刺液淀粉酶升高。

【治疗】

胰腺损伤时,无腹膜刺激征、伤情较轻的可行非手术治疗。症状较重的应禁食、胃肠减压、补液等,休克时抗休克治疗。凡有明显腹膜刺激征者均需积极地进行手术探查。以手术治疗为中心的综合疗法是胰腺外伤最主要的治疗手段,及时的手术探查是减少并发症,提高治愈率的关键。

1. 非手术治疗

(1)中医治疗:拟活血化瘀、疏肝理气,方用膈下逐瘀汤、消下破血汤、橘术四物汤。有呕逆或腹胀者,方用复元活血汤、乌药顺气汤或和营通气散。

(2)抗菌治疗:严重胰腺外伤时,胰腺坏死及胰周积液,易并发感染。预防性选择广谱抗生素十分重要,同时使用抑制胰酶分泌的药物以助于胰腺创伤的恢复。

(3)营养支持:早期行完全胃肠外营养(TPN)。适时输新鲜血液,及时调整水、电解质平衡。改善身体状态,增强机体抵抗力,减少机体组织蛋白分解,促进创伤及手术伤口愈合。

2. 手术治疗　出现腹膜炎体征,低血容量、血清淀粉酶升高、发热、白细胞升高等感染征象,应及时行剖腹探查术。通过修补术、部分切除术彻底止血清创,恢复胰管与肠管的联系、通过内外引流术控制胰液外溢。胰体尾部损伤,手术相对容易;胰腺头部损伤,选择术式要坚持抢救生命、简单有效、减少并发症的原则。

【并发症】

1. 暂时性或永久性胰腺功能不全　是由于损伤坏死胰组织切除后,胰腺内外分泌功能受到损伤所致。

2. 胰腺假性囊肿　胰腺损伤后,一些极其细小的裂伤难以发现或遗漏,胰液在胰周的积聚,被周围组织包绕或局限而形成胰腺假性囊肿。

3. 胰周脓肿　胰瘘清创不彻底,遗留已失去生机的胰腺组织,胰液对自身组织的消化腐蚀,并发胰周脓肿。

【预后和调护】

胰腺损伤的预后主要与损伤的部位、程度、诊断是否及时、治疗是否准确、是否伴有其他脏器损伤及有无并发症有关。单纯胰腺损伤较少见，预后较好。严重损伤或合并其他脏器损伤的预后较差，有较高的死亡率和合并症发生率。

胰腺损伤应该禁食，胃肠减压，密切观察腹部体征及全身体征变化。术后加强引流管的管理和营养支持。恢复进食后，忌暴饮暴食、忌饮酒及膏粱厚味。调节情志，劳作有度。

六、脾破裂

脾质地柔软脆弱，血供丰富，在遭受腹部对冲挤压等情况下，易发生破裂。在腹部实质性脏器损伤中，脾破裂占第1位。

【解剖学】

脾呈三角锥体形，位于左季肋区深部，胃左侧与膈之间，在左侧第9～11肋骨的深面，其长轴与第10肋方向基本一致。有下胸壁、腹壁和膈肌的保护，包膜相连的韧带将其固定在左上腹的后方。脾有上、下两极及膈面、脏面和前后两缘。脾门位于脾内侧凹面的中部，是脾动脉、脾静脉及淋巴管出入脾之处。腹膜覆被进出脾的脾动脉、脾静脉构成脾蒂。

【病因病机】

1. *直接暴力*　多因为交通事故、工伤意外及重物压砸等，对冲挤压暴力直接作用于上腹部。

2. *间接暴力*　多见于高处坠落。

3. *病理性肿大*　因为血吸虫病等疾病导致脾肿大，在外力作用下破裂。临床分为三种形式。①中央型脾破裂：脾内形成血肿，因为脾实质压迫出血自然停止。血肿扩展可以至包膜下。②包膜下血肿：脾实质表面完整，血液渗透积聚于包膜下形成血肿。较小的血肿可被吸收或形成囊肿或纤维化肿块；较大的血肿可因为血肿内张力逐渐增大或激烈活动时包膜破裂，发生大出血。③真性破裂：脾实质及包膜均破裂，发生大出血而导致失血性休克。

【临床表现】

主要表现为腹痛、内出血和失血性休克。

轻症：出血量少或出血缓慢，症状轻微，除左上腹轻度疼痛外无其他明显体征，不易诊断。中央型脾破裂和包膜下血肿，可见左季肋疼痛。血肿破裂进入腹腔，可见腹膜刺激症状。

重症：可见持续性剧烈左上腹部疼痛，腹膜刺激征阳性，脾区叩诊实音区扩大，移动性浊音阳性，肠鸣音减弱。因血液刺激膈肌引发左肩部放射痛。出血量大而速度快时，很快出现低血容量性休克，可见面色苍白、眩晕、口渴、心悸、四肢逆冷、冷汗淋漓，重则烦躁不安、呼吸急促、血压下降、脉细数。

【辅助检查】

1. *腹腔穿刺*　可抽出新鲜不凝固血。

2. *血常规*　红细胞和血红蛋白进行性下降、白细胞增高，血细胞比容下降。

3. *影像学检查*

(1)B超检查：可发现包膜下血肿、脾实质和包膜的破裂和腹腔内出血。

(2)CT扫描：能清楚地显示脾的形态，准确诊断脾实质裂伤或包膜下血肿。

【诊断】

1. 明确的外伤史。

2. 伤后出现上腹部疼痛，腹部压痛、反跳痛和腹肌紧张等腹膜刺激征。

3. 影像学检查发现包膜下血肿，脾组织结构紊乱和腹腔内积液。

4. 腹腔穿刺见新鲜不凝固血。如出血量少，可以腹腔灌洗，灌洗液查找红细胞。

【治疗】

1. *非手术治疗*

(1)需静卧，胃肠减压。大出血休克时，在输血及积极抗休克的基础上，立即急诊手术治疗。

(2)中医辨证治疗：初期宜活血化瘀、理气止痛，方用膈下逐瘀汤；中期治宜养肝活血、祛瘀生新，方用橘术四物汤、和营通气散；后期宜健脾补血，方用归脾汤、八珍汤加减。

2. *手术治疗*　浅表撕裂伤用压迫方法，较深的撕裂伤可用褥式缝合，大部撕裂可做部分脾切除术，损伤严重或累及脾门，可进行全脾切除。为了保留术后脾的功能，在可能的情况下，应根据损伤的程度和当时的条件，尽可能采用不同的手术方式，全部或部分地保留脾。可采用选择性动脉栓塞，也可将切下来的脾切成薄片，包埋在大网膜。

【并发症及预后】

1. *并发症*　①出血量大时，可发生休克。病情稳定，突然发生休克，多为包膜下血肿，包膜突发破裂。②脾脏手术后，肠组织间粘连，发生肠梗阻。

2. *预后*　确诊后要注意卧位休息，防止包膜下血肿因活动增加，导致出血增加，甚至包膜破裂。密切观察病情变化，如果症状加重，穿刺有不凝固鲜血，要果断决定手术。术后注意引流情况，早期下床活动，预防肠粘连。避免风寒侵袭及不洁饮食。

七、胃破裂

胃壁较厚，又受到肋弓保护，一般闭合性胃损伤较少见。损伤多发生于上腹部的穿透伤。

【解剖学】

胃大部分位于左季肋部，小部分位于上腹部。胃分为贲门、胃底、胃体、胃窦和幽门 5 个部分。贲门介于食管与胃交界处，在第 11 胸椎左侧，与第 7 肋软骨胸骨关节处于同一平面。近端为食管下端括约肌，位于膈食管裂孔下 2～3cm；胃底是胃的最上部分，位于贲门至胃大弯水平连线之上。胃底上界为横膈，外侧为脾。胃底以下部分为胃体，其左界为胃大弯，右界为胃小弯。胃小弯垂直向下突然转向右，其交界处为胃角切迹，胃角切迹到对应的胃大弯连线为其下界。胃体所占面积最大，含大多数壁细胞，壁细胞分泌盐酸。胃角切迹向右至幽门的部分称为胃窦部，胃窦部肌层较厚，含 G 细胞，能合成分泌胃泌素，作用于胃黏膜壁细胞，促进其分泌胃酸。胃壁从外向内分为浆膜层、肌层、黏膜下层和黏膜层。胃的位置常因体型、体位、胃内容物的多少及呼吸而改变。

【病因病机】

胃破裂可分为自发性破裂与损伤性破裂两类，以损伤性破裂多见。

损伤性胃破裂又可分为外伤性和医源性。外伤性胃破裂，多数发生于胃部充溢时，受到钝性打击或挤压，造成胃损伤。受伤后，胃壁完整时，仅有胃内出血；胃壁破裂时，胃内容物进入腹腔，引起腹腔内感染。医源性胃破裂多数为胃镜检查时的穿透伤。既往有胃溃疡、贲门或幽门梗阻等胃部病变时，进食过饱或醉酒，致使胃过度扩张，而发生自发性破裂。少见于食道裂孔疝时发生呕恶，胃内容物吐之不出，加之腹内压增高，导致胃极度膨胀而破裂。

【临床表现】

一般均有外伤后上腹部持续性疼痛、腹胀和全腹压痛。

1. *胃壁部分损伤*　可见黏膜下血肿、浆膜层撕裂、黏膜或浆肌层破裂等，引起胃内出血。出现恶心、呕吐，呕吐物可为血性，出血经肠道排出后，可见黑粪。

2. *完全性胃破裂*　胃壁全层破裂，胃内容物进入腹腔，引起严重的腹腔内感染。可见腹肌紧张、压痛、反跳痛等腹膜刺激症状，肝浊音界消失，叩诊呈鼓音，肠鸣音减弱或消失。严重者由于胃内酸性内容物刺激腹膜，腹水大量产生，发生休克。医源性胃破裂，损伤时可能未被察觉，而是在胃镜检查后数小时，腹痛且伴有腹膜炎的体征。

【辅助检查】

1. 腹部 X 线检查　可见膈下游离气体。
2. B 超检查可见到腹腔内积液。
3. 腹腔穿刺液呈浑浊炎性。
4. 鼻胃管抽吸到新鲜血液。

【诊断】

1. 上腹部外伤史。
2. 外伤后上腹部持续性疼痛、腹胀和全腹压痛。
3. X 线透视可见膈下游离气体。
4. 腹腔穿刺可有浑浊炎性液体。

【治疗】

1. *非手术治疗*　胃壁部分损伤，伤气者，理气化瘀、健胃和中，方用复元通气散、理气止痛汤；伤血者，宜活血化瘀，辅以健脾和营，方用膈下逐瘀汤、橘术四物汤。胃内出血者，可用独参汤冲服十灰散或黄土汤，也可用阿胶烊化冲服。

2. *手术治疗*　胃破裂拖延诊治，会导致腹膜炎、重症感染或大出血等。胃破裂一经确诊，无论是自发性胃破裂还是损伤性胃破裂，都应该急诊手术治疗。胃血供丰富，愈合力强，大多数情况下可经清创直接缝合。少数因损伤严重可行胃部分切除术。术前应禁食，放置胃管，抽吸胃内容物。术后禁食、输液，胃肠减压。待肠鸣音恢复、肛门排气后可进流质饮食。

【并发症及预后】

1. *并发症*　主要是腹腔内感染。

2. *预后*　受伤后宜取半卧位、禁食，必要时放置胃引流管胃肠减压。术后避免暴饮、暴食，忌烟酒、油腻及刺激性食物。饮食有节，起居有常，调节情志。

八、肠损伤

肠道组织占据了腹腔的大部分，包括结肠、直肠和小肠。其中小肠是腹腔内容积最大的器官，在钝性伤时，极易损伤。直肠末端和空肠起始端相对固定，受伤的概率也较高，而结肠不易损伤。肠破裂后，肠内容物外泄，导致腹膜炎。

【解剖学】

肠道指小肠、结肠和直肠。

小肠由十二指肠、空肠和回肠组成，止于盲肠。空肠大部分位于上腹部，回肠主要位于左下腹和盆腔，末端连接盲肠。小肠系膜长，呈扇形，根部窄，固定在腹后壁，活动度较大。小肠壁由内至外分黏膜、黏膜下层、肌层和浆膜层。空肠回肠的血液供应来自肠系膜上动脉，静脉分布与动脉伴行，最后汇入门静脉。结肠依次是盲肠、升结肠、横结肠、降结肠和乙状结肠。升结肠从腹部的右下方开始向上，到肝区向右形成横结肠，到左边向下称为降结肠，然后在下腹部盘曲形成乙状结肠，最终与直肠相连。

【病因病机】

1. 直接暴力　暴力直接作用在腹部，肠腔被挤压在后方的脊柱或骶骨岬上引起破裂。肠内容物污染腹腔，引发腹膜炎。

2. 间接暴力　高处坠落或交通产生事故等，导致肠管或肠系膜撕裂。

3. 肌肉强烈收缩　用力屏气或抬举重物或身体突然后仰，因腹肌急剧强烈收缩，使充盈的肠管爆裂。

4. 医源性损伤　在肠镜检查或灌肠等治疗时，发生意外穿孔。

十二指肠损伤时，大量胆汁、胰液和十二指肠液流入腹腔内引起剧烈的疼痛和腹膜刺激症状。十二指肠腹膜后部分损伤，肠内容物向腹膜后间歇扩散，引发肩胛部、大腿内侧和会阴部的放射痛。空、回肠可因为直接暴力损伤，也可以因为肠系膜血管损伤，导致肠壁缺血性坏死穿孔。肠内容物外溢至腹腔内，导致严重的弥漫性腹膜炎。结肠浆膜层和浆肌层损伤，不会立即出现腹膜炎症状。全层破裂者，大量粪便进入腹腔引起弥漫性腹膜炎，若破裂在后腹膜，会引起严重的腹膜后感染。感染易扩散。

【临床表现】

肠损伤无裂口时，仅有腹部不适。肠道破裂时，根据破裂部位不同，临床表现不同，其共性是有腹痛、压痛、反跳痛等腹膜刺激征。

十二指肠破裂时，剧烈的右上腹疼痛伴恶心、呕吐，呕吐物含有血液。在十二指肠腹膜后部分损伤时，有肩胛部、大腿内侧和会阴部的放射痛及腰背部疼痛和压痛。十二指肠腹腔内损伤，有腹肌紧张、压痛、反跳痛等腹膜刺激征。小肠破裂有移动性浊音，肝浊音缩小或消失。结肠破裂常有便血，腹腔感染和败血症。直肠破裂可见肛门流血或肛门指检指套染血。

【辅助检查】

1. B超检查　可见腹腔内有积液。

2. 血常规检查　可见白细胞升高等感染征象。

3. 腹腔穿刺　可见穿刺液内有肠腔内容物。

【诊断】

1. 外伤史及外伤后腹痛。

2. 有腹膜刺激症状。

3. 腹腔穿刺灌洗，腹腔内有肠内容物。

【治疗】

1. 非手术治疗　肠损伤无破裂者，无明显腹膜炎症状，但可见腹部满闷不舒、隐痛，治宜活血化瘀、行气止痛，方用膈下逐瘀汤、消下破血汤。瘀血凝滞，疼痛固定不移，便秘，治宜破血通经，可用导滞汤。素体虚弱者，可用通肠活血汤。腹腔内感染者，治宜清热解毒、理气攻下，方用大柴胡汤。

2. 手术治疗　肠破裂一经确诊，或高度怀疑者，应立即手术。小肠破裂裂口较小者行简单修补，严重损伤时可行部分肠端切除吻合术。结肠损伤裂口小，污染轻者可行一期修补或一期切除吻合；损伤严重者可行肠造口术或肠外置术，伴生命体征不稳者，宜采用简单的损伤近端结肠造口术，病情好转后再关闭瘘口。腹膜转折上方的直肠损伤处理方法同结肠，转折下方的直肠损伤可以进行缝合，再行近端结肠造口术。如不能吻合则用单纯造口术。

【并发症及预后】

1. 并发症　结肠及直肠周围均为疏松蜂窝组织，结肠壁薄，血液循环差，腔内压大，易发生腹腔内感染和直肠周围感染。

2. 预后　术后有效引流，降低感染率。术后早期下床活动，防止肠粘连。肠蠕动恢复前，静脉营养，肠蠕动恢复后，选择高蛋白质、高纤维素、低脂肪饮食。忌暴饮、暴食，保持排便通畅，预防便秘。

九、膀胱损伤

膀胱是位于腹膜间位的空腔脏器。是泌尿系统重要器官，主储存尿液。其大小、位置、形状随尿量的多少而变化。在骨盆受到前后挤压时，尤其是在耻骨骨折时易损伤。

【解剖学】

膀胱位于下腹前部中央，是由平滑肌组成的一个囊状结构。其上经输尿管连接肾，下经尿道与体外相通，膀胱壁内侧底部有一平滑的膀胱三角区，其两侧角为左、右输尿管口，下角为尿道内口，与尿道相通。膀胱与尿道的交界处有括约肌，可以控制尿液的排出。膀胱最下面与耻骨联合、耻骨后脂肪、前膀胱静脉及部分膀胱盆筋膜相连。膀胱两侧面和提肛肌、闭孔内肌、壁层盆筋膜等组织相连。男性膀胱底部和直肠间有精囊、输精管壶腹及直肠膀胱筋膜，输尿管在靠近精囊所在处进入膀胱；女性膀胱后面与子宫膀胱间隙相连，和子宫体相隔，与子宫颈、前阴道壁直接相连。膀胱空虚时，腹膜下降到耻骨联合处，充盈时可升至耻骨联合上缘以上，此时腹膜返折处亦随之上移，膀胱前外侧壁则直接邻贴腹前壁。膀胱充盈时，大部分膀胱位于腹膜外。

【病因病机】

成年人膀胱在排空时位于骨盆内，有骨盆及周围肌组织的保护，一般不易受到损伤。膀胱充盈时，其顶部在耻骨联合之上，紧贴前腹壁，缺少骨盆的保护，同时膀胱膨胀，其壁变得薄而紧张，极易损伤。

1. 直接暴力　下腹部的撞击或挤压，可引起充盈膀胱破裂或膀胱挫伤。膀胱挫伤时，囊性结构完整，无尿渗漏，症状较轻。膀胱破裂时，由于膀胱位于腹膜间位，如果破裂口位于腹膜外时，尿液渗入膀胱周围组织，引起盆腔腹膜外蜂窝织炎。破裂处位于膀胱顶部或后壁，尿液进入腹腔引起腹膜炎。同时损伤直肠或阴道者，可形成尿道直肠瘘和尿道阴道瘘。

2. 间接暴力　源于耻骨支骨折、骨折断端或骨折碎片伤及膀胱。

3. 医源性损伤　常见于膀胱镜检查时发生穿孔。

【临床表现】

依据损伤程度不同而有不同的临床症状。一般有下腹部疼痛，排尿困难和血尿。膀胱挫伤可无明显症状，或仅有下腹部的隐痛不适。膀胱黏膜损伤可见血尿、尿频、尿急，尿痛，一般持续时间不长。膀胱破裂时，破裂口在腹膜内者，为腹膜内型，发生率较小。尿液刺激腹膜，疼痛始于下腹部，随后扩散至全腹，可见剧烈腹痛和腹肌紧张、压痛、反跳痛等腹膜炎症状。感染性尿液外漏时可导致疼痛性休克或感染性休克。膀胱破裂口位于腹膜外时，为腹膜外型，为最常见的类型。可见下腹部膨胀伴骨盆部及下腹部疼痛，有压痛和肌紧张，疼痛可放射至直肠、会阴及下肢。膀胱破裂，尿液和出血自破裂口进入腹腔，可见少尿或无尿，一般均伴有血尿，很少出现大量血尿。如果直肠或阴道内有尿液流出，则说明有膀胱直肠瘘或膀胱阴道瘘。

【辅助检查】

1. X线检查　可发现耻骨骨折。

2. 膀胱镜检查　可见到膀胱裂口。

3. 膀胱造影　可见到造影剂外溢。

4. 导尿　无尿或见血性尿液。

【诊断】

1. 下腹部外伤史或伴有耻骨骨折。

2. 下腹部疼痛，或有腹膜炎体征及腹部叩诊见移动性浊音，或耻骨上压痛，直肠指诊有触痛和饱满感或波动感，或伴有血尿。

3. 导尿检查如无尿或少尿，向膀胱内注入200～300ml无菌生理盐水，如吸出时出入量相差悬殊，则提示破裂。

4. 膀胱镜检查可见膀胱裂口。

【治疗】

1. 非手术治疗　膀胱挫伤者，症状轻的，留置导尿管引流尿液。应用广谱抗生素预防感染。若出血，治疗宜凉血止血、利尿通闭，方用云南白药合小蓟饮子加减。若少腹胀痛、小便不利，治宜吉利散或少腹逐瘀汤加减。若下腹痛并放射至会阴部，伴有发热，为瘀血凝滞肝经郁火，治宜疏肝清火，方用小柴胡汤加减等。

2. 手术治疗　腹膜内膀胱破裂，经非手术治疗无效，出血和尿渗漏明显者应尽早手术。术中缝合腹膜，修复膀胱裂口，在腹膜外行高位膀胱造口，耻骨后留置引流管直至裂口愈合。腹膜外膀胱破裂，先试行用导尿管充分引流外渗的尿液，并保持引流通畅。若无效应改用手术，在膀胱内修补缝合裂口，并充分引流膀胱周围渗漏尿液，预防形成盆腔脓肿。

【并发症】

1. 膀胱延期愈合　多数因为引流不充分或局部感染未被控制或复合伤，机体修复能力下降所致。

2. 感染　尿外渗和盆腔血肿可以引发继发性感染，严重时可并发脓毒血症。

3. 瘘道形成　当膀胱和直肠或膀胱与阴道同时损伤时，可形成膀胱直肠瘘或膀胱阴道瘘。

【预后和调护】

膀胱挫伤一般无须特别处理，预后好。膀胱破裂的预后与处理及时、正确和合并损伤的严重程度有关。早期适当的手术治疗和预防性应用抗生素可以减少并发症的发生。术后患者多饮水，以清洁膀胱，促进膀胱愈合，必要时冲洗膀胱，预防尿道感染，指导括约肌功能锻炼，恢复膀胱排尿功能。

十、腹膜后血肿

腹膜后组织是指位于腰骶部和后腹膜之间的一个潜在的疏松组织间隙。腹膜后血肿不是一个独立的疾病，而是一个由于骨折脱位或者腹膜后组织的出血，导致血液留滞于后腹膜腔，并由此所引起的、具有临床特点的综合征，处理不慎会引起严重后果。

【解剖学】

腹膜后间隙，上止于膈肌，下与骨盆结缔组织相连，两侧向外连接腹膜外蜂窝组织，内含十二指肠降部和下部、肾、肾上腺、输尿管、尿道后壁、筋膜和疏松结缔组织。

【病因病机】

1. 损伤　腰段脊柱骨折或脱位、骨盆骨折及腹膜后组织损伤等导致的出血，瘀血留储于较松散的腹膜后间隙，以骨盆及腰段脊柱骨折最常见，且出血量较大。

2. 宿疾　腹主动脉瘤破裂及腹膜后其他组织如恶性淋巴瘤、肾肿瘤等自发性坏死导致出血。

腹膜后间隙较大，内含疏松结缔组织，间隙容量较大，出血可在后腹膜间隙渗透扩散，可形成巨大血肿，血肿量可达 1000～1500ml 及以上。大量内出血，可导致休克或晕厥。淤血形成的血肿刺激支配腹腔内脏器的神经丛，反射性引起胃肠蠕动减慢，消化腺分泌抑制。瘀血久郁可以化热。

【临床表现】

腹膜后血肿是腹部内伤的合并症。腹膜后血肿缺乏特征性临床表现，随出血程度、血肿范围、损伤程度不同而有不同的临床表现。主要表现为腰背疼痛和内出血导致的血液循环障碍。出血量大时，可引起血压下降，甚至休克，出现面色苍白、四肢逆冷、精神萎靡。血肿巨大或伴有渗入腹膜腔者可有腹肌紧张、腹部压痛、反跳痛、肠鸣音减弱或消失、腹胀。也可见尿闭，排尿艰难，致使膀胱膨隆，小腹急。血肿进入盆腔，刺激直肠可有里急后重。

【辅助检查】

腰段脊柱或骨盆骨折，提示腹膜后血肿的可能，B 超和 CT 检查常能提供可靠的诊断依据。

1. 影像学检查

(1)X 线检查：可见腰大肌阴影消失、肾影异常等征象，可发现腰椎、骶骨和骨盆骨折。

(2)CT 检查：能较清楚地显示血肿与其他组织的关系，评估出血量，当增强扫描时衰减值增加，是活动性出血的证据。

(3)B 超：也可发现后腹膜积液及腹主动脉瘤，评估出血量。

2. 肛门指检　在腹膜后血肿较大时，可触及骶骨前饱满感和波动感。

3. 血常规检查　动态观察红细胞数持续下降、血红蛋白下降。

4. 腹腔穿刺　腹膜后血肿常伴有腹膜刺激征。不伴大血管或重要脏器伤的单纯腹膜后血肿，腹膜刺激征出现较晚且轻微。腹腔穿刺阴性，可排除腹腔内组织出血，有助于腹膜后出血的诊断。

【诊断】

1. 腰腹部外伤史，腰骶部、骨盆疼痛、压痛明显。

2. 出血量大时，有进行性血压下降。

3. 肠麻痹，肠鸣音减弱或消失、腹胀。

4. 影像学有后腹膜血肿。

【治疗】

1. 非手术治疗　血脱者，当输血、输液，同时补血救脱，方用参附汤、当归补血汤；气脱者，补气固脱，方用独参汤、参芪汤。瘀血郁而发热者，逐瘀清热，方用膈下逐瘀汤、消下破血汤、少腹逐瘀汤。邪毒内盛，清热解毒化瘀，方用仙方活命饮、犀角地黄汤。肝胆湿热，疏肝清理湿热，方用龙胆泻肝汤。壅毒成脓，用神功内托散。邪入营血，用清营汤。肠麻痹致阳明腑实症，宜攻下逐瘀，方用桃仁承气汤、鸡鸣散。

2. 手术治疗　骨盆骨折引起的腹膜后血肿，因为完整的后腹膜对血肿的压迫作用，大多数情况下出血能自行停止，极少须要开腹探查。多数可经非手术治疗，血肿吸收后，病势好转。出血量大，血压持续下降者，应探明原因，一般多见于骨盆移位骨折，应该急诊给予复位，用外固定支架或支具固定或骨盆兜临时固定，使骨盆骨折部闭合，减少骨折部的活动性出血。如果血压持续下降，影像学检查，出血量持续升高，应采用手术方法止血，可用填塞法或骨折内固定术。

【并发症】

1. 出血性休克　根据收缩压、心率、尿量、中心静脉压及临床症状来评估出血量。当血压在90/60mmHg以下、心率为100～120次/分、每小时尿量在10～20ml、中心静脉压低于$5mmH_2O$、口渴、表情淡漠、肢端发绀，表明出血量在1200ml以上，发生出血性休克。如血肿继续增大，则可发生意识障碍或昏迷。

2. 感染　腹膜后血肿是很好的细菌培养基，严重损伤时易导致感染。

【预后和调护】

腹膜后血肿极少需要开腹探查。术中如发现血肿不再扩大，不必切开，否则应切开探查止血。如无法查清出血点或出血无法控制，宜采用血管填塞或结扎双侧髂内动脉。早期宜卧床，密切观察病情变化。抗休克治疗要及时有效。保持排便通畅，防止因为腹压增加导致继发性出血。后期适当增加活动，促进血肿吸收。手术时机的掌握十分重要。

第五节　腰部内伤

脊髓震荡

脊髓创伤后，脊髓神经细胞无明显器质性改变，但因强烈刺激发生超限抑制，从而出现脊髓功能受到短期抑制的现象称为脊髓震荡，又称脊髓休克。脊髓震荡发生后，患者可出现损伤平面以下运动、感觉和反射完全丧失等脊髓功能受抑表现。但患者感觉运动障碍的持续时间不定，通常在伤后数十分钟开始逐渐恢复，数小时至数周后可完全恢复，不遗留任何神经系统后遗症。

【病因病机】

脊髓震荡常伴随脊柱骨折、脱位发生。高处坠落、重物冲击头部和背部、车祸、跳水等常引起脊柱的骨折和脱位，同时伴发脊髓震荡。发生脊髓震荡时，脊髓细胞的功能暂时处于生理停滞状态，脊髓实质并无器质性改变，仅表现为可逆性功能紊乱。显微镜下亦观察不到神经细胞和纤维的破坏，或仅能看到少量渗出和出血。

【临床表现】

脊髓震荡患者将出现骨折和脱位平面以下的运动和感觉功能丧失，呈弛缓性瘫痪，肌张力和各类放射完全消失，巴彬斯基征阴性。运动和感觉障碍持续时间，最短者数小时，一般在24小时内恢复，极少数可能持续数周。脊髓功能恢复的速度与患者的年龄、全身状况、损伤程度及脊髓震荡发生的位置有关。年龄小、身体状况良好、损伤轻、脊髓震荡靠近脊髓远端则脊髓震荡持续时间短，反射功能恢复较快；年龄大、身体状况较差、损伤重、脊髓震荡靠近脊髓近端则脊髓震荡持续的时间长，反射功能恢复较慢。反射功能的出现提示脊髓震荡开始恢复。腱反射开始恢复的时间从伤后1～3天至数周之间。最早开始出现的反射是肛门反射、球海绵体反射和跖屈反射，顺序由下而上。

【诊断与鉴别诊断】

1. 诊断　待脊髓功能完全恢复才能确诊为脊髓震荡，临床早期通常诊断为“不完全截瘫”，故脊髓震荡是一回顾性诊断。

2. 鉴别诊断　通常需与器质性脊髓损伤进行鉴别。脊髓震荡期的表现与器质性脊髓创伤的初期症状极为相似，均为弛缓性的，有时即使手术探查亦不能确定是否是器质性脊髓损伤，只有继续观察，等到脊髓功能完全恢复才能作出脊髓震荡的诊断。

【治疗】

1. 必须按照脊柱骨折和脱位来进行急救和搬运，避免搬运不当加重脊髓损伤。

2. 高位截瘫患者要保持呼吸道通畅、良好的颅骨牵引，预防肺部感染，必要时气管切开保持有效呼吸。

3. 选用抗生素预防感染，并适当应用激素促进脊髓功能恢复。

4. 预防泌尿系感染和压疮。

第六节　严重并发症

自然灾害、交通意外、生产事故、医疗失当等均可以造成皮肉筋骨、脏腑气血的损伤。损伤破坏了体内生理环境的稳定，引发的继发病变有时候其严重程度会远远大于原始损伤对病人造成的危害，发生严重的并发症，如果得不到及时的正确处理，轻则会引起肢体坏死，重则可以是致命。这些并发症病势凶险、变化多端、预后不良、有较高的病死率，应该引起足够的重视。积极预防、早期诊断、及时准确的治疗对改变严重并发症的预后有重要意义，改善创伤后严重并发症的预后既是临床治疗的重点也是基础研究的热点。近来对发病机制、临床特征、实验室检查和治疗方法的选择都有了一系列的进展。当代骨伤创伤学中损伤引发的严重并发症一般指急性呼吸窘迫综合征、创伤性休克、脂肪栓塞综合征、挤压综合征、骨筋膜间隔压综合征。在危重病人中，仍有较高的发病率。生命体征的观察，持续的呼吸、循环、血电解质及代谢产物的监测及有效的治疗措施是提高抢救成功率的关键，当严重并发症发生时，要集中力量应对，对原发损伤可以只做不妨碍并发症抢救的简单处置。待病情稳定后再对原发损伤作进一步的处理。

一、急性呼吸窘迫综合征

创伤、感染等危险因素通过直接或间接作用激发全身炎症反应损伤肺组织，导致以严重低氧血症、弥散性肺部浸润以及肺顺应性下降为特征的急性呼吸衰竭，称为急性呼吸窘迫综合征(acute respiratory distress syndrome，ARDS)。ARDS是个连续的病理过程，可累及多个内脏器官，引起器官功能障碍，导致多器官功能障碍综合征。ARDS的病死率较高。以前一直认为这种急性起病的呼吸衰竭仅发生在成年人，故将其命名为成年人呼吸窘迫综合。后来逐渐发现ARDS在任何年龄段均可发生，包括儿童在内，并不局限于成年人。1994年将成年人呼吸窘迫综合征重新命名为急性呼吸窘迫综合征。

【病因病机】

1. 病因　导致ARDS的危险因素可分为两大类：一类为直接损伤肺的因素，称为直接因素；另一类指通过激发全身炎症反应导致肺损伤的肺外疾病或损伤因素，称为间接因素。其中全身性感染在所有危险因素中占首位，约占ARDS病例数的40%。

(1)直接因素：常见于肺挫伤、误吸胃内容物、肺冲击伤以及肺部感染等。

(2)间接因素：全身感染、复合创伤、多发性骨折、休克、弥散性血管内凝血等肺外器官系统疾病。

2. 病机　ARDS的病理特点是累及肺部组织血管内皮和肺泡上皮的弥漫性损伤。损伤过程释放出多种蛋白酶和反应性氧中间产物、炎性介质和毒性物质，包括TFNα、IL-1、IL-2、IL-6、补体C3a、C5a、激肽、组胺、肿瘤坏死因子、血小板活化因子、血栓素(TXA_2)等，引起微血管损伤。肺血管内皮细胞受损后，引起血管通透性增加，血管内的血液成分渗漏，导致肺间质水肿和肺泡表面活性物质减少。肺泡表面为透明膜和血液充斥。细小支气管内也可因透明物质和血性渗出物，而出现肺不张。进展期肺间质炎症加重，并可诱发感染。ARDS的后期可出现肺实质的纤维化和微血管闭塞等改变。通气-灌流比例失衡、非心源性肺水肿、功能残气量减少、顽固性低氧血症及肺顺应性降低是ARDS的特点。

【临床表现】

起病前存在创伤、感染等诱发因素。起病急，各年龄阶段均可发生，不局限于成年人。

初期表现：呼吸急促，有呼吸窘迫感，一般的吸氧法无法缓解。无明显的呼吸困难和口唇发绀，肺部听诊无啰音。

进展期表现：呼吸困难加重，体温可升高，出现口唇发绀；咳嗽、咳痰，呼吸道分泌物增多，肺部可闻及啰音。出现烦躁、谵妄或昏迷等意识障碍。通过气管插管后给予机械通气，可缓解缺氧症状。

末期：出现深昏迷，心律失常，心跳减慢，甚至停跳。

【辅助检查】

1. 胸部X线检查　疾病初期无明显异常；中期出现广泛点、片状阴影。

2. 血常规检查　可见白细胞增多。

3. CT　必要时胸部CT检查，确定是否存在肺部感染。

4. 血气分析　可见PaO_2降低、$PaCO_2$升高。

【诊断】

存在导致ARDS的危险因素时，应密切观察患者呼吸状态，及时发现和做出正确诊断。当呼吸频率超过30次/分、呼吸窘迫和烦躁不安时，应及时行胸部X线等各项检查。在排除了气道阻塞、肺部感染、肺不张、急性心力衰竭等常见原因后，就应怀疑ARDS。

1. 血气分析　ARDS初期，PaO_2即降低至8.0kPa(60 mmHg)。PaO_2可随吸入氧浓度(FiO_2)的增加而升高，故以$PaO_2/FiO_2 \leqslant 26.6$kPa(200mmHg)作为ARDS的诊断标准之一，并以该

比值判断呼吸衰竭程度。当$PaCO_2$升高，提示病情加重。

2. *呼吸功能监测* 监测项目包括肺泡-动脉血氧梯度（$A\text{-}aDO_2$，正常值为0.6～1.3kPa或5～10mmHg，用呼吸机时应以$A\text{-}aDO_2/FiO_2$的值表示），反映肺泡功能；无效腔-潮气量的比值（V_D/V_T，正常值为0.3），反映肺排出CO_2的能力；肺分流率（Q_S/Q_T，正常值为5%），反映了肺血管变化对换气的影响；吸气力（正常值为－8～－10kPa，即－80至－100 cmH_2O）；有效动态顺应性（DEC，正常值为100 ml/100Pa）；功能性残气量（FRC，正常值为30～40ml/kg体重）。$A\text{-}aDO_2$、V_D/V_T、Q_S/Q_T在ARDS时均增加；吸气力、EDC和FRC反映通气能力，在ARDS时降低。V_D/V_T从$PaCO_2$及呼气CO_2分压测定推算。Q_S/Q_T通过血流动力学测定推算。

3. *血流动力学监测* 通过置入Swan-Ganz导管监测肺动脉压（PAP）、肺动脉楔压（PAWP）、心排血量（CO）及混合静脉血氧分压（PvO_2）等，以了解有无心房高压及缺氧程度。

4. *其他* 胸部X线片显示双肺浸润时，提示存在肺水肿。但是在疾病早期，无胸部X线检查异常，亦不能排除肺水肿。必要时行胸部CT，确定是否存在肺部感染。

【治疗】

1. *一般治疗* 早期发现和积极治疗各种相关基础病和原发病，控制炎症性损伤和感染等。

2. *维持血容量* 出现低血容量时，应及时输液，以晶体液为主，适当给予人血白蛋白和血浆，并酌情使用利尿药。输液时，应监测尿量、中心静脉压和肺动脉楔压，并维持肺动脉楔压在较低水平，以防止输液过量加重肺间质水肿。可酌情选用多巴酚丁胺、多巴胺、毛花苷丙（西地兰）、硝普钠、硝酸甘油等心血管药物，以维持血压和心排血量。

3. *呼吸治疗* 应通过呼吸机和氧气，实现定容、定压的人工呼吸，以纠正低氧血症和改善肺泡功能。治疗的具体措施如下。

（1）疾病初期：采用戴面罩的持续气道正压通气，使肺泡复张，增加换气面积并增加吸入氧浓度（FiO_2）。

（2）进展期：应进行气管插管，行呼气末正压通气（PEEP），使肺泡在整个呼吸周期保持开放，使塌陷的肺泡重新通气，将水肿液从肺泡内移至肺间质，亦可行间歇性强制通气（IMV）。行机械通气时，需要适当的PEEP和潮气量。开始时应给予较高浓度的FiO_2，然后逐步降低，维持在0.6以下，迅速纠正低氧血症。PEEP水平通常维持在0.49～1.47kPa（5～10cmH_2O）之间。潮气量维持在10～15ml/kg，调节吸气呼气流速的比值（约为1∶2），确保通气分布比较均匀。同时应联合IMV，避免长时间使用较高的PEEP造成心搏量的降低和肺气压伤。

使用呼吸机时应监测血气变化，及时调节，注意避免并发症和不良反应。PEEP可引起的并发症主要有：①肺泡破裂，气胸；②心排血量减少，影响肾、肝功能；③导致颅内压增高，加重脑水肿；④较长时间吸入高浓度氧，尤其是$FiO_2 \geqslant 0.8$时，可引起氧中毒，造成肺损伤。

4. *药物治疗* 治疗ARDS时，可选用的药物主要有以下几类。

（1）肾上腺皮质激素以减轻炎症反应，但只能短期应用，以免抑制免疫。这类药物主要包括地塞米松、氢化可的松等。

（2）应用小分子右旋糖酐或加以布洛芬改善肺的微循环。

（3）应用川芎嗪减轻肺水肿。

（4）雾化吸入肺表面活性物质，改善肺泡功能。

（5）TNF-α抗体和己酮可可碱，可减少中性粒细胞在肺内积聚的损害。此外，超氧化物歧化酶（SOD）、肝素或尿激酶等亦具有类似的作用。

（6）通过吸入一氧化氮，选择性扩张血管床。

二、创伤性休克

创伤性休克是指机体遭受严重创伤，导致血液或血浆丧失，损伤部位的炎性肿胀和体液渗出，使有效循环血容量减少、组织器官血流灌注不足，引起细胞代谢紊乱和功能受损的全身反应综合征。有效循环血容量减少引起的氧供不足和组织器官需氧的增加造成氧的供需失衡是创伤性休克发生的根本原因，产生炎症介质是创伤性休克的特征。创伤性休克的发生是一个从组织器官灌注不足发展至多器官功能障碍综合征或多器官功能衰竭的序贯过程。因此，创伤性休克治疗的关键是增加对组织细胞的氧供，促进组织细胞对氧的有效利用，建立起新的氧的供需平衡，保持或恢复正常的细胞功能，防止组织器官的进一步损害。

【病因】

严重创伤后，能引起循环血容量减少的各种因素均可引起创伤性休克，概括起来主要有以下几个方面。

1. 失血 正常成年人的总血量为 4500～5000ml。创伤导致的出血可引起血容量的减少。当失血量占总血量的 15%以内时，机体可通过神经体液调节机制，维持正常的血压，保证组织器官的正常灌注。此时，及时有效的止血、补充血容量，可防止休克的发生。若失血量超过机体的代偿能力，造成有效循环血容量减少，组织器官灌注不足，引起细胞氧的供需失衡，出现功能和代谢障碍，即可发生休克。根据失血量的不同，可产生不同程度的休克，失血量达到总血量的 25%、35%和 45%时，分别出现轻度休克、中度休克和重度休克。

2. 神经内分泌功能紊乱 严重创伤及其引起的症状和情绪变化将对皮质下中枢神经产生持续而强烈的刺激，产生神经内分泌功能变化，进一步导致血管舒缩功能紊乱，末梢循环障碍，微循环灌注不足而发生休克。

3. 组织破坏 严重创伤引起的有效循环血容量减少，将引起组织细胞的缺氧坏死，导致局部组织毛细血管的破裂和通透性增加，血浆由毛细血管渗出，造成组织水肿和有效循环血量的进一步下降，局部组织微循环灌注不足和组织缺血加重。由于组织水肿，也加剧了局部组织的缺血、缺氧，使细胞氧代谢障碍加重，加速了组织细胞的坏死进程。坏死的组织细胞会释放出大量的酸性代谢产物和钾、磷等物质，可进一步引起酸碱平衡和电解质紊乱。血管活性物质可破坏血管的通透性和舒缩功能，使血浆大量渗入组织间隙，造成有效循环量进一步下降，导致休克的发生或加重休克的程度。

4. 继发严重感染 当严重创伤继发感染时，细菌产生大量的内、外毒素，并进入血液循环，直接或间接地作用于周围血管，使周围血管阻力发生改变，微循环发生障碍，有效循环血量减少，加重休克。

有效循环血量锐减引起组织灌注不足，导致细胞缺氧和功能受损是创伤性休克的病理生理基础，包括微循环变化、代谢变化和内脏器官的继发性改变。

【病机】

1. 微循环变化 微循环的血量约占总循环血量的 20%，是组织摄取氧和排出代谢产物的地方。休克时，总循环血量、血管张力和血压等的变化，将影响微循环的状态，导致功能障碍。微循环的病理生理变化过程主要经历以下 3 期。

(1)微循环收缩期(休克早期)：休克早期，总循环血量的减少，将导致有效循环血量的下降。机体通过神经体液调节等一系列代偿机制，有选择地收缩外周和内脏小血管使有效循环血量重新分配，以保证心、脑等重要脏器的有效灌注。这些代偿调节机制包括颈动脉和主动脉弓的压力感受器引起的加压反射、交感-肾上腺轴兴奋释放儿茶酚胺及肾素-血管紧张素分泌增加等环节。同时，骨骼肌和其他内脏器官微循环内的小动、静脉血管平滑肌和毛细血管前括约肌强烈收缩，毛细血管后括约肌和动静脉间的短路则开放，以增加外周血管的阻力和组织液的回收，增加回心血量，使血容量得到部分补偿，用以维持生命器官的血流灌注。微循环的这些代偿性变化使骨骼肌和内脏器官处于低灌注、缺氧状态，但在保证生命器官功能方面发挥了重要作用。此时，若能积极治疗，常能逆转休克状态。

(2)微循环扩张期(休克中期)：进入休克中期，微循环内的小动、静脉短路进一步开放，组织灌注进一步减少，组织细胞缺氧加重。在缺氧状况下，组织细胞发生无氧代谢，造成乳酸等酸性产物堆积和组胺、缓激肽等的释放增加。由于毛细血管前括约肌对这些物质的敏感性高于毛细血管后括约肌，当这些物质使毛细血管前括约肌舒张的同时，毛细血管后括约肌仍处于收缩状态，造成微循环内广泛扩张、血液淤滞、毛细血管网内静水压升高、通透性增加，从而导致血浆外渗，进一步降低回心血量和心排血量，以致心、脑等生命器官的灌注不足，加重休克。

(3)微循环衰竭期(休克后期)：在休克后期，血浆外渗将导致血液浓缩和血液黏稠度增加。在细胞无氧代谢造成的酸性环境下，淤滞在微循环内的黏稠血液处于高凝状态，红细胞和血小板发生聚集，血管内形成微血栓，最终发展成弥散性血管内凝血。同时，组织细胞严重缺氧后，发生溶酶体膜的破裂，释放多种酸性水解酶，引起细胞自溶并损害周围其他细胞，导致组织器官受损和功能衰竭。

2. 代谢变化 休克时，由于组织灌注不足，细胞缺氧，出现能量代谢异常，机体主要通过无氧糖酵解过程获取能量。无氧糖酵解产生的能量远小于有氧代谢产生的能量，造成机体能量的极度缺乏。与此同时，无氧代谢使乳酸盐不断增加，丙酮酸盐下降，乳酸盐/丙酮酸盐(L/P)比值升高(＞15～20)，加上微循环障碍无法及时清除酸性代谢产物，肝对乳酸的代谢能力下降，使乳酸盐的不断堆积，造成代谢性酸中毒。重度酸中毒（pH＜7.2）将极大地影响组织器官的功能，出现心率减慢、血管扩张、心排血量降低，呼吸加深、加快及意识障碍等。

代谢性酸中毒和能量代谢异常会影响细胞膜、核膜、线粒体膜、内质网膜、高尔基复合体膜等各类质膜的稳定及跨膜传导、运输和细胞吞饮及吞噬功能，引起细胞内外离子及体液分布异常。细胞膜受损后，膜的通透性增加，Na^+-K泵和钙泵的功能障碍，将钠、钙离子转运入细胞内，而将钾离子转运到细胞外，细胞外液随钠离子进入细胞内，导致血钠降低，血钾升高，细胞外液减少和细胞肿胀、死亡。大量钙离子进入细胞内后，激活溶酶体的同时，增加线粒体内的钙离子浓度，损害线粒体功能。溶酶体破裂后，释放水解酶、心肌抑制因子（MDF）、缓激肽、血栓素和白三烯等对机体不利的毒性因子，其中水解酶能引起细胞自溶和组织损伤，血栓素和白三烯可引起血管收缩。线粒体破裂后，依赖二磷腺苷（ADP）的细胞呼吸受抑，三磷腺苷（ATP）生成减少，严重影响细胞的代谢和功能。

3. 内脏器官的继发性损害

（1）肺：低灌流和缺氧可损害肺泡毛细血管内皮细胞，使其血管壁的通透性增加，导致肺间质水肿，同时会损害肺泡上皮细胞，肺泡表面活性物质生成减少，肺泡表面张力升高，继发肺泡萎陷，出现局限性肺不张。肺泡萎陷又使肺毛细血管内的血液无法更新，发生肺内分流。此外，低灌流还会影响通气/血流比值（正常值为0.8），使通气尚好的肺泡难以获得良好的气体交换，影响肺功能，出现无效腔通气。上述变化均会加重患者的缺氧程度，产生急性呼吸窘迫综合征（ARDS）。ARDS常在休克期内或稳定后48～72小时发生，一旦出现，预后极差，病死率很高。

（2）肾：正常情况下，85%的肾血流供应肾皮质中的肾单位。休克时，肾血管收缩，供应肾的血流量减少，使肾内血流重新分配，血流主要转向肾髓质，肾皮质中肾单位的血流灌注不足，肾小球滤过率锐减，同时肾皮质肾小管发生缺血坏死，最终引起急性肾衰竭，表现为少尿（每日尿量＜400 ml）或无尿（每日尿量＜100 ml）。

（3）心：在休克早期，通常不发生心功能异常。休克加重后，心率过快使舒张期缩短，舒期压力亦下降，导致冠状动脉血流明显减少，使心肌因缺氧和酸中毒而发生损害。心肌微循环内血栓的形成可引起局灶性心肌坏死。此外，心肌含有黄嘌呤氧化酶系统，易发生缺血-再灌注损伤。

（4）脑：随着休克的进展，动脉血压持续进行性下降，将导致脑灌注压和血流量的降低，引起脑缺氧。缺氧和酸中毒使脑血管通透性增加，继发脑水肿，引起颅内压增高。

（5）胃肠道：休克早期，有效循环血量不足和血压降低时，由于机体的代偿机制，使胃肠等内脏血管首先收缩，以减少胃肠等内脏器官的血流量，保证心、脑等重要生命器官的灌注。低灌注引起的缺血、缺氧将损害黏膜细胞，使黏膜糜烂、出血，破坏了正常肠道的屏障功能，肠道内的细菌或毒素发生移位。此外，受损细胞可释放具有细胞毒性的蛋白酶及多种细胞因子，促使休克恶化。这些变化是休克继续发展，并出现多器官功能不全综合征的重要因素。

（6）肝：缺血、缺氧和血液淤滞将引起干细胞损害。在肝窦和中央静脉内可形成微血栓，导致肝小叶中心坏死。肝的解毒和代谢功能下降，可出现内毒素血症。

【临床表现】

休克的临床表现可分为两个阶段，即休克代偿期和休克抑制期。

1. 休克代偿期　又称为休克早期。在此期内，有效循环血量的减少激发机体启动代偿机制，出现中枢神经系统的兴奋性提高和交感-肾上腺轴的兴奋。可见精神紧张、兴奋或焦虑不安、心率加快、血压正常或稍高、呼吸变快和尿量减少等。由于周围血管的收缩，表现为皮肤苍白、四肢湿冷。因小动脉收缩使舒张压升高，脉压缩小。在此阶段，应及时诊断并给予有效治疗，休克多可较快得到纠正。否则，病情将继续恶化，进入休克抑制期。

2. 休克抑制期　又称为休克期。在此阶段，出现神情淡漠、反应迟钝，甚则意识模糊或昏迷。尚有出冷汗、口唇肢端发绀；脉搏细数、血压进行性下降。严重时，全身皮肤、黏膜明显发绀，四肢厥冷，无法触及脉搏以及测量血压、尿少甚至无尿。若皮肤、黏膜出现瘀斑或消化道出血，提示已发生弥散性血管内凝血。若出现进行性呼吸困难、烦躁、发绀，吸氧治疗无法改善呼吸状态，应考虑急性呼吸窘迫综合征的可能。

【诊断】

出现休克的典型临床表现时，诊断并不困难。凡遇到严重创伤的患者应警惕出现创伤性休克的可能。患者出现面色、皮肤苍白，口唇、指甲轻度发绀，出汗、烦躁、焦虑、神情紧张、心率加快、脉压小或尿少等症状，应认为存在休克，必须进行积极处理。若患者表现为神情淡漠、反应迟钝、皮肤苍白、呼吸浅快、收缩压降至 12kPa(90mmHg)以下及尿少者，说明已进入休克抑制期。

【监测】

对休克的监测能够判断病情程度，确定治疗方案，也能反映治疗情况。

1. 一般监测

(1)意识：是反映休克的一项敏感指标。若患者神志清楚，对外界刺激能正常反应，提示脑组织血流灌注充足，循环血量基本足够；若发生意识改变，出现表情淡漠、不安、谵妄或嗜睡、昏迷，则提示脑组织血流灌注不足，存在不同程度的休克。

(2)皮肤温度和色泽：是体表血液灌注情况的标志。若患者四肢温暖，体表干燥，轻压指甲或口唇时出现的苍白色，在松压后迅速转为正常，表明末梢循环正常或休克好转；反之说明休克存在。

(3)脉率：脉率增快常在血压下降之前出现，是休克的早期诊断指标。休克经治疗后，虽然仍存在血压偏低，但脉率已恢复至正常，且肢体温暖者，表明休克已趋向好转。可用脉率/收缩压(mmHg)计算休克指数，用于判断休克的有无及程度。休克指数为 0.5 时，多提示无休克；休克指数为 1.0～1.5 时，提示存在休克；休克指数＞2.0 时，提示存在严重休克。但部分创伤性休克患者表现为心动过缓，而出血量不大的创伤患者却有心动过速，临床时应注意这种心率变化与病情不平行的情况。

(4)血压：血压是休克治疗中最常用的监测指标。由于机体代偿机制的作用，血压的变化并不十分敏感，如心排血量已明显减少，血压仍可处于正常范围；心排血量尚未完全恢复，血压可已趋正常。动态观察血压变化，比单个测定值更有临床意义。一般认为，收缩压＜12kPa(90mmHg)，脉压＜2.67kPa(20mmHg)，是休克存在的表现；血压下降到 8～9.33kPa(60～70mmHg)时，为中度休克；血压低于 8kPa(60mmHg)时，为重度休克。血压回升、脉压增大是休克好转的征象。

(5)尿量、比重和酸碱度：反映肾血流灌注的指标，亦能反映生命器官的血流灌注情况。尿少常表明早期休克或休克复苏不完全。休克发生时，应留置导尿管，并连续监测其每小时尿量。尿量＜25 ml/h、比重增加者，提示仍然存在肾血管收缩和血容量不足；若血压正常但尿量仍少且比重偏低者，说明存在急性肾衰竭的可能。若尿量稳定维持在 30ml/h 以上者，则提示休克已被纠正。

2. 特殊监测

(1)血红蛋白及血细胞比容：两项指标升高，提示血液浓缩，血容量不足。可动态观察其变化，以指导补充液体的种类和数量。

(2)中心静脉压(CVP)：代表了右心房或胸腔段腔静脉内的压力变化，能比动脉压更早地反映全身血容量及心功能状态。CVP 的正常值为 0.49～0.98 kPa(5～10 cmH_2O)。当 CVP＜0.49 kPa(5 cmH_2O)时，表示血容量不足；＞1.47 kPa(15 cmH_2O)时，表明心功能不全、静脉血管床过度收缩或肺循环阻力增高；＞1.96 kPa(20cmH_2O)时，提示充血性心力衰竭。应对 CVP 进行动态监测，观察其变化趋势，其临床价值高于单次测量的数值。无器质性心脏病者，可将 CVP 控制在偏高水平(约 1.18～1.47 kPa)，以利于提高心排血量。

(3)肺毛细血管楔压(PCWP)：可经上臂静脉将 Swan-Ganz 漂浮导管置入至肺动脉及其分支检测肺动脉压(PAP)和肺毛细血管楔压(PCWP)。PCWP 反映左心房压力。PAP 的正常值为 1.3～2.9 kPa(10～22mmHg)；PCWP 的正常值为 0.8～2 kPa(6～15mmHg)。PCWP 的变化比 CVP 敏感。若 PCWP 降低提示血容量不足。PCWP 增高通常因肺循环压力升高所致，如发生了肺水肿，故一旦发现 PCWP 增高，即使 CVP 值正常，也应限制输液量，以免发生肺水肿。此外，可通过 Swan-Ganz 漂浮导管获取混合静脉血进行血气分析，监测肺内动静脉分流和通气/灌流比值的变化情况。混合静脉血氧分压(PvO_2)是判断严重休克患者预后的重要指标，PvO_2值明显降低，反映缺氧严重，预后极差。带有血氧光度计的肺动脉导管可对混合静脉血的血气变化情况进行连续监测，由其测得的混合静脉血氧饱和度(SvO_2)的临床意义等同于 PvO_2。SvO_2下降提示供氧不足，可受到心排血量、血红蛋白浓度和动脉血氧分压等因素的影响。SvO_2的值＜75％，说明缺氧严重，预后较差。由于肺动脉导管技术为有创技术，且可能出现严重并发症(发生率为 3％～5％)，故应严格掌握适应证。

(4)心排血量和心脏指数：心脏的每搏输出量与心率的乘积即是心排血量(CO)，可通过 Swan-Ganz 漂浮导管采用热稀释法测出。健康成年人的 CO 为 4～6L/min。心脏指数(CI)是指单位体表面积的心排血量，正常值为 2.5～3.5L/(min·m^2)。创伤性休克时，CO 值会出现不同程度的降低。根据 CO 值，还可以借助下列公式计算出总外周血管阻力(SVR)：

$$SVR=\frac{平均动脉压-中心静脉压}{心排血量}\times 80$$

SVR 的正常值为 100～130kPa·s/L。

(5)氧输送及氧消耗：氧输送(DO_2)是指单位时间内机体组织所能得到的氧量。氧消耗(VO_2)是指单位时间内机体组织所消耗的氧量。DO_2和VO_2的计算公式如下。

DO_2=1.34×动脉血氧饱和度(SaO_2)×血红蛋白浓度(Hb)×CO×10

VO_2=[动脉血氧含量(CaO_2)－静脉血氧含量(CvO_2)]×CO×10

$CaO_2 = 1.34 \times SaO_2 \times Hb$，$CvO_2 = 1.34 \times SvO_2 \times Hb$

DO_2的正常值为 400～600ml/(min·m^2)，VO_2的正常值为 150～200ml/(min·m^2)。

若 DO_2的升高伴随着 VO_2的增高，提示 DO_2尚不能满足机体代谢的需要，应继续增加 DO_2，直到 VO_2不再随 DO_2增加而升高。此时，即使 CO 值仍低于正常值，亦说明 DO_2已能满足机体代谢的需求。

(6)动脉血气分析：动脉血氧分压(PaO_2)的正常值是 10.7～13kPa(80～100mmHg)，反映了氧供应情况。当 PaO_2低于 60 mmHg 以下，且通过鼻导管吸氧无法改善时，提示并发急性呼吸窘迫综合征。二氧化碳分压($PaCO_2$)的正常值为 4.8～5.8kPa(36～44 mmHg)，反映肺的通气和换气功能，是呼吸性酸中毒或碱中毒的诊断依据之一。过度通气和机体对代谢性酸中毒的代偿均可使 $PaCO_2$降低。碱剩余(BE)的正常值为±3，反映代谢性酸中毒或碱中毒。BE 值过高提示代谢性碱中毒，过低则提示代谢性酸中毒。血酸碱度(pH)的正常值为 7.35～7.45，反映了机体总体的酸碱平衡状态。在酸碱中毒的早期，由于机体代偿机制的存在，pH 值可保持在正常范围之内。

(7)动脉血乳酸盐测定：监测动脉血乳酸盐的变化，有助于判断休克程度和复苏趋势。正常值为 1～1.5mmol/L，危重病人允许到 2mmol/L。乳酸盐浓度越高，预后越差。若超过 8mmol/L 则几乎无存活可能。

(8)弥散性血管内凝血的测定：弥散性血管内凝血(DIC)是因为凝血功能障碍引发的临床病理综合征。发生 DIC 时应检测其血小板的数量和质量、凝血因子的消耗程度和反映纤溶活性的指标。有休克及微血管栓塞和出血倾向的患者，下列 5 项中有 3 项以上出现异常，可诊断为 DIC：①血小板计数低于 80×10^9/L；②凝血酶原时间比对照组延长 3 秒以上；③血浆纤维蛋白原低于 1.5g/L 或呈进行性降低；④3P(血浆鱼精蛋白副凝)试验阳性；⑤血涂片中破碎红细胞超过 2%。

【治疗】

1. 积极抢救生命　对创伤进行制动，控制活动性出血，采取正确的搬运方法及时转送，并注意保温；保证呼吸道通畅，早期给予鼻导管或面罩吸氧；及时救治心跳与呼吸骤停；及早建立静脉通道，用药维持或提高血压，积极补充血容量；必要时可给予镇静药。通常可采取躯干抬高 20°～30°，下肢抬高 15°～20°的体位，以增加回心血量。

2. 补充血容量　补充血容量时，实际需要量要远大于估计的量(可能高达体重的 10%)。选择液体时应晶体、胶体并重。一般情况下，先选用晶体液(平衡盐溶液)。因晶体液维持扩容的时间短(仅 1 小时左右)，常与血浆增量剂(羟乙基淀粉)同用。血浆增量剂的最大用量为 1000～1500ml/d。高分子量(分子量为 10 万～20 万)的产品可维持扩容效果达 6 小时以上，是紧急补充血容量的最佳选择。血细胞比容低于 30%时，应给予浓缩红细胞。大量出血可快速输注全血。高渗盐溶液(3%至 7.5%)，可将组织间液和细胞内液吸收进入血管，起到扩容作用，亦可用于休克复苏的治疗。此外，高钠有助于增加碱储备和纠正酸中毒。

(1)全血：全血具有携氧能力，最好使用新鲜血。紧急时可经动脉一次性输入 300～600ml，以后再逐渐补充。

(2)血浆：新鲜血浆、干冻血浆和羟乙基淀粉(706 代血浆)均可选用。

(3)右旋糖酐：右旋糖酐可提高血浆胶体渗透压。一般 24 小时内用量不超过 1000ml 为宜。

(4)葡萄糖和晶体液：葡萄糖可供给热量，但不能单独大量使用。紧急情况下，可先用 50%的葡萄糖注射液 60～100ml 静脉注射，以暂时增强心肌收缩力和提高血压。

补液的速度和液体量应依据患者的实际情况并结合中心静脉压进行。在补液过程中应观察的各项指标及中心静脉压与血压的关系(表 9-1，表 9-2)。

表 9-1　休克的临床表现和程度

分期	程度	神志	口渴	皮肤黏膜		脉搏	血压	体表血管	尿量	估计失血量
				色泽	温度					
休克代偿期	轻度	神志清楚，伴有痛苦表情，精神紧张	口渴	开始苍白	正常或发凉	100 次/分以下，尚有力	收缩压正常或稍升高，舒张压增高，脉压缩小	正常	正常	20%以下(800ml以下)
	中度	神志尚清楚，表情淡漠	口渴很	苍白	湿冷	100～200 次/分钟	收缩压为 90～70 mmHg，脉压小	表浅静脉塌陷，毛细血管充盈迟缓	尿少	20%～40%(800～1600 ml)
休克抑制期	重度	意识模糊，甚至昏迷	口渴非常	显著苍白，肢端发绀	厥冷(肢端更明显)	速而细弱，或摸不清	收缩压在 70 mmHg 以下或测不到	毛细血管充盈非常迟缓，表浅静脉塌陷	尿少或无	40%以上(1600 ml以上)

3. *积极处理原发病*　对危及生命的创伤，如开放性或张力性气胸、连枷胸等，应作紧急处理。创伤的其他手术应在尽快恢复有效血循环后进行。

表 9-2　中心静脉压与补液的关系

中心静脉压	血压	原因	处理原则
低	低	血容量严重不足	充分补液
低	正常	血容量不足	适当补液
高	低	心功能不全或血容量相对过多	给强心药物，纠正酸中毒，舒张血管
高	正常	容量血管过度收缩	舒张血管
正常	低	心功能不全或血容量不足	补液试验*

* 补液试验：取等渗盐水 250 ml，于 5～10 分钟经静脉注入。如血压升高而中心静脉压不变，提示血容量不足；如血压不变而中心静脉压升高 0.29～0.49 kPa (3～5 cmH_2O)，则提示心功能不全

4. *纠正电解质和酸碱平衡紊乱*　轻度酸中毒可不予处理，补充血容量和微循环改善后，常可纠正。严重休克经扩容治疗后仍有严重的代谢性酸中毒，可先静脉滴注 5%的碳酸氢钠 200ml。用药后 30～60 分钟复查动脉血血气分析，了解治疗效果，并据此决定下一步的治疗措施。已进入休克状态者，应根据二氧化碳结合力测定结果，确定选用碳酸氢钠、乳酸钠、三羟甲基氨甲烷等碱性缓冲液的种类和量。使用时，先用总量的一半，再根据具体情况使用。纠正酸中毒应首选碳酸氢钠，严重酸中毒和有肝损害者，不能用乳酸钠。凡用碱性药物，均应具有动脉血气分析的依据。

5. *治疗弥散性血管内凝血(DIC)*　一旦发生 DIC 说明已进入休克终末期，可应用肝素抗凝治疗，一般剂量为 1.0mg/kg，6 小时 1 次，成年人首次可用 10 000U(1mg 相当于 125U 左右)。还可使用抗纤溶药，如氨甲苯酸、氨基乙酸及抗血小板聚集和黏附的药物，如阿司匹林、双嘧达莫(潘生丁)

和右旋糖酐-40等。

6. 药物的应用

(1)血管活性药物:血管活性药物包括血管扩张药和血管收缩药两类。应在积极补充血容量的同时选用血管扩张药,以改善微小动脉处于收缩状态的区域的血流灌注。当扩张血管药物无效时,可加用适当剂量的血管收缩药,提高血管张力,维持足够的血压。常用的血管活性药物有以下几种。

①多巴胺:是最常用的血管活性药,具有兴奋α、β_1受体和多巴胺受体的作用。其药理作用受剂量的影响,小剂量[<10μg/(kg·min)]时,主要兴奋β_1和多巴胺受体,表现出增强心肌收缩力,增加心排血量以及扩张肾和胃肠道等内脏器官血管的作用;大剂量[>15μg/(kg·min)]时则兴奋α受体,使血管收缩,外周阻力增加。治疗休克时宜采取小剂量,发挥其强心和扩张内脏血管的作用。

②多巴酚丁胺:强心作用优于多巴胺,可增加心排血量,降低肺毛细血管楔压。小剂量时有轻度缩血管作用。常用剂量为2.5~10 μg/(kg·min)。

③去甲肾上腺素:具有很强的兴奋α受体、轻度兴奋β受体的作用,能兴奋心肌、收缩血管、升高血压及增加冠状动脉血流量。常用量为0.5 μg/(kg·min)。

④毛花苷C(西地兰):具有增强心肌收缩力、减慢心率的作用。当已充分扩容,但动脉压仍低,且中心静脉压显示已超过1.47kPa(12 cmH_2O)时,同时存在心功能不全,可静脉注射毛花苷C。应用时,首次剂量为0.4mg缓慢静脉注射,有效时可再给维持量,使达到快速洋地黄化(0.8mg/d)。

⑤其他血管活性药物:包括血管收缩药间羟胺(阿拉明)、去氧肾上腺素(新福林);血管扩张药异丙肾上腺素、酚妥拉明、酚苄明、硝普钠;抗胆碱能药物阿托品、山莨菪碱和东莨菪碱。

血管活性药应在扩容治疗的基础之上,不宜单独使用。血管活性药物发挥作用的基础是血容量得到了充分补充。某些情况下,血管收缩药和扩张药可联合应用,强心和改善微循环并举,可以提高重要内脏器官的灌注水平。

(2)皮质类固醇:其作用体现为:①阻断α受体兴奋作用,使血管扩张,降低外周血管阻力,改善微循环;②保护溶酶体,防止溶酶体破裂;③增强心肌收缩力,增加心排血量;④改善线粒体功能,阻止白细胞聚集;⑤促进糖异生,使乳酸转化为葡萄糖,减轻酸中毒。通常采用大剂量,如地塞米松1~3mg/kg。为了防止应用皮质类固醇激素可能的不良反应,一般只用1~2次。对于重症休克患者可持续应用2~3天,甚至更长时间。

(3)其他药物

①钙通道阻滞药:可防止钙离子内流、保护细胞结构和功能,如维拉帕米、硝苯地平和地尔硫䓬等。

②纳洛酮:为吗啡类拮抗药,能改善组织血流灌注,保护细胞功能。

③氧自由基清除剂:能减轻缺血-再灌注损伤中氧自由基对组织的破坏作用,如超氧化物歧化酶(SOD)。

④依前列醇(PGI_2):调节体内前列腺素(PGS),改善微循环。

⑤三磷酸腺苷-氯化镁:增加细胞内能量、恢复细胞膜钠-钾泵的作用,防治细胞肿胀,恢复细胞功能。

三、脂肪栓塞综合征

脂肪栓塞综合征是机体严重创伤,特别是长管状骨骨折或骨科手术后,破裂脂肪细胞释放出游离脂肪滴经撕裂的静脉系统进入血液循环,或是血中脂类的稳定性发生改变而聚集成脂肪滴,形成脂肪栓子阻塞小血管,尤其是肺内毛细血管,引起以呼吸困难、意识障碍、皮下及内脏瘀血和进行性低氧血症为主要特征的一系列综合征。血液循环中的脂肪栓子,可引起机体多个器官的栓塞,按发生概率,依次为肺、脑、心、肾、肝,其中主要病变在肺。

【病因】

1. 原发性因素

(1)骨折:长骨骨髓腔内脂肪丰富,发生骨折后脂肪细胞释放出游离脂肪滴经骨折处撕裂的静脉进入血液循环,易发生脂肪栓塞,其中股骨干骨折时的发生率最高,闭合性骨折时的发生率显著高于开放性骨折时的发生率。

(2)骨科手术:某些骨科手术操作,如髓内针固定、关节置换等将引起髓腔内压力的骤然上升,迫使髓腔内的脂肪滴进入血管,导致脂肪栓塞的发生。

(3)软组织损伤:发生在脂肪含量丰富的软组

织处的各类损伤或手术均可导致脂肪栓塞综合征的发生，但其发生率远低于骨折时的发生率。

(4)其他原因：包括烧伤、酒精中毒、感染以及糖尿病合并高脂血症、胶原性疾病、高空飞行、胸外心脏按压等，但极为罕见。

2. 继发性因素

(1)休克：发生休克时，低血容量和低血压造成的微循环障碍为脂肪滴滞留在微循环内提供了条件。

(2)弥散性血管内凝血：脂肪栓塞常与弥散性血管内凝血同时存在。弥散性血管内凝血将加重脂肪栓塞的病理改变，但目前尚不能肯定脂肪栓塞是否一定导致弥散性血管内凝血。

【病机】

目前，脂肪栓塞综合征的发病机制，有机械学说和化学学说两种。

1. 机械学说　骨折或脂肪丰富部位的软组织损伤后，脂肪细胞破裂释放出脂滴，损伤局部或骨折处血肿形成，局部压力升高，或是某些骨科手术操作如髓内针固定、关节置换等导致髓腔内脂肪细胞破裂释放出脂肪滴和髓腔内压力升高，上述游离脂肪滴通过破裂的静脉系统进入血液循环，机械性地栓塞于肺部小血管和毛细血管，形成脂肪栓塞，引起肺间质的炎症反应和肺血管的机械性梗阻，出现类似肺梗死的病变。此时的脂肪滴来源于血管外，为血管外源性脂肪滴。

2. 化学学说　正常情况下，脂肪在血中成为0.5～1.25μm直径的乳糜微粒，血内稳定的肝素成分使它们不产生聚集。创伤后，机体的应激反应，使乳糜微粒乳剂形态的稳定性消失，微粒发生融合，形成大脂肪滴，阻塞肺小血管和毛细血管。

脂肪栓塞综合征的发生与创伤的严重程度有关系。创伤越重，脂肪栓塞的发生率越高，症状也越严重。通过肺毛细血管的脂肪栓子，经血液循环散布至全身，可栓塞各种脏器，而以肺、脑、肾的栓塞在临床上较为常见和重要。

【临床表现】

脂肪栓塞综合征的临床表现差异很大。通常有4小时至15天的潜伏期，80%的病例在伤后48小时以内发病。根据患者的临床表现一般分为三型。

1. 暴发型　伤后的潜伏期很短，早期即出现脑部症状，仅短暂清醒，迅速进入昏迷，常伴有全身痉挛、四肢抽搐等症状。某些病例可能在入院时已因脂肪栓塞而发生神志不清或昏迷。此型的死亡率极高，由于出血点及肺部X线病变等典型症状尚未出现而极难诊断，仅少数病例生前得到确诊，多数由尸检确证。

2. 临床型　有典型的脂肪栓塞综合征的表现。通常有1～2天的潜伏期，可无任何症状。潜伏期过后，会出现一系列的症状，包括谵妄、昏睡甚至昏迷等严重脑部症状和低氧血症、呼吸困难或呼吸次数增多、咳嗽、咳痰等呼吸系统症状。体温迅速上升，心动过速及腋部、上胸部或黏膜下有出血斑点。有时会伴有其他神经系统症状和体征。

3. 亚临床型　有脂肪栓塞综合征的部分临床表现，一般较轻微，此型在临床上多见。根据其症状又可分为以下四种情况。

(1)无呼吸系统症状者：以发热、心动过速及皮肤出血点为主要表现，脑部症状轻微。

(2)有呼吸系统症状而无脑及神经系统症状者：以呼吸困难低氧血症、发热、心动过速及皮肤出血点为主要表现。

(3)无明显脑及呼吸系统症状者：主要表现为发热、心动过速及皮下出血点。

(4)无皮肤黏膜出血点者：主要表现为发热、心动过速、脑部症状及呼吸困难。

【诊断】

1. 主要诊断标准

(1)非肺损伤引起的呼吸系统症状和肺部X线多变的进行性肺部阴影改变。“暴风雪状”阴影为典型的肺部X线改变。

(2)皮下点状出血，多见于头、颈及上胸等皮肤和黏膜部位。

(3)非颅脑损伤引起的神志不清或昏迷。

2. 次要诊断标准

(1)血氧分压下降，低于8kPa以下。

(2)血红蛋白下降，低于100g/L以下。

3. 参考标准

(1)心动过速，脉率快(120次/分以上)。

(2)发热或高热(38至40℃)

(3)血小板减少。

(4)尿、血中有脂肪滴。

(5)血沉增快(>70mm/h)。

(6)血清脂酶增加。

(7)血中游离脂肪酸增加。

一项主要标准加4项以上次要标准和参考标准时可确定临床诊断；无主要诊断标准，只有1项次要诊断标准及4项以上参考标准时，可考虑为隐性脂肪栓塞综合征。

【治疗】

轻症脂肪栓塞综合征患者有自愈倾向。肺部病变明显的患者经呼吸系统支持治疗，绝大多数可以治愈。对暴发型，病情危笃的患者，若无及时有力的治疗措施，病死率较高。

1. *呼吸支持疗法* 保持气道通畅，给予鼻导管或者面罩给氧，并维持氧分压在9.33～10.67kPa。暂时性呼吸困难者可先行气管内插管，病程长者行气管切开。进行性呼吸困难伴低氧血症应尽早选择机械辅助通气。在呼吸支持治疗期间，应进行血气分析和胸部X线检查。

2. *药物疗法*

(1)激素：当给予有效的呼吸支持仍不能使血氧分压维持在8kPa以上时，可应用激素。一般采用大剂量氢化可的松，每日剂量为1.0～1.5g，连续用2～3天。也可用大剂量甲泼尼松龙冲击疗法。激素可降低毛细血管通透性，减轻肺间质水肿，稳定肺泡表面活性物质。

(2)抑肽酶：治疗剂量为每日用100万kU。其作用在于降低创伤后的一过性高脂血症，防治脂栓对毛细血管的毒性作用；抑制血肿内激肽释放和组织蛋白分解，减慢脂肪滴进入血流的速度，并对抗血管内高凝和纤溶活动。

(3)高渗葡萄糖：采用常规用量。可降低儿茶酚胺的分泌，减少体内脂肪动员，缓解游离脂肪酸毒性。

(4)人血白蛋白：可与游离未饱和脂肪酸结合，降低其毒性。

(5)抗生素预防感染。

3. *辅助治疗*

(1)脑缺氧的预防：给予头部降温或进行冬眠疗法，并积极纠正低氧血症。

(2)对骨折进行积极的处理。

(3)高压氧治疗。

四、挤压综合征

挤压综合征是指四肢或躯干肌肉丰厚部位，遭受长时间挤压，当压迫解除后，出现以肢体肿胀、肌红蛋白血症、肌红蛋白尿、血钾升高、急性肾衰竭和休克等为特点的临床综合征。

【病因病机】

发生房屋倒塌、工程塌方、交通事故等意外时，四肢及躯干肌肉丰厚部位常会遭受重物的挤压，此时即容易发生挤压综合征。在战时或发生地震等严重自然灾害时，常成批出现。挤压综合征的病理过程主要包括两个方面。

1. *肌肉缺血坏死* 患部肌肉组织因遭受较长时间的压迫而出现缺血。肌肉组织在缺血情况下释放的类组胺物质可使毛细血管通透性增加。当外界压力解除后，局部血供恢复，由于毛细血管通透性增加，从而引起肌肉发生水肿，肌内压上升，进一步加重肌肉血循环障碍，形成缺血-水肿缺血的恶性循环，最后使肌肉神经发生缺血性坏死。

2. *肾功能障碍* 由于大量血浆渗出，造成低血容量休克。休克和严重损伤诱发的应激反应释放出亲血管物质，使肾微血管发生强烈而持久的痉挛收缩，加上血容量不足，共同造成肾血流量减少，致肾小管缺血，甚至坏死。肌肉坏死将产生大量的肌红蛋白、肌酸、肌酐和钾、磷、镁离子等有害的代谢物质，同时肌肉缺血缺氧和酸中毒可使钾离子从细胞内大量逸出，导致血钾浓度升高。外部压力解除后，有害的代谢产物进入血液循环，加重了创伤后机体的全身反应。在酸中毒和酸性尿状态下，有害物质沉积于肾小管，引发肾前性肾衰竭，最终导致急性肾衰竭的发生。

【临床表现】

1. *局部症状* 解除压迫后，伤处疼痛剧烈、肿胀严重，皮肤张力较高，皮下瘀血，皮肤有压痕，受压处及周围皮肤有水疱。伤肢远端血液循环障碍，部分患者可无动脉搏动减弱和毛细血管充盈时间异常等表现，但仍存在发生肌肉缺血性坏死的危险。伤肢神经功能障碍、皮肤感觉异常。应注意检查皮肤、黏膜是否破损，是否存在腹腔脏器损伤。

2. *全身表现*

(1)休克：多数伤后迅速出现休克，且呈进行性加重。少数早期无休克表现，或仅出现短暂的休克而未被发现。

(2)肌红蛋白血症和肌红蛋白尿：肌红蛋白尿常在压力解除后的24小时内出现，是诊断挤压综合征的重要依据。发生肌红蛋白尿时，表现为尿量减少、尿液呈褐色、比重升高。伤肢解压后的4～12小时，血中和尿中的肌红蛋白浓度达到高峰，以后逐渐下降，1～2天恢复正常。

(3)高钾血症：在少尿期，血钾常迅速上升，每日上升2mmol/L，甚者24小时内升高到致命水平。

高血钾伴有的高血磷、高血镁及低血钙会加重血钾对心肌的抑制和毒性作用。少尿期伴高血压死亡率较高。

(4)酸中毒及氮质血症：肌肉在缺血坏死后，大量酸性代谢产物释出，体液 pH 降低，出现代谢性酸中毒。严重创伤致组织分解代谢旺盛，大量中间代谢产物在体内积聚，造成非蛋白氮和尿素氮迅速升高。临床上出现神志不清、呼吸深大、烦躁口渴、恶心等表现。

【辅助检查】

1. 血、尿常规及血生化检查　提示有代谢性酸中毒、高钾血症、肌红蛋白尿和肾功能损害。可通过血色素、红细胞计数和血细胞比容估计失血量、血浆成分丢失、贫血或少尿期水潴留的情况；血小板计数和出凝血时间可以判定机体出凝血、纤溶机制的异常。尿液检查常显示褐色尿或呈棕红色，酸性，尿量少，比重高，内含红细胞、血与肌红蛋白、白蛋白、肌酸、肌酐和色素颗粒管型等；应记录每日出入量，监测尿比重，当尿比重低于 1.018 以下者，是诊断急性肾衰竭的主要指标之一。

2. 天冬氨酸转氨酶(AST)、肌酸激酶(CPK)测定　了解肌肉的坏死程度及其消长规律。CPK ＞1 万 U/L，有特异性诊断价值。

3. 血钾、血镁、血肌红蛋白测定　了解病情的严重程度。

【诊断】

根据挤压伤病史和临床表现、体征，并结合实验室检查诊断不困难。关键是要及时诊断处理。

【治疗】

对于挤压综合征，应早期诊断，积极处理，做到早期切开减压，并注意防治肾衰竭。凡遭受重压超过 1 小时者，均应按挤压综合征处理。

1. 现场急救处理

(1)尽早解除重物压迫，并制动患肢，减少坏死组织分解产物的吸收，减轻疼痛。

(2)对患肢进行降温处理，禁止按摩与热敷，防止组织缺氧进一步加重。

(3)不要抬高患肢，防止因降低其局部血压而影响血液循环。

(4)对开放性伤口和活动性出血进行止血包扎处理，但避免使用加压包扎和止血带。

(5)碱化尿液，避免肌红蛋白和酸性尿液作用后沉积于肾小管中。不能进食者，可用 5%碳酸氢钠注射液 150ml 静脉滴注。

2. 患肢的处理

(1)早期切开减压：适应证为有明显的挤压伤病史；患肢肿胀明显，质硬，存在运动和感觉障碍；肌红蛋白试验阳性或肉眼见茶褐色尿。

(2)截肢：患肢肌肉坏死，并存肌红蛋白尿或伴有早期肾衰竭迹象；全身中毒症状严重，经切开减压等处理仍不见症状缓解，已危及患者生命者；患肢并发特异性感染。出现以上情况时应考虑截肢。

3. 全身治疗

(1)积极治疗急性肾衰竭，一旦出现肾衰竭的症状，应及早进行透析疗法。

(2)纠正电解质紊乱，随时监测血电解质，严格控制含钾量高的药物和食物；纠正酸中毒；补充营养，给予高脂高糖低蛋白质食物；应用抗生素防治感染。

五、骨筋膜间隔综合征

骨筋膜间隔综合征是指各种原因导致四肢部位由骨、骨间膜、肌间隔和深筋膜形成的骨筋膜室内的压力升高，引起室内肌肉和神经的血液供应障碍，产生急性缺血而出现一系列症状和体征者，又称为筋膜室综合征。小腿和前臂的筋膜厚而坚韧，缺乏弹性，且存在双骨及其骨间膜的限制，其筋膜室难以扩展，容积难以增加，故易发生筋膜室综合征。若不及时处理骨筋膜室综合征，缺血将继续加重，发展成为缺血性肌挛缩或坏疽。

【病因】

可引起骨筋膜室综合征的原因很多，凡能使骨筋膜室内压力增高的各种因素均可导致骨筋膜室综合征的发生。概括起来，可区分为使骨筋膜室内容物体积增加的因素和使骨筋膜室容积减少的因素。

1. 骨筋膜室内容物体积骤增

(1)局部软组织严重创伤后，炎症反应和广泛毛细血管损伤，使血管内成分渗出增加，导致筋膜室内的肌肉和软组织水肿，体积增加，因而出现骨筋膜室综合征。

(2)主干动脉损伤或血栓形成，血流在筋膜室外被阻断及其他任何原因引起的肌肉缺血，均将使毛细血管内膜损伤，渗透性增加，血液成分渗出至血管外，引起筋膜室内肌肉和软组织水肿，占位容积增加。

(3)主干静脉结扎或血栓形成，可引起其侧支循环的广泛凝血，导致远侧静脉压急剧上升，大量血浆和液体经远侧毛细血管渗出致室内肌肉和软组织水肿，体积骤增而出现骨筋膜室综合征。

(4)剧烈运动或长途行走后可出现自发性筋膜室综合征，多为亚急性或慢性的小腿前室综合征，停止活动后多可自行缓解。

2. 骨筋膜室容积锐减

(1)四肢损伤或骨折后，采用敷料、石膏、夹板或绷带等包扎固定时，包扎过紧使筋膜室容积减小，室内压升高，引起骨筋膜室综合征，或是包扎时不紧，由于创伤引起的软组织肿胀及渗血继续发展，使包扎变得过紧，骨筋膜室容积相对减小，室内压骤增，出现骨筋膜室综合征。

(2)各种重物压迫肢体，或是肢体长时间压于自体身下，可因引发骨筋膜室容积减少而出现骨筋膜室综合征。

【病机】

骨筋膜室内的肌肉及软组织体积骤增，占位容积增加，或是骨筋膜室的容积锐减，均可导致骨筋膜室内的压力急剧上升，当其压力超过动脉压后，将减少或阻断骨筋膜室内的血液供应，造成骨筋膜室内肌肉和神经的缺血。肌肉组织缺血后，将引起毛细血管通透性的增加，血液成分大量渗出至组织间隙，形成水肿，使筋膜室内的压力进一步升高，肌肉和神经缺血加重，形成缺血-水肿的恶性循环。

骨筋膜室内的肌肉和神经组织缺血后的病理生理过程将经历3个阶段。

1. 濒临缺血性肌挛缩　在缺血早期给予积极治疗，及时恢复其血液供应，将避免肌肉坏死的发生或仅发生极少量的肌肉坏死，一般不影响患肢的功能，或仅出现极小的影响。

2. 缺血性肌挛缩　完全缺血或程度较重的不完全缺血，积极恢复血液供应后，部分坏死的肌组织，能有纤维组织修复，但常因瘢痕挛缩而出现畸形，将严重影响患肢功能。

3. 坏疽　广泛而持久的完全缺血将造成大量的肌肉坏死而无法修复，常需要截肢。

以上是骨筋膜室或肢体缺血的3个不同阶段，发展迅速，急剧恶化，直至坏疽。骨筋膜室综合征主要指缺血的早期阶段。若发生大范围组织坏死，大量毒素进入血液循环，可导致酸碱失衡、电解质紊乱、休克、心律失常和急性肾功能衰竭等严重后果。

【临床表现】

骨筋膜室综合征的早期以局部表现为主。

1. 局部表现

(1)疼痛：由于神经对缺血特别敏感，故最早出现的症状为麻木、异样感和疼痛。疼痛性质为深在、剧烈而广泛的进行性灼痛。局部压痛明显，被动牵拉指(趾)时，可引起剧烈疼痛。至晚期神经功能丧失时，转为无痛。

(2)肿胀：患处皮肤稍红，温度略高。触诊可感到张力增高，有硬韧感，缺乏弹性。

(3)感觉异常：早期检查受累神经支配区时，出现异常感觉、过敏或迟钝，两点分辨觉消失。晚期则感觉消失。

(4)受累肌肉的肌力下降，并逐渐消失。

在临床诊疗中应注意，即使肢体远端动脉搏动和毛细血管充盈正常，亦不能排除骨筋膜室综合征的诊断。因为当骨筋膜室内的压力上升到一定程度时(前臂65 mmHg，小腿55 mmHg)，即可导致肌肉的供血小动脉关闭，但此时室内压仍远低于主动脉的收缩压，尚不足以影响肢体主要动脉的血流，故远侧动脉搏动仍可存在，指(趾)的毛细血管充盈时间仍正常，但肌肉可能早已处于缺血状态。若任其发展，远侧动脉搏动将逐渐减弱，直至无脉；毛细血管充盈时间也随之延长或消失。

典型的骨筋膜室综合征的临床表现可概括为5个“P”字，即疼痛(pain)、苍白或大理石花纹变色(pallor)、感觉异常(paresthesia)、麻痹(paralysis)、无脉(pulselessness)。当上述五种特征性临床表现均出现时，肌肉坏死已发生，即使行切开减压治疗，亦会遗留不同程度的功能障碍。

2. 全身表现　一般先出现局部症状。当发展至严重阶段时，将出现与挤压综合征相类似的全身变化，可以见到体温上升，脉率加快，血压下降，白细胞增多，肌红蛋白血症和肌红蛋白尿等。

【辅助检查】

1. 组织压检测　正常前臂筋膜间隔区组织压为1.2kPa，小腿为2kPa。早期诊断较为困难，当无法确定是否进行切开减压时，可进行组织压的测量。迄今为止主要有以下几种测压方法。

(1)Whiteside针刺测压法：当前臂的组织压超过2.67kPa(20mmHg)，小腿的组织压超过4kPa(30mmHg)时，应密切观察，反复测压。当组织压升高至与舒张血压只相差1.33～2.67kPa(10～20mmHg)时，即有紧急切开减压的指征。

(2)Matsen导管测压法：Matsen认为，室内压超过5.33kPa(40mmHg)者，即有切开减压的指征;后来又定为 8.66kPa(65mmHg)。

(3)Mubarak 灯芯管法:通常在静止状态下,组织压高于 4kPa(30mmHg)时,即显示有某种程度的缺血,为切开减压的指征。

(4)电子转换头导管系统测压法。

2. 氧饱和度测量　可采用近红外线分光镜测定组织氧饱和度,其与组织压测定相比具有的优点为是一种持续性、非侵入性的监测技术。

【诊断】

骨筋膜室综合征好发于小腿和前臂,分为小腿骨筋膜室综合征和前臂骨筋膜室综合征。

1. 小腿骨筋膜室综合征

(1)急性创伤性筋膜室综合征:以前、外室综合征最多见。①急性创伤史,有胫、腓骨骨折或小腿软组织挤压伤等。②肢体出现灼痛感,疼痛深在、弥漫,且不因骨折固定而缓解,此为最早出现的特征。③局部肿胀,触诊时局部压痛严重和张力增高。若为前、外室综合征,被动跖屈足趾时,出现胫前剧痛;若涉及后室,则被动背伸踝或趾时,小腿后侧出现剧烈疼痛。④踇伸肌和(或)趾长伸肌明显无力,或第 1 趾蹼背侧感觉消失,提示腓深神经缺血损伤,此时应立即处理,但已较晚,预后欠佳。

(2)剧烈运动后的胫前室与侧室综合征:重复进行猛力的小腿肌肉收缩可反复引起室内压的大大增加,引起急性或慢性前室和(或)侧室综合征。急性综合征的病变是进行性的,可引起肌肉坏死和其他内容物的损伤;慢性综合征常出现于剧烈运动中或运动后,以疼痛为主要表现,休息后可以消失,一般不出现组织损害。

急性综合征的诊断:①多有数月至数年的运动后小腿疼痛病史。②急性发作时,疼痛剧烈,且多出现在剧烈运动时或运动结束后 10～12 小时之内。③运动中发生的疼痛,多不引起运动中断,但是当活动停止后,疼痛将更加剧烈,足的被动和主动活动都将引起疼痛加剧。④前室受累表现为踝背伸及趾背伸无力,被动跖屈踝和趾时出现疼痛加剧;若侧室受累,则出现足外翻无力,或不能外翻。

(3)慢性筋膜室综合征:好发于军人、运动员和重体力劳动者。只发生于前室和(或)侧室。①奔跑或负重长距离行走时,出现小腿疼痛,以致无法保持原来的速度和运动量。②疼痛多成撕裂、抽搐或是烧灼状。③疼痛时间可持续数小时至数日,疼痛时伴有踝关节无法背伸。④剧烈活动后,前室出现肿胀、僵硬,且压痛严重和有张力感。

慢性筋膜室综合征应注意与血管损伤及阻塞、闭塞性脉管炎、踝关节伸肌腱鞘炎、腓骨肌腱习惯性脱位等疾病相鉴别。

2. 前臂筋膜室综合征　前臂筋膜室综合征最常见的典型病例发生于儿童肱骨髁上骨折合并肱动脉损伤。前臂损伤包扎过紧,局部压垫使用不当及前臂严重挤压伤等亦可引发。易发展成为 Volkmann 缺血性肌挛缩。

(1)急性外伤史。

(2)前臂疼痛剧烈,多发于掌侧。

(3)受累部位压痛明显和张力增高,手指感觉减退或消失,两点辨别觉消失。

(4)手指肌力减退,被动伸指时,疼痛加剧,但桡、尺动脉搏动仍可存在。

(5)组织压测定时,超过 4kPa(30mmHg)时,应行手术切开减压。

【治疗】

1. 切开减压　一旦确诊或高度怀疑时,应及时切开筋膜进行减压,打断缺血-水肿恶性循环,改善血液供应。这是治疗骨筋膜室综合征最有效的方法。手术治疗时,切开要充分,坏死肌肉应切除,有活力的肌肉组织须保护,皮肤和筋膜不能缝合,仅给予敷料包扎即可。等循环改善,水肿消退后做二期缝合或植皮。小腿骨筋膜室综合征严重者,可通过切除腓骨来松解 4 个筋膜室。

2. 非手术治疗　在疾病早期,血流尚未完全中断时,可应用血管扩张药物和脱水药物等。非手术治疗期间,应密切监测组织血供和张力,一旦无改善,应立即切开减压。

3. 全身治疗　减压后,若发生缺血再灌注损伤,出现挤压综合征的全身表现时,应按挤压综合征进行处理。危及生命者,应考虑截肢。

4. 其他　出现骨筋膜室综合征的体征时,肢体应保持水平位而不能抬高,以免加重缺血。

(肖鲁伟　童培建　毛　强)

第三篇　筋　伤

第 10 章

颈部筋伤

第一节　颈部扭挫伤

颈部扭挫伤是常见的颈部筋伤，各种暴力引起的颈部扭挫伤，除了筋伤外，还可能兼有骨折、脱位，严重者伤及颈髓，危及生命，临证时须仔细加以区别，以免误诊。

【解剖学】

1. 颈椎　颈椎就是颈部脊椎。它为了支持头颅的重力，有坚强的支持力；同时，为了适应视觉、听觉和嗅觉的刺激反应，需要有较大而敏锐的可动性。颈在头和躯干之间，较为窄细，有重要组织器官密集其中，而在结构上是人体各部中较为脆弱的部位。颈椎的下部是脊柱活动度较大的部位，也是脊柱中最早出现退行性改变征象的部位。

2. 颈椎骨　颈椎骨是颈椎的骨骼（图 10-1）。除第 1、第 2 颈椎骨外，形状均与典型的椎骨相类似。

典型的椎骨由前方的椎体和后部的椎弓构成，椎体和椎弓围成一孔，称为椎孔。椎孔相连成一管，称为椎管，容纳脊髓和神经根及其被膜。椎体是短圆柱形、中部略细、上下两端膨大；前面在横径上凸隆，垂直径上略凹陷；后面在横径上凹陷，垂直径上平坦，中央部有滋养血管通过的较窄的小孔。椎弓呈弓形，由一对椎弓根，一对椎板，4 个关节突，2 个横突和 1 个棘突构成。椎弓根的上下缘各有一凹陷，分别称为椎骨上切迹和椎骨下切迹，相邻椎骨的椎骨上下切迹围成一孔，称为椎间孔，实际为一短管，有脊神经根，脊神经节和其被膜并有血管通过。椎板是椎弓后部呈板状的部分，相邻椎骨的椎板之间有黄韧带。棘突起自椎弓后方正中，两侧椎板连结部，突向后下方，为肌肉和韧带的附着部。关节突有 4 个，每侧各有一个向上的关节突和一个向下的关节突，它们位于椎弓根和椎板相连的部位；相邻椎骨的上、下关节突构成关节，称为椎间关节。横突每侧各一个，起自椎弓根和椎板相连结处，上、下关节突之间，突向外侧，为肌肉和韧带的附着部。

3. 颈椎骨间的连结　寰椎和枢椎间的连结有其特殊性；枢椎和其下诸椎骨之间的连结，基本上是一样的。

椎体借椎间盘和前、后纵韧带紧密相连结。椎间盘位于相邻椎体之间，前、后纵韧带分别位于椎体的前、后方。

前纵韧带是人体内最长的韧带，厚而宽，较坚韧。

后纵韧带较细长，虽亦坚韧，但较前纵韧带为弱，位于椎体的后方，为椎管的前壁。在颈部脊柱、椎体的侧后方有钩椎关节，为椎间孔的前壁。钩椎关节的后方有颈脊神经根、根动静脉和窦椎神经；其侧后方有椎动脉、椎静脉和椎神经。

椎弓由椎间关节和韧带所连结。相邻椎骨的上下关节面构成椎间关节，由薄而松弛的关节囊韧带连结起来，其内有滑膜。横突之间有横突间肌，对颈脊柱的稳定性所起的作用很小。椎板之间有

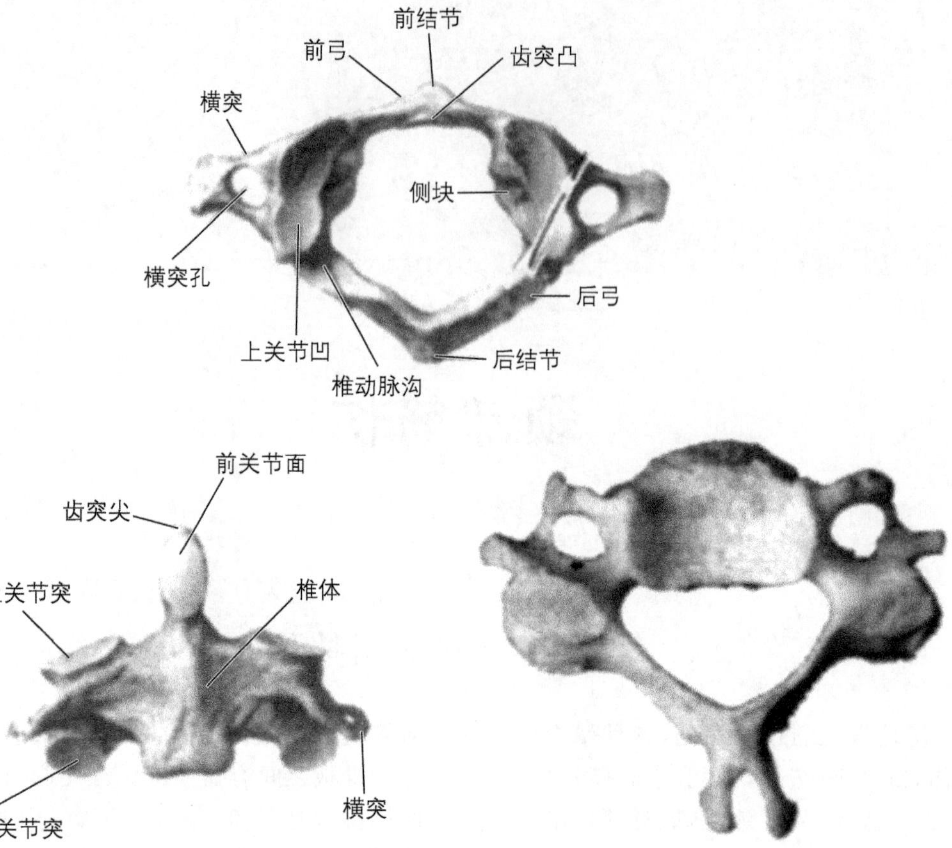

图 10-1　颈椎骨

黄韧带，呈扁平状，黄色，弹性大，很坚韧，由弹力纤维组成。棘突之间有棘间韧带和棘上韧带，使之相互连结。棘小韧带发育很好，形成项韧带。

4. 颈椎骨的血液循环　颈椎骨的血液循环主要来自椎间动脉。颈椎的椎间动脉多发自椎动脉。椎间动脉一般一条，有时成对，沿脊神经根的腹侧，经椎间孔分支进入椎管内，在椎间孔内分为 3 个主要分支。① 脊侧支：供应硬膜、硬膜外组织、黄韧带和椎弓的血液循环。② 中间支：供应神经根和其脊膜的血循环。③ 腹侧支：供应硬膜、硬膜外组织、韧带和椎体的血液循环。

颈椎骨的静脉血汇集于颈椎静脉丛，分为两部分。① 椎内静脉丛：汇集椎骨、硬膜和硬膜外组织的静脉血，经椎间静脉的分支汇入椎间静脉，在颈部再汇入椎静脉；② 椎外静脉丛：汇集椎骨及其周围组织的静脉血。

5. 椎间盘　椎间盘，又称椎间纤维骨盘，是椎体间的主要连结结构，协助韧带保持椎体互相连结。自第 2 颈椎起，两个相邻的椎体之间都有椎间盘。椎间盘富有弹性，因此相邻椎间有一定限度的活动，能使其下部椎体所承受的压力均等，起到缓冲外力的作用，并减轻由足部传来的外力，使头颅免受震荡。颈椎椎间盘的总高度为脊椎总高度的 20%～25%；颈椎间盘的前部较后部为高，从而使颈椎具有前凸曲度。颈椎间盘的横径比椎体的横径小，钩椎关节部无椎间盘组织。

6. 纤维环　位于椎间盘的周缘部，由纤维软骨组成，纤维环的纤维在椎体间斜行，在横切面上排列成同心环状，相邻环的纤维具有相反的斜度，而相互交叉。纤维环的前方有坚强的前纵韧带，前纵韧带的深层纤维并不与纤维环的浅层纤维融合在一起，却加强了纤维环的力量；纤维环的后方有后纵韧带，并与之融合在一起，后纵韧带虽较前纵韧带为弱，亦加强纤维环后部的坚固性。纤维环的周缘部纤维直接进入椎体骺环的骨质之内，较深层的纤维附着于透明软骨板上，中心部的纤维与髓核的纤维互相融合。纤维环的前部较后部为宽，因此髓核的位置偏于后方，髓核的中心在椎间盘前后径中后 1/3 的交界部，是脊柱运动轴线通过的部位。由于纤维环后部较窄，力量较弱，髓核易于向后方突出，但由于纤维环后方中部有后纵韧带加固，突出多偏于侧后方。

7. 髓核　是由以类黏蛋白为胶状蛋白基质的纤维软骨组织组成，含水量很高，在初生儿期为88%甚至达到96%，在14岁时减到80%，在70岁时仅为70%，纤维环的含水量较髓核者为小，在初生儿期为79%，在老年期为70%。髓核为纤维环所包裹，使椎间盘像一个体积不变的水袋；髓核如同一个滚珠，椎体在其上滚动，并将所承受压力均匀地传递到纤维环。椎间盘的弹性和张力与其含水量的改变有密切关系；含水量减少时其弹性和张力均减退。椎间盘受到压力时，水外溢，含水量减少，压力解除后，水又进入，含水量又恢复。在正常生理状态下，坐位、立位或负重时，椎间盘脱水而体积变小；卧位或解除负重后，又吸收水分而体积增大。

8. 颈脊神经　第1颈脊神经是在寰椎后弓上方穿出，以下各颈脊神经都是在相应颈椎椎弓上方穿出，但第8颈脊神经是在第1胸椎的椎弓上方穿出。椎间盘的数序多以相应颈椎的下方为标准，或以两椎骨的数目。但受累的神经根的数字在此椎间盘的数字多一个，或取标有两椎骨数目的下位数字。

9. 颈部脊髓　位于椎管的中央，呈扁圆柱状。脊髓上部，在枕大孔处，始自延髓；其下部，由第12胸椎以下逐渐变尖，形成脊髓圆锥。脊髓全长粗细不等，有两个膨大处，称颈膨大和腰膨大，始自颈髓第3节段至胸髓第2节段，在颈髓第6节段处最粗。脊髓发出脊神经共31对：颈8对，胸12对，腰5对，骶5对，尾1对。脊神经根自脊髓发出后，在椎管内的走行方向随脊髓节段不同而各异，上部两个颈脊神经的神经根走向外上方，其余均走向外下方，位置越低斜度越大。每一对脊髓神经与脊髓相对应的部分，称为脊髓节。一般来说，脊髓颈节（4～8颈节）比相应的脊椎高出一个椎骨。颈膨大，是脊髓最粗大的部分，是臂丛发出的部位。其最粗大的部分，位于颈椎5～6之间，颈髓的横径为12～14mm，前后径为7～9mm，横径约等于前后径的2倍。颈脊髓的横切面为扁椭圆形，而椎管的横断面为三角形，其三角形的底在前方。

（1）脊髓的外部结构：脊髓腹侧正中线上，有一条纵行的深沟，称为前正中裂；在其两侧有前外侧沟，前根的根丝由此沟从脊髓内穿出。脊髓背侧正中线上有浅沟，称后正中沟，其深部有由薄层胶质板所形成的后正中隔伸入脊髓约3mm；在脊髓的后外侧，相当于后根根丝穿入部有浅沟，称后外侧沟。在颈髓于后正中沟与后外侧沟之间，有一浅沟，称后中间沟，是薄束和楔束的分界沟，在前外侧沟和后外侧沟内，有根丝纵行排列成行，每一脊髓节的根丝各合成一条神经根。腹侧者称前根，是由传出的运动纤维组成；背侧者称后根，是由传入的感觉纤维组成。前根和后根，在椎间孔内的脊神经节的外方，合成为脊神经。在第5颈节或第6颈节以上，颈髓的两侧，于后根的稍前方，有一排神经纤维沿颈髓两侧上行，组成副神经的脊髓根，经枕大孔进入颅腔后，与其延髓根合并，组成副神经。副神经脊髓根的神经纤维，支配斜方肌和胸锁乳突肌。

（2）脊神经根：脊神经的前根和后根，在椎管内向椎间孔延伸，穿过各层脊膜时，各层脊膜分别呈鞘状包于前根和后根的周围，称为脊膜袖；袖内的软脊膜和蛛网膜之间仍有间隙，此间隙与蛛网膜下腔相通连。前根和后根在椎管内的排列是前根在前后根在后，神经根穿出硬脊膜后发生扭转，在椎间孔的中部呈上下排列，后根在上，前根在下。前根和后根穿出硬膜后，在两根的覆被硬膜之间有一裂隙，称为脊膜囊。前根和后根在椎间孔内，脊神经节在外方，合在一起组成脊神经；硬膜亦在该部与椎间孔的骨膜和脊神经的外膜融合在一起，将脊神经予以固定，并对脊髓有固定作用。在颈部，脊神经的神经根较短，其走行近于水平方向，故对脊髓的固定作用较大。在颈部，椎间孔的前壁由椎体的一部分，椎间盘的一部分和钩椎关节组成，后壁由上关节突和下关节突组成。

（3）脊神经：脊神经出椎间孔后，有交感神经的节后纤维参与，立即分为3支：一小支为脊膜支，两大支为前支和后支。

第1颈脊神经和第2颈脊神经分别由枕骨寰椎间和寰枢椎间走出，与下位脊神经不同，不是由椎间孔穿出，而是由狭窄的骨骼间隙穿出。第1颈脊神经的前根较大，其后根很小或缺损。

第2颈脊神经，为混合神经；其后支较前支为粗大，是颈脊神经中后支最大者。

脊神经的分布，按照脊髓节段，呈节段性分布。皮肤的神经支配，虽是按节段分布，但每一皮节的带状区有相邻的上位皮节的神经纤维和下位皮节的神经纤维参加，形成相互重叠掩盖现象。

（4）脊髓的内部结构：脊髓的横切面，在中央部有灰质，在周围部有白质，颈脊髓的灰质和白质都很发达。

灰质，亦称灰白质，在横切面上呈蝴蝶形或"H"状，其两侧形状相等。灰质的中心有中央管，中央管的前后各有一条状灰质，分别称灰质前连合和灰质后连合，将左右两侧的灰质连结在一起。灰质的每侧一半，由前角和后角组成。

白质，内含众多的纵行神经纤维，主要由有髓纤维组成，在新鲜标本颜色较浅，但其中也有无髓神经纤维。纵行纤维有上行纤维和下行纤维，按其部位分为前索、侧索和后索三部分。①前索：位于脊髓的前部，前外侧沟的内侧，主要由下行纤维束组成。②侧索：位于脊髓的侧部，前外侧沟和后外侧沟之间，是由上行纤维束和下行纤维束组成。③后索：位于脊髓的后部，后外侧沟的内侧，主要由上行神经纤维束组成，传导本体感觉和精细触觉。

(5)脊髓的血液循环：脊髓的动脉来源有 2 个。一是来自椎动脉的脊髓前动脉和脊髓后动脉；一是来自椎动脉、颈深动脉、肋间动脉、腰动脉和骶动脉的椎间动脉脊膜支。颈脊髓的血循环主要由椎动脉的分支供应。

脊髓前动脉，发自椎动脉的末端，左右脊髓前动脉下降至锥体交叉附近合为一支，沿脊髓前正中裂纡曲下降，沿途接受 6～8 支前根动脉。脊髓后动脉，是小脑下后动脉的分支，很少是椎动脉的直接分支，左右两条脊髓后动脉沿脊髓后外侧沟下降，沿途接受 5～8 支后根动脉，脊髓后动脉在后根的侧方进入脊髓，分布于后索和后柱。动脉冠的分支进入脊髓后，分布于侧索的浅层。

椎间动脉，根据部位不同，可发自椎动脉、颈深动脉、肋间动脉、腰动脉或骶中动脉。在颈部，主要发自椎动脉，而颈髓的下端部，是发自颈深动脉。

前根动脉达到脊髓前正中裂时，向上下分出升支和降支，与相邻前根动脉的降支和升支吻合成为脊髓前动脉。后根动脉达到脊髓后外侧沟时，在后根丝的侧方，向上下分出升支和降支，与相邻的降支和升支吻合，成为脊髓后动脉。

脊髓静脉的分布大致与其动脉相似。在脊髓前面，有 6～11 条前根静脉，在脊髓后面，有 5～10 条后根静脉，收集脊髓表面静脉丛静脉回流。

10. *颈部的肌肉*　颈是头与躯干之间的部分。在解剖上，将颈部划分为前后两部分。在斜方肌前缘后方的部分为后部，称为项部；在斜方肌前缘前方的部分为前部，即普通所谓的颈部。在颈后部的肌肉，称为项部诸肌；在颈前部的肌肉，称为颈部诸肌。颈部肌肉的发生来源比较复杂：起源于鳃弓的肌肉有下颌舌骨肌、二腹肌、茎突舌骨肌、颈阔肌、斜方肌和胸锁乳突肌；由躯干肌节腹侧部向上延伸的肌肉有肩胛舌骨肌、胸骨舌骨肌、胸骨甲状肌和甲状舌骨肌；起源于颈部肌节腹侧部的肌肉有斜角肌和椎前肌；颈后部深层的肌肉是颈部肌节的固有肌。

11. *椎动脉*　一般发自锁骨下动脉第一部分的后上方，是锁骨下动脉的第 1 个分支，有时发自主动脉弓或无名动脉。椎动脉一般都自第 6 颈椎横突孔穿入，跨经上位 6 个颈椎的横突孔，但亦见有自第 5、第 4、第 3 或第 7 颈椎横突起穿入者。椎动脉自寰椎横突孔穿出后，绕过寰椎侧块后方，跨过寰椎后弓的椎动脉沟，转向上方，经枕骨大孔进入颅腔。椎动脉，根据其行程的位置，分为 4 段。第 1 段是自锁骨下动脉发出后，至穿入颈椎横突孔以前的部分；第 2 段是穿经颈椎突孔的部分；第 3 段是位于枕下三角的部分；第 4 段是进入颅腔的部分。左右两侧的椎动脉常大小不一致，左侧的椎动脉多较右侧者为大。

12. *颈部的交感神经*　颈脊神经没有交感神经节前纤维，只有来自颈交感神经节的节后纤维。颈交感神经节前纤维来自上部胸脊神经的白交通支，其节后纤维组成灰交通支，分别与所有的颈脊神经连结，并有吻合支与有关脑神经相连接。由灰交通支至脊神经的节后纤维，随脊神经分布到周围的器官，如血管、腺体和竖毛肌等；也随脊神经分布到脊膜的血管上。颈交感神经的分布范围极为广泛，既分布到头部和颈部，也分布到上肢。颈交感神经还分布到咽部和心脏。颈内动脉周围的交感神经，伴随动脉的分支，分布到眼神经，支配扩瞳肌和上睑的平滑肌。椎动脉周围的交感神经，进入颅内后伴随迷路动脉，分布到两耳；也伴随椎骨部椎动脉的分支，进入椎管内，分布到脊膜和脊髓。

【病因病机】

颈部可因突然扭转或前屈、后伸而受伤。如在高速车上突然减速或突然停止时，头部猛烈前冲，打篮球投篮时头部突然后仰，嬉闹扭斗时颈部过度扭转或头部受到暴力冲击，均可引起颈项部扭挫伤。钝器直接打击颈部引起的挫伤较扭伤少见。

颈部软组织急性损伤的病理：当颈部软组织在没有防备的情况下过度后伸，可造成如胸锁乳突肌、斜角肌和颈长肌的部分断裂伤。由于肌肉损伤后发生痉挛，使颈部活动受限，颈根部疼痛显著，特别是伤后12～48小时尤为明显，如一侧肌肉损伤，可出现痛性斜颈。因交感神经干沿颈长肌走行，当颈长肌损伤后，交感神经干受到刺激可出现恶心、视物模糊、耳鸣耳聋及瞳孔散大等征象。如颈部受到过度前屈外力的作用，轻者可发生项部韧带损伤，重者可导致项韧带或棘间韧带断裂，后期出现韧带钙化。更严重者可损伤关节突或伴发椎间盘突出。

颈部软组织慢性损伤的病理：颈部软组织慢性损伤在形态学上没有任何改变，但病程进入一定阶段后，反复微小损伤或局部血流淤滞将导致颈部软组织出现充血、肿胀、渗出等病理变化，并出现组织纤维化、瘢痕化，逐渐形成细小的结节。这些小结节压迫并刺激末梢神经，并向远处散发，从而出现一系列症状。这些小结节可能包绕细小的神经分支，出现末梢神经卡压征，这是软组织慢性劳损持续性疼痛的解剖学基础。临床上的压痛点即在该处，有时也可在神经分布的末梢处出现效应点。

【临床表现】

1. *症状*　有明确损伤史，颈部损伤较轻者只出现疼痛，无明显肿胀。重者除局部的疼痛之外，可出现局部的肿胀。颈部活动受限呈僵直状，或向左侧偏，或向右侧偏，因颈部肌肉的痉挛常使头颈僵直在某一固定的姿式上。

2. *体征*　在颈部受伤的一侧可触及肿块或条索状硬结。如神经根受压者可出现上肢相应部位感觉减退、肌力下降等。如果小关节错缝者，常可以在颈椎棘突旁有较为明显的压痛点或出现棘突偏歪。

【辅助检查】

颈椎X线片一般无异常，如疼痛剧烈者X线片颈椎生理曲度可因肌肉痉挛而减小或变直，畸形严重者要注意有无骨折、脱位等情况的存在。

【诊断及鉴别诊断】

1. *诊断*　诊断检查的要点是有明显的外伤史。扭伤者可呈现颈部一侧疼痛，头多偏向患侧，颈项部活动受限，肌肉痉挛，在痛处可触及肿块或条索状硬结；挫伤者局部有轻度肿胀、压痛明显。检查时要注意有无手臂麻痛等神经根刺激症状，必要时拍摄X线片以排除颈椎骨折、脱位。

2. *鉴别诊断*

(1)颈椎病：多有神经、脊髓受压症状及体征，X线、CT、MRI可进一步鉴别。

(2)颈椎结核：本病为慢性消耗性疾病，患者不但有颈部酸痛、活动不便等现象，也常有食欲差、体力弱、潮热盗汗等现象。理化检查有血沉增快，X线检查可见椎体上或下缘有骨质破坏阴影。

【治疗】

1. *手法治疗*　可采用局部的揉、按、推、摩等理筋解痉按摩手法，即可达到较好的效果，基本手法如下。①点穴定位：术者用拇指点按肩井、天鼎穴，每穴点按约2分钟，以达到局部镇痛目的。②肌肉提拿：术者将拇指、示指、中指及环指放置于与肌肉纤维垂直的方向，捏住肌腹用力提拿1～2次，提拿部位有胸锁乳突肌、斜方肌、提肩胛肌等处。③按揉痛点：痛点处一般有条索样或硬结样物。痛点面积小时，可用拇指指腹按揉；痛点面积大时，可用掌根部按揉。④纵向牵拉肌纤维：为了使斜方肌或胸锁乳突肌拉开，术者可将患者患侧肩部固定，另一手推动患者头部向对侧侧屈，将肌纤维拉长，达到缓解肌痉挛的目的。

2. *中医辨证施治*

(1)气滞血瘀：症见颈部疼痛，多为刺痛或胀痛，痛有定处，拒按，夜间痛甚，舌质紫暗或有瘀斑，脉多细涩或弦涩；治以活血化瘀、通络止痛；方用复元活血汤加减。

(2)风寒阻络：症见颈部酸胀痛，有沉重感，遇风寒则疼痛加重，得温则疼痛减轻，活动不利。舌质淡、苔薄白或腻，脉紧；治以温经散寒、通络祛痛；方用黄芪桂枝五物汤加减。

本病亦可外用狗皮膏、伤湿止痛膏、麝香壮骨膏、舒筋活络药膏等活血化瘀、消肿除湿、通络止痛。

3. *西药治疗*　药物疗法主要有内服和外用2大类。常用内服药有布洛芬、吲哚美辛等；常用外用药有扶他林、解痉镇痛酊、红花油等。

4. *物理治疗*　理疗主要选用透热疗法，如超短波、红外线等。

5. *注射和针刀治疗*　封闭疗法一般选用1%普鲁卡因5～10ml，或加入氢化可的松或得宝松0.5ml，做痛点封闭，每5～7日注射1次，4次为1个疗程。

6. *针灸治疗*　针灸一般可选择落枕、后溪、风池、悬钟、大椎、天柱穴。直刺0.5～0.8寸，留针20分钟，每日1次，10次为1个疗程。

7. *手术治疗*　对前述非手术治疗方法疗效不佳、疼痛经久不缓解，且有明显压痛点、疑有末梢神经卡压者，可行局部松解手术。

8. *中西医结合治疗思路和特点* 早期的处理措施主要是针对临床表现，并根据致病机制和损伤的严重程度制订治疗方案。对拉伸扭转损伤的软组织，头颈制动使颈部得到休息。依据损伤的严重程度，给予不同的中西医处理。在治疗期间，注意发现有无颈椎骨关节损伤及其神经损伤，一旦发现，其治疗原则和方法必须重新考虑。

9. *治疗经验和教训* 在颈部急慢性软组织损伤的早期治疗中，一项特别重要的治疗是休息，尤其是急性期，更应避免颈部过多的活动。颈部过多的活动可使损伤的软组织不易恢复。必要时，可采用颈围或牵引等制动治疗方法，但制动时间不宜过长，否则会发生颈部肌肉萎缩、活动受限等不良反应。在颈部疼痛消失，颈部软组织损伤基本趋于恢复时，应逐渐开始颈部的肌肉锻炼，以增加肌肉力量和弹性，确保颈椎的稳定性和灵活性。

【康复护理】

颈部软组织损伤的患者应注重颈、肩部的活动、锻炼，加强颈、肩部两侧的肌力，以防复发，警惕颈椎病；在日常生活和工作中，要特别注意颈体位、姿势的正确，不要长时间低头，看书、报和抄写文献，更不能躺着看书，偏头看屏幕节目，克服高枕不良习惯等。如发现自己颈后或肩部有不适感，用大鱼际和掌指关节相对在颈后两侧进行捏拿多次，或做转颈、低头、仰头、侧屈活动，有利于颈背部的肌肉放松，缓解症状，防止劳损。

【预后及预防】

1. *预后* 一般预后良好。研究显示，颈部软组织损伤患者有50%症状长期存在，主要是颈部疼痛、头痛和颈部僵硬。受伤前无颈椎间盘退行性疾病的患者，颈部软组织损伤后有30%～40%发生颈椎间盘退行性疾病，而其他同龄者仅仅不足1/10。但是症状的持续时间与是否出现退变性改变并无关系。在全部治疗过程中，时刻注意，颈部软组织损伤，是否存在颈椎骨关节损伤的可能性，尤其是轻微或隐匿性损伤一经发现，其治疗原则和方法将有重大改变。

在急性期得到正确的处理是获得良好预后的关键因素。一旦转为慢性，医师应该与患者建立良好的信任关系，努力使其得到最大程度的功能恢复。

2. *预防* 对长期低头工作的人，应告诫他们要定时适当改变颈部姿势，建议做颈椎体操以维持颈部活动度和增加颈肌肌力，避免肌纤维撕裂，减少筋膜及韧带的张力。

第二节 落 枕

落枕或称“失枕”，是一种常见病，好发于青壮年，以冬春季多见。本病多由于睡眠时枕头高低或睡眠姿势不当，以致入睡前虽无任何症状，但晨起后即感到项背部酸痛、颈项强直、活动受限，说明本病与睡枕及睡眠姿势有密切关系。

【病因病机】

1. *中医学认识* 中医学认为：“失枕在肩上横骨间，折，使瑜臂，齐肘正，灸脊中”(《素问·骨空论》)，首次指出了本病的发病部位及治疗方法。中医对本病的病因病机主要从以下几方面认识。

(1)颈筋受挫，血瘀气滞：落枕多因睡枕高低不适或睡眠时姿势不良，使颈部肌肉长时间受到过度牵拉而受损，肌肉气血凝滞而闭阻不同，不通则痛，出现僵凝疼痛而发病。

(2)风寒侵淫：夜间沉睡，颈肩外露，感受风寒致使颈筋气血凝滞，经络不舒。寒气凝滞，风为百病之长，风寒侵袭，气血闭阻、经络不通则通，发生落枕。

(3)肝肾亏虚：肝肾亏虚者，素体虚弱，肌肉薄弱，气血不足，循行亦不畅，舒缩活动失调，筋骨痿弱，此时复感风寒之邪外袭，可致经络不舒，肌肉气血闭阻不通而发病。

故而本病在病因上可因邪致病，亦可虚实夹杂而病，需仔细辨证。

2. *西医学认识* 落枕的发生可能与下列因素有关。

(1)如夜间睡眠姿势不良，头颈长时间处于过度偏转的位置；或因睡眠时枕头不合适，过高、过低或过硬，使头颈处于过伸或过屈状态，均可引起颈部一侧肌肉紧张，使颈椎小关节扭错，时间较长即可发生静力性损伤，使伤处肌筋强硬不和，气血运行不畅，局部疼痛不适，动作明显受限等。

(2)沉睡时，颈部肌肉放松，颈部失去肌肉张力的保护作用，若颈椎关节向一侧过屈，则可使过伸一侧的关节囊受到牵拉而发生损伤。

(3)睡眠时颈项部受到寒冷刺激，导致局部肌肉痉挛，使局部的血液循环发生改变，毛细血管痉挛收缩，组织营养供应障碍，渗出增多。

(4)落枕常出现保护性肌痉挛，且晨起时尤为明显，使颈椎固定在某一体位，查体时可见局部疼痛明显，有时可产生放射痛，所以有人认为原发于关节扭伤的机会较多。

(5)颈部软组织劳损或颈椎退行性变时常可产生落枕，故而有人认为落枕是颈椎病发生的前兆，亦有人将落枕归为颈椎病的一个分型——颈型颈椎病。

【临床分期】

1. 血瘀气滞证　表现为睡醒后突然颈部刺痛，痛有定处，转头不利，稍有活动即感疼痛加剧，颈项部压痛点固定、肌肉痉挛。舌质紫暗或有瘀斑、苔薄白，脉弦紧。

2. 风寒侵淫证　表现为颈项强痛，痛引肩臂，或颈肩部麻木不仁，可伴有淅淅恶风，微发热，头痛身重，时有汗出，时而无汗。舌质淡、苔薄白，脉浮紧或浮缓。

3. 肝肾亏虚证　表现为素体虚弱，突遭外邪侵袭后颈肌酸痛、麻木不仁，同时伴有身重疼痛、腰酸膝软、心悸气短、面色不华、耳鸣、耳聋、失眠多梦。舌质淡、苔白，脉细弱。

【临床表现】

落枕的临床表现为晨起突感颈后部、上背部疼痛不适，以一侧为多，或有两侧俱痛者，或一侧重、一侧轻。疼痛可向肩背放射。颈项部活动受限，头不能自由转动后顾，旋头时常与上身同时转动，以腰部代偿颈部的旋转活动。病情严重者，颈部的屈伸活动亦受限，颈项强直，头偏向患侧。多数患者可回想到昨夜睡眠位置欠佳，检查时颈部肌肉有触痛。由于疼痛，使颈项活动欠利，不能自由旋转，严重者俯仰也有困难，甚至头部强直于异常位置，使头偏向病侧。检查时颈部肌肉有触痛、浅层肌肉有痉挛、僵硬，摸起来有“条索感”。尤其以胸锁乳突肌和斜方肌明显。压痛点多在乳突、肩胛骨内上角、冈上窝、冈下窝等处。风寒外束者，颈项僵痛的同时，可有淅淅恶风、头痛、微发热等表证。椎间孔挤压试验及臂丛神经牵拉试验均为阴性。

【辅助检查】

颈椎X线片可诊断。

【诊断及鉴别诊断】

1. 诊断要点

(1)因睡眠姿势不良或感受风寒后所致。

(2)急性发病，睡眠后一侧颈部出现疼痛、酸胀，可向上肢或背部放射，活动不利，活动时伤侧疼痛加剧，严重者使头部歪向病侧。

(3)患侧常有颈肌痉挛，胸锁乳突肌、斜方肌、菱形肌及肩胛提肌等处压痛。在肌肉紧张处可触及肿块和条索状的改变。

2. 鉴别诊断　与急性颈神经根水肿的鉴别：后者主要发病因素是在颈椎退行性改变的基础上，由于外力因素，引起神经根周围出现渗出、充血、压迫及炎症反应，临床表现为颈部活动受限，颈肩臂痛并有上肢放射性疼痛、麻木等症；椎间孔挤压试验、臂丛神经牵拉试验阳性；MRI、CT、X线均可显示颈椎退变，异常增生，颈椎小关节失稳。

【治疗】

落枕的治疗方法很多，手法理筋、针灸、药物、热敷等均有良好的效果，尤以理筋手法为佳。

1. 中医辨证施治

(1)血瘀气滞证：表现为睡醒后突然颈部刺痛，痛有定处，转头不利，稍有活动即感疼痛加剧，颈项部压痛点固定、肌肉痉挛。舌质紫暗或有瘀斑、苔薄白，脉弦紧。治宜活血化瘀、通络止痛，方用身痛逐瘀汤加减。

(2)风寒侵淫证：表现为颈项强痛，痛引肩臂，或颈肩部麻木不仁，可伴有淅淅恶风，微发热，头痛身重，时有汗出、时而无汗。舌质淡、苔薄白，脉浮紧或浮缓。治宜祛风散寒、活血止痛，方用防风芎归汤加减。风寒偏盛者可去乳香、没药，加藁本9g，独活9g。

(3)肝肾亏虚证：表现为素体虚弱，突遭外邪侵袭后颈肌酸痛、麻木不仁，同时伴有身重疼痛、腰酸膝软、心悸气短、面色不华、耳鸣、耳聋、失眠多梦。舌质淡、苔白，脉细弱。治宜益肝肾、补气血、祛风湿、止痹痛。方用独活寄生汤加减。若湿邪偏盛者可加羌活9g；若寒邪偏盛者可去干地黄、茯苓，加附子6g；若病久难愈者可加地龙10g、全蝎(研末冲服)3g。

2. 中医外治法

(1)贴法：对于落枕急性发病或日久不愈者均可起到辅助治疗作用。①狗皮膏、风湿止痛膏(中成药)等外用。②损伤膏(经验方：马钱子400g，骨碎补、月石、赤木各40g，细辛、丁香、川乌、草乌、肉桂、生南星、茜草、王不留行、三七各20g，威灵仙、羌活、独活、续断、良姜、土鳖虫、皂角刺、刘寄奴、接骨草各30g，芝麻油4000g，黄丹110g)，用芝麻油浸泡药物，1周后用文火煎熬至药枯黄，去渣，再将油熬至滴水成珠，离火，将黄丹末筛入油内，徐徐搅拌成膏，一般放置1周以上，待去火气，然后摊用。

(2)擦法：可采用酒剂擦，也可采用油膏外擦。

(3)热熨法：选用具有温经散寒、行气活血止痛的药物，加热后用布包裹，热熨患处。对于风寒侵淫所致的落枕有较好的疗效。可用黄砂、米糠、麸皮、吴茱萸等炒热后装入布袋热敷患处，或用铁砂加热后与醋水煎成的药汁搅拌后制成，热敷患处。

3. *手法治疗*　施术者立于落枕者身后，用一指轻按颈部，找出最痛点，然后用一拇指从该侧颈上方开始，直到肩背部为止，依次按摩，对最痛点用力按摩，直至感明显酸胀即表示力量已够，如此反复按摩2～3遍，再以空心拳轻叩按摩过的部位，重复2～3遍。重复上述按摩与轻叩，可迅速使痉挛的颈肌松弛而止痛(病人端坐于方凳上，施术者站于其后或一侧)。

(1)用拇指自上而下在颈部做推法数次，以理顺筋肉。

(2)用拇指揉按颈部的压痛点数次，以消散筋结。

(3)一手按住痛点，另一手扶于头顶部，做颈部的屈伸、旋转活动法。其活动范围可逐渐加大，以改善颈部的活动功能。取穴：风池、颈中、肩井、肩外俞、绝骨、落枕穴。

(4)做颈部的侧扳法和旋转扳动法，以矫正颈部软组织及小关节的位置。具体操作如下。

①颈部侧扳法：病人端坐于方凳上，施术者站于其旁(以向左侧扳法为例)。施术者右手虎口张开卡在颈部的左侧，左手扳于头部右侧，向左用力，嘱病人充分放松，两手成相反方向。当侧屈至最大角度时，稍用力扳动，可发出"咔哒"响声。然后用同法施于对侧。

②颈部旋转扳动法：病人端坐于方凳上，施术者站于其后。施术者一手扶于头枕部，另一手扶于下颌部，稍加活动后嘱病人充分放松，当旋转至最大角度时，两手成相反方向扭转，并可发出"咔哒"响声。然后用同法施于对侧。

如上述手法为落枕患者正确按摩后，有缓解痉挛、顺筋归位的作用。

注意事项：在使用颈部扳动法时，应注意角度和力量，切勿猛力扳扭。

4. *牵引治疗*　对于落枕后是否用牵引疗法，则有不同的观点。有人认为，可以像颈椎病一样采用颌枕托牵引，且重量可适当加重，常用重量为4～7kg，牵引时间为20～30分钟。但也有人认为，落枕后牵引不仅无效，反而使疼痛加剧。在与颈椎病颈型做鉴别诊断时，若用两手稍用力将患者头颈部向上牵引时，颈型颈椎病症状可消失或缓解，而落枕者则疼痛加剧。一般认为，因为落枕后肌肉处于痉挛状态，所以牵引时的重量大小尤其要讲究，过轻往往效果差，过重又易加重损伤。因此，可用其他方法进行治疗。当然，是否使用牵引疗法，也可以在临床工作中进行探讨、研究。有些医院应用牵引疗法治疗落枕已积累了不少经验。根据实践，也可使用牵引疗法。

5. *针灸疗法*　针灸疗法对于落枕具有很好的疗效，临床上针灸常配合推拿疗法共同使用。落枕的临床表现多与督脉和太阳经关系密切，故治疗时选穴宜在督脉和太阳经上。治则以祛风散寒、调和气血、通络止痛为主。

(1)针法

毫针。①取穴：风池、天柱、落枕穴、悬钟、后溪、大椎、肩中俞、$C_{2\sim7}$夹脊穴、肩井、阿是穴、外关等穴。②操作：每次选取3～5个穴位，均采用泻法，刺阿是穴时不留针，刺其他穴位时捻针的同时嘱患者活动颈项。捻针2～3分钟后，留针约30分钟，疼痛缓解后仍需针1～2次。针刺时，悬钟穴宜直刺1～1.5寸使局部及踝关节酸胀，落枕穴针尖向腕后方向深刺1～1.5寸，使局部产生酸、胀、重的感觉者效果更佳。每日1次治疗。

梅花针。①取穴：肩井、肩中俞、阿是穴周围。②操作：阿是穴要重叩，以局部出现红晕或微出血为宜，其他穴位中度叩刺。每日治疗1次。

耳针。①取穴：颈椎、神门、肝、肾等的相应部位；②操作：以中等强度刺激捻转，每隔10分钟捻转1次，共留针30分钟。

电针。①取穴：同毫针的取穴部位。②操作：以疏波或疏密波刺激，调节电流的输出值由小到大，或以患者能忍受为度，每日1次，每次20～30分钟。

(2)灸法：①取穴，同毫针法的取穴。②操作：常可用艾条灸、艾炷灸、温针灸、温灸器灸，每次选3～5个穴位，灸10～20分钟，每日1次，10次为1个疗程，间隔2～3日可行第2个疗程。

6. *中药离子导入治疗*　本法为治疗落枕的有效方法之一。多采用温经通络、活血化瘀、行气止痛的药物进行离子导入，可镇痉止痛、活血消炎、缓解痉挛，改善局部血液循环而使局部病损得到恢复。

常用方药组成：川乌、木瓜、草乌各 30g，羌活、独活、木通各 20g，用 50% 乙醇浸泡 24 小时，去渣存液备用。治疗时将乙醇液浸透一块约 8.0cm×8.0cm 纱布垫，置于落枕之颈肌痉挛处，接通电疗机阳极，阴极置于疼痛一侧天宗穴处，接通电源后以患者自觉治疗部位皮肤有针刺样麻灼感但可忍受为度，时间每次 20 分钟，每日 1 次，5～8 次为 1 个疗程，间隔 3 天后可行下一个疗程。

7. *封闭疗法*　局限性疼痛严重者，可用复方丹参注射液 5ml 加 1% 普鲁卡因 5～10ml，曲安奈德注射液 1ml，在局部痛点行封闭治疗，注意应无菌操作。7 天后可再行一次封闭治疗。

【并发症及预后】

1. *并发症*　同颈部扭伤。

2. *预后*　落枕起病较快，病程也很短，1 周以内多能痊愈。及时治疗可缩短病程，不给予治疗者也可自愈，但复发机会较多。落枕症状反复发作或长时间不愈的应考虑颈椎病的存在，以便及早发现、治疗。

落枕的治疗方法很多，一般与颈椎病的治疗方法相仿。因为落枕是急性起病，仅为单纯性肌肉痉挛，本身有自愈的趋向。所以，只要及时采取治疗措施，症状是可以很快消失的。

落枕症状缓解后可行颈部功能锻炼，以增强颈部力量，减少复发机会。方法如下：两足开立，与肩同宽，双手叉腰。分别做抬头望月，低头看地、头颈向后转，眼看右方、头颈向左后转，眼看左后方、头颈向左侧弯、头颈向左后转，眼看左后方、头颈向左侧弯、头颈向右侧弯、头颈前伸并侧转向左前下方、头颈前伸并侧转向左前下方、头颈转向右后上方、头颈转向左后上方、头颈左右各环绕 1 周。以上动作宜缓慢，并尽力做到所能达到的范围。

第三节　项韧带劳损与钙化

项韧带的劳损与钙化较常见，也是颈肩疼痛的常见原因之一，多见于成年人。

【解剖学】

项韧带起于所有颈椎的棘突，止于枕外隆突和枕外嵴，其浅层纤维连于枕外隆凸与第 7 颈椎棘突之间，深层附着于寰椎后结节及全部颈椎棘突。项韧带两侧有头夹肌、颈夹肌等多块肌附着于其侧面。项韧带劳损的常见部位为下位颈椎附着点处、枕外隆凸下缘附着处，或在项韧带的肌附着处。经生物力学研究，颈前屈以 $C_{4\sim5}$ 和 $C_{5\sim6}$ 为中心，颈后伸以 $C_{4\sim5}$ 为中心，因此在 $C_{4\sim5}$ 和 $C_{5\sim6}$ 处项韧带的张应力最大，项韧带最易损伤的部位即在此处。除第 7 颈椎棘突外，项韧带均悬浮在棘突上方，且由纤维与棘突顶相连(图 10-2)。

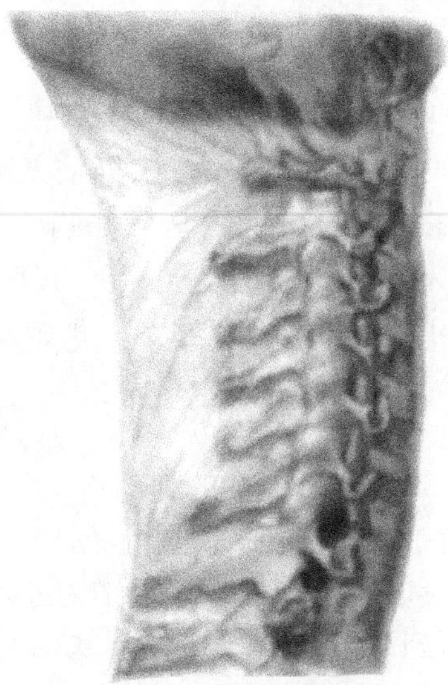

图 10-2　项韧带

【病因病机】

长期的长时间低头工作，而又不注意变换姿势，致使颈项部屈曲过甚。因头颈屈曲时，项韧带被拉紧，长时间的埋头工作，则项韧带自其附着点牵拉，使部分韧带纤维撕裂，或自韧带附着点掀起，致项韧带损伤与劳损。伤后局部产生少量出血，组织液的渗出，纤维组织及骨膜的增生，钙盐沉积，使劳损的项韧带产生钙化。项韧带的急性损伤未得到及时的治疗，可转变为慢性的劳损，导致项韧带发生钙化。

颈椎间盘的退行性改变，使相应的项韧带负荷增加，促进了项韧带钙化的发生。

【临床表现】

患者有或无明显的外伤史，部分患者有长期低头工作或枕高枕的劳损史，或有颈部过度前屈，过度扭转的外伤史。如长时间驾驶汽车、长时间操作电脑、昼夜不停地打麻将等。颈部有酸胀痛的不适症状，有枕项部压迫感，病重者睡眠时亦痛，甚至辗转不安，夜不能寐。疼痛可向肩背部放射。颈项屈伸时疼痛加剧，不能较长时间坚持一种姿势，甚至几分钟就要耸肩、摇头、抬头或颈项后仰以缓解症状。颈项活动时偶可有响声。检查颈项都无明显肿胀，但有压痛，多局限于一个颈椎棘突尖(项韧带分布区或附着点有压痛)。部分病人项韧带分布区可扪及痛性结节、硬块或索状物。X线片检查，项韧带劳损多无明显改变；项韧带钙化，则可见病变部位有钙化阴影。

【辅助检查】

X线检查：项韧带可有钙化，其面积小者呈点状，大者可达2cm长(侧位像)。颈椎曲度可有改变，合并颈椎病时则可有骨质改变。

【诊断】

1. 有长期低头工作或枕高枕的劳损史，或有颈部过度前屈、过度扭转的外伤史。如长时间驾驶汽车、长时间操作电脑、昼夜不停地打麻将等。

2. 颈部有酸胀痛的不适症状，有枕项部压迫感，病重者睡眠时亦痛，甚至辗转不安，夜不能寐。

3. 不能较长时间坚持一种姿势，甚至几分钟就要耸肩、摇头以缓解症状。

4. 项韧带分布区或附着点有压痛。头部过屈或后伸引起项部疼痛加重。

5. 部分病人项韧带分布区可扪及痛性结节、硬块，具有压痛，推动时可有轻微弹响。

6. X线检查：项韧带可有钙化，其面积小者呈点状，大者可达2cm长(侧位像)。颈椎曲度可有改变，合并颈椎病时则可有骨质改变。

【治疗】

1. *手法治疗*　常用的治疗手法为按摩、揉捏、提拿、点穴，具体操作方法同颈部伤筋手法。此外尚有提弹、拨筋、叩击等手法。

(1)提弹法：患者取坐位，医者站立于后，用拇指与示、中指，或拇指与其余四指，将项韧带提起，然后放开时用手指一弹。

(2)拨筋法：患者姿势同前，术者用拇指或示、中指、环指，按于项韧带一侧，顺其走向的垂直方向，用力弹拨，反复进行，从项韧带的一端依次向另一端弹拨。

(3)叩击法：用小鱼际或拳叩击项韧带部，自上而下，反复叩击，稍微用力即可。

2. *固定方法*　本病无需固定，但要注意工作姿势，积极参加体育活动，对长期从事埋头伏案工作者是极为重要的。

3. *练功疗法*　加强颈项部的肌肉功能活动，增强肌力，避免发生劳损。可做颈椎的旋转与屈伸动作，如与项争力、回头望月、哪吒探海等。详见本章第四节颈椎病相关内容。

4. *药物治疗*　内服药物宜舒筋活络止痛，可用舒筋活血汤加减或小活络丹等。兼有风寒湿者，可选用羌活胜湿汤加减，外用伤湿止痛膏等。

5. *其他治疗*　尚可选用小针刀松解、理疗、封闭、穴位注射等。详见本章第四节颈椎病相关内容。

第四节　颈椎病

颈椎病是一种常见、多发病，据统计其在一般人群中的发病率5%～10%。随着社会的发展，老龄化社会的到来，以老化、退变为基础的颈椎病发病率迅速增高。同时，生活和工作方式改变，驾驶、伏案工作及电脑工作等低头工作方式体位增加，人们屈颈和遭受风寒湿的机会不断增加，颈椎退变明显加速，颈椎病呈现出高发病率和年轻化趋势的特点，颈椎病已经列入现代社会十大病种，严重地影响劳动效率和生活质量。专家预测，21世纪，颈椎病将成为与现代社会相伴随的一种现代病。

颈椎病又称颈椎综合征，是一种常见的颈段脊柱慢性退行性疾病。常在中年以后发病，男性多于女性。本病又称颈椎退行性关节炎、颈肩综合征或颈椎综合征等。其定义是因颈椎间盘退变本身及其继发性改变刺激或压迫邻近组织，并引起各种症状和(或)体征者。这一名称由于不能很好地反映脊髓功能，目前也有争论。主要由于颈椎长期劳损、骨质增生，或椎间盘脱出，韧带增厚，致使颈椎脊髓、神经根或椎动脉受压，出现一系列功能障碍的临床综合征。

临床上不能简单地将颈椎退变和颈椎病画等号。在门诊经常发现有些人颈椎骨性退变很严重，但并无症状或仅有轻微症状。因此在确立颈椎病的诊断时必须同时具备下列条件：①具有颈椎病的临床表现；②影像学检查显示颈椎间盘或椎间关节有退行性改变；③影像学改变与临床表现相对应，即影像学所见能够解释临床表现。各种影像学征象对于颈椎病的诊断具有重要参考价值，但仅有影像学检查所见的颈椎退行性改变不应诊断为颈椎病。

中医学关于颈椎病的论述，散见于“痹证”“头痛”“眩晕”“项强”“项筋急”和“项肩痛”等。如《素问・逆调论》说：“骨痹，是人当挛节也。……人之肉苛者，虽近衣絮，犹尚苛也，是谓何疾？……曰：荣气虚，卫气实也，荣气虚则不仁，卫气虚则不用，荣卫俱虚，则不仁不用，肉如故也，人身与志不相有，曰死。”这里所描述的病症与脊髓型颈椎病相类似。汉・张仲景《伤寒论》说：“项背强几几，……桂枝葛根汤主之。”明・张瑞在《张氏医通》中说：“肾气不循故道，气逆挟脊而上，致肩背痛，……或观书对弈久坐致脊背痛。”指出了类似颈椎病的形成原因，同时他还详细地记载了肩背臂痛的辨证施治，为后世治疗颈椎病提供了宝贵的经验。

【解剖学】

人的颈部是由多块骨骼、韧带、肌肉、血管和神经组成的复杂结构，这些结构均会引起“颈部疼痛”（图 10-3）。因而，颈部会受诸如退行性骨关节炎、肌肉韧带的炎性疾病、血管功能不全以及很少见的神经受压综合征等的影响。

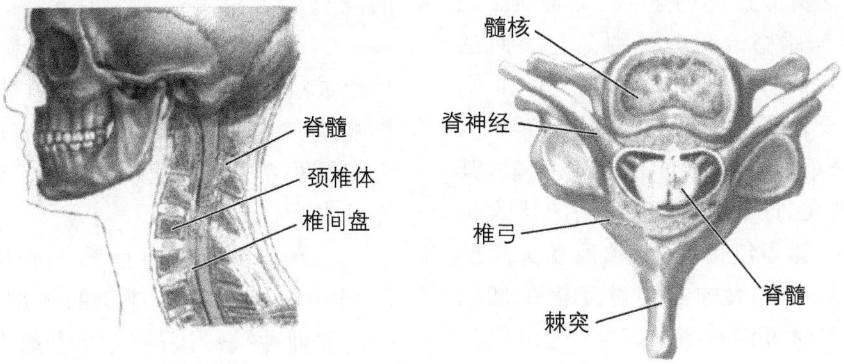

图 10-3　颈部神经、血管

能引起颈部牵涉痛的其他部位的病理改变如肩部、膈肌、心脏或下颌，使问题复杂化——因为肩胛锁骨关节的疾病、膈肌痉挛、高血压、心肌梗死或颞下颌关节综合征也可表现为颈部疼痛。肺尖和胸膜顶部的疾病可以影响臂丛从而表现为 C_8 或 T_1 分布区的疼痛。因而颈部的解剖和生物力学非常重要。

颈部是脊柱中运动最灵活的区域，50％以上的颈部运动由寰枕关节和寰枢关节完成，剩余的 50％的颈部运动均匀地分布于 $C_{3\sim7}$。

有许多力学系统可以引起颈部疼痛。7 块颈椎间有 14 个关节突关节（即常说的小关节）和 5 对 Luschka 关节（即钩椎关节），并且肌肉和韧带结构不但受第Ⅺ对颅神经的支配，同时还受位于两侧的第Ⅷ对颈神经的支配。肌肉和韧带的撕裂伤是颈部疼痛的最常见的原因，但可能同时存在其他的病理改变。小关节和钩椎关节间是滑膜连接，同其他滑膜关节有相同的炎性致痛病理过程。颈椎间盘吸收脊柱的轴向压力，起着“震荡吸收器”的作用。椎间盘的破裂和退行性变或纤维撕裂都可以引起严重的、难以诊断和治疗的局部疼痛。骨性结构本身可以因骨质疏松、代谢或其他过程而退变，导致病理性骨折和疼痛。

一般认为枕-C_1 区是一个独立的节段（包括枕骨、C_1 椎体和两者之间的关节，这些关节上影响其运动的肌肉和韧带，此水平的脊髓和神经根），依次类推为 $C_{1\sim2}$、$C_{2\sim3}$ 至 C_7 至 T_1 节段。

颅骨的重心位于脊椎中轴稍偏前，使头部自然前屈。为此，颈后肌群需要持续的张力使头保持直立位。在斜方肌上 1/3 的帮助下，颈后肌群的收缩和舒张使颈部做屈伸运动，屈伸运动绝大部分由寰枕关节完成，通常被称为“yes”关节（“点头”关节）。第Ⅺ对颅神经的分支支配的斜方肌和胸锁乳突肌使颈部完成由点头意向转为点头动作，同时参与的还有位于该水平的 C_1 运动神经根，但没有 C_1 感觉神经根。

寰枢关节处的神经解剖很复杂，该水平的脊髓内不仅有长运动神经束的交叉，还有下行的第Ⅴ对脑神经脊髓束，后者负责颜面部的痛温觉。位于该处的下位脑神经核很容易损伤，该处脊髓受压会引起各种各样的症状和体征（颈部疼痛、颈部屈伸受限、头痛、“洋葱皮样”面部麻木、低位颅神经麻痹、上肢无力、下肢强直），这对于接受过良好培训的临床医师来讲也会晕头转向，所以有上述主诉和症状的患者应该高度怀疑有枕-C_1 水平的病变。

$C_{1\sim2}$水平的运动很大程度上受齿状突的影响，就像围绕一个稳定的针旋转一样。寰枢关节的旋转运动使其被称为“no”关节（摇头关节）。另外，颈部关节的运动可以随意控制，该关节最大可以旋转80°～100°。

真正转动颈部使头做“no”运动的主要是胸锁乳突肌，该肌肉连接在颅底的乳突上，为寰枢关节运动提供主要的力，后面的头大直肌连接在 C_2 棘突至颅骨，作为一个稳定器及平衡保护装置使强有力的胸锁乳突肌支配头部正确的运动，其他颈后肌群包括斜方肌也参与此稳定功能。胸锁乳突肌的运动主要是由第Ⅺ对颅神经支配，同时有 C_2 和 C_3 神经的小分支辅助支配下部一半的肌肉。在 $C_{1\sim2}$ 节段，感觉神经部分组成巨大的 C_2感觉神经根，其外周分为若干支，最大的一支是位于两侧的枕大神经。该神经负责上颈部和包括枕骨、颅顶和头皮的后半个头颅的感觉。在枕大神经穿过连接颈部肌肉与枕区的厚厚筋膜时可能被紧束起来，这可能是颅后疼痛和压痛的原因之一。颈后肌肉长期的收缩，导致肌肉僵硬或疲劳，这可以引起枕大神经受压，从而导致紧张性头痛综合征。

$C_{2\sim3}$节段从某种意义上讲是高活动度枕-C_2 节段和其他颈节段的转换节段，$C_{2\sim3}$关节有多个组成部分：椎间盘、椎体关节和关节突关节。这些结构限制其自由运动同时也提供了高位水平不具备的稳定性。其有约 10°的屈伸运动，5°～8°的旋转或侧屈运动。它很少有下颈椎常见的退行性关节炎改变。

C_3 椎体上面有 C_3 神经根，下面有 C_4 神经根。支配膈肌和颈部辅助呼吸肌的神经基本上源于这两组神经根（有时 C_5 神经根也参与其极小部分的神经支配）。这些运动神经根就像其他的颈部运动神经一样也参与支配颈深部肌群。C_3 的感觉支分布于颈部前上 1/2 部分，向上延伸到下颌角和耳郭。C_4 皮肤支分布于颈部的下 1/2 并延伸到锁骨区，$C_{5\sim8}$的皮肤支随臂丛分布于上肢。

从 $C_{3\sim4}$节段向下相邻椎体间的运动基本相同。均可以进行大约 10°的旋转和（或）侧屈，都有椎间盘、钩椎关节和关节突关节，虽然椎体、韧带或关节结构的任何病变均可导致局部疼痛，但更常见的病理改变是局部神经根受刺激为主的、剧烈的放射性疼痛。C_4～T_1 节段的病理改变往往引起上肢不同程度的疼痛神经功能障碍。

位于第 4 和第 5 颈椎之间的 C_5 神经根支配三角肌，它还支配肱二头肌、冈上肌、冈下肌、前锯肌和肩胛提肌。所有的肌肉均有稳定肩部和外展上肢的作用。虽然在肱二头肌腱反射中 C_6神经根起很大的作用，但其也与 C_5 神经根有关。C_5 神经的感觉支配很特别，包括整个肩部、上臂的桡侧和前臂中间以远。

位于 C_5 和 C_6 颈椎之间的 C_6 神经根的运动支支配肱桡肌、肱二头肌，同时支配腕伸肌。临床上，桡骨膜反射与 C_6 神经根有关，实际上 C_5 神经也参与了。C_6 神经的皮支很特别，它分布在示指背部的桡侧。

C_7 神经根是臂丛后部的重要组成部分，其直接组成桡神经，由于这个原因，C_7 神经很大程度上影响肱三头肌、腕伸肌及手固有肌。它的皮肤感觉支支配中指，也支配示指、肱三头肌反射也受该神经的支配。

出自第 7 颈椎下面第 1 胸椎和第 1 肋上面的 C_8 神经根组成臂丛神经的下部和内侧束，它负责手的屈曲-握拳，该神经的感觉支分布于前臂的尺侧、手掌的背侧和尺侧直至第 4 和第 5 手指。这不同于尺神经的感觉支分布，后者仅分布于第 4 指的尺侧，而没有到达手掌的另外部分。

虽然位于不同颈椎的 $T_{1\sim2}$ 节段，T_1 神经根也参与了臂丛的组成，支配手固有肌，它的感觉支分布于腋窝至上臂的中部。其没有特别的神经反射。

【病因病机】

1. 西医学　引起颈椎病的原因是多方面的，归纳起来主要有如下方面。

（1）颈椎的退行性变：颈椎间盘、椎体、椎间小关节等的退行性改变，是颈椎病发生的主要原因。颈椎间盘因退变而变扁并向周围膨出，椎体周围的韧带及关节囊变得松弛，使脊柱不稳定，活动度增大，刺激周围的骨膜和韧带，导致椎体及小关节部形成骨刺。椎体增生的骨刺可引起周围膨出的椎间盘以及韧带，关节囊的充血反应、肿胀、纤维化等，共同形成混合性突出物。如突出在前方一般不引起临床症状。如果是椎体侧方的突出，可刺激压迫椎动脉，造成椎-基底动脉的供血不足，产生椎动脉型颈椎病。后外侧的突出物，可使椎间孔变窄，造成颈神经根和交感神经的挤压，而发生神经根型颈椎病，突出物是突向椎体后方，则压迫脊髓，造成脊髓型的颈椎病（图 10-4）。

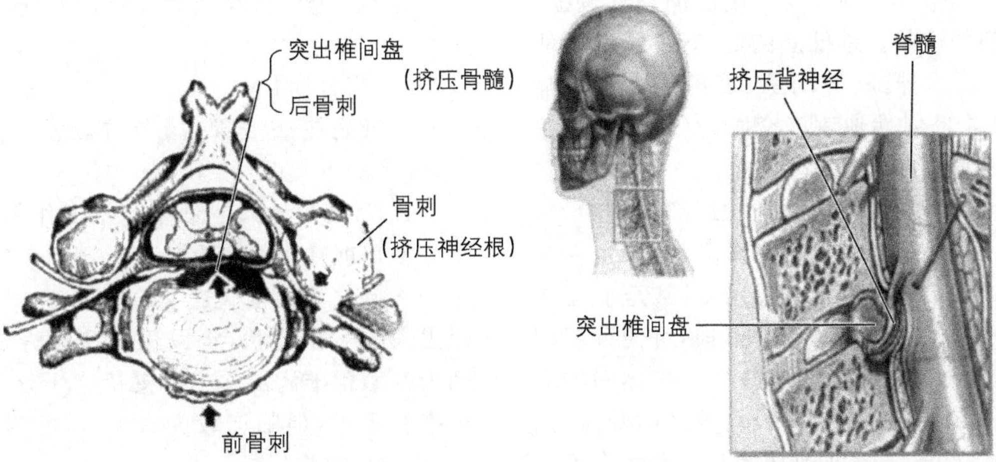

图 10-4　颈椎病发病机制

(2)颈部损伤：颈部损伤分急性损伤和慢性劳损两种。因急性损伤引起的颈椎病较少见。如颈部的扭伤、挫伤等急性损伤，可使已退变的颈椎间盘和颈椎的损害加重而诱发颈椎病。但暴力所致颈椎骨折、脱位所并发的脊髓或神经根的损害则不属于颈椎病的范畴。

因慢性劳损引起颈椎病者为多见，如长期从事缝纫、刻写及伏案工作的脑力劳动者等。由于长期低头工作，使颈部经常处于一种强制性体位，可引起颈部肌肉、韧带、筋膜与关节等的劳损。平时姿势不良、枕头和睡姿不当亦可造成颈部劳损。颈部软组织的劳损可使颈椎的生理曲度改变，使颈椎间盘的退变过程加速，促进小关节的增生，从而造成压迫症状而发病。

(3)椎动脉本身因素：正常情况下，椎动脉的长度和颈椎的长度相互适宜，双侧椎动脉在颈椎左右横突孔内垂直上行，椎动脉内血流通畅。随着年龄的增长，颈椎间盘发生退行性变，间盘弹性降低，髓核脱水，纤维环变性，使椎间隙变窄。由于诸节椎间隙均变窄，必然使颈椎的总高度缩短，椎动脉相对过长，这不仅破坏了椎动脉本身与颈椎之间原有的平衡，且易出现椎动脉的纡曲，以致血流受阻。随着增龄、中年以后全身动脉均可有不同程度的硬化，椎动脉亦然，而且由于颈椎的活动度较大，旋转、前屈、后伸动作较多，这些均可使椎动脉常处于受牵拉状态，更加速了其硬化性改变。富有弹性的椎动脉发生了硬化后，回缩力减低，再加上椎间隙变窄，便形成了椎动脉的绝对延长。此外动脉的硬化常可导致管腔狭窄，当血管壁上出现粥样斑块时，常可加速这一病理变化过程。上述多种因素的综合，必然会导致椎动脉走行发生弯曲，血流缓慢，甚至受阻中断，导致椎-基底动脉供血不足，而出现椎动脉型颈椎病的临床症状。椎动脉周围存在着丰富的交感神经丛，主要来自星状神经节发出的分支，部分来自颈上和颈中神经节的分支。背神经伴随椎动脉穿横突孔向上走行并不断发出分支分布在椎动脉形成网状神经纤维，以颈$_{3\sim5}$处分布最为密集。因而此段的颈椎失稳，钩椎关节增生，极易刺激攀附在椎动脉表面的交感神经，引起椎动脉的痉挛。

(4)交感神经因素：颈部的交感神经纤维的节前纤维来自第1～2胸髓节灰质的外侧中间柱，节前纤维经脊神经前支发出的白交通支上行，在颈部组成交感神经干，有3个交感神经节。颈上神经节的节后纤维到达下位4对脑神经、上位4对颈神经、颈内动脉神经、颈外动脉神经、咽神经丛和心上神经丛。颈中神经节发出节后纤维到达颈总动脉丛、颈$_{5\sim6}$神经、甲状腺下丛和心中神经。颈下神经节发出节后纤维到达颈$_{7\sim8}$神经。一个颈脊神经内可以有来自2个以上的神经节的节后纤维。交感神经的节前纤维多与一个以上的节后神经元相接触。因此节前神经元的支配范围较广，而且节段水平亦不易测定。这些交感神经节后纤维还在脊神经脊膜支返回椎间孔前参加其内，脊膜支为窦椎神经的一个组成部分，后者还包括躯体感觉神经纤维。窦椎神经供应硬脊膜，椎体后骨膜、椎间盘纤维环浅层、后纵韧带及硬膜外间隙内的血管和疏松结缔组织。因此可以说颈部的交感神经分布十分广泛。颈椎较其他脊椎的活动度都大，活动快速而敏捷，在日常生活中经常受到压迫或牵张，因而颈椎关节易受到外伤和磨损，发生慢性创伤性炎症，而出现颈椎病的症状。颈椎病的病理改变，不但能刺激硬脊膜、躯体神经、椎动脉，表现出相应的症状，亦能直接或反射性地刺激交感神经，出现交感神经紊乱的一系列症状。

(5)软组织因素：颈椎周围的软组织创伤后，结缔组织增生，形成瘢痕，可使椎动脉受压，或可使交感神经受刺激，引起椎动脉血流缓慢，甚至血流受阻中断。颈椎周围软组织的慢性劳损，可使颈深部肌肉产生痉挛收缩，紧张的肌肉改变了椎体间的力学平衡，小关节紊乱使椎间孔变小、椎动脉受压，或刺激局部交感神经，导致椎动脉痉挛。本病多见于40岁以上中老年患者，肝肾不足，颈脊筋骨痿软是本病发生的内因；颈部外伤、劳损及外感风寒湿邪等是引起本病的外因。

2. 中医学　中医学关于颈椎病病因病机的论述，有以下方面认识。

(1)风寒湿侵袭：风为百病之长，寒性收引、凝滞、湿性重着。风寒湿三邪夹杂侵袭颈部筋肉，使颈筋气血凝滞，经络闭阻，筋脉不舒而发生颈项疼痛，此种情况多在睡眠时、颈肩外露，遭受风寒湿邪侵袭而发病。

(2)气滞血瘀：由于颈部筋肉急性损伤或慢性劳损，而使颈筋损伤撕裂，血不循经，溢于脉外，瘀阻不行，气机受阻，不通则痛，而发为本病。

(3)脾肾虚寒：脾主运化，化生气血，肾主藏精，脾肾之阳气相互温煦，故谓“先天生后天，后天养先天”。脾肾阳虚，虚寒内生，气血生化不足，精血亏虚，筋骨失于濡养，每易遭受风寒湿邪侵袭而使经络闭阻，不通则痛。

(4)肝阳上亢：肝为刚脏，主升发，肾主水，肝与肾的关系是肝肾同源，乙癸同源，若素体肝肾亏虚，水不涵木，不能制约肝阳，以至亢逆于上，肝风内动，上扰清空，以致头胀痛、眩晕、失眠。

(5)痰浊中阻：肾阳亏虚，阳虚水停，加之风邪侵入，风痰相搏、阻滞经络，或风痰上扰清空，或痰湿阻于中焦，而见头痛、眩晕，或脘闷不舒。

(6)气血虚弱：年老体弱或久病劳损以致气血虚弱，不能濡养经筋，营行不利，相搏而痛，肌肉、筋脉失于濡养则可使肩臂麻木不仁、血虚不能上荣可见头晕，面色不华。

(7)肝肾亏虚：素体虚弱或年老体衰，肝肾亏虚，筋骨失健，筋弛骨痿，气血不足，循行不畅，或因疲劳过度，或因复遭风寒侵袭，从而导致经络受阻，气血运行不畅，筋肉僵凝疼痛而发病，此为本虚标实之证。

【临床分期】

颈椎病按病变部位、范围以及受压组织的不同，分为如下类型。

1. 颈型颈椎病　颈型颈椎病作为颈椎病的一个分型目前在国内尚有争议。国内赵定麟、潘之清等均支持颈型颈椎病这一分型方法，其根据患者表现出来的临床症状，将以颈部症状为主的颈椎病，列为颈型颈椎病。本书亦支持这一分型方法，此型虽症状不重，但临床较为常见，可能为其他型颈椎病的前驱表现。

2. 神经根型颈椎病　神经根型颈椎病是颈椎病中最常见的一种分型，约占颈椎病发病率的60%。其临床上可分为急、慢性两种，多表现为受累神经根支配区范围的皮肤感觉异常，肌力减弱，肌肉萎缩及腱反射减弱。

3. 椎动脉型颈椎病　椎动脉型颈椎病的发病率占颈椎病发病率的20%左右，本型颈椎病的症状复杂，变化多端，易与多种疾病相混淆，在椎动脉造影前常难以确诊。该病的发病年龄较其他型颈椎病高，多在45岁以上，而且发病率随年龄的增大有平行上升的趋势，症状亦随年龄增加而日益加重。

4. 交感型颈椎病　交感型颈椎病临床表现复杂多样，多为主观症状，诊断上缺乏特异的客观指标，故先前认为该型颈椎病的发病率较少，随着对交感型颈椎病认识的不断深入，发现其实并不少见，占颈椎病患者总数10%左右。以往认为，由于其他病因而引起的头部、肩部、上肢或胸腔脏器等的交感神经紊乱症状，实际上都属这类疾病范畴。

5. 脊髓型　脊髓型颈椎病占颈椎病总数10%左右，多见于中老年人，男性多于女性。本病的症状较为严重，致残率较高，轻者可丧失部分或全部工作及学习能力，较重者可出现四肢瘫痪、卧床不起、影响生活。本型颈椎病发病后多无根性颈椎病样疼痛，且常易和其他疾病相混淆，因而来诊较晚，以致延误治疗时机，故脊髓型颈椎病的早期诊断、早期治疗十分重要。

6. 混合型颈椎病　临床上将具备两型或两型以上颈椎病的临床症状和体征者称之为混合型颈椎病。如神经根型和脊髓型同时存在者可称之为混合型，或椎动脉型与神经根型同时存在者亦称之为混合型，在某些情况下也有三型共存的情况，也称之为混合型。混合型临床上不少见，据统计，占颈椎病总数的20%左右。以交感型合并其他型颈椎病者更为多见。因为混合型颈椎病的症状表现复杂,故诊断、鉴别诊断、临床辨证分型均较困难,因此诊治该病时一定要详细询问病史、仔细查体,以免误诊误治。

7. 其他型颈椎病　临床上除了前面介绍的颈椎病6种分型外,还有其他类型的颈椎病,如颈椎椎体前缘骨赘压迫或刺激食道而引起的以吞咽困难为主要临床表现的颈椎病,即食道压迫型颈椎病。目前就食道压迫型颈椎病是否为颈椎病的一种单独分型,争议仍较颇多。有人认为此特殊类型颈椎病发病较少,往往难以明确诊断,并无显著意义,故不予列入颈椎病的分型。虽然这种类型的颈椎病临床上较少,但由于对其研究的临床报道不多,临床医师对其的认识也不足,常易导致误诊和漏诊,给患者带来不必要的经济和精神负担。

【临床表现】

1. 颈型颈椎病

(1)症状和体征:多见于青壮年,也可个别的见于中老年。颈部酸、胀、痛不适,自觉有头部不知放在何种位置好的感觉。颈部活动受限或强迫体位,肩背部僵硬发板。部分患者可反射性地出现短暂上肢感觉异常,咳嗽、喷嚏时疼痛加重,麻木不加重。

颈部僵直,患者颈部多呈"军人立正"姿势,颈椎活动受限,椎旁肌、斜方肌、胸锁乳突肌有明显压痛,患椎棘突间亦有明显压痛。椎间孔挤压试验及臂丛神经牵拉试验均为阴性。

(2)影像学检查:X线检查示颈椎生理曲度变直,椎间关节失稳,出现"双边""双突"等征象(图10-5)。

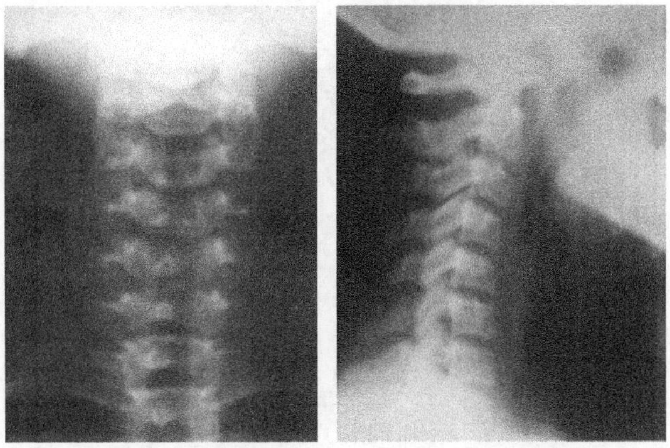

图10-5　颈型颈椎病颈椎正侧位X线片

2. 神经根型颈椎病

(1)症状和体征:30岁以上发病,起病缓慢,病程较长,可因劳累、损伤而急性诱发。多见于$C_{5\sim6}$、$C_{6\sim7}$椎间。颈肩臂疼痛,可为持续性隐痛或酸痛,也可为阵发性剧痛,或为针刺样、烧灼样疼痛。咳嗽、喷嚏等腹压增高的动作可使疼痛加重。下颈段的病变可出现肩臂手沿神经根分布区的疼痛和麻木,疼痛多呈放射性。感觉障碍,与根性痛相伴随,以麻木如隔布样、感觉过敏或感觉减弱等为多见,与受累神经根支配区范围相一致。病程较长者可有患肢肌力减退,握物不稳。如同时伴有交感神经损害,可出现患侧手指肿胀、头痛、眼痛、出汗等症状。

颈肌紧张,颈部变直,常处于某一保护体位,被动、主动活动均受限,颈后伸时易诱发出现疼痛。病变节段之颈椎棘突及棘突旁压痛明显,甚至可出现放射痛。斜方肌、冈上肌、冈下肌、菱形肌等处可找到压痛点。严重者患肢肌力减退,肌张力降低,肱二、三头肌腱反射减弱。

椎间孔挤压试验:出现颈痛及肩臂放射痛者为阳性。

臂丛神经牵拉试验:出现神经根性痛及放射痛者为阳性(图10-6)。

压头试验阳性:患者端坐,头后仰并偏向患侧,术者以双手掌放于头顶部,依纵轴方向施加压力时,出现颈部并向患肢放射者为阳性(图10-7)。

(2)X线检查:正位片可见钩椎关节增生。侧位片可见颈椎曲度变直或反张,或椎节不稳,出现

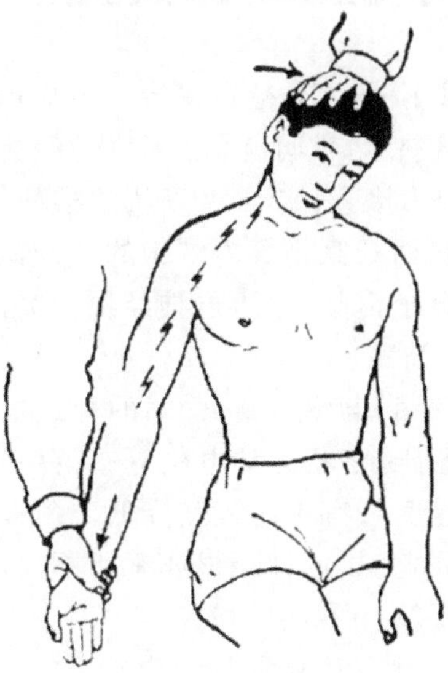

图10-6　臂丛神经牵拉试验

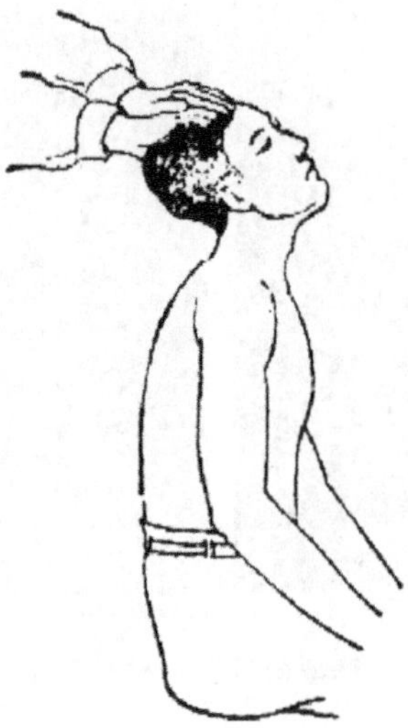

图 10-7　压头试验

双边、双突影。项韧带钙化，椎间隙变窄。椎体后缘骨质增生。斜位片可见钩椎关节增生，椎间孔变窄，变形，关节突关节增生（图 10-8）。

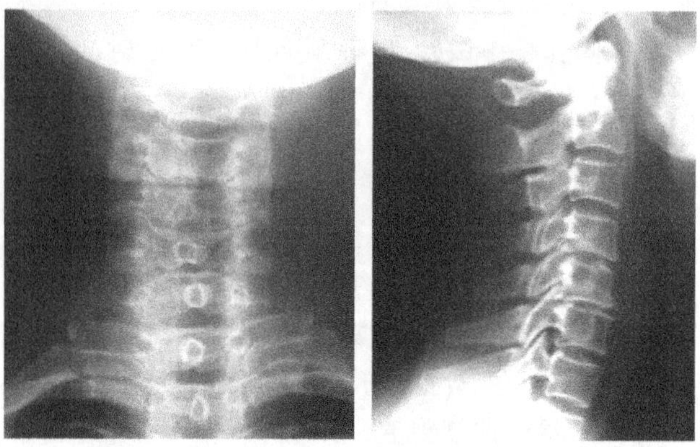

图 10-8　神经根型颈椎病颈椎正侧位 X 线片

（3）CT 检查：CT 检查可清楚地显示颈椎椎管和神经根管狭窄，椎间盘突出及脊神经受压情况。

（4）MRI 检查：MRI 可以从颈椎的矢状面、横断面及冠状面观察椎管内结构的改变，对脊髓、椎间盘组织显示清晰，但压迫神经根的突出物小，有时不如 CT 清楚。

（5）神经肌电图检查：受累的神经根支配肌节可出现低电压、多相运动电位等。正中神经、尺神经的传导速度可有不同程度降低。颈椎退变增生的节段不同，受累的神经根亦有所不同，临床上最常见的是颈$_{5\sim6}$、颈$_{6\sim7}$节段。

3. 椎动脉型颈椎病

（1）症状：①头痛、头晕常可因颈部的突然旋转而加重。头痛多偏一侧，并有定位意义，以颞部多见。疼痛多为跳痛、胀痛。头晕较为多见，可伴有耳鸣、耳聋等迷路症状。②猝倒：突然发作，当在某一体位转动颈部时，肌张力突然消失而跌坐在地。随后清醒，可立即站起、意识清楚。③自主神经紊乱症状：恶心、呕吐、多汗或无汗、流涎，心动过缓或心动过速，胸闷、胸痛或 Horner 征阳性。视力减退，视物模糊，或失明。发音不清，吞咽障碍，喝水返呛，声音嘶哑。神经衰弱，记忆力减退。严重者可出现锥体束受累症状和共济失调的表现。

（2）体征：查体可见颈肌紧张、痉挛。病变椎体节段处棘旁可有压痛。颈部不敢活动，否则会使头晕、头痛明显加重。若病变累及脊髓或神经根时则会出现相应的体征。斜方肌及胸锁乳突肌痉挛发硬。旋转试验可加重患者的头晕、头痛症状。

（3）X 线检查：侧位片较重要，可见椎间关节增生，椎间隙变窄，颈曲变直或反张，椎间节段失稳。正位片可见椎体棘突偏歪向一侧，斜位片可见钩椎关节增生、椎间孔变窄、变形。注意要常规摄张口位片，观察寰枢椎是否有移位（图 10-9）。

（4）椎动脉造影检查：可由肱动脉或股动脉插管，插到椎动脉处注入造影剂。如见椎动脉扭曲，狭窄（骨赘压迫），可考虑手术治疗。椎动脉造影多用于手术前定位（图 10-10）。

（5）经颅多普勒检查：可见椎-基底动脉供血不全或障碍的表现，对本型颈椎病的诊断有重要意义。

（6）脑血流图检查：对椎动脉型颈椎病的诊断有参考价值。多在颈椎自然位置和转颈位置分别检查，如出现主波峰角变圆、重搏波峰低或消失，主波上升时间延长，波幅降低则可提示椎-基底动脉

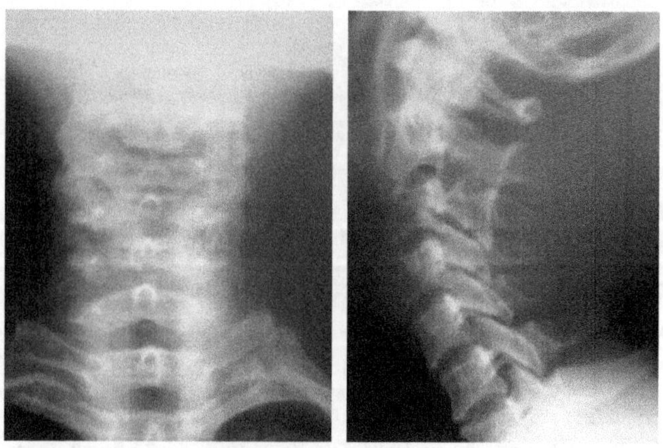

图 10-9　椎动脉型颈椎病颈椎正侧位 X 线片

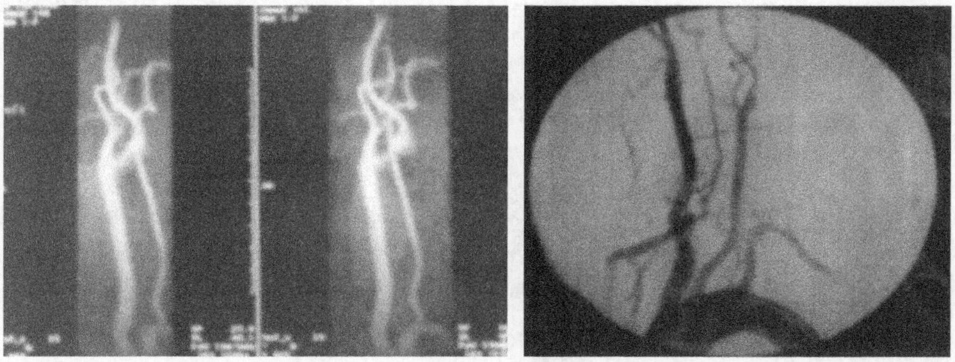

图 10-10　椎动脉型解剖示意图及造影检查

区缺血性改变。

(7)脑电图检查：脑电图检查对椎动脉型颈椎病的诊断意义尚在探索研究阶段。有报道说本病 80%有低电压活动，并可在颞部见到转移性慢波及小尖波。

4. 交感神经型颈椎病

(1)症状：颈部脊髓没有交感神经细胞，所有的交感纤维都是从胸部上升来的。颈脊神经无白交通支，而仅以灰交通支与交感神经节相连。本型的发病机制尚不太清楚，一般认为各种结构颈椎病变的刺激可通过脊髓反射或脑、脊髓反射而产生一系列交感神经症状。

交感神经型颈椎病是以交感神经兴奋的症状为主，如头痛或偏头痛，有时伴有恶心、呕吐。颈部疼痛，患者常诉说有颈部支持不住自己头部重量的感觉。眼部的症状表现为视物模糊、视力下降，眼窝胀痛、流泪，眼睑无力，瞳孔扩大或缩小。常有耳鸣、听力减退或消失。还可有心前区痛、心律失常、心跳过速和血压升高等心血管症状。如为交感神经抑制症状，主要表现为头昏、眼花、流泪、鼻塞、心动过缓、血压下降及胃肠胀气等。

(2)体征：临床查体可见头颈部转动时颈部和枕部不适与疼痛的症状可明显加重。压迫患者不稳定椎节的棘突可诱发或加重交感神经症状。

(3)X 线检查：X 线检查除显示颈椎常见的退行性改变外，颈椎屈、伸位检查可证实有颈椎节段不稳，其中以颈$_{3\sim4}$椎间不稳最常见。

(4)CT、MRI 检查：结果与神经根型颈椎病相似。

5. 脊髓型颈椎病

(1)症状：多见于中年以上的患者，有颈部慢性劳损的病史，或落枕病史，或颈部外伤史。颈部症状不多，或仅有轻微的颈部不适。多先表现为一侧或两侧下肢麻木、无力、双腿沉重发紧、步态不稳、笨拙，行走时有踏棉感。继而表现为一侧或双侧上肢麻木、疼痛无力、握力减退、持物易坠，不能完成精细动作，如扣纽扣、夹花生米等。颈部发僵，颈后伸时上肢或四肢窜麻。胸、腹部或骨盆区有束带感。严重者行走困难，大小便失禁或尿潴留，甚则四肢瘫痪，卧床不起。部分患者可表现出交感神经症状，如头晕、头痛、半身汗出。

(2)体征：临床查体可见颈棘突或棘突旁压痛，颈后伸、侧弯受限。下肢肌张力增高，肌力减退。躯干部有感觉障碍，但不规则，临床上不能按感觉出现障碍的水平定位病变节段。下肢多有感觉障碍。生理反射如肱二、三头肌腱反射，桡骨膜反射，跟、膝腱反射均亢进。病理反射如 Hoffman 征阳性、踝阵挛、髌阵挛阳性，Babinski 征阳性，Chaddock 征阳性。浅反射如腹壁反射，提睾反射多减退或消失，肛门反射常存在。部分患者可出现感觉分离，即同侧触觉、深感觉障碍，对侧痛觉、温觉消失但触觉正常。此多在脊髓半侧受压而引起的 Brown-Sequard 综合征中出现。

(3)X 线检查：颈椎正侧及双斜位片可见颈椎曲度变直或向后成角，多节椎间隙狭窄，椎后缘骨质增生、钩椎关节增生致椎间孔变窄，项韧带钙化。侧位片上椎管矢状径与椎体矢状径比值小于 0.75，可认为有椎管狭窄。椎管正中矢状径数值多在 13.0mm 以下(图 10-11)。

(4)CT 检查：可见椎体后缘骨赘，或后纵韧带骨化、黄韧带肥厚或钙化，颈椎间盘突出。测量椎管正中矢状径值<10.0mm，提示椎管绝对狭窄，脊髓受压。

(5)MRI 检查：MRI 对颈椎间盘退行性变以及

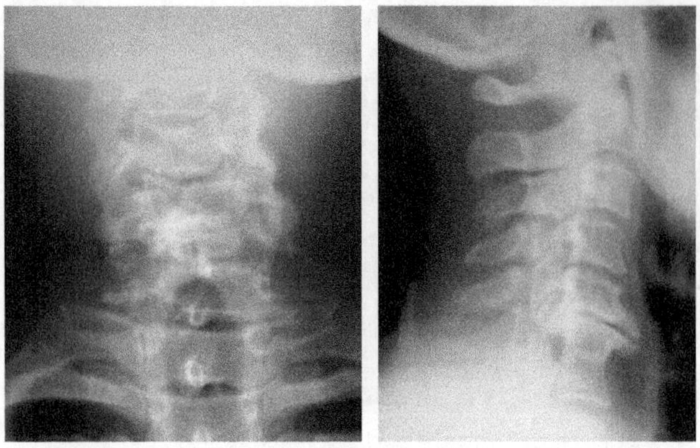

图 10-11　脊髓型颈椎病颈椎正侧位 X 线片

脊髓受压迫程度均能较清晰地显示。T_2加权像可见间盘髓核信号减低，突入椎管、硬膜囊受压，出现压迹，在 T_1加权矢状和轴状面上，均能清晰地显示脊髓受压程度，硬膜囊变形和蛛网膜下腔狭窄情况。长期脊髓受压，T_1加权像上表现为低信号，在 T_2加权像上表现为高信号或局限性高信号灶。此外 MRI 亦能显示骨质增生及神经根和椎间孔改变(图 10-12)。

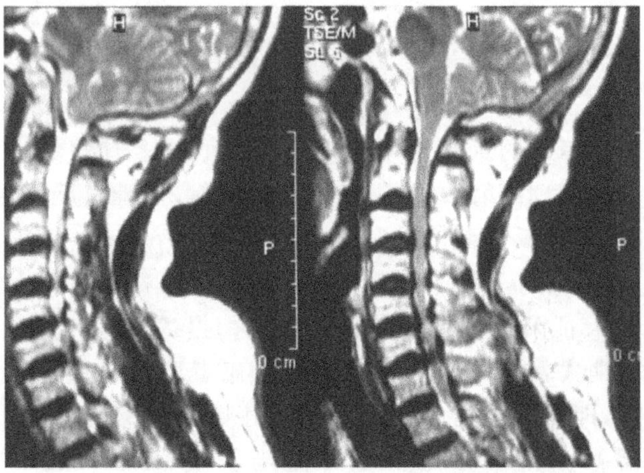

图 10-12　脊髓型颈椎病颈椎 MRI

(6)脊髓造影：可以了解脊髓受压的部位和性质。

(7)腰椎穿刺：多显示蛛网膜下腔完全梗阻或部分梗阻，提示脊髓有受压现象，但不能定出受压部位和原因。注意除外假阳性及假阴性结果。

6. 混合型颈椎病

(1)症状体征：多见于中老年人，体力劳动者多见。具有两型或两型以上颈椎病的症状体征(具体表现见前述各型颈椎病的临床表现)。

(2)影像学检查：X 线检查可见颈椎广泛骨质增生、椎间隙变窄、钩椎关节增生，椎间孔变窄，或椎体节段失稳，项韧带钙化等。必要时可行 CT、MRI、椎动脉造影、经颅多普勒等辅助检查。

7. 其他型颈椎病

(1)症状体征：吞咽困难。①轻度：仰头位时吞咽困难明显，低头时减轻。当吞服硬质食物时更加困难，有的可表现为食后胸骨后有烧灼感和刺痛感。②中度：不能吞食硬质食物，只能吞食软质食物或流食、半流食。③重度：只能进食牛奶、豆浆、水等液体。颈部肌肉酸痛、紧张。或伴有神经根型、椎动脉型、脊髓型或交感型颈椎病的表现，尤其以交感神经紊乱症状较为多见。

(2)X 线检查：颈椎侧位片可见颈椎椎体前缘有典型的鸟嘴样骨赘，或相连形成骨桥。好发部位多在 $C_{5\sim6}$间隙。

(3)钡剂透视：可清晰地观察到食道受压狭窄的程度及狭窄的部位。一般情况下 X 线即可确诊，无须做 CT 和 MRI 检查。

【辅助检查】

1. 颈椎 X 线片　颈椎病 X 片常表现为颈椎正常生理曲度消失或反张，椎间隙狭窄，椎管狭窄，椎体后缘骨赘形成，在颈椎的过伸过屈位片上还可以观察到颈椎节段性不稳定。

2. 颈椎 CT　可更清晰地观察到颈椎的增生钙化情况，对于椎管狭窄、椎体后缘骨赘形成具有明确的诊断价值。

3. 颈椎 MRI　可以清晰地观察到椎间盘突出压迫脊髓，常规作为术前影像学检查的证据，用以明确手术的节段及切除范围。

4. 椎-基底动脉多普勒　用于检测椎动脉血流的情况，也可以观察椎动脉的走行，对于眩晕为主要症状的患者来说鉴别价值较高。

5. 肌电图　适用于以肌肉无力为主要表现的患者，主要用途为明确病变神经的定位，与侧索硬化、神经变性等神经内科疾病相鉴别，但对检查条件要求较苛刻，常常会出现假阳性结果。

【诊断】

临床上不能简单地将颈椎退变和颈椎病画等号。在门诊经常发现有些人颈椎骨性退变很严重，但并无症状或仅有轻微症状。因此在确立颈椎病的诊断时必须同时具备下列条件：①具有颈椎病的临床表现；②影像学检查显示颈椎间盘或椎间关节有退行性改变；③影像学改变与临床表现相对应，即影像学所见能够解释临床表现。各种影像学征象对于颈椎病的诊断具有重要参考价值，但仅有影像学检查所见的颈椎退行性改变不应诊断为颈椎病。

1. 颈型颈椎病的诊断要点

(1)颈部症状及压痛点。

(2)X线有颈椎曲度改变、不稳定等表现。

(3)应除外颈部其他疾病(如落枕、肩周炎、肌筋膜炎等)。

2. 神经根型颈椎病的诊断要点

(1)与病变节段相一致的根性症状与体征。

(2)压颈试验或臂丛牵拉试验阳性。

(3)影像学所见与临床表现一致。

(4)痛点封闭无显著疗效。

(5)除外颈椎外病变(如胸廓出口综合征、网球肘、腕管综合征、肘管综合征、肩周炎等)。

3. 椎动脉型颈椎病的诊断要点　关于椎动脉型颈椎病诊断标准，医学工作者们有各自不同的看法。有的对椎动脉型是否存在提出了疑问，认为钩椎关节增生达到1cm时才能对椎动脉构成压迫，而这种情况实际上很少见。有的认为，椎动脉型颈椎病的发病机制中可有交感神经因素参与作用，因而椎动脉型不如称为神经血管型。也有学者提出：椎动脉型与交感型同属一种类型，因为椎动脉周围有大量交感神经纤维组成椎动脉丛，椎-基底动脉供血不全的表现可能系因交感神经受到刺激引起椎动脉痉挛而产生。具体诊断标准如下。

(1)颈性眩晕，可有猝倒史。

(2)旋颈征阳性。

(3)X线片有异常所见。

(4)多伴有交感神经症状。

(5)应除外眼源性、耳源性眩晕。

(6)除外椎动脉 V_1、V_3 段供血不全、神经官能症与颅内肿瘤等。

(7)确诊、手术前需行椎动脉造影或数字减影椎动脉造影(DSA)。此外，有学者提出单光子发射断层扫描(SPECT)对于诊断椎动脉供血不全亦能有所帮助。

4. 脊髓型颈椎病的诊断要点

(1)具有颈脊髓损害的临床表现。

(2)影像学检查显示椎管狭窄、颈椎退行性改变。

(3)应除外肌萎缩侧索硬化、椎管内肿瘤、末梢神经炎等其他疾病。

【治疗】

颈椎病的发病机制复杂，疾病的类型有多种，治疗方法也多种多样。治疗颈椎病的目标是改善临床症状以减轻痛苦，维护颈椎的稳定和运动功能，减少或恢复已经丧失的神经功能。治疗颈椎病的方法虽然有非手术治疗和手术治疗，但以非手术治疗为主，以中医为主的非手术综合治疗，具有对病人痛苦少、花钱少、风险小、不破坏正常解剖结构的优点，绝大多数颈椎病患者经正规的以中医为主的非手术综合治疗可获得满意的疗效。非手术治疗的方法有多种，中医学采用手法、中药、练功等方法治疗颈椎病有一定的优势。

1. 手法治疗　推拿治疗颈椎病，可调整颈椎内外平衡状态，恢复和维护颈椎生理性稳定，扩大椎间隙，消除神经根炎性水肿，缓解肌肉痉挛，改善局部血液循环状态。多采用理筋整复、理气活血的手法。

(1)牵引揉捻法：患者端坐位，医者立于患者背后，先以㨰法放松颈肩部、上背部约5分钟，再按揉捏拿颈项部，然后以牵引揉捻法操作。双手拇指分别置于两侧枕骨乳突处，余四指环形相对，托住下颌。双前臂压住患者双肩，双手腕立起，牵引颈椎。保持牵引力约1分钟，同时环转摇晃头部及做头部的前屈后伸运动数次。然后医者改为左手托住下颌部，同时用肩及枕部顶在患者右侧颞枕部以固定头部，保持牵引力下，以右手拇指按在痉挛的颈部肌肉处做自上而下的快速揉捻，同时将患者头部缓缓向左侧旋转，最后以颈部的散法和劈法结束治疗。适于颈型颈椎病。

(2)拔伸推按法(出自《中医药治疗颈痛》)：患者坐位，医者站于患者侧前方，一只手扶住患者头部，另一只手握住患者右手2～5指，肘后部顶住患者肘窝部，令患者屈肘；然后医者一只手推按头部，另一只手将患者上肢向相反方向用力。最后以劈法和散法放松软组织结束治疗(做完一侧后，接着做另一侧)。适于颈型颈椎病。

(3)孙氏不定点旋转手法(出自《中医药治疗颈痛》)：患者取端坐位，医者立于其身后，先以轻柔的按揉手法，或用拇、示指相对揉，或用掌根揉，在颈项肩背部操作5～10分钟，以充分放松痉挛的肌肉，找到局部的痛点或筋结后，以拇指做轻重交替的按揉顶压和弹拨手法，以局部产生酸、胀感为宜，此手法不宜过重。然后点揉肩中俞，提拿肩井数次，再以拇指点按风池、风府、大杼、大椎、肩髃、肩外俞、曲池、手三里、合谷、内关、外关等穴。拿揉颈项部、三角肌及上臂、前臂肌肉数次，再以滚法在颈项肩背部大范围操作，松解粘连、镇痉止痛。然后以示、中指搓揉两侧颈肌、斜角肌、胸锁乳突肌、斜方肌、肩胛提肌。待颈部肌肉完全放松后，行旋转扳法。医者以左肘置于患者颌下，右手托扶枕部，在牵引力下轻轻摇晃数次，使颈部肌肉放松。保持牵引力，使患者头部转向左侧，当达到有固定感时，在牵引下向左侧用力，此时可听到一声或多声弹响，本法可旋完一侧再旋另一侧。最后以劈法和拍法结束操作。

(4)冯氏整复手法(出自《中西医结合骨科》)：患者取端坐位，术者用右拇指摸清偏歪的颈椎棘突，左拇指侧向顶住偏歪棘突的右侧，使患者屈颈30°～40°，向右转45°，右手掌扶住左面颊，向上用力使患者头颈沿矢状轴上旋转45°，听到音响后，按摩颈部，放松椎旁肌肉。

(5)吴氏手法：吴毅文运用理筋整复手法，将刺激通过交感神经链传导到交感神经中枢，反射性地使交感神经紧张度减低、血管扩张，改善了椎动脉的血供。椎动脉给脊髓前中央动脉和脊髓后动脉提供血供，故随着椎动脉血供的改善，脊髓的血供亦随之改善，脊髓的功能也将逐渐恢复。另外拔伸手法的刺激可使颈椎间盘内压力降低，促使椎间盘还纳，相应地扩大了椎管容积，从而减轻对硬脊膜和脊髓的压近。

操作：患者取端坐位，医者站于其后。脊髓型颈椎病如合并有椎动脉供血不足症状者，则先按治疗椎动脉型颈椎病的方法推头部；如合并有交感型症状者，按交感型治疗先推三把；如有上肢麻痛症状者，则从第6颈椎横突推向肩顶部，并用滚法交替进行，操作3～5分钟。脊髓型手法推颈肩背、腰骶部。根据颈项肌张力的不同，重点推肌张力较高的一侧，然后以指尖推项韧带，推大椎穴各100次。再沿棘突两侧由上而下直擦到骶骨上，再沿肩胛骨内侧缘由上到下直擦到骶部，擦法要使作用力深达骶棘肌鞘膜、骨膜处。以分筋法在棘突两侧，由上向下，向外推开，然后提拿肩背部。分筋法、擦法、提拿法交替进行，重复3～4次。如以下肢症状为主者应多擦或推腰骶部肌张力较高的一侧。医者以一肘弯曲托住患者下颌，一手托扶枕部，使头前倾5°，沿纵轴向上轻轻拔伸，循序渐进。最后取风池点按，提拿肩井，按内关、涌泉，如伴有大小便障碍者加取八髎穴。每次30分钟，每日1次。30次为1个疗程。

2. 中医辨证施治

(1)痹证型

①风寒痹证：颈肩上肢放射性疼痛、麻木，起病缓慢，多为隐痛、酸痛，畏风、畏寒，遇寒加重，得温则减，舌淡、苔薄白，脉弦浮。治宜祛风散寒、除湿通络，方用蠲痹汤、桂枝加附子汤、独活寄生汤等加减。寒邪偏盛者可加熟附子10g；若上肢麻痛较重者可加蜈蚣2条，全虫3g，以通经络。

②风湿痹证：证见颈肩上肢放射性疼痛，上肢窜痛重着，头部有沉重感，治宜祛风除湿，方用羌活胜湿汤。

③虚寒痹证：证见颈肩上肢放射性疼痛，上肢窜痛麻木，以麻为主，伴有四肢不温，劳累后症状加重，治宜温阳益气通络，方用黄芪桂枝五物汤加减。寒湿邪偏重者可加熟附子5g，肉桂10g；气虚明显者可加党参15g。如病久不愈，肢麻较重者加全虫3g，蜈蚣2条，以加强通络之功。

(2)瘀滞型

①气滞血瘀证：多有颈部损伤史，颈肩上肢疼痛如刺或刀割样，痛有定处，颈部活动受限，或伴肿胀，舌暗有瘀斑，苔薄白，脉弦涩。治宜活血化瘀、理气止痛。方用血府逐瘀汤加减。

②气虚血瘀证：颈肩上肢放射性疼痛、麻木，以麻木为主，上肢沉困无力，或气短懒言，或头晕心悸，视物模糊，舌淡胖、苔薄白，脉细缓。治宜养血活血、益气通络，方用黄芪桂枝五物汤合地龙散加减。

③痰瘀中阻证：表现为头重头晕、恶心、泛泛欲呕，肢倦乏力，胸脘痞闷，纳呆，甚则昏厥猝倒。舌淡、苔白厚腻、脉濡滑。治宜燥湿化痰、通络止痛，方用二陈汤加减。若恶心重者可加代赭石15g，降逆止呕；郁久化热者出现痰热明显者，加郁金15g，黄芩12g；若失眠多梦者可加莲子肉15g，夜交藤15g。

(3)肢瘫型

①痉瘫证：颈肩部疼痛僵硬，痉挛步态，走路不稳，活动不灵，下肢沉重，大小便障碍，舌淡、苔白，脉细弱。治宜滋阴养血、益气通络，方用阿胶鸡子黄汤加减。

②痿瘫证：此型后期，肢体广泛萎缩，软弱无力，活动困难，舌体胖有齿痕、苔少，脉沉细而弱。治宜滋补肝肾、强壮筋骨，方用补阳还五汤加减。

(4)眩晕型(椎动脉型和交感神经型)

①中气下陷证：体质虚弱，颈肩疼痛，活动不利，头晕目眩，心悸气短，面色苍白，四肢乏力，饮食无味，舌淡、苔白，脉细弱。治宜健脾益气、升阳举陷，方用补中益气汤加减。

②痰浊中阻证：素体肥胖，颈肩酸痛沉重，头晕、头蒙，视物不清，耳鸣、耳聋，胸闷心悸，胃脘满闷，恶心，不思饮食，舌苔厚腻、脉滑。治宜燥湿化痰、健脾和胃，方用温胆汤加减。

③肝阳上亢证：表现为眩晕，耳鸣，头痛，听力下降，失眠多梦，面红、目赤，性情急躁易怒，腰膝酸软，肢麻震颤。舌红少津，脉弦细。治宜平肝潜阳、活血通络，方用天麻钩藤饮加减。若肝火旺、口苦、咽干者可加川楝子 15g，麦冬 12g，菊花 12g；若肾阴虚明显可加黄柏 12g，知母 20g，玄参 15g；若眩晕、耳鸣较重可加牡蛎 15g，代赭石 12g。

3. *中药外治法*

(1)贴法：具有活血化瘀、通络止痛、祛风散寒的中药外贴患处对各型颈椎病均可起到较好的辅助治疗作用。因其可改善局部肌肉痉挛，促进血液循环，缓解局部症状。

①狗皮膏、麝香壮骨膏、风湿止痛膏等外贴颈部病变节段处的皮肤。

②颈痛贴膏（经验方：羌活、独活、秦艽、桑枝各 12g，寄奴、川乌、草乌、透骨草、白芍各 20g，桂枝、徐长卿、海桐皮、五加皮、乳香、没药各 15g，伸筋草 25g，川椒 10g，上述诸药，共为细末），以饴糖调匀外贴于患处。若寒邪较重加细辛 10g，附子 10g。

③伸筋活络膏（经验方：熟地黄 75g，狗脊、制乳香、制没药、威灵仙、杜仲各 50g，土虫、制马钱子、细辛、川椒、川乌、草乌、艾叶、防风各 20g，红花、羌活、独活各 30g，上述诸药，共研细末），以饴糖或蜂蜜调匀后外摊于患处。本方对于肝肾亏虚，复感风寒之邪而发病者有较好的疗效。

(2)擦法：用伤筋药水、活血酒等擦剂，每日擦揉颈部患处，可缓解肌肉痉挛，活血止痛，适于作为其他疗法的辅助疗法。

(3)热熨法

①熨药（经验方：透骨草、伸筋草、威灵仙、生山楂各 50g，乌梅、急性子、半夏、川乌、草乌各 25g，川椒、细辛、海桐皮、红花、木鳖子、羌活、艾叶、防风各 20g，上药共为粗末，搅匀，装布袋封口），放入水盆内煮沸后，趁热（勿烫伤皮肤）外敷于患处，每次使用时间在 1 个小时以上，凉后可加热后继续使用。每付药可用 5～6 次。本方具有温经通络、舒筋散结、驱寒止痛的功效。

②止痛散（《医宗金鉴》方）：防风、荆芥、当归、艾叶、牡丹皮、鹤虱、升麻各 20g，透骨草、赤芍、苦参各 30g，川椒 10g，甘草 10g，海桐皮 20g），上药共为粗末，搅匀，装布袋封口，上笼蒸热后外敷于患处，每次使用 1 小时，凉后加热继续使用。本方具有舒筋活络，活血止痛之功。

3. *西药治疗* 当颈肩臂疼痛较为剧烈，睡眠休息均受影响时，可服用消炎镇痛类药物（如芬必得、氯唑沙宗片、洛索洛芬钠片等）和镇静催眠药（如地西泮片）。如症状不缓解亦可静脉滴注脱水药如 20%甘露醇，静脉快速滴入，或肌内注射呋塞米 20mg，每日 1 次。平素可口服维生素 B_1 和维生素 B_{12} 以促进神经组织的能量供应，改善神经组织的代谢和功能。

4. *针灸疗法* 针灸治疗不能从根本上治愈本病，常需与推拿、牵引、药物等疗法相配合才能达到较好的治疗效果。但针灸治疗本病亦可起到舒筋活络、调和气血，改善微循环，提高痛阈，消除炎症，增强机体的免疫功能，促进损伤修复，从而恢复机体功能。

(1)针法

①毫针：取风池、颈夹脊、天柱、肩井、肩中俞、阿是穴、肩外俞、肩髃、曲池、手三里、外关穴。操作：急性期麻痛较重时可用泻法刺激，症状缓解后用中等量刺激。针刺时可留针 30 分钟。每次选穴 5～7 个穴位，每日 1 次，10 次为 1 个疗程。

②梅花针：取阿是穴、风池、风府、大椎、颈夹脊等穴。操作：从上到下叩刺，阿是穴可重叩，以局部微出血为宜。每日治疗 1 次。

③耳针：取颈、颈椎、神门、肝肾等相应部位。操作：以强刺激捻转数秒后，留针约 30 分钟，每日治疗 1 次。

④电针：同毫针法治疗取穴。操作：选 3～5 对穴位，用疏波或疏密波，电流输出量应从小到大，或以患者能忍受为度，每日治疗 1 次，每次 30 分钟。

(2)灸法：取穴，可同毫针法的取穴。操作：可用艾条灸、艾炷灸、温灸器灸。每次选穴 3～5 个，灸 30 分钟，每日 1 次，10 日为 1 个疗程，1 个疗程结束后间隔 2～3 天可行第 2 个疗程。

5. *小针刀疗法* 本法适用于神经根型颈椎病的早期治疗。大多数患者的症状可得到缓解。操作时宜在棘间、棘旁压痛明显处或触摸到肌肉痉挛较明显或形成条索并有压痛处，行棘间韧带和头夹肌松解。亦可在相应痛点较明显处行棘间椎板间黄韧带松解。对于项背部筋膜，颈项肌肌腱处的痛点也可行松解。由于颈部解剖关系复杂，神经血管较重要，针刀操作时一定要仔细，稳妥，定位准确，以免造成不必要的损伤。

6. 中药离子导入疗法

(1)颈椎病症状明显，如颈肩臂麻木、疼痛、颈肌痉挛、颈部僵硬发板者，可采用以下药物导入方案疗效较好。可以改善局部的血液循环，促进炎性介质的代谢、消除水肿，改善症状的方药及操作如下：川芎、当归各40g，川乌、草乌、白芷、威灵仙各20g，透骨草、伸筋草、葛根、羌活、秦艽、桂枝各30g，红花、丹参、赤芍各25g，上药加水1500ml，煎至1000ml，过滤后浓缩至500ml备用。治疗时患者取俯卧位，以10.0cm×12.0cm的纱布垫浸透药液，水平放置在颈部病变部位，上置一铅板接于电疗机的阳极，肩胛部(患侧)亦置一湿纱布垫及铅板，接于电疗机的阴极。最初电流量15～20mA，以后可逐渐减至10mA，每次治疗时期为25～30分钟，每天2次，12天为1个疗程。

(2)颈椎病症状明显时，如出现头晕、头痛可采用以下药物导入方案，起到一定的辅助治疗作用的方药及操作如下：葛根、桂枝、川乌、草乌、赤芍、川芎、生南星各100g，乳香、没药、羌活、当归、伸筋草、白芷、藁本各50g，干姜70g，细辛30g。上药加水3000ml，浸泡4小时，以文火煎至1000ml，过滤后浓缩至500ml备用。治疗时，患者取俯卧位，将药液均匀洒在10.0cm×12.0cm纱布垫上，置于颈项后，上置一铅板接于电疗机阳极，肩胛部(患侧)亦置一清水浸过的湿纱布，上置一铅板接于电疗机阴极调节输出电流强度至10mA或以患者能忍受为度，每次治疗25～30分钟，每天2次，以10日为1个疗程。间隔3天可行第2个疗程治疗。

7. 牵引疗法　可行坐位或卧位的颈椎牵引，多采用枕颌带牵引(图10-13)。颈牵重量宜在5～10kg，以患者忍受程度及不出现不良反应为原则。牵引角度可采用中立位或略屈曲约15°位。每次牵引30～40分钟，每日2次，15天为1个疗程。本法可被动扩大椎间隙、椎间孔，减轻神经根压迫刺激，利于水肿消除，也可松解局部粘连，并调整脊椎的内外平衡。注意：牵引后如症状加重，不宜再用。

8. 封闭及注射治疗　复方丹参注射液或复方当归注射液5ml加1%普鲁卡因5ml、醋酸确炎舒松25mg行痛点封闭，多可使症状缓解，并促进病损组织修复，效果较好。每7天1次，3次为1个疗程，治疗时可行深部压痛点如棘突、棘间或椎旁、肩部等处的注射，注射时应回吸后再注药，以免刺入血管引起不良反应。

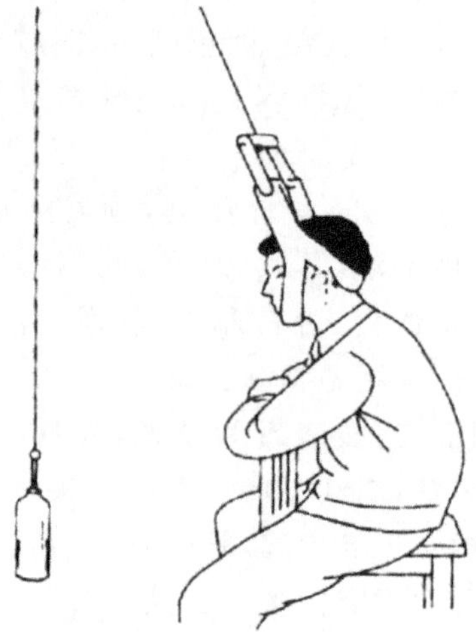

图10-13　枕颌带牵引

9. 物理治疗及练功疗法

(1)物理治疗：可采用超短波、磁疗、蜡疗、红外线疗法，低、中频脉冲电刺激疗法、水疗等疗法治疗，可消炎消肿，镇痉止痛，缓解肌肉痉挛，降低纤维结缔组织张力，松解粘连，软化瘢痕，以起到促进神经、肌肉和关节运动功能恢复的作用。

(2)练功疗法：颈椎病患者需要适当休息，但不能绝对化。须积极地进行功能活动，以调整颈椎和周围软组织的关系，缓解脊髓及神经根的病理刺激，改善血液循环，松弛痉挛肌肉，增强肌力和颈椎的稳定性，缓解颈椎病的症状。

在颈椎病的急性发作期应以静为主，动为辅；在慢性期以动为主，做与项争力、左顾右盼、哪吒探海、回头望月、以头书"鳳"等活动，各做3～5次(具体练功方法见第4章第四节相关内容)。但椎动脉型颈椎病患者不宜做颈部的旋转运动。此外，还可做体操、打太极拳、练八段锦等运动。

10. 局部制动　颈椎病患者一般不需要固定，但在颈椎病急性发作期可适当固定颈部。这样可限制颈椎活动和保护颈椎，减少神经根的磨损，减少椎间关节创伤性反应，有利于组织水肿的消退，巩固疗效，防止复发。常用的颈部固定工具是围领和颈托，它们可用纸板、皮革和石膏制作。一般固定于颈椎中立位，硬纸板围领可连续应用1～2周。如佩戴时间较长，可以引起颈部肌肉萎缩、关节僵硬及对围领的依赖性，并且在突然解除后往往症状加重。而石膏围领主要用于手术治疗后的患者。

11. *手术治疗* 颈椎病手术仅适应于极少数经过严格的长期非手术治疗无效且有明显的颈脊髓受压或有严重的神经根受压者。颈椎病手术由于是在颈脊髓周围进行手术，故属于有危及患者生命安全或有可能造成严重残废的重大手术。因此，必须全面考虑，认真对待，严格掌握手术指征。

(1)手术适应证的选择：颈椎病手术当前主要是依据脊髓、神经根受压部位明确，临床症状严重，神经病损进行性加重者适宜于手术治疗。从颈椎病的自然病史来看，它具有自限性倾向，临床观察表明，影像学检查显示脊髓、神经根受压的多数人并没有脊髓、神经根病理改变相应的临床表现或功能障碍，这可能与脊髓、神经根对慢性机械性压迫具有耐受性和适应性有关。笔者对那些脊髓、神经根及椎动脉明显受压的病例，采用中医为主的非手术综合治疗，不乏有治愈的病例，这些病例虽未解除压迫，但临床症状和体征得到缓解或消失，这可能与消除局部炎性刺激、减轻神经及其周围组织的水肿、改善颈椎周围组织血液循环和使颈椎获得生理性稳定有关。当前临床医师对颈椎病神经受压部位明确，临床症状严重者采取积极的手术治疗，但这并非绝对的手术指征，对这种把握手术指征的必要性有值得进一步分析和讨论的余地。从目前对颈椎病认识的情况来看，究竟什么是颈椎病的绝对手术指征，这还是一个值得深入研究的课题。

(2)手术治疗原则：①为彻底减压，包括对脊髓、神经根及椎动脉的减压；②为植骨融合稳定颈椎，恢复颈椎的生理曲度。如有节段不稳，在减压的同时应予以植骨融合，内、外固定。

(3)手术治疗的主要措施

①减压：包括前路和后路两种途径。颈前路直视下切骨减压术，此为颈椎外科最常用的术式之一，凡椎管前方有椎间盘突出或骨性致压物，并引起脊髓等组织受压而出现症状者，如无手术禁忌证，均应自前方将该致压物切除。后路减压适用于颈椎多节段退行性变导致脊髓前、后方压迫，或合并颈椎黄韧带肥厚或骨化的颈椎病。

②植骨融合：主要是椎间融合，减压后恢复椎间高度，重建脊柱序列，维持生理曲度，保持颈椎的稳定。最传统的方法是植入三面皮质的自体髂骨。由于生物材料和制品工艺的进步，现已有多种替代材料制成的颈椎间融合器用于临床，其材料有选用异体管状骨、钛合金，还有用珊瑚等制成，其形态有带螺纹中空圆柱状或解剖型多种。颈椎间融合器主要适用于颈椎间盘突出、椎间隙变窄及椎体后缘骨赘不严重的病例。由于颈椎融合术对手术节段带来运动功能丧失，改变了邻近节段的应力分布，导致相邻节段退变进一步加速，随着对脊柱生物力学认识的深入，人工颈椎间盘置换在临床已尝试十多年，虽然保持了颈椎的生理活动，但相关的并发症也逐渐出现，由于器械和技术尚不成熟，目前还没有足够的理由说明人工颈椎间盘置换是治疗颈椎病的理想方法。

③内固定：为使手术节段能即刻稳定，以利术后早期活动，减少植骨块的脱出，提高植骨的融合率，在原有颈椎病手术的基础上现多同时给予内固定。前路减压植骨后应用前路钢板，前路钢板品种繁多，但材料均为钛合金材料，钢板可以预弯，目前多选择带螺钉自锁装置的皮质骨螺钉，安装操作方便。术前应根据CT片测定椎体的横径和矢状径，选择合适的钢板和螺钉长度。后路多选用颈椎侧块螺钉钢板，亦有选用椎弓根钉固定。内固定适用于多节段嵌夹型脊髓型颈椎病、颈椎退行性变伴有颈椎管狭窄以及合并颈椎不稳者。

(4)手术方法：对颈椎病的手术入路可分为前路和后路两种途径。

①颈椎前路手术：适于颈椎间盘突出症，压迫节段为一、二个间隙的脊髓型颈椎病。目的是直接彻底减压，同时植骨融合颈椎，以稳定颈椎，恢复颈椎生理前凸和保持颈椎间高度。前路手术减压方式及植骨方法较多，植入骨块形态多样，内固定钢板品种繁多，手术时可根据患者之病情加以选择。

颈椎间盘摘除＋植骨融合术：主要用于以髓核突出或脱出为主的颈椎病，包括脊神经受压的神经根型及脊髓受压的脊髓型。经颈椎前路手术切口显露变性髓核组织，用颈椎撑开器将椎间隙撑开3～5mm，用锐利刮匙刮除髓核直达后纵韧带。传统的方法是不植骨，只缝合前纵韧带，为防止有出现椎间不稳的可能，现在大多采取再刮除软骨板至椎体终板作植骨床，取带三面皮质髂骨修剪合适后嵌入椎间隙行植骨融合。

部分椎体和椎间盘切除术：适用于椎间盘退变及其周围骨赘形成为主的骨源性颈椎病。方法是用特殊的环锯减压，将环锯芯与椎间盘垂直正中线打入椎间隙内，用相应大小的环锯套住环锯芯，参考环锯上的刻度直达椎体后缘，取出环锯和骨块，用比减压环锯大一号的环锯取髂骨块，在椎间隙牵开后将圆柱状骨块嵌入椎间隙。

椎体次全切除术：适宜于两个相邻节段需前路减压融合者。先切除各个椎间隙的椎间盘，然后咬除范围内的前部大部分椎体，再用高速球磨钻磨去椎体后方的骨皮质，用撑开器，植入带三面皮质的自体髂骨块，重建椎间高度并恢复生理曲度。

②颈椎后路手术：是通过广泛颈椎板切除减压或椎板成形椎管扩大术，达到恢复管腔容积，解除脊髓压迫。颈椎后路手术分为3种，即传统的后路椎板切除术、颈椎后路椎间孔减压术及椎板成形椎管扩大术。

颈椎板切除椎管减压术：颈椎板切除椎管减压是解除脊髓和神经根压迫的好方法，具有手术方法操作相对简单、手术时间短等优点。适宜于脊髓受压严重、全身情况差、不能耐受长时间手术或椎间已退变有骨性融合的病例。但全椎板切除减压后，颈椎后部结构遭受到破坏，影响颈椎的稳定性，或切口瘢痕与脊髓粘连，产生新的脊髓压迫症状，现已很少应用。

颈椎后路椎间孔减压术：主要适用于颈椎间盘突出、小关节突和钩椎关节骨刺形成压迫神经根者。手术采用切除半侧椎板及关节突暴露神经根，可用锐利骨刀、微型咬骨钳或磨钻切除半椎板和相邻的后关节突，显露神经根，轻轻牵开神经根显露腹侧突出的髓核和骨刺，用直径6～10mm的环锯将其切除。

椎板成形椎管扩大术：即后路减压和椎管重建，通过椎板开门，使椎板向后位移以扩大椎管，既增加椎管的容积又保留了后部稳定的结构。

单开门椎管扩大成形术：于双侧椎板与关节突交界处开骨槽，压迫症状轻的一侧保留内侧骨皮质为门轴，压迫症状重的一侧椎板完全切开至椎管，将棘突和椎板像开门一样向对侧掀开，使椎板后移、椎管扩大、容积增加，于棘突根部打孔，用丝线穿过棘突孔和门轴侧关节囊，收紧丝线打结固定。

双开门椎管扩大成形术：双开门即椎板两侧均作为门轴，自棘突和椎板中央劈开椎板，用扩张器撑开劈开的棘突和椎板，使其椎板向两侧分离掀开，呈双开门状，用自体髂骨嵌入分开的棘突之间，用丝线或细钢丝穿过两侧棘突和骨块固定。

【并发症】

1. *吞咽障碍*　吞咽时有梗阻感，食管内有异物感，少数人有恶心、呕吐、声音嘶哑、干咳、胸闷等症状，这是由于颈椎前缘直接压迫食管后壁而引起食管狭窄，也可能是因骨赘形成过度使食管周围软组织发生刺激反应所引起。

2. *视力障碍*　表现为视力下降、眼胀痛、怕光、流泪、瞳孔大小不等，甚至出现视野缩小和视力锐减，个别患者还可发生失明，这与颈椎病造成自主神经紊乱及椎-基底动脉供血不足而引发的大脑枕叶视觉中枢缺血性病损有关。

3. *颈心综合征*　表现为心前区疼痛、胸闷、心律失常（如期前收缩等）及心电图ST段改变，易被误诊为冠心病，这是颈背神经根受颈椎骨赘等的刺激和压迫所致。

4. *高血压颈椎病*　可引起血压升高或降低，其中以血压升高为多，称为“颈性高血压”，由于颈椎病和高血压病皆为中老年人的常见病，故两者常常并存。

5. *胸部疼痛*　表现为起病缓慢的顽固性的单侧胸大肌和乳房疼痛，检查时有胸大肌压痛，这与颈$_6$和颈$_7$神经根受颈椎骨赘等压迫有关。

6. *下肢瘫痪*　早期表现为下肢麻木、疼痛、跛行，有的患者在走路时有如踏棉花的感觉，个别患者还可伴有排便、排尿障碍，如尿频、尿急、排尿不畅或大小便失禁等，这是因为椎体侧束受到颈骨赘等的刺激或压迫，导致下肢运动和感觉障碍所致。

7. *猝倒*　常在站立或走路时因突然扭头出现身体失去支持力而猝倒，倒地后能很快清醒，不伴有意识障碍，亦无后遗症，此类病人可伴有头晕、恶心、呕吐、出汗等自主神经功能紊乱的症状，这是由于颈椎增生性改变等压迫椎动脉引起基底动脉供血障碍，导致一时性脑供血不足所致。

【预后】

1. 颈椎病患者需定时改变头颈部体位，注意休息，劳逸结合。经常各方向适当地轻轻活动颈部，不宜使颈椎长时间处于弯曲状态。伏案工作不宜一次持续很长时间，超过2个小时以上的持续低头工作，则难以使颈椎椎间隙内的高压在短时间内得到有效的恢复缓解，这样会加重加快颈椎的退变。

2. 已经有颈椎病症状的患者，应当减少工作量，适当休息。症状较重、发作频繁者，应当停止工作，绝对休息，而且最好能够卧床休息。这样在颈椎病的治疗期间，有助于提高治疗的效果，促使病情早日缓解，机体早日康复。

3. 颈椎病患者在工作中应该避免长时间吹空调、电风扇，由于颈椎病的发病是多种因素共同作用的结果,寒冷和潮湿容易加重颈椎病的症状。应当尽量减少在气温过低或者寒冷潮湿的条件下长期低头伏案工作的时间,以防止颈椎病症状的出现,或者颈椎病诱发颈肩背部酸痛的症状。

4. 颈椎病患者应当避免参加重体力劳动、提取重物等,平常应当注意保护颈部,防止其受伤。上肢应该尽量避免提取重物,由于上肢重物的力量可以经过悬吊上肢的肌肉传递到颈椎,从而使颈椎受到牵拉,增加了颈椎之间的相互压力。颈椎病患者在参加重体力劳动后症状有可能会加重。

第五节　颈椎间盘突出症

颈椎间盘突出症系指在外力作用下颈椎间盘的纤维环部分或完全破裂,髓核组织由破损处连同纤维环突出或疝出。突出物对邻近组织(如脊髓、神经根或椎动脉等)造成压迫或刺激,并由此引发一系列临床症状及体征。临床表现颈椎间盘突出症与颈椎病十分相似,两者的区别在于颈椎间盘突出症一般发生于年轻人尚未出现明显退变的颈椎,且多以外伤为诱因。发病呈相对急性的过程,受伤之前一般并无神经受损的临床症状。而颈椎病则以颈椎退变为重要发病基础,发病过程常比较缓慢,其中少数可以有轻微外伤后突然出现症状加重的病史,但受伤之前多已有神经受损症状。尽管在少数情况下确实很难将颈椎间盘突出症与颈椎病的诊断截然区分清楚,少数学者也因此提出过应将两者诊断统一的观点。然而,多数学者认为颈椎间盘突出症和颈椎病在临床特点、影像学表现及治疗策略方面仍存在一定不同之处,故仍应将两者分别诊断,以便于施行合理治疗。

1928年Stookey首先报道了颈椎间盘突出症,并于1940年提出颈椎间盘突出症主要发生于中年以上的男性,根据临床症状将其分为三大类;国内于20世纪60年代初,王宝华、杨克勤、吴祖尧等先后报道了颈椎间盘突出症的临床表现、诊断和手术治疗。1980年潘之清的《颈椎病》,1981年杨克勤主编的《颈椎病》及其后赵定麟的《颈椎病》专著中,都将颈椎间盘突出症归于颈椎病内。潘之清1994年的文章认为:急性颈椎间盘突出可独立诊断,但多数属于颈椎病范畴。他统计了30年的资料证实颈椎间盘突出比腰椎间盘突出更多,两者的比值为1.30∶1。

【解剖学】

椎间盘系由软骨终板、髓核和纤维环构成。其功能为连接椎骨,构成椎间关节,引起运动并吸收应力。颈部椎间盘共6个,C_1、C_2间无椎间盘。椎间盘组织结构亦较腰椎间盘小而弱,但其承受应力以及活动范围不亚于腰椎间盘。鉴于椎间盘本身无血供结构,更易发生退变而致突出。颈椎间盘纤维环以Sharpy纤维附着于颈椎骨骺环,但其纤维环较薄,当突然颈椎过度屈曲、过伸或头部外力受压,则易发生颈椎间盘突出。此类不受退变因素影响,因外力所致的椎间盘突出,在腰椎间盘和胸椎间盘很少发生。

【病因病机】

颈椎间盘突出症的发病与椎间盘退行性变和颈部损伤有关。

椎间盘是人体各组织中最早、最易随年龄而发生退行性改变的。随着年龄的增长,髓核失去一部分水分及其原有的弹性,致使椎间盘发生退变。颈椎间盘变性和破裂与颈椎伸屈活动频繁引起的局部劳损和全身代谢、分泌紊乱有关。由于齿状韧带的作用,颈髓较固定,当外力致椎间盘纤维环和后纵韧带破裂时,髓核突出,引起颈髓受压。颈椎后外侧的纤维环和后纵韧带较薄弱,颈部神经根在椎间盘水平呈横向走行进入椎间孔,即使突出的椎间盘很少,也可引起神经根受压。颈椎过伸性损伤可引起近侧椎体向后移位;屈曲性损伤可使双侧小关节脱位或半脱位,使椎间盘后方张力增加,引起纤维环破裂、髓核突出。颈椎过伸性损伤后,有60%的病例存在椎间盘突出;颈椎屈曲性损伤后,有35%～40%可发生椎间盘突出。颈椎屈曲性损伤后,椎间盘突出的发生率随小关节的关节囊破裂程度增大而增加,在伴有双侧小关节脱位的病例中,80%存在椎间盘突出。一般认为:本病的发生机制是在椎间盘退行性改变的基础上发生的,是因受到一定的外力作用而使纤维环破裂,引起髓核后突。突出的髓核直接引起颈髓或神经根受压。

颈椎间盘突出可为纤维环部分破裂突出或为纤维环破裂后髓核突出压迫神经根或颈髓。突出椎间盘开始为软性组织,以后纤维化或骨化,则进一步减少了椎管容积。由于椎间盘突出减少了椎间高度,使关节突活动度增加,可出现颈椎不稳,进而发生骨性关节炎,尤其钩椎关节、关节囊及黄韧带增厚，可进一步压迫脊髓或脊神经根。此时已由颈椎间盘突出症发展为颈椎病。

【临床分期】

根据发病原因及临床表现，颈椎间盘突出症可以分为3个临床类型。

1. 急性颈椎间盘突出症 有明显外伤，是指急性发病，并有脊髓或脊神经根受压的相应主诉与临床表现；影像学检查证实存在椎间盘破裂或突出，并显示压迫颈髓或神经根的征象。本型最为多见，临床症状亦较明显。X片无骨折、脱位表现，但可有椎管狭窄、椎间隙变窄、骨质增生、节段性不稳等，无椎管内韧带钙化。脊髓MRI、CT等影像学检查显示为1～2个间隙突出，各年龄组均可发病。

2. 慢性颈椎间盘突出症 是指缓慢或亚急性起病者，大多无明显诱因，在连续劳累多天后发生，尤以伏案埋头工作者为多见。临床上除出现颈部局部症状外，主要表现为颈髓或颈脊神经根受压体征，多先出现神经根性症状，以后逐渐出现脊髓损害；颈部活动时受限，棘突部可有压痛。影像学检查证实没有椎间关节退行性变表现，但可有节段性不稳或椎管狭窄。发病年龄在40岁以下，影像学检查显示为1～2个间隙突出。

3. 亚急性颈椎间盘突出症 发病前多有轻微外伤史，如落枕、手法刺激等；伤后数日至1周内发病，可同时或先后出现脊髓、神经根损害；其他介于急性和慢性之间。

【临床表现】

1. 症状 本病多为急性发病，少数病例亦可慢性发病。多为40岁以下的年轻患者，少数可为超过40岁以上的中年人。根据突出物累及的组织结构不同，可出现不同症状。

(1)颈肩痛及颈部活动受限：如颈椎间盘突出较轻，尚未造成脊髓或神经根的损害，可仅表现为颈部、肩背部的疼痛，并因疼痛刺激而使颈部活动受限。

(2)上肢及手部疼痛、麻木或无力：常因神经根受到压迫而引起，疼痛可从颈肩部向上肢及手部放射，严重时可出现上肢肌肉力量减弱。急性颈椎间盘突出也有以突然性四肢瘫痪为首发症状来就诊者。

2. 体征

(1)压痛：椎间盘突出节段的棘突间有时可有压痛。颈部活动常受限。

(2)压颈试验(Spuling test)阳性：患者头部略呈后仰并偏向患侧，用双手自患者头顶部向下施加压力(从而使椎间孔变窄)，出现肩臂部放射性疼痛。

(3)上肢牵拉试验(Eaton test)阳性：也称臂丛神经牵拉试验。患者端坐，检查者一只手扶于患者颈外侧部，另一只手握住患侧手腕，缓慢地向外下方牵拉上肢。出现颈肩至上肢的放射性疼痛即为阳性。

(4)神经根损伤表现：根据椎间盘突出的节段及受到累及的神经根，可出现相应神经根损害体征，如神经根支配区感觉过敏或减退，肌肉力量减弱，肱二头肌、肱三头肌、桡骨膜反射减弱或消失等，颈椎间盘突出症的主要体征，见表10-1。

表10-1 颈椎间盘突出症的主要体征

椎间盘	受压神经	麻木区	疼痛区	影响的肌肉	腱反射
颈$_{2\sim3}$	颈$_3$	颈后部，尤其是乳突周围	颈后部及乳突周围	无明显肌力减退	无改变
颈$_{3\sim4}$	颈$_4$	颈后部	颈后部，沿肩胛提肌放射	无明显肌力减退	无改变
颈$_{4\sim5}$	颈$_5$	三角肌区	颈部侧方至肩部	三角肌	无改变
颈$_{5\sim6}$	颈$_6$	前臂桡侧和拇指	肩及肩胛内侧	肱二头肌、拇指及示指屈伸肌	肱二头肌反射减弱或消失
颈$_{6\sim7}$	颈$_7$	示指、中指	肩内侧、胸大肌	肱三头肌	肱三头肌反射改变
颈$_7$～胸$_1$	颈$_8$	前臂尺侧，环指、小指	上肢内侧，手掌尺侧、环指、小指	握力减退	反射正常

(5)脊髓损伤表现：常表现为以上运动神经元损害特征为主的躯干和下肢（有时也可包括上肢）的感觉及运动功能障碍。如胸腹部出现异常感觉平面、膝腱及跟腱反射亢进，并可出现四肢病理反射征可显示阳性（如 Hoffmann 征、Babinski 征、踝阵挛阳性等）。

有时椎间盘同时对颈脊髓和神经根（或脊髓前角细胞）产生压迫，此时可表现为下肢呈上运动神经元损害的征象，而上肢呈下运动神经元损害的征象。依据脊髓受压的严重程度，可逐渐出现神经症状，开始时患者感到行走不灵活并逐渐加重，同时呈痉挛性轻瘫，以后可出现上肢麻木、做精细运动障碍。下肢症状出现早、上肢症状出现晚。尺侧 2～3 指不能内收和伸直，不能握物，多为颈$_{6\sim7}$椎间盘突出；若以手麻木为主，常为颈$_{3\sim4}$椎间盘突出。

【辅助检查】

1. X 线检查　每个病例均应常规拍摄颈椎正位、侧位及动力位 X 线片。在读片时可发现颈椎生理前凸减小或消失；受累椎间隙变窄，可有退行性改变。在年轻病例或急性外伤性突出者，其椎间隙可无异常发现，但在颈椎动力性侧位片上可见受累节段不稳，并出现较为明显的梯形变（假性半脱位）。但对有明显外伤史的患者，颈椎动力位片应在对患者颈部加以保护的情况下拍摄。

2. CT 检查　对本病的诊断有一定帮助，主要是从 CT 三维重建上明确患者有无椎体、钩椎关节、关节突、棘突的细微骨折，有无退变增生改变。可以显示椎间盘突出及颈椎管受到侵占的征象。

3. MRI 检查　对颈椎间盘突出症的诊断具有重要价值。其准确率明显高于 CT 检查和脊髓造影，而且是无创检查。在 MRI 片上可直接观察到椎间盘向后突入椎管内，椎间盘突出成分与残余髓核的信号强度基本一致。在中央型突出者，可见突出椎间盘明显压迫颈髓，使之局部变扁或出现凹陷，受压部位的颈髓信号异常。在侧方型突出者，可见突出的椎间盘使颈髓侧方受压变形，信号强度改变，神经根部消失或向后移位（图 10-14）。

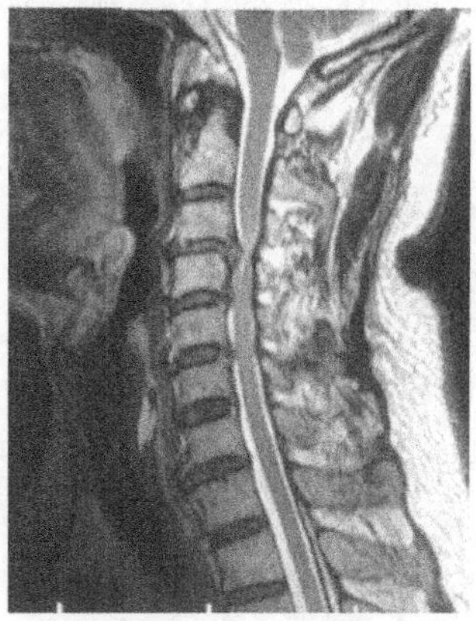

图 10-14　颈椎间盘突出 MRI

【诊断及鉴别诊断】

根据本病的病史特点、临床表现及影像学检查结果，对颈椎间盘突出症的诊断多无困难。但需要与以下疾病鉴别。

1. 各种类型颈椎病　包括神经根型颈椎病、脊髓型颈椎病等。事实上从临床症状和体征方面，颈椎间盘突出症与颈椎病很难区分。比较有价值的鉴别点在于：①按照疾病定义，颈椎病均为在退变基础上产生，故影像学上颈椎病多存在明显退变的征象，且病变常表现为多节段性，并可伴有异常韧带骨化等病理改变。颈椎间盘突出症则一般为单节段，多发生于尚未出现明显退变的颈椎。②颈椎间盘突出症发病年龄相对较轻并多伴有或轻或重的外伤史。

2. 运动神经元病　也以肢体神经功能障碍为主要临床症状。但该类疾病较少有感觉异常，肌肉萎缩，尤其手内在肌的萎缩常常比较显著。如同时出现脑神经损害的表现，则更容易与颈椎间盘突出症相鉴别。肌电图检查如发现舌肌和胸锁乳突肌的异常，常有助于明确诊断。

3. 可造成颈脊髓或神经根损害的其他疾病　如颈椎肿瘤、结核等。

【治疗】

急性颈椎间盘突出症，单纯神经根性损害者，可以非手术疗法为主，应注意保持颈椎处于中立位，严重者可用枕颌带牵引 3～5kg 数天，并给予围领固定，同时给予脱水、理疗等。神经根阻滞或硬膜外阻滞多有良效。20 年前国内外专家大多主张有脊髓压迫征象应尽早手术治疗，但许多知名教授近期指出，脊髓受压非手术亦有效，不主张凡有脊髓受压一律手术，可先行非手术治疗观察，无效者方可考虑手术治疗。

凡影像学上显示颈椎间盘突出程度不重，同时临床表现神经功能损害较轻的患者均可试行非手术疗法。治疗方法与颈椎病的非手术治疗相似。

1. 颈椎牵引　可采取坐位或卧位，用四头带（Glisson 带）牵引。对一般性病例，重量开始宜小些，一般为 1.5～2kg，以后逐渐增至 4～5kg，牵引时间每次1～2小时,2次/日,2周为1个疗程。对症状严重者,则宜选用较轻的重量卧位持续性牵引,牵引重量1.5～2kg,3～4周为1个疗程。在牵引过程中应密切观察病情变化,并随时调整力线和重量等,如有不适反应,应暂停牵引。牵引疗法主要适用于侧方型颈椎间盘突出症。对中央型颈椎间盘突出症亦可选用,但在牵引过程中,如果锥体束症状加重,应尽早手术。此外,在牵引过程中,切忌使头颈过度前屈,亦切忌颈椎过伸位;在选用卧式持续牵引时,白天可每牵引2小时后,休息1小时,间歇进行,夜晚则以休息为主。

2. *围颈保护* 用一般的简易围颈保护即可限制颈部过度活动,并能增加颈部的支撑作用和减轻椎间隙内的压力。重症型而又需要起床活动者,可选用带牵引的支具。对颈部牵引后症状缓解及手术后恢复期的病例,亦需用颈围保护,以有利于病情恢复。因为根性疼痛主要是由于神经根受压和水肿引起,应适当地卧床休息,尽量减少颈部活动,防止颈部损伤和劳损。

3. *理疗和按摩* 在常用的理疗方法中,蜡疗和醋离子透入法疗效较好,对轻型病例可以选用。在选择按摩疗法时应注意,手法推拿虽对一部分病例有效,但如操作不当或病理改变特殊,反而可能加重症状,甚至引起瘫痪,因此,在选用时一定要慎重。

临床上多采用手法治疗,采用的手法甚多。按手法的作用和具体步骤,归纳起来包括松解手法、复位手法和宣通经络气血3个方面。

(1)松解手法:此手法包括揉捏法和滚法。其目的在于松解痉挛僵硬的颈肩部肌群,使之收到舒筋通络、解痉止痛的效果。①揉捏法:患者正坐,术者立于患者身后,用双手拇指指腹交替在两侧颈部肌肉处自上而下做回旋揉捏,用力均匀,力达深部肌肉,在痛点上可做重点揉捏,自上而下施手法4～5遍。②滚法:姿势不变,术者以滚动手法施于头颈根部及双肩部,着力深透,一般为2～3分钟。

(2)复位手法:包括旋转复位法和端提摇晃法。其目的是加宽狭窄的椎间隙,扩大狭窄的椎间孔,恢复颈椎正常的生理弧度,促进局部血供使炎症消退,以解除对神经根或脊髓的压迫和刺激。①旋转复位法:患者正坐,术者站在患者身后,稍微侧身,以右旋为例,用右肘窝放在患者颌下,左手托住枕部,轻提并且旋转颈部活动2～3次,使其颈部放松,然后上提,牵引颈部,并使其头微屈,牵引的同时将患者头颈右旋有固定感时,右肘部再稍加用力右旋颈部,此时即可听到弹响声。做完右侧后,用同样手法向左侧旋转1次。用力应稳妥、轻柔,旋转要适度,不宜过大,切忌粗暴。②端提摇晃法:适用于颈肌痉挛,尤其是胸锁乳突肌痉挛者。患者正坐,术者立其身后,双手虎口分开,拇指顶住枕部,其余四指托住下颌部,双手前臂压在患者肩部,双手向上端提,同时手腕立起,在维持牵引下,双手腕做回旋活动6～7次。再将患者头部在屈曲时旋转至右侧,以右侧为例,用左手扶住下颌,将右手抽出,同时利用术者右颞顶住患者头部。在维持牵引下,用右手拇指指腹沿右侧颈肌走向,自上而下揉捏到肩部,同时左手扳动下颌,向左侧旋转颈部。

(3)善后手法:包括劈法、散法、拿法及归合法等。其目的是为了进一步放松颈肩部肌群,理顺筋络,调和气血。①劈法:双手五指分开放松,以手掌尺侧劈打双肩及背部约1分钟。②散法:用双手掌指桡侧在两侧颈部交错散之,用力按压后,散的效果会更好,再从上到下至肩部,用掌侧散之,做2～3遍。③拿法:用拇指和手掌与其余四指的指腹相对用力,在肩部拿捏,拇指做环形运动,共做3～5遍。④归合法:双手交叉,以两掌大小鱼际在患者颈部及肩部相对归挤,自上而下做2～3遍。

根据患者不同情况,可加用叩击法、抖肩法等,从而完善整个手法。

4. *西医药物治疗* 双氯芬酸钠/米索前列醇(奥湿克)等,对缓解病情有一定作用;此外,复方丹参制剂具有活血化瘀作用,亦可服用,对症状明显者,可选择静脉滴注方式,较之口服更为有效。

5. *中医药物治疗* 中药治疗颈椎间盘突出症,要根据发病原因、症状与体征进行归纳分析,辨证分型,而后立法用药。

(1)血瘀证:患者有明显的外伤史,发病急,颈项部痛有定处,强迫体位,活动受限,舌淡、苔薄白,脉弦。治宜活血祛瘀、通络止痛,方用和营止痛汤加减。

(2)风寒证:患者起病缓慢,颈项痛有定处,上肢麻木、冷痹,症状的轻重与气候有关。舌淡、苔薄白,脉弦紧。治宜温通经络、祛风散寒,方用麻桂温经汤加减。

(3)肝肾亏虚证:患者发病缓慢,并且反复发作,颈肩疼痛,上肢麻痹,稍劳则加剧,可有耳鸣、耳聋、多梦等。舌红、少苔,脉弦细。治宜补肝肾,方用六味地黄汤加减。

6. 其他疗法

(1)针灸疗法:根据临床症状不同,可选用风池、肩井、天宗、曲池、合谷、环跳、阳陵泉、太冲等穴,用泻法,留针5～10分钟,每日1次。

(2)封闭疗法:用复方倍他米松0.5～1mg加1%盐酸利多卡因2ml,做局部痛点封闭。

7. 手术治疗

(1)适应证:①颈椎间盘突出显著并造成明显脊髓或神经根功能损害者。②神经功能损害较轻,但经非手术治疗3个月以上仍然无效,或好转后又反复发作者;改善不明显或进一步加重者;颈椎间盘突出压迫脊髓产生脊髓受压症状和体征:四肢感觉减退,肌力减退,肌张力增高,Hoffmann征阳性,躯干束带感,行走时踩棉花感等。③影像学检查显示颈椎受伤节段显著不稳定并伴有相应临床症状者。

(2)方法:对反复发作,经非手术治疗无效,或是出现脊髓压迫症状者,应及早行手术治疗。手术以前路行椎间盘切除椎管减压植骨融合内固定术为主。对合并有明显的椎管狭窄的患者一般先行后路椎管单开门椎管扩大成形术,3～6个月如果患者的症状不见改善再从前路行椎间盘切除椎管减压植骨融合内固定术。对于颈椎动力位X线片检查颈椎稳定性好、没有骨性椎管狭窄的椎间盘突出症患者目前采用人工椎间盘置换术是一种较好的选择。该手术不仅保留了颈椎的活动节段,而且有利于减少邻近节段椎间盘退变。

【预后】

急性颈椎间盘突出症因颈脊髓受到急性损害,故手术及非手术疗效不佳;而慢性颈椎间盘突出症保守治疗对神经根损害疗效较佳,对脊髓损害疗效不满意,而手术效果较好。

第六节　颈项部肌筋膜炎

项背部肌筋膜炎(myofascitis of the posterior neck and back,MPNB),又名"项背部肌风湿""项背肌凝结症""项背部肌筋膜疼痛综合征""项背部肌筋膜纤维织炎"等,为项背肌筋膜的一种非特异无菌性炎症,通常指颈项部筋膜、肌肉、肌腱、韧带等软组织病变。

1900年Adler首先介绍了纤维织炎,1948年Cyriax明确提出以软组织疼痛和压痛为特征的纤维织炎。中医学古代医籍并无"肌筋膜炎"这一称谓,关于本病的论述多散见于"痹症""颈项痛""肩背痛"等条目之下。如《灵枢·经筋》云:"脊反折,项筋急,肩不举……不可左右摇",与本病类似。

本病多发于气候寒冷或潮湿地区,以中老年人居多,以女性多见,比例约为1∶4,体力劳动者如工人、渔民,脑力劳动者如教师、文职人员均易发病。

【解剖学】

颈部的浅筋膜即皮下组织,在颈前外侧部的深面有菲薄的颈阔肌。颈部的深筋膜包裹并支持颈部肌肉、咽、气管、食管、淋巴结及大血管和神经。颈部深筋膜的最外层为封套层,形成一完整的被膜,除颈阔肌外,所有的颈部软组织均包裹在其内;颈部深筋膜中层是位于舌骨下肌群深面的筋膜;颈部深筋膜的深层覆盖椎前诸肌,并延向两侧覆盖斜角肌。项部浅筋膜向上与颅顶的皮下浅筋膜移行,并有纤维束与深筋膜相连。项部深筋膜覆盖在头夹肌、项夹肌和头半棘肌的表面,上方附着于枕骨上项线,下方移行于腰背筋膜,内侧附着于项韧带、第7颈椎和上位胸椎的棘突。自该层筋膜的深面向项部各肌之间,伸出许多筋膜隔,构成各肌的纤维鞘。

【病因病机】

1. 病因　本病的确切成因至今仍不很清楚,甚至有学者质疑该病的存在。临床观察认为本病最常见的病因是各种损伤;其次是风寒湿和肌肉痉挛,此外,长期不良体位和慢性炎症均易导致本病的发生。据观察,呼吸道感染如流行性感冒等可诱发本病或使症状加重。

(1)颈项部急慢性损伤:损伤是本病发病的重要原因。急性损伤后治疗不彻底或失治,或长期累积性劳损,日久受损的肌肉、筋膜、肌腱等软组织逐渐形成纤维结缔组织粘连和瘢痕化,可在软组织中形成过敏灶,成为引起疼痛的激痛点而导致本病。或由于颈部软组织长期的慢性劳损,使颈部肌肉、肌筋、筋膜等结缔组织长期保持紧张状态而出现营养障碍,也可在软组织中产生应力性损伤,使局部产生组织充血、水肿、渗出、粘连,并在肌肉或腱鞘组织中形成激痛点。

(2)肌肉痉挛:如长期低头或就寝时枕头过高,均令颈部处于过屈位。长时间的屈曲位可引起项背部肌肉痉挛,使颈项部软组织处于高张力状态,不但可以使肌肉、肌腱损伤，还可以使局部微循环发生改变，使局部缺血、缺氧，以致肌肉内代谢物不能排出，并刺激局部疼痛感受器产生疼痛。疼痛刺激本身又常可加重局部的肌肉痉挛，最终形成恶性循环，受损部位经久不愈，日久形成固定病灶（激痛点）。

（3）寒冷及潮湿：患者受贼风吹袭，或在寒冷环境中暴露过久，使得项背部血液循环变缓，引起血管收缩、水肿，组织缺氧，以致局部纤维渗出，而患本病。故本病患者对气候的寒冷、潮湿变化较为敏感，其他气候因素如气压的高低以及风速的变化，也可与本病发病相关。潮湿也可单独引起本病，或与风寒相杂，侵袭项背部，影响局部肌肤代谢，特别是排汗功能，使得邪客经络，流注于项背部，阻遏气血，是引起组织缺氧、水肿、纤维渗出，最终导致本病的另一途径。

（4）慢性炎症：病毒感染引起的流感等，可导致非关节性风湿，病退后少数患者仍然存在压痛点，可被湿、冷等因素激发，也可于医师触诊时发现，形成慢性纤维织炎的基础。

此外，过度疲劳、精神创伤均可导致本病。

2．病机　中医学认为颈项部筋膜炎属于“疾筋痹”的范畴，如《素问·长刺节论》中曰：“病在筋，筋挛节痛，不可以行，名曰筋痹，……病在肌肤，肌肤尽痛，名曰肌痹，伤于寒湿”。中医对本病的病因病机的认识表现在以下几个方面。

（1）风寒湿邪侵袭：病人素体气血不和，复遭风寒湿邪乘袭，或汗出腠理空虚，风寒湿之邪侵袭，导致经脉闭阻、气血运行不畅、筋肉失于濡养而发病。

（2）脾肾两虚：饮食不节，伤及脾胃，劳累过度，耗损肾气，因脾肾之阳气相互温煦功能正常，机体才能正常地运化水谷和温煦全身。若脾肾两虚，则运化失职、阴寒内生、肾阳亦不能正常温养全身，则筋肉失养而发生本病。

（3）肝郁气滞：肝主疏泄、喜条达，若肝郁不达则气血郁滞不畅，再复感风邪，内外相引，发于肌肤经络而致病。

【临床表现】

1．中年人以上多见，常有慢性感染病灶，长期体位不良，缺乏锻炼，外伤后治疗不当，慢性劳损，风寒湿冷病史。

2．患者多诉项背部弥散性疼痛，以颈肩部、两肩胛之间为甚，晨起较剧，活动后缓解。

3．发病多有诱因，与气温、湿度变化关系密切，阴雨、湿冷气候下多发，少数患者遇热也能引起症状。

4．在患处可触及软组织肿胀、增厚，肌肉僵硬，压痛较为广泛，多位于肌肉起止点、肌筋膜附着处。有时可触到条索、结节及特定的压痛点，称为“扳机点”（trigger points，TrPs）或“激发点”，触诊时引起剧痛，并可激惹压痛点邻近部位的传导性疼痛。此外，因疼痛也可引起患处局部自主神经变化，如发凉、皮肤竖毛肌反应等。

5．通常症状重而体征少。患者颈肩部活动多无异常，但深部肌筋膜粘连严重者可见向前、后伸双上肢时出现受牵感，也可因不适而主动减小颈肩部活动范围，但在医师检查时颈肩部活动多无异常。一般无皮肤感觉障碍，腱反射无异常。

【辅助检查】

1．影像学检查

（1）本病心电图、超声检查多无异常。

（2）本病X线、CT、MRI检查多无异常，但可用于排除其他病变，故具有诊断价值。

2．实验室检查（电生理、化验等）　本病实验室检查多无异常，少数可见血沉增快及抗“O”稍增高。

【诊断】

1．可有外伤后治疗不当、劳损或外感风寒等病史。

2．多发于中老年人，好发于两肩胛之间，尤以体力劳动者多见。

3．背部酸痛，肌肉僵硬发板，有沉重感，疼痛常与天气变化有关，阴雨天及劳累后可使症状加重。

4．背部有固定压痛点或压痛较为广泛。背部肌肉僵硬，沿骶棘肌走行方向常可触到条索状的改变，腰背功能活动大多正常。X线检查无阳性征。

5．本病应用1％普鲁卡因5～8ml封闭治疗后，疼痛可消失。

【鉴别诊断】

1．颈椎骨性关节病　特点是颈部活动可引起较广泛的疼痛，棘突上存在压痛。此病封闭治疗后活动时仍见疼痛，放射学检查可见颈椎椎体、椎后小关节退变、增生等，可供鉴别。

2．颈椎病

（1）颈型颈椎病：可出现项背部疼痛、肌肉紧张等，但颈部活动受限较明显，且疼痛多有较明显的神经分布特征，影像学检查可见颈椎间隙狭窄，小关节增生肥厚椎体边缘骨赘形成。

(2)神经根型颈椎病：也有颈肩背部疼痛的症状，但其主要症状是神经受压而引起的双上肢感觉、肌力、反射的变化，神经根刺激试验(如压颈实验、神经根牵拉试验等)阳性，影像学检查可见颈椎退变增生，椎间隙变窄，神经根受压等。

(3)颈椎失稳：以颈后痛为主要表现，甚或因颈项肌肉痉挛而出现压痛点。但本病多在长期低头后加重，放射检查可见颈椎相应节段出现水平或旋转位移，可供鉴别。

(4)肩周炎：多发生于肩部受凉后，可见肩背部疼痛，但多有肩部活动受限，以外展、后伸为著，且肩胛骨喙突、肩峰、胸大肌与三角肌形成的肱二头肌结节间沟处存在明显压痛。

(5)颈部扭伤：存在明显的颈项部外伤史，颈项部无结节，病程较短。

(6)落枕：多于起床后发病，与卧具选择不当、睡姿不良有关，通常休息 1～2 天可自愈，手法治疗有效。

【治疗】

1. *手法治疗*　本病属于中医学“肌筋痹”范畴。《杂病源流犀烛・诸痹源流》云：“痹者，闭也。三气乘虚杂至，壅蔽经络，血气不行，不能去散，故久而为痹”。在风寒湿邪交杂侵袭下，人体经络气血流通受阻，甚则闭塞不通，不通则痛。手法治疗可以行气活血，补虚散寒，舒经通络，止痛蠲痹，使局部经络通畅，气血运行流利，通则痛自除，炎症得愈。

(1)手法：多用滚法、分筋弹拨、推理舒筋、拍打叩击、揉捻法、点穴、捏拿等手法。

(2)取穴：风池、风府、大椎、后顶、肩井、肩中俞、阿是穴等穴。

(3)操作：患者取端坐位，医者立于其后方，先以轻柔的按揉手法在项背部、肩部操作。然后以滚法在颈肩部痉挛的肌肉处广泛放松 3～5 分钟，找到颈肩部硬性结节或痉挛的条索后(激痛点)以轻重交替的揉捻法操作，并在揉捻的过程中使用局部的弹拨和戳按法，放松痉挛的软组织，疏通经络，松解粘连。再捏拿肩井，点按风池、风府、大椎、后顶、肩井、肩中俞、阿是穴等穴位。再用滚法、按揉等法施术于患部 5 分钟，然后以虚掌叩打肩背部，最后以颈部的旋转扳法结束。

(4)注意事项：手法的操作力度宜先轻后重，结束时宜用轻手法。急性期时宜用轻手法，慢性期时手法可适当加重。

2. *中医辨证施治*

(1)风寒湿型：表现为发病急，全身肌肉酸痛，项强不适，活动不利，遇寒加重，得温痛减。风邪偏盛者痛无定处，湿邪为主者颈肩麻木不仁，身重如裹。舌淡、苔白或腻，脉弦滑。

治法：祛风散寒，除湿通络。

方药：羌活胜湿汤(《医学心悟・内外伤辨惑论》)、葛根汤(《伤寒论》)加减，成药可用木瓜丸、独活寄生丸、小活络丹等。

羌活胜湿汤：羌活、独活各 15g，藁本、防风各 12g，甘草 6g，川芎、蔓荆子各 10g。风盛加防风 6g，白芷 10g；寒盛加制川乌、制草乌各 6g，桂枝 10g，以散寒通络；湿邪偏重可加秦艽 10g，桑寄生 12g，薏苡仁 10g。

(2)脾肾两虚型：表现为面色淡白，形寒肢冷，纳呆，四肢乏力，下利清谷，腰酸膝软，头项沉重。舌质淡胖或有齿痕、苔白或腻，脉沉细。

治法：温补脾肾，强筋壮骨。

方药：四神丸合当归四逆汤加减(《伤寒论》)。肉豆蔻 6g，补骨脂 12g，当归 12g，吴茱萸 6g，桂枝 9g，通草 9g，甘草 6g，细辛 3g。若以脾虚表现为主者可加茯苓、白术各 10g；若以肾阳虚表现为主者可加熟附子 6g，肉桂 10g。若症状久治不愈、反复发作者可加地龙 12g，全蝎 5g，以加强通络之功。

(3)肝郁气滞型：表现为肌肉麻木胀痛，或震颤抽搐，或有肌肉萎缩，有时因情志改变而发作。舌质淡、苔白，舌边有瘀斑，脉弦紧。

治法：疏肝理气，活血通络。

方药：柴胡疏肝散加减(《景岳全书》)。柴胡 15g，芍药、枳壳各 12g，甘草 5g，川芎、香附各 9g。情志不舒者加郁金、桔梗各 9g；久病不愈者加鸡血藤 15g，当归、桂枝各 9g。

需要指出的是，“外有恙多责之于内”，在治疗本病的同时要注意诊察体内脏腑的功能，特别是主筋、主肉、主骨的肝、脾、肾三脏，补虚泻实，表里同治，往往取得更好的疗效。此外，还可外用伤湿止痛膏、狗皮膏、代温灸膏等。

3. *西医药物治疗*　可酌情使用止痛药缓解疼痛；对于疼痛剧烈、肌肉紧张者，可加用镇静药、解痉药等；对于患处营养状况不佳者可用能量合剂配合维生素；存在感染者可用抗生素、抗病毒类药物；抑郁、焦虑患者可选用抗抑郁药等。

4. *物理治疗*　包括红外线、微波疗法、激光照射、TDP 照射、短波透热、电疗、蜡疗、中药离子导入、坎离砂热敷等。

5. *注射和针刀治疗*

(1)注射：可行封闭治疗、阻滞疗法等。多依据扳机点进行注射治疗。

(2)小针刀：小针刀治疗本病近几年来颇受关注，其既能松解粘连、硬化，解除痉挛，疏通经络，加速局部气血流通，促进局部炎症吸收，治疗肌筋膜综合征效果确切。经消毒、麻醉后，将针刀刺入病灶，实施纵行切割摆动、横向切割摆动等不同的手法，剥离粘连、条索，铲拨结节硬块，术毕患者应有轻松感。

6. *针灸及练功治疗*

(1)针灸治疗项背部筋膜炎是临床常用的方法。可选用阿是穴、风池、肩井、秉风、天宗、大椎、百劳、委中、颈部夹脊穴等，疼痛较剧者多用泻法，疼痛缓解后可平补平泻，每次选3～5穴，每日1次，10天为1个疗程。此外还有火针法、温针法、铍针、电针法等。拔罐、刮痧亦能取得很好的疗效。

(2)练功疗法：加强颈部的练功活动，积极参加体育运动，如练体操、打太极拳等，以增强颈项部的肌力与体质。颈部练功可做提肩缩颈、与项争力、前俯后仰、左顾右盼、哪吒探海等。

7. *手术治疗* 本病通常无需手术，若肌筋膜粘连严重，可行软组织松解术。

8. *中西医结合治疗思路和特点* 本病的特点是临床症状较重，病程多较长，反复发作，患者常处于抑郁、焦虑等情绪状态，这更加重了患者自觉的症状，形成恶性循环。单纯西医治疗本病多采取非甾体抗炎药、肌松药、抗焦虑药、抗抑郁药等进行药物治疗，疗效显著，但作用时间较短，不良反应较大，且易复发。中西医结合治疗本病，不仅按照辨证论治原则，针对患者症状开展治疗，更要突出整体观念，综观患者脏腑盈亏，整体施治，条理有序，既缓解临床症状，又从根本上改善患者体质，减少本病复发。且中西医结合治疗本病，费用低廉，是性价比高、行之有效的治疗方法。需要指出的是，对于本病，更需重视首诊治疗，融洽医患关系，并在第一时间帮助患者树立康复的信心。

【康复护理预后】

1. *康复护理*

(1)护理：平时注意避寒就温，纠正不良姿势。本病较为迁延，正邪交织，需要注意对患者的心理调护，缓解其焦虑、抑郁情绪。

(2)康复(中西医结合，功能锻炼)：日常加强活动，于治疗中加入吊单杠锻炼可以提高治疗效果，并预防复发；还可习练传统保健功法，如太极拳、五禽戏、易筋经、八段锦等，并注意工作时劳逸结合。

2. 预后 本病无明显器质性改变，间歇发作，可自愈。本病应力争在早期明确诊断，而后一般经1～2周治疗，可以康复。伴随感染者，应行抗感染治疗，同时应积极预防复发；对于伴随精神症状或癔症者，因本病往往因患者的主观感觉而“难以治愈”。

对于本病的名称，现代有学者主张将“纤维组织炎”和“肌筋膜疼痛综合征”分开讨论，指出二者的不同症状，并认为“扳机点”属于“肌筋膜疼痛综合征”。但通过对本病的临床观察，患者多同时具备以上症状，故仍综而述之。

有学者通过聚类分析对本病的病机进行了探讨，认为本病的发病与筋络劳损和寒湿邪气侵袭关系密切，寒湿凝筋为主兼以气滞血瘀是肌筋膜炎的基本证型，并提出了温筋通络为主，散寒除湿、行气活血为辅的治法。

目前本病在治疗上多采用两种或以上的方法同时进行，如根据上述治法提出的局部拔罐(闪罐)、药物外搽、TDP照射、温热型中频理疗和推拿理筋相综合的治疗方案，但未经临床实践验证。现行的治法如针灸配合压痛点注射，推拿配合红外线理疗，走罐、闪罐配合电针排刺等方法；或采用中频脉冲电疗、超短波疗法、红外线疗法、微波疗法等与针刺、推拿、穴位注射相结合，疗效颇佳。

不过，多数疗法未经系统的理论指导或仅提出理论而未经临床验证，或仅用现有单一方法进行简单组合，组合多缺乏有力的依据。此外，目前临床研究中对照试验较少，诊断标准、疗效评定方式等不尽统一，造成了疗效比较的困难。

随着诊断标准、疗效评定方法的规范，以及病因病机、治疗法则及治疗方法的统一，相信本病的诊疗将有着更大的进展。

第七节　颈椎小关节错缝

颈椎小关节错缝，系指颈椎小关节在扭转外力作用下，小关节超出正常的活动范围，小关节面之间发生微小的错位或移动，且不能自行复位而导致颈椎功能障碍者。即中医学所指的“骨错缝、筋出槽”。清·吴谦《医宗金鉴·正骨心法要旨》说：“旋台骨，又名玉柱骨，即头后颈骨三节也，一名天柱骨……一曰打伤，头低不起，用端法治之；一曰坠伤，左右歪邪，用整法治之；一曰仆伤，面仰头不能垂，或筋长骨错，或筋聚，或筋强骨随头低，用推、端、续、整四法治之。”描述了颈椎第3～5小关节错缝的病因、症状和治疗方法。

【病因病机】

颈椎的关节突较低，上关节面朝上，偏于后方，下关节突朝下，偏于前方，关节囊较松弛，可以滑动，横突之间往往缺乏横突韧带。由于颈椎的特殊解剖关系，故其稳定性较差，当颈部肌肉扭伤或受到风寒侵袭发生痉挛；睡觉时枕头过高或在放松肌肉的情况下突然翻身；工作中姿势不良，颈部呈现慢性劳损；舞台表演或游泳时做头部快速转动等特技动作时，均可使颈椎小关节超出正常的活动范围，导致颈椎小关节发生移位、错动，一侧椎间关节的滑膜嵌夹在关节间隙中，或上一椎体的下关节突向下一椎体的上关节突前、后、左、右略微移位，使关节突关节面的排列失去正常的关系。棘间和棘上韧带紧张，周围有关肌肉失去平衡协调，将移位的错缝小关节交锁在移位的不正常的位置上。但颈后肌、黄韧带等具有回弹作用，小关节错缝发生后，可自行复位。上述的各种病理改变难以在普通的X线片上发现，临床上易被忽视而被误诊为颈部扭伤。

【临床表现】

1. 症状体征　一般起病较急，伤后颈部疼痛，转动不便，活动时疼痛加剧。颈部酸痛无力，可伴有双上肢麻木无力、感觉与肌力减退。

检查时可发现颈部肌肉稍痉挛、僵硬，转头不便，头歪向健侧或略前倾。病变的颈椎棘突可有压痛。双手拇指在棘突旁相对触摸时，多能在指下感到病变颈椎棘突有轻度偏移。

2. 影像学检查　X线片显示生理屈度变直，颈椎前凸减少或消失或反屈，或椎间隙后缘增宽，椎体可侧方移位。X线侧位片显示双边影。必要时可拍斜位X片检查。

【辅助检查】

颈椎X片为常用检查手段，以正位、侧位、开口位片（注意：查看第1、第2颈椎时用开口位片，拍侧位片时患者应稍抬头）较常用。

1. 正位

（1）棘突：取直尺，将大多数棘突连成一线，偏移中线3mm就有临床意义。此时棘突移位方向就是复位时头的旋转方向。

（2）枢椎棘突呈山字形，尖处应该指在齿突内，在其外有意义。至于是第1颈椎还是第2颈椎旋转，则看大多数椎体的位置。

（3）双侧小关节间隙不对称，一侧有一侧无。提示旋转或侧移。

（4）寰枢关节错位，可以看到寰齿间隙不对称，寰齿间隙显示一侧宽一侧窄，则此时椎体向窄侧旋转，棘突向宽侧旋转；寰枢关节的“八”字影不对称。

（5）同一椎间隙不呈长方形，呈一侧宽一侧窄，提示侧倾。

2. 侧位

（1）椎体双边征：（椎体上下缘有两条边），提示有旋转，若全部有，则说明体位的问题。

（2）小关节突双突征：（关节突出现两条边，）提示左右旋转。

（3）椎体后缘连线在某处中断，不呈连续的弧线，提示前后移位。这点在患者出现的临床症状上和X线片上的病理部位比较吻合。不像其他一些X片征，可能未必是患者目前致病的部位。

（4）椎间隙狭窄：说明该处椎间盘退变。

（5）椎管矢径＜11mm，考虑脊髓受压；＜8mm可以确定脊髓型颈椎病。

说明：双边征和双突征对椎体不稳有早期诊断价值。两种征象都因不稳导致椎体旋转。侧位上由于椎体后缘无法重叠，而出现双边，小关节无法重叠出现双突征。过屈过伸位X线片可以显示颈椎是否稳定。

【诊断】

1. 有长期低头工作的劳损史，或有颈部过度前屈，过度扭转的外伤史。

2. 颈部有酸痛不适感，项韧带及两侧有压痛点；有时可查及颈部斜方肌及胸锁乳突肌有僵硬痉挛感。患侧肩胛角内侧或肩上方有触痛，肩胛冈上缘有时可触及硬韧索状物。

3. 触诊可有颈椎棘突偏歪，若用双手拇指在棘突旁相对触摸检查时，多能在指下感到棘突有轻度侧偏，出现棘突偏离棘中线。

4. 颈部活动受限僵硬、颈后部有固定压痛点，颈部活动时有小关节弹响声，颈部可触及条索状、结节状、粘连增厚点。

5. X线片示生理屈度变直，颈椎前凸减少或消失或反屈，或椎间隙后缘增宽，椎体可侧方移位。X线侧位片显示双边影。

【治疗】

治疗的目的是使错缝的小关节复位，以解除疼痛，恢复颈部的功能。

1. *手法治疗*

(1)颈椎仰卧位手法：病人仰头先做颈后部肌群放松手法。术者一只手托住枕部，拇指按于错位颈椎横突处下方，作为固定的支点，另一只手托住颈颊部作为复位力点，在轻度拔伸下，将其头部做上仰(上段颈椎错位，前屈 5°～10°，中段颈椎错位前屈 15°～20°，下段颈椎错位前屈 25°～35°)，转缓慢摇动 2～3 下，让病人头部充分放松，使头部旋转至最大角度时，托颌颊部的手和固定错位支点的手稍加用力抖动，同时用固定的拇指加力按压(常可听到复位声)即可复位，手下有滑动感。

(2)颈椎俯卧位手法：患者俯卧位，头伸出床沿。术者站在患者头前，一只手握下颌角，另一只手握枕部。助手固定患者颈肩部使之不动，并与术者做缓慢的对抗牵引。然后在牵引下使患者颈部伸直即可复位。或一名助手两手分别握住患者下颌部及枕部，另一名助手用两手扳住患者双肩，两助手对抗牵引。术者用两手拇指分别放在偏歪棘突左右两侧，在上推偏歪棘突，在下推正常棘突向中间靠拢，使其复位。

(3)颈椎坐位手法：患者取坐位(以患者棘突向右偏歪为例)，头部前屈 35°，再向左偏 45°，术者左手拇指顶住偏歪棘突的右侧，右手掌托住患者左面颊及颌部。然后术者右手掌向上用力，使患者头颈沿矢状轴旋转 45°，同时左手拇指向左侧水平方向推顶偏歪棘突，可听到弹响声，并且感觉指下棘突向左移动。让患者头颅处于中立位，按压棘突和项韧带，松动两侧颈肌，手法结束。

另一方法：患者取坐位，颈部自然放松，向旋转活动受限侧，主动旋至最大角度。术者一只手拇指顶推高起之棘突，其余四指扶持颈椎；另一只手掌心对准下颌，握住下颌骨(或用前臂掌侧紧贴下颌体，手掌扶住后枕部)。然后术者抱患者头部之手向上牵提和向受限侧旋转头部，同时另手拇指向颈前方轻轻顶推棘突高隆处，可听到弹响声，感指下棘突轻度位移。让患者头处中立位，用拇指触摸无异常，手法结束。

2. *布带牵引法*　患者俯卧，戴好枕颌带。术者站在患者头侧，将枕颌带的牵引绳系于腰间，两手分别扳患者枕部及下颌处。助手双手扳患者双肩，持续稳定用力做对抗牵引，待肌肉松弛，关节间隙拉开后行手法复位。前后脱位者，用双手拇指重叠按压在后凸的棘突上，在维持牵引下突然向下按压；旋转脱位者，术者双手拇指相对放在偏歪棘突和下位棘突的侧方，然后在维持牵引下用力向颈中线对挤，幅度不超过颈中线。复位时均可听到复位弹响声。

3. *固定*　陈旧性小关节错缝复位后，应予以固定。固定方法：冬季可用毛围巾内衬硬纸板绕颈两圈，以防止低头；夏季天热，可用硬纸壳剪成前高后低的环形围颈部，亦能防止低头。3 周后拆除。

4. *针刀治疗*　患者坐位或俯卧位，头前屈，定点，根据影像学检查，结合手术部位检查确定松解剥离点。局部常规消毒，铺无菌洞巾，病灶通常在颈椎横突和小关节旁棘突；若病变在椎体两棘突间，针刀与颈后中线平行，针身与体面垂直，加压进针刀，先纵行剥离 2～3 刀，再将针身向下倾斜刺，沿上位棘突下缘纵行剥离 2～3 刀出针；若病变在颈椎小关节压痛处或粘连结节处，同上法针刀，达骨面将针刀退出 1mm 左右纵行疏通剥离，再调整刀口 90°，横行剥离 2～3 刀针。针刀剥离出针后要无菌敷料覆盖。

5. *药物治疗*　必要时适当配合中、西药，予以活血化瘀及消炎止痛治疗。

【预后】

1. 防止外伤，颈部活动勿过猛过急，避免颈部扭伤。

2. 3 周内应适当限制颈部活动，以免病情加重。

3. 减轻患者的精神负担，家人及亲属应积极协助早日康复。

4. 手法治疗后，适当进行颈部功能锻炼，但一定要掌握尺度。

第八节 先天性肌性斜颈

先天性肌性斜颈,俗称"歪脖"中的一种。先天性肌性斜颈由胸锁乳突肌内的纤维瘤病所致,在出生时可扪及肿块,或在生后的前两周内扪及肿块。右侧较左侧常见,病变可以累及全部肌肉,但更多的病变只累及胸锁乳突肌的近锁骨附着点。肿块在生后1~2个月最大,以后其体积维持不变或略有缩小,通常在1年时间内变小或消失。如果肿块不消失,肌肉将发生永久性纤维化并挛缩,如不治疗将导致永久性斜颈。

【病因病机】

1. 病因　本病的直接原因是胸锁乳突肌的纤维化引起挛缩和变短,但引起此肌纤维化的真正原因还不清楚。可能与下列因素有关。

(1)先天性胸锁乳突肌发育不良,分娩时易被损伤。

(2)一侧胸锁乳突肌因产伤致出血,形成血肿后机化,继而挛缩。

(3)宫内胎位不正,使一侧胸锁乳突肌承受过度的压力,致局部缺血,继而过度退化,为纤维结缔组织所替代。

2. 病机

(1)受累肌肉组织的病理变化类似感染性肌炎,故推测胸锁乳突肌因产伤引起无菌性炎症,致肌肉退行性变和瘢痕化,而形成斜颈。

(2)动物实验证明胸锁乳突肌的纤维化改变可由静脉阻断产生,因此有人认为此病与出生时胸锁乳突肌内静脉的急性梗阻有关。目前多数学者支持产伤或子宫内位置不良引起局部缺血学说。

受累胸锁乳突肌呈条索状,质硬、短细,组织切片上可见广泛的纤维结缔组织。

【临床表现】

在婴儿出生后,一侧胸锁乳突肌内可摸到质硬且较固定的梭形肿块,3~4个月肿块逐渐消失,而发生挛缩,逐渐出现斜颈。头部向一侧倾斜,下颌偏向健侧,若将头摆正,可见胸锁乳突肌紧张而突出于皮下,形如硬索。

畸形可在出生后即存在,也可在出生后2~3周出现。病初头部运动略受限,但无明显斜颈现象,触诊可发现硬而无疼痛的梭形肿物,与胸锁乳突肌的方向一致,在2~4周逐渐增大,然后开始退缩,在2~6个月逐渐消失。部分病人不遗留斜颈;不少病人若未经治疗,肌肉逐渐纤维化、挛缩硬化,形成颈旁硬的束状条物,头部因挛缩肌肉的牵拉而发生斜颈畸形,肌肉短缩侧的面部亦发生变形。若畸形不及时纠正,面部变形加重,最后颅骨发育不对称,颈椎甚至上胸椎出现脊柱侧弯畸形。

【辅助检查】

先天性肌性斜颈超声成像是最好的诊断方法。超声可观察双侧胸锁乳突肌的连续性及肿块的部位、大小内部回声情况及与胸锁乳突肌与周围组织的关系。该病的超声特点是早期胸锁乳突肌的局部呈梭形肿大与正常肌纤维连续性好。肿块无包膜,光滑形态多呈梭形,但亦可不规则,也可出现胸锁乳突肌弥漫性肿大可以是低回声、混合性回声,个别还可以是增强和减低相间的条纹状回声改变,无论是何种回声其病变均在胸锁乳突肌上。

【诊断及鉴别诊断】

1. 诊断

(1)临床表现:头颈歪斜、出生后2周左右颈部包块。

(2)体格检查:头向患侧歪斜、下颌转向健侧、患侧胸锁乳突肌明显增粗挛缩或触及条索感。

(3)辅助检查:双侧胸锁乳突肌超声检查,颈椎X线摄片。

(4)其他专科检查:症状不典型时要排除眼源性和骨性疾病。

2. 鉴别诊断　主要与如下原因的斜颈相鉴别。

(1)骨性斜颈:为先天性颈椎发育异常,胸锁乳突肌无挛缩,X线片检查可显示颈椎异常。

(2)颈椎结核所致的斜颈:颈椎活动受限、疼痛,并伴有肌肉痉挛,但无胸锁乳突肌挛缩。X线摄片可以显示颈椎破坏和椎前脓肿。

(3)颈部淋巴结炎引起的斜颈:多见于婴儿,有发热、淋巴结大和压痛,胸锁乳突肌内无梭形肿块或挛缩。

此外,颈椎半脱位、眼肌异常、听力障碍均可引起斜颈,应加以区别。

【治疗】

就诊时间不同,采用的治疗方法也有所不同。

非手术疗法适用于1岁以内的婴儿。小儿3个月内治疗效果好,所以提醒家长要尽早发现、尽早治疗。应该指导其父母手法推拉患儿的头部,以伸展胸锁乳突肌。其他治疗包括局部热敷、按摩和固定头部。目的在于促进局部肿块早期消散，防止肌肉挛缩。手法扳正在婴儿出生2周后才可以开始，且需缓慢而轻柔，使头稍向健侧弯，颌部尽量旋向患侧，枕部旋向健侧。婴儿睡时用沙袋保持于上述矫正位或给予局部热敷。一般2～3个月大多能治愈。

1. *手法治疗* 适用于1岁以内的婴儿。

(1)牵引矫正法：出生2周即可开始，术者取坐位，髋与膝各屈曲90°，两腿并齐，将患儿置于股部，头在其右侧，置于腿外，颈部稍后伸。左手轻轻扶住患儿锁骨部，右手拇指及其他四指各置于颈部，一面牵引，一面将面部转向患侧，枕部转向健侧肩峰。每日4～5次，持续数月至1年左右，直至痊愈。注意操作手法一定要轻柔和勿粗暴。

(2)扳动矫正法：先在患侧胸锁乳突肌做热敷或按摩，然后术者以一只手托住患者枕骨部，另一只手托住下颌，将患儿头部向与畸形姿势位相反方向，轻柔地进行扳动矫正，每天1～2次。扳动时，颊部要尽量旋向患侧，枕部旋向健侧。如能坚持，数月后可获满意疗效。

亦可用玩具诱使患儿自动将头旋转向畸形姿势位相反的方向，坚持日久，也有一定疗效。

2. *固定及矫正方法* 患儿仰卧，面部转向患侧，枕部转向健侧肩峰，其周围用小沙袋固定，可在患儿睡眠时进行。或每次手法矫正后，用棉花和绷带缠绕颈部将头固定于矫正位。为便于长期的治疗，可将矫正、固定方法教患儿父母，嘱其耐心施治，并注意尽量置患儿头部于矫正位置；哺乳时将患侧接近乳房；卧床时，应使患侧向有光亮和妈妈经常活动的一侧；适当垫高枕部。患儿稍大后，除每日给予手法矫正外，可以面对镜子训练其认识何为正常位置，教其自行纠正动作，即下颌向患侧、头转向健侧屈曲，以纠正畸形。

3. *局部理疗* 如红外线照射、蜡疗或局部热敷，使瘢痕软化。

4. *局部注射疗法* 可在肿块内注射醋酸泼尼松龙(或复方倍他米松或曲安奈德注射液)加适量普鲁卡因，以改善血管通透性，抑制结缔组织增生。使用方法：患者卧位，患侧在上。一名助手固定头部，另一名助手固定躯干。术野常规消毒后，术者以左手拇、示指扶持固定患侧胸锁乳突肌硬块或结节，右手持注射器缓慢注人。7～10天封闭1次，3～5次为1个疗程。

5. *手术治疗* 对上述疗法效果不佳或被误诊的1岁以上的患儿，则须手术治疗；但如果患儿不但头颈歪斜，而且头也睡偏，面部开始出现相应畸形时，就应果断采取手术，即便患儿还不足1岁，也应尽快进行手术。有报道对5—6月龄较重的肌性斜颈患儿进行手术，效果很好，也很安全。既治疗了斜颈，又避免了颜面畸形、脊柱侧弯、头睡偏的发生。如等到几岁再手术，将会出现颈斜面恶等相应畸形。常用的手术方式有以下5中术式。

(1)胸锁乳突肌切断术：为传统术式，一般都在该肌的胸骨及锁骨端，通过1～1.5cm的横行切口将该肌切断。术式简便有效，易掌握。亦有人主张自胸锁乳突肌乳突端将该肌切断，以保持颈部外形美观。

(2)胸锁乳突肌全切术：即将整个瘢痕化的胸锁乳突肌切除，手术较大，适用于青少年患者。术中应注意勿伤及邻近的血管和神经。

(3)部分胸锁乳突肌切除术：指对形成肿块的胸锁乳突肌做段状切除。适用于年幼儿童局部肿块较明显者。

(4)胸锁乳突肌延长术：将胸锁乳突肌锁骨头切断，胸骨头行“Z”形延长。此手术优点：①矫正头颈歪斜，恢复颈部正常活动功能；②不破坏正常颈三角体表形态，避免了其他手术方法使颈部遗留凹陷畸形或不正常的平坦畸形，使颈部美观。

(5)其他：胸锁乳突肌上下端联合松解加成形术。

【并发症及预后】

1. *并发症* 本病的并发症较少报道，但随着本病的发展，胸锁乳突肌挛缩逐渐加重。头面部继发性畸形加重患侧面部缩小，两眼不在同一平面，下颌向患侧转动受限胸锁乳突肌挛缩呈条索状，颅骨发育偏而小，双肩不平。

2. *预后* 治疗越早效果越好。部分婴儿经坚持非手术疗法可以获得治愈。儿童期或胸锁乳突肌挛缩不严重者，经手术治疗可以治愈；胸锁乳突肌挛缩严重、颜面不对称明显，且年龄较大患者，也可有明显效果，但不能达到正常。

(朱立国 王尚全 张 淳)

参考文献

[1] 孙树椿，孙之镐.临床骨伤科学[M].北京：人民卫生出版社，2006.

[2] 邱贵兴.骨科学高级教程[M].北京：人民军医出版社，2012.6.

[3] 孙树椿.中医药治疗颈痛[M].北京：人民卫生出版社，2002.

[4] 刘保新，徐敏，黄承军，等.吊单杠锻炼在肩背部肌筋膜炎防治中作用的临床对照试验[J].中国骨伤，2009，22(9)：662-664.

[5] 周贤刚，钟渠，杨闯.基于聚类分析的肌筋膜炎证候分类及其病机治法探讨[J].中医杂志，2008，49(10)：924-926.

[6] 吴雷，陈思荣，尹东，等.针刺配合"阿是穴"神经阻滞治疗后颈部肌筋膜综合征 36 例[J].针灸临床杂志，2005，21(9)：13-14.

[7] 魏汝波.电针、中频电治疗背肌筋膜炎 85 例[J].现代中西医结合杂志，2007，16(3)：432.

[8] 卢园园，占恭豪，李军，等.射频热凝与痛点阻滞治疗肌筋膜炎临床疗效比较[J].实用医学杂志，2009，25(3)：392-393.

[9] 丁宗礼.透穴针刺治疗颈部软组织损伤 82 例[J].四川中医，2000，18(9)：54.

[10] 黄树林.推按治疗颈部软组织损伤 152 例临床观察[J].空军总医院学报，1988，4(1)：72-74.

[11] 贾连顺.关于颈部软组织损伤的认识[J].中国矫形外科杂志，2009，17(23)：1761-1762.

[12] 梁家伟.手法治疗颈椎小关节错缝的疗效观察[J].中国现代医生，2008，46(32)：82-83.

[13] 李建仲，贺振中.通督正脊术[M].太原：山西科技出版社，2006.

[14] 施诚仁，等.小儿外科学[M].4 版.北京：人民卫生出版社，2009.

[15] 李楠竹，尤元璋.小儿先天性肌性斜颈的手术治疗[J].实用中西医结合临床，2007，7(3)：64.

[16] Harden RN, Bruehl SP, Gass S. Signs and symptoms of the myofascial pain syndrome; a national survey of pain management providers [J]. Clin J Pain, 2000, 16(1): 64.

第11章

肩部筋伤

第一节　肩关节周围炎

肩关节周围炎，又称五十肩、冻结肩、漏肩风等。以肩关节疼痛和活动障碍为主要表现。好发于40岁以上人群，女性多于男性(约3:1)，左肩多于右肩。有自愈倾向，预后良好，痊愈后可以再复发。

【病因病机】

该病的致病原因至今有许多争议，尚不十分清楚，一般认为与下列因素有关。

1. 肩关节关节囊和周围软组织退变，或长期劳损发生一种范围较广的慢性无菌性炎症反应，引起软组织广泛性粘连，限制了肩关节活动，引起肩关节疼痛、活动障碍等表现，如肩峰下滑囊炎、冈上肌腱炎、肱二头肌肌腱炎等。

2. 因上肢骨折、颈椎病等使上肢固定于身旁过久，导致肩周组织粘连限制了肩关节活动。

3. 由于感受风寒湿等因素或内分泌失调等导致肩部疼痛、活动受限。

总之，无论何种因素导致了肩关节周围组织、肩关节滑膜、关节软骨间的广泛粘连，甚至组织挛缩，影响了肩关节活动，使肩关节活动受限是该病的根本原因。中医学则认为年老体弱、气血虚损、筋失濡养，或风寒湿外邪侵袭肩部，经脉拘急所致。所以气血虚损、血不荣筋是其内因，风寒湿邪侵袭是为外因。

【临床分期】

1. *急性期*　急性期为发病阶段，约1个月，也可延续2～3个月。本期是急性炎症期，症状、体征逐渐加重，直至疼痛、功能受限达到顶点。中医学认为此期以外邪侵袭和损伤筋络的实证为主，证型大致为风寒湿邪痹阻肩络、筋脉损伤气血瘀滞两型。

2. *粘连期*　粘连期为疾病中期，时间持续2～3个月，个别者可长达1年。本期为慢性炎症期，疼痛程度减轻，但增生、粘连导致肩关节活动严重受限。中医学认为此期肝肾虚损、筋络失养的虚证和邪气渐衰、邪入络脉的实证相互交杂，证型为虚实夹杂、邪深入络为主。

3. *缓解期*　为本病的恢复期或治愈过程，时间约1个月。本期患者随疼痛的消减，在治疗及日常生活劳动中，肩关节的挛缩、粘连逐渐消除而恢复功能。中医学认为此期证型以气血不足、筋脉挛缩为主。

【临床表现】

肩周炎呈慢性发病，多数无外伤史、少数有轻微外伤。常因上举外展动作引起疼痛时被注意，也有疼痛较重、进展较快者，主要症状是逐渐加重的肩部疼痛及肩关节活动受限或僵硬。疼痛可呈钝痛、刀割样疼痛。疼痛一般位于肩前外侧，有时可放射至肘、手及肩背部，可因运动加重，但无感觉障碍，夜间疼痛加重，常因疼痛影响睡眠，不敢患侧卧位，持续疼痛或突然某一位置运动时引起肌肉痉挛，日久可出现肌肉萎缩。

检查时肩前、肩后、肩峰下等处均有压痛，多以肩胛外侧端(肱二头肌长头肌腱部位)压痛明显。当上臂外展、外旋、后伸时疼痛加剧。早期肩关节活动仅对内外旋有影响，晚期上臂处于内旋位，各个方向活动均受限，但以外展、内外旋受限明显，前后方向的活动一般存在。该病后期可出现肩部肌肉萎缩，有时因并发血管痉挛发生上肢血液循环障碍，出现前臂及手部肿胀、发凉及手指活动疼痛等症状。

【辅助检查】

X线检查：肩周炎是软组织病变。X线多属阴性，但可以排除骨与关节疾病。有时X线上可见骨质疏松、冈上肌钙化等表现。

【诊断】

1. 症状

(1)肩部疼痛：肩部一般呈慢性疼痛，疼痛可为钝痛、刀割样痛，夜间加重，甚至痛醒，昼轻夜重为本病的一大特点。

(2)肩关节活动受限：肩关节各个方向主动活动受限，随着病情进展甚至梳头、穿衣、洗脸、叉腰等动作均难以完成，尤其是后伸活动受限。

(3)肩部恶风寒：患者自觉肩部寒凉、恶风惧冷，喜欢包裹肩部，即使在暑天也不敢露肩吹风。

2. 体征

(1)肌肉痉挛与萎缩：肩周围肌肉如三角肌、冈上肌等早期可出现痉挛，严重者患肩轻度肿胀。晚期则出现肩部肌肉失用性萎缩。肩周炎患者肩部外形基本正常。

(2)压痛：肩部前、外、后方多处有压痛，仔细触摸在肩关节周围可触到明显的压痛点及结节、条索等反应点。

(3)功能障碍：肩关节各方向活动均可出现程度不同的功能障碍。由于肩部肌肉痉挛、粘连，肩关节活动可带动肩胛骨运动，检查时一手触摸肩胛下角，一手将患肩外展，可感到肩胛骨随之向外上转动。

3. X线检查　目的是排除骨与关节其他疾病。

【鉴别诊断】

本症须与肩部骨、关节、软组织的损伤，及由此而引起的肩关节活动受限的疾病相鉴别。此类患者都有明显的外伤史，且可查到原发损伤疾病，恢复程度一般较本病差。要注意与颈椎病相区别，颈椎病虽有肩臂放射痛，但在肩部往往无明显压痛点，仅有颈部疼痛和活动障碍，肩部活动尚好。

【治疗】

本病主要是非手术治疗。部分病人可自行痊愈，但时间长、痛苦大、功能恢复不全。积极地治疗可以缩短病程，加速痊愈。肩关节的练功活动是治疗中必不可少的，在不增加疼痛的前提下，早期即可适当锻炼。病期中进行医疗练功和积极地进行其他治疗，则可缩短病程、加速恢复。

治疗的原则是急性期宜舒筋活血、通络止痛，粘连期宜松解粘连、滑利关节，缓解期宜荣筋通络，以达到镇痛，促进关节功能恢复的目的。

1. 医疗练功　功能锻炼极为重要，应在医师的指导下进行积极锻炼，尤其是主动活动，即使是急性期也应做一些适当的锻炼，以防止关节的粘连。粘连期可忍着轻痛一日数次坚持锻炼。但锻炼的时间和强度因人而异，不论时间长短，有计划地进行，直至达到目的。常用的练功方法如下。

(1)肩关节环绕练习：患者在早晚做内旋、外旋、外展、环转上臂动作，反复锻炼，锻炼时必须缓慢持久，不可操之过急，否则有损无益。

(2)爬墙锻炼：是让患者侧面站立靠近墙壁，在墙壁上画一高度标志，以手指接触墙壁逐步向上移动，做肩外展上举动作，每日2～3次，每分钟5～10次，逐日增加上臂外展上举度数。

(3)手拉滑车：柱上装一滑车，挂绳的一端系着患肢，患者以健侧上肢向下牵拉另一端绳子，来帮助患侧关节的锻炼活动。

2. 手法治疗

(1)推拿手法：慢性期可采用推拉手法，患者正位，术者用右手的拇、示、中三指对握三角肌束，做垂直于肌纤维走行方向拨动5～6次，再拨动痛点附近的冈上肌、胸肌各5～6次，然后按摩肩前、肩后、肩外侧。继之，术者左手扶住肩部，右手握患者手腕部，做牵拉、抖动、旋转活动。最后患肢做外展、上举、内收、前曲、后伸等动作。施行以上手法时，会引起不同程度的疼痛，要注意用力适度，以患者能忍受为宜。隔日治疗1次，10次为1个疗程。主要是通过被动运动，使粘连松解增进活动范围。

(2)扳动手法：对长期治疗无效、肩关节广泛粘连、肩部僵硬，在疼痛已经消失而运动没有恢复的患者可以运用扳动手法松解肩部粘连。可在颈丛或全麻下，使肌肉放松，施行手法扳动。方法是患者卧位，术者以一只手握住肘关节，另一只手握住肩部，同时助手抵住肩胛骨，避免在手法扳动时肩胸肌性结合部的活动。先使肱骨头慢慢内外旋转，然后再按下列步骤进行。

①前屈、外旋、上举：患者仰卧，肘关节伸直，牵引的同时逐渐使肩前曲、外旋，再使患肢上举过头。

②外展、外旋、上举：患者仰卧，屈肘，先将上臂被动外展，当达到90°后，再外旋、外展患肢，最后患肢上举过头，要求手指能触及对侧耳朵。

③后伸、内旋、摸背：患者取健侧卧位，术者站

在患者背侧，逐渐使肩关节后伸、内旋，缓慢屈肘后伸使手指能触及对侧肩胛骨下角。

手法扳动的范围由小到大，在扳动的过程中常能听到粘连带被撕裂的声音，经过反复多次的运作，直至肩关节能达到正常活动范围。操作中要轻柔，防止暴力活动而造成肩部骨折或脱位。手法完毕后患者卧床休息，肩部外敷消瘀止痛药膏，并使上臂外展外旋到90°平面，1～2天局部疼痛和肿胀减轻后，应积极做肩关节的各向活动，尤其是要加强上臂的外展、外旋动作的锻炼。

3. *药物治疗*

(1)中药内服药：中药内服按辨证施治的原则分型施治。

①风寒湿阻证：肩部窜痛，畏风恶寒，或肩部有沉重感，肩关节活动不利，复感风寒之邪痛增，得温痛缓。舌质淡、苔薄白或腻，脉弦滑或弦紧。治宜祛风散寒、通络宣痹，方用三痹汤、蠲痹汤加减。

②瘀滞证：外伤筋络，瘀血留著，肩部肿胀，疼痛拒按，或按之有硬结，肩关节活动受限，动则痛甚。舌质暗或有瘀斑、苔白或薄黄，脉弦或细涩。治宜活血化瘀、行气止痛、舒筋通络，方用身痛逐瘀汤加减。

③气血亏虚证：肩部酸痛日久，肌肉萎缩，关节活动受限，劳累后疼痛加重，伴头晕目眩，气短懒言，心悸失眠，四肢乏力。舌质淡、苔少或白，脉细弱或沉。治宜补气养血、舒筋通络，方用黄芪桂枝五物汤加鸡血藤、当归。

(2)中药外治：中药外治给热敷散或坎离砂外敷。

4. *其他疗法*

(1)封闭疗法：泼尼松龙局部注射有抑制炎性反应，减少粘连的作用。一般用泼尼松龙25～50mg加1%普鲁卡因10ml，每周1次，3次为1个疗程。

(2)针灸疗法：取穴肩髎、肩髃、肩外俞、巨骨、臑俞、曲池、合谷等，并可以痛为腧取穴，用泻法，可结合灸法、拔火罐等，每日1次。

(3)物理疗法：可采用超短波、磁疗、蜡疗、光疗、热疗等，但不可无休止地长期使用，以防软组织弹性更加降低，反而有碍恢复。

对肩外病因引起的肩痛和肩凝，应注意检查诊断，并首先重点治疗原发病。如颈椎病、肩袖的部分撕裂、钙化性冈上肌腱炎、肩锁关节增生性关节炎等，这些疾病得到充分的治疗，肩痛多可得到减少，亦有利于肩关节功能活动的恢复。

5. *手术治疗*　对肩关节周围炎经长期非手术治疗无效者，有学者报道应用肱二头肌长头固定、移位术或喙肱韧带切断术等手术治疗。但由于该病为一种自限性疾病，一般不提倡手术治疗。

【并发症及预后】

1. *并发症*　肩周炎作为一种自限性疾病，大多经过非手术治疗后疼痛、功能受限逐渐缓解。但有部分病人仍遗留肩部疼痛、功能受限，尤其是老年人及伴有重度骨质疏松症的病人。因此，需要积极治疗原发疾病，如颈椎病、骨质疏松症、肩袖撕裂等疾病。

2. *预后*　该病作为一种自限性疾病，经积极治疗，预后一般较佳。

第二节　冈上肌肌腱炎

冈上肌肌腱炎，又称冈上肌腱综合征，在百科全书的运动医学中记载“肩袖创伤性肌腱炎一般称肩袖损伤，又称冈上肌腱炎”。系指肩袖、韧带及滑囊等的创伤性炎症而言。

【病因病机】

冈上肌起于冈上窝，其肌腱与冈下肌、肩胛下肌、小圆肌共同组成肩袖，附着于肱骨解剖颈。其形状如马蹄形，起作用为固定肱骨头于肩胛盂中，协同三角肌动作使上肢外展。当上臂外展运动时，冈上肌肌腱需通过肩峰与肱骨头之间狭小间隙。当外伤造成肩袖损伤或长期磨损可以使肌腱的纤维发生炎性反应，变得肿胀、粗糙，甚至断裂，损伤处可以形成瘢痕组织及肉芽，嵌夹于肩峰与肱骨头之间，特别当继发三角肌下滑囊炎时，其间隙更小。因此在肩外展60°～120°时，增厚的冈上肌腱和滑囊受到明显的挤压而产生疼痛。若外展＜60°或＞120°，则挤压不明显，疼痛也不明显。因此，曾有人称本病为疼痛弧综合征。

【临床分期】

1. *急性期*　本期为发病阶段，是急性炎症期，症状、体征逐渐加重，直至疼痛、功能受限达到顶点。中医学认为此期以外邪侵袭和损伤筋络的实证为主，证型大致为风寒湿邪痹阻肩络、筋脉损伤气血瘀滞两型。

2. 慢性期　本期自急性期渐变而来，患者随疼痛的消减，在治疗及日常生活劳动中，肩关节的活动度逐渐恢复。中医学认为此期证型以气血不足、筋脉挛缩为主。

【临床表现】

好发于中年以上的体力劳动者、家庭妇女、年轻运动员。除急性损伤外，一般慢性起病或有轻微外伤。发病后肩部外侧疼痛，有时向颈部或上肢放射，肱骨大结节上方压痛，肩关节自动外展于60°～120°时出现疼痛，＜60°和＞120°运动时无痛，称为"疼痛弧"，这是冈上肌腱炎的特征。

【辅助检查】

X线检查：肩关节X线片对本病无特殊意义，但有助于排除其他问题。在正位片中有时可见肱骨大结节骨密度增高或骨硬化，少数出现囊性变，有的肩峰下缘不规则，少数有骨赘形成。肩关节造影可排除肩袖破裂。

【诊断】

1. 症状

(1)肩部外侧疼痛。

(2)疼痛可向颈部或上肢放射。

2. 体征

(1)肩外展有疼痛弧，约1/3患者为阳性。

(2)肩关节外展功能受限。

(3)肱骨大结节上方压痛。

(4)上臂坠落试验：被动抬高患肢上举90°～120°，撤除支持，患肢不能自主维持原位，而迅速下坠并引起肩痛者为阳性，约占病人人数的2/3。

(5)撞击征或撞击试验(Neer)：检查者一只手固定肩胛骨，防止旋转，另一只手抬起患侧上肢，做前屈及外展动作，使肱骨大结节与肩峰撞击，在冈上肌肌腱炎的任何阶段都会产生疼痛。

(6)病程超过3周以上，可出现肩部肌肉萎缩，以冈上肌、三角肌、冈下肌最常见。

(7)病程超过3个月者，肩关节活动范围不同程度受限。

【鉴别诊断】

1. 肩锁关节痛　此病引起的疼痛弧在150°～180°。

2. 肩袖撕裂　肩袖撕裂当时可以出现剧痛无力，外展抬举困难，外展只能达60°～70°。肩关节造影、肩关节B超以及肩关节MRI均有利于鉴别诊断。

3. 肩周炎　多见于40－60岁的女性。大多数患者起病缓慢，少数于肩部扭伤后出现。主要症状为疼痛及活动受限，与冈上肌肌腱炎患者相似。但是肩周炎患者疼痛部位比较广泛。查体肩关节各个方向主、被动活动均受限。压痛部位较冈上肌肌腱炎广泛。

【治疗】

1. 非手术治疗

(1)一般性治疗：包括休息、制动，可用三角巾悬吊2～3周。

(2)理筋手法：根据急、慢性不同期及病情的轻重，选择适宜手法。急性期以轻手法为主，慢性期可稍重。应先用拿捏法松解冈上部、肩部、上臂部，继而按揉；再以弹拨法舒筋活络；最后用摇肩法和牵抖法以滑利关节。

(3)针灸疗法：取穴天宗、肩髃、臂臑、曲池等，用泻法，以通络止痛、温经散寒。提插捻转，以肩臂酸痛麻胀为度，留针20分钟，可加艾灸。也有人认为应用针灸加推拿配合小针刀疗效较好。

(4)药物疗法：可内服舒筋活血汤、大活络丸等，或扶他林、芬必得等消炎镇痛药物。还可外用万花油等熏洗或热敷患处。

(5)局部封闭。

(6)物理疗法：可采用热疗、电疗、磁疗、红外线等理疗以及药物离子透入等疗法。

(7)医疗练功：适用于慢性期，可做甩手、上举等动作，练功过程中应在微痛范围内进行。

2. 手术治疗　非手术治疗无效者，可考虑手术切除滑囊或行肩峰切除成形术。

【并发症】

该病作为肩周炎发病的一种病因，长期不愈可演变成肩周炎。

第三节　冈上肌肌腱断裂

冈上肌肌腱是肩袖的一部分，对肩关节的稳定起着主要作用。一旦肌腱遭到断裂损伤，多严重影响整个肩袖组织。

【病因病机】

冈上肌肌腱断裂的原因包括严重创伤、反复微小创伤、外撞击、内撞击和肩袖组织退变等。

本病多见于 40 岁以上从事重体力劳动的人，常在该腱劳损、变性、柔韧性降低与组织脆弱的基础上发生。导致损伤的另一种原因可能与该腱附着处为相对无血区有关。单纯的冈上肌肌腱断裂为肩峰下滑囊炎的继发病变。

从损伤轻重的模式图来看：一是并非暴力而致断裂；二是发生断裂处常在距离肱骨大结节 1.25cm 处，此处即使暴力较大，也是部分纤维断裂而不是完全断裂，这对诊疗有重大意义。

有学者做过实验证明：正常人冈上肌腱可抵御 500kg 左右的拉力后才开始出现撕裂现象。

冈上肌腱断裂多发生于以下两种情况：①上臂外展而肌肉用力时，如肩外展时跌倒，手用力撑地。②肩部受到直接打击时，肌腱断裂可有轻微疼痛或折断感。

【临床分期】

1. 急性期　本期为肌腱断裂初期，是局部组织急性出血、水肿期，症状、体征明显。

2. 愈合期　本期为肌腱断裂的中期，局部出血、水肿组织渐消，断裂的肌腱正在愈合过程中。

3. 恢复期　本期患者随疼痛的消减，在治疗及日常生活劳动中，肩关节的活动度逐渐恢复。

【临床表现】

本病有明显的外伤史，初期感觉外展不济，突然发生断裂时，肩部剧痛并伴有无力，外展抬举困难。

【辅助检查】

1. X 线检查　部分患者可在肱骨大结节处发现钙化现象，造影剂可进入破裂的肩峰下滑囊。

2. B 超或肩关节 MRI　有可能可以提示肌腱损伤的程度。

【诊断】

1. 症状

(1)伤侧肩部疼痛，断裂时疼痛剧烈。

(2)伤侧肩关节外展抬举困难。

2. 体征

(1)伤侧肩关节前方肿胀。

(2)伤侧肱骨大结节上方与肩峰下有局限性压痛。

(3)肩关节外展仅为 60°～70°。病程长者，冈上窝部凹陷，患者做外展动作时感到极为困难，肩越外展，肩耸的就越高，这是肩胛骨旋转代偿的表现。

(4)在外力帮助下，上肢外展超过 90°后，上肢又可继续主动上举。

【鉴别诊断】

1. 肩关节周围炎(冻结肩)　起病缓慢，肩关节外展逐渐受限与冈上肌肌腱断裂颇为相似，但功能受限是多方面的，疼痛明显。两病的主动被动活动基本一致，X 线片也近似，肩关节造影有助于鉴别。

2. 冈上肌肌腱炎　冈上肌肌腱炎与冈上肌肌腱断裂的临床表现极为相似，均可出现外展功能受限，但用利多卡因在冈上肌肌腱部位的浸润性封闭即可鉴别。若封闭后其疼痛消失，冈上肌腱功能恢复，即表示炎症，若功能仍不能恢复则可能为断裂。

【治疗】

肌腱部分断裂可采用非手术治疗，完全断裂者应采用手术治疗。

1. 非手术治疗

(1)局部冰敷。

(2)制动休息：可以使用外展支架固定伤肢，放置于肩前屈 30°，外展 90°的功能位，持续 4～6 周。

(3)药物治疗：①内服正骨紫金散或活血止痛散加减；②外用万灵筋骨膏或活血散。

(4)局部封闭疗法：为了减轻患者的痛苦以及判定断裂的程度可以行封闭治疗。

(5)局部物理治疗。

(6)医疗练功：适用于恢复期，可做外展、上举等动作，练功过程中应在无痛范围内进行。

2. 手术治疗　可以参照肩袖损伤的手术方法进行选择。

【并发症】

该病作为肩周炎发病的一种病因，迁延不愈可以演变成肩周炎。

第四节　肱二头肌长头肌腱炎和腱鞘炎

肱二头肌长头腱在其腱鞘内，与腱鞘长期磨损、退变产生炎症粘连，引起肩痛和肩关节活动受限，称肱二头肌长头肌腱炎和腱鞘炎，是引起肩痛的常见病。目前多数学者认为此症是一独立疾病，应从肩周炎中分出。但大多数情况下，还是合在肩周炎中诊断治疗，只是本病早期得不到及时诊治，最终成为冻结肩的促成因素之一。

【病因病机】

肱二头肌长头腱经肱骨结节间沟，进入肩峰下间隙。在肩关节前面，向上内止于盂上粗隆。它在肩关节内的运动是被动的，其随肱骨头的运动而滑动。肱二头肌的主要功能为屈曲前臂及使前臂旋后。结节间沟先天或后天不光滑，肩关节超常限度运动，肌腱与腱鞘长期反复摩擦，可引起炎症反应。此外，肱二头肌长头肌腱一部分在肩关节腔内，一部分在肱骨结节间沟内，其腱鞘与关节腔相通。任何肩关节的炎症都可导致腱鞘炎，表现为腱鞘水肿、充血、白细胞浸润，滑膜之绒毛肥厚，肌腱失去光泽、变黄而粗糙。腱与鞘间可出现纤维性粘连，使肌腱滑动发生障碍，致使不能滑动。严重者肌腱可断裂而与腱鞘粘连。

【临床分期】

1. 急性期　为发病初始阶段，是急性炎症期，症状、体征逐渐加重，直至疼痛、功能受限达到顶点。

2. 粘连期　为疾病中期，为慢性炎症期，疼痛程度减轻，但增生、粘连导致肩关节活动严重受限。

3. 缓解期　为本病的恢复期或治愈过程，疼痛渐减，在治疗及日常生活劳动中，肩关节的功能逐渐恢复。

【临床表现】

患者常有肩部牵拉或扭曲等轻微外伤史或过劳史，部分患者因受风着凉而发病。病后肩前疼痛，并可向上臂和颈部放散，肩后伸时疼痛加重，故病人常以手托肘，限制肩部活动。提物时可引起疼痛，肩前屈或外展时疼痛减轻。

【辅助检查】

肩关节X线片对本病无特殊意义，但有助于排除其他问题。

【诊断及鉴别诊断】

1. 诊断

(1)症状：①多有外伤及慢性损伤或着凉病史；②肩前疼痛，并可向上臂和颈部放散；③肩关节后伸时疼痛加重。

(2)体征：①肩关节后伸受限；②病人常以手托肘，限制肩部活动；③结节间沟处局限性压痛；④肱二头肌抗阻力试验(Yergason征)阳性：当抗阻力屈肘及前臂旋后时，肱骨结节间沟处疼痛加重即为阳性。

2. 鉴别诊断　与肩周炎相鉴别。肱二头肌长头肌腱炎和腱鞘炎在屈肘、肩外展或外旋时并不引起疼痛，仅在肩后伸时引起疼痛；而肩周炎的功能受限多是多方向的，但在肩周炎晚期，必累及肱二头肌长头腱鞘，这是在晚期两者不能区别的缘故。

【治疗】

1. 非手术治疗

(1)固定休息：急性期应用三角带悬吊患肢，肘关节屈曲90°，直至症状消失。

(2)封闭疗法：在肩前长头肌腱之痛点处，选用0.5%普鲁卡因5ml加泼尼松龙25mg局封。

(3)针刺疗法：主穴为肩髃透极泉、肩髎、肩前，配穴为臂臑、曲池、天宗等，用平补平泻法，留针20分钟。

(4)药物疗法：可口服非甾体类消炎镇痛药物，外敷消肿镇痛的膏药。

(5)手法治疗：粘连期及缓解期可以加用理筋手法。

2. 手术治疗　非手术治疗无效者或个别病例可用手术治疗。手术方式有肱二头肌长头肌腱移位术或在此基础上同时做前肩峰成形术。

【并发症】

该病作为肩周炎发病的一种病因，迁延不愈可以演变成肩周炎。

第五节　肱二头肌长头肌腱断裂

肱二头肌是上臂腹侧的主要肌肉，是强有力的屈肘肌，同时也是前臂的旋后肌。在遭受强有力的收缩或肌腱退变的基础上因一定外力作用，可发生断裂，肱二头肌肌腱断裂多发生于长头腱。本病属中医学“筋断”“筋绝”范畴。

【病因病机】

肱二头肌肌腱断裂大部分由肱二头肌强力收缩所致的间接暴力引起，极少数在肩部外伤中因直接暴力造成。

断裂的部位最常发生在二头肌腱刚穿出关节囊的下方处。断裂的近侧段为关节囊的内侧部分，远段相对固定并与肌腹相连。断裂处为肌腱活动与固定区的交界点。少数断裂在肩胛盂上粗隆长腱起点处，或肌腹与肌腱交界处，甚至肌腹本身断裂。二头肌腱止点也可发生断裂。

肱二头肌肌腱断裂通常为完全性，偶见部分性断裂。完全断裂时肌腱常卷曲在结节间沟以下，部分断裂者撕裂的纤维可以重新附着于二头肌沟。

【临床分期】

1. 急性期　本期为肌腱断裂初期，是局部组织急性出血、水肿期，症状、体征明显。

2. 愈合期　本期为肌腱断裂的中期，局部出血、水肿组织渐消，断裂的肌腱正在愈合过程中。

3. 恢复期　本期患者随疼痛的消减，在治疗及日常生活劳动中，肘和肩关节的活动度逐渐恢复。

【临床表现】

正常或仅有轻度变性的肌腱发生断裂时，常有二头肌抗阻力强力收缩的外伤史，伤时可闻及尖锐的撕裂声，伴有肩痛，并放射至上臂的前面。肌腱严重变性者，多无明显外伤或只有轻伤，表现为肩部无力或隐约不适，容易误诊为肌腱炎和腱鞘炎或一般扭伤。

最明显的体征是丰满的肱二头肌肌腹位置异常。完全断裂者，在两肘同时屈曲时进行比较，可见病侧肌腹下移至上臂下，松软而肌张力较健侧低，二头肌与三头肌间的间隙增大。部分撕裂时，肌腹位置和大小取决于撕裂范围以及肌腹从断裂处回缩的距离。

如断裂发生在肌腱的无血管区，则无瘀斑出现。发生在肌腹或肌腹与肌腱交界处可在上臂前下方形成瘀斑或血肿。新鲜断裂者，有自发疼痛，按压肌肉或二头肌沟时有压痛，出现功能障碍，上臂无力。慢性或陈旧性断裂者，只有少许酸痛，功能障碍轻微，常仅有前臂旋转和外展受限。肱二头肌抗阻力试验阳性。

【辅助检查】

肩部B超或肩关节MRI对诊断有帮助。肩部X线片有助于排除其他疾病。

【诊断与鉴别诊断】

1. 诊断

(1)症状：①多有外伤史；②突然肩痛，屈肘无力；③上臂可见皮肤瘀斑或血肿。

(2)体征：①断裂侧的肱二头肌肌腹位置异常；②断裂处肌肉或肱二头肌结节间沟处压痛；③肱二头肌抗阻力试验阳性。

2. 鉴别诊断　肌腱严重变性者，在无明显外伤或只有轻伤，表现为肩部无力或隐约不适时容易误诊为肱二头肌长头肌腱炎和腱鞘炎。肩部B超或肩关节MRI可以明确诊断。

【治疗】

1. 非手术治疗　仅适用于老年患者，或陈旧性肌腱断裂，但无功能障碍者。

(1)固定疗法：三角巾悬吊胸前3～4周。

(2)内服药物治疗：①血瘀气滞证：肩部肿胀或有瘀斑，肩部及上臂疼痛拒按。舌质暗或有瘀斑、苔白或薄黄，脉弦或涩。治以活血化瘀、行气止痛，方用活血止痛汤、活血舒筋汤加减。②筋脉失养证：伤后迁延，局部酸痛，喜揉喜按，肩部无力，肌肉萎缩。舌淡胖、苔白滑，脉沉弦或涩。治以养血壮筋，方用壮筋养血汤加减。

(3)外用药治疗：局部瘀肿者，可外敷双柏散、消炎散、消瘀止痛药膏等。陈伤者，可外擦正红花油、万花油等。

2. 手术治疗　新鲜断裂者，或陈旧性断裂伴功能障碍者均可采用手术治疗。可根据断裂的部位不同选择局部吻合术或肌腱移位固定术。

【并发症】

此病也是肩周炎的致病因素之一。迁延不愈可以导致肩关节周围炎发生。

第六节　肱二头肌长头肌腱滑脱

本病又称肱二头肌长头肌腱脱位，是指肱二头肌长头滑离结节间沟，停留于肱骨小结节或肩胛下肌之上。

肱二头肌长头肌腱起于肩胛盂上结节，向下越过肱骨头进入结节间沟。结节间沟的内侧为小结节、肩胛下肌和胸大肌，外侧为大结节、冈上肌、冈下肌，沟的前侧覆盖横韧带，肱二头肌长头就处于此纵行的骨纤维管内。肩关节活动时肌腱在沟内有一定的滑动，尤其是肩外展、外旋时滑动的范围较大。

【病因病机】

肌腱自身退行性变是内因，损伤是外因。肱二头肌肌腱有肱骨横韧带维持在结节间沟内，横韧带的近端有旋转袖的纤维加强。横韧带的纤维过度牵张或撕裂时，可造成肌腱的半脱位或脱位，结节间沟过浅时更易发生。上臂处于内旋位置时，肌腱也易从沟壁弹起，此时小结节犹如滑车，肌腱处于机械学上最不利的位置，旋转袖以及大小结节的退行性变也可增加肌腱的松弛度。最常见的是结节间沟前方的横韧带撕裂从而造成肌腱脱于肌间沟外。

【临床表现】

患者多有局部疼痛、肿胀，肩关节活动不便，在肩关节外展和外旋活动时可摸到肩头处有肌腱滑动，且可听到弹响声，系因肩外旋时肌腱滑出间沟，内旋时又滑回沟内所致。

【辅助检查】

X 线检查特殊位置摄片，可以发现腱沟变浅或其他异常。

【诊断与鉴别诊断】

1. 诊断

(1)症状：①有外伤史；②肩部疼痛、肿胀；③肩关节活动受限；④肩关节外展和外旋时可听到弹响。

(2)体征：检查时一只手固定于屈肘 90°位，并做内外旋转，另一只手在二头肌腱最上端处触扪，可明显感觉到肌腱在肌间沟内滑动，并有疼痛。

2. 鉴别诊断　此病应与肩部肩袖病变相鉴别，因此在检查时可以明显触摸到肌腱滑出、滑进，同时可以伴有弹响声，故易于鉴别。

【治疗】

1. 手法复位　患者坐位，术者站在对面。术者一只手四指放于患侧肩上部，掌心对着腋前侧，拇指放于三角肌前缘的 1/3 处，用力抵住肱骨颈部(肱二头肌长头肌腱处)，另一只手握患腕，掌心向前，肩外展至 60°，并前屈 40°，两手对抗牵引。在牵引下将患者前臂逐渐旋后，并将肩放回至 40°外展位，将放下的前臂尽量旋后。此时，用拇指掌面桡侧用力向外上推揉滑脱的肱二头肌长头肌腱，同时将患肢做急剧旋前活动，即可复位。

2. 固定　屈肘位悬吊上肢制动 2～3 周，避免外展外旋。

3. 中医辨证施治

(1)血瘀气滞证：肩部肿胀或有瘀斑，肩部及上臂疼痛拒按。舌质暗或有瘀斑、苔白或薄黄，脉弦或涩。治以活血化瘀、行气止痛，方用活血止痛汤、活血舒筋汤加减。

(2)筋脉失养证：伤后迁延，局部酸痛，喜揉、喜按，肩部无力，肌肉萎缩。舌淡胖、苔白滑，脉沉弦或涩。治以养血壮筋，方用壮筋养血汤加减。

4. 外用药物治疗　局部瘀肿者，可外敷双柏散、消炎散、消瘀止痛药膏等。陈伤者，可外擦正红花油、万花油等。

5. 封闭治疗　如果疼痛剧烈，可在沟内做醋酸氢化可的松(或确炎舒松 A)和普鲁卡因局部封闭，常能缓解症状。一旦急性症状消退，立即开始主动活动。

6. 医疗练功　解除制动后，应立即进行上肢主动的功能活动。

7. 手术治疗　非手术治疗无效者，可考虑手术固定肌腱。

【并发症】

肱二头肌长头肌腱滑脱反复发作可引起肱二头肌长头肌腱炎，进而可引起肩周炎。

第七节　肩袖损伤

肩袖是由冈上肌、冈下肌、肩胛下肌及小圆肌组成。肩袖损伤是造成肩部疼痛和功能障碍的常见原因。近年来，随着人口老龄化趋势加剧及老龄人群参加体育运动的比例不断增加，肩袖损伤的发生率逐渐增加。据文献报道，在肩部病变中，肩袖病变约占 60%。60 岁以下人群中，肩袖全层撕裂的发生率低于 6%，60 岁以上人群中达到 20%～30%，70 岁以上人群中达到 50%。Fukuda 统计肩袖全层撕裂的发生率为 7%，部分撕裂的发生率为 13%。

【解剖学】

肩袖肌群起自肩胛骨不同部位，经盂肱关节的前、后、上、下，止于肱骨近侧的大、小结节部位，形成袖套样结构。冈上肌起自肩胛骨冈上窝，经盂肱关节上方，止于肱骨大结节近侧，由肩胛上神经支配，可以压抑、稳定肱骨头，协助三角肌外展肩关节；冈下肌起自肩胛骨冈下窝，经盂肱关节的后方止于大结节外侧面中部，也由肩胛上神经支配，小圆肌起自肩胛骨外侧缘后面，经盂肱关节后方止于肱骨大结节的后下方，由腋神经支配，冈上肌和小圆肌主要功能是外旋肩关节，防止肱骨头上移及后移；肩胛下肌起自肩胛下窝，经盂肱关节前方止于肱骨小结节前内侧，受肩胛下神经支配，具有内旋肩关节的功能，同时对肩关节前方的稳定有重要意义。肩关节外展的力量中，肩袖占80%。生物力学研究证实，肩袖对于保持肩关节周围肌力的平衡非常重要。1944年，Inman提出冠状面肌力平衡学说。这一理论中，达到平衡的一方是三角肌，另一方是冈下肌、小圆肌和肩胛下肌，肩关节外展时肩袖作用力线只有在肱骨头旋转中心的下方，才能达到与三角肌的平衡，这种平衡为肩关节运动提供了一个稳定的支点。Burkhart则提出了水平面平衡论，即肩胛下肌与冈下肌、小圆肌之间的平衡关系，当这种平衡被打破时，肱骨头会出现异常的前移或后移。

冈上肌和肩胛下肌由于解剖上的特点，容易受到损伤。肩关节在做内收、外展、上举及后伸等活动时，冈上肌和肩胛下肌的肌腱要在喙突下往复移动，易受夹挤、冲撞而致损伤。冈上肌腱在大结节止点近侧的终末端1cm范围内是多血管区，是退变和肌腱断裂的好发部位。

【病因病机】

1. *肩峰下撞击学说* Neer认为肩关节前屈、外展时，肱骨大结节部与肩峰前1/3和喙肩韧带发生撞击，导致肩峰下滑囊炎症，甚至肩袖撕裂。他认为，95%的肩袖损伤是肩峰下撞击所致。Morrison认为随着年龄的增加，与三角肌相比，肩袖肌力的下降更为明显。肩部外展时，肩袖对肱骨头的压抑力量下降，肱骨头上移，肩峰下间隙变窄，肱骨头与喙肩弓反复撞击，导致肩袖损伤。这种撞击称为继发性撞击。Deutsch发现正常人在正常状态下，肱骨头处于正常位置，而处于疲劳状态时，肱骨头也出现上移。由此可以推测除了年龄因素外，常年的体育训练，尤其是肩部运动为主的项目，会导致肩袖肌力的下降，出现继发性撞击。

2. *内撞击学说* 近年来，一些人发现肩关节外展90°并极度外旋时，肩袖关节侧近止点部与后上盂唇发生撞击，导致两者的损伤。

3. *退变学说* Codman指出肩袖损伤最常发生于距肱骨止点1cm区域，此区正好是来自肌腹的肩胛上、下动脉的分支和来自大结节的旋肱前动脉的分支交界的部位，缺乏血供。有人发现冈下肌近止点部同样存在乏血管区域。而乏血管区域与肌腱发生退变、损伤的区域是一致的。Lohr证实，此区域肌腱的关节侧几乎无血管，组织血供很少，他认为这就是肌腱损伤后难以自行修复，进而出现撕裂的原因。Codman认为肩袖组织退变导致肩袖损伤，而损伤起始于关节侧，并逐渐发展为全层撕裂。Wilson发现随年龄增加，组织退变加剧，肩袖损伤的发生率随之增加。

4. *创伤学说* 创伤是造成肩袖损伤的外部因素。严重的创伤可引起正常肩袖的撕裂，而已有退变的肩袖，轻微的创伤即可导致撕裂。Neviaser认为创伤导致的撕裂多见于老年人。但有人发现许多患者并没有外伤。Neer认为创伤并非撕裂的始动因素，它的作用是加重了本已存在的撕裂。

【损伤分类】

1. Neer将肩袖损伤分为3度：Ⅰ度，为肩袖组织出血、水肿；Ⅱ度，为肩袖纤维化；Ⅲ度，为肩袖撕裂。

2. 肩袖撕裂分为部分撕裂和全层撕裂。Ellman将部分撕裂分为3类，即滑囊侧部分撕裂、肌腱内撕裂、关节侧部分撕裂。每一类根据撕裂深度又分为Ⅲ度：Ⅰ度深度<3mm，Ⅱ度深度介于3～6mm，Ⅲ度深度>6mm或超过肌腱全厚的50%。全层撕裂根据撕裂长度分为4类：<1cm为小型撕裂，1～3cm为中型撕裂，3～5cm为大型撕裂，>5cm为巨大撕裂。

3. Burkhart根据撕裂形状将全层撕裂分为4类，即新月形、U形、L形和巨大的挛缩撕裂。

上述分类主要针对后上部肩袖。肩胛下肌腱撕裂可分为部分撕裂和全层撕裂。

【临床表现】

有急性损伤或重复性损伤及累积性劳损史。肩前方疼痛，可以累及三角肌前方及外侧。急性期疼痛剧烈，呈持续性；慢性期为自发性钝痛。疼痛在肩部活动后或增加负荷后加重。屈肘90°使患臂做被动外旋及内收动作，肩前痛加重。往往夜间症状加重。压痛位于肱骨大结节近侧或肩峰下间隙。

【辅助检查】

1. *肩关节正位及冈上肌出口位X线片* 典型改变可见肩峰下表面硬化和骨赘形成、大结节硬化及囊性改变；肱骨头上移、肩峰下间隙变窄提示存在较大撕裂。通过冈上肌出口位可以评价肩峰的形状和厚度。Bigliani将肩峰形状分为3型：Ⅰ型，为平直形肩峰；Ⅱ型，为弧形肩峰；Ⅲ型为钩状肩峰。Snyder根据肩峰厚度将肩峰分为3型：Ⅰ型<8mm，Ⅱ型8～12mm，Ⅲ型>12mm。上述分类对于决定术中切除肩峰骨质的数量有重要作用。

2. *肩关节造影* 对诊断全层撕裂准确率很高，对部分撕裂敏感性较低。但该检查为有创检查，目前渐渐被B超及MRI所代替。

3. B超检查　对肩袖全层撕裂诊断的准确性在90%以上,对诊断部分撕裂评价不一。属于非侵入性检查方法,简便、能重复检查。

4. 肩部MRI检查　此检查较B超的优势在于可以提供肩关节三维立体图像,观察关节内其他结构,显示肌腱断裂后的回缩程度和肌肉脂肪变性的程度,但对部分撕裂的准确性也不高,且费用较高。

5. 关节镜检查　能够直接观察肩袖破裂的部位及范围,发现关节内的一些继发性病理变化,是一种直接的诊断方法。

【诊断】

1. 症状　①肩前方疼痛;②肩关节外展上举功能受限。

2. 体征

(1)上举功能障碍:肩袖大型撕裂的患者,上举及外展功能均明显受限。外展及前举范围小于45°。

(2)臂坠落试验(arm drop sign)阳性。

(3)撞击试验(impingement test)阳性:患肩被动外展30°,前屈15°～20°,向肩峰方向叩击尺骨鹰嘴,使大结节与肩喙穹之间发生撞击,肩峰下间隙出现明显疼痛为阳性。

(4)盂肱关节内摩擦音:盂肱关节在被动或主动运动中出现摩擦或砾轧音,常由肩袖断裂瘢痕引起。少数病例在运动时可触及肩袖断端。

(5)疼痛弧征:患臂外展上举60°～120°范围出现疼痛为阳性。但仅对肩袖挫伤及部分撕裂的患者有一定诊断意义。

(6)肌肉萎缩:病史超过3周,肩周肌肉出现不同程度的萎缩,以冈上肌、冈下肌及三角肌最常见。

(7)关节继发性挛缩:病程超过3个月以上,肩关节活动范围有程度不同的受限。以外展、外旋、上举受限程度较明显。

(8)肱骨大结节近侧或肩峰下间隙压痛。

【鉴别诊断】

1. 肩关节周围炎　多见于40—60岁女性。大多数患者起病缓慢,少数于肩部损伤后出现。主要症状为疼痛及活动受限。与肩袖损伤患者相似,可出现静息痛及夜间痛,但疼痛部位比较广泛。查体肩关节各个方向主、被动活动均受限,而肩袖损伤的患者由于疼痛、力弱等原因,肩部主动运动往往受限,但被动活动通常是正常的。X线检查无异常。B超及MRI检查肩袖结构正常。

2. 肌萎缩型颈椎病　以肩关节外展上举及肘关节屈曲无力障碍为特点,本病肩部疼痛麻木不明显,非典型性患者也可能有轻微疼痛及麻木症状。而肩袖损伤患者,肩部疼痛明显,同时伴有肩关节的外展上举障碍,但不会存在肘关节的屈曲障碍。同时肩部的B超及MRI检查肩袖结构异常。

3. 肩袖钙化性肌腱炎　常见的发病年龄为30—60岁,女性多见。多数患者起病缓慢,疼痛可持续多年,但也会出现急性发作,表现为无诱因或轻微外伤及过劳后出现肩关节剧烈疼痛、活动受限。X线检查通常可以确诊。MRI可以准确显示钙化灶的大小、部位,同时可以准确判断肩袖损伤的程度。

【治疗】

对于新鲜和比较小的肩袖损伤采用非手术方法治疗极为有效。一般应以非手术方法治疗3周,肩部肌力和外展活动程度均有增加,可不必手术,应再继续治疗2个月。若3周后肌力和外展均不满意,可考虑手术治疗。

1. 非手术治疗

(1)休息制动:三角巾悬吊。

(2)局部冰敷:急性损伤初期应用,可以减轻局部肿胀、疼痛症状。

(3)局部封闭:可以减轻局部疼痛。

(4)局部物理治疗:局部电疗、磁疗等方法可以减轻组织水肿,进而起到减轻疼痛的作用。

(5)内服药物治疗:既可内服活血化瘀行气止痛等中药,也可口服消炎止痛的非甾体类药物。

(6)外用药物治疗:局部可外敷消瘀止痛药膏等。

(7)医疗练功:早期宜做握拳和腕部练功,解除固定后应积极练习肩部功能。

2. 手术治疗　手术治疗肩袖损伤已有90多年的历史,历经切开修复、关节镜辅助小切口修复和镜下修复三个阶段。近年来,随着关节镜技术的提高和关节镜器械的发展,特别是锚钉(Anchor)技术的出现,肩袖损伤的修复已逐渐向全镜下技术发展。Neer指出手术目的包括:①关闭肩袖缺损;②消除撞击;③保护三角肌止点;④以不损害肌腱愈合为前提,通过细致的康复,防止粘连。

【并发症】

肩袖的损伤也是肩关节周围炎发生的一种致病因素。

第八节　肩峰下滑囊炎

肩峰下滑囊又称三角肌下滑囊，二者在幼时中间有隔，成年后合为一个，位于肩峰和喙肩韧带下方、三角肌深面，是全身最大的滑囊之一。该滑囊顶部附于肩峰和喙肩韧带的下面及三角肌深面，其底部附于肱骨大结节和肩袖上。当肩关节外展内旋时，此滑囊随肱骨大结节的运动滑入肩峰下方。肩峰下滑囊对肩关节的运动十分重要，而被称为“第二肩关节”。

【病因病机】

肩峰下滑囊炎可因为直接或间接外伤引起，但本病大多数继发于肩关节周围的软组织损伤和退行性变，尤以滑囊底部的冈上肌腱的损伤、炎症、钙盐沉积为最常见。常见的原因有劳动过度、慢性劳损、冈上肌腱炎等，也有风湿病所致者。

滑膜受到损伤后，发生充血、水肿和滑液分泌增多，形成滑液囊积液。日久慢性炎症残存，不断刺激，滑膜增生，囊壁增厚，滑液分泌减少，组织粘连，从而影响肩关节外展、上举及旋转活动。一般在滑囊底部最先发病，常因冈上肌腱的急性或慢性损伤而发生非特异性炎症。

【临床分期】

1. *急性期*　为发病初始阶段，是急性炎症期，症状、体征明显，夜间疼痛影响睡眠。

2. *粘连期*　为疾病中期，为慢性炎症期，疼痛程度减轻，但增生、粘连导致肩关节外展、内旋功能仍受限。

3. *缓解期*　为本病的恢复期或治愈过程，疼痛渐减，在治疗及日常生活劳动中，肩关节的功能逐渐恢复。

【临床表现】

急性发作时，肩部出现广泛疼痛及运动受限，活动时加重局部疼痛，尤其在外展、内旋时，严重者可影响睡眠。慢性发病时，疼痛多不明显，疼痛部位往往不在肩关节而放射到三角肌止点，对肩关节活动有一定影响。急性外伤数日后，可出现滑囊炎症状。

检查时，肩峰外有局限压痛，但当肩外展时，肱骨大结节隐入肩峰下，压痛不能查出。

【辅助检查】

1. *X线检查*　无特异性，可以排查其他疾病。后期可见冈上肌腱的钙化阴影。

2. *肩关节MRI*　可以清晰显示肩周组织的结构，对诊断有指导意义。

【诊断及鉴别诊断】

1. *诊断*

(1)症状：①肩部广泛疼痛，活动时加重，夜间疼痛明显；②肩关节活动受限，尤其在肩关节外展、内旋时疼痛明显。

(2)体征：①三角肌前缘有时可见圆形隆起的肿块；②肩峰下、肱骨大结节处压痛明显；③肩关节外展、内旋功能受限。

2. *鉴别诊断*

(1)肩关节周围炎：本病与肩峰下滑囊炎均有肩周广泛性疼痛特点，但是肩峰下滑囊炎以肩关节外展、内旋受限，肩周炎的活动受限范围更广泛。肩关节MRI检查有利于鉴别。

(2)冈上肌腱炎：本病是肩峰下滑囊炎的发病原因之一，当两者同时存在时不易鉴别。

【治疗】

1. *休息制动*　急性期肩部悬吊休息。

2. *封闭疗法*　急性期行肩峰下封闭治疗可以减轻疼痛，减轻滑囊肿胀。

3. *冰敷疗法*　急性发病初期可以采用冰敷，以减轻滑液渗出。

4. *药物治疗*

(1)内服药物治疗：既可内服活血化瘀行气止痛等中药，也可口服消炎止痛的非甾体类药物。

(2)外用药物治疗：局部可外敷消瘀止痛药膏等。

5. *手法治疗*　粘连期及缓解期可以应用手法治疗。

6. *物理疗法*　局部电疗、磁疗等方法可以减轻组织水肿，进而起到减轻疼痛的作用。

7. *医疗练功*　进入粘连期或缓解期可以进行功能锻炼，有利于肩关节功能的恢复。

8. *手术治疗*　非手术治疗无效者，可以采用部分肩峰切除术或滑囊切除术，常收到良好效果。

【并发症】

肩峰下滑囊炎也是可诱发肩周炎发病的一种疾病，长期不愈，可能演变为肩周炎。

第九节 肩胛胸壁关节错缝

肩胛骨与胸壁之间并无关节，只是依靠肌肉连接进行活动，并不具备关节的主要结构，只是在功能上视其为一个关节，故又称为肩胸肌性结合。此症属中医学“肩胛伤筋”“肩胛岔气”之范畴。

【病因病机】

由于肩胛部猛力抬扛重物，过度后伸或强力高举，以及长期从事俯身的手工操作，使肌肉、肌膜或滑液囊受伤或劳损，发生松弛无力或拘挛紧缩的病变，致使后间隙的前锯肌与胸膜外部筋膜相互位置的错移或相互距离的变宽，而造成类似典型关节样错缝。

【临床表现】

有肩部猛力扛抬重物，过度后伸等外伤、劳损病史。肩胛骨内深层有隐痛牵引同侧颈项、上肢，尤以抬肩举臂为甚。压痛多在肩胛骨内缘与脊柱之间。有时可在该处摸到筋结、条索状改变。如将四指伸入两侧肩胛骨内缘与胸壁之间，可感到患侧较健侧松弛。

【辅助检查】

X线检查意义不大，可以排除其他疾病。

【诊断与鉴别诊断】

1. 诊断

(1)症状：①有外伤史或劳损史；②肩胛骨内深层隐痛，抬肩举臂时加重。

(2)体征：①肩胛骨内缘与脊柱之间压痛阳性；②抬肩举臂功能受限；③肩胛骨内侧缘可触及筋节、条索状物；④患侧肩胛骨与胸壁之间较健侧松弛。

2. 鉴别诊断　本病无论从症状还是从体征上易于与肩部其他疾病相鉴别。

【治疗】

1. 休息制动　患肩应用三角巾悬吊休息。

2. 药物治疗　口服活血止痛类中成药或消炎镇痛的非甾体类药物；同时可以外敷活血止痛类药膏。

3. 手法治疗　局部理筋手法治疗。

4. 针刺疗法　阿是穴毫针平刺。

5. 医疗练功　每日行俯卧撑锻炼，并逐日加量。

（高景华　李盛华）

参考文献

[1] 孙树椿，孙之镐. 临床骨伤科学[M]. 北京：人民卫生出版社，2006.

[2] 周秉文. 颈肩痛[M]. 北京：人民卫生出版社，1998.

[3] 邱贵兴. 骨科学高级教程[M]. 北京：人民军医出版社，2012.

第12章

肘部筋伤

第一节 肘部扭挫伤

肘部扭挫伤是常见的肘部闭合性损伤，凡使肘关节发生超过正常活动范围的运动，均可导致肘部筋的损伤。

【解剖学】

肘关节是复合关节，由肱尺关节、肱桡关节、桡尺近侧关节组成，有共同的关节囊包绕。肘关节的关节囊前后壁薄而松弛，尤以后壁为甚。两侧壁增厚并有桡侧副韧带和尺侧副韧带加强，桡骨头有桡骨环状韧带包绕。肘关节前后的肌肉相当强大，屈伸运动有力，屈伸运动范围约为140°，屈曲时主要受到上臂和前臂的限制，伸直时主要受关节前部的关节囊和肌肉的限制。肘关节做旋转运动时，桡尺近侧关节必须与桡尺远侧关节联动，旋前和旋后运动的范围为140°～150°。

【病因病机】

由于肘关节活动较多，所以扭挫伤的机会亦多见。直接暴力的打击可造成肘部挫伤；间接暴力致伤较多见，如跌仆、由高坠下、失足滑倒，手掌着地，肘关节处于过度外展、伸直位置，迫使肘关节过度扭转，即可致肘部扭伤。此外，在日常工作和生活中做前臂过度拧扭动作，以及做投掷运动时姿势不正确，均有可能造成肘关节扭伤。临床上以关节囊、侧副韧带和肌腱等损伤多见。受伤后可因滑膜、关节囊、韧带等组织的扭挫或撕裂，引起局部充血、水肿、严重者关节内出血、渗出，影响肘关节的功能。

【临床表现】

有明显的外伤史，肘关节处于半屈伸位，肘部呈弥散性肿胀疼痛，功能障碍，有时出现青紫瘀斑，多以肘后侧较明显，压痛点往往在肘关节的内后方和内侧副韧带附着部。

初起时肘部疼痛，活动无力，肿胀常因关节内积液、鹰嘴窝脂肪垫炎，或肱桡关节后滑液囊肿胀而加重，伸肘时鹰嘴窝消失。

部分肘部扭挫伤患者，有可能是肘关节半脱位或脱位后已自动复位，只有关节明显肿张，而无半脱位或脱位征，易误认为单纯扭挫伤。

若肿胀消失，疼痛较轻，但肘关节的伸屈功能不见好转，压痛点仍在肘后内侧，局部的肌肉皮肤较硬，可通过X线检查，确定是否合并骨化性肌炎。

【辅助检查】

需要拍摄肘关节正侧位X线片，排除肘部的骨折、脱位，以及是否合并骨化性肌炎。

【诊断及鉴别诊断】

1. 具备明显的外伤史、肘部弥散性肿胀、疼痛、功能障碍，X线片检查未见骨质异常即可诊断。

2. 严重的扭挫伤要与骨折相鉴别，环状韧带的断裂常使桡骨头脱位合并尺骨上段骨折，在成人，可通过X线片确定有无合并骨折，在儿童骨骺损伤时较难区别，可与健侧同时拍片对比检查，以免漏诊。

【治疗】

肘关节扭挫伤的早期，首要给予患肘固定，局部外敷消瘀退肿止痛类中药，轻伤一般用三角巾悬吊，肘关节置于90°功能位1～2周即可。有侧副韧带或关节囊撕裂时，必须予以良好的固定，可用上肢屈曲形杉树皮托板或石膏托固定患肢2～3周，固定期间仅行手指和腕关节屈伸和肩部的功能锻炼，严格限制肘关节屈伸活动。外固定过久，会影响关节功能恢复，常可造成肌肉萎缩，关节粘连，甚至出现关节强直。肘关节损伤后功能的恢复不能操之过急，否则会适得其反。

1. *手法治疗*　手法治疗的目的在于整复可能存在的关节微细错缝。拽出嵌入关节内的软组织，理顺撕裂的筋肉。对伤后短时间内即来就诊者，可施以整理手法，调整关节错缝和撕裂的筋肉，仅1～2次即可，不宜反复实施。常用的手法如下。

(1)掳挺法：术者将患侧腕部夹于腋下，掌心朝上，肘尖朝下，术者双手掌环握肘部，轻轻地向肘外上侧摇摆，同时灵活地做肘部向上掳挺1～2次，稍有错落处，可听到调整的响声。

(2)伸挺法：术者左手托患侧肘部，右手握患侧腕，先做适当范围的肘关节屈伸活动1次，使肌肉放松，待患肘处于半伸直位时，握患侧腕部的手一放顺势将前臂伸直，配合左手掌将患肘向上一挺伸，亦可听到响声，此时术者的手仍应扶持腕部，以防摆动。关节微细错缝矫正后，术者以两手掌环抱肘部，轻轻按压1～2分钟，有减轻疼痛的作用。

固定期间由于肿胀较明显，一般不用手法按摩。2～3周后，为了防止肘关节粘连，可应用轻柔的手法进行按摩。施行手法治疗时，动作要轻柔，切忌粗暴和过多的反复推拿和强力屈伸关节。

2. *中药治疗*　中药内服外用具有散瘀消肿，活血止痛、舒筋活络的功效。应用时宜根据扭挫伤的轻重、缓急、久暂、虚实辨证用药。

(1)外治法：急性扭挫伤局部瘀肿者，可选用消瘀止痛膏、双柏散或消炎散等外敷；肿痛消退后，可用上肢损伤洗方、海桐皮汤煎水熏洗。

(2)内治法：可按损伤早期和后期临床证候的不同辨证用药。

瘀滞证：损伤早期，肘部疼痛，弥漫性肿胀、瘀斑。局部压痛，肘关节功能活动受限。舌暗红或有斑点，脉弦紧。治宜散瘀消肿，方用活血止痛汤。肿痛甚者，可加服三七粉或七厘散；肘部肿痛灼热、口干苦者，可加金银花、蒲公英、天花粉。

虚寒证：多见于后期，肘部酸胀疼痛，劳累后疼痛加重，畏寒喜温。舌质淡、苔薄白，脉沉细。治宜温经散寒、养血通络，方用当归四逆汤加减。气虚者，可加黄芪、人参、白术；关节活动不利者，可加伸筋草、海风藤、威灵仙。

3. *手术治疗*　肘关节侧副韧带的损伤多见于尺侧副韧带的损伤，当尺侧副韧带完全断裂时，两断端之间多少存在裂隙，被动时肘外翻畸形明显，有时可见异常的侧向运动，甚至有小片撕脱骨折，此种情况宜采用手术治疗。手术修复侧副韧带，取肘关节内侧切口，常须切断前臂屈肌抵止点，将屈肌翻开显露尺侧副韧带进行修补或重建。亦有主张从内上髁至尺骨结节1cm之间劈开肌肉，显露尺侧副韧带的手术方式进行修补。术后屈肘石膏托固定2周后，改用颈腕带悬吊1～2周。

【预后】

本病如早期治疗，积极主动进行关节康复锻炼，预后良好。

第二节　肱骨外上髁炎

肱骨外上髁炎又称网球肘，是常见的肘部慢性劳损性疾病，属于中医学“筋伤”“筋痹”范畴。其临床主要特征是肱骨外上髁处，即在前臂伸肌总腱的起点部有疼痛和压痛。

【解剖学】

肱骨外上髁是肱骨外髁外上缘的骨性突起，有桡侧腕长、短伸肌，指总伸肌，小指固有伸肌和尺侧腕伸肌的肌腱在环状韧带平面形成腱板样的总腱附着，此处有微细的血管神经穿出，总腱起始部与肱桡关节、桡骨颈和环状韧带等组织密切接触。当做伸腕、伸指动作，屈肘，前臂旋转及肘内翻时，均有牵拉应力作用于肱骨外上髁。

【病因病机】

本病的发生可因急性扭伤或拉伤而引起，但临床上多见于慢性劳损。中医学认为是由于气血虚弱，血不荣筋，风寒湿邪侵袭而瘀阻经筋、流注筋肉关节而引起，属于劳损病变。

急性损伤者，常见于当前臂处于旋前位时，腕关节突然猛力背伸，致使前臂桡侧腕伸肌于强力收缩状，导致肌肉起点附着处因受强力牵拉而部分撕裂，骨膜下出血、血肿，继之渗出、粘连，局部纤维组织机化、钙化，从而导致骨质增生，形成筋束或筋结，对肌腱造成反复经常性刺激引发此病。

慢性劳损多见于长期从事某些特殊工作的中年人，如木工、瓦工，网球及乒乓球运动员。由于长期从事屈腕、旋转、伸腕、伸指的活动，肌肉长期劳累且经常处于紧张状态，使伸腕伸指肌腱起点受到反复牵拉刺激，引起肱骨外上髁处骨膜、滑膜和肌腱附着点的无菌性、慢性炎性变，渗出、粘连、产生疼痛。

因前臂伸肌总腱附着处有细小血管神经束从肌肉、肌腱深层发出，穿过肌筋膜或腱膜，然后穿过深筋膜达皮下，由于该处慢性肌腱筋膜炎，引起分布于外上髁神经束的绞窄，故出现疼痛。也有学者认为局部疼痛压痛的原因系伸肌总腱起点内部一处或多处的撕裂或重复扭伤的筋膜炎。又因前臂伸肌总腱起始部与肱桡关节、桡骨头和环状韧带等组织密切接触，极易并发肱桡关节内滑膜和关节外侧的滑囊的炎症，使肱桡关节滑膜或滑囊水肿、充血，关节内或囊内渗液增多，张力升高而产生症状。临床上将位于肱骨外上髁、环状韧带或肱桡关节间隙处的局限性压痛统称为肱骨外上髁炎，或称肘外侧疼痛综合征、肱桡滑囊炎等。

【临床表现】

肱骨外上髁炎多数为成年人，男女比例为3∶1，右侧多见，主诉肘关节外侧疼痛、无力，疼痛逐渐加重。

本病可由用力不当突然诱发。但多数起病缓慢，并逐渐出现方向性疼痛。肱骨外上髁敏感压痛，压痛点位于肱骨外上髁、环状韧带或肱桡关节间隙处，常有锐痛，患者握力减弱，前臂有无力的感觉。肘关节不肿，屈伸范围不受限。前臂旋转功能受限，握拳旋转时疼痛。如提热水瓶、拧毛巾，甚至扫地等动作时均感到疼痛乏力。严重者，夜间疼痛。约有1/3的患者可出现疼痛向上臂、前臂及腕部放射，而影响肢体活动，但在静息时一般多无症状。检查肱骨外上髁部多不肿胀，或肿胀不明显，较重时局部可有微热，病程长者偶有肌萎缩，肘关节伸屈旋转功能虽正常，但做抗阻力的腕关节背伸和前臂旋后动作可引起患处疼痛，指示病变在伸腕肌的起点。严重者局部呈现高突。将患者患侧肘关节稍屈曲，手握掌腕关节强度掌屈，做前臂旋前、伸直肘的活动可引起肱骨外上髁处疼痛，即密耳(Mill)试验阳性。

肱骨外上髁炎X线检查常显正常，有的可见肱骨外上髁处骨质密度升高或其附近可见浅淡钙化斑，病史长的病例偶可见骨膜反应。

【辅助检查】

X线检查：常显示正常，有的可见肱骨外上髁处骨质密度升高或其附近可见浅淡钙化斑，病史长者偶可见骨膜反应。

【诊断及鉴别诊断】

1. 诊断

(1)症状：多数起病缓慢，肘关节外侧疼痛，疼痛逐渐加重，握拳旋转时疼痛明显。如提热水瓶、拧毛巾，甚至扫地等动作时可感到疼痛，部分患者可出现疼痛向上臂、前臂及腕部放射；前臂有乏力感。

(2)体征：肱骨外上髁部多不肿胀或肿胀不明显，较重时局部可有微热，病程长者偶有肌萎缩；肱骨外上髁敏感压痛，患者握力减弱；前臂旋转功能受限；密耳(Mill)试验阳性。

(3)影像学检查：肘关节正侧位X线片检查未见异常，或可见肱骨外上髁处骨质密度升高或其附近可见浅淡钙化斑。

2. 鉴别诊断

(1)神经根型颈椎病：神经根型颈椎病可出现上肢的疼痛感觉，但同时伴有颈部疼痛、活动受限，甚则出现上肢的窜痛、窜麻感，椎间孔挤压征阳性、臂丛神经牵拉征阳性，肘部及前臂背侧近端无压痛点，Mill试验阴性。

(2)旋后肌综合征：肱骨外上髁炎和旋后肌综合征均有肘部及前臂背侧近端局部持续疼痛，但旋后肌综合征压痛点在桡骨小头背外侧而不是在肱骨外上髁。另外，本病垂指而不垂腕，伸拇指、伸其余各指或外展拇指减弱或无力，手指呈垂指状，掌指关节不能伸直呈屈曲45°。神经肌电图检查可提示前臂骨间背侧神经受累。

【治疗】

本病主要采用非手术治疗，手术方法很少应用。急性发作期间患肢应适当休息和制动。手法按摩理筋、中药外用内服、局部封闭及针刀松解等治疗措施，其综合治疗效果比较满意。

1. 手法治疗

(1)拨法配合摇揉法：患者坐位或仰卧位，医者站立患侧，左手握患者上臂桡侧，拇指在上、余指在下，右手握腕部，操作时两手配合，先上下抖动，左右翻转，左手边拨边向下移，至肘部时稍加力量，达腕部时重揉几下，可重复1～2次。情绪较紧张者，继用摇揉法，左掌托患肘，拇指轻揉桡侧筋，右手握其腕摇肘，反正方向各数次，屈伸，旋前、旋后亦各数下，均在无痛下进行。

(2)拨筋法：患者坐位或仰卧位，医者一只手握腕，另一只手拇指放于伸肌总腱部，两手配合，做屈伸旋扭肘关节动作5～7次。然后用拇指在肱骨外上髁下方寻找痛点，并用力由外向肘窝部推挤，拨动肌筋，松解桡侧腕伸肌的附着点。

(3)弹筋法：患者坐位或站立位，屈肘。医者一只手握腕，另一只手拇、示指相对呈钳形，提弹肘桡侧深、浅诸筋，先弹深层再弹浅层，各2～3次，再用掌根轻揉几下。

(4)扳法：适用于组织粘连，前臂旋前、伸肘功能受限之患者。医者站立于患肘外侧，一只手握肘背侧固定，另一只手握腕，屈腕屈肘，前臂旋前位，做肘屈伸摇动数次，腕部手顺势向伸肘方向扳，常闻响声。

2. *中医辨证施治*　中药内治遵循辨证论治原则，分型施治。

(1)风寒阻络证：肘部酸痛麻木，屈伸不利，遇寒加重，得温痛缓。舌苔薄白或白滑，脉弦紧或浮紧。治宜祛风散寒、通络宣痹，方用蠲痹汤加减。

(2)湿热内蕴证：肘外侧疼痛，有热感，局部压痛明显，活动后疼痛减轻，伴口渴不欲饮。舌苔黄腻，脉濡数。治宜清热除湿，方用加味二妙散等。

(3)气血亏虚证：起病时间较长，肘部酸痛反复发作，提物无力，肘外翻时疼痛，喜按喜揉，兼有少气懒言，面色苍白。舌淡、苔白，脉沉细。治宜补气补血、养血荣筋，方用当归鸡血藤汤加黄芪、桂枝等。

3. *中药外治法*　外伤者用活血散用酒调敷患处，或用散瘀和伤汤煎水熏洗患处，气血亏虚者以五加皮汤煎水熏洗，伴有风寒湿邪者以八仙逍遥汤煎水熏洗。局部亦可选用跌打万花油、正红花油等活血止痛药物涂搽。或选用奇正消痛贴、骨通贴膏、正伤康复膏外贴患处。

4. *封闭疗法*　若病程数月，局部有中度至重度压痛，建议采用局部封闭治疗。可用复方倍他米松1ml，加1%～2%利多卡因2ml混合后，注入最痛的部位且深达筋膜，每周1次，可重复2～3次，但应注意有糖尿病、严重高血压及心脏病患者属局部封闭疗法禁忌证。

5. *小针刀治疗*　对症状严重的肱骨外上髁炎患者，可采用小针刀松解治疗。小针刀松解应在严格的无菌操作下进行，局部麻醉，患者伸肘位，术者左手拇指在桡骨结节处将肱桡肌扳向外侧，小针刀沿肱桡肌内侧缘平行肌纤维方向刺入，直达肱桡关节滑囊和骨面，然后纵行朝肱骨外上髁方向疏通剥离数刀，拔除针刀后，无菌敷料覆盖针孔，常可获得一定的疗效。

6. *针灸疗法*　可起舒筋活络止痛的作用，作为肱骨外上髁炎综合疗法的一种治疗手段，有较好的效果。取尺泽、阳溪、曲池等穴，或以痛为腧，周围取穴，强刺激，每日或隔日1次，或用梅花针叩打患处，再加拔火罐，每3～4天1次。

7. *练功疗法*

(1)云手：下肢横跨同肩宽，上肢放松，以健侧带动患侧，两臂交替做云手动作，如此反复练习，逐步加大肩、肘关节活动范围，先做小云手，待疼痛减轻后，再做大云手。每次练功十数次。

(2)砍肘：两足平立，肩肘放松，两手握拳，示指伸直，屈肘交臂于前胸，然后两臂用力向两侧弹出如砍物状，复又迅速收回交臂于胸前，掌心向上，斜向外上方，迅速弹出展开，收回胸前，手心翻转朝下，迅速向两侧下方用力划出，收回胸前。换右弓箭步，上下交替，左右同姿，每侧做数次或十数次。

8. *手术治疗*　肱骨外上髁炎多能非手术治疗而治愈，一般无须手术治疗。对症状特别严重、病程长、反复发作、症状顽固者，可考虑手术治疗。手术方法主要是为一种伸肌总腱起点部微小血管神经剥离切断术。如果伴有肱桡滑囊炎或肱桡关节滑膜炎者，可行滑囊切除，环状韧带部分切除术，以及近侧半肱桡关节滑膜切除术。术后用石膏托屈肘固定2周，然后逐渐行肘关节功能锻炼。

【预后】

肱骨外上髁炎经积极治疗，一般预后良好，须注意平素避免可引起前臂伸肌群牵拉的动作以免症状复发。

第三节　肱骨内上髁炎

本病又称高尔夫球肘，与肱骨外上髁炎相对应，位于肘关节的尺侧。

【解剖学】

肱骨内上髁是肱骨干骺端与滑车之间偏内侧的骨性隆起，为桡侧腕屈肌、掌长肌、指浅屈肌、尺侧腕屈肌和旋前圆肌的起始部，除尺侧腕屈肌为尺神经支配外，其余各肌均为正中神经所支配。该髁背面与肱骨滑车之间有尺神经沟，沟内有尺神经通过。

【病因病机】

肱骨内上髁是前臂屈肌总腱附着点，由于长期劳累，腕屈肌起点反复受到牵拉刺激，引起肱骨内上髁肌腱附着处慢性损伤而产生的无菌性炎症；或是在跌仆受伤时，腕关节处于背伸，前臂处于外展旋前姿势时引起肱骨内上髁肌肉起点的撕裂，伤后的血肿，炎性肌化、粘连或钙化；或因外伤引起的肱骨内上髁处走行的血管神经束或尺神经发出的皮支受压所致。

【临床表现】

因长期劳累引起者，起病缓慢，初起时在劳累后偶感肘内侧疼痛，日久则加重，疼痛可向上臂及前臂尺侧腕屈肌放射。尤其在前臂旋前和主动屈腕时疼痛明显。肢体功能受限表现为屈腕无力。

因直接碰撞伤引起者，以疼痛为主，肱骨内上髁可有红肿，前臂旋前受限、屈腕受限。

对外伤引起合并肘部创伤性尺神经炎者，出现前臂及手的尺侧疼痛、麻木，环指及小指的精细动作不灵活，严重者可出现尺神经支配的肌力减弱。

检查时，做抗阻力的腕关节掌屈和前臂旋前动作可引起患处疼痛，旋臂伸腕试验阳性。

【辅助检查】

肘关节正侧位X线检查多属阴性，只是在晚期可见骨膜增生或局部钙化。

【诊断及鉴别诊断】

1. 诊断

(1)症状：起病缓慢，初起时在劳累后偶感肘内侧疼痛；前臂旋前和主动屈腕时疼痛明显，屈腕无力。合并肘部尺神经炎者，出现前臂及手的尺侧疼痛、麻木，环指及小指的精细动作不灵活，严重者可出现尺神经支配的肌力减弱。

(2)体征：肱骨内上髁局部可有肿胀、压痛，做抗阻力的腕关节掌屈和前臂旋前动作可引起患处疼痛，旋臂伸腕试验阳性。

(3)影像学检查：为阴性，或可见骨膜增生、局部钙化。

2. 鉴别诊断

(1)肘关节创伤性骨关节炎：为退行性疾病，多见于中年以上的患者。是由于肘部长期紧张用力所致局部疼痛不适，不限于一侧，晨起或屈肘支撑时症状明显，肿痛无力，屈伸时可闻及“咿扎”声。X线片可见关节间隙狭窄，脱钙，骨边缘硬化，有游离体。

(2)肘关节尺侧副韧带损伤：外翻应力常伤及尺侧副韧带的前束及后束，合并滑膜损伤，关节肿胀，内侧间隙压痛，伸肘屈肘外翻痛阳性。X线片可见关节间隙增大。

(3)肘管综合征：常见于肘外翻，或肱骨内髁部骨折的患者，以逐渐出现患侧尺神经支配区感觉减退为主证。是一种因肘外翻、肘内髁部畸形，导致尺神经在尺神经沟部长期受压、摩擦引起炎症而诱发的尺神经麻痹。出现手尺侧及尺侧一个半手指感觉异常、感觉减退，甚至感觉消失，病人常诉环指、小指麻木不适，患手精细动作障碍。

【治疗】

本病以非手术治疗为主，手法按摩理筋、中药外用内服、局部封闭、小针刀疗法、针灸，或口服非甾体类消炎镇痛药物以及理疗等可取得良好的效果。

1. 手法治疗

(1)屈伸旋转法：先在肘部痛点及其周围做揉摩手法，共3～5分钟，然后医者一只手托住患肘的内侧，另一只手握住患肢的腕部，先伸屈肘关节数次，再将肘关节快速屈曲数次，并同时做旋转活动。如直肘旋后位，快速屈曲同时旋前；直肘旋前位，快速屈曲同时旋后，各做3～5次。

(2)弹拨法：患者坐位，医者立或坐于患者前方，左手臂托起患肘至患肩外展90°，手放于肩后备用；右手靠近腋窝部弹筋，先分清赤白肉际，准备弹筋。其次探明麻筋，用拇、示指将条索状物嵌入两指之间，将嵌入的麻筋如操持弓弦，迅速提放，一般弹3次左右，患者可感到有电传感。

2. 中医辨证施治　中药内治遵循辨证论治原则，分型施治。

(1)血瘀气滞证：有明显外伤史。肘内侧部刺痛，痛点固定、拒按，活动痛甚。舌质暗红或有瘀斑、苔薄黄，脉弦涩。治宜活血祛瘀、通络止痛，方用舒筋活血汤、活血舒筋汤之类。

(2)筋脉失养证：有经常性握拳、抓物、提物等动作史。肘内侧部隐隐疼痛，时轻时重。劳累加重，休息减轻，患肢乏力。舌质淡、苔白薄，脉弦细。治宜养血壮筋，方用壮筋养血汤加鸡血藤。

3. 中药外治法　瘀血阻滞，局部刺痛者，可外敷消瘀止痛药膏，或用活血散、消炎散用酒调敷。一般情况可选用奇正消痛贴、天和骨痛膏贴敷。血不荣筋者可用五加皮汤煎水熏洗。

4. 局部封闭　患者仰卧位，肩外展，屈肘90°，轻轻地做前臂旋后动作，在肱骨内上髁尖部的前侧触及明显的压痛点，即在旋前圆肌及桡侧腕屈肌的止点处，用复方倍他米松1ml，加1%～2%利多卡因2ml，做局部痛点封闭，注射时最好避开肱骨内上髁前下方的前斜韧带。

5. *针刀治疗* 对症状严重反复发作或触及硬结者，可选用针刀治疗。无菌操作下，触及内上髁最明显痛点，经痛点阻滞后，在进阻滞针处进针刀，刀口线与屈肌纤维走向平行，垂直皮面进针刀直达骨面纵行剥离2～3刀，横行推移松解2～3次，若有硬结，行切开剥离。操作时必须避免损伤尺神经，特别应注意检查是否存在有尺神经先天性前置异常，若有应推开尺神经。只要针刀于内髁处旋前圆肌与桡侧腕屈肌的起点处刺入，一般不会损伤重要组织，此处也是本病的关键病变所在，在此处剥离2～3刀常可起到良好效果。

6. *手术治疗* 肱骨内上髁炎施行手术治疗很少应用，一般情况下患者多不易被接受。症状严重反复发作者可选择手术治疗。取与内髁相平行的切口，进入皮下注意勿伤及前臂皮神经，手术的方法是剥离肱骨内上髁附着的屈肌总腱，局部有血管增生纤维化的病灶可适当切除，但术中应注意不得伤及深层的尺侧副韧带的前斜束，以免引起肘关节医源性不稳定。

【预后】

一般预后良好，但平素应注意避免使前臂屈肌总腱受到过度的牵拉动作，如尽量避免前臂旋前和屈曲动作，对本病的治疗和预防复发有重要意义。

第四节 尺骨鹰嘴滑囊炎

尺骨鹰嘴滑囊炎是指肱三头肌腱附着于鹰嘴处的两个滑液囊，因外伤而引起充血、水肿和渗出、囊内积液为特征的外伤性劳损性病变。本病常见于矿工、学生，故又称矿工肘、学生肘等。尺骨鹰嘴的两个滑液囊，不与关节相通。一个在肱三头肌腱与鹰嘴突之间，另一个在肱三头肌腱与皮肤之间，后者最易受伤致损。

【病因病机】

本病可因急性损伤和慢性损伤所致。急性损伤后，滑液囊出现充血，水肿和渗出液增加，渗出液常为血性；慢性损伤者多因肘部长期摩擦或碰撞，而引起两个滑液囊渗液、肿胀等变化。滑液囊受慢性刺激囊壁肥厚，囊腔内绒毛样形成，偶有钙质沉着。

【临床表现】

主要表现为鹰嘴部呈囊腔性肿物，直径在2～4cm，无疼痛，或疼痛不重。急性损伤后，由于大量血性浆液渗出，可出现局部红肿，皮温稍高，有压痛，渗液多时可有波动感，关节活动不利，逐渐形成圆形包块。其软硬程度与囊内积液的多少有关。慢性滑液囊炎为渐起，常为多次损伤后偶然发现，肿物在尺骨鹰嘴下，多为圆形或椭圆形，可有波动。

【辅助检查】

肘关节X线检查或可见钙化阴影。尺骨鹰嘴结节变尖。

【诊断】

1. *症状* 肘后鹰嘴部囊性肿物，无疼痛，或疼痛不重。

2. *体征* 囊性肿物边界清晰，与皮肤无粘连。急性损伤后可出现局部红肿，皮温稍高，有压痛，可有波动感，关节活动不利，逐渐形成圆形包块。慢性滑液囊炎为渐起，多为圆形或椭圆形，可有波动感。

3. *穿刺检查* 囊内可抽出血性液体或无色清亮黏液，应无阳性细菌培养结果。

【治疗】

本病以非手术治疗为主。注意避免肘后部长期摩擦或碰撞，以减少对鹰嘴滑液囊的不良刺激，对防治本病的发生、发展和复发都有重要意义。

急性炎症期宜采用颈腕带悬吊患肢，或用屈曲上肢杉树皮托板固定患肢1～2周。

1. *手法治疗* 慢性滑液囊炎渐起，尺骨鹰嘴下肿块呈圆形或椭圆形，囊壁较薄、质软，可有波动，且囊内滑液稀薄，可用挤压手法，先伸肘后屈肘，借助滑液的液压将囊壁压破，并驱散滑液，外敷中药，局部加压屈肘固定1～2周，颈腕带悬吊，囊壁多可粘合，效果较好。

2. *针刀治疗* 若病程年久，滑液囊炎肿块经久不消，囊壁肥厚，很难被挤破者，可在无菌条件下，用针刀对准滑囊液体最突起之处刺入，驱散滑液后加压包扎固定；或用较粗的注射器针头对准滑囊体最突起之处刺入抽尽积液，同时可注入醋酸泼尼松龙25mg加2%利多卡因2ml，术后肘部用软垫加压包扎。

3. *中医辨证施治* 中药辨证治疗可起到消肿止痛、活血通络的作用，有助于促进囊内渗出液的吸收，减少分泌，从而减轻症状甚至消除滑囊的炎症。主要是按其气血虚实辨证用药。

(1)血瘀气滞证：肘关节外后方及尺骨鹰嘴上方有条索状肿胀、质软，有波动感，肘关节自主运动有一定范围受限，被动活动疼痛加剧。舌质红、苔薄，脉弦数。治宜活血祛瘀、消肿止痛，方用舒筋活血汤、活血舒筋汤。

(2)气虚血瘀证：肘关节外后方及尺骨鹰嘴处呈半球形肿胀，按之坚韧，肘关节功能活动不利及疼痛。舌质淡、苔薄，脉弦细。治宜补气活血通络，方用补阳还五汤加姜黄、鸡血藤、丹参等。

(3)湿毒蕴结证：局部红肿，皮温增高，压痛有波动感，关节活动不利，伴有发热口渴引饮。舌红苔黄、脉数。治宜清热解毒，方选用五味消毒饮、黄连解毒汤、普济消毒饮、加味二妙散。

4. *中药外治法* 急性损伤所致者外敷消瘀止痛膏或消炎散，局部红肿者外敷如意金黄散，经久不愈者外敷活血散，穿刺抽液后可用云南白药调敷于患处。慢性发病者可用奇正消痛贴敷贴，或用海桐皮汤煎水熏洗。

5. *手术治疗* 若已并发有感染者，应给予切开引流，感染后滑囊切开者，伤口愈合后囊壁多可黏合不再复发，如果能在切开引流并同时行囊壁刮除术者，则复发的可能性更小。对病程长，囊肿大，触之硬韧，严重影响肘后部支撑用力，或经非手术治疗后反复复发者，可考虑手术彻底切除滑囊。

第五节 旋后肌综合征

旋后肌综合征系指桡神经深支，即骨间背侧神经在进入旋后肌处被卡压，产生部分神经支配肌肉肌力减弱及麻痹等为主的综合病症，临床上较为常见，又称前臂骨间背侧神经卡压综合征、桡神经卡压旋后肌综合征、旋后肌腱弓卡压综合征等。

【解剖学】

旋后肌起于肱骨外上髁、尺骨外侧缘上部旋后肌嵴，肌束向外下，止于桡骨前面的上 1/3，肌束分浅、深两层，深层近侧缘为腱性组织呈弓状，称旋后肌腱弓，又称 Frohse 腱弓。桡神经在肱骨中下 1/3 段紧贴肱骨，在肘关节上约 3cm 处分为浅支和深支。浅支主要为感觉纤维，分布在前臂远端桡侧及桡背侧，常有分支发出支配桡侧腕短伸肌。深支进入旋后肌腱弓，即骨间背侧神经，均为肌支，支配的肌肉有旋后肌、指总伸肌、小指固有伸肌、尺侧腕伸肌、拇长展肌、拇短伸肌、拇长伸肌及示指固有伸肌。

【病因病机】

常见的病因是在日常生活和劳动中肘关节旋转活动过多，特别多见于运用前臂反复做旋转动作的职业人员，如举重、木工、理发等，因反复牵拉旋后肌而致肌肉损伤变性，旋后肌腱弓增生肥厚，直接压迫骨间背侧神经产生症状。此处如发生脂肪瘤、血管瘤、腱鞘囊肿等占位性病变，亦可造成骨间背侧神经功能障碍。肘关节病变或损伤，如类风湿关节炎、炎性肿胀、孟氏骨折、桡骨头骨折或脱位，以及局部软组织损伤，使其旋后肌腱弓口处形成的瘢痕粘连或压迫等，皆可引起本病。

旋后肌腱弓容纳神经间隙有限，前臂骨间背侧神经在此只有很少的活动余地。由于慢性劳损旋后肌腱弓增厚，或局部肿物的压迫，使前臂骨间背侧神经在变窄小的旋后肌腱弓处受压，神经近端粗大，呈假性神经瘤变化，受压神经苍白、变扁、有压痛，腱弓处遗有压迹，腱弓以下神经外膜水肿和纤维变性，轴束一般无变化，一般切开腱弓松解神经后，病变可逆转，神经功能可恢复。

中医学认为本病多因外伤劳损，瘀滞肘部，经络受阻，掣引肢节，以致疼痛麻木；或因冒雨涉水，居所潮湿，风寒湿邪侵袭，客于肘部为病。

【临床表现】

骨间背侧神经麻痹发病多缓慢，主要表现为该神经支配的肌肉的肌力减弱或麻痹。本病的特征是垂指而不垂腕，肌肉麻痹而感觉正常。早期为前臂背侧近端局部持续疼痛，无放射感，在前臂活动时疼痛稍有缓解，静息时反而加重，常有夜间痛醒史。伸拇指、伸其余各指或外展拇指减弱或无力，手指呈垂指状，掌指关节不能伸直呈屈曲 45°，尺侧腕伸肌和桡侧腕伸肌受累时，伸腕力弱且桡偏。压痛点可在桡骨小头背外侧明显地被找到，即相当于旋后肌腱弓压迫骨间背侧神经的体表投影处，重压可引起远端疼痛加剧，或可触到条索状肿物。在伸肘位做伸中指抵抗试验或前臂旋后抵抗试验时，可诱发肱骨外髁内下方疼痛加剧。晚期可见前臂伸肌群萎缩，前臂骨间背侧神经所辖肌肉部分或全部肌肉的不完全性瘫痪或完全性瘫痪。

【辅助检查】

肌电图检查示伸拇、伸指肌有不同程度震颤、神经传导速度减慢。X线检查则难以确定肘关节附近及软组织损伤。

【诊断及鉴别诊断】

1. 诊断

(1)症状：前臂背侧近端局部持续疼痛，无放射感，在前臂活动时疼痛稍有缓解，静息时反而加重，常有夜间痛醒史。

(2)体征：桡骨小头背外侧压痛，或可触到条索状肿物。垂指而不垂腕，伸拇指、伸其余各指或外展拇指减弱或无力，手指呈垂指状，掌指关节不能伸直呈屈曲45°。在伸肘位做伸中指抵抗试验或前臂旋后抵抗试验时，可诱发肱骨外髁内下方疼痛加剧。

(3)肌电图检查：可提示前臂骨间背侧神经受累。

2. 鉴别诊断　本病需要与肱骨外上髁炎相鉴别。肱骨外上髁炎疼痛和压痛在肱骨外上髁，比较局限。旋后肌综合征系前臂骨间背侧神经受累，疼痛沿着桡神经向上臂和前臂放射，压痛位于前臂近端背侧旋后肌腱弓处，前臂旋后时肘部痛，而肱骨外上髁炎前臂旋前时肘部疼痛明显。此外，伸肘中指抗阻力试验有助于诊断。肱骨外上髁炎无伸拇功能受限与各掌指关节功能障碍。

【治疗】

本病早期宜采用非手术疗法治疗，急性期患肢适当制动，避免前臂做过度的旋转动作。中医手法理筋、中药内服外用，以及醋酸泼尼松龙局部封闭等治疗，可获得较好的疗效。

1. 手法治疗

(1)痛点分筋法：于疼痛部位，术者将拇指放置筋结之上，深压着骨，稳力分筋2～3次。可重复1次。

(2)屈肘旋转法：术者左掌托患肘，右手握患腕，屈肘旋前、旋后各20次，可重复1次。

(3)捏拿伸肌法：术者双手拇指置患臂掌侧，四指置患臂桡骨掌面，依次自上而下捏拿旋后肌、指总伸肌、小指固有伸肌、拇长伸肌、拇短伸肌、拇长展肌等伸肌群，手法用力要均匀，使患臂感到轻松自如。

(4)捋顺法：术者一只手握患肢手部，另一只手以手掌着力于患肢，做上下方向来回捋顺，以透热为度，起到捋顺筋脉、通经活血、缓解软组织痉挛的功效。

2. 中医辨证施治　内服西药可选择应用非甾体类消炎药和神经营养药，中药应辨证施治。

(1)瘀滞证：有急性损伤史，肘外侧及前臂近端伸肌群处疼痛、肿胀、灼热、活动痛甚，压痛或触及有肿物。舌红、苔薄黄，脉弦滑或弦细。治宜活血化瘀、消肿止痛，方用和营止痛汤等。

(2)虚寒证：有反复多次劳损史，肘外侧及前臂近端伸肌群处轻度肿胀、疼痛、压痛，劳累后疼痛加重，休息后减轻。手背麻木，手指无力。舌淡、苔薄白，脉沉细。治宜活血止痛、温经通络，方用当归四逆汤加减。

3. 中药外治法　有瘀肿者，可外敷消肿止痛膏，后期用海桐皮汤熏洗。

4. 封闭疗法　用复方倍他米松1ml，加利多卡因2～4ml，在肱桡关节下外侧压痛点明显并产生向前臂外侧放射痛行痛点封闭治疗。

5. 练功疗法

(1)可用旋转屈伸、翻掌运臂等练功方法。

(2)屈肘前后：运用于肘部、腕、腰腿部，先左弓箭步，左臂屈肘上提，拳停于眼前，右拳屈肘向后，停于髋关节后，眼看左拳心，换右弓箭步，左右同姿。

(3)屈肘上下：适用于肘颈部。正位，右手掌上举过头，掌心朝天，指尖向左，左手掌下按，掌心向下，指尖朝前；左手移背后下按，指尖朝后，右肘屈曲，手抱枕颈，头向后抬，手向前按，二力相争，背后五指翻转摸背。左右同姿。

6. 手术疗法　如出现明显的神经卡压症状，神经麻痹症状较重，经非手术治疗症状无改善或局部可触及明显包块者，经临床检查和肌电图检查，确有前臂骨间背侧神经卡压者，应考虑手术治疗。手术主要是将旋后肌腱弓卡压骨间背侧神经处切开，使神经充分解压。若探查发现有占位性病变，应同时予以切除。

【预后】

本病如早期治疗，预后良好。

第六节　旋前圆肌综合征

旋前圆肌综合征系指正中神经走行在前臂位于旋前圆肌平面受卡压后出现的该神经所支配的肌肉运动功能障碍为主的综合征。

【解剖学】

从肘窝至前臂上段，正中神经在肱二头肌腱膜下穿过，并在旋前圆肌肱骨头（浅头）和尺骨头（深头）之间的腱弓下穿越进入前臂，继而经过指浅屈肌的纤维弓状缘，在指浅屈肌与指深屈肌之间下降，进入腕管。本病是正中神经在肱二头肌腱膜、旋前圆肌腱弓和指浅屈肌腱弓为一侧，前臂深部屈肌与筋膜为另一侧，在两侧中间受到卡压，主要的卡压点在旋前圆肌腱弓和指浅屈肌腱弓处。

【病因病机】

急性损伤使局部瘢痕形成，慢性劳损使腱弓纤维化变得硬韧或异常纤维带及局部肿物，前臂骨折等均可压迫正中神经。当前臂旋后时，肌肉的腱性组织或纤维束带更紧张，正中神经压迫更明显；当前臂旋前时，正中神经往往被旋前圆肌的尺骨头抬起，亦可造成正中神经被肌腱弓所扭曲、卡压。旋前圆肌综合征临床上常见的原因如下。

1. *急性损伤*　可为前臂的掌侧面直接受到外力的损伤，或跌仆时，手掌撑地而前臂处于旋前位，伤后治疗不及时或不彻底，使得该处软组织发生纤维化或腱性组织变得坚韧。

2. *慢性劳损*　多见于前臂反复剧烈旋前工作的职业和活动，由于长期用力屈肘、前臂用力旋前，或用力屈腕、屈指，使得前臂所司屈肘、屈腕、屈指及前臂旋前之诸肌群反复受累而损伤，继之腱性组织变得坚韧或呈纤维化，而致正中神经在前臂近端受压。

3. *发育异常*　如旋前圆肌肥大，旋前圆肌腱弓至指浅屈肌腱弓之间的异常纤维束带等。

4. *其他*　如脂肪瘤、腱鞘囊肿等局部软组织的肿物，以及前臂骨折等。

【临床表现】

前臂可有不同程度的外伤史或劳累史，起病不一，任何年龄段均可发病，无明显性别差异，单侧发病多见，故常易被忽视。前臂近端疼痛为患者发病早期主要的临床症状，呈持续性疼痛但有间断性加重，疼痛时与肢体位置变化或静息有关，可有夜间痛醒史。患者常不能用患肢的拇指、示指握笔写字或用筷子夹菜吃饭。

临床检查可在前臂肘窝下 2～4 横指处（相当旋前圆肌下缘）可触及硬感或硬结，局部压痛明显，疼痛向远端放射，伸肘时抗前臂旋前和屈腕肘疼痛加重，正中神经支配的手内在肌无力，轻者拇指、示指或其他手指远侧指间关节屈曲力量减弱，重者不能屈曲，甚至出现远侧指间关节过伸，而近侧指间关节屈曲增加，手部皮肤感觉无异常。

【辅助检查】

肌电图检查提示有神经传递速度减慢，拇长屈肌、示指和中指的指深屈肌，以及旋前方肌有肌纤维震颤。

【诊断及鉴别诊断】

1. 诊断

（1）症状：前臂近端疼痛，与肢体位置变化或静息有关，患者常不能用患肢的拇指、示指握笔写字或用筷子夹菜吃饭。

（2）体征：前臂肘窝下 2～4 横指处（相当旋前圆肌下缘）可触及硬感或硬结，局部压痛明显，疼痛向远端放射，伸肘时抗前臂旋前和屈腕肘疼痛加重，可有夜间痛醒史。拇指、示指或其他手指远侧指间关节屈曲力量减弱，重者不能屈曲。

（3）肌电图检查：提示正中神经受累。

2. 鉴别诊断

（1）腕管综合征：桡侧 3 个半指掌侧及其中、远节背侧的皮肤麻木、疼痛，夜间加重，可有痛醒史，醒后行甩手或搓手等活动后好转，病变严重者可发生鱼际肌萎缩，拇对掌功能受限，手部无力。叩诊试验：检查者轻叩腕部正中神经，可有放射至手部的刺痛感。屈腕试验：患者两肘搁在桌上，前臂与桌面垂直，两腕掌屈，1 分钟后麻痛症状加剧即为阳性。

（2）前臂骨间掌侧神经综合征：两者均有前臂近端掌侧疼痛，但前臂骨间掌侧神经综合征可出现拇长屈肌和示、中指的指深屈肌功能障碍。当拇长屈肌完全瘫痪时，表现为屈拇指末节功能障碍，示、中指末节屈曲运动乏力，不能做拇指与示指的指甲对指甲的持物动作，出现骨间掌侧神经瘫痪的典型的“捻指”征。

（3）胸廓出口综合征：可有手部发麻或疼痛，但不局限于正中神经区，较多的在患手尺侧，患肢往往同时伴有血管受压，可出现上肢血管症状，如手指发冷、发绀、桡动脉搏动较另一侧减弱。X 线检查示有颈肋等，可资鉴别。

（4）肱骨外上髁炎：肘关节外侧疼痛，疼痛逐渐加重，握拳旋转时疼痛明显。前臂近端背外侧，肱骨外上髁处有明显的压痛点，比较局限。患者握力减弱，前臂旋转功能受限，密耳（Mill）试验阳性。

【治疗】

急性发作期应适当休息，必要时对患肢予以制动，用上肢屈曲形杉树皮托板或石膏托固定，置患肢屈肘前臂中立位 2～3 周。平时应注意避免做前臂过度的旋转动作。中医手法理筋、中药外用内服、旋前圆肌局部痛点封闭等可取得良好的效果。若无效，局部可触及硬结或确有肿物压迫者，需做手术探查。

1. *手法治疗*　早期手法以点穴止痛、松解挛缩、预防粘连为主；后期宜采用分筋、揉捏的疏通经络气血为目的。

(1)点穴推经法：患者坐位，医者一只手托患臂，以另一只手拇指沿手厥阴心包经、手太阴肺经、手少阴心经依次推理 3～5 遍。然后用拇指点按曲泽、尺泽、少海、郄门、内关、大陵、列缺、鱼际、少商等穴。

(2)分筋法：医者以一只手拇指在患肢前臂掌侧近端旋前圆肌痛点处拨动，痛点处有筋结者施以分筋手法，沿旋前圆肌纤维走行方向在筋结之上进行自上而下的稳力分刮数次。

(3)滚法和揉法：用滚法和揉法两种轻手法沿前臂掌侧上下往返交替轮流使用 3～5 遍。

(4)擦法：用擦法沿正中神经和旋前圆肌在前臂投影区的前臂掌侧面用擦法来回往返数次，以透热为度。

2. *局部封闭*　可在正中神经进入旋前圆肌处行局部封闭，注射利多卡因 2～4ml 加醋酸泼尼松龙 25mg，每周 1 次，共 2～3 次。应避免将醋酸泼尼松龙直接注入神经内。

3. *药物治疗*　可参考本章第五节“旋后肌综合征”的相关内容。

4. *其他疗法*　针灸、理疗等治疗可获一定效果。

5. *手术治疗*　对症状严重局部可触及硬韧肿物或反复发作的患者，宜施行手术治疗。手术切断卡压腱弓或纤维带，松解正中神经周围粘连，必要时做神经松解，疗效多较满意。

【预后】

本病如早期治疗，预后良好。晚期疼痛减弱或有所缓解，但手部的大鱼际肌和前臂屈侧肌群相继出现肌萎缩，肌力明显减弱甚至部分肌肉肌力丧失。

第七节　骨间掌侧神经综合征

骨间掌侧神经综合征是正中神经的一个分支，即骨间掌侧神经被指浅屈肌上缘的腱弓或纤维束带卡压而引起它所支配肌肉肌力减弱和麻痹为主的综合病症。

【解剖学】

正中神经在前臂的分支有肌支、掌支和骨间掌侧神经，骨间掌侧神经是正中神经最大的分支，又称骨间前神经，是一根纯粹的运动支，从旋前圆肌远侧缘处的正中神经后侧发出，支配拇长屈肌，示指、中指的指深屈肌和旋前方肌，无皮肤感觉神经纤维。示指、中指的指深屈肌和旋前方肌可有尺神经的双重支配，拇长屈肌则单受骨间掌侧神经支配，故该神经一旦受压，则拇长屈肌受累的程度较为严重。

【病因病机】

外伤和劳损是本病的重要发病原因。外伤主要见于骨折，如桡骨小头骨折、脱位，肱骨髁上骨折，尺骨上段骨折合并桡骨头脱位等，以及局部钝性挫伤都可发生此病。慢性劳损与前臂反复强烈旋转有关，如打网球、提重物等慢性积累性劳损所致。此外风寒湿邪的侵袭可诱发急性发病。以上因素引发指浅屈肌腱弓增生肥厚，造成骨间掌侧神经在此处被硬韧的腱弓所压。其他因素有局部肿块，异常血管等直接压迫所致。

受压神经部的远侧可以出现神经外膜水肿和纤维变性，而神经轴索一般保持完整。

【临床表现】

前臂近端掌侧疼痛，继而出现拇长屈肌和示、中指的指深屈肌功能障碍，旋前方肌一般也发生功能障碍。当拇长屈肌完全瘫痪时，表现为屈拇指末节功能障碍，示、中指末节屈曲运动乏力，不能做拇指与示指的指甲对指甲的持物动作，出现骨间掌侧神经瘫痪的典型的“捻指”征(Pinch-Grip 征阳性)，即拇、示指捏物时，拇指掌指关节稍屈曲，指间关节过伸；示指近侧指间关节高度屈曲，远侧指间关节过伸，指腹触及拇指指腹的近侧半。屈肘时可发现旋前方肌无力，做患侧前臂旋前对抗试验或拇、示、中指末节屈曲对抗试验可诱发疼痛。

当拇长屈肌，示、中指深屈肌部分或完全瘫痪后，疼痛减弱或消失，无感觉障碍，旋前圆肌功能正常，一般不影响手内在肌的正常功能。

【辅助检查】

肌电图检查示患肌肌纤维颤动，显示去神经电位，神经传导检测示远侧潜伏期延长。

【诊断及鉴别诊断】

1. 诊断

(1)症状:前臂近端掌侧疼痛,屈拇指末节功能障碍,示、中指末节屈曲运动乏力。

(2)体征:局部可触及压痛,前臂旋前对抗试验或拇、示、中指末节屈曲对抗试验可诱发疼痛,"捻指"征阳性。

(3)肌电图检查:神经传导远侧潜伏期延长。

2. 鉴别诊断　颈椎病:神经根型颈椎病可出现上肢疼痛,脊髓型颈椎病可出现手指活动不利,与本病症状容易混淆。神经根型颈椎病同时伴有颈部疼痛不适,椎间孔挤压征阳性、臂丛神经牵拉征阳性;脊髓型颈椎病同时可出现行走不稳、笨拙,Hoffmann 征阳性、Babinski 征阳性等病理征,可以鉴别。

【治疗】

1. 非手术治疗　发病早期或症状轻微者,应注意休息减少前臂的活动,症状稍重者给患肢屈肘位制动,三角巾悬吊。中医手法理筋,中药内服外用,以及醋酸泼尼松龙局部封闭等治疗,可获得较好的疗效。西药可选择非甾体类消炎药和神经营养药。

2. 手术治疗　晚期临床症状及体征明显,肌电图检查显示神经功能无恢复迹象或反复发作者,应手术探查骨间掌侧神经,切断卡压的腱弓组织,切除异常纤维索条、肿物等以松解神经。病程长而神经受压严重者,可实施神经内松解术,术后三角巾悬吊 2 周。对于神经功能实施神经松解术后 3 个月仍不能恢复,或肌肉瘫痪病程超过 2 年者,应考虑行肌腱转移手术,以取得手及前臂的部分功能。

【预后】

早期治疗或及时进行卡压神经的松解治疗,预后良好。

第八节　肘部骨化性肌炎

骨化性肌炎,又称外伤性骨化性肌炎、创伤性骨化、关节周围骨化等。其特点为纤维组织、骨组织与软骨组织的增生及骨化。发病原因常与关节及关节附近的外伤有关。本病可见于肘部、髋部、踝部及肩部,但尤以肘部为最常见,是肘部外伤后较常见的并发症。

【病因病机】

骨化性肌炎是在关节脱位、关节邻近骨折及严重关节扭挫伤后,由于骨膜被剥离,形成较大的骨膜下血肿;或局部受到强力的被动牵拉、手术刺激而发生血肿,骨膜下血肿与周围软组织血肿相沟通,随着血肿机化和骨样组织的形成,可以引起骨化性肌炎。

外伤性骨化性肌炎,可以在一次较大的外伤之后发生,也可以因多次的扭伤后形成,尤其是严重的肘关节脱位并骨折,更易形成广泛的骨化性肌炎。

本病多发生于儿童,因其骨膜厚,外伤后较成年人易被掀起,骨膜下新骨形成也较快,儿童肘部损伤机会较多,若处理不当,多次强行手法整复,可加重骨膜及其周围软组织损伤,使骨膜下血肿更广泛地向肌肉组织内扩散和沟通,经钙化、骨化后,在肘关节损伤后的康复期,若进行强制性的被动活动或施行粗暴的手法按摩,或强行利用重磅悬吊牵引,重力牵拉以增加肘关节屈伸度,都可引起尚未紧贴骨皮质的骨膜被再次掀起,骨膜的掀起将不可避免地导致骨膜下骨化。肘关节部的骨化性肌炎,病变往往位于肘关节的前方,多由于肱肌自尺骨上端撕脱或前臂肌自肱骨髁部撕脱,而出现该处肌腱和骨膜的损伤,又因该处肌肉的血供丰富,损伤后血肿极易形成,在日后血肿的吸收过程中,在肘关节前部极易发生血肿内骨化,成熟后形成骨桥,使肘关节变得僵直。

【临床表现】

肘部的骨化性肌炎,多在肘关节后脱位、肘关节扭挫伤或肱骨下端骨折时发生。早期局部肿胀较甚,伴有疼痛,于 3～4 周肿胀不见好转,软组织肿块较硬,逐渐增大,肘关节活动受限。当外固定解除后,发现肘前有坚硬肿物隆起,表面不光滑。约 8 周后包块停止生长,疼痛减轻或消失,但关节功能受影响,甚至强直。

【辅助检查】

1. X 线检查　一般在伤后 4～6 周 X 线可在肘部见到骨化影,多在关节前方,开始呈云雾状环形钙化,以后逐渐轮廓清楚,中央透亮,成熟后外周骨化明显致密,其内为骨小梁,与邻近骨之间常有一透亮分界线。

2. 同位素锝扫描　在伤后 1 周可发现浓集,该项检查具有早期诊断价值。

【诊断及鉴别诊断】

1. 诊断

(1)症状:肘关节损伤或肱骨下端骨折病史,疼痛,局部软组织肿块较硬,逐渐增大。

(2)体征:肘前有坚硬肿物隆起,表面不光滑,可有压痛,肘关节活动受限,甚则强直。

(3)X线检查:可见肘部前方为主,异常钙化影形成。

2. 鉴别诊断

(1)先天性进行性骨化性肌炎:是一种先天性、非损伤性疾病,在纤维组织内有反复的发炎,每次发炎后,在肌腱和肌肉纤维间隔内发生骨化。所有的横纹肌均可波及,多发于背部肌肉组织,以后逐渐蔓延全身。

(2)滑膜骨软骨瘤病:滑膜骨软骨瘤病临床表现为关节疼痛、肿胀、无力、进行性活动障碍。病变早期,或游离体未完全钙化时,X线检查关节内可见局部数个浓淡不均的高密度影,游离体钙化后可见多个小圆形阴影,有时易于与本病混淆。但骨软骨瘤病的关节附近游离体可单发或多发,结合肘部外伤病史和局部查体,一般不难鉴别。关节腔造影有助于诊断,关节镜检查可以确诊。

【治疗】

骨化性肌炎,是一种完全可以防止的并发症,其最主要的措施是停止一切足以使血肿扩大的疗法,以控制它的形成和发展。肘关节损伤后正确及时地整复肘部骨折和脱位,是预防肘关节外伤性骨化性肌炎的关键,复位应在24小时内,在良好的麻醉下进行,反复多次复位会加重损伤,增加发病的机会。血肿期应切忌施行粗暴的手法按摩,关节脱位或关节附近的骨折复位后必须固定,使撕裂的关节囊及剥离的骨膜重新附着于原处,以防止骨化或使其范围极小。较重的关节扭伤亦必须给予固定,以防止发生这种并发症。固定方法可采用夹板或石膏固定。肿胀较大时,固定前应穿刺抽取瘀血。练功活动只能量力而行,仅允许在不痛的情况下做主动、轻缓的练功活动,使功能活动范围逐渐恢复,切勿做被动性牵拉或强力被动活动治疗,否则将引起广泛的损伤性骨化。

1. 非手术治疗　肘关节骨化性肌炎具有较长的病理过程,一旦确诊后,治疗时应根据病变不同阶段选择适当的治疗,非手术治疗适用于未成熟期骨化性肌炎。在骨化过程未静止前不可行手术治疗,以免因手术刺激及手术后的新血肿而加剧骨化现象。须避免一切被动运动及重手法推拿,禁止理疗,以免加重损伤。如有疼痛可用三角巾悬吊患肢,疼痛减轻后可在无痛下进行主动锻炼。

药物治疗可抑制炎症反应,不论是在骨化性肌炎未成熟期或成熟期均可应用,是一种比较安全可被选择的治疗方法。西药中非甾体类消炎药对骨化性肌炎有一定的防治作用;中药须按辨证用药的原则予以内外用药:早期治宜活血化瘀、消肿止痛,可使症状减轻,抑制病变扩大,局限病灶;后期治宜活血、舒筋、通络,有助于患肢功能的恢复。发病早期多为血肿瘀积证,症见肘部疼痛拒按,弥漫性肿胀,局部有瘀斑,肘关节活动受限,舌质暗或有瘀斑,苔薄黄,脉弱或弦数,治宜活血止血、消瘀止痛,方用桃红四物汤加蒲黄、五灵脂、田三七。发病后期多为气虚血凝证,证见肘关节前方肿胀硬实,无波动感,关节拘急不舒,屈伸活动障碍。舌质暗红,脉弦细或涩。治宜补气活血化瘀,方用补阳还五汤加减。局部外用中药者,早期可外敷消瘀止痛药膏、消炎散、消瘀散之类;成熟期可用上肢损伤洗方或海桐皮汤煎水熏洗患肢。

2. 手术治疗　手术的目的是为了改善肘关节的活动度,而不是单纯地为了切除骨化块。因此,在切除阻碍关节的骨化块后还须同时进行关节内外松解术。具体手术切口的选择应根据僵直的情况和骨化块所在部位来确定,一般常选用肘外侧切口,因骨化块多位于肘关节和肘后肱骨远端,肘外侧切口可由肱骨外髁部分别向肘前、肘后剥离,显露骨化组织将其切除。术中应注意操作轻巧,松解粘连组织尽量采用锐性剥离,注意保护重要神经、血管,止血要彻底,术后充分引流,手术后制动数日后即开始进行功能锻炼。

【预后】

晚期(静止期或成熟期)骨化甚广,影响肘关节伸展功能病程在1年以上者,治疗效果往往不够满意,肘关节会后遗明显的功能障碍。

第九节 肘管综合征

肘管综合征是指尺神经在肘部绕经肱骨内上髁与尺骨鹰嘴之间时，受卡压磨损产生神经功能障碍。

【解剖学】

肱骨内上髁与尺骨鹰嘴之间形成一沟，即尺神经沟，沟上有深筋膜覆盖，形成一骨性纤维管称肘管。尺神经从臂内侧至肘后内侧，穿经肘管进入尺侧腕屈肌，继续下行至手部。肌支支配尺侧腕屈肌、指深屈肌尺侧半，小鱼际肌、骨间肌、拇收肌、拇短屈肌深头及第3、4蚓状肌。感觉支分布到手的尺侧及尺侧半手指。

【病因病机】

1. 肘管的长短宽窄因人而异。屈肘时覆盖肘管的筋膜被拉紧，进一步使尺神经沟变窄，同时尺神经也被拉紧，反复挤压摩擦致创伤性反应，使神经受损。

2. 尺神经沟较浅，覆盖的纤维组织又较松弛，屈伸肘关节时尺神经可在肱骨内上髁处滑前、滑后，以致磨损神经。

3. 肘部骨折、骨痂异常增生、肘外翻畸形、肿物、肘关节退行性变、类风湿关节炎与风湿性关节炎、结核等致尺神经沟不平时，也可发生尺神经卡压综合征。

4. 尺侧腕屈肌两头，纤维束带，Struthers弓等对尺神经的压迫刺激。

5. 尺神经沟处的肿瘤、血肿等对尺神经压迫刺激。

【临床表现】

发病缓慢，开始时感觉前臂及手尺侧麻木疼痛，手做精细动作时不协调，捏握无力。症状加重时小鱼际肌及骨间肌萎缩，可出现爪形手畸形。手的尺侧、环指及小指感觉减退或消失。肘管处可触到尺神经粗硬，局部压痛明显并可放射至手部尺侧。

【辅助检查】

1. 摄肘部正位、侧位及尺神经沟切线位X线片　了解骨、关节情况，以助于诊断及明确病因。

2. 神经肌电图检查　提示尺神经受损。

【诊断】

1. 手尺侧及尺侧一指半感觉减退或异常，前臂内侧感觉正常。

2. 拇收肌萎缩、骨间肌萎缩，爪形手畸形。

3. 亦可有尺侧腕屈肌、尺侧指深屈肌萎缩、肌力减弱。

4. 肘部尺神经滑脱、增粗或压痛。

5. 特殊试验可呈阳性（Froment征、Waternburg征、屈肘试验、肘部Tinel征等）。

6. EMG示尺神经在肘部卡压。

【治疗】

1. 非手术治疗　对于病程短、症状轻、不愿手术者可给予制动、理疗及药物治疗。西药可采用非甾体类消炎药和神经营养药；中药内服外用，早期治宜活血化瘀、消肿止痛，后期治宜活血、舒筋、通络。

2. 手术治疗　手术治疗适宜于：①环指、小指及手掌手背尺侧麻痛、感觉异常；②手内在肌萎缩或爪形手畸形；③电生理提示尺神经肘管段受压；④非手术治疗无效者。

明确诊断后及早做尺神经前移术。如病变处神经粗硬，需做束间松解，以利神经功能恢复。

【预后】

病程短、病变轻者，手术效果较好。病期长，手内在肌萎缩明显者，神经松解减压后，麻痛症状可有所改进，手内在肌功能较难恢复。

（齐越峰）

参考文献

[1] 孙树椿，孙之镐．中医筋伤学[M]．2版．北京：人民卫生出版社，2000.

[2] 孙树椿，孙之镐．临床骨伤科学[M]．北京：人民卫生出版社，2006.

[3] 毛宾尧．肘关节外科学[M]．上海：上海科学技术出版社，2002.

[4] 王亦璁．骨与关节损伤[M]．4版．北京：人民卫生出版社，2007.

[5] 张经纬，汪春洋，范存义．肘关节僵硬治疗研究进展[J]．国际骨科学杂志，2013，34(3)：160.

[6] 查晔军，公茂琪，蒋协远．创伤后肘关节僵硬[J]．中华创伤杂志，2013，29(5)：474.

[7] 郭振业，段王平，卫小春．骨化性肌炎研究新进展[J]．实用骨科杂志，2013，19(5)：629.

第13章

腕部筋伤

第一节　腕部扭挫伤

桡腕关节又称腕关节，由桡骨下端的腕关节面与尺骨下端的关节盘形成关节窝。与手舟骨、月骨、三角骨的近侧面组成的关节头构成，属椭圆关节。损伤后如治疗不当，后期容易引起腕骨间彼此关系改变，即所谓桡腕关节不稳，亦称“腕部扭挫伤”。

【病因病机】

桡腕关节的扭挫伤是由外力造成的。桡腕关节处于背伸、尺侧偏斜位时，受到过猛的外力作用，使桡腕关节活动超出正常范围，引起相应的腕部韧带、筋膜等组织损伤。同样，损伤也可发生在屈腕、桡侧偏斜位。由于桡腕关节活动依靠止于腕骨远端的肌肉作用，远侧列腕骨因与掌骨紧密相连，故与掌一起活动。当腕背伸时，远侧列腕骨也随之背伸；腕掌屈时，远侧列腕骨也随之掌屈。桡腕关节桡、尺侧偏斜时，远侧列腕骨也随之运动。当外力超越一定范围，即可发生桡腕关节扭挫伤。

【临床表现】

根据受力的部位与方向的不同，在腕部相应或相反的部位发生肿胀、酸痛无力，局部有压痛，致使桡腕关节功能活动受限。一般挫伤较扭伤重，血肿较明显，超过6～8小时局部逐渐出现皮下瘀血斑。

【辅助检查】

X线检查：桡腕关节正侧位、斜位X线摄片一般无异常发现。如疑合并骨折，可在伤后2周再摄片复查。

【诊断】

1. *症状*

(1)腕部相应或相反的部位肿胀、酸痛无力。

(2)局部有压痛，桡腕关节功能活动受限。

2. *体征*　挫伤较扭伤重，血肿较明显，超过6～8小时局部逐渐出现皮下瘀血斑。

【治疗】

腕关节扭挫伤后应适当休息，局部行简单外固定。软组织挫伤瘀血、肿胀广泛者，早期应冷敷，待好转后改为湿热敷。非手术疗法如下。

1. *手法治疗*　扭挫伤初期，腕部肿胀在待定的位置，压痛不明显时，可先做轻缓按、摩、揉、捏等手法，再拿住拇指及第1掌骨左右摇晃3～5次，然后逐个拔伸第2～5指，使筋急、筋挛得以松弛。最后，屈伸腕部数次，理顺经筋。

2. *药物治疗*

(1)内服药：早期肿痛并见，治宜祛瘀活血、消肿止痛，方选仙复汤。后期肿胀消退，关节活动尚僵硬者，方选补筋丸或小活络丹。

(2)外用药：早期外敷消肿止痛膏或双柏散，后期用五加皮汤熏洗。

3. *功能锻炼*　由于腕部皮下组织结构松弛，伤后肿胀明显，手背皮肤张力增加，牵拉掌指关节及拇指使之过度背伸，有时很难一时将受伤腕部控制在功能位上。后期容易发生掌指关节侧副韧带挛缩，出现掌指关节僵硬，故桡腕关节扭挫伤后应以主动活动为主。如用一宽度适当的木板握于手掌内，以控制拇指及手指的掌指关节，也利于指骨间关节做屈曲位锻炼。或揉转金属球、核桃，以锻炼手腕部屈、伸和桡、尺侧偏斜及环转运动。

4. *其他疗法*

(1)理疗：桡腕关节扭挫伤后期可用超声波治疗，以缓解疼痛和肌痉挛，加强局部组织代谢。

(2)局部封闭疗法：泼尼松龙12.5～25mg加1%普鲁卡因4～6ml，做压痛点及其周围封闭。

第二节　尺桡骨远侧骨关节损伤

尺桡骨远侧关节损伤较常见，如同时有桡骨或腕骨损伤时易被忽略。常见的损伤有骨折、尺桡远侧关节不稳、三角纤维软骨盘撕裂及创伤性关节炎等。这里主要阐述尺桡远侧关节不稳的临床表现、诊断及治疗。

【病因病机】

正常的尺桡远侧关节本身存在不稳定。此关节在前臂远端由圆柱形尺骨头和半圆形乙状切迹构成。两关节面的曲率半径明显不匹配，这将导致桡骨相对尺骨的骨性限制减少。

因为缺少骨性限制，尺桡远侧关节的稳定性主要取决于远端尺骨周围的软组织排列，其中最重要的软组织为三角纤维软骨复合体(TFCC)。三角纤维软骨复合体由一系列软组织结构复合体组成。三角纤维软骨呈软骨性位于其中心起承重作用，而其周围部分血管丰富并与掌背侧桡尺韧带融合。

【临床表现】

尺桡远侧关节不稳的主要临床表现包括旋前和旋后等特殊活动的时候疼痛，或是活动幅度受限，偶有撞击音，扳机现象也为常见症状。

【辅助检查】

X线检查：后前位X线片上于尺骨茎突基底发现小骨折，提示三角纤维软骨复合体撕脱伤。磁共振成像与磁共振血管造影结合对评价三角纤维软骨复合体的完整性有重要价值。腕关节镜是诊断三角纤维软骨复合体损伤的金标准。

【诊断】

主要根据临床其表现，即旋前、旋后等特殊活动的时候疼痛，或是活动幅度受限，偶有撞击音、扳机现象等症状，辅助X线检查、磁共振成像等可明确诊断。

【治疗】

1. *非手术治疗*　尺桡远侧关节不稳甚至脱位时，可同时有尺骨或桡骨骨折，手法复位可获满意效果。如系向掌侧脱位，复位时前臂旋前；如为向背侧脱位，复位时则前臂旋后。复位后，在手旋转中立位腕微尺偏掌屈位，用石膏管型固定4～6周。

有时可合并桡骨小头骨折，即所谓Essex-Lopresti骨折，但桡骨小头骨折多轻微且无移位，仍以处理下尺桡关节脱位为主，用长臂管型石膏固定即可。

2. *手术治疗*　尺桡远侧关节不稳脱位后复位困难或复位不完善，以及陈旧病例，应开放复位，修复三角纤维软骨盘及尺侧副韧带，用克氏针尺骨基部固定到桡骨保持复位，同时将尺侧腕伸肌用附近软组织固定尺侧伸肌沟内，然后在腕中位、屈肘90°，用长臂石膏固定4周。

无论手法或开放复位，应在2个月内进行，晚于2个月，应做关节成形术。

第三节　腕管综合征

腕管综合征(carpal tunnel syndrome，CTS)是周围神经卡压中最常见的一种。1854年，James Paget首次通过一个Colles骨折的患者描述了腕管综合征的表现。1913年，Mans和Foix对鱼际肌萎缩的尸体进行解剖，发现掌侧腕横韧带近端有神经瘤形成，从而首次提出切断腕横韧带以松解正中神经的建议。1933年，James R. Learmonth进行了第1例正中神经减压术。到1938年，Moersh才将腕管正中神经卡压命名为“腕管综合征”。1950年以来，Phalen、Spinner、Eversmann等对该病的诊断、治疗进行了全面的报道。1989年，Braun又提出了动力性腕管综合征(Uynamic carpal tunnel syndrome，DCTS)的概念。

腕管是由腕横韧带及腕骨形成的一个管道，其顶位于腕横韧带，底是腕骨沟以及腕骨外、腕骨间的韧带。也有人认为腕管的范围从桡骨远端至掌骨基底部，包括腕横韧带(也称屈肌支持带或腕深韧带)、前臂远端深筋膜(也称腕掌侧韧带或腕浅韧带)和大鱼际、小鱼际为止的掌筋膜，其中前臂远端深筋膜与Colles骨折引起的腕管综合征关系密切。故手术时应将这3个部分均予以切除，以达到彻底松解正中神经的效果。腕管内包括指浅、深屈肌和拇长屈肌腱9根肌腱及其滑膜和正中神经。

【病因】

1. 局部因素

(1)解剖因素。①腕管容积变小:腕骨变异、腕横韧带增厚,肢端肥大。②腕管内容物变多:前臂或腕部骨折(Colles 骨折、月骨骨折),腕骨脱位或半脱位(舟骨旋转半脱位、月骨掌侧脱位),创伤性关节炎(骨赘形成),变异的肌肉(掌深肌、蚓状肌和屈指浅肌肌腹过长),局部软组织肿块(神经瘤、脂肪瘤、腱鞘囊肿),正中动脉(损伤或栓塞)滑膜增生,局部血肿形成(出血性疾病、抗凝治疗患者)。

(2)局部位置、活动因素。①位置因素:屈腕尺偏固定时间过长,由睡姿影响(夜间手腕不自主屈曲位固定);②活动因素:反复的屈伸腕指及上肢活动,如矿工、司机、挤奶工、打字员、乐器演奏员等。

2. 全身因素

(1)神经源性因素:如糖尿病性神经损害、酒精中毒性神经损害、工业溶剂毒性作用、神经双卡综合征、淀粉样变。

(2)感染与非感染性炎性反应:如化脓性或结核性关节炎、类风湿关节炎、痛风、非特异性腱鞘炎等。

(3)内分泌紊乱和体液失衡:妊娠、子痫、绝经、甲状腺功能紊乱(黏液样水肿)、肾衰竭、红斑狼疮性血液透析患者及雷诺综合征、肥胖、畸形性骨炎(Paget 病)等。

在诸多的病因中,发生率最高的为非特异性腱鞘炎,其次为类风湿关节炎。桡骨远端骨折与正中神经的卡压关系密切,尤其是长时间屈腕尺偏固定者。Eversmann 曾提出桡骨远端骨折的患者 60% 可有正中神经卡压症状。

【病理】

各种不同病因所致的腕管综合征,其发病机制基本相同。病变的严重程度与正中神经在腕管内卡压的时间与程度有关。Rydevik 研究表明:当腕管内压达到 20～30mmHg 时,轴浆的快速正向运输减慢;当腕管内压保持至 30mmHg 时,轴浆的慢速正向运输减慢,且轴浆的逆向运输也受到影响;当腕管内压升至 200mmHg 时,轴浆运输被完全中断。由于神经的轴浆运输减慢、神经内血供减少,神经纤维可发生永久性的病理变化。神经缺血导致局部蛋白渗出,加速了成纤维细胞的活性和增生,使已经水肿的神经内、外膜发生纤维化,形成大量的瘢痕,并可影响远处的神经纤维,使之发生变性,从而使神经传导速度下降。

【临床表现】

1. 急性腕管综合征　相对少见,多为创伤后反应,表现为急性进行性的过程。其病理生理变化过程类似于骨筋膜室综合征,主要机制为腕管内组织急性水肿或急性间隙内液体积聚。桡骨远端骨折时腕关节过屈位固定,腕管内急性出血、液体增多,如血友病、注射、烧伤等均可引起该综合征。

2. 慢性腕管综合征　起病缓慢隐匿,呈慢性的腕管内压增高。根据病因不同,分为病理型腕管综合征与动力型腕管综合征。前者有明确的病因,临床表现为典型的腕管综合征;后者由 Braun 提出,该型起病多为青壮年,发病与工种、运动及长时间重复某些动作有关。

3. 典型的腕管综合征表现　中年女性多见,好发年龄为 40－60 岁,桡侧 3 个半指掌侧及其中远节背侧的皮肤麻木、疼痛,夜间加重,可有痛醒史,醒后行甩手或搓手等活动后好转,病变严重者可发生鱼际肌萎缩,拇对掌功能受限,手部无力。腕部的不适可向前臂、肘部,甚至肩部放射。有时让患者举手拿电话、梳头或拿报纸均可使手部麻木加重。症状进一步加重,可出现精细动作受限,如难以织毛衣、拿硬币、系纽扣等。

4. 动力型腕管综合征的表现　发病者以青年、体力劳动者居多,男女无差别,症状多为暂时性,较隐匿,休息或非手术治疗后缓解。桡侧 3 个半指麻痛的发生多与重复某种动作或从事某种职业有关,而无明显的夜间痛醒史。

【辅助检查】

1. 肌力检查　可通过对拇短展肌的视、触及抗阻力检查而定。

2. 电生理检查　包括肌电图、运动神经传导速度检查。因运动方面的电生理检查的干扰因素较多,故不是必需的检查项目。对于双侧的腕管综合征,电生理检查还应包括双侧的尺神经的对比检查。Grundberg 报道有 8%的腕管综合征的患者肌电图表现为正常。当患者表现出明显的正中神经受压的症状,且检查也有明确的体征,则不一定需行肌电图检查。

3. 其他检查

(1)影像学检查:腕部的 X 线摄片、MRI 可明确一些病因,但并非必须要做的检查,且最好同时进行颈椎的摄片以排除神经双侧卡压的存在。

(2)实验室检查:可有助于诊断腕管综合征的病因,如对胶原性疾病、甲状腺疾病、肾脏疾病、糖尿病等的诊断。

【诊断及鉴别诊断】

1. 诊断 根据桡侧3个半指疼痛、麻木、感觉减退和鱼际肌萎缩的临床表现，多见于中年妇女，一般不难做出诊断，尤其伴有夜间痛醒史者更应高度怀疑该病。肌电图检查及其他辅助检查有助于确诊。

2. 鉴别诊断

(1)颈椎病：颈椎病为中老年人多见的疾病，神经根型颈椎病的临床表现易与周围神经卡压的症状相混淆，$C_{5\sim7}$神经根受压会出现手部桡侧的麻木、疼痛、感觉减退，但不应出现鱼际肌萎缩，也无夜间痛醒史，可伴有颈部不适。颈椎X线片、肌电图有助于两者的鉴别。

(2)旋前圆肌综合征：一般无夜间痛醒史，有前臂近端的疼痛和压痛，有屈指肌力、前臂旋转肌力的下降。肌电图检查有助于两者的鉴别。

(3)糖尿病的神经损害：糖尿病出现神经损害的分布为手、足部的手套、袜套样感觉减退，主要是神经末梢的损害所致，运动方面的损害不明显。

(4)鱼际肌支卡压综合征：有鱼际肌萎缩，正中神经鱼际肌支入肌点处有压痛，局部可有小神经瘤，拇指活动受限，但拇指感觉正常。

(5)其他：应与胸廓出口综合征的上干型、正中神经的肿瘤、肩手综合征相鉴别。

【治疗】

1. 首先治疗原发病 对造成腕管综合征的病因进行治疗。如对糖尿病的控制，甲状腺功能减退的治疗，痛风、类风湿疾病的控制，感染性疾病的治疗，减少相关的工业制剂的接触等。对动力性腕管综合征应减少诱发动作次数，并对患者的工作习惯及所用工具进行分析，找出致病因素，加以改进，如矿工所用的风钻等。

2. 全身用药 ①非甾体类解热镇痛药，如水杨酸类制剂、对乙酰氨基酚、双氯芬酸等；②神经营养药，如维生素B_1、维生素B_6、弥可保、地巴唑等；③扩血管药，如维脑路通。

3. 局部封闭 一般局部封闭用1～2个疗程，每周1次，4～6次为1个疗程。用地塞米松等甾体类药物加1%利多卡因或0.5%普鲁卡因进行局部封闭治疗。上海医科大学华山医院使用曲安奈德与布比卡因进行治疗。局部封闭时，在掌侧腕横纹处与环指轴线相交处，或掌长肌的尺寸进针，向桡侧呈45°穿入腕横韧带。如患者突感麻木或过电感，考虑针头刺中正中神经，则针应向尺侧略偏。虽然直接针刺正中神经或向内注药所引起的损伤是暂时的、可逆的，但应尽量避免。局部封闭后24～48小时，症状可加重，尔后减轻。治疗的效果，不同的学者有不同的报道。Gelberman随访结果：治疗6周时，76%的患者症状有所缓解，至治疗18个月，仍有22%的患者保持治疗效果。Mackinnon和Dellon的随访结果认为：非手术治疗效果的好坏与以下5种因素有关：①年龄≥50岁；②病程≥10个月；③持续性的麻木；④Phalen试验30秒内出现阳性；⑤腕管综合征伴有狭窄性腱鞘炎。5种因素均为阴性，2/3的患者得到治愈；有1种因素为阳性，40.4%的患者可缓解症状；有两种因素为阳性，患者缓解率为16.7%；有3种因素为阳性，缓解率为6.8%；有4～5种因素为阳性，则局部封闭治疗不能缓解。而且对局部封闭的反应效果越好，以后手术的效果也越好。

4. 夹板固定治疗 在局部封闭和全身用药的同时可辅助以夹板治疗，将腕关节固定在功能位3周后，改为夜间中立位固定3周，避免屈曲腕关节加重正中神经的卡压，同时改善手部的静脉回流，减少腕管内滑膜的水肿，从而减轻对神经的卡压，缓解症状。

5. 手术治疗

(1)手术指征：急性腕管综合征经6～8小时非手术治疗无效则应切开腕管，进行减压；慢性腕管综合征非手术治疗不能缓解或症状加重，甚至出现鱼际肌萎缩时，非手术治疗已经不能缓解正中神经的卡压，也需手术治疗。上海医科大学华山医院行腕管综合征正中神经松解的手术指征为：①鱼际肌萎缩(++)以上，感觉消失者；②病程在2年以上者；③经1～2次非手术治疗无效者；④肌电图示潜伏期消失，病情达不到以上标准而患者强烈要求手术者也应予以考虑。

(2)手术方法

①体位：仰卧位，患肢外展置于手术床旁小桌上。上臂置气囊止血带。

②麻醉：臂丛神经阻滞麻醉、局部麻醉或全身麻醉。

③切口及入路：有平行鱼际纹的斜切口和腕部短横切口，一般选择前者。入路应注意避免损伤正中神经掌皮支、鱼际肌支、掌浅弓及尺动脉、尺神经。

平行鱼际纹的斜切口是腕管综合征的经典切口。该切口较长，显露清楚，易于止血，但术后瘢痕较大。该切口可有多种标志：一是于鱼际尺侧6.0mm处平行于鱼际纹的切口，近端至腕关节处行"Z"形切口过腕关节；二是以屈环指至鱼际纹的交点与腕横韧带中点连线的尺侧为轴行切口；三是以Kaplan线为标志行切口，该线为拇、示指间指膜的顶点与钩骨钩的连线，该线与中指屈曲时的交点为正中神经返支的发出点，其与掌中纹之间为掌浅弓。于该线连线近端2～3mm处尺偏平行于鱼际纹下行至前臂远端斜向尺侧行切口，以避免损伤正中神经掌皮支。还应触摸尺动脉搏动以及钩骨钩，避免过度尺偏损伤尺动脉、尺神经。切口过掌侧腕横纹向前臂延伸后，瘢痕较长，且前臂转折处的瘢痕不易愈合。

④手术步骤：从平行于鱼际纹的斜切口切开皮肤及皮下组织，用双极电凝止血。纵行切开增厚的前臂远侧深筋膜，于近钩骨钩处尽量近腕横韧带尺侧切断腕横韧带，并向远侧切开至掌浅弓周围的脂肪。打开腕管，观察正中神经及屈肌腱鞘的情况，并取部分屈肌腱鞘做病理检查。一般检查标本应用甲醛溶液固定。如需行免疫学检查，标本应浸在盐水中，而后在3.5倍以上放大倍数的显微镜下松解正中神经，可行外膜切开，外膜下注射曲安奈德后，再仔细止血，缝合伤口。

(3)术后处理：术后用掌侧石膏托固定。石膏托自远侧掌横纹至前臂的上1/3，以防止屈肌腱的弓弦样畸形。夜间抬高患肢。24小时后鼓励早期进行手指的屈伸活动，以避免肌腱及神经的粘连，这对同时行滑膜切除术的患者尤为重要。72小时后可更换辅料及石膏托，改用支架。术后7～10天拆线，并去除石膏或支架。但也有人认为支架需继续固定3～4周，夜间患肢抬高以防止水肿。而后改用夜间支架固定2周。术后3个月行轻体力劳动，6～9个月完全恢复原工作(主要针对体力劳动要求较多者)。

(4)注意事项

①正中神经及其鱼际肌支变异的处理：正中神经主干的变异及鱼际肌支于腕管内分支的变异，须于手术中进行仔细解剖以避免损伤。鱼际肌支若穿过腕横韧带，则需进一步切开分离韧带，松解神经；若鱼际肌支有独立的纤维弓卡压，应将该弓打开以使其松解。

②正中神经掌皮支损伤的处理：虽然平行于鱼际纹的斜切口的设计尽量避免损伤正中神经掌皮支，但手术中掌皮支的损伤仍不能完全避免。手术中若发现掌皮支损伤，应予以彻底切断、切除。因为掌皮支损伤修复后，往往会形成痛性神经瘤，术后反而会更痛。

③滑膜的处理：滑膜切除在目前已经不作为腕管综合征手术的常规处理方法。Kulick认为滑膜切除可增加组织的水肿与出血，使术后肿胀明显，同时由于肌腱缺少了滑动装置而容易粘连。故他认为除非滑膜本身有明显的病变，如类风湿滑膜病变，否则，不必进行滑膜切除。多数患者只需切取部分滑膜作为病理诊断需要。少数患者滑膜增厚明显，致密而色白，多为反复损伤而致慢性滑膜增生，应广泛切除，直至掌浅弓为止。另外，对有类风湿关节炎、结核性关节炎者滑膜切除也同时进行。

④正中神经松解的处理：多数轻、中度的患者，在行单纯的腕横韧带切开减压术后，即可获得良好的治疗效果。

术中是否行神经外膜减压术，可考虑通过行"术中止血带试验"进行筛选。术中止血带试验的具体方法如下：当在手术中发现正中神经有暗红色的神经瘤形成，可放松止血带，观察1分钟，若神经外膜充血良好，则不必行外膜切开，反之则切开外膜减压。

术中是否进行神经内减压的争议较大。Lowny、Follenller等认为，行神经内松解会影响神经纤维的血供，术后神经因缺血发生纤维化，再次形成卡压，而影响手术的远期效果，故不主张行神经内松解。MacKinnon、Dellon、Eversnann等认为，当正中神经卡压表现为神经内纤维化时(神经内纤维化表现为持续性感觉异常、两点辨别觉异常、肌肉萎缩中的任意一项)，神经内松解是必要的。行该手术时应在显微镜下进行。行神经内松解时，只要沿神经束间神经外膜纤维化的部分，用显微外科技术进行解剖，不切开束膜，则术后对神经血供的影响较小，神经干或周围的瘢痕并无明显增多。对神经卡压严重的患者来说，行神经束间松解术的利大于弊。手术中应将神经松解到看不到纤维化为止。甚至切除全部外膜。

⑤Guyon管的处理：在行腕管综合征手术时，对术前有Guyon管综合征表现的患者是否同时松解Guyon管存在不同的看法。MRI显示，在进行腕管松解时，Guyon管的体积也同步增大，故有人认为术后Guyon管综合征的症状可以自行缓解，而不必在手术中松解。但也有人主张同时松解Guyon管，避免日后再次手术。

⑥腕横韧带的处理：正中神经松解后，有学者在关闭切口前将腕横韧带行"T"字成形后缝合。这样虽然可以防止弓弦样畸形的产生而增加握力，但可能形成新的卡压。而且，弓弦样畸形通过术后适当的固定完全可以防止。所以，除有较强体力劳动要求者，一般不赞成行腕横韧带重建术。

⑦内镜治疗的应用：内镜是一种新的治疗方法。该方法对患者损伤较小、手术时间短，术后疼痛少、瘢痕小，对握力、捏力影响小，对患者的生活、工作的影响较小，患者可不住院，在门诊手术后即回家。但由于手术视野小，对存在解剖变异的患者手术时难处理，手术中止血也较为困难，而且目前该方法的费用较高，所以内镜的使用受到一定的限制。

【并发症】

1. *松解不彻底致手术失败* 是最常见的并发症，有7%～20%的发生率，尤其对已有肌肉受累者更易发生。可能与手术时腕管松解不彻底或正中神经有纤维化有关，另一个重要的原因是"双卡"的存在以及忽视了其他系统性疾病。确诊后应仔细寻找病因，必要时再次手术治疗，如仔细探查腕管，且需做神经内松解或行颈部手术。腕部横切口由于可视部分较少，该并发症较多见。Louis 曾提出：只有当腕横韧带完全暴露在视野下，才可能对其进行充分、完全切断。故用斜切口时该并发症较少见。

2. *痛性瘢痕* 是仅次于手术失败的并发症，可能与正中神经的指掌侧总神经或掌皮支损伤有关。多见于横切口者，斜切口也可能损伤终末支。损伤掌皮支后可出现鱼际肌表面的麻木或痛性神经瘤造成的烧灼样感觉异常。终末支损伤仅出现局部的麻木与感觉异常。对其可先用按摩，外用可的松软膏搽揉，瘢痕内注射类固醇药物。治疗6周后仍无效者，可手术探查。有时手术切除瘢痕，重新缝合后，症状自然缓解。如选择斜切口，且沿环指的纵轴，可在很大程度上避免痛性瘢痕的产生。

3. *其他并发症* 有掌浅弓损伤、屈肌腱弓弦样畸形、反应性交感性营养不良、肌腱粘连等。

第四节 腕关节盘损伤

桡腕关节的三角纤维软骨盘因受直接暴力或间接暴力作用引起的损伤，称为腕关节盘损伤。

腕关节盘又称三角纤维软骨，是一块位于尺骨茎突与桡骨的尺切迹下端之间的纤维软骨，略呈三角形。其中央比周围薄，上下面呈凹形。腕关节盘的中央厚3～5mm，呈盘状，容易破裂。其较厚的尖端借纤维组织附着于尺骨茎突的桡侧及其基地小窝，一部分与尺侧副韧带相连；其较薄的底附于桡骨的尺切迹边缘，与桡骨远端关节面相移行，形成桡腕关节尺侧的一部分；其掌侧及背侧与桡腕关节的滑膜相连。

桡腕关节囊的下部与腕关节盘相融合，由于关节囊松弛无力，滑膜向上突出于桡、尺骨间，并超过远端骺形成隐窝，允许做旋前和旋后运动。腕关节盘除分隔桡尺远端关节与桡腕关节外，也是尺、桡骨下端相互拉紧与联系的主要结构（图13-1）。

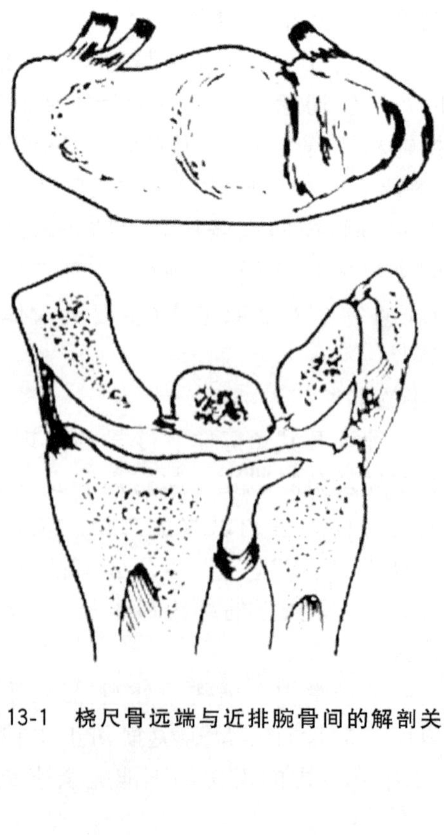

图13-1 桡尺骨远端与近排腕骨间的解剖关系

腕关节盘是腕尺侧的缓冲垫，是桡尺远侧关节的主要稳定装置，正常时，腕关节盘在任何旋转角度均处于紧张状态。一般在前臂旋后位时，腕关节盘掌侧部分紧张度增大，而在旋前位时背侧部分紧张度增大。

【病因病机】

桡腕关节在工作时多呈旋前位，桡腕关节尺侧偏斜和背伸时，三角骨的近侧面紧压腕关节盘的腕侧关节面，并在一定程度上限制了它的活动。同时在关节盘的尺骨侧则因随同桡骨旋转，需要在尺骨头上滑动，如此在同一关节盘的上、下面出现了动与不动的矛盾，当前臂旋前、桡腕关节尺侧偏斜、背伸及手被固定时，可发生腕关节盘撕裂。

在手部固定并前臂旋转时，旋转应力以手部为杠杆而作用于桡骨，同时旋转中心不再是尺骨，这种情况可使桡尺远侧关节发生异常活动。如旋转力过大，则能引起腕关节盘破裂。此外，由于桡骨远端骨折等损伤，也可使腕关节盘破裂。

【临床表现】

腕部有明显的外伤史。初期肿胀、疼痛局限于桡腕关节之尺侧，桡腕关节功能受限，腕做伸屈旋转动作时引起疼痛。后期尺骨头部分局部肿胀和压痛，酸楚乏力。将桡腕关节尺侧偏斜并做纵向挤压时，可引起局部疼痛。做桡腕关节被动旋转活动时，尺骨头向背侧移位，桡尺远端关节有异常活动，并发出弹响声。

【辅助检查】

1. X 线检查　桡腕关节 X 线摄片可见桡尺远侧关节间隙增宽，尺骨头向外背侧移位。

2. 造影检查　应用碘剂做桡腕关节造影，穿刺部位在尺骨茎突内侧及局部皮下浅静脉的外侧，当针头穿过腕背侧韧带及关节囊进入关节腔时，可有明显的减压感。正常情况下造影剂仅充盈于关节盘远侧的桡腕关节腔中；但当腕关节盘发生破裂时，造影剂可通过破裂缝隙进入桡尺远侧关节及其囊状隐窝中，显示腕关节盘破损部位。

桡腕关节扭伤、腕尺侧副韧带损伤、急性或慢性创伤性滑膜炎，其桡腕关节关系属正常。

【诊断及鉴别诊断】

1. 诊断

(1)症状：①腕部有明显的外伤史。②初期患处肿胀、疼痛，局限于桡腕关节之尺侧，桡腕关节功能受限，腕做伸屈旋转动作时引起疼痛；后期尺骨头部分局部肿胀和压痛，酸楚乏力。

(2)体征：做桡腕关节被动旋转活动时，尺骨头向背侧移位，桡尺远端关节有异常活动，并发出弹响声。

(3)X 线检查：桡腕关节 X 线摄片可见桡尺远侧关节间隙增宽，尺骨头向外背侧移位。

2. 鉴别诊断　本症需与腕部骨、关节、软组织的损伤，及由此而引起的腕关节活动受限的疾病相鉴别。此类患者都有明显的外伤史，且可查到原发损伤疾病，恢复程度一般较本病好。

【治疗】

腕关节盘无直接的血液供应，仅在周围与关节和骨附着处有少量血液供应，大部分依赖关节腔的滑液营养。若系边缘损伤，有可能自行修复。急性损伤者，手法后可进行外固定 3～4 周。

1. 手法治疗　应用拔伸撩正法。患者坐位，臂伸直，掌心向下。医者在患者前方，先行适当的相对牵引，在牵引下将腕部摇晃 2～3 次，再轻轻揉按、揉捏尺骨头与桡骨远端的尺侧缘，使其突出处复平，随之将分离的桡尺远侧关节撩正并保持稳定位置(图 13-2)。

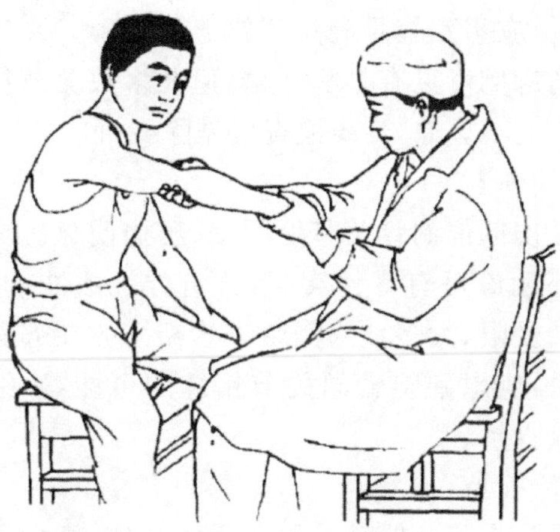

图 13-2　手法治疗腕关节盘损伤

2. 药物治疗

(1)内服药：初期治疗宜祛瘀消肿，方选七厘散等；后期治宜活络强筋，方选补筋丸。

(2)外用药：早期外敷消肿止痛膏，后期用海桐皮汤煎水熏洗。

3. 功能锻炼　损伤早期尽量避免腕部旋转活动。在佩戴护腕时逐渐加强桡腕关节正常活动，如握拳等。

4. 其他疗法　局部封闭疗法：泼尼松龙12.5～25mg 加 1%普鲁卡因 4～6ml，做压痛点及其周围封闭。

5. 手术疗法　对严重影响工作和生活者，可做腕关节盘切除。

第五节　腕骨间关节错缝

腕骨间关节错缝，指连接前臂与手的8块腕骨相互之间关节面的骨缝微小开错而言。临床罕见，偶尔遇见，常因忽略而误诊、漏治。

【病因病机】

腕关节能进行灵活的弧形运动，在外力作用下使腕骨间关节内韧带或使伸屈肌腱发生损伤或撕断裂开时，腕骨间的稳定性受到破坏，即引起腕骨间关节错缝。如跌倒时腕部处在背伸（或掌屈）位并被钝性或质地较软的重物压砸碾挫时，可使腕部韧带撕裂而造成腕骨间关节错缝。

【临床表现】

受伤部位的骨关节处肿胀、压痛明显。典型病例深部触诊可有骨性突起，并有弹性或波动感，腕部运动受限，大多数病例难以诊断。故在遇见此类患者时，应想到腕骨间关节错缝的可能。X线片检查个别病例可见有骨缝开错，但大多数关节错缝在X线片上不显像，X线检查可排除骨折。

【诊断】

受伤部位的骨关节处肿胀、压痛明显。典型病例深部触诊可有骨性突起，并有弹性或波动感，腕部运动受限，大多数病例难以诊断。故在遇见此类患者时，应想到腕骨间关节错缝的可能，X线检查可排除骨折。

【治疗】

腕掌骨关节错缝采用非手术治疗，常用方法如下。

1. *手法治疗*　两助手以腕关节为中心做正反方向牵引，其中一名助手的一只手握拇指，另一只手握其余四指做正牵引，另一名助手握腕关节上方做反牵引。医者用两手拇指尖，用力按压手背侧突出及疼痛的局部，余四指在掌侧相对位置施力，推压或上下活动，如觉有响动，并检查局部无高突畸形，则说明错缝可能复位。视患者对疼痛的耐受能力继续按摩局部2～5次。

2. *固定疗法*　用纸板或铝板制成与腕部大小合体的形状，内衬棉垫或手纸垫加于手法治疗前的突出处，用布绷带包扎固定3～6周后可去除外固定。

3. *练功疗法*　受伤24小时疼痛缓解后，练习手指屈伸活动。3～5天疼痛减轻后练习腕伸屈及前臂旋转活动，注意功能锻炼应不加重腕部的疼痛。

5. *中医辨证施治*

（1）瘀滞证：多见于损伤早期，局部肿胀疼痛，皮肤灼热，按痛，腕部活动不利。苔薄黄，脉弦数或弦涩。治宜活血化瘀、消肿止痛，方用活血止痛汤加减。

（2）寒湿阻络证：伤后日久，手腕沉重冷痛，顽麻，肿胀反复，时轻时重，手腕屈伸不利。舌淡胖、苔白滑，脉沉弦或滑。治宜除湿散寒、祛风通络，方用薏苡仁汤加减。

6. *中药外治法*　急性损伤局部瘀肿者，可选用消瘀止痛膏、双柏散或消炎散外敷。肿胀消减后，可选用上肢损伤洗方、海桐皮汤煎水熏洗。

（赵建勇　张　军）

参考文献

[1] 孙树椿，孙之镐．临床骨伤科学[M]．北京：人民卫生出版社，2006．
[2] 于胜吉，等．腕关节外科[M]．北京：人民卫生出版社，2002．
[3] 闻善乐，等．腕关节损伤[M]．北京：科学技术出版社，1998．
[4] 葛宝丰，等．实用骨科学[M]．北京：人民军医出版社，2005．
[5] 王岩，等译．坎贝尔骨科手术学[M]．12版．北京：人民军医出版社，2005．

第 14 章

手部筋伤

第一节　腱鞘囊肿

本病也称“滑液囊肿”，是发生于关节或腱鞘附近的囊性肿物，内含无色透明或微白色、淡黄色的浓稠胶冻状黏液。古称“腕筋瘤”“腕筋结”“筋聚”等。发病部位通常在腕关节、踝关节、手、足，且多发于背面。任何年龄均可发病，女性多于男性。

【病因病机】

本病多与劳累等诱因有关，形成囊肿之成因有3个：①关节囊或伸肌肌腱之滑膜鞘向外突出之囊性疝状物；②关节囊或腱鞘之黏液样变性；③与关节或肌腱滑膜鞘无关，而是结缔组织之囊肿样变性。囊壁外层由致密纤维组织构成，内层为光滑之白色内膜覆盖。因此，长期过度的腕部劳损是发病的主要因素。一些病理学者认为，囊肿的发生是腱鞘与关节囊退行性变的结果。

【临床表现】

手、腕部腱鞘囊肿好发于关节肌腱滑动处，以腕背侧最为多见，一般生长缓慢，但偶见扭伤后骤然发病，初起多无自觉疼痛及压痛。局部可见一个半球形隆起，栗子大，表面光滑，触之有饱满柔韧感，周围境界清楚，但基底固定。部分病例囊肿经长期的慢性炎症刺激，囊壁肥厚变硬，甚至达到与软骨相似的程度。

【辅助检查】

X线可以看到局部有一个球形软组织阴影，B超可初步明确诊断，并判断大小。

【诊断】

1. 症状

(1)发现局部球形肿物，初期可自觉疼痛或无，偶尔由于压迫邻近的肌腱与神经产生疼痛，逐渐增大时可有膨胀感。

(2)局部皮肤紧张，生长缓慢。

2. 体征

(1)可有压痛或无。

(2)可出现握拳力弱、手痛。

(3)触之光滑、质韧，边界清楚，基底固定。

【鉴别诊断】

需要与脂肪瘤、神经瘤、血管瘤等相鉴别，尤其注意不要把掌指关节掌面的腱鞘囊肿认为是外生骨疣。

1. *脂肪瘤*　通常好发于躯干、四肢及腹腔等部位，其中手部常见。脂肪瘤和周围组织之间的境界很清楚，其质地较软，生长缓慢，大多数体积都较小。其中，纤维成分较多的脂肪瘤又叫纤维脂肪瘤，血管丰富的脂肪瘤又称血管脂肪瘤，具体性质的鉴别需手术后行病理检查确定。

2. *神经瘤*　临床上通常指来自神经鞘组织的神经鞘瘤，多数位于肢体、腋窝，也可位于锁骨上、颈等部位。属良性肿瘤，生长缓慢，切除后一般无复发。位于肢体肿物，呈梭形，其神经于支配的肢体远侧常有麻木、疼痛、感觉过敏等症状，压迫瘤体时可引起麻木疼痛。

3. *血管瘤*　是先天性良性肿瘤或血管畸形，大多数发生于颜面皮肤、皮下组织及口腔黏膜，如舌、唇、口底等组织。表现为无自觉症状、生长缓慢的柔软肿块。生于手部的表浅肿瘤，表面皮肤或黏膜呈暗青色，深部者，皮色可正常。触诊时肿块柔软，边界不清，无压痛。挤压时肿块缩小，压力解除后则恢复原来大小。

【治疗】

1. *手法治疗*　对发病时间短、未经治疗而囊性感明显者，将腕背伸或掌屈(肿物在背侧掌屈，反之背伸)，使囊肿固定和紧张，术者用双手拇指对囊肿强力挤压，使囊壁破裂，捏破后局部按摩15分钟，以便囊内液体充分流出，使之逐渐减少或消失。术后局部可外敷消肿止痛膏或万应膏，并加压包扎，使肿物渗液进一步消散吸收。

2. *药物治疗*　患处消毒后，用注射粗针头垂直刺入囊肿内。先尽量抽出囊液，再注入少量醋酸泼尼松龙；然后用拇指在囊肿壁处按摩挤压，将囊壁挤破，使囊内胶液及药液向囊外扩散，加压包扎2～3天。

3. *手术治疗*　即局麻下，使用止血带，仔细分离并完整切除囊肿及囊壁。如与关节相通者，术终宜缝合关节囊，再将筋膜下左右两侧组织重叠缝合，术毕加压包扎。

【预后】

本病自然治愈的可能性不大，反复发作的则需要手术治疗。

第二节　桡骨茎突狭窄性腱鞘炎

桡骨茎突部有拇长展肌和拇短伸肌的共同腱鞘。在日常生活和劳动中，桡骨茎突部的肌腱在腱鞘内经长时间的摩擦和反复的损伤后，滑膜呈现水肿、增生等炎症变化，引起腱鞘管壁增厚、粘连或狭窄者，称桡骨茎突狭窄性腱鞘炎。

本病多见于手工操作者，女与男之比为6∶1。起病缓慢，逐渐加重。主要表现为桡骨茎突处局限性疼痛。疼痛可向手部及前臂放散。腕及拇指的活动可使疼痛加重，伸指受限。

【病因病机】

拇长展肌腱与拇短伸肌腱经桡骨茎突时，形成一尖锐角度，两肌腱在桡骨茎突处穿过由韧带覆盖而具有滑膜内层的腱鞘，拇长展肌腱常有分裂的肌腱束，因此造成腱鞘内相对狭窄；加之拇指活动度较大，容易间接摩擦，造成劳损或引起创伤。因此腱鞘可发生损伤性炎症，致肌腱、腱鞘均发生水肿、肥厚、管腔变窄，肌腱在管内滑动困难而产生相应的症状。临床常见于体弱血虚、血不荣筋者，如产后常抱婴儿的妇女、从事轻工业的工人等，使拇长展肌及拇短伸肌二腱过度受累，易患本病。

【临床表现】

本病起病缓慢，腕关节桡侧疼痛，持重时乏力、疼痛加重，部分病人疼痛能向手或前臂部传导，造成拇指软弱无力，并可因腕部的各种动作或拇指外展、伸屈等动作而加剧，即握拳尺偏试验阳性为本病的特有体征。产生疼痛的原因是伸拇短肌及外展拇长肌因握拳呈紧张状态。若再使腕部倾斜，则紧张更甚，与腱鞘摩擦加剧，故产生剧烈的疼痛。

【辅助检查】

X线一般无异常表现，仅病程时间长者，X线桡骨茎突部可见轻度脱钙或腱鞘组织钙化征象。B超或可发现局部增厚的腱鞘。

【诊断】

1. *症状*

(1)腕关节桡骨茎突部疼痛，肿胀隆起，部分病人能向手或前臂部传导。

(2)腕关节活动受限。

(3)持物无力，拇指背伸乏力，伴腕部及拇指活动时疼痛加重。

2. *体征*

(1)桡骨茎突处有轻度的肿胀，局部压痛明显。

(2)可触及局部硬结；拇指外展等运动时可触到骨擦感或闻及摩擦音。

(3)握拳尺偏试验阳性：病人拇指屈于掌内，握拳，然后再使腕关节向尺侧偏斜，病人即感觉到桡骨茎突处剧烈疼痛。

【鉴别诊断】

1. *腕舟骨骨折*　腕桡侧深部疼痛，鼻烟窝部肿胀、压痛，叩击第2、3掌骨头部，感觉腕部桡侧疼痛，X线腕舟骨位检查可早期明确诊断。

2. *下尺桡关节损伤*　有明确的外伤史。下尺桡关节稳定性减弱，握物无力，有挤压痛，异常错动感，旋转腕关节可出现响声。

【治疗】

1. *手法治疗*　术者一只手托扶患手，另一只手在桡侧痛处做轻柔按摩、推拿，边做边拔伸牵引与旋转腕部，最后将拇指伸屈外展5～6次，并向远心端牵拉。以上方法需缓慢而稳妥，可每日或隔日1次。

2. *固定方法*　疼痛重时，可用大小合适，能与拇指贴合的纸板或铝板，将拇指固定在背伸20°、桡侧偏15°和拇指外展位，根据病人情况可固定3～4周。

3. *练功疗法*　拇指与腕部及其他各指的活动，

应在不引起桡骨茎突部疼痛的情况下，循序渐进地进行。

4. 中医辨证施治

(1)瘀滞证：多为早期，有急性劳损史。局部肿痛，皮肤灼热，筋粗；舌苔薄白或薄黄，脉弦或弦涩。治宜活血化瘀、行气止痛，方用活血止痛汤加减。

(2)虚寒证：多为后期，劳损日久，腕部疼痛乏力，劳累后加重，局部轻度肿胀，筋粗，喜按、喜揉。舌质淡、苔薄白，脉沉细。治宜温经通络、调养气血，方用桂枝汤加当归、首乌、威灵仙、黄芪等。

5. 中药外治法　手法治疗后在固定期间，可外敷三色药膏。去除外固定后，可用海桐皮汤熏洗。

6. 针灸治疗　取阳溪为主穴，配合谷、曲池、手三里、列缺、外关等，得气后留针15分钟左右，隔日1次，疗程为4周左右。

7. 理疗　可行蜡疗、红外线照射等。

8. 封闭疗法　用当归注射液2ml，复方倍他米松，1%利多卡因2ml，做腱鞘内注射，术后配合手法治疗等方法，能收到一定效果。

9. 针刀疗法　在封闭后，经封闭点顺肌腱走向进针刀，达骨面后，稍退针刀，纵行切开，疏通分离，再横向推移松解二肌腱数次。应注意避开桡动、静脉及桡神经浅支。

10. 手术治疗

(1)适应证：对病程较长、鞘管壁较厚、影响工作和生活、经非手术治疗效果不佳者，可考虑行腱鞘切开术。

(2)方法：局部浸润麻醉后，在疼痛明显处，横行切开皮肤2～3cm。切开皮肤、皮下组织，分离桡神经的浅支及切口部位的浅静脉，嘱病人伸屈拇指，即可见到该肌腱受阻的部位。将肌腱狭窄部纵行切开，并切除增厚的腱鞘，然后用探针沿肌腱上下探查，如发现还有狭窄，将其切开。病人再伸屈拇指，该肌腱已不受阻，缝合手术切口，14天拆线。

【预后】

本病如脱离过度腕关节劳累等因素，有自然治愈的可能性。对于疼痛时间较长及反复发作的患者，针刀治疗较为直接有效，极少数需行开放手术治疗。

第三节　指屈肌腱腱鞘炎

指屈肌腱腱鞘炎能在任何手指发生。若发生在拇指称拇长屈肌腱腱鞘炎，亦叫弹响拇。在其他手指为指屈肌腱腱鞘炎，称弹响指或扳机指。本病以拇指发病多，少数患者多个手指发病。本病女性多于男性，中老年发病较多，但也有小儿患先天性腱鞘炎者。

【病因病机】

掌骨颈与掌指关节的浅沟与鞘状韧带组成骨性纤维管，鞘内层为滑膜，可使拇长屈肌大幅度来回滑动。其余每个手指的屈肌腱亦有腱鞘将其约束在掌骨头和指骨上。当局部过度的劳累而招致血瘀停滞，筋脉受阻，或是受凉时，均可引起气血凝滞，不能濡养经筋而发病。

手指经常屈伸，使屈肌腱与骨性纤维管反复摩擦，或长期用力握持硬物，骨性纤维管受硬物与掌骨头二者的挤压，局部充血、水肿，继之纤维管变性，管腔狭窄。屈指肌腱因之受压而变细，两端膨大呈胡芦状，阻碍肌腱的滑动。当肿大的肌腱通过狭窄的隧道时，发生弹跳动作和响声者，故称弹响拇或指；肿大的肌腱不能通过狭窄的隧道时，手指不能伸屈，称为交锁。

【临床表现】

本病起病缓慢，最初早晨醒来患指发僵、疼痛，患肢伸屈困难，活动后即消。以后醒来时有弹响和疼痛，活动1～2小时逐渐消失。最后晨起时患指疼痛，不能屈伸，终日有闭锁、弹响和疼痛。常诉疼痛在指间关节，而不在掌指关节。检查时在掌侧面、掌骨头部有压痛并可触及一黄豆大小的结节。压此结节，嘱病人伸屈患指可感到在此结节下方，肌腱在滑动，并感到弹响由此发出。由于伸屈受限，对工作和生活均带来不便，严重者患指屈曲后，因疼痛不能自行伸直，需健手帮助伸直。

【辅助检查】

X线一般无异常表现。

【诊断】

1. 症状

(1)早期，晨起或劳累后手指活动受限，掌指关节掌侧面局限性酸痛。

(2)手指伸屈功能障碍，伴弹响，出现"扳机"现象。严重时，手指屈伸受阻，出现"交锁"，需在外力帮助下，方可屈伸。

2. 体征

(1)掌骨头掌侧可摸到小的结节，局部压痛明显。

(2)手指屈伸时可有弹动感。

【鉴别诊断】

需与类风湿关节炎相鉴别。类风湿关节炎通常伴有晨僵，即晨起时关节活动不灵活的主观感觉，并多关节受累，呈对称性，常≥3个关节。除指间关节受累表现外，足、腕、踝、肘、肩、髋及膝关节等也可出现。手的畸形有梭形肿胀、尺侧偏斜、天鹅颈样畸形、纽孔花样畸形等。通过以上表现与腱鞘炎不难鉴别。

【治疗】

1. *手法治疗*　术者用手指触到掌指关节处的结节部，做按压，横向推动，纵向推按，轻缓伸屈掌指关节3～6次，并向远端拉开，每日或隔日1次。

2. *固定方法*　早期减少局部活动，必要时可用夹板或石膏托固定2～3周。

3. *练功疗法*　局部疼痛减轻后，即可练习腕、指关节的伸、屈等功能锻炼。

4. *中医辨证施治*

(1)瘀滞证：多为急性损伤后出现局部轻度肿胀、疼痛、压痛，扪及筋结，指屈伸不利，动则痛甚，有弹响声或闭锁。舌质红、苔薄黄，脉弦。治宜活血化瘀、消肿止痛，方用活血止痛汤加减。

(2)虚寒证：多为慢性劳损或急性损伤后期，局部有酸痛感、按痛，可扪及明显结节，指屈伸不利，有弹响声或闭锁。舌质淡、苔薄白，脉细或沉细。治宜温经散寒、兼补气血，方用黄芪桂枝五物汤。有肝肾虚者，可加入鹿角、枸杞子、苁蓉、狗脊等药。

5. *中药外治*　可用海桐皮汤煎水熏洗。

6. *针灸治疗*　针灸治疗取穴，以痛为腧，米粒状结节部及周围痛点，均可做针刺，隔日1次。

7. *封闭疗法*　可用复方倍他米松1ml加1%利多卡因2ml，做腱鞘内注射，每周1次，共2～3次。

8. *小针刀疗法*　局麻后，在痛性结节处，平行肌腱进针刀，达腱鞘后，纵向剥离，横向推移。再将针刀绕到肌腱后，挑动肌腱数次。一般效果较好，必要时1周后再重复1次。

9. *手术治疗*　经非手术治疗效果不佳，患者要求手术治疗者，可经皮挑割行腱鞘制的腱鞘刀，平行于肌腱方向刺入结节部，沿肌腱走行方向做上下挑割。不要向两侧偏斜，注意勿挑伤肌腱、神经血管，如弹响已消失，手指屈伸无障碍及紧感，说明已切开腱鞘。创口大者缝合1针，口小者用无菌纱布加压包扎。

【预后】

本病如脱离过度腕关节劳累等因素，有自然治愈的可能性。对于疼痛时间较长及反复发作的患者，针刀治疗较为直接有效，极少数需行开放手术治疗。

第四节　掌指、指间关节扭挫伤

人类的劳动与运动，均需通过手指的活动来完成。因此，掌指、指间关节的筋伤较为常见，尤以青壮年容易发生。

【病因病机】

掌指关节与指间关节两侧有副韧带加强，限制以上两关节的侧向活动。当掌指关节屈曲时，侧副韧带紧张，而指间关节的侧副韧带则在手指伸直时紧张，屈曲时松弛。因此手指受到弹击压扎，或间接暴力而过度背伸、掌屈和扭转等均可引起损伤。如各种球类运动员，当手指受到侧向的外力冲击，迫使手指远端向侧面过度弯曲，则可引起关节囊及对侧副韧带的撕裂，使掌指、指间关系发生错缝、脱位或扭挫伤。

【临床表现】

掌指、指间关节的扭挫伤，可发生于各指。受伤后，关节剧烈疼痛，继之迅速肿胀，常呈现于近伸直位，但不能伸直，手指活动受限。指间关节侧副韧带损伤时，可在一侧有疼痛，并有侧向活动及侧弯畸形。

【辅助检查】

X线摄片：无骨质异常，排除指骨基底部撕脱骨折等。

【诊断及鉴别诊断】

1. *诊断*

(1)症状：①明确的外伤史。②指间关节剧烈疼痛，并迅速肿胀。③手指活动受限，常强直于伸直位。④并发脱位时，可有明显畸形；半脱位时，常伴有软骨面塌陷，并有轻度偏歪成角等现象。

(2)体征：①患指指间关节压痛明显；②被动侧向活动时疼痛加重；③侧副韧带断裂时，指间有侧向异常活动。

2. 鉴别诊断　需与指骨基底部撕脱骨折等相鉴别，经体征检查，X线证实，不难鉴别诊断。

【治疗】

1. 手法治疗　对无侧移位及骨折者，术者左手托住患手，右拇指及示指握住患指末节做正反向牵引，用手法将弯曲的患指伸直，使筋膜舒顺，关节滑利，并同时做轻柔推拿、按摩，以病人自觉舒服不痛为度。

2. 固定方法　对单纯扭挫伤病人，可用大小适宜于手指的纸板或铝板条，将患指固定于屈曲35°～50°位3～4周。对错缝有侧副韧带损伤的病人，依上法固定，时间4～6周。

3. 练功疗法　经以上治疗，24小时后疼痛减轻者，可练习腕及未受伤指的活动，但不能使伤指疼痛加剧；练习3～5日，再练习伤指关节的活动，要逐渐锻炼，防止做被动的强烈运动。

4. 中医辨证施治

(1)瘀滞证：损伤早期，局部肿痛，皮肤灼热、压痛，指关节屈伸不利；舌质红、苔薄白或薄黄，脉弦或弦涩。治宜活血化瘀、消肿止痛，方用活血止痛汤加减。

(2)虚寒证：损伤日久，局部筋粗，按痛，酸痛乏力，指屈伸不利；舌质淡红、苔薄白，脉细弱或沉细。治宜温经散寒、养筋通络，方用补筋丸加减。

5. 中药外治法　初期伤指可敷贴消肿止痛膏，三色敷药或消炎散；后期可用海桐皮汤熏洗。

6. 手术治疗　对陈旧性掌指、指间关节损伤的病人，关节活动受阻，应先行主动锻炼，药物熏洗；以后可行手术疗法，如有韧带损伤致关节不稳、半脱位等，妨碍关节运动，可行韧带修补术。

【并发症及预后】

1. 并发症　如并发指间关节脱位、半脱位，伤及指侧副韧带、关节软骨等，可并发慢性关节滑膜炎、骨性关节炎，甚至关节的强直，不同程度影响关节的功能。

2. 预后　指间关节扭挫伤为手指部常见的伤筋疾病，通常单纯的筋伤经正规治疗，合理的功能锻炼，预后良好。

第五节　指伸、屈肌腱损伤

随着现代工农业生产、交通事业及科学技术的发展，日常生活中的手部外伤日渐增多，而结合显微外科等先进医学手段处理手外伤，已成为一门专科——手外科。手外伤处理的正确与否，将影响手的功能。手部的肌腱由于所在部位不同、功能不同，构造也各有特点，但伸、屈肌腱分为5个区，掌握其解剖结构，对预后和处理有重要意义。

【病因病机】

手部外伤的原因包括刺伤、撕脱伤、撞伤、压砸伤、切割伤等，均可使指伸、屈肌腱呈开放或闭合性部分或完全损伤。如系切割伤，伤及指伸、屈肌腱，可致完全断裂，并使断裂的两端回缩；因指伸、屈肌腱的强烈收缩，而造成腱断裂者亦不属罕见。

【临床表现】

指伸肌腱损伤除伤及中央腱束外，也常伤及两侧的侧腱束，造成近侧指间关节过屈，远侧指间关节过伸，远侧指间关节肿胀、疼痛，末节手指下垂屈曲畸形，不能主动伸直。为防止误诊，可以在掌指关节主动伸直的情况下，于近节指骨背部加适当的外力。如有肌腱断裂，则一定比其他手指力弱。

由于指深屈肌腱可代替指浅屈肌腱的屈指功能，则单纯指浅屈肌腱断裂，临床检查不易得出肯定诊断。仔细检查时可发现此种病人，先屈曲远侧指间关节，再屈曲近侧指间关节，此种现象恰恰与正常情况相反。

【辅助检查】

X线摄片排除骨质异常，如需明确肌腱断裂情况，可行MRI检查。

【诊断及鉴别诊断】

1. 诊断

(1)症状：①损伤局部肿胀、疼痛。②功能受限：伸指肌腱损伤，可出现指屈曲畸形，主动伸直不同程度受限，完全断裂者，主动伸直完全丧失。屈指肌腱损伤者，表现为该手指伸直角度加大、主动屈曲不同程度受限。屈曲远侧指间关节，如不能活动，则为指屈深肌腱断裂；若固定除患指外的其他三个手指于伸直位，让患者屈患指近侧指间关节，如不能活动，则为指屈浅肌腱断裂；若两种方法检查手指关节均不能活动，则是指深、浅屈肌腱均断裂。③指伸、屈力减弱：注意通过手指的主动活动，不难判断肌腱损伤情况。但也有例外，如指深浅屈肌腱同时断裂，指深浅屈肌腱的腱纽将近侧断端和指骨相连，近侧指间关节仍可屈曲，但屈曲力量明显减弱。伸、屈肌腱不全损伤时，主动活动力量也会相应减弱，需仔细检查。

（2）体征：①损伤局部压痛，无纵向叩击痛。②抗力试验，病人主动做患侧指间关节屈曲或伸直时，检查者将末节指骨伸直或屈曲，正常肌腱可以耐此抗力，部分或全部断裂者则不能。通过以上检查或试验即可诊断指伸肌腱断裂损伤。

2. 鉴别诊断　本病诊断明确，无需鉴别诊断。

【治疗】

1. 非手术治疗　经诊断确定肌腱无部分或完全断裂者可采用以下非手术治疗。

（1）内服药物治疗：损伤早期治宜清热解毒，内服五味消毒饮或仙方活命饮；后期治宜温经通络，可内服当归四逆汤或麻桂温经汤。

（2）外用药物治疗：早期可冷敷，外用云南白药气雾剂等；后期可配合中药热敷、熏洗，方用上肢损伤洗方。

（3）练功疗法：早期的练功活动至关重要，对屈指肌腱缝合术后，提倡尽早开始保护性的被动活动，以增进功能的恢复。术后第1周做轻度的被动活动，第2周做中度的被动活动，第3周做较大的被动活动及轻度的主动活动，第4周做大幅度的被动活动和中等量的主动活动，第5周以后积极进行主动活动。

（4）固定治疗：对于部分损伤（断裂）者，可行夹板（铝板）或石膏固定3周。肌腱缝合术后宜用夹板或石膏固定3周。对于闭合性手指末节的伸腱断裂，可考虑非手术治疗，仅将远侧指间关节过伸，而将近侧指间关节尽量屈曲，用铝板固定6周，拆除固定后经功能锻炼，常可取得较好的效果。

2. 手术治疗

（1）治疗原则：新鲜肌腱损伤，目前主张凡有可能进行一期修复的，都应该进行一期修复。因为晚期的肌腱修复手术，由于肌腱断端的粘连及断腱的回缩等，会给手术增加困难，而且还会使病人多增加一次手术的痛苦。

（2）指伸肌腱损伤的修复：由于指伸肌腱无腱鞘，有腱周组织，且位于手背疏松的皮下组织中，断裂后应争取做一期缝合，但必须用皮肤覆盖，不可使它外露。

（3）指屈肌腱损伤的修复：由于指屈肌腱经过多个关节，解剖复杂，手术修复的要求高，过去除在前臂区和手指中节区的屈肌腱断裂，可做一期缝合外，其余如腕管区、手掌区、指腱鞘区等，为了减少粘连，均主张切除指浅屈肌腱，仅缝合指深屈肌腱。

在指腱鞘区内肌腱断裂，还要切除与缝合口接触的腱鞘。有的还主张做二期肌腱移植手术更为恰当。现在由于手术操作技术的提高，缝合方法的改进，有的甚至采用显微外科技术，故目前均主张做一期缝合，深、浅肌腱都缝合，以防切除浅肌腱时损伤供血的腱纽。甚至腱鞘亦予修复，以恢复滑液的营养作用。

（4）肌腱的缝合方法：肌腱缝合常用的方法有Kessler（改良）缝合、编织缝合、双垂直缝合和腱骨固定缝合等。

缝合肌腱时宜用细针细线，手术操作必须轻巧，以3/0丝线或尼龙单线细致缝合，不绞窄肌腱内部的血供，缝线最后打结的线头在外，其余部分皆可在肌腱内，以减少粘连的机会。在某些损伤中，如在污水泥中作业受伤或动物咬伤等，应做二期修复。由于肌腱手术较复杂，操作技术要求较高，对一些损伤较广泛并污染者，为不增加感染的机会，或造成广泛粘连，不宜在伤口的远、近端去寻找断腱强求缝合，反不如只闭合伤口，争取一期愈合，损伤的肌腱留做二期修复。

【并发症及预后】

1. 并发症　对于肌腱损伤（断裂）者，术后肌腱粘连较为多见，可不同程度影响手指的功能。

2. 预后　单纯的指伸、屈肌腱损伤，预后良好。对于肌腱断裂者，如经正确的手术缝合治疗、妥善的固定、后期合理的功能锻炼，通常也能得到良好恢复；否则预后残留部分功能受限。

（于　栋　漆　伟）

参考文献

[1] 孙树椿，孙之镐．临床骨伤科学[M]．北京：人民卫生出版社，2006.

[2] 张铁良，王沛，马信龙．临床骨科学[M]．3版．北京：人民卫生出版社，2012.

第15章

腰部筋伤

第一节　急性腰扭伤

腰椎周围有许多肌肉和韧带等软组织，对维持体位、增强脊柱稳定、平衡和灵活性均起着重要作用。急性腰扭伤指的是腰部肌肉不协调收缩引起的腰部肌肉、筋膜的撕裂及腰部关节扭伤，以腰部疼痛、活动受限为主要症状的一组症候群。俗称闪腰、岔气。中医古代文献称为瘀血腰痛。《金匮翼》云"益腰者，一身之要，屈伸俯仰，无不由之。若一损伤，其脉涩，经络壅滞，令人卒痛，不能转侧"。这阐释了急性腰扭伤的临床症状。急性腰扭伤好发于下腰部，以青壮年多见。损伤可涉及肌肉、筋膜、韧带、椎间小关节和关节囊、腰骶关节及骶髂关节等。

【解剖学】

腰部承担着人体1/2以上的体重，腰部活动度大，活动灵活，但其结构相对薄弱，其前方为腹腔，其附近只有一些肌肉、筋膜和韧带，无其他骨性结构保护，故在运动及负重时极易遭到损伤。本病多见于青壮年体力劳动者，但也见于缺乏体育锻炼者。90%以上的病人发生在腰骶部、两侧骶棘肌和骶髂关节处。

【病因病机】

急性腰扭伤多由间接外力所致，如劳动姿势不正、弯腰取重物时，重心距离躯干中轴过远，增加肌肉负荷而引起肌肉扭伤；或二人抬重物时动作不协调，亦可发生本病。日常生活中，如倒洗脸水、久坐起立，甚至打喷嚏等也可以造成"闪腰"。当负荷超过正常体力限度时，可引起局部肌肉强烈收缩，使筋膜、肌肉、韧带等发生损伤；弯腰搬重物时，骶棘肌松弛不再有维持脊柱位置和保护韧带的稳定作用，加上腰部突然旋转，可使肌纤维或韧带撕裂损伤；踏空时，肌肉韧带瞬间受到强大的应力导致部分韧带纤维断裂，重者产生脊柱附件骨折或小关节错位；当脊柱炎症、外伤、退变等因素使其骨及周围软组织发生非生理性改变，其对抗应力的能力显著削弱，即使正常外力亦可造成损伤。腰骶关节周围韧带、关节囊和滑膜的扭伤撕裂、关节软骨的损伤、关节突的小片撕脱或关节半脱位，动作不协调，如咳嗽、喷嚏或伸腰时，致使腰部肌肉韧带骤然收缩，造成小关节位移。

其中医病机为气滞血瘀、经络受阻、不通则痛，按其损伤部位可分为急性腰肌扭伤、急性韧带扭伤、急性关节扭伤。

急性腰扭伤的病理主要为损伤后组织出血、水肿和吸收修复的过程。组织多为参差不齐的撕裂伤，出血可为散在点状或产生血肿，相邻组织产生炎性渗出，导致水肿。在肌肉或腱膜处损伤的同时，由于创伤的代谢产物及周围末梢神经的刺激，可使局部肌肉处于痉挛状态，此时，肌纤维不停收缩，以致代谢产物更为堆积，加之静脉回流受阻、瘀血增加，从而加剧了上述病理过程。

【临床表现】

1. *急性腰肌及胸腰筋膜扭伤*　多有腰部一侧或两侧疼痛剧烈，腰部活动、咳嗽、打喷嚏甚至深呼吸时都可使疼痛加剧。腰肌呈紧张状态，常见一侧肌肉高于另一侧，有时可见脊柱腰段生理性前曲消失，甚至出现侧弯曲，压痛点多位于腰骶关节，髂嵴后部或第3腰椎横突处可扪及腰部肌肉明显紧张。腰部活动受限，尤其是前屈受限。行走时常用手支撑腰部，卧位时难以翻身，直腿抬高试验呈阴性，拾物试验为阳性，X线检查一般无明显病理性改变，有时可有脊柱腰段生理性前曲消失或轻度侧曲。

2. 急性韧带扭伤　棘上、棘间韧带扭伤的病人都有负重前屈或扭转的外伤史，损伤时可自觉腰部有一清脆响声或撕裂样感觉，呈断裂样、刀割样或针刺样锐痛，有时可伴有明显压痛，腰部活动受限，前屈受限尤其明显。检查可见患者腰部僵硬紧张，棘突和棘突间压痛、肿胀，腰前屈活动受限且疼痛加重，仰卧屈髋试验阳性等。部分患者可有反射性下肢痛。髂腰韧带扭伤的压痛点在髂嵴后部与第5腰椎间的三角区内，深压痛，屈伸和旋转脊柱时加重。X线检查无特异表现，棘上棘间韧带断裂者，棘突间距可增大。

3. 急性关节扭伤

(1)急性腰骶关节扭伤：有腰骶部负重外伤史，伤后腰骶部剧痛，活动受限，多以一只手或双手叉腰，或一只手支撑膝部，以减少腰部活动和疼痛，病人步行迟缓，表情痛苦，咳嗽与喷嚏时腰痛加重。部分病人有反射性下肢痛。检查病人腰部平直僵硬，腰部前倾可向一侧偏斜，腰肌紧张痉挛，腰骶活动受限。$L_5 \sim S_1$棘突有明显压痛和叩击痛。骨盆旋转试验和腰骶部被动过伸过屈试验呈阳性。X线检查无特殊表现，但可除外其他骨折和骨关节病。

(2)急性骶髂关节扭伤：有腰部旋转外伤史，伤后立即感一侧腰部和骶髂关节剧痛，不敢转身，站立或行走时可伴有放射性下肢痛和咳嗽、喷嚏时骶髂部疼痛。检查见患者腰部僵硬，可有腰肌和臀肌痉挛及侧弯。骶髂关节可有肿胀，局部压痛明显。坐位屈伸脊柱疼痛不明显，站立做屈伸时疼痛剧烈。骨盆挤压、分离试验均为阳性。X线检查无特异表现，仅在半脱位时，正位片左右两侧骶髂关节不对称，患侧关节间隙增宽或髂骨上移。

(3)急性椎间小关节扭伤：有腰骶部旋转外伤史，伤后下腰部疼痛剧烈，不能活动，可伴有臀部和下肢放射痛。检查见腰部僵硬、腰肌和臀肌痉挛。仔细触摸腰椎棘突可发现病椎棘突偏歪，脊柱可侧弯。X线片常见腰椎前凸消失，椎间隙左右不等宽，有时可见两侧椎间小关节不对称。

【辅助检查】

常规行腰椎正侧位X线检查，必要时行骨盆片或腰椎CT平扫或MRI检查，以排除骨折、肿瘤、结核等其他疾病。

【诊断】

1. 有明确的外伤史　腰部常有扭闪或过多牵拉或承受超负荷活动，老年人可由打喷嚏、咳嗽等导致。

2. 症状　腰部疼痛剧烈，不能伸直，屈伸俯仰、转身起坐则疼痛加剧，整个腰部多不能活动，呈强直状，严重者不能起床，深呼吸、咳嗽、喷嚏时疼痛加剧。轻者伤时疼痛轻微，尚能坚持继续劳动，数小时后或次日症状加重。患者为了减轻腰部疼痛，常用两手扶住并固定腰部。疼痛多位于腰骶部，有时感到一侧或两侧臀部及大腿后部疼痛，部位和性质较模糊，多为反射性疼痛。

3. 体征

(1)压痛点：扭伤早期，绝大多数患者都有明显的局限性的压痛点，多在腰骶关节、第3腰椎横突尖和髂嵴后部。压痛点代表组织受伤处之所在。

(2)肌痉挛：主要发生于骶棘肌和臀大肌，因疼痛刺激所引起，也是对疼痛的一种保护性反应，可为单侧或双侧。这些肌肉的紧张度增加而有压痛，经俯卧一时可以松缓，但用手指压痛时，痉挛又复出现。

(3)功能障碍、脊柱生理性曲线的改变：肌肉、筋膜和韧带的撕裂可引起疼痛，疼痛可引起肌肉的保护性痉挛，不对称的肌痉挛可引起脊柱生理性曲线的改变。曲线的改变，也是机体为了照顾受伤组织，照顾神经根免受刺激，所发生的一种自动性调节。根据临床所见，约半数以上的急性腰扭伤患者，有不同程度的腰椎曲线改变，有的是前凸减小，有的是向左、右侧弯。至疼痛和痉挛解除后，此种畸形亦自行消失。

直腿抬高试验可引起腰部疼痛，乃因骨盆向后旋转，使腰生理前凸变平，腰部受伤组织受牵拉所致。

4. 辅助检查　对于严重的腰扭伤患者，应摄腰骶部正、侧位X线片，必要时摄斜位片。一般单纯软组织扭伤，X线片不显示任何病理性腰椎峡部骨折、肿瘤或结核等。

【鉴别诊断】

需与急性臂部筋膜炎、腰椎间突出症相鉴别，参见本章第二三节。

【治疗】

预防为主，如两人抬重物时要步伐一致，动作协调精神集中，防止滑倒。劳动前应做好准备活动，这一点极为重要，特别在搬运、抬举重物之前，应将周身关节、肌肉放松，以达到动摇筋骨、舒筋活血，增加肌肉、韧带的适应能力。重体力劳动者应佩戴护腰带，以限制腰部过度前屈，有利于防止腰扭伤。注意劳动操作方法，屈膝、屈髋、直腰搬起重物，因重物之重心距离躯干较近，缩短了力矩，从而大大减轻了腰部肌肉的负荷。在搬运重物时应屏气增加腹压起到软组织夹板作用，增加脊柱稳定。加强腰背肌和腹肌锻炼，从根本上增强腰部结构对负荷的承载能力。如老年人可打太极拳、散步、慢跑等。

1. 卧床休息和练功　急性腰扭伤后，应当坚持卧床休息 1 周，卧床休息不仅有利于缓解腰肌痉挛、减少充血水肿、减轻疼痛，以后在不引起疼痛加重和增加损伤的前提下，辅以适当的练功和导引，正确掌握并持之以恒，也能防病而达到治疗目的。

(1)五点法：仰卧位，两膝屈曲，足膝并拢，两肘关节附于床面，以两足及两肘作为支点，同时向下用力，腹、腰、臀部逐渐向上挺起，再使腰臀缓慢放下。注意在向上挺起时不能屏气，每次挺起时在原位上，做短暂的停留，一般以呼吸 3 次为一起落。

(2)飞燕点水法：俯卧位两下肢伸直，两臂伸直放于体侧，使躯干和下肢同时做过伸动作，使其背肌紧张，坚持 10 秒钟，每 20 次为 1 组，每天 3～4 组。

通过以上练功可以达到舒筋活血、消肿止痛，调整机体，增强肌肉、肌腱的力量的目的。

2. 手法治疗　急性腰肌筋膜扭伤采用手法治疗疗效显著。它具有行气活血、消肿止痛、舒筋活络之作用。通过手法可以缓解肌肉、血管痉挛，增进局部血液循环，消除瘀滞，加速瘀血早日吸收，以促进损伤组织的修复之目的。

(1)揉按法：患者俯卧治疗床上，肢体放松，医者先用两手大拇指或手掌，自大杼穴开始由上而下，经下肢环跳、委中、承山、昆仑等穴，施行揉按。次用手掌或大鱼际部揉按脊椎两旁肌肉，使气血流畅、筋络舒展。

(2)推理腰肌：医者立于患者腰部健侧，以双手拇指在压痛点上方自棘突旁把骶棘肌向外下方推开，由上而下，直到髂骨后上棘，如此反复操作 3～4 次。

(3)捏拿腰肌：医者用两手拇指和其余四指指腹对合用力，捏拿腰部肌肉，捏拿方向与肌腹垂直，从腰$_1$起至腰骶部臀大肌，由上而下，先轻后重，先患侧后健侧，重点捏拿腰椎棘突两侧骶棘肌和压痛点最明显处，反复捏拿 2～5 分钟。

(4)扳腿按腰：医者一只手按其腰部，另一只手肘关节屈曲，用前臂抱住患者一侧大腿下 1/3 处，用力将下肢向后上抱起，两手配合，一只手向下按压腰骶部，另一只手托其大腿向上提拔扳腿，有节奏地使下肢一起一落，随后摇晃拔伸，有时可听到响声，每侧做 3～5 次。

(5)揉摸舒筋：医者以掌根或小鱼际肌着力，在患者腰骶部进行揉摸手法。从上至下，先健侧后患侧，边揉摸边移动，反复进行 3～5 次，使腰骶部感到微热为宜。

3. 中药外治法　局部瘀肿热痛者，可用双柏散、消炎散外敷；如无瘀肿仅有疼痛者，则可用狗皮膏、伤科膏药、伤湿止痛膏外贴；亦可用外涂药物如跌打万花油、活血酒、红花酒精等。

4. 中医辨证施治

(1)气滞络阻证：腰痛时轻时重，痛无定处，重者腰部活动受限，行走困难，咳嗽震痛，舌苔薄，脉弦数。治宜理气通络、活血止痛，方用泽兰汤加羌活、乳香、没药。

(2)气滞血瘀证：腰痛局限一处，压痛明显，腰部活动受限，部分患者可伴有腹部胀满，大便秘结，舌质暗有瘀点，脉弦紧。治宜行气消瘀，方用复元活血汤、大成汤、活血止痛汤。若腰扭伤病程已久，筋肉板结或有硬结，呈条索状，腰部活动障碍的陈伤，多因气血瘀滞、经络不舒，治疗除活血行气以外，需同时舒筋通络。选方宜用调荣活络饮，可酌加威灵仙、穿山甲、姜黄、川续断、五加皮、伸筋草等，亦可加服伸筋片。

5. 中成药物治疗　可选用跌打丸、三七片、云南白药、七厘散等。

6. 针刀治疗

(1)取穴：患者取俯卧位，腹部垫软枕，使腰部变直而腰肌紧张，痉挛的筋络肌肉暴露更清晰。在腰部痉挛的骶棘肌中以手触摸呈寻找条索状、结节状压痛点，并做上标记。

(2)消毒麻醉：术者戴无菌手套，术区局部皮肤常规消毒，铺无菌孔巾。

(3)针刀松解：左手中、示指扪及条索状的骶棘肌并固定于术点两侧，右手持针刀，刀口线与肌索走向平行快速刺入，当感到已穿透深筋膜后再缓慢进入肌腹中，待患者有较强的酸、胀感时稍顿，说明针刀已达病变部位，纵行疏通 2～3 次；同法做其他术点，待所有施术点均做完，即可取出针刀。出针后用无菌棉球按压 1 分钟止血，然后用无菌敷料覆盖。

7. 针灸疗法

(1)局部配循经取穴：选择压痛最明显之阿是穴行针刺，再取命门、志室、腰阳关、肾俞、大肠俞、委中、承山等穴。多采用强刺激，留针 3～5 分钟，每日 1 次。

(2)别经取穴：针刺双后溪穴，强刺激，得气后，嘱患者缓慢进行腰部活动，有显著效果；针刺腰扭伤穴Ⅰ或腰扭伤Ⅱ穴(腰扭伤穴Ⅰ在手背 3、4 掌指关节近侧 1.5cm 处；腰扭伤Ⅱ穴在手背 3、4 指指间正中上 1.3 寸)，大幅度强刺激，留针 15～20 分钟，每隔 5 分钟捻转提插 1 次，在针刺过程当中再配合腰部缓慢活动，效果满意。针刺双侧外关阿是穴，强刺激，留针 15～20 分钟。

(3)耳针：选用腰椎、腹、神门。用短毫针刺激，边捻针、边活动腰部，留针 30～40 分钟，或用埋针。

8. 局部药物注射疗法　这类疗法可以改变局部微循环状态，解除肌肉痉挛、缓急镇痛。用针头经皮肤向痛点垂直刺入，缓慢深入触及压痛点，此时患者痛感加剧，即可注入药物，使药液将痛点及周围组织全部浸润。

常用处方有：①0.5%～1%利多卡因 5～10ml、复方倍他米松 1mg，每周 1 次，共 3～4 次；②5%碳酸氢钠 5ml、10%葡萄糖 5～10ml，3～5 天 1 次，共 4～5 次；③丹参注射液 10ml、黄芪注射液 10ml，3～5 天 1 次，共 4～5 次。

9. 理疗　急性腰扭伤 1 周后可行石蜡、红外线或超短波、磁疗等，理疗不宜过早，以免增加损伤的组织出血渗出，不利于康复。

10. 手术治疗　一般急性腰扭伤患者经治疗后均得以缓解。对于使用以上方法无效的棘间韧带断裂的病人，可采用脊柱融合术和韧带重建术。

【并发症及预后】

1. 并发症　急性腰扭伤若未及时诊治或休息，可遗留腰部劳损、腰背部筋膜炎导致慢性腰部疼痛，亦可导致腰椎骨关节病或腰椎间盘突出症。

2. 预后　经积极治疗，预后良好。

第二节　腰部劳损

腰部劳损是腰痛中最常见的一种，有人称为功能性腰痛。它常没有明显的外伤，而是在不知不觉中慢慢出现的一种腰腿痛疾病。各行各业的人员都可发病，体力劳动者和脑力劳动者的人数，往往没有多大差别。对生产劳动和生活影响较大，故应积极进行防治。它是由于长期下蹲弯腰工作，腰背部经常性过度负重、过度疲劳，或工作时姿势不正确，或有腰部解剖特点和缺陷等所致，但亦可因腰部急性损伤治疗不及时、治疗不当或反复受伤后遗留为慢性腰痛。

【病因病机】

腰部劳损发病广泛，男女老少皆可发病，有自愈倾向，但病程可长达 1 年至数年。

1. 病因

(1)积劳日久、筋失濡养、瘀血凝滞：《素问·宣明五气篇》："久视伤血，久卧伤气，久坐伤肉，久立伤骨，久行伤筋，是谓五劳所伤"。长期从事腰部持力或弯腰活动工作及长期的腰部姿势不良等，腰部肌肉、韧带、后关节囊等经常受到牵扯性损伤，日积月累，发生变性、肥厚、纤维化以及腰筋膜无菌性炎症等，使其弹性降低力量减弱，局部气滞血瘀，经络不通，有时压迫或刺激神经根，则出现臀部及下肢牵扯性或放射性疼痛。

(2)跌仆扭伤、失治迁延：亦有腰部急性扭挫伤之后，未能获得及时而有效的治疗；或治疗不彻底、或反复轻微损伤，因损伤的肌肉筋膜发生粘连，迁延而成为慢性腰痛的。

(3)肝肾不足和外邪入侵：这是腰部劳损的重要因素。《素问·脉要精微论篇》："腰者肾之府，转摇不能，肾将惫矣"。《素问·上古天真论》："七八，肝气衰，筋不能动，天癸竭，精少，肾脏衰，形体皆极"。这些都说明老年人肝肾亏虚，骨髓不足，气血运行失调，督带俱虚，筋骨懈怠，脊柱可出现退行性变，有的产生骨质疏松，如再有外邪的侵袭，则腰痛更加严重。气候或居住环境寒冷潮湿，风寒湿邪侵袭人体，流注经络关节，导致气血凝滞，营卫不得宣通，不通则痛。另外，长期处于精神压力下失眠焦虑、情绪低落、分居离婚者，以及吸烟、酗酒者的腰痛发生率远较常人为高。

(4)先天性变异：腰椎有先天性畸形和解剖缺陷者，如腰椎骶化、骶椎腰化、椎弓根崩裂、骶椎隐裂等，以及由于各种因素所致的胸腰段脊柱畸形，如腰椎压缩性骨折脱位所致的腰椎后突畸形等，都可引起腰背部肌力平衡失调，亦可造成腰部肌肉筋膜的劳损。

2. 病机

(1)肌肉、肌腱及筋膜:发生在竖脊肌、腰大肌等的充血水肿,炎性细胞浸润,组织液渗出。受炎症影响后肌肉痉挛,表现为疼痛,腰部功能受限。

(2)韧带、骨与关节:腰部韧带、椎骨及关节等组织的损伤,慢性劳损常伴有腰椎关节的紊乱。

【临床表现】

患者有或可无明显外伤史,腰部隐痛反复发作,劳累后加重,休息后减轻,弯腰困难,持久弯腰时疼痛加剧,适当活动或变换体位后、叩击按揉腰部时腰痛可减轻。睡觉使用小枕垫于腰部能减轻症状。

腰部外观多无异常,有时可见生理性前曲变小。仔细寻找压痛点对判断病变组织结构具有重要意义。单纯性腰肌劳损的压痛点常位于棘突两旁的骶棘肌处或髂嵴后部、骶骨后面的骶棘肌附着点处。若伴有棘间、棘上韧带损伤,压痛点则位于棘间、棘突上。腰部活动功能多无障碍,严重者可有受限。神经系统检查无异常,直腿抬高试验阴性。

【辅助检查】

X线检查:有时可见脊柱生理曲度的改变,如腰椎侧弯、腰前凸度减弱或消失,或见第5腰椎骶化、第1骶椎腰化、隐性脊柱裂等先天变异,或见有骨质增生缘。

【诊断】

1. 症状　长期腰痛,疼痛多为隐痛,时轻时重,经常反复发作,休息后减轻,劳累后加重,适当活动或变动体位时减轻,弯腰工作困难,若勉强弯腰则腰痛加剧,常喜用双手捶腰,以减轻疼痛,少数患者有臀部和大腿后上部胀痛。兼有风寒湿邪者,腰痛与天气变化有关,阴雨天腰痛加剧。

2. 体征

(1)肌肉僵硬:患侧腰部多见腰肌紧张僵硬,双侧肌肉常见高低不等。

(2)压痛:一侧或两侧骶棘肌处、腰$_3$横突处、髂骨嵴后部或骶骨后面腰背肌止点处有压痛。

(3)功能障碍:检查时脊柱外观一般正常,俯仰活动多无障碍,病情严重时疼痛较重,活动稍有受限。

(4)神经系统检查:神经系统检查多无异常,直腿抬高试验阴性。

3. X线检查　可见脊柱生理曲度的改变等。

【鉴别诊断】

腰背部筋膜炎:有外伤、风寒、劳累史,间歇性反复发作。急性或疼痛剧烈者,病人可处于强迫体位,腰部僵直,行动不便。局部激痛点、痛性筋结或筋束是本病检查的常见体征,应仔细触摸寻找,根据其"激痛点"是肌筋膜纤维织炎特定的压痛点,按压时,有一触即发、疼痛剧烈,其疼痛可向远端传导的特点。

【治疗】

1. 康复保健　腰部劳损发病率高,治疗效果差,故应以预防为主。平时要加强自我保健,方法如下。

(1)积极参加体育锻炼:根据年龄和爱好积极参加体育活动,以增强体质和腰背肌的力量,减少劳损。

(2)按摩法:用手掌或手指自项背部起,沿脊柱两侧其自上而下进行按摩,直至臀部及大腿小腿后侧,反复3～5遍。自我按摩可将两手掌置于腰后,自上而下,由外向内按摩腰及臀部肌肉,按揉时要用力,使肌肉有酸胀感为度。

(3)保持良好劳动姿势:工作中要保持良好的姿势和体位,减少腰部负担。如需站立劳动者,较好的姿势是:膝关节微屈,臀大肌微微收缩,自然收腹,使骨盆轻微后倾,腰椎轻度变直,减少腰骶角,增加脊柱的支持力;坐位工作者,应尽量保持腰椎前屈的坐位姿势,可用靠背椅。搬取重物要屈膝屈髋伸腰用力,减少肌肉劳损。

(4)其他:注意保温防寒,劳动后不要久卧湿地,以防外邪侵袭。

2. 手法治疗　若坚持应用,效果亦好,方法与步骤如下。

(1)按揉:患者仰卧,胸上部垫枕,两上肢放于枕侧,躺正,肌肉放松。医者立于患者左侧床边,用两拇指指腹按揉膀胱经背部主要穴位,在压痛最明显处稍加用力,按揉2～3分钟。

(2)㨰法:有两名助手上下牵引,医者在下腰部和下背部,沿膀胱经和督脉自上而下用㨰法,操作5～10分钟,疼痛明显及肌肉肿胀部位宜多滚。

(3)推摩:医者用掌根推摩,沿骶棘肌自上而下顺序推摩数遍,时间为3～5分钟,疼痛明显处可加按压。

(4)弹拨:腰背筋膜用之最宜。医者两拇指相对按于条索状硬结上,稍加按压,做左右拨动,如高起明显,可用手指将筋捏住提起放下,连做3～5遍。最后再用推摩法推摩数遍。

(5)斜扳:患者侧卧,上腿屈起,下腿伸直。医者一手推臀，一手扳肩，至最大限度时用力扳一下，有时可听到清脆响声。必要时让患者改另一侧卧位，取同法。

(6)牵抖：让患者俯卧，肌肉放松。一名助手把住腋窝向上牵引，医者立于床尾，两手握住两踝部牵抖，在牵引的基础上抖动数下，连做数遍。

3. 功能锻炼

(1)“五点”拱桥式：患者用头部、双肘及双足作为支撑点，使背部、腰部、臀部及下肢呈弓形撑起。

(2)“三点”拱桥式：患者用头顶、双足支重，全身呈弓形撑起，腰背尽量后伸。

以上动作需仰卧在硬板床上进行。

(3)飞燕点水式：第一步，患者仰卧，两上肢置于体侧，抬头挺胸，两臂后伸，使头、胸及两上肢离开床面；第二步，体位同第一步，在双膝关节伸直的同时，后伸下降，并使尽量向上翘起，两下肢也可先交替后伸翘起，而后再一同后伸；第三步，头颈胸及两下肢同时抬高，两臂后伸，仅使腹部着床，整个身体呈反弓形，如飞燕点水姿势。

4. 中药外治法　可用麝香壮骨膏、狗皮膏等膏药外贴。

5. 中医辨证施治

(1)肾虚证：腰部酸痛，绵绵不绝，腿膝乏力，喜按、喜揉，遇劳更甚，卧则减轻，常反复发作。偏阳虚者面色皖白，手足不温、少气懒言，腰腿发凉，舌质淡，脉沉细；偏阴虚者心烦失眠，咽干口渴，面色潮红，倦怠乏力，舌红、少苔，脉弦细数。肾阳虚者，治宜温补肾阳，方用金匮肾气丸、补肾活血汤加减；肾阴虚者，治宜滋补肾阴，方用知柏地黄丸、大补阴丸加减。

(2)瘀滞证：腰痛如刺，痛有定处，日轻夜重，轻则俯仰不便，重则因痛剧不能转侧，拒按。舌质紫暗，脉弦。治宜活血化瘀、行气止痛，方用地龙散加杜仲、续断、桑寄生、狗脊之类。

(3)寒湿证：腰部冷痛重着，转侧不利，静卧不减，阴雨天加重。舌苔白腻，脉沉。治宜祛风散寒、宣痹除湿、温经通络，方用羌活胜湿汤或独活寄生汤加减。

(4)湿热证：痛而有热感，炎热或阴雨天气疼痛加重，活动后减轻，尿赤。舌苔黄腻，脉濡数。治宜清热化湿，方用二妙汤加牛膝、木瓜、薏苡仁、豨莶草之类。

6. 针灸治疗　取阿是穴、水沟、阳陵泉、委中、膈俞、次髎、夹脊穴，配以腘部瘀血处施刺络出血。

7. 腰椎间孔药物注射　以俯卧为例，以髂后上棘外侧少许，向头侧做脊柱平行线；另再在所欲注射腰椎的棘突下缘做一垂直脊柱的平行线，两线相交点即为皮肤穿刺点。另也可在髂嵴后缘转角上1cm，与所欲注射的棘突间平行线交点处作为进针点，进针后，找到横突尖后，即行少量药液浸润，以减轻患者不适感，然后针尖滑向横突上缘，紧贴横突，以45°～50°，向头侧相当于椎间孔处徐徐进针，待至一定深度，针尖可划入一压力减低处，即为椎间孔处，有时患者有电击感，回抽无血及脑脊液后，即可将0.25%普鲁卡因15ml、加入醋酸泼尼松龙50mg及维生素B_{12} 100μg的配制药液注入。注入5～8ml，患者诉有患侧臀部向下肢伸延的酸胀感，可直至足跟及足尖。注射应缓慢，每次注入5～8ml，可稍停片刻，再继续注射，直至完全注毕。操作时应注意无菌及防止误伤重要血管神经。

(1)痛点封闭：可用醋酸泼尼松龙50mg加1%普鲁卡因5～10ml做痛点注射，每5～7天1次，3～4次为1个疗程，必须准确浸润病变组织，否则影响效果。

(2)穴位注射疗法：用当归注射液2ml、丹参注射液2ml或维生素B_1、维生素B_{12} 0.2～0.4ml做穴位注射。2～3天1次，6次为1个疗程。采用局部和循经取穴，可分为2～3组交替注射。

8. 理疗　可采用红外线、超短波、蜡疗、离子导入等以缓解肌肉痉挛，改善局部血循环。

9. 手术治疗　只适用于某些经非手术治疗无效，而症状比较顽固的病例，如腰部软组织损伤后破裂及粘连的组织摘除、肌疝的还纳、增生性肌筋膜条索状物摘除、挛缩肌筋膜组织松解。

【并发症及预后】

1. 并发症　经正规、积极的非手术治疗，该病并发症较少见。

2. 预后　预后良好，然而痊愈后也可以再次复发。

第三节　腰背部及骶臀部肌筋膜炎

本病命名较多，如肌筋膜炎、肌纤维织炎、肌风湿、肌筋膜纤维织炎、肌筋膜疼痛综合征等。腰背部肌筋膜炎是一种常见的腰背部慢性疼痛性病症。它主要是由于受风寒湿邪或损伤而引起的腰背部肌肉、筋膜、肌腱、韧带等软组织的无菌性炎性病变，并伴有一定的临床表现者。多见于中年以上、长期缺少肌肉锻炼和经常遭受潮湿寒冷影响者。因腰背部有丰富的白色纤维组织，如筋膜、肌膜、韧带、肌腱、骨膜和皮下组织等，故易患本病。本病属中医学“痹证”“腰痛”范畴。

【病因病机】

1. 病因

(1)损伤：是最常见的病因。急性损伤如扭闪伤、挫伤、骨及关节损伤后，未能及时治疗或治疗不当，使局部软组织粘连，进而形成一个或数个激痛点。亦可由于慢性劳损，如长期弯腰工作、姿势不良等造成组织水肿、粘连，而产生类似于急性损伤的症状。

(2)感受风寒湿：由于居住环境潮湿、涉水冒雨、冷热交错等原因，以致风寒湿邪侵袭人体；如人疲劳或急性损伤而使机体抵抗力下降时，风寒湿邪更易侵袭，组织代谢失调，组织发生粘连挛缩而产生症状。

(3)肌肉痉挛：当肌肉痉挛时，由于局部毛细血管极度收缩，从而使肌肉处于缺血、缺氧状态下，产生大量有害的代谢物质，这时如肌肉能短时间内恢复松弛，循环改善，产生的有害物质被迅速地排出，则不会产生不良后果。如肌肉痉挛过久，又未得到及时处理，则大量有害物质堆积，不断刺激局部组织，产生相应的病理变化。

(4)其他：机体内长期存在感染病灶和某些病毒性感染已被认为与此病的形成有关。

2. 病机　本症特点：颈、肩、腰、骶臀部均可被侵犯，有特定的痛点，按压时，有一触即发的特点，产生剧烈疼痛，并向肢体远处传导，故称其为“激痛点”，这是本症所特有的现象。激痛点好发于肌筋膜骨附着处或肌肉肌腱交界处，位于肌肉的激痛点，其疼痛传导甚远；位于结缔组织时则否，这可能由于肌肉组织十分敏感、刺激后发生强烈收缩所致。这类神经传导并不符合神经解剖分布，但可伴有自主神经症状，如肢体发凉、内脏痛等，经对激痛点做普鲁卡因封闭后疼痛立即消失，有时效果是长期的。患者对气候环境变化敏感，可出现肌肉痉挛，受累区肌筋膜常出现渗出液积聚、粘连和增生，有时可形成皮下索条状物。病理切片检查无特殊所见，为脂肪肌纤维变性组织。

中医学认为多因风寒湿邪侵袭机体所致。如久居潮湿之地、涉水冒雨、气候冷热交错，造成人体腠理开阖不利、卫外不固，风寒湿邪乘虚而入，袭至腰部经络，留于筋膜，局部气血痹阻而为痹痛。由于感邪偏盛不同，临床表现各有特点。风邪偏盛者痹痛呈游走性，寒邪偏盛者疼痛剧烈，湿邪偏盛者多麻木重着。

【临床表现】

中老年人好发，病前可有受伤、劳累、风寒湿病史。主要症状是疼痛，表现为隐痛、酸痛或胀痛。急性者起病急骤，疼痛剧烈伴有肌痉挛，腰部活动受限。疼痛可放射至臀及大腿处，但不过膝。疼痛可持续数周至数月而自愈或转为慢性。慢性起病者多无明显诱因。腰部皮肤麻木，疼痛呈酸胀感，与天气变化有关，每逢阴天加重。局部畏寒，受凉后腰痛加重，得暖缓解。有时疼痛部位走窜不定，或劳累后诱发。

【辅助检查】

实验室检查和X线检查无特异性变化，常有腰椎生理曲度变直或消失，重者可见腰椎侧弯或增生。

【诊断及鉴别诊断】

1. 诊断　有外伤、风寒、劳累史，间歇性反复发作。急性或疼痛剧烈者，病人可处于强迫体位，腰部僵直，行动不便。局部激痛点、痛性筋结或筋束是本病检查的常见体征，应仔细触摸寻找，其“激痛点”是肌筋膜纤维织炎特定的压痛点，按压时，有一触即发、疼痛剧烈，其疼痛可向远端传导的特点。本症患者虽自感麻木等感觉异常，但检查时并无感觉障碍。腱反射正常，实验室检查和X线检查无特异性变化。腰背部肌筋膜炎的诊断不难，根据患者年龄、病史、临床表现等即可诊断。

2. 鉴别诊断

(1)腰椎结核：远较腰背肌筋膜炎少见。其疼痛为持续性进行性加重，无缓解期。因肌肉痉挛而活动受限，使躯干呈僵硬性后伸，从地上拾物时，尽量屈膝屈髋下蹲，而避免弯腰。稍晚可出现寒性脓肿。X线检查可见椎体骨质破坏和腰大肌寒性脓肿。

(2)腰椎间盘突出症：以腰痛伴沿神经根分布区放射的根性痛为特点，具有明确的神经定位和肌力下降、腱反射降低等体征，结合 CT 等检查发现椎间盘突出压迫神经根，即可做出诊断。而腰背肌筋膜炎放散疼痛多在大腿后外侧，一般不超过膝关节，并且无相应神经节段的感觉、运动障碍以及反射改变。

(3)腰椎小关节紊乱：腰椎小关节紊乱亦可有腰骶部疼痛引起相应肌肉痉挛，但其压痛局限，压痛点位于棘突外缘小关节处。X线斜位片可确定腰椎小关节关系，X线正位片可见两侧的小关节不对称；局部封闭时腰椎小关节紊乱引起疼痛不消失，亦不随气候改变而加重。

(4)强直性脊椎炎：多发于青年男性，腰骶部疼痛多呈进行性加重。常伴有肌萎缩及骶髂关节或腰骶部强直，晨僵明显，X线片可供参考。

(5)腰肌劳损：本症常有外伤和劳累史，症状发作与劳累有明显关系，无激痛点，休息后疼痛缓解。

【临床分期】

诊断明确后，依据疾病发展特点分为三期。

1. 急性期　急性期为发病阶段，可能是几天或1周。本期是急性炎症期，症状、体征逐渐加重，直至疼痛、功能受限达到顶点。中医学认为此期以外邪侵袭和损伤筋络的实证为主，证型大致为风寒湿邪痹阻经络、筋脉损伤气血瘀滞两型。

2. 粘连期　粘连期为疾病中期，时间持续2～3个月，个别者可长达1年。本期为慢性炎症期，疼痛程度减轻，但增生、粘连导致腰背部活动受限。中医学认为此期肝肾虚损、筋络失养的虚证和邪气渐衰、邪入络脉的实证相互交杂，证型为虚实夹杂、邪深入络为主。

3. 缓解期　为本病的恢复期或治愈过程，时间约1个月。本期患者随疼痛的消减，在治疗及日常生活劳动中，腰背肌筋膜炎症粘连逐渐消除而恢复功能。中医学认为此期证型以气血不足、筋脉挛缩为主。

【治疗】

应积极地避免能导致本症发生及复发的原因，如避免腰部的长期过劳、经常做腰部的活动体操、居住环境应避免潮湿、体内感染病灶应及时治疗等。

1. 手法治疗　腰背部肌筋膜炎采用手法治疗效果显著，具有行气活血、消肿止痛、舒筋活络、软坚散结之功效，通过手法可以缓解肌肉及血管痉挛，增进局部血液循环以促进损伤组织修复。

(1)揉按法：患者仰卧床上，肢体放松，医者先用两手大拇指或手掌，自大杼穴开始由上而下，经下肢环跳、委中、承山、昆仑等穴，施以揉按，次用手掌或大鱼际部按揉脊椎两旁肌肉，使气血流畅筋络舒展。

(2)推理腰肌：医者立于患者腰部健侧，以双手拇指在压痛点上方自棘突旁把骶棘肌向外下方推开，由上而下直至髂后上棘，如此反复操作3～4次。

(3)扳腿按腰：医者一只手按其腰部，另一肘关节屈曲，用前臂抱住患者一侧大腿下1/3处，两手配合，一只手向下按压腰骶部，另只手托起大腿向上提拔扳腿，有节奏的使下肢一起一落，随后摇晃拔伸，有时可听到响声，每侧做3～5次。

(4)捏拿腰肌：医者两手拇指和其余四指指腹对合用力，捏拿腰部肌肉，捏拿方向与肌腹垂直，自上而下直至腰骶部臀大肌，先轻后重，先健侧后患侧，重点捏拿腰椎棘突两侧骶棘肌和压痛最明显处，反复捏拿2～5分钟。

(5)揉摩舒筋：医者以掌根或小鱼际用力在患者腰骶部进行揉摩手法。由上至下，先健侧后患侧，边揉摩边移动。反复进行3～5次，使腰骶部感到微热为宜。

2. 中医辨证施治　根据痹证特点辨证施治。

(1)风寒湿阻证：腰部疼痛板滞、转侧不利，疼痛牵及臀部、大腿后侧，阴雨天气疼痛加重，伴恶寒怕冷。舌淡、苔白，脉弦紧。治宜祛风散寒除湿，方用独活寄生汤加减。寒湿重者，以祛寒行湿、温经通络为主，方用甘姜苓术汤加入牛膝、杜仲、桑寄生之类。

(2)气血凝滞证：晨起腰背部板硬刺痛，痛有定处，轻则俯仰不便，重则因痛剧而不能转侧，痛处拒按。若因跌仆闪挫所致者，则有外伤史。舌紫暗、苔少，脉涩。治宜活血化瘀、行气止痛为主，方可用身痛逐瘀汤为主，并可酌加杜仲、细辛等药。

(3)肝肾亏虚证：腰部隐痛，绵绵不绝，腿膝酸软无力，遇劳更甚，休息后缓解。舌淡、苔少，脉细弱。治宜补益肝肾、强壮筋骨，可选用补肾活血汤、补肾壮筋汤加减。

3. 中药外治法　可外擦万花油或外贴南星止

痛膏、风湿膏、伤湿止痛膏、万应膏、狗皮膏等，亦可用骨科外洗药熏洗腰部。

4. *激痛点封闭法* 患者坐或卧位，在体表确定激痛点并做好标记。常用1%利多卡因5～10ml，药量根据病变深浅及轻重酌情加减，并根据需要酌情加入泼尼松龙25mg或复方倍他米松1ml，粘连硬结严重者可加用透明质酸酶1000～1500U。局部皮肤消毒，在标记处垂直进针，到达激痛点时即出现疼痛和放射痛，在此点将药物迅速全部注入。如未能确定是否刺准，则将药液在此点附近分次注入。单独应用利多卡因者，每2日注射1次，5次为1个疗程，同时应用激素者每7日注射1次，3～5次为1个疗程。注射过程应严格无菌操作，局部有感染或皮肤破损者禁用此法。少数病人注射后第1日症状反而加重，以后迅速减轻。

5. *理疗* 可采用红外线、超短波、蜡疗、离子导入等以缓解肌肉痉挛，改善局部血液循环。

6. *针灸拔罐* 常选阿是穴、肾俞、气海俞、腰阳关、大肠俞、腰眼、殷门，每次选4～5穴。用毫针施以补法或平针法，并给予灸法、温针法，也可用经穴灸疗仪、红外线真空治疗仪、频谱治疗仪加电针，配以局部拔火罐、走火罐，更能达到舒筋活血、改善循环之目的。

7. *小针刀治疗* 经明确诊断之后，在体表上找到痛点，做上记号，然后用小针刀在记号处局麻下按四步法刺入，当患者有酸胀痛感时行交叉切割、提插松解数次，直到针下有松动感后拔针，再行针口加压放血，擦干针口，贴上创可贴(注意：小针刀刺入时及术中操作要避开大的神经、血管及内脏器官，以免刺伤)。最后用力对抗牵引患处肢体，并斜扳或摇抖患处关节数下，取得较好效果。

其机制如下：无局麻下刺入定位准确的痛点，可改善局部血液循环，促进局部代谢产物的排泄，破坏病灶的神经感受器，阻断痛性刺激达到镇痛效果；提高疼痛的阈值，缓解疼痛配合牵引手法改善肌肉挛缩，纠正患处动态平衡失调，从解剖上解除了因患处动态平衡失调引起的肌群间、骨与关节间不协调导致的痉挛性疼痛，逐渐恢复了患处关节的运动功能。

小针刀能发挥针刺疗法调节阴阳，疏通经气的作用，手法治疗具有舒筋活络、行气止痛的功效，两者兼而用之更能达到通则不痛的效果。

8. *手术治疗* 当疼痛剧烈且在激痛点附近可触摸到痛性筋结或筋束时，如注射和手法治疗均无效，可考虑手术切除痛性筋结或筋束。术前应先找到痛性筋结或筋束的位置，并在体表先做标记。局部注入1%利多卡因浸润麻醉，在筋结、筋束上方酌情做一切口，逐层分离至激痛点所在，确定为痛性筋结、筋束之后将之剥离切除，止血后缝合皮肤。手术成功的关键是确定痛点位置、深度和病变结构，故局部浸润麻醉务必注意注射不要过深，以免妨碍激痛点的确定。

【并发症预后】

1. *并发症* 常遗留慢性腰痛，迁延难愈。

2. *预后* 经积极、正规治疗，该病预后良好。

第四节 腰椎间盘突出症

腰椎间盘突出症，又称腰椎间盘纤维环破裂髓核突出症。它是在椎间盘发生退行性变之后，在外力的作用下，纤维环破裂髓核突出刺激或压迫邻近的神经根、脊髓或血管等组织而出现一系列腰痛并常伴坐骨神经临床症状的一种病变。

腰椎间盘突出症，是骨科的常见病多发病，是腰腿痛最常见的原因。据腰背痛流行病学调查统计，该病发生率为1%～3%。35岁以下发病率为3.6%，而45—54岁为22%。多见于青壮年，男、女发病率约为2∶1，这与劳动强度及外伤有关。椎间盘突出的平面因腰骶部活动度大，处于活动的脊柱和固定的骨盆交界处，承受压力最大，容易发生退变和损伤，故$L_{4\sim5}$和L_5至S_1椎间盘发病率最高，国内外报道均在90%以上。2节段以上突出者约占15%，$L_{3\sim4}$以上突出少见。

【病因】

腰椎间盘突出症是在椎间盘退变的基础上发生的，而外伤则常为其发病的重要原因。腰椎间盘是身体负荷最重的部分，正常的椎间盘富有弹性和韧性，具有强大的抗压能力，一般成年人平卧时L_3椎间盘压力为20kg，坐起时达270kg。一般认为20—25岁以后，椎间盘开始退变，髓核含水量逐渐减少，椎间盘的弹性和负荷能力也随之减退。日常生活中腰椎间盘反复承受挤压屈曲和扭转等负荷，容易在受应力最大处(纤维环后部)由里向外产生破裂，这种变化不断积累而逐渐加重，裂隙不断增大，此处纤维环逐渐变薄弱。在此基础上，一次较重外伤或多次反复轻微外伤，甚至日常活动腰椎间盘压力增加时，均可促使退变和积累性损伤的纤维环进一步破裂、髓核突出，纤维环损伤本身可引起腰痛，而突出物压迫刺激神经根或马尾神经，故有腰痛和放射性下肢痛以及神经功能损害的症状和体征。

【病理】

腰椎间盘突出症的病理变化过程，大致可分为3个阶段。

1. 突出前期　此期髓核因退变和损伤可变成碎块状物，或呈瘢痕样结缔组织，纤维环因损伤变软、变薄或产生裂隙。此期病人可有腰部不适或疼痛，但无放射性下肢痛。青少年患者可在无退变时，因强大暴力引起纤维环破裂和髓核突出。

2. 椎间盘突出期　外伤或正常活动使椎间盘压力增加时，髓核从纤维环薄弱处或破裂处突出。突出物刺激和压迫神经根部发生放射性下肢痛，或压迫马尾神经而发生大小便功能障碍。在急性突出期，突出物产生的化学介质使受压的神经根产生水肿，充血变粗和极度敏感，任何轻微刺激均可产生剧烈疼痛。待化学性炎症反应消失后，突出物的单纯机械性压迫使其传导能力下降，则表现为运动和感觉功能缺失。髓核突出的病理形态，有3种类型。

(1)膨出型：纤维环部分破裂，表层完整，退变的髓核经薄弱处突出，突出物多呈半球状隆起，表面光滑完整。此型后纵韧带和部分纤维环完整，突出物常可自行还纳或经非手术方法而还纳，临床上表现呈间歇性发作。也可因外伤，如粗暴手法使纤维环完全破裂，变成破裂型或游离型突出。

(2)突出型：纤维环完全破裂、退变和破碎的髓核由纤维环破口突出，突出物多不规律，有时呈菜花样或碎片状。病程较长者，突出物易与周围组织粘连，产生持续性压迫。

(3)游离型：纤维环完全破裂，髓核碎块经破口脱出游离于后纵韧带之下，或穿破或绕过后纵韧带进入硬膜外间隙。游离的髓核碎块有可能远离病变间隙，到达上或下一个椎间隙平面。有时大块髓核碎块脱出将椎管堵塞，或破入硬膜囊，造成广泛的神经根和马尾神经损害。

破裂型和游离型突出，因为纤维完全破裂，突出物不能还纳，只能采用手术治疗，并应尽早手术，解除对神经根和马尾神经压迫。如处理过晚神经受长期压迫变性和萎缩，则功能难以完全恢复。

3. 突出晚期　椎间盘突出后，病程较长者，椎间盘本身和其他邻近结构均可发生各种继发性病理改变。

(1)椎间盘突出物纤维化或钙化：纤维化呈瘢痕样硬块与神经根、硬脊膜及周围组织粘连紧密，突出物也可钙化，钙化可局限于突出物周边或顶部，也可完全钙化呈骨样结节，在X线片或CT图像可见异常钙化影。

(2)椎间盘整个退变：椎间隙变窄，椎体上下面骨质硬化，边缘骨质增生，形成骨赘。

(3)神经根和马尾神经损害：由于突出物的刺激压迫，受累的神经根在早期发生急性创伤性炎症性反应，呈充血、水肿、变粗，异常敏感。长期压迫神经根可发生粘连，神经纤维可变性和萎缩，其支配区运动感觉丧失。中央型突出压迫马尾神经，除机械性压迫外，常因突出物对神经的弹射作用而损伤神经纤维，甚至发生变性，常有大小便障碍，处理过晚损害难以回逆，神经功能难以完全恢复。

(4)黄韧带肥厚：为继发性病变，黄韧带正常厚度为2～4mm，腰椎间盘突出后，其生理前凸往往消失或呈局部畸形，椎间稳定性丧失而出现过度活动，使黄韧带受到牵拉处于紧张状态，张力和压力增加，促使黄韧带增厚。后方黄韧带增厚造成中央管狭窄压迫硬膜囊，侧方黄韧带肥厚造成侧隐窝狭窄，压迫神经根。

(5)椎间关节骨性关节炎：椎骨间失稳退变、椎间关节软骨磨损，软骨下骨质裸露、骨质增生，逐渐形成骨关节炎而引起疼痛。

(6)继发性腰椎管狭窄：年龄较大病程长的患者，常有椎板和黄韧带肥厚、小关节肥大增生内聚、椎体后缘骨赘形成等，形成继发性狭窄，再加上椎间盘突出使椎管更为狭窄，加重对神经根和硬膜囊压迫。

【产生疼痛机制】

有关腰椎间盘突出症产生症状的机制主要有三种学说。

1. 机械性压迫学说　自从1934年Mixter和Barr首次施行腰椎间盘突出手术以来，很多学者认为机械压迫神经根是引起腰背痛、坐骨神经痛的主要原因。牵伸的神经常呈紧张状态，不及时复位，将发生神经炎症和水肿，导致神经内张力增高，使神经功能障碍逐渐加剧。脊神经有丰富的神经外膜，包绕在神经束外。神经外膜由弹性胶原结构和脂肪组织组成，因而具有弹性缓冲作用，可使神经不易受到机械性损伤。在神经外膜的里层，尚有一层神经束膜，此膜有化学屏障功能，能防御外来的化学刺激，从而使神经免受化学损伤。但神经根的神经外膜极不发达，弹性缓冲作用和化学屏障功能较弱，容易招致机械性和化学性损伤。因此，在椎间盘突出中，神经根损伤极为常见。

2. *化学性神经根炎学说*　神经根机械受压对引起疼痛虽起重要作用，但并不能完全解释椎间盘源性疼痛和体征。Murphy 和 Rothman 等提出，正常神经受压并无疼痛发生，只有炎症神经受压时才引起疼痛。椎间盘突出附近的神经根常有充血、水肿、炎症变化，这种炎性神经根疼痛非常敏感，术中稍一触及即可引起病人严重疼痛。造成神经根炎的原因，主要是椎间盘髓核经纤维环裂口破出，沿椎间盘和神经根之间的通道扩散。髓核中的糖蛋白和 β-蛋白质对神经根有强烈的化学刺激性，再加大量"H"物质（组胺）的释放，神经又无神经束膜化学屏障，因而产生化学性神经根炎。炎症时，多种化学介质能诱使神经外膜和内膜以及神经束膜处，有大量载有组胺的肥大细胞出现，导致神经和窦椎神经中有大量炎性白蛋白。此改变可增加神经内压力，引起局部缺血和电解质紊乱，因而刺激神经根和窦椎神经，引起此神经支配区疼痛。同时，此局部变化还可破坏正常神经的生化传导，形成"人工突触"（artificial synapse），使功能活跃的其他脊神经与痛觉传入纤维发生短路，从而引起急性腰椎间盘突出症症状。

3. *自身免疫学说*　近几年来，Gertzbein 等通过大量动物实验和临床研究，提出了椎间盘自身免疫病的设想。椎间盘髓核是体内最大无血管的封闭结构组织，与周围循环毫无接触，其营养主要来自软骨终板的弥散作用，故人体髓核组织被排除在机体免疫机制之外。当椎间盘损伤或病损后，髓核即突破纤维环或后纵韧带的包围，在修复过程中新生血管长入髓核组织，髓核与机体免疫机制发生密切接触，髓核基质里的糖蛋白和 β-蛋白质便成为抗原，机体受到这种持续的抗原刺激之后，就会产生免疫反应。由于免疫反应，一个节段的椎间盘突出还可引起其他节段的椎间盘变性和疼痛。Gertzbein 等用淋巴细胞转化试验或白细胞游动抑制试验，测到椎间盘突出后这种细胞免疫反应的存在。

【分类】

1. *根据突出的方向和部位分类*　髓核可向各个方向突出，有前方、侧方、后方、四周和椎体内突出（Schmorl 结节）。其中以后方突出为最多，且后方突出在椎管内可刺激或压迫神经根与马尾神经，引起严重的症状和体征，临床上常把后方突出又分为中央型和旁侧型；其中后者最多，少数位于椎间孔或其外侧称为远（极）外侧型。

（1）旁侧型突出：突出位于椎间盘的后外侧，即后纵韧带外侧缘处，突出物压迫神经根，引起根性放射性腿痛，多为一侧突出，少数为双侧突出，根据突出物顶点与神经根关系，把旁侧型又分为根肩型、根腋型和根前型。①根肩型：髓核突出位于神经根的外前方（肩部）将神经根向内后侧挤压，临床表现为根性放射痛，脊柱向健侧弯，向患侧突，如向患侧弯则疼痛加重。②根腋型：髓核突出位于神经根的内前方（腋部），将神经根向后外挤压。临床表现为根性放射痛，脊柱向患侧弯，向健侧突，如向健侧弯，则疼痛加重。③根前型：髓核突出位于神经根前方，将神经根向后挤压。临床表现根性放射痛严重，脊柱生理前凸消失，前后活动均受限，多无侧弯畸形或出现交替性侧弯畸形。

髓核突出的位置与神经根关系是可变化的，症状体征也相应发生变化。

（2）中央型突出：髓核从椎间盘后方中央突出，压迫神经根和通过硬膜囊压迫马尾神经，引起神经根和马尾神经损害的症状和体征，一般以偏中央突出为多，正中央突出少。①偏中央型：髓核突出位于间盘后方中央偏于一侧（左或右）主要压迫一侧神经根及马尾神经，或两侧均受压，一侧较重另一侧较轻。②正中央型：髓核突出位于椎间盘后方正中央，一般突出范围较大，纤维环完全破裂，髓核和纤维环碎块脱出聚集在后纵韧带下或进入硬膜外腔，甚至破入硬膜囊内，致使两侧神经根和马尾神经广泛受压，临床表现广泛瘫痪和大小便功能障碍。也有的髓核突出较局限者，仅压迫马尾神经引起大小便障碍和鞍区感觉障碍，并无神经根刺激和压迫症状。

2. *根据临床症状和体征分类*　可分为典型和非典型椎间盘突出症。

（1）典型者：一般发病时间短，处于急性期，症状体征严重而明显。

（2）非典型者：一般病程较长，症状和体征时隐时现，经非手术方法或休息后，症状有所缓解。

【中医学对椎间盘突出症的认识】

根据椎间盘突出症的证类分析，归属中医学"腰痛证""痹证""痿证"等范畴。从《内经》的经典论述到历代医家对腰痛、痹证等疾病的理论探讨，中医对腰腿痛病因病机有完整的论述，认为其病因是外伤劳损与外感风寒湿热，导致营卫失调、气血经络受损，或是肝肾不足，外邪乘虚而入，致气血瘀阻发病。其中，巢元方《诸病源候论》对此病的论述较全面，曰："凡腰痛病有五。一曰少阴，少阴肾也，十月万物阳气伤，是以腰痛。二曰风痹，风寒著腰，是以痛。三曰肾虚，役用伤肾，是以痛。四曰臂腰，坠堕伤腰，是以痛。五曰寝卧湿地，是以痛"，"劳损于肾，动伤经络，又为风冷所侵，血气击搏，故腰痛也。阳者不能俯，阴者不能仰，阴阳俱受邪气者故令腰痛不能俯仰，"这些论述较全面地概括了腰腿痛的病因和病机，形象而具体地论述肾脏功能与外邪侵入、劳损外伤在腰腿痛发病中的关系，腰椎间盘突出症的发病原因是肝肾不足，风寒湿邪侵入，反复过劳或跌仆损伤。

【临床表现】

1. 症状　腰痛伴有根性分布的放射性下肢痛为本病的典型特征。发病多有诱因，一般与外伤有明显关系（58.85%）、无明显外伤者（14.83%）、着凉者（3.34%）。多数为先腰痛继之放射性坐骨神经痛（占 60%）或腰腿同时疼痛（占 20%），少数先腿痛后腰痛占（20%）。腰腿痛性质，腰痛呈钝痛、酸痛、锐痛等与体位和休息有关系。下肢痛呈锐痛、灼烧痛、串电样放射痛至小腿足部，且常与体位和因咳嗽、喷嚏、大笑等腹压升高有关。另外高位椎间盘突出者可出现腰痛及下腹部或大腿前内侧痛。伴腰椎管狭窄者可有间歇性跛行。严重神经根压迫，神经麻痹、肌肉瘫痪多见于 $L_{4\sim5}$ 间盘突出，L_5 神经根麻痹致胫前肌、腓骨长短肌，伸拇长肌麻痹呈足下垂。L_5 至 S_1 间盘突出致 $S_{1\sim2}$ 经根麻痹致小腿三头肌瘫痪少见。部分病人无下肢疼痛而肢体麻木，间盘压迫刺激了本体感觉和触觉纤维引起麻木，麻木感觉区域按神经根受累区域分布。中央型巨大椎间盘突出压迫马尾神经早期产生双侧严重坐骨神经痛，会阴部麻木，排便、排尿无力，尿潴留尿失禁或不能控制，男性多有阳痿等性功能障碍。还有肢体发凉、下肢水肿等少见特殊症状，原因不甚明确，可能是交感神经受刺激，引起下肢血管神经功能障碍所致。

2. 体征

(1)一般体征

①腰部畸形：症状轻者可无改变，症状明显者姿态拘谨，脊柱外形腰椎平直或侧凸，肌紧张，腰部活动受限。严重者身体前倾而臀部突向一侧，跛行。脊柱侧弯是一种保护性反应，可以凸向患侧，也可以凸向健侧，如髓核突出在神经根外侧，上身向健侧弯曲，腰椎向患侧可松弛受压的神经根，当突出物在神经根内侧时，上身向患侧弯曲，腰椎向健侧可缓解疼痛（图 15-1）。

②压痛点：在椎间盘突出间隙相对应的棘突间旁侧有局限性压痛点，并伴有向小腿或足部的放射痛，压痛与放射痛点极为重要，对诊断和定位均有重要意义。在急性期此体征很显著，而慢性患者则不明显。如让患者取站立腰过伸位检查，则较易查出压痛与放射痛。放射痛的部位与神经根支配区相一致。

③下肢肌肉萎缩，肌力减弱：原因是失用性萎缩或是神经根受压所致。$L_{4\sim5}$ 间盘突出踇趾背伸力减弱；L_5 至 S_1 间盘突出小腿三头肌力减弱，提踵无力；$L_{3\sim4}$ 间盘突出影响股四头肌，伸膝无力。

④皮肤感觉减退：常位于受累的神经分布区域。$L_{4\sim5}$ 间盘突出为小腿前外侧及足背踇趾背侧，L_5 至 S_1 间盘突出为小腿后外侧、足跟部及足外侧、足底，$L_{3\sim4}$ 间盘突出为小腿前内侧（图 15-2）。

⑤反射改变：膝腱反射减弱，多为 $L_{3\sim4}$ 间盘突出，L_4 神经根受累。L_5 至 S_1 间盘突出，S_1、S_2 神经受累，跟腱反射减弱或消失。

依据上述，将常见部位的腰椎间盘突出症具有定位意义的症状及体征列表如下。见表 15-1，表 15-2。

(2)各种特殊体征：各种物理检查较多，在临床常用的有以下几种，临床体格检查中不需面面俱到，要有侧重点地进行检查，以获取重要临床信息，为做出早期诊断提供依据。

①直腿抬高试验：患者取仰卧位，检查者一只手握患者踝部，另一只手置于大腿前方保持膝关节伸直，然后将下肢徐徐抬高。如直腿抬高受限并出现小腿以下的放射痛即为阳性。正常人抬高度数范围差别很大，一般 80°～90°，甚至更大。因此应与健侧对比检查。椎间盘突出物越大，神经根受压越重者，直腿抬高受限越明显。因此本试验对诊断及治疗效果的判断均有较大参考价值。

②拉塞克（Laseque）征：目前对此试验认识有些混乱，有学者认为就是直腿抬高试验或加强试验。实际是仰卧屈髋屈膝 90°，当屈髋位 90°时，伸膝引起患肢疼痛或肌肉痉挛者，称为拉塞克征阳性。

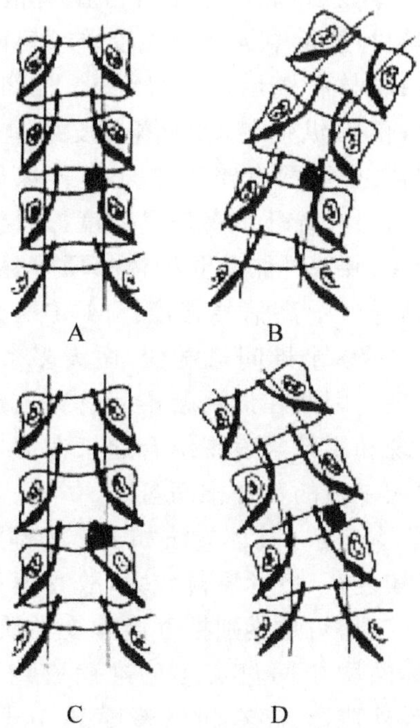

图 15-1　姿势性脊椎侧凸与缓解神经根受压的关系

A. 椎间盘突出在神经根内侧时；B. 神经根所受压力可因脊椎凸向健侧而缓解；C. 椎间盘突出压力在神经根外侧时；D. 神经根受压可因脊柱凸向患侧而缓解

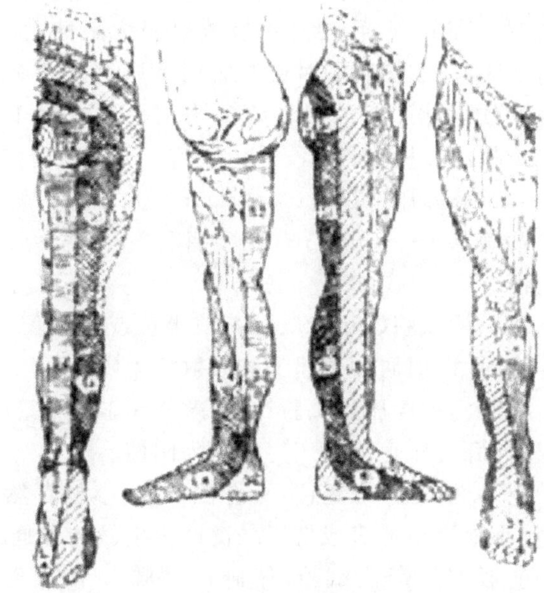

图 15-2　腰骶神经节段分布

表 15-1　不同部位腰椎间盘突出症的临床表现

突出部位	$L_{3\sim4}$ 椎间盘	$L_{4\sim5}$ 椎间盘	L_5 至 S_1 椎间盘
受累神经	L_4 神经根	L_4 神经根	S_1 神经根
疼痛部位	骶髂部、髋部、大腿前外侧、膝内侧、小腿前侧	骶髂部、髋部、大腿、小腿后侧、足背	骶髂部、髋部、大腿和小腿后外侧、足跟和足外侧
麻木部位	小腿前内侧	小腿外侧或足背，包括踇趾	小腿和足外侧包括外侧 3 足趾
肌力改变	伸膝无力	踇趾背伸无力	足趾屈和屈踇无力
反射改变	膝反射减弱或消失	无改变	腱反射减弱或消失

表 15-2　中央型腰椎间盘突出症的临床表现

突出部位	多系 $L_{4\sim5}$ 和 L_5 至 S_1 椎间盘
受累神经	马尾神经
疼痛部位	腰背部、双侧大腿和小腿后侧
麻木部位	双侧大、小腿和足踝后侧并会阴部
肌力改变	膀胱或肛门括约肌无力
反射改变	踝反射或肛门反射消失

③健肢抬高试验（Fajersztain 征）：方法与直腿抬高试验相同，当健侧下肢直腿抬高时引起患侧下肢放射痛为阳性。其机制是当健肢抬高时，健侧的神经根袖牵拉硬膜囊向远侧移动，同时牵拉患侧神经根也向远侧移动引起患侧下肢放射痛。多见于中央型间盘突出或突出物位于神经根腋部时，在肩部则为阴性。

④加强试验（Bragard 征）：在直腿抬高试验同一高度，再将踝关节用力背屈，使受累神经根进一步受牵拉，下肢放射性痛加重为阳性；或在直腿抬高到一定高度产生下肢放射痛时，将下肢稍降低高度使放射痛消失，此时将踝关节用力背屈，如又引起下肢放射痛，亦为阳性。此试验有助于鉴别直腿抬高受限是由于神经根或是由髂胫束及腘绳肌紧张引起。因为踝关节背屈可增加神经根紧张，而对

髂胫束及腘绳肌则无影响。

⑤仰卧挺腹试验:患者仰卧,双上肢置于身旁,以枕部及两足跟为着力点,做抬臀挺腹动作使臀部及腰背部离开床面,出现患肢放射痛为阳性,如放射痛不明显,在挺腹同时检查者用手压迫患者腹部或两侧颈静脉引起放射性疼痛为阳性。适用于舞蹈和杂技演员检查。

⑥颈静脉压迫试验(Naffziger 征):压迫一侧或两侧颈静脉 1～3 分钟,出现腰痛和放射性下肢痛为阳性。

⑦屈颈试验(Lindner 征):取坐位或半坐位,下肢伸直时,向前屈颈引起下肢放射痛为阳性。

⑧腘窝神经压迫试验:在拉塞克试验阳性基础上,稍伸膝时压迫腘窝产生疼痛为阳性。

⑨弓弦试验:取坐位,头脊柱平直,小腿自然下垂,将小腿逐渐伸直或挤压腘窝产生坐骨神经痛。

⑩股神经牵拉试验:俯卧位髋膝关节完全伸直,检查者一只手扶按腰骶部,另一手放于大腿前方,将患肢向上抬提使髋关节过伸,如出现大腿前方放射痛为阳性,在 $L_{2\sim4}$ 间盘突出时阳性,$L_{4\sim5}$ 至 S_1 突出者阴性。

⑪坐骨神经牵拉试验:患者坐位颈部屈曲,当髋关节处于屈曲 90°时,伸膝时引起下肢放射痛为阳性。

⑫Hoover 征:患者仰卧,当抬高患肢时,对侧肢体肌肉收缩。

⑬压痛屈膝反射:患者俯卧位,用手指直接按压背部压痛点时屈膝 90°,为反射性伸髋肌痉挛所致。

【辅助检查】

1. X 线片 应常规拍摄 X 线正侧位片。正位 X 线片可显示腰椎侧凸,侧位 X 线片可见腰椎生理前曲减少或消失,病变的椎间隙可能变窄,相邻椎体边缘有骨赘增生。X 线检查对腰椎间盘突出症的诊断只作为参考,其重要性在于排除腰椎其他病变,如结核、肿瘤、骨折、腰骶先天畸形等。

2. CT 扫描 螺旋 CT 可清晰地显示腰椎间盘突出的部位、大小、方向等,以及神经根、硬膜囊受压移位的情况;同时还可以显示椎板及黄韧带增厚、小关节增生退变、椎管及侧隐窝狭窄等情况,对本病的诊断有较大的价值。

3. MRI 它比 CT 更清晰、全面地观察到突出的髓核与脊髓、马尾神经、脊神经根之间的关系。但 MRI 的断层间隔大,不如 CT 扫描精细。在 MRI 中 T_1 像显示:蛛网膜下隙和脑脊液示低信号强度;脊髓、神经示中等信号强度;硬膜外脂肪示高信号强度;椎体骨髓示高信号强度;椎间盘示中等信号强度;前后纵韧带与椎体骨皮质呈低信号强度;韧带与骨皮质两者难以区分。T_2 像显示:椎间盘髓核和内层纤维环示高信号强度;外层纤维环示低信号强度;硬膜外脂肪和椎体松质骨显示中等信号强度;脑脊液示高信号强度。MRI 检查病人,有 1/3 以上显示多个椎间盘病变,但无多个突出的相应临床表现。因此在诊治腰椎间盘突出症上,必须将临床表现和影像学表现结合起来考虑,要找到和临床表现相一致的责任椎间盘。

4. 造影检查 具体方法如下。①髓核造影:此法操作比较复杂,患者痛苦较大,故宜慎重考虑;②蛛网膜下腔造影:是鉴别椎管内病变性质的重要方法,此法诊断腰椎间盘突出的准确率约为 70%左右;③硬膜外造影:将有机碘造影剂 3ml 连续注入腰部硬膜外腔,照片观察造影剂的分布情况,以判断有无突出及其位置;④硬膜外静脉造影:通过股静脉插管到腰部,注入造影剂以显示脊髓和椎间孔处静脉,分析静脉影像的形态和位置变化,来诊断椎间孔附近占位性病变。

5. 肌电图检查 通过测定不同节段神经根所支配肌肉的肌电图,根据异常肌电位分布的范围,判定受损的神经根,再由神经根和椎间孔的关系推断神经受压的部位。故对腰椎间盘突出的诊断具有一定的意义。

【诊断】

根据病史、症状和体征,以及 X 线摄片,对多数腰椎间盘突出症可做出正确诊断和病变定位。诊断的依据是,患有腰痛伴有一侧放射性坐骨神经痛,症状时轻时重;下腰棘突旁压痛伴有放射痛;脊柱姿态改变和不对称性运动受限;直腿抬高试验和加强试验阳性;患侧下腰部腰$_5$或骶$_1$根性感觉、肌力和反射异常。X 线、造影、CT、MRI 等检查,有助于确定病变间隙、突出方向、突出物大小、神经受压情况及主要引起症状的部位等。

腰椎间盘突出症的诊断一般并不太困难,但对一些疑难病症,必须仔细检查,因为临床上有许多神经根受压疾病,而不一定是腰椎间盘突出症,如腰椎的骨质增生、神经根管狭窄都可能有神经根的压迫症状,故不能将有腰腿痛的患者均诊断为腰椎间盘突出症,而应仔细排除其他有关疾病后再做出诊断。

【鉴别诊断】

1. 腰椎结核　病人亦有腰痛和坐骨神经痛，也可合并截瘫，易与腰椎间盘突出症相混淆。但腰椎结核有结核病史，且有全身症状如低热、盗汗、消瘦、乏力、血沉增快，往往患部附近有寒性脓肿或窦道。X 线片可见椎体骨质破坏、死骨形成、椎间隙变窄，椎旁脓肿等。CT 扫描更清晰显示上述改变，并可显示脓肿及死骨是否进入椎管。

2. 腰椎管狭窄症　间歇性跛行是该病最突出的症状，步行一段距离后，下肢出现酸痛、麻木、无力，蹲下休息后才能继续行走，骑自行车和卧床时多无症状。主诉症状复杂但临床查体却无明显神经损害的感觉和运动缺失体征，运动诱发试验阳性，骑自行车及弯腰行走时症状不明显。X 线、CT 或 MRI 检查可见骨质增生、小关节肥大内聚、椎板增厚等退行性改变以及多节段神经受压表现，虽然也可同时伴有椎间盘突出，但其突出程度较轻，而退变程度较重，可资鉴别。应注意腰椎间盘突出症往往与椎管狭窄同时存在，发生率高达 40%以上。

3. 梨状肌损伤综合征　本病腰部无症状和体征，主要是由于梨状肌损伤致该肌的痉挛、充血、水肿，压迫坐骨神经，或由于坐骨神经在穿过梨状肌时存在解剖学上的变异而引起。疼痛一般由臀部开始，梨状肌表面投影范围有压痛，尤其在髂后上棘与股骨大粗隆连线的内上 1/3 与外下 2/3 的交界处，压痛更加明显，可在臀中部触到横条状较硬或隆起的梨状肌，梨状肌紧张试验阳性，直腿抬高试验多为阴性。

4. 腰椎骨质增生　又叫做腰椎骨关节病、肥大性脊椎炎，是椎体边缘及关节软骨的退行性变。患者年龄多在 50 岁以后，慢性逐渐加剧，腰腿酸痛、劳累或阴雨天加重，晨起腰板硬，活动后稍减轻，腰部活动受限，有时伴有坐骨神经痛，腰部压痛点不集中，直腿抬高试验阴性、腱反射无变化。X 线片显示椎间隙变窄，且椎体前、后缘有增生。

【治疗】

腰椎间盘突出症治疗方法的选择，取决于该病的不同病理类型、病理阶段和临床表现及病人的年龄和身心状况。手术和非手术疗法各有其适应证，绝大多数腰椎间盘突出症可经非手术疗法得到缓解或治愈。目前，随着对椎间盘突出症病因病理认识的逐渐深入及现代诊断技术的进步，对其治疗应尽可能地采用非手术疗法，尽量减少手术治疗，已得到越来越多学者的认同。

非手术疗法是治疗腰椎间盘突出症的基本疗法。腰椎间盘突出症的发病率很高，目前认为它是一种自限性疾病，治疗的目的不应是单纯追求椎间盘突出髓核的部分或全部回纳，还在于促进椎间盘突出物的逐渐缩小或吸收，改变突出物与神经根的位置关系，减轻或消除对神经根的压迫，改善局部血液循环，加速其炎性物质的吸收和肿胀的消退，从而减轻或解除对神经根的刺激，以达到缓解或消除临床症状，直至痊愈和康复。非手术疗法对骨伤科医师提出了更高的要求，不能只满足于对病人进行治疗，而是要详细地询问病史，仔细检查身体，熟悉有关特殊检查项目，如脊柱 X 线征象及 CT 和 MRI、肌电图、椎管造影、腰椎间盘造影等，以做到对疾病过程有较全面的了解或掌握。此外还应详细了解病人的心理状况，尤其是对长期患病或有恐惧心理的病人，要让病人放下思想包袱，克服急躁情绪，主动配合医师的检查和治疗。

腰椎间盘突出症的非手术疗法很多，医师要了解各种非手术疗法的适应证、机制和治疗方法的要领，根据患者不同的病理类型及阶段及年龄和体质状况，有针对性地选择几种治疗方法，制订方案，周密安排，以达到优势互补。治疗应循序渐进，千万不能操之过急，在治疗过程中还应根据病情及时调整治疗方案，以提高疗效，避免方法不当加重病情。

1. 卧床休息与功能锻炼　急性期应完全卧床休息，可以减少椎间盘承受的压力，使椎间盘突出过程停止，有利于局部静脉的回流，减轻水肿，加速炎症的消退，改善椎间盘的营养，促使损伤的纤维环组织获得部分的修复。

卧床休息的体位可选择仰卧位、侧卧位、俯卧位或跪卧位均可，主要是以自我感觉舒适为宜。一般患肢在屈膝、屈髋位，对缓解疼痛特别有效。仰卧位时可采用枕被将小腿垫高，使髋膝处于半屈曲位，侧卧位时以健侧卧、双膝双髋半屈曲或健肢伸直为宜。

动静结合是中医骨伤科的一项基本治疗原则，腰椎间盘突出症的治疗也不例外，只要病人在卧床期间能主动的在床上翻身，即可进行腰背肌和腹肌的功能锻炼。因卧位功能锻炼是在椎间盘未承受自身体重压力的情况下进行的，只要是在医师正确的指导下，循序渐进地进行锻炼，一般不会加重病情。即使是在康复期，亦应多采用卧位练功为好。功能锻炼可以逐渐矫正脊柱的生理曲线，增强腰背肌的肌力以增加脊柱的稳定性，减轻腰部的负荷，缓解疼痛。常见的练功方法有飞燕式、拱桥式等。缓解期站立位练功可采用腰部前屈、后伸、侧弯或在双杠上悬吊做前后摆腿练习等。

急性期应完全卧床3周或更长的时间，待症状明显缓解后，方可下床活动。卧床期间应按治疗计划采用药物、手法按摩或牵引等方法综合治疗。如需离床进行检查或治疗者，一定要用担架、推车卧位运送，最好不要下床行走，以免影响疗效。

2. 手法治疗　中医推拿按摩手法治疗腰椎间盘突出症疗效满意，方法安全，简便易行，是目前治疗腰椎间盘突出症的主要方法。其作用机制可归纳为：①解除肌肉痉挛，镇痛和提高局部组织痛阈，增强腰腿部的肌力；②矫正腰椎侧凸、棘突偏歪和小关节紊乱，解除滑膜嵌顿，改善或恢复脊柱的生理曲线和活动度；③改善局部组织的血液循环，促进炎症介质和代谢产物的吸收和排泄，有利于病变组织的修复；④牵引旋转手法有可能使突出的髓核部分回缩，松解神经根的粘连或改变硬脊膜和脊神经根与突出髓核的位置关系，从而减轻或解除卡压；⑤促使部分病例髓核突出物破裂突入椎体或后纵韧带、内容物溢出或吸收，消除了髓核突出部的张力。

运用手法治疗腰椎间盘突出症学者们虽有不同的经验总结，但均应遵循辨证施治的原则，按患者椎间盘突出的大小、方向、类型，腰部活动受限的方位，X线和CT表现等情况以及治疗过程和治疗后病人的反应，对不同的病人采用不同的手法，而不宜千篇一律。临床上最常采用的是卧位推拿手法，亦有医师采用麻醉下进行手法，认为麻醉后疼痛消失，病人痛苦少，易发挥手法的作用。

(1)卧位推拿法

①揉摩法：患者俯卧，医者立其身旁，以双手拇指和手掌自肩部起循脊椎两旁足太阳膀胱经路线自上而下揉摩脊筋，过承扶穴后改用揉捏，下至殷门、委中而过承山穴，重复3次。

②按压法：医者双手交叉，右手在上，左手在下，以手掌自第1胸椎开始，沿督脉向下按压至腰骶部，左手在压按时稍向足侧用力，反复3遍。再以拇指点按腰阳关、命门、肾俞、志室、居髎、环跳、承扶、委中等穴。

③滚法：医者于腰背部督脉和足太阳膀胱经，自上而下施行滚法，直至下肢承山穴以下，反复3次，重点在下腰部可反复多次。

以上手法可以舒筋活络，调和气血，缓解肌肉痉挛，达到消肿止痛的目的，是治疗腰椎间盘突出症的基本手法，也是施行下列手法的预备手法和善后手法。

④牵引按压法：患者俯卧，两手把住床头，一名助手在床前拉住患者腋部，另一名助手拉住两踝，向两端拔伸牵引约10分钟，医者立于患者一侧用拇指或手掌按压椎旁压痛点。按压时用力由轻变重。此法可使椎间隙增宽，促使髓核还纳。

⑤牵抖法：患者俯卧，双手把住床头，医者立于患者足侧，双手握住患者双踝，在用力牵引的基础上，进行上下抖动，另一人左手掌揉按下腰部，反复进行2～3次。

⑥俯卧扳腿法：患者俯卧，医者一只手按住腰部，另一只手托住患者对侧膝关节部，使该下肢尽量后伸，双手同时相向用力，可听到有弹响声，左右各做1次。

⑦俯卧扳肩法：患者俯卧，医者一只手按住腰部，另一只手抓住肩部，将肩扳到后伸位不能后伸时，推按腰部之手突然用力下按，有时可听到弹响声，左右各1次。

⑧推腰拉腿法：患者侧卧，医者一只手推腰部向前，另一只手捏其上方足踝向后拉，如拉弓一样使腰部过伸，并有节奏地一松一紧晃动腰部。再改为对侧卧位，同法操作。

⑨斜扳法：患者侧卧，卧侧下肢伸直，另一下肢屈曲放在对侧小腿上部。医者站在患者背后，一只手扶住患者髂骨后外缘，另一只手扶住患者肩前方，同时拉肩向后，推髂骨向前，使腰部扭转，有时可听到或感觉到“咔哒”响声。

⑩滚摇伸腿法：病人仰卧，两髋膝屈曲，使膝尽量靠近腹部。医者一只手扶两膝部，另一只手扶两踝部，将腰部旋转滚动，再将双下肢用力牵引，使之伸直。推拿按摩后病人多感到轻松舒适，症状减轻。

以上手法是对腰部做后伸、前屈或旋转活动，必须按患者的年龄、体质、病期、病变部位和腰部活动受限的方位进行选用，不宜对每个病人或每一种手法都选用。施行上述手法时一定要取得患者的密切配合，使其充分放松，才能获得良好效果。临床上有在施行手法的过程中未能取得病人的合作及手法过重，造成髓核大块突出，压迫脊髓、马尾神经而引起截瘫的教训，应引以为戒。

(2)坐位旋转复位法：患者端坐方凳上，两足分开与肩同宽，以右侧痛为例。医者立于患者之右后侧，右手经患者右腋下至患者颈后，用手掌压住颈后，拇指向下余四指扶持左后颈部，同时嘱患者双足踏地，臀部正坐不要移动，术者左拇指推住偏歪的腰椎棘突之右侧压痛处。一名助手面对患者站立，两腿夹住并用双手协助固定患者左大腿，使患者在复位时能维持正坐姿势。然后术者右手压患者颈后部，使上半身前屈 60 °～90°，再继续向右侧弯，在最大侧弯时使患者躯干向后内侧旋转。同时左拇指向左顶腰椎棘突，此时可感到指下椎体轻微错动，有“咔哒”响声（图 15-3）。最后使患者恢复正坐。然后术者用拇、示指自上而下理顺棘上韧带及腰肌，亦可与患者背靠背，双肘用力相扣，术者屈膝弯腰将患者背起，迅速伸直膝关节使患者腰部过伸，更有利于小关节嵌顿的解除。

旋转手法对腰椎间盘突出症伴有腰椎小关节错缝、腰肌紧张有纠正和缓解作用。旋转手法的作用机制，是利用躯干的杠杆作用，将腰椎旋转及屈曲，充分发挥旋转牵引力的作用，使韧带松弛紧张，给突出物一个挤压力，同时腰椎屈曲，使神经根移位，改变了突出物与受压神经根之间的位置关系，以减轻或消除突出物对神经根的压迫。

施行旋转手法时要使患者在思想上和身体上放松，与医师密切配合。术者顶住腰部的拇指一定要按压在病变的压痛处或棘突的偏歪处，应以此点为轴心给患者上身做屈曲旋转动作，患者的屈体应以能承受为度，可先做几次小幅度的屈体旋转动作，在患者适应后，最后做一次大幅度的旋转动作。

(3)麻醉下推拿手法：以硬膜外麻醉较为安全，麻醉后，施行推拿手法。

①直腿抬高法：患者仰卧，两名助手分别握患者两足踝部及两侧腋窝部，做对抗拔伸，然后将患肢屈髋屈膝，做顺时针旋转髋关节 3～4 圈后，再将患肢做直腿抬高试验，并在最高位置时用力将踝关节背伸，共做 3 次，健侧也做 3 次。

②侧卧扳腿法：患者侧卧，患侧在上，医者站于患者背后，以一侧手臂托起患侧之大腿，一只手压住患侧腰部，先转动髋关节 2～3 圈，再将髋关节在外展 30°位置下做向后过伸 2 次，即扳腿。换体位同法做另一侧。

③俯卧位运腰：患者俯卧，医者将两下肢摇动 2～3 圈（此时腰部随之摇动），然后做腰过伸，共 2 次。

④俯卧位对抗牵引按压法：患者俯卧，助手 2～3 人再做 1 次腰部拔伸，同时医者用掌根按压第 4、5 腰椎棘突部，共做 3 次，每次约 1 分钟。

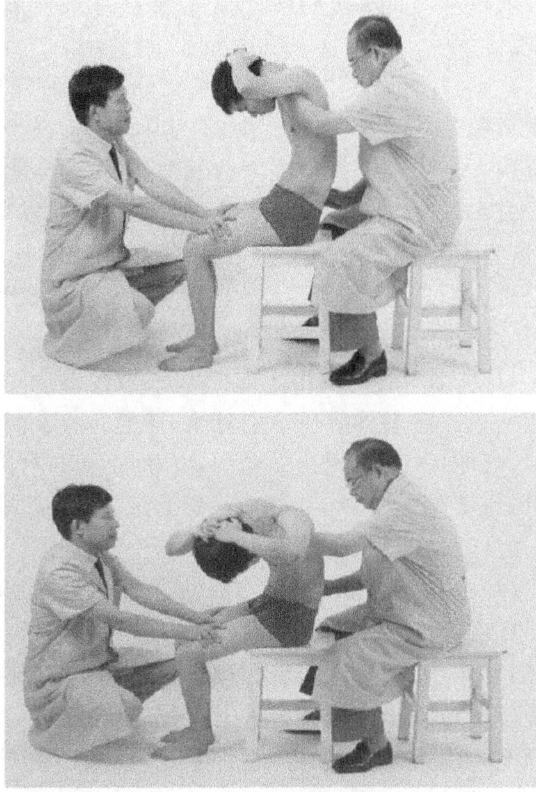

图 15-3 旋转复位法

在麻醉下进行手法操作，因麻醉后疼痛消失，痉挛缓解，能充分发挥手法的作用。为提高手法的效果，有学者主张先行骨盆牵引 30 分钟，将硬膜外麻醉改为硬膜外椎管封闭，穿刺点直接在病变部位的椎间隙，采用单侧硬膜外腔注药，既可起到麻醉作用也可起封闭作用，因硬膜外腔注药通过沿神经根袖弥散起到分离神经根粘连的作用。注射药液中普鲁卡因或利多卡因有良好的解痉、止痛作用，能够消除患肢疼痛麻木感。皮质类固醇药物如醋酸泼尼松龙混悬液或倍他米松等能降低毛细血管通透性等炎症反应而减轻组织水肿，抑制间盘组织周围的炎性渗出，具有免疫抑制作用，此外还具有减低周围神经对炎性物质的反应，抑制毒性物质的形成与释放的综合作用。维生素 B_1、维生素 B_{12} 具有神经营养作用。硬膜外注药后宜稍等片刻，待药物弥散后再施行手法，在操作过程中，要注意麻醉反应。所施手法主要是牵、扳、推、按法，麻醉后机体松弛，手法一定要做到轻巧灵活，切不可粗暴，对伴有骨质疏松、椎管狭窄或椎体滑脱的患者应慎用或禁用。一般在手法治疗的当天可有腰痛、腹胀等反应。但在 2 天后这些症状会逐渐减轻，一般需严格卧硬板床 3 周，并同时配合药物治疗和功能锻炼。

3. *牵引疗法* 在腰椎间盘突出症的治疗中，骨盆牵引是一项常用的方法，多与其他治疗方法联合应用。牵引可使椎间隙增大及后纵韧带紧张，有利于突出物髓核向间隙回纳，可纠正脊柱关节紊乱，恢复其正常的生理平衡，松解神经根的粘连，可放松椎旁肌肉，改善受压组织的血液供应。常用的牵引方法如下。

(1)骨盆牵引：适用于早期病人或反复发作的急性病人。患者仰卧于牵引床上，腰髂部缚好牵引带后，每侧用 10kg 重量做牵引，并抬高床尾做对抗牵引，每天牵引 2 次，每次 1～2 小时，牵引重量及牵引时间可结合患者感受而调节。

(2)机械牵引：目前已有许多类型的腰椎机械牵引床应用于临床。常用的有自动脉冲牵引治疗床、振动牵引床、立式自动控制腰椎牵引器、自控三维旋转复位腰椎牵引床等。其共同特点是：力求增加牵引力量，增大椎间隙，增加负压，以利于髓核的回纳。有的还试图以改变牵引的角度来增大突出侧的椎间隙和松解神经根的粘连。一般认为机械牵引的重量以相当于自身体重为宜，初次牵引者或年老体弱的患者应适当减轻，最大的牵引重量不宜超过体重 10kg。牵引的体位一般以腰部微前屈为宜，因腰椎前屈时正常生理弧度变直，牵引力更接近于椎体的后部，有利于椎体后缘间隙增大，使后纵韧带张力增大，有助于突出髓核的回纳。为了保持腰椎处于微前屈位，可用棉被或枕头置于小腿部，保持髋膝关节置于微屈曲位。有认为牵引的角度以仰卧位 L_5～S_1 突出者以 30°，$L_{4\sim5}$ 突出者以 15° 角度牵引，$L_{3\sim4}$ 以水平牵引疗效较好。牵引疗法虽为腰椎间盘突出常用的方法，但也必须根据患者的年龄、病理类型等选择应用。对突出物在神经根内侧者，牵引往往会使疼痛加重。对中央型髓核突出物较大或游离型髓核突出者，不适宜采用牵引疗法。

4. *西药治疗* 腰椎间盘突出症的西药治疗主要是根据患者的症状、体征进行对症用药。临床上主要应用抗炎止痛、消肿利水、解除肌肉痉挛、扩张毛细血管及营养神经的药物。常用的药物：扶他林 25mg，每日 3 次；维生素 B_1 10mg，每日 3 次；地巴唑 10mg，每日 3 次。也可适当应用利尿药亦可减轻神经根水肿充血。如神经根刺激症状严重者，可加服泼尼松 5mg，每日 2～3 次。

5. *中医辨证施治* 腰椎间盘突出症属中医学“腰腿痛”范畴，其证分虚证和实证。由劳伤肾气，肾精亏损所致，其证多虚；而受风寒湿邪所致者，其证多实；凡闪扭劳损气滞血瘀者，其症多虚实并见。在治疗上应以肾虚为念，在实证去邪后必须妥为调摄，始能巩固疗效。其常见的证型如下。

(1)风寒证：腰腿冷痛，逐渐加重，转侧不利，静卧痛不减，畏风恶寒，肢体发凉，阴雨天疼痛加重。舌质淡、苔白或腻，脉沉紧或濡缓。治宜祛风散寒、活络止痛，方用独活寄生汤加减。若寒湿阻滞，腰腿冷痛重着者，治宜散寒除湿，温经通络。方用甘姜苓术汤加牛膝、杜仲、桑寄生之类。常用的中成药有风湿骨痛胶囊、散风活络丸等，偏于寒湿者，可用痛痹胶囊、寒湿痹冲剂等；外用药可贴天和追风膏、复方南星止痛膏等。

(2)湿热证：腰部疼痛，腿软无力，痛处伴有热感，遇热或阴雨天痛增，活动后痛减，恶热口渴，小便短赤，苔黄腻，脉濡数或弦数。治宜清热化湿，方用加味二妙散为主方。中成药可选用湿热痹冲剂、当归拈痛丸、痛风定胶囊等；外用药可选用如意金黄散、消炎散外敷。

(3)血瘀证：腰腿痛如刺，痛有定处，日轻夜重，腰部板硬，俯仰旋转受限，痛处拒按，舌质暗紫或有瘀斑，脉弦紧或涩。治宜活血化瘀、理气止痛，方用身痛逐瘀汤加减。中成药可选用腰痛宁胶囊、瘀血痹冲剂；外用药可选用消痛灵喷剂、疏通安涂膜剂等。

(4)肾虚证：腰酸痛，腿膝乏力，劳累更甚，卧则减轻，偏阳虚者面色㿠白，手足不温，少气懒言，腰腿发凉，或有阳痿早泄，妇女带下清稀，舌质淡，脉沉细。治宜温补肾阳，方用肾气汤或右归丸合青娥丸；中成药可选用仙灵骨葆胶囊、补肾壮骨颗粒、桂附地黄胶囊。偏阴虚者，咽干口渴，面色潮红，倦怠乏力，心烦失眠，多梦或有遗精，妇女带下色黄味臭，舌红、少苔，脉弦细数。治宜滋补肾阴，方用六味地黄丸或左归饮为主，中成药可用左归丸。

中药治疗腰椎间盘突出症机制的研究已有很大的进展，活血化瘀、温经通络、补肾壮骨的中药，能促使椎间盘突出物的回缩和自然吸收。而舒筋通络、活血化瘀、祛湿利水的中药，能减轻或消除神经根局部充血、水肿等炎症反应，改善局部微循环，使神经内及周围组织中的充血水肿缓解，清除神经根周围局部炎症介质等致痛物质，促进神经根结构及功能的恢复。上述研究，对认识中药治疗本病的作用机制有很大价值。

6. *针灸疗法*　根据中医不通则痛的理论，经络循行不畅是引起疼痛的原因，运用针灸疗法疏通经络，可使疼痛迅速缓解或减轻，从而达到镇痛效果。常用的针灸疗法有体针、电针、耳针和水针等。临床上多按疼痛的部位及放射路径采用循经取穴，可选用肾俞、环跳、承扶、阳陵泉为主。按证型辨证取穴，寒湿证可选命门、腰阳关；瘀血证可选膈俞、委中；正气虚证可选足三里。一般每日 1 次，每次留针 30 分钟，10 次为 1 个疗程。

7. *封闭疗法*　近年来骶管硬膜外封闭已较广泛应用于临床，适用于某些顽固性腰腿痛、神经根粘连的患者，对急性腰腿痛患者亦有效。方法同硬膜外麻醉，可直接注射醋酸泼尼松龙 25mg，加 1% 利多卡因 5ml、维生素 B_1 100mg、维生素 B_{12} 250μg，再加生理盐水稀释至 15ml，每周 1 次，共注射 2～3 次。注射的各个环节都需严格无菌，注射技术必须绝对可靠。注意勿将药液注入硬脊膜腔内，如将药物注入蛛网膜下隙，则可引起蛛网膜炎，发生严重后果。硬膜外注射次数不可太多，剂量不宜太大，否则药物积聚成块而刺激神经。

8. *物理疗法*　物理疗法是腰椎间盘突出症的一种常用的辅助治疗，它具有改善局部组织的血液循环，促进神经根炎症性水肿的吸收，止痛和缓解肌肉痉挛，有利于腰脊柱运动功能恢复的作用。常用的有短波透热疗法、超短波疗法、红外线疗法、音频电流疗法和中药离子导入等。

9. *针刀治疗*

(1)取穴：患者取俯卧位，寻找压痛点和阳性反应点。腰椎间盘突出症除了病变棘突旁的深压痛外(多在后关节突周围)外，常在下述部位找到压痛点：腰$_4$至骶$_1$的棘旁、臀大肌的骶骨附着点、臀中肌的髂骨附着点、臀小肌的髂骨附着点、髂嵴后缘、股骨中段、下段髂胫束覆盖区、梨状肌体表投影区、腓骨头前下方、腓骨长肌、小腿三头肌等处多有结节和条索及肌肉变硬。

(2)针刀松解：皮肤常规消毒后，在上述压痛点进行松解，一次选择 3～4 个点即可，松解时硬结用针刀十字松解。条索者，用针刀可纵行或横行切几刀；肌肉变硬者以针切割松解部分紧张的筋膜。在病变部位棘突旁松解，要注意避免损伤神经组织，针刀松解进针点选择在病变间隙(棘突间)水平旁开 3～4cm 处，刀口线与人体纵轴平行，针体垂直皮肤刺入，探至骨面，即为下位椎体的横突。将针刀略提起离开骨面，将针体向外向后各约 45°倾斜，向深部找到骨面后，向内侧紧贴骨面松解至横突根部，小幅度提插松解，针下有松动感出针。在松解过程中时刻关注和询问患者感受，一旦患者肢体有异常感觉要立即停止操作。如下肢有放电感，可能是碰触到神经根引起。如停止操作症状消失，可能无实质损伤；如症状始终存在，可能有神经根实质损伤，应结束松解术，检查患者肢体感觉、运动功能加以验证。严格按照上述要领操作，绝大数松解术是安全的。因此在重要部位进行松解术，一定要遵循操作规程。

10. *手术治疗*　腰椎间盘突出症应用非手术治疗大部分患者症状可以减轻或消退。只有经严格、正规的非手术疗法无效，症状较重者并严重影响工作和生活才考虑手术治疗。在决定手术前，术者和患者均应了解手术仅能消除症状而不能治愈椎间盘病变；既不能终止椎间盘内发生椎间盘突出的病理改变，也不能使腰部完全恢复正常。术后脊柱不宜做反复弯曲、旋转活动，特别应尽量避免在脊柱屈曲位搬运重物。

采用手术疗法治疗腰椎间盘突出症是在技术操作上要求十分谨慎的一种手术，因它是在马尾及神经根附近操作。应严格选择其适应证，若有能用非手术疗法治疗的可能，一般先采用非手术疗法。因为手术主要是切除突出物以达到减压的目的，但又可带来下腰椎不稳、骨赘增生和神经根粘连等问题，以及有可能出现椎间隙感染、血管或神经根损伤等严重并发症。术后症状减轻到什么程度和远期疗效也难以预测，故不要一心追求手术治疗。

(1)适应证：目前多数学者认为腰椎间盘突出症的手术适应证为：①椎间盘突出症病史超过半年，经严格非手术治疗无效或效果不佳者，腰腿疼痛剧烈难忍者；②突出物巨大有明显的马尾神经受损症状，肌肉瘫痪和括约肌功能障碍者；③椎间盘突出合并椎管狭窄、神经根管狭窄者。

(2)手术方法：传统的手术是经腰部后路腰椎间盘切除术，包括椎板间开窗、半椎板和全椎板切除的突出髓核摘除术。一般可在局麻、连续硬膜外麻醉或全麻下进行。病人可取俯卧位或侧卧位。此类手术必须做到定位准确。为了避免定位错误，除了需要熟悉解剖结构，特别是腰骶椎的结构特点外，术前应全面了解病史及严格的体格检查，仔细阅片，对病情病位做到心中有数，必要时术前做好手术体位的下定位标记。术中定位的关键在于如

何确定 L_5 至 S_1 间隙，S_1 棘突固定不动，其下无椎板间隙活动，并且有一明显的骶骨斜坡可资鉴别。通过数棘突，测量髂嵴连线或触摸髂后上棘连线，或触摸椎间孔定位，必要时逐一钳夹棘突提拉定位，尤其是对有变异的椎体定位更是要反复地综合使用，切忌粗疏地想当然定位施术。

临床上多采用椎板间开窗髓核切除术，全椎板切除仅适用于中央型合并有脊髓、马尾神经受压椎管狭窄者。对椎板开窗的大小，以能完整显露突出物为宜，不必片面追求小开窗，这不利于良好的探查，也不利于手术操作，更有因术野太小而过度牵拉神经根乃至神经根及硬膜囊被器械误伤之虞。当然，也不可将椎板切除范围过大，致术后腰椎不稳，椎体滑移下沉以致手术失败。脊柱稳定性是椎间盘手术成败的一个重要因素，切除椎板的范围究竟应该有多大，总的原则是在保证手术进行的前提下最大限度地保留腰椎骨性结构，维护脊柱稳定性，尽可能保留上关节突外 2/3 部分，对施行多个椎间盘摘除或全椎板切除的某些青年患者，有必要进行内固定和植骨融合以利稳定。

术中应常规探查椎管和神经根管，遇有关节突内聚、神经根管狭窄者应沿狭窄范围充分扩大减压。在切除突出髓核后神经根仍未完全松解者，应再沿神经根管通道逐步扩大，以确保手术效果。在切开纤维环之前一定要辨认清椎间盘突出物与神经根之间的关系，并将神经根轻柔剥离至内侧或外侧加以保护，绝不可误将神经根当作纤维环切开。相当多的椎间盘突出者，神经根周围静脉丛因受压而怒张，在剥离时容易损伤出血，一旦损伤应仔细止血，用棉片、明胶海绵在其上方和下方填塞，等待数分钟即可止血，以保证手术野的清晰，使手术顺利进行。术毕，正确使用负压引流，术后密切观察负压装置及引流量，必要时使用止血药，有血肿压迫马尾神经者应及时清除。

有采用经前路腰椎间盘切除术，与后路手术比较，前路腰椎间盘切除术不涉及椎管，出血少，不损伤后柱结构，便于同时做椎间植骨融合。主要缺点是看不清椎管内突出物与神经根和硬脊膜的关系，对合并有腰椎管和神经根管狭窄的病人不宜选用，且手术是在腹膜后或经腹膜大血管附近操作，难度较大，故较少采用。

11. *腰椎间盘突出症的微创疗法*　随着腰椎间盘外科技术的长足进步，近些年来椎间盘的微创介入治疗技术已逐步得到开展。微创介入疗法主要有两大类，一是经皮穿刺技术，包括椎间盘髓核溶解术、经皮椎间盘摘除术及经皮椎间盘激光切除术；二是内镜辅助技术，包括腰椎间盘镜手术等。这些方法的优点是基本不破坏正常的解剖结构，是一种介于非手术治疗和外科手术切开治疗之间的一种有效手术。缺点是操作过程复杂，需在 X 线监控下操作，对椎管和神经根管狭窄或髓核游离于椎管内者不适合。

(1)髓核化学溶解法：是将一种酶注入椎间盘内以溶解病变的髓核组织，使其溶解吸收或纤维化以缩小体积，从而减轻对神经根的压迫。已用的药物有木瓜凝乳蛋白酶(chymopapain)、胶原蛋白酶(collegenase)。国内已提炼出胶原蛋白酶的冻干制品。这些药物均有产生过敏反应的可能，并在局部引起出血、粘连，成为神经根刺激的另一因素。胶原酶人体有效剂量以每个椎间盘 400～600U 为宜。此法创用迄今已 30 余年，但未能普及。

(2)经皮椎间盘髓核摘除术：是近 20 多年发展起来的一项微创治疗技术，在我国已发展此项技术十余年，并积累了相当多的病例和临床经验。其治疗原理是通过减少髓核的容量使椎间盘内压力降低，从而减轻对神经根的压迫和刺激。其治疗方法是按无菌操作，局部麻醉下行后外侧入路，在 X 线定位及导向控制下，经皮肤插入导针和钻孔器，用特制器械吸出及切除椎间隙内的部分髓核组织，降低椎间盘内的压力，使突出椎间盘的表面张力减小而回缩，进而缓解对神经根的压迫，解除疼痛。其缺点主要是手术在透视下而非直视下进行，术中无法直接切除突出的椎间盘组织，难以达到彻底减压，仅适用于单纯性和急性椎间盘突出症的病例。

(3)经皮激光椎间盘减压术：是近十余年来开创的腰椎间盘突出症经皮穿刺治疗的又一项新技术。其目的是通过激光气化一定量的髓核组织后，使椎间盘内压显著降低，从而缓解对神经根及其周围痛觉感受器的压迫和刺激，以达到缓解或消除临床症状的目的。其治疗方法是：在局部麻醉下，行后外侧入路，在 X 线定位和导向下，经皮将穿刺针插入椎间盘中间，沿穿刺针置入套管进入椎间盘 0.5～1cm，再置入激光传导纤维，但不宜超出管端 1cm，调整激光输出功率，激光发射由脚踏控制。激光种类有 Nd：YAG 激光、Ho：YAG 激光、CO_2 激光等。本疗法具有安全、有效、损伤小，无术后瘢痕或粘连形成，可重复施行，不妨碍日后必要的外科手术等优点。但也仅适用于单纯的腰椎间盘突出的病例。

(4)经皮椎间盘镜直视下椎间盘切除术：也是近十余年发展起来的一项微创治疗技术。它包括后外侧途径、经椎间孔途径、椎板间隙途径内镜下腰椎间盘切除术，亦有经前路腹腔镜腰椎间盘切除术。腰椎间盘镜手术包含照明光源及图像传输系统的通道进入椎间盘突出的部位，然后在电视屏幕监视下，采用特殊的手术器械切除椎间盘突出部分。由于手术时间长，需要特殊设备，操作不慎有可能发生严重并发症，因此在临床上推广应用和普及受到一定的限制。

(5)机器人辅助脊柱内镜显微减压椎间盘切除术(AESOP)：其是声控的设计，再现了人手臂形状和功能的机器人手臂。在操作过程中能稳持内镜，保持良好的手术视野，在复杂的内镜脊柱外科手术中还具有精细调节的功能。外科医师可以通过先进的语音控制技术用语音控制内镜的位置。它提供直接通道进入手术野，使操作时间变短，减少不必要和无意义的移动和清除更少的范围。颈、胸、腰椎间盘突出和腰椎管狭窄症均可用该系统治疗。该系统有以下优点：①易于应用；②适合各种手术方式；③机器人的准确性。它使外科医师使用复杂的 MISS 内镜操作治疗椎间盘突出症时可以更加得心应手、更加有效。

(6)微创人工椎间盘置换术(MIADR)：人工椎间盘置换术是脊柱外科的一大进展。它可以消除由于椎间盘退变和椎间盘破裂所引起的炎性反应和机械性压迫，可以恢复脊柱的运动学和载荷特性，恢复椎间高度和脊柱的稳定性及运动能力，防止传统椎间盘切除术后椎间隙狭窄和节段失稳的发生，使患者更快恢复正常生活和工作，有着传统手术不能替代的功能性外科干预的优势，是一种符合人体生物力学要求的新的治疗方法，近期疗效良好。随着科技不断地发展进步，为满足符合生理要求的脊柱椎体间活动功能的标准，未来在脊柱内镜下摘除髓核后植入人工髓核将是今后努力的方向。

现代外科的重要发展趋势之一是手术的有限化和微创化，腰椎间盘突出症的外科治疗充分体现了这一趋势。随着电脑智能、光纤技术、模糊技术、纳米技术等的发展，腰椎间盘突出症的手术治疗将会更趋向微创化、有效化。

【并发症】

1. *非手术治疗的并发症*　非手术疗法治疗腰椎间盘突出症一般都比较安全，不会发生严重的并发症。但临床上有因对手法适应证掌握不当或施法时动作粗暴而加重症状的，多数情况是操作者手法不当，造成了腰部软组织的损伤而使症状加重，这种情况一般经过卧床休息，并配合药物和其他非手术疗法治疗，症状多能减轻和好转。但也有报道施用过重手法使髓核组织突破后纵韧带进入椎管内，压迫了硬膜囊或损伤神经根而使症状加重的。可能是在施行扳抖等手法时，因突施暴力，使椎间盘内压力骤然升高，加之成年人椎间盘的纤维环弹性降低，髓核水分减少，脆性增加，迫使椎间盘突出物增大或纤维环破裂，大量的髓核组织突破后纵韧带进入椎管内，出现马尾神经或神经根刺激症状加重，甚至截瘫等严重并发症，若经 CT、MRI 检查椎管被突出物填塞者，应尽早手术治疗。

2. *手术治疗的并发症*

(1)椎间隙感染：腰椎间盘手术后椎间隙感染是应严密注意防止的一种并发症，其病因可能为细菌感染，无菌性炎症或人体自身免疫反应。但多数学者认为腰椎间盘术后椎间隙感染是术中细菌污染所致，手术损伤了椎体软骨板出血、血肿和残余的纤维组织无疑是细菌生长的良好环境，使细菌得以繁殖。但由于椎间盘的解剖结构及周围血供的特异性，决定了炎症早期的局限性，而实验室检查又缺乏炎症的证据，影像学检查早期又无特异性征象，故早期诊断是比较困难的。其特征性的临床表现为术后症状一度缓解后，腰痛复发且较术前明显加重，腰部僵硬不敢活动，体温升高，其血沉加快和C-反应蛋白升高的变化具有诊断价值。治疗方面早期严格卧床休息，给予大剂量抗生素治疗，并配合清热解毒、行气活血的中药治疗，对控制病情发展，减轻中毒症状十分有效。但一般需在严格卧床休息的情况下治疗 10～12 周，待症状完全消失血沉正常后方可恢复活动。对于椎间隙感染是否需要行二次手术尚有争议，一般来说经上述中西医结合治疗症状多可缓解和治愈。倘若椎间盘炎症不能控制时，经 CT、MRI 和放射性核素扫描检查，显示椎管内脓肿和马尾神经受压者，可考虑二次手术行病灶清除，在感染椎间隙放置冲洗引流管，用有效抗生素盐水持续冲洗，负压引流。

(2)血管损伤：腰椎间盘突出症手术过程中的血管损伤，文献报道多发生在经后路椎间盘摘除术中，因髓核钳伸向椎间隙前方过深，穿透前侧纤维环及前纵韧带，夹破椎体前侧大血管所致。在 $L_{4\sim5}$ 椎间盘平面较易损伤髂总静脉；若在 $L_{3\sim4}$ 椎间盘平面以上，在左侧易损伤腹主动脉，右侧易损伤下腔静脉。椎间盘摘除时，突然从椎间隙涌出较多的鲜血并伴有心跳加快、胸闷、憋气、血压急骤下降等休克症状和体征，同时腹部能扪及包块，则诊断为大血管损伤无疑。此时除大量输液、输血外，应立即剖腹探查，及时修补缝合破裂口，即使如此，其死亡率仍然很高。

(3)神经损伤：腰椎间盘突出症手术过程中的神经损伤，最常见的是神经根牵拉伤，因手术中取出椎间盘或探查神经根时，牵拉神经根用力过大、牵拉时间过长、分离粗暴等造成神经根缺血缺氧而出现麻痹。因此，在手术中牵拉神经根时要间歇性放松牵拉，以防止神经根的损伤。神经根损伤后出现下肢相应部位的感觉和运动功能障碍，一般性的牵拉伤其功能障碍多可在术后数月内逐渐恢复，但若有神经的牵拉撕裂性损伤者，其功能多难以完全恢复。另有因手术操作失误切割或钳夹神经根的，多为术中小静脉丛破裂出血而使视野不清所致。因对某些病例神经根后节出现异位和畸形缺乏了解，未能仔细辨认，被误认、误切的现象也偶有发生。任何一种情况下的手术误伤均会导致预后不良，难以达到功能恢复的目的。

(4)硬脊膜损伤和脑脊液漏：腰椎间盘切除术中损伤硬脊膜并非少见，如果处理不当则术后继发脑脊液漏、假性硬脊膜囊肿等，甚至导致二次手术。临床上多见于突出物过大或合并腰椎管狭窄、侧隐窝狭窄、关节突增生肥大、黄韧带肥厚时，致使局部脂肪消失，硬脊膜与突出物、骨壁或黄韧带发生粘连。当手术咬除椎板、关节突或切除黄韧带时，不慎同时钳夹住硬脊膜或由于粘连而撕破硬脊膜，致使脑脊液外溢，而且同时有一两根马尾神经被抽出的现象也偶有发生。避免这类情况发生的主要方法就是要耐心、细致而充分地进行硬脊膜分离，未经分离的部位决不进行钳夹、切割或咬除等操作。硬脊膜损伤脑脊液外溢时，应立即将病人的头部放低，若马尾神经纤维被抽出须立即还纳，将硬膜裂口用1～0号丝线缝合修补，缝合要严密。若硬脊膜缺损过大者，可采用移植筋膜予以修补，并取脂肪片或肌片置于缝合口处。术后1～2天出现有脑脊液漏者，应嘱患者平卧1周，引流袋与身体等高以免产生过度引流。拔出引流管后，应将切口适当加压包扎，并按时更换敷料，同时加大抗生素的应用，避免感染的发生。脑脊液漏经适当处理，一般数日即可停止。若观察4周仍有脑脊液漏者，应考虑再次手术行硬脊膜修补。

(5)脊柱失稳：手术过度破坏脊柱的稳定结构，易导致脊柱不稳，引发一系列症状，因此手术中应注意预防，尽量不做全椎板切除术，注意保留棘上、棘间韧带，保护关节突关节。一旦出现不稳，可选择前路椎体间植骨或后路椎板间、横突间植骨脊柱融合术、CAGE椎间融合术。如果术前就有脊柱不稳或需切除过多组织结构者，更应同时行内固定，以达到即刻稳定脊柱、促进植骨融合的目的。

【预后】

经积极治疗，预后良好，但对于手术后复发的椎间盘突出患者预后不佳，遗留的腰痛伴有或不伴有下肢放射痛，严重影响生活质量。

第五节 第3腰椎横突综合征

第3腰椎横突综合征，是以第3腰椎横突部明显压痛为特征的慢性腰痛。亦有称第3腰椎横突周围炎，或第3腰椎横突滑囊炎。它是腰肌筋膜劳损的一种类型，由于第3腰椎居全腰椎之中心，活动度大，其横突较长，抗应力大，劳损机会多，故易产生腰痛和臀部痛。本病多见于青壮年，尤以体力劳动者最为多见。

【病因病机】

第3腰椎横突综合征的主要病因是急性腰部损伤未及时处理或长期慢性劳损，国内学者认为第3腰椎横突综合征是腰背筋膜或肌肉紧张，使同侧或对侧横突尖处的软组织撕裂而受损伤，并出现渗出、出血、水肿，引起横突周围软组织粘连、增厚等病理变化，使穿过其中的神经血管受到炎性刺激和机械性挤压而产生疼痛刺激症状。

中医学学者认为，根据患者的症状、体征、舌脉，首先辨证“病”，然后“辨证”。归纳为以下症型。

1. 肾阳虚证　腰部隐隐作痛，酸软无力，缠绵不愈，局部发凉，喜温、喜按，遇劳更甚，卧则减轻，常反复发作，少腹拘急，面色皖白，肢冷畏寒；舌质淡，脉沉细无力。

2. 肾阴虚证　腰部隐隐作痛，酸软无力，缠绵不愈，心烦少寐，口燥咽干，面色潮红，手足心热，舌质红、少苔，脉弦细数。

3. 瘀血阻滞证　腰痛如刺，痛有定处，痛处拒按，日轻夜重，轻者俯仰不便，重则不能转侧，舌质暗紫或有瘀斑，脉涩。部分患者有跌打损伤史。

4. 寒湿腰痛证　腰部冷痛重着，转侧不利，逐渐加重，静卧病痛不减，寒冷和阴雨天则加重，舌质淡、苔白腻，脉沉而迟缓。

【临床表现】

患者有慢性腰痛病史，腰部一侧或两侧疼痛，晨起、弯腰或劳累后加重，久坐直起困难，活动后略减轻，疼痛可累及臀部及大腿，有时可放射到腹部。有个别患者因轻微外力即可造成扭伤，引起急性腰痛，甚者生活不能自理。

【辅助检查】

1. X 线检查　一般无异常改变，有时可见第 3 腰椎横突较长或左右不对称，或横突尖部略有密度增高区。

2. 其他　实验室检查无明显异常。

【诊断及鉴别诊断】

1. 诊断

(1)病史：腰部长期劳损或者腰部单一姿势时间过长。

(2)症状体征：以腰部慢性、间歇性酸胀、疼痛乏力为主症。酸痛部位广泛，但不能指出具体的疼痛点，腰部容易疲劳。单一姿势难以持久维持，劳动后腰部症状明显加重。

查体：慢性期无明显体征；急性发作时，腰部肌张力增高，运动功能受限，第 3 腰椎横突的顶端有压痛，呈结节状或条索感；下肢腱反射对称，皮肤感觉、肌力、直腿抬高试验均属正常。

(3)影像检查：摄 X 线片可见一侧或双侧第 3 腰椎横突过长，左右对称，或向后倾斜，可做鉴别诊断之用。

2. 鉴别诊断

(1)腰椎间盘突出症：除腰痛外，伴患肢坐骨神经痛，呈阵发性加剧，直腿抬高试验受限，棘旁压痛伴患肢放射痛等。

(2)腰椎肿瘤：中年以上腰痛呈进行性加重，有夜痛症，经对症处理后，又不能缓解者，应高度警惕。若患脊髓、马尾部肿瘤者，可伴有大小便失禁、马鞍区(即会阴部)麻木刺痛、双下肢瘫痪等。

(3)腰椎结核：腰痛伴低热、贫血、消瘦等症，同时血沉增快，拾物试验阳性；X 线检查可见骨质破坏，腰大肌脓肿。

【治疗】

该病的治疗原则是解除腰肌痉挛，松解粘连，增强肌力。治疗一般以非手术治疗为主。

1. 手法推拿治疗　患者俯卧，医者站在患者的健侧，先在健侧软组织的远端近肩胛骨处，自上而下用滚法往返滚动 10 次，后改为掌根揉约 5 分钟，顺序同上。再在患侧软组织的远端近肩胛骨处，自上而下用滚法往返滚动 20 次，后改为掌根揉 10 分钟左右，顺序同上。继而在阿是穴处用弹拨的手法，力度由轻而重弹拨 3～5 分钟；再以阿是穴为中心点向四周做理筋手法，约 5 分钟；并沿膀胱经，自肩、背、腰、臀、股后、大腿到委中穴，用按揉法或滚法往返 5 次；继而在肾俞、秩边、环跳、委中、承山、昆仑等穴，各点按 1 分钟，力度由轻而重。待上述手法完成后，再加到阿是穴处施用弹拨手法、理筋手法或者两种手法交替使用 3 分钟。最后用擦法由上而下和左右擦 2 分钟作为结束。

2. 中医辨证施治

(1)肾阳虚证。①治法：温补肾阳；②主方：补肾活血汤(《伤科大成》)加减。③常用药：熟地黄、杜仲、枸杞子、补骨脂、菟丝子、当归、没药、山茱萸、红花、独活、肉苁蓉。

(2)肾阴虚证。①治法：滋补肾阴；②主方：知柏地黄丸(《景岳全书》)加减；③常用药：知母、黄柏、熟地黄、山茱萸、牡丹皮、茯苓、泽泻、怀山药。

(3)瘀滞证。①治法：活血化瘀，行气止痛；②主方：地龙散(《证治准绳・类方》)加味；③常用药：地龙、苏木、麻黄、当归、桃仁、黄柏、甘草、肉桂、杜仲、川续断、桑寄生、狗脊。

(4)寒湿证。①治法：宣痹、温经、通络；②主方：独活寄生汤(《备急千金要方》)加减；③常用药：独活、桑寄生、杜仲、牛膝、细辛、秦艽、茯苓、肉桂、防风、川芎、人参、甘草、当归、芍药、干地黄等。

3. 中药外治法　外贴活血止痛类、跌打风湿类膏药，亦可配合海桐皮洗方等中药热敷或熏洗。

4. 中成药治疗　独活寄生丸，适用于寒湿证；抗骨质增生胶囊，适用于肾阳虚证。

5. 针灸治疗　适用于症状较轻者。常用阿是穴、腰痛点及肾俞、环跳、秩边、委中、承山等穴，可在痛点(阿是穴)用强刺激方法。深刺达病区，捻针柄以提高针感，已有酸、麻、胀、窜等“得气”征时，可留针 10～15 分钟。10 次为 1 个疗程，一般需 1～2 个疗程。

6. 封闭疗法　封闭疗法也是临床中常用的方法之一。在压痛注入醋酸泼尼松龙 25 mg 加

0.5%的普鲁卡因液3～10 ml，每周1次，4次为1个疗程。要求注入部位准确，注射时操作者先以左手拇指触到横突尖为指示目标，右手将针沿拇指尖刺入2～3 cm，如有骨性感觉后，再将药物注入。如果注射准确，注入药物后弯腰疼痛及压痛点即可消失。

7. 手术治疗　经以上疗法无效后，对于反复再发或长期不能治愈时，可考虑手术切除过长的横突尖及周围的炎性组织，并同时松解受压的股外侧皮神经，即可彻底治愈。

【并发症及预后】

1. 并发症　该病经正规治疗后，并发症较少；若失治或误治，会遗留腰部疼痛。

2. 预后　预后较好。治疗后要嘱患者平时经常锻炼腰背肌，注意腰部保暖，勿受风寒。

第六节　腰椎失稳

脊柱的稳定性是指脊柱结构维持本身生理平衡位置的能力。脊柱失稳是指脊柱的这种能力丧失而导致椎体移位超出生理限度的病理过程。但有脊柱机械性失稳，未必都有临床症状，因此临床上认为在生理载荷下，各结构能够维持椎体间的正常位置关系，而不引起脊髓或神经根的损伤或刺激，为临床稳定，脊柱丧失了这一功能，就称为临床失稳。这一提法将椎体间的机械性异常移位同临床结合起来，即临床脊柱失稳意味着既有椎体间的异常位移，又有临床症状存在。临床脊柱不稳按病因可分为外伤性、退变性、峡部性、医源性、病理破坏性；按部位又可分为颈段、胸段、腰段。退变性腰椎不稳是临床最常见的一种类型，而其他各类型的腰椎不稳因有明确的致病因素，故多直接归于相应章节。退变性腰椎不稳确切地应称退行性腰椎不稳症，是由于腰椎的退变，使得退变节段稳定因素受破坏，不能正常负重，出现以腰腿痛为主要症状的一系列临床表现。

【病因病机】

1. 腰椎稳定性的制约因素　人类能够直立行走，脊柱及其稳定性起着主要的作用。这就需要脊柱结构有维持其自身生理平衡的能力。一般认为，制约运动节段稳定性的因素可分为外源性稳定结构和内源性稳定结构两种。前者主要是指肌肉系统，包括椎旁肌及腹壁肌、两侧臀肌及股后肌群；后者是指腰椎的骨性结构及附属结构，包括椎体及附件、椎间盘及韧带等。有人又将这些稳定结构分为4种运动节段稳定器来研究脊柱的稳定性：①结构性稳定器，包括椎体的形状、大小，关节面的形状、大小、方向；②动力性稳定器，包括韧带、纤维环、关节面软骨；③随意性稳定器，包括运动肌如腰方肌、骶棘肌，位置肌如脊间肌、横突间肌；④流体力学稳定器，是指髓核的膨胀度。而流体力学稳定器在诸稳定器中对于维持运动节段的稳定性具有第1位的作用。涵水能力强的髓核有良好预负荷状态，这种预负荷状态使椎间盘有足够大的内压力，即良好的弹性，是维持生理状态下力学功能的先决条件。

2. 退变性腰椎不稳的病理及致病机制　正常椎间盘具有良好的弹性，髓核含水约88%，随着年龄的增长，其含水逐渐减少，涵水能力逐渐下降，这种自发性椎间盘退变是普遍和最先发生的，也是脊柱一系列退行性变发生的基础。而早期变性的椎间盘即可引起腰椎不稳。一般认为，腰椎不稳是腰椎退行性改变的早期表现之一，而外伤与退变又具有密切关系。椎间盘含水量下降高度减小，椎骨间韧带松弛，约束力下降，使小关节产生过度活动可引起滑膜出现急性炎症反应，液体渗出，滑膜增厚可导致关节周围的纤维化，关节突关节重叠程度加大、应力增加，关节软骨磨损纤维化、厚度减小甚至缺失，软骨下骨质致密硬化裸露，引起骨性关节炎。如损伤相对较轻，可通过瘢痕修复而很快恢复。而反复的损伤累积或较重的损伤可引起黄韧带增厚，椎管和神经根管变窄。一般将这一过程分为3个阶段。

（1）早期退变期：也叫功能障碍期。小关节囊稍有松弛，关节软骨纤维化。在实验中施加外力可使椎体出现移位，但一般临床症状轻，即使有急性症状发作也可很快恢复正常。

（2）不稳定期：小关节囊松弛度增加，关节软骨和椎间盘明显退变，并出现临床症状，X线片可见椎体异常移位。生物力学测试表明，在不稳定期最容易出现腰椎间盘突出。

（3）重新稳定期：小关节及椎间盘周围骨赘的形成使其接触面积增大，脊柱运动节段重新获得稳定，但可以出现脊柱侧弯、后突等固定畸形。病理检查可见小关节软骨退变已到晚期，纤维环与髓核中可见明显破裂与死骨，边缘可见骨刺。固定畸形及骨赘的过度增生常使椎管的口径变小，导致椎管和神经根管狭窄，压迫相应的神经结构。

3. 分类　到目前为止，对退行性腰椎不稳仍无一个统一的分类方法，通常将其分为 4 型。

Ⅰ型：轴向旋转不稳，正常人的腰椎扭转运动仅占全部腰椎运动的 15%，而退行性不稳病人却能占到 35%，出现轴向旋转不稳。临床上退行性腰椎滑脱的病人常伴有扭转和侧弯畸形，体检时扭转脊柱也可诱发腰腿痛，动力 CT 检查也发现病人被施以扭转应力时出现腰椎不稳的表现。

Ⅱ型：前移不稳，主要表现为病椎向前滑动移位，是退行性腰椎滑脱的重要特征，是否与Ⅰ型同为一型目前仍不能确定。但病理解剖发现腰椎无扭转畸形。X 线片上棘突无偏歪和椎弓根旋转移位。病椎多为 $L_{4\sim5}$ 节段，这是因为 L_5 至 S_1 节段相对较稳固，活动少，致使 $L_{4\sim5}$ 节段应力相对增大之故。由于椎体向前滑脱、骨及软组织增生肥大，多数病人有椎管狭窄的症状。

Ⅲ型：后移不稳，最常见于 L_5 至 S_1 节段，男性下腰痛患者的 30%可表现为后移不稳。主要的畸形是椎体后移，伴有小关节半脱位。后伸时症状最明显，神经根刺激症状于后伸时加重，前屈时减轻。

Ⅳ型：手术后不稳，因手术切除椎间盘、椎板或小关节，导致脊柱结构破坏，稳定性下降，不稳的方向与结构缺损的部位有关。

4. 中医对本病的认识　《内经》中关于"腰为肾之府，转摇不能，肾将惫矣"，以及《太素》中关于"少阳令人腰痛如以针刺其皮中，循循然，不可俯仰"等的描述与本病的发病特点和临床表现较为相似。《灵枢经》云："经脉者，所以行气血而营阴阳，濡筋骨利关节也。"故凡外感六淫，跌仆损伤，或肝肾亏损，皆可致气血瘀滞、经脉闭塞不通，或筋脉失养而发为本病。

【临床表现】

1. 症状　腰椎失稳的症状较多，也较复杂，但腰痛或伴有坐骨神经痛是腰椎失稳的主要症状。其发病有以下特点。

(1)急性发作：大多有慢性腰痛史，发作时常有明显的外力诱因，但外力往往比较轻微，如弯腰倒水、穿袜提鞋、刷牙洗脸等动作。

(2)疼痛较剧烈：持续时间短，可影响站立及走路，不能坚持弯腰姿势，甚至日常生活中的刷牙、洗头等动作也不能完成。当腰弯到某一角度和持续一定时间时，腰部有断裂感，必须直腰休息。卧床或腰椎处于稳定状态时(如直立或合适的坐位)，或给予按摩、推拿、理疗等使肌肉放松，可使腰痛暂时缓解，但易反复发作。

(3)疼痛常为双侧，有的病人主要是腰骶部中线痛。两侧痛的程度可以不同，可有单侧或双侧放射痛，由下腰部和臀部向大腿及腹股沟放射，但不过膝，亦无定位性放射痛，腹压增加如咳嗽、打喷嚏、排便时，不会加剧疼痛。

(4)交锁现象或称不稳交锁现象(instability catch)：病人因疼痛而不敢弯腰，并且在腰椎由前屈位转为直立位时突然出现"绞锁"而完全受阻，局部放松后可缓解。

(5)猝倒现象(giving away)：有的病人在某种姿势时可突然感到双下肢无力支撑而摔倒，往往在下楼梯、过马路时易出现，急跑时可诱发。

2. 体征

(1)肌肉痉挛：由于疼痛失稳引起脊旁肌肉痉挛，呈束带感，脊旁有压痛。腰椎旋转失稳常使棘突排列异常，并出现旋转侧弯。触诊时可发现 L_4、L_5 或 S_1 棘突位移，或在站、坐、卧位时棘突排列不一致。

(2)出现腰椎滑脱时，有腰椎棘突间呈台阶状，腰椎前凸可加大。

(3)腰椎活动度检查：应结合年龄、职业等因素进行分析，主要检查腰椎的前屈和后伸。检查时可见腰椎运动曲线不圆滑顺畅，屈伸运动时可见运动过程不均衡，或突然出现绞锁现象，或在某种体位时特别痛，需用手扶膝方能起立。

(4)病人虽述下肢麻木，但神经系统检查无痛觉丧失区，无神经营养性肌肉萎缩，亦无定位性神经根损害征象。

【辅助检查】

1. 腰椎正侧位 X 线片　在腰椎失稳病人的腰椎平片上，有以下的常见 X 线征象。

(1)牵张性骨刺(traction spur)：这是由于腰椎失稳时相邻椎体间出现异常活动，使椎间盘纤维环的外层纤维受到牵张性劳损，进而增生形成骨刺。骨刺位于椎体的前方或侧方，呈水平方向突起，基底部距椎间盘外缘约 1mm。

(2)真空现象(vaccum phenomenon)：即椎间隙出现充满气体样透明裂隙。腰椎后伸时出现或变得更加明显，前屈位则减小或消失。这一现象反映了椎间盘内裂隙形成的部位及范围。椎间盘造影也可发现有放射状裂隙。

(3)椎体边缘呈磨角样：由于失稳致反常活动，引起椎体边缘变钝而呈磨角样。

(4)椎间隙变窄：椎间隙狭窄是腰椎间盘退变征象，被认为是腰椎失稳的典型表现之一。

(5)小关节改变：腰椎失稳时，由于椎体反常活动引起小关节增生退变、关节突肥大及半脱位，X线及CT可见小关节间隙不对称，常与椎间隙狭窄同时存在。

2. *动力性摄片*　包括腰椎的最大屈、伸侧位片，左右侧弯正位片及牵拉压缩侧位片。随着人们对腰椎失稳认识的加深及动力性X线摄片和测量技术的不断改进，对腰椎失稳的诊断有了很大的帮助。腰椎相邻椎体间的相对位移异常增加，有助于腰椎失稳的诊断，并是其主要的影像学表现之一。

(1)屈伸侧位片：摄片时要求病人在放松情况下尽力腰部前屈和后伸，测量椎体前后移位程度。对正常移位数值各家报道不一，Posntr测定前屈最大值为5%，后伸为4%，而Dupuis测定结果前屈最大值及后伸最大值分别为6%～8%及9%，Nachemson规定腰骶关节水平位移4mm，角度位移＞20°即为失稳。在X线片上一般可看到下列征象：①椎体异常前移位，在腰椎前屈时明显；②椎体异常后移位，于腰椎后伸时明显；③椎间隙和椎间孔变窄；④椎弓根长度改变。

(2)腰椎侧弯正位片：病人于放松情况下侧屈摄正位片，可有下列X线表现：①向一侧弯曲程度明显高于另一侧；②向一侧弯曲程度及向该侧旋转和倾斜程度均减低；③椎间隙高度降低；④棘突及椎弓排列异常；⑤椎体向侧方异常位移。

(3)椎体位移测量：对动力性摄片椎体位移的测量，包括角度位移、水平位移及旋转位移等，具有非常重要的意义，可以了解腰椎失稳的类型及发展程度。随着双相摄影技术的应用和发展，能够同时进行脊柱各个平面上的活动测量，显示椎体异常类型的耦合活动及椎体位移量的程度，对进一步了解脊柱运动节段的三维动力学和腰椎失稳的实质提供帮助。

(4)瞬时旋转中心(instantaneous center of rotation，ICR)的改变：一般认为，屈伸活动(X轴)时，ICR位于椎间盘内偏后1/3；侧屈活动(Z轴旋转)时，处于椎间盘的凸侧；轴向旋转(Y轴旋转)时，位于椎间盘的后部。也就是说，正常腰椎的ICR一般位于椎间隙即椎间盘内，腰椎进行各种复杂活动时变化不大，因此小关节和韧带处的剪力较小，腰椎相对稳定。但是，在椎间盘发生退变之后，ICR的轨迹即发生改变，且随着腰椎活动而出现较大范围的移动，不再局限于椎间盘内，小关节和韧带所受剪力明显增加，久之，可发生进一步的病理变化，而出现腰椎失稳。

3. *CT及MRI*　CT扫描可观察失稳移位状态下的椎管横断面狭窄程度，而MRI可以发现失稳局部软组织的病变情况，同时可协助排除其他疾病。

【诊断及鉴别诊断】

目前对本病的诊断标准意见不一，多数学者有如下认识。

1. 腰椎不稳症常与其他腰椎疾病同时存在，因此，临床症状比较复杂，且多无特异性，与其他原因引起的下腰痛较难区别，有时甚至几乎无症状。当有反复急性发作且持续时间短的剧烈腰痛时，即应想到腰椎不稳的可能。“不稳交锁”现象对于诊断具有较高参考价值。

2. 物理检查主要应注意有无腰椎异常活动。由于影响因素较多，结果常不可靠，有时甚至是阴性。旋转侧弯及“交锁”征的存在有一定意义。

3. 常规腰椎X线片可见到牵张性骨刺、真空现象、椎间隙狭窄和小关节增生肥大、半脱位等一系列变化。虽然这些征象并非腰椎不稳所特有，但仍有助于腰椎不稳的诊断。

4. 动力性摄片测量椎体间的相对位移和角度改变，不仅可对腰椎不稳做出明确的诊断，还可对腰椎不稳的程度从量上进行评价，是诊断腰椎不稳的主要手段和依据。但学者们评价方法与数据不尽一致。

总之，腰椎失稳的临床表现比较复杂，应结合临床症状、体征、X线片(包括动力摄片)及其他辅助检查，在排除其他腰椎疾病的情况下做出诊断。

【治疗】

腰椎失稳症的治疗包括手术和非手术治疗两种。二者的选择主要根据是腰椎失稳的程度、受累组织的类型、继发畸形和并发症的危险性及心理、社会、经济等综合因素。因腰椎失稳具有自限性，因此应首选非手术治疗。

如早期退变期无明确的临床或X线证据可证明腰椎失稳的存在，即所谓的失稳早期，可以采用下列方法治疗。

1. *手法治疗*　可使肌肉放松、缓解痉挛、减轻疼痛，常采用以下手法。

(1)患者俯卧，术者先用双手大拇指分别提拿双侧肩井穴，然后点揉脊柱两侧足太阳膀胱经，自大杼穴开始，由上而下，途经肾俞、志室穴后，再斜向外下方的足少阳胆经环跳穴，最后沿承扶、委中、承山直至昆仑为止。

(2)医者用滚法在腰骶部进行来回反复滚动，时间 3～4 分钟。

(3)医者一只手按住腰骶部，另一只手握住肩部，两手同时用力推挤腰部。

(4)医者一只手按住腰骶关节部位，另一只手扳拉大腿下端，缓缓将下肢向后上方提拉，可有弹响声发生。

(5)医者一只手置于脊柱正中，另一只手握拳轻轻叩击手背，自第 3 胸椎开始，由上而下直至腰骶关节部位。

(6)医者用手掌由上而下推揉两侧骶棘肌，连续 5～6 次，最后 1 次推至足跟。

2. 固定与休息　急性期宜适当地卧床休息，避免腰部的旋转活动，以减少对不稳定节段的剪力。起床活动时使用腰围制动，以减轻对不稳定节段的压力。

3. 练功疗法　锻炼腰背肌和腹肌，借助于加强动力性结构，以达到稳定脊柱、减轻症状的目的。

4. 中医辨证施治

(1)风寒湿痹型：腰腿酸胀重着，时轻时重，拘急不舒，遇冷加重，得热痛缓，舌淡、苔白滑，脉沉紧。风湿甚者，以独活寄生汤为主；寒邪重者，以麻桂温经汤为主；湿邪偏重者，以加味术附汤为主；属湿热型者，治宜清热化湿，方用加味二妙散为主。

(2)肾气亏虚型：腰腿酸痛，腿膝无力，遇劳更甚，卧则减轻，形羸气短，肌肉瘦削，舌淡、苔薄白，脉沉细。偏于肾阳虚者，宜温补肾阳，可用青娥丸、右归丸，或补肾壮筋汤加减；偏于肾阴虚者，宜滋补肾阴，可用左归丸、大补阴丸。

(3)气虚血瘀型：面色少华、神疲无力，腰痛不耐久坐，疼痛缠绵、下肢麻木。舌质瘀紫、苔薄，脉弦紧。治宜益气化瘀，方用补阳还五汤加减。

5. 中药外治法　可选用狗皮膏、伤科膏药外贴。也可用坎离砂、热敷灵腰部热敷。

6. 封闭疗法　有神经痛者，可行硬膜外或椎旁浸润封闭，亦可对痛点行局部浸润。

7. 牵引治疗　自身悬吊牵引或骨盆带牵引，可缓解神经受压症状及肌肉痉挛不适。

8. 针灸治疗　以命门、阳关、气海俞为主穴，配委中、阳陵泉、承山等穴，可留针配合艾灸。

9. 理疗　可用红外线疗法、低频电疗法、电磁疗法或中药离子导入治疗。

10. 手术治疗　对于症状严重的失稳期病人，影响工作和生活，经非手术疗法治疗无效者，可以采用以各种融合为主的腰椎固定术。腰椎稳定手术有后路和前路之分，过去多做后路手术，如横突植骨融合术、小关节植骨融合术、H 椎板植骨术以及用器械固定术等，但从解剖和生理的角度，以做椎体间植骨融合术最为合适，它不但能解除腰椎屈伸方向上的不稳，也能同时解除侧向和旋转不稳。如果退变性腰椎不稳发展到不稳畸形，导致马尾或神经根受压时，则要行减压手术。为了使植骨融合能够顺利完成，防止植骨吸收而导致融合失败，通常需要同时行内固定加强融合节段的稳定，尤以经椎弓根钉-棒(板)系统更为可靠使用，能够通过撑开、加压、提拉等操作恢复腰椎生理弯曲，纠正滑脱和侧弯，并在达到骨性融合前维持脊柱的稳定。由于任何内固定都是临时的，脊柱的永久性稳定依赖于自身的融合，因此植骨的质量和方式的选择尤其重要。此时如何选择术式，则应视病人的情况及医师的习惯来考虑。

(1)融合术的要求：理想的融合术应在脊柱结构破坏、功能及活动度影响都尽可能小的前提下，达到以下目的：①重建脊柱的临床稳定；②各种脊柱畸形矫形手术后的维持；③防止脊柱畸形的进一步发展；④通过减少某一运动节段的活动，减轻或去除该段脊柱的疼痛。对退变性腰椎不稳症患者，后两点是融合术的主要目的。

(2)手术方式：对于脊柱融合术的方式，应根据失稳类型而定，手术选择如下。

①轴向旋转失稳：应选用椎间小关节和横突间植骨融合术，如有神经根卡压表现，应先行减压手术。有学者认为，单纯小关节融合仅适用于老年人，年轻患者应同时行侧后方融合术。对需要切除椎板减压的患者，可采用经小关节的螺丝钉固定加后侧方融合术，或行后侧椎弓根钉-棒固定加侧后方融合术。

②前移失稳：可行前路椎体间融合术。如 CT 证实有明显的椎间盘突出或有明显的小关节增生，则应行后路减压和固定，以经后路椎体间融合较为适宜，也有人认为有椎间盘突出时可经前路椎间盘切除加椎体间融合术。

③反向滑脱失稳：椎弓根钉-棒固定加侧后方

融合术,使脊柱固定于屈曲位。

④失稳同时具有椎间孔或侧隐窝狭窄,椎弓根钉-棒固定加侧后方融合术;可选用神经根减压加横突及关节突间植骨融合术。

(3)TFC技术治疗下腰椎不稳症:TFC是20世纪90年代研制出的一种多孔中空螺纹圆柱形钛合金椎间融合装置,具有撑开椎体间隙,恢复其高度和植骨融合的双重作用。主要用于下腰椎不稳症和腰椎间盘切除或广泛减压的脊椎外科手术后。

TFC这项用于腰椎融合术的新技术具有一定的科学性和先进性的,无论从早期椎节的稳定和后期的椎节骨性融合,均具有良好的疗效,因此值得推广。但在选择这一技术时,必须注意以下3点。①严格手术适应证:任何手术均有其病例选择的标准,切不可过宽,更不可过滥,尤其是处于探索的早期阶段。②量力而行:TFC技术虽不十分困难,但亦要求具有相应之条件。除手术工具及植入物外,术中的观察条件(X线透视或摄片)、术者的临床技巧和经验等,均应全面考虑。③严格手术操作程序:此项技术每一步骤操作均有其相应要求,在目前阶段,尤其是对于初次开展者,不应任意更改。

【并发症及预后】

1. *并发症*　非手术治疗的并发症常有腰痛易复发,病理性变化改变较少。手术疗法的并发症有感染、内固定物失效或断裂、松动可能、相邻椎体节段退变等。

2. *预后*　该病预后欠佳,手术后相邻节段退变或不稳的临床症状常有发生,术后一定要嘱咐患者腰背肌功能锻炼。

第七节　腰椎管狭窄症

腰椎管狭窄症是指各种形式的腰椎管、神经根管、椎间孔的狭窄及软组织引起的椎管容积改变和硬膜囊本身的狭窄等引起的一系列腰腿痛和一系列神经系统症状出现,称为腰椎管狭窄症。其属于中医学腰腿痹痛范畴。多见于中老年人,80%发生于40—60岁,男性较女性多见,体力劳动者多见。

【分类】

1. *按病因分类*　分为4类。

(1)发育性椎管狭窄。①先天性小椎管:先天性椎弓根短及椎弓根内聚以致椎管矢状径及横径变小,幼年无症状,随着发育过程,椎管和其内容物逐渐不相适应,才产生狭窄压迫症状。②软骨发育不全症:在发育过程中逐渐发生狭窄而出现症状。③先天性椎弓部不连及滑脱:由于椎体间的滑移使此平面椎管变窄,同时椎弓峡部软骨和纤维组织增生亦可压迫神经根,多在发育后期或中年后脊柱退变时才产生狭窄症状。④先天性脊柱裂:脊柱裂处瘢痕组织增生及粘连造成对硬膜和神经根的牵拉,刺激和压迫产生症状。

(2)退变性椎管狭窄。是最常见的腰椎管狭窄的类型。中年以后逐渐发生脊柱退变,其发生迟早和程度与病人体质、职业、劳动强度、创伤等有关。一般先发生于椎间盘,髓核组织的含水量减少,椎间盘间隙变窄,椎体周围稳定的韧带松弛,椎体间异常活动范围增加,使其原有的生物力学功能减退,不能将其承受的压力均匀地向四周传播。椎间隙高度下降和生物力学改变引起后关节紊乱、应力增加、关节突关节软骨磨损,形成骨性关节炎而继发椎体骨赘形成、小关节肥大内聚、黄韧带肥厚等引起椎管狭窄。随着中央管和神经管容积减少,对神经和其血供的压力不断增加,发生缺血性神经炎,引起椎管狭窄的临床症状。另外,实验证实马尾部狭窄可致神经根发生脱髓鞘改变,引起持续性疼痛。临床上经常发生在发育性椎管狭窄的基础上又有退变性因素所致的复合性狭窄。虽然椎间盘退变和突出常为椎管狭窄的一部分,但腰椎间盘突出症往往缺乏骨质肥大、黄韧带肥厚等病理改变,故两者不能混为一谈。

(3)骨病和创伤性狭窄。结核、肿瘤、炎症、间盘突出、创伤等均可引起椎管狭窄,但均为各自独立性疾病,狭窄是病理表现,均不列为椎管狭窄症。

(4)医源性椎管狭窄。一般为手术所致,常见有:①手术创伤及出血引起椎管内瘢痕组织增生及粘连;②手术破坏了脊柱的稳定性引起滑脱;③手术改变了脊柱生物力学,继发创伤性骨、纤维结构增生;④全椎板或半椎板切除后,后方软组织突入椎管并与硬膜粘连;⑤脊柱后融合术引起椎板增厚;⑥椎管内遗留碎骨块;⑦除手术外,暴力反复推拿按摩、椎管内封闭、椎管内有明显粘连及骨与纤维结构增生,均可致狭窄。

2. *按狭窄发生的部位分类*　分为中央椎管狭窄、侧隐窝狭窄、神经根管狭窄及混合性狭窄四类。

【病理改变及病理生理】

1. *病理改变因素* 造成腰椎管狭窄的病理性改变是多方面的，主要有如下几个方面。

(1)椎体后缘骨质增生，后纵韧带肥厚、骨化，椎间盘后突，可造成中央管或侧隐窝狭窄。

(2)关节突肥大增生，可从侧后方造成中央管或侧隐窝狭窄，压迫神经根。

(3)椎弓根短缩或内聚，可造成椎管的矢径和横径狭窄。

(4)椎板间、椎板前方和椎管侧方均有黄韧带，其增生肥厚，可从侧方、后侧方、后方造成椎管狭窄。

(5)椎板增厚，从侧后方及后方压迫硬膜及马尾神经。

(6)椎间隙变窄，常是由椎间盘退变所致，上椎体因椎间隙狭窄而下降，可使神经根扭曲，被挤在膨出的间盘或增生的椎体后缘与其上的椎弓之间的通道内。

(7)椎体滑移，真性或退变性椎体滑移，均可致上下椎体相对前后移位造成椎管狭窄。

(8)硬膜外病变，如硬膜外脂肪增生及纤维化、血管增生曲张、纤维束带粘连等致使硬膜囊缩窄受压。

2. *病理生理改变* 腰椎管的大小，随脊柱姿势的改变而变化，经实验及临床X线测量均证明当腰椎前屈时，其生理前曲减少，椎管容量增大；腰椎后伸时其生理前曲增大黄韧带皱褶前突使椎管容积变小，其前后径可减少10%或更多。

在正常腰椎管，马尾神经约占硬膜囊横切面的21%，其余空间为脑脊液所占据。硬膜外间隙、脂肪和血管为缓冲间隙。狭窄轻时对硬膜囊神经根不造成压迫，因而也不产生临床症状；当狭窄达到一定程度后接近压迫马尾及神经根的临界度，此时如直腰或后伸，椎管容积进一步减少而造成压迫。此时，椎管内压力增加，静脉回流不畅，血流缓慢，静脉压升高，从而使毛细血管压力增加，造成神经根和马尾神经供血供氧下降，发生缺血性神经炎。此时活动和行走，神经的需血需氧量增加，缺血缺氧程度更加严重而产生临床症状，临床称之为神经源性间歇性跛行。当弯腰及休息时，则椎管容积相对增加，椎管内压降低，静脉回流增加，毛细血管压力减低，神经供血供氧改善，且停止活动后神经的需血需氧量减少，临床症状得以缓解。上述变化也正是神经源性间歇性跛行发生和缓解的病理生理基础。

【中医学对腰椎管狭窄症的认识】

本病属于中医学腰腿痹痛的范畴。《济生方》云："皆因体虚，腠理空疏，受风寒湿气而成痹也"，指出了体虚感受外邪在本病发病中的意义。《医林绳墨》云："大抵腰痛之症，因于劳损而肾虚者甚多，……盖肾虚而受邪，则邪胜而阴愈消，不能荣养于腰者，故作痛也。宜以保养绝欲，使精实而髓满，血流而气通，自无腰痛之患。"《内经·痹论》指出："肾痹者，以尻代踵，以脊代头，"形象地描述了肾痹腿足废用，腰不能直伸的症状特征。先天肾气不足、肾气虚衰及劳役伤肾为其发病的内在原因，而反复遭受外伤，慢性劳损及风、寒、湿邪的侵袭为其发病的外在因素。其主要病理机制是肾虚不固、风寒湿邪阻络、气滞血瘀、营卫不得宣通，以致腰腿经络痹阻疼痛。

【临床表现】

发病年龄多为50—60岁及以上中老年患者，起病缓慢，多有慢性腰痛史。有的可达十余年以上，由于不同的狭窄部位，临床表现也不尽相同。

1. *症状* 中央性椎管狭窄症表现为马尾神经症状，主要感腰骶部痛或臀部痛，下肢麻木无力区域广泛，甚至有大小便失禁或潴留，马鞍区麻木，男性可出现阳痿等，但很少有下肢放射痛。神经根管狭窄表现为腰骶神经根性症状，出现下肢痛或麻木症状，其区域依据受压神经而定，多出现在大腿后外方或小腿后侧、踝部、甚至足背足底部，或合并下肢麻木和无力。临床多表现为马尾神经和神经根受压症状两者皆有。中央性椎管狭窄症的症状，病人为了减轻腰痛和下肢痛，常取腰部前屈位不愿直腰。故病人常诉挺胸直腰行走困难，而弯腰骑自行车长途跋涉并无障碍。间歇性跛行是椎管狭窄症的特征性症状，主要表现为当病人行走数十米或百米即出现一侧或双侧下肢疼痛麻木、酸胀乏力、步态失稳，以至难以继续行走，当蹲下休息或向前弯腰或卧床屈膝休息数分钟后，症状即逐渐缓解，但再继续行走后此种现象又重复发作，这是由于马尾神经或神经根受压缺血缺氧所致，故称之为神经源性间歇性跛行，以区别于肢体缺血的血管源性间歇性跛行。病人行走后可出现尿急或大小便失禁等括约肌障碍症状，以及根性运动、感觉缺失症状，但在临床查体时却很少发现相应体征，这种主诉多、体征少，两者很不相符的表现，是椎管狭窄症的另一特征。

2. 查体 早期检查时发现病人主诉的严重症状与客观体征不符。因早期未造成持续性压迫因而多无体征、无畸形、无压痛及活动受限,直腿抬高试验阴性,下肢感觉、肌力、反射等均正常,但直立腰后伸时间较久时,可诱发症状。

当发生持续性压迫后,可出现受压的马尾神经或神经根的支配区的肌力及感觉减退,腱反射减弱或消失。中央椎管狭窄严重者有马鞍区感觉减退、排便及排尿功能障碍,下肢感觉与肌力减退的范围也较大。

侧隐窝及神经根管狭窄者,一般只压迫单一神经根,其体征局限,与中央管狭窄不同的是常有明显的腰肌紧张及腰旁压痛点(相当于关节突部位)。L_4神经根受压者感觉减退区主要在小腿前内侧,可出现股四头肌力减退,膝腱反射减弱,但跟腱反射正常。L_5神经根受压者感觉减退区主要位于小腿前外侧足背内侧、踇趾背侧,常出现伸踇长肌力减弱;S_1神经根受累时,多为小腿后方、足底麻木,腓肠肌肌力下降。间歇性跛行多因某一组肌肉疼痛无力或肢体麻木引起。跟腱反射减弱,直腿抬高试验及踝关节背伸加强试验均为阳性。无论中央管狭窄或神经根管狭窄,患者下肢血供良好,足背动脉、胫后动脉正常,以与肢体缺血性疾病相鉴别。

【辅助检查】

1. X线片检查 可见到下列改变。①脊柱弧度改变,包括侧弯、生理前曲的改变;②椎间隙变窄,是椎间盘退变表现,也是诱发退行性椎管狭窄的重要原因;③椎体后缘骨质增生;④后纵韧带钙化;⑤小关节肥大密度增高;⑥椎弓根肥大,内聚;⑦退行性椎体滑移。

进行椎管横径(双侧椎弓根内缘之间距离)与矢径(椎体后缘至椎板与棘突交界处的距离)的测量,一般认为横径<18mm、矢径<13mm(亦有人认为20mm、15mm)者,可考虑为椎管狭窄。由于个体差异,每个人的椎管大小不尽相同,单纯以椎管径测量来断定狭窄与否也不够正确。因此采用另一种测量脊椎指数的方法较为合理,即腰椎孔矢径与横径的乘积与同一椎体矢径与横径的乘积之比,比值<1∶4.5时考虑为椎管狭窄。椎管径和脊椎指数的测量和判断仅对中央椎管狭窄有意义,对侧隐窝和神经根管狭窄无意义。

以上X线表现对诊断腰椎管狭窄均有一定参考价值,但由于软组织增生肥厚为导致椎管狭窄的重要因素之一,而X线片却不能发现这类异常,故X线片的实用价值主要在于排除其他脊柱病理改变。

2. CT检查 可显示椎孔的形状、椎孔的骨界、侧隐窝、关节突形态、椎间盘、黄韧带厚度和硬膜囊及神经根受压部位及程度等。依据诊断发育性椎管狭窄和退行性椎管狭窄的不同要求,选择CT的不同层面。退行性椎骨狭窄应选择椎间盘、上椎体椎弓下切迹和下椎体椎弓上切迹平面,此三层面为退行性椎管狭窄的最狭窄平面。发育性椎管狭窄可选择任意平面,通常选择椎体中部、椎弓根层面为佳。

依据CT轴位图像所示前述结构形态变化,可测量椎管之矢、横径及面积。

3. MRI检查 能够进行矢状面、横断面、冠状面等切面的扫描,能多方面了解椎管的解剖结构,显示整个椎管的形态,明确椎管狭窄的部位、原因和致压物的来源及方向,尤其是对于判断椎间盘退变、突出和黄韧带肥厚所致的蜂腰状狭窄更为清晰,并能进一步排除椎管内肿瘤等疾病。目前,动态磁共振系统能够显示在屈伸状态下椎管形态,更加符合临床实际,有利于椎管狭窄的诊断。

上述影像学检查及椎管测定,必须与临床症状和体征结合。CT示椎管狭窄中35%无临床症状;年龄40岁无症状者,CT示椎管狭窄占50%。

4. 椎管造影 可了解狭窄的范围、硬膜囊和神经根袖受压的程度和压迫的原因,亦可排除圆锥、马尾神经等椎管肿瘤,取弯腰前屈坐位1~2分钟,在有椎管梗阻的病例可获得更佳的造影影像。虽然椎管造影可由正位、侧位和斜位多方位摄片和伸屈动态摄片,但由于其具有创伤性和一定的危险,现已多由CT、MRI所代替,临床应用减少。

【诊断及鉴别诊断】

慢性腰痛及一侧或双侧根性坐骨神经痛,直立行走时加重,腰后伸试验阳性,弯腰蹲下、屈膝侧卧时可缓解,骑自行车时不痛,间歇性跛行而足背动脉、胫后动脉搏动良好,症状较重而体征较少等特点,可初步诊断为腰椎管狭窄症。中央椎管狭窄有上述典型症状而且下肢累及范围更大,甚至伴有大小便的失禁,男性阳痿等症状,而侧隐窝或神经根管狭窄者多表现单侧严重根性神经痛及根性运动、感觉功能丧失。结合临床表现、X线片及CT、MRI及椎管造影可做出诊断。

诊断的全面含义,应包括是否是椎管狭窄,椎管狭窄的部位、范围、水平,是骨性狭窄还是软组织狭窄或是两者相复合，神经受累的部位及水平。为做出精确的判断，应当遵循下列原则：①患者的临床表现是做出诊断的基础，没有临床症状或体征为根据，任何影像学阳性发现都没有诊断意义；②根据临床表现选择适当的辅助检查方法（各种投照方法的 X 线片，CT 扫描、MRI 检查、椎管造影等）以做出精确的定位、定性及定量诊断；③辅助检查显示的阳性征象必须同临床症状与体征一致才有诊断意义。

【治疗】

在对腰椎管狭窄症患者治疗前，必须与其进行详谈，充分了解其心理状态、思想活动、社会背景、经济状况，尤其要建立良好的医患关系，重点介绍适宜于病人的治疗方法，医师了解病人对治疗方案理解及其对疗效的期望值。病人不现实的期望，若不能及时改正可能会导致发生纠纷等问题。腰椎管狭窄的诊断一经确定，首先应选择非手术治疗，包括休息、减少活动、应用改善微循环药物、硬膜外类固醇药物注射、推拿按摩、使用弹力围腰等。加强腰腹肌锻炼、脊柱屈伸活动、游泳等有氧训练，均有助于增加椎管内容积，减轻神经压迫，促进静脉回流，稳定脊柱，改善患者精神状态，从而减轻症状。

经正确系统非手术疗法无效，神经症状较重者需手术减压，是解除神经压迫的唯一治疗方法。手术方法取决于病人的症状和检查所见。所有的症状中，腰痛的预后最难预料，有时手术很彻底，但腰痛仍存在，这是因为手术治疗虽可解除神经压迫，但并不能改变椎间关节软骨磨损等退行病变和异常的生物力学分布等根本问题。

1. *手法治疗*　手法治疗腰椎椎管狭窄症可以舒筋活络、疏散瘀血、松解粘连，使症状得以缓解或消失。

（1）掌根按揉法：①患者俯卧位，医者立于患者一侧，在腰骶部采用掌根按揉法，沿督脉、膀胱经向下，经臀部、大腿后部、腘窝部直至小腿后部上下往返 2～3 次，然后点按腰阳关、肾俞、大肠俞、次髎、环跳、承扶、殷门、委中、承山等穴，弹拨腰骶部两侧的竖脊肌及揉拿腰腿部。②患者仰卧位，医者用掌揉法自大腿前侧、小腿外侧直至足背上下往返 2～3 次，再点按髀关、伏兔、血海、风市、阳陵泉、足三里、绝骨、解溪等穴，拿委中、昆仑穴。

（2）腰部按抖法：一名助手握住患者腋下，另一名助手握住患者两踝部，两人对抗牵引。医者两手交叠在一起置于第 4、第 5 腰椎处行按压抖动。一般要求抖动 20～30 次。

（3）直腿屈腰法：患者仰卧或两腿伸直端坐于床，两足朝向床头端。医者面对患者站立于床头一端，尽量用两大腿前侧抵住患者两足底部，然后以两手握住患者的两手或前臂，用力将患者拉向自己面前，再放松回到原位，一拉一松，迅速操作，重复 8～12 次。最后屈伸和搓动下肢，结束手法。

2. *中医辨证施治*　腰椎管狭窄症属中医学“痹证”“腰腿痛”范畴。中医学认为腰腿痛与气血、经络、脏腑功能失调有密切关系。《灵枢・本藏》篇说：“经脉者，所以行气血、营阴阳、濡筋骨、利关节也。”《外科证治全书》说：“诸痛皆由气血不通所致。”所以，只有血脉调和、循环流畅，才能使全身的肌肉和骨关节正常活动。气行则血行，气滞则血瘀，气滞血瘀则经脉不通，不通则痛，故腰腿痛为气滞血瘀、肾气亏虚、风寒湿邪闭阻经络所致。

（1）外感性腰痛：风、寒、湿邪客于膀胱经及督脉而出现腰痛。足太阳经行经腰部，及于膀胱，膀胱与肾相表里；“督脉属肾”，腰为肾之府。故风、寒、湿邪致气血不和、瘀滞不通时则出现腰部疼痛。不同的患者，风、寒、湿邪既可同时存在，也可一证为主，其表现有所不同。

①风性腰痛（行痹）：疼痛部位游走不定，腰部活动受限，但无明显的压痛点。治疗以祛风通络为主，佐以散寒利湿。常用方药：防风汤、蠲痹汤、独活寄生汤。

②湿性腰痛（着痹）：背腰部疼痛绵绵，腰部负重感，活动不便，痛有定处，压痛点明显，四肢酸楚，肌肤麻木。治疗以利湿为主，佐以祛风散寒。常用方药：薏苡仁汤、独活寄生汤加减。

③寒性腰痛（痛痹）：腰部疼痛剧烈，肌肉痉挛，痛有定处，畏寒、喜热，遇热痛减、遇冷痛重，有明显的压痛点。治疗以散寒为主，佐以祛风除湿。常用方药：乌头汤、大活络丹。

（2）肾虚性腰痛：素体脏腑功能失调，青年精血衰弱或虚劳过度，肾气亏损，无以濡养经脉而发生腰痛。张景岳云：“凡腰痛悠悠戚戚，屡发不已者，肾之虚也。”肾主骨生髓，腰为肾之府，故肾气虚，腰部大骨亦虚而发生腰痛。腰痛以酸软为主，绵绵不绝，下肢麻木无力，劳累后加重，休息后减轻。肾阴虚弱者，心烦失眠、面色潮红、五心烦热，治宜滋阴清热，用左归丸，有火者服用大补阴丸；肾阳虚者，少腹拘急、面色㿠白、手足不温，治宜温补肾阳，用右归丸。

(3)血瘀性腰痛：腰部受到扭挫跌仆后，伤及经脉气血，致使气血运行不畅，气滞血瘀，经络阻滞不通，而产生腰痛。痛如针刺，痛有定处，重者疼痛剧烈而不能动，局部有明显压痛点，治疗以活血化瘀、理气止痛为主。常用方药：身痛逐瘀汤、复元活血汤。

3. *西药治疗*　常应用非甾体类抗炎镇痛药物、扩张血管药及神经营养药物，以抗炎、止痛、消肿和防止神经根变性为目的。应饭后服用以减轻对胃肠道的不良反应和损害，症状严重者可与泼尼松等肾上腺皮质激素合用，可增强其疗效。对有消化道溃疡者应慎用非甾体类抗炎镇痛药物。

4. *固定治疗*　有急性发作症状时，卧床休息最重要，一般屈髋、屈膝侧卧，不习惯长期侧卧亦可在膝部垫高屈髋屈膝仰卧，每日除必须起床的事外，尽量卧床，直至症状缓解。骨盆牵引帮助放松肌肉，限制活动，可扩大椎间距离，缓解神经组织受压、充血水肿，减轻症状。

5. *功能锻炼*　病情缓解后应加强腰背腹肌锻炼，还可练习行走、下坐、蹬空、侧卧外摆等动作以增强腿部肌力。

6. *针灸疗法*　取肾俞、志室、气海俞、命门、腰阳关等，每日或隔日 1 次，10 次为 1 个疗程。

7. *理疗*　物理疗法是腰椎管狭窄症的一种常用的辅助治疗，它具有改善局部组织血液循环，促进神经根炎性水肿吸收，止痛和缓解肌肉痉挛，有利于腰椎运动功能的恢复。常用的有超短波、红外线、中频和中药离子导入等。

8. *局部封闭疗法*　可进行硬脊膜外封闭，能松解粘连，消除炎症，缓解症状。常用醋酸泼尼松龙 25～50mg 加 1%利多卡因 10～20ml，每周 1 次，3 次为 1 个疗程。

9. *手术疗法*　严重的腰椎管狭窄，顽固性疼痛，神经根传导功能严重缺失，有明显感觉或运动障碍者。手术目的主要是椎板切除减压、扩大椎管容积，消除压迫硬脊膜、马尾和神经根的因素。因狭窄的情况不同，故手术方法亦有不同。手术时减压要彻底、准确。所谓彻底包括 3 层含义：①受压部位的任何压迫因素都要解除；②不遗漏任何具有临床意义的压迫部位；③恢复硬膜囊原来的形态及神经根横向滑动的范围(≥1cm)。神经根可能在同一神经根管不同水平多处受压迫，中央管狭窄可能发生在多个节段。手术方式和减压范围取决于每个病人特殊的病理解剖，因此，术前精确的判断或术中的探查对彻底减压是很重要的。所谓准确，就是手术时的减压范围等于术前受压范围，不任意扩大减压范围，以免不必要地损伤脊柱的稳定结构。另外，发育性椎管狭窄常常为中央管狭窄，有时也伴有一侧或双侧神经根管狭窄。退变性椎管狭窄常常为神经根管狭窄，有时因纤维环膨出及黄韧带肥厚而产生中央管狭窄。中央管狭窄一般需要做双侧椎板切除术，或做压迫水平的节段性椎板切除术(即上位椎板的下部及下位椎板的上半部)。神经根管狭窄则只需做神经管减压术，减压包括其前方的椎间盘(如有突出)、后方的上关节突内侧部甚至全部及峡部、椎间孔后部的开放。当有椎间盘膨出、突出，或椎体后缘骨刺时，如已构成压迫，也应切除。手术失败的原因主要是不了解病变的病理生理，以及不正确的手术技巧。①减压不充分：如只切除椎板，未对挤压在侧隐窝及神经根管内的神经根进行减压或减压不充分，则遗留神经症状；②有害操作：如切除隆起而没有破裂的椎间盘，不恰当的过多地切除椎板及关节突，不恰当地进行硬膜内探查，则必然会导致脊柱不稳及广泛硬膜内外瘢痕粘连。

常用手术方法有全椎板切除减压、半椎板切除减压、部分椎板切除减压、侧隐窝切开减压或神经根管扩大术等。

(1)全椎板切除术：适于中央管狭窄、显露好、视野清楚，可处理该节段椎管任何部位的狭窄，但对术后稳定性有一定影响，并有发生脊柱后方软组织与硬膜粘连的后果。应该指出除少数椎板增厚的狭窄外，不应对任何狭窄都采用全椎板切除。

切除椎板后检查狭窄因素，常见的有侧方黄韧带肥厚(后方黄韧带已在显露过程中切除)关节肥大、椎弓根内聚、椎体后缘增生及后纵韧带骨化等。仔细用小骨刀或骨凿切除这些造成狭窄的骨纤维结构，切除肥大的关节突内侧部分，注意至少保留上、下关节面仍有 1/3 以上，能相互接触构成关节，减少稳定性的破坏。有侧隐窝狭窄者除切除部分上、下小关节突外，还需注意切除突出的间盘和椎体后缘增生骨刺及后纵韧带骨化，使神经根完全松弛，并解除硬膜囊外可能存在的束带或纤维增生的组织压迫。彻底止血，硬膜外出血常用小棉片或凝血酶浸泡的明胶海绵压敷片刻即可止血。如上述方法仍不能止血，可采用双极电凝。不易钳夹的渗血骨面可用骨蜡止血。冲洗后放胶管引流按层缝合。

(2)半椎板切除术：适于单侧的侧隐窝和神经根管狭窄及关节突肥大者。如中央型狭窄，可采用保留棘突的双侧半椎板切除术。此法对稳定性影响较小，切除半椎板，于棘突根部向对侧切除扩大减压，然后直视下切除上下小关节突内侧半，检查侧隐窝神经根有无充血水肿及粘连，有粘连时予以松解。如神经根仍然紧张，表明前方尚有压迫。仔细向外侧或内侧牵开神经根，检查和切除突出间盘、椎体后缘增生骨刺、后纵韧带钙化等改变及侧方黄韧带，即可达到充分减压。如果临床症状及体征符合单侧神经根受压，而检查时无侧隐窝狭窄压迫，又无突出的间盘或椎后缘增生压迫神经根，但神经根仍然紧张时则应继续沿神经根向外侧检查，打开神经根管后壁检查有无神经根管的压迫和狭窄。

(3)椎板间扩大开窗术：对单一侧隐窝狭窄，可采用此方法。先切除检查间隙的半侧椎板间黄韧带，向上下咬除部分上下椎板缘进入椎管。将硬膜囊和神经根牵向内侧，用一个锋利的窄骨凿劈开切除关节突的内侧半，即可显露出神经根，往往可见该神经根受压切迹，沿神经根向外侧继续减压即可彻底打开神经根管。此法较半椎板切除损伤更小，但显露不如半椎板好，适于有丰富经验术者采用。可连续切除数节段，对双侧者可双侧开窗。

椎板切除术治疗腰椎管狭窄症由于切除了椎后部结构，常可导致术后腰椎不稳、瘢痕粘连、医源性椎管狭窄等。近年有人采用椎管扩大成形术治疗腰椎管狭窄症，主要有以下几种手术方式。

①半侧椎板成形术：截骨范围包括半侧棘突、椎板尾侧的3/4及下关节突。此法的优点是使侧隐窝处于直视下，亦为探查椎间孔带来方便。适用于一侧侧隐窝狭窄合并腰椎间盘突出，特别是神经根通道入口区、中间区和出口区都狭窄者。

②半侧棘突和椎板截骨再植成形术：此法将半侧棘突及一侧椎板于小关节内侧截断，整块取下，椎管及神经根管减压后，截下的骨块稍向后移并植回。适用于一侧侧隐窝狭窄合并腰椎间盘突出症者。如再加另一侧椎板间、棘突间开窗则可适用于双侧侧隐窝狭窄患者。

③全椎板成形术：截骨范围包括棘突及两侧椎板尾侧的3/4及双下关节突，截骨后清理间盘、黄韧带等致压物，将截骨块适当修整回植用钢丝或丝线将棘突、椎板固定，缝合关节囊，截骨处植骨。本手术暴露清楚，使两侧侧隐窝处于直视下，减压彻底，后期稳定。适用于中央椎管狭窄合并双侧神经根通道狭窄患者。

④全椎板截骨后移、侧方旋转再植成形术：在关节突内侧截断椎板，将椎弓后侧部分整块取下或掀开，摘除髓核，切除部分增生内聚的关节突，扩大神经根管；或完成其他处理后椎板植回时可后移再植、侧方旋转再植、上移或上下颠倒再植等。术中注意保留或修复棘间与棘上韧带，并将植回固定的骨块悬吊在棘上韧带上，以防塌陷。骨块两侧植以碎骨块。此法既有全椎板切除的全部优点，又避免了硬膜外粘连和不稳定，适用于中央椎管狭窄或伴有侧隐窝狭窄、中央型椎间盘突出者。

⑤多个棘突联合截骨再植骨成形术：将相连的2～3个棘突作为一个整体连同棘间韧带在其底部(亦可带部分椎板)一同凿下，行全椎板切除。待处理完病变后在棘突椎板钻孔平置缝于关节囊上。周围植以碎骨，亦可将棘突劈成两半使用。此法简单，经全椎板切除后用棘突覆盖同样可以使椎管恢复管腔状结构，减少粘连。

手术操作时应注意以下几点：①椎板厚，咬骨钳咬不及椎板前后缘；骨质硬，甚至如象牙状；椎板间隙窄或无间隙，多节段狭窄尤为严重，故进入椎管困难。常需先将椎板咬薄，从薄弱处咬一孔或从正常椎板间隙进入椎管，逐步扩大。②中央椎管与侧隐窝狭窄并存，神经根被嵌压，只能用薄骨刀凿除部分关节突，开放侧隐窝，松解神经根。③椎管内相邻、相隔或多节段各种致压物并存，应结合临床症状、体征及CT、造影做出判断，术中仔细探查。④有限手术原则对腰椎管狭窄的治疗是适宜的。腰椎管狭窄的症状与腰椎不稳密切相关，采用有限手术可最大限度保持腰椎稳定，对失去稳定者及时重建是远期疗效优良的保证。对中央性狭窄，切除黄韧带和下关节突内下缘足以解除侧后方的压迫，需要切除椎板及大部小关节者仅在少数先天性狭窄或小关节明显内聚者使用。⑤伴有腰椎不稳时，需在减压或成形的基础上，行内固定或植骨融合。另外，椎管内静脉丛充盈、纡曲成团、瘀血严重，其壁甚薄，易破出血，且骨面渗血多，常使视野不清，易伤神经根或硬膜，除操作小心外，应待止血后视野清晰时再继续手术。

【并发症及预后】

1. *并发症*　非手术疗法的并发症较少，主要介绍手术的并发症。

（1）腰骶神经根损伤：①手术中过度用力或长时间牵拉神经根致神经根缺血缺氧；②凿下的游离碎骨片直接压迫神经根；③静脉丛破裂后的血肿压迫神经根；④神经根损伤后出现根性疼痛，小腿及足部受支配区域出现麻木和感觉障碍，甚至出现足下垂。

（2）括约肌功能障碍：①手术中过度牵拉骶神经根或硬膜囊马尾神经。②通过硬脊膜囊切除椎体后缘病变或在取出椎间盘的过程中误伤马尾神经，术后出现大小便失禁。

（3）腰骶部疼痛：关节突切除后未植骨或植骨后未融合者，可出现腰骶部不稳；双侧关节突切除后，可出现椎体的滑移。腰骶椎的不稳和滑移均可造成腰部的长期疼痛和活动受限，所以关节突切除后必须植骨，而植骨后要有效地制动（限制活动）到植骨块融合。如腰骶椎严重不稳或已有滑脱，可经前路施行椎间融合术或脊柱内固定术。

（4）感染：多因消毒不彻底或血肿引流不畅，术后出现腰部剧痛、发热寒战、血沉加快、血象和C-反应蛋白升高等多为椎间隙感染，应加大抗生素用量并严格限制腰椎活动。如已化脓则应切开冲洗引流，并根据细菌学检查选择应用抗生素种类，应用3周以上，直至血沉恢复正常。卧床时间要延长4～6周。

2. 预后　该病预后尚可，症状时重、时轻，经非手术疗法症状缓解明显。

第八节　腰椎弓峡部不连与腰椎滑脱症

椎弓上、下关节突之间的部分称为峡部，椎弓峡部骨质连续性中断者称为峡部不连或峡部裂。若双侧峡部不连，则将整个脊椎分成两个部分：一部分包括椎体、椎弓根、横突和上关节突；另一部分包括椎板、棘突和下关节突。椎体间因骨性连接异常而发生上位椎体在下位椎体上面滑移者称为脊椎滑脱症。峡部不连乃脊椎滑脱的前期病变，但双侧峡部不连不一定都伴有脊椎滑脱，若双侧峡部断裂之后，椎体、椎弓根及上关节突和横突在下位椎体上面向前滑移者称为峡部不连性脊椎滑脱症，又称真性滑脱。此外，临床上将无峡部不连而因脊椎骨性关节炎所致的脊椎滑脱者称为退变性脊椎滑脱症，又称假性滑脱。

椎弓峡部不连多为双侧性，但也可发生于一侧，其出现率一般占成人的5%左右，约45%的峡部不连病例有滑脱。患者多在30－40岁及以上，许多学者认为发病与年龄有关，年龄愈大发病率愈高，男性较女性为多见。好发部位以第5腰椎最多，约占所有不连病例的86%，第4腰椎次之，约占9%，是一个引起慢性腰腿痛的常见的疾病。

【病因病机】

1. 病因　腰椎峡部裂和滑脱病因至今尚不十分明确，学者们的观点亦不一致。归纳起来包括以下几个方面学说。

（1）先天性学说：早在1个多世纪前就有人提出，当一侧椎弓的两个骨化中心不愈合或一个骨化中心分裂为二时，即可形成峡部裂，但迄今为止尚无明确的胚胎学与解剖学证据。因此，许多学者对先天性学说提出了质疑。但腰椎的先天性发育畸形及局部结构的薄弱具有特殊的病因学意义，临床发现椎弓发育较为细长时局部易发生骨折。

遗传因素是峡部裂的重要原因之一。已有研究证实，峡部裂在发病率上具有种族与性别的差异。Backer 和 McHollick 报道400名学生中，3个父子同时存在峡部裂，Toland 报道一对孪生姐妹同时有 L_5 滑脱。

（2）创伤学说：多数学者认为此病系后天性，与外伤及劳损关系密切，也与临床上青壮年发病率高相符。Wiltse 认为椎弓崩裂是一种应力骨折或疲劳骨折，虽一次严重损伤也可造成急性骨折，但通常的发生机制是重复应力。运动员，尤其是体操、举重和排球运动员，峡部裂的发生率较高。

（3）峡部发育障碍及外伤混合学说：认为峡部局部结构薄弱，外伤易引起峡部断裂。

综上所述，峡部裂由多种因素引起，一般认为是在遗传性发育不良的基础上，椎弓部遭受到反复的应力所造成。

正常人直立时躯干重量通过 L_5 传至骶骨，由于骶骨向前倾斜，L_5 有向前、向下滑移的倾向。向前、向下滑移的剪力被椎间盘和前后纵韧带的抗剪力及 S_1 上关节突作用于 L_5 下关节突的对抗力所抵抗。正常关节突承受剪力的1/3，当峡部裂时向前滑移的剪力大于椎间盘和前后纵韧带的抗剪力时，椎体发生滑移。

椎间盘的退变导致椎间隙狭窄，进一步发展，小关节也发生退行性改变，软组织支持结构减弱，由此产生退行性滑脱。

2. 分类　1975 年 Wilthe 与 Newman 等根据其病因将腰椎滑脱分为 5 型并得到国际腰椎研究会的认可。

（1）Ⅰ型，先天发育不良性滑脱：特征是骶椎上部、小关节突发育异常及第 5 腰椎椎弓先天性发育不良，骶椎前上缘圆滑，常伴有 L_5 或 S_1 隐裂、浮棘、菱形椎等其他下腰椎畸形上向前滑脱，此型腰椎滑脱通常小于 30%，少数病例随病情进展可成为严重滑脱甚至是完全性脱位。有遗传性，有报道父母与子女有同患腰椎滑脱的病例，而女孩的发病率为男孩的 2 倍。

（2）Ⅱ型，峡部滑脱：特征是小关节之间的峡部病变或缺损，仅有峡部病变而无椎体向前滑移者称为峡部崩裂，多见于 L_4、L_5，又可分为 3 个亚型：①峡部疲劳性骨折，5 岁前此型少见，发病率与种族有关，爱斯基摩人发病率高达 40%～50%。虽属反复应力所致疲劳骨折，但在以下几方面与其他疲劳骨折有所不同：出现年龄早，7－15 岁最常见；有遗传倾向；骨痂少见；缺损不易愈合。②峡部狭长而薄弱，但完整。主要因反复外力使峡部发生细微骨折，在愈合时使峡部延长所致。多数学者认为狭长的峡部与先天发育不良有密切关系，故将其归于Ⅰ型。③小关节之间峡部的急性骨折，多由严重创伤引起，滑脱多为轻度。

可以认为，峡部崩裂系后天性的，它是在关节突峡部薄弱或具有发育缺损等基础上，由慢性劳损或应力骨折引起的。

（3）Ⅲ型，退行性滑脱：主要由椎间盘退行性变引起，呈典型的关节突退行性关节炎改变，往往有关节突角度改变，无关节突峡部裂表现，故又称假性滑脱。多见于 50 岁以上女性，常见的平面为 L_4～L_5，L_5 骶化的发病率为普通人群的 4 倍，滑移很少超过 30%，滑移的方向既可向前亦可向后，但常伴椎管狭窄。

（4）Ⅳ型，创伤性滑脱：继发于急性创伤引起的椎体各个结构的骨折，而非单纯小关节之间部分的骨折。多见于 L_4 水平以上，如及时制动，骨折有望愈合。

（5）Ⅴ型，病理性滑脱：继发于一些全身性骨代谢疾病或局部病变，如 Albers-Schonberg 病、成骨不全、Paget 病、腰椎肿瘤、结核等，破坏了脊柱完整性和稳定性导致滑脱。

以上分类并未包括医源性滑脱，近年随着腰椎手术的广泛开展，此类滑脱的发生率逐渐上升。医源性滑脱包括手术中广泛切除椎板、小关节突或椎间盘髓核摘除等直接或间接原因导致的脊柱不稳。广泛切除椎板后发生的脊椎滑脱可以进展很快，滑脱可超二度，个别甚至可达四度。也可发生于腰骶融合术后，因应力上移，又于上位腰椎发生峡部疲劳性骨折而滑脱。

3. 腰椎滑脱的病理和发病机制　峡部缺损可发生在椎弓根，横突基底前方或后方，或位于关节突间部，即上下关节突之间。若为双侧横突后经椎弓根的缺损，将使椎体横突与上下关节突、关节突间部、椎板、棘突分开。若为双侧经关节突间部的缺损，则使椎体、椎弓根、横突，上关节突与下关节突、椎板与棘突分开。

Stewart 将峡部缺损分为三型：①双侧经关节突间缺损，伴有或不伴有脊柱裂；②一侧经关节突间缺损，伴有或不伴有脊柱裂；③一侧经椎弓根缺损，在横突基底之前方或后方，或双侧经椎弓根缺损。峡部缺损可有三种情况：①峡部裂隙借纤维软骨组织相连；②关节突外形不正常，不能直接交锁；③关节突因磨损发生骨关节炎，变得不稳定，使关节突交锁机制发生障碍。

Giel 发现峡部缺损处有假关节形成，椎板游离，有动摇现象，该处有界限不清的纤维软骨组织增生，引起神经根的粘连与压迫。椎体向前滑脱加速了椎间盘的退变，同时椎体间的异常活动使得椎体前方或侧前方出现牵张性骨刺，甚至可在滑脱椎体与骶骨之前形成骨桥，以阻挡向前滑脱，但过度增生的骨刺、软骨、黄韧带等又会造成椎管狭窄压迫神经。游离椎弓的下关节突与下位脊椎的上关节突组成关节，因受脊椎向前滑移的影响，关节压力大，易发生关节创伤性改变。在 L_5 向前滑脱时，L_4 棘突可与 L_5 棘突相碰触，L_4 下关节突与 L_5 椎板上面相抵触，此时上位脊椎的重力（躯干重力），一部分通过此种相接触的椎板骨结构传导到骶椎，L_4 下关节突正像插到峡部不连处如一个楔子，使 L_5 椎体向前；而 L_5 上关节突正突入 $L_{4\sim5}$ 椎间孔中，有可能压迫 L_4 神经根。

正常人直立时，身体躯干的重量通过第 5 腰椎传递到骶骨，由于腰骶角的存在，第 5 腰椎为主要承受体重压力的椎体，体重压力在关节突分为两个分力：一个分力为垂直向椎间盘的压力，另一分力为向前下方脱位的剪切力。腰椎椎弓峡部正是上位椎骨下关节突和下位椎骨上关节突的嵌入应力的集中区。当该部发生断裂时，在重力的作用下椎体与上关节突向前滑移，而下关节突、椎板棘突与下位椎骨仍留在原位。由于骶骨上面向前下倾斜，第5腰椎椎体滑移的趋势更加明显，重者可滑移至骶骨前方。

椎体滑脱后，人体为代偿这种改变，身体重心后移，腰椎前凸增加，腰背肌因此而紧张，这虽有助于站立和行走时保持腰椎的稳定，但却造成肌肉的紧张性劳损产生疼痛。腰椎前凸，骨盆亦随之前倾，将引起腘绳肌紧张。腰骶关节的剪力与腰骶角度及骨盆的旋转度有关。此时骶骨与髂骨的关系并无改变，而是整个骨盆环的旋转，由于前面腹肌紧张度增加，提骨盆前缘升高，并用以抵消因腰椎前挺而增加的骨盆倾斜的倾向，骶骨前凹加深，使骶骨前面更加变平，即腰骶角增大则脊椎向前滑移的倾向被减弱。在一些有脊椎滑脱的病例，常伴有腰骶部其他畸形，如骶裂第5腰椎板裂等。此时腰骶后部结构更弱，防止向前滑脱力更差，则腰骶角变小，甚至腰椎骨滑向骶骨前方，此时骨盆入口的前后径明显缩短。

峡部裂时，其棘突-椎板-下关节突作为一个活动单位，前弯腰时受棘上韧带及背伸肌的牵拉而向后移动，后伸腰时上下位椎骨的后部挤嵌该棘突，尤其是关节突对峡部的挤压更加严重，使该峡部发生头尾端的异常活动。这种异常活动的存在使峡部疲劳骨折难以愈合，骨折处新生纤维软骨，骨痂样组织中可带有神经末梢，峡部的异常活动可刺激该部的神经末梢引起腰痛。峡部的神经末梢，在椎管外面为脊神经后支的内侧支，在椎管内侧为窦椎神经的分支，二者均可通过脊神经前支出现向臀部或股后部的反射痛。峡部的纤维软骨样增生可以较大，压迫或刺激在其前方走行的神经根而发生神经根痛。滑脱严重时，下位椎体后上缘及病椎游离椎弓下缘可以压迫神经根或马尾神经。而椎间盘退变纤维环破裂、继发的腰部韧带、关节囊及腰背肌劳损，也是腰痛发生的重要原因。

4. 中医学对本病的认识　中医学认为本病属“骨痹”“腰痛”等症范畴。《杂病源流犀烛·腰脐病源流》指出：“腰痛，精气虚而邪客痛也。”肾主骨生髓，肝主筋藏血，肝肾阴虚，则筋骨失养。因此外伤、慢性劳损、风寒湿邪加之素体禀赋不足等原因引起气滞血瘀，经络痹阻，不通则痛，是该病的发病机制。

【临床表现】

1. 腰椎峡部不连患者　开始时常无症状，多在无意中经X线检查被发现。一般患者在20—30岁时症状缓慢出现。开始时有下腰痛或同时有腰腿痛，多为间歇性钝痛，有时为持续性的，在正中或偏一侧，较深在。一般来讲，症状并不严重，也不影响日常生活，患者能从事一般劳动。站立、行走或弯腰时可引发症状，过度活动或负重时症状加重。严重的腰椎滑脱可出现间歇性跛行和明显的下肢神经根放射痛，卧床休息时疼痛减轻或消失。

患者有显著的腰椎前凸、臀部后凸、躯干前倾和变短、腹部下垂等，因此下腰部凹陷，脊柱后下部的弧形曲线消失。患者跛行或走路时左右摇摆，弯腰活动受限，前屈尤其受限。女性患者因骨盆变得扁平，腰椎至耻骨联合距离缩短，分娩时可造成难产。很多患者同时有坐骨神经痛，最初痛点位于大腿或臀部，向骶髂部及小腿放射，但一般无感觉、运动异常，膝、跟腱反射正常。部分患者可同时存在椎间盘纤维环破裂，有神经根受压表现者，下肢相应的神经根支配区放射痛和皮肤感觉麻木，弯腰活动受限，直腿抬高试验阳性，膝、跟腱反射减弱或消失。

2. 脊椎滑脱患者　如椎体前移较多，可出现马尾神经牵拉和挤压症状。患者鞍区麻木、大小便失禁、下肢某些肌力减弱或麻痹，甚至发生不全瘫痪。少数患者因马尾神经受刺激，可引起股后肌紧张，患者向前弯腰困难，直腿抬高严重受限。触诊时，特别是当患者极度向前弯腰时，患椎棘突明显向后突出，并有压痛；其上一椎骨的棘突则向前滑移，患椎的棘突向左右移动度增大，后伸受限并有腰痛是此病的特征之一。

【辅助检查】

1. 常规X线摄片　椎弓峡部不连及脊椎滑脱的诊断主要依靠X线检查。X线检查一般应摄腰骶椎的正位片、侧位片及左、右35°～40°的斜位片。

(1)正位片：一般不易显示病变区，偶尔见椎弓根影下有一密度减低的斜行的或水平的裂隙，多为两侧性，其宽度约2mm。如有明显滑脱，滑脱的椎体高度减低，倾斜及下滑，其下缘常模糊不清，局部密度加深，与两侧横突及骶椎阴影相重叠，称为Brailsford弓形线，犹如倒悬的钢盔。其棘突向上翘起，也可与下位椎体之棘突相抵触，与上部腰椎之棘突不在同一直线上。

(2)侧位片：对于腰椎峡部崩裂和腰椎滑脱的诊断有重要意义，是腰椎滑脱测量的主要手段。在多数此类病人的 X 线片上，可见到椎弓根后下方有一个由后上方伸向前下方的透明裂隙，其密度与滑脱程度有关，滑脱越明显，裂隙越清楚。在有些病人的此类 X 线片上看不到裂隙，但其峡部细长。由于滑脱椎体不稳，活动度增大，患椎下方之椎间隙变窄，相邻椎体边缘骨质硬化或有唇状增生。还应注意是否有骶椎的先天性或发育不良改变，如骶骨前上缘钝圆、骶椎小关节发育不全或缺如等。有时滑脱椎体会呈楔形变。

脊椎滑脱程度差别很大，大部分病例较为轻微，只有数毫米，但超过 1cm 者也不少，严重者甚至椎体完全滑脱至下一椎体的前面而非在其顶部。

(3)左、右斜位片：当根据正、侧位 X 线片不能确诊时，采用 35°～40°斜位片可清晰显示裂隙。正常椎弓、附件在斜位 X 线片上投影似“猎犬”。犬鼻为同侧横突，犬眼为椎弓根切面像，犬耳为上关节突，犬颈为上下关节突之间部即峡部，前后腿为同侧和对侧的下关节突，犬身为椎弓。腰椎峡部不连时，峡部出现一带状裂隙，犹似犬颈系一项圈，其前下方常位于骶骨上关节突顶点上数毫米，偶尔可位于顶点的稍前方。常见 L_4 下关节突和 S_1 上关节突挤入峡部缺损处，将裂隙部分掩盖。如已有脊椎滑脱，裂隙变宽，犹似犬颈被割断。

2. *特殊位 X 线摄片* 除以上投照位置外，特殊情况下，尚可采用下述投照位置。

(1)前后角度位：X 线中心线向头侧偏 35°。在此位置下 L_5 椎体移向上方，并使下关节突伸长，关节面落在椎间隙中，易显示缺损，同时易于区别关节突关节间隙所造成的假缺损现象。

(2)应力位：过度前屈侧位可使缺损间隙分离。对比脊椎过度屈曲和过度伸展姿势下拍摄的侧位 X 线片，可以判断腰骶滑移的活动性。患者仰卧在过伸支架上，纵向牵引下照片，也有利于判断其活动性。

(3)直立侧位：特别是两手持重物时可加重滑脱程度。

3. *移位程度的 X 线测量* 正常的第 5 腰椎与第 1 骶椎构成一条连续弧线。Meyeding 将骶骨上关节面分为 4 等份，根据 L_5 在骶骨上向前移位程度，将脊椎滑脱分为 4 度：向前滑移 0～25%为一度，滑移 25%～50%者为二度，滑移 50%～75%者为三度，滑移大于 75%者为四度。

对正常人体自骶骨上面前缘画一垂线，第 5 腰椎椎体前下缘应在此线之后 1～8mm；如有脊椎滑脱，则第 5 腰椎椎体前下缘位于此线上或在其前方，此线称为 Ullmann 线或 Garland 征。

自椎骨棘突至椎体前缘中点画一直线，即代表椎骨的前后径。在真性脊椎滑脱患者，因其已有椎体前移，患椎棘突与其下部椎骨关系保持不变，故此径增长；在假性脊椎滑脱患者，因椎体与棘突同时前移，故此径不变。借此可以区别真性脊椎滑脱和假性脊椎滑脱。

Meschan 根据两条连线的相互关系测定 L_5 的滑脱程度。第 1 条为自骶骨后上缘与 L_4 后下缘之间所作的连线；第 2 条为自 L_5 后下缘与其后上缘之间所作的连线。正常人体，两条连线相交点应在 L_4 以下，其相交角度不超过 2°；如两线平行，其距离不超过 3mm。相交角度为 3°～10°，平行距离 4～10mm 为轻度滑脱；相交角度为 11°～20°，平行距离 11～20mm 为中度滑脱；相交角度大于 20°，平行距离超过 20mm 为重度滑脱。

4. *椎管造影* 某些脊椎滑脱伴有马尾神经压迫症状者，有时还需要进行椎管造影。其指征为：①有明显的神经系统体征，或以坐骨神经痛为最突出症状者；②疼痛严重，但 X 线摄片所示椎弓峡部不连不明显及椎体滑脱不明显者。

如滑脱部位硬膜管狭窄，则显影剂在前后侧呈齿状，有的还同时显现出椎间盘突出。

5. *CT 检查* 其价值为：①对临床怀疑为椎弓崩裂，但常规 X 线摄片不能确定者特别有用。②可显示峡部的发育变异、不同阶段病变、峡部裂的愈合等细微改变。对于创伤性滑脱的病例可发现移位的骨折片进入椎管的情况。③在蛛网膜下隙完全阻塞时脊髓造影不能诊断出神经根受压的病因，而采用水溶造影剂加强的 CT 扫描则可以了解神经受压的细致情况。④有助于选择治疗方法，决定是否在融合的同时做减压术。

6. *MRI 检查* 可观察邻近椎间盘的退变情况及硬膜囊受压程度，有助于研究减压节段及融合范围。

【诊断及鉴别诊断】

1. *诊断* 并非所有的滑脱都有临床症状，除了与脊柱周围结构的代偿能力有关外，还取决于继发损害的程度，如关节突增生、椎管狭窄、马尾及神经根的受压等。腰椎滑脱的主要症状是下腰痛和下肢痛。

成年人常在 30—40 岁出现症状。慢性间歇性下腰痛，站立或行走时加重。此后可延及下肢，出现坐骨神经痛，伴感觉或运动障碍。退变性滑脱一般在50岁以后发病，症状与局部退行性变的程度及椎管发育大小有关。

轻度腰椎滑脱不是腰痛的根源，轻度滑脱患者的慢性腰痛可能与上下节段椎间盘退行性变有关。腰椎滑脱引起腰腿痛的原因较复杂，由于椎体前移，人体正常承重力遭到破坏，异常应力作用可使腰背肌、韧带组织、椎间盘等处于劳损状态而发生疼痛。下腰椎不稳、创伤性小关节炎及腰骶关节紊乱也会引起患者难以言表的疼痛和不适。椎体前移时，上位椎体的棘突可与下位椎体棘突相接触，有些患者会有假关节形成，腰背伸时引起疼痛。局部骨支持结构丧失后，纤维环牵拉、磨损和撕裂均可导致慢性腰痛。患者出现下肢痛的原因为神经根受刺激，其中包括向前牵拉，后部椎板近端突起的压迫，前部椎体或椎间盘的压迫，最常见可能是峡部形成纤维软骨的压迫。正常情况下，L_5的滑脱引起L_5神经根受累，L_4滑脱刺激L_4神经根。

2. 鉴别诊断

(1)退行性脊椎滑脱：亦称假性脊椎滑脱，多发生于50岁以上的老年人，40岁以下者非常罕见，女性的发病率为男性的4倍。好发于$L_{4\sim5}$，其发病率为相邻上下椎间隙的6～9倍，也可同时发生在2～3个不同节段。在前后位X线片上，关节突关节面移位或间隙增宽。侧位片滑脱方向可向前亦可向后，但极少超过30%，椎体前后缘的正常连线失去自然曲度，棘突向后突出，椎间孔变小。另外，可见椎间隙狭窄、椎体骨质增生等退变性改变。其症状主要由下腰椎不稳、小关节退行性骨关节炎或伴腰椎管狭窄引起。

(2)腰椎间盘突出症：腰腿痛伴下肢放射痛或放射性麻木为主要症状，咳嗽等腹压增大，或叩击病变间隙时可诱发及加重，有神经根支配区的感觉及运动障碍，患侧直腿抬高试验阳性，X线片无脊椎峡部裂及滑脱的特征性表现，结合CT或MRI可助于诊断。

(3)腰椎管狭窄症：除下腰痛及神经根症状外，多数患者有间歇性跛行，CT扫描可见椎管有效矢径减少、黄韧带肥厚、关节突肥大内聚、侧隐窝狭窄等。

(4)其他：如腰骶部肿瘤、结核、退行性脊柱炎等均可出现类似于脊椎滑脱的腰腿痛，但均有特定的影像学征象，易与脊椎滑脱鉴别。

【治疗】

腰椎峡部裂和滑脱的治疗方法很多，至今仍存在争论。一般情况下，大多数病人可通过非手术治疗得以缓解，儿童和少年期脊柱滑脱<30%者宜做定期观察，以了解进展情况。只有少数患者需手术治疗。治疗的根本目的是神经根减压解除疼痛，矫正畸形，加强脊柱稳定性。

非手术疗法适用于有腰痛的椎弓峡部不连症状轻微、滑脱不超过30%者，以及年龄大、体质差而不能耐受手术者。方法有卧床休息、手法按摩、理疗、牵引、腰部支具及应用消炎镇痛药等，待症状消失后可逐渐恢复活动。损伤引起急性症状，X线摄片也证实是急性椎弓峡部裂者，采用石膏或皮围腰制动，可能获得峡部裂的愈合，即使未获骨性愈合，症状也常会消失。

1. *手法治疗*　手法具有促进局部气血流畅、缓解肌肉痉挛和整复腰椎滑脱的作用。但手法务须刚柔和缓，轻快稳妥，力度适当，切忌强力按压和扭转腰部，以免造成更严重的损害。

(1)按摩手法

①推理骶棘肌法：患者俯卧位，两下肢伸直，医者立于其左侧，用两手掌或大鱼际，自上而下地反复推理腰部的骶棘肌，直至骶骨背面或臀部、股骨大转子附近，并以两手拇指分别点按两侧志室穴和腰眼穴。

②腰部牵引法：患者俯卧，两手紧抱床头，医者立于床尾，两手分别握住其两下肢的踝部，沿纵轴方向进行对抗牵引。

③腰部屈曲滚摇法：患者仰卧，两髋膝屈曲，使膝尽量靠近腹部。医者一只手扶两膝部，另一只手扶两踝部，使腰部过度屈曲，再将双下肢用力牵拉伸直。

(2)旋转手法：可采用坐姿旋转复位手法，医者拇指拨动偏歪的棘突，向对侧方向用力顶压，另一只手从患侧腋下绕过，手掌按压颈背部，两手做腰部前屈旋转活动，拨正偏歪的棘突，有时症状和体征可即刻减轻。

(3)卧位复位法：对于急性腰椎滑脱患者，或滑脱不久的年幼患者，可在硬膜外麻醉下试行复位。患者仰卧，腰部悬空，双髋双膝屈曲90°，分别在小腿后上侧及腹部悬挂重物，利用躯干下压的重力将向前移位的腰椎复位。

2. *固定方法*　急性外伤性腰椎滑脱或年幼的腰椎弓崩裂患者，经手法复位满意后，可施行双侧石膏裤固定。有腰椎滑脱复位者，两髋应保持屈曲

90°位置，以维持腰椎屈曲位。症状轻度的患者，可用宽腰带或腰围固定以加强下腰的稳定性。

3. *练功疗法*　注意加强腹肌肌力的锻炼，要注意防止腰过伸活动。

4. *中医辨证施治*

(1)血瘀气滞证：多有明显之外伤史，腰骶痛骤作，疼痛剧烈，刺痛或胀痛，痛有定处，日轻夜重，俯仰受限，转侧步履困难。舌红或紫暗，脉弦细。治宜活血化瘀、行气止痛，方用身痛逐瘀汤，可酌加杜仲、续断、细辛等药。

(2)风寒湿阻证：腰骶部酸胀疼痛，时轻时重，拘急不舒。偏寒者得寒痛增，得热痛缓，舌淡、苔白滑，脉沉紧；偏湿者腰痛重着，肢体麻木，舌质正常、苔白腻，脉濡滑。治宜祛风、散寒、除湿、通络，偏于风寒者方用独活寄生汤，偏于风湿者方用桂枝附子汤或用加味二妙散。

(3)肝肾亏虚证：腰骶部酸痛，腿膝乏力，遇劳更甚，卧则减轻，喜按、喜揉。偏阳虚者面色无华，手足不温，阳痿早泄，舌质淡，脉沉细；偏阴虚者，面色潮红，手足心热、失眠遗精，舌质红，脉弦细数。阳虚者宜温补肾阳，方用右归丸、青娥丸；阴虚者宜滋补肾阴，方用左归饮、大补阴丸。

5. *中药外治法*　可外贴狗皮膏药或活血舒筋的药膏。

6. *针刺疗法*　取阿是穴、肾俞、命门、委中、昆仑等穴，每日或隔日1次，10次为1个疗程。

7. *封闭疗法*　用于疼痛重者，取俯卧位，在滑脱之棘突旁开1～2cm处，垂直进针，深度达椎板，注入0.5%利多卡因5～10ml，泼尼松龙2ml，每周1次，3次为1个疗程。

8. *手术治疗*　持续腰痛或反复腰痛，有神经根或马尾受压的症状和体征；椎体滑移程度为30%～50%；滑脱角>45°，腰骶段脊柱不稳定者，可考虑手术治疗，手术可分为两类。一类为原位融合手术，包括：①椎弓不连修复术；②腰骶椎后外侧融合术(可同时进行后路减压术)；③前路椎体间融合术等。另一类为复位手术，包括：①后路器械复位与固定术；②前后路联合复位与固定术等。复位、固定、减压、融合是治疗脊柱滑脱的四项基本措施，复位有利于改善或恢复脊柱生理曲线，纠正应力失衡；固定能够维持复位效果，使脊柱获得稳定，提高植骨融合的成功；减压就是切除对神经的致压物，恢复椎管和神经根通道，解除神经压迫；融合就是通过植骨脊柱滑脱部分达到永久稳定。应根据具体病例的病理特点加以应用，做到所有操作都既能解除病变，又不增加局部破坏，有的放矢。应当强调的是，虽然手术复位是很诱人的，但复位并不是主要目的，更不应强求完全的解剖复位。而受损神经的彻底减压和脊柱的稳定融合才是解决脊柱滑脱问题的根本。

一至二度的多数病例应采用原位融合术。对脊柱滑脱的复位宜采取慎重态度，术者需具有较多临床经验。考虑做滑脱复位术的情况：①滑脱角大且腰骶段显著后凸，站立姿势显著异常，妨碍躯干与下肢功能；②滑移度大、又做过减压术，预料原位融合术不能防止滑脱加重。

(1)椎板切除减压术：适用于有神经根或马尾神经受压及合并椎间盘突出者。因椎弓是阻止脊椎向前滑移的重要结构，切除浮动椎板必将进一步加剧已存在的不稳，使脊椎滑脱加剧。虽然有文献报道Gill椎板切除术后滑脱无明显进展，多数作者不赞成行单纯椎板切除术，因此在椎板切除减压的同时应行脊椎融合术。

(2)峡部缺损修复植骨内固定术：适用于30岁以下的L_1～L_4峡部崩裂或一度滑脱(滑移<10mm)且不稳间隙无明显退变者。术中必须注意清除缺损处纤维结缔组织及断端硬化骨并植以松质骨块，内固定的方法包括经峡部缺损螺钉固定、节段性经横突钢丝固定及钩螺钉固定术，前两种固定方法可结合在一起应用。节段性横突钢丝固定一般将同一脊椎的横突及棘突固定，也有报道认为将患椎的横突与下位椎体棘突固定力学上更稳定。钩螺钉固定术采用的钩刃弧度较Harrington钩小的特殊椎板钩。

(3)复位内固定术：脊椎滑脱是否需要复位，以往存在争议。Nachemson和Wiltse认为滑脱<25%不需复位，<50%大多也不需复位。Dick认为滑脱<50%，无神经症状做原位融合，后路融合时可加用内固定器以缩短康复时间及提高融合率。>50%的滑脱应尽可能复位。Matthiass等主张滑脱超过30%、有进行性加重倾向、神经功能障碍者需复位融合。复位能恢复脊柱的正常序列、椎管的形态和容积，有利于神经根减压、腰骶部生物力学功能恢复正常。滑脱的复位并非主要目的。另外，复位还可造成一些并发症。因此对脊柱滑脱的复位宜采取慎重态度，术者需有较丰富的临床经验。可在术前常规动态摄片，观察是否存在动态滑移，术中应设法纠正滑脱平面客观存在的可逆性滑移，使滑脱获得可能的复位，在此基础上植骨融合。

目前，常用的内固定方法为经椎弓根内固定，如Steffee、RF、Diapason和Tenor固定系统等。

(4)脊椎融合术：原位脊椎融合曾是治疗腰骶滑脱的经典方法，现在也仍然是非常重要的手段，大部分儿童及青少年的滑脱可通过双后外侧融合而解决问题，一般不需减压。融合的方法很多，可分为后侧、后外侧、椎体间植骨融合术等。

①后路椎板植骨融合术：自1911年Albee和Hibb首创至今已有80多年历史，其优点是：入路容易，显露清楚；椎板、小关节、棘突等部位均可用做植骨，范围较大；可在直视下对神经根施行探查和减压。但单纯后路椎板植骨有可能遗漏神经根受压和椎间盘突出。因此一般主张对有神经症状者，应先探查减压后再植骨融合，对游离椎弓全切除者则不能行此手术。后路椎板植骨融合假关节发生率较高，并可导致医源性椎管狭窄，目前较少单独采用。

②侧后方融合术：由Watkins于1953年首先报道。融合部位包括横突基底部、小关节外侧及椎板。由于该方法可获得较高的融合率，不少人将其作为首选术式。其优越性在于：可同时行减压手术；植骨部位距腰椎屈伸活动轴较近，周围血供丰富，利于骨愈合；术后卧床时间相对较短。

③横突间融合术：对脊柱滑脱特别有意义，在后侧广泛减压和椎间孔切开，仍能用作稳定脊柱。假关节发生率较低是因为：植骨床包括上关突外侧面、关节突峡部和横突；小关节在融合范围内；融合上方脊椎的横突，椎体与植骨块坚固地连在一起，而后融合植骨仅延及棘突和椎板。

④椎体间融合术：在腰骶部主要力量经过椎间隙，椎体间植骨主要承受压应力，且椎间融合面积广，血液循环好，是理想的植骨融合部位。椎体间融合术可经前路或后路完成。前路椎体间融合最初由Capener(1932)报道，又分为经腹及腹膜外两种入路。常用于无神经根症状仅有脊柱不稳的L_5崩裂或轻度滑脱或后路已行椎弓广泛切除，难以做后路融合者。前路椎体间融合可恢复椎间隙高度，扩大椎间孔从而使神经根减压，尤其是对后路手术失败的病人，经前路椎体间融合可避开前次手术遗留的瘢痕。然而，前路手术操作存在一定困难，可造成大出血、下肢静脉血栓、腹腔脏器损伤、肠梗阻及性功能障碍等并发症。Cloward在40年代首创后路椎体间融合术治疗腰椎疾病，即后路椎板及椎间盘切除后在椎间隙内植骨，行此手术时可同时行神经根探查及减压并做侧后方融合。

⑤椎体间金属支架融合术：是近年来出现的新手术，经前路或后路在椎间对称置入两个填充自体骨的金属支架(Fusion Cage，FC)，金属支架(椎间融合器)带有螺纹或锯齿可固定上下椎体，撑开狭窄椎间隙及椎间孔，骨组织将从金属支架(椎间融合器)的孔隙长入与其中的植骨融合。此手术的主要力学构思是不需辅助内固定即可获得脊柱可靠稳定，恢复前柱负重和获得坚固融合。本技术自1993年公开报道后，迅速在欧、美、亚开展，并出现了许多改良的手术方法和金属支架(椎间融合器)。然而随着临床病例积累许多问题也逐渐暴露，如争论焦点主要在于：金属支架(椎间融合器)本身的稳定性；融合的可能性；远期临床效果等，因椎体间支架融合术临床应用时间尚短，病例偏少，远期疗效有待观察。

(5)对于三度以上的滑脱：应采用以下手术方式。

①后路植骨融合：牵引、伸展位石膏固定。适用于柔韧性好，滑脱角大的年轻患者，特别是不宜内固定的儿童。技术要点主要包括：纵向牵引；骨盆前旋；骶骨背侧加压；髋关节过伸等，必要时可辅以L_5椎弓切除，棘突椎板钢丝维持复位等。

②后路器械复位固定：适用于年龄超过10岁峡部裂性滑脱或临界脊椎脱离者。在椎弓根螺钉技术问世前，虽有多种内撑开器用以复位滑脱，但效果不理想，直至20世纪80年代末，在Steffee、Matthiass等推动下，后路杠杆作用复位滑脱逐渐推广，出现了以Steffee系统、RF系统为代表的多种复位内固定器械。对重度滑脱，Edwards等提出后路逐步器械复位滑脱的概念，目的是获得理想复位，减少手术次数及并发症。应用Edwards内固定系统(Edwards Modular Spinal System，EMSS)可同时对重度滑脱包括前滑、高度丢失、腰骶后凸施以对抗力，骶骨固定由原一点改为二点，维持复位效果更佳。术中L_5神经根彻底减压，逐渐松弛周围组织粘弹性，避免粗暴复位所致的血管神经损伤。一般仅固定了L_5至S_2，如L_4～L_5有反滑，椎间盘明显退变，可固定融合至L_4。

1994年Abdu报道一种治疗腰椎滑脱症的新方法“经椎弓根椎体间内固定”，对三度以上滑脱更易操作。其特点在于两枚骶骨螺钉从S_1椎弓根进入，向上内方穿过骶岬L_5至S_1椎间盘，进入L_5椎体内，不穿透其前缘，具有矢状面斜钉效应，进行滑脱复位固定及后外侧植骨术。与 Abdu 方法类似，Michael 和 Bohlman 等应用后路减压，骶骨后上缘截骨，腓骨段经 S_1 椎体、L_5 至 S_1 椎间盘到达 L_5 椎体前缘植骨融合的方法治疗重度滑脱也取得满意疗效。

另外，近年来随着基础与临床研究的不断发展，以及临床上不少病例出现的融合和固定出现失效问题，特别是滑脱较重的。因此多数学者认为对于椎弓峡部裂椎体滑脱严重或明显椎节失稳的患者，椎间融合器(FC)与椎弓根钉系统联合使用，具有明显优势：使用椎弓根钉器械复位后，椎间融合器的安装相对安全、可靠，已接近正常解剖位置；椎弓根钉装置可使失稳椎节的稳定性恢复到最大值，优良的稳定性有助于植骨融合；椎间融合器对脊柱前中柱的支撑作用和椎弓根钉装置对后柱的张力带作用，能协同提供真正意义上的三维固定，可最大限度地防止内植物因应力集中所导致的断棒、拔钉及椎间融合器变形、错位等并发症出现。

③前路骶骨加宽，椎体间融合术：适用于 L_5 下缘、S_1 上缘明显变形，无法经后路满意复位或维持复位者，具有操作简便、融合率高、矫正度丢失少等优点。但对狭窄的椎管改善不明显，其中骶骨加宽，可采用纵向骶骨截骨，截骨间隙植骨后横向螺钉固定，也可将髂骨块直接固定于去皮质的 S_1 前缘。

④前后路联合手术：适用于骨骼已发育成熟，应用牵引石膏固定或后路器械复位无法达到目的者。特别是畸形前方已形成自身融合或 L_5 椎体降入骨盆低于骶岬 1.5cm 者。因前后路联合手术能基本恢复解剖序列，缩短脊柱可保护神经根在复位时免受牵拉伤，因此被广泛用于重度滑脱的治疗。一般先行前路 L_5 截骨植骨，1～2 周 2 期手术后路充分减压 L_5、S_1 神经根，切除骶骨圆顶，植骨融合，后路内固定，有学者报道将 L_5 截骨扩大为 L_5 切除，融合 L_4、S_1，取得良好效果。

【并发症及预后】

1. *并发症* 非手术疗法治疗该病的并发症较少，一般有疼痛反复等。手术疗法的并发症较多，如滑脱复发、内固定物断裂、脊柱感染、切口感染等。

2. *预后* 该病预后不佳，患者需加强腰骶部、骶髂部的软组织锻炼。

第九节 尾骨痛

尾骨痛又称之为尾痛症，是临床上较为常见的疾病，属于中医学“痹痛症”范畴。好发于女性，男女之比为 1∶5.3。

【解剖学】

尾椎为人体退化骨，不负重，游离于腹腔。成年人尾椎一般由 3～5 块退化的尾椎长成，第 1 尾椎有一对向上的突起称为尾椎角。尾椎借一软骨盘与骶骨尖相连，尾椎前方的解剖结构依次为：盆腔筋膜、直肠后隙、直肠筋膜、肛管中下部。尾神经丛位于尾椎、尾骨肌及骶结节韧带的前面，由$尾_1$、$骶_5$及部分$骶_3$、$骶_4$神经的前支所组成，并与阴部丛和椎旁交感神经干下端动物纤维吻合，称为尾神经节或器官神经节。

【病因病机】

本病病因至今尚未完全明了，近来的研究表明可能与以下因素有关。

1. *外伤* 外力直接作用于尾骨，导致尾骨肌肉挫伤、骨折或脱位，牵拉尾骨产生疼痛。

2. *慢性劳损* 反复轻微累积性损伤，可持续拉伤尾部关节囊或韧带致尾骨部疼痛。

3. *退行性变* 骶尾关节逐步退变、变窄，不规则、硬化，使关节被动活动时产生尾部疼痛。

4. *感染* 骨盆部的感染灶，深部感染经淋巴引流至骨盆肌肉，可致肌炎或肌肉的反射性痉挛，产生尾部痛。

5. *其他因素* 第 5 腰椎滑脱，骶骨部肿瘤压迫硬脊膜和神经根可致尾骨痛。较大的中央型腰椎间盘突出、功能性神经官能症、下骶神经根蛛网膜炎亦可产生尾骨痛。不论是骨组织损伤，还是单纯的软组织挫伤或慢性积累性劳损，均可导致尾部的炎症、出血、水肿，周围神经末梢压迫而产生疼痛。骨盆内肌肉如肛提肌、尾骨肌、肛门括约肌等，因肌肉持续收缩造成局部缺氧、痉挛、乳酸堆积，使疼痛加重，形成恶性循环。

【临床表现】

一部分患者有明显外伤史，亦有无明显诱因发病者。患者主诉尾骨部疼痛，疼痛的轻重与体位、坐姿、劳累有关。疼痛多呈局限性，有时可波及整个骶部、臀上部或下腰部，甚至沿坐骨神经痛，易误认为坐骨神经炎、骨盆内疾病或腰痛。约85%患者在尾尖部或附着于尾骨两侧边缘的肌肉有压痛，局部肌肉痉挛。肛门直肠检查，骶尾关节处有不正常活动，伴有敏感及压痛。

【辅助检查】

1. X线检查 是常规、必需的检查，大多无异常，但可观察是否有骨折脱位。由于骶尾骨呈生理性后凸且椎体体积小，普通X线影像对其显示常不满意。近年来广泛采用的直接数字X线摄影成像系统(Direct digital radiography,DR)及其后处理功能技术，更能够提高骶尾骨骨折和脱位的检出率。对怀疑有尾椎不稳定的患者可行坐位动力位X线片检查观察有无尾骨不稳定。

2. CT、MRI 如X线片无异常时可采用螺旋CT、MRI或核素骨显像来进一步检查，可发现骨髓、骨膜水肿及软组织的病变甚至发现隐性的骨折。

对于有尾椎外伤史的患者，影像学检查可能发现陈旧性的骨折线、脱位或是周围组织的水肿、瘢痕，少数患者影像学检查却无阳性表现。

【诊断及鉴别诊断】

1. 诊断

(1)病史：患者一般病史较长，几个月至几十年不等；有或无明显的外伤史。

(2)症状：患者主诉尾骨部疼痛，疼痛的轻重与体位、坐姿、劳累有关。疼痛多呈局限性，有时可波及整个骶部、臀上部或下腰部，甚至沿坐骨神经痛。

(3)体征：患者主观症状很多，但体格检查的阳性体征较少，骶尾部触诊可无明显的压痛或骶结节韧带、椎旁软组织压痛，肛门指检对本病的诊断尤其重要，可发现骶尾椎处压痛点或触及硬节。

2. 鉴别诊断

(1)腰椎间盘突出症：典型的腰椎间盘突出症是以腰痛伴下肢疼痛为主，比较容易区别。但少数中心性椎间盘突出患者，突出的椎间盘压迫到S_3、S_4神经根，而未压迫S_1，表现的症状主要是尾骶及阴道疼痛为主，伴大小便功能障碍，而无下肢症状，体检亦无神经牵拉痛。

(2)骶骨部肿瘤：比较常见的是脊索瘤，脊索瘤是一种低度的恶性肿瘤，本病约50%发生于骶尾部，多发于40—60岁，男与女的发病率为2:1，本病的主要临床表现是尾骶部持续隐痛，肿块可引起直肠、膀胱压迫，大小便困难或失禁，或括约肌松弛。

【治疗】

尾骨痛的治疗应以中西医结合外治法的非手术治疗为主，若非手术疗法无效，疼痛严重，影响工作、生活，可考虑手术治疗。

1. 理筋手法 治疗前患者排空大小便。患者取左侧卧位，髋、膝关节尽量屈曲。医者立于患者腰背侧，戴一次性橡胶手套，以左手轻掰开患者右臀部肌肉显露肛门，右手示指涂抹适量的液状石蜡，缓慢插入肛门内，直接放至尾骨骶骨下部，再以示指按摩尾骶骨的两侧，最好横跨肛提肌、尾骨肌，指尖部可达梨状肌，然后沿肌肉纤维方向运动进行按摩。手法由轻逐步加重施力。待肌肉痉挛缓解后，用拇指及示指提住尾骨端，向下施加牵引，轻轻摇动。开始每日可施手法1次，以后症状好转，次数可逐渐减少。

2. 药物治疗 内服药以舒筋活血、祛瘀止痛为主，宜用舒筋活血汤加减；外用可选用海桐皮汤煎水熏洗或坐浴，亦可用吲哚美辛塞入肛门。

3. 其他疗法 本病不宜轻易选择手术治疗，首先必须明确诊断及鉴别诊断。经长期非手术治疗无效，疼痛严重，影响生活及工作者，可做尾骨切除术。

【并发症及预后】

1. 并发症 并发症较少，一般会遗留顽固的尾骨痛。

2. 预后 预后尚可，患者需注意适当变换体位及活动姿势。

(王庆甫 马玉峰)

参考文献

[1] 孙树椿.临床骨伤科学[M].北京：人民卫生出版社，2006.

[2] 吴孟超，吴在德.黄家驷外科学[M].7版.北京：人民卫生出版社，2008.

[3] 张铁良，等.临床骨科学[M].3版.北京：人民卫生出版社，2012.

[4] 王岩，等译.坎贝尔骨科手术学[M].11版.北京：人民军医出版社，2009.

第 16 章

髋部筋伤

第一节 髋部扭挫伤

髋部扭挫伤是指髋关节在过度内收、外展、屈曲及过伸活动时，髋关节周围肌肉、韧带及关节囊等造成撕伤、断裂或水肿，引起髋关节功能活动障碍的疾病，以青壮年多见。如运动中过度伸展、摔跤、蹲伤或自高处坠下等。临床根据损伤时间分为新鲜性扭挫伤和陈旧性扭挫伤两种，早期诊断和治疗，效果较好。常见于青年人，中老年也有发病，单侧发病多见。

【病因病机】

激烈运动时，髋关节活动范围过大，致使肌肉、韧带造成撕裂或损伤，局部组织水肿，甚至局部瘀血积滞，产生肿胀、瘀斑，脉络不通而疼痛，同时髋关节功能受限。高处坠落和蹲伤，致使髋关节后侧臀部肌肉和腰部肌肉受挫伤，局部组织瘀血、疼痛，不能活动，甚至出现强迫体位。

【临床表现】

患者多有髋部外伤史、蹲伤或过度运动史。损伤后局部疼痛、肿胀，甚至产生瘀斑。被动活动时髋部疼痛加剧。如蹲伤后臀部疼痛，轻度肿胀，压痛明显，屈髋时臀部疼痛而受限。腰部和臀部损伤，除局部症状外，偶可出现下肢不等长，也称长腿症或骨盆倾斜症，X 线摄片只见骨盆倾斜而无其他异常。患肢呈保护性姿态，如跛行、拖拉步态、骨盆倾斜等。

【辅助检查】

X 线检查：一般无异常发现，临床中常规检查以与髋部骨折、畸形、骨病等相鉴别。

【诊断及鉴别诊断】

1. 诊断

(1)症状：髋关节疼痛、肿胀，患肢不敢着地负重行走或见保护性步态，骨盆倾斜。

(2)体征：患侧腹股沟部压痛或见肿胀，髋关节前方或臀部外侧压痛。有些患者肌肉痉挛，可在髋关节前方触及条索，腹股沟处有明显压痛。关节内收、外展、前屈与后伸等活动不同程度受限。托马斯(Thomas)征阳性。

(3)X 线检查：可见骨盆倾斜而无其他异常，须排除股骨颈骨折、股骨转子间骨折、髋臼发育不良等其他疾病。

2. 鉴别诊断　本症须与髋部骨、关节、软组织的损伤，及由此而引起的髋关节活动受限的疾病相鉴别。儿童髋关节疼痛须与儿童股骨头缺血性坏死相鉴别。

儿童股骨头缺血性坏死，又称 Perthes 病，多见于 4—10 岁儿童，男孩多见。该病患儿髋关节外展和旋转均受限。早期 X 线表现可见“新月征”，中晚期表现为股骨头密度增高，骨骺碎裂、变扁。根据 X 线可以鉴别。

【治疗】

1. 药物治疗

(1)内服中药：髋部扭挫伤后患者应卧床休息，并应以内服中药治疗为主。早期因瘀血积滞于髋部，脉络不通，应活血化瘀、通络止痛，可选用活血止痛汤、桃红四物汤、血府逐瘀汤等。应根据患者的症状、体质进行辨证，加用补气、理气、散寒、通络等药物。

(2)外用中药：可选用活血、行气、散寒、止痛类中药外洗，或应用超声透入，以提高疗效；亦可选用膏药贴敷。

(3)西药：口服非甾体抗炎镇痛药物，如布洛芬缓释胶囊、对乙酰氨基酚等。

2. *手法治疗* 患者取俯卧位，术者在髋部痛点处采用按揉、推拿、弹拨、拔伸等法及配合髋关节被动活动。患者仰卧，术者站在病人患侧，于患处先用按、揉法舒筋，病情减轻后，再用弹拨手法拨理紧张之筋，以解除肌筋的痉挛，再次屈伸髋关节以恢复活动度。

3. *练功活动* 该病患者应是以卧床休息治疗为主，在床上行功能锻炼，如屈膝屈髋，双足轮流向上、向前蹬，以主动锻炼髋关节活动度，有利于早期恢复。

【并发症及预后】

1. *并发症* 髋部扭挫伤经积极、正确的治疗后，一般无明显的并发症。若治疗不当，或失治、误治，可遗留髋关节活动受限，甚至髋关节周围肌肉萎缩。

2. *预后* 预后良好，急性期应当避免负重，缓解期应循序渐进地进行功能锻炼。

第二节 髋关节暂时性滑膜炎

髋关节暂时性滑膜炎是一种非特异性炎症所引起的以急性髋关节疼痛、肿胀、跛行为主的疾病。中医和西医学对该病发病机制尚无统一认识，因而临床提出很多病名，如小儿髋关节扭伤、一过性滑膜炎、小儿髋关节半脱位、应激性髋关节、暂时性滑膜炎、中毒性滑膜炎等。发病年龄以4－10岁多见，5岁左右为好发年龄，个别成年人也可发病。一般男性多于女性，约6∶4。

【病因病机】

该病病因目前仍不清楚，感染、外伤都可能与本病有关，中外学者研究发现其他部位感染病灶，有的发病前有上呼吸道感染病史，有的原发病消失后本病自然消失，但关节腔内穿刺发现病原微生物存在。外伤史亦往往不清楚，有学者认为小儿在跳跃、滑倒、跳皮筋、打球等时，由于髋关节过度外展或内收，髋关节间隙增宽，腔内负压致关节滑膜或韧带嵌压发病。但由于髋关节为负重关节，关节囊和韧带坚厚而韧性强，嵌压亦未得到证实。患儿往往在睡前活动正常自如，早晨醒来后突然发病也难以用外伤解释。总之，真正的病因病机尚待进一步研究探讨。

【临床表现】

1. 多见于近期有过感染性疾病的3－10岁儿童。单侧髋关节损害为主，双侧者不足1/4。

2. 多数患儿起病较急，开始发生髋部及患侧膝关节痛，很快出现跛行，数日内不能负重行走而卧床。

3. 体检可见患髋屈曲不愿伸直，重者有内收、内旋畸形。被动伸髋、外展可引起疼痛而哭啼不止。髋部一般不肿、皮温可升高，髋前方有深压痛。

4. 多数患儿有低到中度发热，全身情况则无明显变化。

5. 实验室检查见白细胞总数正常或略增高，其中淋巴细胞比例增加、血沉轻度增快。关节滑液清亮，少数微浑，细菌培养阴性。

【辅助检查】

1. *X线检查* 显示关节周围软组织肿胀。由于关节积液，使关节囊呈球样膨出，以关节外侧隆出明显。关节间隙略增宽，股骨头及髋臼无破坏征，有时可见骨盆倾斜。

2. *超声* 可确切发现关节内积液的无声区，关节囊的强回声带可增厚，但形态完整、无缺损。股骨头软骨及髋臼软骨形态正常。

【诊断及鉴别诊断】

1. *诊断*

(1)感染史或外伤史：患儿近期有上呼吸道、中耳炎等感染病史，大多患儿有蹦、跳、滑、跌等外伤史。

(2)髋关节疼痛：患儿主动不敢活动，被动活动时髋关节疼痛加剧。髋前方有深压痛，重者髋关节有内收、内旋畸形。

(3)辅助检查：血常规检查可见白细胞总数正常或略增高。其中淋巴细胞比例增加，血沉轻度增快。X线显示关节周围软组织肿胀，关节间隙略增宽。超声可确切发现关节内积液的无声区。

2. *鉴别诊断* 本病是骨科急诊较为常见的疾病，从感染史或外伤史，患儿髋关节疼痛、功能障碍，但X线及B超未见骨关节结构破坏等特点较易做出正确诊断。对于病情较重、体温较高偏高者，应除外化脓性关节炎和风湿性关节炎的可能。

(1)化脓性关节炎：全身感染症状较明显，白细胞计数和中性粒细胞明显增高、血沉增快均有区别，关节穿刺为脓性液体和细菌培养阳性即能做出鉴别。

(2)风湿性关节炎：多为游走性多关节炎，体温、血沉均较本病高，且抗链球菌溶血素“O”滴度升高均有不同；而且风湿性关节炎有反复倾向。髋关节暂时性滑膜炎一般不反复，且不留后遗症。

【治疗】

卧床休息是基本的治疗方法。本病病程较短暂，通常3～14天症状消退，是预后良好的自愈性疾病。

1. *手法复位* 临床上多采用屈髋复位法。患者仰卧位，两手交叉枕于头下。一名助手扶持两肘，勿让其由头下将手抽出；另一名助手立于健侧，一只手压在健侧膝前，勿让屈膝翻身，另一只手压在健侧髂前上棘部固定骨盆。医者立患侧，一只手握踝部，另一只手按住膝部，先轻轻做屈髋屈膝试验，出现疼痛即不强屈，在无痛范围内做伸屈髋、膝关节活动，至患者肌肉放松并能主动配合活动时，突然将髋膝两关节屈至最大限度，停留1分钟，待疼痛稍缓解，再做下一步手法，即腿长者做屈髋内收内旋患肢，腿短者做屈髋外展外旋患肢，然后患腿伸直，手法完毕。待患者肌肉完全放松后，双下肢即可等长，功能亦可恢复，若不能恢复，可重复1次手法，复位后要防止患肢外展外旋，尽量卧床休息。

2. *药物治疗* 发病早期以活血化瘀、温经通络为治疗原则，药物如七厘散、活血祛瘀片、龙血竭胶囊、复元活血汤。根据临床经验拟活血化瘀，佐以清热解毒效果明显，只服用中药亦可痊愈。该方有双花、连翘、蒲公英、丹参、红花、土元、牛膝、青皮、赤芍、牡丹皮、甘草，水煎服。病久可加桑寄生、独活。

3. *牵引治疗* 患者双下肢不等长可行皮肤牵引治疗，亦可用布套进行牵引。屈曲挛缩较重者，可逐渐增加牵引重量，以便安全矫正畸形，并减轻疼痛。当患儿可在床上自由移动躯干，无痛苦表情时，提示关节炎症基本控制（通常为7～10天）。此后继续牵引2周，以巩固疗效，避免复发。去除牵引后尚不宜立即下床跑动，宜在床上行控制性活动1周，尽可能减少股骨头骨骺缺血性改变的可能。

4. *注射疗法* 本法仅适用于外伤后局部有瘀血征象，且疼痛不止的患儿。局部皮肤常规消毒，抽取红茴香注射液0.5～1.0ml加利多卡因注射液1ml混合液，快速进针入皮下，再深达局部痛点，经回抽无血后，将上述药液注入，小儿根据年龄、体重情况酌减，隔日注射1次，3～5次为1个疗程。

5. *其他* ①髋关节局部可行物理治疗，加快炎性水肿消退；②保证患儿蛋白质、维生素的补充，纠正异常的电解质紊乱。

【并发症及预后】

1. *并发症* 少数患儿有发生股骨头骨骺缺血坏死的可能，也有个别患儿以后发生幼年性畸形性骨炎，但这和髋关节暂时性滑膜炎是否有必然联系尚难肯定。

2. *预后* 经上述治疗后，患儿一般预后良好，且一般不留后遗症。

第三节 股四头肌损伤

【解剖学】

股四头肌由股直肌、股外侧肌、股内侧肌和股中间肌四肌组成，在大腿下部互相融合成坚强的股四头肌腱，大部分止于髌骨上缘，一部分超过髌骨上端止于髌骨表面，另有一部分形成腱膜向髌两侧延续成伸膝腱膜。所有这些腱纤维都可向下跨越髌骨及膝关节，而后形成髌韧带，抵止于胫骨结节。股四头肌仅股直肌起于髋骨，跨越髋、膝两关节，故只有股直肌有屈髋作用，而整个股四头肌的功能主要是伸膝，为最强有力的伸膝关节肌肉。同时能协助韧带保持关节稳定，除在膝关节完全伸直外，此肌可在任何位置下防止膝部旋转。一旦损伤，主要表现为伸膝障碍。该损伤临床少见，多见于运动量过大与运动前准备不足的运动员及不常参与运动的中老年人；长期劳损亦可引起股四头肌损伤。

【病因病机】

任何年龄均可发生，多由于大腿前侧受到强有力的直接暴力打击，如在屈膝摔跌时造成损伤。直接暴力损伤重，组织挫伤重，甚至断裂。也可由于在用力踢球或猛伸小腿时，肌肉突然强力收缩而伤。骤然收缩可致其附着处或肌腱交界处部分撕裂或完全断裂。股骨干骨折也可使股四头肌撕裂或断裂。股四头肌断裂较为常见，在所有肌肉、肌腱断裂中占第2位，其发生部位多在肌腱附着髌骨部分，或在肌肉与肌腱交界处；相反，单独在肌性部分或腱性部分的断裂则很少见。

损伤使肌肉纤维和它的间质发生了不同程度的损伤，形成肌肉内血肿和骨膜下血肿，血管扩张，渗透性增强，渗出增加而发生肿胀、瘀斑、疼痛、活动受限。损伤轻者，形成较小的血肿或粘连，经治疗可使瘀肿消散，粘连松解；损伤重者，组织广泛出血，形成大的血肿，血肿机化或钙化，导致骨化性肌炎的发生。

中医总结为血瘀气滞、瘀热阻络、气血虚损。

【临床表现】

伤后局部突然发生疼痛，甚至肿胀，主动伸膝或屈大腿疼痛加重，下肢功能活动明显受限。最突出的表现是髌骨上缘股四头肌腱止点处疼痛。轻者仅在跳跃时疼痛，重者在走路和上、下楼时都会产生疼痛。检查时，髌骨上缘压痛阳性。局部可有轻度肿胀，组织有增厚感。患者不能主动伸直膝关节。如断裂不完全，有时尚能主动伸膝，但力量减弱并有疼痛。肌肉断裂存在裂隙，可触及凹陷痕迹，髌骨上缘前倾，日久可致股四头肌萎缩和肌力减退。

【辅助检查】

1. X线检查 X线片可排除撕脱骨折或股骨干骨折等。一般病例可有髌骨上缘(可在髌骨上缘的前面或后面)骨质增生，在侧位片上可见髌骨上缘有如鹰嘴样。但此种影像并不完全与症状相一致。许多病人有此影像表现，却并没有临床表现。旧伤后出现钙化影，提示发生骨化性肌炎。实验室化验检查无阳性表现。

2. CT、MRI及B超检查 可明确诊断，尤其是肌骨超声可以发现股四头肌有无回声或低回声积液。

【诊断及鉴别诊断】

1. 诊断

(1)有明确的外伤史：好发于外伤或长途跋涉及过度劳动者、运动员。

(2)症状：伤后局部突然发生疼痛，甚至肿胀，膝关节活动受限。慢性损伤可以导致股四头肌萎缩和肌力减退，休息后疼痛加重，再活动后减轻。

(3)体征：局部压痛阳性，膝关节伸屈受限。肌腱断裂者，可触到明显凹陷，血肿较大者，触之有波动感。抗阻力伸膝试验(患者仰卧于检查床上，伤肢抬起屈膝，操作者一只手托腘部，另一只手按压于踝关节上方，嘱患者用力伸直膝关节，伤处疼痛加重或伸膝无力)阳性，但无髌骨压痛。

(4)辅助检查：X线片未见明显骨折，肌骨超声可以发现股四头肌有无回声或低回声积液。

2. 鉴别诊断

(1)髌骨骨折：髌骨骨折的患者伸膝障碍明显，髌骨周围肿胀明显，但受伤机制和股四头肌损伤相似，X线可明确诊断。

(2)股骨干骨折：受伤机制相似，少数可合并股四头肌损伤，X线检查可明确诊断。

【治疗】

早期治疗目的是解决损伤引起的挛缩、粘连和防止肌力减弱。非手术治疗适用于股四头肌挫伤尚无断裂，或后期肌肉挛缩或纤维增生造成粘连而使膝关节活动受限者。

1. 中医辨证施治

(1)血瘀气滞型：突然的肌肉强力收缩或直接暴力致伤。局部疼痛、肿胀、瘀斑、压痛。如肌肉断裂疼痛剧烈，可扪及肌肉凹陷，伸膝障碍。舌暗红，脉弦。急性期治疗当活血祛瘀、消肿止痛，方用活血止痛汤加减、桃红四物汤、活血舒筋汤加减。

(2)瘀热阻络证：受伤后局部肌肉僵硬、关节僵硬，有条索状硬结或灼热肿胀，活动后局部疼痛加重。舌质红，脉弦数。治宜活血散瘀、清热解毒，方药仙方活命饮加减。为防止粘连，应加用活血止痛散外洗。

(3)气血虚损证：多为损伤后期，股四头肌萎缩，伸膝无力，不耐劳累，面色苍白，少气懒言。舌淡，脉虚无力。治疗当补气血、壮筋骨，方用当归鸡血藤汤或健步虎潜丸加减。

2. 手法治疗 髋关节及腿理伤顺筋法。

患者仰卧于床上，医者立患侧，先按摩膝关节5分钟，然后一只手按髂骨，另一只手握踝上，顺势牵引下肢，并由下外向上内旋转摇晃5～7次。然后改用上臂夹小腿远端，一只托扶膝后方，屈膝屈髋，另一只手四指在外，拇指腹按在股直肌远端向近端推移，重点在肌腱处。配合屈伸髋、膝关节并逐渐加大屈伸范围。亦可用手握小腿直接屈伸髋膝关节。

3. 针灸治疗 可选用伏兔、犊鼻、梁丘、风市、中渎、血海、阿是穴等。每次选择4～6穴，中等强度刺激，使局部有麻胀感，留针20～30分钟，每日1次。在损伤疼痛明显处，用梅花针叩打至皮肤潮红并有微量出血后，再拔火罐，使其有少量瘀血拔出，止痛效果明显。

4. 练功疗法 早期以患者自身适当、主动练功为主，预防股四头肌失用性萎缩。若肌肉部分肌纤维断裂者，应将患肢处于受损肌肉拉长位，以防治肌肉屈曲短缩，早期以主动屈膝后伸为主，晚期以主动伸膝为主。肌肉或肌腱完全断裂者，应尽早行手术治疗，术后6周加强功能锻炼，防止股四头肌肌萎缩。

5．*手术治疗* 股四头肌腱断裂多发生于中年以上患者，其发生部位多在肌腱附着髌骨部分，或在肌肉与肌腱交界处。新鲜的股四头肌腱断裂应争取在损伤后72小时之内完成修补，效果较好。损伤72小时后，短缩可导致断端对合困难，并增加缝合端的张力。时间越长，肌萎缩、纤维化和肌肉回缩的程度越大，疗效越差。陈旧性股四头肌腱断裂手术治疗后虽然可以恢复膝关节的稳定性和一定的活动度，但伸膝力量很少完全恢复。手术治疗结果较新鲜损伤差。

股四头肌断裂经手术修补后，膝关节功能多数不能完全恢复，但在膝关节屈曲动作达到90°时可基本满足生活需要，如蹲厕所、屈膝捡拾物体等。老年人的股四头肌腱断裂手术修补更为重要，否则膝关节不稳定、无力，容易跌倒，发生更严重的损伤，下面根据坎贝尔骨科手术学的描述，介绍以下修复方法。

(1)不锈钢丝拉出缝合术：手术做膝关节前内侧切口，显露股四头肌腱和髌骨。在髌骨中下段交界处的内、外缘上各旋入一枚1cm长的不锈钢螺丝钉。螺丝钉不可进入关节，方向向上向中线。然后用一根钢丝横贯股四头肌腱上段，向远侧牵拉，使肌腱断端对接，把不锈钢丝固定在两侧螺丝钉上。在钢丝缝线的内上角处，另穿一根拉出钢丝襻，在大腿中段内侧皮肤上穿出。用丝线间断缝合肌腱断端，加固缝合。缝合皮肤切口，注意不使螺丝钉顶压皮肤，以防破溃。

术后3～4周拆去石膏，将患肢置于Thomas架和小腿附架上，做平衡悬吊装置，开始30°～40°的屈伸功能锻炼。8周后，在螺丝钉部位各做一小切口，剪断不锈钢丝，从大腿中段拉出，同时取出螺丝钉，继续锻炼膝关节。

(2)筋膜条直接缝合术：做膝关节前内侧切口，显露股四头肌腱和髌骨。清除断端之间和髌上滑囊内的淤血和液体。切除粗糙的肌腱断面，但不可过多。在髌骨中下部的前方两侧向上各钻一个直径约3mm的骨隧道，从髌骨上端钻出。骨隧道不可钻出髌骨的关节面，并须相互平行。从健侧大腿外侧取下一条1cm×15cm的阔筋膜条。在股四头肌腱断面上方1.5～2cm处，先把筋膜条横贯肌腱，然后把筋膜条的两端穿过髌骨骨隧道。拉紧筋膜条，使肌腱断面对接，缝合筋膜条，再用丝线间断缝合肌腱。

术后用长腿石膏固定膝关节于伸直位4～5周，拆去石膏，在理疗的配合下，锻炼股四头肌，至膝能主动屈曲至90°时，即可扶拐行走。

(3)三角形倒转的舌状股四头肌腱膜瓣修补手术(Scuderi手术)：做前方纵行正中切口，长约20cm，显露断裂肌腱。清除血肿，伸直膝关节使两断端靠近，同时用Lewin钳将近侧断端向远侧牵引。肌腱断端适当修剪后缝合。从肌腱的近侧部分，自前方做一三角形瓣，厚2.4～3.2cm，每边长7.5cm，基底宽5.0cm，保留它的基部在近侧断端上。将此三角瓣的顶端翻转向远侧经过断裂处，于适当位置上缝合。为减少缝合部的张力，在肌腱和髌骨的两侧，自断端的近侧向远侧分别用Bunnell抽出钢丝缝合法缝合，恰好在髌骨的远端平面，钢丝穿出皮肤固定，逐层缝合关闭伤口。抽出的钢丝可以固定在皮肤外面的纽扣上，或直接穿出石膏(钢丝的两端间隔一定距离)在石膏外拧紧。

术后大腿管型石膏固定，3周后拆线，去除减张钢丝，重新更换大腿管型石膏继续固定3周。以后可开始功能锻炼，逐渐增加膝关节的屈曲幅度。术后8周允许屈膝50°，3个月后允许屈膝90°，6～12个月及以后允许最大限度的屈膝活动。

(4)Codivilla肌腱延长术：股四头肌腱断裂数月或数年，修补比较困难。若两端能够对合，则可按新鲜股四头肌腱断裂方式修补。但往往发现两断端之间存在较大缺损，此种缺失可达2.5～5.0cm，甚至更多，需用阔筋膜修补。股四头肌严重缩短，不能对合者，也可采用Codivilla肌腱延长术。在股四头肌断端的近侧部分做一倒“V”形腱膜瓣，倒“V”形腱膜瓣的远端距断面1～1.5cm，腱膜的长度视间隙的大小而定。从冠状面将此三角瓣前后剖开，前方瓣为全层厚度的1/3，后方瓣为2/3。将倒“V”形腱膜瓣向下牵引使股四头肌腱两断端对合，用丝线间断缝合。然后按Scuderi方法将前方瓣向远端翻转、缝合。再缝合后方瓣及“V”形顶端股四头肌腱的张开部。为减少缝合处的张力，用类似的Bunnell抽出钢丝缝合法减张是有益的。

【并发症及预后】

1．*并发症*

(1)股四头肌粘连：无论是新鲜还是陈旧性股四头肌损伤，发生股四头肌粘连的概率都很高。术后股四头肌的力量以及强度都有所下降。术前需向患者及家属交代清楚，以避免发生医疗纠纷。

(2)膝关节伸直受限：股四头肌是膝关节重要的伸膝装置，一旦发生股四头肌粘连，膝关节活动度势必受限。

(3)切口感染及不愈合：该手术切口愈合问题是常见的骨科术后并发症，也是困扰骨科医师的并发症之一。术中应谨慎操作，避免过多地皮下游离组织以保留皮肤及皮下组织的血供。

(4)高位或低位髌骨：术中应尽量保留股四头肌的长度，以防止矢状面上髌骨的位置，避免出现高位或低位髌骨。

2. 预后　该病预后较差，治疗上比较棘手，需有经验的医师进行治疗。

第四节　股内收肌损伤

【解剖学】

大腿内侧肌肉由浅入深由股薄肌、长收肌、耻骨肌、短收肌和大收肌等5块肌肉组成。以上诸肌除耻骨肌系由股神经，大收肌坐骨部受坐骨神经支配外，余均由闭孔神经支配。其功能是使大腿内收，并微外旋。耻骨肌、长收肌、短收肌、大收肌能屈髋及外旋髋，股薄肌并能使小腿屈曲和内旋。过去内收肌损伤，以骑马者常见，又称为“骑马者扭伤”或有“骑士损伤”。因为骑马时骑者股内收肌收缩夹住马鞍，当马跳起落地尤其是在跳沟、跳木栏落地时，马鞍向上撞击臀部使两腿分开，结果使股内收肌受到很大的牵扯力量而损伤。

【病因病机】

为直接外力挫伤或间接外力拉伤所致，慢性劳损也可引起损伤。前者多见于舞蹈演员和运动员，后者多见于部队队列训练及长期久坐办公室的人群。由于牵拉伤、挫伤或撕裂，致使肌肉起点处出血，继而发生粘连、肌化，甚至反复发生，最终导致纤维组织形成，有的也可造成耻骨骨质增生。由于劳累复受风寒引起者，发病较缓。中医学总结为血瘀气滞、风寒痹阻、血不濡筋。

【临床表现】

本症有典型的外伤史和症状，一般做出诊断较容易。股内收肌群损伤后，导致局部气血运行受阻，不通则痛。外伤后，大腿上端内侧疼痛、肿胀，局部压痛，股内收肌痉挛，髋关节内收、外展活动受限。髋关节内收抗阻试验(当患者于仰卧位时，检查者一只手握拳，插入患者双膝间，做抗阻力内收伤肢，如内收肌损伤时，则上端疼痛加剧)阳性。髋、膝关节稍屈曲、外旋畸形，行走时跛行，脚尖不敢着地。严重损伤者可伤及闭孔神经，大腿内收力量减弱，患肢不能放在健侧腿上。

X线片多无明显异常，严重患者耻骨肌起点处可有骨质增生。

【辅助检查】

X线照片可排除肌起始的骨块撕脱，或是股骨颈骨折、股骨转子间骨折等。发生骨化性肌炎时，可显示内收肌处有钙化的阴影。

【诊断及鉴别诊断】

1. 诊断

(1)明确的外伤史：一般是由明确的外伤史，如在练习劈腿、骑木马等动作时，使大腿过度外展将内收肌扭伤。

(2)症状：大腿内侧疼痛、肿胀，股内收肌痉挛，髋关节内收、外展活动受限。

(3)体征：髋关节内收抗阻试验阳性，“4”字试验阳性。

(4)辅助检查：X线检查可排除骨折，肌骨超声可显示损伤区域及损伤程度。

2. 鉴别诊断

(1)髂前上棘撕脱骨折：外伤史及受伤机制比较相似，但压痛点比较局限，在骨性标志点——髂前上棘处压痛比较明显，X线片可以此鉴别。

(2)股骨颈骨折：老年性股骨颈骨折常易漏诊，尤其是嵌插型骨折，患者有时能下地行走，查体时体征不明显，患者只感到主动或被动屈曲髋关节时出现轻度的不适感。一般股骨颈骨折有外旋、短缩畸形，根据X片鉴别，必要时行CT平扫检查可早期发现无移位的股骨颈骨折。

【治疗】

1. 中药治疗　早期绝对卧床休息。局部外敷消肿镇痛中药，如四黄散、双柏散、镇痛膏等中药膏，外敷中药应注意观察有无局部皮肤过敏反应，若有皮疹、发红、发痒等表现，应立即停药。内服消肿镇痛、活血化瘀的中药，可选用四物汤加味、桃红四物汤等。

2. 推拿治疗　中后期患者、内收肌慢性劳损者，可选用按摩手法治疗：首先按压委中、承山、冲门、血海各 1 分钟，以疏通经络。然后以柔和手法推法、揉法、滚法施术于股内收肌，并用拇指按压阿是穴 1 分钟，继而分筋理筋各 3 遍。以上手法刺激量均以患者能忍受为宜，切忌应用粗暴、过大手法治疗。调整体位，以方便操作为标准，伸膝关节，外展髋关节，使股内收肌拉长，外展角度以患者能忍受为宜。最后以摩法、擦法施术于损伤部位，促使淤血的吸收，以局部透热为度。根据损伤程度，损伤后 24～48 小时禁止按摩，施用本法后配合红外线理疗疗效更佳，如无条件也可热敷。

3. 注射疗法

(1)如损伤后疼痛部位很局限，可以采用封闭疗法。局部皮肤常规消毒，于股内收肌损伤压痛点处用 2% 利多卡因 2ml 加曲安奈德注射液 20～40mg(或复方倍他米松等)做扇形封闭注射。注射方法：进针至骨膜，回抽无回血后，于内收肌起点处将上述药液注入骨膜和肌起点，注射后用无菌敷料包扎，并局部按压 2～3 分钟。每周注射 1 次，一般不超过 5 次。每天亦可配合中药外洗。

(2)股内收肌损伤后形成骨化性肌炎，可在骨化处注射透明质酸酶针剂 1500U 加盐酸普鲁卡因注射液 10ml 混合液，每周注射 1 次，3～5 次为 1 个疗程。注射前，盐酸普鲁卡因注射液应常规做过敏试验，待皮试结果阴性后，方可使用。

4. 针灸治疗

(1)刺法：可选用血海、曲骨、阴廉、箕门、急脉、阴陵泉、横骨、足五里、阿是穴等。每次选择 4～6 穴，毫针采用平针法，配合电针效果更佳，以中等强度刺激为宜。留针 20～30 分钟，每日或隔日 1 次，以疼痛消失，大腿内收、外展活动正常为止。

(2)灸法：取穴同毫针。每次选用 4～6 穴，运用温和灸法连续施灸 30 分钟左右，每日 1 次，10 次为 1 个疗程。

5. 手术治疗　若早期发现内收肌完全撕裂者，应尽快手术修复，术后严格制动，6 周后解除外固定，逐渐行下肢功能锻炼。

【并发症及预后】

1. 并发症　该病并发症较少，若失治或误治，可残留大腿内侧持续疼痛甚至导致股内侧肌肉失用性萎缩，少数病例可能导致闭孔神经卡压，必要时行手术治疗。

2. 预后　经过积极治疗，该病预后较好。

第五节　股二头肌损伤

【解剖学】

股二头肌位于大腿后外侧，有两个头，长头起于坐骨结节，短头起于股骨粗线外侧唇下部，至下端两者融合为一腱，止于腓骨头，由坐骨神经(L_4至S_2)支配。股二头肌腱与腓侧副韧带之间有一恒定的股二头肌下滑囊。股二头肌的作用为伸髋关节，屈曲、内旋膝关节。

【病因病机】

股二头肌损伤大多是由于膝关节于过伸位，股前侧受外力的作用而造成股二头肌的抵止部撕拉伤，也可由于大腿外后侧的挫伤及小腿内翻，内收而造成股二头肌的拉伤。肌肉拉伤、扭伤的主要原因多半是肌肉的准备不够，如受伤尚未复原、暖身不足等，另外就是运动过度，肌肉使用过度会失去应有的弹力和协调性而容易受伤。急性损伤型可由于被动拉伤和主动用力拉伤所致，部分断裂，重者完全断裂。损伤后小腿的屈曲功能下降。

【临床表现】

外伤后大腿外侧及腓骨小头部肿痛、压痛，屈曲膝关节使疼痛加重。在股二头肌局部可触及肌纤维隆起、弥漫性钝厚或呈条索状变硬、挛缩、弹性变差等病灶，以起点较明显。屈小腿抗阻力时疼痛加重，若是撕脱伤在屈小腿抗阻力时肌力下降。股二头肌为骨盆后部重要的稳定结构之一，一侧股二头肌损伤出现功能障碍，还可引起骨盆代偿性前倾，腰前凸增加，使脊柱生物力学的平衡失调，引发腰腿部症状。

【辅助检查】

X 线摄片可排除腓骨小头的撕裂性骨折。

【诊断及鉴别诊断】

1. 诊断

(1)明确的外伤史：一般外伤史比较明确，膝关节过伸位时股前侧受外力所伤。

(2)症状：外伤后大腿外侧及腓骨小头部肿痛、压痛，屈小腿抗阻力时疼痛加重；若是撕脱伤，在屈小腿抗阻力时肌力下降。

(3)体征：受伤局部压痛阳性，股二头肌肌力较对侧下降。股二头肌局部可触及条索状硬结或肌纤维隆起。

(4)X 线检查：主要是为了排除腓骨小头的撕

裂性骨折。

2. 鉴别诊断　股外侧皮神经炎：临床表现为股前外侧麻木、蚁行感、刺痛、烧灼感、发凉、出汗减少及沉重感等症状，以麻木最多见。股外侧皮神经炎又称感觉异常性股痛，和股外侧皮神经嵌压综合征不是同一个病。该病的特点是大腿前外侧的皮肤疼痛及感觉异常，也被称为 Roth 综合征。

【治疗】

1. 固定与休息　早期宜适当制动，患者卧床休息，患肢不负重，必要时下肢给予支具或石膏外固定，抬高患肢，48 小时内冷敷以利于早日恢复肢体的功能。

2. 手法治疗　早期患者一般不宜用手法治疗，否则会加重局部渗血，使疼痛加剧。中、晚期患者可适当在局部采用理筋手法，除在局部做轻柔按摩外，还要进行膝关节的功能锻炼。

操作步骤：患者取俯卧位，医者顺股二头肌肌腱方向由上而下，分别用四指推法、滚法、揉法等 10 分钟，以舒筋通络，放松肌肉；然后用点按法于坐骨结节、腓骨小头等处；再用双手拇指沿股二头肌肌腹垂直方向缓缓弹拨数次；继而顺肌纤维方向揉顺该肌，反复 5 遍，时间约 10 分钟。患者取仰卧位，医者一只手四指扶膝，虎口卡住膝关节外侧，拇指伸向腘窝外缘扣压住股二头肌腱下端；另一只手握住踝关节，让其尽量屈髋屈膝，然后迅速伸髋伸膝拉直下肢。

3. 药物治疗　早期宜用活血化瘀、舒筋通络的中药，如舒筋汤内服，亦可选用七厘散、九分散、云南白药、沈阳红药等；外敷可用双柏散药膏。后期患者可给予海桐皮汤煎水外洗伤肢，以利舒筋活络、理气活血、祛风除湿。

4. 封闭疗法　疼痛较剧者，可用醋酸泼尼松龙 0.25ml＋利多卡因 2ml 做局部痛点封闭。

5. 针灸治疗　可选用环跳、承扶、殷门、委中、昆仑、太溪及阿是穴等。每次选择 4～6 穴，中等强度刺激，留针20～30 分钟，每日 1 次。痛点明显处可用梅花针叩打皮肤至潮红并有微量出血后，再拔火罐，使其有少量瘀血拔出，止痛效果明显。

6. 手术治疗　股二头肌完全断裂者，应及早做手术修补，术后严格制动伤肢，6 周后可去除外固定，进行膝关节的锻炼。

【并发症及预后】

1. 并发症　股二头肌损伤经积极治疗后，并发症较少。手术治疗的并发症常见，如切口感染、不愈合，股二头肌损伤处粘连等。

2. 预后　该病预后良好。

第六节　梨状肌综合征

梨状肌综合征（piriformis syndrome），亦称梨状肌损伤或梨状肌孔狭窄综合征，系指梨状肌与坐骨神经解剖变异或因梨状肌损伤引起痉挛、水肿、肥厚、挛缩，因而压迫、牵拉坐骨神经，产生相应的临床症状。该病或称为一种神经嵌压综合征，是干性坐骨神经痛的主要原因。在临床腰腿痛的患者中占有一定比例，为常见损伤之一。属中医学“伤筋”“痹证”“环跳风”及“腰腿痛”的范畴。

【解剖学】

梨状肌位于臀部深层，起于第 2～4 骶椎前面骶前孔外侧，纤维向外集中，经坐骨大孔出骨盆成一腱，紧贴髋关节囊的后上部，向外止于大转子尖，是髋关节主要的外旋肌。坐骨神经一般应从梨状肌下缘通过而出骨盆，在臀大肌下面降至大腿后面，行至腘窝上角分成胫神经和腓总神经。其行程不受肌肉阻挡，下肢做任何运动，神经均不受到压迫与异常刺激。

梨状肌的体表投影：在髂后上棘至尾骨尖的连线上距髂后上棘 1～4cm 的一点至大转子尖的连线为梨状肌上缘的表面投影。自上述连线中点以下 2cm 内的一点至大转子尖的连线为梨状肌下缘的体表投影（图 16-1）。

【病因病机】

正常情况，当梨状肌收缩时，对坐骨神经无刺激，但如梨状肌炎性水肿、痉挛等刺激坐骨神经，可引起臀后部及大腿后外侧疼痛。同时梨状肌与坐骨神经的解剖变异也是引起梨状肌综合征的主要原因。

1. 外伤　髋部扭伤、梨状肌突然猛烈收缩，使髋关节剧烈外旋；髋关节强烈内收、内旋，牵拉梨状肌使其受损。大腿内旋、下蹲位突然站立，或腰部前屈伸直时，骨盆发生旋转，使梨状肌受到过度牵拉而致伤。亦可在髋部扭闪时，髋关节急剧外旋，梨状肌猛烈收缩而致伤。

2. 外感风寒　髋关节长期处于外展、外旋位易引起劳损，如久立、久蹲位，再外感伤寒发病。如在

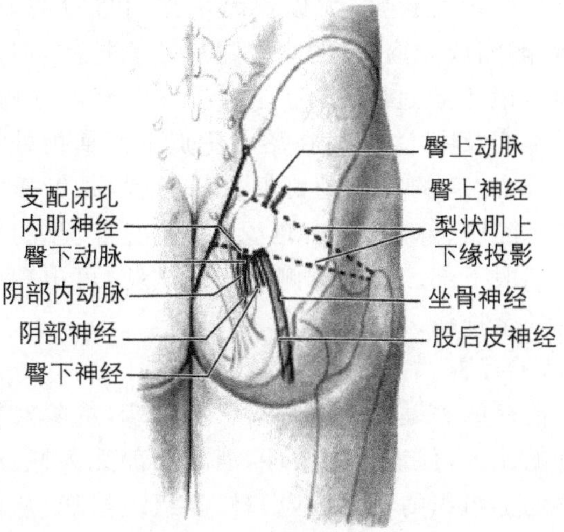

图16-1　梨状肌的体表投影

温室内久蹲工作，劳损和外感伤寒后引起梨状肌无菌性炎症，水肿、渗血、粘连，甚至变性刺激坐骨神经。

3. 坐骨神经与梨状肌关系变异　正常情况下，坐骨神经干应从梨状肌下穿过，但有变异。有学者将坐骨神经与梨状肌关系分为6型。

Ⅰ型，坐骨神经总干经梨状肌下孔出骨盆（65.2%）。

Ⅱ型，坐骨神经在骨盆内分两支，腓总神经穿梨状肌出骨盆，胫神经经梨状肌下孔出骨盆（28.0%）。

Ⅲ型，坐骨神经在骨盆内分两支，两支同经梨状肌下孔出骨盆。

Ⅳ型，腓总神经经梨状肌上孔、胫神经经梨状肌下孔出骨盆。

Ⅴ型，腓总神经经梨状肌上孔、胫神经穿梨状肌出骨盆。

Ⅵ型，腓总神经分两支，一支经梨状肌上孔，另一支与胫神经同经梨状肌下孔出骨盆。

Ⅲ～Ⅵ型出现率为6.8%。变异的梨状肌和坐骨神经容易受到外伤和炎性刺激，而引起梨状肌挛缩，挤压梨状肌内和坐骨神经的营养血管，致局部循环障碍及瘀血水肿，而引起梨状肌综合征。

4. 周围组织的疾病　邻近梨状肌和坐骨神经的疾病如盆腔炎、骶髂关节炎等可侵及梨状肌，或使骶$_{1,2}$神经根或骶丛神经受到刺激，亦可继发梨状肌痉挛，而出现坐骨神经痛，以女性多见。

【临床表现】

临床表现与损伤程度有关。轻者臀部酸胀、发沉，自觉患肢稍短，轻度跛行，大腿后外侧及小腿外侧有放射性疼痛，有时仅表现小腿后侧疼痛；重者臀部疼痛并大腿后外侧和小腿外侧放射性疼痛、麻木，自觉臀部有“刀割样”或“烧灼样”疼痛。跛行明显，少数感阴部不适或阴囊有抽痛。严重者双下肢不敢伸直，臀、腿疼痛剧烈，伸直咳嗽时双下肢窜痛。日久患肢肌肉萎缩，大腿后外侧麻木。触诊时，在梨状肌体表投影区有明显的深在性压痛，在臀中部可触及肿硬隆起的梨状肌。梨状肌紧张试验阳性，即患者仰卧位将患肢伸直并内收、内旋时局部及坐骨神经放射性疼痛加剧，再迅速将患肢外展、外旋，疼痛缓解。患肢内旋抗阻试验阳性。亦可用利多卡因局部封闭疼痛缓解或消失，进一步诊断为梨状肌损伤。有些可有神经分布区域的感觉迟钝，个别患者可有生理反射的异常。直腿抬高试验60°以内疼痛显著为阳性，因为损伤的梨状肌被拉长紧张，加强了与周围神经的病理关系；抬高超过60°以后，损伤的梨状肌不被再拉长，疼痛反而减轻。根据此体征可与根性坐骨神经痛相鉴别。

X线照片可排除髋关节骨性疾病。

【辅助检查】

X线检查要排除腰椎间隙变窄，必要时行腰椎MRI检查以排除腰椎间盘突出症引起的坐骨神经痛。

【诊断】

1. 病史　患者常有下肢损伤或慢性劳损史，如闪、扭、跨越、下蹲，由蹲位突变直立和负重行走等，或部分患者有受凉史。

2. 症状　主要临床表现是臀部或腰骶部疼痛，其特点如下。

（1）患者自感患肢变短，由于疼痛常伴有跛行、行走困难或身体半屈，自觉患肢短缩。臀部酸胀、疼痛和异常感觉，大腿后面和小腿外侧有放射性疼痛，兼或伴有小腿外侧和足趾麻木感。

（2）严重者可呈牵涉样、烧灼样、刀割样疼痛，有时疼痛难忍致使患者坐卧不安或改变体位，可影响患者的精神、情绪、食欲和睡眠。

（3）疼痛可因腹压增大（如咳嗽、喷嚏）和体位变化（如内旋关节）等加重，致使患者呈胸膝卧位。

（4）常有放射和（或）触电样窜麻感，疼痛常沿大腿后侧向足底放射。

（5）有时伴有沿神经区域的感觉麻木，这与坐骨神经、腓总神经和阴部神经受损有关。

3. 体征

(1)腰部无压痛与畸形,活动不受限。坐骨神经症状,直腿抬高试验阳性,臀中部可触及横硬韧索条或隆起的梨状肌,压痛明显并向下肢放射。腰臀部无异常发现,侧位触诊可触及梨状肌痉挛、肿胀、肥厚形成索条,并有明显压痛。直腿抬高试验60°以内有明显疼痛,超过60°反而疼痛减轻。从而排除根性神经痛。亦可有梨状肌呈弥漫性肿胀、肌束变硬、弹性差。病久者,伤侧臀部肌肉萎缩、松软、肌张力低。下肢腱反射正常,屈颈试验和颈静脉压迫试验均为阴性,此点可与腰椎间盘突出症相鉴别。

(2)梨状肌紧张试验阳性:一种方法为患者取仰卧位,当直腿抬高试验受限时,再将下肢做内旋动作,若出现坐骨神经疼痛症状加重为阳性;另一种方法为患者取俯卧位,患肢屈膝,操作者一只手按抚在患者患侧臀部,另一只手握住踝关节向外扳,使髋关节产生内旋动作,若出现坐骨神经疼痛症状加重则为阳性。

4. 影像学检查　主要是为了排除腰部、髋关节疾病。

【鉴别诊断】

梨状肌综合征临床表现复杂,有时与腰椎间盘突出症重叠、交叉出现,需仔细行体格检查以此鉴别。

1. 腰椎间盘突出症　梨状肌综合征因梨状肌刺激坐骨神经干引起,又称干性坐骨神经痛,无腰部压痛,腰部功能活动正常。腰椎间盘突出症系坐骨神经根受压,又称根性坐骨神经痛,椎旁有压痛和放射性疼痛,坐位时较行走疼痛明显,卧位疼痛缓解或消失,症状可反复发作,小腿外侧、足背的皮肤感觉减退或消失,足及趾背屈时屈肌力减弱,踝反射减弱或消失,重者可出现脊柱侧弯(强迫体位),CT或MRI检查可确诊。少数患者合并梨状肌综合征,有时较难鉴别。

2. 坐骨神经炎　坐骨神经炎起病较急,多由细菌、病毒感染,风寒湿邪侵袭而致神经水肿,除坐骨神经症状外,坐骨神经径路有压痛为特点,疼痛为持续性钝痛,并可发作性加剧或呈烧灼样刺痛,站立时疼痛减轻。腰部检查无阳性体征。

3. 臀上皮神经卡压综合征　臀上皮神经为腰1～3后支分支,经腰背筋膜进入皮下,绕过髂嵴行至臀上部,通常有3支,它在臀部的分布范围较为广泛,且部位较为表浅,易受风、寒、湿邪侵袭或遭受外伤、劳损,致筋脉痹阻,气滞血瘀,"不通则痛",以致出现以疼痛为主要特征的一种疾病。主要是腰臀部弥散性疼痛,尤以髂嵴中部附近较明显,呈钝痛、酸痛或刺痛,有的向大腿后外侧扩散,但疼痛范围一般不超过膝部,可伴有腰臀股部麻木感,活动时疼痛及麻木加重;在髂嵴中点下两横指处有明显压痛点,有的在该处可扪及条索状物,触压时病人感到酸胀、麻木、疼痛难忍,甚至沿臀、股的外侧放射到股下部。做躯干侧弯屈伸试验,可出现患侧臀部的牵扯痛。

【治疗】

治疗的关键在于缓解梨状肌痉挛,解除对神经血管的压迫,促进血液循环,消除局部无菌性炎症,改善局部组织的营养供应和修复组织损伤,从而达到缓解临床症状的目的。

1. 推拿治疗　急性期手法宜轻柔和缓,切忌暴力,以理筋手法为主,现介绍梨状肌弹拨法。患者俯卧床上,上肢向后伸,医者立于患侧,令患者放松患肢臀部及下肢肌肉。在臀部施以四指推法、滚法、掌揉法等约5分钟,手法应轻快柔和,其目的是使臀部的肌肉放松。然后与梨状肌纤维走行方向垂直反复拨动和按压10分钟。该手法直接刺激梨状肌,可缓解梨状肌的痉挛,使粘连组织分离,促进损伤组织的修复,是治疗的重点。继而由外向内沿梨状肌纤维走行方向捋顺该肌2分钟,然后用双拇指在痛点点压2分钟,最后施以擦法,以透热为度。手法由轻到重,时间由短到长,可每日或隔日进行。

2. 中医辨证施治

(1)气滞血瘀证:多为急性外伤后发作。梨状肌部位瘀血凝滞,腰臀部疼痛,渐次引及下肢亦痛,入夜痛甚,肌肉坚硬,麻木不仁,肢体沉重,行走艰难,面色暗,舌质紫或有瘀点、瘀斑,苔薄白,脉弦涩。治应活血化瘀、行气通络为主,可选用桃红四物汤、和营止痛汤、身痛逐瘀汤。

(2)寒湿痹阻证:多由劳累而感受风寒湿引起,臀部及下肢酸肿、疼痛、拘急、屈伸不利,行走不便,遇冷痛甚,得热痛减,舌质淡、苔薄白,脉弦紧。治应以祛风寒化湿,兼以活血,选用独活寄生汤加减。如病情稍久不愈或梨状肌呈索状硬化,可加用全蝎、地龙、土元、蜈蚣、僵蚕等药物,加强舒筋活络、通络止痛功效。

(3)湿热阻络证:臀部及下肢剧痛不可触及或烧灼样痛,得热痛甚、得冷痛减,或兼汗出,口渴而烦,舌质红、苔薄黄,脉滑数。治应以渗湿通经活络为主,并辅以健脾,可选用薏苡仁汤或加味二妙散。

(4)久痹血亏证:臀部及下肢疼痛日久不愈,髋部屈伸不利，行走困难，肌肉瘦削，皮肤感觉迟钝，甚或麻木不仁，身倦乏力，舌质淡、苔薄白，脉细弱。治应以益气养血为主、舒筋活络为辅，可选用当归鸡血藤汤加减。

3. *注射疗法*

(1)穴位注射疗法：主穴取臀中穴(股骨大转子与坐骨结节连线为底边，向上做一等边三角形，其顶点即是)，配穴取陵后、委阳。穴位皮肤常规消毒，用7号麻醉注射针头连接20ml注射器，抽吸上述混合药液后，将针头快速直刺进入皮肤，稍做提插待有酸、麻、胀等明显针感得气时，经回抽无血后，根据临床症型选择不同药物：急性发作、疼痛剧烈时，采用10%葡萄糖注射液19ml加地塞米松2mg；中等疼痛或按上述方法处理而疼痛减轻的再行辨证用药，实热型用10%葡萄糖注射液18ml加维生素B_1 100mg；虚寒型用10%葡萄糖注射液14ml加10%当归注射液6ml在臀中穴注入。如下肢疼痛明显，则加注射陵后或委阳穴，每日注射1次，连续3次为1个疗程。

(2)局部注射疗法

①局部皮肤常规消毒，用10ml注射器抽取1%利多卡因注射液10～20ml加复方倍他米松注射液1ml，连接6～7号长封闭针头刺入皮下，再深达局部压痛点深部病灶内，即感觉刺入梨状肌肌腹内时，经回抽无血后，即将上述混合液注入，每周注射1次，1～3次为1个疗程。疗效欠佳者，考虑手术治疗。

②慢性梨状肌肌腹损伤可选用醋酸泼尼松龙混悬液25mg(1ml)加透明质酸酶针剂1500U及0.5%盐酸普鲁卡因注射液18ml，确定梨状肌损伤部位后，局部皮肤常规消毒，用22号麻醉针头连接20ml注射器，穿透皮肤、皮下组织、臀大肌筋膜后，进入臀大肌，再继续进针至梨状肌时，有一种针尖进入豆腐内的感觉，固定好针体，将上述混合药液注入，为促使药液弥散，可加压注射。每5日注射1次，1～3次为1个疗程。注射前，盐酸普鲁卡因注射液应常规做过敏试验，待皮试结果阴性后，方可使用。

4. *针灸治疗*

(1)刺法：常用穴位有秩边、环跳、承扶、委中、阳陵泉、承山、丘墟、阿是穴等，每次选用4～6穴。疼痛重者，采用平针法或平泻法；疼痛轻者用平针法，最好配合电针，中等或中强刺激。秩边、环跳、阿是穴可深刺3寸以上，使局部酸胀或麻电感向下肢放射，留针20～30分钟，隔日1次，或每周5次，10次为1个疗程。

(2)灸法：在梨状肌投影处做温和灸15～30分钟，每日1次。

(3)小针刀疗法：常规消毒、铺巾后，局麻满意后，选用汉章牌3号针刀，垂直于局部皮肤，刀口线与坐骨神经走行一致，快速刺入皮肤达皮下组织层，然后缓慢深入，当出现第2个突破感、患者有明显酸胀感时，表明针刀已到达梨状肌病灶部位，此时需将针刀刀体做“十”字形摆动3～4下(钝性摆动剥离，可避免对神经、血管的损伤)，患者出现非常明显的酸胀感或向下肢的放散感即可，出针按压3分钟以防出血，无菌纱布或创可贴外敷治疗点。每5天治疗1次，2次为1个疗程，疗程间休息2天。

5. *手术治疗*　一般经正规、有效的非手术疗法治疗，症状缓解满意；而治疗无效，症状反复发作影响工作或学习者，可考虑手术治疗。术中应完全暴露梨状肌与坐骨神经关系(变异)，根据压迫情况可行部分切断，或全部切断。并将周围彻底松解，解除神经周围粘连。

【并发症及预后】

1. *并发症*　非手术治疗的并发症较少；手术疗法的并发症，有再次粘连神经的可能、症状复发的可能、臀部肌肉萎缩等。

2. *预后*　经正规、有效非手术治疗，该病预后良好，需循序渐进进行功能锻炼。

第七节　髋部滑囊炎

髋部周围有较多滑囊，临床上常见的有3个：髂耻滑囊、大转子滑囊和坐骨结节滑囊。这些滑囊均直接或间接有助于髋关节的活动，减少肌腱与关节的摩擦。当创伤、慢性劳损、局部感染及类风湿疾病等因素均可导致滑囊炎，出现局部酸胀疼痛、压痛明显、活动受限的一类病症。多与职业性质有关，可发生于任何年龄。

【病因病机】

由于滑囊处于特殊位置如骨突处，局部长期持续的压迫和反复摩擦等慢性刺激，使囊壁渐渐增厚或纤维化而产生慢性无菌性炎症；少数因髋部剧烈活动，使附在骨突上的肌腱损伤，从而牵拉损伤滑囊或肌腱损伤处的瘢痕刺激周围滑囊引起；部分患者有风湿或类风湿病史，或有局部感染史。早期病理改变主要是浆液性渗出物聚集在囊内，形成局限性的肿胀，若诊治不及时，囊壁变厚渐之滑囊闭锁，使滑囊形成一个慢性炎症肿块。总之，长期、持续、反复、集中和力量稍大的摩擦和压迫是产生滑囊炎的主要原因，病理变化为滑膜水肿、充血、增厚呈绒毛状，滑液增多，囊壁纤维化等。

【临床表现】

1. 股骨大转子滑囊炎

(1)多为成年人，男多于女，单侧发病，双侧少见。多数有局部扭跌外伤、劳累史，或局部注射史。

(2)急性期，大转子上方疼痛，疼痛可放射至大腿后外侧，拒绝触、压，不能向患侧卧。局部肿胀，大转子后方的凹陷常消失，髋外侧异常丰满。髋活动痛，早期常有摩擦感、压痛，但无波动感。为了缓解疼痛，患髋常取屈髋、外展、外旋位。髋关节运动范围不受限制。被动活动髋关节偶可引出大转子周围摩擦感或弹拨现象。

(3)有时可抽出淡血性液，后期为淡黄液。

2. 髂耻滑囊炎

(1)多有髋部劳累史，中年以上患病，男多于女。左右侧无明显差异。

(2)急性期：股三角外侧肿胀、疼痛和局部压痛。髋关节主动伸屈时疼痛。尤以髂腰肌收缩使髋关节屈曲时，伸髋外展(臀大肌收缩)疼痛剧烈。股神经受刺激或受压时，疼痛可沿大腿前部放射至小腿内侧。慢性期：疼痛缓和，间歇性发作，每于劳累时加重。肿块大小不定，囊性的硬度与囊内压力有关，多数较硬，界线清楚，少数柔软，界限不确切。必要时可行滑液囊穿刺，滑液为淡黄色黏性液体。

(3)X线摄片有助于诊断和鉴别诊断，MRI或超声可明确诊断。

3. 坐骨结节滑囊炎

(1)多见于经常坐位劳动的年迈体瘦妇女，臀部坐位摩擦、挤压史，故又称“老妇坐垫瘤”。常为单侧，偶有双侧罹患。

(2)坐骨部增厚如隔垫，急性期疼痛，不敢坐硬凳，或单侧臀坐凳。慢性期仅于坐位有臀部不适感。坐位两臀着力不均，易使腰部疲劳。肿物深在，侧卧屈髋位，于坐骨结节部可触及5～12cm大小不等肿物，伸髋或站立后不易触得。局部肿胀、压痛，在坐骨结节部较深层可摸到边缘较清晰的椭圆形的肿物和坐骨结节部相粘连，多数患者有坐垫样感觉，部分患者感坐压痛，严重时无法入坐。

(3)早期穿刺抽出液为淡血性，慢性期为淡黄色。

【辅助检查】

X线检查有助于诊断和鉴别诊断，MRI或超声可明确诊断。

【诊断】

1. 股骨大转子滑囊炎 ①多数有局部扭跌外伤、劳累史，或局部注射史。②股骨大转子局部肿胀，髋活动痛，早期常有摩擦感、压痛，患髋常取屈髋、外展、外旋位。在髋关节内旋，使臀大肌紧张并摩压滑囊时可使疼痛加剧。

2. 髂耻滑囊炎 ①多有髋部劳累史；②髋关节前方疼痛并伴有髂腹股沟肿块，髋关节屈曲，拒绝伸直；③影像学检查排除骨与关节其他疾病。

3. 坐骨结节滑囊炎 ①侧卧屈髋位，臀部坐骨结节处可见触及5～12cm大小不等肿物，伸髋或站立后不易触得；②局部肿胀、压痛，在坐骨结节部较深层可摸到边缘较清晰的椭圆形的肿物和坐骨结节部相粘连。

【鉴别诊断】

1. 股骨大转子滑囊炎

(1)股骨大转子结核性滑囊炎：一般发病较慢，局部压痛也轻，局部可出现肿块，但在抽出的液中可见到脓液或干酪样的物质，X线摄片上可发现股骨大转子有骨质破坏现象。

(2)股骨大转子化脓性滑囊炎：全身症状明显，恶寒、高热，体温可达38.5～40℃；脉搏快速，白细胞计数及中性粒细胞增高，血沉增快，C反应蛋白试验阳性；穿刺液为浆液性、血性或脓性，液内含白细胞、脓细胞和革兰阳性球菌。

2. 髂耻滑囊炎

(1)髂腰肌脓肿：腰椎正位X片示两侧髂腰肌不对称，患者可有发热，血常规示白细胞计数增高，局部可有红、肿、热、痛的炎症性病理改变过程，病程发展较快，穿刺液为脓性。

(2)腰骶部结核：患者有午后低热，体质较消瘦，局部肿胀呈冷脓疡，穿刺液为淡稀白色液，血沉有升高改变。

3. 坐骨结节滑囊炎

(1)皮脂腺囊肿(粉瘤)：皮脂腺囊肿在坐骨结节较浅部可摸到边缘较清的肿物，一般与皮肤相粘连。

(2)肛周脓肿：发生在肛门皮下和肛管下端的皮下组织内，起初为小硬块或肿块，继则剧烈疼痛，红肿发热，坠胀不适，坐卧不安，夜不能眠。1周左右即可形成脓肿，在肛门周围或直肠内指诊时可摸到波动、柔软的肿物，用注射器穿刺可抽出脓液。

【治疗】

髋部滑囊炎的治疗，应针对病因，对症施治，防止复发。临床上应根据患者的具体情况而采取不同的处理方法，注重综合疗法的应用。

1. 理筋手法　对于慢性损伤性滑囊炎，医者在患处先施以掌磨法、掌揉法、推法等放松局部，然后适当用力按压、揉、弹拨肿物数分钟，以散结消肿、活血化瘀，最后用散法善后。

2. 中医辨证施治

(1)瘀血留滞证：可有明显外伤史，局部肿胀明显，可有瘀斑，疼痛拒按，扪之肿块有波动感，动则引痛，髋关节活动受限。舌暗红或瘀斑，脉弦有力。治宜活血散瘀、消肿止痛，方用桃红四物汤加减。

(2)气虚湿阻证：损伤日久或反复长期劳损。关节局限性肿胀压痛，疼痛肿胀呈反复性，每因劳累后加重，面白无华，纳呆。舌淡胖、边有齿痕，苔白滑或腻，脉细无力或脉濡。治宜益气健脾、利湿止痛，方用健脾除湿汤加减。

(3)湿热壅盛证：局部红肿灼热，疼痛较剧，拒按，扪之有波动感，伴有发热、口渴。舌红、苔黄，脉数。治宜清热除湿、通络止痛，方用五味消毒饮合三妙丸加减。

(4)阴虚火旺证：腰胯酸痛，局部可呈冷脓疡，潮热，盗汗，颧红，五心烦热，梦遗，尿黄。舌红、苔黄、少津，脉细数。治宜养阴清热，方用知柏地黄丸加减。

3. 中药外治法　可选用活血通络、散寒止痛类中药煎汤熏洗，湿包裹热敷，也可配合使用膏药贴敷。如在痛点热敷后，用超声透入通络止痛汤。

4. 封闭治疗　曲安奈德注射液20～40mg(或复方倍他米松等)配合1%利多卡因2～5ml(或普鲁卡因、罗哌卡因等)局部封闭注射。每周1次，可单独1次，也可连续治疗，一般不超过3次。

5. 手术治疗　滑囊炎反复治疗效果不佳，影响工作与生活者，应手术切除滑囊。术中注意仔细分离附近粘连的股血管、股神经等组织。术后患肢外展牵引，鼓励进行有限伸屈髋活动，而不宜进行严格外固定，以防止髋关节屈曲畸形。

【并发症及预后】

1. 并发症　本病并发症较少，封闭治疗要防止感染，尤其是坐骨结节滑囊炎。手术疗法术后应鼓励、指导患者早期、正确的功能锻炼。

2. 预后　本病预后较佳，少数残留局部疼痛，经治疗后疼痛等症状一般缓解满意。

第八节　弹响髋

弹响髋是指髋关节在某种运动时引起髋及下肢运动受限、出现声响或局部疼痛的一种常见病，该病又称滑响股或髂胫束弹响。该病虽无大痛苦，但高调弹响或伴有疼痛时，患者精神上常感到不舒服。以中老年人多见，偶见于青壮年。

【病因病机】

中医学认为本病是局部肌筋气血凝滞，血不濡筋，导致筋肉挛缩、疼痛，活动弹响。也可以是关节活动过度，慢性积劳成伤，迁延日久，筋肌肥厚、粘连、挛缩，活动弹响。

弹响髋按病变部位可分为关节内弹响和关节外弹响两种，关节外弹响又可分为髋内侧弹响和髋外侧弹响两种。而临床上关节内弹响很少见，青壮年髋关节外侧弹响多见。

1. 关节内弹响　关节内弹响较少见，一种类型是发生在儿童，这是由于股骨头在髋臼的后上方边缘轻度自发性移位而造成，大腿突然屈曲和内收则发生弹响，日久可变成习惯性。另一类型是成年人，由于慢性劳损，髂股韧带呈条索状增厚，在髋关节后伸，尤其是外旋时与股骨头摩擦而产生弹响。还见于关节滑膜软骨瘤病或其他病因所致的关节内游离体或髋臼后缘骨折所致髋关节短暂的半脱位。

2. 关节外弹响　髋关节外侧弹响较常见，习惯上称为弹响髋或阔筋膜紧张症。臀部后外侧外伤后，或无明显外伤史，髂胫束后缘和臀大肌肌前缘近止点处逐渐硬化肥厚形成一条粗而紧张的纤维带，当髋关节屈曲、内收或内旋活动时，此纤维带滑过大转子突起而发生弹响，但髋关节活动范围不受限。有的大转子伴有骨质增生，或伴有骨软骨瘤病，在上述纤维带与骨组织之间，髋关节活动时产生弹响。日久弹响加重，有时会出现疼痛不适。由于增厚组织的刺激可发生大转子部的滑囊炎，有学者指出，多次肌内注射所致臀大肌后部肌纤维纤维化也可引起弹响，并须要手术治疗。

有学者发现髋关节屈伸活动时，髂腰肌肌腱在股骨头上来回移动可产生髋关节内侧弹响。

【临床表现】

患者髋部多无疼痛症状，可有不适感，髋关节活动时有弹响。外侧型弹响髋在引起大转子滑囊炎时可出现疼痛。体型较瘦弱的患者在检查时可触到或见到一条粗而紧的纤维带在股骨大粗隆上前后滑过，有弹跳现象。患者经常用髋关节脱位来描述自己的主观感受，这被 Thomas Byrd 称作"假性半脱位"。病情严重时髋关节屈曲、外展、外旋畸形为其典型表现，站立与行走时骨盆前倾，代偿性脊柱侧弯，前突增大，可引起姿势性下腰痛，甚至还有可能出现髋关节脱位。对于其他类型的弹响髋，大部分患者仅有内部弹响症状，有时疼痛症状并不明显。

【辅助检查】

1. X线检查　X线摄片可排除髋关节本身病变，如髋关节骨软骨瘤病、关节鼠或剥脱软骨病等引起的髋部弹响疾病。

2. CT、MRI检查　必要时行CT或MRI检查以排除髋关节疾病。

【诊断及鉴别诊断】

1. 诊断

(1)病史：成年人弹响髋往往有慢性劳损史，儿童弹响髋多因先天缺陷所致。

(2)髋关节在屈曲、外展或内旋、外旋时，可出现弹跳动作，并有响声。病情严重时髋关节屈曲、外展、外旋畸形为其典型表现，站立与行走时骨盆前倾，代偿性脊柱侧弯，前突增大，可引起姿势性下腰痛。

(3)影像学检查：X线摄片可排除髋关节本身病变，如髋关节骨软骨瘤病、关节鼠或剥脱软骨病等引起的髋部弹响疾病。必要时行CT或MRI检查以排除髋关节疾病。

2. 鉴别诊断

(1)臀肌筋膜挛缩症：体表扪及索条位置较低、较浅，髋关节表现为屈曲、外展、外旋，膝关节屈曲外翻，可伴有其他畸形存在。

(2)髋关节骨关节疾病：骨盆X线检查可排除其他髋关节内病变及其他原因所致关节面粗糙摩擦而产生的弹响。

【治疗】

无明显症状的轻微弹响者，或仅有活动时低调弹响，并无疼痛不适者，一般无须治疗。对伴有轻微疼痛者，应给予适当休息，可以采用中药外敷或熏洗、理疗，局部采用封闭注射或局部短暂制动，限制屈髋运动并嘱患者改变动作习惯，一般疗效较好。

1. 手法理筋治疗　髋关节外弹响者，医者一只手按住股骨大粗隆，另一只手握住踝上，将髋关节屈曲、内收、内旋，然后迅速向下牵抖，使下肢伸直，如有弹响则效果较好。最后在股骨大粗隆处做推揉理筋手法。武汉总医院刘占京等学者认为经上述方法治疗7～15次，患者均痊愈。症状与体征消失、功能恢复正常。手法治疗后均取得满意效果，认为手法治疗弹响髋值得临床推广应用。这和Engsberg等在对长跑运动员的按摩疗法报道大致相一致，他们描述说大多数的长跑运动员对这种治疗方法感到满意，因为在按摩治疗期间他们仍然能够保持常规训练。

2. 封闭疗法　局部痛点皮肤常规消毒，抽取醋酸泼尼松龙混悬液0.5～1.0ml(12.5～25mg)或复方倍他米松1ml加0.5%盐酸普鲁卡因注射液10ml混合液，快速进针刺入局部痛点，经回抽无血后，将上述混合药液做痛点注射，每周注射1次，3～5次为1个疗程。注射前，盐酸普鲁卡因注射液应常规做过敏试验，待皮试结果阴性后，方可使用。

3. 制动疗法　对儿童髋关节内弹响可用绷带约束髋关节，防止屈髋活动3～6个月。对成年人弹响髋应避免髋部过多活动，如长期行走等。

4. 小针刀疗法　痛点常规消毒、麻醉后，刀口线平行于髂胫束，垂直进针，达髂胫束后纵行松解1～2刀，稍退针刀，将刀口线旋转至横行，在髂胫束最紧张处斜铲2～3刀，手下感觉松解后出刀，局部无菌敷料包扎。治疗后卧床休息，当天不再行手法等治疗。

5. 手术治疗

(1)关节内弹响：髋臼发育不良可行髋臼成形术；合并髋臼后缘骨折，或关节内游离体，可摘除游离体。

(2)关节外弹响：髋外侧病变致高调弹响或影响社交时，患者忧虑不宁，或股骨大转子部髂耻隆起部有须行手术切除的病变，如骨软骨瘤、骨赘、滑囊炎、疝裂等，应行手术治疗，多可取得良好效果。手术以切断或切除肥厚硬化的纤维条为原则。

①针拨治疗：患髋局部常规消毒，无菌条件下，让患者主动屈伸，旋转髋关节引起弹响，触清条索状纤维带。局麻后，插入小针刀，小针刀锋与纤维带横行刺入切割纤维带，切断或切除引起弹响的增厚肌腱或纤维带，术中应边切边嘱患者活动髋关节并重复Ober试验直至弹响完全消失为止。术后患者髋关节早期功能活动，以防粘连或复发。

②髂胫束Z形延长术：因为髂胫束后部在大转子上滑动引起的弹响，可行髂胫束Z形延长术。手术在局麻下进行。仰卧位，以股骨大转子为中心做一纵向切口，找到紧张的髂胫束，在紧张的髂胫束前缘将其纵向切开8cm，切口尽可能地位于近端，以防大转子自缝合不牢的筋膜处突出。在此切近端做第2个切口，向前方和远端延长。在第1个切口远端做第3个切口，向近端后侧延长。在筋膜瓣下与下方组织游离，使其移位，将移位后的筋膜瓣以粗的可吸收线缝合。术后髋外展位卧床休息至切口愈合并拆线，然后扶拐下肢部分负重，外展状态下行走，6周后下肢可完全负重。

③关节镜微创治疗：弹响髋的传统手术认为需要尽可能地切除纤维束带，导致手术范围大，出血多，术后瘢痕大，容易粘连而再次影响功能。随着关节镜下微创手术治疗外侧型弹响髋在临床上的应用，镜下直接行髂胫束松解，手术创伤小、简单有效。Ilizaurri于2006年对11例行镜下十字切口加翼状切除，在大转子上方髂胫束上做出一个菱形的缺损作为手术方法，术后随访25个月，成功率为90.9%，认为是外侧型弹响髋的一种很好的微创治疗方法。2009年，解放军总医院刘玉杰等学者对108例双侧臀肌挛缩患者进行关节镜下射频松解，术后无1例外展肌挛缩复发患者，无臀大肌萎缩和残痛患者。认为关节镜下射频刀挛缩臀肌松解术可以有效治疗外侧型弹响髋。

【并发症及预后】

1. *并发症*　手术后，Byrd JWT建议患者需要拄拐3周，直到步态达到正常。术后前6周避免行髋关节过度屈曲，但是患者在术后须遵照正常的关节镜术后训练计划。手术不能替代系统的功能锻炼，术后必须严格强调康复训练，否则将严重影响疗效。

2. *预后*　预后尚可，需要有经验的医师行手术治疗。

第九节　臀大肌挛缩症

臀大肌挛缩症是由于外伤、感染或臀部反复注射药物等原因使臀肌及其筋膜的纤维变性挛缩，继发髋关节内收、内旋功能障碍，进而表现为特有的步态、姿势异常等体征的临床病症。因临床多因臀部反复注射药物引起，又称注射性臀大挛缩症、小儿肌内注射后臀肌筋膜挛缩症等。有作者将本病分为原发性和臀肌纤维化继发臀肌挛缩症，但原发性臀肌挛缩症病因尚不清楚。本病好发于儿童。1969年Valderrama首次报道本病，1978年马承宣首次报道国内病例。近年来本病报道较多，且有暴发情况发生，全国各地累积病例已数千余例，目前成为小儿骨科常见疾病之一。

【解剖学】

臀大肌位于髋关节后面，为菱形扁厚肌。起于髂骨臀后线后方骨面和骶、尾骨背面，肌纤维粗大，斜向下外，大部分移行于髂胫束的深面，小部分止于股骨的臀肌粗隆。其作用为后伸并外旋大腿。

【病因病机】

1. *病因*

(1)外伤：臀部碾挫伤如车轮碾挫，或自高处坠地臀部触地，臀肌广泛挫伤出血、水肿甚至撕裂。

(2)局部感染：臀大肌周围局限性感染、药物注射局部感染，造成化脓性炎症。

(3)臀部反复注射药物：据顾洁夫、彭明惺(1989年)分别报道的对本病的实验研究、临床分析和流行病学调查结果表明，我国臀肌挛缩与婴儿反复注射苯甲醇青霉素有密切关系。有实验表明苯甲醇作溶媒为臀肌挛缩症的直接原因，并与肌内注射次数成正相关。婴幼儿尤其是1－2岁及以下者对本病的易感性远较成年人高得多。

(4)其他：有学者认为本病具有遗传倾向，并与地理环境、饮食、卫生及水质有关，但尚需进一步研究。

2. *病机*　外伤、感染和反复注射，均可导致臀肌纤维变性和瘢痕形成，肌肉因纤维变性、瘢痕化、硬化丧失弹性，甚至短缩，导致髋关节或邻近关节活动功能受限，甚至形成关节固定畸形。病变范围与肌纤维走向及注射部位相一致，呈条索状，不环形放射扩散，纤维带与周围正常肌肉纤维之间界线不清，甚至髋关节囊亦可挛缩。

【临床表现】

1. 髋部弹响、尖臀、不能跷二郎腿,行走时跳跃前进。

2. 搭腿试验阳性:并腿时不能屈膝,需要两膝分开才能屈膝;坐位时,两膝分开,不能靠拢。

3. 临床查体时在臀部注射部位即臀大肌外上1/4处可见一皮肤凹陷,可摸到与臀大肌纤维走行方向一致的硬而韧的皮下挛缩束带。患者站立时双下肢轻度外旋,双足不能完全并拢;下蹲时双髋呈外展外旋姿势,双膝分开,犹如蛙蹲时的后肢,所以称为"蛙腿征"。由于屈髋受限,当患者快步行进时如跳跃,称之为跳步征阳性。

【辅助检查】

X线检查:多无异常。有的可出现"假性双髋外翻",即股骨颈干角>140°等。

【诊断】

1. *病史* 患儿有外伤、局部感染及多次注射药物或苯甲醇镇痛药多次应用史。

2. *症状* 行走与站立时呈外"八"字步态,跑步或上楼时更明显,快步可出现"跳步"。坐椅时两腿分开不能靠拢,下蹲过程中双膝必须分开做向外"划圈"动作,呈典型"蛙式"位。

3. *体征* 在臀部注射部位即臀大肌外上1/4处可见一皮肤凹陷,可摸到与臀大肌纤维走行方向一致的硬而韧的皮下挛缩束带。臀肌萎缩呈尖臀改变,股骨大粗隆上方可触及条索状物,髋关节屈伸有滑动感或弹响,重者出现臀部凹陷。中立位屈髋<40°,要外展、外旋才能完成屈髋动作。

4. *影像学检查*

(1)X线表现:有学者指出,骨盆X线片上骶髂关节旁髂骨致密线是臀肌挛缩症的一种征象,是由于挛缩的臀大肌长期、持续的牵拉作用,导致呈后内向前外斜行的髂骨骶髂关节部外缘皮质变为前后走行使其形成轴位投射所致。长期的臀部肌肉及其筋膜挛缩影响髋关节的发育,如颈干角、中心边缘角(CE角)的增大,髋臼角变小,髂骨高宽比及股骨头指数的减小等。单侧者可见有骨盆倾斜。

(2)B超检查:可见臀肌有不同程度萎缩,臀肌内见肌纤维排列紊乱,筋膜增厚,形成回声不均的肿块。肌肉内见散在大小不等、回声较强的斑块。周围肌肉较健侧变薄。

(3)CT检查:早期表现为肌肉密度减低,肌间隙模糊,肌肉体积并不缩小。晚期表现为肌肉体积缩小、密度增高、肌间隙增宽。

(4)MRI检查:能直接准确清晰地显示臀肌挛缩症的挛缩、臀肌及增生的纤维条结构并明确诊断,术前MRI检查,对指导临床手术治疗有重要意义,是臀肌挛缩症特异性影像检查方法。

【治疗】

1. *非手术治疗* 对于肌内注射2周以内发病的患者,为急性臀肌筋膜挛缩者,可用中药外敷、熏洗,也可采用手法按摩、热毛巾外敷,局部涂敷骨友灵等;还可用红外线照射,每天3次,同时下肢功能锻炼,一般3周左右可愈。

2. *手术治疗* 大多数学者均认为本病一旦确诊,宜尽快手术治疗,以免继发骨关节的病变。强调应彻底松解,切除纤维变性组织,包括切断髂胫束、臀中(小)肌等。注意保护坐骨神经及邻近血管,务必于手术台上达到满意的松解效果,这样才能达到治疗目的。不要寄希望于术后的功能锻炼。

手术以彻底松解、切除挛缩的髂胫束、臀大肌及其筋膜为原则。

(1)单纯彻底挛缩索带切断松解术:患儿侧卧手术台,切口以挛缩范围为中心,通常在髂前上棘后2.5cm处至大转子稍后方做一5~6cm弧形切口。显露挛缩组织。术中将患儿髋关节屈曲、内收、内旋,使挛缩组织被动紧张,以便于正确辨认。用刀由浅入深,分层横行切断挛缩组织。如阔筋膜张肌也有挛缩,可在拉钩牵引协助下,直视挛缩组织,小心加以切断。术中可通过交腿试验,并腿屈髋试验检验挛缩是否彻底松解。如术中见梨状肌及髋关节囊亦有挛缩,仍需切断。术中髋关节活动范围力求达到内收、内旋各10°,髋关节由伸直0°位屈曲至120°以上。

(2)挛缩索带切除术:患儿侧卧手术台,切口以挛缩范围为中心,切开长6~10cm弧形切口,充分显露挛缩组织。术中将患髋屈曲、内收、内旋,使臀大肌、髂胫束等挛缩组织被动紧张,触诊明确后,由浅入深依层横断挛缩组织。深层如臀中肌等亦可彻底切除,切除后将周围组织松解。然后患者改平卧位,将髋关节再度屈曲、内收、内旋,仍有紧张束状带再次切除、松解,直到"交腿试验"阴性为止。术中如遇关节囊、梨状肌挛缩者亦可松解。

(3)臀肌止点下移术:患儿侧卧手术台,自髂前上棘向后上沿髂嵴止于髂后线做切口。显露髂嵴,切开阔筋膜张肌、臀大肌、臀中肌在髂骨臀面的附着部,然后用骨膜剥离子钝性剥离髂骨外板,使臀肌彻底松解。注意在剥离臀肌过程中,应屈曲、内旋髋关节，剥离程度以髋关节活动正常或接近正常为宜。待关节屈曲受限及外展、外旋畸形矫正后，彻底止血，直接缝合皮下组织及皮肤，剥离的臀肌不缝合，仍不能改善髋关节功能者，应加做髂胫束切断术。注意术中臀肌附着部剥离范围的多少以能恢复髋关节屈曲外展功能为宜，过分剥离有可能造成伸髋肌肌无力。

术中注意保护坐骨神经，必要时可先显露坐骨神经加以保护。切除病变组织时不出血，组织苍白，无须止血。病变组织与正常肌纤维组织应松解彻底。术后渗血明显，应放置引流条，仰卧位，臀部放沙袋加压，以消灭渗血及腔隙，防止血肿形成。24小时后拔除引流条。术后3天起即开始下床站立、行走和轻度屈伸髋关节，12～14天拆线。拆线后加强髋关节锻炼，一般4～6个月可完全恢复。

近年来，随着射频汽化技术在关节镜的应用，利用关节镜下射频汽化治疗臀肌挛缩症的方法已经开展并取得一定的疗效。

【并发症及预后】

1. *并发症* 若得不到及时、有效的诊治，臀大肌长期挛缩可以引起以下并发症，如滑囊炎、膝外翻、骨关节炎等，从而影响患者的髋关节活动以及发育；若失治、误治，畸形得不到纠正，可能导致继发的髋关节骨性关节炎、脊柱生理曲度的改变等。

2. *预后* 该病诊治及时、早期治疗，效果值得肯定。

（王庆甫 马玉峰）

参考文献

[1] 孙树椿. 临床骨伤科学[M]. 北京：人民卫生出版社，2006.

[2] 吴孟超，吴在德. 黄家驷外科学[M]. 7版. 北京：人民卫生出版社，2008.

[3] 张铁良，等. 临床骨科学[M]. 3版. 北京：人民卫生出版社，2012.

[4] 王岩等，译. 坎贝尔骨科手术学[M]. 11版. 北京：人民军医出版社，2009.

[5] 毛宾尧. 髋关节外科学[M]. 北京：人民卫生出版社，1998.

[6] 李传波，等. 弹响髋的临床诊断与治疗新进展[J]. 中国矫形外科杂志，2012，20(9)：826-829.

[7] 刘玉杰，等. 关节镜监视下射频气化治疗注射性臀肌挛缩症的初步报告[J]. 中华骨科杂志，2003，23(3)：150.

[8] 胥少汀，等. 实用骨科学[M]. 4版，北京：人民军医出版社，2012.

第 17 章

膝部筋伤

第一节　膝关节内侧副韧带损伤

【解剖学】

内外侧副韧带、前后交叉韧带及周围肌肉的协同作用是维持膝关节功能与稳定的重要组成部分。内侧副韧带呈扁宽三角形，基底向前，尖端向后，为关节囊纤维层的加厚部分，后部和深层为后斜韧带，分为前纵部、后上斜部和后下斜部。前纵部起于股骨内上髁，向下斜行止于胫骨上端内侧缘；后上斜部自前纵部后缘向后下，止于胫骨内侧关节边缘，并附着于内侧半月板的内缘；后下斜部自前纵部后缘斜向后上，止于胫骨髁后缘和内侧半月板的后缘。内侧副韧带膝关节对抗外翻负荷的首要内侧稳定结构。在膝关节完全伸直时，内侧副韧带最紧张，可阻止膝关节的任何外翻与小腿旋转活动。在膝关节半屈曲时，侧副韧带松弛，膝关节不稳，小腿有一定的回旋活动，容易遭受损伤。如铁饼和链球运动员在掷铁饼和链球做旋转动作时，易发生膝关节内侧副韧带损伤。

【病因病机】

正常的膝关节有 5°～10°的外翻。膝关节外侧受强大暴力打击或重压的冲击，使膝关节过度外翻而损伤内侧副韧带，使其发生部分或全部断裂。也可因为膝关节在屈曲位时，小腿突然外展、外旋；或在足部固定时，大腿突然内收、内旋而发生膝部内侧副韧带损伤。内侧副韧带的深部纤维与内侧半月板相连，故在深部纤维断裂时，有可能同时产生内侧半月板撕裂，甚至并发交叉韧带撕裂，临床称为膝关节损伤三联症。侧副韧带撕裂后，膝关节的稳定性减弱。若治疗不当，则断裂的纤维回缩，形成瘢痕连接，造成韧带弛张无力，膝关节功能减退。损伤的程度分为三度：一度，屈膝 30°应力试验时，分离 0～5mm；二度，屈膝 30°应力试验时，分离 5～10mm；三度，屈膝 30°应力试验时，分离 10～15mm。

【临床表现】

一般都有明显外伤史。

膝部患侧局部疼痛、肿胀，有时有瘀斑，膝关节不能完全伸直。韧带损伤处压痛明显，内侧副韧带损伤时，压痛点常在股骨内上髁或胫骨内髁的下缘处。

侧方应力试验：膝关节伸直，检查者一只手握住伤肢踝部，另一手掌的大鱼际顶住膝上部的内侧或外侧，强力内收或外展小腿，如内侧副韧带部分损伤，外展时因牵扯损伤的韧带引起疼痛；如完全断裂，则有异常外展活动度。反之，如外侧副韧带部分损伤，内收时因牵扯损伤的韧带引起疼痛；如完全断裂，则有异常的内收活动度。

【辅助检查】

1. X 线检查　对诊断膝内侧副韧带断裂有重要价值，撕脱骨折者可以显出有骨折片存在。加压下外展位、双膝正位 X 线片，对本病更有诊断意义。具体方法如下：取 1%普鲁卡因压痛点注射后，患者平卧，两踝之间置放一软枕，用弹力绷带缠紧双大腿下端至膝关节上缘处，拍摄双膝关节正位 X 线片。当膝关节内侧间隙加宽但不超过 5～10mm 时，为内侧副韧带部分断裂；而膝关节内侧间隙明显加宽，＞10mm 时则为侧副韧带完全断裂；当合并有交叉韧带断裂时，X 线可示膝关节处于半脱位状态。

2. MRI 检查　膝关节内侧副韧带损伤常伴有前交叉韧带断裂、半月板损伤以及骨挫伤，通过普通 X 线片有时难以确诊病情，通过 MRI 检查均能发现以上病变。随着 MRI 检查的普及，应力下行膝关节 X 线检查已不再提倡应用。

【治疗】

1. 非手术治疗　对于单纯内侧副韧带损伤一般采用非手术治疗。一度损伤：仅对症治疗，扶拐 1～2 周；二度损伤：夹板或石膏固定，扶拐 2～3 周；三度损伤：夹板或石膏固定，扶拐 4～6 周，早期行功能锻炼治疗。

(1)急性期如关节有明显积液（或积血），应在严格无菌操作下抽出积液，弹力绷带加压包扎并行股四头肌功能锻炼。

(2)夹板或石膏固定：将膝置于 20°～30°屈曲位，用夹板或长腿管型石膏固定（不包括足踝部），1 周后可带石膏下地行走，4～6 周去除固定，练习膝关节屈伸活动，注意锻炼股四头肌。

(3)中药治疗：早期宜活血散瘀、消肿镇痛，应用桃红四物汤加牛膝、泽泻、车前子、连翘；中期宜养血续筋，用壮筋养血汤加减；后期宜舒筋活络，可下肢洗药熏洗。

(4)功能锻炼：早期行股四头肌功能锻炼，中、后期行膝关节功能锻炼。

(5)手法治疗：后期侧副韧带损伤愈合后，膝关节粘连，活动受影响可行手法治疗。操作如下：①患者坐于床旁，助手坐于伤侧，双手固定股骨下端。医者半蹲于患者前方，一只手由外侧用拇、示指圈住髌骨，并用拇指按住内侧副韧带损伤处，余三指在腘窝部拿住伤膝，另一只手由内侧握住伤肢踝部，轻轻环转摇晃伤肢 6～7 次。②医者站于伤肢外侧，用拿膝之手按住伤处，握踝之手与助手相对用力拔伸。③使伤膝盘膝，大腿外展外旋，足跟尽量靠近健侧腹股沟处，拿膝之手拇指推捻伤处。④医者将伤肢拔直，用捋顺法、揉捻法、散法等按摩舒筋。

2. 手术治疗　一般三度损伤应积极手术修补，并发后关节囊、半月板或交叉韧带损伤者行相应的手术治疗。

【预后】

该病预后不佳，对新鲜内侧副韧带断裂应积极行手术治疗，陈旧性内侧副韧带断裂治疗比较棘手，预后欠佳。目前以关节镜为主要治疗手段的运动医学科对运动创伤积累了较多的经验，必要时去专科诊治。

第二节　膝关节外侧副韧带损伤

膝关节侧副韧带位于膝关节两侧偏后，它与交叉韧带是维持膝关节稳定的重要结构。外侧副韧带呈绳状，较坚韧，起自股骨外上髁外侧，止于腓骨小头。同关节囊、髂胫束及股二头肌及腘肌腱一起，共同维护膝关节外侧稳定。膝关节伸直时，外侧副韧带是抵抗膝关节伸直时内翻应力的主要稳定结构，与髂胫束一起制止膝关节的内翻活动，膝关节稳定；屈膝时，外侧副韧带松弛，胫骨可有轻度的旋转活动，膝关节不稳定，容易造成膝关节损伤。

【病因病机】

小腿突然内收、内旋，或在足部固定时，大腿突然外展、外旋，而发生膝部外侧副韧带损伤。膝关节屈曲时，外侧副韧带松弛，旋转应力等较少导致韧带受伤。其受伤机制主要是在伸膝位，小腿外侧遭受强烈的内翻应力所致。由于髂胫束及股二头肌肌腱对膝关节外侧稳定性的加强，在内收应力时起到对外侧副韧带的保护作用，所以单纯的外侧副韧带损伤较少见，常合并有腘肌腱、外侧关节囊或后交叉韧带的损伤。

【临床表现】

1. 症状

(1)疼痛：一般都有明显外伤史，膝关节外侧副韧带损伤或断裂，多发生在止点处，多数伴有腓骨小头撕脱骨折，故临床主要症状为膝关节外侧局限性疼痛。

(2)肿胀：外侧副韧带损伤时，腓骨小头附近肿胀、皮下瘀血、局部压痛。单纯的外侧副韧带损伤不出现关节肿胀积液，只有合并有腘肌腱、外侧关节囊或后交叉韧带的损伤时才出现。

(3)活动受限：外侧副韧带损伤时，膝关节活动障碍，应注意有无腓总神经损伤。当合并腓总神经损伤，表现为足部麻木，甚至足不能背伸。

2. 体征

(1)压痛：外侧副韧带损伤时压痛点多在腓骨小头或股骨外侧髁。

(2)侧方应力试验：患者取仰卧位，检查者一只手置于股骨内髁处，另一只手置于足踝处向内侧推小腿，如外侧疼痛即为阳性。当伸直位侧方应力试验阴性，而屈曲 30°位时为阳性，此时表示膝关节外侧副韧带断裂合并外侧关节囊、韧带的后 1/3、弓状韧带损伤；当伸直位和屈曲 30°均为阳性时，表示膝关节外侧副韧带断裂同时合并交叉韧带断裂，当伸直位阳性、屈曲位阴性时，表示单纯膝外侧副韧带断裂或松弛。

(3)关节绞锁：当出现关节绞锁时，表示可能伴有半月板的损伤或膝内侧副韧带深层断裂的断端嵌入关节内。

【辅助检查】

膝关节外侧副韧带损伤时拍摄膝关节的 X 线正、侧位片，可见有腓骨小头骨折，但对确定膝外侧副韧带断裂诊断的依据不充分。

小腿内收位双膝 X 线正位片，对诊断的价值则较大，其投照方法是先在膝关节外侧压痛点处用 1%普鲁卡因封闭镇痛后，患者取仰卧位，双膝之间放一圆的软枕，再用弹性绷带缠紧双踝关节及小腿的远端，然后摄双膝正位 X 线片。当膝外侧副韧带断裂时，伤肢膝关节外侧间隙较健侧加宽，当合并交叉韧带断裂时，膝关节外侧间隙增宽更为明显。健侧膝关节的间隙则无明显改变。

【诊断及鉴别诊断】

膝关节外侧副韧带损伤的诊断不难，根据患者病史、临床表现等即可诊断。诊断明确根据疾病发展特点分为三期。

1. *早期* 本期伤后肿胀严重，疼痛剧烈，皮下瘀斑，屈伸障碍，中医学认为此期以瘀血阻络证为主。治宜活血化瘀、消肿止痛，方用桃红四物汤加牛膝、桑枝之类。

2. *中期* 本期伤后迁延，肿胀未消，钝痛，膝软无力，中医学认为此期以筋脉失养证为主。治宜养血壮筋，方用壮筋养血汤加减。

3. *后期* 本期伤后日久，肿胀反复，时轻时重，屈伸不利，中医学认为此期以湿阻筋络证为主。治宜除湿通络，方用羌活胜湿汤、薏苡仁汤之类。

【治疗】

诊断明确后，应积极早期治疗。

1. *手法治疗* 手法治疗侧副韧带部分撕裂者，初诊时应给予伸屈一次膝关节，以恢复轻微之错位，并可以舒顺筋膜，但手法不可多做，以免加重损伤。新鲜损伤肿痛明显者手法宜轻，日后随着肿胀的消退，手法可逐渐加重。而晚期手法，则可解除粘连，恢复关节功能。

患者侧卧床上，伤肢在上，助手固定大腿下端，勿使晃动。术者一只手拿膝，拇指按其关节，另一只手拿踝，做小腿摇法，晃动膝部，再与助手用力相对牵引，然后将膝关节屈曲；同时撤去助手，使膝关节与髋关节尽力屈曲。拿膝之手的拇指用力向膝内侧归挤按压，将伤肢拔直，术者拇指在伤处进行捋顺、捻散法。

2. *固定治疗* 固定对膝关节外侧副韧带损伤非常重要，尤其在损伤的早期。对肿胀严重者，固定前应先将膝关节内的血肿抽吸干净。

对于损伤较轻的单纯膝外侧副韧带损伤者。膝内收应力 X 线显示，关节间隙开大 0.4cm，可用弹性绷带加压包扎；关节间隙开大 0.5～1.2cm，给予抽尽膝关节内积血加压包扎，屈膝 20°位前后用长腿石膏托固定，6 周后拆除石膏，开始练习膝关节活动。石膏固定期间，应加强股四头肌收缩训练，以防止发生失用性肌萎缩。

3. *练功疗法* 损伤轻者在第 2、3 天后鼓励患者做股四头肌的功能锻炼，以防止肌肉萎缩和软组织粘连。膝关节的功能锻炼对于消除关节积液有好处。后期或手术后患者，膝关节功能未完全恢复者，可做膝关节伸屈锻炼运动及肌力锻炼，如蹬车或各种导引的功能疗法。

4. *药物治疗* 外用药：急性期损伤局部冷敷止血，然后用厚棉垫局部加压固定，也可包扎后冰袋冷敷，局部瘀肿者，可外敷消瘀止痛药膏或三色敷药。伤后日久者，局部用四肢损伤洗方或海桐皮汤熏洗患处，洗后贴宝珍膏。

5. *手术治疗*

(1)膝关节外侧副韧带完全断裂：过去认为可以不必进行修补，但近年来观察，未进行修补者，有的后遗症明显，常导致膝关节前外侧旋转不稳定。如合并前交叉韧带损伤，则更为明显。当合并后交叉韧带损伤时，则发生后外侧旋转不稳定，出现股骨外髁向后旋转半脱位。所以，近年来对严重外侧副韧带断裂或非手术治疗未愈者，一经确诊，即决定手术修复。常用的手术方式有撕脱骨折切开复位内固定和腓总神经探查术、膝关节外侧副韧带缝合术、膝外侧副韧带紧缩术等。

(2)手术后处理及功能锻炼：上述膝外侧副韧带损伤手术后，均须使用长腿前后石膏托固定于膝关节屈曲 30°位 4～6 周。外固定期间要主动练习股四头肌收缩，以防止股四头肌发生失用性肌萎缩。去除石膏外固定后，积极练习膝关节及全下肢的活动。

【并发症及预后】

1. 并发症

(1)腓骨小头撕脱骨折：切开复位内固定术。

(2)腓总神经损伤：不完全断裂者可用神经营养药物、针灸治疗，完全断裂者行神经探查吻合术。

(3)腘肌腱、外侧关节囊或后交叉韧带的损伤：行相应的手术治疗。

2. 预后　该病预后不佳，对新鲜内外副韧带断裂应积极行手术治疗，陈旧性外侧副韧带断裂治疗比较棘手，预后欠佳。

第三节　膝关节交叉韧带损伤

膝交叉韧带又称十字韧带，位于膝关节关节囊之中，根据附着于胫骨的前后位置，分为前交叉韧带和后交叉韧带，均有滑膜覆盖。相当于中医学骨骱的"内连筋"。前交叉韧带起自股骨外侧髁的内侧面的后部，向前下止于胫骨髁的隆起的前方。主要限制胫骨向前移位。后交叉韧带起自股骨内侧髁外侧面的前面，向后下止于胫骨髁隆起的后方，主要限制胫骨向后移位。

膝关节前后交叉韧带是维持膝关节稳定不可缺少的结构，它和膝内、外侧副韧带、髌韧带、膝部伸屈肌群和关节囊以及半月板共同维持关节的稳定。前交叉韧带能防止胫骨向前移位，制止膝关节过分伸直，同时能防止膝关节过度内外旋。

【病因病机】

膝关节交叉韧带损伤多见于较剧烈的竞技运动中，多因受到严重的外力打击所造成。后交叉韧带损伤远比前交叉韧带损伤少见，二者之比为 1∶10。

1. 病因

(1)前交叉韧带损伤：是运动员最常见的损伤，直接病因为膝关节减速外翻、外旋或减速内旋和过度后伸。伸直位时内翻或屈曲位时外翻损伤，均可导致前交叉韧带损伤。此外，来自膝关节后方的暴力也可使前交叉韧带损伤，甚至断裂，如果断裂可造成膝的不稳定。单独前交叉韧带损伤少见，多同时合并胫、腓侧副韧带或半月板损伤。

(2)后交叉韧带：多见于屈膝位时由前向后暴力导致的撕裂伤。暴力自前方作用于胫骨上端，使胫骨后移，无论膝关节处于伸直或屈曲位，均可致后交叉韧带损伤。后交叉韧带断裂将引起膝向后脱位，使髌股之间的接触和摩檫力增加，发生髌股关节间的骨性关节炎，后交叉韧带单独损伤更为少见，通常同时合并前交叉韧带损伤。

2. 病机　韧带的损伤可以分为扭伤(即部分纤维断裂)、部分韧带断裂、完全断裂和联合性损伤，如前交叉韧带断裂可以同时合并有内侧副韧带与内侧半月板损伤，成为"三联征"，韧带断裂的部分又可分成韧带体部断裂，韧带与骨骼连接处断裂及韧带附着处的撕脱性骨折，第一种损伤愈合慢且强度差，以第三种愈合后最为牢固。

【临床表现】

1. 症状

(1)膝关节疼痛：一般都有明显外伤史，急性起病，常能感觉到膝关节内撕裂声，伤后即感膝关节剧烈疼痛。

(2)肿胀：单纯交叉韧带损伤，肿胀多限于关节内。当后关节囊破裂时，肿胀可蔓延至膝后上下，并累及小腿后侧，逐渐出现皮下瘀血斑，表示关节内出血溢漏于膝后及腓肠肌、比目鱼肌间隙。由于膝周围肿胀，可使肢体周径增大，并压迫腘动脉，导致足背动脉搏动变弱甚至消失，小腿与足部静脉回流受阻而致凹陷性水肿。

(3)功能障碍：伤后膝关节一般呈半屈曲状态，关节屈伸受限。晚期患者除有以往受伤史外，多数患者以膝发软、不稳、跛行常见。

2. 体征

(1)抽屉试验阳性：进行膝关节抽屉试验时，应先抽出关节内积血或积液，并在局麻下进行检查。患者仰卧，屈膝 90°足平放床上，术者以一肘压住患者足背做固定，两手环握小腿上段做向前拉及向后推的动作。当前交叉韧带断裂或松弛时，胫骨向前移动度明显增大；当后交叉韧带断裂或松弛时，胫骨向后移动度明显增大。

(2)功能障碍：膝关节屈伸活动功能障碍。

【辅助检查】

1. X 线检查　拍摄 X 线片时要将正常情况下与推拉情况下的 X 线片进行比较，其移动度相差超过 0.5cm 者，就有诊断的意义。

X 线检查显示膝关节间隙增宽，后交叉韧带胫骨附着点撕脱骨折时可显示胫骨髁后部有撕脱骨折块。后推应力位，拍膝侧位 X 线片，比健侧向后多移 5mm 以上者，为后交叉韧带断裂。

2. 膝关节内的碘化油造影 做膝关节内的碘水造影据其充盈缺损的阴影，可以看到前交叉韧带部分断裂还是全部断裂。这对前交叉韧带损伤的确切诊断和及时判断及是否要采用手术治疗，有决定性的意义。

3. MRI检查 随着MRI检查在国内的普及以及临床应用，对交叉韧带的诊断起了巨大的作用。

4. 关节镜检查 可见交叉韧带断裂端出血、小血块凝集或附带骨折片。

【诊断】

膝关节交叉韧带损伤的诊断不难，根据患者病史、临床表现等即可诊断。诊断明确根据疾病发展特点分为三期。

1. 早期 伤后肿胀严重，疼痛剧烈，皮下瘀斑，屈伸障碍，中医学认为此期以瘀血留滞证为主。治宜活血化瘀、消肿止痛，方用桃红四物汤加味。

2. 中期 伤后迁延，肿胀未消，钝痛，膝软无力，中医学认为此期以筋脉失养证为主。治宜养血壮筋，方用壮筋养血汤或补筋丸。

3. 后期 本期伤后日久，肿胀反复，时轻时重，重坠胀痛，屈伸不利，中医学认为此期以湿阻筋络证为主。治宜除湿通络、佐以祛风，方用羌活胜湿汤、薏苡仁汤之类。

【治疗】

对单纯的不完全性交叉韧带损伤，可抽净积血后夹板或石膏固定膝关节于功能位。对完全交叉韧带损伤和伴有侧副韧带、半月板损伤者，宜早期手术治疗。

1. 手法治疗 膝关节交叉韧带损伤后期，有关节屈伸功能受限者，可采用手法松解粘连，恢复膝关节活动范围。

(1)拔伸归挤法：患者正坐床边，助手用双手固定伤肢大腿下端，医者一只手由内侧握住小腿下端，另一只手虎口拿住膝关节，用拇、示二指捏住膝关节两侧。施术时与助手同时用力相对拔伸，并内、外转动小腿，拿膝之拇、示指用力归挤。

(2)拔伸屈膝法：将小腿夹于术者两腿之间，与助手相对拔伸。医者双手拇指在上，余四指在下，合掌拿住伤膝，使膝关节逐渐尽量屈曲。

(3)按摩膝部法：将伤肢拔直，用捋顺、揉捻、散法按摩膝部。

2. 固定疗法 部分断裂的膝交叉韧带损伤，可先行非手术治疗，以石膏托或夹板固定膝关节20°～40°位6周，使韧带处于松弛状态，以便修复。

3. 练功疗法 固定后第3天起开始行股四头肌的功能锻炼，防止肌肉萎缩。如有可控式支具，可于第3周后将膝关节活动控制在20°～60°范围内行屈伸锻炼，并逐步练习扶拐行走。

4. 药物治疗 应用外用药治疗。局部瘀肿者，可外敷消瘀止痛药膏或清营退肿膏；伤后日久关节活动不利者，可用四肢损伤洗方或海桐皮汤熏洗，洗后外贴宝珍膏。

5. 手术治疗

(1)单纯性前交叉韧带断裂伤：一经确诊后，就应立即手术修复(方法是缝合断端)。对于并发其他组织损伤者，也要及时给予处理(手术方法是缝合较小的撕脱骨折片，或用螺丝钉固定较大的撕脱骨折片，修补断裂的内侧副韧带，缝合破裂的关节囊，切除撕裂的半月板等)。手术越早越好，以免延误病期，造成不良后果。陈旧性前交叉韧带断裂，膝关节不稳定者，应做韧带重建手术，重建材料可用部分髌韧带、半腱肌腱、髂胫束、股二头肌腱以及人造材料等。若股四头肌代偿功能良好，能有效地控制患者胫骨不稳，患者工作强度不大者，可暂时不做手术。理疗、中药熏洗、推拿按摩等都有缓解症状，促进损伤组织修复的作用，可以灵活选用。

(2)后交叉韧带完全断裂：应尽可能争取早期手术缝合修复，一般不宜超过2周。附着点撕脱骨折，应在骨床处钻孔进行固定。韧带实质部分断裂，应采用Bunnell缝合法，缝线分别从股骨内髁与股骨上端后侧穿出固定。合并膝内、外侧副韧带损伤，应先缝合内、外侧副韧带，最后牵紧后再行交叉韧带固定。如合并半月板破裂，应给予修补或切除。术后用石膏外固定于屈膝5°～10°位，若伴有后关节囊损伤应固定于屈膝20°位，6周后去石膏，锻炼关节活动。陈旧性后交叉韧带损伤，若患者年轻，症状不明显，且无创伤性关节炎，可不给予处理，也可考虑行后交叉韧带重建术，重建术方法很多，效果多不太理想。因此有学者建议陈旧性损伤以非手术疗法为主，以加强股四头肌功能锻炼，增强膝关节的动力性稳定为辅。

【预后】

目前膝关节交叉韧带断裂已抛弃了传统的切开修复重建韧带的方法，目前学术界一致建议行关节镜手术，创伤小、恢复快，并发症较少。

第四节　膝关节半月板损伤

半月板是一种纤维软骨，充填于股骨和胫骨关节间隙内，外缘附着于胫骨内、外侧髁的边缘。分内侧半月板和外侧半月板。其中内侧半月板较大，前角附着于前十字韧带附着点之前，后角附着于胫骨髁间隆起和后十字韧带附着点之间，形近“C”形，前后长、左右窄，其后半部与内侧副韧带相连，故后半部固定。外侧半月板稍小，形似“O”形，其前角附着于前十字韧带附着点之前，后角附着于内侧半月板后角之前，前后角距离较近，不与外侧副韧带相连，故外侧半月板的活动度较内侧大，故容易受到损伤。

半月板的功能：①稳定膝关节，半月板拥有一定厚度，半月板边缘厚，中央薄，使股骨髁和胫骨髁相适合，可以维持关节力线，并可防止膝过度伸屈、膝内外翻及内外旋，也防止股骨过度前后滑移；②缓冲作用，吸收纵向冲击及震荡，保护关节软骨；③润滑关节，半月板表面有一层滑液，其上下面分别与胫骨和股骨接触，可以润滑关节，减少关节摩擦。④滚珠作用，主要是内侧半月板，在膝关节屈伸活动中，在股骨内侧髁和胫骨平台之间，内侧半月板犹如滚珠，有利关节的活动，在膝关节伸直的最后阶段扣锁。

【病因病机】

半月板损伤可由直接暴力、间接暴力和长期磨损引起。在正常行走时，内侧半月板较外侧半月板负重大，由于长期磨损导致内侧半月板损伤多见；在外伤情况下，因内侧半月板与关节囊相连，较外侧半月板稳定，所以外侧半月板损伤多见。

1. 病因

(1)直接暴力与间接暴力：当膝关节运动时，股骨髁和胫骨平台有两种不同方向的活动。屈伸时，股骨内外髁在半月板上面做前后活动；当旋转时，半月板则固定于股骨髁下面，其转动发生于半月板和胫骨平台之间。故半月板破裂往往发生于膝的伸屈过程中又有膝的扭转、挤压或内外翻动作时。在体育运动中，产生这种半月板矛盾运动的动作很多，很容易引起半月板损伤。

(2)长期磨损：以蹲位或半蹲位为主的工作人员反复的蹲立提重物，使膝关节常处于屈曲、伸直位，有时还有外翻和旋转动作，反复磨损引起外侧半月板或后角的损伤，病史中可无明显外伤史。

(3)半月板自身病变：半月板自身的改变也是引起损伤的一个重要原因，如半月板囊肿、盘状半月板等的存在，使得轻微的外力即可造成半月板的损伤。

2. 病机　根据半月板的血液供应情况分为三区：距与关节囊、滑膜相连的边缘部分 3mm 以内为绝对有血管区，称作红区；3～5mm 为相对有血管区，称作红-白区；超过 5mm 为绝对无血管区，称作白区。有无血液供应决定着半月板损伤后的修复能力，越是血液供应丰富越容易修复。因此除边缘部分损伤后可自行修复外，半月板破裂后不能自行修复。半月板切除后，可由滑膜再生一个纤维软骨性的又薄又窄的半月板。分区也指导临床治疗方案的选择。

半月板损伤的部位可发生在半月板的前角、后角、体部或边缘部。损伤的形状可分为横裂、纵裂、水平裂或不规则形，甚至破碎称关节内游离体。

半月板损伤的类型：损伤类型可根据半月板撕裂形态而分，常见如下。①边缘分离：大多发生在内侧半月板前、中部，有自愈可能。②半月板纵裂：也称“桶柄样撕裂”或“提篮损伤”。大的纵裂易于产生关节绞锁。③前角损伤：可为半月板实质撕裂，也可能为前角撕脱骨折。④后角损伤：多较难诊断，表现为膝后部疼痛。⑤横行损伤：多发生在体部，临床疼痛较明显，偶有关节绞锁。⑥水平劈裂：大多在半月板体部中段呈层状部分裂开，尤以盘状半月板多见，无论是关节造影还是关节镜检查均易漏诊，应撬起半月板内缘查看。⑦内缘不规则破裂：半月板内缘有多处撕裂，可产生关节内游离体、关节绞锁与疼痛。⑧半月板松弛：常有膝不稳定感，关节间隙触诊可有凸出、压痛及滑进滑出感，半月板摇摆试验常阳性。

总之，半月板损伤后失去正常张力，产生异位活动，经常引起膝关节疼痛，关节积液、交锁，导致膝关节不稳，甚至引起膝关节骨性关节炎。半月板损伤后撕裂缘变圆钝，显微镜下可见软骨退行性变、细胞坏死、基质破坏等。陈旧性半月板损伤经常肿胀积液者，可引起滑膜肥厚，慢性滑膜炎反应的表现。

【临床表现】

1. 症状

(1)疼痛：疼痛是因半月板损伤后牵扯周围滑膜引起的。半月板撕裂后，其张力失常，膝关节运动时半月板的异常活动牵拉滑膜以致疼痛。疼痛特点是固定在损伤的一侧，随活动量增加疼痛加重，部分病人疼痛不明显。

(2)关节绞锁：活动时突然关节“卡住”不能伸屈。一般急性期交锁不多见，多在慢性期出现。交锁后关节酸痛，不能伸屈，可自行或在术者帮助下“解锁”。“解锁”后往往会有滑膜反应肿胀，交锁特点固定于损伤侧。

(3)弹响声：膝关节活动时可听到或感到半月板损伤侧有弹响声。

(4)关节肿胀积液：急性损伤期，多有滑膜牵扯损伤或伴有其他结构损伤，往往关节积血、积液。慢性期关节活动后肿胀，与活动量大小有关。关节液是黄色半透明的滑液，是慢性创伤性滑膜炎的结果。关节肿胀积液可用浮髌试验及膝关节积液诱发试验检查。

2. 体征

(1)股四头肌萎缩：半月板损伤有明显症状，长期未治疗，可致股四头肌萎缩，股内侧肌更明显，但股四头肌萎缩不是特异体征。

(2)关节间隙压痛及突出：半月板损伤侧的关节间隙压痛阳性，压痛点多与半月板损伤的部位相吻合。还可触到损伤的半月板在关节间隙处呈鞭条状隆凸，往往也是压痛所在。半月板隆凸对诊断有意义，但应与囊肿相鉴别。

(3)半月板摇摆试验。方法如下：患者仰卧，膝伸直或半屈，术者一只手托患膝，拇指缘放在内或外侧关节间隙，压住半月板缘，另一只手握足部并内外摇摆小腿，使关节间隙开大缩小数次，如拇指感到有鞭条状物进出滑动于关节间隙或感到响声或疼痛，即表示该半月板损伤。

(4)麦氏征(McMurray 征)：对急性期病人由于疼痛多不能奏效，但对慢性期为最常用，且有一定诊断价值。本法的准确率与术者的经验有直接关系。传统认为麦氏征阳性必须由疼痛和膝关节内响声两者构成，但这种典型的阳性体征较难诱出，所以现在也有人认为，在麦氏征试验中，疼痛或响声两者其中之一出现，该试验即可为阳性。注意半月板损伤的响声与滑膜炎、膝关节骨关节病等细碎响声不同，为一种弹响声。具体方法是术者一只手握患者足部，另一只手扶膝上，使小腿外展内旋，然后将膝由极度屈曲缓缓伸直，如关节间隙处有响声(听到或手感到)和(或)疼痛，即表明内侧半月板损伤。也可反方向进行，外侧痛响，即外侧半月板损伤。

(5)研磨试验：患者俯卧位，膝关节屈曲 90°，助手将大腿固定，术者双手握患侧足向下压并旋转小腿，使股骨与胫骨关节面之间发生摩擦，半月板撕裂者可引起疼痛。若外旋位产生疼痛，表示内侧半月板损伤。若内旋位产生疼痛，表示外侧半月板损伤。

(6)鸭步试验：患者全蹲位小腿分开，足外旋向前走，出现疼痛者为阳性。多说明半月板后角损伤。

(7)半月板前角挤压试验：膝全屈，操作者一只手拇指按压膝关节间隙前缘(半月板前角处)，另一只手握小腿由屈至伸，出现疼痛为阳性。

【辅助检查】

半月板损伤依靠病史及临床检查多可做出较正确的诊断，但仍存在 5%左右的误诊率，因此仍需一些特殊检查来完善诊断，辅助检查常见如下。

1. 常规 X 线检查　可排除骨关节本身的病变、关节内其他损伤和游离体。有人认为膝外侧间隙增宽、腓骨小头位置偏高对盘状软骨的诊断有一定价值。

2. 关节造影　根据经验，用空气和碘水双重对比造影，结合临床表现对半月板撕裂的诊断符合率可达 96%以上。

3. MRI 检查　该技术作为一种非侵入性、无放射线、无并发症的技术，用于半月板损伤的诊断价值较大，能发现一些关节镜难以发现的后角撕裂及半月板变性。其诊断正确率与文献报道相差甚大，为 70%～97%。但费用昂贵，有一定的假阳性和假阴性，这方面的研究需进一步发展。

4. 膝关节镜　优点是既是诊断手段又是治疗手段，能直接看到关节内的病变及部位，损伤少，恢复快，诊断正确率可达 95%以上。对半月板后角损伤和半月板水平裂诊断有一定难度。熟练掌握本法，需要专门的训练和知识，这方面直接关系到诊断正确率的高低。

5. 超声波检查　这是一种无损伤的检查方法。

【诊断】

半月板损伤常合并其他结构的断裂损伤，如内侧副韧带、交叉韧带断裂，关节软骨损伤，骨软骨骨折等。症状、体征往往复杂多样变化很大，尤其在损伤急性期，关节肿胀疼痛明显，需仔细检查明确诊断。诊断明确后，依据疾病发病特点可分为三型。

1. 气滞血瘀证　损伤初起，膝关节疼痛肿胀明显，局部压痛明显，舌暗红，脉弦或细涩。证型为气滞血瘀，治宜活血化瘀、消肿止痛，方用桃红四物汤或舒筋活血汤。

2. 痰湿阻滞证　损伤日久或手术后膝关节肿胀明显，酸痛乏力，屈伸受限，舌淡胖、苔腻，脉滑。治宜温化痰湿，方用二陈汤之类。

3. 肝肾亏虚证　无明显外伤史或轻微扭伤，肿痛较轻，静时反痛或损伤日久，肌肉萎缩，膝软无力，弹响交锁频作。舌红或淡、少苔，脉细或细数。治宜补益肝肾，方用补肾壮筋汤或健步虎潜丸。

【治疗】

早期诊治，减少其反复损伤，是其治疗关键。未合并其他损伤的半月板损伤，先给予非手术治疗，优点在于小裂伤有时急性期过后可无症状，边缘裂伤有时会自愈。

1. 手法治疗　患者仰卧，放松患肢，医者左手拇指按摩痛点，右手握踝部，徐徐屈曲膝关节并内外旋转小腿，然后伸直患膝，初期可在膝关节周围和大腿前部施以滚、揉等法以促进血液循环，加速血肿消散。

2. 整复方法　若有关节绞锁，可用手法解锁后石膏托固定。解锁手法：患者侧卧，医者一只手握住患足，另一只手固定患膝，先屈曲膝关节同时稍加牵引，扳开绞锁膝关节间隙，然后来回旋转腿至正常范围，突然伸直膝关节，解除绞锁，疼痛可立即解除，恢复原有伸屈活动。

3. 固定方法　半月板损伤属于边缘型小撕裂，可固定膝关节于近乎完全伸直位6周。6个月内不准许跑、蹲或其他强应力活动。

4. 药物治疗　应用外用药治疗。早期局部外敷三色敷药，局部红肿较甚者可敷以清营退肿膏；后期可用四肢损伤洗方或海桐皮汤熏洗。

5. 手术治疗　由于关节镜的广泛应用和对半月板的重新认识，镜下手术已逐渐代替了传统的切开半月板摘除术。通过关节镜一方面可以直接观察半月板损伤的部位、类型和关节内其他结构的情况，有助于疑难病例的诊断；另一方面可同时对发现的损伤进行处理。目前在半月板关节镜下行半月板成形术、切除术、缝合术等技术操作日渐成熟，经过正规、系统的训练均能掌握。

（1）手术方法①急性期：半月板损伤伴关节积液者，若关节积液严重，怀疑有交叉韧带断裂或关节内骨软骨切线骨折时，应行急诊手术探查，切除损伤的半月板，修复关节内其他损伤。②慢性期：半月板损伤诊断明确，且有症状并影响运动者，应手术治疗。能做半月板部分切除的尽量不做全切。有人认为半月板全切后，半月板有自然再生能力，但其再生的质量及时间均不足以防止骨关节炎的发生。对纵裂、大提篮撕裂、内缘小撕裂者宜做部分切除。边缘撕裂或前角撕裂者可做缝合。即使是全切除者，亦应在靠近关节囊的半月板实质中进行，避免出血。

（2）术后处理及功能锻炼：要求术后膝加压包扎加石膏后托固定。第2天床上练股四头肌静力收缩。内侧半月板手术者第3天开始直腿抬高，外侧手术者第5天直腿抬高，并戴石膏托下地拄拐行走。10天拆线，2周去石膏，逐渐增加股四头肌力量，第3个月开始部分训练。康复要有计划按规律进行，以不加重关节肿痛为标准。关节镜手术后用大棉垫加压包扎膝关节，术后6小时麻醉消退后，就可以开始膝关节伸屈活动和股四头肌锻炼。对于术前股四头肌已有明显萎缩者，应积极鼓励其锻炼，并且需高处跌下或在下肢负重时待股四头肌肌力恢复达一定程度后，方能负重和行走。

【功能锻炼及预后】

1. 功能锻炼　在固定期间应积极进行股四头肌静力等长锻炼，解除固定后行膝关节屈伸活动锻炼，后期行膝等张和等动锻炼。

2. 预后　半月板损伤的患者预后不佳，经积极治疗后亦会导致关节加速退变，故应重视半月板损伤的预防。

第五节　髌腱损伤

成人的髌腱长6～7cm，上端附着于髌骨下极，下端附着于胫骨结节，自髌骨下极至胫骨结节。髌腱属于股四头肌的延伸部，是伸膝装置的重要组成部分。髌腱承受股四头肌的走行偏向外侧约15°。

越是屈膝，牵拉力越大。髌腱的撕裂或断裂，可引起伸膝功能障碍。

【病因病机】

直接暴力、间接暴力都可引起髌腱损伤。直接暴力多见于髌腱受到直接的撞击，也可因刀、铲或机械的直接切割而损伤；间接暴力多为跑跳，高处跌下或在下肢负重时，暴力使膝关节突然屈曲，股四头肌强力收缩而致髌腱损伤。长期过量的膝关节运动，慢性损伤可引起髌腱附着处的炎性改变、增生、变性、机化、钙化，甚至骨化。髌腱损伤可分为髌腱部分撕裂伤和完全断裂伤。

【临床表现】

1. *急性损伤*　膝关节遭受暴力后，损伤部位疼痛、肿胀，伸膝无力。髌腱部位压痛，如髌腱断裂时，在髌腱损伤处可摸到凹陷，压痛明显。主动伸膝功能无力或丧失。若嘱患者股四头肌主动收缩时，髌骨向上移位，断端间隙加大。X线片可见髌骨处于高位。

2. *慢性损伤*　主要症状是膝部酸软无力、疼痛。往往在上下楼梯、起跳及落地时或下蹲起立时，可在髌腱附着处有明显的疼痛和压痛。可有股四头肌萎缩，伸膝抗阻试验阳性。X线片可见髌腱附着处有钙化或骨化现象。

【治疗】

1. *手法治疗*　髌腱部分撕裂者可顺髌腱纵向方向捋顺推按，使其撕裂的纤维扶正复平。如陈旧性损伤，髌腱部位有筋结者，用揉捻手法，将局部筋结推平；如髌腱有粘连者，用弹拨手法解除其粘连。可做股四头肌的滚推手法。

2. *固定制动*　对髌腱部分撕裂者，用理筋手法后，长腿石膏固定伤膝于屈曲10°位，4～6周拆除石膏行股四头肌功能锻炼。髌腱断裂者，将髌腱手术缝合后，固定膝关节于过伸位6周。

3. *药物治疗*　早期膝关节肿胀明显时，用桃红四物汤加消肿利水药物，如泽泻、车前子等；肿胀消退后，用新伤续断汤。去除石膏后，可用壮筋养血汤，外用下肢洗药熏洗膝部。

4. *封闭疗法*　用利多卡因2ml加得宝松1ml注入髌腱周围痛点处，即注入髌腱鞘膜内，对髌腱周围炎的治疗效果好。切忌注入髌腱内，防止髌腱发生变性。因存在髌腱断裂的风险，目前临床已不推荐使用。

5. *手术治疗*　髌腱完全断裂者，应早期手术修补缝合。髌腱上下止点断裂者，可在骨性附着处钻孔缝合；髌腱中间断裂者，可用减张缝合。在髌骨下端和胫骨结节下方钻孔穿入钢丝拉紧，使髌腱在无张力下缝合。陈旧性髌腱断裂者可用髂胫束、股四头肌腱替代修补。

【功能锻炼及预后】

1. *功能锻炼*　早期应避免行股四头肌锻炼，以免影响髌腱的愈合。可行踝关节的屈伸锻炼。去除石膏后，可行股四头肌舒缩锻炼，然后逐步进行膝关节的屈伸锻炼。

2. *预后*　该病预后欠佳，髌腱承担着伸膝功能，一旦损伤，对膝关节功能影响较大。因此，需要早诊断、早治疗。

第六节　髌下脂肪垫损伤

髌下脂肪垫位于髌骨下面、髌韧带后面与关节囊之间。膝关节的滑膜在髌骨下方两侧向后突，形成皱襞，其内夹有脂肪组织，称为脂肪垫，脂肪垫的中央较厚，向两边展开，并逐渐变薄，两侧缘超出髌骨之外约1cm。脂肪垫处的滑膜有一些翼状突起，其中的髌滑膜壁把脂肪垫固定于股骨。脂肪垫上面凹与半月板相连，下面平坦附着于胫骨，有一部分把半月板前角盖住，主要作用是加强关节稳定和减少摩擦作用。膝关节伸直时，髌骨和脂肪垫一起被股四头肌拉向上方，以避免脂肪垫被嵌夹在股、胫关节面之间，并可防止其摩擦与刺激。所谓脂肪垫伤筋是指脂肪垫受损后的充血肥厚甚或无菌性炎症及与周围组织粘连的疾病，临床上可与中医的痹证相兼并存。多发生于运动员及膝关节运动较多者，女多于男。

【病因病机】

1. *病因*

(1)急性损伤：如膝关节突然猛烈地过伸或旋转时，脂肪垫未来得及上移，而被嵌夹于股胫关节面之间，引起急性嵌顿性损伤。

(2)劳损：若股四头肌力量较弱，肌肉收缩时脂肪垫向上移动不够，在膝关节屈伸活动时，脂肪垫可受到股胫关节面的挤压，反复的夹挤动作，则造成慢性劳损。

(3)风寒侵袭：脂肪垫有轻度损伤后，膝部遭受风寒侵袭，可使脂肪垫的无菌性炎症明显加重。

2. 病机　主要病理变化为脂肪垫出血、水肿、变性和肥厚，甚至钙化，脂肪垫与髌韧带之间的纤维形成粘连，失去弹性，使伸膝活动受到限制。

【临床表现】

1. 症状

(1)膝前部疼痛、肿胀：膝前下方酸痛乏力，伸直或用力时疼痛加重。疼痛位于髌韧带上端后方及其两侧，有时可放射到腘窝，甚至沿小腿后侧窜到足跟；也可向小腿前下方放射，沿胫骨前方向下直至足背与足趾，髌韧带及两侧肿胀、膨隆。

(2)功能受限：晨起时，膝关节发僵、无力。膝关节屈伸活动不利或有紧张感，病变严重时，膝关节不能伸直，足尖外撇，足底外侧着地、跛行。

2. 体征

(1)压痛：在髌腱两侧膝眼处肥厚，压痛明显，伸膝时更著。髌腱上端后方压痛明显，尤其在被动伸直膝关节的过程中，拇指向关节间隙推挤脂肪垫时疼痛增剧。

(2)肌肉萎缩：病程日久者，关节腔可出现少量渗出液，股四头肌萎缩，肌张力降低。

(3)过伸试验阳性：患者平卧，膝关节伸直平放。检查者一只手握其患肢踝部，另一只手按压膝部，使膝关节过伸，髌下脂肪垫处有疼痛，即为过伸试验阳性。

(4)髌腱松弛压痛试验：患者平卧，膝伸直。检查者一只手拇指放在患者患侧内膝眼或外膝眼处，另一只手掌根放在前一拇指指背上，放松股四头肌(髌腱松弛)，逐渐用力向下压拇指，压处有明显疼痛感。若令患者收缩股四头肌，重复以上动作，且压力相等，出现疼痛减轻者，为阳性。

(5)伸膝挤压试验阳性：患者仰卧位，伤后膝伸直放松，术者双手拇指压住髌腱两侧膝眼，余指托握小腿后侧，嘱患者先将膝关节屈曲，再用力伸直，若膝前部疼痛，则为阳性。

【辅助检查】

X线检查一般阴性，膝关节侧位像可见脂肪垫增厚，支架纹理增强，并由髌骨下向股胫关节放射排列，或有钙质沉着。

【诊断】

髌下脂肪垫损伤结合患者的临床表现，影像检查等即可诊断，依据疾病症状可分为以下两种证型。

1. 血瘀气滞证　有膝过伸史，局部轻度肿胀或有皮下瘀斑，双膝眼压痛明显。步行痛，以下楼梯为甚，膝过伸试验阳性。舌红，脉弦。治宜活血散结、消肿止痛，方用桃红四物汤加牛膝、白术、防己等。

2. 肝肾亏损证　膝关节疼痛逐渐加重，膝部酸痛乏力，双膝眼持续肿胀隆起。舌淡，苔薄白，脉缓滑。治宜补益肝肾，方用补肾壮筋汤或健步虎潜丸。

【治疗】

1. 手法治疗　手法治疗本病可以促进局部的血液循环，加速炎症的吸收，松解粘连，减轻疼痛，改善膝关节的功能。每周2～3次。

(1)研磨法：病人仰卧，膝关节屈曲90°。医者先点按梁丘、血海、膝眼、阳陵泉、阴陵泉、足三里等穴。然后将患肢伸直，用两手大小鱼际肌按住髌骨下缘处，进行环转研磨5～10分钟。

(2)按摇法：病人仰卧，医者站在患侧。让患者膝关节屈曲，医者一只手握住膝关节，大拇指按在髌骨缘；另一只手握住踝关节进行环转摇晃，同时按住患处的大拇指进行按摩。然后握膝关节的手让膝关节先屈曲再伸直，在伸直的同时，按在膝关节的拇指用力向下按压1～2分钟，反复进行数次。

(3)按法：病人仰卧，医者坐于患侧，两手分别置膝之上、下，来回推按20～30次。

2. 固定疗法　急性损伤可适当地制动膝关节。应避免膝关节做过伸动作和锻炼，行走时不宜穿高跟鞋，以防膝过伸活动。

3. 药物疗法　采用活血散结镇痛的消痹散或消肿止痛药膏外敷患处，并可配合理疗、中药外洗。

4. 小针刀松解术　在髌腱与脂肪垫之间进行分割剥离，刮剥划割脂肪垫靠近髌骨下极及胫骨上缘处。

5. 其他疗法

(1)封闭治疗：可用2%利多卡因2ml加得宝松1ml或泼松尼龙25mg加1%普鲁卡因5～10ml痛点局部注射。

(2)针灸：膝周取穴，内外膝眼透刺，针刺髌韧带两侧直至髌骨处。

(3)理疗：以湿热敷为好，也可配合离子导入、频谱照射等治疗。

6. 手术疗法　适用于诊断明确，行非手术疗法长期不愈，关节功能影响严重者。手术目的是切除一部分过多的脂肪组织以恢复滑膜外脂肪的正常体积，使其体积与角锥形间隙相适应。

采用髌韧带两侧或U形切口，显露髌韧带内

外缘，距缘 2mm 处平行于韧带切开，将脂肪垫与髌韧带之间的粘连彻底分离。并紧贴髌骨下缘，切开其附着的脂肪垫及滑膜进入关节腔。探查髌骨软骨面和半月板，如有病变可同时处理。如果脂肪垫肥大应予以部分切除。彻底止血，放置引流。拆线后即可开始活动。近年来，随着关节镜技术的发展，该手术方法已逐渐被关节镜下手术取代。

【功能锻炼及预后】

1. 功能锻炼　加强股四头肌舒缩锻炼。

2. 预后　该病预后良好，经积极治疗一般都能治愈。

第七节　膝关节创伤性滑膜炎

膝关节创伤性滑膜炎是指膝关节外伤后发生的膝关节滑膜无菌性炎症反应，以关节疼痛、肿胀为主要临床表现。膝关节是全身最大的滑膜关节。滑膜是关节囊的内衬，是具有丰富血管及神经的结缔组织。滑膜细胞分泌滑液，可保持关节软骨的润滑，减少摩擦，并能扩散关节活动时所产生的热量。

【病因病机】

膝关节创伤性滑膜炎分急性创伤性和慢性劳损性炎症两种，临床上慢性滑膜炎以肥胖女性多见，中医学称"痹证挟湿"或"湿气下注"。急性者多为关节积血，是损伤经脉气滞血瘀所致。

1. 病因

(1)直接暴力：膝关节直接受到暴力打击、创伤、挫伤，关节附近骨折或外科手术等使滑膜损伤充血，迅速产生大量积液所致。

(2)间接暴力：间接暴力造成膝关节扭伤使滑膜受伤充血积液所致。

(3)慢性劳损：膝关节长期负重慢性劳损，膝关节多次反复小创伤劳损积累所致。

2. 病机　膝关节创伤性滑膜炎，关节滑膜受到长期慢性刺激和炎性的反应下逐渐增厚，出现纤维化，引起关节粘连，影响正常活动。

(1)滑膜血管扩张：血浆、血细胞、红细胞和巨细胞等外渗到关节液内，纤维蛋白沉积。

(2)滑膜细胞活跃、增生，并产生大量滑液：关节内积液过多，可使关节腔内压力增加，刺激神经末梢使疼痛加剧，反射性肌痉挛，而且滑液中含有白细胞、红细胞、胆红素、脂肪、黏液素及纤维蛋白等，使滑膜增生肥厚、纤维化，引起关节粘连、软骨萎缩，影响关节活动。

【临床表现】

1. 症状

(1)疼痛：疼痛以较轻的胀痛为主，在膝关节完全伸直或屈曲时胀痛感更明显。

(2)肿胀：不如关节外伤性积血那样迅速，而是逐渐发现关节肿胀。

(3)活动受限：膝关节活动受限，尤以伸直及完全屈曲时感撑胀难忍。

2. 体征

(1)压痛：压痛点不固定，多在关节软骨缘或原发损伤处。

(2)功能障碍：膝关节活动受限程度随损伤情况而定，转为慢性滑膜炎者，常有关节粘连，影响关节活动，日久可有股四头肌萎缩。

(3)浮髌试验阳性：患腿膝关节伸直，放松股四头肌，检查者者一只手挤压髌上囊，使关节液积聚于髌骨后方，另一只手示指轻压髌骨，如有浮动感觉则为阳性。

【辅助检查】

X 线片一般骨质多无改变，关节积液量多时可见关节囊膨隆肿胀阴影。中老年人可见关节退行性改变或关节内游离体。

【诊断与鉴别诊断】

膝关节创伤性滑膜炎根据外伤史、症状、体征以及辅助检查，诊断不难，但临床上要与以下疾病相鉴别。

1. 色素绒毛结节性滑膜炎　多发于中年人，男性多于女性，多数有膝关节外伤史。关节肿胀，时轻时重，反复发作，病程较长。关节活动受限不明显，皮温有时略高。病程长者可摸到滑膜有肥厚感。一般没有全身症状，体温不高，血沉不快，血常规也无改变。关节穿刺可抽出血性或咖啡色液体，具有诊断价值。

2. 滑膜结核　关节呈弥漫性肿胀，滑膜肥厚，外观呈梭形，关节积液不多，疼痛，关节活动受限。有低热、消瘦、纳差等全身症状。血沉快。X 线片可见关节骨质普遍疏松。关节穿刺可抽出米黄色浑浊液体。

【治疗】

正确处理休息与活动的关系。在积液未消退

前，应适当制动为主。过早活动，可导致慢性滑膜炎。在休息与制动阶段，应进行股四头肌收缩锻炼，积液消退后，再开始膝关节活动。强调股四头肌锻炼是治疗中的关键。

1. 手法治疗　急性损伤后，可将膝关节做一次充分的伸直、屈曲活动，可解除关节内组织的紊乱和滑膜嵌顿，使局限的血肿消散，减轻疼痛。

慢性期：手法的目的主要是疏通气血，解除粘连，滑利关节，防止肌肉萎缩。①点穴法：患者仰卧位，患肢伸直，医者双手点髀关、伏兔、鹤顶和双膝眼；患肢屈曲位，医者双手点血海、梁丘、内外膝眼、内外膝缝、阴陵泉、阳陵泉、足三里及三阴交。②滚法：行股四头肌和膝关节周围滚法。③揉捏法：广泛揉捏大腿、小腿的肌肉和膝关节周围。④膝关节屈伸法：拔伸下将膝关节屈伸幅度由小到大，以患者感觉无痛苦为度。⑤搓散法：双手在患膝两侧搓散使膝关节感到温热为度。

2. 关节穿刺抽液术

(1)急性期：关节积血积液肿胀明显时，在无菌操作下，在髌骨外缘行关节穿刺术，将液体抽净，弹力绷带加压包扎，并行冰敷治疗。如仍有积液，1周后可再抽 1 次。

(2)慢性期：如关节积液较多，也可行关节穿刺抽液后，关节腔内注入得宝松 1ml。但嘱患者要避免剧烈活动。

3. 固定　急性期可用长腿石膏托固定膝关节于屈曲15°～30°位 2 周，使损伤的组织修复。

4. 中医辨证施治　创伤性滑膜炎可分为急性期和慢性期，根据患者的情况可以辨证分型治疗，再加以利湿之药如泽泻、猪苓、车前子、薏苡仁等。

(1)气滞血瘀证：有明显的外伤史，伤后膝部肿胀明显，疼痛，皮下青紫或瘀斑，功能障碍。脉滑，苔白、舌质暗或青紫，方用桃红四物汤加减。

(2)脾胃虚寒证：膝部肿胀，微痛或无痛，屈伸不利。全身乏力，面色苍白，饮食不香，腹部不适，喜暖恶寒，大便溏稀。脉细滑，苔白或有花剥，方用参苓白术散加减。

(3)风湿痹症证：外伤后又有受风寒或膝部有浸入凉水病史。膝部肿痛、沉重，遇寒冷则疼痛肿胀加重，与天气变化有关。脉弦紧，苔白，方用羌活胜湿汤加减。

(4)肝肾亏虚证：年老体弱者，膝关节外伤后酸软无力，肿胀不适，下蹲困难，关节僵硬。晨起或静止时疼痛加重，活动后好转。脉沉细，苔白，方用金匮肾气丸加减。

(5)气血不足证：平素气血不足，伤后腰膝酸软，疲乏无力，膝关节隐隐作痛，休息时好转，劳累或走路后加重，疼痛与天气变化无关，双下肢时有可凹性水肿。脉细弱，苔白、舌体胖有齿痕。方用补阳还五汤加减。

5. 手术治疗　对于反复发作、顽固性滑膜炎、非手术治疗效果不佳者可行膝关节镜检查、镜下滑膜清理术。一方面可明确诊断，另一方面可对增生的滑膜行刨削术，效果较好。

【功能锻炼】

1. 急性期　可做足踝关节屈伸运动及股四头肌舒缩运动，防止股四头肌萎缩。

2. 慢性期　除做肌肉锻炼外，开始做膝关节的屈伸运动，活动范围逐步增加，逐渐到膝关节负重下蹲练习。

第八节　髌骨软骨软化症

髌骨外形略称倒三角形，是人体最大的籽骨，其后面的软骨面与股骨滑车构成髌股关节，加强了股四头肌的伸膝力量。膝关节在屈伸过程中，髌骨与股骨髁面始终存在着接触。膝关节在伸直位时，髌骨下部与股骨髁面轻轻接触；屈膝 90°时，髌骨上部与股骨髁面接触；膝关节完全屈曲时，整个髌面紧贴股骨髁面。髌骨软化是指当髌骨软骨面发生退行性改变，有时可伴有股骨滑车部软骨面的退行性变，膝关节屈伸活动发生异常。又称髌骨劳损、髌骨软骨炎，是膝部常见病之一。好发于青少年，女性多于男性。

【病因病机】

髌骨软骨软化症多发生在髌骨关节面中间区与内侧区交界部分，好发部位相当于屈膝 40°～80°时髌骨和股骨的接触区。本病起病缓慢。

1. 病因

(1)直接外力：膝部直接外力可引起髌骨软骨骨折，或髌股关节在较强压力下反复摩擦、劳损，引起软骨退行性改变，软骨面粗糙、失去光泽，严重者软骨脱落，骨质暴露，其相对的股骨关节面也受到损伤。

(2)风寒湿邪、痹阻气血：风寒湿邪反复侵袭，引起局部无菌性炎症而造成髌骨软骨的退变。

(3)力线不正：髌股关节的关系异常，如高位或低位髌骨及膝内或外翻畸形等，由于关节位置的改变，其异常应力作用于关节软骨，可促使关节软骨软化。

2. 病机　多发生在内侧关节面，偶然在中间部分或外侧关节面，其主要变化为软骨原纤维性变、较下层的软骨发生水肿、细胞退化体积增大等。此后，软骨逐渐发生裂隙变薄，软骨下的骨组织有不同程度的纤维化及硬化，可分为三期。①初期：以软骨软化为主，软骨失去正常光泽，表面变得粗糙不平；②中期：软骨面变薄，出现龟裂，伴有纤维性改变；③后期：软骨面糜烂、碎裂、剥脱，骨质外露，软骨下骨硬化、囊性变，髌股关节间隙变窄，关节边缘骨赘形成。

【临床表现】

1. 症状

(1)膝部疼痛：本病多见于青少年、运动员和中年妇女。起病缓慢，最初为膝部隐痛，疼痛位于髌骨后方，轻重不一，一般平地行走症状不明显，下蹲起立、上下楼、上下坡，或走远路后疼痛加重。半蹲痛是本病的重要征象。

(2)乏力、打软腿：发病初只感觉膝疲软乏力，时有打软腿现象，可出现假性交锁征。

(3)肿胀：严重者患膝病变累及关节滑膜、脂肪垫，出现关节积液、脂肪垫肥厚改变。

2. 体征

(1)膝关节内摩擦音：为髌骨软骨软化的主要病症，摩擦音来自髌骨下。操作者的一只手掌轻轻放在患膝髌骨上，主动或被动伸或屈膝，操作者常能发现摩擦音的位置、粗细和多少，以明确诊断。

(2)压痛：髌骨下压痛是在膝伸直位，下压髌骨并使髌骨做上下或内外移动，可查到压痛及有粗糙声响。特别是在膝关节屈曲45°时，按压髌骨内侧部分疼痛更为显著，或将髌骨推向外侧，按压股骨髌面内侧可有明显疼痛。让患者伸直膝关节，操作者将髌骨推向内侧，即可用手指触及髌骨内侧的软骨面，由于滑膜有充血、水肿等炎性反应，故压痛明显。髌骨外侧关节面因发病率较低，压痛次之。

【辅助检查】

膝关节正侧位及髌骨轴位X线片：早期常无异常所见，晚期可因软骨大部磨损、髌股关节间隙变窄、髌骨和股骨髁部边缘可有骨质增生。

【临床分期】

髌骨软骨软化症的诊断依据患者症状、体征、影像学表现结合关节镜检查可发现软骨面病变，可以明确病变范围和深度。依据疾病发病特点可分为二期。

1. 急性期　急性期为发病阶段，本期是急性炎症期，症状、体征逐渐加重，直至疼痛，中医学认为此期以脉络损伤和外邪侵袭的实证为主，证型大致为风寒湿邪闭阻脉络、筋脉损伤气血瘀滞两型。

2. 缓解期　为本病的恢复期或治愈过程，本期患者以膝软乏力，上下楼时明显，或出现“软腿”或“假交锁征”，中医学认为此期证型以肝肾不足为主，可夹有脉络瘀阻。

【治疗】

早期合理的治疗可望使病损的关节软骨面得到修复。主要是采用综合性的非手术疗法。

1. 手法治疗　患者仰卧，患肢伸直，股四头肌放松。医者用手掌轻轻按压髌骨做研磨动作，以不痛为度，每次5～10分钟，然后用示指扣住髌骨两缘，做上下捋顺动作，约5分钟，最后在膝关节周围施以滚法、揉捻法、捋顺法、散法等手法舒筋。

2. 固定与练功疗法　主要是限制引起疼痛的各种活动，如剧烈运动，过度屈膝、下蹲、下跪等。必要时可用拐辅助行走，但不可用石膏固定，因为关节软骨越失用，越易损伤。须经常适当地做膝关节轻度活动，如股四头肌收缩、直腿抬高等运动，以维持股四头肌张力。

3. 药物治疗

(1)内服药：治宜补益肝肾、活血化瘀、温经络、祛风湿为主，可内服补肾壮筋汤、独活寄生汤或桃红四物汤。

(2)外用药：膝部隐痛可外敷舒筋膏，病程延久者可用活血止痛类外擦剂。软组织变硬时可用海桐皮汤外洗。

4. 其他疗法

(1)封闭疗法：可用醋酸泼尼松龙12.5mg加1%普鲁卡因2ml做局部痛点封闭。

(2)物理疗法：采用红外线、超短波等局部透热，以及中药离子导入治疗，均有一定效果。

5. 手术治疗

(1)关节外手术：主要目的是调整髌骨力线。手术方法如下。

①股四头肌外侧松解术：顺股中间肌与股外侧肌连接处切开股外侧肌肌筋膜，一般同时往下切开髌外侧支持带及髂胫束前缘。

②髌骨支持带外侧松解术：沿髌外侧切除一条宽 1.0cm、长 8～10cm 的外侧支持带，尽量不切开滑膜，一旦切开，当给予缝合。

③部分髌韧带内移术：术中首先松解外侧支持带，将髌韧带外侧 1/2 于胫骨结节止点处切断，将该韧带从中线切开，游离外侧 1/2 髌韧带达髌骨下缘，将其游离端通过内侧 1/2 髌韧带之后方，缝合缝匠肌肌腱上。

④胫骨结节抬高术：术中将髌韧带连同胫骨结节凿开长 5～7cm 长度远端造成青枝骨折，植骨垫高 0.5～1cm，并向内移 0.5～1cm，螺丝钉固定，可以减轻髌股关节间压力。

术后用石膏固定 6 周，进行股四头肌与小腿肌力练习，术后 3 周可扶拐下地。

(2)关节内手术

①髌骨软骨病灶磨削术：疗效不是很肯定。适应于 60 岁以下患者，病灶局限在 2cm 以下者。普遍认为患者越年轻，病灶越局限，效果越好。磨削至软骨下骨板层，以术野呈点状渗血为度，术后边缘，修成陡坡。

②钻孔减压术：适用于软骨下骨质裸露、骨板硬化者。磨削后，以细克氏针每距 0.5cm 左右，钻孔深入达髓腔。

③髌骨支持带松解术：关节镜下沿髌外缘 0.5cm 将滑膜、关节囊及支持带切开，向上延伸至股四头肌外侧，往下延伸至髌韧带外侧。

(3)内外联合手术：切开行关节清理，髌骨钻孔减压，病变软骨刨削，膝外侧松解，内侧紧缩，胫骨结节抬高内移术。

【预后】

该病预后良好，一般经正规、系统的非手术治疗，均能获得痊愈。

第九节 膝部滑囊炎

滑膜囊简称滑囊，是在结缔组织中形成的封闭式的囊腔，内层为滑膜，位于肌腱与肌腱、肌腱与骨骼之间。髌前、髌下滑膜囊位于膝关节周围，长期遭受摩擦，是滑囊炎常发的部位。位于髌骨前方的滑膜囊有 3 个：即髌前皮下滑囊(在皮下与深筋膜之间)、髌前筋膜下滑囊(在阔筋膜与股四头肌腱之间)、髌前腱下滑囊(在股四头肌腱与髌骨的骨膜之间)。髌前滑膜囊炎多见于皮下囊。髌下滑膜囊分为深、浅两囊，深囊位于髌韧带内面与胫骨之间；皮下囊位于韧带与皮肤之间。

【病因病机】

临床上常见的膝部滑囊炎有髌前滑囊炎、髌下滑囊炎、鹅足滑囊炎和腘窝囊肿等。本病有急慢性之分，有不伴有感染及伴有感染之别。

1. 病因

(1)创伤：髌前滑囊炎可因急性损伤引起，髌下滑囊炎多见于髌下深滑囊炎，常因创伤引起。

(2)感染：髌前滑囊炎可因关节内及周围感染而诱发。

(3)劳损：髌前滑囊炎多为皮下囊炎，位置相对表浅，常由于反复摩擦、挤压、碰撞等因素引起，可见于长时间跪地工作或洗衣服的妇女。

2. 病机

(1)滑囊肿大：滑囊内滑膜渗出液增多，滑囊肿大。

(2)滑囊积液：囊内积液可为血性，以后呈黄色，积液多少不一，囊内积液被吸收消退后，有时可反复出现。

(3)滑膜增生：滑囊壁增厚或纤维化，滑膜可增生呈绒毛状改变。

【临床表现】

1. 症状

(1)疼痛：髌前滑囊炎表现为髌前疼痛，髌下滑囊炎半蹲位疼痛，鹅足滑囊炎局部疼痛，小腿外展、外旋时加重。有些腘窝囊肿患者可有胫神经或腓神经的放射痛。

(2)肿胀：髌前滑囊炎表现为髌前肿胀、髌下滑囊炎表现为局部肿胀，可见髌韧带两侧生理凹陷消失并凸起，按之囊性波动感，上下不移动；鹅足滑囊炎表现为局部肿胀，有波动感；腘窝囊肿初期仅有胀感，当囊肿增大，则可出现肿块，呈圆形或椭圆形，囊性而有张力，光滑，伸膝时肿块较明显而表面变硬，屈膝时肿块不显且较软，对肿块持续加压后肿块可以缩小。

(3)活动受限：髌前滑囊炎髌骨和膝关节受限不明显，髌下滑囊炎膝关节屈伸活动受限，腘窝囊肿当囊肿增大，影响屈膝功能。

2. 体征

(1)压痛：髌前滑囊炎压痛轻微、髌下滑囊炎髌韧带深部压痛，当膝关节伸直，髌韧带紧张时，压痛最明显；腘窝囊肿有轻压痛。

(2)囊肿：髌前滑囊炎急性者伤后迅速积血肿胀，范围可超出髌骨界限，慢性者可见膝前肿胀肥厚；髌下滑囊炎髌韧带两侧按之囊性波动感上下不移动；鹅足滑囊炎主要表现囊肿、波动感；腘窝囊肿当囊肿增大，则可出现肿块，呈圆形或椭圆形，囊性而有张力，光滑，对肿块持续加压后肿块可以缩小。

(3)功能障碍：髌前滑囊炎髌骨和膝关节受限不明显、髌下滑囊炎膝关节屈伸功能障碍，腘窝囊肿当囊肿增大，影响屈膝功能障碍。

【辅助检查】

X线检查对囊肿的诊断帮助不大，但可排除膝关节病变，排除髌骨及膝关节的结核性及感染性病变。

【诊断及鉴别诊断】

膝关节滑囊炎的诊断不难，根据患者病史、临床表现等即可诊断，诊断明确后，依据疾病性质可分为三型。

1. *瘀血留滞证* 可有明显外伤史，伤后膝关节肿胀疼痛明显，广泛瘀斑，压痛较甚，膝关节活动受限，可触及如囊状物，扪之有波动感。舌淡有瘀点，脉弦或涩，治宜消肿散瘀止痛，方用活血祛瘀汤。

2. *气虚湿阻证* 损伤日久或反复长期劳损，关节局部呈局限性肿胀压痛，疼痛肿胀呈反复性，每因劳累后加重，面白无华，纳呆。舌淡胖、边有齿痕、苔白滑或腻，脉细无力或濡。治宜健脾利湿，佐以祛风散寒，方用健脾除湿汤加减。

3. *湿热壅盛证* 有感染病灶，关节红肿灼热，疼痛较剧，压痛，按之有波动感，可伴有发热、口渴、舌红、苔黄，脉数。治宜清热解毒、活血止痛，方用仙方活命饮加活血祛瘀药物桃仁、红花、三七等。

【治疗】

一般可采用非手术疗法治愈，非手术疗法无效者，方采用手术切除。

1. *手法治疗* 早期宜用轻手法按摩、揉、推压患部上下，并在局部用指掐、刮、按压等手法治疗，以达到通经活络的目的，并加用揉、弹拨等手法治疗。腘窝囊肿可试行挤压法，患膝屈曲位，医者用手把囊肿推挤到一边，最好能压在骨性的壁上，然后用拇指用力把囊壁挤破，加压揉挤，使黏液分流，囊壁闭锁，再给以局部加压包扎。

2. *固定方法* 急性期应适当休息，局部制动，以消除对滑囊的刺激。

3. *药物治疗* 外用药：急性期外敷双柏散膏，慢性期可外贴万应膏或用熨风散热敷。

4. *其他疗法*

(1)封闭治疗：非感染性及慢性滑囊炎均可穿刺抽出积液，向囊内注入得宝松适量或泼尼松龙12.5mg加1%盐酸普鲁卡因2ml，并加压包扎。

(2)抗感染治疗：感染性滑囊炎，肢体适当制动，局部可外敷如意金黄散，肌内注射敏感性强的抗生素，如已化脓，则应尽早切开排脓，并做引流，切口应选在滑囊两侧，脓液可进行细菌培养和药敏试验。

5. *手术治疗* 对于慢性滑囊炎，久治不能好转者，在无手术禁忌证的情况下，可以进行手术切除，术后固定不宜过长。

【预后】

膝部滑囊炎经积极治疗，预后良好。

第十节 膝关节滑膜皱襞综合征

滑膜皱襞是膝关节内残存的胚胎期滑膜间隔结构。胎儿早期，膝关节腔被隔膜分割成髌上囊、髌内侧及外侧腔，其中，髌上囊最大。到胎儿晚期，隔膜逐渐消失，膝关节成为一个完整的单腔。有约20%的隔膜至成年人时仍不消失，便成为滑膜皱襞。在创伤、慢性炎症等刺激下滑膜皱襞发生增生、纤维化后，可引起膝关节疼痛、弹响、屈伸受限等一系列症状和体征，称为滑膜皱襞综合征。根据其来源可分为髌上、髌下和内侧皱襞三组。其中髌下皱襞多见，又称黏液韧带，为一退化结构，不引起症状；髌上皱襞次之；髌内侧皱襞偶见，从髌下脂肪垫呈翼状延续到髌上，又称髌中皱襞、翼状皱襞或水平滑膜皱襞等。

【病因病机】

大多数滑膜皱襞不产生症状，少数由于创伤、慢性刺激或瘢痕化等原因可异常增大或肥厚，引起症状。特别是髌内侧皱襞，当膝关节屈伸时，内侧皱襞滑过股骨髁部，由于劳损、外伤或炎症刺激使滑膜皱襞充血、水肿、增厚，皱襞弹性消失，明显增粗、苍白及纤维化，以致在股骨髁部滑过时产生弹响，引起症状。

【临床表现】

1. 病史 多有膝部外伤或劳损史。

2. 症状

(1)膝部疼痛：多数患者可以明确指出疼痛部位在膝前，甚至可以明确指出在前内侧。

(2)胶滞现象：与单发于膝关节的类风湿关节炎相似，一般不超过20分钟。

(3)弹响：常在膝关节屈曲＞45°后发生。部分患者主要发生于不负重(即卧位)做屈伸膝活动时，多伴有轻微疼痛。

(4)交锁：一般是在屈伸膝活动中受阻伴疼痛。如继续原方向运动，膝关节可发生弹响，遇阻力后反方向运动，一部分患者仍发生弹响，并无典型关节交锁致关节不能活动的情况，称此为假性交锁。

(5)打软腿：常发生于上、下楼或久坐后突然站立时。

3. 体征 可见股四头肌萎缩，少数患者可有关节积液。约半数以上的患者可以触及痛性索条，膝伸直时触之不明显，屈膝30°～90°左右触诊。其位置在髌骨内缘内侧2～3 cm，股内侧肌膨大缘的下方，长2cm左右，为弧形或直形上下方向。索条多呈韧性，可滚动，与内侧膝眼及关节间隙相距约1cm以上。压迫股骨内髁屈伸试验阳性，一些患者麦氏征可为阳性，还有的患者髌骨可有压痛、触痛。

【辅助检查】

X线检查无异常发现，MRI有辅助作用，在有积液时更为明显。关节镜检查可以确诊。

【诊断与鉴别诊断】

与其他膝关节病变相比较，滑膜皱襞综合征患者少见，因此在做出该病的诊断前必须与其他疾病仔细鉴别。

1. 髌骨软化症或髌股关节骨关节病 通常表现为膝前痛，上、下楼痛，蹲、起时痛，髌骨研磨试验阳性。髌骨压痛明显，可以有髌内侧压痛。但体检时不会有痛性索条，压迫股内髁膝关节屈伸试验亦呈阴性。

2. 内侧半月板损伤 自觉症状常与髌内侧滑膜皱襞综合征近似，但一般无明显"胶滞"现象；交锁常发生于立位，并且要解除交锁，患肢常需反方向多次运动。压痛点均在内侧膝眼和内侧关节间隙，其位置在医师仔细检查时能够明确；当膝内侧压痛时，麦氏征于外侧不呈阳性。

3. 关节内游离体 所造成的膝痛通常为发作性。一些患者在出现交锁的同时，在膝关节表面可触及"肿物"，而在缓解期无任何表现。体检时可以有髌内侧压痛，但不同时间反复做压迫股内髁膝关节屈伸试验，可发现病变并不固定于髌内侧。

【治疗】

1. 中药治疗 急性损伤宜活血散瘀、消肿止痛，方用活血止痛汤；慢性损伤可内服舒筋丸。外用下肢洗药熏洗。

2. 封闭治疗 如能触及增厚的条索状物，可用2%利多卡因2ml加得宝松1ml局部注射。每周可重复注射1次，共3次为1个疗程。

3. 手术治疗 症状明显，反复发作，可行关节镜下滑膜皱襞切除术。

【功能锻炼】

行股四头肌和腘绳肌功能锻炼，防止肌肉萎缩。

第十一节 小腿三头肌损伤

小腿三头肌是腿部后群浅层肌组织，由腓肠肌和比目鱼肌组成。腓肠肌位于浅层，内外侧头分别起于股骨内外上髁后方；比目鱼肌位于深层，起于胫腓骨上端后方，以后三个头汇合形成小腿肚，向下续为跟腱，止于跟骨结节。

【病因病机】

小腿三头肌的作用是屈小腿、提足跟、固定踝关节、防止身体前倾，在人体的站立运动中，有着重要的作用。在运动中，小腿三头肌易受创伤和劳损。劳损多发生于肌腱与肌腹交界的部分，其原因可为过度使用或某次损伤后未完全治愈。

1. 病因

(1)间接暴力：小腿三头肌损伤，常为肌肉的强力收缩的间接暴力伤，如跑跳过程中，膝关节伸直时再突然提踵蹬地损伤，或膝关节伸直位受到强烈的外翻或内翻应力造成腓肠肌内侧或外侧头损伤，多见于运动员、搬运工人、杂技演员。

(2)直接暴力：直接暴力伤多为利刃、棍棒以及足球运动员的冲撞踢伤等直接暴力造成肌腹及跟腱部伤。

(3)慢性劳损：长时间站立、行走后，小腿局部代谢产物堆积引起酸痛，多发生在肌起始部、肌肉与肌腱联合部。

2. 病机 小腿三头肌急性损伤后，由于部分肌纤维断裂、出血和创伤性炎症渗出引起肿胀，肿胀和缺血压迫并刺激神经产生激烈疼痛，肌肉收缩使疼痛进一步加剧，从而关节功能严重障碍。肿胀的肌肉因缺血加重，会产生疼痛，血肿机化产生粘连，均严重影响小腿的功能。

【临床表现】

1. 症状

(1)疼痛、肿胀：直接暴力伤后小腿后方疼痛、肿胀，全足负重时疼痛加重。劳损者肿胀不明显，感小腿后侧深层疼痛，久行久立后疼痛明显，伸膝时疼痛加重，被动牵拉或主动的收缩小腿后部肌肉感觉损伤部位疼痛。

(2)活动受限：屈膝运动受限，步行困难，不能用前足着地行走。

2. 体征

(1)压痛：直接暴力伤后压痛明显，严重者可有皮下瘀血，若肌肉肌腱断裂可触及凹陷，劳损者压痛，压痛点在股骨外髁后面、腓肠豆的部位，向下可触及硬结或条索状物，临床上又称为腓肠肌籽骨综合征。

(2)功能障碍：直接损伤者，步行功能障碍，小腿屈曲受限，行走时膝关节保持在伸直位，多为伤腿在前，健侧在后。

(3)提踵试验阳性：肌腱断裂者提踵试验阳性。小腿乏力，不能正常行走，不能单腿以足趾点地立起。

【辅助检查】

X线检查可排除骨折，有时可见腓肠豆增大增生。损伤严重时，可见肿胀的软组织影。

【临床分期】

小腿三头肌损伤的诊断不难，根据患者的病史、临床表现等即可诊断，根据疾病的发病特点可分为急性损伤和损伤后期及慢性损伤。

1. 急性损伤 急性损伤是急性炎症期，症状、体征逐渐加重，中医学认为此期以脉络损伤实证为主，证型大致为筋脉损伤气血瘀滞型，治宜活血散瘀、消肿止痛，方用活血止痛汤。

2. 损伤后期及慢性损伤 可内服舒筋丸，外用下肢洗药熏洗患处。

【治疗】

1. 手法治疗 小腿三头肌损伤后休息，早期应冷敷、加压包扎、抬高患肢，后期热敷、进行功能锻炼。疼痛期可穿高跟鞋，使小腿三头肌松弛，疼痛缓解后可逐渐减低鞋跟高度。

(1)滚法：患者取俯卧位，医者用滚法在其大腿下部之后侧到足跟部施术，达到舒筋活血、改善局部新陈代谢、促进组织修复的作用。

(2)揉法：医者以拇指沿患者腓肠肌之肌纤维及腱部走行方向进行捋顺，以消肿、止痛，理顺挛缩、消散粘连。

(3)侧击法：医者手指稍微分开，以两手小鱼际部对患者小腿腓肠肌进行由轻至重的叩击，使肌肉振动，加速局部血供，解除局部粘连，促进功能恢复。

2. 休息与固定疗法 损伤初期以休息为主，减少活动，以利于损伤修复。严重者可给予托板或石膏托固定。

3. 其他疗法

(1)封闭疗法：对慢性劳损性损伤，可在疼痛部分局部注射泼尼松龙 12.5mg 加 1% 普鲁卡因 2ml，每周 1 次。

(2)理疗：中药离子导入法治疗。

4. 手术治疗 对急性损伤致肌肉大部或全部断裂者，应及早行手术修补。

【功能锻炼及预后】

1. 功能锻炼 中期练习踝关节背伸，牵拉小腿三头肌，以疼痛可忍受为度，防止肌肉粘连挛缩；后期可做双足并拢的下蹲起立运动和站立位足跟抬起运动。

2. 预后 主要是针对发生原因进行。如剧烈运动前做好准备活动，尤其是易拉伤部位的准备活动；体质较弱、训练水平不高的，运动时要量力而行，防止过度疲劳和负荷太重；要提高运动技术及动作的协调性，不要用力过猛；改善训练条件，注意运动场所的温度。冬季在野外运动时要注意保暖，不可穿得太薄；要注意观察肌肉的反应，如肌肉的硬度、韧性、弹力、疲劳程度；肌肉拉伤后重新参加训练时要循序渐进，勿操之过急，并要加强局部保护，防止再度拉伤。

第十二节　腘窝囊肿

1829 年 Dupuytren 提出腘窝囊肿这一病名，1840 年 Adams 首先论述了腘窝囊肿与半膜肌滑囊和膝关节腔相通的关系，1877 年 Baker 发表了对腘窝囊肿的经典性论述，后来一直沿用至今，由此以其名称而称之为贝克(Baker)囊肿。

【病因病机】

最常见的腘窝囊肿系膨胀的腓肠肌、半膜肌腱滑囊，该滑囊经常与后关节囊相通。腘窝囊肿有原发与继发两种。原发型起于关节腔而关节本身是正常的，多为双侧，但不一定同时发病，切除后有复发倾向；继发型常继发于关节的某些病变，最多见的是骨关节病、类风湿关节炎及与半月板有关的膝关节内紊乱，特别是与半月板后角病变有关系。

【临床表现】

1. *症状*　临床上多见于中年以上发病率最高，男性多于女性，导致机械性伸膝和屈膝受限，疼痛较轻，紧张膨胀感明显。患者往往以腘窝区逐渐发生肿胀为特点，伴膝后疼痛。偶尔囊肿可以压迫阻碍静脉回流，引起小腿水肿。囊肿长大到一定程度则膝关节屈伸活动受限。

2. *查体*　患肢伸到检查床末端之外，膝关节最大限度伸直时肿胀最明显，张力增高而变硬，屈曲时缩小或不见，张力降低而变软，行走或久站后腘窝酸胀或不适感更明显，膝屈曲，用手加压揉按，或持续压迫，囊肿可缩小，可证明囊肿与关节腔相通。触诊时发现早期无压痛，有波动感，与皮肤不粘连，表面光滑。

3. *辅助检查*　X 线片可以看到在腘窝有一个球形的软组织阴影，膝关节造影可显示腘窝囊肿与关节腔相遇。腘窝局部穿刺可抽出黏稠的液体。

【治疗】

原发型腘窝囊肿，如果没有症状，包块不大，不需要治疗。对于继发性腘窝囊肿，应针对病因进行治疗。

1. *非手术治疗*　若腘窝囊肿体积大、有症状，可行穿刺抽吸术。患者俯卧位，消毒铺巾，局部麻醉后用粗针头穿刺囊肿，吸出其中胶冻样物，同时注入康宁克通、得宝松等药，术后加压包扎。

2. *手术治疗*　反复发作、症状明显，膝关节活动受影响时，可手术切除。切口多可取后内侧切口，注意腘窝处血管神经，分离囊肿后，在根部切除囊肿，彻底切除囊壁。在囊肿根部行荷包缝合，将残端埋入，避免复发。

（王庆甫　时宗庭）

参考文献

[1] 孙树椿．临床骨伤科学[M]．北京：人民卫生出版社，2006．

[2] 吴孟超，吴在德．黄家驷外科学[M]．7 版．北京：人民卫生出版社，2008．

[3] 张铁良，等．临床骨科学[M]．3 版．北京：人民卫生出版社，2012．

[4] 王岩，等译．坎贝尔骨科手术学[M]．11 版．北京：人民军医出版社，2009．

第18章

足踝部筋伤

第一节 踝部扭伤

踝关节扭伤甚为常见,可发生于任何年龄,但以青壮年居多,临床上一般分为内翻扭伤和外翻扭伤两大类,以前者为多见。

【解剖学】

踝关节周围主要的韧带有内侧副韧带、外侧副韧带和下胫腓韧带。内侧副韧带又称三角韧带,起于内踝,自上而下呈扇形附于足舟状骨、距骨前内侧、下跟舟韧带和跟骨的载距突,是一条坚强的韧带,不易损伤;外侧副韧带起自外踝,止于距骨前外侧的为腓距前韧带,止于跟骨外侧的为腓跟韧带,止于距骨后外侧的为腓距后韧带;下胫腓韧带又称下胫腓联合韧带,为胫骨与腓骨下端之间的骨间韧带,是保持踝关节稳定的重要韧带。

【病因病机】

多因行走或跑步时突然踏在不平的地面上,或上下楼梯、走坡路不慎失足,骑车、踢球等运动中不慎跌倒,足的过度内、外翻而产生踝部扭伤。

跖屈内翻损伤时,容易损伤外侧的腓距前韧带,单纯内翻损伤时,则容易损伤外侧的腓跟韧带,外翻姿势损伤时,由于三角韧带比较坚强,较少发生损伤,但可引起下胫腓韧带撕裂。若为直接的外力打击,除韧带损伤外,多合并骨折和脱位。

在急性损伤后,有20%～40%病人会出现长期反复的踝关节无力、扭伤,尤其是行走在不平的地面时,病人常常会感到踝关节失去控制,发生内翻。扭伤后可伴有或不伴有疼痛肿胀。部分病人可感到踝关节僵硬。此时即进入慢性不稳定阶段。病人既可能是机械性不稳定,也可能是功能性不稳定。前者指患者有不稳定症状,同时踝关节活动度超过正常的生理范围;后者指踝关节活动度并没有超过正常的生理范围,但在伤后长时间里,踝关节经常出现打软、行走在不平的道路时易反复扭伤等症状。踝关节功能性不稳定时,病人对踝关节的主观控制能力降低,但踝关节活动度未超过正常的生理范围。在慢性外侧不稳定时,既可能是机械性不稳定,也可能是功能性不稳定。踝关节外侧韧带断裂松弛是机械性不稳定主要原因。功能性不稳定则和很多因素有关,如关节囊和韧带中感受器神经纤维受损后,本体感觉发生障碍,导致机体对运动和反射控制能力下降,致使踝关节无力。其他如腓骨肌无力,距下关节不稳定也是常见原因。

【临床表现】

有明显的踝关节扭伤史。伤后踝部疼痛,活动功能障碍,损伤轻者仅局部肿胀,损伤重时整个踝关节均可肿胀,并有明显的皮下瘀血,皮肤呈青紫色,跛行步态,伤足不敢用力着地,活动时疼痛加剧。

内翻损伤时,外踝前下方压痛明显,若将足部做内翻动作时,则外踝前下方疼痛;外翻扭伤者,内踝前下方压痛明显,强力做踝外翻动作时,则内踝前下方剧痛。严重损伤者,在韧带断裂处,可摸到有凹陷,甚至摸到移位的关节面。

【辅助检查】

X线摄片:拍摄踝关节正侧位片,可以帮助排除内外踝的撕脱性骨折,若损伤较重者,应做强力内翻、外翻位的照片,可见到距骨倾斜的角度增大,甚者可见到移位现象。

【诊断及鉴别诊断】

1. 诊断

(1)有明确的踝部扭伤史。

(2)伤后踝关节即时肿胀、疼痛、功能障碍，局部压痛明显，跛行步态或不能着地步行。

(3)X 线片无骨折征象，可以做出诊断。

2. 鉴别诊断　临床上需要常规行踝关节 X 线检查排除踝关节骨折、第 5 跖骨基底部骨折、跟腱损伤等疾病。

【治疗】

1. 手法治疗　损伤严重，局部瘀肿较甚者，不宜做重手法。对单纯的踝部伤筋或部分撕裂者，初期使用理筋手法。患者平卧，医者一只手托住足跟，另一只手握住足尖部，缓缓做踝关节的背屈、跖屈及内翻、外翻动作，然后用两掌心对握内外踝，轻轻用力按压，理顺筋络，有消肿镇痛作用。

恢复期或陈旧性踝关节扭伤者，手法宜重，特别是血肿机化、产生粘连、踝关节功能受损的患者，则可施以牵引摇摆，摇晃屈伸踝关节，对粘连韧带用弹拨揉捻手法，以解除粘连，恢复其功能。

2. 固定方法　理筋手法之后，可将踝关节固定于损伤韧带的松弛位置。若为韧带断裂者，可用石膏管型固定，内侧断裂固定于内翻位，外侧断裂固定于外翻位。6 周后解除固定下地活动。若为韧带的撕裂伤可用胶布固定，外加绷带包扎。外翻损伤固定于内翻位，内翻损伤固定于外翻位，一般可固定 2～3 周。

3. 练功疗法　外固定之后，应尽早练习跖趾关节屈伸活动，进而可做踝关节背屈、跖屈活动。肿胀消退后，可指导做踝关节的内翻、外翻的功能活动，以防止韧带粘连，增强韧带的力量。

4. 中医辨证施治

(1)血瘀气滞证：损伤早期，踝关节疼痛，活动时加剧，局部明显肿胀及皮下瘀斑，关节活动受限。舌红、边有瘀点，脉弦。治宜活血祛瘀、消肿止痛，方用七厘散或桃红四物汤加味。

(2)筋脉失养证：损伤后期，关节持续隐痛，轻度肿胀，或可触及硬结，步行乏力。舌淡、苔薄，脉弦细。治宜养血壮筋，方用补肾壮筋汤或壮筋养血汤加减。

5. 中药外治法　初期肿胀明显者，可外敷消肿化瘀散、七厘散、双柏散之类药物。中后期肿胀较微，可外贴狗皮膏、伤湿止痛膏，并可配合活血舒筋中药外洗。

6. 其他疗法　踝部损伤的中后期，关节仍疼痛，压痛较局限者，可选用醋酸泼尼松龙 12.5mg 加 1%普鲁卡因 2ml 做痛点局部封闭，可每周注射 1 次，1～3 次为 1 个疗程。陈旧性损伤外侧韧带断裂，致踝关节不稳或继发半脱位者，可坚持腓骨肌锻炼，垫高鞋底的外侧缘。功能明显障碍者，可行外侧韧带再造术，选用腓骨短肌腱代替断裂的外侧韧带。陈旧性损伤内侧韧带断裂者，可切开进行韧带修补术，术后均采用石膏管型外固定 6 周。

7. 保护性制动　运动损伤常采用“RICE”原则治疗，即休息(rest)、冰敷(ice)、加压包扎(compression)和抬高患肢(elevation)，Tiemstra 在该原则基础上提出“PRICE”理念，即在上述方法之前增加了保护性制动(protection)。Seah 等认为，轻度急性踝关节扭伤患者可在保护性制动的状态下进行功能锻炼，而且该法的疗效优于传统石膏外固定法。也可分别采用 U 形支具和石膏托外固定治疗踝关节韧带Ⅰ、Ⅱ度损伤，前者的治愈率及恢复工作时间均优于后者；认为 U 形支具具有佩戴舒适、固定简单、可灵活调整固定强度等优点，能够早期进行功能锻炼，可以有效缓解疼痛、消除肿胀，有助于增强踝关节的稳定性，预防习惯性扭伤。

【并发症及预后】

1. 并发症　若踝关节扭伤治疗不及时或失治、误治，可遗留踝关节慢性疼痛，严重者可导致踝关节不稳，从而导致早期创伤性关节炎。

2. 预后　经正规治疗，踝关节扭伤预后较好。

第二节　跗跖关节扭伤

【解剖学】

跗跖关节指的是跗骨(楔骨和骰骨)与跖骨之间的关节，由三部分组成。第 1 部分由第 1 楔骨与第 1 跖骨组成，有独立的关节囊和关节腔；第 2 部分由第 2、3 楔骨与第 2、3 跖骨组成；第 3 部分由骰骨与第 4、第 5 跖骨组成。第 2、3 部分的关节腔与楔间关节和楔舟关节相同。跗跖关节为平面关节，可做轻微的滑动和屈伸运动，内外侧跗跖关节还有轻微的内收和外展运动。由于足的内翻损伤机会多，所以外侧的跗跖关节损伤比较常见，而且常合并跗跖关节的错缝或脱位。

临床上所指的 Lisfranc 损伤包括的范围极其

广泛，包括中足部的扭伤直至跗跖关节的骨折-脱位。在此论述的跗跖关节扭伤不包括跗跖关节的骨折-脱位。

【病因病机】

1. 病因

(1)多因从高处坠下、行走失足、跑跳过力等，道路不平或跳跃，造成足踝内翻或外翻而致。

(2)一般多轻于踝关节扭伤，可造成韧带撕裂或关节错缝，外翻时多造成第1跗跖关节扭伤，内翻时多造成第4、5跗跖关节扭伤。

2. 病机

(1)由于这些跗跖关节扭伤的致伤因素可使足背着地或直接暴力(如压砸等)，进而使跗跖部足背侧韧带、关节囊及伸趾肌腱过度牵拉受伤，甚至部分断裂、关节失去稳定性，并可出现关节微细错动或半脱位。

(2)由于局部的解剖特点，足内翻跖屈位扭伤机会较多。因此，临床上多见外侧的跗跖关节扭伤。

【临床表现】

外伤后，局部明显肿胀、疼痛，足的活动功能受限，不敢着地走路，皮下青紫瘀血。足内翻损伤时，第4、5跖骨关节处压痛明显；足外翻损伤时，第1楔骨与第1跖骨组成的跗跖关节处疼痛明显。而且做足内、外翻检查时，上述位置疼痛增加。

【辅助检查】

X线检查：是常规检查，应注意第5跖骨基底部有无骨折。

【诊断及鉴别诊断】

1. 诊断

(1)症状：跗跖关节扭伤后急性期可表现为足背肿胀、皮下淤血、疼痛难忍、活动受限。

(2)体征：①跗跖关节损伤部位压痛明显，内或外翻损伤处疼痛明显。②患者活动明显受限，站立与行走均十分困难。行走时前足着力困难，只能用足跟走路。足内翻扭伤时，骰骨与第4、第5跖骨间压痛剧烈。③外翻扭伤时，压痛多在第1楔骨与第1跖骨之间。有错位者可见跗跖部凸起，按之疼痛剧烈。被动重复足内翻或外翻动作时疼痛加剧。

2. 鉴别诊断　常规行足的正侧位和30°的双斜位X线检查，以明确是否有跗跖关节骨折、脱位以及第5跖骨基底部骨折。

【治疗】

1. 手法治疗

(1)足外侧跗跖关节扭伤：患者正坐，伤足伸出床边。医者坐于伤肢内侧，双手拇指相对按在骰骨和第4、第5跖骨背侧，其余手指从跖侧拿住伤足，相对拔伸下轻微摇晃前足，同时使伤足跖屈内翻。然后伤足背伸外翻，双手拇指在伤处向下戳按。用捋顺揉捻手法局部按摩舒筋。

(2)足内侧跗跖关节扭伤：患者侧卧，伤足伸出床边，助手握住伤肢小腿下端，医者一只手握足跟，另一只手握前足，双手拇指按在伤处。医者与助手在相对拔伸下摇晃足部7次，按伤足外翻拔伸，接着将伤足内翻，同时拇指在伤足处向下戳按，最后在伤处施揉捻捋顺手法，结束。

2. 药物治疗　早期可服用活血化瘀、消肿止痛的活血丸，每次服1九，每天2～3次。外敷消肿止痛膏，每天1剂，直至肿消痛止。损伤后期可服用舒筋活络的药物舒筋活血汤，并外洗舒筋活血洗方，每天1剂。

3. 封闭疗法　中后期仍有疼痛者可采用醋酸泼尼松龙12.5mg加入1%普鲁卡因2ml做痛点封闭，每周1次，2～3周为1个疗程。

【并发症及预后】

1. 并发症　跗跖关节扭伤常见的并发症是中足肿胀，甚至整个足背肿胀，一旦怀疑是跗跖关节扭伤，须积极找正规的医院诊治。

2. 预后　该病经积极治疗后，预后良好。

第三节　跟腱断裂

跟腱由腓肠肌与比目鱼肌肌腱合成，是人体最强有力的肌腱之一，止于跟骨结节，能使踝关节做跖屈运动，承受负重步行、跳跃、奔跑等的强烈牵拉力量而不易被拉伤。一般来说跟腱的完全性断裂临床并不多见，然而一旦损伤，则严重影响功能，多发生于20—40岁男性。

【病因病机】

临床上可分为完全性断裂伤与不完全性断裂伤，有开放性损伤和闭合性损伤，病因有直接暴力和间接暴力两种。

直接暴力伤多为刀、铲、斧等锐器的直接切割伤，多数造成跟腱开放性断裂伤。皮肤与跟腱的断裂都位于同一水平，断裂口较整齐，腱膜也多同时受损伤。

间接暴力伤主要是指踝关节极度背伸时再突然蹬地发力，使跟腱受到强力牵拉所致。此种情况多见于演员、运动员。有些学者认为多由于跟腱本身存在病理改变，如职业性运动伤造成的小血管断裂、肌腱营养不良、发生退行性改变、跟腱钙化等，再受到骤然猛力牵拉，如从高处跳下前足着地、剧烈奔跑等均可造成跟腱受过度牵拉产生部分、甚至完全性的跟腱断裂。但断端可参差不齐，一般损伤在跟腱的附着点以上 2～3cm 处，腱包膜可以完整。

直接与间接暴力的联合损伤多是跟腱处于紧张状态时，跟腱部位受到垂直方向的重物砸伤，加之三头肌的突然猛力收缩造成跟腱的断裂。局部皮肤挫伤较严重，周围血肿较大，跟腱断端亦可参差不齐。较常见于产业工人。

【临床表现】

1. 开放性损伤　易于诊断，肉眼可见到跟腱部断裂。

2. 闭合性损伤　局部有明显肿胀、疼痛，跖屈无力，不能点脚站立，走路跛行，外观可见跟腱部失去原有形态而凹陷。局部有压痛，断裂处可摸到凹陷，肌腹上移，检查小腿腓肠肌，嘱患者跖屈踝关节，已看不到肌腹的收缩反应。根据上述临床表现及体征一般可以诊断。跟腱完全断裂时，跖屈功能全部丧失，部分断裂时跖屈功能部分丧失。

【辅助检查】

1. X 线摄片　其意义有两个，一是识别伴随的骨折，如排除跟骨结节部的撕裂性骨折；二是在侧位像上有一些间接征象可协助诊断，如跟前三角边界不整齐，轮廓变形甚至消失。

2. 超声检查　超声具有花费较少、迅速、重复性好，非侵入性等优点，可以帮助医师判断跟腱断端间隙，当踝关节跖屈跟腱断端间隙较小时，为选择非手术治疗提供了依据。但超声检查，对检查者有一定技术要求，且不易区分全部还是部分跟腱断裂。

3. MRI 检查　对软组织有较好的分辨率，但价格昂贵，一般不作为常规检查。

【诊断及鉴别诊断】

1. 诊断

(1)开放性跟腱断裂：伤部皮肤往往裂开出血，伤口内有时可见跟腱组织。但大多数病人断裂跟腱回缩不易觉察，若经验不足有可能造成漏诊，误认为单纯皮肤裂伤，仅将伤口清创处理。检查可发现跟腱紧张时腱的外形消失，可触到凹陷及退缩的跟腱残端。

(2)闭合性跟腱断裂：多数患者于受伤当时自己或别人听到“啪”的响声，顿觉跟腱部有棒击感或被别人踢了一脚，随即感到跟腱处疼痛和足踝运动失灵，不能站立或行走。捏小腿三头肌试验阳性，即 Thompson 试验阳性(患者俯卧位双足伸出于床边之外，检查者用手挤压小腿腓肠肌，正常情况下可引起足跖屈，如果未出现足跖屈，则提示跟腱韧带断裂。此试验是急性跟腱断裂的特异体征)。

(3)急性跟腱断裂的诊断主要依据：根据明确的外伤史、局部疼痛肿胀及足跟提踵、Thompson 等物理检查、辅助检查可诊断。对开放性跟腱断裂，只要医者能警惕有断裂的发生，均可做出正确的诊断；闭合性跟腱断裂，需引起医者的高度警惕，这是因为胫后肌、腓骨肌的代偿作用，踝关节仍可完成屈伸动作。

2. 鉴别诊断　位于小腿三头肌与跟腱的移行部位，所谓高位跟腱断裂应与跖肌腱断裂、腓骨长短肌腱内外侧头断裂进行鉴别诊断。在临床诊断中，以上三种损伤大部分患者在受伤时都有小腿后方受到打击或“中弹”样感觉，伤后均有提踵困难。三者的鉴别要点如下。

(1)高位跟腱断裂：是跟腱断裂的一种，一般 Thompson 试验亦呈阳性，俯卧位双足跟并列时可发现患侧跟骨结节明显下移；跖肌腱断裂，腓骨长短肌腱内、外侧头断裂，查体均不为阳性。

(2)跖肌腱断裂：一般不发生小腿部大范围的皮下血肿，压痛点位置一般较高，且位于小腿外侧，Thompson 试验多呈阴性；腓骨长短肌腱内、外侧头损伤后，一般常出现明显的皮下出血或局部血肿，压痛点位置较其他两种损伤高，多在膝关节下方的小腿内、外侧，疼痛明显较前其他两者严重。完全断裂时局部也可有凹陷，触之有空虚感。Thompson 试验可介于阴性与阳性之间，但跟骨结节无明显下移。

(3)彩超和 MRI 检查：可明确损伤部位及程度。

【治疗】

1. 固定治疗　用石膏或支具夹板固定足踝于跖屈位，使跟腱断端靠近，一直保持到肌腱愈合。

伤后在48小时内就诊的患者，建议采用这种治疗方法，尤其适用于年老体弱或麻醉风险高的患者。但非手术治疗者跟腱再断裂的发生率最高。长腿石膏固定膝关节于屈曲约45°、踝关节于稍跖屈位；4周后更换为小腿石膏，仍保持踝关节轻度跖屈；再固定4周后去除石膏，允许负重行走，开始进行改善步态和小腿肌力的练习。鞋内后跟垫高可用于减轻跟腱背屈应力。其他的非手术治疗措施有：用功能支具保持足呈45°跖屈，并应用长期复杂的理疗措施。

2. *药物治疗*

(1)内服药：早期宜用活血化瘀、消肿止痛的七厘散、三七散等药物；中期接骨续筋；后期补益肝肾，选用六味地黄丸、壮筋续骨丹等补益肝肾。

(2)外用药：海桐皮汤外洗。

3. *手术治疗* 诊断或开始治疗延误1周或以上者，手术治疗可以获得最满意的结果。目前国内学者将超过3个月的跟腱断裂称之为"陈旧性跟腱断裂"。目前手术修复跟腱可分为三大类。

(1)直接缝合：适用于新鲜的闭式损伤或开放损伤，切开或经皮闭式缝合。如果跟腱缺损较大，不能直接缝合者，可行跟腱近端V形延长后再缝合。

(2)缝合后加用筋膜和肌腱修补：适用陈旧性跟腱断裂的修复，如使用腓肠肌筋膜翻转加强或用跖肌腱加固。

(3)用筋膜、肌腱或其他生物材料替代加强 适用于跟腱缺损较大的患者，如使用阔筋膜、腓肠肌筋膜瓣、腓骨短肌腱、屈拇长肌腱、屈趾长肌腱、异体跟腱等材料重建跟腱。也有用一些生物合成材料如碳纤维、Marles网膜、Dacron移植材料等修复跟腱的报道。

【并发症及预后】

1. *并发症*

(1)跟腱再断裂：这是跟腱断裂术后较为严重的并发症，国外文献报道发生率为1%～3%，笔者统计其发生率为3.26%。其治疗方法有非手术治疗和手术治疗。根据患者的耐受情况、断裂程度选择适当的治疗方法。

(2)跟腱切口不愈合：这与术中过多剥离跟腱周围的"腱围"组织有关，腱围位于跟腱的背侧，有4～8层滑润层位于深筋膜与腱组织之间，每层都有独自的营养血管。笔者的经验是术中仔细分离，尽量缝合腱围组织后再关闭切口，这有利于切口的愈合。

2. *预后* 经正规的非手术治疗以及积极、有效的手术治疗均可取得较好的治疗效果，但任何一种方法都不能保证不发生并发症，诸如再断裂、跖屈力弱、踝关节僵硬、伤口愈合不良(常需数月)。

第四节 跟腱周围炎

跟腱周围炎是由急慢性劳损所引起跟腱周围的无菌性炎症，常有渗出、水肿，临床表现为疼痛和功能障碍，多见于运动员和参加军事训练的人员。

【解剖学】

跟腱是小腿三头肌的延伸组织，附着于跟骨结节，是人体最强大的肌腱。跟腱长约13cm。在三头肌收缩时，有屈小腿、提足跟和固定踝关节及防止身体前倾等作用，是行走弹跳的主要肌腱。跟腱周围有两个鞘，外鞘由小腿的深筋膜形成；内鞘直接贴附于腱上，其结构很像滑膜鞘。当踝关节屈伸运动时，跟腱在内、外鞘之间互相滑动摩擦而运动。

【病因病机】

1. *病因*

(1)直接暴力：跟腱受到突然的直接外力撞击、挤压、顿挫，造成跟腱及周围水肿、充血等炎性改变。

(2)间接暴力：在运动中弹跳、疾跑用力过猛，导致跟腱撕裂，引起周围水肿、充血等炎性改变。

(3)慢性劳损：长期劳损，跟腱与周围组织摩擦及反复跟腱损伤，形成慢性局部炎性改变。

2. *病机* 主要为跟腱及周围的急慢性炎性改变，若早期治疗不当，慢性迁延可致跟腱周围变硬，瘢痕粘连、钙化，踝关节屈伸活动受限。

【临床表现】

急性的损伤即见跟腱周围肿胀、压痛，踝关节的屈伸可引起疼痛。有时可触及捻发音，做足跖屈抗阻力试验疼痛加重。早期治疗不当，长时间以后，则可造成跟腱周围变硬，踝关节由屈伸疼痛变成屈伸受限，疼痛可能减轻，但踝关节的活动不便，上下楼梯时更觉困难。X线摄片可发现有跟腱周围的变性钙化影。

跟腱有上述的外伤史及有以上的临床表现与

体征，诊断并不困难。

【辅助检查】

普通的X线检查，可以排除Haglund畸形；跟腱MRI能够清楚地显示跟腱病变情况，可见跟腱梭形膨大或滑膜增生；CT扫描和肌骨超声检查结果均不够理想。

【治疗】

1. *手法治疗*　早期，局部较肿胀可用拇、示二指在跟腱两侧轻柔推擦，以达通络活血、消肿镇痛。可反复操作，每天1～2次，伤肢可抬高平放，治疗后适当减少活动。中后期，肿胀消退，但跟腱局部变性硬化，则可使用提、推、拨、按等法，手法应轻柔，不能过重，因此时肌腱变性钙化，手法过重可能人为造成跟腱断裂。

2. *固定疗法*　损伤比较轻时，要卧床休息，抬高患肢，避免做踝关节伸运动。损伤重者，要用小腿石膏托，将踝关节固定于跖屈位3～4周。

3. *药物治疗*　早期损伤可内服活血丸、跌打丸、七厘散，四黄膏。中后期可服用舒筋汤，配合下肢洗药外洗。有部分学者主张应用肾上腺皮质激素治疗，但效果一般，只能防止疾病的发展，不能使之治愈，而且还要冒着"跟腱断裂"的风险。因此，不主张急性期及慢性期应用肾上腺皮质激素治疗。

4. *其他疗法*　手法治疗后可配合理疗，可使用超短波、磁疗，以促进局部血循环，加速组织的修复，恢复肢体功能。后期病者，症状时好时坏，时轻时重、反复发作，可局部注射醋酸泼尼松龙12.5mg加1%普鲁卡因2ml，每周1次，1～3次为1个疗程，一般不主张应用。

【并发症及预后】

1. *并发症*　跟腱周围炎的治疗主张非手术疗法，且该病缺乏特异性治疗措施，病程迁延较长，会遗留慢性跟腱周围疼痛，甚至造成小腿三头肌的萎缩。

2. *预后*　该病预后尚可，应注意避免过度劳损以免造成病程延长。

第五节　腓骨长短肌腱滑脱

腓骨长短肌腱滑脱，是指腓骨长短肌腱滑脱至外踝前方而产生临床症状的一种疾病，也是骨科的少见病。清·吴谦《医宗金鉴·正骨心法要旨·手法总论》载："筋之弛、纵、卷、翻、挛、转、离、合，虽在肉里，以手扪之，自悉其情。"本病则属离位伤筋疾病。

【解剖学】

腓骨长短肌起于腓骨小头及腓骨上2/3的外侧面和小腿深筋膜，肌束向下移行于长的肌腱，经腓骨短肌的后面，行于外踝的后方，经腓骨上支持带的深面的骨性纤维管，弯至足底内侧。

腓骨短肌位于腓骨长肌的深面，起自腓骨外侧面下1/3及前后肌间隔，其肌腱与腓骨长肌腱一同下降，先居其内，后居其前，然后行之外踝后方，腓骨上支持带的深面，沿跟骨外侧向前行，止于第5跖骨粗隆。

正常情况下，腓骨长、短肌腱一起通过外踝后侧的腓骨上下支持带深面的骨性纤维管向前进入足部外侧，若纤维带断裂，肌腱滑出浅沟，则产生滑脱，出现临床症状。

【病因病机】

常见于运动损伤，如滑雪、滑冰、踢足球等剧烈运动时，足处于轻度内翻位，受到突然强力背屈外力，引起腓骨肌猛烈地反射性收缩，腓骨肌腱冲破上支持带的限制，滑向外踝前方。或由于腓骨肌上下支持及骨性纤维管韧带发育不良，或慢性损伤产生退变，使韧带变脆，足急剧内翻背屈，使腓骨肌肌腱滑向外踝前方。常伴有弹响、疼痛，当踝跖屈时则可自行复位，临床上称为习惯性腓骨肌肌腱滑脱。

【临床分期】

临床中，腓骨肌支持带的完全断裂很少见，一般为部分撕裂或整个支持带连同相连骨膜从外踝上撕脱，使支持带松弛失去对腓骨肌腱的控制，最后发生腓骨肌腱滑脱。Ecket和Davis根据73例手术病人的术中观察发现并无支持带的撕裂，将病人分为三型：Ⅰ型，占51%，支持带和骨膜仍保持联系，骨膜从外踝上撕脱，腓骨肌腱滑向前方使骨膜和外踝分离；Ⅱ型，占33%，为纤维软骨连同支持带一起和外踝分离。Ⅲ型，占16%，为纤维软骨连同部分外踝骨质和支持带一起与外踝分离。Oden1987年分析了100例手术病例后发现除了上述3型外，还有少见的第4型，支持带在接近跟骨部分撕裂。

【临床表现】

1. *症状*　急性损伤，跛行步态，外踝处疼痛、肿胀，外踝前方可触到移位的腓骨肌腱，并有明显的压痛。慢性期，足部易发生疲劳，局部疼痛，轻度跛行，局部或有肿胀，伸屈足时，可听到肌腱滑动弹响声，并可触到滑脱的肌腱及压痛。日久腓骨肌萎缩，踝关节由于肌力平衡遭到破坏使稳定性减弱。

2. *体征*　有明显的外伤史，局部软组织肿胀，皮下有瘀血斑，外踝下端压痛，主动外翻或抗阻力外翻，局部疼痛加重。使踝关节背伸外翻时，可扪及腓骨肌腱向外踝前滑动及弹响，跖屈时或用手向后推挤时，肌腱可滑回原位，可以做出诊断。

【辅助检查】

1. *X线检查*　可发现外踝撕脱骨折，踝穴位可减少外踝与骨折的重叠，更易发现骨折。

2. *CT检查*　可显示腓骨外侧窝的解剖形态及腓骨肌腱的位置。

3. *MRI检查*　能够清楚显示软组织损伤情况，如支持带撕裂和腓骨肌腱半脱位。

【诊断及鉴别诊断】

腓骨长短肌腱滑脱的诊断容易漏诊、误诊，即使高年资的医师也会在临床中发生错误，容易将其当成踝关节扭伤、外踝撕脱骨折来处理。

【治疗】

1. *手法治疗*　对新鲜的滑脱患者可用手法复位。患者仰卧，一名助手固定小腿中下段，医者一只手握住足跟，另一只手握住足的跖跗关节部，先做拔伸摇晃踝关节；然后使足跖屈外翻，捏足之手的拇指从外踝的前上向后下方推脱位的肌腱，使其复位；之后使足内翻背屈，按压肌腱之手再用力沿肌腱向后，上方推按，使肌腱回纳原位；再用理筋手法，理顺局部软组织。

2. *固定方法*　复位之后可用小棉垫压住外踝后方，并以胶布贴紧，外加绷带包扎并用内外侧超踝关节夹板固定，可固定于跖屈中立位4周。亦可用短腿石膏管型固定。

3. *练功疗法*　早期主要练习股四头肌的功能和足的跖屈，去除外固定后可穿垫高鞋跟的矫形鞋进行步行锻炼，慢慢恢复足的正常功能。

4. *药物治疗*　早期可内服七厘散、活血丸；中后期可服用舒筋丸，或壮筋续骨的六味地黄丸、八珍汤等药物；晚期去除外固定之后并可配合中药外洗，可选用骨科下肢洗药方。早期可外敷双柏散膏、接骨散等药物；后期可外贴狗皮膏等药物。

5. *手术治疗*

(1)适应证：对早期损伤、手法治疗无效者，或早期延误治疗转为慢性的习惯性滑脱，影响踝关节活动者，均应采用手术修补、复位治疗。

(2)手术方法：有腓骨支持带结构的解剖修复、腓骨支持带结构的重建和加强(如Jones跟腱瓣修复术)、腓骨外踝窝加深术、骨挡手术(如Kelly法)、肌腱改道移位术(如Platzgummer手术、Sarmiento手术)。术后用石膏管型将踝关节固定于中立位，4～6周解除外固定进行功能锻炼。

【并发症及预后】

1. *并发症*　不论是非手术疗法还是手术疗法，均可遗留慢性踝关节疼痛，严重者可导致踝关节创伤性关节炎的发生。

2. *预后*　该病预后不良，治疗上亦比较棘手，须找专门的足踝医师治疗。

第六节　跟痛症

跟痛症是一系列疾病导致的足跟部疼痛综合征，好发于40－60岁的中年和老年人。中医学一般认为劳累过度、肾气不足可引起足跟痛，说明老年人气血衰少，活动减少，可以发生跟痛。临床上60岁以上的老人，跟痛者少见。根据发病部位，临床上一般可分为如下三类。①跟后痛：主要有跟后滑囊炎、跟腱止点撕裂伤、痹证性跟痛症。②跟下痛：主要有跖腱起点筋膜炎、跟骨下滑囊炎、跟骨脂肪垫炎、肾虚性跟痛症。③跟骨病：跟骨本身的疾病，如跟骨骨髓炎、骨结核，偶尔也是良性肿瘤或恶性肿瘤的易患部位，但跟骨病不属于筋伤学范围。

足跟部是人体负重的主要部分，从解剖上看，跟下部皮肤是人体中最厚的部位，因皮下脂肪致密而发达，又称脂肪垫。在脂肪与跟骨之间有滑液囊存在，跖筋膜及趾短屈肌附着于跟骨结节前方。足纵弓内弓是由跟、距、舟，第1楔骨和第1跖骨组成；外弓由跟距骰第5跖骨组成，而维持纵弓的跖腱膜，起自跟骨跖面结节，向前伸展沿跖骨头面附着于5个足趾的脂肪垫上，再止于骨膜上。它们的关系有如弓与弦，在正常步态中，跖趾关节背屈、趾短屈肌收缩、体重下压之重拉力，均将集中于跟骨跖面结节上。上述的各种解剖结构和在人体中的重要作用，随着机体素质的下降、长期慢性的劳损，以及某些持久的站立、行走的刺激，均可发生跟骨周围的痛症。

一、跟后痛

(一)跟后滑囊炎

跟腱止点的前、后部和前下部，各有微小的滑囊。跟后滑囊炎是指上述滑囊积液、肿胀和炎性反应。40—60岁者多发，一般男性多于女性。

【病因病机】

外伤、慢性劳损、感染或骨刺的刺激均可引起。从病理上可分为外伤性、感染性和慢性劳损性三种。外伤性滑囊炎主要是外伤的长期刺激，如长途跋涉、奔跑、跳跃，使跟腱周围受到反复的牵拉、摩擦，而引起滑囊炎；感染性滑囊炎主要由急、慢性炎症所引起；慢性劳损性则是跟腱、滑囊的退行性改变，加之平常穿不合适鞋或高跟鞋，后跟反复摩擦，导致滑囊的慢性发炎、囊壁增厚、囊腔积液。

【临床表现】

在跟腱附着部位肿胀、压痛，走路时因轻的摩擦疼痛加重，跟骨后上方有软骨样隆起。表面皮肤增厚，皮色略红、肿胀，触之有囊样弹性感，局部压痛明显。

X线摄片检查多无异常发现，部分患者踝关节侧位片上可见在后方的透亮三角区模糊或消失。病程久而影响行走者，可有局部脱钙、骨质稀疏表现。

【诊断】

根据临床表现可诊断。

【治疗】

1. *手法治疗* 劈法：患者俯卧床上，患肢膝关节屈曲90°，医者一只手拿住患足做背屈固定，使跟腱紧张，另一只手用小鱼际处，对准滑囊用力劈之。手法目的是促进局部气血流通，消肿止痛，或击破滑囊，使液体吸收。

2. *固定方法* 一般不用外固定，但急性期宜休息，症状好转后仍宜减少活动。在患足鞋内放置海绵垫以减少摩擦。

3. *药物治疗* 治宜养血舒筋、温经止痛，下肢洗药熏洗患足，或外用熨风散做热熨。

4. *封闭疗法* 醋酸泼尼松龙12.5mg，1%普鲁卡因2ml或丹参注射液2ml，局部封闭，每周1次，3～4次为1个疗程。

5. *手术疗法* 经非手术治疗无效，病情严重者跟骨结节的后上角突起部切除，以防止术后复发。

(二)跟腱止点撕裂伤

跟腱是由小腿三头肌腱合并而成。约起始于小腿中下1/3部，成片状牢固地止于跟骨结节部位的后上方。主要功能为使足跖屈，并是机体行走、跑跳的主要肌力传导结构，腱的外周有一鞘膜包裹，增加了跟腱滑动的灵活性。

【病因病机】

跟腱止点的撕裂伤，主要是间接暴力而伤，大多由于小腿三头肌的反复收缩，如长途的行军，反复的弹跳、奔跑训练，而造成跟腱附着处过度疲劳或跟腱的纤维撕裂，或在止点部撕裂，导致局部充血、水肿、变性、组织增生等病理改变。

【临床表现及诊断】

有反复损伤的病史，跟腱附着处疼痛轻微肿大，X线摄片常无异常发现。

【治疗】

1. *手法治疗* 早期可采用理顺肌筋的手法，以利于撕裂的跟腱筋膜复位；中后期可采用按、捻、劈、打等手法，以解除粘连，恢复功能。

2. *固定方法* 早期为利于损伤的修复可适当制动，采用夹板外固定1～2周，或卧床休息；后期可逐步加大活动量，以逐渐恢复肢体功能。

3. *药物治疗* 早期可内服化瘀消肿止痛的桃红四物汤，外敷定痛膏；中后期可内服舒筋活络、行气止痛的肢伤二方，外敷狗皮膏、伤湿止痛膏等药，并可配合海桐皮汤外洗。

4. *其他疗法* 醋酸泼尼松龙12.5mg、1%普鲁卡因2ml，做痛点封闭，每周1次，1～3次为一疗程。局部可采用理疗可使用红外线照射、氦氖激光、磁疗等配合。

二、跟下痛

(一)跖腱膜炎

跖腱膜起自跟骨跖面结节，向前伸展沿跖骨头而附着于5个足趾的脂肪垫上再止于骨膜。作用有：①保护足底组织；②提供足底某些内在肌的附着点；③协助维持足弓。足的纵弓对维持人的正常弹跳、步行等有重要作用。跖腱膜炎是指跖腱的跟骨结节跖面起始部无菌性炎症。

【病因病机】

大多由于长期站立工作或长期从事跑跳等运动，或本身属扁平足处于紧张状态，在跟骨附着处产生无菌性炎症充血性渗出，钙化性改变，日久骨质增生，形成骨刺。

【临床表现及诊断】

站立或走路时，跟骨下面疼痛，疼痛可沿跟骨内侧向前扩展到足底。尤其是早晨起床后或休息后开始走路时疼痛更明显，活动一段以后疼痛反而减轻，压痛点在跟骨负重点的微前方跖腱膜处。

跟骨X线摄片在跖腱膜跟骨附着处可能有钙化、骨化扁平而小。棘尖向前与跖腱膜方向一致，也有无骨刺的表现。

根据上述的临床表现及体征和局部压痛点则可进行诊断，X线摄片作为排除其他疾病的参考。

【治疗】

1. *药物治疗*　可选用骨科下肢洗药外洗，每天热洗局部。洗时尽量做背伸跖屈运动。

2. *其他疗法*

(1)封闭疗法：醋酸泼尼松龙12.5mg、1%普鲁卡因2ml痛点封闭，每周1～2次，连续2～3周。

(2)局部磁疗：可用静磁场法，选用磁片用胶布贴在疼痛部位，3～5天检查1次。

(二)跟下滑囊炎

【病因病机】

跟下滑囊位于跟下脂肪垫与跟骨之间。长期站立在硬地面上工作或跟部受过挫伤者，则可使滑囊产生渗出、充血，出现慢性炎症刺激。

【临床表现及诊断】

站立或走路时跟骨下方疼痛，按压时似有肿胀性囊性感，并有压痛。

根据上述临床表现及体征，X线片排除骨性疾病，可做出诊断。

【治疗】

1. *手法治疗*　在患者足跟下部，用揉捻叩击的手法进行治疗，以促进局部血液流通，起到活血通络作用。

2. *药物治疗*　中药可选用海桐皮汤外洗，每天1剂，每日2次。

3. *其他治疗*

(1)封闭疗法：醋酸泼尼松龙12.5mg、1%普鲁卡因2ml局部封闭，每周1次，2～3周为1个疗程。

(2)可使用超短波电疗法，每天1次，每次20～30分钟；亦可选用红外线光疗法。

(三)肾虚性跟痛症

《素问·宣明五气篇》说："肾主骨。"《素问·六节藏象论》说："肾者，……其充在骨。"《素问·五脏生成篇》说："肾之合骨也。"《素问·阴阳应象大论》说："肾生骨髓"，"在体为骨"。都是说肾主骨生髓，因为肾藏精，精生髓，髓养骨，所以骨的生长、发育、修复，均须依赖肾脏精气的滋养和推动。肾虚性跟痛症，则多由肾脏精气亏损。骨的滋养受到影响而致的疾病。

【病因病机】

年老体弱或久病长期卧床不起，以至肝肾不足、骨痿筋弛。西医学则认为久病卧床，足跟部因不经常负重而发生退行性变，皮肤变薄，跟下脂肪纤维垫部分萎缩，骨骼发生脱钙变化，骨质疏松而患跟痛。

【临床表现】

患者行走，站立时觉双腿酸软无力，双跟部酸痛，走路越长酸痛越明显。

【诊断】

根据临床症状和无明显外伤病因，年龄稍大或曾有久卧床史，X线摄片可见跟骨有骨质疏松，但未见骨质破坏者，可做出诊断。

【治疗】

1. *药物治疗*　首先应针对患者的原发病进行治疗，以解决久卧病床的病因；其次在原发病未除之前，若症情许可则可选用六味地黄丸、金匮肾气丸等滋补肝肾药物进行调理，以助强筋壮骨之效。

2. *练功疗法*　适当指导患者进行床上的功能锻炼，如膝、踝关节的伸屈锻炼，以增强下肢的肌力，继之可进行步行，逐渐增加运动的时间，增强体质和减少跟骨的疏松、肌肉的萎缩，逐渐恢复人体的正常机能。

第七节　跖痛症

跖痛症是指跖骨头挤压跖神经引起的跖部疼痛，系前足横弓劳损，跖神经受压或刺激而引起前足跖骨干及跖骨头跖面(即前足底部)的困倦不适和疼痛。跖痛症不是单个诊断，它可由多种原因引起。由于踇趾和小趾的跖痛都有其特有的诊断，所以通常所说的跖痛症是指第2～4跖趾关节跖侧的疼痛，又称为中间跖痛症。本病多发于30－50岁中老年妇女和足部狭瘦松弛者，大多为单侧。

【病因病机】

1. 病因

(1)各种原因引起的前足生物力学的改变,使中间跖骨承受较大应力:①踇外翻、踇僵硬、第 1 跖趾关节关节炎等踇趾病变导致踇趾负重能力的降低,负重向外侧足趾转移。②第 2～4 跖骨活动性较少,比较稳定。如果足的内外侧柱过度活动,将使中间跖骨承受更大应力。③足趾锤状趾等畸形,使近节趾骨背伸,向跖侧挤压跖骨头,使跖骨承受较大应力。④跟腱或腓肠肌腱挛缩,行走时,足踝背伸不够,前足应力增加。

(2)解剖结构的变异或改变:①第 1 跖骨先天性过度短缩,又被称为 Morton 足。踇趾负重能力较低,应力向外侧足趾转移。②第 2 跖骨先天性过长,行走时过长的第 2 跖骨承受较大应力。③高弓足。僵硬的足的结构,使足不能很好地吸收、缓冲应力;跖骨头常成为应力的集中点。④先前的创伤和手术,过度短缩或抬高了第 1 跖骨。⑤中间跖骨的降低,如骨折或跖骨头病变的增生。

(3)跖趾关节的炎症:①类风湿关节炎,滑膜病变可损伤关节周围的韧带和肌腱,晚期跖趾关节常出现背侧脱位,跖骨头突向跖侧,引起疼痛。②其他原因引起的滑膜炎。③跖趾关节骨性关节炎。

(4)损伤:①跖骨头软骨损伤;②跖骨头缺血性坏死;③跖趾关节不稳定。

(5)其他原因:①跖间神经瘤。趾总神经受到挤压,引起跖骨头周围的疼痛。②跖骨疲劳骨折。③皮肤过度角化症。

2. 病机　临床上根据其发病原因可分为两类,即松弛性和压迫性。

(1)松弛性跖痛症:主要系足内在肌肌力弱,或第 1 跖骨发育短小,或由于第 1 跖骨与第 1 楔骨的关节囊松弛导致关节异常活动,使第 2、3 跖骨头代偿性负重,横弓慢性损伤塌陷,韧带松弛及劳损引起疼痛。常合并前足宽变,第 2、3 跖骨头跖侧胼胝形成,行走时疼痛。部分患者合并踇外翻畸形。

(2)压迫性跖痛症:又称为 Moton 跖痛症。则由于穿高跟鞋或窄头鞋,前足太紧,跖骨头部长期被外力挤压导致使跖骨头向中央靠拢,跖神经长期受压或刺激引起间质性神经炎或神经纤维瘤之故。

【临床表现】

跖痛症不是诊断,应仔细检查,确定引起跖痛症的原因。

1. 症状

(1)患者感觉前足跖侧疼痛,行走加重,非负重后多可缓解。不能穿薄的硬底鞋或高跟鞋。长久站立、行走和劳累之后跖骨头部疼痛明显,同时也可向趾尖延伸。第 3、4 跖骨头明显。

(2)部分病情严重患者,症状可累及小腿部位酸困和疼痛。亦可牵扯胫前疼痛。

(3)前足的横弓松弛或塌陷,跖趾关节的肿胀,足背水肿,足有畸形,部分患者第 3、4 跖骨底有胼胝。多伴有跖骨头跖侧的疼痛性胼胝。

2. 体征

(1)跖骨头底部压痛:如为肌腱和跖板的损伤,压痛可位于跖趾关节远方。跖间神经瘤压痛位于跖骨头之间。跖骨的直接压痛,应怀疑疲劳骨折的可能。

(2)Lachman 试验阳性:对于跖趾关节的不稳定者,跖趾关节的 Lachman 试验表现阳性。

3. 松弛性跖痛症与压迫性跖痛症的特点

(1)松弛性跖痛症:①行走时前足跖面疼痛,为持续性灼痛;②前足变宽,第 2、3 跖骨头跖面有胼胝;③跖面压痛,而侧方挤压跖骨头可减轻疼痛;④第 1 跗跖关节可有异常活动,并出现疼痛。

(2)压迫性跖痛症:①行走时前足疼痛,为阵发性放射痛,呈刺痛或刀割样痛,疼痛放射到第 3、4 趾,有时因剧痛而迫使停止行走或站立;②患足细长,前足有被挤压现象;③跖面有压痛,而侧方挤压跖骨头可加重或引起疼痛;④第 3、4 趾可有感觉异常。有时趾蹼间感觉麻木。

【辅助检查】

1. X 线检查　X 线对于诊断有重要意义。该病 X 线片多显示第 2 跖骨头变平、硬化变形等特征。可了解跖骨的长度以及跖趾关节有无病变及损伤。对于有些患者不能明确病变部位,可在疼痛部位放置标记,再摄 X 线,以帮助确定病因。对于跖骨的疲劳骨折,症状出现的头 2 周内常在 X 线上无表现,须要再次复查。

2. 化验检查　血沉、类风湿因子、C 反应蛋白、血尿酸等有助于查明引起跖痛症的原因。

【诊断及鉴别诊断】

1. 诊断

(1)松弛性跖痛症:①行走时前足跖面持续性灼痛,前足底有胼胝、压痛,侧方挤压跖骨头可减轻疼痛。②X 线片可见第 1、2 跖骨头间隙增宽,第 1 跖骨内翻。

(2)压迫性跖痛症:①行走时前足跖面阵发性

放射痛，向足趾放射患足细长，跖面压痛，侧方挤压跖骨头可加重或引起疼痛。②可于第3、4趾的跖面摸到肿块。

2. 鉴别诊断

(1)此病须与跖骨头无菌坏死引起跖痛症相鉴别，也须与平足、跖筋膜炎等引起的跖痛症相区别。

(2)检查应注意有无锤状趾，前足过度旋前、内外侧柱的不稳定，足弓状况、跟腱及腓肠肌腱挛缩等，跖趾关节肿胀，关节的活动度和稳定性。类风湿关节炎患者的前足一般表现为踇趾外翻，其他足趾锤状趾畸形。

【治疗】

松弛性跖痛症经非手术疗法，常可奏效，极少数才须手术治疗。压迫性跖痛症则须行手术治疗，疗效满意。对本病治疗的关键是分清是属于何种病因所致。

1. 手法治疗

(1)点穴：患者仰卧，下肢伸直。医者点按阴陵泉、三阴交、太溪、照海、然谷等穴位，以拇指点按、揉按、捻按痛点，一般可以有效缓解症状。

(2)擦法：可使足底发热，达到缓解症状的目的。

2. 针刀治疗　对于痛点明确的病例，可以采用针刀治疗。缓解炎症，松解粘连疗效较好。

(1)取穴：跖骨头下，或趾蹼之间痛点。

(2)消毒麻醉：碘酊、乙醇或碘伏消毒，以2%利多卡因+生理盐水或注射用水等量稀释，于进针点周围局部麻醉。

(3)针刀松解：刀刃与足趾纵轴平行，刀体垂直皮肤进针。在跖间可触及束状硬结为跖骨间横韧带，刀刃紧贴骨面进行剥离松解。

(4)术后处理：包扎，按压止血，观察20～40分钟，患者无不适反应即可。

3. 封闭疗法　选用泼尼松龙或倍他米松加2%利多卡因，痛点封闭，每周1次，一般1～3次为1个疗程。

4. 药物治疗　应用活血止痛药水煎外洗，如海桐皮汤等，亦可用成药骨友灵搽剂等外用。

5. 手术治疗　如果非手术无效，症状有较重，影响生活和工作，可以考虑手术治疗。

(1)由于局部应力增加引起的跖痛症，最多采用的手术是将相应跖骨截骨，使跖骨头抬起或短缩跖骨，如跖骨头颈部的Weil截骨。

(2)对于锤状趾，需要松解跖趾关节周围软组织，如延长伸趾肌腱，侧副韧带和跖板松解。趾间关节的屈曲畸形需要行成形术，或行关节融合、人工关节置换。

(3)由于跖骨头软骨损伤引起的关节滑膜炎，可清理滑膜、碎裂的软骨。跖骨头严重的变形需要切除跖骨头，行人工关节置换。

(4)跖间神经瘤，可行趾总神经的松解或切除。

(5)严重类风湿关节炎的前足常有明显的跖痛症，常须要行前足重建手术、第1跖趾关节融合或关节置换、第2～5跖骨头切除。

6. 其他治疗

(1)减少活动，避免穿薄底的鞋在硬的路面长时间行走。

(2)对单纯疼痛性胼胝，可切削或磨去增厚的胼胝，可以减轻疼痛。但不能根治跖痛症，只能缓解症状，每2～3个月修剪1次。

(3)足垫：对于大多数跖痛症，是由于足底局部应力增加所致。使用软的足垫可缓冲局部应力；另一种足垫是将跖骨头近端撑起，从而达到减少跖骨头所受到的应力。

(4)穿硬的、弧形底的鞋，鞋内衬软的鞋垫，在行走时可减少前足所受到的应力，减轻症状。

(5)锤状趾畸形，可使用矫形器纠正趾间关节屈曲和跖趾关节背伸，以减轻近节趾骨对跖骨头的挤压。

(6)肌腱、关节囊、韧带损伤后引起的炎症和关节的滑膜炎，可使用理疗和封闭治疗。

(7)使用非甾体消炎止痛药物。

(8)跖间神经瘤还可使用激素注射至两个跖骨头间的趾总神经周围。

(9)疲劳骨折时，穿前足免负荷鞋2个月。

第八节　跖间神经瘤

跖间神经瘤(intermetatarsal neuroma，IMN)，又称Morton神经瘤，为趾总神经受到刺激或压迫等多种因素，产生一系列病理变化而引发疼痛等症状的一组综合征。尽管病理研究显示神经病变有别于外伤性或神经离断所致的神经瘤，但大部分患者趾总神经局部出现类似神经瘤样膨大。引起前跖痛的诸多原因中，Morton 神经瘤最为常见。

【流行病学】

目前多数认为跖间神经瘤是趾总神经的反应性退行性变，在 4 个足趾间隙均有发生，但更多发生在第 3、4 足趾间，占 80%～95%，第 2、3 足趾间的发生率为 15%～20%。跖间神经瘤单发居多，极少出现多个跖间神经瘤。流行病学研究显示，跖间神经瘤患者女性的构成比可高达 90%，男女比大约在 5∶1。发病的年龄以中年女性居多，多数在 40—60 岁。双足跖间神经瘤发生率约 2%，单足多个跖间神经瘤(2 个或 2 个以上)的发生率约 2%。

【病因病机】

趾间总神经在前足大约走行在相邻跖骨间，于跖骨头水平从跖间横韧带下方通过，之后神经分叉形成趾内外侧支，即趾足底固有神经。生物力学实验显示足部活动过大或过度旋前均容易诱发跖间神经瘤。跖间横韧带是诱发跖间神经瘤的重要结构，它埋入了两侧的跖板中。跖间横韧带的形态随步态的不同会发生动态变化，在步态周期中跖趾关节背伸时跖间横韧带紧张，而在其他时候跖间横韧带相对松弛，通常为 10～15mm 长、2～3mm 厚。

通常认为跖间神经瘤的发生是前足的趾间神经受到反复的挤压和摩擦所致，对神经组织慢性的累积性压迫性刺激可引发神经的微血管变化并导致局部缺血，最终引起神经的组织形态学改变，产生增生和膨大。

跖间神经瘤的组织学检查发现，在瘤样改变的区域中，神经的髓鞘变薄，出现不同程度纤维化、硬化，神经内膜水肿，神经纤维脱髓鞘，在受压迫的神经组织内发现沉积的无定形嗜酸性晶体，成纤维细胞和胶原纤维增多，轴突水肿、坏死。神经纤维中可见胶原纤维蛋白增多，电镜下可见这些物质并不来自于施万细胞，而是由神经纤维细胞膜中梭形成纤维细胞产生。引起受伤的神经所产生疼痛的原因除了生物化学刺激和机械性刺激外，还包括一类伤害性物质。这些伤害性物质主要包括 P 物质(SP)、降钙素基因相关肽(CGRP)、神经肽 Y。神经的异常放电除了交感神经信号，还包括损伤神经引起的异位冲动。局部增加的骨骼肌肉神经炎性介质包括白介素、类花生酸类物质、组胺、氧化亚氮和激肽等。

【临床表现】

趾间神经痛的特征是沿着 1 支或多支足部神经向足趾放射的突发性疼痛。在早期，患有这种神经瘤的病人仅主诉跖骨头部轻度疼痛或不适，最常见的部位为第 3、4 跖骨头区。有时呈烧灼感或针刺感，通常在穿某一款式的鞋时，其症状比穿另一式样的鞋时更为明显。随着病情的进展，感觉可变得更为特殊，常有向足趾放射的烧灼感。严重者在走路时为减轻疼痛，往往需脱鞋行走或夜间有痛醒史。体检可及病损趾总神经相邻侧足趾皮肤感觉减退，甚至皮肤干燥不出汗；跖骨间隙有压痛，尤其是前足横向挤压时压痛更易引出，即横足挤压征。

【辅助检查】

1. X 线检查　X 线片对软组织病变分辨率不高，但作为基础的检查，有助于排除一些骨性病变。

2. B 超检查　目前已成为一种快速、价廉、可信度高的诊断方法，其诊断敏感性为 95%～98%，有报道甚至称敏感性可高达 100%。然而超声存在一定假阴性，有学者报道其检出率不高，大约为 80%，直径 5mm 以下的神经瘤漏诊率较高。超声检出率的高低与操作者的经验手法、仪器、神经瘤大小等因素相关。检查时典型的跖间神经瘤表现为境界清晰的卵圆形，恰位于跖骨间隙跖骨头近端的低回声团块，矢状位扫描可见其长轴与跖骨平行。

3. CT 及 MRI 检查　尽管对软组织病变的分辨率较高，但相对于 MRI，后者在诊断跖间神经瘤更具优势。由于 MRI 的 T_1 加权像与肌肉组织密度相同或密度略高，T_2 加权像与邻近脂肪组织密度相同或略低，跖间神经瘤在 T_1 加权像显示较为清晰，而在 T_2 加权像中多数难以显影，但 Zanetti 认为 T_2 加权像在排除相应区其他软组织病变有较大帮助。

【诊断及鉴别诊断】

1. 诊断

(1)病史：首先应详细了解病史，了解有无外伤史、手术史，症状出现有无规律性及其性质、特点等。

(2)物理检查：应认真做包括整个下肢的检查。触诊时注意跖骨间有无团块，使趾头张开检查相邻两侧皮肤感觉的变化，压迫相邻跖骨头颈远侧间区是否有 Mulder 征即"扳机点"。压迫此点可引起疼痛并向趾的远侧放射，为阳性。从第 1、5 跖骨头处向中间挤压亦可诱发或加重症状。此外，使跖趾或趾间关节过伸时可出现疼痛，而屈曲这些关节时疼痛则可缓解。

(3)辅助检查：一般足X线检查时必须进行的，虽然有些病例无阳性所见。电生理学检查可帮助鉴别某些其他疾病如脊神经根病、跗管综合征或周围神经疾病。实验室检查，有利于发现有无全身性疾病。

(4)诊断性治疗：用普鲁卡因或利多卡因在压痛点处封闭，症状消失说明该病可能性极大。

2. *鉴别诊断*　应注意将本病与近侧神经受压的跖管综合征及脊神经根病、周围神经病变所引起的前足疼痛相鉴别。

【治疗】

1. *非手术疗法*　适当活动，避免过量；穿舒适的鞋并垫上鞋垫，给足趾提供柔软宽大的空间，可以有效缓解症状。在跖骨头的近侧放置跖骨垫可以减少跖趾关节过伸而使症状减轻。局部普鲁卡因封闭，口服非甾体类消炎药等止痛药物；局部注射硬化剂，如无水乙醇或石炭酸。总体而言，非手术治疗仅对早期的轻度病变有效，大部跖间神经瘤仍然存在无法缓解、复发或加重的可能。

2. *药物注射疗法*　注射疗法因为微创、简便易行而得到不少学者的支持，目前流行以类固醇激素加利多卡因的封闭疗法，报道显示在短期能获得不错的疗效。王正义等采用封闭疗法治疗65例跖间神经瘤病人，近期疗效如下：封闭1次后有13.8%的病人疼痛消失，封闭2次后又有9.2%的病人疼痛消失，封闭3次后又有10.8%的病人疼痛消失，封闭4次后又有7.7%的病人疼痛消失。本组病人平均治疗3.8次，41.5%疼痛消失，27.7%疼痛有不同程度的减轻，30.8%的病人无效。

3. *神经松解术*　基于跖间神经瘤的发生与神经某种程度受压损伤有关。1989年Dellon撰文认为神经切除会造成神经功能的丧失，在治疗慢性神经卡压综合征的治疗中不作首选，同时他建议治疗的顺序应先为神经减压，其次为神经松解，如无法缓解症状，最后才建议行神经切除术。单纯切开跖间横韧带而不切除神经瘤的优点在于不会造成感觉功能的丧失，也不会形成残端神经瘤。

4. *神经瘤切除术*　相对于跖间神经瘤松解术还是切除术，哪种更能获得优良的远期疗效，目前尚存在争议，但多数学者认为严重的、经非手术治疗无效的跖间神经瘤患者行神经瘤切除术，此外神经瘤切除术也可作为松解术、经皮穿刺注射术失败后的补救性治疗。

目前存在足背侧和跖侧两个手术入路进行跖间神经瘤切除，不少学者主张背侧入路，但究竟哪种入路更优尚不明确。Akermark等对比两种入路治疗125例患者132足，随访2～5年发现两者临床效果相似，跖侧入路的感觉缺失等并发症少于背侧入路，而背侧入路发生3次术中漏切神经瘤而致使手术失败，因此他更推崇跖侧入路。

【并发症及预后】

1. *并发症*　复发是跖间神经瘤切除术后常见的并发症。复发的原因可能为向近端的神经切除不彻底，残端留在负重的部位所致。复发后多数主张行第2次手术治疗，再切除一部分神经干，也有人主张行非手术治疗。

2. *预后*　预后尚可，有复发的可能。根据矫形外科足踝专科的先驱Jahss的观点，早期脱去鞋袜和按摩受累部位可缓解症状。

第九节　踝管综合征

踝管综合征是指胫后神经或其分支，经过内踝后面的屈肌支持带下方的骨纤维管时受压而引起的综合征，多是由于踝管内压力过大或组织过多，造成踝关节背屈或跖屈时胫后神经及其分支受压所致。本病在临床上不易引起注意，故常易误诊，多见于经常运动的青壮年。

人体踝部内侧即内踝骨骼与肌腱等结缔组织构成一个正常生理性狭窄通道，称为踝管。踝管内有胫后神经通过，胫后神经支配足底感觉。任何原因导致踝管病理性狭窄、踝管内压力升高均可使胫后神经受到卡压，产生神经功能障碍，称为踝管综合征。踝管综合征的病因包括：踝部外伤、踝管炎症、踝管肿瘤、踝关节劳损、扁平足、足外翻、足踝位置不良、糖尿病等。

【解剖学】

踝管是一个缺乏弹性的骨纤维管，由内踝后下方与距骨和屈肌支持带构成。由后上向前下方走行，并形成一个约90°的弯曲。其顶部由屈肌支持带组成，起于内踝尖，向下、向后止于跟骨内侧骨膜，宽2～2.5cm，厚1cm，自屈肌支持带发出数个垂直的纤维间隔止于跟骨。其作用是防止肌腱滑脱。胫后神经在踝管内经常附着于一些纤维间隔，使肌腱和神经血管分隔开，相对固定，因而足部活动时，不易受到牵拉。踝管底部为跟骨内侧面，踝管的内容物由前向后依次分为：胫后肌腱、屈趾长肌腱、胫后神经，胫后动、静脉血管及屈踇长肌腱。胫后神经由小腿后侧下行经过内踝后面，在屈肌支持带下面发出1～2个跟支，穿过屈肌支持带，供应足内侧皮肤。胫后神经出踝管后发出跖内侧神经，沿外展踇肌上缘行进，最后在外展踇肌筋膜纤维管通过，支配外展踇肌、5个屈趾短肌、第1蚓状肌、屈踇屈趾肌及内侧3个半足趾的感觉。跖外侧支潜入外展踇肌深面，通过屈踇长肌腱旁纤维弓，然后经过足跖面，支配跖方肌、外展小趾肌和外侧的一个半足趾的感觉。从解剖因素来看，胫后神经在踝管内受压，可产生3个分支的相应症状，出踝管后亦可在外展踇长肌、筋膜纤维弓中使跖内侧和跖外侧神经受压。

【病因病机】

1. 病因　是因剧烈运动或长时间运动时造成踝关节过度跖屈、背伸、内外翻，致使胫骨远端前、后缘与距骨颈或后突反复撞击挤压伤，伤及踝部韧带、关节囊滑膜、软骨及骨，从而导致局部韧带和关节囊水肿、炎性反应。严重时可累及关节囊附着处骨质增生及关节软骨，导致病人踝关节活动明显受限。

2. 病理

(1)踝管管腔缩小。①外伤：胫骨远端骨折、踝关节扭伤或挤压伤之关节固定术后、跟骨骨折、创伤后水肿和后期纤维化造成腔后神经在踝管内粘连。②腔后静脉瘀血、栓塞性静脉炎。③足外翻畸形，产生屈肌支持带及外展踇短肌的纤维起点张力增加。

(2)踝管内组织过多。①胫后肌、屈踇肌或屈趾肌腱的腱鞘炎、滑膜增生或腱鞘囊肿；②风湿性关节炎、滑膜组织水肿和炎症；③先天性解剖异常，如增生或肥大的副外展踇肌；④体重增加(脂肪过多积累)；⑤腔后静脉瘤；⑥腔后神经及其分支的神经鞘瘤；⑦某些药物引起的踝管内组织增生。

由于胫后神经血管束在踝管中被纵向纤维间隔包绕并和肌腱间隔分开，相对很少受到踝关节活动的牵拉，但踝管又是一个缺乏弹性的骨纤维管，因此腔后神经及其分支在踝管内可因多种原因受到压迫：首先造成局部缺血，胫后神经有丰富的血液供应，其神经纤维对缺血十分敏感；其次踝管内、外各种原因引起胫后神经运动、感觉和营养的一系列病理变化，即胫后神经受压后踝管内压力急剧上升，导致腔后神经外膜上的小动脉或小静脉的血流减少，神经缺氧，进而毛细血管内皮细胞损害，蛋白漏出，产生水肿，又转而增加踝管内的压力，进一步压迫神经外膜的血管。因而病变早期，受压神经的近端肿胀，而远端则苍白，触及较硬。由于神经的连续性保持完整，神经节段在显微镜下呈现水肿，细胞增殖及纤维化，轴束元改变，如及时给予减压，则神经受损可治愈。

【临床表现】

踝管综合征起病一般比较缓慢，临床表现如下。

1. 渐进性神经性紊乱表现　最常见的为疼痛。早期为足底及内踝部不适、疼痛和麻木，久站或行走后加重，休息或脱掉鞋子后缓解，部分患者为缓解疼痛，行走时呈足内翻位；中期症状加重，疼痛呈持续性烧灼痛，休息或睡眠时仍有疼痛，部分患者有夜间痛醒史，为了缓解或减轻疼痛，患者常将小腿置于床边摇动或施以按摩；后期除上述症状继续加重以外，出现自主神经紊乱症状如神经支配区皮肤干燥发亮、脱皮、少汗等和足内在肌的萎缩。

2. 血管性紊乱表现　胫后动静脉受压出现循环障碍，表现为局部酸胀、水肿、肿胀、静脉血瘀滞或回流不畅等。

【辅助检查】

1. X线、CT、MRI等影像检查，部分病例可提示骨质增生、类风湿关节炎、跟骨内侧骨赘形成。

2. 直腿抬高足背屈内翻试验、足背屈外翻试验、Tinel征、电刺激试验、神经肌电图和显微镜技术等均可协助诊断或鉴别诊断。

【诊断】

1. 病史　患者有过度运动史或劳损史，少数患者有明确的外伤史。

2. 症状　轻者常在行走、久站或劳累后，胫骨内踝下方有不舒服感觉，局部有压痛。较重者足底部和跟骨内侧，出现感觉异常或麻木，踝管部有菱形肿块，叩压可引起明显疼痛，并可向足底放射，足趾皮肤可有发亮、汗毛脱落、少汗等自主神经功能紊乱征象，甚或有足部内在肌的萎缩现象。

3. 体征

(1)查体有时可见内踝后下方肿胀、压痛。

(2)足底检查见足底疼痛，感觉减退或消失，个别患者可见肌肉萎缩以致足趾运动受限，足底皮温较健侧低。

(3)在膝后至展肌处仔细的触诊及叩击胫神经，检查神经走行中有无肿物及 Tinel 征。一般在胫神经进入屈肌支持带下方、展肌腱弓形成的足底内外侧管入口处引出 Tinel 阳性征(叩击踝管可引起足底麻木感触电感或针刺痛感等)。

(4)行走时负重期缩短，呈痛性跛行状态。因足内翻位减少胫神经的牵拉，可缓解疼痛。

(5)诱发试验。①Valliex 征：久站或行走引起足踝部明显疼痛，并向足底放射为 Valliex 征(＋)，常见于踝管某些肿物。②小腿止血带充气试验：小腿止血带充气后压力维持在收缩压以下，阻止静脉回流，保持动脉通畅，患肢足部出现疼痛与麻木为阳性，阳性率相对较低。③背屈外翻试验：将患足踝关节充分背伸，跟骨外翻，在此基础上再将所有足趾充分背伸，持续 5～10 秒钟。如原有症状加重或出现足底症状，局部触痛、Tinel 征出现或加重，均可诊断为踝管综合征。

【治疗】

1. 手法治疗　早期可在内踝后做捏揉摩擦，并教患者可自行捏揉摩擦，能起到活血通络止痛作用。患者仰卧位，患肢外旋，医者按阳陵泉、三阴交、太溪、照海、金门等穴位。继行用指弹法或揉法于小腿内后侧，由上向下推至踝部，重点在内踝至跟结节之间踝管局部，沿着踝管纵轴上下方向推拿，揉 5～10 分钟，以活血通络，使踝管内压力降低。

2. 中医辨证施治

(1)血瘀气滞证：由外伤、劳损所致，轻者久行或久坐后内踝后方出现酸胀不适，休息后消失；重者足底灼痛，麻木或蚁行感，夜重日轻。舌红、苔薄，脉弦。治宜活血化瘀、舒经通络、消肿止痛，方用舒筋活血汤。

(2)肝血不足证：局部皮肤发白、发凉，或皮肤干燥，漫肿式见皮肤发亮变薄，趾甲失泽变脆，足底肌萎缩，内踝后方可有胀硬感，或可扪及菱形肿胀，压痛，伴放射状麻木感。舌淡，脉弦细。治宜滋补肝阴、养血壮筋，方用壮筋养血汤、左归丸之类。

3. 中医外用药物治疗　外敷可用活血消肿药物，如消肿化瘀散、如意金黄膏；另外可配合骨科下肢外洗，进行熏洗、热敷。

4. 针刀治疗

(1)体位：将患者下肢踝管部位朝上，下方以沙袋垫平稳。定点在内踝后下缘与足跟后部内侧各画一条线，两条线之间即为分裂韧带。

(2)方法：用针在此两条线起止点上下端，即分裂韧带靠近起止点处，分别切断分裂韧带，再在分裂韧带的两端沿切断缘用通透剥离法，松解分裂韧带。运动足关节，将足背屈、跖屈运动几次，术后 24 小时局部封闭 1 次，5 天后若不愈，再治疗 1 次。分裂韧带松解后，可出现神经水肿，可适当给些脱水药或服中药。

5. 其他疗法

(1)可选用理疗、电疗、针灸、肢体抬高等疗法配合。

(2)封闭疗法：可选用当归红花注射液 2ml 或泼尼松龙 12.5mg 加 1% 普鲁卡因 3ml，做踝管内注射，每周 1 次，共 2～3 次。

6. 手术治疗　经过上述非手术治疗 1～2 个月后仍无好转者，可考虑手术治疗。手术可在局部麻醉下由胫骨内踝后方做弧形切开，部分病者在胫后神经的深面有骨性隆起，可游离胫后神经，并向后拉开，切开关节囊将骨隆起凿去，并切除部分分裂韧带。拆线后可配合中药外洗，促进功能恢复，减少局部的术后粘连。

【并发症及预后】

1. 并发症　该病的并发症较多，常见的是疼痛及放射痛复发或加重，切口愈合不良。

2. 预后　经积极治疗，预后良好。

第十节　平足症

平足又称平底足、扁平足，指各种原因所致足弓低平、足部软组织松弛、跟骨外翻等一系列畸形。但并不是所有扁平足均出现临床症状，如果出现临床症状，称为平足症。本文主要阐述成年人平足症的诊治。

【病因病机】

1. 病因

(1)一般多发生于中年女性，尤其是长时间从事站立工作者。缓慢发病，既往足弓正常，以后发现足弓逐渐塌陷。

(2)患者常不能回忆起有过急性创伤病史。患者常以踝部疼痛、足弓扁平、不能穿正常的鞋等来医院就诊。病史可为数月到数年，发病常以内踝下疼痛开始，此时易被诊断为内踝部扭伤。随着内侧足弓的减小，跟骨逐渐外翻，跟骨和腓骨或跟骨和距骨的撞击，引起外踝前下方的疼痛。另一个发病的人群是青壮年喜好运动者，他们一般有过急性踝部创伤史，胫后肌腱挫伤或断裂。

2. 病机

(1)扁平足并不都是先天性的。造成扁平足的病因很多，原理复杂，临床上常将平足症分为两大类：先天性平足症与获得性平足症。

(2)先天性扁平足常在出生后或在生长迅速、负重活动增加时出现明显症状和畸形。早期发现非常重要，应在发现后积极进行检查和治疗，以明确病因，预防可能出现的骨与关节的不可逆改变。

(3)由于年龄的增长、体重增加，又或是外伤、神经血管肌肉病变，造成足部肌肉力量下降或肌力不平衡，韧带逐渐松弛，足弓塌陷形成扁平足，称为获得性扁平足。其形成机制非常复杂，目前认为中老年获得性扁平足主要是由于胫后肌腱损伤引起。

【临床表现】

1. 症状

(1)初期：长时间站立或行走后，足部易疲乏、酸痛不适，可出现肿胀，休息后缓解。足弓低平，跟骨外翻。

(2)中期：痉挛期。主要表现为腓骨肌痉挛，足部外翻、外展、背伸位，活动受限。内侧距舟部明显下陷、突出。疼痛加重，休息后不能缓解。

(3)晚期：强直期。足部固定于外翻、外展、背伸位，有或无疼痛，足部明显僵硬(骨性强直)。

2. 体征

(1)检查可见踝关节肿胀，尤其是在内踝的后下方、胫后肌腱走行的部位。从足的后方观察这种足的肿胀可能更为明显。较严重的患者可出现足弓减低，舟骨结节突出，跟骨外翻，前足外展。随病史长短的不同，这种畸形可以是可复性的，即足弓在非负重状态下存在，负重以后消失，距下关节活动存在；也可以是僵硬性的，足弓在非负重时即已消失，且足部畸形不能被动纠正。让患者自然站立，前足出现外展时，从足后部观看，比正常看到更多的外侧足趾，即“多趾征”阳性。

(2)在内踝下到胫后肌腱舟骨结节止点处可有压痛。让患者外翻患侧跟部，可更容易触及胫后肌腱。胫后肌腱功能不全的患者，可能不易触及肌腱，感觉肌腱间有间隙或肌腱有增粗。检查踝关节、距下关节和中跗关节活动，一般踝关节活动不受影响。在僵硬性平足症患者，距下关节和中跗关节活动明显受限，外翻的跟骨不能被动纠正。

【辅助检查】

X 线检查：初期无明显改变，固定性平足可见足弓塌陷，跟骨轴接近水平，晚期可见退变。

【治疗】

成年人获得性扁平足治疗较为复杂，如无明显症状，暂不需特殊治疗，观察病情变化；如出现症状，应积极进行治疗。①早期：出现轻度症状时，可在专科医师指导下进行非手术治疗，包括休息、理疗、按摩、足部肌肉功能锻炼，并穿矫形鞋防止畸形与症状进一步加重。②中期：畸形与症状明显加重，并出现肌肉痉挛，须立即行非手术治疗，严重者进行石膏或支具固定。如非手术治疗效果不佳，则要采取手术治疗，手术方式在进行足部具体情况评估后决定。③后期：足弓完全塌陷，无弹性，骨与关节变形，明显强直，疼痛严重，并出现骨性关节炎，此时须进行手术治疗，以缓解疼痛、恢复肢体功能。

1. 非手术治疗　①减少活动，必要时可用石膏固定 4～6 周。②理疗。③非甾体消炎镇痛药物。④足弓支持垫、跟内侧垫高足垫和足踝支具(ankle foot orthoses，AFO)。⑤穿硬底的鞋，以达到对足底有效支撑，摇椅底的鞋可减少行走时足踝部应力。对于踝关节有病变者，为减轻症状，可穿行走靴。

2. 手术治疗　如果非手术治疗失败，可根据病变类型选用相应手术治疗。

(1)1 期：手术切除发炎的腱鞘和腱周组织，可以减轻症状。但此手术并不能改变足的其他异常，长期效果并不好，现已很少单独使用。肌腱炎致使肌腱退变切除病变的肌腱后，可以直接缝合或用屈趾长肌腱加强胫后肌腱。

(2)2 期：治疗的主要目的是加强胫后肌腱、纠正跟骨外翻和足的外展、稳定足的内侧柱、保留距下关节的活动。

(3)3 期：足的畸形已固定，需要行距下关节融合或结合距舟关节融合，甚至三关节融合，以纠正畸形、稳定关节。

(4)4 期：可能需要行三关节融合、四关节融合或人工关节置换加距下关节融合。

对于肌腱的手术，术后需要石膏固定踝关节轻度跖屈内翻位。4 周后去除石膏，开始踝关节度活动练习，6 周后开始肌肉力量的练习，并穿可行走靴部分负重，8周后可完全负重行走，继续进行踝关节功能锻炼。完全的功能恢复一般需要6～8个月。行关节融合者，石膏固定需要6周。如果骨愈合满意，可穿行走靴部分负重行走，并开始轻柔地活动没有固定的关节，以后逐渐增加活动度及肌肉力量的练习。12周后复查X线，骨完全愈合后，开始负重行走。

【并发症及预后】

1. *并发症* 该病的治疗比较棘手，即使是很有经验的外科医师对该病的治疗，效果也是不尽如人意。所以，对该病的手术治疗要持谨慎态度。

2. *预后* 该病预后不佳，需要找有经验的足踝医师诊治。

第十一节 踇趾滑囊炎

踇趾滑囊炎是踇外翻畸形的继发病，又称踇趾滑液囊肿，为成年人的足部常见疾病之一。

【病因病机】

踇外翻畸形大多发生在有平足的患者，或由于长期穿紧小尖头鞋者。由于第1楔骨、第1跖骨与其他楔骨、跖骨连结的松弛，在长期或不适当的负重下，第1楔骨和第1跖骨向内移位，引起纵弓和横弓的塌陷，踇趾因受踇收肌和踇长伸肌的牵拉向外移位。踇趾的跖趾关节呈半脱位。内侧关节囊附着处因受长期牵拉，可产生骨赘。跖趾关节突出部亦因长期受鞋帮的摩擦而产生滑囊。局部出现红肿热痛，囊内积液，滑囊壁增厚，则形成踇趾滑囊炎。

临床上踇外翻一般无症状，只有少数患者有疼痛及功能障碍。但患踇趾滑囊炎时则大多数会出现临床症状，甚至可因感染而造成化脓性踇趾滑囊炎。

【临床表现】

早期症状常不明显，仅觉局部微红或稍肿，穿尖头紧鞋时感觉有受压感。活动时有小痛，行走较多时则疼痛较甚而就诊。体检时可见患足的跖趾关节外突，皮肤有发红、肿胀、压痛、皮厚的感觉。可触到一壁厚的滑囊，晚期可继发跖趾的骨性关节炎，影响关节的活动。

踇趾滑囊炎的主要症状是活动时跖趾关节部疼痛，可明显见到踇外翻畸形，局部皮肤红肿、热痛，并有压痛。

【辅助检查】

X线检查：X线摄片可见到踇趾关节的半脱位，骨质无异常改变。

【治疗】

对仅有踇外翻畸形而无明显症状的病人，则可以不选择手术治疗，症状轻微或畸形不严重者可非手术治疗，症状明显及畸形又严重者可考虑手术治疗。治疗的目的不仅是矫正外形，更主要是减轻或消除症状。

1. *手法治疗* 可于局部做揉按手法，搬动踇趾向足内侧，或在两侧踇趾上套橡皮带做左右相反方向牵引动作也有一定疗效，每天2次，每次5～10分钟。

2. *固定方法* 以改穿合适鞋为主，鞋帮后部应将足跟及踝部合适夹住，鞋跟不宜太高、前部不应太紧，内缘应平直，在骨突周围放一软垫圈。年轻患者，夜间可用小夹板固定于足的内侧，以逐渐矫正踇外翻畸形。可将内缘垫高0.5cm或穿平足垫。

3. *练功疗法* 可在沙土地上赤足行走，以锻炼足肌。

4. *药物治疗* 可外敷双柏散膏，每天1次，以消肿止痛；并可每晚外洗患足，可选用八仙逍遥汤熏洗。

5. *其他疗法*

(1)封闭疗法：醋酸泼尼松龙12.5mg加1%普鲁卡因1～2ml囊内注射，每周1～2次，2周为1个疗程。

(2)理疗：可选用超短波、磁疗、蜡疗等方法帮助治疗。

6. *手术疗法* 经非手术疗法治疗，症状无改善者，可选用手术治疗。畸形较轻者可选用骨赘切除、踇内收肌腱松解术，以解除压迫、减少摩擦、消除临床症状；畸形较重者则需要配合第1跖骨的截骨向外推移手术才能彻底治疗该病。截骨方式可以选择横形或倒V型；对于老年患者、足趾外形要求不高者可选择切除骨赘的同时切除第1近节趾骨的基底部，以造成一个无痛的假关节。

（陈兆军 马玉峰）

■参考文献

[1] 孙树椿. 临床骨伤科学[M]. 北京：人民卫生出版社，2006.

[2] 王正义. 足踝外科学[M]. 2 版. 北京：人民卫生出版社，2006.

[3] 蔡锦方，丁自海，等. 显微足外科学[M]. 济南：山东科学技术出版社，2002.

[4] 辛健，关家文，孙海涛，等. 背屈外翻试验诊断踝管综合征[J]. 中国骨科杂志，2004，24(1)：38-39.

[5] Kinoshita M. Okuda R，Morikawa J，et al. the dorsiflexion-eversion test for diagnosis of tarsal tunnel syndrome[J]. Bone Joint Surg (Am)，2001，83：1835-1839.

第四篇 骨病

第19章

非化脓性关节炎

第一节 骨关节炎

骨关节炎(osteoarthritis,OA)又称退行性关节炎、肥大性关节炎、老年性关节炎、增生性关节炎、骨关节病等,是以中老年可动关节的关节软骨发生退行性变和继发性骨质增生为特征的慢性关节疾病,以关节疼痛、活动受限、畸形为主要症状,多见于50岁以上的中老年人,女性多于男性。该病好发于膝、髋、手指等活动多、负重大的关节,其中以膝关节最常见。

《素问》中曰:“骨痹,是人当挛节也”“病在骨,骨重不可举,骨髓酸痛,寒气至,名曰骨痹。”《内经》有“肾主骨”“肝主筋”“风寒湿三气杂至合而为痹”等记载。《景岳全书》亦曰“痹者闭也,以气血为邪所闭,不得通行而病也”。中医学因其主症为疼痛,多归属于“痹症”范畴。就其病理而言,肝肾不足、筋骨痿弱是其基础,风、寒、湿、痰、瘀也参与其中。病至后期,患者可出现关节痿弱少力,故也有“痿症”的内涵。

【病因病机】

1. 中医学　认为本病与年老肝肾亏虚、肢体筋脉失养,外感风寒湿邪,长期劳损、筋骨受累等有关。

(1)肝肾亏虚:肝主筋,肾主骨。肝藏血,血养筋,故肝之合筋也。肾主储藏精气,故肾之合骨也。诸筋者,皆属于节,筋能约束骨节。由于中年以后肝肾亏损,肝虚则血不养筋,筋不能维持骨节之张弛,关节失滑利,肾虚而髓减,致使筋骨均失所养。

(2)痰瘀互结:肥胖病人容易发病,因肥人多痰,痰阻则气滞,痰瘀互结于筋骨。

(3)瘀血阻滞:《素问·宣明五气》:“五劳所伤……久立伤骨,久行伤筋。”长期劳损或外伤直接损伤筋骨,血瘀气滞不通,经脉痹阻,不通则痛,形成本病。此外,年老体衰,筋骨懈惰,气血运迟,亦可停而为瘀。

(4)外邪侵袭:素体亏虚,筋骨失养,风寒湿乘虚而入,阻于经络,致使本病发作和加重。

综上所述,本病的病机特点概括为“本虚标实”,以肝肾亏虚为本。

2. 西医学　对本病发生的确切病因及病理机制仍未完全明确。一般认为该病是机械性和生物性等多种致病因素相互作用,造成软骨破坏所致。其危险因素包括外伤、体力劳动、年龄、肥胖、生化、遗传、炎症、代谢等,其中年龄被认为是最重要的危险因素。这些因素均可导致软骨可聚蛋白聚糖、透明质酸和胶原的降解,另外生长因子、细胞因子、免疫因素、氧自由基代谢等都与之有关。其病理学特点为关节软骨的变性、皲裂及软骨下骨硬化、边缘性骨赘形成和囊性变。生物化学上的特征为构成软骨基质的可聚蛋白聚糖浓度减少及其分子大小和聚集性改变,胶原纤维的减少和排列异常,以及基质中大分子物质的合成和降解增加。

【临床表现】

关节疼痛伴活动受限为本病的主要临床症状。患者初期仅有轻微钝痛,以后逐渐加剧。活动后疼痛加剧，休息后好转，亦有休息痛者。随病情发展，疼痛持续时间延长，难以自然缓解。屈伸关节时有明显的摩擦感，压痛多在髌骨下极及侧后面。有时可在腘窝一侧或两侧扪及压痛的腱索。病程日久，部分患者呈现股四头肌萎缩。少数患者则呈现明显的关节肿胀积液，屈伸活动明显受限。年龄在 60 岁以上者可见关节骨端增大，髌下两侧局部脂肪纤维组织积聚而呈隆起，或有膝内翻畸形。本病后期，疼痛呈持续性，难以负重，肌肉萎缩，关节畸形，屈伸受限并可叩及明显的碾轧音。

发病于髋关节者，疼痛部位在髋关节前后两侧及膝部内侧。检查可发现患髋呈轻度内收位，屈髋做被动旋转时有不同程度的活动障碍。

手指关节可表现为多个手指的僵硬，晨起为重，活动后能改善，或指间关节(多为远侧)背侧呈现偏于一侧的骨性结节隆突，疼痛可并不明显，日久关节可呈侧偏畸形。

【辅助检查】

1. 实验室检查　无特殊表现。关节液检查可见白细胞增高，偶见红细胞。血液与关节液的检查对排除其他原因引起的关节疼痛有鉴别诊断价值。

2. X 线检查　在早期无任何变化，随着病情进展，可见软组织肿胀，关节缘增生骨赘，关节间隙变窄，膝关节表现为内、外两侧间隙不均等，或胫股间隙改变不多而髌股间隙明显变窄，软骨下骨硬化或囊性变。

3. MRI　可显示关节软骨面的情况，骨端是否水肿和硬化及半月板、韧带的状态。

影像学的表现必须与临床结合才能确切评价其意义，若与临床症状并不一致时，以临床症状为主。

【诊断及鉴别诊断】

1. 诊断　以膝骨关节炎为例，目前按中华医学会骨科分会参照国际公认的诊断标准制定的骨关节炎临床诊治指南(2007 年版)如下。

(1)近 1 个月反复发生的关节痛。

(2)X 线片(宜站立位或负重位)示关节间隙变窄、软骨下骨硬化和(或)囊性变、关节炎骨赘形成。

(3)关节液检查无明显改变(清亮、黏稠，WBC＜2000/ml)。

(4)X 线片改变不明显，但病人年龄≥40 岁。

(5)有少于(含)30 分钟的晨僵。

(6)活动时有关节摩擦音(感)。

综合临床、实验室及 X 线检查，符合(1)、(2)或(1)、(3)、(5)、(6)或(1)、(4)、(5)、(6)条可诊断膝关节骨关节炎。

2. 鉴别诊断　引起关节疼痛的疾病很多，须与骨关节炎鉴别的有如下几种。

(1)骨关节结核：已较少见，但仍有发生。起病缓慢，常伴有低热、盗汗等全身症状。病变关节有脓肿，血沉多升高。在膝关节早期 X 线改变多为关节骨端圆凿状小缺损。

(2)类风湿关节炎：发病以 30—50 岁为多，仅见于膝关节者少见。多呈急性疼痛、肿胀、活动受限。发生在手指者多累及多个近侧指间关节，而骨关节炎则以远侧指间关节为主。病程长者可触及类风湿结节。实验室检查类风湿因子阳性，病情进展期血沉、C 反应蛋白均升高。X 线检查也有相应改变。

(3)反应性关节炎：多见于青年男性，发病前 2～4 周，或有以咽喉部症状为主的上呼吸道感染，或感冒，或有腹泻。实验室检查类风湿因子阴性。

【治疗】

骨关节炎目前尚缺乏治愈的方法。本病治疗的目的主要是缓解疼痛，减轻症状，延缓关节退变，最大限度地保持和恢复患者的日常生活。疼痛明显时应适当休息，限制关节活动，膝、髋关节负重大，可扶拐助行。总的治疗原则是非药物与药物治疗相结合，必要时手术治疗。治疗应个体化，结合患者自身情况，如年龄、性别、体重，自身危险因素，病变部位及程度等选择合适的治疗方案。

1. 中医辨证施治

(1)肝肾亏虚：多见于中老年人，腰脊或关节隐隐作痛，时作时止，不能久立远行，久则痛不已，遇劳痛甚，休息后疼痛减轻，腰膝酸软，神疲乏力，舌淡、苔薄白，脉沉细无力。治则补益肝肾、通络止痛，方用补肾壮筋汤加减。

(2)瘀血阻滞：腰脊或骨节疼痛固定不移，痛如锥刺，局部压痛明显而拒按，俯仰转侧困难，关节活动不利，舌紫黯或有瘀斑、苔薄，脉弦涩。治则活血化瘀、消肿镇痛，方用身痛逐瘀汤加减。

(3)风寒湿痹：腰脊或骨节冷痛，或重着，或兼有风寒。活动受限，关节肿胀或积液，舌淡、苔薄白腻，脉浮缓或濡细。治则祛风散寒除湿、温经通络镇痛，方用蠲痹汤或独活寄生汤加减。

2. 西药治疗　骨关节炎的西药主要分为控制症状的药物和改善病情的药物。镇痛药、非甾体消炎镇痛药，如对乙酰氨基酚主要用于缓解轻度疼痛；布洛芬、芬必得等可以缓解中重度疼痛。激素类药可以快速缓解症状。但上述药物在使用过程中要注意药物的不良反应，根据患者的病情合理应用。而硫酸软骨素、硫酸氨基葡萄糖等软骨营养药物，可以改善病情，缓解软骨的退变。

3. 外治法

(1)中药外用：多用祛风散寒、活血通络药以缓解症状。可用海桐皮汤或五加皮汤局部热敷、熏洗，可配合针灸或推拿疗法。也可局部外贴狗皮膏、麝香壮骨膏等。

(2)针灸治疗：患部就近取穴或远侧循经取穴或远侧全息对应取穴。针灸能宣通经络，温针则温通经脉气血，皆能祛痹镇痛。

(3)理筋手法：用揉、推、拿、捏等手法在疼痛部位施术能舒筋通络而减轻疼痛。

(4)物理治疗：可促进炎症吸收，消除肿胀，有镇痛、缓解症状的作用。通常可选用直流电离子导入法、超短波电疗法、超声波疗法或磁疗等。

(5)关节腔注射：在口服药物治疗不显著时，可联合关节腔注射透明质酸钠类粘弹性补充药；对于口服非甾体类消炎镇痛药治疗4～6周无效的重症患者或不能耐受此类药物治疗、持续疼痛、炎症明显者，可行关节腔内注射糖皮质激素类以消除滑膜水肿。但注意若长期使用糖皮质激素可加重关节软骨损害。

4. 其他

(1)患者教育：注意适量运动，减少或避免长时间跑、跳、蹲、上下山或爬坡等运动。

(2)支具疗法：主要减少受累关节负重，常用的支具有保温、增加稳定性的护膝及外侧楔状足底板、拐杖等，应根据年龄、生活习惯等加以选择。

5. 手术治疗　骨关节炎后期须行手术治疗才能缓解疼痛和恢复关节功能。

(1)手术目的：①进一步协助诊断；②减轻或缓解疼痛；③防止或矫正畸形；④防止关节破坏进一步加重；⑤改善关节功能；⑥综合治疗的一部分。

(2)适应证：适用于严重关节疼痛经各种治疗及严重关节功能障碍影响日常生活者。

(3)常用手术方法：①游离体摘除术；②关节清理术；③截骨术；④关节融合术；⑤关节成形术(人工关节置换术等)。治疗途径主要通过关节镜手术和开放手术。

【功能锻炼及预后】

1. 功能锻炼　患者可通过功能锻炼改善关节功能，如膝关节非负重情况下屈伸活动，以保持关节最大活动度；肌力训练，如股四头肌肌力训练，可以防止肌萎缩，维持关节稳定。

2. 预后　骨关节炎患者一般不会引起功能的残疾，少数病人可终身无任何症状。大多数患者的症状局限在关节，呈游走性疼痛。一小部分患者可因神经或神经根受压而出现相应肢体神经根性疼痛或感觉异常。有神经症状的患者经治疗或休息后可缓解，极少数患者遗留神经源性瘫痪。因关节局部破坏而出现肢体功能障碍或畸形的患者较为少见，可通过人工关节置换，恢复一定活动范围和负重。

第二节　类风湿关节炎

类风湿关节炎(rheumatoid arthritis，RA)又称类风湿病，是一种以关节和关节周围组织非化脓性炎症为主的慢性全身性自身免疫性疾病。好发于手、腕、踝和足部等小关节，呈对称性分布，症状反复发作。在我国患病率为0.32%～0.36%，略低于0.5%～1%的世界水平。该病多见于女性，男女之比约为1∶(2～4)；在各个年龄段都可发病，30－50岁年龄组发病率最高。病情严重累及重要脏器的血管或颈椎者可危及生命。

该病属中医学“痹证”范畴。《素问·痹论篇》对其病因、病机、分类做了经典论述，认为“风寒湿三气杂至，合而为痹也”。明代医家王肯堂所著《证治准绳》中记载：“两手十指，一指痛了一指痛，……行则痛轻，肿则重。”说明对该病有了进一步认识。历代医家所提的“骨痹”“历节风”“痹”等亦与之相符。本病病程长久，顽固难愈，病邪多深入骨骱，疼痛剧烈，缠绵日久，以至关节畸形、失用，故应与一般的痹证相区别。

【病因病机】

1. 中医学　认为本病以本虚标实为主要病机。多与素体虚弱、风寒湿热外袭、痰瘀互结等因素有关。

(1)素体虚弱：人体气血亏虚，腠理疏松，或肝肾不足，筋骨失养，致使风寒湿邪乘虚袭入，阻塞经络，凝而为痹。

(2)外邪侵袭：若久居湿地，感受风寒湿邪或素体阳虚，卫阳不固，风寒湿邪入侵发为风寒湿痹；若素体阴血不足，内有郁热或风寒湿邪郁久化热，发为风湿热痹。

(3)痰瘀互结：痹久则血停而为瘀，湿聚为痰，痰瘀互结，深入筋骨，形成瘀血痹。

2. 西医学 对该病的确切病因及病理机制仍未完全明确，一般认为感染、过敏、内分泌失调、家族遗传、免疫紊乱等因素都可能引起该病的发作，其他因素如环境、疲劳、外伤、吸烟、精神刺激、自主神经不平衡等亦可侵犯关节滑膜、滑液、软骨、软骨下骨质、关节囊、韧带及肌腱。病情进一步发展常可出现关节以外的病理改变，如皮下结节、血管炎及心、肺和眼的病变。

【临床表现】

临床表现随发作方式、受累部位、严重程度和进展速度而异。70%的患者隐渐发病，但亦有急性发作(暴发型)。初起时，全身可表现为低热、倦怠、乏力，全身肌肉酸痛及纳呆、消瘦、贫血等，病人仅感觉少数(1～2 个)关节疼痛，为阳性。数周或数月后，渐发现少数关节肿胀及活动受限，并逐渐累及其他对称关节，受累关节以手、膝、趾关节最常见。在手指关节又以掌指及近侧指间关节最常见，其次为踝、肘、肩关节。每个病人受累关节不等，病情轻重亦极不一致。

常见的局部症状是：关节疼痛、肿胀、功能受限，此外还有明显的晨僵及类似增生性关节病的关节僵硬现象。

【辅助检查】

1. 实验室检查 主要为血液和关节液检查。①血液化验一般都有轻度至中度贫血，可见白细胞大多正常，偶见活动期嗜酸性粒细胞和血小板增多，血红蛋白减少，淋巴细胞计数增加，血沉加快，但缓解期可正常；约 70%的病例可出现类风湿因子阳性。②关节滑液较浑浊，草黄色，黏稠度降低，黏蛋白凝集力差，滑液的含糖量降低，中性粒细胞可达$(10\sim50)\times10^9/L$，细菌培养阴性，补体水平下降。

2. 影像学检查

(1)X 线表现：早期可见关节周围软组织肿胀、骨质疏松、骨皮质密度减低、正常骨小梁排列消失，严重者呈炭画样，关节间隙因积液而增宽；中期关节软骨面边缘骨质腐蚀，关节软骨下有囊腔形成，关节间隙因软骨面破坏而变狭窄；晚期，关节软骨面完全破坏消失后，关节即纤维性或骨性强直于畸形位置。

(2)CT 表现：一般只做 CT 平扫，软组织窗 CT 图像清楚显示关节周围软组织肿胀，密度增高。骨窗 CT 图像表现为骨端关节面边缘小凹状骨质缺损，或骨内骨质破坏的低密度区，横断面图像或矢状面、冠状面重建图像上可显示关节间隙狭窄，病变至后期可显示骨质增生和关节脱位。

(3)磁共振(MRI)表现：类风湿关节炎最早表现为软组织改变，MRI 图像上显示关节滑膜增厚，尤其在 T_2 加权图像上显示更为清楚。Gd-DTPA 增强可显示增厚的滑膜强化而早期发现病变。关节软骨破坏而出现软骨面毛糙和低信号区，甚至软骨下骨端骨质缺损而显示骨皮质不规则，骨骺内因充血而 T_2 加权图像上显示信号增强。

【诊断及鉴别诊断】

1. 诊断 目前临床上常采用美国风湿病协会(ARA)1987 年提出的诊断标准。

(1)晨僵至少 1 小时(≥6 周)。

(2)至少 3 个关节区的关节炎。关节肿痛涉及双侧近侧指间关节、掌指关节、腕关节、肘关节、跖趾关节、踝关节、膝关节共 14 个关节区中至少 3 个区(≥6 周)。

(3)手关节炎：关节肿胀累及近端指间关节，或掌指关节，或腕关节(≥6 周)。

(4)对称性关节炎：同时出现左、右两侧的对称性关节炎(近侧指间关节，或掌指关节及跖趾关节不要求完全对称)(≥6 周)。

(5)皮下结节。

(6)类风湿因子阳性(所用方法在正常人的检出率<5%)。

(7)手和腕关节 X 线显示受累关节侵蚀或骨质疏松。

符合以上 7 项条件中至少 4 项者可诊断类风湿关节炎。上述标准敏感性为 94%，特异性为 89%，对早期、不典型及非活动性类风湿关节炎患者容易漏诊。

2. 鉴别诊断 因类风湿关节炎常以多种形式出现，故须与之鉴别的疾病也甚多。如强直性脊柱炎、风湿热、牛皮癣性关节炎、瑞特(Reiter)综合征、肠炎性关节炎、细菌感染性关节炎、关节结核、病毒性关节炎、痛风及假性痛风、骨性关节病、外伤性关节病、滑膜软骨瘤病、结核性风湿病、增殖性肺性骨关节病、统性红斑狼疮、心肌炎、系统性硬化病等(详见各章节)，都须与类风湿关节炎鉴别，才不致误诊或漏诊。

【治疗】

类风湿关节炎的治疗原则应强调早期治疗、联合用药、个体化治疗和关节的功能锻炼。以期达到让患者增强信心、缓解疼痛、消除肿胀、防止畸形及纠正关节畸形，改善肢体功能的目的。

对类风湿关节炎，目前尚无有效的治疗方法。目前应用中西医结合方法，对治疗该病起到了一定作用。

1. 中医辨证施治

(1)行痹型：肢体关节疼痛，游走不定，屈伸不利，可伴有恶风、发热等表证，舌苔薄白或薄白腻，脉浮。治则祛风除湿、通络止痛，方用防风汤加羌活、桂枝。若见关节肿大，苔薄黄，邪有化热之象者，宜寒热并用，以桂枝芍药知母汤加减。

(2)痛痹型：肢体关节疼痛剧烈，遇寒更甚，疼痛不游走，痛处皮色不红，触之不热，苔薄白，脉弦紧。治则散寒止痛、祛风活络，方用乌头汤加减。

(3)着痹型：肢体关节疼痛重滞，肿胀，疼痛固定，手足沉重，肌肤麻木，舌苔白腻，脉濡缓。治则除湿消肿、祛风散寒，方用薏苡仁汤、川芎茯苓汤或除湿蠲痛汤加减。

(4)热痹型：关节疼痛，局部灼热红肿，痛不可触，得冷则舒，疼痛可游走，涉及多个关节，或发热，口渴，烦躁等，舌苔黄燥，脉滑数。治则清热通络、疏风胜湿，方用白虎汤加桂枝汤合宣痹汤加减。

(5)尪痹型：病程日久，关节疼痛持续但不剧烈，关节变形、僵硬、屈伸不利，肌肉萎缩，严重者出现显著畸形，舌质淡、苔白，脉细弱。治则补肾祛寒、通经活络，方用桂枝汤、真武汤或补肾祛寒治尪汤加减。

2. 西药治疗　根据药物性能，治疗类风湿关节炎的药物可分为三类，即非甾体消炎药、改善病情抗风湿药、糖皮质激素。

(1)非甾体消炎药：发挥作用快，但须与改善病情抗风湿药同服。常用药物如下：①塞来昔布；②美洛昔康；③双氯芬酸；④吲哚美辛、舒林酸、阿西美辛等；⑤萘普生；⑥布洛芬等。上述药物使用时注意剂量应个体化，避免胃肠道不良反应的发生。

(2)改善病情：抗风湿药起效较慢，一般认为类风湿关节炎诊断明确都应使用改善病情抗风湿药。如：①甲氨蝶呤；②柳氮磺吡啶；③来氟米特；④氯喹和羟氯喹；⑤生物制剂，如 TNF-α 拮抗药、IL-1 拮抗药等；⑥其他改善病情抗风湿药：如金制剂、青霉胺、硫唑嘌呤、环孢素等；⑦免疫治疗。

(3)糖皮质激素：本药有较强的抗炎作用，起效快、易复发、不宜长期应用。在关节炎急性发作可给予短效激素，其剂量依病情严重程度而调整。泼尼松一般应不超过每日 10mg。有系统症状如伴有心、肺、眼和神经系统等器官受累的重症患者，可给予泼尼松每日量为 30～40mg，症状控制后递减，以每日 10mg 或低于 10mg 维持。关节腔注射激素有利于减轻关节炎症状，改善关节功能。但 1 年内不宜超过 3 次。

3. 外治法

(1)中成药治疗：可采用麝香壮骨膏、伤湿止痛膏等外用敷贴或狗皮膏、宝珍膏等膏药烊化后温贴。此外，可应用骨科烫洗药、风伤洗剂等熏洗，祛风水、活络水等外擦。

(2)针灸治疗：一般选择弹刺区的原则，按病取经，经穴相配，循经弹刺，远近结合，中、轻弹刺激结合。每日 1 次，15 次为 1 个疗程。

(3)理筋手法：局部肿痛者可选用点穴镇痛及舒筋手法，关节活动不利、功能障碍者，可选用活节展筋手法。

(4)物理疗法：理疗可增加局部血液循环，达到消炎、退肿、镇痛的效果。功能锻炼的方法可保持和增进关节功能。但急性期间不宜热疗，须先用药物解除急性炎症后再进行。理疗可在患处用 1%雷公藤或 3%乌头直流电离子导入，中、短波电疗，超声波直接移动法或水下辐射法，放射线及核素疗法，激光疗法，热水浴，泥疗法及石蜡疗法等均能改善症状。

4. 手术治疗　四肢关节病变，应用上述综合治疗 18 个月以上，关节肿痛仍无明显改进者，可行关节滑膜切除术。病变已静止，关节尚有一定活动度，但明显畸形者，可行截骨矫形术。髋、膝的屈曲挛缩畸形可行关节囊剥离和肌腱延长术。对少数破坏严重的负重关节，如膝、踝、髋等，可行关节融合术。足趾严重畸形，影响穿鞋或行走的可行跖趾关节切除术。多数关节强直或破坏，功能甚差但肌力尚可的，可行关节成形术或人工关节置换术，可改善关节功能，提高生活质量。

【预后】

据统计，有 10%～20%的类风湿关节炎患者经短期发作后可完全缓解，症状消退而不遗留任何症状；10%～15%的患者病情呈进行性的加重，最后发展为严重残疾。大多数的患者病情不稳定，缓解期和活动期往往交替出现，病程长，缓解期无规律，但经过合理及时的治疗后，大部分患者的临床症状可缓解、关节功能得到改善。早发现、早治疗是该病预后良好的关键环节。

第三节　强直性脊柱炎

强直性脊柱炎(ankylosing spondylitis,AS)是一种主要累及脊柱、中轴骨骼和四肢大关节,以骶髂关节和脊柱附着点炎症为主要症状的慢性炎症性疾病。其特征是炎性病变从骶髂关节开始,逐步上行性蔓延至脊柱关节,造成骨性强直。病损以躯干关节为主,也可波及近躯干的髋关节,但很少波及四肢小关节。好发于15－30岁青年人,其中又以16－25岁的年龄组发病率最高。本病男性多见,男女比例约为10∶1,且具有一定的家族遗传性。除心、肺合并症以外,本病对患者的寿命并无明显影响,但致残率较高。

本病属中医学的“骨痹”“肾痹”“腰痹”“竹节风”“腰尻痛”等范畴。李中梓《医家必读·痹证》描述本病后期出现“在骨则重不能举,尻以代踵,脊以代头”的严重功能障碍与畸形,形象地描述了强直性脊柱炎晚期脊柱强直畸形的状态。

【病因病机】

1. 中医的认识　认为本病多以素体阳气虚、肝肾阴精不足为内因,风寒湿热之邪为外因。

(1)素体虚弱:①肝肾不足正气不足,邪恋经脉,痰瘀形成。经脉闭阻,气血不行,督脉虚弱,而致脊椎骨变松、变形,不能直立、弯腰、垂项、突背,身体羸瘦。②外感六淫诸邪肝肾亏虚所致营卫气血涩滞不行,则筋骨无以充养,风寒湿邪乘虚而入而发为行痹、痛痹、着痹。

2. 西医学的认识

(1)遗传学说:研究发现本病患者的一级亲属中HLA-B27阳性者占10%～20%,患病的风险比一般人群高20～40倍。尽管基因因素的重要性已被公认,但其遗传方式仍不清楚。一般认为,本病是一种多基因遗传病。

(2)环境学说:环境因素中,肠道及泌尿系统的肺炎克雷伯杆菌、致病性肠道细菌和衣原体等造成的感染与强直性脊柱炎的发病关系最为密切。HLA-B27和肺炎克雷伯杆菌之间存在分子模拟现象。

(3)免疫学异常:患者可有血清免疫球蛋白、循环免疫复合物等炎性细胞因子水平升高。此外,尚有研究发现,强直性脊柱炎患者血清中可以检测到抗果蝇唾液腺抗体。这些结果都表明免疫反应参与了本病的发生。

(4)其他因素:包括外伤、甲状旁腺疾病、肺结核、铅中毒、上呼吸道感染、淋病、局部化脓性感染、内分泌及代谢缺陷、过敏等,都曾被人提及,但都缺乏有力依据。

其病理学特征为脊柱及近脊柱大关节的滑膜炎,软骨变性、破坏,软骨下骨质破坏,血管翳形成以及炎症细胞浸润等。镜下可见滑膜增生肥厚,绒毛形成、浆细胞和淋巴细胞浸润,这些炎性细胞多聚集在滑膜小血管周围,呈巢状。炎症过程引起肌肉附着点侵蚀,附近骨髓炎症、水肿乃至造血细胞消失,进而肉芽组织形成,最后受累部位钙化、新骨形成。在此基础上又发生新的附着点炎症、修复,如此反复,出现椎体方形变、韧带钙化、脊柱“竹节样”变、胸廓活动受限等临床表现。

本病如累及心脏,以主动脉瓣的肥厚、纤维化为特点,主动脉环扩大伴Valsalva窦膨隆。病变亦可延及腹中动脉,偶可见心肌炎及弥漫性心肌纤维化,二尖瓣很少受累。

【临床表现】

本病以隐渐发病者居多,占80%左右,亦有少数病人急性发作。全身症状较轻,少数重症者可有低热、疲劳、厌食、贫血等。

1. 症状　本病临床表现主要以骶髂关节、脊柱及外周大关节为著。

(1)骶髂关节:早期表现为双侧骶髂关节及下腰部疼痛(腰僵),疼痛和腰僵逐渐为持续性,疼痛的性质亦变为深部钝痛、刺痛、酸痛或兼有疲劳感,甚至可使患者在凌晨从梦中痛醒。

(2)脊柱:疼痛和脊柱的活动受限逐渐上行性扩展到胸椎及颈椎,只有少部分女性病人呈下行性发展。病变累及胸椎和肋椎关节时,患者可出现胸痛、胸部呼吸活动度减弱,或有肋间神经痛症状。随着病情发展,整个脊柱周围的软组织钙化、骨化,导致严重的驼背畸形。

(3)外周关节:亦有15%年龄较小的患者,始发症状可以是膝关节、踝关节、大转子、坐骨结节、跟骨结节和耻骨联合等肌腱附着点出现疼痛或压痛。约有20%的患者呈急骤的状态发病,发病时可有发热及明显的全身症状。

2. 体征

(1)脊柱僵硬及姿势改变:早期即可见到平腰(腰前凸减小或消失)及腰椎后伸受限;晚期可见到腰前凸反向、脊柱各方向活动均受限,脊柱侧弯时可见到弓弦征。当病人整个脊柱发展成纤维性或骨性强直时,脊柱活动完全丧失,脊背呈板状固定。驼背畸形的病人站立时面向地面只可下视。测量脊柱活动度有以下五种方法:①指尖位置测量法;②视诊估计法;③棘突间距测定法;④剑耻间距测定法;⑤颌柄间距测定法。

(2)胸廓扩张度减少:一般认为胸部的周径扩张度少于3cm者为阳性,表示其扩张受限。严重时甚至可消失。

(3)骶髂关节疼痛:挤压或旋转骶髂关节而引起的疼痛是骶髂关节炎的可靠体征。一般可用骨盆分离试验、骨盆挤压试验、骶骨下压试验、床边试验等四种方法进行查体。

(4)周围受累关节:早期表现颇似类风湿关节炎的体征,可见受累关节肿胀、积液、局部皮肤发热;晚期可见各种畸形,髋关节常出现屈曲挛缩、内收、外展、旋转畸形或骨性强直。膝关节可见屈曲挛缩畸形。

【辅助检查】

1. 实验室检查　无特异性表现。本病血液检查对诊断帮助不大。早期为活动期,80%的病人血沉增快,但亦有20%的患者并不增快。C反应蛋白、免疫球蛋白(尤其是IgA)升高。90%以上的病人组织相容性抗原为阳性。

2. X线检查　主要包括以下表现。

(1)骶髂关节改变:这是诊断本病的主要依据之一。典型的骶髂关节病变表现为关节面模糊、软骨性骨密度增高、骨质糜烂、囊性变,随病情进展,可出现关节间隙变窄甚至融合。根据X线片改变可将骶髂关节病变分为0～Ⅳ级:0级,为正常;Ⅰ级,为可疑;Ⅱ级,为轻度异常,表现为轻度的侵蚀、硬化,关节间隙无变化;Ⅲ级,为中度骶髂关节炎,出现关节侵蚀、间隙变窄或部分融合;Ⅳ级,为重度异常,关节间隙消失。

(2)脊柱改变:病变发展至中晚期可见到以下改变。①韧带骨赘(即椎间盘纤维环骨化)的形成,甚至呈竹节样脊柱融合;②方椎畸形;③普遍骨质疏松;④关节突关节的腐蚀、狭窄、骨性强直;⑤椎旁韧带钙化,以黄韧带、棘间韧带和椎间纤维环的钙化最常见;⑥脊柱畸形,包括腰椎及颈椎前凸消失或后凸;胸椎生理性后凸加大,驼背畸形多发生在腰段及下胸段;⑦寰枢椎半脱位。

(3)髋、膝关节的改变:早期可见骨质疏松、闭孔缩小及关节囊膨胀;中期可见关节间隙狭窄、关节面腐蚀破坏、髋臼外上缘韧带骨赘明显增生、髋臼内陷及骨盆变形;晚期可见关节间隙消失、骨小梁通过,骨性强直于各种畸形位。

【诊断及鉴别诊断】

1. 诊断　目前诊断采用1984年修订的强直性脊柱炎纽约分类标准。

(1)下腰痛至少3个月,疼痛随活动改善,休息不减轻。

(2)腰椎在前后和侧屈方向活动受限。

(3)胸廓扩展范围小于同年龄和性别的正常值。

(4)X线检查提示:双侧骶髂关节炎为Ⅱ～Ⅳ级或单侧骶髂关节炎Ⅲ～Ⅳ级。

X线提示的Ⅲ～Ⅳ级单侧骶髂关节炎或Ⅱ～Ⅳ级双侧骶髂关节炎,并分别附加上述(1)～(3)条中任何1条,即符合强直性脊柱炎的诊断条件。

2. 鉴别诊断

(1)类风湿关节炎和强直性脊柱炎鉴别要点,见表19-1。

表19-1　类风湿关节炎和强直性脊柱炎鉴别

鉴别要点	类风湿关节炎	强直性脊柱炎
性别(男/女)	1/25	10/1
好发年龄	16—55岁	16—30岁
皮下结节	20%	少见
眼合并症	复发性巩膜炎	复发性巩膜炎
心脏合并症	二尖瓣	主动脉瓣
好发部位	腕及手足小关节	脊柱、骶髂及髋关节
病变特点	关节破坏多	骨性强直多
RF阳性率	60%～80%	15%～20%
HLA-B27抗原	与正常对照相同	90%以上阳性
放射治疗	无效	有效
治疗	有效	无效

(2)骶髂关节的其他炎症:如骶髂关节结核、骶髂关节化脓性关节炎、致密性髂骨炎。

(3)脊柱的其他炎症:如脊柱结核、脊柱化脓性关节炎、布氏杆菌性脊椎炎、伤寒性脊柱炎。

(4)脊柱的其他疾病:如椎间盘突出症、椎间盘退化、青年性驼背、脊柱退行性骨关节炎。

(5)合并脊柱炎和骶髂关节炎的其他疾病:如

牛皮癣、瑞特(Reiter)病、溃疡性结肠炎、克罗恩(Crohn)病、惠普尔(Whipple)病等。

【治疗】

1. *中医辨证施治*　中医学治疗本病以祛风、散寒、活血、通络、补肾、健骨为主,有一定疗效。

(1)早期:体质相对较好,脊柱活动尚可,骨关节无明显破坏,应以祛邪为主,兼以扶正。治则祛风除湿、舒筋通络、活血定痛、滋补肝肾,方用强脊宁一号汤。

(2)中、晚期:体质相对较差,脊柱活动功能差甚至强直变形,骨关节已明显破坏,应以扶正为主,兼以祛邪。治则补益肝肾、强筋壮骨、养血活血、祛风除湿、通络镇痛,方用强脊宁二号汤。

2. *西药治疗*

(1)非甾体消炎药:非甾体消炎药主要用于缓解疼痛、晨僵,增加关节活动度。常用药物有双氯芬酸、萘丁美酮、美洛昔康、塞来昔布、吲哚美辛栓(肛入)。

(2)改善病情药物:抗风湿药用于控制病情活动,抑制病变的发展。常用药物有柳氮磺胺啶、甲氨蝶呤、硫唑嘌呤、反应停等。

(3)糖皮质激素:临床上一般不全身应用糖皮质激素,但在合并急性虹膜睫状体炎等关节外表现者可考虑。对顽固性关节积液者也可给予关节腔糖皮质激素注射治疗。

(4)肿瘤坏死因子拮抗药:包括重组人可溶性肿瘤坏死因子受体融合蛋白(如依那西普),抗肿瘤坏死因子的单克隆抗体(如英夫利昔单抗和阿达木单抗)。这些制剂在治疗强直性脊柱炎的晨僵、腰背痛和肌腱末端炎等方面有显著疗效。

3. *外治法*　中药外用及超短波、脉冲磁疗、中频脉冲等均对缓解关节及软组织疼痛有益,可选择使用。间断使用支具可预防和矫正各种畸形,有一定意义。

4. *手术治疗*　经非手术治疗无效者可配合手术治疗,以挽救、改善关节功能。早期可做滑膜切除术;中期可行关节清理手术;晚期可根据病情选择关节松解术、关节融合术、关节成形术及人工关节置换术。对严重驼背畸形而影响平视者,可在腰椎行脊柱截骨成形术。

【功能锻炼及预后】

1. *功能锻炼*　缓解期病人可随意活动,以不感到疲倦为度。急性期应适当休息。疼痛明显者,可以制动。

2. *预后*　强直性脊柱炎的患者一般预后较好,有自限性。本病呈渐进性,大多数患者在发病的前10年内发生功能丧失,并与脊柱竹节样变、外周关节炎等有关。少数患者发病迅速,早期即可出现严重的残疾。轻症患者的存活期与一般人无差别。当该病并发心血管系统疾病、脊柱骨折、肾淀粉样变性等严重并发症时,其生存期将大大缩短。

第四节　痛风性关节炎

痛风是尿酸盐沉积在关节囊、滑囊、软骨、骨质和其他组织中而引起病损及炎症反应的一种疾病。其临床特征为高尿酸血症伴急性痛风性关节炎反复发作,痛风石沉积,病程迁延则表现为慢性痛风性关节炎和关节畸形。常累及肾引起慢性间质性肾炎和尿酸肾结石形成。痛风性关节炎(gouty arthritis,GA)是痛风的主要临床表现,常急性发作和缓解交替,好发于跖趾关节、踝关节等处,多见于40岁以上男性。随着生活水平的提高和饮食结构的改变,发病率在我国逐年提高。

痛风性关节炎归属于中医学"痹证""痛风"范畴。"痛风"之名最早见于梁代陶弘景的《名医别录》"……百节痛风无久新者",《丹溪心法·痛风》描述痛风的症状为"四肢百节走痛是也",还指出"他方谓白虎历节证"。《证治准绳·痛风》认为痛风是由"风湿客于肾经,血脉瘀滞所致"。从传统的中医学经典的描述来看,所述"痛风"包括本节所述痛风性关节炎及其他一些疼痛性关节疾患。

【病因病机】

1. *中医学*　认为本病与正气虚弱,外感风寒湿邪,瘀血、痰湿阻滞等有关。

(1)血气虚劳:关节失养,致使经络空虚,腠理不密,风寒湿内侵与正气相搏而发病。

(2)瘀血阻滞:恶血在内留而不去,腠理闭而不通,复遇风寒,则血气瘀滞,注入经络隧道而成痛风。

(3)风寒湿侵袭:正气虚弱,涉水冒雨,气候剧变,感受风寒湿,邪入肾经,血脉瘀滞,导致痛风。

(4)痰湿流注:患者肥胖,多食肥甘,致脏腑气化功能受障碍,三焦水道失于通调,形成痰湿,流注关节而发病。

综上所述，本病的病机特点为"本虚标实"，以正气虚弱为本。

2. 西医学　认为痛风是由于嘌呤代谢异常引起尿酸盐沉淀在组织中所造成的一种疾病，可分为原发性和继发性两种。原发者与家族遗传有关，有阳性家族史者占 50%～80%；继发者可由肾病、心血管疾病、血液病等多种原因引起。

高尿酸血症是痛风的重要标志，当尿酸生成增多或尿酸排泄减少时，均可引起血中尿酸浓度的增高。尿酸是人体嘌呤代谢的终末产物，人体内尿酸生成有外源性和内源性两种：从食物中核苷酸分解而来属外源性；从体内氨基酸、磷酸核糖及核酸等分解而来属内源性，内源性代谢紊乱比外源性因素更重要。痛风的发作除与机体嘌呤代谢异常及高尿酸血症有关外，可以由乙醇、某些药物（如维生素 B_1、维生素 B_{12}、胰岛素和青霉素等）、饮食、天气变化、外伤等多因素引发。

痛风的主要病理变化是尿酸钠沉积在关节囊、滑囊、软骨、骨质、肾、皮下及其他组织所引起的组织反应。痛风性关节炎是尿酸钠在关节腔内形成微晶体沉淀，引起的非特异性关节炎症。这是个复杂过程，可能是多种因素综合作用的结果。血液或滑囊液中，尿酸钠浓度达到饱和状态，即出现结晶沉淀。故大多患者急性痛风性关节炎发作，与高尿酸血症程度呈正相关。尿酸钠沉淀于关节软骨和骨质内，逐渐增多，突破关节面，刺激滑膜，即发生炎症。经治疗或休息后，炎症消退，但间歇一段时间后又复发。如此反复，使滑膜增厚，软骨面破坏，骨质缺损，关节边缘增生，周围组织纤维化，使关节功能明显受限。

在尿酸钠微晶体导致急性关节炎发作中，多形核白细胞起重要作用。痛风时滑膜组织和关节软骨释放的尿酸钠晶体被关节液的白细胞吞噬，白细胞又被破坏释放出蛋白酶和炎性因子进入滑液。酶和炎性因子使关节中的白细胞增多，于是有更多的吞噬了尿酸钠结晶的白细胞相继破裂释放出酶和炎性成分，形成恶性循环进一步导致急性滑膜炎和关节软骨破坏。

【临床表现】

典型的急性痛风性关节炎的特点是起病急骤，有时甚至呈暴发性，通常第 1 次突然发作多在夜间，受累关节剧痛和肿胀，以第 1 跖趾关节最多，其次为踝、手、腕、膝、肘及足部其他关节等，受累关节及其周围软组织明显红肿、发热、压痛及活动受限，局部接触被单等物时疼痛加重。发作时常伴有全身无力、发热、头痛等。可持续 3～10 天，但亦可能持续数周，然后逐渐减退，关节活动也完全恢复，缓解期关节局部不遗留任何不适。

随着急性发作次数的增多和病程的进展，尿酸盐在关节内外和其他组织中的沉积逐渐增多，受累关节逐渐增多，发作后肿痛等临床表现常不能完全消失，关节炎症也逐渐演变为慢性痛风性关节炎，以致形成关节畸形。受累关节呈非对称性不规则肿胀和进行性僵硬，以致关节广泛破坏并有较大皮下结节形成，终致病变关节畸形而丧失功能，此时关节炎发作已不明显。从最初发病至慢性关节炎形成平均为十年左右。也有少数病例，没有急性发作，呈潜行慢性病变。至晚期部分患者可有肾损害的表现。

痛风石是尿酸钠结晶聚集物，以关节软骨及关节周围组织多见，形状为突出皮表呈淡黄色或白色圆形或椭圆形结节，小者如米粒，大者如鸡蛋，随体积增大，表皮变薄或损伤而破溃，可流出白色尿酸盐结晶。体表痛风石的好发部位是外耳，尤其以耳轮和对耳轮多见，其次为尺骨鹰嘴、膝关节囊和肌腱，少数见于手指、手掌、足、眼睑、鼻软骨、角膜或巩膜。

【辅助检查】

1. 实验室检查　急性痛风性关节炎发作期绝大多数病人血清尿酸含量升高，男性＞420μmol/L（7mg/dl），女性＞360μmol/L（6mg/dl）可肯定诊断，通常还见外周白细胞计数升高，为（10～20）×10^9/L，中性粒细胞相应升高。肿胀关节腔内可有积液，抽取关节液检查，具有极其重要的诊断意义，约 95%以上急性痛风性关节炎滑液中可发现尿酸盐结晶，即使在缓解期，亦可在许多关节找到尿酸盐结晶。对于痛风石进行活检，查到特异性尿酸盐的阳性率极高。

2. 影像学检查　痛风早期常无明显 X 线片改变，早期急性发作时仅表现为受累关节周围软组织肿胀。若痛风石有钙化，可在软组织内出现钙化影。病程较长者，在关节边缘可见偏心性半圆形骨质破坏，随着病情进展逐渐向中心扩展，形成穿凿样缺损，这是慢性痛风性关节炎较为特征性的改变之一。第 1 跖趾关节是好发部位，骨质缺损常见于第 1 跖骨头的远端内侧或背侧，其次是第 1 趾骨的近侧，常合并邻近软组织的肿胀、踇趾外翻畸形，第

1跖骨头增大。

【诊断】

目前诊断痛风性关节炎多采用美国风湿病协会1977年制定的标准。

1. 尿酸盐结晶滑囊液中查见特异性尿酸盐结晶。

2. 痛风石经化学方法或偏振光显微镜检查证实含有尿酸盐结晶。

3. 具备下列临床、实验室和X线征象12项中有6项相符者：①1次以上的急性关节炎发作；②炎症表现在1天内达到高峰；③单关节炎发作；④患病关节皮肤呈暗红色；⑤第1跖趾关节疼痛或肿胀；⑥单侧发作累及第1跖趾关节；⑦单侧发作累及跗骨关节；⑧有可疑的痛风石；⑨高尿酸血症；⑩X线显示关节非对称性肿胀；⑪X线摄片示骨皮质下囊肿不伴骨质侵蚀；⑫关节炎症发作期间关节液微生物培养阴性。

【鉴别诊断】

1. 急性痛风性关节炎　初发时，应与以下疾病相鉴别。

(1)化脓性关节炎：多见于小儿和青少年，发生于髋、膝等负重大关节，多呈急性关节疼痛、肿胀、活动受限，并伴有高热、寒战等症状，关节穿刺液为脓性，可培养出金黄色葡萄球菌，滑液中无尿酸盐结晶，抗痛风药物治疗无效。

(2)急性风湿性关节炎：多见于青少年，发病前常有咽炎、扁桃体炎等病史，典型表现为游走性、对称性的多关节炎，局部可出现红肿、热痛，皮肤可有环形红斑和皮下结节，实验室检查抗溶血性链球菌抗体升高，血尿酸值正常，炎症消退后关节功能恢复，不留关节强直畸形。

(3)假性痛风：多见于老年人，有膝、肩、髋关节等急性炎症发作，常伴有关节软骨钙化，滑囊液中含焦磷酸钙或磷灰石结晶，血尿酸值正常，秋水仙碱治疗无效。

2. 慢性痛风性关节炎　应与以下疾病相鉴别。

(1)类风湿关节炎：发病以30－50岁为多。活动期多呈疼痛、肿胀、活动受限，指趾小关节常呈对称性肿胀。实验室检查活动期类风湿因子为阳性，关节液无尿酸盐结晶，X线检查也有相应变化，但骨皮质缺损性改变较少见。

(2)牛皮癣性关节炎：多见于30－40岁男性，发生于牛皮癣病史已有数年之后，手、足远侧或近侧指(趾)间关节及跖趾关节多见，可累及膝、踝、腕、髋等关节及脊柱。早期有关节的肿胀，皮肤发亮，类似痛风，发作时可出现关节的游走性疼痛，功能障碍加重，并可和皮肤病变的恶化程度同步，实验室检查无特异性，X线检查可见严重的关节破坏，关节间隙增宽，晚期受累关节出现畸形。

【治疗】

痛风性关节炎目前难于根治。本病治疗的目的是急性痛风性关节炎应尽早控制临床症状，慢性痛风性关节炎应降低尿酸水平，减缓关节病变的进展。总治疗原则是以药物治疗为主，适当辅以非药物治疗，必要时手术治疗。患者应避免过劳、紧张、寒冷、外伤，忌饮酒，多喝水，低嘌呤饮食。

1. 中医辨证施治

(1)风湿热型：关节疼痛剧烈，红肿明显，扪之发热，痛不可触，屈伸不利，得冷则舒，遇热则剧。风热偏胜者兼见发热，口渴，汗出，咽喉肿痛，舌红、苔薄黄或黄燥，脉浮数；湿热偏胜者兼见胸脘烦闷，身重，肿痛以下肢为甚，舌苔黄腻，脉滑数。治则祛风除湿、退热清痹，方用清痹汤加减。

(2)风寒湿型：肢体关节疼痛，屈伸不利，冬春阴雨天气尤易发作，局部皮色不红，触之不热，遇寒痛增，得热痛减。风偏胜者，疼痛游走不定或呈放射性，涉及多个关节，以上肢居多，或兼有表证，舌苔薄白，脉浮缓；寒偏胜者痛有定处，疼痛较风偏胜者剧烈，局部欠温，得热痛缓，舌苔薄白，脉弦紧；湿偏胜者，疼痛如坠如裹，重着不移，肿胀明显或兼有麻木感，腰及下肢关节多见，舌苔白腻，脉濡。治则祛风散寒、除湿通痹，方用通痹汤加减。

(3)痰湿阻滞型：关节肿胀，甚则关节周围漫肿，局部酸麻疼痛，或见硬结不红，伴有目眩，面浮足肿，胸脘痞闷，舌体胖、质黯，苔白腻，脉缓或弦滑。治则化痰除湿、舒筋通络，方用温胆汤加减。

(4)瘀血型：关节疼痛呈针刺、刀割样，固定不移，压痛明显，局部皮肤紫暗，肌肤甲错，关节及其附近可能触到瘀结，日久者关节畸形、僵硬，舌质紫暗、有瘀斑，脉弦涩。治则活血化瘀、通络除痹，方用化瘀通痹汤加减。

2. 西药治疗

(1)急性痛风性关节炎的治疗：急性痛风性关节炎应尽早使用抗炎、镇痛药，禁用降尿酸及影响尿酸排泄的药物。秋水仙碱是本病的特效药，对于症状较重或难治性病例，具有快速控制疼痛和消炎的作用。

秋水仙碱：首剂0.5～1mg，其后每小时0.5mg，直至症状缓解或出现不良反应，达到治疗量一般为3～5mg，24小时内不可超过6mg。在症状缓解后48小时内不需服用，72小时后改为维持量0.5mg，每日1～3次，胃肠反应明显不能口服者，可用本药2mg溶于20ml生理盐水中缓慢静脉注射。本品刺激作用较强，不可漏出血管外。因静脉给药时中毒不易发现，需在给药前后检查血白细胞。

非甾体类抗炎药：目前通常认为应尽早给予非甾体类抗炎药，可选用COX-2抑制药（如塞来昔布等）或COX-1抑制药（如双氯芬酸等）。通常1～2日可起效，症状消失应停用。

(2)慢性痛风性关节炎的治疗：采用降尿酸治疗，降低尿酸水平的药物有两类：一类是促进尿酸排泄的药物，另一类是抑制尿酸生成的药物。

促进尿酸排泄的药物：主要有丙磺舒（羟苯磺胺），丙磺舒初用0.25g，每日2次，两周内增至0.5g，每日3次，最大剂量每日不超过3g。使用该类药物应注意：伴有活动性溃疡、磺胺药物过敏或肾功能低下及痛风性关节炎急性发作期的患者不宜使用，需大量饮水，加用碳酸氢钠或碱性药物。

抑制尿酸生成的药物：目前主要是别嘌醇，常用剂量是口服每次100mg，每日3次，如病情需要剂量可加大至每次200mg，每日3次，但应逐渐递增。

3. 外治法

(1)中药外用：可用如意金黄散、四黄消肿软膏、双柏膏等外敷。此外，活络水、风伤药水等舒筋活络、镇痛消炎的药水均可用于外搽。

(2)针灸治疗：在痛风周围取穴及循经取穴。耳针取压痛点。

(3)理筋手法：选用点穴、舒筋、镇痛等手法，如有关节功能障碍者，运用活节展筋法，配用舒筋法。

(4)物理治疗：可用山慈菇10g，生南星10g加75%乙醇浸泡，做痛区离子导入。

4. 手术治疗　对于痛风石巨大影响关节功能，或穿破皮肤并已形成窦道应考虑手术刮除痛风石。对于关节面严重破坏的关节，可行关节融合术或人工关节置换术。术前3日及术后1周内每日口服秋水仙碱，以防术后急性发作，同时应长期应用丙磺舒降低血尿酸。

【预后】

本病如能早发现、早预防、早治疗，预后较好，但日常生活中仍应注意加强调护。

1. 避免过劳、紧张、寒冷、外伤等诱发因素。

2. 忌饮酒，多喝水。低嘌呤饮食，少食高嘌呤饮食，如动物的、肝、肾、骨髓、大肠和菠菜、芹菜等蔬菜及龙虾、蟹、牡蛎等海鲜水产品；多食碱性食物，如油菜、白菜与瓜类，可喝碱性饮料，促进尿酸转化。

3. 有痛风家族史的男性应经常检查血尿酸，如有可疑，即给予预防性治疗。

4. 肥胖患者应控制饮食，适当减轻体重，如有痛风相关疾病如高血脂、高血压、冠心病等应积极治疗。

5. 发作期间应卧床休息，可适当固定患病关节。

6. 局部破溃者可按一般外科处理。

第五节　创伤性关节炎

创伤性关节炎（traumatic arthritis，TA）是由创伤引起的、以关节软骨发生退行性改变和继发骨质增生为主要病理变化，以关节疼痛、活动功能障碍为主要临床表现的一种疾病，又称外伤性关节炎、损伤性骨关节炎。多发于创伤后、承重失衡及负重过度的关节，如髋、膝、踝、肘、腕、第1跖趾、跗骨间等关节较为常见，以下肢关节发病较多，症状明显。患者均有明显创伤史，可见于任何年龄组，但多见于青壮年。

创伤性关节炎在中医学文献中并无与之相应的病名。但主要症状是关节疼痛，活动受限，故当属于“痹证”范畴。

【病因】

1. 中医学认识　中医学认为本病与跌仆损伤、气滞血瘀、运行失畅、体虚劳损及伤后外感风寒湿邪侵入骨骼等有关。

(1)损骨血凝：跌仆闪挫，伤及骨骼筋脉，轻者伤筋、重者则伤筋损骨，以致气血淤滞，运行失畅，壅闭不通，久而成痹。

(2)体虚劳损：肝主筋，肾主骨，肝肾充盈，则筋骨劲强，关节滑利，运动灵活，患者体虚肝血肾精渐亏，气血不足或伤及肝肾，加之长期劳损致使筋骨失养而发病。

(3)风寒湿侵袭：外伤后起居不慎，冒风受寒，涉风冒雨或身劳汗出衣着湿冷等皆可导致风寒湿邪入侵，经脉痹阻，气血不通，筋骨失养而发病。

综上所述，本病的病机特点为跌仆损伤或劳损引起一系列变化。

2. 西医学的认识

(1)外力失衡：各种外力造成关节内骨折、软骨损坏、关节内异物存留等，使关节面失去原有的解剖关系，关节内组织受到磨损和破坏。

(2)承重失衡：先后天畸形（如膝内外翻、踝穴不稳、足内外翻、骨骺损伤、肿瘤等）或骨干骨折成角畸形愈合，使关节负重力线不正，长期承压处的关节面受到过度磨损和破坏。

(3)活动、负重过度：职业性运动频繁、或特定的姿势、或过度肥胖、或长期单肢过度承重，造成相应关节的关节面过度磨损和破坏。

【病理】

创伤性关节炎病理变化主要是关节软骨的变性和继发骨质增生，引起关节间隙进行性变窄，关节边缘有骨刺形成，软骨下骨质可有囊性变。病变是由于长期关节软骨磨损而引起，并与创伤后关节内、外环境改变，软骨细胞与软骨基质之间平衡破坏有关。

【临床表现】

本病临床症状为外伤后关节疼痛逐渐消失，功能基本恢复一段时间后逐渐出现关节疼痛和功能活动受限。表现为开始活动时疼痛较明显，活动后减轻，在负重和活动过后疼痛又加重，休息后减轻。但随着病情的加重，疼痛伴随整个关节的活动过程，甚至有些患者不能负重，不能站立、行走。关节僵硬和活动受限往往在早晨起床后或日间一段时间不活动后出现，但僵硬时间较短，随着病情的加重，关节活动逐渐受限，严重者出现关节功能基本丧失。

创伤性关节炎可出现抗痛性步态，即行走时，当患侧足着地后，因负重疼痛而迅速更换健侧足起步，以减少负重，故患肢迈步小，健肢迈步大。因负重力线的改变可出现下肢畸形，如膝关节内、外翻，临床以内翻畸形多见。另外病情较重着还可出现肢体肌肉萎缩、关节肿大、积液等。

【辅助检查】

1. 实验室检查　没有特异性，但相关检查能起到鉴别诊断作用。

2. 影像学检查　X 线片早期可无明显改变，以后逐渐出现关节面不平整，关节间隙变窄，关节边缘有程度不等骨刺形成，软骨下骨硬化，骨端松质骨内出现囊性改变，甚至骨端变形。

【诊断及鉴别诊断】

1. 诊断　根据上述病史、临床表现、影像学检查可以诊断。

2. 鉴别诊断

(1)骨关节炎：骨关节炎和创伤性关节炎临床表现很相似，但在发病机制上有根本的区别，创伤性关节炎有明显的外伤史和累积伤。骨关节炎发病年龄多见于 40 岁以上，女性多于男性，而创伤性关节炎可发生任何年龄组。

(2)类风湿关节炎：发病以 30—50 岁为多。活动期多呈疼痛、肿胀、活动受限，指趾小关节常呈对称性肿胀，实验室检查类风湿因子阳性，血沉、C 反应蛋白均升高，X 线检查也有相应变化。而创伤性关节炎实验室检查均在正常范围。

【治疗】

创伤性关节炎治愈比较困难。本病治疗目的主要是控制疼痛，改善关节功能和防止疾病的发展 3 个方面。总治疗原则是药物与非药物治疗相结合，必要时手术治疗。本病贵在预防，关节内骨折均应解剖复位，骨干骨折应达到功能复位要求。

1. 中医辨证施治

(1)损骨血凝：肢节伤折，骨骱疼痛，似同针刺，固定不移，动则加剧，活动受限，身倦乏力，少气，自汗，舌质暗或有瘀斑，脉涩。治则活血搜损、通络止痛，方用风伤丸或搜损寻痛丸加减。

(2)体虚劳损：关节畸形，承重失度，反复劳伤，隐痛酸重，活动受限，面色无华。偏于阴虚者，常伴心烦失眠，口燥咽干，手足心热，舌质红、少苔，脉弦细；偏于阳虚者，伴精神萎靡，神疲气短，手足不温，小便清利，舌淡、苔白，脉沉细无力。治则补肾壮骨、益气活血，方用左归丸或右归丸加减。

(3)风寒湿型：关节局部沉重，自觉发凉，得温则减，遇阴雨加剧，关节活动受限，舌质淡红、苔白滑，脉沉缓。治则散寒祛湿、温经活络，方用独活寄生汤加减。

2. 西药治疗　非甾体消炎药可迅速有效地缓解症状，可选用 COX-2 抑制药（如塞来昔布等）或 COX-1 抑制药（如双氯芬酸等），具有镇痛及抗炎作用，症状缓解时应停止服用。硫酸软骨素、氨基葡萄糖等软骨营养药物，可以改善病情，缓解软骨的退变。

3. 中医外治法

(1)中药：外用多用活血化瘀、祛风散寒、通络镇痛药物以缓解症状，可用海桐皮汤等局部热敷、熏洗，还可用外贴膏药如狗皮膏等。

(2)针灸治疗：循经取穴及取阿是穴，根据寒热虚实，辨证与辨病相结合灵活运用。耳针可取压痛点。

(3)理筋手法：可用提、揉、拿、捏等手法，在关节部位反复数遍，手法由轻到重，直至患者有酸胀感为度，并做患肢各个方向被动活动。

(4)物理治疗：可采用直流电离子导入法、超短波电疗法、磁疗法、红外线疗法、超声波疗法，以促进创伤性关节炎的炎症吸收。

(5)关节腔注射：关节内注射皮质激素能迅速缓解症状，但长期使用会产生一系列并发症，并且能抑制关节软骨内蛋白多糖合成，一般选择伴有明显滑膜炎症状时应用。透明质酸关节腔内注射是一种常用的治疗方法，透明质酸是滑液和关节软骨的主要组成部分，本病患者的透明质酸的分子量和透明质酸的量都有减少，因此是一种很好的补充。

4. *手术治疗*　陈旧性骨折对位、对线不良者，应手术切开复位加内固定，以恢复肢体的正常轴线或使关节面平整，消除造成创伤性关节炎的病因。当畸形愈合部位的骨质十分坚硬时，经骨折部切开复位十分困难，且容易造成延迟愈合。此时，可有选择性地在接近干骺端的部位施行截骨术，以矫正原有的畸形。

关节内有游离体，边缘骨刺比较明显，但关节负重面尚比较完整的患者可给予关节清理术。关节面严重破坏，关节疼痛剧烈，影响工作与生活的，可考虑施行关节融合术或人工关节置换术。

【预后】

创伤性关节炎病程长，晚期可出现骨质破坏塌陷，软骨下骨硬化、膝内侧关节间隙消失、骨硬化、膝关节半脱位等，甚者可出现下肢畸形，严重影响患者的生活质量。

第六节　滑膜炎

滑膜炎(synovitis)是临床常见的骨科疾病，主要是因滑膜受到刺激产生炎症，造成分泌液失调形成积液的一种关节病变。如关节软骨损伤、关节内骨折、关节脱位、韧带损伤、关节游离体等均可引起滑膜的损伤性炎症。一些疾病，如滑膜结核、滑膜瘤等亦可导致该病。在本节里主要讨论的是关节损伤而引起的滑膜非感染性炎症病变。膝关节是人体滑膜最多的关节，滑膜面积约占全身关节滑膜面积的一半，又由于膝关节滑膜广泛并位于肢体较表浅部位，遭受损伤和感染的机会较多。因此，将膝关节滑膜炎立为本节讨论的重点。

中医学因其主证为疼痛，多因急性外伤、劳损，或外感风寒湿邪等而致病，故将其归属于中医学“痹证”范畴。

【病因】

1. *中医学的认识*　中医学认为本病与急性外伤、劳损，外感风寒湿邪等有关。

(1)外伤、劳损：由于外伤、劳损致脉络受损，血不循经，溢于脉外，瘀血阻滞，使气血运行不畅，使肢体关节肿胀、疼痛、屈伸不利。

(2)风寒湿侵袭：外感风寒湿邪，邪气与正气相搏，聚于关节，留连筋骨，凝滞经脉，则疼痛不已，不可屈伸或肢体沉重，活动失灵。

综上所述，本病的病机特点概括为“实证”，以外伤劳损、外感风寒湿邪为基础。

2. *西医学的认识*　西医学认为膝关节遭受骨折、脱位、半月板损伤、韧带损伤等创伤后，都可使关节滑膜同时受损，形成急性滑膜炎，有时也可因单纯膝关节滑膜损伤所致。如受伤较轻或长期慢性劳损，可使膝部逐渐出现肿胀，功能障碍，形成慢性滑膜炎。长期慢性劳损多见于老年人，常继发于膝关节骨关节炎，主要是因软骨退变与继发的骨质增生产生对滑膜的刺激而形成。

【病理】

其病理改变主要是关节滑膜层损伤，滑膜血管扩张、充血，产生大量渗出液，血浆和细胞外渗，渗液中含有红细胞、白细胞、浆细胞、巨噬细胞、胆红素、脂肪和纤维素等，同时滑膜细胞活跃，产生大量黏液素，严重者呈血性。大量渗出液可增加关节内压力，阻碍淋巴系统的循环。关节积液导致关节肿胀、关节活动受限。如不及时处理，关节滑膜在长期慢性刺激和炎性反应下逐渐增厚、纤维化，可发生滑膜粘连、肥厚、软骨萎缩等，进一步影响关节功能。

【临床表现】

膝关节急性创伤性滑膜炎可单独发病，但多在各种膝关节损伤的情况下并发。伤初可见膝关节轻度肿胀、疼痛，伸屈功能受限，在伤后6～7小时出现积液，膝关节明显肿胀，不敢活动，此点有别于关节创伤性血肿的形成。检查发现膝关节活动受限、跛行，关节周围可有局限性压痛点，皮温可增高，浮髌试验阳性。

慢性滑膜炎较多见，由急性创伤性滑膜炎转化而来或长期慢性劳损引起，后者多见于老年人。临床见膝关节肿胀持续不退，疼痛较轻，但胀满不适，下蹲困难，休息后减轻，劳累后加重，关节活动受限，股四头肌可有轻度萎缩，皮温正常，浮髌试验阳性。病久者，滑膜囊壁增厚，扪之可有肥厚感。

【辅助检查】

1. 实验室检查　关节穿刺液检查，部分呈血性渗出液，细菌培养阴性，没有特异性，但能起到鉴别诊断作用。

2. 影像学检查　X线检查各种膝关节损伤并发者、继发于膝关节骨关节炎者，有相应损伤或原发病的X线征象。单独发病者多无异常发现。

【诊断及鉴别诊断】

1. 诊断　根据上述病史、临床表现、影像学检查可以诊断。

2. 鉴别诊断

(1)关节内积血：在创伤后立即出现，疼痛明显，常伴有局部和全身温度增高，关节内积血可抽出瘀积的血液。

(2)化脓性关节炎：起病急，全身中毒症状明显，受累关节疼痛，肿胀，活动受限均较明显，关节液多浑浊，镜检可见炎性细胞，细菌培养阳性。

【治疗】

及早明确诊断，及时规范有效的治疗是滑膜炎治疗的关键。本病治疗的目的是及时有效地控制滑膜炎症，防止顽固性慢性滑膜炎的形成。急性创伤性滑膜炎早期应适当休息，避免负重，行关节周围肌肉收缩锻炼，后期加强关节功能锻炼。总的治疗原则是应内外兼治，以非手术治疗为主，必要时手术治疗。

1. 中医辨证施治

(1)外伤劳损型：关节肿胀疼痛，按之有波动或漂浮感，屈伸不利，身倦乏力。舌质紫暗或有瘀斑，脉涩。治则活血化瘀、消肿通络，方用桃红四物汤加减。

(2)风寒湿侵袭型：关节肿胀、疼痛，兼重着，触之有波动感，局部不温，或有凉感，畏风恶寒，舌质淡、苔白，脉紧或迟。治则祛风散寒除湿、通络止痛，方用羌活胜湿汤或乌头汤加减。

2. 西药治疗　常用的药物为非甾体消炎药，可选用COX-2抑制药(如塞来昔布等)或COX-1抑制药(如双氯芬酸等)等，其主要作用是减轻或解除疼痛，从而使紧张或痉挛的肌肉松弛，有利于局部损伤病灶的修复。

3. 中医外治法

(1)中药外用：可用消肿化瘀的中草药局部外敷，如金黄散、消肿散等，亦可中药熏洗，如海桐皮汤等。

(2)针灸治疗：可采用远近取穴针刺、火针、温针灸、透灸法等治疗，根据辨证与辨病相结合灵活运用。

(3)理筋手法：慢性滑膜炎可在关节及其周围施行手法治疗。可用推、揉、拿、捏、点穴等手法，手法由轻到重，并做患肢各个方向被动活动。

(4)物理疗法：慢性滑膜炎可予热敷、超短波、磁疗、低频及中频电疗等理疗，促进积液吸收。

(5)关节腔穿刺和注射：对关节积液较多者，可行关节穿刺，抽出积液后用弹力绷带加压包扎，可促进消肿。关节腔注射最常用的是透明质酸钠或长效激素，注射透明质酸钠有保护关节软骨，减轻疼痛的作用，改善关节的挛缩状态，增加关节的活动度，改善退变关节的滑液等作用。长效激素只在急性滑膜炎时使用，且不宜多用。

4. 手术治疗　可在关节镜下行创伤性滑膜炎探查和清理术，能取得较好效果。

【功能锻炼及预后】

1. 功能锻炼　急性创伤性滑膜炎早期应卧床休息，抬高患肢，并禁止负重，但可行股四头肌收缩锻炼，后期加强膝关节屈伸锻炼。

2. 预后　有些滑膜炎患者常因漏诊误诊，盲目治疗，延误了病情，致使该病迁延日久，反复发作，严重影响患者的正常生活及工作。该病如果能及时发现并明确诊断，早期进行有效的综合治疗，大多可以取得较为满意的疗效。

（张　俐　陈　凯）

■参考文献

[1] 樊粤光,詹红生.中医骨伤科学[M].北京:人民卫生出版社,2012.
[2] 王和鸣.中医骨伤科学[M].北京:中国中医药出版社,2007.
[3] 施杞.骨伤科学[M].北京:人民卫生出版社,2001.
[4] 施杞.中医骨伤科学[M].北京:中国中医药出版社,2005.
[5] 陈孝平,汪建平.外科学[M].8版.北京:人民卫生出版社,2013.
[6] 张俐,何伟.中医骨病学[M].上海:上海科学技术出版社,2012.
[7] 张俐.中医骨病学[M].北京:人民卫生出版社,2012.

第 20 章

骨与关节化脓性感染

第一节 概 述

骨与关节的化脓性感染是指由化脓性细菌侵入骨、关节引起的化脓性疾病。病变在骨称为化脓性骨髓炎，病变在关节称为化脓性关节炎。中医学称这类疾病为骨痈疽，认为是由邪毒入骨、关节所引起。邪毒注骨，急性期称为附骨痈，慢性期称为附骨疽；邪毒流注关节者称为关节流注。

【病因病机】

1. *余毒未尽，流注筋骨* 如疔疮疖肿，或麻疹、伤寒等病后失于治疗，或治疗不当，余毒未清，滞留体内，或因正气不足，正不胜邪，邪毒内盛，流注关节、骨髓，迁延集聚，壅遏成脓而发本病。

2. *筋骨损伤，邪毒入内* 如开放性损伤，创口染毒，邪毒深窜入骨；或闭合性损伤，局部气滞血瘀，邪毒乘虚内侵，邪瘀互结，蕴热化脓，腐筋蚀骨而成本病。

3. *七情内伤，外感六淫* 忧思郁怒等精神刺激，致情志逆乱，脏腑失调，气血生化不足，导致正气内虚，六淫之邪乘虚而入，内注筋骨、关节，邪毒郁而化热，蕴热成脓，热毒炽盛，腐筋烂骨。

4. *房事劳损，肾气亏虚* 房劳过度，日久致肝肾亏虚，筋骨不健，邪毒乘虚侵入筋骨而发病。

以上各种原因，有时单独发病，有时几种原因相互影响而发病。骨痈疽的病机始终处于正邪相争、耗气伤血、伤津夺液的病变过程中。

【临床表现】

1. *全身症状* ①急性期者起病急骤，全身不适，恶寒发热，或寒战高热，伴有汗出，烦躁不安，恶心呕吐，不思饮食，口渴，小便黄、大便干，舌红、苔黄，脉浮数或洪数。脓肿破溃后，体温逐渐降低。②慢性期者一般体温不高，精神疲倦，肢软无力，形寒畏冷，四肢不温，形体消瘦，面色无华，舌淡、苔少，脉沉细弱。急性发作时可有全身发热，体温升高。

2. *局部症状*

(1)疼痛：急性期病变局部胀痛、跳痛，在骨端或关节处有局限性压痛，呈进行性加重。热毒酿脓期到溃脓前疼痛最为剧烈，一旦脓溃后，脓液流出，疼痛逐渐减轻。附骨疽疼痛较轻，常表现为隐痛、酸痛，时轻时重。

(2)肿胀：病变局部呈环形漫肿，皮色发红，皮温增高。当脓成或关节内积液增多时，按之应指，有波动感。附骨疽患肢粗大，骨骼增粗，高低不平，软组织可无明显肿胀。

(3)功能障碍：早期附骨痈和关节流注，患肢很快出现不能活动；后期，因骨或关节受到破坏，筋肉挛缩，患肢呈屈曲畸形或僵硬、强直，活动功能受限。

(4)窦道形成：脓肿破溃后，脓液流出，形成窦道，反复发作，经久不愈。附骨疽可形成多个窦道，疮口凹陷，边缘常有暗紫色肉芽组织形成。

【辅助检查】

可通过行 X 线检查、血液及关节液细菌培养及药物敏感试验等检查协助诊断，必要时可行核素骨扫描(ECT)、CT、MRI 等检查。

【诊断及鉴别诊断】

1. *诊断*

(1)有上述病史及临床表现。

(2)病变部位穿刺检查：可抽得脓性液体，在显微镜下观察有脓细胞、白细胞，脓液培养可见化脓性细菌。

(3)实验室检查：外周血白细胞、中性粒细胞数升高，血沉增快，慢性期可表现正常。

(4)X线检查：化脓性骨髓炎，发病2～3周出现骨质、骨膜改变；化脓性关节炎早期X线出现关节肿胀，间隙增宽，骨端有脱钙现象，对早期诊断有重要价值。

2. 鉴别诊断

(1)骨关节结核：骨关节结核发病缓慢，初起症状不明显，日久可出现慢性消耗病容、形体消瘦，常有阴虚火旺症状，溃后脓液清稀，伴有干酪样物质，病变部位穿刺脓液细菌培养为结核杆菌，X线表现以骨质破坏为主。

(2)风湿性关节炎：常见多个关节受累，双侧对称、呈游走性疼痛，全身和局部症状都没有骨、关节痈疽严重，病变部位无化脓、破溃，关节液细菌培养阴性。

【治疗】

骨痈疽的治疗应从整体观念出发，标本同治，内外结合，祛邪与扶正兼施。急性期病证多为邪实正盛，治疗以祛邪为主；慢性期多为虚中夹实之证，治疗宜扶正与祛邪并用。

1. 中医辨证施治

(1)消法：适用于病证初期，尚未成脓，治宜祛邪解毒，使炎症得以消散。①常用于消法作用的中药：金银花、连翘、紫花地丁、蒲公英、野菊花、黄连、黄柏、黄芩、知母、丹参、当归、川芎、桃仁、浙贝母、天花粉等。②常用于消法的中药处方：仙方活命饮、五味消毒饮、黄连解毒汤、犀角地黄汤等。高热神昏者，可配合服用紫雪丹、安宫牛黄丸等。

(2)托法：适用于痈疽中期脓成未溃或溃而脓出不畅，治宜托毒外出。①常用于托法作用的中药：黄芪、党参、人参、桔梗、当归、川芎、穿山甲、皂角刺、白术、白芷、败酱草、冬瓜子等。②常用于托里透脓的中药处方：透脓散、托里消毒饮、神功内托散等。

(3)补法：适用于痈疽溃后，流脓不止，机体气血虚弱，正气不足，治宜补益气血，滋补肝肾。①常用于补法作用的中药：人参、玄参、党参、沙参、当归、黄芪、熟地黄、生地黄、枸杞子、黄精、龟甲、鳖甲、鹿角胶、阿胶、川断、骨碎补等。②常用于补法作用的中药处方：四君子汤、四物汤、八珍汤、十全大补汤、人参养营汤、六味地黄丸、左归饮、右归饮等。

(4)应用抗菌药物：骨与关节化脓性感染急性期时，病情较重，在使用中医中药的同时，应配合应用抗菌药治疗，尽快控制感染和炎症进一步发展。应根据细菌培养的药敏结果选择敏感抗菌药，临床上常在病情痊愈，血常规、血沉恢复正常后仍继续应用2～3周，才考虑停药。

(5)支持疗法：补充营养，必要时给予少量多次输血，调节水、电解质平衡，纠正酸碱中毒。

2. 中医外治法

(1)药物外敷：用于痈疽脓成未溃之时。最常用的外敷药有金黄散、玉露散、双柏散、冲和散、回阳玉龙散等，用凉开水加少许蜂蜜调成糊状，外敷患处，以消肿止痛。

(2)切开排脓：当脓肿形成，穿刺抽到脓液时，应及时切开排脓引流，不要等到脓肿自溃，延误病情。切开排脓是治疗骨和关节痈疽的重要方法。

(3)祛腐生肌：适用于有窦道或瘘管形成者，常用药有九一丹、八二丹、七三丹、五五丹等，可化腐生肌，促进脓液排出。

(4)生肌收口：适用于疮口腐肉、死骨已去，脓水将尽时，可选用八宝丹、生肌散等。

(5)患肢制动：早期抬高患肢，选用皮牵引或用石膏、夹板将患肢固定在功能位，以利于患肢休息，减少炎症扩散，预防病理性骨折或病理性关节脱位。

3. 手术治疗　骨痈疽当有死骨形成或坏死组织存留时，应手术摘除。

【功能锻炼及预后】

1. 功能锻炼　骨痈疽在持续牵引或夹板、石膏托固定期间，应鼓励患者积极进行肌肉舒缩及未固定的关节伸屈活动，以促进气血运行，防止肌萎缩的发生。

2. 预后　本病宜早诊断，早治疗，尽力保存患肢功能。若初期得以有效治疗，阻止邪毒入里，控制病情发展，预后较好。若治疗不当，延治误治，致使脓肿形成，骨破坏严重，由急性转为慢性，预后较差。后期死骨窦道形成，严格掌握手术指征，及时手术治疗，效果较好，否则窦道经久不愈，可造成患肢功能障碍或畸形。

第二节　急性化脓性骨髓炎

化脓性骨髓炎是由化脓性细菌感染引起的骨组织炎症，感染途径有三种。①血源性感染：致病菌从身体远处的感染灶经血液循环到达骨组织内；②创伤后感染：如开放性骨折或骨折手术导致感染；③邻近感染灶感染：从邻近的感染灶直接蔓延至骨组织。

本病好发于儿童，男性患病率高于女性，多为血源性感染。多发于四肢长骨干骺端，以胫骨近端、股骨远端最多见，肱骨、桡骨等次之。属中医学"附骨痈"范畴。《诸病源候论·附骨痈肿候》曰："附骨痈，亦由体盛热而当风取凉，风冷入于肌肉，与热气相搏，伏结近骨成痈，其状无头，但肿痛而阔，其皮薄泽，谓之附骨痈也。"

【病因病机】

1. 中医学

(1)热毒注骨：患疔毒、疮疖或咽喉、耳道化脓性疾病以及麻疹、伤寒、猩红热等病后，余毒未尽，热毒深蕴于内，伏结入骨成痈；或六淫邪毒入侵，久而不解，郁而化热；或饮食劳伤，七情内伤，火毒内生余邪热毒循经脉流注入骨，导致脉络阻塞，气血壅结，热毒内盛，腐骨化脓。

(2)形伤毒聚：开放性损伤，邪毒从创口侵入，深达入骨，阻滞经络，气血瘀滞，久而化热，热盛肉腐，附骨成痈；或闭合性损伤，如跌打闪挫等，导致气血凝滞，壅塞经络，积瘀化热，热毒流注筋骨而发病。

(3)正虚邪侵："正气存内，邪不可干""邪之所凑，其气必虚"，正气内虚，毒邪侵袭，正不胜邪，毒邪深窜入骨，发为本病。

2. 西医学　认为本病是由化脓性细菌引起的骨组织感染。最常见的致病菌是金黄色葡萄球菌，其次是β溶血性链球菌、革兰阴性杆菌。在发病前，身体其他部位常有感染病灶，当处理不当或机体抵抗力降低时，感染灶内的致病菌经血液循环至骨内停留，而引起骨组织的急性感染。大多数病例骨髓炎的原发病灶在长骨干骺端。细菌首先在干骺端的骨松质内停留繁殖，引起局部急性炎症反应，如充血、水肿、白细胞浸润等，并形成脓肿，局部骨内压升高，引起剧痛，脓肿破坏骨基质并向压力低的方向蔓延。脓肿首先向骨干髓腔方向扩张蔓延，再沿哈佛管和福克曼管蔓延，引起骨密质感染并穿破骨密质外层骨板蔓延到骨膜下，形成骨膜下脓肿。骨膜下脓肿继续增大穿破骨膜进入软组织间隙，引起软组织蜂窝织炎，然后脓液经皮肤破溃形成窦道。若病变干骺端位于关节内，如股骨或肱骨近端，脓液可进入关节，并发化脓性关节炎。

急性化脓性骨髓炎的病理改变以骨质吸收破坏为主。早期脓液在髓腔内蔓延，髓腔内压力增加，致使骨营养血管闭塞或栓塞。若脓液穿出骨皮质，形成骨膜下脓肿，使大片骨膜剥离，使病变骨组织失去血供发生骨坏死。若坏死骨尚未与周围活组织完全脱离，如炎症被控制，侧支血循环建立，再血管化，病变骨有可能复活。若与周围组织完全脱离，则形成死骨，被肉芽组织、纤维组织包绕，则长期存留体内。骨膜下脓肿形成后，骨膜深层的成骨细胞受炎症刺激形成大量新骨，包绕死骨及其上下活骨段表面，称为包壳。包壳可以保持骨干的连续性，使其不发生病理性骨折。其上常有许多孔洞，通向疮口，形成窦道。如骨膜被感染破坏，无新骨壳形成，可发生感染性骨缺损及病理性骨折。死骨和包壳可使病灶经久不愈，发展成为慢性骨髓炎。

【临床表现】

1. 全身表现　起病急，恶寒发热或寒战高热，体温可达39～40℃及以上，伴精神不振、倦怠乏力、食欲缺乏、烦躁不安等，甚至惊厥，神昏谵语，病情严重者可发生中毒性休克。

2. 局部表现　早期，局部剧烈疼痛，患肢呈半屈曲制动状态，拒绝活动和负重。当脓肿穿破骨密质到骨膜下时，患肢环形漫肿，压痛明显，皮肤发红发热，局部胀痛、跳痛，触之有波动感，穿刺可抽得脓液。骨膜下脓肿破裂后，骨内压下降，疼痛也随之减轻。当脓肿穿破皮肤后，脓液流出，形成窦道，初期脓液多稠厚，后期脓液稀薄。

【辅助检查】

可通过行血常规、X线检查、血液及关节液细菌培养及药物敏感试验等检查协助诊断，必要时可行核素骨扫描(ECT)、CT、MRI等检查。

【诊断及鉴别诊断】

1. 诊断

(1)有上述病史和临床表现。

(2)穿刺液呈脓性，或镜下有脓细胞、白细胞，培养有化脓性细菌生长。

(3)实验室检查：白细胞、中性粒细胞计数升高，血沉加快，C反应蛋白水平升高，早期血培养多为阳性。

(4)X线检查：早期无骨质破坏，X线显示正常，1～2周X线片显示可有骨质破坏，见干骺端模糊，骨纹理不清；2周后骨松质出现散在虫蚀样骨破坏，骨膜反应，病变继续发展，可见骨膜增厚、骨破坏、死骨形成。

(5)核素扫描：这种检查虽然敏感，但特异性不高，在发病48小时内即可显示感染病灶的二磷酸锝摄取增加，对早期诊断有一定帮助。

(6)CT检查：有助于对骨盆、足部骨髓炎的诊断，评价骨膜下脓肿、软组织脓肿及对骨破坏的定位。

(7)MRI检查：该检查敏感性高、特异性强，能早期诊断骨髓炎病变，但其价格较高，且须对患儿行麻醉、镇静处理。

2. 鉴别诊断

(1)急性蜂窝织炎：与急性化脓性骨髓炎一样都有急性化脓性感染的全身症状和局部红肿热痛表现，但该病全身中毒症状较轻，病灶局限于肢体非干骺端一侧，局部压痛、红肿热痛等表现明显，但较表浅，无局部深压痛。

(2)化脓性关节炎：本病病变在关节内，疼痛和压痛均局限于受累关节，关节活动明显受限，关节内积液，行关节穿刺可抽出脓性液体。

(3)Ewing肉瘤：本病的全身和局部表现与急性化脓性骨髓炎相似，X线表现也可有骨膜反应，但该病全身症状没有急性化脓性骨髓炎明显，局部行穿刺活组织病理检查可以确诊。

【治疗】

本病治疗目的在于有效地控制炎症发展，防止死骨形成及转化为慢性骨髓炎。治疗主张内外同治，内治以消、托、补三法为主要治疗原则，根据临床情况，辨证施治；外治以软坚散结、消肿止痛为治则；脓成时应及时行手术治疗。

1. 中医辨证施治

(1)初期：①若症见恶寒发热，肢端病变部位疼痛不剧，舌苔白或微黄，脉浮数或弦数，为热在卫表。治宜清热解毒，软坚散结，方用仙方活命饮合黄连解毒汤加减。②若症见寒战、高热，肢端病变部位肿痛较剧，舌质红、苔黄腻，脉滑数，为热入气分。治宜清营退热，解毒散结，方用黄连解毒汤合五味消毒饮加减。③若症见高热神昏，肢端病变部位肿痛剧烈，身现出血点，烦躁不安，舌质红、苔少，脉洪数，为热入营血。治宜凉血解毒，方用犀角地黄汤合黄连解毒汤加减。

(2)成脓期：症见患肢剧痛或跳痛，环形漫肿，压痛明显，皮温增高，可触及波动感。治宜清热解毒、托里透脓，方用透脓散合黄连解毒汤加减。

(3)溃脓期：症见脓肿穿破皮肤形成窦道，疮口流脓，发热、疼痛逐渐缓解，但见形体逐渐消瘦，精神疲惫，食欲缺乏，肢软无力，舌淡、苔少，脉细无力。若溃后脓多稠厚，气味腥臭，为气血充实，治宜托里排脓，方用托里消毒饮加减；若脓液清稀，量多质薄，为气血亏虚，治宜补益气血，方用八珍汤加减。

2. 西药治疗

(1)抗菌药治疗：首先选用对金黄色葡萄球菌有效的抗菌药，尽快行细菌培养及药敏实验，获得检测结果后换用对细菌敏感的抗生素。对危重患者采用静脉或肌内注射，病情稳定后改为口服，金黄色葡萄球菌或革兰阴性杆菌引起的感染至少要抗菌药治疗3周，直到体温正常，局部红肿热痛等症状消失，实验室检查显示白细胞和中性粒细胞计数正常，血沉和C反应蛋白水平正常或明显下降，可停用抗菌药。

(2)全身支持疗法：输液以纠正脱水、维持水电解质平衡，可少量多次输新鲜血或球蛋白，以提高机体免疫力，注意休息，增加营养，根据需要应用解热镇痛药及镇静药物。

3. 中医外治法

(1)初期：选用金黄散、双柏散、玉露散等外敷患处，也可用新鲜蒲公英、紫花地丁、犁头草、四季青、马齿苋、野菊花等捣烂外敷。配合患肢制动，可用小夹板外固定或持续皮牵引，以缓解肌肉痉挛，减轻疼痛，防止畸形和病理性骨折。

(2)成脓期：局部继续使用上述药物外敷，患肢制动。如经初期治疗三四日后，疗效不明显，且全身和局部症状日益严重，局部穿刺抽吸出脓液者，应早期行骨钻孔开窗引流术治疗。如骨膜下脓肿破溃，软组织化脓性感染，局部肿胀明显，按之有波动感者，应及时切开引流。

(3)溃脓期：根据疮口大小、脓液虚实、脓液多少、疮口腐肉情况辨证处理。

①初溃如脓水较多，可用冰黄液冲洗，并根据疮口有无脓腐情况，分别选用九一丹、八二丹、七三丹、五五丹药捻，或黄连液纱条塞入疮口中，每日换

药1次。或外敷玉露膏或生肌玉红膏。

②如疮口太小或疮口较硬，腐肉不脱者，可选用白降丹、红升丹、千金散药捻，插入疮口内，使疮口扩大，脓腐易出。

③溃后身热不退，局部肿痛，脓泄不畅者，多是引流不畅，常须扩大疮口，以利引流脓毒。

④疮口腐肉已脱，脓水将尽时，选用八宝丹、生肌散换药，促进生肌收口。

4. *手术治疗*　诊断一旦明确，用中药及大剂量抗菌药治疗2～3日不能控制症状，或在诊断性穿刺时抽吸到脓液，均可行手术治疗。早期行骨开窗减压引流，排出脓液，引流越早越好，防止炎症扩散及死骨形成，转化成慢性骨髓炎。在干骺端压痛最明显处做切口，显露病变骨，不剥离骨膜，在骨膜外向髓腔钻孔，如有脓液溢出，说明已进入病灶。在该处骨皮质上钻一系列孔，使之排列成方框，然后用骨刀沿骨孔凿开一骨窗，以充分减压引流；并在骨窗内放两根引流管，一根用以连续滴注抗菌药，另一根作负压引流，以持续吸引冲洗。若已有软组织脓肿或骨膜下脓肿，应行软组织或骨膜下充分切开引流，同时检查骨髓腔内脓液是否有足够大的骨洞使之通畅排出，否则应行开窗术或扩大原有洞口。

5. *其他治疗*　患肢用石膏托、夹板或皮牵引制动，并抬高患肢，有利于炎症消散，缓解肌肉痉挛疼痛，防止病理性骨折或畸形。

【功能锻炼及预后】

1. *功能锻炼*　在持续牵引或夹板、石膏托固定期间，鼓励患者积极进行肌肉舒缩及未固定的关节伸屈活动，以促进气血运行，防止肌萎缩的发生。

2. *预后*　只要诊断明确，正确掌握该病的手术时机，掌握好非手术治疗的对象，一般治疗后预后较好。若治疗失当，则可转变为慢性化脓性骨髓炎，迁延难愈。

第三节　慢性化脓性骨髓炎

慢性化脓性骨髓炎多是由于急性化脓性骨髓炎治疗不及时或不彻底发展而来，少数病例是由开放性骨折、手术造成，或由于机体免疫力低下、致病菌毒力较低所致。本病病程较长，反复发作，缠绵难愈，属中医学“附骨疽”范畴。

【病因病机】

慢性化脓性骨髓炎的致病因素与急性化脓性骨髓炎相同，大多是由急性化脓性骨髓炎治疗不及时或不彻底而逐渐转变而来。其病机为余毒未尽，正虚邪恋，病性为本虚标实。

病变骨组织的病理演变过程，先是骨组织坏死，死骨、增生、硬化、骨包壳、无效腔、脓肿、窦道并存，反复化脓，缠绵难愈。无效腔内充满坏死肉芽组织和脓液，死骨浸泡其中，小块死骨可自行排出或溶解吸收，较大死骨不能被吸收，成为异物及细菌的病灶，经久不愈。由于炎症经常反复发作，软组织内纤维瘢痕化，局部血供不良，修复功能差。同时骨膜反复向周围生长形成板层状的骨包壳，包壳内外脓毒可将包壳反复穿孔，形成多个瘘孔，向内与无效腔相通，向外与窦道相通，常易引起混合感染。皮肤窦道有时暂时闭合，但因脓液不能排出，死骨、无效腔存在，故每当患者正气虚弱炎症又可急性发作，脓液穿破皮肤经窦道口排出后，炎症又可暂时缓解，窦道口闭合，当骨死腔内脓液积聚后可再次穿破，如此反复发作，窦道壁周围产生大量的炎性纤维瘢痕，窦道口周围皮肤色素沉着，极少数病例可发生鳞状上皮癌。

【临床表现】

1. *全身表现*　炎症静止期全身症状常不明显，可有身体消瘦、面色皖白、神疲乏力、食欲缺乏等症；炎症急性发作期，则出现恶寒发热、体温升高等急性化脓性骨髓炎表现。

2. *局部表现*　患肢长期隐痛、酸痛，时轻时重，局部肢体增粗或有畸形，触诊可感到患骨增粗，骨表面凹凸不平，轮廓不规则，皮下组织增厚、变硬。病变局部红肿、疼痛、流脓，有压痛、叩击痛。疮口肿痛，见窦道口常有稀薄脓液流出，淋漓不尽，或流出小死骨。窦道口常见肉芽组织增生，周围有色素沉着。急性发作期，患肢红肿、疼痛加剧。

【辅助检查】

可通过行X线检查、血常规、血液细菌培养及药物敏感试验等检查协助诊断，必要时可行CT、窦道造影等检查。

【诊断及鉴别诊断】

1. *诊断*

(1)有急性化脓性骨髓炎或开放性骨折合并感染的病史。

(2)根据上述临床表现。

(3)实验室检查:炎症静止期实验室检查无异常表现;急性发作期可有白细胞计数增高,血沉增快,血细菌培养可为阳性。

(4)X线检查:表现为骨干不规则增粗、增厚,密度增加,周围有新生骨包壳。髓腔变窄或消失,骨干内有大小不等、密度增高的死骨。有1个至多个破坏空洞透光区。骨质增生和骨质破坏并存。

(5)CT检查:能清楚地显示空洞、气体、死骨、窦道的位置、范围及周围软组织的变化。

(6)窦道造影:可了解窦道与骨腔及死骨的关系。

2. 鉴别诊断　骨结核:该病发病缓慢,无急性发作病史,常有潮热、盗汗、身体消瘦等结核病表现。结核脓肿破溃后也形成窦道,流出稀薄的米汤样脓液。X线表现以骨破坏为主。细菌学和病理学检查可以确诊。

【治疗】

本病病程较长,长期不愈,导致机体正气虚弱,属虚中夹实,治疗应扶正祛邪,标本同治,单纯扶正或祛邪效果均较差。炎症静止期,部分病人对多种抗菌药耐药,用中医药治疗有良好效果;急性发作期,中医药不能控制炎症时,应选择抗菌药配合治疗。西医学治疗本病的关键在于彻底清除病灶,摘除死骨,清除增生的瘢痕和肉芽组织,消灭死腔,改善局部血液循环,一般须手术治疗。

1. 中医辨证施治

(1)急性发作期:治宜清热解毒,托里透脓,方用透脓散合五味消毒饮。

(2)炎症静止期:治宜扶正托毒,益气化瘀,方用神功内托散加减,可配服醒消丸、小金片、菊花汤。正气虚弱,气血两亏者,宜用十全大补汤、八珍汤、人参养荣汤等加减。

2. 中医外治法

(1)急性发作期:脓肿未破局部红肿热痛者,用金黄膏、双柏散、玉露膏外敷。成脓后,即行切开引流排出脓液。已溃破或切开引流的疮口,用冰黄液或三黄液冲洗,黄连液纱条填塞疮口,外敷玉露膏或生肌玉红膏。

(2)炎症静止期:若皮肤窦道经久不愈,用七三丹或八二丹药线插入疮口内,外敷生肌玉红膏。外有窦道内有死骨难出者,宜用千金散或五五丹药线插入疮口,腐蚀窦道以使疮口扩大,利于死骨和脓腐排出,脓尽后改用生肌散。对于死骨、死腔、窦道并存,脓腐较多时,可用冰黄液灌注引流。

3. 手术治疗　大块死骨,瘘管、窦道长期不愈,经以上治疗无效时,宜施行病灶清除手术,以彻底摘除死骨,清除瘢痕肉芽组织,切除瘘管窦道,消灭死腔,改善局部的血液循环,促进疮口愈合。

(1)手术治疗原则:清除死骨,消灭骨死腔,切除窦道,根治感染源。

(2)手术治疗指征:①有死骨形成;②有骨死腔及流脓,窦道长期不愈。

(3)手术禁忌证:①急性发作期;②有大块死骨但包壳形成不充分。

(4)手术方法

①清除病灶。切口沿窦道壁周围,显露正常软组织,切除窦道壁,开槽进入骨死腔,切勿剥离周围骨膜,以免与骨膜分离的骨密质再发生缺血性坏死。摘除死骨,吸出脓液,刮净坏死组织和肉芽组织。边缘带血管组织通常也要切除。对组织标本应进行特殊染色的组织学检查和有氧及厌氧菌培养。如上下骨段髓腔已阻塞,应凿去封闭髓腔的硬化骨,改善血液循环。

②消灭骨无效腔。a. 碟形手术:凿去骨无效腔潜行边缘,形成一个口大底小的碟形,使周围软组织向碟形腔内填充以消灭无效腔;b. 肌瓣填塞:利用邻近肌瓣或带血管蒂的转位肌瓣填塞骨无效腔,因肌肉血液循环丰富,与骨腔壁愈合后可改善骨的血供;c. 抗菌药骨水泥珠链:采用敏感抗菌药骨水泥串珠放在骨无效腔内,随着骨无效腔内新鲜肉芽生长填塞无效腔的进程中,逐步抽出串珠。

③闭合伤口。彻底冲洗伤口,争取一期闭合。窦道口切除后,常因皮肤缺损而难以闭合伤口。伤口较大者,应用由湿到干的敷料覆盖,2～3日更换1次,待其下方新鲜肉芽组织生长填平伤口时,再用游离皮片覆盖创面,或者清创术后应用局部肌皮瓣,也可用带蒂皮瓣、肌皮瓣转移或吻合血管的游离皮瓣、肌皮瓣闭合伤口。

④彻底引流。手术中伤口内置引流管两根,以便术后进行灌洗。

⑤术后患肢制动。有病理骨折或清创后骨缺损较大者,可用Ilizarov外固定装置进行骨延长治疗。

⑥应用抗菌药。术后全身应用抗菌药,慢性化脓性骨髓炎往往是多种细菌混合感染,应选择针对多数致病菌有效的广谱抗生素。

【功能锻炼及预后】

1. 功能锻炼　在患肢制动期间,鼓励患者积极进行肌肉舒缩及未固定的关节伸屈活动，以促进气血运行，防止肌萎缩的发生。

2. 预后　只要诊断明确，正确掌握该病的手术指征及禁忌证，掌握好非手术治疗的对象，一般治疗后预后较好。若治疗失当，则预后较差，甚至导致肢体畸形，肢体功能不同程度障碍，影响工作和生活。

第四节　硬化性骨髓炎

硬化性骨髓炎，又称 Garre 骨髓炎，是由低毒性细菌引起的骨组织感染，以骨质硬化为主要特征。本病常见于大龄儿童和成年人，多发于股骨、胫骨等长骨干，病程较长，易反复发作。

【病因病机】

本病病因尚不明确，一般认为是由于骨组织遭受低毒性感染，或因病人抵抗力较强，在感染后病变发展受到限制所致。中医学认为本病以体虚受邪为主，或外感风寒湿毒，或病后余邪未清，或七情不和，筋骨损伤，邪毒与气血凝滞，搏结于骨，营卫不通，筋骨失养。因病邪毒性较低，不易腐骨化脓，故症见患处坚硬，漫肿隐痛不适，缠绵难愈。

本病为骨的进行性、广泛性、硬化性炎症。由于炎症反应，髓腔内发生广泛性纤维化，血液循环障碍，使骨内膜下骨组织增生、沉积、钙化，Havers管阻塞，出现反应性骨内膜新骨形成、髓腔狭窄或闭塞，以及骨外膜增厚、骨皮质呈梭形增生等。该病很少有脓肿、骨无效腔和死骨，此与慢性化脓性骨髓炎不同。

【临床表现】

症状表现轻微，一般无明显全身症状，局部表现为患肢逐渐增粗，局部持续胀痛，夜间明显，活动劳累后加重。有时疼痛呈间歇性加剧，局部有明显压痛。周围皮肤、软组织无明显炎症表现。常在机体抵抗力降低时，如感冒、创伤或其他疾病诱发急性发作，局部表现为红肿热痛。病变可反复发作，缠绵难愈。

【辅助检查】

可通过行 X 线检查、血液检查、血液细菌培养及药物敏感试验等检查协助诊断。

【诊断及鉴别诊断】

1. 诊断

(1)实验室检查：白细胞计数和中性粒细胞数正常，血沉有轻度升高，血液细菌培养一般为阴性，偶尔可在病灶的脓液或肉芽组织内培养出金黄色葡萄球菌。

(2)X 线检查：可见病变处骨皮质呈局限性或弥漫性增生硬化，表现为骨密度增高，骨密质增厚，与正常骨无明显界限，骨干呈梭形增粗，无骨膜反应；骨内膜增生，骨髓腔狭窄甚至消失。

2. 鉴别诊断

(1)Ewing 肉瘤：该病骨髓腔破坏和膨大，并有葱皮样骨膜反应。

(2)硬化性骨肉瘤：有放射状骨膜增生和肿瘤骨，病变可穿入软组织引起肿块。

【治疗】

1. 中医辨证施治

(1)气血瘀滞证：因复感毒邪而急性发作。症见局部红紫肿硬，剧烈钻凿样疼痛，甚至彻夜不眠，肢体畏动，舌紫暗、苔黄厚，脉涩或数而无力。证属气血虚弱，瘀血内阻，复感毒邪而诱发。治宜活血化瘀，清热解毒，益气养阴，方用活血固金汤加减。

(2)阳虚血瘀证：多因久病正虚，正不拒邪，瘀毒内盛，经脉闭阻，骨失濡养而致。症见骨质坚硬或有窦道形成，皮肤枯槁，肌肤甲错，或局部变形凹凸不平，肌肉萎缩，坚贴于骨，局部压痛，夜间疼痛加剧，可呈钻凿样痛。兼见形寒肢冷，脉细，或有全身不适等症。治宜温阳散寒，通瘀散结，止痛活络，方用阳和汤加减。

(3)肾虚血瘀证：因病久正虚或房劳过度，致肾虚血瘀，骨失濡养。症见患部坚硬如石，局部肿胀、不红，微热钝痛，夜间疼痛加剧，皮色紫暗、枯槁，举动艰难，甚至寒热交作、饮食无味、日渐消瘦，或有窦道，局部肌肉坚贴于骨，压痛明显，舌质紫暗，脉细涩无力。证属病久肾虚，瘀血内阻，治宜补肾健脾，活血祛瘀，通络止痛，方用调瘀肾气汤加减。

2. 中医外治法　拔毒消疽散外敷局部。阳和解凝膏掺蟾酥丸末，外贴肿硬处。破溃流脓者每日换药。急性发作疼痛剧烈者，患肢制动，配合应用抗生素治疗。

3. 手术治疗　局部症状严重或经常急性发作者，应手术治疗。手术不能在急性炎症期进行，以防炎症扩散。

手术方法：沿病骨凿一纵行骨槽，勿剥离周围骨膜，使上下髓腔贯通，彻底凿除增生骨皮质，刮除空腔内的慢性肉芽组织和脓液，直至骨出血为止。置引流管行负压引流，然后闭合切口，髓腔内也可置抗菌药骨水泥珠链，手术后2周内逐渐抽出。术后用抗菌药控制感染，直至伤口完全愈合，并用石膏托固定患肢。

【功能锻炼及预后】

1. 功能锻炼　鼓励患者积极进行肌肉舒缩及未固定肢体的关节伸屈活动，以促进气血运行，防止肌萎缩的发生。

2. 预后　诊断明确，积极正确治疗，一般治疗后预后较好。

第五节　化脓性关节炎

化脓性关节炎是由化脓性细菌引起的关节内感染。多见于儿童，男性多于女性，好发于髋关节、膝关节，其次为肘关节、肩关节及踝关节等。属中医学“关节流注”病范畴。

【病因病机】

1. 病因

(1)感受暑湿邪毒：腠理不密，夏秋之间为暑湿所伤，继而露卧贪凉，寒邪外束，致暑湿之邪客于经络不得宣泄，郁久化热，流注于关节而发病。

(2)余毒流注：患疔疮疖痈或麻疹、伤寒之后治疗失当，或虽治而余毒未尽，毒邪走散，流注于关节；或外感风寒，表邪未尽，客于经络，郁久化热，余毒流注四肢关节所致。

(3)瘀血化热：因积劳过度，肢体经脉受损，或跌仆闪挫，瘀血停滞，郁而化热，热毒流注于关节而发病。

本病最常见的致病细菌是金黄色葡萄球菌，其次是β溶血性链球菌和革兰阴性杆菌。感染途径有：①血源性感染，常因呼吸道感染或皮肤疖肿以及体内的潜在病灶的细菌进入血液，经血液循环至肢体关节，停留在关节滑膜而引起急性感染；②关节部位开放性损伤合并感染；③医源性感染，如局部关节内注射、关节部位的手术等可直接引起关节内感染。

2. 病理过程　大致分为3个阶段。

(1)浆液性渗出期：炎症在滑膜浅层，滑膜肿胀充血、白细胞浸润。此时毛细血管壁和滑膜基质尚有屏障作用，大分子蛋白不能渗入关节腔，故关节液呈稀薄浆液状，内有大量白细胞和红细胞，纤维蛋白量少。因关节软骨未遭破坏，若在此期内获得治愈，渗出液可完全吸收，关节功能不会受到损害。

(2)浆液纤维素性渗出期：滑膜炎症加重，毛细血管壁和滑膜基质屏障功能丧失，渗出液为浆液纤维素性，黏稠且内含大量的炎症细胞、脓细胞和纤维蛋白。中性粒细胞坏死后释放的大量溶酶体与细菌的降解产物破坏关节软骨基质，使关节软骨破坏。加上滑膜肿胀增厚、纤维蛋白沉积等，此期即使炎症治愈，关节也将丧失部分或大部分功能。

(3)脓性渗出期：关节腔积聚浓稠黄色的脓性渗出液，内含大量的脓细胞和絮状物，关节软骨破坏加重，甚至剥脱。炎症进一步发展，可侵入骨端骨松质内，形成骨髓炎。或炎症经关节囊纤维层向外扩展，引起周围软组织化脓性感染。若患者全身抵抗力低下，可出现全身多发脓肿。关节脓肿破溃后可形成窦道，经久不愈。疾病后期可发生病理性关节脱位，关节纤维性强直或骨性强直，关节功能丧失。

【临床表现】

1. 全身表现　起病急，全身中毒症状严重，寒战、高热，体温可达39～40℃，出汗，食欲缺乏，甚至出现中毒性休克和多处感染灶等。

2. 局部表现　病变关节红肿、疼痛、皮温升高、活动受限。关节内脓肿形成时，疼痛剧烈，关节呈半屈曲位，不敢活动，触之可有波动感。若关节部位表浅，如膝关节、肘关节或踝关节等部位，局部肿胀、压痛更为明显；若关节位置较深，如髋关节，因关节周围肌肉较厚，关节周围红肿热痛等症状常不明显，但关节活动受限，特别是髋关节内旋受限。病变后期，关节内脓液增多，压力增大，加上关节周围肌肉痉挛收缩，常发生病理性关节脱位。慢性期时，关节周围形成窦道，经久不愈。

【辅助检查】

可通过行X线检查、血液及关节液细菌培养及药物敏感试验等检查协助诊断，必要时可行核素骨扫描(ECT)、CT、MRI等检查。

【诊断及鉴别诊断】

1. 诊断

(1)实验室检查：血白细胞、中性粒细胞计数升高，血沉增快，C反应蛋白升高。急性期全身中毒症状严重时血培养常为阳性。

(2)关节穿刺检查:早期为浆液性液体,有大量白细胞;后期关节液为脓性液体,黏稠,镜检有大量脓细胞。关节液细菌培养多为阳性。

(3)X线检查:早期显示关节肿胀、积液,关节间隙增宽;发病一段时间后,可见邻近骨质疏松;后期可见关节软骨破坏、关节间隙变窄;当感染侵犯软骨下骨时,引起骨质破坏、增生、硬化,关节间隙消失,可发生纤维性或骨性强直。儿童期有时尚可见到骨骺滑脱或病理性关节脱位。

2. 鉴别诊断

(1)急性血源性骨髓炎:该病病变和主要症状在干骺端,不在关节。对关节功能活动影响不大,关节穿刺和骨局部分层穿刺抽脓可以鉴别。

(2)风湿性关节炎:该病典型表现为多发性游走性关节疼痛,常呈对称性,关节局部红肿热痛但无脓肿,血清抗"O"阳性,炎症消退后不遗留关节强直和畸形。

(3)骨节结核:该病起病缓慢,常有潮热、盗汗、身体消瘦等全身表现,关节肿胀但不红。结核脓肿破溃后也形成窦道,流出干酪样坏死物质。细菌培养和病理学检查可以确诊。

【治疗】

本病治疗的目的是控制炎症,恢复关节功能,避免病理性关节脱位及畸形的发生。治疗的原则是早期诊断、早期治疗。早期治疗是治愈感染、保全关节功能的关键。基本治法是消、托、补三法,内治与外治相结合辨证治疗。早期脓未成时,治疗以消法为主,兼表邪者,佐以解表;兼湿者,佐以化湿;兼血瘀者,佐以活血化瘀。中期脓成未溃,治疗以托法为主,以托毒外出。后期脓溃时,治疗以补法为主,促进疮口愈合,疾病痊愈。

1. 中医辨证施治

(1)初期:症见全身不适,恶寒发热,食欲缺乏,病变关节肿胀疼痛,扪之灼热,皮色稍红,关节呈屈曲状态,不能伸直,活动受限,舌质红、苔微黄,脉弦数或弦紧。治宜清热解毒,化湿消肿,方用黄连解毒汤合五味消毒饮加减。

(2)成脓期:症状进一步加重,症见寒战、高热、汗出、口干,病变关节红肿热痛加剧,压痛明显,皮肤潮红,皮温增高,患肢处于半屈曲位,肌肉痉挛,肢体不能活动,舌质红、舌苔黄燥或黄腻,脉洪数或弦数。治宜清热解毒,凉血利湿,方用仙方活命饮合黄连解毒汤加减。

(3)溃脓期:脓肿成熟时,突破皮肤,自关节内流出,关节内压力降低,疼痛减轻,全身和局部症状也得以缓解。疾病转为慢性,疮口流脓,形成窦道,经久不愈,全身呈慢性消耗面容,舌淡、苔少,脉细数。脓肿初溃,泄而不畅者,治宜托里透脓,清热解毒,方用托里消毒散加减。溃后正虚者,治宜补益气血,方用八珍汤或十全大补汤加减。

2. 西药治疗　应早期、足量使用抗菌药治疗,在未知感染菌种和药敏结果前,采用大剂量联合广谱抗菌药治疗,进行药敏试验后,依据结果选用敏感的抗菌药。

3. 全身支持疗法　高热应给予降温,注意维持水、电解质的平衡及纠正酸中毒。可少量多次输新鲜血液,以增强抵抗力。进高蛋白、富含维生素饮食。

4. 中医外治法

(1)初期:脓肿未成,可选用消肿止痛、软坚散结的药物,使炎症消散,促进炎性渗出的吸收,减轻后遗症,如选用拔毒消疽散、玉露膏、金黄膏等外用于患处。

(2)成脓期:脓肿形成后,可行切开引流,疮口内用三黄液纱条引流换药。或行关节穿刺减压术,抽净积液后可注入抗菌药,每日1～2次,直到关节液清亮,镜检正常。

(3)溃脓期:脓溃后,也可用三黄液纱条引流;或用抗菌药液关节腔内持续滴注和负压引流治疗;或行关节镜下手术,直视下病灶清除,安装灌洗引流装置;若疮口肉芽新鲜红润,脓液已尽时,用生肌散掺三黄液纱条换药收口。

(4)局部处理:患肢制动,用皮牵引或石膏固定关节于功能位,以减轻疼痛,控制感染扩散,预防畸形。

5. 后遗症的治疗

(1)病理性关节脱位:关节活动尚可,功能影响不大,行走时关节局部不痛或疼痛轻微者,可不行手术治疗,用药物内服或外用消除疼痛即可。脱位严重,功能活动障碍,行走时疼痛明显,影响工作和生活者,须行手术治疗。

(2)关节强直:若强直在功能位,无疼痛,对生活工作影响不大者,一般不需要特殊处理;若强直在非功能位,或伴有疼痛,影响生活和工作者,须行手术治疗。

(3)周围软组织瘢痕挛缩:通过康复治疗无效,影响关节功能活动者,须行松解术或瘢痕切除术治疗。

【功能锻炼及预后】

1. 功能锻炼　待局部炎症消退，病灶愈合后，宜及早开始肌肉收缩和关节功能锻炼，可早期应用关节持续被动活动器（CPM）辅助锻炼。若关节粘连、周围软组织挛缩，可适当行理疗或局部按摩治疗，可促进血液循环，松解粘连，增加关节活动度，促进关节功能的恢复。

2. 预后　诊断明确，治疗及时、正确，则关节功能恢复良好，预后较好。若治疗延迟，则可发生病理性关节脱位、关节强直、畸形等后遗症，预后不良。

（雷仲民）

参考文献

[1] 王和鸣.中医骨伤科学[M].北京：中国中医药出版社，2007.

[2] 孙树椿，赵文海.中医骨伤科学[M].北京：中国中医药出版社，2005.

[3] 施杞.骨伤科学[M].北京：人民卫生出版社，2001.

[4] 施杞.中医骨伤科学[M].北京：中国中医药出版社，2005.

[5] 陈孝平.外科学[M].北京：人民卫生出版社，2010.

[6] 林建华，杨迪生，杨建业，等.骨病与骨肿瘤[M].上海：上海第二军医大学出版社，2009.

[7] 高书图.骨病[M].北京：人民卫生出版社，2008.

[8] 中华医学会.临床诊疗指南.骨科分册[M].北京：人民卫生出版社，2009.

[9] 杨毓华，王友和.中西医临床骨伤科学[M].北京：中国中医药出版社，1988.

第21章

骨与关节结核

第一节　概　述

骨与关节结核是结核杆菌经呼吸道或消化道侵入人体，通过血液循环到达骨或关节，进而引起骨或关节化脓性、破坏性病变的一类疾病。该病是一种常见的慢性炎症性疾病，约95%继发于肺结核，少数继发于消化道结核。其在儿童和青少年中发病率高，尤以10岁以内者多见，男性稍多于女性。其中脊柱结核约占50%，负重关节如髋关节、膝关节、踝关节结核等发生率也较高，是骨病中顽固难愈病症之一。

骨与关节结核相当于中医学“骨痨”范畴，因其病发于骨，消耗气血津液，导致形体虚羸，缠绵难愈而得名。因其成脓后，若败絮黏痰，且可流窜他处形成寒性脓肿，故又名“流痰”。又因部位不同而有不同命名，在腰椎两旁的称“肾俞虚痰”，在踝部的称“穿拐痰”，在膝关节的称“鹤膝痰”等。本病特点：发病缓慢，化脓较迟，易形成窦道，且经久不愈。

【病因病机】

1. 中医学　认为先天不足、肾气不足，或外来损伤致气血失和，风寒痰浊凝聚于筋骨而发病。本病形成以先天不足、肾亏髓空为发病之本，痰浊凝滞、风寒侵袭或筋骨损伤，为发病之标。本病病变过程寒热虚实夹杂，其始为寒，其久为热；当其化脓时寒化为热，肉腐为脓；后期则阴虚火旺，虚火灼津，故以阴虚为主证。又因病久耗伤气血，且由于长期窦道不愈，而致气血两虚。脓肿破溃之后，脓水清稀淋漓，必致阴精气血更加衰败，虚劳之虚日渐加重。综上所述，本病的病机特点概括为“本虚标实”，以正气亏虚为本。

2. 西医学　认为骨与关节结核多为继发，结核杆菌绝大多数通过血液，少数通过淋巴管到达骨与关节，或由胸膜、淋巴结病灶直接蔓延到椎体边缘、肋骨或胸骨等处。结核病灶能否形成与结核杆菌的数量及毒力、病人的体质及免疫力、局部解剖生理特性有密切关系。一般来讲，病灶好发于血流缓慢、劳损多和生长活跃的松质骨，并可累及骨骺，扩展到关节腔。

骨与关节结核的组织病理一般分为渗出期、增殖期和干酪样变性期，其病理变化可向3个方向发展：局部纤维组织增生，侵入干酪样物质中，最后干酪样物质完全为纤维组织代替，病灶呈纤维化、钙化或骨化而愈合；有的干酪样物质和多核巨细胞仍部分存在，但被纤维组织包围，病灶呈静止状态，但仍可复发；干酪样物质液化，形成脓疡，与脓疡接触的骨关节或其他脏器都可能受到感染或腐蚀。

骨与关节结核类型和发展过程可分为单纯骨结核、单纯滑膜结核和全关节结核。单纯骨结核按病灶部位不同又可分为骨松质结核、骨皮质结核、干骺端结核。根据病灶的位置，骨松质结核可分为中心型和边缘型两种。因骨松质中心距离周围软组织较远，侧支循环较少，血供较差，故病变以浸润和坏死为主。坏死骨组织与周围活骨分离后，形成游离死骨，死骨呈圆形、卵圆形或不规则形。死骨吸收或流出后，遗留骨空腔。局部脓液增加，压力增大，并向周围扩大；或向阻力最小的关节方向发展而造成关节结核；或向侧方发展，穿破骨膜，在软组织下形成脓肿，最后可向体外或空腔脏器内穿破，形成窦道或内瘘。边缘型骨结核的发展与中心型略有不同，其骨质破坏范围一般较小，且病灶一侧接近软组织，局部血供较好，多不形成死骨。边缘型骨结核脓液可向关节腔、体外或体内空腔脏器穿破。皮质骨结核多起自髓腔，以局限性溶骨性破坏为主，一般不形成死腔。病灶内脓液增加，压力增大，脓液可经 Volkmann 管汇集到骨膜下，刺激并掀起骨膜，形成新骨。儿童多见，成年人新骨形成较少，老年人仅见溶骨性破坏，几乎无新骨生成。干骺端结核病变兼具骨松质和骨皮质结核两种病变特点，即局部可能有死骨形成，又有骨膜新骨增生。结核杆菌侵袭滑膜形成单纯滑膜结核主要有两种途径：一是经关节腔感染滑膜；一是结核杆菌先侵入滑膜下层组织，在局部产生局限性病灶。滑膜较薄该病灶可迅速向关节内破溃，出现全滑膜组织感染。滑膜感染后出现充血、肿胀及渗液增加。全关节结核是由单纯骨结核或单纯滑膜结核演变而来，因此早期关节结核被称为单纯性结核阶段。单纯性结核进一步发展，构成关节的骨端、软骨面和滑膜均被累及，则形成全关节结核。若大部软骨面破坏，关节活动物质基础丧失，致关节功能大部丧失。病变关节大多发生纤维强直，较少发生骨性强直。

【临床表现】

1. *全身表现*　初期多无明显全身不适症状，随病情发展，出现精神倦怠，少气乏力，纳减，形体日渐消瘦，舌质淡红、苔薄白，脉沉细。继而可见午后低热，食欲缺乏，夜间盗汗，心烦失眠，咽干口燥，两颧发红，舌质红、苔少或无苔，脉沉、细数等一派阴虚火旺征象，后期气血亏虚，症见精神萎靡，心悸怔忡，畏寒自汗，面色无华，头晕目眩，甚至卧床难起，舌淡、苔白，脉细或虚大。如有高热恶寒，全身中毒症状明显者，应考虑合并其他细菌混合感染的可能。

2. *局部表现*

(1)疼痛初期仅感患处隐隐作痛，活动时疼痛加重，有叩击痛。夜间熟睡，肌肉松弛，失去对受累关节保护作用，无意转动可激发剧烈疼痛。成年人出现夜间痛醒，儿童可有夜啼或夜间惊叫现象。某些部位结核，由于病变刺激神经，通过神经传导而出现远处疼痛。如髋关节结核早期，可出现膝关节疼痛。

(2)肌肉痉挛：表现为局部肌肉紧张、敏感，使关节拘急，活动不利。如腰椎结核，可出现腰部肌肉僵直如板状，伸屈活动受限。

(3)肿胀：病变关节(多为单关节)呈梭形肿胀，不红不热，主要为滑膜增厚，关节积液和周围组织渗液所致。久则周围肌肉萎缩，局部肿胀更加明显。

(4)患肢肌肉萎缩：病变部位的远近端肢体由于活动减少，营养不良，而明显瘦削无力。

(5)功能障碍：早期因疼痛和肌肉痉挛而出现强迫体位，功能受限，后期因关节结构破坏和筋肉挛缩而产生功能障碍。

(6)畸形：多为关节破坏、关节挛缩、关节脱位或半脱位所引起，多数表现为屈曲畸形。如胸椎结核，其棘突可出现凸峰，整个椎体多呈前屈或伴侧弯畸形。

(7)寒性脓肿：病变的骨关节脓腐形成，肿胀隆起，局部皮肤无明显红、热(即将破溃的脓肿中央可有透红)，按之柔软，触诊有波动感，即为寒性脓肿。脓液可沿软组织间隙向他处流注，在远离病变部位形成压痛不著、不易破溃的冷脓肿。如脊柱结核的冷脓肿可沿肌肉组织间隙向远处流注，其形如半球，触之饱满有囊性感，压之不痛，日渐增大，不易破溃。

(8)窦道、瘘管形成：寒性脓肿溃破后，即形成窦道，可有"豆腐渣"样碎块或死骨碎块流出。结核性窦道，难以自闭，日久不愈，疮口凹陷，苍白，周围皮肤长期分泌物浸淫，皮色紫暗。如寒性脓肿内溃，穿破肺或肠管，则形成内瘘。内瘘或外窦皆可引起混合感染，出现全身和局部相应症状和体征。

(9)病变关节附近淋巴结肿大。

(10)其他：脊柱结核可并发截瘫，早期表现为肌力减弱，腱反射亢进，感觉减退及膀胱、肛门括约肌功能障碍。

【辅助检查】

1. *实验室检查*

(1)血常规：病久患者红细胞和血细蛋白可能偏低，长期混合感染或严重的多发结核患者，贫血更加明显，白细胞计数正常或稍高。

(2)血沉：血沉增快，虽不是结核病所特有，但测定血沉对诊断结核具有重要辅助作用。病变活动期血沉加快，稳定期或恢复期血沉多为正常。

(3)结核菌素试验：结核菌素试验阳性，仅表示有结核感染或接种过卡介苗；如果结核菌素试验强阳性，则可能有活动性结核病变。结核菌素试验阴性表示未受到结核菌感染，或者感染早期，或无反应的重症结核患者。因此，不能以结核菌素试验作为单纯诊断结核病的方法。

(4)细菌学检查：抽取脓液或关节液做结核菌培养或涂片寻找抗酸杆菌，对于明确诊断及鉴别诊断具有重要价值。

(5)病理学检查:对于早期和不易诊断的滑膜结核和关节结核可取活体组织做病理检查,一般即可确诊。

活体组织采取方法:①用粗针头吸取;②小切口活检;③手术探查采取标本。

(6)动物接种:结核性脓液进行动物接种阳性率较高,对诊断有帮助。但动物接种手续复杂,时间较长,条件要求较高。

2. 影像学检查

(1)X 线检查:是诊断骨关节结核的重要手段之一,通过 X 线片不但能确定病变的部位和程度,而且能明确病变的性质和病理改变。对于早期诊断和指导治疗具有重要价值。单纯骨结核主要呈不规则透光区,其边缘无硬化增密现象,破坏区内有时可见较小的密度增高影;全关节结核主要表现为关节边缘局限性破坏凹迹或边缘不规则,随后关节面破坏,关节间隙变窄或消失,或发生关节脱位,关节附近骨骺萎缩,有明显增生现象。

(2)CT 检查:对于脊柱结核,CT 检查比 X 线更具优越性,不仅能发现椎体、椎间盘及附件的改变,还可显示周围软组织如腰大肌等部位的病变,从而能确切定位,也为定性及手术治疗提供依据。

(3)MRI 检查:对于脊柱结核,MRI 能很好显示椎体中心型、边缘型及椎体附件的结核性骨质破坏,T_1 加权像表现为低信号,T_2 加权像表现为高信号。对于骨膜下型结核和椎旁寒性脓肿的显示,MRI 较 X 线片和 CT 检查更具优越性,可清楚显示病灶大小、形状、范围以及对周围器官和组织的压迫情况。寒性脓肿的信号强度于 T_1 加权像与肌肉相似,T_2 加权像为高信号。

【诊断及鉴别诊断】

1. 诊断　根据上述病史、临床表现、影像学检查可以诊断。

2. 鉴别诊断

(1)类风湿关节炎:单纯滑膜结核常不易与单关节的类风湿关节炎鉴别,确诊往往要靠滑膜切取活检和关节液的细菌学检查。但类风湿关节炎一般系多发,关节积液不发生浑浊和脓性变,而且从不破溃。X 线摄片所见,骨质疏松,关节间隙狭窄乃至消失,但关节面不出现较深的骨质破坏。

(2)急性化脓性关节炎:急性化脓性关节炎不易与关节结核混淆,但当结核呈急性发展或化脓性关节炎表现为亚急性或慢性病变时,两者常不易区别。病史、其他结核病灶或化脓性病灶的存在、关节穿刺液的细菌检查,将有助于鉴别。

(3)骨肿瘤:多种骨肿瘤与结核不易鉴别,如尤因肉瘤与骨干结核、网织细胞肉瘤与椎体结核、椎体中心性结核与转移性骨肿瘤。骨肿瘤呈持续性疼痛,进行性加剧,肿块呈实体感与寒性脓肿有明显区别,X 线片有重要诊断意义,确诊须手术或穿刺活检。

(4)化脓性骨髓炎:发病急骤,全身和局部症状明显,X 线片所见骨质广泛破坏,大块死骨和骨膜新生骨包绕。

(5)创伤性滑膜炎:须与单纯滑膜结核相鉴别。前者多见于青壮年,有明确外伤史。患者多无全身症状,血沉正常。X 线检查仅见软组织肿胀,骨质疏松不明显。

【治疗】

本病治疗目的是通过休息、营养、制动、中医辨证诊治、抗结核药的运用、手术治疗等,达到整体与局部并重,内外结合,杀灭结核杆菌,修复坏死组织,纠正畸形,保留关节功能的目的。

总治疗原则:①单纯滑膜结核在早期,受累滑膜处于充血、水肿和炎性浸润阶段,一般应采用全身和局部抗结核药物为主的非手术疗法,辅以休息、营养和局部间断固定。②单纯骨结核如无明显死骨病灶,离关节较远,近期无侵入关节危险者,可采用非手术疗法;如有明显脓肿,可定期穿刺吸脓。如局部有明显死骨或瘘管,且经久不愈者,则可行病灶清除。③晚期全关节结核为使病变尽快停止发展,维护关节功能,如无手术禁忌,应尽快施行滑膜切除和病灶清除。骨与关节结核是全身结核的继发病变,治疗必须强调全身与局部并重,祛邪与扶正兼顾,内治与外治相结合的综合治疗,贯彻早期诊断、早期治疗原则,以缩短疗程、防止畸形、减少病残、降低复发率。重视行之有效的非手术疗法,严格掌握手术适应证和方法。

1. 中医辨证施治

(1)寒痰凝阻:关节隐痛或酸痛,休息时痛减,劳累后加重,关节活动障碍,局部肿胀不明显,皮肤不红热,多无全身症状,舌淡、苔白,脉沉细。治则温经散寒、化痰通络,方用阳和汤加减。加减:脓肿破溃时可加用黄芪、当归、皂角刺、山甲珠以贯通经络、托里透脓、溃壅破坚;病灶在上可加桑枝,在躯干可加杜仲,在下肢可加牛膝作引经药;纳差者加山楂、陈皮;咳嗽加款冬花。

(2)阴虚内热：起病数月后，在原发或继发部位渐渐漫肿，皮色不变或微红，病变关节肿胀，畸形，压痛明显，或有脓肿形成，久不溃破。伴有午后低热，颧红，夜间盗汗、乏力，舌质红、苔少或无苔，脉细数。治则滋阴清热、和营托毒，方用清骨散加减。加减：若盗汗不止，加黄芪、浮小麦、煅龙骨、煅牡蛎；若咳痰带血，加南沙参、百部、川贝母、白茅根等；兼气血不足者可加当归、黄芪、桃仁、红花等和营托毒；内热甚者加白薇；如合并感染，恶寒发热等全身症状明显，可加金银花、紫花地丁等清热解毒；纳差者加白术、山楂健脾和胃；疼痛明显者加乳香、没药以活血止痛。

(3)正虚邪实：病变处于寒性脓肿已成尚未破溃之时，病变部位漫肿色暗红，处之应指，时有疼痛，全身不适，倦怠乏力，食欲缺乏，形体消瘦，低热，朝轻暮重，舌红、少苔，脉沉细。治则温补托毒，方用神功内托散加减。加减：面色皖白者加桂枝、黄芪、附子温阳行气；心悸失眠者加远志、茯神、酸枣仁等以养血安神；纳差者加神曲、山楂、麦芽以健脾和胃。疼痛明显者加延胡索、乳香、没药、红花以活血止痛。

(4)肝肾亏虚：脓肿破溃，窦道形成，患肢肌肉萎缩、畸形。病变在颈胸、腰椎者，则可出现强直不遂，甚则下肢瘫痪不用，大小便潴留或失禁。形体消瘦、精神萎靡、面色无华，畏寒，心悸、失眠，自汗或盗汗，舌质淡红、苔薄白，脉细数或虚数。治则补益肝肾，方药左归丸加减。加减：心悸、失眠者酌加茯神、酸枣仁以养心安神；下肢瘫痪者加皂角刺、龟甲、狗脊、川断以补肝肾，养精生髓。

2. *中成药治疗*　抗痨丸、大补阴丸、六味地黄丸等。

3. *西药治疗*　主要为抗结核药，常用的有异烟肼、利福平、链霉素、乙胺丁醇、卡那霉素等，为避免耐药菌株的产生多采用2～3种药物联合用药。如三种抗结核药物联用，则几乎完全不产生耐药性，还可增强疗效。早期可每日给药，病情控制后可间断给药，根据病情需要可选用下列药物：①异烟肼，每日300mg，顿服；②链霉素，每日0.75g，分两次肌内注射或每周2～3g；③利福平，每日450mg，晨间空腹顿服；④乙胺丁醇，0.75～1g，晨间空腹或餐后2小时顿服。每3个月为1个疗程，可用1～3个疗程。

抗结核药物的应用原则：早期用药，联合用药，坚持全疗程规则用药和适宜剂量。开始治疗和手术治疗前后，给药应适当集中，尽可能每日给药，以后根据病情的好转，可改为间断用药，隔日用药或每周2次用药，长期应用抗结核药应注意其药物不良反应，特别是初治病例。由于骨与关节结核的疗程很长，用药时间不宜过短，膝、肘、腕、踝等中小关节结核可用药1年左右，而髋、骶髂、脊柱及大关节结核则需要用药2年左右，视病情需要，必要时延长抗结核药的使用时间。

4. *中医外治法*

(1)中药外治：初期用回阳玉龙膏局部外敷。脓肿外溃或窦道形成，可根据情况选用五五丹、七三丹、八二丹药线插入引流，若脓水将尽可改用生肌膏。

(2)局部制动、休息：即以恰当的姿势、体位制动，减少局部或患肢、躯干活动，避免局部负重。减轻患处肌肉因刺激所引起的肌肉痉挛、疼痛，减少或防止病变扩散，利于组织修复。临床上多用于病变严重、发展较快、疼痛和肌肉痉挛明显或手术患者。制动方法有石膏、牵引、夹板等，可根据病情程度和部位选用适当方法。

(3)脓肿穿刺：适用于有较大的脓肿并有大的压迫症状而又不能立即进行病灶清除者或协助诊断而进行试验性穿刺，将抽出脓液做细菌学检查。穿刺时从正常皮肤和软组织处选择进针点，避免在脓肿皮肤发红及最薄处进针，以防穿刺后针孔形成窦道，引发混合感染。

(4)局部注射抗结核药物：适用于单纯滑膜结核早期和手足短骨结核，具有药物浓度高和全身不良反应少等优点，常用药物有异烟肼，有时配合链霉素。但后者局部刺激较大。脓肿穿刺吸脓后，可在脓腔内注射抗结核药物。伴局部坏死骨或坏死组织时，局部穿刺和药物注射很难奏效。

5. *手术治疗*

(1)骨与关节结核手术的目的：清除病灶，使其早日愈合，防止复发，恢复主要功能和缩短疗程。病灶清除术是最常用、最基本的手术方法，其目的是清除冷脓肿、死骨、结核性肉芽、增生肥厚的滑膜、坏死的软骨、瘢痕及一切坏死组织，改善病灶区血供，提高病灶区内抗结核药物浓度，防止病灶内结核毒素的吸收。

(2)手术适应证：①有明显死骨、较大脓肿或经久不愈的窦道；②单纯滑膜结核或骨结核经非手术治疗无效，即将发展成全关节结核者；③脊柱结核合并瘫痪者；④早期全关节结核为了抢救关节功能，也应及时清除病灶。

(3)手术禁忌证：①患者其他脏器有活动性结核或严重疾病；②全身中毒症状严重，伴有贫血，不能耐受手术者；③抗痨药产生耐药性，抗痨治疗无效者；④年龄过大或过小，体弱不能耐受手术者。

(4)手术方法：对于治愈后的患者，若遗有严重畸形或功能障碍者，可行关节融合术或关节切除术、植骨融合术、关节功能再造术，或截骨术等矫正畸形；对已出现瘫痪的脊柱结核病人，在其他全身情况许可下可进行病灶清除术和椎管减压术。手术患者术前均需抗结核治疗 2～3 周，避免术后结核病变复发或扩散。并积极改善患者体质，改进肝、肾、心、肺功能，改善营养状态，纠正贫血，以增加患者手术耐力，提高手术成功率。混合感染急性期应先控制感染，急性炎症消退后可行手术治疗。伴有慢性瘘管者，术前 3～5 天应给予敏感抗生素。

6．其他治疗

(1)注重休息：休息可降低机体代谢，有助于体力恢复，使抗病力增强，有利于结核病恢复。

(2)加强营养：注意补充热量、蛋白质和维生素，一般病人给予维生素 B、维生素 C 和鱼肝油等，贫血病人可给予维生素 B_{12}、叶酸等。

(3)适当活动：病情允许情况下适当活动可改善机体代谢，促进病灶修复。

【功能锻炼及预后】

1．功能锻炼　病变活动期、全身情况差、截瘫或脊柱不稳时应严格卧床休息，病情稳定时可适当活动。关节结核活动期应制动休息。

2．预后

(1)死骨转归形式：①较小死骨可被肉芽组织侵蚀或被脓液消化而吸收；②较小游离死骨可随脓液向脓肿内或体外排出；③较大死骨可被肉芽组织和脓液侵蚀或消化而变为较小死骨，随脓液流出；④如患者抵抗力强，局部血液供给良好，脓液吸收后，有些较大死骨可通过毛细血管的爬行替代而变为活骨；⑤凡不能自行吸收、替代或排出的死骨，多需手术清除，否则感染难以治愈。

(2)脓肿的转归方式：①脓肿自行破溃或手术切开，排净脓液、干酪样物质和死骨碎片而自愈；②骨病灶趋向静止，脓液逐渐被吸收；③若病灶静止，但不能完全被吸收，脓肿将发生钙化；④用穿刺或手术方法，排出脓液；⑤脓肿破溃或切开后，仍持续排脓，经久不愈。

第二节　脊柱结核

脊柱结核是除肺结核外最常见的结核疾病之一，占全身骨关节结核首位。其中绝大多数为椎体结核，极易累及椎管，产生脊髓、神经压迫症状。脊柱结核以腰椎发病率最高，以下依次是胸椎、颈椎，骶尾椎则比较少见。椎体病灶大多数为一处，少数可波及两个或多个椎体，病灶之间通过健康椎体或椎间盘隔开，表现为跳跃性病变。脊柱结核可并发截瘫。该病以 20－30 岁青年多见。

《医门补要·腰痛日久成龟背痰》所说，“脾肾二亏，加之劳力过度，损伤筋骨，使腰胯隐痛，恶寒发热，食少形瘦，背脊骨中凸肿如梅，初不在意，渐致背伛项缩，盖肾衰则骨痿，脾损则肉削，但龟背痰已成，愈者甚寡，纵保得命，遂为废人。”

【病因病机】

中医学认为，先天不足，三阴亏损，久病产后体虚，或有所伤，气不得升，血不得行，凝滞经络，遂发为此病。具体可有阳虚痰凝、阴虚内热及肝肾亏虚的不同。如《医门补要·腰痛日久成龟背痰》所说，“龟背痰，起于小儿筋骨脆弱，加以先天不足，或病后失调，大人肾虚腰痛，每成此病”。

脊柱结核好发于负重大、活动多、血流缓慢的椎体，以单个椎体破坏蔓延至邻近相邻椎体为多见，病理上分两型。①中心型：病灶起于椎体骨松质，病变常有死骨形成，死骨吸收后形成空洞，椎体病灶所产生的脓液先汇集在椎体一侧的骨膜下，形成局限性椎旁脓肿，位于颈椎或胸椎椎体后方的局限脓肿可压迫脊髓造成截瘫。脓肿继续增加可有两条出路，或者继续剥离病变椎体及相邻椎体的骨膜形成一个广泛椎旁脓肿，或者突破病变椎体骨膜，沿组织间隙向远处流注，形成流注脓肿，最后脓肿破溃，穿破皮肤，形成窦道。胸椎及骶椎易形成椎旁脓肿，颈椎和腰椎易形成流注脓肿。②边缘型：病变破坏椎体边缘和椎间盘组织，以溶骨性破坏为主，死骨较小或无死骨。椎体呈楔形破坏，椎间隙变狭窄，形成脓肿，继而形成椎旁脓肿，并沿组织间隙流向远处。

脊柱结核常合并脊柱畸形。椎体结核最常见的畸形为脊柱后凸畸形，即驼背。产生后凸畸形的机制有：①病变椎体受压后塌陷，使相邻椎体前缘相互凑近；②受累椎间隙狭窄或消失；③椎体的二次骨化中心被破坏，椎体纵向生长受阻；④后凸畸形发生后，躯干重心前移，椎体前缘压力加大。病灶附近健康椎体前缘生长受限，而使椎体变为前窄后宽的楔形，致后凸畸形加重。

脊柱结核易并发截瘫。截瘫多发生在颈椎和胸椎，此处椎管较狭窄，且椎管内为体积较大的脊髓，缓冲较差，受结核性脓肿、死骨或坏死椎间盘的压迫而产生症状。早期可出现运动障碍，晚期伴有大小便功能异常，出现排尿障碍、便秘、腹胀症状，大便失禁较少见。

【临床表现】

1. 全身表现　发病缓慢，早期多无明显症状，活动期可有低热、盗汗、消瘦、乏力、脉数、食欲缺乏、贫血等。患儿常有夜啼、呆滞或性情急躁。可同时存在肺、胸膜结核及其他部位结核。

2. 局部症状和体征

(1)疼痛：疼痛是早期症状，以腰脊痛最常见。疼痛为酸痛、钝痛、持续性痛或间歇性疼痛，程度不等，持续性钝痛是脊柱结核的主要特征。休息时减轻，劳累后加剧，咳嗽、打喷嚏、持重物时疼痛加重。神经受到刺激时，出现放射性疼痛，颈椎结核可放射到上肢和枕部，胸椎结核可以放射到胸壁和腹壁，腰椎结核可放射至下肢。

(2)姿势异常及活动受限：出现较早，主要由病椎周围肌群的保护性痉挛所致，活动度较大的颈椎和腰椎比较明显。颈椎结核病人常表现为头前倾、斜颈或短颈畸形，常用手托住下颌，头不能抬起，不能平视。胸椎结核和腰椎结核病人的头和躯干向后倾斜，双手扶腰，使重心后移，尽量减少体重对病变椎体的压力。不能弯腰，拾物试验阳性。

(3)寒性脓肿：寒性脓肿对于某些脊柱结核患者可能是首先出现的症状，对骨与关节结核的诊断非常重要。因椎体病变部位不同而症状不同，颈椎结核常形成咽后壁脓肿和颈部脓肿，可压迫食管和气管；胸椎结核在脊柱两侧形成椎旁脓肿；胸腰段和腰椎结核形成腰大肌脓肿和髂窝脓肿，亦可见于臀部和大腿等处。

(4)窦道、瘘管形成：寒性脓肿穿破后，即形成窦道，或继发混合感染，经久不愈，病人可有急性炎症表现。

(5)脊柱畸形：与发病年龄、骨质破坏程度和病变部位有关。小儿的胸椎结核好发生后凸畸形，骨质破坏越严重后凸愈明显，成年人的腰椎结核，后凸不明显，主要表现为侧弯畸形。

(6)脊髓受压症状：结核性肉芽组织或炎性水肿直接压迫和侵袭脊髓，或后纵韧带下脓肿和破坏、脱位的椎体及椎间盘压迫脊髓而出现脊髓压迫症状，多发生在 $T_5 \sim T_{10}$，开始表现为下肢麻木、腿软乏力、括约肌功能障碍，继续发展则可出现痉挛性截瘫，感觉和自主运动功能丧失，肌张力增高，腱反射亢进，病理反射阳性。

(7)叩击痛：病变棘突可有轻度压痛和叩击痛。

【辅助检查】

1. 实验室检查　脊柱结核活动期，血沉多增快，白细胞计数及分布正常或稍多，常有轻度贫血。混合感染时，白细胞明显增多，细菌培养在未治疗患者中结核杆菌阳性率在70%左右。

2. 影像学检查

(1)X线检查：早期椎体骨质疏松，骨纹理紊乱，或椎间隙变狭窄，椎旁软组织影增宽；晚期椎体破坏，形成死骨和空洞，椎体楔形变，椎间隙变窄或消失，脊柱后凸畸形。颈椎上颈段可见咽后软组织影明显增厚、密度增高，下颈段可见食管后软组织影呈弓形增厚，密度增高的脓肿影像，胸椎可见椎旁脓肿阴影或腰大肌阴影增宽、膨隆等腰大肌脓肿影像。

(2)CT检查：CT扫描能较早发现骨骼细微改变，如椎体内早期病灶或脓肿的形成，特别对寰枢椎、颈胸交界和外形不规则的骶椎等常规X线不易获得满意影像的部位更具诊断价值。螺旋CT的应用，能更加清晰的从整体上判断脊椎的破坏程度。

(3)MRI检查：MRI对脊柱结核的早期诊断更为敏感。MRI可清楚显示受累椎体及椎旁软组织的信号改变，不仅可显示受累椎体的个数及病变范围，而且可显示脊柱结核的不同病理改变及硬膜囊和脊髓的受压情况。椎体受累后在 T_1 加权像为低信号，T_2 加权像为高信号。

【诊断及鉴别诊断】

1. 诊断　根据上述病史、临床表现、影像学检查可以诊断。

2. 鉴别诊断

(1)强直性脊柱炎：多发于青壮年男性，腰部板直，晚期呈圆形后凸，脊柱活动明显受限，早期X线仅见骨质疏松，无骨质破坏，晚期可见竹节样变，韧带及椎间盘钙化。

(2)脊柱化脓性骨髓炎:发病急,中毒症状明显,体温高,白细胞计数升高,病变部位疼痛明显,脊柱活动受限,局部软组织肿胀,压痛。X线早期可见椎体破坏,椎间隙变窄或消失,常有死骨形成,晚期可见椎体明显骨质增生和硬化。

(3)溶骨性转移瘤:须与中心型结核区别。溶骨性骨肿瘤常为多发,发生病理性压缩性骨折,但椎间隙无变窄,病变可累及椎体附件,病变范围局限,突起,发病急疼痛难忍,以老年患者多见。

(4)椎体压缩性骨折:有明显外伤史,多限一个椎体受损,患椎呈楔形变,椎体前中部可见楔形或斜形的密度增高的压缩性骨折线,边缘锐利,椎体前缘可能有骨碎片存在。

【治疗】

本病的治疗目的是通过休息、营养、中医辨证诊治及抗结核药的运用,手术治疗等,达到杀灭结核杆菌,改善局部血供,保持脊柱稳定性,同时解除和防止脊髓受压的目的。总的治疗原则与方法和概论相同,参照概论内容。

1. 中医辨证施治

(1)阳虚痰凝:初起患处红肿热不明显,病变处隐隐酸痛,继则关节活动障碍,动则疼痛加重,病变初期全身症状不明显,舌淡、苔薄,脉濡细。治则补肾温经、散寒化痰,方用阳和汤加减。

(2)阴虚内热:病变发展,在病变部位形成脓肿,脓肿可流向附近或远处,也可形成脓肿,若病位表浅,可见漫肿,皮色微红,伴有午后潮热,颧红,夜间盗汗,口燥咽干,食欲缺乏,或咳痰、咯血,舌红、苔少,脉细数。治则养阴清热托毒,方用六味地黄丸和透脓散加减。

(3)肝肾阴亏:病变进一步发展,脓肿破溃后排出稀薄脓液,有时夹有干酪样物,形成窦道,可出现颈或腰背强直,甚至或出现瘫痪,患者形体消瘦,面色无华,畏寒,心悸,失眠,自汗,舌淡红、苔白,脉细数或虚数。治则补益肝肾,方药左归丸加减。

2. 中成药治疗　抗痨丸、大补阴丸、六味地黄丸等。

3. 西药治疗　西医治疗骨与关节结核药物主要为抗结核药,要用足够的疗程,选用异烟肼、利福平、乙胺丁醇、吡嗪酰胺等,以上3种或4种药物同时应用,配合服用复合维生素B,清晨空腹,一次服用1日用量,具体治疗原则和方法与概论相同,参照概论的内容。

4. 中医外治法

(1)中药外治:初期用回阳玉龙膏、阳和解凝膏局部外敷。脓肿外溃或窦道形成,可根据情况选用五五丹、七三丹、八二丹药线插入引流,若脓水将尽可改用生肌玉红膏。

(2)局部制动:局部制动的目的是为了缓解疼痛,防止畸形发展,减少体力消耗,避免病变扩散。病变活动期应卧床休息,在卧床休息期间可适当活动。病变静止期在支具、腰围、石膏背心等保护下下床活动。

(3)脓肿穿刺:对于寒性脓肿较大不能立即进行病灶清除者,可进行试验性穿刺,将抽出脓液做细菌学检查,要注意避免反复穿刺形成窦道和混合感染。

(4)局部注射抗结核药物:具有药物浓度高和全身不良反应少等优点,常用药物有异烟肼,有时配合链霉素,但后者局部刺激较大。

(5)其他治疗:保护性支架颈围、腰围和躯干支架适用于病变已趋于稳定或融合术后该处尚未牢固的愈合者。

脊柱结核合并瘫痪的患者应加强护理,预防肺炎、压疮、泌尿系感染和关节僵硬等并发症的发生,必要时应用抗菌药物。

5. 手术治疗　当药物治疗无效时,应及时采用手术治疗。

(1)手术适应证:①出现脊髓受压症状者,应尽早行病灶减压术,促进脊髓功能恢复;②骨质破坏明显,有寒性脓肿形成,或伴有死骨存在及窦道形成,非手术疗法难以奏效者;③病灶虽小,但经长期治疗无明显改善者;④须行患椎融合者;⑤后凸畸形需矫形者。

(2)手术禁忌证:①患有严重器质性疾病,体质虚弱,难以耐受麻醉药手术患者;②有肺部等部位活动性结核病灶,未能被控制者;③幼儿或病情较轻者。手术均须正规抗结核治疗2～3周进行,术后继续抗结核治疗,且须卧床休息3～6个月。

(3)常用手术方法:有脊柱后路植骨融合术、脊柱前路植骨融合术,椎体结核病灶清除术等。

(4)治愈标准:①全身状况良好,体温正常,食欲良好;②局部症状消失,无疼痛,窦道闭合;③X线表现脓肿缩小乃至消失,或已经钙化;无死骨,病灶边缘轮廓清晰;④3次血沉都正常;⑤起床活动已1年,仍能保持上述4项指标。

【功能锻炼及预后】

1. 功能锻炼　病变活动期需卧床休息,减少体力消耗，有利于健康状况的改善，避免脊髓及神经根受压加重。过多卧床会增加患者思想负担，影响食欲，故强调动静结合原则。病变稳定后患者可在颈围、腰围或躯干支架的保护下下床活动。并鼓励患者经常变换体位，促进胃肠蠕动，避免胃扩张和肠道胀气。

2. 预后　避免接触结核环境、避免负重，保持空气清新。适当休息，减少机体代谢，有利于机体恢复。晚期脊柱结核并发瘫痪者，要密切注意患者因卧床而引起的并发症，加强护理；同时予以加强营养及全身支持疗法，增强机体抵抗力。

第三节　上肢骨结核

一、肘关节结核

肘关节结核是因结核杆菌侵入肘关节而形成的化脓性、破坏性改变。肘关节结核较为常见，发病率占上肢三大关节结核之首，肘关节结核多见于青壮年，儿童较少，性别及左、右侧差异不大。属中医学"骨痨"范畴。

【病因病机】

1. 病因　参见概论内容。

2. 肘关节结核病理分型　亦分为单纯滑膜结核、单纯性骨结核和全关节结核，其中以全关节结核最为常见，单纯性骨结核较单纯滑膜结核常见。肘关节结核病灶大多位于尺骨的鹰嘴与半月切迹，因肘关节骨松质较多，故中心型比边缘型为多。肘关节周围肌肉较少，脓肿易穿破皮肤，因此合并窦道和感染较多，严重破坏时常致关节畸形或发生脱位，病变静止时关节常发生纤维性或骨性强直，且多在非功能位强直。

【临床表现】

1. 全身表现　早期多无明显症状，活动期可有低热、盗汗、食欲缺乏等。

2. 症状和体征

(1)初期：肘部隐痛，活动不利，活动时加重，尺骨鹰嘴或肱骨内外髁可有压痛，功能受限不明显，此为单纯骨结核。若为滑膜结核，肘部可轻微肿胀，关节功能受限和疼痛较明显。

(2)中期：疼痛和功能受限加重，患肘呈半屈曲位，伸屈障碍，旋转受限，上臂与前臂肌萎缩，肘关节呈梭形肿胀，或出现寒性脓肿。

(3)后期：多为全关节结核，常合并混合感染而形成窦道，经久不愈或致病理性脱位，病灶愈合时，肘关节逐渐发生纤维强直，晚期可致骨性强直。

【辅助检查】

1. 实验室检查　参见本章第一节概述。

2. 影像学检查　X线检查肘关节单纯滑膜结核可见关节间隙增宽，周围骨质密度降低疏松，软组织肿胀阴影略宽。单纯骨结核边缘型骨质破坏，呈密度减低边界不清，鹰嘴或肱骨内外上髁中心型可有死骨、空洞形成。全关节结核关节间隙变窄或消失，病变靠近干骺端的可见骨膜下新骨形成，关节软骨下骨板广泛破坏，软骨剥脱，骨质缺损，关节失去正常形态发生屈曲畸形、侧方移位、关节脱位或半脱位。

【诊断及鉴别诊断】

1. 根据病人病史、症状、体征及相关辅助检查，可以明确诊断。

2. 本病应与风湿性或类风湿关节炎、骨髓炎、创伤性关节炎、剥脱性软骨炎、血友病关节炎及化脓性关节炎相鉴别。

【治疗】

总的治疗原则与方法，参照概论相关内容。

1. 内治法　按照祛邪与扶正结核的原则，抗结核与中医辨证施治合用，具体辨证处方和药物参见肩关节结核。同时注意饮食调养，增加营养的摄入与补给。

2. 外治法　根据各期不同情况选择治疗方法，具体方法同肩关节结核，同时可选用抗痨药物关节内注射，常用药物有异烟肼或链霉素。

3. 手术治疗　肘关节位置表浅，在抗结核药物的配合下，手术可取得较好效果，多数病人还可保留肘关节功能。单纯滑膜结核可采用滑膜切除术；单纯骨结核无死骨的中心型或边缘型保守治疗如无好转或有明显死骨形成或病变有侵入关节趋势者须及时病灶清除；早期全关节结核病变进展，只要没有手术禁忌，都应及时做病灶清除术，并尽量保留关节；晚期全关节结核只要无手术禁忌均应手术治疗，手术方法有病灶清除和叉状切除术、肘关节成形术或病灶清除加关节融合术等。

4. 休息与制动　病灶发展期均应制动，可采用三角巾悬吊或石膏托固定，将患肘固定在屈曲位，待病灶稳定后去除。

【预后】

1. 具体原则可参考概论内容。

2. 肘关节结核术后须坚持功能锻炼，以恢复良好关节功能。

二、腕关节结核

腕关节结核是因结核杆菌侵入腕关节而形成的化脓性破坏性改变。腕关节结核在上肢结核中居第2位，以全关节结核多见。多发于青壮年，因腕骨骨化中心出现较晚，12岁左右出齐，尚未出现骨化中心的软骨不易被结核菌所感染，故儿童腕关节结核发病率较低。属中医学"骨痨"范畴。

【病因病机】

腕关节结构复杂，近端为桡、尺骨下端和三角软骨，关节面多，血供差，肌肉覆盖少，为许多肌腱、血管及神经的通道，故腕关节肿胀易被发现，且脓肿易破溃形成窦道。腕关节结核中，单纯滑膜结核和单纯骨结核都很少见。病变主要分为中心型和边缘型，并具有各型特点，这些特点在桡、尺骨下端比较容易区分，在腕骨和掌骨基底，因体积很小，中心型和边缘型不易区别，常很快发展为全关节结核。病变晚期，逐渐发生前臂旋前、腕下垂和桡偏畸形，关节也逐渐强直。

【临床表现】

1. *全身表现*　全身症状多不明显，可有乏力、消瘦、低热、盗汗等症状。

2. *局部症状和体征*

(1)初期：发病缓慢，腕部轻微酸痛，轻度肿胀，关节僵硬不适，常感患手无力，症状呈慢性进行性加重。

(2)中期：疼痛加重，局部压痛，活动受限，手呈屈曲位，不能握拳，手指活动受限及持物无力，腕背侧肿胀明显，甚至形成寒性脓肿。

(3)晚期：腕关节功能障碍，窦道形成，腕关节可出现掌屈尺偏畸形，最终可出现关节强直。

【辅助检查】

1. *实验室检查*　参见本章第一节概述。

2. *影像学检查*

(1)X线检查：单纯滑膜结核主要表现为软组织肿胀，骨质疏松；单纯骨结核骨质疏松，病区内有透亮区或死骨形成；全关节结核除上述改变外，尚有关节间隙变窄，骨质破坏广泛常可涉及全部8块腕骨和桡骨下端及掌骨基底部，并有部分腕骨破坏缺如，腕骨间排列紊乱，骨质密度模糊和增高混杂。

(2)MRI检查：MRI能较好显示早期滑膜充血，关节积液和脓肿形成，对于单纯滑膜结核早期诊断有所帮助。

【诊断及鉴别诊断】

1. 腕关节结核根据典型的病史、体征和影像学征象，诊断一般多无困难。

2. 早期腕关节结核须与化脓性关节炎、类风湿关节炎、腕月骨或舟骨缺血性坏死、绝经期关节炎及腕骨囊性变相鉴别，必要时可做细菌学和病理学检查。

【治疗】

本病的治疗的目的是通过休息、营养、中医辨证诊治、抗结核药的运用、手术治疗，以清除局部脓肿，缓解症状、抢救关节功能。总治疗原则与方法参照概论内容。

1. *内治法与外治法*　均与肩关节结核相同，同时可选用抗痨药物进行关节内注射。

2. *关节制动*　可采用石膏托或夹板将腕关节固定于功能位(背伸约30°)，本法尤适用于早期滑膜结核，或全关节结核不适合手术者。

3. *手术治疗*　非手术治疗无效，病变广泛，顽固性窦道者应积极考虑手术治疗，彻底清除病变。对于晚期全关节结核，单纯清除病灶是不够的，还需要进行关节融合以重建关节功能，对于病变已静止的腕关节骨性或纤维性强直，有明显腕下垂及尺偏畸形者可将桡骨下端做楔形切除矫正尺偏，并用克氏针固定，同时切除尺骨头。术后石膏托固定6周。

【预后】

原则上同概述相关内容。

第四节　下肢骨结核

一、髋关节结核

髋关节结核是由结核杆菌经原发活动病灶通过血液侵入髋关节而引起的感染性病变。髋关节结核多继发于肺结核，占全身骨关节结核的第2位，仅次于脊柱结核，10岁以内的儿童多见，男性多于女性，单侧多于双侧。属中医学“骨痨”范畴。

【病因病机】

先天禀赋不足，后天营养不良，以致正气虚弱，是易感染结核菌的内在基础。儿童骨骺柔嫩，关节结构正在形成之际，筋骨尚未坚强，而髋关节又是负荷载重和运动的枢纽，儿童活泼好动，易形成积累性损伤，使局部抗病能力降低；或因跌仆闪挫，关节气血凝滞；或因寒客于关节，经络不舒，气血不畅等，为结核病菌的留聚繁衍提供了有利的条件。若机体在正邪抗争中，正不胜邪，则邪毒日盛而腐蚀筋骨，初发病灶，可在滑膜（单纯滑膜结核），渐及骨质；也可以始于髋臼、股骨颈或股骨头（单纯骨结核），渐入关节腔内，终致骨质、软骨、滑膜及周围软组织均遭破坏，形成全关节结核。

髋关节结核以滑膜结核多见，很少形成脓肿、窦道。单纯骨结核常形成脓肿，破溃后形成窦道，病变发展导致全关节结核。晚期关节软骨破坏后导致关节纤维性或骨性强直，有时可因股骨头及关节囊破坏严重而后脱位，若股骨头、颈完全破坏而消失，使股骨上端与髋臼之间形成假关节，儿童病例会导致骨骺被破坏。

【临床表现】

1. 全身表现　早期多无明显症状，活动期可有低热、盗汗、消瘦、乏力、脉数等，病人可有性情急躁，患儿常有夜哭等。

2. 症状和体征

(1)初期：症状轻微，如不规则低热，食欲缺乏，有时出现患髋酸痛不适，或诉膝痛，活动量大时出现跛行，患髋常处于轻度屈曲状，伸屈均受限。

(2)中期：全身症状明显，表现为精神萎靡，纳呆羸瘦，低热盗汗，脉细数，舌红、少苔。患儿主诉膝痛明显。检查可见患髋屈曲，多方向活动受限。托马斯征阳性，血沉加快，髋关节周围饱满，可发现寒性脓肿。

(3)后期：全身与局部症状明显加重。患髋屈曲挛缩，功能障碍，臀肌萎缩，患肢变短，窦道形成，也可能合并病理性脱位。

【辅助检查】

1. 实验室检查　参见本章第一节概述。

2. 影像学检查　X线检查单纯滑膜结核的变化有：患侧髋臼与股骨头骨质疏松，骨小梁纤细，骨质变薄；患侧滑膜与关节囊肿胀；关节间隙增宽或变窄；由于骨盆倾斜，患侧闭孔变小。单纯骨结核在髋臼或股骨头颈部有骨质破坏，也可有死骨形成，闭孔不对称；全关节结核则关节破坏严重，有的头颈消失，出现病理性脱位，或形成纤维性或骨性强直。晚期脓肿可有钙化，长期混合感染可见骨质硬化。

【诊断及鉴别诊断】

1. 诊断　根据上述病史、临床表现、影像学检查可以诊断。

2. 鉴别诊断

(1)急性化脓性髋关节炎：正常情况两者鉴别不难，当髋关节结核呈急性发病，并伴有全身中毒性症状时应仔细鉴别，必要时可做穿刺或细菌涂片。

(2)类风湿关节炎：常为双侧对称性发病，且常发于小关节。并伴有其他关节病变，类风湿因子多阳性。

(3)儿童股骨头缺血性坏死：无全身症状，股骨头骺致密，变偏平。关节间隙增宽，以后股骨头破裂、坏死或囊性变，股骨颈变短而粗。

(4)髋关节暂时性滑膜炎：发病年龄与症状与本病很相似，但暂时性髋关节滑膜炎无结核的全身反应，卧床休息或牵引数周即愈。

【治疗】

根据病情、年龄、病理类型和不同的发展阶段采取不同治疗措施，以清除病灶，减少或消灭结核杆菌，改善局部血供，缓解症状，防止复发，挽救关节功能，保持关节稳定性。总的治疗原则参照概论内容。

1. 中医辨证施治

(1)初期：治宜温经通络、散寒化痰，方用抗痨丸，或用阳和汤，连服4～5周。

(2)中期：继续服用抗痨丸。若阴虚火旺明显者可服用清骨散合六味地黄丸；若表现为神疲少气，形寒肢冷，面色无华者，可配合服用人参养荣丸。

(3)后期：治宜扶正与驱邪相结合，根据气血两亏或脾胃虚弱等，在抗痨的同时，可选择八珍汤、十全大补汤等内服。

2. 中医外治法　根据各期不同情况选择治疗方法。

(1)初期：患髋轻度肿胀、疼痛，活动受限者，用回阳玉龙膏掺麝香散或阳和解凝膏外敷。

(2)中期：髋关节内脓液较多，或形成寒性脓肿者，可行关节穿刺，抽出脓液，注入生理盐水冲洗，最后注入链霉素或异烟肼，加压包扎。

(3)晚期：窦道形成，久不收口，可选五五丹、七三丹、八二丹药线插入引流，将脓液排尽后，药线配合生肌散以促其收口。若形成瘘管，可用三品一条枪或白降丹药线，以化腐蚀管。

3. 其他治疗

(1)牵引：为防止患髋屈曲挛缩畸形或病理性脱位，早期即应牵引。

(2)输血：后期气血衰弱，常伴有贫血，少量多次输入新鲜血液，可改善全身状况，增加抗病能力，对治愈本病有积极作用。一般每次输血100～200ml，每周2次。

4. 手术治疗

(1)滑膜切除术：可用于单纯滑膜结核，1～3个月非手术治疗不见好转，为防止发展成为全关节结核者。术后牵引3～4周。

(2)病灶清除术：用于全关节结核或单纯骨结核，术后牵引3～4周。若儿童不合作可用石膏裤固定。

(3)关节融合术：适用于15岁以上关节破坏严重者，可在病灶清除术的同时进行关节植骨融合。

(4)截骨矫形术：用于髋关节在屈曲内收位发生骨性强直者，做粗隆下外展截骨矫正，一般须做内固定。

(5)关节成形术：用于髋关节已形成骨性强直而希望重获关节功能的非体力工作者或年轻女性患者。该手术还需要具备骨质无疏松，局部无广泛瘢痕，臀周肌力好，无严重短缩与其他畸形等条件方可实施。

【预后】

原则上同骨与关节结核概论相关内容。滑膜结核非手术治疗后80%可治愈，全关节结核及时行手术治疗，可以保留或部分保留关节功能；但当发生关节破坏严重，往往导致关节功能的严重丧失。若行髋关节结核病灶清除术，术后观察伤口有无渗出物及血供。术后继续抗结核治疗6～12个月，可行下肢制动，减轻疼痛，促进修复。

二、膝关节结核

膝关节结核与其他骨关节结核一样是一种继发性病变，绝大多数由肺结核转变而来。膝关节结核占全身骨与关节结核第3位，多为单关节发病，儿童及青少年多见。

本病中医学称为“鹤膝痰”或“鹤膝风”，由于膝关节滑膜广泛，故多为滑膜结核，基本特点是关节呈梭形肿胀，膝关节周围肌肉萎缩，关节变形，形如“鹤膝”。

【病因病机】

膝关节负重大，劳损多，加之其前方、侧方无丰富肌肉保护，阴寒湿邪易于侵袭，使局部抗病力减弱，结核菌随血液灌注于此聚毒为患。膝关节滑膜丰富而广泛，故初发病灶在滑膜者居多(单纯滑膜结核)。单纯骨结核多发生于股骨下端和胫骨上端的骨骺和干骺端。髌骨、腓骨头结核较少见。

膝关节发生结核时，如髌上囊不与关节相通，则该囊可不被结核病变所侵袭；该囊与关节相通，则将被波及，而髌上囊大多与膝关节相通。当股骨下端结核侵入髌上囊，且该囊与关节相通，将形成全关节结核。

病变发展，软骨面和软骨下骨板大部被破坏，病变进入晚期全关节结核阶段，半月板和前交叉韧带也被累及。软骨和骨质大量破坏，关节囊和侧副韧带相对松弛，胫骨可向后、向外脱位。股骨下端或胫骨上端骨骺板在儿童时期破坏，可引起患肢严重短缩畸形。膝关节常有屈曲或内、外翻畸形。后期则可形成膝关节纤维性或骨性强直。

【临床表现】

1. 全身表现　早期多无明显症状，活动期可有低热、盗汗、消瘦、乏力、脉快等。

2. 症状和体征

(1)初期：单纯滑膜结核，表现为关节肿胀，疼痛，屈伸不利，活动后疼痛加重，但皮肤多不红不热，休息可减轻症状，单纯骨结核仅有局部隐痛，叩击痛。

(2)中期：单纯滑膜结核，膝周漫肿，活动后加重，浮髌试验阳性，穿刺可有黄色浑浊液体抽出。疼痛较明显，关节功能轻度受限，可有跛行，关节周围肌肉可有萎缩，使关节呈梭形肿胀。单纯骨结核，局部肿胀，压痛逐渐明显，伸屈功能受限不明显，上述症状进一步加重，关节功能障碍明显，呈屈曲位不能伸直，当穿刺液为浆液或脓液时，表示已经发展为全关节结核。

(3)后期：患侧膝关节屈曲挛缩，或有半脱位畸形，伸屈功能丧失，患侧膝关节周围冷脓肿破溃形成窦道，并容易发生混合感染。

【辅助检查】

1. 实验室检查　参见本章第一节概述。

2. 影像学检查　X线检查膝关节结核尤其是滑膜型，早期表现为关节间隙增宽，关节周围软组织肿胀，以及关节局部骨质疏松，较少出现硬化。儿童骨骺出现较早，且比健侧增大，骨小梁粗而稀疏，骨骺可提前愈合。关节软骨破坏后在关节两侧的边缘部分可见到凹弧形或鼠咬状破坏，边缘锐利，一般见不到死骨，骨破坏较大时可见吻形死骨，后期关节常形成半脱位，愈合期常表现为狭窄的关节间隙逐渐变得清晰，破坏区边缘骨质硬化，并形成纤维性强直。

【诊断及鉴别诊断】

1. 诊断　根据上述病史、临床表现、影像学检查可以诊断。

2. 鉴别诊断

(1)化脓性关节炎：结合病史、临床症状及血化验检查，鉴别并不困难。

(2)滑膜肉瘤：为恶性程度较高的软组织肿瘤，病程长短不一，疼痛剧烈。X线检查，软组织阴影出现较早，界限清楚，密度均匀而呈分叶状，常跨越关节，可能有钙化点，骨质呈侵蚀性或弥漫性破坏，病变多较广泛，但无死骨，也无骨膜增生。

(3)色素沉着性绒毛结节性滑膜炎：本病好发于膝、踝关节，病程一般较长，最长可达十余年。病程长者可见股骨和胫骨内外髁边缘有外侵性的溶骨性破坏，少数在干骺端有长圆形骨质破坏区，与骨干长轴垂直，一般无硬化边缘，亦无死骨或骨膜反应等。

【治疗】

本病的治疗的目的是通过休息、营养、中医辨证诊治、抗结核药物、手术治疗的应用，达到控制结核杆菌，改善局部循环，保持关节稳定性，最大限度保留关节活动度，预防关节强直发生的目的。总的治疗原则与方法参照概论内容。

1. 内治法　按照祛邪与扶正的治疗原则，抗结核与辨证施治合用，具体方法和药物参见髋关节结核。

2. 外治法　根据各期不同情况选择治疗方法。

(1)初期：局部用回阳玉龙膏掺麝香散或阳和解凝膏外敷，膝关节伸直位固定。

(2)中期：关节积液较少时，可同初期治疗，局部敷药制动。关节积液较多时，可改用关节腔穿刺抽出积液，链霉素或异烟肼注入，适当加压包扎固定。

(3)后期：患肢伸直位制动或做持续性牵引，有窦道形成，久不收口者，可参照髋关节结核治疗。

3. 手术治疗　非手术治疗无效者，可采用手术治疗，或行病灶清除术，或病灶清除同时行加压融合术。单纯滑膜结核经非手术治疗无效、滑膜明显增厚者行滑膜切除术。

【预后】

术后继续抗结核治疗，观察伤口有无渗出及患肢血供情况。术后早期进行股四头肌功能锻炼，并逐渐抬腿。若行滑膜切除或单纯骨结核病灶清除术，应尽早练习膝关节活动，防止关节粘连。

三、踝关节结核

踝关节结核多是由肺部结核杆菌经血液扩散停留在踝关节而引起的感染性病变。踝关节结核在下肢三大结核中发病率最低，多发生在10岁以下的儿童及青少年，中医学称为“穿拐痰”。

【病因病机】

踝关节结核可分为单纯滑膜结核、单纯骨结核和全关节结核。踝关节结核初发病灶可在滑膜，亦可在胫骨下端、距骨或内外踝，发生于滑膜、胫骨下端和距骨的病灶，因在关节囊内或邻近关节囊，故极易形成全关节结核。发生于内外踝的病灶，多在关节囊外，位置表浅，又无丰富肌肉覆盖，病变向外发展，穿破皮肤形成窦道。向内发展，穿破关节囊侵犯关节内，临床较少见。踝关节严重破坏时，患足常下垂、内翻或强直。因踝关节与距下关节相通，故踝关节结核常并发距骨下关节结核。

【临床表现】

1. 全身表现　早期多无明显症状，活动期可有乏力、消瘦、低热、盗汗等症状。

2. 局部症状和体征

(1)疼痛和肿胀：初期仅有轻微酸痛麻木、不适。局部微肿，动重静轻，踝关节周围可有压痛；随着病情发展，关节内积液增多，肿痛加重，内外踝下方和跟腱两侧的正常凹陷膨隆。

(2)功能障碍和畸形：开始为踝关节背伸跖屈受限，若累及跟距关节则内外翻活动受限；晚期关节破坏严重，可出现足下垂内翻或外翻畸形，以及窦道形成，最终致关节强直。

(3)跛行：由于疼痛，患者出现跛行，疼痛与跛行的程度有关，晚期由于畸形致跛行明显。

【辅助检查】

1. 实验室检查　参见本章第一节概述。

2. 影像学检查　X线检查：全关节结核X线表现周围软组织肿胀，关节间隙变窄，胫腓骨和距骨关节面均模糊、毛糙不齐，附近骨质疏松萎缩。病变早期，单纯滑膜结核或单纯骨结核，X线征象多不明显，发病后3～6个月出现软组织肿胀，骨质疏松或破坏。若有混合感染，可见骨质硬化。

【诊断及鉴别诊断】

1. 诊断　根据上述病史、临床表现、影像学检查可以诊断。

2. 鉴别诊断

(1)类风湿关节炎：踝关节是类风湿关节炎周围型的病变部位，发病多为40岁左右的中年女性，多双侧为患，类风湿因子阳性。

(2)踝关节扭伤：踝关节陈旧性扭伤多有明显外伤史，局部肿胀、疼痛，甚至局部皮肤瘀斑、青紫。X线可以协助诊断。

【治疗】

本病的治疗是通过各种非手术治疗及手术疗法的运用，达到杀灭结核杆菌，抑制结核杆菌生长，改善局部血供，促进骨质再生，恢复关节功能，保持关节稳定性，预防关节僵直的目的。总的治疗原则与方法参照概论相关内容。

1. 内治法与外治法　参阅关节结核相关内容。

2. 手术治疗

(1)滑膜切除术：适用于单纯滑膜结核非手术治疗无效及滑膜增厚者。

(2)病灶清除术：用于非手术治疗无效的单纯骨结核，或病灶中有明显死骨者。早期全关节结核也应做此手术。

(3)关节融合术：用于晚期全关节结核，年龄在12岁以上，在病灶清除术的同时做关节融合术，术后石膏托固定2～3个月。

【预后】

术后进行功能锻炼，最大可能恢复踝关节功能。规律服药，继续抗结核治疗。观察手术切口，及时更换敷料，并合理应用抗生素，避免切口窦道形成及皮肤坏死或感染发生。具体参考概论内容。

第五节　骶髂关节结核

骶髂关节结核是由结核杆菌侵袭骶髂关节软骨或骨组织，而引起的骶髂关节面及骨组织破坏的感染性病变。骶髂关节结核较少见，多发生在10—30岁，女性多于男性，多单侧发病。属中医学“流痰”范畴。

【病因病机】

《外科医案汇编》记载：痰凝于肌肉、筋骨、骨空之处，无形可征，有血肉可以成脓，即为“流痰”。骶髂关节结核常由骶骨或髂骨的病变发展而来。据病变部位可分为单纯滑膜结核、单纯骨结核和全关节结核，临床病例几乎都是全关节结核。关节破坏严重时可发生病理性脱位，使患侧髂骨上移。

【临床表现】

1. 全身表现　早期多无明显症状，病变活动期可有低热、盗汗、消瘦、乏力、脉快、食欲缺乏、血沉加快等结核中毒症状。

2. 局部症状和体征

(1)疼痛：患侧骶髂部或臀部疼痛，休息时减轻，活动后加剧，咳嗽、喷嚏时疼痛加重，疼痛逐渐加剧，可沿坐骨神经向下放射，骶髂关节后方有压痛及叩击痛。

(2)脓肿：患侧臀部及髂后上棘部位肿胀，髂窝部可触及包块。

(3)寒性脓肿及窦道形成。

(4)功能障碍：由于骶棘肌痉挛，引起轻度腰椎向健侧侧弯，腰椎前屈及向健侧活动受限，下肢活动受限，“4”字试验阳性，直腿抬高试验阳性，骨盆挤压试验阳性。

【辅助检查】

1. 实验室检查　病变活动期或合并其他部位结核，抗酸杆菌培养可为阳性，血沉加快，可有轻度贫血。

2. 影像学检查　X线检查单纯滑膜结核在X线上不易诊断，开始转变为全关节结核时则出现关节面模糊、关节边缘破坏和关节间隙增宽，在原发病灶处骨质破坏最严重，常有死骨存在。

【诊断及鉴别诊断】

1. 诊断　根据上述病史、临床表现、影像学检查可以诊断。

2. 鉴别诊断

(1)强直性脊柱炎：病变始于骶髂关节，常见于青年男性。X线可见骶髂关节髂骨处出现硬化，关节边缘模糊不清，随后骶髂关节面出现边缘不整、硬化，两侧骶髂关节均可出现改变。以后关节间隙变窄，关节边缘呈锯齿样破坏，最后关节间隙消失，骶髂关节融合，胸腰椎体呈现竹节样改变，脊柱常呈现后凸畸形。

(2)骶髂关节急性化脓性关节炎：起病急骤，寒战，发热、头痛，食欲缺乏，局部肿胀、疼痛，可迅速出现脓肿、破溃形成窦道，脓性分泌物培养可见化脓菌。X线可见髂骨呈广泛性破坏，晚期骶髂关节骨性强直。

(3)髂骨肿瘤：骶髂骨为造血系统及淋巴系统和转移癌的好发部位。患者多为中老年人，局部肿块比较硬。X线可见溶骨性或穿凿样破坏，无边缘致密，不侵犯关节，活检可确诊。

【治疗】

本病的治疗的目的是通过中医辨证诊治及抗结核药的运用、手术治疗等，以杀灭结核杆菌，控制全身结核中毒症状，保留关节骨质结构。总的治疗原则与方法参照概论内容。

1. *内治法*

(1)中医辨证治疗：可参考概述相关内容。

(2)中成药治疗：可服用抗痨丸、大补阴丸、六味地黄丸等。

(3)西药治疗：西医治疗骨与关节结核药物主要为抗结核药，主要药物有异烟肼、利福平、乙胺丁醇、吡嗪酰胺等，以上三种或四种药物同时应用，具体治疗原则和方法与概述相同。

2. *外治法*

(1)中药外治：初期用回阳玉龙膏、阳和解凝膏局部外敷。脓肿外溃或窦道形成，可根据情况选用五五丹、七三丹、八二丹药线插入引流，若脓水将尽，可改用生肌玉红膏。

(2)局部制动：目的是为了缓解疼痛，宜卧硬板床休息。

3. *脓肿穿刺及注射抗结核药物*　对于老年体弱，没有明显死骨的患者，采用非手术治疗，局部脓肿可以采用穿刺吸脓，注射抗结核药物治疗。

4. *手术治疗*　对于脓肿和死骨明显，经久不愈，有窦道形成者可采用病灶清除术。如无明显混合感染可同时做关节内植骨融合术，切口可采用前方或后方入路，术后卧床休息 2～3 个月，继续抗结核治疗 6～12 个月。

【预后】

预防上做好结核病的宣传及预防工作，积极治疗受感染者，防止结核感染引起该病是关键。手术病人或有窦道形成者，做好清洁换药，及时更换敷料，避免混合感染。多食富含蛋白质和维生素的食品和水果，以增强体质及免疫力。

（张　俐　陈　凯）

参考文献

[1] 樊粤光，詹红生. 中医骨伤科学[M]. 北京：人民卫生出版社，2012.

[2] 王和鸣. 中医骨伤科学[M]. 北京：中国中医药出版社，2007.

[3] 施杞. 骨伤科学[M]. 北京：人民卫生出版社，2001.

[4] 施杞. 中医骨伤科学[M]. 北京：中国中医药出版社，2005.

[5] 陈孝平，汪建平. 外科学[M]. 8版. 北京：人民卫生出版社，2013.

[6] 何伟，张俐. 骨病临床研究[M]. 北京：北京科学技术出版社，2006.

[7] 张俐. 中医骨病学[M]. 北京：人民卫生出版社，2012.

第22章

骨坏死

骨坏死性疾病中医学称为“骨蚀”，属“骨痹”范畴。根据发病年龄、部位的不同，名称亦有区别。从理论上讲，全身各部位骨骼都有可能发病，但在临床上可以发现一些特定的好发部位。《灵枢·刺节真邪》记载“虚邪之人于身也深，寒与热相搏，久留而内著，寒胜其热，则骨疼而肉枯，热胜其寒，则烂肉腐肌为脓，内伤骨，内伤骨为骨蚀。”《素问·长刺节篇》记载：“病在骨，骨重不可举，骨髓酸痛，寒气至，名曰痹。”骨蚀作为骨坏死的中医学病名，主要是取其形容骨坏死后期常发生塌陷变形的特点比较贴切的缘故。而在疾病的不同阶段过程中，也表现为“骨痹”“骨痿”的特点。

骨坏死病多发生在骨骺，所以发病年龄与人的生长发育有密切关系。成年人股骨头缺血性坏死、小儿股骨头缺血性坏死、创伤性骨坏死、足舟骨缺血性坏死与距骨缺血性坏死，虽然中医学都称之为“骨蚀”，但其发病原因、发病年龄、病理过程、临床表现、诊断、中医辨证、治疗、结局等都有很大的区别，可以理解为是3个独立的疾病，不可混为一谈。由于骨坏死发病率呈明显上升趋势，且多数患者是双侧患病，有较高的致残率，故成为尚未攻克的骨科疑难病。

第一节　成年人股骨头缺血性坏死

骨缺血坏死是指骨的血供中断后骨细胞和骨髓成分发生坏死的病理及随后的修复过程。成年人股骨头缺血性坏死（以下简称股骨头坏死）是最常见的、也是危害最严重的骨坏死，多数与过量糖皮质激素的使用及长期酗酒有关，也有少部分患者找不到发病原因，称为特发性股骨头坏死。

股骨头缺血性坏死可能于1738年首先为亚历山大·孟罗（Alexander Munro）所描述。1829—1842年法国著名解剖学家琴·克鲁维埃（Tean Cruveilhier）记载了股骨头损伤后晚期肉眼可见的畸形和并发症，推测可能是由于缺血的结果。1886年克雷奇伦（Frund）被公认为是第1个详细描述双侧股骨头特发性缺血坏死的学者。裴密斯脱（Phemister）及其同伴对本病病因、发病机制及治疗的研究成为经典论著。

【病因】

1. 中医学的认识　禀赋不足之人，久遭药邪（糖皮质激素）侵袭，耗气伤津动血，或酗酒成性，湿热蕴结脉络，致气血运行不畅、气滞血瘀则发为“骨痹”。如药邪、乙醇伤及肝肾，致肝肾亏虚，肝虚不能藏血，肾虚不能生髓养骨；或长期酗酒、膏粱厚味，生湿化痰，痰湿互结，蕴阻于内，致气滞血瘀，精耗髓伤、骨失濡养，则发为“骨痿”。骨痹则痛，骨痿则无力而动作艰难。

2. 西医学的认识　股骨头缺血性坏死是骨有生命成分（骨细胞、骨髓造血细胞和脂肪细胞）发生死亡所引起的病理过程，与多种疾病、某些药物和髋关节创伤（股骨颈骨折、外伤性髋关节脱位、髋臼骨折、转子间骨折等）有关，除创伤外，多与长期使用大剂量糖皮质激素或酗酒有关，也有少数患者找不到明确原因。激素性股骨头坏死与激素使用的时间、剂量有关，但量效、时效关系的个体差异很大。另外，在总剂量不变的情况下，大剂量冲击治疗比小剂量长期使用容易发生。长期酗酒是引起本病的另一个常见原因，发病危险因素与每日乙醇摄入量及持续时间有关。其他与本病发病有关的因素包括：减压病、血红蛋白疾病、强直性脊柱炎、类风湿关节炎、放射疗法以及胰腺疾病、高尿酸血症、动脉硬化等。

对于非损伤性及特发性股骨头缺血性坏死的发病机制尚未完全清楚，目前有以下看法。

(1)高脂血症及脂肪栓塞：脂质是机体细胞内和细胞外液的重要成分。血浆脂质包括胆固醇、磷脂和三酰甘油都以脂蛋白形式运转和代谢，是脂质和蛋白质疏松结合的大分子化合物。不少学者认为，股骨头与高脂血症有关。高血脂是指血脂蛋白增高或异常。肾上腺皮质功能亢进或长期使用肾上腺皮质激素者可伴高脂血症，使脂肪在肝沉积和全身脂肪栓塞，由于股骨头软骨下终末动脉管腔很小，脂肪球易于黏附在血管壁上，造成血管栓塞，或骨髓内骨细胞被脂肪占据，脂肪细胞肥大并融合成片，使骨髓内生血细胞死亡；乙醇中毒可导致脂肪肝或脂质代谢紊乱，使骨细胞发生脂肪变性坏死，最终发生股骨头坏死。

(2)骨内小动脉损害：激素性股骨头坏死患者，原来往往存在血管炎为特征的疾病，而小动脉通常是血管炎和激素的靶器官，表现为血管内膜炎、血管壁损伤、出血等，结果导致股骨头供血障碍，发生坏死。

(3)骨室内压力增高：骨内血管包括窦状隙为薄壁血管，虽可以弯曲，但整个埋于坚硬的骨质管道中，骨内体积恒定，无退让余地，属于不能扩张的间室。任何骨髓内占位性病变、出血、细胞浸润、增殖或骨髓为纤维化组织所代替，均可压迫血管。血流淤滞又可迫使液体渗出，而使髓内压即骨组织内压增大，这种情况犹如四肢筋膜间室综合征，最后必然使缺血坏死加重。

若长期使用激素能增加髓内脂肪体积，造成髓内有限的空间压力增高、静脉回流受阻、股骨头血供减少；而股骨头微循环障碍造成的缺氧又引起髓内组织渗出、肿胀，加重髓内高压而形成恶性循环，最终导致股骨头缺血而发生坏死。

(4)血管内凝血：近年来有学者认为各种原因引起的血液呈高凝状态和低纤溶状态，均可导致血管内凝血而引起骨坏死。

(5)骨质疏松：骨质疏松是长期使用糖皮质激素的不良反应之一，由于骨质疏松，易因轻微压力而发生骨小梁细微骨折，受累骨由于细微损伤的累积，对机械抗力下降，从而出现塌陷，塌陷后髓细胞和毛细血管被压缩，进而股骨头因缺血发生坏死。

另外，最近有学者提出股骨头坏死的基因遗传易感性学说，认为股骨头坏死发病可能和个体对激素、乙醇的易感性代谢的基因多态性差异有关。

【病理】

各种原因引起的股骨头缺血性坏死，病理组织学表现基本是一致的。包括缺血性坏死与坏死后的修复，且坏死与修复不是截然分开的。当缺血坏死发生至一定阶段时，修复即自行开始，随后，坏死与修复交织进行。

1. *早期骨坏死病理*

(1)坏死前、后血管变化：静脉窦充血、外渗，组织间隙内出血，有坏死的红细胞及含铁血黄素，水肿组织间隙中出现网状纤维、间质细胞和成纤维细胞以及类似幼嫩而松软的纤维组织。静脉窦小血管扩张，动脉壁增厚并有栓塞。

(2)脂髓坏死与造血髓组织坏死和再生：脂肪细胞核消失、破碎，脂滴居于细胞之内，呈圆形或多面体形，细胞核小，成群地积聚在一起。缺血首先引起生血细胞的抑制，红骨髓呈现颗粒状坏死，造血组织消失。骨髓组织坏死后可再生，纤维血管增生区与骨形成区可同时存在。

(3)骨小梁的变化：并非全部骨小梁坏死，多数骨小梁显示有陷窝空虚，骨细胞消失，骨小梁坏死后的结构和密度不变。骨细胞周围骨质溶解而显得陷窝扩大。骨坏死的修复，通常是从死亡的骨小梁表面开始，并在其周围出现类骨质层和大量骨细胞，呈不规则分布。

2. *晚期骨坏死病理*　典型的晚期坏死分为5层：关节软骨坏死区、软骨下坏死区或中心死骨区、纤维肉芽组织区、增生硬化区或反应新骨形成区、正常骨小梁区。

【临床表现】

1. *病史*　多有外伤史、服用激素史、饮酒史或原发病史。本病好发于20—50岁，平均36岁左右的青壮年，双侧患病占70%以上。

2. *症状及体征*　疼痛、跛行、髋关节功能障碍是股骨头坏死的主要症状，但病变早期不表现症状或症状不明显，如大腿肌肉无力、酸胀感、髋关节旋转不适感、臀部有时酸痛等，部分患者劳累后髋关节或膝关节轻度疼痛，休息后疼痛消失。股骨头坏死病理变化与症状出现时间相差很大。减压病性股骨头坏死几分钟至几小时内出现关节症状；而激素性骨坏死出现症状在服药后3～18个月；酒精中毒性股骨头坏死没有规律，最长为30年；外伤性股骨头坏死根据原因不同，症状时间不同，骨折不愈合，骨坏死出现早，一般伤后1～3年，髋脱位多在

2～3年有症状。此期检查多无明显异常，有时髋旋转时轻度受限伴不适感，腹股沟可能有轻度压痛，“4”字试验有时为阴性和阳性之间。病变中期，髋关节出现疼痛并逐渐加重，可有部分患者表现膝关节、股骨髁部疼痛，容易误诊。髋关节功能多数表现明显受限，部分患者出现跛行，2/3 的患者在休息后疼痛不能完全缓解，有时夜间痛，1/3 患者呈间歇性发作，劳累后加重。腹股沟压痛明显，大转子叩击痛，股骨头有塌陷时患肢较对侧短，髋关节活动明显受限，“4”字试验阳性，Thomas 征阳性。病变晚期，髋关节持续性疼痛，可为剧痛或钝痛，有时向膝部放射，疼痛部位以腹股沟、股内侧为主，其次为臀部、股前侧，疼痛时间多固定，活动后、睡眠前明显。持续性跛行，多数患者需扶拐，关节活动范围减小，有骨摩擦音，严重者关节强直，不能负重。髋关节不能平放，处于强迫体位，患肢短缩，肌肉萎缩，甚至出现屈曲、半脱位畸形。多数患者髋关节活动基本丧失，少数只能屈伸一定范围，“4”字试验阳性，Thomas 征阳性。

【辅助检查】

1. *X 线检查* 尽管 X 线不能有效诊断股骨头坏死早期病变(无症状期)，但 X 线仍是临床最常用的诊断手段之一。Ⅱ期以上的病变可显示股骨头内多个小囊性改变，斑点状硬化，硬化带出现及软骨下骨折，但有的股骨头坏死直至股骨头塌陷方能显示阳性。X 线射片要求为双髋后前位和蛙式位投影，后者可更清楚显示位于股骨头前方的坏死区、新月征及塌陷。

2. *核素骨扫描(骨闪烁摄影)* 有助于早期诊断股骨头坏死。

3. *MRI 检查* 对骨坏死诊断的特异性和敏感性可达 95%～99%，对Ⅰ、Ⅱ期股骨头坏死特别有用。典型的 MRI 改变为 T_1 加权像在股骨头内可见蜿蜒状带状低信号，低信号带包绕高或混合信号区。T_2 加权像出现双线征(double line sign)。建议的扫描序列为 T_1、T_2 加权像，对可疑者可另加 T_2 抑脂像或 STIR 序列。常规应用冠状位及横断面扫描，为更精确估计坏死体积，可另加矢状位扫描。应用 Gadolinium 增强的 MRI 对检测早期股骨头坏死特别有用。

4. *ECT 诊断* 早期骨坏死依赖于成骨活性和血流增加，其敏感度高但特异性低。采用 ^{99m}Tc(锝)双膦酸盐扫描若显示热区包绕冷区(“炸面圈”)现象则可诊断。如均为热区则应与髋部炎症、骨折等鉴别，核素扫描可用于病变初筛或寻找多部位坏死灶，单光子发散断层照相(SPECT)可增加敏感性。

5. *CT 检查* 对早期股骨头坏死的敏感性不如 MRI 与 ECT，对Ⅰ期诊断帮助不大，但对Ⅱ、Ⅲ期病变可更清楚显示坏死灶边界、硬化带、坏死灶内骨修复情况，特别对于塌陷前已经发生的头内隐匿骨折要早于 MRI 和 X 线片，有利于早期发现潜在塌陷病例。二维成像可显示股骨头冠状位和矢状位的病灶大小和部位。

6. *穿刺活检* 从股骨头内取组织做组织学切片检查，能直观、准确地了解股骨头内骨细胞病理异常和股骨头内血管组织的病理改变，能明确地早期诊断骨缺血，特别是在 X 线检查无异常改变的临床无症状期，对于怀疑股骨头坏死的患者尤其合适。但穿刺活检需检查者具有熟练的技术，定位要准确，如果取材不准，存有假阴性。此检查是一种创伤性检查，患者有时不愿接受，因此难以作为一种常规检查方法。

【诊断及分期】

1. *诊断* 根据上述病史和临床表现可做出诊断。要强调的是，骨坏死早期多数没有任何症状，而一旦出现疼痛，通常提示股骨头已发生塌陷或头内已发生隐匿骨折，因此不能以疼痛作为早期诊断的线索。

2. *分期* 股骨头坏死一经确诊，则应做出分期。科学的分期可指导制订合理的治疗方案，准确判断预后，使疗效有可比性。

Ⅰ期：①髋、膝关节进行性疼痛，髋关节活动轻度受限；②X 线表现：股骨头外观正常，软骨、骨小梁结构稍模糊或呈斑点状骨质疏松；③CT 提示：股骨头中部骨小梁轻度增粗，呈星状结构，向股骨头软骨部放射状或伪足样分支排列，软骨下区可见部分小的囊性改变；④ECT：有早期浓集，动脉血供低；⑤MRI：示低信号异常改变。

Ⅱ期：①髋关节疼痛为主，外展内旋轻度受限；②X 线：表现为软骨下囊性变，骨组织有破坏与疏松交织现象，也可见软骨区半月形透亮区，称为“新月征”；③CT：可见头下骨髓腔部分骨小梁硬化改变，软骨下骨髓腔内 0.5cm 以上囊性变；④ECT：表现为静息相呈大块“热区”(淤血)或大块“冷区”(缺血)，并有冷热交杂的中间阶段；⑤MRI 示大块低信号区。

Ⅲ期：①髋膝疼痛加重，负重耐力下降，跛行；

②X线表现软骨下微型骨折，部分骨小梁连续性中断，股骨头外上方负重区塌陷变平或软骨下有碎骨片；③CT表现为股骨头内骨小梁紊乱，囊性变区扩大，骨质碎裂，股骨头变形，部分区域增生硬化，髋臼骨质增生；④ECT和MRI表现比Ⅱ期更明显。

Ⅳ期：①髋关节活动受限，严重者行走困难，或丧失劳动能力；②X线表现为关节间隙狭窄，股骨头扁平塌陷畸形，髋臼缘增生变形，呈骨关节炎改变；③CT示股骨头轮廓畸形，关节间隙狭窄，股骨头硬化和囊变相交融，骨结构碎裂等；④ECT表现出局部浓集于臼头交界处，血池相斜率降低；⑤MRI低信号区比Ⅱ、Ⅲ期更明显。

在过去的30多年时间里，已有多种不同的分期方法，现介绍比较常用的Ficat分期（表22-1）与ARCO分期（表22-2）。

表22-1　Ficat分期系统

坏死	分期	关节间隙	头外形	骨小梁	X线诊断	功能性诊断与活检
单纯骨坏死	Ⅰ	正常	正常	正常或轻度骨质疏松	不可能	血流动力学检查可能阳性
	Ⅱ	正常	正常	骨质疏松混有硬化	可能	组织病理可以肯定
坏死并塌陷	Ⅲ	正常或轻度变窄	头扁、软骨下梗死、塌陷	死骨形成	肯定	肯定
	Ⅳ	狭窄	塌陷	顶端破裂	与骨关节炎不易区别	必须配合活检

表22-2　ARCO分期

分期	0	1	2	3	4
临床所见	所有检查均正常或不能诊断	X线、CT正常，但ECT或MRI有异常	无半月征、X线片异常：硬化、骨小梁缺失、局部囊变	半月征X线片和（或）股骨头关节面变平	骨关节炎关节间隙狭窄、髋臼改变、关节破坏
检查方法	X线片、CT、ECT、MRI	ECT、MRI、定量基于MRI	X线片、CT、ECT，定量基于MRI及X线片	X线片、CT，定量基于MRI	X线片
部位	无	内侧 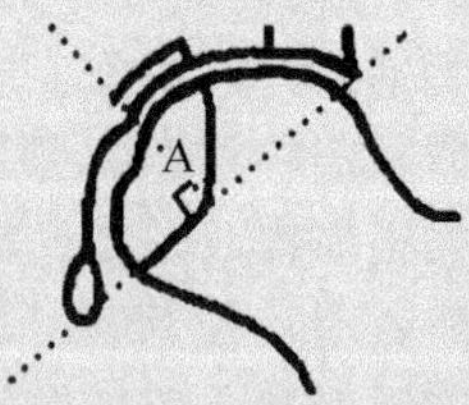	中央 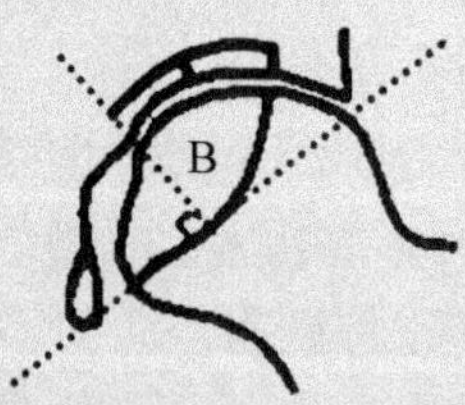	外侧 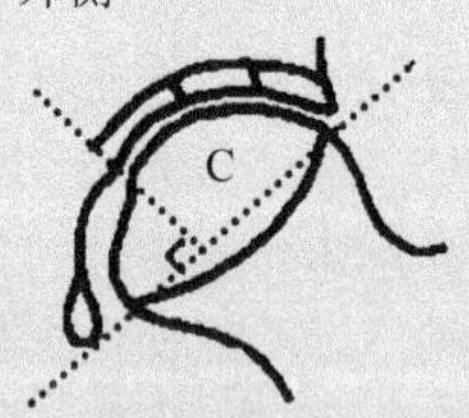	无
大小	无	定量（股骨头受累面积%） 轻度A＜15% 中度B 15%～30% 重度C＞30%	半月征长度 A＜15% B 15%～30% C＞30%	股骨头表面塌陷及圆顶压低 A＜2mm B 2～4mm C＞4mm	无

【鉴别诊断】

需要与股骨头坏死相鉴别的疾病包括X线片改变相类似的疾病与MRI改变相类似的疾病。

1. *X线片改变相类似的疾病*

（1）原发性髋关节骨关节炎：此病多见于老年患者，早期即可显示关节间隙轻度变窄。头臼骨赘增生、软骨下囊性变，特点为多囊，囊变周围有硬化骨包绕且紧贴关节面。而股骨头坏死塌陷前一般不发生关节间隙变窄及增生，囊性变多数发生在坏死与活骨附近、远离关节面。

(2)髋关节发育不良继发骨关节炎：此病特点为髋臼发育浅，股骨头覆盖不全，股骨头变形但无明显节段性塌陷，不对称关节间隙变窄且常伴有髋臼硬化或囊性变。

(3)强直性脊柱炎累及髋关节：此病多见于青少年男性，骶髂关节首先受累，逐步上行侵犯脊柱，出现腰背酸痛晨僵，脊柱活动受限、畸形，甚至强直，下行侵犯髋关节，但股骨头保持圆形而首先出现关节间隙变窄甚至消失，实验室检查 HLA-B27 多数呈阳性，病情活动期血沉、C 反应蛋白升高。

2. MRI 改变相类似的疾病

(1)暂时性骨质疏松症：此病属于暂时性骨髓疏松，以男性中青年多见。X 线片示受累髋关节骨量减少，MRI 的 T_1 加权像显示均匀低信号、T_2 加权像均匀中或高信号，范围可扩展至股骨头颈及大转子部，无带状低信号显示。此病为自限性疾病，一般经对症治疗 3～6 个月痊愈。

(2)色素沉着绒毛结节性滑膜炎(pigmental villonodular synovitis，PVNS)：PVNS 多发生在膝关节，发生在髋关节少见。髋关节的 PVNS 的主要特点为中青年发病，髋关节重度疼痛，早、中期活动不受限制。CT 扫描和 X 线片可显示股骨头颈部或髋臼骨皮质憩室，常位于非负重滑膜肥厚处，晚期关节间隙变窄。MRI 示 T_1 及 T_2 加权像为滑膜肥厚，呈低或中信号，侵入股骨颈部。

【治疗】

根据坏死的分期、范围、部位、有无塌陷、塌陷程度、年龄、职业、原发病控制程度、病因等综合考虑，选择非手术治疗或手术治疗。从整体辨证施治，局部与全身兼顾，标本同治，内外结合，通过调节全身气血运行、疏通脉络、辅以祛痰化湿、补益肝肾等整体治疗作用，从而达到缓解疼痛、改善功能、促进坏死修复的目的，中医药治疗的疗效有赖于诊断的及时性，对于病情发展到将要塌陷或已经塌陷阶段，单纯中医药治疗难以预防与纠正塌陷，须及时配合手术治疗，包括保留自身髋关节(保髋)与人工髋关节置换(换髋)两类。

1. 中医辨证施治

(1)气滞血瘀型：多有髋膝外伤史，髋关节前方或膝关节内侧疼痛，痛点固定，局部有肿胀瘀斑，压痛点明显、拒按，跛行，久坐久卧后疼痛加重，适当活动后减轻，髋旋转活动受限。舌暗或有瘀点，脉弦或沉涩。治宜行气止痛，活血祛瘀，方选桃红四物汤加减。

(2)风寒湿痹型：髋部疼痛，疼痛遇天气转变加剧，关节屈伸不利，伴麻木，喜热畏寒。舌质淡、苔薄白或腻，脉弦滑或弦紧。治宜疏风散寒化湿，方选逐痹汤加减。

(3)痰湿蕴结型：髋部沉重疼痛，痛处不移，屈伸不利，肌肤麻木，形体肥胖。苔腻，脉滑或濡缓；治宜行气活血，辅以祛湿化痰。方选加味二陈汤。

(4)肝肾亏虚型：髋痛隐隐，绵绵不休，关节强硬，伴心烦失眠、口渴咽干、面色潮红；舌红，脉细数。治宜行气活血，辅以补益肝肾、强筋壮骨。方选：偏阳虚加右归丸，偏阴虚者加六味地黄丸。

2. 中成药治疗　常用中成药有左归丸、通络生骨胶囊、磷酸川芎嗪片等。

3. 中医外治法

(1)中药药浴法：基本方药为骨碎补、透骨草、伸筋草、莪术、丹参、川芎等。

(2)中药外洗法：基本方药为威灵仙、透骨草、钩藤、苏木、荆芥等，每日外洗 1～2 次，3 个月为 1 个疗程。

(3)中药敷贴法：对于疼痛明显者，采用双柏散等以清营凉血、消肿止痛；活动不利者采用舒筋活络、温经散寒、活血通痹类药物；肝肾阳虚者，则采用补益肝肾、强筋壮骨兼以舒筋活血类药物。将制好的膏药贴于患处，每日 1 次，每次 1 帖。

4. 手术治疗

(1)保髋手术：保髋手术的目的是促进坏死修复、预防与纠正塌陷、避免或延缓人工关节置换。保髋手术应争取在塌陷前进行，一旦塌陷，软骨发生明显退变，疗效则明显下降。

①髓芯减压术：手术操作在 X 线透视引导下进行，目前淡出的髓芯减压术多数采用细针(直径 3.2mm)经股骨大转子下对坏死病灶进行多处钻孔。

②打压支撑植骨术：该手术是在髓芯减压术的基础上改良而成。采用粗钻(直径 10mm 左右)经股骨大转子下对坏死病灶进行钻孔后，运用特殊工具清除死骨，继而对死骨清除后的空腔进行打压、支撑植骨，即将自体与异体骨松质打压植入后，采用异体腓骨植入支撑，适用于 ARCO Ⅱ期、Ⅲ期坏死。

③多孔钽棒植入术：多孔钽棒的弹性模量与松质骨相近，它具有生理性应力分布和高摩擦稳定性(摩擦系数高)，可对股骨头软骨下骨提供结构性支撑、允许骨长入坏死区内促进骨修复，增强坏死区

的再血管化并避免出现应力遮挡。该手术的操作过程与打压支撑植骨术基本相同。适用于 ARCO Ⅰ期、Ⅱ期和部分Ⅲ期坏死。

④多条血管束植入术：日本学者 Hori（1978年）经动物实验证实血管束植入坏死股骨头能促使骨坏死修复，并首先应用于临床治疗骨坏死，效果满意。袁浩教授（1984 年）在此基础上创用多条血管束植入术，结合死骨清除、植骨、软骨修补、头臼成形技术等，适用于 ARCO Ⅱ期、Ⅲ期坏死。

⑤带血管骨瓣移植术或吻合血管腓骨移植术：该手术的特点是在死骨清除基础上，运用显微外科技术分离带血管骨瓣或带血管腓骨进行移植，希望通过活骨移植，加快坏死修复，适用于 ARCO Ⅱ期、Ⅲ期坏死。

由于股骨头坏死病理改变的复杂性与多样性，以及在漫长的修复过程中，极易受多种因素影响，保髋手术的成功率仍有待进一步提高。

（2）人工关节置换术：根据患者病情选用股骨头置换术或全髋置换术。适用于各种症状严重的晚期坏死，但对于年轻患者要非常慎重，避免滥用。

5. 其他疗法

（1）保护性负重：一般认为单纯保护性负重不能阻止病情的发展，但有可能延缓塌陷发生、减轻塌陷程度、减轻疼痛。

（2）高频磁场：电磁场治疗股骨头坏死已有较长历史，但疗效差异较大，通常作为辅助治疗方法。

（3）体外震波：体外震波对促进坏死修复、镇痛等有一定疗效，可试用于 ARCO Ⅰ、Ⅱ期坏死。

（4）持续牵引疗法：可缓解软组织的痉挛，矫正部分畸形，减低关节内压力，增加髋臼对股骨头的包容量。

【功能锻炼及预后】

1. 功能锻炼　功能锻炼对于股骨头坏死恢复期治疗有良好作用，能增加肌力、防治肌肉萎缩、改善髋关节功能，改善步态，帮助患者恢复生活工作能力，增强患者信心，提高患者战胜疾病的能力。对于股骨头坏死已经发生髋关节功能障碍或施行各种保髋手术后的患者，应十分重视功能锻炼。功能锻炼要本着筋骨并重、动静结合的原则，以主动为主、被动为辅，注意动作协调，循序渐进，并根据不同的分期分型、功能受限程度及体质，选择适宜的站立、坐、卧位方式进行功能锻炼，着重改善功能与增强肌肉力量；通过锻炼还可以改善头臼之间的匹配，改善局部血液循环，促进坏死组织修复。

2. 预后　避免长期饮酒和服用激素类药物，对于病情需要长期大量激素的患者，应定期做 MRI 检查，有助于及时观察股骨头坏死病情变化，应根据坏死范围、部位，决定是否限制负重，预防股骨头塌陷。患者要保持心情舒畅，饮食有节，劳逸适度，加强体育锻炼。

第二节　儿童股骨头缺血性坏死

儿童股骨头缺血性坏死是由于股骨头血供障碍引起的股骨头骨骺部分或全部坏死。1910 年 Legg（美）、Calve（法）和 Perthes（德）3 位学者几乎同时发现并描述了本病，故称为 Legg-Calve-Perthes 病，简称 Perthes 病（以下简称为 Perthes 病）。由于坏死的股骨头常遗有扁平状畸形，故又称扁平髋（coxa plana）。

本病好发于 2－12 岁儿童，其中 4－7 岁更为多见。男性明显，男女之比是 4∶1，多为单侧发病，双侧发病占 10%～12%。

【病因】

1. 中医认识　中医学认为其发病与先天不足、外感风寒湿邪或外伤导致气血瘀滞、不能濡养筋骨有关。先天禀赋不足，营血失调，气血不能温煦、濡养筋骨；或体质虚弱，外感风寒湿邪，脉络闭塞，骨枯髓减；或因髋关节由于过度跑跳、劳累而反复多次地造成损伤，局部气血瘀阻，经脉不通，使股骨头部失去正常的气血温煦和濡养而致本病。

2. 西医学的认识　西医学对本病的病因尚不清楚，多数学者认为与下列因素有关。

（1）生理因素 Trueta（1957 年）：关于股骨头骨骺血供的研究表明，4－7 岁儿童只有一条血管即外骺动脉供应股骨头血供。此阶段血供最差，与本病的好发年龄吻合。而 7 岁以后股骨头由圆韧带动脉和外骺动脉两条血管提供血供，因而发病率显著下降。青少年骨骺板闭合，干骺端血管进入股骨头则成为成年人型血管分布，故不患此病。

（2）环境因素：包括围生期和出生后的生活条件。Gormley 报道臀位产儿童的发病率是正常儿童的 4 倍。出生时父母年龄偏大和营养失调儿童易患本病。

（3）创伤：大约 1/5 的患儿发病前有明确的外

伤史。但引起本病的创伤常不严重，可能为多次反复损伤。

(4)其他因素：如发育异常、内分泌紊乱、自身免疫病、变态反应和遗传等。

【病理】

本病的病理过程，包括骨质坏死、死骨吸收和新骨形成，继而股骨头再塑造等一系列病理变化。

1. 初期或滑膜炎期　滑膜充血、水肿，关节液渗出增多，关节囊肿胀，关节内压增高，但滑液中无炎症细胞。此期延续1～3周。

2. 缺血性坏死期　股骨头前外侧骨骺最早受累，或整个骨骺均因缺血发生坏死。此时骨结构保持正常，但骨陷窝多空虚，骨髓腔由无定形的碎屑填充，骨小梁破裂成片状或压扁成块。此期经历6～12个月。

3. 碎裂或再生期　由于死骨的刺激，血管逐渐长入，坏死区被肉芽组织侵袭，破骨细胞进入，逐渐清除坏死的组织，死骨逐渐被吸收。这个阶段新生的骨质强度较低，但不是柔软的，而是逐渐塑造成正常骨或根据承应力的状况而改变形状，过程可达2～3年。

4. 愈合期　此期死骨被完全吸收，新骨不断形成。新生的骨小梁是一种不成熟的板层骨，纤细脆弱，故可因受压使畸形继续发展。直至新骨完全成熟，畸形才不再改变，也就进入所谓的畸形残存期。此时，如关节端对合出现异常则成年后易发生骨关节病。

【临床表现】

主要临床表现为疼痛、跛行、髋关节功能障碍。初起病时可仅觉髋部不适而无疼痛，若有疼痛则多为轻痛或钝痛，有时疼痛为一过性疼痛，疼痛部位往往在腹股沟部、大腿内侧和膝关节内侧。髋关节过度活动、行走或跑步后可使疼痛加重，休息后明显减轻。早期表现为疼痛性跛行步态，如髋外展肌力因股骨头塌陷、半脱位而减弱，可呈现屈德伦堡(Trendelenburg)征阳性。功能障碍在初起病时患髋各方面活动均可轻度受限，以外展、内旋受限较为明显，强迫活动髋关节时可诱发疼痛。

【辅助检查】

1. X线检查　在早期可以没有明显异常，但通过定期拍摄双髋正位和蛙位X线片，可动态观察整个病变过程中的变化，结合病理过程的4个阶段，通常将X线表现分为4期。

2. MRI　对早期诊断与鉴别诊断均有重要意义。

【诊断】

1. 根据上述病史和临床表现　要强调的是，骨坏死早期多数没有任何症状，而一旦出现疼痛，通常提示股骨头已发生塌陷或头内已发生隐匿骨折，因此不能以疼痛作为早期诊断的线索。

2. 根据X线检查

(1)根据X线表现：分为4期。

Ⅰ期(滑膜炎期)：主要表现为股骨头周围软组织肿胀。股骨头轻度向外侧移位，即头、臼距离增宽，但一般不超过2～3mm。关节间隙稍宽。股骨头骨骺呈轻度骨质疏松。

Ⅱ期(缺血坏死期)：主要表现为股骨头骨骺呈现不均匀密度增高影像，骨纹理消失。如坏死位于前外侧，则蛙位片上密度增高部分局限于骨骺的上前外侧。若为骨骺全部坏死，往往呈现扁平状畸形。

Ⅲ期(碎裂或再生期)：主要表现为硬化区和稀疏区相间分布。股骨颈变短、增宽、坏死，股骨头相对应的干骺端出现病变，轻者表现为骨质疏松，重者出现囊性变。骨骺线不规则，或提前闭合。

Ⅳ期(愈合期或后遗症期)：主要表现为骨骺密度趋向一致，但股骨头骨骺明显增大、变形(如卵圆形、扁平状、蘑菇状、马鞍状)。髋关节半脱位。髋臼的形状也随股骨头发生相应改变，如变浅、增大、内侧间隙增大。

股骨头坏死一经确诊，则应做出分期，科学的分期可指导制订合理的治疗方案、准确判断预后，使疗效有可比性。

(2)卡特罗尔(Catterall)分级：卡特罗尔于1971年根据病理改变及X线所见股骨头骨骺受累的范围及干骺端反应像改变，将本病分为4级，对临床选择治疗和判断预后有一定的指导意义。

Ⅰ级：股骨头骨骺外形正常，仅为骨骺的前方受累，骨骺可有囊性变表现，或呈新月状软骨下骨折改变，但高度没有改变。干骺端改变不常见，但以后出现大的局限性反应时，可有骨骺受累部分下的干骺端改变。

Ⅱ级：骨骺前方更大范围的受累，受累部出现塌陷和死骨形成。股骨头骨骺轻度变扁，干骺端的改变常表现为位于前方的清晰的囊性变，为暂时性的，并随着愈合而消失。

Ⅲ级：股骨头骨骺大部分坏死，仅头的后侧很小的部分未受累，干骺端呈弥散性改变，常伴有股骨颈增宽。

Ⅳ级：整个股骨头骨骺受累，塌陷呈致密的线状，头变扁平。

(3)Herring 外侧柱分型法：1992 年，Herring 根据骨盆正位 X 线片中健侧与患侧股骨头骨骺外侧柱的高度，提出的外侧柱分型法。该方法把股骨头在正位 X 线片上分为 3 个柱，即外侧柱占整个骨骺的 15%～30%，中柱占 50%，内侧柱占 20%～30%。当 Perthes 病在碎裂期时：Herring A 型，外侧柱正常（以健侧为参照），预后好；Herring B 型，未受累的外侧柱为健侧的 50%以上，预后欠佳；Herring C 型，未受累的外侧柱为健侧的 50%以下，预后不良。外侧柱分型表明了在小儿股骨头坏死碎裂的时期，对预后判断更有价值。当患者的发病年龄较高时，此分型的预测价值比较高。

【鉴别诊断】

1. 髋关节暂时性滑膜炎（一过性滑膜炎）　多与外伤有关。好发于 3－9 岁儿童。主要表现为髋关节疼痛和跛行，与股骨头缺血性坏死相似，早期 X 线检查亦难以区别。但本病一般经休息、理疗、中药治疗后很快会痊愈，病程很少会超过 4 周。

2. 髋关节结核　本病可有明显的全身症状，血沉快，髋关节功能明显受限，可有结核病史或其他脏器结核。X 线片示早期表现为股骨上端弥散性骨质疏松，继而骨质破坏和关节间隙变窄。而股骨头缺血性坏死全身症状不明显，血沉正常，关节功能受限较轻。

【治疗】

以缓解疼痛、改善功能、促进坏死修复、保持头臼和谐，避免因股骨头塌陷变形影响髋关节发育和生长为主要目的。

1. 中医辨证施治　中药治疗对促进坏死股骨头血管再生、促进成骨、加快修复有重要的意义，适用于本病的治疗全过程。根据辨证，如先天不足，治宜补肾健骨，方用补肾活血汤；正虚邪侵，治以补养气血，祛风化湿，方用八珍汤、四妙丸等；气滞血瘀，治宜行气止痛，活血祛瘀，方用桃红四物汤加味。

2. 卧床休息和牵引　一般采用牵引或单纯卧床休息 3～4 周，可明显缓解疼痛，这也是进一步治疗的基础，特别是对怀疑为本病而不能立即确诊的病例尤为重要。

3. 矫形支具和石膏固定　一般是用支具或石膏将下肢固定在外展 35°～45°，内旋 5°～10°的位置，目的是增加股骨头的包容。同时将股骨头深置于髋臼内，既能缓解疼痛，解除软组织痉挛，又有利于骨骺正常发育塑形，防止坏死股骨头的变形。整个疗程一般需要 1～1.5 年。

4. 手术治疗　手术治疗用于大龄儿童，存在股骨头骨骺明显变形、髋关节半脱位等，目的是通过手术促进头臼和谐。手术方法包括：股骨近端内翻旋转截骨术、骨盆截骨术（Salter 或 Chiari）等。在具体选择时应结合患者的实际情况，认真分析 X 线片，围绕纠正病理状态，制订合理手术方案。

【功能锻炼及预后】

1. 功能锻炼　进行必要的肌力训练、关节活动主被动训练，防止肌肉萎缩、痉挛及关节功能受限。采用外展塑形步态锻炼，可增大髋臼包容，预防关节半脱位，较少局部应力集中。小儿处在生长期，骨骺尚未闭合，骨骺的发育需要应力的不断刺激。如果患儿肢体使用减少，承受的应力负荷强度、持续时间和作用部位都发生改变，会对骨的发育产生影响，包括骨骺的长度、直径和外形。防止因本病发展过程中股骨头半脱位情况的发生，采用外展位牵拉紧张的髂腰肌，减少半脱位的力学因素，可进行渐进式的髋外展功能训练，增加髋关节稳定的力学因素。

2. 预后　针对儿童期股骨头骨骺血供的特点（只有 1 条血管即外骺动脉供应股骨头血供），家长应提醒孩子避免过量的运动。小儿股骨头骨骺发育尚未完成，仍有很大的塑形能力，应少站、少走，采用双下肢外展管型石膏或外展支具，减轻股骨头受压而塌陷。同时限制活动的患者还必须注意饮食、营养结构，避免过胖或其他营养不良。

第三节　创伤性骨缺血性坏死

创伤性骨坏死是骨折并发症中最普遍的问题之一。股骨颈骨折、脱位或骨骺滑脱后的股骨头坏死是最常见的骨坏死。其次腕舟骨骨折后的骨坏死，肱骨头骨折后的骨坏死，距骨骨折后的骨坏死，胫骨平台的骨坏死和各种慢性损伤引起的骨坏死等，都是临床能遇到的问题。

【病因病机】

人体遭到巨大的或连续不断的创伤后，均可发生血管组织损伤，并损害其所供应的组织细胞活力。如骨细胞缺血后2小时即失去合成核糖核酸能力，并开始丧失正常生理功能；6小时始有组织分解。由于这些微细血管在哈佛管腔隙内，处于相互相对隔离的状态，骨折时骨折线两端约0.5cm范围内可发生坏死，这是众所周知的。而临床实际见到的却属于某些特定的解剖部位，这些部位具有单一的动脉供血，又缺乏丰富的侧支循环，当这些血管损伤后，会导致供血区的缺血和坏死。最常见的是股骨头、距骨头、肱骨头和腕舟骨等部位的创伤性坏死。

1. 创伤性股骨头缺血性坏死　创伤性股骨头缺血性坏死发病原因主要是损伤，最常见的为股骨颈骨折及髋关节脱位及少见的非骨性损伤，如髋关节强力外展或内旋扭伤、腹股沟部或大粗隆部挫伤等。先天性髋关节脱位如采用粗暴手法复位或固定在过度内旋位，或过度屈曲、外展、外旋位时，亦会影响股骨头骨骺血供而并发坏死。

(1)发生率：据大量文献报道，创伤性股骨头缺血性坏死的总发生率为23%～30%。由于学者们观察的例数、随访时间、患者年龄、骨折类型、就诊时间、治疗方法、诊断和结果评价的标准不同，差异显著。实际组织学上的坏死，远比X线学上的坏死发生率高得多。

(2)年龄：儿童和青壮年创伤性股骨头坏死率，比老年人高得多，其主要原因是最初骨折时骨折端移位及造成血供损害的程度。由于儿童和青壮年股骨颈区骨质坚硬，骨折时暴力大，骨折端错位程度严重，因而复位的手法亦较重，次数增多，局部血管损伤严重；其次骨圆韧带血供及其吻合支甚少，来自髓内的供血由于骺板阻隔而受影响，因此，年龄是影响股骨头创伤性坏死的重要因素之一。

(3)早期复位与内固定的重要性：曼宁(Manning，1985)报道740例股骨颈骨折，认为随骨折后时间的延迟，缺血坏死率逐渐增加。早期手术坏死率，远较延期手术坏死率为低。早期手术者即使坏死，也属部分性坏死，出现坏死的时间晚；而延期手术者，其坏死往往属完全性的，且坏死出现时间早。

(4)骨折线位置：骨折线愈靠近股骨头，其坏死率愈高，因上干骺血管沿股骨颈后上方头下横线远侧进头部，所以骨折线如在该横线近侧或通过横线者，则坏死率高。通过股骨颈后上方斜骨折线者，坏死机会最多。

(5)选择应用的治疗方法：多数学者认为应当闭合复位，使用多针或螺旋针作固定物，但巴杰利(Badgley)则认为开放复位及三刃钉固定尤具独特的优越性，因可在直视下准确复位，以解除嵌夹的组织(如关节囊、滑膜等)，使复位满意。然而多数学者认为，开放手术会进一步破坏幸存下来的血供，尤其当大范围的剥离或后关节囊切开，更易破坏后侧及后上侧血供。对位好、骨折愈合好，不等于不发生缺血坏死，伸直位过度内旋牵引，能使髋关节腔内压力增高，会进一步阻断髓内血供，因此，用石膏固定髋关节时，应适当外展(30°)和轻度内旋(10°～15°)。

2. 儿童股骨颈骨折后股骨头坏死的有关问题

(1)儿童股骨颈骨折后股骨头坏死类型：优异分法——科洛那法(Colonna)：Ⅰ型，经骺骨折或骺离骨折，并发或不并发股骨头脱位，均可发生坏死(少年期头骺慢性滑脱症除外)；Ⅱ型，经颈骨折，如发生移位，则坏死率极高；Ⅲ型，经粗隆骨折或股骨颈基部骨折；Ⅳ型，粗隆部或粗隆之间骨折。

这种分类法可看出，骨折类型与骨坏死的关系，显然与骨折部位、移位程度有很大关系，因可直接损伤供应的血供。但无移位者也可能发生坏死，可能与髓内压、关节腔内压和治疗方法有关。创伤性股骨头骺分离者虽然少见，但应视为高位骨折，坏死率也很高，拉特利夫(Ratliff)报道过11例，其坏死率可达72.7%。

(2)儿童股骨颈骨折类型、骨折愈合与骨坏死之间的关系：与成年人股骨颈骨折后发生坏死相比，儿童骨折愈合率高，坏死率也高。据文献统计，儿童股骨颈骨折愈合率为97.3%，成年人的骨折愈合率为86.4%；儿童骨骺坏死率为41.7%，而成年人的坏死率23%～44.7%。然而儿童其预后比成年人好，因儿童有较大的潜在的血管再生能力，由于连续的软骨内骨化，发生股骨头畸形机会减少。

3. 髋部损伤后股骨头坏死

(1)髋脱位：股骨头脱出髋臼，股圆韧带血管被撕断，股骨颈基底部关节囊撕脱，颈升动脉断裂，如果股骨头从“纽扣孔”经过后关节囊穿出时，则干骺血管可能由于关节囊的紧缩而闭塞，这是由于髋脱位引起股骨头坏死的原因。但髋脱位引起的股骨头坏死率为10%～26%，但合并股骨颈或股骨头骨折，则坏死率高达80％。超过24小时未整复的骨折脱位，股骨头会100％的发生坏死；在数小时内予以复位，则坏死率可降至20％～30％。儿童创伤性髋脱位较少见，5岁以下则更少，急性股骨上端骺离或滑脱比儿童单纯髋脱位多见些，头的坏死率约10％，表明儿童期股圆韧带的血供并不十分重要。X线出现坏死征象的时间与成年人相似，可长达18个月之久，但如及时复位，并避免相当长时间的负重，可能避免坏死或其他并发症。成年人髋脱位后有股骨头坏死，应与退行性关节病相鉴别，轻型髋脱位很可能是创伤性退行性髋关节病的前因，但其坏死应在1年内显现，而原发性退行性关节病，可在数年后发生，且以囊变坏为主。

（2）髋臼骨折：也属严重创伤，髋臼整复不良者坏死率增高，并早期出现创伤性退行关节病改变。如果负重过早，也易导致坏死率增高。

（3）股骨头骺滑脱症：由于股骨头骺为关节内骨骺，在骨骺分离时应用血管易被损伤，股圆韧带内血管也可损伤而发生骺缺血坏死，当慢性滑脱急性发作时，手法整复时往往将支持带血管牵拉损伤而造成坏死。

4. 创伤性肱骨头缺血性坏死　肱骨头缺血性坏死，多由肱骨近端骨折脱位引起肱骨完全骨折及肱骨头的完全脱位引起，最易引起肱骨头坏死的是尼尔（Neer）分类中的第Ⅳ型，因为四部分骨折和脱位使肱骨头完全处于游离状态。这四部分是：肱骨外科颈骨折脱位（向前下脱位或向后上脱位），大结节、小结节分离撕脱骨折和肱骨近端骨折。当发生三部分骨折脱位时，因损伤暴力很大，软组织挫裂严重，经过多次不成功的手法整复、时间过久等因素，也可出现Ⅲ型骨折脱位的肱骨头坏死。

5. 创伤性距骨缺血性坏死　创伤性距骨缺血性坏死与骨折类型有直接关系。

（1）距骨头骨折：由于有软组织附着，头部血供丰富，故几乎不发生骨坏死。

（2）距骨颈骨折：按吉桂斯特（Gillguist）分为三型：Ⅰ型，距骨颈骨折，无脱位，坏死率较低，约有10％；Ⅱ型，距骨颈骨折合并距骨下关节脱位，坏死率达30％～40％；Ⅲ型，距骨颈骨折合并距骨体脱位，发生半脱位时坏死率36％，如全脱位时，坏死率可上升达70％～100％。此型坏死率高的原因是大多数血管丛经由距骨颈前下方进入骨内，此处若发生骨折脱位，必然损伤这些血供而坏死。

（3）距骨体部分或全部骨折脱位或半脱位：坏死率达50％～80％。

（4）距骨周围关节脱位（单一、双或全关节脱位）：这里指3个关节有脱位（踝、距跟和距舟）。单一的距舟关节脱位很少引起骨坏死，双关节脱位（指距骨下关节脱位），因踝关节前方关节囊尚未断裂，故距骨仍可保持一定的血供。当延迟治疗或开放复位时，才有可能发生坏死。全关节脱位（指踝、距舟和距跟），其坏死率达28％。单纯脱位比骨折脱位的骨坏死率低很多，可能由于其周围总是有软组织附着，且距骨内吻合支丰富，不易造成其完全的缺血和坏死。

6. 创伤性腕舟骨缺血性坏死　发生骨折时，是腕部强度桡偏背伸位跌伤，地面冲击力由舟骨结节向上传递，而舟骨被桡骨下端侧缘或桡骨茎突缘所切断，造成Ⅲ型骨折。

（1）结节部骨折或远侧段1/3骨折：骨折发生率约占舟骨骨折的10％，此型属关节外骨折，同时因远侧段血供良好而很少发生骨缺血性坏死。

（2）腰部骨折或中1/3骨折：骨折发生率占舟骨骨折的70％～85％。腰部骨折时，骨折线可为横形（稳定型），也可为斜形（不稳定型），此型为关节内骨折。腰部骨折后，近侧骨块的血供比远侧骨块血供差，故近侧骨块缺血坏死机会较多，约有1/3病例形成骨不愈合的后果。不稳定型骨折缺血坏死的机会则更多。

（3）舟状骨近侧段（近1/3）骨折：骨折发生率约占舟骨骨折的20％。由于近侧段骨块小且血供差，则很轻易发生缺血性坏死。骨折后的骨不愈合及无菌性坏死率高达60％以上。

如发生经舟-月骨周围骨折脱位时，舟骨骨折的不愈合率、坏死率则会增高。如舟骨骨折的远侧骨块与头状骨、三角骨一起脱向背侧或掌侧时，其脱位骨块的缺血性坏死发生率则可达55％左右。与其他骨坏死一样，腕舟骨缺血坏死后可发生塌陷，进而引起腕关节创伤性关节炎。

7. 创伤性腕月骨缺血性坏死　创伤性腕月骨缺血性坏死，主要见于月骨脱位。月骨脱位分为掌侧（前）和背侧（后）脱位两种，只有当月骨完全脱位，即桡月前、后韧带同时断裂时，才有发生缺血坏死的可能，或由于掌侧脱位时，如轻率地采用切开复位、剥离或切断附着的软组织，均可促使月骨坏死。

【临床表现】

1. 症状

(1)疼痛：骨折或脱位愈合后，又逐渐或突然出现局部疼痛，疼痛可为间歇性或持续性，活动后加重，有时为休息痛。疼痛多为针刺样、钝痛或酸痛不适等。

(2)活动受限：患肢关节活动受限。股骨头坏死常见髋关节屈伸活动不灵活，早期出现的症状为外展、外旋受限明显；肱骨头坏死导致肩关节活动受限；距骨坏死伴有踝关节僵硬及其他功能障碍；腕舟骨坏死，有时活动受限，以腕部桡侧较为明显；月骨坏死时，腕关节各方向活动均可受限，以背伸最明显。

(3)跛行：股骨头坏死与距骨坏死时可出现跛行。股骨头坏死为进行性缩短性跛行，为髋痛及股骨头塌陷，或晚期出现了髋关节半脱位所致，早期往往出现间歇性跛行，儿童患者则更为明显。

2. *体征*　各部位骨坏死均伴有局部压痛，腕舟骨及月骨坏死时可伴有局部肿胀。股骨头坏死时，内收肌止点压痛；"4"字试验(＋)，托马斯(Thomas)征(＋)，艾利斯(Allis)征(＋)，脱仑德兰堡(Trendelenbury)试验(＋)；外展、外旋或内旋活动受限，患肢可缩短，肌肉萎缩，甚或有半脱位体征。纵向叩击试验有时(＋)；腕舟骨缺血坏死检查时可有鼻烟壶区压痛。如舟骨周围脱位时，在腕背侧则有高起畸形；月骨坏死时，局部压痛，第3掌骨有纵向压痛，第3掌骨头低于相邻两掌的高度。

【辅助检查】

可通过行X线检查、核素骨扫描(ECT)、MRI等协助检查诊断。

【诊断】

1. *病史和临床表现*　有上述病史和临床表现。

2. *X线表现*

(1)创伤性股骨头缺血性坏死：分为三期。

早期：股骨头密度相对增高，呈斑点状或一致性增高，但整个股骨头的骨纹结构正常，此期股骨头处于完全缺血，无血供重建，尚无肉芽组织伸入死骨区，无成骨活动，骨小梁仍保持原有骨架。

中期：股骨头内出现软骨下区囊变或新月征，并于负重区出现阶梯状塌陷。此期病理上的特点是，出现坏死的区域，由于修复过程开始、新生肉芽组织伸入死骨区，并被破骨细胞清除，肉芽组织被纤维组织所代替，但尚未形成新骨而呈囊变区，或由于软骨下骨小梁纤细骨折，与软骨下板分离，出现新月征裂隙。负重使不成熟的骨组织受压，发生X线上的阶梯状塌陷影像。

晚期：全股骨头或部分区域出现不均匀的硬化，死骨破碎，关节间隙狭窄，最后呈肥大蘑菇状或蕈状变形。由于头变扁或陷塌，股骨头外移而呈现半脱位影像。病理上，出现骨内大量新生骨，并出现多量散在而细碎的小坏死片，关节软骨也坏死、变薄、凸凹不平，甚至出现皱褶或龟裂，而关节软骨成活区，则有增厚肥大。

在分析X线诊断时，应注意与急性关节软骨坏死相区别，后者表现为股骨头与髋臼骨质疏松，进行性关节间隙狭小，关节软骨下(股骨头与髋臼的)骨质不完整。急性骨骺缺血坏死时，表现为骨骺整个密度增高，关节间隙正常，而软骨下骨质有不规整现象。

(2)创伤性肱骨头缺血性坏死：X线上出现肱骨头或骨折块密度增高阴影。

(3)创伤性距骨缺血性坏死：早期显示距骨顶部有骨质透明带，为骨质坏死萎缩或溶解的征象，是吸收的结果，也表明血管再生。经6～8周，在距骨体死骨与周围萎缩骨质之间对比，有不均匀的密度增高影响，顶部塌陷，关节面不规整，关节间隙狭窄，如拍侧位片则更明显。当分析侧位片时，常因内外踝骨质的重叠，使此区骨质密度比正常者高3倍，因此应在不重叠区观察骨质密度的变化方有意义。

(4)创伤性腕舟骨缺血性坏死：X线摄片显示坏死骨块密度影像，一般在骨折后4～6周才能在X线片上看出。晚期坏死时，骨块外形不规则、浓白、硬化斑或有囊变，正常骨小梁消失。

(5)创伤性腕月骨缺血性坏死：X线片早期无异常，数月后可见月骨密度增高及月骨、变形、硬化、囊变、骨萎缩扁平而不规整。

3. MRI　对骨坏死诊断的特异性和敏感性可达95%～99%。

4. ECT诊断　早期骨坏死依赖于成骨活性和血流增加，其敏感度高但特异性低。

【治疗】

根据骨折脱位类型、年龄、就诊时间、病人体质和职业及骨坏死的分期、范围、部位、有无塌陷、塌陷程度等综合考虑，选择非手术治疗或手术治疗。

创伤性股骨头缺血性坏死，中医非手术治疗以整体辨证施治、局部与全身兼顾、标本同治、内外结合的原则，达到缓解疼痛、改善功能、促进坏死修复的目的，中医药治疗的疗效有赖于诊断的及时性，对于病情发展到将要塌陷或已经塌陷阶段,单纯中医药治疗难以预防与纠正塌陷。治疗无效者可采用手术治疗,如钻孔减压术、带血管蒂的骨移植术、截骨术、软骨杯成形术、死骨刮除加植骨术、人工股骨头置换术、全髋置换术、髋关节融合术。

创伤性肱骨头缺血性坏死,脱位骨折块较完整的年轻患者,应尽量采用手法整复,如属粉碎较重或陈旧性者,应予以手术复位,手术时应保留组织任何一个附着点,以减少骨块缺血的机会。如骨碎块不能保留,可行人工肱骨头置换术。老年患者,应尽量非手术治疗,有时虽然骨折脱位不能完全复位,但仍可因肩胛骨活动代偿而具有较满意的功能。如肱骨头已发生创伤性坏死及骨折不愈合,应做人工肱骨头置换术。如骨折已愈合,应保留治疗观察。

创伤性距骨缺血性坏死,应避免负重至少12～18个月,结合理疗、中药熏洗、行走石膏固定等,目的是等待血管再生形成坚强活骨组织代替,以减少退行性关节病的发生。经上述治疗坏死无改善,应施行手术治疗。如胫跟融合术、改良布莱尔(Blair)手术、血管束骨内植入合术。

创伤性腕舟骨缺血性坏死早期,应采取延长制动措施。保持腕关节轻度尺倾3～4个月,配合活血化瘀中药(内服、外洗、外敷)。如仍无效可采取手术治疗,骨折不愈合者,将坏死骨段切除,或全舟骨切除,采用假体置换的效果不能肯定。同时做桡骨茎突切除术,对解除疼痛和减轻局部创伤性关节炎有较好效果,但不适宜合并骨不愈合者。骨坏死时,如已有骨折愈合,应采用桡动脉背侧至血管束骨内移植术。

月骨初期坏死,先采用非手术疗法,腕部制动6个月以上。如仍有严重症状或影响功能,可将其摘除。无创性关节炎时,可用硅胶假体置换。若桡腕关节骨关节病已严重,应考虑桡腕关节融合术。

【功能锻炼】

骨坏死恢复期行功能锻炼,能增加肌力,防治肌肉萎缩,改善关节功能,帮助患者恢复生活工作能力,增强患者信心、提高患者战胜疾病的能力是不可缺少的方法。

第四节 足舟骨缺血性坏死

足舟骨软骨又称Kohler病,为Kohler 1908年报道。由于足部舟骨最后骨化,若进入舟骨的中心动脉形成延缓;或受创伤,致血供中断,便形成此病。本病好发于4—8岁男孩,约20%为双侧。

【病因病机】

本病的发病与外伤或劳损有关。足部诸骨以舟骨骨化最晚,而足舟骨又位于足纵弓之顶点,与其他骨相比,它又受到的压力最大。当该骨尚处于软骨内成骨阶段,过多的行走和运动,可使该骨受到挤压或骨折,使该骨的营养血管阻塞,营养中断而发生缺血性坏死。基本病理变化与其他骨软骨病相同。但此骨在1～3年内骨的结构可恢复到正常。大多数患者在足部发育完全成熟以前,足舟骨基本恢复正常,或有轻度变形,不影响足的功能。个别患者在足舟骨的背骨留一骨性隆起。

【临床表现】

足部疼痛和间歇性跛行,行走、跑跳时牵伸胫后肌,疼痛加剧,严重者不能行走,舟骨处有压痛和轻度肿胀。足外翻时疼痛明显。

【辅助检查】

X线检查:幼儿发病时足舟骨骨骺碎裂,较大儿童发病时,骨密度增高,舟骨变小而扁平,关节间隙增宽。附近的软组织阴影肿胀。

【诊断】

根据上述病史、临床表现及X线检查即可确诊。

【治疗】

1. 早期应适当休息,穿着健身鞋即可。禁止剧烈运动,如跑、跳、长途步行,避免负重。疼痛剧烈者可用石膏靴固定4～6周。手法按摩可促进足部血液循环。

2. 药物治疗:每日可用下肢熏洗药熏洗足部。

3. 疼痛严重、功能丧失者可考虑做三关节融合术,可以完全消除症状。但术后足的侧方移动受限,要慎重考虑。近有施行血管植入术手术治疗者,但因本病具有自愈性,故非必要。

第五节　距骨缺血性坏死

脱位距骨的血液供应十分丰富，结合文献报道，其血液供应有3个来源：胫后动脉、胫前动脉及腓动脉。按部位归纳为：①距骨头的血液供应是由足背动脉分支至内上半部，跗骨窦动脉供应外下半部。②距骨体的血液供应为跗骨管动脉中、外1/3，三角支供应内1/3，跗骨窦动脉分支供应外下一小部分。③距骨后结节由胫后动脉的跟骨支供应。这些分支在距骨内形成一个血管网，而且与其他骨之间有血管相通。距骨犹如居于血管网中。

【病因病机】

1. 病因

(1)距骨表面几乎为关节软骨面所覆盖，并无肌肉附着，血管进入距骨内部位置有限，故易受损伤。

(2)距骨为骨松质，当受伤时可因被压缩而损伤骨内血管。

(3)与骨折类型，即损伤的程度有关。

2. 分型

Ⅰ型：距骨颈骨折而无脱位，其韧带未受损，血液供应尚完整，距骨体坏死率不超过10%。

Ⅱ型：距骨颈骨折合并距下关节脱位，骨间韧带遭受损伤，距骨体的血液供应将减少，则坏死率上升至20%～40%。

Ⅲ型：距骨颈骨折合并距骨体脱位，即胫距、距跟均脱位。此型少见，脱位可能只有少数软组织附着以维持血供，若不及时手法整复，易发生缺血性坏死，坏死率高于70%以上。距骨体缺血坏死率随着损伤的严重程度而增加，显然是由于血液供应被破坏所致。

【临床表现】

1. 病史　有外伤史。

2. 症状　局部肿胀、疼痛、功能障碍。

【辅助检查】

依靠骨密度致密的X线片就可做出缺血性坏死诊断。但要注意侧位片上，距骨的一部分被内、外踝的阴影重叠，所以距骨的阴影比较致密，该处往往3倍于正常的骨密度，故只有在无重叠的位置有密度增深，才能做出缺血性坏死的诊断。MRI有助于早期诊断。

【诊断】

根据外伤史、临床症状及拍摄正、侧位及斜位X线片，对诊断及分型极为重要。

【治疗】

一般认为缺血性坏死最终多可恢复，很少发生塌陷，故主张非手术治疗。要避免负重，延长固定时间，给予活血化瘀补肾壮骨中药治疗，并定期做X线或MRI的复查。距骨体发生缺血性坏死后，即使不发生塌陷，也可诱发距下或踝关节创伤性关节炎，造成功能障碍，以至于不少学者仍主张手术治疗，采用四关节融合术。

(赵文海　赵长伟)

第 23 章

代谢性骨病

第一节 骨质疏松症

原发性骨质疏松症是一种全身性骨骼疾病，以骨量减少、骨的微结构退化、骨强度减低、脆性增强，导致骨折易感性增高为特征的系统性骨骼疾病。骨质疏松症患病率的增加与人口老龄化密切相关，20 世纪 90 年代，全世界约有 2 亿人受到骨质疏松的威胁，7500 万人患骨质疏松症。美国 50 岁以上男性和女性骨质疏松症患病率分别为 3%～6%、13%～18%；低骨量的男性和女性患病率分别为 28%～47% 、37%～50%。骨质疏松症造成的严重后果是骨折，以胸腰椎、髋骨和腕骨骨折多见。我国 60 岁以上骨质疏松症患者约为 2900 万人，低骨量患者为 1700 万人。50 岁以上人群骨折总患病率为 26.6%，髋骨骨折患病率为 1.9%，前臂骨折为 4%，椎骨折为 13.1%。

【病因病机】

骨质疏松症主要分为两大类，即原发性骨质疏松症和继发性骨质疏松症。原发性骨质疏松症是由于年龄增加或妇女绝经后骨组织发生的一种生理变化；继发性骨质疏松症往往是由于某些疾病或某些原因诱发，如内分泌失调、滥用激素及外伤制动等。还有一种原因不明的特发性骨质疏松症，不是出现在老年，而是发生在青壮年或少年，且多有家族遗传史。

1. 原发性骨质疏松症　骨量 30 岁达高峰，此后开始发生骨丢失，妇女绝经后骨丢失率迅速上升，最初几年骨松质每年可丢失 3%～10%，前 10 年中骨密质每年丢失 1%。妇女一生中丢失约 1/3 骨密质及 1/2 骨松质，雌激素降低是绝经期后骨质疏松症的主要原因。男性骨丢失为女性骨丢失的 2/3。

2. 继发性骨质疏松症

(1)营养因素：钙、磷、蛋白质和微量元素氟、锌等与骨质疏松症的发生密切相关。

钙：钙是人体的重要元素之一，骨钙约占人体总钙量的 99%，它与骨质疏松症关系密切。钙摄入减少，可刺激甲状旁腺，使甲状旁腺激素(PTH)分泌亢进，PTH 可促进骨的吸收，从而发生骨质疏松症。

磷：磷也是人体内非常重要的元素之一，低磷水平会刺激破骨细胞，加速骨吸收，延缓成骨细胞合成胶原速率，降低骨矿化速度；而高磷可使细胞内钙浓度降低，PTH 分泌亢进，骨吸收增加，骨营养不良，诱发骨质疏松。

蛋白质、氨基酸：是提供骨有机基质合成的重要原料，但过度摄取将影响钙的代谢，造成负钙平衡，为了纠正这种高蛋白膳食所致的负钙平衡，必须增加钙的摄入。

(2)物理因素

四肢失用或长期卧床：因缺乏活动，可使正常骨代谢遭到破坏，破骨细胞相对活跃，造成骨钙溶出，尿钙排泄增加，发生骨萎缩或骨质疏松。

日光照射：日光紫外线照射可使皮肤内维生素 D 的合成增多，从而促进钙的吸收与骨代谢，大大减少了骨质疏松症的发生。

(3)内分泌因素：垂体嗜碱性腺瘤或肾上腺皮质疾病可使皮质类固醇升高，胶原病、过敏性疾病、肾功能不全等疾病治疗过程中，只要长期应用皮质类固醇激素，将不同程度地继发骨质疏松症。

(4)遗传因素

种族：美国黑种人比白种人骨量高、骨密度大，骨皮质量，椎骨骨折较少见。白种人女性及男性髋部骨折发病率亦较黑种人高。

个体差异：峰值骨矿含量是指人的一生中骨矿含量最高的时期，一般 20－30 岁。峰值骨矿含量高者，发生骨质疏松的机会就少或延迟，与此相反，峰值骨矿含量低者，发生骨质疏松的机会就多或年龄提前。

遗传性：骨代谢疾病均可引起不同程度的骨量减少，如成骨不全症（脆骨病），由于骨形成不良，骨量减少，骨质松脆容易骨折。

中医学认为本病的发生、发展与“肾气”密切相关，《素问・逆调论》曰：“肾不生，则髓不能满”，《素问・六节脏象论》日：“肾者，主蛰，封藏之本，精之处也，其华在发，其充在骨”。因此，骨质疏松症病因病机可归纳为以下几个方面。①脾肾虚精亏：脾肾阳虚衰，不能充骨生髓，致使骨松不健；肾阴亏损，精失所藏，不能养髓。②正虚邪侵：正虚而卫外不固，外邪乘虚而入，气血痹阻，骨失所养，髓虚骨疏。③先天不足：肾为先天之本，由于先天禀赋不足，致使肾脏素虚，骨失所养，不能充骨生髓。

【临床表现】

1. *疼痛*　骨质疏松症疼痛最常见的部位是腰背部、髋部以及四肢，其中腰背部最常见。它的一个疼痛的特点就是沿着脊柱向两侧扩散的一个疼痛，仰卧或者坐位时疼痛会减轻，久立、久坐时疼痛加剧。一般来说日间疼痛相对轻，夜间和清晨时候疼痛比较重，在弯腰、运动、咳嗽或者排便等用力情况时疼痛会加剧。明显全身疼痛、夜间疼痛或者翻身时疼痛是骨质疏松症疼痛一个突出的特点，部分患者可呈慢性腰痛。若压迫相应的脊神经可产生四肢放射痛、双下肢感觉运动障碍、肋间神经痛、胸骨后疼痛类似心绞痛，也可出现上腹痛类似急腹症。

2. *身长缩短、驼背*　多在疼痛后出现，脊椎椎体前部几乎多为骨松质组成，而且此部位是身体的支柱，负重大，尤其第 11、12 胸椎，负荷量更大，容易压缩变形，使脊椎前倾，背曲加剧，形成驼背。随着年龄增长，骨质疏松加重，驼背曲度加大。正常人每一椎体高度 2cm 左右，老年人骨质疏松时椎体压缩，每椎体缩短 2mm 左右，身长平均缩短3～6 cm。

3. *骨折*　过量骨吸收是骨质疏松症的本质，它使骨量、骨结构及骨的生物学特性发生衰变，在这一慢性变化过程中，骨的微细损伤日积月累，骨的重建和修复失去代偿和平衡，最终使得骨强度下降、脆性增加，是骨质疏松性骨折的病理基础。骨折在骨质疏松症中不仅常见，有时甚至是骨质疏松症患者的首诊原因。骨质疏松症与骨折存在着显著的因果关系，加之该类患者大部分为老年人，存在视力、平衡力、肌力不足和注意力不集中等情况，日常生活中容易摔倒，是骨质疏松性骨折的主要外部因素。骨质疏松性骨折好发于骨的干骺端和胸、腰椎部位。

4. *其他表现*　部分患者因出现严重的脊柱畸形，可引发胸闷、通气障碍等症状以及便秘、腹胀、上腹部不适等。另外，头发脱落、牙齿松动易折也不少见。

【辅助检查】

1. *实验室检查*

（1）临床常用检测指标：血清钙、磷、25-羟维生素 D 和 1，25-双羟维生素 D、血清电泳。

（2）骨形成指标：血清碱性磷酸酶（ALP）、骨钙素（OC）、骨源性碱性磷酸酶（BALP）、Ⅰ型前胶原 C 端肽（PICP）、N 端肽（PINP）。

（3）骨吸收指标：空腹 2 小时的尿钙/肌酐比值，或血浆抗酒石酸酸性磷酸酶（TPACP）及Ⅰ型胶原 C 端肽、尿吡啶啉（Pyr）和脱氧吡啶啉（d-Pyr）、尿Ⅰ型胶原 C 端肽（U-CTX）和 N 端肽（U-NTX）等。这类指标有助于骨转换的分型、骨丢失速率及老年妇女骨折的风险性评估、病情进展和干预措施的选择和评估。

2. *骨矿密度（BMD）测量*　BMD 测量是应用仪器对骨骼中的矿物质进行测量和定量分析，以 BMD 代表骨量，对早期诊断骨质疏松症、预测骨折危险性及评估疗效均有着十分重要的意义。常用检测方法包括双能或单能 X 线吸收测定、X 线成像吸收测定及定量等。

3. *定量超声测定*　定量超声能分析骨结构、骨质量及骨强度，无辐射，更适合于儿童、孕妇及不适宜接触 X 线者，但应用范围较窄，目前仅能测定跟骨、髌骨和胫骨。

4. *常规 X 线检查*　X 线检查可根据骨质密度、骨皮质厚薄、骨小梁形态和数量、椎体变形等情况判断骨质疏松症或诊断骨折，缺点是只能定性而不能进行定量分析，且灵敏度较差，不能早期诊断骨质疏松症（需骨矿丢失 30％以上才能显示骨质疏松影像）。

5. *磁共振成像检查*　骨质疏松性椎体骨折在

X线片上表现为椎体变形，与其他原因引起的椎体变形不易鉴别。普通磁共振成像虽然不能显示骨小梁减少或骨矿密度减低，但能显示多个椎体的情况，可以鉴别是陈旧性骨折或新鲜骨折，亦可排除结核及恶性肿瘤。

【诊断】

1. 诊断标准　骨矿含量诊断标准和峰值密度丢失百分率及分级标准（主要用于女性成年人、男性参照执行），参考世界卫生组织（WHO）的标准，结合我国国情，制订本标准以汉族妇女 DEXA 测量峰值骨量（M±SD）为正常参考值，在目前尚无细分标准的情况下，不同民族、地区和性别可参照执行该标准。＞M-1SD，正常骨量；M-1SD～2.5SD，骨量减少；＜M-2.5SD，骨质疏松；＜M-2.5SD 以上伴有一处或多处骨折，为严重骨质疏松症。

2. X线检查诊断

（1）X线片质量：X线片的清晰度、对比度、细致度应较高。

（2）脊椎骨密度估计，建议用下列方法（以第3腰椎和第8胸椎为中心行X线检查）：Ⅰ度（轻度），纵向骨小梁明显；Ⅱ度（中度），纵向骨小梁变稀疏、表面粗糙；Ⅲ度（重度）：纵向骨小梁不明显同时发生压缩骨折者，应测量压缩（%）率。

（3）其他股骨近段：可用 Singh 指法、跟骨 Jhamaria 分度法、管状骨皮质指数法等。

【鉴别诊断】

骨质疏松症需要鉴别的疾病主要有以下几个方面：①影响骨代谢的内分泌疾病；②免疫性疾病，如类风湿关节炎；③影响钙和维生素D吸收和调节的消化道和肾脏疾病；④多发性骨髓瘤等恶性疾病；⑤一些药物如糖皮质激素等；⑥先天性和获得性骨代谢异常疾病。

1. 骨软化症　特别为骨有机基质增多。临床上常有胃肠吸收不良、脂肪痢。胃大部切除病史或肾病病史。早期骨骼X线常不易和骨质疏松区别，但如出现假骨折线（Looser 带）或骨骼变形，则多属骨软化症，生化改变较骨质疏松明显。

（1）维生素D缺乏所致骨软化症：则常有血钙、血磷低下，血碱性磷酸酶增高，尿钙，磷减少。

（2）肾性骨病变：多见于肾小管病变。如同时有肾小球病变时，血磷可正常或偏高。由于血钙过低、血磷过高，患者均有继发性甲状旁腺功能亢进症。故X线表现实际上是骨软化症和全身性纤维性骨炎的混合体，在慢性尿毒症时尚可伴有骨硬化症。

2. 骨髓瘤　典型患者的骨骼X线表现常有边缘清晰的脱钙，须和骨质疏松区别，患者血碱性磷酸酶均正常，血钙、磷变化不定。但常有血浆球蛋白（免疫球蛋白 M）增高及尿中出现凝溶蛋白。

3. 遗传性成骨不全症　可能由于成骨细胞产生的骨基质较少，结果状如骨质疏松，血及尿中钙、磷及碱性磷酸酶均正常，患者常伴其他先天性缺陷如耳聋等。

4. 转移性癌性骨病变　临床上有原发性癌症表现，血及尿钙常增高，伴尿路结石，X线所见骨质有侵蚀。

【治疗】

一旦发生骨质疏松性骨折，生活质量下降，出现各种并发症，可致残或致死，因此骨质疏松症的预防比治疗更为现实和重要。骨质疏松症的预防和治疗策略如下。

1. 基础预防

（1）调整生活方式。富含钙、低盐和适量蛋白质的均衡膳食。注意适当户外活动，有助于骨健康的体育锻炼和康复治疗。避免嗜烟、酗酒和慎用影响骨代谢的药物等。采取防止跌倒各种措施：如注意是否有增加跌倒危险的疾病和药物，加强自身和环境的保护措施（包括各种关节保护器）等。

（2）骨健康基本补充剂。①钙剂：用于治疗骨质疏松症时，应与其他药物联合使用，目前尚无充分证据表明单纯补钙可以替代其他抗骨质疏松药物治疗。②维生素D：成年人推荐剂量为200U，每日5μg，老年人推荐剂量为400～800U，为每日10～20μg。

2. 中医辨证施治

（1）脾肾虚精亏：治以健脾补肾填精，方用右归丸合理中丸加减。

（2）正虚邪侵：治以扶正固本，方用鹿角胶丸，方中虎骨改用代用品。

（3）先天不足：治以填精养血、助阳益气。方用龟鹿二仙胶汤，治疗亦需考虑患者年龄、性别、原发病病因辨证施治。

3. 西药治疗　抗骨质疏松药物可分成三类。

（1）抗骨吸收药物：①双膦酸盐类，阿仑膦酸盐（福善美或固邦）。②降钙素类，鲑鱼降钙素和鳗鱼降钙素类似物。③选择性雌激素受体调节剂，有效抑制破骨细胞活性，降低骨转换至妇女绝经前水平。雷诺昔芬（Raloxifene，60mg），能阻止骨丢失，增加骨密度，明显降低椎体骨折发生率，是预防和治疗绝经后骨质疏松症的有效药物。④雌激素类：临床研究已充分证明雌激素或雌孕激素补充疗法（ERT 或 HRT）能降低骨质疏松性骨折的发生危险，是防治绝经后骨质疏松的有效措施，激素补充治疗遵循严格适应证、禁忌证及剂量个体化、定期检测随访原则。

（2）促进骨形成药物：甲状旁腺激素（PTH）适用于严重骨质疏松症患者。

（3）改善骨质量药物：活性维生素 D，在治疗骨质疏松症时，可与其他抗骨质疏松药物联合应用，如 PTH 片剂，第 2、3 代双膦酸盐等。

4. *其他疗法*

（1）针灸治疗：取肾俞、脾俞、足三里、太白、太溪等穴，用补法，每日 1 次，10 日为 1 个疗程，可以使骨质疏松症患者的肾虚衰老症状得到缓解，腰背痛和骨痛临床症状改善。

（2）灸法：取大椎、大杼、足三里、脾俞、肾俞、命门、神阙、中脘、关元等穴。每日灸一组穴，每穴灸 5 壮，15 日为 1 个疗程。

另外，可选择配合推拿、火罐、穴位注射等治疗。

【功能锻炼及预后】

1. *功能锻炼*　骨质疏松病人常有一种错误认识：运动会导致骨折。事实上，通过锻炼肌肉可以保护骨骼，骨质疏松患者更要运动，但要避免下列运动：①冲击性强的运动，如跳跃、跑步。这类运动会增加脊柱和下肢末端的压力，使脆弱的骨骼发生骨折。②需要前后弯腰的运动，如仰卧起坐、划船。

可进行运动：力量训练、负重的有氧运动、柔韧性训练如有氧运动包括散步、跳舞以及园艺劳动等。这类运动可以锻炼下肢及脊柱下部的骨骼，减少骨骼矿物质的流失。

2. *预后*　轻度或中度骨质疏松症如果注意调护，重视防治可不发生椎体塌陷、压缩性骨折或其他部位骨折，一般预后良好。胸椎、腰椎体压缩性骨折，常导致脊柱后凸、胸廓畸形、驼背、身高变矮，影响内脏功能，其中以肺功能受损较为突出。如发生骨折则会给患者造成巨大痛苦，有的严重限制患者活动，或长期卧床不起甚者缩短寿命，预后不良。

第二节　佝偻病

佝偻病（rickets）在婴幼儿期较为常见，是由于维生素 D 缺乏或其活性代谢产物缺乏，同时合成钙或磷的能力不足，引起体内钙、磷代谢紊乱，使骨骼钙化不良，导致骨骼变形或骨折的一种疾病。多见于 3 岁以下婴幼儿，以 6 个月至 1 岁最多见。根据本病的临床特征，与中医学的“五迟”“五软”“背偻”“鸡胸”“龟背”等描述相似，属“骨痿”范畴。

【病因病机】

1. *病因*

（1）胎中失养，先天不足：清《医宗金鉴・幼科心法要诀》已认识到“小儿五迟之病，多因父母气血虚弱，先天有亏，致小儿生下即筋骨较弱，步行艰难，齿不速长，坐不能稳，皆肾气不足之故”。由于父母的因素可造成小儿先天肾气不足，形成佝偻病。尤其是母亲在怀孕期间，起居失常，户外活动少，日光照射不足，或营养失调或患有痼疾，都直接影响胎儿的营养和发育，致使先天肾气不足。

（2）调理不当，后天匮乏：小儿出生后，如果户外活动少，日光照射不足，可削弱体质。《诸病源候论》曰：“若常藏于帏帐之内，重衣温暖，譬如阴地之草木，不见风日，软脆不任风寒。”影响日光照射的因素，又与居处空气中烟尘多，云雾大，或冬季较长等有关。或饮食失节，喂养失调，损伤脾胃，脾胃运化功能失职，营养不良等原因，也可造成后天匮乏，促发佝偻病。

2. *病机*　由于先天及后天因素，引起脾肾不足，日久不愈，影响其他脏腑，可导致五脏虚弱。肾气不足，骨失髓养，表现为生长发育迟缓，骨骼软弱。脾气不足，运化无力、水谷精微不能吸收，肌肉失养，表现为纳差，肌肉松弛、虚胖。肝气不足，筋失濡养，表现为坐立、行走无力，肝风内动则惊搐。心气不足，神不守舍，表现为惊惕不安，精神恍惚，反应淡漠或语迟。肺气不足，卫外不固，表现为多汗易感冒。后期，严重患者，主要责之于脾肾，由于病久则由虚变损，肾损则髓不养骨，骨骼不坚，引起成骨迟缓，骨骼变形，出现方颅，囟门晚闭，牙迟出，胸背变形，下肢弯曲等畸形。脾损，不能充养四肢则出现四肢乏力，形瘦，面色苍白。

西医学认为，本病的病理特征是钙化障碍，也就是钙不能及时地沉着于骨样组织和骨前期软骨内。引起佝偻病的原因，按邓特（Dent）的分类，有如下几种①营养性佝偻病：维生素 D 的摄入不足和缺乏阳光照射。②肠性佝偻病：见于腹部疾病，如麸敏感性肠病、特发性脂肪痢、胃次全切或全切除术后、肠道瘘、胆道闭锁、胰腺炎、慢性胰腺功能不全等引起的消化或吸收不良。③肾性佝偻病：主要是肾小球与肾小管功能紊乱，如伴性染色体低磷酸盐症、常染色体低磷酸血症、维生素D依赖症、神经纤维瘤病、范康尼（Fanconi）综合征、眼-脑-肾综合征、远端肾小管酸中毒等。④后天性肾病性佝偻病：慢性肾功能衰竭、高尿钙症、重金属中毒、肾病综合征、尿道梗阻性疾病、丙种球蛋白病、骨髓瘤病、输尿管结肠吻合术后等。⑤其他：新生儿佝偻病、骨软化症、瘤性佝偻病、原发性甲状旁腺功能亢进、抗惊厥治疗后、服氢氧化铝或其他不能吸收的氢氧化合物所引起的磷酸盐缺少等。

这些原因可引起维生素D的缺乏（合成不足、吸收不足，需要量增大，羟化功能障碍等），进一步影响到血清钙磷的平衡（肠内吸收不足，肠和肾的排泄增加，骨内外的游动速度受影响），血清钙磷低下，不能正常沉积于骨样组织和软骨基质，造成软骨和骨样组织不能正常钙化，使骨的生长停止在软骨和骨样组织阶段。在正常的软骨内成骨过程中，由于成熟软骨细胞柱没有足够的钙盐沉积，不能钙化，同时软骨血管的长入不规则，临时钙化带内没有再吸收，致使骨骺板的厚度增加。这种病理变化以生长最快的干骺端最为显著，如腕、踝、膝、肋前端等处。由于骨骼脆弱、柔软，常因体重的应力和肌肉牵拉而变形。最早畸形发生在骨端，以后随骨骼继续生长，畸形移至骨干中部，长骨出现弯曲畸形，如“X形腿”“O形腿”，胸部和骨盆也发生畸形。

【临床表现】

1. *早、中期* 骨骼变化不明显，常表现为易于激动、烦躁不安、不喜玩耍，甚则全身惊厥、手足抽搐、角弓反张或精神淡漠、多汗等。病情进一步发展，可见肌肉松弛、紧张度低下，如腹肌松弛、肠壁肌肉无力，引起肠内积气，表现为腹部膨隆如蛙腹，肋下缘外翻。如四肢肌力软弱，骨骼支撑力又差，表现为走路晚，且易跌倒。

2. *后期* 可发生骨骼畸形改变。如患儿额颞部隆起，枕顶部扁平，呈方颅畸形，囟门延迟闭合。胸骨隆起，胸廓横径缩小，前后径增加，呈鸡胸畸形，沿横膈附着处胸廓向内凹陷，形成横沟，即哈里逊沟（Harrison 沟）。肋软骨处增大，在前胸两侧形成“串珠”畸形。四肢远端因骨样组织增生，使腕及踝部膨大似“手镯”“脚镯”畸形。开始行走后可见“膝内翻”或“膝外翻”畸形，严重者可发生髋内翻，患儿步态摇摆。股骨或胫骨干发生青枝骨折。脊柱发生后突或侧弯。下肢和脊柱的畸形可降低身高。近年典型病例不多，但轻型病变引起的膝内外翻畸形仍可见到。

【辅助检查】

1. *实验室检查* 血清钙正常或稍偏低，血清磷明显下降，血清碱性磷酸酶（ALP）中度升高。尿钙减少一般24小时在1.25mmol左右，严重者尿钙不能测出。

2. *影像学检查* X线检查：特征性X线变化主要见于干骺端。在早期（急性期）可见长骨骨骺端的临时钙化带不规则，模糊、变薄、骨小梁稀疏，干骺端有一定程度的凹陷。随着病变的进展，临时钙化带消失，干骺端扩张增粗，中心部位凹陷呈杯口状，边缘模糊，并有毛刷状密度增高，自干骺端向骨骺方向延伸。骨骺出现迟缓，骺线增宽且不规则。骨皮质密度减低，骨小梁粗糙，横骨小梁减少，纵骨小梁持续存在。四肢长骨发生弯曲变形，呈“O”形或“X”形畸形，弯曲凹侧的骨皮质多增厚。恢复期干骺端边缘清楚、规则，但干骺端仍宽阔粗大，骨骺相继出现，骨骺线逐渐变窄，横骨小梁再度出现，纵骨小梁逐渐变粗，但严重畸形者多难以恢复。

【诊断及鉴别诊断】

1. *诊断*

(1)病史：常见于6个月—3岁婴幼儿，患儿常有营养不良、胃肠道疾病、肾疾病等病史，冬季和日照较少的地区较多见。

(2)结合临床表现、X线检查及实验室检查可以确诊。

2. *鉴别诊断* 原发性甲状旁腺功能亢进：本病可发生于任何年龄，以20—50岁者较多，女性多于男性，如在长骨骺板闭合以前发病者，骨骼病变非常相似佝偻病，但本病多有高血钙症，尿结石发生率高，血液生化改变与佝偻病不同，以高血钙和高尿钙为特点，血清ALP也显著增高，从不发生手足抽搐症状。

【治疗】

对于佝偻病的治疗应重视早期预防，目前绝大多数国家和地区已经采取有效的预防措施，包括供给富于维生素D和钙、磷、蛋白质的食物；对人工喂养的儿童供给鱼肝油和钙片；多晒太阳或有指导地进行紫外线照射。长期患腹泻的儿童除增服钙剂外，还应定期肌内注射维生素 D。

1. *中药辨证施治*　本病的病因病机主要责之于脾、肾亏虚，一般初起以脾胃虚弱为主，后期以肾气亏损为主，故健脾补肾、补肾壮骨为治疗本病的常法。

(1)脾胃虚弱型：形体虚胖，精神疲惫，面色苍白，多汗无力，易惊多惕，夜眠不安，肌肉松弛，头颅骨软，囟开而大，发稀色黄，便溏，舌淡、苔薄白，脉缓无力，指纹淡红。早期多见此症型。治则益脾补肾，方用扶元散加减。汗多如淋者，加煅牡蛎、煅龙骨或用醋调五倍子粉，于睡前敷脐，次晨取下；夜惊者，加蝉蜕、酸枣仁、夜交藤、钩藤；便溏不化者，加怀山药、炒神曲。

(2)肾气亏损型：形体瘦弱，面色不华，出牙、坐立、行走等发育均迟，骨骼畸形明显，其头颅方大，鸡胸，驼背，腹大如蛙及下肢弯曲，舌淡、苔少，脉迟无力，指纹淡，后期多见此型。治则补肾壮骨，方用补益地黄汤或河车大造丸加减。偏肾阴虚者，方用六味地黄汤或知柏地黄丸；纳差者，加砂仁、茯苓；行迟者，加五加皮、杜仲；语迟者，加石菖蒲、远志；发迟者，加龟甲、何首乌；立迟者，加鹿茸；齿迟者，加骨碎补、补骨脂。

2. *西药治疗*　维生素 D 每日 400U(预防剂量)或每日 2000～3000 U(治疗剂量)，同时加服钙剂，并接受太阳紫外线照射。

3. *中医外治法*

(1)捏脊：适用于佝偻病兼有慢性腹泻，消化不良。

(2)手法矫正：适用 4 岁以下儿童，畸形较轻的膝内外翻者。

(3)外固定：适用于 4 岁以下儿童，膝内外翻畸形，经手法矫正后，用夹板外固定。

4. *手术治疗*

(1)折骨术：适用于 4 岁以下儿童，主要畸形是胫骨内翻者。可将小腿外侧中央放在用棉花垫好的楔形木块上，两手握紧小腿两端，然后用力垂直向下压，先折断腓骨，后折断胫骨，造成青枝骨折，纠正小腿畸形，折骨时应保护胫骨上、下端的骨骺，避免在折骨时损伤。术后用夹板或管型石膏固定 3 周或更长时间。

(2)截骨术：对于 4 岁以上患儿、弯曲畸形明显且持续存在的或畸形最显著处位于关节附近的，可做截骨术。应在佝偻病治愈后，骨质已坚硬时进行手术。膝外翻行股骨下端截骨术；膝内翻行胫骨上端截骨术；严重的髋内翻也可做转子下截骨术。截骨时应尽量少剥离骨膜，尤应避免损伤骨骺板，术后用石膏外固定。注意：术前或术后停用维生素 D。

【预后】

轻度的佝偻病在婴幼儿中较为普遍，如能经规律合理的治疗，大多患儿可痊愈而不留痕迹。中度及以上的患儿常因治疗不及时、治疗方案不合理而遗留各种骨骼畸形。伴随有后遗症的患儿因其生长发育较正常儿童滞后，即使经过合理的治疗，也无法得到自然矫正。该病本身不会导致死亡，但其并发症，如免疫力低下、软弱等可导致各种感染的发生率升高，婴幼儿肺炎的发病率也随之升高。此外，佝偻病患儿的肠壁肌肉松弛无力，消化功能差，频繁的腹泻将使患儿出现严重的营养不良，为日后的身体危机埋下伏笔。

第三节　骨质软化症

骨质软化症(osteomalacia)是指以骨组织中新生的类骨组织上的矿物盐沉着不足，使骨质发生异常为特点的一种骨骼疾病，常见于骨骺板已闭合的成年人，也称为成人佝偻病。其特点为骨质钙化不良、类骨组织增加、骨质软化，因而脊柱、骨盆及下肢长骨可能产生各种压力畸形和不完全骨折。本病多见于居住条件差、环境阴暗和阳光较少的地区，同时饮食中缺乏钙和维生素 D。新中国成立前，由于当时经济困难和传统的坏习惯，我国某些地区的妇女在妊娠、产褥和哺乳期间，营养补充极差，每天仅喝几碗面汤或小米稀饭，也不常晒太阳，加上多孕、多产，因而患骨质软化症者很多。目前，这种状况得到根本改变，骨质软化症已很少见。

中医古代文献无骨软化症这个病名，一般认为“骨痹”“骨痿”的症状类似于骨质软化症，并且与骨质软化症发病过程中的两个不同发展阶段相似，“骨痹”与初期相似，“骨痿”与后期相似。

【病因病机】

1. *病因*

(1)中医学认为本病初期多由于久居阴冷之地，寒滞于骨；或禀赋不足，或久病不已，损伤脾肾；

或多产、多孕，累伤肾精，精血不足，骨失濡养，经脉气血失和，引起骨痹，出现骨重酸痛。到了后期，由于寒闭日久，化热伤阴，导致精血亏虚，不能充养骨髓，骨枯髓减，形成骨痿，出现腰脊不举，甚而骨骼畸形。

(2)西医学认为骨质软化症与佝偻病一样，最常见的原因是食物中维生素D和钙、磷等矿物质和蛋白质缺乏，此外，多产多孕、肠道疾病、胃切除术后、肝疾病、胰疾病、长期服用抗惊厥药物、日照不足等都可以引起骨质软化症。这些因素均使维生素D摄入不足或代谢发生障碍，不能产生有效的1,25$(OH)_2D_3$，以致肠道对钙的吸收减少和钙的骨转移减少，所产生的类骨组织不能钙化和骨化，因而骨质变软，强度降低，导致了骨质软化。

2. *病机*　本病患者全身普遍骨质疏松。骨皮质变薄且软，甚至可用刀切。骨样组织大量取代正常骨组织，以致大量致密骨为骨松质所代替，骨松质的骨小梁纤细、稀少，骨松质内充满血管性脂肪组织，破骨细胞活跃，骨陷窝扩大，骨髓腔逐渐增宽，哈佛管增大，间充质内血管丰富，并有幼稚结缔组织增生，骨的强度大为减弱，以致发生多数压力畸形及病理骨折。

【临床表现】

骨软化症的最早表现为骨痛和压痛，为周身性、自发性，以腰痛和下肢疼痛最显著。骨痛严重时翻身困难，行走困难。如果局部出现剧烈疼痛多因发生病理性骨折所致，骨折多见于股骨颈、转子间或转子下部。压痛主要在下部肋骨。稍晚，骨骼可因为受压和肌肉拉力而变为畸形，以下肢和骨盆畸形常见，有髋内翻、股骨和胫骨的扭曲畸形、脊柱后凸畸形、骨盆上口呈三叶形畸形。全身肌肉无力，常见于小腿，表现为摇摆步态，上楼困难，蹲坐时起立困难。躯干肌无力主要表现为下床困难。后期，少数病人可出现手足搐搦。

【辅助检查】

1. *实验室检查*　血清钙正常偏低，血清磷降低，血清碱性磷酸酶升高。

2. *影像学检查*　X线检查：主要有3个特点即骨质广泛疏松，压力畸形，路塞线（Looser线）的出现。横骨小梁消失，纵骨小梁纤细，骨皮质变薄。在股骨颈、耻骨支、坐骨支、肋骨和肩胛骨的盂下部分常见一线状透光带，横过上述骨骼，称为Milkman假骨折线或Looser线。此透明亮带常为对称性，可持续存在数月至数年。线两端可见骨膜下骨质隆起，治疗生效后，此线即愈合而消失。

因为骨质变软，在脊柱和下肢长骨常见压力畸形。如脊柱常见驼背和侧凸，椎体中部受压，呈双凹透镜形状，而椎间盘则相对地扩大。此类改变与鱼类的脊椎体相似，又称鱼椎，有时还可见椎体的病理性压缩骨折。下肢长骨的压力畸形有髋内翻、膝内翻、膝外翻、腓骨或胫骨向外侧凸、骨盆变形、髋臼内陷、骨盆入口呈三角形。

【诊断及鉴别诊断】

1. *诊断*　有原发疾病史或营养不良或居住环境阴暗、日照不足的病史，同时结合临床表现、实验室及影像学检查可以确诊。

2. *鉴别诊断*　根据妊娠、哺乳、营养缺乏和长期不见阳光或少见阳光的病史，以及X线片和实验室所见，本病不难诊断。但需与骨质疏松症、泛发性纤维性骨炎、类风湿关节炎鉴别。

(1)骨质疏松症：老年人和妇女绝经后多见。不仅矿物质少，骨基质也少，单位体积内骨量减少所致，骨活检看不到骨样组织，血钙、血磷和碱性磷酸酶正常。无骨骼畸形，无Milkman假骨折线或Looser线。

(2)泛发性纤维性骨炎：又称骨质纤维化，破骨细胞增多，骨组织破坏吸收，由纤维组织充填其中。因甲状旁腺功能亢进，甲状旁腺素（PTH）分泌过多，以致骨吸收加速所致。由于成骨细胞的代偿活动而使碱性磷酸酶升高，患者血钙升高，血磷降低。X线片可见骨膜下骨质吸收和牙槽硬板消失。骨中常见虫蚀样或多发囊肿样改变。中节指骨桡侧的骨膜下凹迹。

(3)类风湿关节炎：类风湿关节炎病变先从手指、腕、肘等关节开始，早期可见受累关节红、肿、痛、热，晚期可见各种关节畸形。严重者因长期卧床，不见阳光，尤其长期服用皮质类固醇药物，患者可能继发全身性骨质疏松。多关节的长期肿痛，甚则手足畸形。类风湿因子阳性。

【治疗】

1. *中药辨证施治*　针对肾精亏虚，骨髓失充的病机，给予益肾填精壮骨，再根据先后天的关系，结合具体证候注意健脾益气扶持后天。

(1)肾虚寒滞型：久居阴冷潮湿，腰腿或全身骨骼疼痛，压痛，酸软无力，甚则畸形，行动困难，畏寒，手足欠温，头晕，夜尿多，阳痿，舌淡胖、苔白，脉沉迟无力。治则益肾温阳、散寒通脉，方用独活寄生汤加减。若痛甚，加制川乌、制马钱子；精亏神疲甚者，加鹿茸、狗脊；脾虚明显者，加黄芪、薏苡仁或归脾丸。

（2）肾亏骨枯型：腰腿或全身骨骼重困无力，畸形或疼痛，举动困难，手足搐搦，肌萎形削，头晕耳鸣，五心烦热，盗汗，舌红、少苔，沉细数。治则滋肾、养阴、壮骨，方用左归丸加减。

2. *西药治疗*　主要采取补钙的方法，同时给予维生素 D。乳酸钙或葡萄糖酸钙，每次 0.5～3.0g，每日 3 次。维生素 D 每日 1000～2000U。当脂肪消化不良时，应同时给予胆盐和胰腺素，并注意多晒太阳。

3. *手术疗法*　下肢畸形可采用矫形手术以改正承重力线，预防骨关节炎，但手术必须在骨骺线消失和疾病治愈或控制后施行，否则畸形复发的机会较多。术后由于卧床，这时会有大量尿钙排出，如仍大量使用维生素 D，有发生高血钙的可能，以致损害肾。所以手术前后经常检查血清钙、磷和碱性磷酸酶的含量，严格控制维生素 D 的剂量，必要时停止使用。

【预后】

骨质软化症通过积极的治疗、加强营养、多晒太阳、避免长时间站立和行走，一般是可以完全治愈的。

（陈海鹏　刘志坤　林桦楠　丘宏龙）

参考文献

[1] 刘忠厚.骨质疏松学[M].北京：科学出版社，1998.

[2] 王和鸣.中医伤科学[M].北京：中国中医药出版社，2002.

[3] 王和鸣.中医骨伤科学[M].北京：中国中医药出版社，2007.

[4] 施杞.骨伤科学[M].北京：人民卫生出版社，2001.

[5] 施杞.中医骨伤科学[M].北京：中国中医药出版社，2005.

[6] 何伟，张俐.骨病临床研究[M].北京：北京科学技术出版社，2006.

第24章

肌骨系统肿瘤

第一节 概 述

肿瘤类疾病发病率的不断攀升,使国内外医学领域的关注度不断提高。随之而来认识论之提高,诊治手段之改进在迅速跟进。就骨肿瘤学而论,局限性的称谓已经不能全部涵盖,运动系统肿瘤、肌骨系统肿瘤(musculoskeletal system tumors)或直接用骨和软组织肿瘤来表示已经普遍采用。

就骨伤专业而论,肌骨系统肿瘤部分的知识在传统中医药学中的缺失和近代研究的滞后,是不争的事实。因此,学习与弥补,与国际主流认识接轨是必要的,有利于融入、交流和提高,有利于借鉴和挖掘传统领域中的未知,从而为本专业做出贡献。本章重点选集了骨肿瘤和肿瘤性疾病,软组织肿瘤也少有涉及。

【肿瘤定义与分类】

1. *定义* Ewing1940为肿瘤下的定义:肿瘤是一种自主过度生长的新生组织。吴恒兴等(1983年)认为:肿瘤是机体中成熟的或在发展中的正常细胞,在有关因素的作用下,呈现过度增生或异常分化而形成的新生物。刘振化等(1995年)认为:恶性肿瘤是机体在各种致瘤因素的长期作用下,某一正常的组织细胞发生异常分化和过度无限增生的结果。随着时间的推移,进一步的认识深化、高度概括、简明深刻的切中要义会不断翻新。

2. *肿瘤的分类* 肿瘤按照其固有特性和对生物侵袭程度,可分为良性和恶性,介于二者间的可称为中间性或交界性肿瘤。癌是恶性肿瘤的统称,其中包括三大类:①来源于上皮组织的癌症;②来源于间叶组织的肉瘤;③未分化肿瘤。

【肌骨系统肿瘤的来源与定义】

1. *来源* 肌骨系统肿瘤来源于胚胎期间充质组织(中胚层、间叶),由于间充质组织的干细胞具有多潜能性,可以发生多种肿瘤并含有多种成分,甚至包括外胚层来源者。多样性决定了这一系统肿瘤的复杂性和临床认识和诊治的难度。就肉瘤而言,由于基础和临床关注度均不够,总体的诊疗水平远逊色于癌。

2. *定义* 胚胎发育期间,间充质组织来源的肿瘤,可以统称为肌骨系统肿瘤。其中位于骨、软骨及骨膜的良、恶性肿瘤常称骨肿瘤。而位于纤维组织、脂肪组织、平滑肌组织、横纹肌组织、滑膜组织、血管、淋巴管组织等的肿瘤,统称为软组织肿瘤。周围神经系统和自主神经系统,虽非源于间叶组织,但常与这些组织交织生长,故也划入其中。

3. *分类*

(1)肌骨系统肿瘤分类的演进:疾病分类学历来重要,肌骨系统肿瘤也不例外,在肌、骨系统肿瘤分类问题上有两个现象应该关注。其一,分类多版本,读者无所适从,更不便于交流,为此,1972年WHO发布了第一个骨肿瘤分类法。其二,骨、软组织肿瘤混淆在一起,统称为骨肿瘤。如1983年长春会议推出的中国第一部也是目前唯一一部骨肿瘤分类。这种分类沿用了国际早年的分类方法,把软组织看作是骨的附属组织。随着认识的不断提高和进步,发现诊断和治疗的差异越来越突出,从长远发展和提高计,独立的分类学在所难免。另外,世界走向开放、融会和贯通,各国再搞自己的分类已无必要。

(2)WHO-2013年骨肿瘤的分类:本章选的病种大部分在骨肿瘤的分类中可见,其中包括骨肿瘤和不能分类的肿瘤(肿瘤样疾病),同时也节选了个别的软组织肿瘤。因为篇幅所限,以下仅将翻译后的骨肿瘤分类附录供读者参考(24-1)。

表 24-1　WHO-2013 版骨肿瘤分类

组织来源	良性肿瘤	中间性(局部侵袭性/罕见转移)	恶性肿瘤
软骨源性肿瘤	骨软骨瘤 软骨瘤 内生软骨瘤 周围软骨瘤 骨软骨黏液瘤 甲下骨疣 奇异的骨表骨软骨瘤样增生 滑膜软骨瘤病	软骨黏液性纤维瘤 不典型软骨瘤/软骨肉瘤Ⅰ级 软骨母细胞瘤	软骨肉瘤(Ⅰ级、Ⅱ级) 去分化软骨肉瘤 间叶性软骨肉瘤 透明细胞软骨肉瘤
骨源性肿瘤	骨瘤 骨样骨瘤	骨母细胞瘤	低级别中央性骨肉瘤 普通骨肉瘤 软骨母细胞性骨肉瘤 纤维母细胞性骨肉瘤 骨母细胞性骨肉瘤 毛细血管扩张性骨肉瘤 小圆细胞性骨肉瘤 继发性骨肉瘤 骨旁骨肉瘤 骨膜骨肉瘤 高分级骨表骨肉瘤
纤维源性肿瘤		促纤维生成性骨纤维瘤	骨纤维肉瘤
纤维组织细胞性肿瘤	良性纤维组织细胞瘤/非骨化性纤维瘤		
造血系统的肿瘤			浆细胞骨髓瘤 孤立性骨的浆细胞瘤 骨的原发非 Hodgkin 淋巴瘤
富含破骨细胞性巨细胞肿瘤	小骨的巨细胞损害	骨巨细胞瘤	恶性骨巨细胞瘤
脊索肿瘤	良性脊索瘤		脊索瘤
血管源性肿瘤	血管瘤	上皮样血管瘤	上皮样血管内皮瘤 血管肉瘤
肌源性肿瘤	骨的平滑肌瘤		骨的平滑肌肉瘤
脂肪源性肿瘤	骨的脂肪瘤		骨的脂肪肉瘤
不能分类的肿瘤	单纯骨囊肿 纤维结构不良 骨纤维结构不良 软骨间叶性错构瘤 Rosai-Dorfman 病	动脉瘤性骨囊肿 Langerhans 细胞的组织细胞病 Erdheim-Chester 病	
杂项肿瘤			尤因肉瘤 釉质瘤 骨的未分化高级别多形性肉瘤

【流行病学】

1. 发病率　原发骨肿瘤的发病率 2～3/10 万人。继发骨肿瘤的发病率则要高出原发的 30～40 倍。

2. 骨和软组织肿瘤发病率的比较　一般认为骨与软组织恶性肿瘤发病率之比约等于 2500∶(6000～7000)。由于近年来的变化，软组织恶性肿瘤发病率仍在飙升。美国癌症协会(ACS)统计，2000 年骨恶性肿瘤 2500 例，软组织肉瘤新确诊病人 8100 例。2004 年 McKee 报道，软组织肉瘤年发病率已是 8700 例。提示在本领域，不但要关注骨肿瘤，更要将软组织肿瘤的治疗提到日程上，特别是软组织肉瘤。

【诊断】

1. 临床症状和体征

(1)年龄：一般认为肉瘤的发病年龄较癌小 10 岁。骨肿瘤有两个高发峰段，原发者 10－20 岁，继发者 50－60 岁。软组织良性肿瘤任何年龄均可发病，软组织肉瘤 40 岁之后是其高发年龄，年龄跨度可从出生至 90 岁。

(2)性别：男略多于女。

(3)肿块：四肢和躯干体壁的肿块，发现的时间可长可短，从 1 天至数年不等，界限多较清楚，触及理想者多。当肿块深在，如腹膜后或盆壁肿瘤向腔内发展者，发现即较大，界限可能触摸不理想。骨肿瘤肿块多呈骨性，质地硬韧。软组织肿瘤可表现为实性、囊实性或完全的囊性。

(4)疼痛：恶性骨肿瘤多有疼痛，严重的可出现夜痛。非神经源性的肿瘤和软组织肉瘤出现疼痛时，多为外源性压迫。病人还常感觉有酸胀等不适。严重者可出现相应区域的麻木，甚至功能障碍。

(5)水肿：肿块巨大，压迫重要的血管和淋巴管时，可出现远端不同程度的水肿。

(6)皮肤瘙痒：纤维组织来源的肉瘤，在复发时常有皮肤瘙痒，如纤维瘤病、皮隆突性纤维肉瘤等，类似皮肤愈合。但目前并未发现皮肤瘙痒与肉瘤复发有何直接关系。

(7)区域淋巴结转移：肉瘤的区域淋巴结率转移总体不高，10％左右，个别瘤种如上皮样肉瘤可达 30％以上。无痛、稍硬、无粘连，常用作与炎症的鉴别诊断。AJCC 认为肉瘤的淋巴结转移，预后与远隔转移相同。

(8)远隔转移：远隔转移多在晚期出现，靶器官以肺为主，肝、脑、骨、软组织等均可见到。

2. 影像学检查　影像学检查在肌骨系统肿瘤诊断中的作用十分重要。检查的主要目的是：①确定有无肿瘤；②确定肿瘤位置；③鉴别肿瘤良、恶性；④明确肿瘤的范围和与周围重要组织的关系；⑤帮助分期；⑥确定切缘；⑦随访和疗效评价等。

主要的影像学检查方法包括 X 线片、CT、MRI、DSA、核医学检查及超声波等。由于上述方法均有各自的优点和局限性，应根据患者的具体情况选择。由于 CT 和 MRI 均可有血管显影内容，因此 DSA 使用逐渐减少。

(1)X 线片：最常用的方法，操作简便、成像快速、局部宏观、经济、普及，适用于初步检查。骨肿瘤影像学的大部分描述，如骨膜反应、成骨、溶骨、肿瘤骨、钙化、骨化等术语都来源于 X 线片的阅读和经验的积累，成为诊断的重要依据之一。因此对于骨肿瘤而言，X 线片是必需的检查手段，CT 和 MRI 无法替代。缺点是分辨力较低，结构重叠，对软组织的观察基本缺失。

(2)CT 和 MRI 检查：CT 和 MRI 检查是临床使用最多的立体影像技术，是 X 线片的重要补充。前者对骨肿瘤后者对软组织肿瘤分辨率很强，可以提供不同视角的轴位、冠状位、矢状位和一些特殊位置的检查。还有强化、抑脂、不同的显像窗和序列等的应用，为确定诊断、非手术治疗效果的评估、手术方案的制定、手术后的复查等提供重要依据。笔者提出的软组织肉瘤的屏障切除原则、术前对肿瘤位置的判定、屏障结构的位置等，都依赖于局部高质量的 CT 和 MRI。但当前过度使用的问题需要重视。坚决反对不问青红皂白，先开一张 MRI 的做法。复发的肿瘤，根据不同的部位应该以选择 CT 或强化 CT 为好。术后复查的 MRI，由于逐层软组织的术后改变，影像多不清，缺乏参考性。有金属假体和内固定后材料的，术后多采用 X 线片和 B 超复查。

(3)核医学检查：核医学检查是利用放射性核素作为示踪剂来显示病变的一种检查方法，它主要反映病变组织的代谢异常，从细胞水平甚至分子水平来揭示疾病的发生发展变化规律，属于功能成像范畴。临床上核医学检查适用于包括肿瘤在内的多种疾病的诊断，随着正电子发射计算机断层机(PET)技术的成熟，使它在肿瘤性疾病诊断中的作用日益突出。PET 采用葡萄糖的类似物[18]氟脱氧葡萄糖([18]FDG)作为示踪剂,在恶性肿瘤的显示上具有极高的敏感性和特异性,被认为是最好的肿瘤显像剂。肿瘤细胞在生长、增殖过程中需要大量葡萄糖,[18]FDG 作为葡萄糖的类似物参与肿瘤代谢,被肿瘤细胞摄取和聚集明显多于正常组织。在 PET 图像上显示为异常的放射性浓聚,通过测定标准摄取值(SUV)可定量分析[18]FDG的摄取。通常恶性肿瘤的摄取量明显高于良性肿瘤,肿瘤的残留和复发明显高于术后改变。虽然 PET 在显示病变上的对比分辨力很高,但是空间分辨力却很低,解剖结构显示不清,使得病变定位困难。将具有高的空间分辨力的 CT 与功能成像的 PET 整合到一起,得到的融合图像具有两种成像方法的优势,使 PET 上的异常放射性浓聚获得准确的空间定位,因而在肿瘤诊断中具有重要的临床价值。由于 PET 在炎症上的异常摄取,提示综合分析,排除假象。

(4)核素扫描检查(ECT):多用于骨的多发性病变。软组织肉瘤的诊断中,多用于晚期的鉴别诊断。

3. 组织学检查　任何肿瘤在治疗之前获得准确的病理学诊断非常重要。活组织检查即肿瘤实质的组织病理学检查(简称活检),是肌、骨系统肿瘤重要确诊方法之一,是外科分期、选择治疗方法的重要依据,提倡在施行根治性治疗之前完成。常用的取材方法有以下两类,闭合活检和开放活检。

(1)闭合活检粗针吸取样组织学检查:以各种取材针穿刺获取瘤组织的方法。优点:①以最小的创伤获取诊断材料;②方便;③经济;④易开展。适于肿物直径 3cm 以上而深在,特别是对于那些纤维组织较少,细胞成分较多的类型,成功率更高。多种枪式活检针可以选择。

(2)开放活检:指经过手术获取组织进行病理学检查的方法。包括:切开活检(切取肿瘤表层组织)、切除活检(瘤体完整切除)、咬取活检(开放破溃肿瘤)等供选择。

【分期系统】

1. 分期由来　肌骨系统肿瘤的分期如分类系统一样又是一片混乱,经过多年的调整,虽没有最后统一,眉目却逐渐清楚。一个方向是归类进入 UICC 的 TNM 系统,另一方向是外科医师比较喜欢用的 MTS(包括了对间室的认识)的 GTM 外科分期系统。GTM 系统与 TNM 系统重要区别有两点:其一,肌骨系统肿瘤组织学表现(G)很重要,被突出;其二,淋巴结(N)状态被删除,是由于肉瘤的淋巴结转移率低,一旦出现即等同于远隔转移(M)。后来(1987)又看到了两者融会的 GTNM 分期。后来出现的逐年修改的分期大同小异,但间室的理论未被采纳。

2. 骨的恶性肿瘤 TNM 分期　以下摘录最近的国际抗癌联盟分期供参考(表 24-2,表 24-3)。

表 24-2　骨的恶性肿瘤 TNM 分期

T——原发肿瘤:
T_x:原发瘤不能评估
T_0:无原发瘤证据
T_1:肿瘤的最大直径≤8cm
T_2:肿瘤的最大直径≥8cm
T_3:发现原发灶以外肿瘤
N——区域淋巴结
N_x:区域淋巴结不能评估
N_0:区域淋巴结无转移
N_1:区域淋巴结转移
M——远隔转移
M_0:无远隔转移
M_1:远隔转移
M_{1a}:肺
M_{1b}:其他远隔位置

表 24-3　AJC/UICC 肌骨肿瘤外科分期（2010 年第 7 版）

G——组织病理学分级（有 2、3 和 4 级分法）	二级：低度恶性和高度恶性 三级：G_1 低度恶性，G_2 中度恶性，G_3 高度恶性 四级：G_1 和 G_2 低度恶性，G_3 和 G_4 高度恶性
分期	Ⅰ期 ⅠA：$T_1N_0M_0$ 低度恶性 ⅠB：$T_{2\text{-}3}N_0M_0$ 低度恶性 Ⅱ期 ⅡA：$T_1N_0M_0$ 高度恶性 ⅡB：$T_2N_0M_0$ 高度恶性 Ⅲ期 $T_3N_0M_0$ 高度恶性 Ⅳ期 ⅣA：任何 TN_1M_{1a}，任何分级 ⅣB：任何 TN_1，任何 M，任何分级 任何 T，任何 N，M_{1b}，任何分级

【骨肿瘤的治疗】

1. *良性骨肿瘤和肿瘤样疾病*　良性骨肿瘤和肿瘤样疾病的大部分病变以手术切除为首选。视具体情况，需要残腔充填的，可以取自体髂骨和腓骨，也可以使用异体骨或人工骨填塞。局部有畸形的可以同时做截骨矫形。不稳定的可以选择髓内外固定，这些骨科的基本技术在骨肿瘤治疗中不可或缺。有关适应证可以参考以下章节。

2. *原发恶性骨肿瘤*

（1）综合治疗延长生存期：原发恶性骨肿瘤以骨肉瘤为代表，因为它最多见，恶性程度最高，治疗最困难，疗效最差，国内外许多肿瘤治疗中心，都把骨肿瘤研究的重点放在骨肉瘤上。骨肉瘤早期治疗的效果非常差，虽然以截肢为主，然而 5 年存活率也仅 10%～20%。20 世纪 70 年代之后，发现 ADM、MTX、DDP、IFO 等一些化疗药物对骨肉瘤有效，化疗加手术的模式逐渐占据主导，使骨肉瘤的治疗走出了阴影。经过数年的摸索和提炼，诞生了多种治疗模式，但化疗＋手术＋化疗的基本模式获得大多数临床医师的认可，5 年存活率由 50%向 60%、70%不断提高，已和 30～40 年前的治疗不能同日而语了。

（2）大块切除术：生存期的延长，无疑提高了对局部治疗的要求，保肢治疗成为主流。局部治疗的第一步是理想的切除。大块切除的范围以 MRI 评估骨受累的范围为基线，化疗后如能形成骨包鞘是最理想的，在基线和包鞘外设计安全切缘，长骨的切缘最少超过 5cm。对缩小切缘的一些主张要慎重参考，复发对于医师仅是一个失败的病例，而病人将付出巨大代价以至于生命。

（3）重建：肿瘤切除后，良好的功能要靠一流的材料和理想的外科重建技术。保肢治疗的重建方法较多，包括瘤骨灭活再植、自体骨移植融合、异体半关节置换和人工肿瘤假体置换等。瘤骨灭活再植的方法现今已很少使用，因为愈合困难很大，再加上骨缺损的修复，成功率很低，最后还要截肢。自体骨移植关节融合的疗效是确切的，特别是带血管的移植，但是关节功能的消失，给病人带来终身的困难，目前基本放弃。异体半关节移植的骨愈合多数可以完成，一般要 9～12 个月，漫长的骨愈合病人的依从性、再折、关节退变、无法行走等，骨源和匹配的问题等，都影响着使用。目前使用最多的是人工肿瘤假体，可调式假体摒弃了定制，使手术随时可行，大大方便了临床。并且愈合快，下地早，病人愿意接受。一般通过训练 2～3 个月已经可以弃拐行走了。

【软组织肿瘤的治疗】

1. *软组织良性肿瘤*　软组织良性肿瘤治疗简单，大部分需要手术切除，切除后多不复发。关键是术前明确诊断，切不可一见到体表肿块就认为是良性的，而草率切除，对混杂在其中的一部分肉瘤将失去第一次根治性机会，此类病例临床屡见不鲜。

2. *软组织恶性肿瘤*　软组织肉瘤的治疗效果

不理想，复发率居高不下，人为的原因不可忽视。即使一些西方国家，报道非计划切除后的复发率都相当高。软组织肉瘤治疗的基本原则是手术为主，化疗少有效果，放疗选择性有效。大部分复发病例与随意切除、非计划切除有关。为此笔者曾反复呼吁，对于40岁以上的人群，肿物深在的，一定要术前明确诊断，为病人争取第一次根治的机会。屏障切除术为笔者提出的肉瘤切除原则，易理解便实行，可参考相关文献。中心思想是获得理论上和实际的RO切除，用修复重建方法恢复功能，而坚决反对为保功能而牺牲切缘的恶性循环做法。

【术后康复】

肌骨系统肿瘤的术后康复非常复杂，并且已经形成了一个相对独立的专业。原则是根据肿瘤的不同的部位、切除的成分、重建的内容（如骨重建、关节置换、动力重建、循环重建等），制定早（围手术期）、中（骨和致密软组织愈合期）、后（功能康复期）期的康复计划，由专业的康复师管理和指导下配合特殊的器械，按部就班进行。

【中医中药在本领域的作为】

1. 提倡专科治疗　从认识入手，融会贯通。肌骨系统肿瘤在中医学的理论中几乎是空白，仅有少数取类比象的病名如“石瘤”“附骨疽”等，一些主观臆造的处方和无法重复的个案报告，都无法说明在本领域的造诣。其实这种现象很正常，就是在西方，西医学的发祥地，对于此类疾病的误诊误治、非计划切除比比皆是，疗效可想而知。由于此类疾病发病率低，在一代人身上很难积累反、正面的经验，因此都提倡专科治疗，这样即对病人有利，也便于经验的积累。然而了解本专业的基本知识，了解进展动态，有利于鉴别诊断，有利于辅助治疗的开展。

2. 中医中药的用武之地

(1)创新突破：在肌骨系统肿瘤专业内，未被解决的问题、目前无法解决的问题很多，如骨肉瘤当今的最佳治疗，5年存活60%左右就是相当好了。长期生存仍很低。在全身治疗上突破，有待于中医中药的参与。

(2)功能康复：骨伤专业中的推拿、按摩、导引等技术特点鲜明，疗效确切，在骨软组织肿瘤外科治疗后的康复中大有可为。这部分治疗因为与卒中偏瘫等尚有区别，应该站在矫形外科的角度研究、发掘、归纳和提高，一定会形成一个优势专业体系造福于病人，同时还可以充实本专业的内涵，扩大治疗范围。达到中、西医取长补短，共同发展的目的。

(3)与瘤共存：与瘤共存并非新内容，而应该看做是医者无奈的自圆其说。虽无奈，但体现了当前的一种现实状态，无可厚非。这是中医中药的用武之地，治疗上皮癌的较多，涉猎肉瘤的较少，希望看到今后更多的投入和产出。

第二节　良性骨肿瘤

一、骨　瘤

骨瘤(osteoma)是由致密骨组成的发生于骨表面的良性骨肿瘤。生长在骨松质内的常称为内生骨赘或骨岛。

【流行病学】

骨瘤男女均可发病，以男性多见。以累及膜状成骨部位为主，如颅顶骨、面骨和下颌骨等，颅骨的侧方少见。髓内损害多见于干骺端，盆骨和椎骨也可见到。

【临床表现】

1. 症状及体征　不对称的骨性肿块，界限清楚，无痛，偶有局部水肿。表面多光滑，固定。

2. 辅助检查　不规则的密度增高影，提示硬化骨，界限清楚。髓内、外均见到。

【鉴别诊断】

1. 异位骨化　常有外伤史。

2. 退行性增生　有慢性损伤史和发病的典型部位，多有疼痛。

【治疗】

无症状不给予治疗。有压迫症状时可手术切除，切除应在正常骨界面。

【预后】

预后良好，未见有恶变者。

二、骨样骨瘤

骨样骨瘤(osteoid osteoma)是一种直径不超过2cm，能形成骨，有与肿瘤大小不相称的疼痛，特别是夜痛，常对非甾体类抗炎药有反应的良性肿瘤。

【流行病学】

儿童和青少年男性最多见，成年人偶有发生。

很多骨都可以发病，但长管状骨居多，特别是股骨和胫骨的近端。

【临床表现】

持续性钝痛，夜间加重，为最常见主诉。浅表部位发病者大多可以触及骨性包快，压痛明显，偶见周围红肿。对非甾体类抗炎药有很好的反应，本法也常用来做试验性诊断。肿瘤发生在深部骨或隐蔽部位，如股骨颈、转子间或椎弓时，钝痛为主，部位感不强。发生在肌肉发达区如大腿，常出现肌肉萎缩、力量减弱等症状。发生在脊柱者偶见姿态性畸形。这些症状的原因常与保护性失用、肌力不平衡有关，而保护性失用的原因仍然是疼痛。

【辅助检查】

骨样骨瘤常称骨皮质肿瘤，大多数主瘤体位于皮质内，影像可见小的圆形或椭圆形透亮区，直径很少超过 1cm，称为瘤巢。周围包绕着致密的反应性硬化骨，反应骨范围有时很广，形成偌大的瘤节，有时瘤巢都很难发现。发生在骨内的反应性骨量明显减少以至于不能被发现，确诊困难。骨内、隐蔽部位等发病者 CT 可显示一低密度灶，与反应骨间形成的反差较大，常能发现瘤体。

【鉴别诊断】

影像学方面常与应力骨折、骨髓炎、骨岛、骨脓肿等有相似之处，鉴别要点是典型的发病部位和特异性痛，详细地病史询问很重要。

【治疗】

手术切除是根治的有效方法，应注意选择有效的术中定位方法。切不可把反应骨当做肿瘤。瘤巢的位置往往在隆起的最高处。

【预后】

预后良好。

三、骨软骨瘤

骨软骨瘤（osteochondroma）是一种位于骨表面的被覆软骨帽的骨性突起，来源于软骨的一种良性肿瘤，也叫外生骨疣。瘤体含有的髓腔与下面的骨连续。

【流行病学】

骨软骨瘤是最常见的良性骨肿瘤，有报道统计占所有良性骨肿瘤的 35%，占所有被切除良性骨肿瘤的 8%。30 岁以前发病的占大多数。全身所有的骨都可发病，但以长管状骨的干骺端最多见，特别是股骨远端、胫骨近端和肱骨近端。手足的短管状骨也偶有见到。但甲下骨疣并非真正意义上的骨软骨瘤。发生在大的扁平骨者相对较少。脊柱的骨软骨瘤常见于附件。

【病因病机】

骨软骨瘤的发生和形成研究一直比较活跃，近来一些文献认为在成年人零星和遗传性骨软骨瘤的软骨帽内 EXT_1 或 EXT_2 基因的失活支持本病的肿瘤性质。肿瘤细胞很像来自软骨板的软骨细胞。形成可能是生长板细胞遭到第 2 次的刺激，细胞失去了极性，经由薄弱的骨领向外生长而形成瘤节，由于细胞受到的刺激不同，又分成单发型和多发型。早年的 Virchow 和 Lichtenstein 等病理学家也有一些猜测，总之尚无定论。

【临床表现】

四肢的骨软骨瘤常以肿块、骨折、体检或其他偶然情况发现就诊。发生在扁平骨者，以畸形就诊不在少数。由于肿瘤发生的不同部位决定，可以出现一组并发症，常较肿瘤直接的症状更明显，如长管状骨的管状化不良可出现干骺端变宽、续连；髂骨的骨软骨瘤长入骶髂关节造成关节分离而出现外观双侧不对称和跛行。肿瘤本身并无疼痛，出现疼痛者多由并发症引起，如脊椎骨附件的肿瘤长入椎管造成脊髓或神经根的压迫，而出现钝痛或放射性痛，严重者还可以出现相应肌肉的麻痹。腓骨颈肿瘤压迫腓总神经，可出现足下垂等畸形。带蒂的肿瘤蒂部常出现骨折，不一定有严重的外伤史，可出现肿胀、压痛、功能受限，较浅表的还可以看到淤血斑。中、晚期出现的疼痛除了骨折之外，还可能是恶变，应提高警惕。

骨软骨瘤的典型影像表现是在骺板附近，与关节相反方向的骨性突起，表面有透亮的软骨覆盖，瘤体可以是带蒂的梨状，广基底的瘤体和正常骨的界限不清，特别是干骺续连者，骨干和髁部移行不明显。瘤体骨松质区与下面的骨髓腔连续而无明显的界限。透亮带成年人超过 1cm，儿童超过 3cm，或软骨帽不规则、碎裂、钙化等常提示恶变。

【鉴别诊断】

多发性者有时应与多发性软骨瘤病鉴别。

【治疗】

彻底切除是常用的治疗方法。

【预后】

不完整的切除可致复发。多次复发，应怀疑是否有恶变。单发型的 1%、多发性的 5% 可能恶变，可以恶变为周围型软骨肉瘤。

四、软骨瘤

软骨瘤(chondroma)包括内生软骨瘤和周围型软骨瘤(enchondroma, periosteal chondroma),组织学征象显示为由透明软骨形成的一组良性肿瘤。分内生型和周围型,同时伴有不同发病部位的临床症状。内生型,位于髓腔内,以单发为主,多骨多发或单骨多发也能见到;周围型,来源于骨膜,位于骨表面。

【流行病学】

内生型占所有外科切除良性肿瘤的 10%～25%,发病年龄 5—80 岁均可见到,20—50 岁较多见。两性几乎无差别。手的短管状骨发病约占 40%,近节指骨最多见(占 40%～50%),末节指骨少见。足部的短管状骨仅占 6%,长管状骨发病约占 25%。肱骨的近端、胫骨的远端和股骨的上下端是继手部短管状骨之后的第二高发区,内生型很少发生在扁平骨,如骨盆、肩胛骨、肋骨、胸骨和椎骨,颅面骨更是罕见。

【临床表现】

在手上短管状骨发病时,可见病变指肿胀、增粗、畸形,时有疼痛,活动不灵便以至于关节功能受影响。偶见骨折者可出现急性症状。

【辅助检查】

常见短管状骨低密度膨胀性改变,皮质变薄,病灶内不规则钙化影,偶见病理性骨折。长管状骨的近干骺端不规则的点片状、团状钙化,间杂不规则的低密度区。病变广泛者可致畸形和病理骨折。髓内瘤灶累犯骨皮质导致变薄、消失和碎裂者,提示恶变。合并有骨膜软骨瘤时可出现外凸生长,和肿瘤边缘不规则的钙化缘。

【鉴别诊断】

骨的表皮样囊肿:末节指骨多见,边缘多规则,很少钙化。纤维结构不良的钙化分散,膨胀性弥漫,长骨软骨瘤膨胀较少见。股骨远端和胫骨近端的骨梗死应注意与长骨软骨瘤鉴别。前者常有激素应用史,较大量的饮酒史。影像常见鞘样改变,界限更清楚,并见多发。

【治疗】

手术治疗。短管状骨内生软骨瘤以刮除植骨为主。周围型者可根据具体情况选择囊内、边缘或大块切除。有恶变倾向者,首先要活检确诊后再选择手术方法。

【预后】

内生软骨瘤刮除植骨后很少复发,复发也常在多年后。周围型者手术适应证选择适当的话,复发率也不高。

五、滑膜软骨瘤病

滑膜软骨瘤病(synovial chondromatosis)是一种良性肿瘤,分类在成软骨细胞性肿瘤项。呈现多个透明软骨结节,通常出现在具有滑膜组织的部位,如关节囊、滑液囊和腱鞘内。过去又称滑膜骨软骨瘤病,它既不是滑膜肿瘤,又不是肿瘤样疾病。

【流行病学】

20—50 岁高发,两性无区别。任何有滑膜的部位特别是关节都可发病,但以膝关节为主。完全位于关节外的病例,称腱鞘滑膜软骨瘤病。

【病因病机】

滑膜深层未分化的间叶细胞向软骨分化形成的小节。多见于具有滑膜组织的关节囊、滑囊和腱鞘内,不是真正的肿瘤。小体与滑膜联系的蒂断裂后形成关节内游离体。

【临床表现】

疼痛、肿胀、明显的结节、关节弹响,游离体可致关节交锁和运动受限,继发性出现骨关节炎。

【辅助检查】

影像可以看到圆形的小肿块,周围钙化,关节内可以有积液。

【鉴别诊断】

骨关节炎的增生骨赘、剥脱性骨软骨病和能产生关节内的游离体的疾病。其他症状如骨表面有退行性改变、神经性关节病为无痛的关节等,鉴别不困难。

【治疗】

彻底的滑膜和瘤节切除。术中发现滑膜正常时,也可仅切除游离体。

【预后】

预后良好,腱鞘滑膜类型复发率较高(15%～20%)。多次复发可以侵犯骨,转移仅在 29%的病例中看到。

六、骨血管瘤

骨血管瘤(haemangioma)由海绵状、毛细血管型或静脉型的脉管组成的一种良性肿瘤,也可称其为血管畸形。

【流行病学】

经过诊断的血管瘤占骨肿瘤的 1%,实际发病率远高于此。30－50 岁多见，女性多见。脊椎骨高发，其次为颅面骨和长骨。

【临床表现】

绝大部分的血管瘤无症状，较大者可见疼痛。生长超出寄宿骨的承受能力时，会出现病理骨折，如椎体和跟骨的压缩骨折。椎体膨胀可出现椎管压迫症状、破裂乃至出血和椎管狭窄。

【辅助检查】

不同的发病骨会出现不同症状，总体以溶骨性破坏为主，常可见钙化。骨外观可膨胀，皮质变薄，高密度粗骨脊和溶骨兼杂是典型椎体血管瘤的栅栏状改变。椎管内突出者 MRI 可明显看到。

【鉴别诊断】

椎体血管瘤常需与骨髓瘤和转移癌鉴别。后两者常为多发。骨髓瘤多需进行特异性免疫蛋白的检测和骨穿的骨髓象最后确诊。后者原发灶大多能找到。多种影像综合对比分析多能确定诊断。

【治疗】

无症状不给予治疗，定期随访。有严重并发症的，可做相应的切除或减压。介入等方法也可考虑。

【预后】

预后大多良好。

第三节　恶性骨肿瘤

一、骨肉瘤

骨肉瘤（osteosarcoma）作为骨恶性肿瘤的代表，历来受到关注，仅就它的叙述方法或称分型，不同时代和不同版本分类所表述的差别很大，2013年 骨肿瘤的最新分类，已将各型视为独立疾病。本书选择的两种类型，以下按照两个独立疾病叙述。

（一）普通型骨肉瘤

普通型骨肉瘤（conventional osteosarcoma）是一种高级别的骨内恶性肿瘤。瘤细胞直接产生骨是其特点。肿瘤可以发生在正常骨，也可以继发于以前有一些情况的骨，如放疗后、Paget 病、骨梗死和一些其他罕见的病。

【流行病学】

普通型骨肉瘤的高发年龄 10－14 岁，第 2 个小高峰发生在较老的成年人，＞40 岁的占 30％。也有报道：0－24 岁为 4.4 人/10 万人；25－59 岁为 1.7/10 万人；＞60 岁为 4.2 人/10 万人。继发于 Paget 病占 1％，放疗后的占 2.7％～5.5％。其他原因还包括继发于骨梗死、一些骨的良性肿瘤（纤维结构不良、骨囊肿、脂肪硬化型黏液性纤维瘤）和金属假体置换等。

膝关节上下高发，股骨远端占 30％，胫骨近端 15％。肱骨近端第三高发部位占 15％。长骨的干骺端占 90％，可以侵犯骺板。骨干占 9％，很少在骨骺发病。发生在下颌骨、骨盆、胸骨和椎骨的多为中老年人。

【病因病机】

原发的骨肉瘤确切原因不清楚，继发于骨的一些病变和良性肿瘤和放射线的照射是可见到的事实。

【临床表现】

早期发现困难，多为偶然机会经影像检查发现骨异常。以疼痛性肿块就诊的居多，此时 90％肿瘤已侵蚀到皮质外。多伴有关节积液，软组织肿胀，严重的夜痛和功能障碍。有报道此时大约 75％已有肺转移。临床 70％以上的骨肉瘤碱性磷酸酶（ALP）增高。

【辅助检查】

根据局部破坏的程度，可出现一系列溶骨性表现，骨膜反应较早期即可看到，类型包括：Codman 三角、日光放射状骨针、葱皮样改变等。CT 可清楚看到骨肿瘤，MRI 可清楚地确定界限，对指导手术的切除范围有重要意义。

【鉴别诊断】

骨肉瘤早期症状不典型时须与骨髓炎、骨化性肌炎、骨梗死等鉴别，最直接的确诊方法就是活检。

【治疗】

化疗－手术－化疗的治疗模式，已经使大量病人的生存期明显延长，截肢率明显下降。常用的一线药物包括大剂量的甲氨蝶呤（MTX）、多柔比星（阿霉素，ADM）、顺铂（CDDP）和异环磷酰胺（IFO）等。一般方法是应用一线药物两轮后评估疗效和手术，术后继续化疗。选择药物可参考术前化疗后的评估结果，必要时可调整用药。化疗时间半年到 1 年甚至更长，现在有缩短化疗时间和用药次数的趋势，但证据不足，应持谨慎态度。

【预后】

早年仅用截肢治疗时，80%的病人死亡。而 20 世纪 70 年代之后，采用化疗、手术和化疗的方法，70%的病人获得了长期生存。出现转移和复发的病例，生存率<20%。

（二）骨旁骨肉瘤

骨旁骨肉瘤（parosteal osteosarcoma）是源于骨表面外层的低级别的恶性骨原发性肿瘤，生长于骨的表面，也称邻皮质骨肉瘤（juxtacortical osteosarcoma）。

【流行病学】

骨表面骨肉瘤有 3 个亚型，骨旁骨肉瘤、骨膜骨肉瘤和高度恶性骨表面骨肉瘤。前者虽然在骨肉瘤中较少见仅占 4%，但在骨表面骨肉瘤中最多见。20—30 岁发病的占 1/3。股骨远端后方为高发位置，约占 65%。其次是胫骨近端后方、肱骨的近端外侧等。扁平骨少见。

【临床表现】

可偶然发现膝关节后方骨性肿块，较大者影响关节运动但多无症状。恶性程度较高的，常出现疼痛、肿胀，挤压神经的有小腿和足的感觉异常等症状。

【辅助检查】

骨旁骨肉瘤为成骨性改变，股骨远端或胫骨近端后方不规则高密度影，表面可具有软骨帽。CT 可清楚看到骨皮质和肿瘤之间出现的骨膜透亮带。肿瘤可侵犯髓腔，侵犯髓腔常提示恶性程度增加。

【鉴别诊断】

广基底的骨软骨瘤、骨化型肌炎等，但二者均不在腘窝高发。

【治疗】

广泛切除肿瘤，瘤床化学灭活（笔者常用碘酊）后植骨固定。将恶性程度高、髓腔破坏严重的瘤段截除，人工关节置换术。未侵犯髓腔、镜下细胞恶性程度低、软骨成分多的不考虑化疗。否则，可参考普通型骨肉瘤处理，一般也不考虑术前化疗。

【预后】

预后良好，5 年总存活率 91%。侵犯骨髓的，术后复发的预后同高分级骨肉瘤，与普通型骨肉瘤类似，但比去分化型软骨肉瘤好。

二、软骨肉瘤

软骨肉瘤（chondrosarcoma）是一种具有多形性特征和临床表现的，由软骨基质产生的一组局部侵袭性或恶性肿瘤。分为原发性和继发性两大类型。按照发生部位分为发生在骨内的中心型、骨外的周围型（多指骨软骨瘤恶变）和骨膜型。按照组织学分为普通型、间叶型、透明细胞型和去分化型。本节仅介绍原发中心型。

【流行病学】

软骨肉瘤占原发恶性骨肿瘤的 20%，是除骨肉瘤和骨髓瘤之后第三高发骨恶性肿瘤，普通型和原发者占软骨肉瘤的 85%。原发型软骨肉瘤在成人和老年人高发，大多数病人的年龄大于 50 岁，高峰期 40—70 岁，男性多见。软骨肉瘤可以发生在来自软骨化骨的任何骨，骨盆最多见，其次是股骨近端、肱骨近端、股骨远端、胫骨近端和肋骨。大约 75%发生在躯干骨、股骨和肱骨，手足小骨占 1%。

【临床表现】

软骨肉瘤最常见症状是肿胀和疼痛。发生在不同部位的病变还可以出现相应的压迫症状和运动功能的影响。根据病理组织学的不同表现，由一般到严重常分为三级。随着瘤细胞侵袭性不断增加，局部的破坏逐渐扩展和加重，临床症状也会不断加重。

【辅助检查】

原发瘤常发生在长骨的干骺端和骨干，出现梭形膨胀和骨皮质变厚而粗糙，但缺乏骨膜反应。病灶内可出现颗粒状、结节样和球样钙化。缺乏钙化或钙化不完全的提示肿瘤的侵袭性更强，如去分化软骨肉瘤很少钙化。CT 可以提示基质钙化，MRI 检查可确定受累的范围和周围软组织情况，为确定切缘提供依据。

【组织学分级】

组织学分级与治疗设计、病程和预后明显有关，是临床的重要参考指标。

一级：镜下瘤细胞增大增多，大小不一，可见双核细胞；影像：骨皮质轻度膨胀。

二级：镜下黏液样，细胞明显异形，核大、深染、大量双核细胞，三核细胞可见，偶见核分裂；影像：骨皮质浸润或破坏。

三级：大量的软骨细胞明显的非典型性增生，异形和深染明显，成巨核状，核仁怪异，核分裂可见；影像：宿主骨广泛浸润破坏，并累及周围的软组织使之浸润破坏。

【鉴别诊断】

1. 长骨的软骨　瘤无痛，多见于儿童，成人后病变静止，骨皮质不破坏，界限清楚。

2. 成软骨性骨肉瘤　青春期发病，小儿软骨肉瘤则少见。

镜下鉴别，对于骨肉瘤即使主要成分无软骨母细胞，也一定见到成骨细胞分化的骨和骨样组织，方可诊断骨肉瘤。

3. 其他　还有软骨黏液性纤维瘤、恶性纤维组织细胞瘤、高恶性纤维肉瘤等都须与软骨肉瘤鉴别，要点是临床检查、影像诊断和组织学检查的三结合。

【治疗】

广泛性和根治性切除为主，不除外截肢。保肢治疗时，肿瘤切除后，多需要人工关节置换。

【预后】

预后与组织学分级相关。一级多不转移，预后较好。二级治愈率 60%，三级治愈 40%。大约 10%的复发肿瘤升级。2～3 级的 5 年生存率 53%。

三、未分化高分级多形性肉瘤

未分化高分级多形性肉瘤（undifferentiated high-grade pleomorphicsarcoma，UPS）被定义为瘤细胞呈多形性并弥漫分布的，缺乏特定分化方向的高度恶性骨肿瘤。也称恶性纤维组织细胞瘤（malignant fibrous histiocytoma MFH）。

【流行病学】

未分化高分级多形性肉瘤临床少见，占原发恶性骨肿瘤不足 2%，男多于女。10－80 岁均可发病，高峰期 40 岁以上，<20 岁的仅占10%～15%。下肢骨最多见，股骨占 30%～45%，随后是胫骨和肱骨。数年前未分化高分级多形性肉瘤的诊断非常多，特别是软组织发病者，近年来以未分化高分级多形性肉瘤为主导命名之后，明显减少。

【病因病机】

原发未分化高分级多形性肉瘤确切原因不详，过去的一些研究和论述基本被推翻。有文献报道继发性未分化高分级多形性肉瘤达 28%，常见的有 Paget 病、骨梗死和放射后骨等。

【临床表现】

大部分病人有疼痛，相应部位的肿胀等症状也可见到。

【辅助检查】

髓腔内溶骨性破坏，呈侵袭性边界不清，骨皮质破坏区可见软组织侵犯，以至于软组织肿块形成。偶见病理骨折。

【治疗】

广泛切除为首选，化疗对一些病人有效，可能会稳定病情。

【预后】

高度恶性骨肿瘤，转移多见，常转移到肺，占 45%～50%。化疗后肿瘤有坏死的预后较好。有报道无转移的 5 年生存率占 50%。<40 岁、切缘理想的预后更好一些。

四、骨巨细胞瘤

骨巨细胞瘤（giant cell turmor of bone）是一种良性但局部侵袭性生长的原发骨肿瘤。由其间散布着大量的巨噬细胞和大的破骨细胞样巨细胞的单核细胞增殖组成。在巨细胞瘤中，还有一种一开始就可以确定的原发高度恶性骨肿瘤或继发于放疗后和其他外科治疗。它们分别称为原发恶性骨巨细胞瘤和继发恶性骨巨细胞瘤。

【流行病学】

骨巨细胞瘤的发病率占所有骨肿瘤的 4%～5%。高峰发病期 20－45 岁，虽然 10－20 岁发病占 10%，但是，骨巨细胞瘤很少发生在不成熟骨。女性高发。恶性骨巨细胞瘤不足 1%，也是女性多见。长骨端为其好发部位，如股骨远端、胫骨近端、桡骨远端和肱骨近端。脊柱也是一高发区，骶骨最常见，其后是腰、胸和颈椎。扁平骨少见，其中髂骨稍多。手足短管状骨发病不足 5%。

【病因病机】

现在普遍认为，在巨细胞瘤中，为数众多的大的破骨细胞样的巨细胞不是肿瘤性的而是一种自然反应。单核细胞有两种类型，不管是巨噬细胞样的破骨细胞前体，还是原始的间叶性的基质细胞，都对 NF-κB 配位体（RANKL）表达，很好地反映了分裂活性和呈现了骨巨细胞瘤的肿瘤性成分。在巨噬细胞集落刺激因子存在的情况下两种细胞表达 RANK，增殖的单核基质细胞诱导破骨细胞形成，RANKL 的依赖机制不可或缺。单核细胞也可表达（前）骨母细胞的标示物，包括碱性磷酸酶、RUNX2 和 Sp7 转录因子（Osterix）。

【临床表现】

疼痛、肿胀和局部膨隆直至包块出现。继续发展症状加重，局部骨皮质破裂后会出现软组织肿块、肿块破裂出血和进一步的病理骨折。突出部位的肿瘤可以出现相应症状，如关节附近的肿瘤多见，最常见的是膝关节的功能障碍。脊柱肿瘤破入椎管造成神经压迫，严重者不全截瘫或全截瘫也可看到。

【辅助检查】

经典的 X 线表现是长骨端的溶骨性、偏心性、肥皂泡样改变。可发现各种类型的病理骨折。大多无骨膜反应和钙化。CT 和 MRI 可清楚看到囊性变区和骨外软组织的累及情况。

【鉴别诊断】

骨巨细胞瘤的鉴别诊断应该包括 3 个方面，临床鉴别、影像鉴别和组织学鉴别。膝关节上下不单单是骨巨细胞瘤的高发部位，而是众多骨肿瘤的共同高发部位。镜下含有多核巨细胞的肿瘤或瘤样病变不在少数，特别是一组良性侵袭性肿瘤或瘤样病变，如非骨化性纤维瘤、骨化性纤维瘤、骨母细胞瘤、软骨母细胞瘤、软骨黏液样纤维瘤，孤立性骨囊肿、动脉瘤样骨囊肿、纤维异样增殖症、纤维棕色瘤以至于像骨肉瘤这样的恶性肿瘤等，都需要认真鉴别。认真临床检查，反复阅读影像资料，病理学除光镜外多种手段的应用，确诊不难，临床医生要用好三结合的手段。在此不予赘述。

【治疗】

广泛的局部切除、反复的冲洗之后的化学处理很有必要。笔者使用的方法是碘酊反复涂抹，乙醇脱碘，生理盐水冲洗法，效果可靠，且安全无毒性。破坏广泛的瘤段截除，人工假体置换多优于其他方法。恶性者破坏广泛的不除外截肢。关于刮除范围，以前对肿瘤的侵袭范围估计往往偏于保守，刮除时也同样，致使复发率很高。X 线片上看到的正常的骨松质未必可靠，与 MRI 比较后便可更清晰。术中将全部骨松质清除，鞘内灭活的复发率明显降低。

氨基双膦酸盐类药物已经形成常规使用，抗 RANKL 抗体（Denosumab）也有使用，这些都显示了能迟缓或遏制肿瘤的生长。RANKL 抗体治疗后可以明显看到巨细胞、单核细胞、丰富的编织骨和纤维组织的缺乏。

【预后】

骨巨细胞瘤以良性侵袭性为主，有报道肺转移占 2%，多发生在确诊后的 3～4 年，一些可以自行消退，导致死亡的占少数。局部复发增加转移的机会。刮除的复发率是 15%～50%，多在 2 年内。大块切除复发率很低。

五、尤因肉瘤

WHO 对尤因肉瘤（Ewing sarcoma，ES）定义：是一种小圆形细胞肉瘤，表现出特殊的分子发现物和不同程度的神经外胚层分化。

近年来由于病理组织学的不断深入，认为尤因肉瘤与外周原始神经外胚瘤（PNET）有关。Ewing-PNET-Askin 均为原始神经外胚层肿瘤，三者属同一肿瘤家族，即尤因肉瘤家族，为同一连续肿瘤谱系的不同阶段，在组织形态、免疫组化、超微结构、遗传学改变上存在重叠，但又有一定差别。ES 是未分化的 PNET，Askin 瘤（胸肺部恶性小细胞肿瘤）是部位特殊的 PNET。2013 年分类学的尤因肉瘤节，回避了这些关系，本节叙述尊重这种意见。

【流行病学】

尤因肉瘤不常见，占所有恶性骨肿瘤的 6%～8%，是儿童和青少年除了骨肉瘤之外第二高发的常见肉瘤。男性多见，80% 的病人发病在 20 岁以前，高峰年龄 10－20 岁。第一好发部位是长骨的骨干或干骺端偏向骨干侧，第二是骨盆和肋骨，其次是颅骨、椎骨、肩胛骨和手足的短管状骨。10%～20% 发生在骨外。

【病因病机】

病理性的 EWSR1-ETS 基因的融合。

【临床表现】

尤因肉瘤最常见的临床症状是严重的疼痛（96%），病变区有或没有肿块（61%），发热（21%），病理骨折（16%），常有贫血。

【辅助检查】

尤因肉瘤的影像学基调是溶骨性改变，界限不清，CT 有时会看到硬化。长管状骨干高发，最多见的是股骨。葱皮样的骨膜反应和虫蚀样的骨破坏是其特点。可伴有大的界限不清的软组织肿块。MRI 可帮助确定软、硬组织的受累范围。

【鉴别诊断】

骨肉瘤、骨的恶性淋巴瘤，骨转移癌均应鉴别。尤因肉瘤俗称炎性肉瘤，特点较突出。较低的发病年龄，又可除外骨的恶性淋巴瘤，骨转移癌等是较高龄高发的肿瘤。

【治疗】

首先大剂量化疗使瘤体缩小，然后整块切除，不充分的部位增加外照射。这种方法明显优于单纯的放、化疗。

【预后】

Linabery 等（2008）认为，用现代的治疗方法，2/3 的病人可以治愈。介入治疗的时机、转移和肿瘤大小、分期和解剖部位等都是重要的预后因素。

六、原发性非霍奇金淋巴瘤

原发性非霍奇金淋巴瘤（primary non-Hodgkin lymphoma of bone）是由恶性淋巴细胞组成的肿瘤，在骨内可出现一个或多个瘤结，没有超出区域外的任何淋巴结或其他结外病损。

【流行病学】

骨的原发性非霍奇金淋巴瘤不常见，占所有恶性骨肿瘤的 7%，仅仅累及骨的淋巴瘤仅占结外淋巴瘤的 5%。任何年龄都可发病，最多见的是老年人，男多于女。在西方国家的骨原发的恶性淋巴瘤的 95%以上是 B 细胞性淋巴瘤。而亚洲国家相对少多了。股骨是最常见的发病部位，大约占 25%，脊柱和骨盆是另一高发区，手足小骨少见。在西方国家有 15%～20%的多骨病变，亚洲也不少。

【临床表现】

骨痛是最主要的症状，一些病人有肿块，局部压痛，皮温增高等。脊柱受累的可出现神经症状。骨盆发病的肿瘤可以很大，但症状不重。病人很少出现全身症状或 B 细胞症状，如发热，盗汗。乳酸脱氢酶（LDH）升高。

【辅助检查】

骨的原发性非霍奇金淋巴瘤影像学改变的幅度很大，缺乏特异性，可以从较小松质骨溶骨性灶，逐渐出现大片的虫蚀样改变，从最初的葱皮样骨膜反应到大范围的骨皮质破坏。针状骨膜反应为其特点，肿瘤的界限不清，可以出现病理骨折和软组织肿块。

【鉴别诊断】

长管状骨的单发病灶与嗜酸性肉芽肿需要鉴别，多发者与骨转移癌不易区别。活检是非常重要的鉴别手段。活检的组织量一定要够，生发组织最具代表性，较深在的部位可采取切取活检。

【治疗】

放、化疗是首选的治疗方法。是否需要外科的干预，意见不一，可视具体情况而定。特殊部位可以和放疗联合使用，但绝不是首选。

【预后】

骨的恶性淋巴瘤的预后与分型和分期有关，与治疗所采用的方法，化疗新药物的介入都有关。总的骨单发者 5 年存活率在 50%～60%，长期生存的不同类型的有 20%的报道。Alencar 等（2010）报道将利妥昔单抗和 CHOP 样方案联合化疗，使预后进一步改善，总生存超过了 90%。

七、浆细胞骨髓瘤

浆细胞骨髓瘤（plasma cell myeloma，PCM）起源于骨髓，是由增殖的浆细胞组成的肿瘤。浆细胞骨髓瘤是一种最常见的多中心的疾病，最后出现多脏器的浸润。罕见与白血病有关联。

【流行病学】

PCM 是一种最常见的原发于骨的淋巴细胞样肿瘤。50—70 岁高发，中位年龄男 68 岁，女 70 岁。40 岁以前发病的不足 10%。两性发病相当。PCM 累及的骨主要是造血的中轴骨，最常见的有椎骨、肋骨、颅骨、盆骨、股骨、锁骨和肩胛骨。

【病因病机】

浆细胞是人体免疫防御体系的一员，来源于 B 淋巴细胞，负责免疫球蛋白的合成。浆细胞主要位于淋巴结、脾、骨髓和胃肠道黏膜下层等部位。某些原因如感染等致敏后数量增多，相应地免疫球蛋白也增多，发挥免疫作用，随抗原作用逐渐平复而恢复正常。本病是在无抗原刺激状态下骨髓浆细胞异常增殖，产生大量的单一的免疫球蛋白。免疫球蛋白有多种类型，多发骨髓瘤以 IgG 居多约占半数以上，其他类型依次为 IgA、IgD、IgM 和 IgE。血清中和尿中出现过量的单克隆免疫球蛋白和轻链或重链片段。病人在影像病灶出现之前，已有血清学的单克隆 r-峰值改变，临床前期和临床期 M 蛋白的显著相似提示，PCM 是一种由孤立病灶的单克隆肿瘤转化，并转移到其他骨和骨外部位。

【临床表现】

PCM 的溶骨性损害可以引起骨痛，病理性骨折，高钙血症和贫血。胸腰椎受累出现的腰背痛最常见，有些病人最初以压缩性骨折就诊，当脊髓和神经根受累时可以出现神经症状。由于肿瘤的扩散和骨折的影响，还可以出现骨外的症状。

【辅助检查】

影像学检查可见浆细胞骨髓瘤以溶骨性的、穿凿状小圆形或椭圆形病灶为主，病灶之间虽可融合但以分离者为多见，而转移癌则多见大病灶。浆细胞骨髓瘤长骨多见，很少有边缘硬化改变。病理骨折长长骨和扁平骨都可以见到，但以椎体的压缩骨折最具代表，同时可以出现脊柱畸形，形成软组织肿块突入椎管，可引起神经症状以致截瘫。

【鉴别诊断】

PCM 最需要鉴别的是多发性骨转移癌，单从影像看常不能确定。依据既往病史、临床检查、实验室检查综合分析，不难确诊。另外与淋巴瘤、甲状旁腺功能亢进也需要鉴别。在影像上还需注意老年人的严重的骨质疏松，特别是伴有多发性椎体压缩性骨折出现曲度畸形者。应记住 PCM 诊断三要点：血清中查出 M 蛋白、骨髓中异常浆细胞浸润和多发溶骨性病灶。

【治疗】

本病以化疗和放射治疗为主。骨科治疗范围很小，常仅限于单发性者。对于多发性病变，姑息性的方法有时可以考虑，如预防长骨骨折的髓内钉固定，预防椎体压缩的骨水泥充填等。有截瘫出现或倾向的，前后路减压固定也可以使用，但应综合评价，预期疗效，严格掌握适应证。全身综合治疗应该交予血液科处置。

【预后】

本病平均生存期是 3 年，约 10％的病人生存可达 10 年。化疗的缓解率为 32％～72％，中位缓解期 21 个月。单发性者随着病程的发展，多病灶逐渐出现，但也有终身不出现其他病灶者，预后较好。

八、脊索瘤

胚胎时期残留的脊索组织主要位于中轴骨的两端，由这些残留组织分化而来的肿瘤称脊索瘤(chordoma)。脊索瘤有良、恶性之分。

【流行病学】

以恶性脊索瘤为例，发病率为 0.08 人/10 万人，男性为主，男女之比 1.8∶1，各个年龄段均可发病，但以 50—70 岁高发。肿瘤主要集中在颅骨的基底部、椎体和骶尾骨。儿童和青少年发病集中在颅底。

【临床表现】

颅底脊索瘤的主要症状是头痛、颈痛、复视或面神经麻痹。发生在骶骨的可出现慢性腰痛，发生在尾骨的可出现尾骨痛。局部可触及肿块，可出现大小便的功能障碍。下肢也可以出现神经症状。

【辅助检查】

脊索瘤受累区的溶骨性改变，多以中轴骨中心发病，然后向两侧侵袭的形式出现，常有不对称。CT 可清楚看到几个椎体的破坏连成一体，软组织肿块向前、后突，可形成盆腔脏器的推移和马尾神经的压迫。MRI 的矢状位片对确定肿瘤和前后重要结构的关系帮助很大。

【鉴别诊断】

骶骨的骨巨细胞瘤是主要鉴别的瘤种。骨巨细胞瘤的发病明显年轻，影像的偏心性仍有迹象。骨巨细胞瘤可以合并动脉瘤样骨囊肿，这在脊索瘤中很少见到。年轻人骶骨的尤因肉瘤也需要鉴别。活组织检查是必需的确诊方法，CT 下穿刺安全成功率高。尤因肉瘤的化学治疗效果很好，而脊索瘤往往无效。

【治疗】

脊索瘤主要采用手术治疗，针对可疑切除不彻底的部位必要时可术后配合放疗。手术出血量很大，切缘多不理想，特别是瘤体巨大者。骶神经的损伤可能性最大。应争取保留骶$_3$以上的神经，以保留大小便功能。膀胱和直肠的损伤也要尽量避免。靶向治疗没有绝对的适应证。

【预后】

脊索瘤目前尚无理想的治疗方法，手术治疗复发率很高。总的中位生存期是 7 年，具体决定于肿瘤的大小和生长的位置。非颅底肿瘤的转移占 40％。去分化类型预后更差，肿瘤可以转移到肺、骨、淋巴结和皮下组织。

第四节　骨转移性肿瘤

原发于某器官或组织的恶性肿瘤(癌或肉瘤)通过血液循环或淋巴系统转移到骨骼，或转移致众多靶器官(其中包括骨)的肿瘤似都可以称骨转移性肿瘤(metastatic tumors of bone)。由于来自内脏等器官的癌多见，故而通常叫骨转移癌；良性转移瘤偶可见到，主要指前者。

历年来各种版本的分类中，乃至 WHO 的骨肿瘤分类中均未收入其中，原因不清楚。转移来的骨肿瘤，是否可以称其为骨肿瘤，一时还难下决断。可能在肿瘤的转移过程中，骨只是其中的靶器官之一。众多的原发瘤种，众多的靶器官，众多的机制和途径，共性的东西不多，而不同说清楚也难。然而，如此高的发病率，不能回避的肌骨系统特点，国内专著大都收录，在本章中占一席之地也是毋庸置疑的。

【流行病学】

骨转移性肿瘤的发病率是骨原发瘤的 30～40

倍，但关注度和疗效远不理想。悲观放弃的想法始终困挠着医患双方。转移是恶性肿瘤被定义的必备特性之一，骨是最常见的靶组织之一。极少数良性肿瘤偶有此类表现，一般忽略不计。大约有 1/4 的癌症病人晚期会出现骨转移。其中最多见的来源是乳腺、前列腺、甲状腺、肾、支气管、膀胱和子宫颈等，发生率 28%～85%。最多见的靶骨有脊椎骨、盆骨、股骨和肋骨。高发年龄为 38－60 岁。以前的资料有 25%～30%的病人找不到原发灶，近年来，由于诊断手段的提高，使这一数值减少了近 50%。组织学检查有时也很难确定其来源。由于乳腺癌的女性高发和骨转移高发（70%以上），肺癌的厨房被动吸烟的原因之一不能除外（肺癌骨转移 30%～50%），不能忽略总体女性的高发比例。

【病因病机】

说清楚转移瘤的形成是件非常困难的事情，要满足以下众多过程：瘤细胞脱落、移动，经毛细血管滤过，穿出血管壁驻留存活，获得新生血供（而非渗透性营养），细胞分裂增殖，从而转移瘤形成。多年来的众多基础研究得到不断证实，如种子与土壤理论、毛细血管滤过理论、血管的胶原酶降解、血管发生素、新生血管的长入等，然而，还有更多的谜有待破解。

骨转移癌主要由血行播散而来，多集聚于成年后仍具有造血功能的红骨髓，这些红骨髓为瘤栓的集聚和生长提供良好的条件。这些骨松质区主要位于椎体、髂骨和长骨的干骺端。转移瘤的多发和大小不一的表现，提示播散和多次播散的可能。

Batson 静脉系统的存在，经常用来解释骨盆和脊柱部位转移瘤的高发。椎骨和硬膜周围的静脉系统没有静脉瓣膜结构，同时与上、下腔静脉又直接相关。当胸腹腔的压力变化时，这些静脉内的血流也会跟着发生变化，出现血流的缓慢、停滞、双向和涡流等，从而为瘤栓的附壁和增殖直至转移瘤的形成等一系列过程提供了条件。

骨转移瘤的影像学改变常被分成溶骨性、成骨性和混合性。一般认为形成溶骨性的原因是局部破骨细胞的存在，瘤细胞分泌骨降解酶和其他原因产生的直接骨吸收；而成骨性是某些上皮癌细胞具有成骨潜能，刺激周围纤维基质产生成骨细胞，从而完成成骨过程。另外，瘤也可以直接刺激骨膜和骨小梁直接成骨。

【临床表现】

不典型疼痛是最常见的症状，可呈间歇性而被忽略，到中晚期疼痛逐渐加重，部位固定，并可出现压痛。夜痛突出，一般的镇痛药无效是骨转移癌的特点之一。消瘦、贫血和恶病质多为晚期症状。以病理性骨折就诊者不在少数，同时出现骨折的症状。实验室检查可见血钙升高，成骨性改变时可见碱性磷酸酶升高。还有一些特异性较强的内容，如前列腺癌的酸性磷酸酶等。

【辅助检查】

1. *X 线检查*　普通 X 线片可见骨松质区模糊，骨小梁断裂、吸收以至于形成溶骨性病灶、病理骨折，破裂处的软组织肿块形成。椎体的压缩性骨折很常见，后突严重者可出现神经症状，以脊柱的胸腰段转移癌多见。

2. *MRI 检查*　MRI 的矢状位片可清晰看到椎管内侵犯，可以明确显示突破骨壁后的肿瘤与硬膜囊的关系，为手术治疗提供重要依据。成骨性改变主要是髓内出现不规则的密度增高影，可以单发也可以多发，脊柱可以出现多阶段的多病灶。混合型为上述两者兼见。

3. *骨核素扫描（ECT）*　对早期发现和判定病灶的数量，有重要的作用。一般认为 ECT 要早于 X 线片 6 个月左右发现病灶。

4. *发现病灶 PET-CT*　是一种全身检查的无损伤方法，它的优势是可以涵盖所有组织的扫查，临床使用在逐渐增多，但指导手术尚嫌不足。

【鉴别诊断】

骨转移癌因为以多发病灶为其特点，临床的鉴别也多关注于此。多发性骨髓瘤必须包括在内，详见前述。对于单发病灶，结合临床表现、既往史、实验室检查和影像学检查综合分析，诊断不困难。一般而论以骨病灶就诊的，大多有原发瘤证据，无需再诊断。

【治疗】

可分为抗骨破坏治疗、原发病治疗和转移区治疗。前者包括双膦酸盐类药物的静脉滴注，每次 3～4周，同时给予钙剂和活性维生素 D_3。

原发病治疗以全身化疗为主，中医中药的治疗是介入最多的骨肿瘤类型，可以辨证施治，突出中医的特点和优势，而反对不同瘤种、分期的大量抗癌中药的堆积。重点应该放在以补气补血为主的扶正上，因为前期的化疗和或手术等使正气大量伤伐，再施以攻击的抗癌药效果更差，而这些抗癌药很难说有效。

局部治疗中放疗对单发病灶效果明显，特别是单发椎体转移产生的疼痛。多发病灶也有采用宽野或半身放疗的。目前较多采用的仍是分割方式，适形调强已普遍使用。有作者尝试单次大剂量或较大剂量的短疗程，效果理想。

手术治疗以姑息性为主，包括预防性内固定，病理骨折的姑息切除内固定，可稳定病灶，有利于其他治疗。早期截瘫的减压内固定，可使病人重新站立，改善生命晚期的生活质量。各种类型的椎体成形普遍开展，利用骨水泥固化过程中的热效应对瘤细胞产生毒性和抗击作用，固化后的强度有利于脊柱的稳定，改善生活状态。术后还要配合一些外固定支具，效果会更好。

【预后】

骨转移癌预后不好。一般认为骨转移癌患者的平均生存期为 6～12 个月。治疗明显优于放任者，长期生存者较少，肾癌骨转移生存期超过 5 年的也能见到。

第五节 肿瘤样疾病

肿瘤样疾病在 WHO 2013 年的分类中被冠以不明确的具有瘤样性质的肿瘤，本节尊重习惯提法，仍然采用了肿瘤样疾病作为本节题目。

一、骨囊肿

骨囊肿(simple bone cyst)是一种髓内单发的囊性骨腔，内衬一纤维性薄膜，囊腔内充满清亮的血清样微黄色液体。

【流行病学】

男性发病多于女性，大约 3∶1。80%的病人发病在 10—20 岁。任何骨均可受累，最常见的是肱骨近端，约占 50%，股骨近端 25%，其次是胫骨近端，髂骨和其他骨少见。干骺端紧邻生长板的部位最多见。

【病因病机】

骨内静脉阻塞可能是骨囊肿形成的重要原因。有人研究了囊内的液体成分，与血清基本相同。

【临床表现】

骨囊肿基本无症状，多为骨折后发现，之后方回忆以前似偶有不适感。

【辅助检查】

典型的 X 线症状是长骨的干骺端中心或偏心性的透亮区，低密度改变均匀，椭圆形的长轴与管状骨的长轴一致。骨皮质菲薄，较大的病灶常有膨胀性改变，少有骨嵴，可见骨折征。多房型，有明显分隔的也可见到。

【鉴别诊断】

骨囊肿需与低毒性的骨脓肿、纤维结构不良、软骨黏液样纤维瘤、骨梗死和软骨母细胞瘤等一类的长骨端高发的以溶骨性改变为主的良性病变或肿瘤样疾病相鉴别。从病史入手到影像学的典型表现不难确诊。对于骨折愈合后的影像要详细阅读，并询问病史。

【治疗】

对偶然发现的、骨壁较厚、非负重区的骨囊肿可以观察随访。反之可选择手术。手术中囊壁的刮除植骨是传统的方法，直至现在仍为首选。囊腔内类固醇注射也有报道，但有一定的复发率。

【预后】

预后良好。理论分析，成年人的低发病率的实际情况，提示自愈的可能是存在的。但缺乏实际的证据。

二、动脉瘤样骨囊肿

动脉瘤样骨囊肿(aneurysmal bone cyst)为腔内由含有纤维母细胞和破骨细胞样巨细胞，有明显骨嵴的有时充满血液的囊腔组成的膨胀性骨病变。有原发和继发之分。

【流行病学】

动脉瘤样骨囊肿占全部瘤样病变的 6%，原发者占 65%～70%。3—70 岁均可发病，30 岁以下为高峰年龄，约 80%的病人 20 岁前发病。任何骨都可发病，最常见的是长管状骨和脊柱。继发的动脉瘤样骨囊肿常见的有骨肉瘤、骨巨细胞瘤、纤维异样增殖症等，一般以合并症诊断。

【病因病机】

遗传学发现 17p11～13 和(或)16q22 的非随机性染色体异常为其特点，似真性肿瘤。但大部分学者认为是与损伤有关的骨疾病。还有动静脉畸形说、胰岛素生长因子说等，总之无定论。继发者良、恶性肿瘤和疾病都可出现，原发病可以是骨肉瘤、骨巨细胞瘤和纤维异常增殖症等。临床也曾见到壳内少血或干脆一个空壳的现象，是否病变的过程可以向愈或终止，尚须进一步研究。

【临床表现】

长骨的病变处疼痛和肿胀多见,骨的膨胀性改变可使局部外形改变,出现骨折时有急性症状。发生在椎体者,可出现神经症状。膨胀性、溶骨性有时偏心性是其特点,腓骨头的病变可呈气球样。骨皮质菲薄,边界多清楚,边缘可有硬化,多不完全,中央可见骨嵴。

【鉴别诊断】

动脉瘤样骨囊肿的鉴别诊断可以参考骨巨细胞瘤的相关内容。主要鉴别对象是镜下含有多核巨细胞的肿瘤或瘤样病变的一组病,如非骨化性纤维瘤、骨化性纤维瘤、骨母细胞瘤、软骨母细胞瘤、软骨黏液样纤维瘤、孤立性骨囊肿、纤维异样增殖症、纤维棕色瘤,以至于像骨肉瘤这样的恶性肿瘤等,都需要认真鉴别。

【治疗】

手术刮除骨壳内壁化学灭活,笔者常采用碘酊涂抹、乙醇脱碘的方法效果肯定,复发率很低。脊柱发病者,可以考虑闭合性骨水泥填塞。不适于手术者,可考虑放疗。至于介入类或化学药剂注射等方法,有成功的报道。但未获肯定的推广,应慎用,复发的概率很高。

【预后】

处理得当,复发率很低,预后良好。

三、骨的嗜酸性肉芽肿

发生在骨的,类肿瘤样的病理性的 langerhans 细胞增殖,形成的克隆灶,称骨的嗜酸性肉芽肿(Langerhans cell histiocytosis,LCH)。

【流行病学】

骨的嗜酸性肉芽肿的发病率占全部骨性病损的不足 1%。发病年龄从出生到 80 岁,30 岁以下高发,男多于女。任何骨都可以受累。

【临床表现】

1. 症状体征　受累区的肿胀和疼痛是最常见的症状,病理性骨折多见。其中以颅骨、肋骨、股骨、骨盆及下颌骨多见。成年人的肋骨多见。有颞骨受累时,可以有中耳炎或乳突炎的重叠出现。下颌骨受累时可以出现牙齿的松动和脱落。椎体病变可以引起压缩性骨折和神经系统的损伤。早期损害可以表现为侵袭性。

2. 辅助检查　X 线显示一个纯粹的溶骨性病灶,边界清楚,常常伴有薄层骨膜新骨生成。颅骨损害,被描绘为“洞叠洞(hole in a hole)”,由于两个骨面参差不齐受累形成。临床的表现可以局限在骨系统,或者其他受累的器官。

【鉴别诊断】

参考本节动脉瘤样骨囊肿。

【治疗】

治疗多主张非手术方法。局限性者受累多为骨、淋巴结和皮肤,存在自然缓解可能。皮质类固醇类药物注射、低剂量局部照射等方法可以使用。前者可以经皮注射,较深在时可以在 CT 的定位下进行。播散型以化疗为主,VP-16、VCR 和类固醇类常联合应用。疼痛的病灶,有骨折危险的承重区,或有病变导致的晚期的畸形和功能障碍等,有可能需要外科干预。

【预后】

不管是单骨还是多骨,预后是好的。虽然大约有 10%的单骨和 25%的多骨型 LCH 可能被重新激活而自愈,但很少见到。与 LCH 相关的死亡主要发现在播散型,与包括内脏在内的受累有关,而且死亡时很少有超过 2 岁的。

四、骨纤维结构不良

骨纤维结构不良(osteofibrous dysplasia,OFD)是骨的一种纤维-骨性的损害,常有半自限性。一些病例可发展为牙釉质瘤。在幼儿和儿童期,特异性地累及胫骨的前半骨干的骨皮质是其特点。

【流行病学】

骨纤维结构不良以 10－20 岁为高发年龄,15 岁以后发病很少。胫骨的中 1/3 是高发区。可以看到腓骨同时受累,可以在同侧(20%)也可以在对侧。其他长骨如尺骨、桡骨和肱骨有发病的,但少见。多灶或大的融合病灶可以沿着一侧皮质骨的长轴延伸,不多见。成人性多发生在下颌骨。

【临床表现】

由于 OFD 幼儿或儿童高发,大部分病人无症状,也可能病人太小不会诉说。一些病例可以出现肿胀和小腿的形态改变。无症状的胫骨前弓是特征性的体征。出现疼痛时常伴发病理性骨折。可以发生胫骨假关节。总体病变进展缓慢。OFD 为典型的以骨皮质为中心的病变,但也可扩展到髓腔内。累及全骨后可逐渐出现胫骨的前弓。骨皮质病变的界限多清楚,可菲薄、扩张和缺损。扩张了的骨皮质的骨髓缘可出现硬化框,骨皮质的外缘可出现单发的或融合在一起的圆形、椭圆形、锯齿状或多发泡沫状的溶骨性损害。骨扫描呈典型的热区。MRI 的 T_2加权显示高信号，T_1和脂肪抑制为混合信号。

【鉴别诊断】

OFD 与纤维结构不良最需要鉴别。二者都以骨皮质发病为主，均为溶骨型改变，显微镜下有时也鉴别困难，常认为是一个病。近年来二者从理论到临床逐渐清楚，纤维结构不良多骨病变，颅面部骨、肋骨和股骨多发，成年后也多有见到。纤维结构不良可合并出现内分泌的一些异常和皮肤色素斑，表现多骨病灶、性早熟和皮肤色素斑三者同时出现的 Albright 综合征，已明确与 OFD 脱钩。

OFD 牙釉质瘤也须鉴别。胫骨假关节也有与神经纤维瘤病同时存在的，多认为是后者引起的。综合临床和影像学鉴别均不困难。

【治疗】

骨纤维结构不良是一种渐进性疾病，最终手术治疗多不可避免。生长发育期以支具控制畸形为主，发育停止后，分析畸形的程度，病人的适应性和要求，必要时可考虑肿瘤的广泛切除术和相应的畸形矫正。还要注意病变是否已经稳定，活动期有畸形复发的危险。

【预后】

儿童期手术复发率很高，成年后手术多不复发。即使单骨的 OFD 也可以引起颅骨畸形、胫骨前弓或可影响脑神经，大部分预后良好。而扩展性的多骨病变类型预后很差。以恶性形式出现的罕见。

第六节　软组织肿瘤

软组织肿瘤的发病率远远超过骨肿瘤，对软组织肿瘤特别是软组织肉瘤的认知度、关注度和疗效，也远远逊色于骨肿瘤。本领域在外科治疗方面，非计划性切除比比皆是，国外即使一些发达国家也同样，结果是复发和多次复发频见，给病人和社会均带来负面影响。本章辟本节可能是开了骨伤科教材的先河，旨在跟进发展，提醒同道给予关注，发挥本领域的特色，从而提高对软组织肿瘤的疗效。

一、腱鞘滑膜巨细胞瘤-弥漫型

腱鞘滑膜巨细胞瘤-弥漫型(tenosynovial giant cell tumor，diffuse type)，或称色素沉着性绒毛结节性滑膜炎(pigmented villonodulan synovitis，PVS)，是一种局部侵袭性肿瘤，它由滑膜样的单核细胞、巨细胞、泡沫细胞、噬菌体(Siderophages)和炎细胞组成，可以在关节内也可以在关节外。恶性的腱鞘滑膜巨细胞瘤-弥漫型不常见，典型的良性的腱鞘滑膜巨细胞瘤常和恶性区共存。有些复发的腱鞘滑膜巨细胞瘤像肉瘤。WHO-2013 的分类，将其归类于软组织肿瘤类的“所谓纤维组织细胞瘤”项。

【流行病学】

发病年龄跨度很大，40 岁以下的男性多见。膝关节占 75%，髋关节 15%，之后是踝关节、肘关节和肩关节。下颌关节和脊柱的小关节也有报道。关节外高发部位仍然在膝关节周围最多，其次是髋和足。关节外者可以侵犯到肌肉内和皮下。

【病因病机】

一般认为与外伤出血有关，具体不详。

【临床表现】

早期多以关节或病变附近的酸胀、不适就医，之后逐渐出现疼痛、压痛、肿胀、关节运动受限。位于关节外，侵犯到肌肉内和皮下软组织时可形成包块，有时巨大。血性关节积液最常见。症状可持续数年。棕色的关节液常被认为是特异性的，临床所见并非所有病例均出现。

【辅助检查】

早期的腱鞘滑膜巨细胞瘤-弥漫型影像学多不能被发现，发展成瘤节后 CT 和 X 线片可显示关节周围界限不清的肿块，常伴有退行性关节病变。受累骨在关节滑膜附着的边缘可出现侵蚀和囊性变，并逐渐向骨端蔓延。MRI 检查中 T_1和 T_2加权信号强度减弱，伴有含铁血黄素沉积物。

【鉴别诊断】

滑膜炎、渗出性关节炎，特别是髋、膝关节病变须要鉴别，抽取关节液进行常规检查多能确诊。发生在一些小关节如脊椎的关节突间关节，确诊困难。

【治疗】

手术的彻底切除包括所有滑膜区，是首选的治疗方法，不能彻底切除的可以辅以放疗。合并骨侵犯的要同时施行刮切术，同时选择适当的修复方法重建。对于侵犯甚广区域恶变的病例，大块切除术和截肢也可考虑。

【预后】

复发常见，关节内18%～46%，关节外33%～50%。可以造成关节功能的不同程度的障碍以致破坏。虽然局部可以侵袭性生长，但缺乏转移的证据，广泛切除效果理想。肿瘤广泛伴有肉瘤区的，可以出现转移。

二、滑膜肉瘤

滑膜肉瘤（synovial sarcoma），以前也称恶性滑膜瘤，是一种间叶性肿瘤，显示不同程度的上皮样分化，包括皮肤腺的形成。

【病因病机】

病因不明。从遗传学上看90%以上的病人都有一个特定的染色体易位t(X;18)(p11;q11)，从而导致SS18-SSX融合基因的形成。

【流行病学】

滑膜肉瘤任何年龄都可发病，两性无区别，青少年和年轻的成年人占50%以上。10－40岁占58%，77%的病人50岁前发病。在美国每百万成年人的发病率是1.42。70%的发病部位在上、下肢关节附近的深部软组织，躯干占15%，头颈7%。不常见的部位包括男女的内、外生殖器、肾脏、肾上腺、腹膜后、纵隔、骨、中枢神经系统和周围神经。

【临床表现】

无痛性肿块最常见，压迫周围神经时可以出现疼痛和麻木。有创伤时可以有炎性改变、囊性变和出血。

【辅助检查】

双向分化是其典型的组织学表现。滑膜肉瘤的分型有单向梭形细胞型、单向上皮细胞型、双相型、低分化型、钙化型、高分化型和硬化型多种。滑膜肉瘤多呈大关节附近如髋、膝、踝等的实性肿块影，侵袭性生长，瘤体内可见不规则钙化影，邻近骨的可以看到骨侵蚀。

【鉴别诊断】

由于位于关节附近，须要和弥漫型腱鞘巨细胞瘤、骨纤维肉瘤、骨化性肌炎和周围型软骨肉瘤等鉴别。鉴别的方法最后常须针吸活检。

【治疗】

根治性或广泛切除是首选的治疗方法。有骨破坏的应考虑大块切除。切除后要同期功能重建。

滑膜肉瘤的化学治疗越来越显得重要，常用药物包括IFO、ADM、DDP和VP-16等，一些学者取得了不错的疗效，特别是对于复发和肺转移者。

【预后】

预后与肿瘤的分期、大小、组织学分级有关。直径＜5cm、在1.7mm×1.7mm区域内核分裂象＜10个和没有坏死的预后最好。儿童好于成年人，四肢好于躯干，最好的5年存活达83%，10年75%。

（张如明）

参考文献

[1] 张如明，滕胜．软组织肉瘤现代外科治疗[M]．天津：天津科学技术出版社，2001．

[2] 张如明．软组织肉瘤现代外科治疗[M]．2版，天津：天津科学技术出版社，2010．

[3] 李瑞宗，李兰萍，卞昭汉．骨肿瘤诊断图谱[M]．天津：天津科学技术出版公司，1993．

[4] 徐万鹏，冯传汉．骨科肿瘤学[M]．北京：人民军医出版社，2001．

[5] 吴怀申，何雍毅．恶性肿瘤的TNM分类法[J]．癌症，1999，18：104．

[6] 梅蔚德，主译．国际抗癌联盟(UICC)恶性肿瘤的TNM分类[M]．合肥：安徽科学技术出版社，1991：78．

[7] 黄国强，王桂生．肌肉骨骼系统肉瘤的外科分级[J]．国外医学．肿瘤学分册，1983，6：321．

[8] 范顺武．骨与软组织原发恶性肿瘤220例活检风险分析[J]．实用肿瘤杂志，1998，13：20．

[9] 刘晓光，刘忠军，党耕町，等．CT引导下穿刺活检在寰枢椎病变诊断中的应用[J]．中华骨科杂志，2000，20：226．

[10] Christopher D. M. Fletcher, Julia A. Bridge, Pancras C. W. Hogendoorn, et al. WHO Classification of Tumours of Soft Tissue and Bone, 4th Edition. IARC, Lyon, 2013.

[11] Per-Ulf Tunn. Treatment of Bone and Soft Tissue Sarcomas[M]. Springer-Verlag Berlin Heidelberg, 2009.

[12] Russell WO, Cohem J, Enzinger F, et al. A clinical and pathological staging system for soft tissue sarcoma[J]. Cancer, 1977, 40: 1562.

[13] Enneking WF, Spanier SS, Goodman MA, A system for the surgical staging of musculnskeletal sarcoma[J]. Clin Orthop, 1980, 153: 106.

[14] Enneking WF. Musculoskeletal tumor staging 1988 update. In. Pinedo HM, Verweij J. Eds Treatment of soft tissue sareolilaedl[M]. Boston/Dordrecht/Londan. Kluwer acedemic, 1989, 51.

[15] Hermanek P, Sobin LH. International Union Against Cancer (UICC). TNM Classification of malignant tumors. 4th edition[M]. New York: Spdnger, 1992.

[16] Bears OH, Henson DE, Hutter RVP, et al. AJCC Cancer Staging Manual. 4th edition. Philadelphia[M]: JB Lippin-

cott, 1992.

[17] Saboorian MH, Ashfag R. Vandersleenhoven JJ, et al. Cytogenetics as anadjunct in establishing a definitive diagnosis of synovial sarcoma by fine-needle aspiration[J]. Cancer, 1997, 81: 187.

[18] Kilpartrick SE, Teot LA, Stanley MW, et al. Fine-needle aspiratione biopsy of synovial sarcoma. A cytomorphologic analysis of primary recurrent and metastatic tumors [J]. Am J Clin Pathol, 1996, 106: 769.

[19] Ayhala AG, Ro JY, Fanning CV, et al. Core needle biopsy and fine-needle aspiration in de diagnosis of bone and soft-tissue lesions[J]. Hematol oncol Clin NorthAm, 1995, 9: 633.

[20] Brown DC, Garter KC. Monoclonal antibody Ki-67: its use in histopathology [J]. Histopathology, 1990, 17: 489.

[21] Kroese MCS, Rutgers DH, Wils IS, et al. The rele vallce of the DNA index and proliferation rate in degrading of benign and malignant soft tissue tumors[J]. Cancer, 1990, 65: 1782.

[22] Sobin LH, Wittekind Ch. TNM Classification of malignant tumours. 6th edition[M]. New York: Wiley-Liss, 2002.

[23] Fletcher CDM, Unni KK, Mertens F. World Health Organization classification of tumours. Patholoy and genetics of tumours of soft tissue and bone [M]. Lyon: IARCP Press, 2002.

第25章

骨与关节畸形

第一节 概 述

骨与关节畸形是指骨与关节发育障碍，脊柱、四肢变形或残缺的一类疾病。根据其原因可分为先天性及后天性两种。先天性骨与关节畸形至今原因尚不清楚，临床以肢体缺如、骨与关节变形为主，且多伴有肢体功能障碍；而后天性骨与关节畸形，多因创伤、骨关节或软组织的病变所引起。本章主要介绍先天性骨与关节畸形，其多数畸形临床少见，仅少数畸形临床多见。

中医学对先天性骨与关节畸形早有记载，《易经》曰："跛能履"，可能指包括先天性髋关节脱位在内的一类下肢畸形。但限于历史条件，对于这类疾病的诊断和防治缺少专门论述。目前先天性骨与关节畸形仍缺乏十分可靠的疗法，治疗原则主要以早发现、早预防、早治疗为主，以期恢复功能，纠正畸形。

【病因病机】

1. 中医学的认识 先天性骨与关节畸形的发生多与禀赋不足、胎元失养、产伤等密切相关。

(1)内因：认为是肾的先天精气不足、骨髓空虚，加上后天脾胃虚弱、筋骨失养所致。

(2)外因：母亲孕期外感六淫或内伤七情，引起胎儿肝肾虚损，骨骼失养，肌肉痿弱，关节松弛；或跌仆损伤，异常分娩导致瘀阻胎脉，筋肉挛缩畸形。

2. 西医学的认识 一般认为先天性骨与关节畸形的形成可能与以下因素有关。

(1)遗传因素：约25%的先天性畸形是由遗传因素引起的。其中部分畸形的发生已被证实与遗传相关，且大多是由单基因或染色体的单因素遗传引起，少数为多基因遗传，并有显性遗传和隐性遗传之分。

(2)环境因素：包括母体内环境、胚胎微环境及母体外环境等。母体的营养、代谢以及骨盆、子宫形态等母体内环境与先天性畸形密切相关。直接作用于胚胎和胎儿的微环境包括胎膜、胎盘、羊水等可造成宫内机械压迫，异常产位与变形的发生也有一定关系。而母体外环境是距胚胎最远也是最复杂的环境，大部分致畸因子都来源于这一环境，包括病毒、病原体等生物致畸因子，射线、微波辐射、高温、噪声等物理致畸因子，药物、化学、烟酒以及职业、居住环境、生活习惯等因素。这种先天性畸形通常与生殖细胞中的内在因素无关，故不发生遗传现象。

(3)发育因素：胚胎期中胚层分化时，腹侧生育节间叶细胞发育障碍可影响脊柱的发育，妊娠5～9周最易受外来干扰而发生骨骼及肌肉畸形；胚胎发育后期，可因不同原因引起的机械压迫而导致畸形的出现；分娩时的难产、产伤等也是先天性疾病的重要发病因素。

【临床表现】

1. 症状

(1)畸形：骨与关节畸形是显而易见的，表现为骨数量异常(增加或缺如)、骨的对位异常(弯曲或成角)、骨的长度异常(延长或短缩)以及骨关节连接异常(融合或假关节)。一般出生后即表现出各种畸形，也有少数随发育而逐渐显现。临床按病变部位不同将先天性畸形分为脊柱畸形、上肢畸形以及下肢畸形，如先天性脊柱侧弯、先天性高肩胛症、发育性髋关节发育不良等。此外，还有骨本身营养代谢不良所致的骨与关节畸形，如成骨不全、软骨发育不全等疾病。

(2)肢体活动异常：骨与关节畸形一般都存在肢体活动的异常。脊柱畸形可见站立时躯干的屈伸、旋转活动异常；上肢畸形可见上肢伸展上举不利、手部精细动作难以完成等；下肢畸形一般存在行走的步态异常，可表现为跛行、摇摆步态等。

2. 体征　先天性畸形患者因骨关节或软组织结构异常，临床检查可出现各种异常，常见特殊检查阳性体征如下。

(1)Adson 试验：患者端坐位，双手置于膝上，颈部过伸并转向患侧，深吸气后屏气数秒。若患侧桡动脉搏动减弱或消失，即为阳性，提示前斜角肌紧张使锁骨下动脉受压。

(2)Ortolani 试验：检查方法是让患儿仰卧，两膝屈曲屈髋 90°，然后尽量外展。当外展位使髋关节复位时，可闻及股骨头复位的弹响声。当髋关节回到内收位时，则股骨头重新脱出髋臼，同样可闻及弹响声。检查者用拇指置于小转子，其余四指置于大转子处，感到“入臼”和“脱出”的弹响，即为阳性，提示发育性髋关节发育不良。

(3)Barlow 试验：患儿仰卧位，屈髋 90°，膝关节充分屈曲。检查者一只手拇指和其余四指分别按住耻骨及骶骨部位，使骨盆固定；另一只手握住另一侧大腿，拇指置于股三角，相当于小转子处，其余四指置于大转子处，拇指向后加压于小转子，可使股骨头脱出髋臼后缘，形成半脱位或脱位。当拇指放松时，股骨头重新滑回髋臼，同时伴有弹响声，即为阳性。该试验用以发现新生儿股骨头是否有任何半脱位或后脱位的倾向，即检查髋关节是否稳定。

(4)蛙式外展试验：患儿仰卧位，两侧髋、膝屈曲，大腿外展、旋外，两腿分开，正常大腿和膝关节外侧可触及床面，而患侧则不能，即为阳性，若是单侧阳性更有价值。提示髋外展活动受限制，常见于髋关节脱位、发育性髋关节发育不良等。

(5)Allis 征：患者仰卧，屈髋、屈膝，两足平行置于床面，比较两膝高度，不等高为阳性，患侧常低于健侧，多见于髋关节发育不良、髋关节脱位的患者。

(6)Trendelenburg 征：正常肢体站立时，对侧臀皱襞向上倾斜，当患肢站立时，对侧皱襞并不向上倾斜，相反地呈下降现象，说明由于股骨头不在原位，不能有效地抵住骨盆。在髋内翻、发育性髋关节发育不良等原因引起的髋关节不稳定状态时出现。

【辅助检查】

骨与关节畸形的诊断中最有价值的检查是影像学检查，包括 X 线检查、电子计算机 X 线断层扫描(CT)及磁共振(MRI)检查，此外超声检查可用于先天性疾病的早期筛查，电生理检查用以明确神经肌肉系统是否存在异常。

1. X 线检查　X 线摄片一般多采用正位、侧位，必要时特殊体位投照，如颈椎开口位(观察寰枢椎情况)、双斜位(颈椎、腰椎、骶髂关节等)、轴位(足舟骨、跟骨等)和切线位(髌骨)等，有时根据病情需要拍摄脊柱或四肢的全长像。在观察 X 线影像时，应重点关注畸形的部位、特征，必要时与健侧对比观察。除此之外还应当注意骨质的密度变化情况。

2. CT 检查　近年来随着 CT 检查的广泛应用，骨与关节畸形的诊断有了新的发展，尤其是对于骨关节以外因素造成的畸形诊断的准确性增大。CT 三维重建影像，能全面清晰地反映骨性结构畸形特征及与邻近结构的位置关系等，有利于正确的诊断和治疗。

3. MRI 检查　MRI 是目前检查软组织的最佳手段，可以很好地显示中枢神经、肌肉、韧带、半月板及软骨等组织，对于判断先天性骨与关节畸形软组织病变具有积极意义。

4. 超声检查　目前产前超声检查与诊断是排除先天性疾病常规的、重要的、不可替代的首选方法，且可多次重复，动态观察病变的变化，能及时做出诊断，降低骨与关节畸形的发生率。

5. 电生理检查　电生理检查是神经、肌肉系统疾病的重要辅助诊断手段之一，对发现、评估先天性畸形合并的神经肌肉疾病具有重要意义。尤其是脊髓诱发电位的研究，已成为脊髓功能诊断的有效手段。

【诊断及鉴别诊断】

诊断骨与关节畸形时，询问病史十分重要，包括家族史、婚姻史，个人史、妊娠期间用药史等。骨关节畸形是诊断的主要线索，结合病史，特别是妊娠史、生产史、既往史及相应的临床症状、体征和影像学检查，多数能做出正确判断。对于小儿的先天性畸形诊断要尽早、尽快。

【治疗】

对于多数先天性骨与关节畸形而言，由于很难审因论治，因此应特别强调早期诊断和早期治疗的重要性，以矫正畸形、改善功能。胎儿期应及早预防，祛除诱因，如孕妇饮食、营养、生活习惯的纠正及用药的严格限制等。一般认为治疗应从补益肝肾、强筋骨、通血脉、健脾胃入手，通过中药内治，配合推拿、按摩、功能锻炼以及外科手术治疗等加快肢体功能的恢复。

1. 中药辨证论治

(1)肾精不足证：肾藏精，主骨、生髓，促进骨生长发育，若先天肾精不足，则骨髓空虚，骨易脆或发生各种缺陷、畸形。治以补益肾精、壮骨生髓，方选河车大造丸加减。

(2)肝血不荣证：肝主筋，可束骨利机关。肝血不荣，血不养筋，则筋腱痿弱，关节松弛。治以滋补肝阴、养血和血，方选补肝汤加减。

(3)脾胃虚弱证：脾为后天之本、气血生化之源，脾主肌肉四肢，脾气不足，水谷吸收不利，胃肠功能失调，肌肉松弛，生长迟缓。治以益脾健胃，方选四君子汤加减。

(4)筋脉瘀阻证：产时受伤，血离经脉，瘀积不散，阻隔筋脉，导致筋肉挛缩畸形。治以活血祛瘀、舒筋活络，方选圣愈汤或桃红四物汤加减。

2. 西药治疗

(1)全身用药：炎症及疼痛剧烈者，可根据患者情况选择阿片类镇痛药、非阿片类镇痛药及非甾体类抗炎止痛药物。

(2)关节腔内注射用药：部分患者可采取关节腔内注射糖皮质激素、透明质酸衍生物等，以短期内改善症状。

(3)营养药物：氨基葡萄糖、硫酸软骨素等可联合非甾体类止痛药使用，缓解症状，改善关节功能。

(4)其他：多西环素能减少骨的重吸收，双醋瑞因能抑制软骨降解，可根据患者病情选择使用。

3. 手法治疗　采用合适的手法，对畸形的关节进行主动、被动活动，可以促进骨、肌肉组织发育，减少软组织粘连、挛缩，提高肢体活动范围和功能。适用于筋肉挛缩或骨关节畸形较轻的患儿，如先天性肌性斜颈、先天性马蹄内翻足等。

4. 支具外固定　支具包括夹板、石膏、支架、矫形鞋、拐杖、轮椅等，可起固定、保护、矫形、承重、牵引等作用，以支持、矫正或辅助病残肢体，利于恢复畸形部位的功能。通过早期应用支架矫形，持续固定维持复位，部分畸形可获得治愈。外固定支具还可以减少骨、软组织继发病理改变，预防畸形加重。有一些畸形甚至需要长期应用支具，以防畸形复发。

5. 物理疗法　包括直流电疗法、中、低频电疗法及直流电离子导入疗法等，可缓解症状，改善关节功能。需要注意的是，各种非手术疗法使用时应从临床及影像学方面密切观察畸形的发展情况，必要时及时调整治疗策略。

6. 手术治疗　先天性骨与关节畸形采用非手术治疗失败时，或畸形严重及就诊较晚者，常需手术矫形治疗。

手术方法包括软组织手术、肌性手术、骨性手术等。目前认为尽可能采用软组织手术，术中注意保护骨骺，以免影响患儿生长发育、术后产生严重畸形。对肌力不平衡或软组织挛缩而关节结构正常的畸形者，可考虑行肌腱转移、肌腱延长术以矫正畸形。对畸形严重，骨关节结构发育异常者，可考虑行骨性手术，但首要目的是改善功能，其次才是纠正外观。常用的手术方式有截骨矫形术、植骨术、关节成形术、骨延长或缩短术、人工关节置换术等。此外，选择手术的最佳时机十分重要，要综合考虑患者的年龄、畸形种类、畸形位置，权衡手术的利弊，制订好术后功能康复措施等，以便手术顺利实施，术后肢体的功能及外观有所改善，减少手术并发症的发生。

近年来，随着显微外科技术的进步，先天性马蹄内翻足等一些畸形的治疗取得了满意的疗效。但显微外科技术要求较高，并且存在一定并发症，要严格掌握手术适应证。

【功能锻炼】

功能锻炼可以缓解病变关节的疼痛、纠正关节畸形、改善关节功能，提高肌肉的力量和持久性。作为中医学重要治疗方法，功能锻炼应用于骨与关节畸形患者的各治疗阶段。

早期或轻度畸形可尝试通过功能锻炼达到治疗和防止畸形加重的目的。脊柱部位应加强腰背肌功能锻炼，可采用脊柱伸展、屈曲、旋转、侧屈等练功方法；上肢可采用伸掌握拳、托手屈肘、滑车拉手等练功方法；下肢可采用扶杆站立、双拐步行、蹬车活动等练功方法。此外可配合练习太极拳、五禽戏、八段锦等练功方法，以增强体质。术后进行必要的肌力和关节活动度训练，防止肌肉萎缩及关节活动障碍，注重患者的平衡能力、协调能力及日常生活能力的练习。

第二节　骨关节发育障碍

一、成骨不全

成骨不全是指因先天性骨膜化骨障碍，骨长径发育正常而周径发育受阻，以骨干细长、骨质松脆及胶原代谢紊乱为特征的全身性结缔组织疾病，又称为脆骨病。其特征除骨质脆弱外，常伴有骨关节进行性畸形、蓝巩膜、牙发育不全及听力障碍等症状，故又有“脆骨及蓝色巩膜综合征”之称。

一般认为本病属遗传性疾病，发病率为0.04‰～0.1‰，男女发病无明显差异。成骨不全又分为先天型和迟发型两种。先天型在母体已发病，病情严重，多产前死亡或产后不久死亡；迟发型病情较轻，即到较大年龄才发病。

【病因病机】

1. 先天不足，肾精亏虚　肾精有促进骨骼生长发育的功能。若肾精先天不足，则骨髓空虚，骨骼易脆。肾开窍于耳，故肾精不足，还引起听力障碍。

2. 肝血不荣，脾胃虚弱　脾胃虚弱，气血化生乏源，肝血不足，血不养筋，则筋腱痿弱，关节松弛。肝开窍于目，目依赖肝之阴血濡养，血气不足，则眼部失养，出现异常病征。

目前认为本病是遗传性中胚层发育障碍造成的结缔组织异常所致，多数为常染色体显性遗传，偶见常染色体隐性遗传。其主要病理改变为膜内成骨发生障碍，而软骨内骨化程序正常进行，但由于成骨细胞数量不足，软骨内化骨只能正常地进行到软骨钙化的阶段，而不能形成骨质。干骺端钙化的软骨脆弱，容易骨折，骨折后虽能形成骨痂，但很稀少，多为软骨组织并伴有广泛坏死，容易导致骨折延迟愈合、不愈合或畸形愈合。

【临床表现】

本病多有遗传性家族史，其典型特征为骨质脆弱、易发生骨折。

1. 骨脆性增加　骨脆性增加，轻微外伤即可引起骨折，常为多发性、青枝型骨折，以长骨及肋骨为好发部位。自觉症状轻，能自行愈合，但比较缓慢。骨折次数可随年龄增加而逐渐减少。

2. 骨骼畸形，身材矮小　由于四肢骨折的畸形愈合和脊柱弯曲畸形，可造成身材矮小。患者头颅宽阔，头顶扁平，枕骨及颞部突出，脸成三角形，前囟较大。有时有脑积水，骨盆也可发生畸形。有的乳齿钙化不全呈半透明状，容易发生龋齿，早期脱落。

3. 蓝巩膜症　由于眼球巩膜透明度增加，显示出下面脉络膜的颜色，可出现蓝眼睛症。

4. 听力障碍　多见于 20 岁以上患者，可能为内耳听骨骨质硬化所致。

5. 其他症状　牙齿松动、牙釉质生成不全，皮肤松弛易拉长，关节活动较松弛，尤其是腕及踝关节，有时还出现膝外翻、扁平足、习惯性肩关节脱位等。患者智力正常，不影响生育。

【辅助检查】

可通过 X 线、血清钙、磷、碱性磷酸酶及与胶原代谢有关的指标等检查协助诊断，超声检查可做产前诊断，及早发现，采取相应的处理。

【诊断及鉴别诊断】

1. 诊断

(1)病史和临床表现。

(2)实验室检查：血清钙、磷及碱性磷酸酶水平一般为正常，与胶原代谢有关的指标可发生异常，如尿羟脯氨酸含量升高。

(3)X 线检查：主要表现为普遍性骨密度降低，骨小梁减少，结构模糊，细长弯曲，皮质菲薄；长骨骨折畸形，骨干变细，骨端膨大，骨折端大量骨痂，髓腔封闭，甚至假关节形成(图 25-1)；颅骨钙化延迟，颅骨薄，前囟宽大；椎体薄，呈双凹形，可见压缩骨折，伴有脊柱侧凸及后凸畸形；骨盆呈三角形，盆腔变小。

2. 鉴别诊断

(1)软骨发育不全：以骨粗短为主要特征，常在2—3 岁即开始出现侏儒状态，随年龄增大而特征更为明显。躯干长而四肢短小，不易发生骨折。无骨质疏松表现。

(2)呆小症：系婴幼儿疾病，患儿四肢及躯干均细小，有智力障碍、甲状腺功能不全等症状。

(3)小儿营养不良：体重减轻，面黄肌瘦，精神呆滞，容易发生骨折，但无蓝巩膜、听力障碍及骨质疏松等表现。

(4)坏血病：贫血、皮肤苍白、生长发育受阻，皮

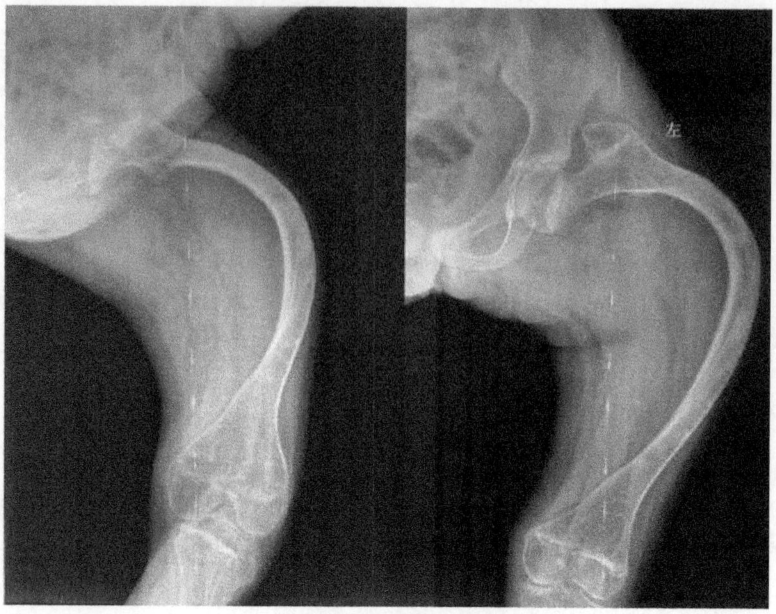

图 25-1　成骨不全 X 线片改变

（引自：张俐. 中医骨病学[M]. 北京：人民卫生出版社，2012）

肤出现瘀点、牙龈红肿出血。由于骨膜下出血，出现四肢肿痛，不愿活动，但一般不易发生骨折。

【治疗】

本病目前尚无有效的治疗方法，主要是预防骨折及改善功能。

1. *药物治疗*

（1）中药治疗：临床多选用河车大造丸、金匮肾气丸、补肝汤等加减化裁。

（2）西药治疗：重组人生长激素可增加患儿体内钙含量，改善骨密度，利于骨矿化，促进胶原形成。此外，可配合应用降钙素、双膦酸盐类、维生素D、氟化物等。

2. *矫形支具*　对婴儿应加强看管或采用必要的保护性支具，如下肢行走支具等。

3. *手术治疗*　患儿一旦发生骨折，要及时给予妥善固定，防止畸形发生。对畸形严重者，可考虑矫形手术。目前，在成骨不全患者的肢体矫形方面，主要采用多段截骨矫形、内固定、短肢延长等手术方式治疗。

【功能锻炼及预后】

1. *功能锻炼*　早期进行功能锻炼，可以减少骨折次数，防止畸形出现，降低病废率。在肢体保护下进行游泳、水疗等训练，穿气垫裤防止骨折。必要时可以配合相关仪器，如在 CPM 机辅助下进行功能锻炼，还可配合理疗，如超短波疗法或低频磁疗等等。

2. *预后*　先天型病变较严重，在宫内即可发生骨折，预后不良；迟发型成年患者，骨的病变基本停止，若有严重畸形可行截骨矫正，术后一般都能愈合。

二、软骨发育不全

软骨发育不全又称软骨发育不全性侏儒症，其特点是只累及软骨内成骨的骨骼，以四肢发育障碍为主，而膜内成骨的骨骼（如颅骨）却可发育正常，表现为四肢短小、躯干近于正常的矮小畸形（图 25-2）。但其智力多正常，体质亦较好。

软骨发育不全的发病率为 0.025‰～0.07‰。男女均可发病，女性发病率高于男性。80%～90% 的病例是散发的，为新生突变，与父亲年龄较大有关。10%～20%病例有明显的家族性及遗传性。

【病因病机】

目前认为本病为常染色体显性遗传病，其致病基因定位于 4 号染色体短臂 t 末端，成纤维细胞生长因子受体 3（FGFR3）跨膜区基因第 1138 位核苷酸突变是本病的发病原因。

病理表现主要为软骨内成骨过程发生障碍，以致骨干骺端软骨细胞增殖和成熟不良，排列异常，丧失其生长功能，干骺端毛细血管不能有规则地进入骨骺，骨的纵向生长障碍，但骨膜内成骨正常，对

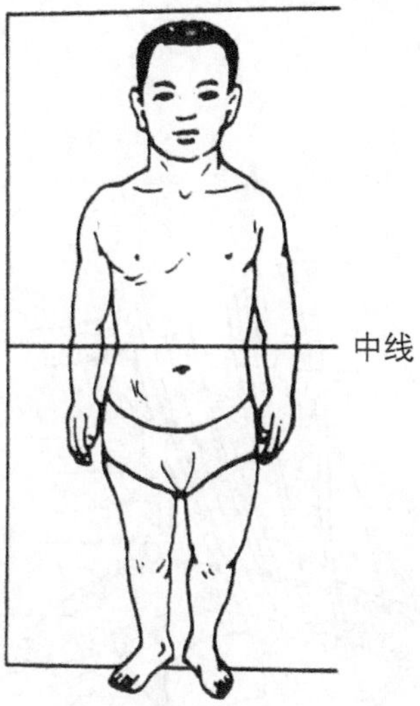

图 25-2　软骨发育不全

正常人的脐在中线以上，软骨发育不全者，脐在中线以下

（引自：张俐．中医骨病学[M]．北京：人民卫生出版社，2012）

骨干的横向生长影响不大。

【临床表现】

1. 四肢短小　患儿出生后即发现躯干正常，但四肢短小，且肱骨和股骨的短缩最明显。患儿手短而宽，手指短粗，几乎等长，手指伸出时出现典型的“三叉手”或“车辐手”样畸形（图 25-3），下肢往往因膝部畸形而弯曲。患儿即便成年后，其身材也矮小，身高一般均在 1.2m 以下。

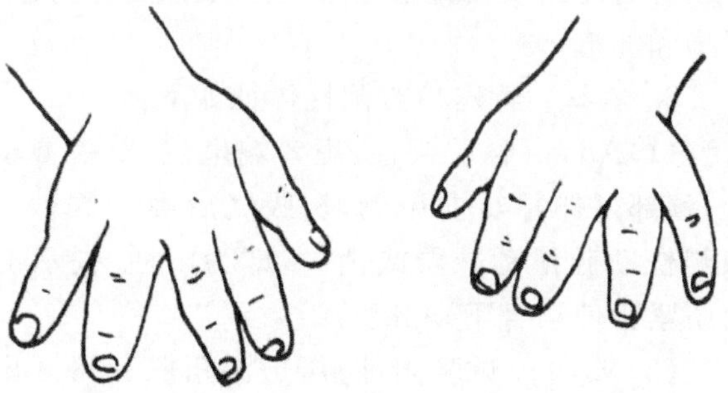

图 25-3　手指“车辐样”畸形

（引自：张俐．中医骨病学[M]．北京：人民卫生出版社，2012）

2. 骨骼畸形　患儿头颅大、额高，鼻塌，下颌及前额突出，腰前凸，臀部后翘，骨盆前倾。可见胸腰段脊柱侧弯，中年以后甚至出现腰椎椎管狭窄、脊髓及马尾神经受压等症状。

3. 其他症状　患者智力多正常，但有智力迟钝者。周身肌肉发达，生殖器官正常。

【辅助检查】

可通过 X 线检查协助诊断，必要时可配合 CT、MRI 检查颅内、椎管内病变的部位和程度，超声检查可做产前诊断。

【诊断及鉴别诊断】

1. 诊断

(1)病史和临床表现。

(2)X 线检查。①颅面骨：显示颅底短小，鼻梁凹陷，颅盖骨呈代偿性球状扩大，枕骨大孔呈漏斗形，下颌骨突出。②管状骨：显示四肢长管状骨粗短和弯曲，干骺部增宽，呈环状或臼状，骺线边缘不齐，骨骺的骨化中心出现延迟，且很小。常见膝内、外翻或足内、外翻畸形。③脊柱和骨盆：椎弓根间距自上而下逐渐变小，至第 5 腰椎最窄，椎弓根亦最短，椎管矢状径变小，脊柱长度接近正常。骨盆狭窄，髋臼上缘呈水平位，且不规则、股骨颈短，常呈蕈状。

2. 鉴别诊断

(1)垂体性侏儒症：患者身材矮小，但躯干与四肢比例正常，性腺常发育不良，X 线检查多正常。

(2)佝偻病：躯干与四肢比例正常。患儿可见方颅，串珠肋，膝内、外翻等畸形。X 线显示骨质疏松，干骺部扩大或呈杯状，骨骺板不规则，骨骺边缘模糊。抗佝偻病药物治疗有明显效果。

(3)克汀病：患者智力低下，皮肤有黏液水肿，骨骺骨化中心出现较晚，但躯干与四肢比例正常。

【治疗】

目前，基因治疗并不成熟，手术治疗仍是治疗软骨发育不全最常用的方法，目的在于改善患者的外观及肢体功能。对下肢短缩必要时可行肢体延长术，对下肢严重畸形者可行截骨术矫正。治疗后仍不能控制脊柱畸形发展者可行脊柱后路融合术。患者成年后出现脊髓或马尾神经受压者可行椎板切除和椎管扩大术。

【功能锻炼及预后】

1. 功能锻炼　脊柱胸腰段后凸畸形较重者，应及时给予支架保护和加强腰背肌锻炼。术后禁止患儿早期坐起，坐起时应使用支具。早期轻度的脊柱侧凸畸形可通过做医疗保健操达到治疗和防止畸形加重的目的。行手术治疗后，嘱患儿及家属积极主动配合进行功能锻炼，有利于改善患肢的活动功能与提高健康肢体的代偿能力。

2. 预后 若无脑干、脊髓压迫，一般无痛苦，且不影响其寿命，预后多良好。

第三节 先天性脊柱畸形

一、颈 肋

颈椎不应连有肋骨，倘若出现者，称为颈肋。但并非每个颈肋患者都产生血管或神经刺激、压迫症状，多数是因其他疾病拍摄颈或胸部X线片时被发现。当颈肋压迫臂丛神经或锁骨下动、静脉产生症状时，则称为颈肋综合征。

本病发病率为0.56‰～1.7‰，常发生在第7颈椎，极少数位于第6颈椎或第5颈椎，可为一侧或两侧。颈肋中出现神经血管受压症状者不足10%，以女性多见，初诊年龄多为20－40岁，发病前无明显外伤史，右侧比左侧多见。

【病因病机】

本病的病因尚不明确。目前认为颈肋发生的学说有遗传变异学说、胚胎变异学说等。颈肋的长短不定，长的可一直延伸至胸骨柄处，如同完整的肋骨，短的仅1～2cm，并且短者末端往往由一纤维带与第1肋骨相连。颈肋的长短与临床症状间不成正比关系，较长的颈肋可不引起症状，较小的颈肋可因纤维带存在而引起各种症状。

正常情况下，前斜角肌、中斜角肌均附着于第1肋骨，三者之间构成一个三角形间隙，锁骨下动脉、静脉和臂丛神经通过此间隙进入锁骨下，因间隙较大而不产生受压症状。若有颈肋存在，可因颈肋或纤维带导致该间隙缩小，则锁骨下动脉、静脉和臂丛神经易受压，活动受限(图25-4)。每次吸气时，动脉受压向后移位，臂丛干亦被压向颈肋，逐渐发生激惹或压迫神经、血管的症状。

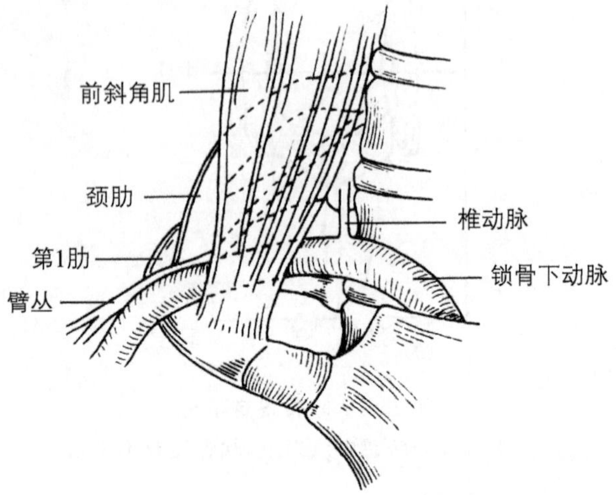

图 25-4 颈肋

（引自：张俐．中医骨病学[M]. 北京：人民卫生出版社，2012）

【临床表现】

多数患者无任何临床表现。患者肩部多饱满，锁骨上窝区较浅，有时可触及隆起的包块或肥厚的斜角肌。若累及锁骨下血管或臂丛神经时，可出现一系列临床症状。

1. 症状

(1)臂丛神经受压症状：以臂丛下干受累机会为多，常表现为尺神经支配区的损害症状。最常见的症状为上肢疼痛、麻木感或疲劳感，其次为肩胛部及颈部的疼痛。斜角肌三角处可有压痛，部分患者可于锁骨上窝闻及血管杂音。由于斜角肌的紧张，颈椎后伸和侧屈活动常受限。严重者可见鱼际肌、小鱼际肌萎缩，手内在肌萎缩，握力减弱，精细动作困难。部分患者可出现尺神经支配区的痛觉减退。

(2)锁骨下血管受压症状：锁骨下动脉受压时，患侧上肢发凉、皮肤苍白、无力，脉搏减弱。锁骨下静脉受压时，患侧上肢肿胀、发绀，浅表静脉怒张。手指有时可出现雷诺现象，严重者还可发生皮肤的溃疡和坏疽。

2. 体征 特殊检查阳性体征如下。

(1)Adson试验阳性：患者端坐位，双手置于膝上，颈部过伸并转向患侧，深吸气后屏气数秒。若患侧桡动脉搏动减弱或消失，即为阳性，提示前斜角肌紧张使锁骨下动脉受压。

(2)Morley试验阳性：压迫斜角肌三角区出现肩部压痛和放射痛，其阳性率比较高。

(3)Roos试验阳性：患者端坐位，双上肢上举外展，肘关节屈曲90°，反复快速屈伸各手指3min后，诱发上肢疲劳、疼痛则为阳性。

(4)Wlight试验阳性：患者端坐位，检查者立于其背后，两上肢上举，肘关节屈曲且肩关节外展、旋外。如桡动脉搏动减弱或消失，即为阳性。

【辅助检查】

可通过 X 线检查及肌电图检查协助诊断。

【诊断及鉴别诊断】

1. 诊断

(1)病史和临床表现。

(2)X 线检查:X 线片可见第 7 颈椎过长,一侧或两侧有肋骨,颈肋形态各异,有的有显影,有的为纤维带、不显影,锁骨和第 1 肋骨畸形以及其他颈椎异常。

(3)肌电图检查:当臂丛神经受压时,神经传导速度将明显减慢。

2. 鉴别诊断

(1)颈椎病:主要同神经根型颈椎病鉴别,其主要表现为神经根受压症状,引起上肢疼痛、麻木和功能障碍,但症状多与上肢外展无关,X 线检查无颈肋发生。

(2)周围神经疾病:臂丛神经损伤均有明确的外伤史,肘部损伤所致尺管综合征和腕管综合征则症状局限于肢端。尺管综合征主要是尺神经支配区受累,表现为小指、环指屈伸功能受限,夹指试验阳性。腕管综合征主要是正中神经支配区感觉障碍,仅鱼际肌萎缩,X 线检查无颈肋发生。

(3)肩袖损伤:多有外伤史,肩关节活动受限及活动疼痛,肱骨大结节区广泛压痛,X 线检查无颈肋发生。

【治疗】

1. 非手术治疗　病情轻者,注意休息。轻手法按摩、活血化瘀中药热敷和理疗等,能在一定程度上缓解症状。颈椎牵引通常无效,甚至可能加重症状。同时,应纠正头颈部的不正常姿势,避免手提重物和上肢过度外展动作,睡眠时将手臂高举至头上,不使肩部下垂。

2. 手术治疗　病史较长,症状较严重,影响日常生活和工作,经非手术治疗无效者,可考虑手术治疗。手术目的是解除锁骨下血管和臂丛神经受压的病理因素,包括第 1 肋骨切除术、前斜角肌切断术、颈肋部分切除术等。

【功能锻炼及预防】

1. 功能锻炼　增强颈部、肩部和胸部骨骼肌,尤其是肩胛提肌和斜方肌的肌力,使肩胛带的力量增强,可改善颈部和肩部的位置。

2. 预后　多数患者无任何临床表现。病情轻者,经保守治疗,症状多可改善。症状较重者,经手术治疗后,配合良好的功能锻炼,一般预后较好。

二、斜　颈

斜颈是指颈部倾斜畸形,包括先天性肌性斜颈和骨性斜颈。先天性肌性斜颈是因单侧胸锁乳突肌纤维化所致的肌肉挛缩,使头向患侧倾斜,下颌转向健侧的先天性畸形(图 25-5)。先天性骨性斜颈是先天性颈椎发育缺陷导致的,如半椎畸形、颈椎未分节、枕骨或寰椎与枢椎间的骨性融合等,临床比较少见。

本节介绍的斜颈是指先天性肌性斜颈,多发生于婴幼儿,发病率为 0.08‰~0.4‰,右侧比左侧多见。

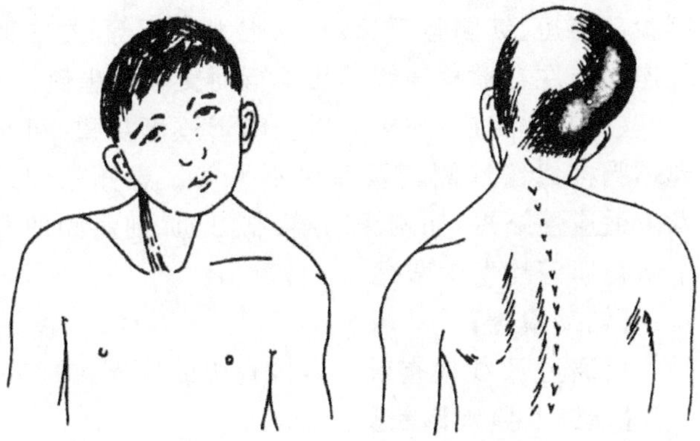

图 25-5　斜颈畸形

(引自:张俐. 中医骨病学[M]. 北京:人民卫生出版社,2012)

【病因病机】

先天性肌性斜颈病因尚不完全清楚,多数认为是诸多综合因素所致。

1. 胚胎位不正　受到不正常的子宫壁压力,使头颈部姿态异常而阻碍一侧胸锁乳突肌的血液循环,使该肌缺血、萎缩、发育不良、挛缩而引起斜颈,即所谓“宫内压抑学说”。

2. 产伤　由于分娩时难产或产钳挤压及牵引,使胸锁乳突肌发生撕裂伤,肌肉出现血肿、机化、变性、增生、挛缩。

3. 缺血变性　由于胸锁乳突肌的营养动脉栓塞,或静脉回流受阻,导致肌纤维发生退行性改变。

4. 其他　如胸锁乳突肌瘤形成、感染性肌炎等,少数病例有家族史。

先天性肌性斜颈主要病理改变为胸锁乳突肌肿块,在该肌内或该肌胸骨头与锁骨头内呈梭形硬结。随着年龄的增长,该肌肉逐步发生纤维化和短缩，呈条索状。头部被该病变肌肉牵拉而发生颈部倾斜畸形。条索状肿块病理呈白色，酷似纤维瘤，显微镜下检查为稠密的纤维组织。

【临床表现】

1. 颈部包块硬结 在新生儿出生后1～2周即可见受累的胸锁乳突肌中下部有一质硬的梭形肿块，可逐渐增大。肿块可在3～4个月自行消退，而该肌发生挛缩，成为无弹性的纤维索。

2. 斜颈畸形 头颈歪斜，头部斜向患侧并稍后仰，下颌和面部转向健侧，头颅前移。

3. 继发畸形

(1)五官畸形：随着年龄的增长，上述畸形加重，邻近器官产生继发畸形，如五官两侧不对称，患侧脸部扁短、健侧脸部长圆、双眼大小不等、左右眼裂连线与左右嘴角连线不相平行而交叉于患侧。

(2)其他畸形：随年龄增长畸形逐渐加重，可出现颈胸椎代偿性侧弯及双肩不平等。患侧软组织发生适应性缩短，如颈深筋膜、斜方肌、前斜角肌和中斜角肌等均发生挛缩。

【辅助检查】

可通过X线检查或超声检查协助诊断。

【诊断及鉴别诊断】

1. 诊断

(1)胎位不正或难产病史和临床表现。

(2)X线检查：早期颈椎X线片无骨关节改变，晚期可出现颈椎侧弯、旋转，椎体楔状改变等畸形。应排除楔形椎、椎体融合等颈椎先天性骨性因素所致的骨性畸形。

(3)超声检查：可显示胸锁乳突肌结构，患侧多为梭形肿大，内部回声多为不均质稍低回声，内有肌肉纹理，部分可见血流信号，与健侧比较明显不同。

2. 鉴别诊断

(1)骨性斜颈：为先天性颈椎发育异常，胸锁乳突肌无挛缩，颈椎棘突连线向一侧歪斜，X线片可见颈椎异常。

(2)颈椎结核：颈部活动受限、疼痛，颈部肌肉发生普遍性的保护性痉挛，患儿常用双手扶托下颌，颈部可见寒性脓肿或窦道，X线片显示椎体破坏和椎前脓肿。

(3)炎症性斜颈：患儿有颈部炎症病史，局部红肿、触痛，或见瘢痕、瘘管或窦道。

(4)习惯性斜颈：因不良习惯或斜视、散光引起颈部姿势不正，一般胸锁乳突肌无挛缩，容易纠正。

【治疗】

1. 手法治疗 适用于1岁以内，局部挛缩畸形较轻的患儿。医师可用拇指对挛缩部位进行柔和的捻散揉顺。婴儿出生后2周可行手法扳正：医师一只手托住患儿枕骨部，另一只手托着下颌，将头部向畸形姿势相反方向，轻柔地加以扳正，以牵拉短缩的胸锁乳突肌，逐渐至矫枉过正，每次15分钟，每日1～2次。可配合局部热敷以活血、消肿、散结、解痉，以达到治疗目的。

2. 矫正位固定 手法矫正后，可用棉花和绷带缠绕或用围领将头固定于矫正位(即头向健侧倾屈，面朝向患侧)，睡眠时亦可使用沙袋置头颈两侧，维持矫正位。

3. 家庭治疗 家长可将玩具或奶瓶放在健侧，吸引患儿做头部向畸形相反方向的转头活动。另可将上述按摩、矫正与固定方法教给患儿家长，嘱其耐心进行家庭治疗。

4. 手术治疗 适用于1岁以上畸形严重，采用非手术疗法无效者，应尽早进行手术治疗。常用的手术方法为切断胸锁乳突肌的抵止部(胸骨头及锁骨头)，并切除部分肌肉，严重者须切断胸锁乳突肌的起始部(乳突头)。少数学者主张施行胸锁乳突肌延长术及胸锁乳突肌全部切除术；还有的提出在切断胸锁乳突肌后，应检查前斜角肌是否挛缩，如有则应同时予以切除。术后一般用石膏绷带将患儿头颈部固定于过度矫正位，4～8周解除固定。

【功能锻炼及预后】

1. 功能锻炼 医师应耐心进行患儿患部按摩，并指导颈部功能锻炼(左右旋转及向健侧倾屈运动)，直至挛缩畸形消除为止。可分主动、被动锻炼。评估患儿头颈部侧屈的角度，头颈部侧屈角度$<15°$，指导患儿主动左右旋转、前后屈伸等功能锻炼；头颈部侧屈角度$>15°$的患儿，指导行被动功能锻炼；每日3～5次，并教会家长，保持治疗的连续性。

2. 预后 治疗越早效果越好。部分患儿经坚持非手术治疗可获得痊愈。儿童期或胸锁乳突肌挛缩不严重者，经手术治疗可以治愈。对于年龄较大患者，合并严重胸锁乳突肌挛缩及面部畸形者，采用手术治疗矫正也可有明显效果，但面部畸形不能恢复正常。

三、腰椎骶化和骶椎腰化

腰椎骶化和骶椎腰化又称移行椎，是常见的先天性腰骶椎畸形，主要因脊柱先天性发育异常所致。椎体移行变异多发生在腰骶段，胸腰段少见。

腰椎骶化是指第5腰椎全部或部分转化为骶椎形态，一侧或两侧的横突及其椎体下端与第1骶椎形成部分的或完全的融合，造成影像学上所见腰椎数目为4个、骶椎为6个的现象。有时一侧或两侧第5腰椎横突肥大呈翼状，与骶骨融合成一块，与髂骨嵴形成假关节。骶椎腰化是指第1骶椎向腰椎移行，与第2骶椎分开，形成腰椎样形态，造成影像学上所见腰椎数目为6个、骶椎为4个的现象。骶椎腰化较腰椎骶化少见。

【病因病机】

中医认为本病是由于先天禀赋不足、发育不良，加之肝肾亏虚、气血不足或外伤、劳伤过度等因素，而致筋骨失养、风寒湿邪痹阻经络而发病。

腰椎骶化时，腰椎数目减少，每一腰椎负荷增加；骶椎腰化时，腰椎数目增加，使腰椎长度增加，杠杆变长，下腰部稳定性减弱，这些因素容易导致损伤、劳损、磨损及退变而发病。常见的病理改变有：①假关节周围软组织充血水肿增厚，刺激或压迫周围末梢神经；②腰骶椎移行畸形使腰椎关节退行性变，肌肉、韧带产生劳损；③过于肥大的横突与髂骨相接触，在腰部向同侧侧屈时，产生磨损，造成损伤性炎症；④由于下腰部的稳定性减弱，加之病变椎体之间的椎间盘发育不全、活动受限，易造成椎间盘的退变及椎间盘突出。

【临床表现】

一个椎体双侧均有移行现象时，对称性结构对脊柱活动影响较小，一般多无症状。而腰骶椎移行不全，仅单侧发生腰椎骶化和骶椎腰化时，常产生相应的症状。

1. 下腰部酸痛　由于腰骶部解剖结构的变异及其引起的病理改变，多数患者有慢性的下腰部酸痛及腰椎活动受限，且反复多次发作。腰痛可在活动后加重，休息后减轻。下腰部酸痛部位相对局限，不敢下蹲，难以挺立，且与气候温度、劳动强度、体位变化等有一定的相关性。

2. 坐骨神经痛　异常腰骶椎处软组织的慢性劳损及炎症反应，可压迫或刺激神经根，或少数椎间盘两侧负重不均匀，椎间盘退变或椎间盘突出时，可出现坐骨神经性放射痛。

【辅助检查】

可行X线检查协助诊断，必要时行CT、MRI检查确诊。

【诊断及鉴别诊断】

1. 诊断

(1)根据上述病史和临床表现。

(2)X线检查可见第5腰椎单侧或双侧横突增大，与髂骨形成关节，或第1骶椎与整体骶椎分离，形成关节。

2. 鉴别诊断

(1)腰椎间盘突出症：本病是腰椎间盘突出症的重要发病因素之一，可能引起并加速腰椎间盘的退变。腰椎间盘突出症好发于腰4、5椎间盘，主要表现为腰痛和下肢坐骨神经放射痛，可伴有腰部畸形、局部压痛、活动功能受限，直腿抬高试验及加强试验阳性。X线、CT及MRI检查可明确临床诊断。

(2)腰椎椎管狭窄症：主要表现为腰腿痛并有典型间歇性跛行，卧床休息后症状可明显减轻或消失，腰部后伸受限，并引起小腿疼痛，其症状和体征往往不一致。X线及CT检查可协助明确诊断。

【治疗】

1. 中医辨证治疗　本病多属气滞血瘀、脉络不通，肝肾不足、筋骨不利。治宜活血化瘀、通络止痛，补益肝肾、强筋壮骨，方用桃红四物汤、身痛逐瘀汤加减，或用健步虎潜丸、补肾壮筋汤加减。

2. 西药治疗　使用非甾体类止痛药物、B族维生素等可一定程度缓解疼痛，改善局部循环，降低受刺激神经的兴奋性。

3. 手法治疗　可促进血供，消退炎症；缓解肌肉痉挛，加强肌力；纠正关节错位和旋转，从一定程度上增加脊柱的稳定性，减轻或解除压迫症状。常用的手法治疗有局部揉捻、推按骶棘肌等。

4. 其他疗法　中药外敷，局部痛点封闭，热能、磁场等物理治疗，有一定的疗效。

5. 手术治疗　若患者症状明显，严重影响日常工作与生活，可行横突切除术或将横突与髂骨构成的假关节行植骨融合，伴有腰椎间盘突出症者，可考虑椎间盘髓核摘除术、椎间融合术等。

【功能锻炼及预后】

1. 功能锻炼　避免过度劳累，防寒保暖，改正不良姿势，配合腰背肌功能锻炼，如坐位伸展运动、腰部旋转运动、骨盆旋转运动等等，必要时可用腰围保护。

2. 预后　大多患者经非手术治疗后，可获得满意的疗效，预后良好；部分行手术治疗患者，术后加强腰背肌功能锻炼，一般均可获得较好的远期疗效。

四、椎弓峡部裂及脊椎滑脱

椎弓峡部裂是指椎弓峡部发育缺损，引起椎骨一侧或两侧椎弓根或关节突骨质失去连续性，是导致脊椎滑脱的潜在因素。脊椎滑脱是由于椎弓峡部裂引起椎体向前或向后滑动移位，又称之为脊椎真性滑脱，常发生在第5腰椎，其次为第4腰椎，其他椎体少见。本病多见于30—40岁成年人，女性多于男性，发病率约为5‰。

此外，尚有脊椎假性滑脱，即由于长期的椎间盘、关节突关节及周围韧带的退变、松弛而引起椎间关节不稳定，从而出现椎体向前、后或侧方移位，此种滑脱与本节所述真性滑脱有本质不同，后者的椎弓根保持完整，故又称之为退行性脊椎滑脱，多在40岁以后发病。

【病因病机】

本病病因尚不十分清楚，多数认为有先天性和外伤性两种因素。

1. *先天性因素*　有明显的家族遗传史，主要由于胚胎时期成软骨中心或成骨中心发育障碍、先天性形成不全或遗传性缺损，引起椎弓峡部不同程度的裂隙，其缺损部常被软骨组织或纤维组织所填充。

2. *外伤性因素*　椎弓峡部因先天性发育缺损，具有潜在的薄弱性，当发生外伤或慢性劳损时，应力可使椎弓断裂。

正常的腰骶角使第5腰椎椎体有向前、向下滑动的倾向，但为其下方的第1骶椎上关节突所抵消，第5腰椎与第1骶椎间的椎间盘也是阻挡其向前滑动的重要结构。因此，当第5腰椎峡部断裂，尤其是两侧峡部断裂时，使第5腰椎椎体及上关节突与棘突、椎板、下关节突分离，减弱了阻挡其向前滑脱的能力。如同时伴有退行性改变，更易发生脊椎滑脱。滑脱产生以后，躯干的重心发生改变，使腰部前凸增加，腰骶部过度后凸，更使向前滑移的力量加大。

【临床表现】

大多数患者早期没有症状，一般都在拍摄腰椎X线片时无意发现，仅有少数人有局部皮肤或某些神经受损体征。随着劳累加重，中年时可出现相应的症状及体征。

1. *下腰痛*　主要表现为下腰部酸痛，多数较轻，往往劳累后加剧，也可因轻度外伤诱发。适当的休息或服镇痛药后多有好转。腰痛初为间歇性，以后可呈持续性，严重者影响正常生活，休息也不能缓解。疼痛可同时向骶尾部、臀部或大腿后方放射。有明显滑脱时，腹部前凸畸形，重则发生一侧或双侧的坐骨神经放射痛。椎体滑脱如压迫马尾或神经根，会出现马鞍区感觉障碍，大小便功能障碍，肢体无力等。

2. *特殊体征*　可见臀部肥胖、腹部前挺，腰椎生理性前凸增加，季肋部与髂骨嵴距离变小，甚至十分接近。骶部显长，臀部后翘，腹部下垂，行走时出现蹒跚步态。局部有深压痛和叩击痛。病椎的棘突后凸，而其上方的棘突移向前方，两者不在一个平面上，局部产生凹陷性空隙，呈阶梯状。

【辅助检查】

可行X线正、侧、斜位片检查协助诊断。必要时行电子计算机X线断层扫描（CT）、磁共振（MRI）等检查以明确脊髓、神经根受压情况。

【诊断】

1. *病史和临床表现*　根据上述病史和临床表现可做出诊断。

2. *X线检查*　凡临床检查疑为椎弓峡部裂者均常规拍摄腰椎正、侧及左、右45°斜位X线片。

（1）正位片：常难以清晰显示椎弓峡部裂和脊椎滑脱，但在滑脱明显时，可见滑脱椎体下缘与下位椎体相重叠，呈新月形密度增高。

（2）侧位片：是诊断椎弓峡部裂及脊椎滑脱的重要手段。在椎弓根后部可见由后上斜向前下方的透明裂缝，并有不同程度向前、向后分开，椎体前移程度越大，裂隙就越宽。正常时第5腰椎与第1骶椎的后缘构成连续的弧线。Meyerding将骶骨上面分为4个等份，根据第5腰椎后缘在在骶骨上面的位置，提出滑脱程度分级：Ⅰ度滑脱椎体移位不超过其宽度的1/4；Ⅱ度滑脱椎体移位为1/4～1/2；Ⅲ度滑脱椎体移位为1/2～3/4；Ⅳ度滑脱椎体移位超过3/4（图25-6）。侧位X线片可鉴别真性滑脱与假性滑脱。真性滑脱椎体前缘中点至相应棘突连线的间距增大，而假性滑脱椎体前缘中点至相应棘突连线的间距不变，并可见椎间隙变窄，椎体边缘骨质硬化等退行性改变。

（3）斜位片：左、右45°斜位X线片显示椎弓峡部裂隙最清楚，是最可靠的确诊投照位置。斜位片正常椎弓图像如“狗”形，“狗头”为同侧横突，“狗耳”为上关节突，“狗眼”为椎弓根的纵切面影，“狗颈”即为峡部，“狗身”为椎板，“前、后腿”为同侧和对侧的下关节突，“尾巴”为对称的横突。如有椎弓

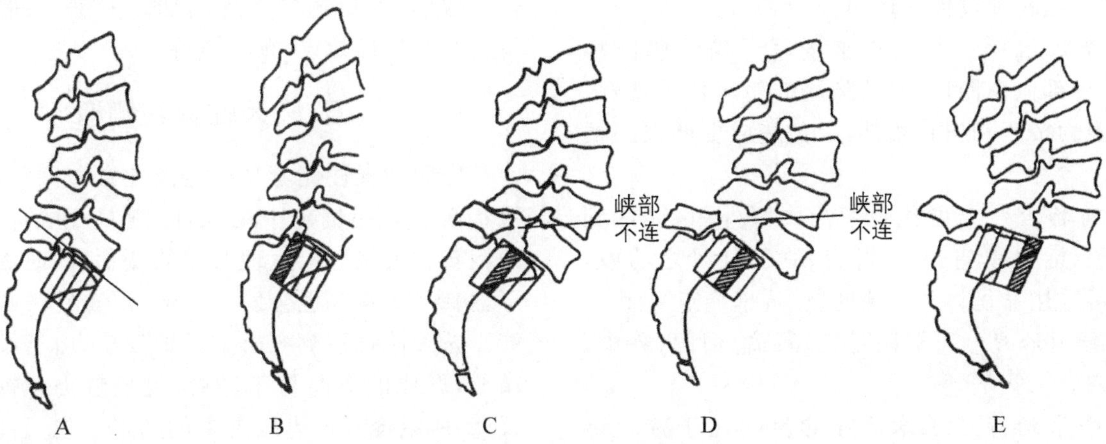

图 25-6　脊椎滑脱分度

A. 正常；B. Ⅰ度；C. Ⅱ度；D. Ⅲ度；E. Ⅳ度

（见：张俐．中医骨病学[M]．北京：人民卫生出版社，2012）

峡部裂，则狗颈上显示有裂隙阴影，如同狗颈戴上“项链”(图 25-7)，典型者可见其上方脊椎的下关节突和下方椎体的上关节突部分进入峡部裂隙，似两把“尖刀”将“颈”部切断一样。

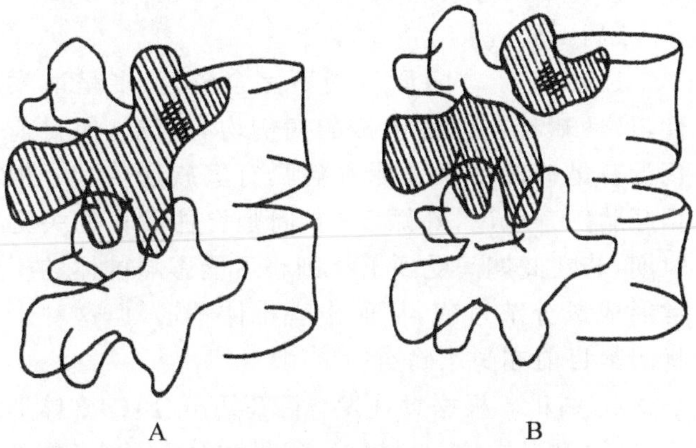

图 25-7　椎弓峡部裂-狗颈戴上“项链”征

A. 正常；B. 椎弓峡部裂

（见：张俐．中医骨病学[M]．北京：人民卫生出版社，2012）

3. CT 检查　部分椎弓峡部裂在左、右 45°斜位 X 线片上不能完全显示，对于此部分患者应进行 CT 检查。采用薄层 CT 轴向扫描可清晰显示峡部裂的部位，敏感性高于 X 线片。椎弓峡部裂 CT 检查常表现为椎弓峡部即上下关节突间显示横行不规则的条状低密度影，伴局部不规则粗大。脊椎滑脱的典型 CT 表现为双边征、双管征、椎间盘变形、峡部裂隙出现在椎弓根下缘平面，走行方向不定，边缘呈锯齿状。

【鉴别诊断】

1. 退行性脊椎滑脱　又称为假性脊椎滑脱，好发于 50 岁以上的老年人，女性多见。主要由于长期的椎间盘、关节突关节及周围韧带的退变、松弛而引起椎间关节不稳定，从而出现椎体向前、后或侧方移位。侧位 X 线片显示椎体移位，但滑脱椎骨其前后径不变，棘突移位，可见椎间隙变窄、相邻上下椎体边缘增生硬化。而真性脊椎滑脱椎骨前后径增大，病椎的棘突与下位椎骨保持原位，仅椎体前移。

2. 腰椎间盘突出症　好发于腰 4、5 椎间盘，主要表现为腰痛和下肢坐骨神经放射痛，与椎弓峡部裂、脊椎滑脱很相似，临床检查鉴别有困难，需经 X 线片加以明确。有明显滑脱时，移位椎骨的下位椎体后上缘的牵拉或滑脱椎体邻近的椎间盘突出也可引起坐骨神经痛，此时鉴别较为困难，需做 CT 或 MRI 检查以明确诊断。

【治疗】

对于症状轻微的椎弓峡部裂和Ⅰ～Ⅱ度脊椎滑脱或病程较短患者宜首选非手术治疗。主要目的在于稳定患椎，缓解或消除疼痛。

1. 练功及支具固定　单纯峡部裂，椎体无滑脱，无明显临床症状者，应避免过劳，经常进行腰背肌锻炼，减轻腰椎前凸，防止滑脱，必要时可用腰围或支具保护。椎体虽无滑脱但有腰腿痛，或滑脱较轻尚无神经压迫症状者，卧床 3～4 周。若疼痛剧烈，一般要求患者绝对卧床休息，若疼痛不是十分剧烈者，允许在室内在支具保护下少量走动，防止腰部屈曲、旋转和过伸等运动。

2. *手法治疗* 手法推拿按摩可松解肌肉痉挛，促进局部血液循环，对消除局部疼痛效果良好，但切忌强力按压和扭转腰部，以免造成更严重的损害。

3. *药物治疗* 可配合中药内服外用，以达到疏通经络、活血镇痛、补益肝肾、强筋壮骨之功效，必要时可采用非甾体类止痛药物，局部痛点封闭。

4. *针刺治疗* 可取阿是穴、肾俞、命门、委中、昆仑等穴。

5. *手术治疗* 手术治疗的目的在于减轻疼痛，解除神经压迫，矫正脊柱畸形，加强脊柱稳定性。适用于腰痛较重，经长期非手术治疗症状不缓解，不能坚持工作的患者、青壮年椎弓峡部裂伴椎体滑脱有加重趋势者、有神经根持续压迫症状的脊椎滑脱患者或出现下肢瘫痪及二便功能障碍者。目的在于解除神经根扭曲和卡压，恢复脊柱稳定，防止继续滑脱。

对于Ⅱ度及Ⅱ度以内的滑脱，常用的手术方法有腰椎双侧峡部融合术、椎板切除减压术、脊柱融合术、复位内固定术及上述方法的联合应用。随着内固定技术的发展，脊椎复位以后的稳定性增加，提高了植骨融合的成功率，缩短了术后康复时间，且便于术后护理，其已成为近年来治疗本病的一大进展。内固定种类较多，大多数选择椎弓根固定系统，如GSS、SRS等，可选择合适脊柱固定系统。对于重度滑脱(滑脱＞1/2)或腰骶段后凸患者的处理相对复杂。即使单纯做原位融合，对重度滑脱的患者来说也是有风险的。对于儿童重度脊柱滑脱以及非手术治疗无效的成年人患者应考虑做稳定手术。

【功能锻炼及预后】

1. *功能锻炼* 症状轻者，应避免过劳，加强腰背肌功能锻炼，减少腰椎前凸。对脊椎滑脱术后患者，临床症状缓解后即开始腰背腹肌的功能锻炼，常用的方法有：①两脚自然分开，与肩同宽立于一靠背椅后，躯干前倾，椅靠背顶在腹部脊柱前突部位，双上肢自然下垂于椅靠背的两侧，腹不离椅靠背做腰屈伸活动，以增强腰背及腹肌。②嘱患者端坐位，双髋及双膝均屈曲90°，缓慢尽力深吸气且以腹式呼吸为主，让腹肌收缩，膈肌上升，腹压上升重复多次，以锻炼腹肌及腰背肌。

2. *预后* 症状轻者，通过非手术治疗，一般可取得满意的疗效。目前脊椎滑脱各种手术方式均较为成熟，术后通过合理的功能锻炼，一般均可取得良好的治疗效果，预后良好。

五、先天性脊柱侧弯

先天性脊柱侧弯又称先天性脊柱侧凸，表现为冠状面上脊柱偏离中线，凸向侧方，通常伴有脊柱的旋转和矢状面上生理弯曲的变化，同时因脊柱畸形，胸廓、骨盆等也会发生变形，严重者影响心肺功能。先天性脊柱侧弯出生后即发病，由于椎体本身畸形，形成的弯曲易于进展，且患者仍有较长的生长期，所以容易产生较严重的畸形。先天性脊柱侧弯通常较僵硬，难以矫正。

脊柱侧弯根据病因分为非结构性或功能性脊柱侧弯、结构性或器质性脊柱侧弯。非结构性或功能性脊柱侧弯又可分为姿势性脊柱侧弯、刺激性脊柱侧弯、癔症性脊柱侧弯和骨盆倾斜性脊柱侧弯等；结构性或器质性脊柱侧弯又可分为特发性脊柱侧弯、先天性脊柱侧弯、神经肌肉性脊柱侧弯、后天获得性脊柱侧弯等。国内报道先天性脊柱侧弯发病率占脊柱侧弯的3.1%～5.19%。

【病因病机】

1. *病因* 本病原因尚不完全清楚，多呈散发性，显性遗传与隐性遗传的病例均有报道，但目前仍没有足够的证据证明本病具有家族遗传性。根据胚胎发育理论，妊娠5～6周是脊柱发育的关键时期，若在此期间受到干扰则将可能影响椎体的正常形成或分节过程，从而出现椎体畸形，但这种干扰因素目前亦尚难确定。

2. *病机* 根据脊柱发育障碍可分为：①椎体形成异常(楔形椎体，半椎体)；②椎体分布异常(单侧条状，双侧融合)；③椎体形成合并分布异常。主要病理改变如下。

(1)椎体及附件的改变：侧弯凹侧椎体楔形变，并出现旋转。凹侧椎弓根变短、变窄，椎板略小于凸侧。棘突向凹侧旋转倾斜，使凹侧椎管变窄。凹侧小关节增厚并硬化而形成骨赘。

(2)椎间盘、肌肉及韧带的改变：凹侧椎间隙变窄，凸侧增宽，凹侧的小肌肉轻度挛缩。

(3)肋骨的改变：椎体旋转导致凸侧肋骨向后背部突出，形成隆凸。凸侧肋骨互相分开，肋间隙增宽；凹侧肋骨挤在一起，并向前突出，导致胸部不对称。

(4)内脏的改变：胸廓严重畸形可导致肺受压、变形，严重者可形成肺源性心脏病。

【临床表现】

1. *畸形*　早期畸形常不明显，不易引起注意。生长发育期间，侧弯畸形发展迅速，可出现身高不及同龄人，双肩不等高，胸廓不对称等异常。侧弯畸形严重者可出现"剃刀背"畸形。患者向前弯腰时，背部不对称，一侧隆起，提示肋骨及椎体旋转畸形。

2. *局部皮肤异常*　背部皮肤可出现咖啡斑等色素沉着及皮肤凹陷、皮下组织肿物、异常毛发等。

3. *内脏功能障碍*　内脏移位或受压时，表现出相应症状，如心肺受压时出现呼吸困难、心慌气短；腹部受压可能导致腹痛、腰痛，消化不良等。

4. *其他*　部分患者可能存在关节过度活动、腭裂、泌尿系统及心血管系统畸形等异常。

【辅助检查】

可行X线检查(包括站、坐、卧、侧向屈曲的全脊柱正侧位片)测量弯曲度及脊椎旋转程度，以此判断先天性脊柱侧弯的严重程度。必要时可进行CT、MRI检查以及电生理检查明确神经受压等情况。

【诊断】

1. *病史和临床表现*　根据上述病史和临床表现可做出诊断。

2. *X线检查*

(1)全脊柱正侧位X线片：观察侧弯的原发和代偿弧度以及椎体旋转情况。同时观察髂嵴骨骺是否完整显现连接成帽形，确定脊柱侧弯是否已达稳定期。

(2)脊柱弯曲度的测量：常用的测量方法是Cobb法。首先要确定侧弯脊柱的端椎，上、下端椎是指侧弯中向脊柱侧弯凹侧倾斜度最大的椎体。在正位X线片上观察脊柱侧弯凸侧的椎间隙较宽，凹侧较窄，而在凹侧椎间隙开始变宽的第一个椎体被认为不属于该弯曲的一部分，因此其相邻的一个椎体被认为是该弯曲的端椎。在上端椎的椎体上缘画一横线，同样在下端椎椎体的下缘画一横线，对此两横线各做一垂直线，两条垂直线的交角即为Cobb角(图25-8)。通常认为Cobb角＞10°即为脊柱侧弯。

(3)脊椎旋转程度的测量：根据正位X线片上椎弓根的位置，将其分为5度。0度：椎弓根影与两侧椎体边缘等距；Ⅰ度：凸侧椎弓根影已偏离椎体边缘；Ⅱ度：椎弓根影介于Ⅰ度(椎体边缘)和Ⅲ度(椎体中线)之间；Ⅲ度：椎弓根影在椎体的中线附近；Ⅳ度：椎弓根影已超过椎体中线，并偏向凹侧(图25-9)。

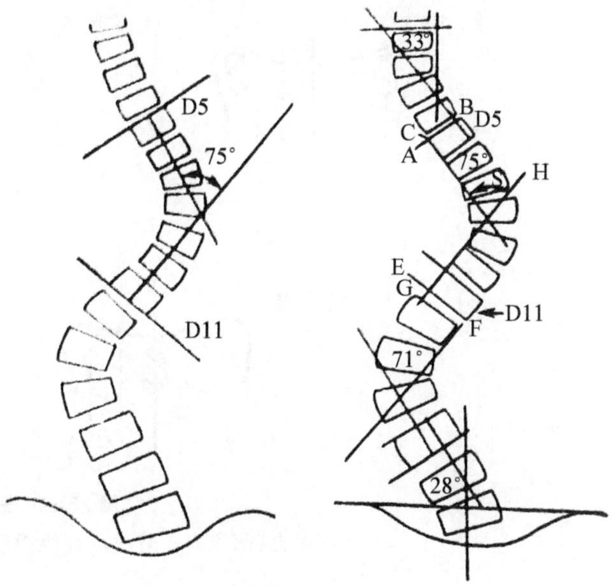

图25-8　脊柱弯曲度的测量(Cobb法)

(引自：张俐．中医骨病学[M]．北京：人民卫生出版社，2012)

3. *特殊检查*　根据患者需要进行CT、MRI及电生理检查。经各椎体椎弓根平面的CT平扫及三维重建，有助于了解各椎体的旋转情况，可测量椎弓根的直径和深度，观察畸形脊柱的三维整体情况，以指导手术中椎弓根螺钉的应用。MRI可排除椎管内病变，如脊髓空洞、脊髓纵裂等，并可了解脊髓、神经受压状况。电生理检查包括肌电图、诱发电位等检查，可以明确有无神经、肌肉系统障碍存在。

【鉴别诊断】

1. *脊柱结核*　当有一侧椎体破坏、压缩时，常出现脊柱侧弯畸形或后凸畸形，有低热、盗汗等中毒症状，脊柱活动受限，局部叩击痛。X线片表现为椎间隙狭窄和椎体骨质破坏，或有寒性脓肿等。实验室检查血沉加快。

2. *脊髓空洞症*　当患者存在脊柱侧弯和神经障碍时，应考虑脊柱侧弯合并本病。通常在脊柱畸形的平面可查出节段性分离性感觉障碍，在病变范围内，痛、温觉消失而触觉与深部感觉相对完好。

【治疗】

定期对学龄前儿童及中、小学生进行普查，及时发现疑有脊柱侧凸的儿童，及时采取相应的措施，是早期防治先天性脊柱侧弯的最好办法。先天

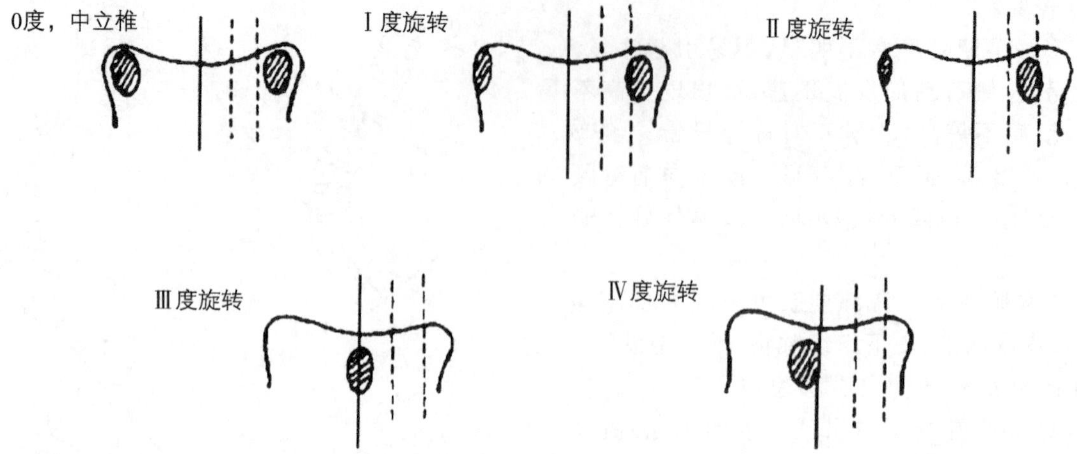

图 25-9　脊椎旋转程度测量

（引自：邱贵兴．骨科学高级教程[M]．北京：人民军医出版社，2013）

性脊柱侧弯治疗的目的包括：①矫正畸形；②获得稳定；③维持平衡。根据患者年龄、病变类型及程度不同，其治疗方法也不同。需要注意的是，各种非手术疗法使用时应从临床及影像学方面密切观察畸形的发展情况，必要时调整治疗策略。

1．*手法治疗*　可用手法松解凹侧软组织痉挛，并配合电针刺激凸侧腰背部肌肉，这样有利于脊柱两侧软组织的平衡。每 4～6 个月随诊 1 次。

2．*运动治疗*　包括肌力锻炼、医疗体操等，适用于轻度脊柱侧弯，通过有针对性的加强凸侧肌肉的收缩运动，可以有效地阻止或延缓侧凸的进展。

3．*支具治疗*　利用三点加压原理矫正脊柱侧弯，对年龄较轻，脊柱活动度较好，侧弯 Cobb 角在 25°～40°可尝试行支具治疗。支具治疗强调正规治疗，每天除了洗澡等活动外，至少应佩戴 20～22 小时，3～6 个月随诊 1 次，每年更换支具，一般穿至发育成熟。目前大多数学者推荐使用 Milwaukee 支具（图 25-10），因为其对进展性代偿弯曲控制效果最佳，并且可以治疗冠状面的失平衡。

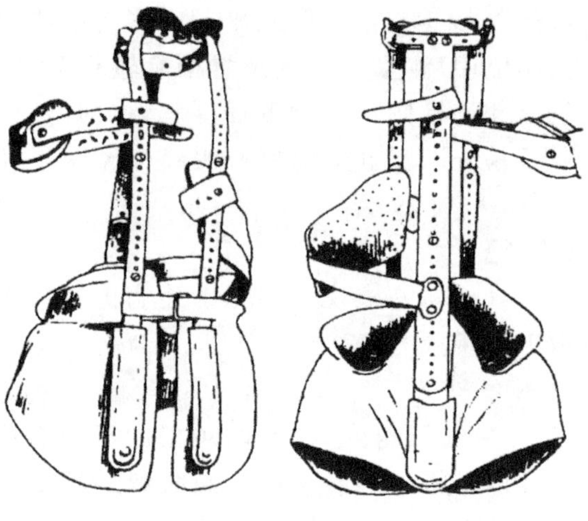

图 25-10　Milwaukee 支具

（引自：张俐．中医骨病学[M]．北京：人民卫生出版社，2012）

4．*手术治疗*

（1）适应证：严重（半椎体或脊柱主弯 Cobb 角＞40°）或进展性（Cobb 角每年加重＞6°）先天性脊柱侧弯患者以及支具治疗无效的患者，通常需手术治疗。

（2）目的：手术的主要目的是完全或部分矫正畸形，防止畸形进一步发展，改善患者功能。

（3）手术方案选择：必须根据患者的具体情况来详细制定，主要应考虑患者的年龄、畸形特征、畸形自然史以及是否合并其他系统的畸形等。目前治疗先天性脊柱侧弯的手术方法较多，常用的方法如下。

①凸侧骨骺阻滞术：凸侧骨骺阻滞术的治疗原理是阻止凸侧的生长并产生自发的矫形，适合于凸侧融合后、凹侧有足够生长潜能的情况。如果最初的侧凸不是很严重，这种方法可使畸形得到最大矫正和改善。凹侧无生长潜力的患者则需联合凸侧骨骺阻滞和脊柱内固定来增加矫形效果。

②脊柱融合术：融合术适用于孤立或短节段的单侧骨桥或半椎体，典型畸形出现之前的年幼患儿。接受短节段原位融合术可以使脊柱生长丢失少、预防患者并发心肺功能不全，但是无矫形效果和无生长调节作用。

③半椎体切除术：半椎体畸形是引起先天性脊柱侧弯的主要原因，半椎体切除可直接去除致病因素，是理想的治疗方法。胸腰段以下为马尾神经，手术造成神经损伤的危险性小，相对比较安全。最佳的手术时机则应在 5 岁以前。

【功能锻炼及预后】

1. 功能锻炼　功能锻炼有利于全身肌肉的协调，加强腹肌及腰背肌的力量，因此，在保持良好的生理姿势的基础上加强运动锻炼，是阻止脊柱侧弯进展的有效手段。单杠、双杠以及卧床借助重力的脊柱锻炼等方式可发挥躯干肌的牵引力，对维持脊柱的稳定、纠正脊柱畸形具有重要意义(图 25-11)。

2. 预后　自然史良好的轻度脊柱侧弯对功能及生活影响不大，经矫形预后大多较好。重度脊柱侧弯较为复杂，可能需经多次手术治疗，预后较差。

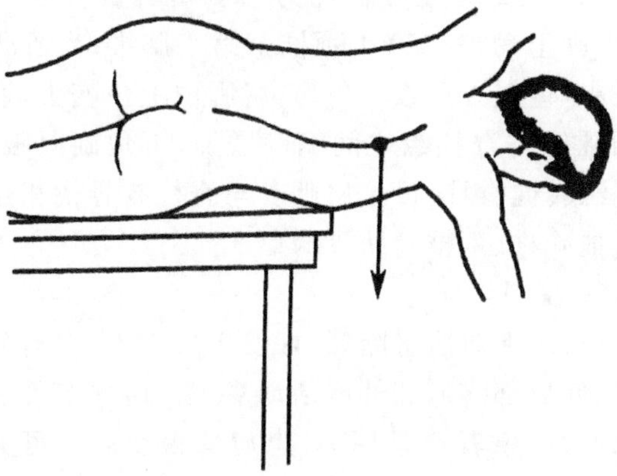

图 25-11　卧床借助重力的脊柱锻炼

（见：张俐．中医骨病学[M]．北京：人民卫生出版社，2012）

第四节　上肢畸形

一、先天性高肩胛症

先天性高肩胛症是一种较少见的先天性畸形，其特点是肩胛骨处于较高的位置，患侧肩关节高于健侧，患肢上臂上举、外展和外旋活动受限，可以同时合并肋骨、颈椎、胸椎畸形。本病多单侧发生。

【病因病机】

本病具体病因尚不明确，可能与遗传、羊水量过多引起宫内压过高、肌肉组织缺氧或肩胛骨和椎体间的关节异常等因素有关。在胚胎期，肩胛骨形成于颈部，从第 4 个月起逐渐下降至 2～7 肋，形成肩胛骨。由于胚胎发育障碍或胎儿在宫内位置异常，胚胎第 3 个月末肩胛骨不能下降至上胸部，而处于胸廓后较高位置，肩胛骨的发育就会受到影响，形态也随之发生改变，则形成肩胛骨高位症。

约 1/3 以上的患者有一骨桥，称为肩胛脊椎骨桥。借软骨或纤维组织与脊柱相连接，将肩胛骨固定，而不能在胸壁上正常滑动。此外，本病还有连接肩胛骨与脊柱的肌肉异常，常见受累的是斜方肌、菱形肌和肩胛提肌，出现发育欠佳、部分纤维化，甚至部分或完全缺损。组织学检查可见肌纤维的正常分化被抑制于成肌细胞阶段，此后患肌发生退行性变、坏死及纤维变性和继发性挛缩等。

【临床表现】

1. 畸形　出生后即可见明显畸形，外观可见耸肩短颈畸形。以一侧肩胛骨高位为多见，肩胛骨向上向前变位，两侧肩胛骨不对称，患侧可比健侧高 3～10cm。有时可摸到肩胛骨—椎体骨桥或纤维束条，胸锁乳突肌可有挛缩，肩胛周围的肌力不足，可伴有脊柱侧弯和后凸畸形(图 25-12)。

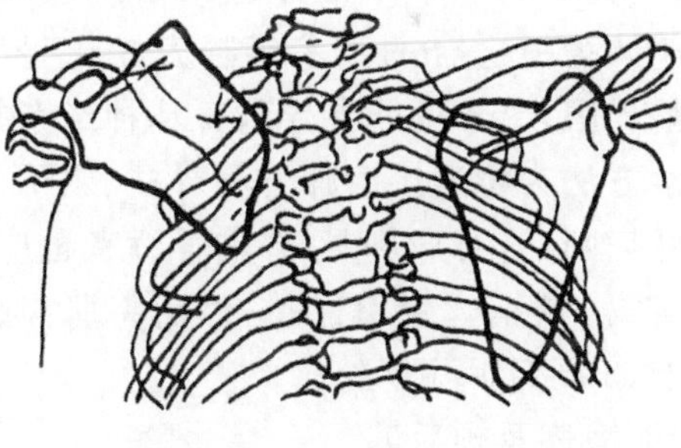

图 25-12　先天性高肩胛症

（引自：张俐．中医骨病学[M]．北京：人民卫生出版社，2012）

2. 活动受限　肩关节上举、外展和旋外活动受限，肌力减弱，肩关节其他方向的活动可无明显障碍。

【辅助检查】

通过 X 线检查可协助诊断，必要时行 MRI 检查明确病变周围软组织的情况。

【诊断及鉴别诊断】

1. 诊断

(1)根据上述病史和临床表现。

(2)X线检查可表现为患侧肩胛骨高于正常侧,肩胛上角位于第4颈椎至第1胸椎;肩胛骨发育较小,近似方形或三角形,肩胛内上角变尖,肩胛骨的腋缘与脊柱缘之间宽度增加,下角旋向腋部,内上缘转向脊柱;可见肩胛骨与脊柱有骨桥相连以及其他胸椎、颈椎及肋骨畸形。

2. 鉴别诊断

(1)冈上肌肌腱断裂:好发于成年人,多有外伤史,伤后肩部疼痛和外展活动受限。肩关节外展时呈耸肩状,患者愈是用力,患肩耸得愈高。可见有"疼痛弧",即患肩在外展60°～120°时出现疼痛,而当大于或小于这一范围时,其疼痛可缓解或消失。病程长者,冈上肌肌肉萎缩,冈上窝出现凹陷。

(2)先天性短颈畸形:先天性双侧高肩胛症应与先天性短颈畸形相鉴别,先天性短颈畸形患者外观颈部短小或缺如,两肩耸起,头部各方向活动严重受限,X线检查可见颈椎融合。

【治疗】

1. 非手术治疗　对于婴儿或年龄较小患者或功能障碍不明显者,可通过被动牵引和主动功能锻炼,增强肩胛骨在胸壁的活动力,以维持肩关节的最大活动范围。功能锻炼主要是被动和主动外展、上举肩关节、下压和内收肩胛骨。

2. 手术治疗　手术治疗适用于严重畸形者,目前普遍认为最适合的手术年龄为3－7岁,超过这个年龄界限,手术可能会导致臂丛神经牵拉性损伤。手术方法为将连接肩胛骨和脊柱、躯干的肌肉做骨膜外切断,若有肩胛骨-脊椎骨桥者也应切除,下移肩胛骨,用钢丝牵引保持,然后将肌肉缝于新的位置上,3周后拆除钢丝。

【功能锻炼及预后】

1. 功能锻炼　正确指导患者行肩部功能锻炼,对改善和恢复肩关节功能具有极其重要的意义。早期指导患者主动锻炼,并配合被动功能锻炼和局部按摩,伸展牵引收缩的肌肉,轻中度畸形及功能障碍不明显的患者可明显改善肩关节的外展与上举功能。功能锻炼主要方式为被动和主动外展上举肩关节,下压和内收肩胛骨。

2. 预后　及早发现,及早治疗,一般均可改善外观及功能,预后尚可,对功能影响不大。

二、并指畸形

先天性并指畸形是指两个或两个以上手指部分或全部组织成分相连,是仅次于多指畸形的常见手部先天性畸形。并指畸形的发病率在新生儿中为0.03%～0.05%,其中以中、环指并指多见,男性多于女性,有半数的患儿为双侧性并指。大约有10%的患者有家族遗传史或有隔代遗传的家族史。

【病因病机】

并指畸形原因不明,可能与遗传、胚胎发育、外界环境对胚胎影响等因素有关。胚胎第4周时,上肢肢芽的末端开始出现手指的轮廓,至第8周时手指分化清楚,在第7～8周时,胚胎受到极轻微损伤,可使手指发育分化停止,出现并指畸形,常合并有短指、缺指、多指和胸大肌缺如、皮肤短缺、血管神经畸形等畸形。

【临床表现】

以中指、环指相并合者最多见,有时可发生3～4个手指的并指。并联程度深浅不一,有的则从指蹼直到指端,有的仅是皮肤和皮下组织的并联,有的则连指骨亦紧密相并,末节指骨及指甲亦联生在一起。严重者两个手指只有一条肌腱和一条血管神经束。若指骨间关节或掌指关节不相互对应在一个平面上则会影响指屈活动。

【辅助检查】

可行X线检查了解并指畸形的骨骼发育情况、有无骨性并指畸形及骨性融合的部位。多普勒超声或MRI检查了解相连手指的血管状况。

【诊断】

根据患者病史及上述临床表现,一般不难做出诊断。

【治疗】

治疗以手术治疗为主,目的首先为改善功能,其次为改善外观。手术治疗年龄甚为重要,一般可在3－5岁进行。两个手指的并联,可在一次手术中完成,如有两个以上手指并指,必须分期手术,以防止可能存在血管畸形,中间一个手指术后因血循环障碍而发生坏死。治疗并指应尽量采用皮瓣成形术,精心设计皮瓣。手术切口多为"Z"形,使缝合后无张力,并指完全切开,直至指蹼基底。遗留的创面必须用游离植皮,使瘢痕收缩至最小程度(图25-13)。

【功能锻炼及预后】

1. 功能锻炼　术后要求患儿及早进行手部功能锻炼,可引导其做游戏、玩玩具来促进手指活动。夜间佩戴弹性压力橡胶分指垫,对指蹼产生撑开和压迫作用,防止指蹼粘连变浅,并可对瘢痕生长起到抑制作用。

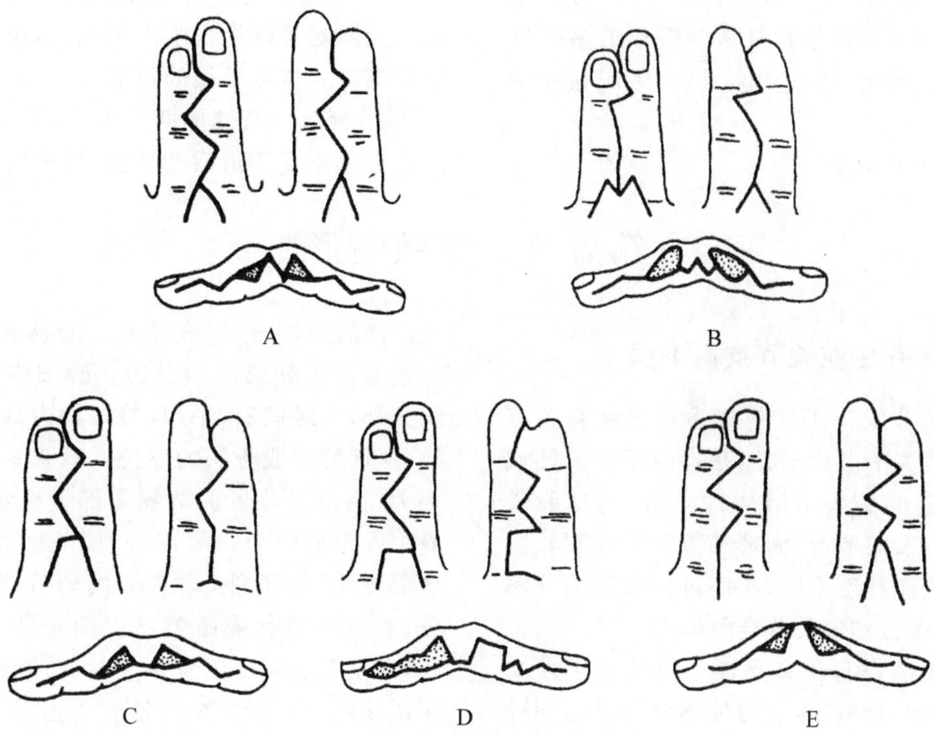

图 25-13　并指畸形手术切口

A. 两手指分开，双三角皮瓣法；B. V-W 皮瓣再造指蹼；C. 手背矩形皮瓣；D. 手掌横行矩形皮瓣；E. 掌侧三角皮瓣，V-Y 成形

（引自：洪光祥．手部先天性畸形[M]．北京：人民卫生出版社，2004）

2. 预后　通过手术治疗及术后功能锻炼，预后大多良好。

三、多指畸形

先天性多指畸形是指手指部除生长正常手指以外还有多余赘生手指的一种先天性手指畸形，是手及手腕部先天性畸形中最常见的一类，可以与并指同时存在，有遗传因素影响。一般为仅有 1 个多余指，偶尔也可以是多个，很多病例为双侧手指多指。以拇指桡侧及小指尺侧多指较为常见。

【病因病机】

目前多指畸形的病因尚不明确。在胚胎发育过程中，由于遗传因素的影响，肢芽胚基分化早期受到损害，外胚层顶嵴发育异常而致使本病的发生。此外，环境因素对胚胎发育的影响也可引起本病，如某些药物、病毒性感染、外伤、放射性物质的刺激等，特别是近代工业的污染，都可成为致畸因素。

【临床表现】

额外的多指往往较早即被发现，其中以拇指多见，小指次之。具有指骨的拇指或小指的多指，与手可成任何角度，最大可成 90°。发生在桡侧者多为拇指的重复体，表现为分叉式拇指；或两个并立发育，相当完整，有两套关节和肌腱的双拇指。发生在尺侧者则常为形小而不成指形，仅是一个赘生物。

【辅助检查】

可以通过 X 线检查以明确诊断。

【诊断】

1. 根据上述病史和临床表现。

2. X 线检查可以明确多指部分有无指骨存在和构成关节等情况。

【治疗】

治疗主要为手术切除多指部分。在治疗前应严格确定截指的指征，即发育较小、外观和功能不正常，X 线片显示靠近近端骨骺缺如或发育者为多指。功能正常或接近正常的为正指，应予保留。手术矫正不仅要恢复手部的正常外观，更重要的是重建手部功能。

皮带相连的软组织多指于出生后即可切除；无

严重畸形的多指患者，可于出生后3～6个月手术切除；有严重畸形，需要掌指骨截骨矫形的多指应在1岁以后手术治疗；对掌功能重建，则应在3岁以后。

【功能锻炼及预后】

1. 功能锻炼　术后加强手部功能锻炼，特别是涉及肌腱等软组织手术的患儿，可通过用双手玩玩具等方式恢复手指的灵活性。

2. 预后　通过早期手术，术后功能锻炼，多数患儿能够恢复手指活动功能，预后较好。

第五节　下肢畸形

一、发育性髋关节发育不良

发育性髋关节发育不良曾称为先天性髋关节脱位与先天性髋关节发育不良，是指由于先天性或发育性因素引起的髋关节结构性异常，包括股骨头、髋臼、骨盆以及关节囊、韧带和髋关节周围软组织发育异常。按照程度不同，本病可分为髋关节不稳定、髋关节半脱位和髋关节全脱位。

发育性髋关节发育不良是较常见的先天性畸形，发病率随地域、种族、生活习惯不同而异。国外统计1‰～10‰的新生儿可能出现髋关节脱位或半脱位，其中以欧洲的法国、意大利、瑞典，亚洲的日本，美洲的印第安部落发病率较高，非洲则较低。我国地域辽阔，南、北差别明显，有数据显示我国发病率为0.91‰～8.2‰。一般单侧发病多于双侧，双侧同时发病约占25%。女性多于男性，比例约6:1。

【病因病机】

1. 病因　发育性髋关节发育不良的病因尚不十分清楚，一般认为它与遗传、性别、机械、激素和环境等多种因素有关。

(1)内因：目前多数学者认为遗传因素起着重要作用，多数患者有明显的家族史，患者家族中发病率达20%～30%。胚胎期髋臼、关节囊及韧带等发育不良或结构异常是引起本病的主要原因。

(2)外因：一些外在因素，如孕期子宫内压力及体位的影响，孕妇孕期激素水平及患病用药情况，臀先露，妊娠合并羊水过少等，均与本病密切相关。婴儿出生以后的不良体位习惯也是发病的重要因素。统计显示，习惯将新生儿髋部保持在伸直、内收位的地区发病率明显增高，将新生儿髋部维持在屈曲外展位的地区发病率较低。

2. 病机　病理变化主要累及髋关节骨性结构与软组织。早期髋臼内出现肥大的盘状软骨，导致髋臼变小而浅，股骨头因脱位失去与髋臼的正常刺激，发育迟缓，可在髋臼内脱位或半脱位，但容易纳入。随着病情进展，股骨头完全脱出，向上后移位，在紧贴髂骨处形成假髋臼。髋臼内被脂肪纤维组织充填，上缘倾斜、平坦，髋臼唇内翻横阻于髋臼上缘，从而阻碍股骨头的复位。股骨头关节囊被牵拉变大，高位脱位者关节囊上部远离髋臼，而在关节囊中段形成一个狭窄部分，使关节囊分为上部(包裹股骨头)和下部(附着于髋臼周围)两个膨大部分，形成葫芦状或哑铃状。由于股骨头受髂骨挤压，在发育过程中股骨颈变短，前倾角显著增加，甚至达90°。髋关节脱位侧的骨盆往往伴有发育不良，髂骨翼倾斜，或见脊柱侧弯。

臀中、小肌和内收肌及髂腰肌由于髋关节脱位后随股骨近端上移而短缩，肌力减弱，影响关节稳定。尤其是内收肌和髂腰肌短缩，成为髋关节复位的障碍。有的股骨头圆韧带尚存在，但大多数年龄较大的患儿，尤其已有假臼形成的，其圆韧带多已撕裂消失。即使完整存在，也常变成纤维化的扁带，而血管已经消失。

【临床表现】

1. 新生儿和婴儿期　因患儿暂无语言表达能力，常由家长发现患儿肢体活动不正常而就诊。如有以下症状体征，则应高度怀疑本病的可能。

(1)症状和体征

①强迫体位：患儿肢体呈屈曲状，且不敢伸直，活动较健侧差，无力，牵拉时可以伸直，松手后又呈屈曲状；有些患儿呈旋外位、外展位。甚至有髋关节完全呈僵硬状态，少数在牵动患肢时有哭闹病史。

②腹股沟皮肤异常：不对称皱纹，皮肤褶皱越过肛周延伸至侧后方。若双侧脱位，则可呈对称性皱纹，皱襞达肛周消失。

③髋关节弹响：更换尿布等动作使髋关节活动时可闻及弹响声。

(2)特殊检查阳性体征

①Ortolani试验阳性：用于识别股骨头是否能整复或脱出于真性髋臼。检查方法：让患儿仰卧

位，两膝屈曲屈髋 90°，然后尽量外展。当外展位使髋关节复位时，可闻及股骨头复位的弹响声。当髋关节回到内收位时，则股骨头重新脱出髋臼，同样可闻及弹响声。检查者用拇指置于小转子，其余四指置于大转子处，感到“入臼”和“脱出”的弹响，即为阳性（图 25-14）。

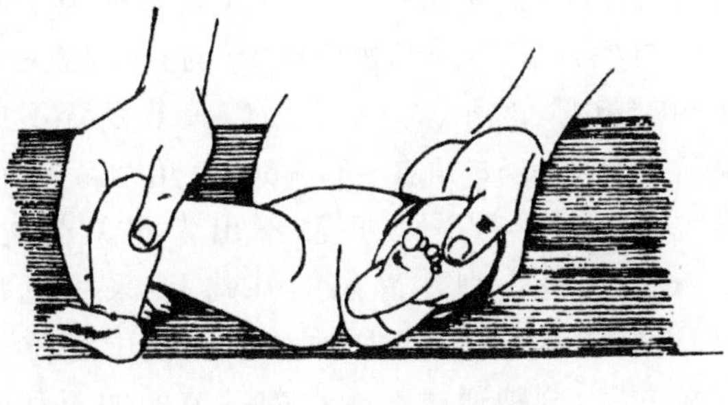

图 25-14 Ortolani 试验

（引自：亓建洪．骨与关节畸形矫形外科学[M]．北京：人民军医出版社，2013）

②Barlow 试验阳性：用以发现新生儿股骨头是否有任何半脱位或后脱位的倾向，即检查髋关节是否稳定。检查方法：让患儿仰卧位，屈髋 90°，膝关节充分屈曲。检查者一只手拇指和其余四指分别按住耻骨及骶骨部位，使骨盆固定；另一只手握住患侧大腿，拇指置于股三角，相当于小转子处，其余四指置于大转子处，拇指向后加压于小转子，可使股骨头脱出髋臼后缘，形成半脱位或脱位。当拇指放松时，股骨头重新滑回髋臼，同时伴有弹响声，即为阳性。

③蛙式外展试验阳性：患儿仰卧位，两侧髋、膝屈曲，大腿外展、旋外，两腿分开，正常大腿和膝关节外侧可触及床面，而患侧则不能，即为阳性。提示髋外展活动受限，若是单侧阳性更有价值。

④Allis 征阳性：患儿仰卧位，屈髋屈膝，两足平行置于床面，比较两膝高度，不等高为阳性，患侧常低于健侧（图 25-15）。

2．幼儿及儿童期

(1)症状和体征

①步态异常：患儿开始站立行走后，其临床症状依据病变的严重程度而异。若仅髋臼发育不良，可无步态变化；髋关节半脱位可出现跛行；全脱位则出现患肢短缩，呈摇摆状跛行，双侧脱位患儿或年龄较大者均出现典型的“鸭步”，但多无疼痛，一般活动不受限制，内收肌严重挛缩者可有外展受限。

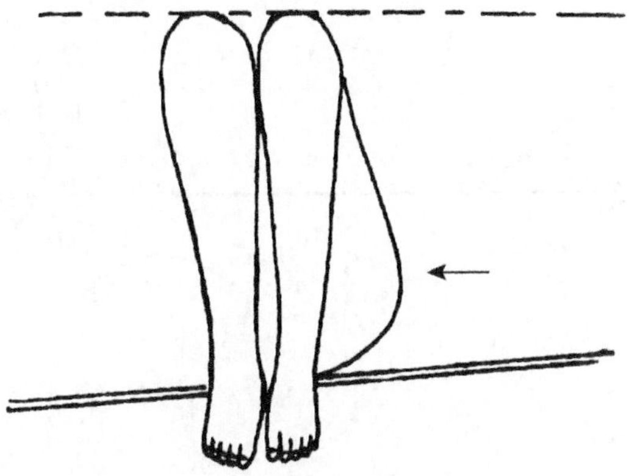

图 25-15 Allis 征

（见：亓建洪．骨与关节畸形矫形外科学[M]．北京：人民军医出版社，2013）

②畸形：站立时臀部巨耸，腰部前凸更为明显，两下肢不对称。单侧脱位可出现患肢短缩，大转子突出，臀部扁平而增宽。双侧脱位时，可见会阴增宽。由于股骨头不在股动脉的后面，触诊可发现脱位侧股三角空虚，股动脉搏动减弱或摸不到动脉搏动。

(2)特殊检查阳性体征

①望远镜试验（又称套叠征）阳性：检查者一只手握住大腿远端，另一只手拇指和其余四指置于髂骨处，使髋关节处于内收位，相继于屈曲和伸直位牵拉患肢时有活塞样异常活动或感觉，即为阳性。

②Trendelenburg 征阳性：健侧肢体站立时，对侧臀皱襞向上倾斜，患侧肢体站立时，对侧皱襞并不向上倾斜，相反地呈下降现象，提示股骨头不在原位，不能有效地抵住骨盆。臀中肌麻痹、髋内翻等原因引起的髋关节不稳定状态时亦可出现此征。

【辅助检查】

X 线检查可确定脱位的性质和程度。必要时行髋关节造影、磁共振（MRI）等检查。此外，髋关节超声检查诊断本病已在世界很多国家和地区开展，可及早发现发育性髋关节脱位，特别适用于股骨头尚未出现骨化的 6 月内新生儿和婴儿。

【诊断】

1．病史和临床表现

2．辅助检查

(1) X 线检查（图 25-16）：通常拍摄患侧髋关节正侧位 X 线片，必要时拍摄全骨盆 X 线对比，可见以下异常。

①髋臼指数增大：自髋臼髂部斜面所引的斜行线，与两侧髋臼“Y”形软骨中点连线所形成的夹角，

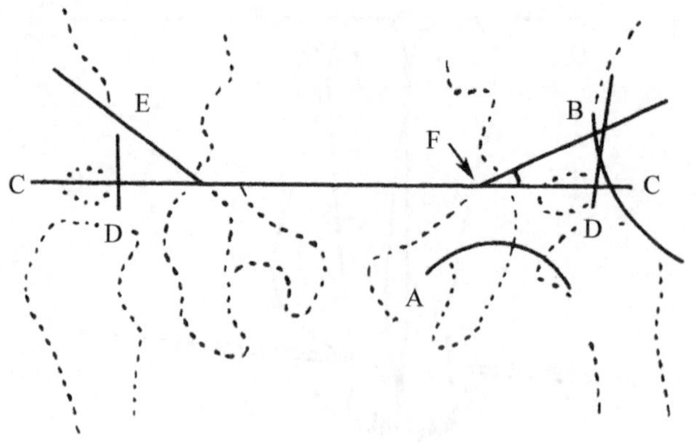

图 25-16　先天性髋关节脱位 X 线片测量法(右侧脱位，左侧正常)

A. Shenton 线；B. Simon 线；C. Hilgenreiner 线；D. 髋臼外缘向 Hilc 线做垂直线；E. 髋臼外缘；F. 髋臼角

(引自：张俐．中医骨病学[M]．北京：人民卫生出版社，2012)

称髋臼指数或髋臼角。新生儿正常髋臼指数在 30°以内，1 岁时 23°～28°，3 岁时为 20°～25°。髋臼指数超过 30°，可认为髋臼发育不良。

②Perkin 方块：即自髋臼顶最外侧的骨化边缘向下作垂线，与两侧髋臼"Y"形软骨中点连线将髋关节分成 4 个方块，称为 Perkin 方块。正常股骨头的骨化中心应在内下方块内，若骨化中心在其他方块内，即为脱位。

③CE 角减小：即中心边缘(Center-edge)角，是 Perkin 线与股骨头中心至髋臼外缘连线相交之角，正常范围为 20°～40°。髋关节脱位者，CE 角减小或成负角。

④Shenton 线中断：Shenton 线是股骨颈内下缘与闭孔上缘之连线，正常此线呈连续弧形。当髋关节脱位时，近端股骨上移，则此线中断，失去连续性。

⑤股骨颈前倾角增大：髋关节侧位片见股骨颈前倾角增大。

⑥Koehler 泪滴改变：由外部髋臼线、内部小骨盆壁及下部髋臼切迹组成的泪滴状影像，本病泪滴形成迟滞，半脱位常呈"V"字样变形，全脱位则呈开放状。

此外，使用 Von-Rosen 拍片法也可帮助诊断：双侧下肢伸直外展 45°，髋关节内旋位拍片，正常情况股骨干中轴线向上延长通过髋臼内侧，若脱位或半脱位，此线则通过髋臼外侧。

(2) MRI 检查：髋关节脱位时，关节盂唇增生并嵌于股骨头髋臼之间，在 T_2 加权像呈高信号。位于髋臼中心的纤维脂肪组织增厚在 T_1 加权像呈低信号。

(3)超声检查：超声髋关节检查分静态检查和动态检查两种。Graf 静态检查是以髂骨声影为基线，此基线与骨性髋臼顶的夹角为 α、与软骨髋臼顶的夹角为 β，根据 α 角和 β 角将检查后的髋关节分为 4 个类型：α 角＞60°，β 角＜55°为正常髋关节；α 角在 50°～60°，β 角 55°～77°为髋关节发育不成熟或髋臼发育不良；α 角在 43°～50°，β 角＞77°为髋关节半脱位；α 角＜43°，β 角测不出为髋关节脱位。Harcke 动态检查则在静态的基础上，采用冠状中立位、冠状屈曲位、横向屈曲位以及横中立位 4 步法超声方案，分别通过对受检髋关节的加压和牵引观察股骨头在髋臼中的表现。

【鉴别诊断】

1. 佝偻病　佝偻病患儿走路时可呈两侧摇摆步态，但常有方颅，肋骨串珠，双膝内翻或外翻，学立及走路时间与正常儿童基本相同，无跛行。X 线检查无股骨头脱位或半脱位征。

2. 先天性髋内翻　步态跛行或摇摆，髋关节外展明显受限，Trendelenburg 征阳性，但望远镜试验阴性。X 线显示股骨颈干角减小，颈短、头大、下移，在颈部近股骨头处有一个三角形骨化阴影，并有两条透明带越过股骨颈，形成倒"V"形。

3. 小儿股骨头坏死　多发生于男孩，发病年龄在 3－9 岁，早期有无痛性跛行，髋外展、旋内活动受限，患髋屈曲内收畸形。X 线检查显示股骨头骨骺致密，囊性变，或骨骺碎裂、变扁等变化，股骨头可稍向外移位，内侧关节间隙增宽，但髋臼指数正常，股骨头仍在臼中。

【治疗】

发育性髋关节发育不良的治疗目的主要是通过保守或手术治疗，保持并稳定股骨头位于真正的髋臼内。本病治疗越早，成功概率越大，且残留畸形以及长期并发症的概率也显著降低。对于不同年龄阶段应采用不同的治疗方法。

1. 新生儿至 6 个月儿童的治疗　此期为治疗的黄金时间。部分半脱位患儿在出生后 2 周内无需治疗即可自发性纠正脱位，当半脱位持续超过 2 周，可选择闭合复位或佩戴矫形器。6 个月以下婴儿髋关节脱位常借屈曲并轻柔外展髋关节而复位，完全复位后佩戴矫形器维持 10～12 周，绝大多数髋关节将重获稳定并正常发育。

矫形器包括 Rosen 夹板、Frejka 外展尿枕、Pavlik 吊带以及天津医院设计的连衣挽具、解放军总医院设计的“大”字形外展架等，一般认为软性矫形器更为安全。

(1)Rosen 夹板：Rosen 夹板是一种硬性的制动装置，可按婴儿体型弯曲，并可随婴儿生长不断调节，但容易引起压迫性溃疡和股骨头缺血性坏死(图 25-17)。

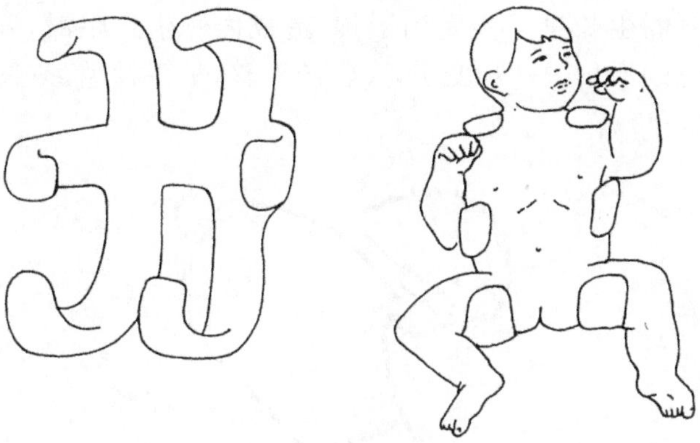

图 25-17　Rosen 夹板

(引自：秦泗河．下肢畸形外科[M]．北京：人民卫生出版社，1999)

(2)Frejka 外展尿枕：Frejka 外展尿枕置于婴儿两腿之间维持髋关节屈曲外展，其缺点是每次需打开尿枕，才能更换尿布，且有再脱位的可能(图 25-18)。

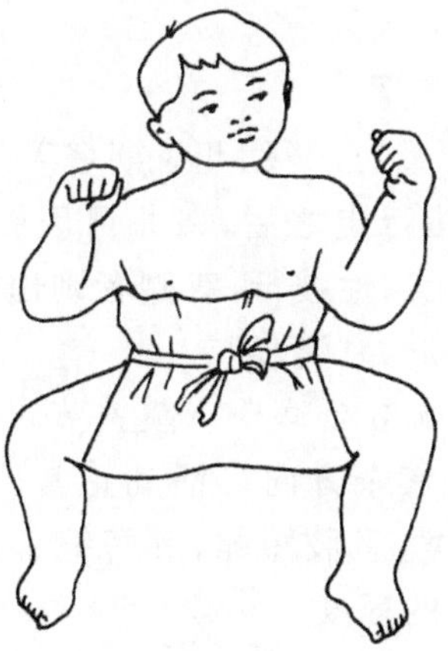

图 25-18　Frejka 外展尿枕

(引自：秦泗河．下肢畸形外科[M]．北京：人民卫生出版社，1999)

(3)Pavlik 吊带：Pavlik 吊带是 6 个月以下婴儿最常用的矫形器，长期观察结果表明 Pavlik 吊带对于髋臼发育不良及半脱位患儿治疗有 95%以上的成功率(图 25-19)。

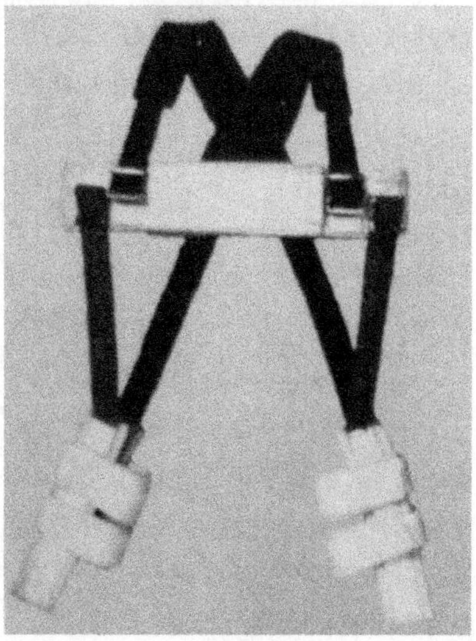

图 25-19　Pavlik 吊带

(引自：J. Richard Bowen，MD. 发育性髋关节发育不良[M]．潘少川译．北京：人民卫生出版社，2009)

2. 6—18 个月儿童的治疗　儿童一旦到爬行阶段(约 6 个月)，由于股骨头向上脱位更严重，软组织也有所挛缩，多数无法进行自然复位，矫形器的效能将减小。牵引或全身麻醉复位后使用石膏固定成为一种良好的选择方案。

(1)牵引：牵引的目的是将向外、上脱位的股骨头拉到真性髋臼内，以便于手法整复，牵引时间一般不超过 2 周，常选用皮肤牵引。

(2)手法复位：经过牵引准备后，即可进行轻柔的手法整复。患儿仰卧位麻醉后，助手固定骨盆，医者一只手握住患肢大腿远端，另一只手指放在大转子处。充分屈髋，使股骨头下降至髋臼水平。再将充分屈曲的大腿外展，沿大腿纵轴方向适度牵引，使股骨头达到髋臼后缘，此时可作缓慢轻柔的髋部旋内或旋外活动，以使股骨头松动，使其容易通过关节囊峡部。最后，在大腿后方施以轻柔而稳固的压力，使股骨头从髋臼缘向前进入髋臼。当股骨头进入髋臼时常可触及或听到弹响，提示复位成功。如果患儿软组织挛缩明显，手法复位困难，可通过大腿内侧作经皮内收肌切断术。

(3)石膏固定：患儿尚未能站立前，闭合复位成功后，可采用蛙式石膏外固定，即髋关节屈曲 90°，外展 60°～70°，中度旋外位。一般 2～3 个月更换 1 次石膏，每次更换石膏前均须 X 线复查，以证实股骨头在髋臼内的位置，一般为2～3次，逐次减少外展度数。当患儿站立后，则采用“人”字石膏外固定，使髋关节外展80°左右，膝关节稍屈曲，避免股骨头发育受限及产生缺血性改变。

3. 18个月以上儿童的治疗　随着年龄增长，体重增加，髋周软组织继发性挛缩，手法复位成功的可能性很小。但3岁以内仍可尝试用手法闭合整复结合石膏固定治疗。治疗效果不佳者，应选择切开复位术、髋臼成形术等。8岁以上的儿童髋关节及其软骨、软组织已发生不可逆病变，只能采用姑息补救办法，将股骨头移至髋臼水平或上方，在该处做植骨加盖术，或做骨盆内移截骨术，或待成年后行转子下分叉截骨术、外展截骨术等。对于严重影响生活质量的成年患者可行人工关节置换术，但应严格把握手术适应证。

【功能锻炼及预后】

1. 功能锻炼　发育性髋关节发育不良在使用矫形支具或石膏固定期间，应鼓励患者积极进行肌肉舒缩及未固定的关节伸屈活动，以促进气血运行，防止肌萎缩。手术后可配合舒筋活血中药熏洗，逐渐练习关节活动。

2. 预后　本病诊断、治疗越早，所采用的方法越简单，效果也越好，并能获得功能和发育接近正常的髋关节。如果不及时加以治疗，病情发展可出现脊柱侧弯等畸形。6个月内婴儿使用支具矫形的成功率很高；3岁以内经有效治疗可治愈；3岁以上儿童如手法复位效果不佳者应慎重选择手术方式，也可有明显疗效。固定及术后应注意皮肤压疮、伤口感染、愈合不良、复位后再脱位、股骨头坏死等并发症的发生，及时发现，及时处理。

二、先天性髋内翻

先天性髋内翻又称为发育性髋内翻，是一种股骨近端发育畸形，常由近端股骨骨骺板内部的骨化和生长紊乱引起，导致颈干角幼儿时进行性减小，是引起儿童跛行的重要原因之一。正常儿童颈干角为135°～145°，若颈干角＜110°则为髋内翻。本病单侧发病多于双侧，临床发病率较低，性别和种族无明显差异。

【病因病机】

先天性髋内翻畸形具体的发病原因和详细机制尚不明确，可能与多个发育相关基因及多种先天性疾病相关。目前认为发病的主要原因是宫内受压或分娩时创伤引起股骨上端骺软骨损伤，或血供障碍造成继发性生长畸形。

正常胎儿发育早期，股骨上端股骨头内侧与股骨颈交界处形成一新月状软骨板，很快分成股骨头骨骺和大转子骨骺，股骨颈与股骨上端的外形和长度取决于这两个区域的生长程度。先天性髋内翻是股骨头部骨骺内侧部分的骨化和生长障碍，病理检查可见骨化延迟的软骨组织，此区域位于股骨颈的主要负重力线路径上，使股骨颈承重能力减小。随着直立行走，加重了股骨颈的弯曲，异常剪力使骨骺生长进一步受到干扰，造成内侧生长阻滞，股骨颈干角进一步变小，大转子上移，呈手杖畸形(图25-20)。

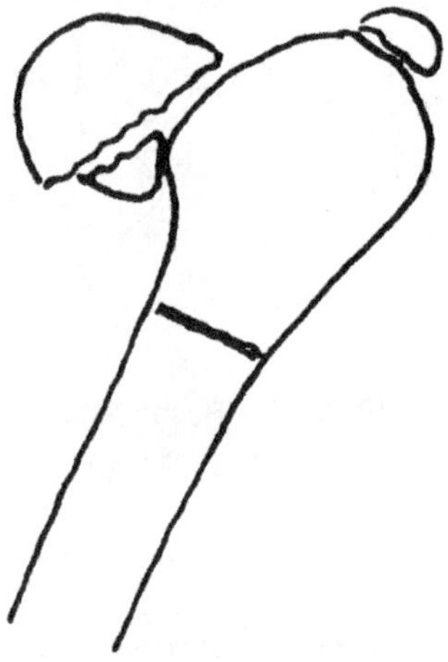

图 25-20　先天性髋内翻

（引自：张俐．中医骨病学[M]．北京：人民卫生出版社，2012）

【临床表现】

1. 跛行　一般婴幼儿时期多无临床症状，难以发现。当患儿行走之后，患儿可因臀中肌无力，单侧者表现为无痛性跛行，双侧者则出现由一侧向对侧左右摇摆，形如“鸭步”。

2. 髋关节活动障碍　髋关节内收、外展受限，而外旋加大，其余方向可活动正常。大转子凸出，臀部两侧加宽，患肢短缩，其短缩程度决定于股骨头、颈被压缩的程度。

3. 特殊检查阳性体征　可见Trendelenburg征阳性，但望远镜征呈阴性。

【辅助检查】

X线为最常用的辅助检查手段，必要时可行MRI检查协助诊断。

【诊断及鉴别诊断】

1. 诊断

(1)病史及临床表现。

(2)X 线检查:股骨颈干角减小是本病的主要特征,随着年龄增长和病情的发展呈进行性减小。4—7 岁左右可达 90°,一般就诊者多小于 90°,可伴有颈短头大下移,类似于内收型股骨颈骨折。颈部近股骨头处可见三角形骨化阴影,并有两条透明带越过股骨颈,形成倒"V"形,为骨质发育不良区。内侧带为股骨头骨骺板,外侧带为异常透明带,标志着股骨颈的软骨成熟不良和骨化不规则。异常透明带的方向和宽度对髋内翻的进展速度和程度有重要影响。随着髋内翻畸形的发展,大转子增大并上移。股骨干变细,并可继发股骨和髋臼畸形,甚至股骨与髂骨形成假关节。髋臼指数一般>25°。

2. 鉴别诊断

(1)发育性髋关节发育不良:股骨头多成脱位或半脱位状态,套叠试验阳性,后期髋关节功能严重受限,X 线检查可明确诊断。

(2)后天获得性髋内翻:如股骨头缺血性坏死、股骨头骨骺滑脱、股骨上端骨纤维结构不良和严重肾性佝偻病等,可根据病史、辅助检查等明确诊断。

(3)先天性短股骨和先天性弓形股骨:均可合并髋内翻,同属于股骨上端发育缺陷,但各有其不同特点。前者有明显股骨短缩,常伴有其他部位发育异常;后者以转子下骨干弯曲为特征,短缩和内翻程度较轻。

(4)股骨颈骨折:两者皆可见跛行步态,但股骨颈骨折有明显外伤史,X 线、CT 等影像学检查可明确诊断。

【治疗】

先天性髋内翻的治疗原则是在儿童生长期减少弯曲应力,使之达到或接近正常,变股骨头与股骨颈之间的剪切力为生理性压应力。幼儿轻度先天性髋内翻有自愈倾向。轻度髋内翻患者可采用非手术治疗,并定期检查,若治疗效果不佳或股骨颈干角<100°时,应考虑手术治疗。手术治疗强调早期进行,防止畸形发展至难以矫正,或出现各种继发改变。

1. 非手术治疗　可采用坐骨负重支架,减轻髋部负重,加高健侧鞋底,加强被动外展活动。手法、小针刀松解髋周软组织挛缩等,可有一定的疗效。

2. 手术治疗　若股骨颈干角<100°,X 线检查异常透明带几乎垂直时,应考虑手术治疗。手术主要目的是增加颈干角,充分矫正髋内翻畸形,从受剪力状态变为受压力状态,促使骨骺骨化闭合。手术方式主要包括各种股骨转子间或转子下截骨术,最常用的是股骨转子楔形外展截骨术等。一般为防止远期颈干角恢复变小,要求颈干角矫正到 140°～160°,术中应将近端充分内收,使异常的骺线由垂直变为水平,并注意避免骨骺损伤。截骨近远端对合要稳定,使用适当的内固定和稳妥的外固定,避免过早负重,术后应充分外展髋关节,防止复发。

【功能锻炼及预后】

1. 功能锻炼　髋关节周围软组织手法松解后进行必要的肌力和关节活动度训练,可防止肌肉萎缩,减轻关节活动障碍。术后固定期间配合舒筋活血药物及静态肌肉收缩,解除固定后应注意关节功能的康复训练。

2. 预后　及时发现并治疗是判断先天性髋内翻预后的关键。非手术治疗患者应定期复查,追踪病情变化,适时调整治疗方案;手术治疗患者应注意防止术后并发症的发生。若早期治疗且方式选择得当,一般预后良好;若青春期后方才治疗,一般预后较差。

三、膝内翻、膝外翻

膝内翻指两下肢自然伸直或站立时,两足内踝能相碰,两膝不能靠拢的畸形,俗称"O"形腿、"罗圈腿"。膝外翻指两下肢自然伸直或站立时,当两膝相碰,两足内踝分离而不能靠拢,又称"X"形腿(双侧)、"K"形腿(单侧)、"外八字腿"等(图 25-21)。

膝内、外翻是比较常见的畸形,其发病率寒冷地区高于温热地区。在我国东北、华北等地发病率较高,而长江以南则较低。发病率女性高于男性,双侧多于单侧。

【病因病机】

1. 遗传因素　遗传是膝内、外翻的重要病因,多数是由先天胚胎发育障碍引起,导致股骨远端或胫骨近端骨骺发育异常,常伴有膝关节屈曲、过伸畸形和髌骨脱位等。

2. 发育因素　2—5 岁幼儿开始练习走路时,有些呈轻度膝外翻,6—7 岁及以后逐渐减轻。这是因为维持足弓的肌肉尚不够发达,使双足经常有外翻趋势,间接使膝关节外侧压力大于内侧,造成股骨内侧髁发育相对较快,平足外翻者多见。这种短期现象又称"特发性膝外翻",随身体发育,畸形也会自行校正。

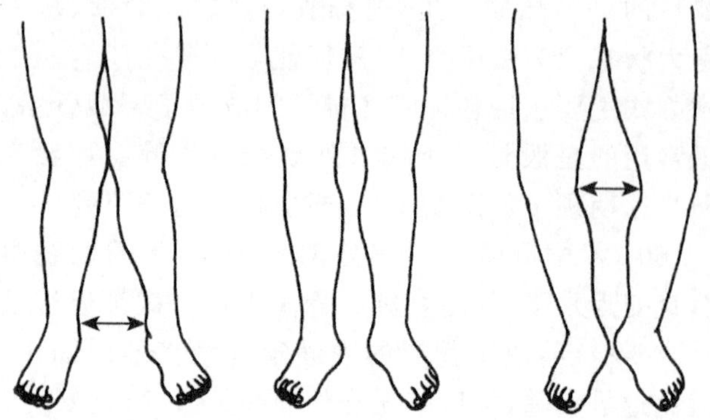

图 25-21　膝外翻与膝内翻

（引自：张俐．中医骨病学[M]．北京：人民卫生出版社，2012）

3. 年龄因素　进入老年期后逐渐发生的，膝关节内侧关节软骨退行性变，内侧半月板萎缩变薄，内侧间隙变窄，在负重外力作用下外侧韧带松弛，同时出现骨质疏松，这些因素均可导致膝内翻发生。

4. 继发因素　佝偻病是引起膝内、外翻的重要原因，且膝内翻概率大于膝外翻。这是由于维生素D缺乏、内分泌紊乱、腹泻等导致钙缺乏，引起骨骼软化，加之载重、行走姿势的影响，逐渐在胫骨形成外凸的弧度。此外，外伤所致的骨骺损伤有可能引起该处骨骺的发育不平衡，因而继发膝内翻或膝外翻畸形；半月板损伤、膝关节结核、化脓性感染、骨折畸形愈合等也可导致膝内翻或膝外翻。

【临床表现】

1. 膝内翻　膝关节向外侧突起，两膝内缘不能接触，如使之并拢则两小腿将相互交叉，小腿胫骨部位呈内翻畸形，以胫骨上 1/3 交界处内翻畸形明显。常伴有小腿甚至足部旋内畸形，下肢呈普遍性外凸，小腿外侧肌肉发达。走路时症状明显，左右摇摆不稳。伴发有退行性关节炎症状，如活动初起时疼痛，内侧关节间隙压痛等。

2. 膝外翻　轻度膝外翻可没有自觉症状。明显膝外翻患者步态异常，动作不灵活，由于膝内侧韧带受到经常不断向外应力的牵拉，造成韧带松弛，可出现膝关节不稳定，走路时两膝互相碰撞，容易跌倒。同时由于偏心受力，可导致骨性关节炎，使活动受限并产生疼痛，膝关节内侧或大腿内侧肌群疼痛等经久不愈的症状。膝外翻可合并髌骨脱位，以及胫骨旋外、扁平足等其他畸形。

【辅助检查】

X线检查是最常用、最直接的辅助检查手段，可明确诊断。

【诊断及鉴别诊断】

1. 诊断

(1)病史和临床表现。

(2)X线检查。①膝内翻：畸形多在干骺端，发生于骨干的较少。骨骺线在外侧增宽，骨干内侧骨皮质较外侧增厚。若有佝偻病者，则骨骺边缘不清，骺板增厚，预备钙化带模糊，呈毛刷状骨质疏松。两胫骨间或股骨下端内侧髁的髁间距离可反映膝内翻程度。②膝外翻：常表现为股骨干下端成角改变，拍摄两侧股骨和胫骨全长，并做两侧对比，正常膝关节有 5°～15°外翻角，大于此角度应考虑膝外翻。测量胫股角(胫骨纵轴与股骨纵轴所形成的夹角)及干骺端-骨干角(胫骨纵轴和骨骺水平线所形成的夹角)可判断膝外翻发展程度。

2. 鉴别诊断

(1)佝偻病：病变广泛，全身骺板皆可受累，可见鸡胸、方颅畸形等。

(2)外伤性骺板早闭：有明显外伤史，X线可见骨桥形成。

(3)Blount病：是胫骨内髁软骨发育不良引起的胫内翻，多有家族史，60%双侧发病，X线可见受累侧小腿向内弯曲，胫骨内髁增大，其上方关节面向内、下、后方倾斜。邻近骨骺的干骺端内侧部分也向内侧扩展，且可出现斑点状密度不均匀或不规则钙化，胫骨干内侧皮质增厚。膝关节 MRI 示胫骨关节面逐渐由水平发展至塌陷，内侧半月板代偿性增厚。

【治疗】

1. 非手术治疗

(1)膝内翻：由佝偻病引起者应同时治疗佝偻病。早期可佩戴矫形器纠正；4岁以下畸形不严重者，骨骺尚软，可在夜间或间歇通过夹板或布带捆绑法矫正。对佝偻病基本治愈或病情稳定，而畸形明显的 3－5 岁患儿，可施行闭合折骨术。在麻醉下，将小腿畸形的外侧，垫在二棱形木块上，施以适当的外力，造成骨折或不完全骨折，纠正内翻畸形，然后用长腿石膏管形固定 4～6 周。施行折骨手法时必须保护胫骨上、下端骨骺免受损伤。

(2)膝外翻：确诊因佝偻病引起的膝外翻，应治疗佝偻病，并减少活动，合理地应用夹板或布带固定，尽可能在骨骺还比较软的时候矫正畸形。对幼儿特发性膝外翻，推拿手法结合主动运动，可增强膝外翻的拮抗肌力，松解外侧软组织的挛缩并刺激骨骺生长；配合夹板或布带捆绑法矫正可使发育趋向正常。同时，为了尽可能矫正下肢负重力线，在鞋底和鞋跟的内半侧垫高约 0.5cm，以便矫正足外翻趋势，减少对膝内侧韧带的牵扯，从而间接地改善膝外翻畸形。

2. 手术治疗　主要适用于严重畸形、非手术治疗无效者。骨骼发育成熟、骨骺闭合时，仍有明显畸形者及双踝间距或双股骨内髁间距＞10cm者，一般需行截骨矫形术，以纠正下肢力线。术前根据 X 线片计算选择合适的截骨点和截骨角度，膝内翻畸形应稍矫枉过正，术后石膏固定，内服接骨散，直至骨牢固愈合。

【功能锻炼及预后】

1. 功能锻炼　在佩戴支具矫形后应注意患肢的早期功能锻炼，结合主动运动，防止肢体肌肉萎缩，注意邻近可活动关节的屈伸旋转功能，维持关节活动度。

2. 预后　在原发疾病控制的情况下，一般病例畸形不严重者，经及时治疗可获得较好的效果；延误治疗将引起退行性关节炎、髌骨脱位等并发症，即使再截骨矫正仍可残留症状。

四、先天性马蹄内翻足

先天性马蹄内翻足是指先天性足内翻、下垂、内收及胫骨内旋畸形，形似马蹄状（图 25-22）。本病是足部最多见的先天性畸形，国外报道发病率为 1‰～3‰，国内约为 0.39‰。男性发病较多，男女发病约 3∶1。可单侧发病，也可双侧发病。有时与并指（趾）、多指（趾）等其他先天畸形同时存在。

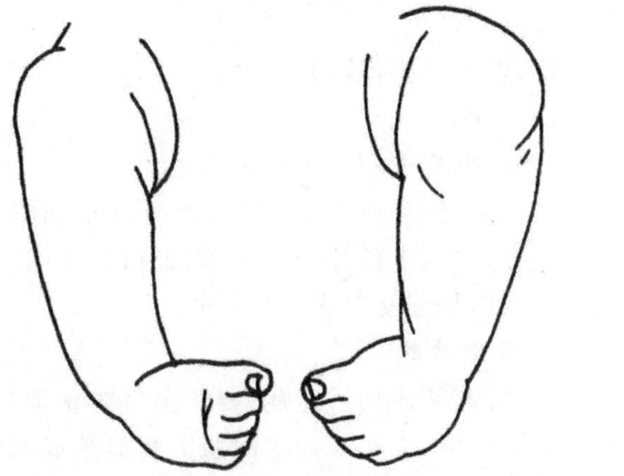

图 25-22　先天性马蹄内翻足

（引自：张俐．中医骨病学[M]．北京：人民卫生出版社，2012）

【病因病机】

1. 病因　本病病因至今尚不明确，多数学者认为由多种因素所致。目前主要倾向于与胚胎早期发育异常、胎儿足在子宫内位置不正，以及家族遗传等因素有关。

2. 病机　本病早期以软组织异常和骨的排列改变为主，晚期方才出现明显的骨关节马蹄状畸形。随着年龄增长，畸形日趋严重。畸形主要包括足跟内翻、前足内翻和距小腿与距下关节跖屈，以及胫骨内旋畸形。其主要病理变化如下。

（1）骨关节畸形：随着年龄的增长，骨关节畸形呈进行性加重，早期主要表现为骨的排列的改变。随着年龄的增长，尤其是站立行走后，跗骨及跖骨的形态变化和关节位移逐步加重，主要表现为：①距小腿关节跖屈畸形，距骨前移，距骨滑车几乎从踝穴脱出；②跟骨跖屈内翻，跟骨结节上提变小；③足舟骨向内下方移位，距舟关节呈半脱位；④跖骨明显内收畸形；⑤骰骨和第 4、5 跖骨和趾骨代偿性粗大。⑥小腿胫骨远段轻度旋内畸形。

（2）软组织改变：随着骨的形态结构变化，患足软组织也出现相应的改变。主要是足内侧和足底的软组织短缩，跟腱、跖腱膜以及胫骨后肌、趾长屈肌、𧿹长屈肌等肌腱极度挛缩，足部外侧软组织及肌肉持续被牵拉而延伸。

【临床表现】

先天性马蹄内翻足出生后畸形即显现出来，临床上根据畸形的严重程度通常分为轻型（松软型）和重型（僵硬型）。

1. 轻型（松软型）　足轻度内翻下垂，足前部内收，足跟大小正常，小腿后肌群轻度萎缩。被动背屈、外翻足时，可以矫正其马蹄内翻畸形，能使患足达到或接近中立位，但有一定的弹性阻力。足跖面出现皱褶。多为 1 岁以内患儿。

2. 重型（僵硬型）　足部严重跖屈内翻畸形，足前部内收、内翻，足跟变窄小，小腿后肌群萎缩，跟腱挛缩。被动背屈、外翻足时，难以矫正其马蹄内翻畸形。行走时足外侧部着地，若为单侧畸形，行走时步态跛行；若为双侧畸形，则行走时呈摇摆步态。

【辅助检查】

X 线检查是不可或缺的评价标准，包括足前后位和高度背伸位的侧位片，可帮助判断畸形的严重程度及治疗效果。

【诊断及鉴别诊断】

1. 诊断

(1)根据病史和上述临床表现。

(2)X线侧位片上距跟角(距骨纵轴和跟骨纵轴夹角)＜30°，正位片上距骨-第1跖骨角(距骨与第1跖骨纵轴线交叉成角)＞15°。

2. 鉴别诊断

(1)脊髓灰质炎后遗症：婴儿出生时正常，有脊髓灰质炎病史，引起多处肌肉肌力明显减弱或完全麻痹。肌电图或体感诱发电位检查可帮助鉴别诊断。

(2)多发性关节挛缩症：四肢多关节发病，发病之初即有明显骨关节畸形改变，易扳正，X线可明确诊断。

(3)脑性瘫痪：为痉挛性瘫痪，表现为肌张力增高，腱反射亢进，有病理反射。有脑受累的其他表现。

【治疗】

本病的治疗原则为早发现早治疗，治疗目标以完全矫正或维持矫正至生长停止。

1. 非手术治疗　适用于轻型患儿。

(1) 6个月以内或松软型者：可单纯应用手法逐渐矫正。尤其在新生儿阶段，利用生长速度快的有利因素来达到矫正的目的。由家长操作，每日3～4次，由医师观察效果，并做必要的调整，具体手法如下。

①矫正内翻畸形：医者一只手握踝部上方，另一只手握前足，以轻柔手法先将前足做外翻动作。手法并非将内侧软组织直接拉长，其作用在于刺激软组织发育，可逐渐延长，使畸形得以矫正。

②矫正马蹄状跖屈畸形：必须将足维持在轻度外翻或中立位时进行。医者以轻柔手法将中立位的足由距小腿关节背屈，范围由小到大，逐渐达到90°以上。避免经跗中关节背屈，否则容易出现纵弓下陷，形成“摇椅足”。

(2)6个月至3岁：可麻醉下进行手法配合石膏固定逐渐矫正。手法同前，每次用手法矫治一部分畸形后，用管形石膏将患足包括足趾固定于矫正后位置，但应露出足趾尖，以便观察足趾血液循环。石膏上端应超过膝关节，使膝屈90°。可同时逐渐矫正小腿的旋前畸形，并能防止石膏管型脱落。4～6周更换石膏，逐渐使畸形达到过度矫正的位置。

2. 手术治疗　适用于经非手术治疗无效的重型患儿。

(1)软组织松解术：适用于6岁以上、12岁以下患儿，因为此阶段足部骨发育尚未成熟，只适于作软组织手术。软组织松解术主要有跟腱延长术、足底腱膜松解术等。

(2)截骨矫正关节融合术：适用于12岁以上的足部骨关节畸形基本定型的患儿。手术时将距舟关节、跟骰关节、跟距关节3个跗骨间关节融合以及跟骨截骨，以矫正足的内收、内翻及跖屈畸形，可同时做足底腱膜松解术和跟腱延长术或肌腱移位术等，以保持矫正后足骨关节正常的力学平衡。

【功能锻炼及预后】

1. 功能锻炼　注意术后邻近关节活动，防止关节僵硬。

2. 预后　本病如能早期适当处理，大多可获得满意疗效，特别是松软型内翻较易矫正，不易复发。如治疗不及时，则可致终身残疾，影响工作和生活。

五、扁平足

扁平足又称平足症，是指因足部骨、关节、韧带的结构异常，导致足弓下陷甚至消失的病症，是常见的足部畸形。足弓低平者较为常见，但是并非都有临床症状。婴幼儿时期，由于足弓下方存在较厚的脂肪垫，足弓尚未显现，随着年龄的增长，脂肪垫变薄，足弓在外观上明显表现出来。有临床症状的扁平足，部分合并足跟的外翻或足前部外展畸形。

【病因】

扁平足的病因有先天因素和后天因素。

1. 先天因素　由于遗传因素或足骨发育畸形等原因，导致足弓扁平。

2. 后天因素　主要有慢性劳损、足部外伤、足骨关节病、中枢性疾病等因素。

(1)慢性劳损：如长期站立过久，长途行军或负重过多，导致构成足弓的关节韧带和肌肉松弛、薄弱，使足弓下陷。

(2)足部外伤：足部创伤后，骨关节畸形愈合或韧带断裂，可导致足弓低平。跟骨骨折后，跟距关节、距舟关节、跟骰关节等关节发生创伤性关节炎，也可引起扁平足。

(3)足骨关节病：包括类风湿关节炎、足骨关节结核等。

(4)中枢性疾病：脊髓灰质炎后遗症、脑性瘫痪等中枢性疾病，由于足部肌肉失去神经的正常支配,肌力减弱或麻痹痉挛,而导致扁平足。

【病机】

扁平足的发病机制,在软组织方面,主要是连接跟距关节、距舟关节和舟楔关节的韧带松弛,使跟骨内旋,其前端向背侧及外侧移位,距骨反向移位,跟舟跖侧韧带更加松弛,无法支持距骨头,使足纵弓降低;此外,跟距韧带松弛致使跟骨外翻,加剧了足纵弓下降。在骨关节方面,主要是足部骨折向跖侧成角畸形愈合,导致足弓低平。

【临床表现】

先天性扁平足患者常有家族史,后天因素引起者可有明显足部外伤、慢性劳损、足骨关节病等相关病史。临床上扁平足分为姿势性扁平足和痉挛性扁平足。

1. *姿势性扁平足*　是扁平足的初期阶段,足弓具有可变性,负重时出现平足,不负重时足弓恢复正常。过久行走和负重后觉足部疲劳、灼热和疼痛,常伴小腿外侧和外踝部疼痛,足底中部尤其在舟骨结节处肿胀、压痛,足背也可见肿胀,负重时足跟外翻,足内纵弓和横弓低平,前足外翻。休息后症状与体征逐步消失。

2. *痉挛性扁平足*　站立或行走时足部疼痛严重,由于足部固定于外翻、外展位,行走时呈“八”字步态。腓骨长肌呈强直性痉挛,足内、外翻和外展活动受限。足跟变宽,跟腱向外偏斜,足舟骨结节完全塌陷并向内突出。休息后症状与体征难改善。足印可见足印纵弓空缺部分消失,距中部、跟部变宽。

【辅助检查】

足印迹分析及 X 线检查可协助诊断,必要时行 CT 检查加三维重建可进一步显示足部各骨之间的三维解剖关系。

【诊断】

1. *病史和临床表现*　根据上述病史和临床表现可做出诊断。

2. *X 线检查*

(1)姿势性扁平足:站立负重状态足部侧位 X 线片可显示正常足弓消失,跟骨纵轴与距骨纵轴角增大。

(2)痉挛性扁平足:除足弓消失外,还有足后部关节的炎性改变或骨性融合现象。有足外伤史者,有时可见骨关节的炎性改变和成角畸形。

3. *足印迹分析*

(1)印迹比例法:留下双足印,沿足印内侧划直线,测量足印中最凹陷部到直线的距离。正常足的此距离是足印最窄处的 2 倍,若两者相差无几则为轻度扁平足,若为最窄处的 1/2,则为中度扁平足,无凹陷存在,即为重度扁平足。婴儿足部脂肪丰满,大多为扁平足,为正常现象。

(2)印迹划线法:留下双足印,在足印迹内侧划第 1 线,自足跟中心点至第 3 趾中心点划第 2 线,两线相交成角,再划角平分线为第 3 线。正常足弓的弓内缘应超过第 2 线,位于第 2 线外侧,轻度扁平足的足弓内缘超过第 3 线,在第 3 线外侧;中度扁平足的弓内缘在第 1 线外侧;重度扁平足的弓内缘在第 1 线的内侧(图 25-23)。

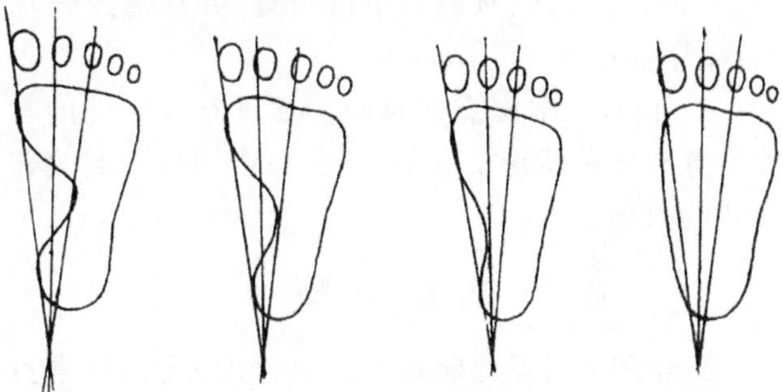

图 25-23　足印迹分析(划线法)

(引自:卢世璧. 骨关节畸形矫形外科学[M]. 北京:人民军医出版社,2013)

【鉴别诊断】

在诊断因韧带松弛所致的原发性扁平足时,应仔细做好鉴别诊断。除了因副舟状骨畸形、第 1 距骨短缩、先天性马蹄内翻足术后并发的扁平足外,还要排除神经肌肉疾病如脊髓灰质炎所致的麻痹性扁平足,以及大脑性瘫痪所致的痉挛性扁平足。

【治疗】

扁平足的治疗要根据患者的年龄及自觉症状而定。若无明显症状,可不做治疗。对症状较轻及年龄在 15 岁以下者,尽可能选用非手术治疗。非手术治疗的目的为减少足底韧带牵张,将足的负重点外移至足外缘,锻炼足弓的悬吊肌及内在肌。

1. *功能锻炼*　加强跖屈肌的锻炼,如用足前部着地行走、足跖屈锻炼等。

2. *中药外洗*　如舒筋活血汤外洗,松弛痉挛的腓骨长、短肌。

3. *手法治疗*　用分筋理筋手法解除腓骨肌痉挛,用对抗跖屈手法加强跖屈肌肌力。

4. *穿矫形鞋*　鞋底根据正常足弓弧度设计,足弓部位凸起,鞋跟高背设计,紧束足跟。

5. *石膏固定* 痉挛性扁平足，可用石膏固定足于内翻位，并使石膏塑形托起足弓。

6. *手术治疗* 若非手术治疗不能解除疼痛，且影响负重行走，10 岁以上的患者，可进行手术治疗。主要包括骨桥切除术、肌腱移位术、关节融合术等。

【功能锻炼及预后】

1. *功能锻炼* 功能锻炼是积极的治疗方法，尤其是对姿势性扁平足。以先足跟后足趾的顺序行走，经常进行跑步、跳绳、徒手跳跃、前脚掌跑、芭蕾舞等练习，使足部肌肉和韧带做充分的屈曲伸展运动，以提高足底肌肉韧带的力量，并注意及时休息，循序渐进。

2. *预后* 本病重在预防。通过有针对性的功能锻炼和各种矫形支具的使用，一般均能达到改善症状的效果。

六、踇外翻

踇外翻是指踇趾向足的外侧过度倾斜，是常见的足部畸形(图 25-24)，多呈对称性。踇外翻后由于第 1 跖趾关节内侧明显向内突出，行走时与鞋子长期摩擦，所以常见第 1 跖趾关节内侧红肿、疼痛。踇外翻大多有家族史，女性发病多于男性，男女比例约 1∶30。

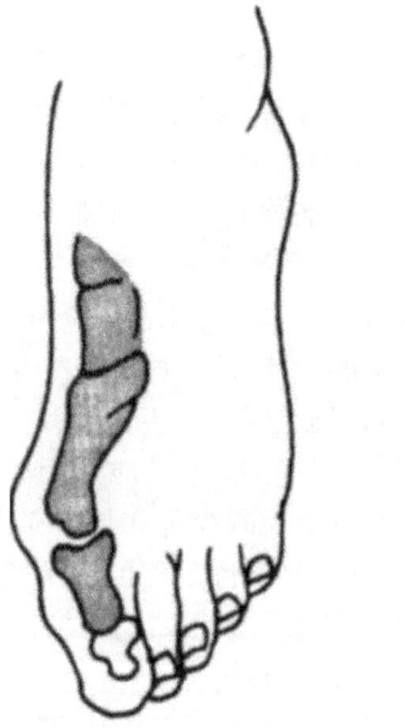

图 25-24 踇外翻

(见：张俐．中医骨病学[M]．北京：人民卫生出版社，2012)

【病因】

1. *内因*

(1)遗传因素：遗传是本病最常见的因素，约半数以上患者有家族遗传史。

(2)足部结构异常：前足或踇趾的旋前、第 1 跖骨圆形的跖骨头、扁平足、第 1 跖骨过长、第 1 跖骨内翻等都会导致踇外翻的发生。

(3)全身性疾病：类风湿关节炎、痛风性关节炎等病变会破坏足部软组织及骨关节的正常平衡结构，一些遗传性疾病如 Down 综合征、Marfan 综合征等疾病可引起韧带松弛，从而发生足部生物力学结构的改变。

2. *外因* 机械力学作用是最主要的外在因素。行走过多时，第 1 楔骨和跖骨受非生理压力的影响向内移位，踇趾因受踇内收肌的牵引力，斜向足的外侧，使踇趾和第 1 跖骨形成一个角度，致使踇外翻。经常穿高跟鞋或尖头鞋对足部的挤压，也是造成踇外翻重要原因。

【病机】

踇外翻病理改变包括 5 个方面：①踇长伸肌、踇长屈肌和踇收肌紧张牵拉踇外翻，第 1 跖趾关节内侧软组织伸长，外侧软组织收缩。②第 1 跖骨头的内侧部分长大成骨疣，骨疣上产生滑膜囊。该囊因受鞋的压迫摩擦而形成踇趾滑膜囊炎。③踇外翻的足第 1 跖骨头下面的籽骨移向外侧，第 2、3、4 跖骨头下往往产生痛性胼胝，因而引起跖前痛。④踇趾向外翻，挤占第 2 趾位置，将第 2 趾抬起与踇趾重叠，导致第 2 趾骨变成锤状趾。⑤第 1 跖趾关节产生骨性关节炎。

【临床表现】

早期双侧踇外翻畸形，第 1 跖骨头内侧肿胀、疼痛，急性期皮温升高，疼痛较重，影响行走。第 1 跖骨头内侧皮肤增厚，推之有滑动感，这是由于第 1 跖骨长期受到摩擦所导致的滑囊炎，严重时可出现皮肤溃疡、感染。足掌前部增宽，足部容易疲劳。晚期，随着踇外翻畸形加重，第 1 跖趾关节疼痛加重、活动受限，足底皮肤增厚，有骨性关节炎症状。

【辅助检查】

X 线检查可帮助诊断。

【诊断及鉴别诊断】

1. *诊断*

(1)根据上述病史和临床表现。

(2)X 线检查可见踇趾向外偏斜，第 1 跖骨内翻，第 1 跖趾关节半脱位，第 1 跖骨头内侧或第 1 跖趾关节周围有骨质增生，第 1 跖趾关节间隙变窄；第 1 跖骨长轴与踇趾近节趾骨长轴所形成的夹角（即踇外翻角）大于 15°。

2. 鉴别诊断　应与痛风性关节炎相鉴别。痛风性关节炎多发于第 1 跖趾关节，常在夜间急性发作，关节剧痛，从梦中惊醒。诱因为酗酒、暴饮、暴食、着凉、过劳、精神紧张及手术刺激等。实验室检查血尿酸升高。

【治疗】

1. 中药外敷　如消肿散、双柏膏等，以清热解毒、消肿镇痛。

2. 手法矫正　患者自己将踇趾向内侧掰动，可以有效防止踇外翻加剧。

3. 其他

(1)穿宽松鞋：穿合适的平跟鞋，鞋前部宜宽松，鞋内侧部平直，使踇趾可内收，消除对踇趾的外翻压力，同时可在踇趾与第 2 趾之间置软垫隔开。

(4)佩矫正带：矫正带的内侧部分为弹力硬质结构，后外侧部为固定带，前外侧部为牵引部，可将踇趾向内侧牵拉，逐步矫正踇外翻畸形。

4. 手术治疗　畸形时间较长，经非手术治疗无效者，可采用手术治疗。手术方法包括踇内收肌切除术、跖趾内侧关节囊紧缩术、第 1 跖骨截骨术等。术后避免穿尖头高跟皮鞋，平日穿鞋应尽量选用前部较宽的鞋。

【功能锻炼及预后】

1. 功能锻炼　固定期间及术后应注意踇趾的运动锻炼，最大限度保留踇趾的功能。体操矫正踇外翻有一定的疗效，即在两侧第 1 趾上套橡皮带做左右相反方向牵引动作，每天 2 次，每次 5～10 分钟（图 25-25）。

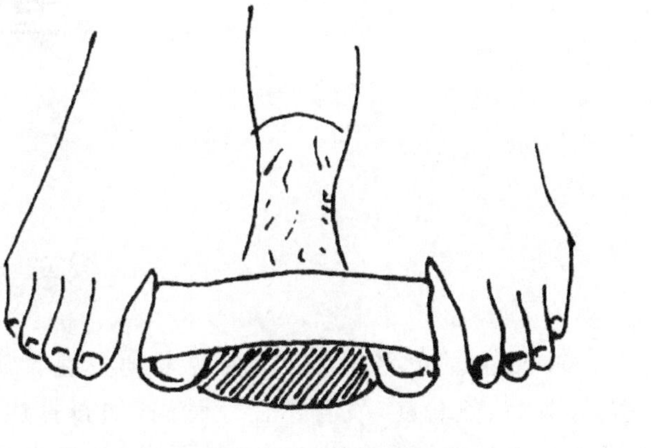

图 25-25　体操矫正踇外翻

（见：卢世璧．骨关节畸形矫形外科学[M]．北京：人民军医出版社，2013）

2. 预后　对于轻、中度踇外翻畸形患者，通过矫形等非手术治疗一般均可获得良好的疗效，重度踇外翻患者经过手术治疗，效果良好。如治疗不及时，可致严重的疼痛，影响日常行走。

（黄桂成　马　勇　郭　杨）

参考文献

[1] 张俐．中医骨病学[M]．北京：人民卫生出版社，2012.

[2] 谢强．中医骨病[M]．北京：人民卫生出版社，2010.

[3] 胥少汀，葛宝丰，徐印坎．实用骨科学[M]．3 版．北京：人民军医出版社，2008.

[4] 邱贵兴．骨科学（高级教程）[M]．北京：人民军医出版社，2013.

[5] 元建洪，郭其勇，孔祥清．骨关节畸形矫形外科学[M]．北京：人民军医出版社，2013.

[6] 潘少川译．发育性髋关节发育不良[M]．北京：人民卫生出版社，2009.

[7] 洪光祥，王炜．手部先天性畸形[M]．北京：人民卫生出版社，2004.

[8] 李焕铮，唐少华，毛义建，等．COL1A1/COL1A2 基因突变分析与成骨不全的产前基因诊断[J]．中国优生与遗传杂志，2012，20(10)：22-24.

[9] 何书励，夏维波，孙悦，等．FGFR3 基因 G1138A 突变导致软骨发育不全[J]．中国实用内科杂志，2010，30(10)：907-909.

[10] 杨亚东，薄占东．先天性高肩胛症 1 例[J]．中国矫形外科杂志，2011，19(7)：616.

[11] 刘威，张晓东，王红超．改良 Pauwels 截骨并解剖板内固定治疗先天性髋内翻[J]．中国矫形外科杂志，2010，18(1)：77-78.

[12] Marcos Antonio Tebet. Current concepts on the sagittal balance and classification of spondylolysis and spondylolisthesis[J]. Revista Brasileira de Ortopedia (English Edition), 2014, 49(1): 3-12.

[13] Pastorelli F, Di Silvestre M, Plasmati R, et al. The prevention of neural complications in the surgical treatment of scoliosis: the role of the neurophysiological intraoperative monitoring[J]. Eur Spine J, 2011, 20 Suppl 1: S105-1014.

[14] Anil Agarwal, Neeraj Gupta. Risk factors and diagnosis of developmental dysplasia of hip in children[J]. Journal of Clinical Orthopaedics and Trauma, 2012, 3(1): 10-14.

[15] Michael S. Lee, Jared M. Maker. Revision of Failed Flatfoot Surgery[J]. Clinics in Podiatric Medicine and Surgery, 2009, 26(1): 47-58.

第26章

其他病症

第一节 概 述

本章主要介绍几种较为常见的地方性骨病如大骨节病、氟骨症，发育不良性骨病(如石骨症、畸形性骨炎)、骨坏死性疾病(如骨骺炎)和肌肉挛缩性疾病(如臀肌挛缩症)。每种疾病都有其各自的流行病学特点。

【病因病机】

1. *地域因素* 在疾病流行地区土壤、水源或空气中氟、钙、锶、钡等矿物质含量过高，使人体矿物代谢异常；或食物、水源被霉菌、真菌、有毒物质污染，引起骨骼疾病。

2. *先天不足，发育异常* 父母体弱、精血不旺，或妇女妊娠期失于调养、胎儿摄入不足，或母体内分泌代谢失调，或有遗传疾病等，均可导致胎儿发育异常。

3. *外力伤害* 《素问·宣明五气论》："久视伤血，久卧伤气，久坐伤肉，久立伤骨，久行伤筋。"外力长期伤害人体，是引起骨关节退行性疾病和骨软骨病的重要原因之一。

以上各种原因，有时单独发病，有时几种原因相互影响而发病。

【临床表现】

1. *疼痛* 疼痛是大多数骨病的常见临床症状，如大骨节病早期即出现四肢或全身骨关节疼痛，氟骨症表现为腰腿痛、四肢关节疼痛僵直，畸形性骨炎表现为病变部位的剧烈骨痛。

2. *畸形* 骨关节疾病出现典型的畸形，对诊断具有重要参考价值。如大骨节病晚期患者身材矮小，肢体明显短缩，关节粗大畸形，膝关节呈屈曲及内翻或外翻畸形，髋关节呈屈曲、内翻畸形，骨盆倾斜，腰椎前凸增大，呈"鸭步"步态，明显扁平足，发育严重障碍，呈侏儒畸形。

3. *萎缩* 肌肉萎缩主要见于痿证、肌肉长期失用或其他特殊性疾病，如大骨节病晚期四肢肌肉明显萎缩。

4. *挛缩* 挛缩多发生在疾病治疗过程中，因治疗不当引起机体某肌肉群、筋膜呈持久性收缩，导致邻近关节功能活动障碍。如臀肌挛缩症患儿臀部病变部位不如正常臀部丰满，局部肌肉萎缩，皮肤凹陷，呈"尖臀征"。患儿髋关节屈曲、内收、内旋受限，双下肢不能并拢；下蹲时双髋呈外展、外旋，双膝不能并拢，呈蛙式位；坐位时，双膝分开，不能并拢，不能跷二郎腿。

5. *功能障碍* 骨关节疾病常伴有肢体关节运动功能障碍，病理变化不同，活动障碍的程度也不同。如关节强硬，多为骨性连接，关节无丝毫运动；关节强直，多为纤维性连接，为关节内或关节周围有大量瘢痕组织粘连所致；关节挛缩，为关节周围肌肉、关节囊、韧带出现挛缩，形成关节挛缩畸形，导致关节功能障碍。

【辅助检查】

可通过行X线检查协助诊断，必要时可行ECT、CT、MRI等检查。

【诊断及鉴别诊断】

本章疾病诊断并不困难，根据病史、症状、体征及X线等辅助检查，充分收集资料，认真综合分析，进行鉴别，抓住各种骨病的临床特点，即可明确诊断。

【治疗】

本章疾病大多病程较长，治疗较为复杂，医者应消除患者思想顾虑，调动患者主观积极性，增强患者治病信心。治疗中应予综合治疗，具体如下。

1. 消除致病因素　地方病如大骨节病、氟骨症的治疗应重在预防，着重改善水质，防止食物污染，避免接触氟化物等。

2. 针对病原治疗　如氟骨症患者宜口服钙剂、氢氧化铝凝胶，吸附肠道氟化物，抑制肠道氟吸收，促进氟排泄。

3. 针对病理变化治疗　如氟骨症出现脊髓或神经根受压者，可酌情行椎管或根管减压术。臀肌挛缩症一旦确诊应尽快行手术治疗，以免继发骨关节病变，应彻底松解，切除纤维变性组织。对于部分病理性骨折，严重关节炎，负重骨的严重畸形，神经受压者需行手术治疗。

4. 针对主要临床症状治疗　如骨关节疼痛、神经衰弱或血细胞减少等，予以对症治疗，并增加营养，提高机体抗病能力。特别是目前尚无有效治疗方法的疾病，应以对症治疗为主。

5. 中西医结合治疗　中药、针灸、推拿、理疗等对某些疾病具有很好的疗效。

【功能锻炼及预防】

1. 功能锻炼　鼓励患者积极进行肌肉舒缩及未固定的关节伸屈活动，以促进气血运行，防止肌萎缩的发生。

2. 预后　本章疾病预后不一，如胫骨结节骨骺炎可自愈，大多数患者经治疗后均可痊愈，预后良好；而石骨症恶性型目前尚无有效治疗方法，预后较差；地方性疾病如大骨节病、氟骨症宜早期预防，一旦发展到晚期则预后较差。

第二节　大骨节病

大骨节病是一种以软骨坏死为主要改变的有明显地方性灶性分布的疾病，主要表现为患者身材矮小、关节畸形。多发于青少年，男性多于女性。本病具有地方性特点，在我国主要分布于东北、西北及内蒙古、河南、四川等地的寒冷潮湿的山谷地区。因患者呈侏儒体型和摇摆步态，故在我国北方又称为柳拐子病，属中医学骨痹病范畴。

【病因病机】

本病病因尚不明确。可能是由于食入带有致病真菌寄生的麦子引起，有研究发现真菌中有毒的镰刀菌能使动物发生类似疾病。研究还发现缺硒、食入真菌污染的食物和被腐殖酸污染的水源三者在发病上可能有内在相关性。

本病是一种全身性疾病，骨和软骨改变是全身性的，但主要病变部位是四肢管状骨的骺板和关节软骨，以负重较大的部位如跟骨、距骨、腕骨、胫腓骨下端、股骨、尺骨、桡骨、指骨等变化最为显著，主要为发育障碍及变形。首先侵犯骨骺软骨板，使其发生明显的营养不良改变。骺板软骨变薄、不匀、弯曲，软骨组织排列层次紊乱，软骨基质钙质沉着。由于骺板软骨的破坏，使骨的纵向生长受阻，骨骺早闭，长骨过早停止生长，导致肢体变短。累及关节软骨，使关节软骨变性坏死，软骨面粗糙，可形成溃疡，坏死的软骨脱落入关节内形成游离体。坏死软骨边缘常有软骨细胞巢状增生。在软骨坏死区和溃疡处，早期出现初级骨髓和肉芽组织增生，然后纤维结缔组织增生性修复，逐渐形成纤维软骨，随着钙质沉着，形成不规则的软骨内成骨。骨端松质骨小梁排列紊乱，可见灶性坏死及囊腔，受应力影响，骨端粗大变形。

【临床表现】

本病病程可分为 4 期。

1. 前驱期　症状少而轻，表现为关节隐痛，活动不利及疲劳感。常以踝、手、膝、肘、腕、足和髋的顺序出现症状。关节外表正常，无增粗变性，有明显压痛，偶可闻及关节捻发样摩擦音。

2. 早期　病变关节疼痛加重，屈伸不灵活，关节逐渐增粗，可有关节摩擦音。肌肉轻度萎缩，轻度扁平足。

3. 中期　病变关节疼痛加剧，关节显著增粗，功能障碍更加明显，常伴有屈曲畸形。关节腔少量积液，其内可有漂浮游离体，手指短粗，活动部分受限。四肢肌肉中度萎缩，扁平足较重。

4. 晚期　患者身材矮小，肢体明显短缩。关节粗大畸形，常伴痉挛，活动障碍更加严重。膝关节呈屈曲及内翻或外翻畸形，髋关节呈屈曲、内翻畸形，骨盆倾斜，腰椎前凸增大，呈“鸭步”步态，明显扁平足，四肢肌肉明显萎缩，发育严重障碍，呈侏儒畸形。

【辅助检查】

可通过行 X 线检查协助诊断。

【诊断及鉴别诊断】

1. 诊断

(1)根据流行地区生活史和上述临床表现。

(2)X线表现为生长期骨骺的过早闭合。根据骺软骨和干骺端的变化可分为3期。第1期:骺板和干骺端失去正常形态,骺线呈锯齿状;第2期:骺板开始消失并骨化,发生早期融合;第3期:骺板完全消失,骨骺与干骺端融合,骨的长轴发育停止,骨端增粗。

2. 鉴别诊断

(1)类风湿关节炎:该病可发生在任何年龄,身材正常,四肢与躯干比例正常,病变后期可发生关节强直与畸形,血沉增快,类风湿因子阳性。

(2)软骨发育不良的侏儒症:本病在出生时症状就比较明显,头大、前额突出、鼻梁凹陷、手指等长。X线片显示四肢长骨粗短,股骨与肱骨远端呈V形扩大和凹陷。

【治疗】

本病尚无根治方法,治疗的重点在于预防。改善小麦的贮存方法,防止真菌污染,勿食有真菌污染的小麦制品。应用中医中药及理疗治疗可缓解疼痛、改善症状,但不能阻止病情发展。

1. 中医辨证施治

(1)风寒入络证:症见肢体关节疼痛,活动不利,腰膝酸冷,遇寒加剧,得温痛减,舌淡、苔白,脉迟缓。治宜祛风散寒、温中除痹,风盛者方用防风汤加减,寒盛者方用五积散加减。

(2)湿注关节证:症见关节疼痛,头重如裹,四肢倦怠,身体浮肿,大便泄泻。治宜温中健脾,化湿通络,方用加味术附汤或渗湿汤加减。

(3)肝肾不足证:症见患者身材矮小,关节粗大、畸形,活动障碍,肌肉萎缩,腰膝酸软,神疲乏力,舌淡、苔白,脉沉细无力。治宜补益肝肾、强筋健骨,方用补肾丸或虎潜丸加减。

2. 西药治疗　在流行区,对3—16岁的少年儿童服用亚硒酸钠片,以补充微量元素硒。早期病例服用维生素A,可控制病变发展。中期病例以对症治疗和保持关节活动功能为主。用硫酸盐制剂治疗本病有一定疗效,部分病人病情可改善。

3. 中医外治法　用卤碱软膏外敷患处,或采用针灸、按摩、理疗等辅助治疗,以缓解患者症状,提高生活质量。

4. 手术治疗　对有严重畸形和功能障碍的晚期病例,可行矫形或关节置换手术治疗。

【功能锻炼及预后】

1. 功能锻炼　鼓励患者积极进行肌肉舒缩和关节伸屈活动,以促进气血运行,防止肌萎缩的发生。

2. 预后　本病病因不明确,尚无有效治疗方法,预后不佳。

第三节　氟骨症

氟骨症是由于慢性氟中毒而引起的骨质异常致密、硬化的疾病。本病主要是由于地区性水质、土壤或大气中含氟量过高,以致居民长期摄入高氟化合物所致。属中医学痹证范畴。我国高氟地区分布相当广泛,尤其是北方地区,不论乡村城市、平原山区,都有本病流行。

【病因病机】

引起该病的主要原因有:①饮水中含氟量过高;②进食含氟量过高的食物;③在经常接触含氟原料的工厂工作;④医源性服用过量含氟药物。

氟可以引起骨组织增生,大量新骨形成,致骨质致密、骨干粗大、骨皮质增厚,骨脆性增加、韧性降低,髓腔变小或消失。关节边缘可出现疣状增生突起,骨间膜钙化,肌肉韧带附着处也有不同程度的增生钙化。脊椎椎体增大,边缘骨质增生,相邻椎体可相互融合,椎管内韧带钙化使椎管变窄、椎间孔狭窄,使脊髓或神经根受压。体内氟摄入过多还会对肾造成损害,影响维生素D的转化吸收,进而影响钙的吸收,使血钙浓度下降,从而刺激甲状旁腺激素分泌,增加骨钙吸收,促进溶骨,引起骨质疏松或骨软化。

【临床表现】

氟骨症是一种慢性全身性疾病,临床主要表现为腰腿痛、四肢关节疼痛僵直、骨骼变形,以及因脊髓神经受压而出现的神经受损症状体征。

早期患者全身症状并不明显,当病情发展到一定程度时,患者可出现全身乏力、食欲缺乏、恶心呕吐、头晕头痛、肌肉关节发紧、全身麻木及蚁行感等。随病情发展,患者常感四肢大关节及脊柱等部位僵硬疼痛,疼痛多为持续性,晨起和静止时较重,活动后稍缓解。病变明显时,出现脊柱及四肢关节活动受限,持物无力,易跌倒,并在骨骼突出处可触及增生的骨质。疾病后期可出现脊柱强直,脊柱侧弯或驼背,髋、膝关节屈曲畸形,肌肉萎缩,易并发骨折。若脊髓、神经受压还可出现神经受损症状。另外大多数患者可出现氟斑齿，主要是由于多量的氟被牙齿吸收而出现牙齿表面粗糙不平，失去正常光泽，易折断受损。

【辅助检查】

可通过行血、尿及骨组织含氟量测定，X线检查等检查协助诊断。

【诊断及鉴别诊断】

1. 诊断

(1)根据有长期流行区居住史及上述临床表现。

(2)实验室检查：血、尿、骨组织氟含量测定均升高，肾功能障碍。

(3)X线检查：X线表现为骨质密度增高，骨硬化，亦有少数患者表现为骨质密度降低。骨骼纹理粗糙，网眼增大，渐而骨小梁模糊，严重者看不到骨结构，最后骨骼呈大理石样，肌腱韧带骨骼附着处钙化。早期多先累及脊柱及骨盆，之后是胸壁及颅骨，四肢骨出现改变较晚，骨骼近端较远端明显，越向末端改变越小。

2. 鉴别诊断

(1)石骨症：本病为广泛性骨硬化疾病，患者全身骨骼呈象牙状，无肌腱韧带钙化，可见于任何年龄；而氟骨症一般出现在30岁以后，肌腱韧带钙化明显。

(2)大骨节病：本病具有明显的地区性发病特点，患者多呈侏儒体型，在青少年时期发病，X线显示骨骺早闭，干骺端发育障碍。

(3)强直性脊柱炎：本病多有家族遗传病史，表现为脊柱僵硬活动受限，X线显示早期病变一般从骶髂关节开始，逐渐向上蔓延，后期形成脊柱竹节样改变，血清HLA-B27多为阳性。

【治疗】

目前对本病尚无有效治疗方法，以对症治疗为主。治疗原则是：①减少机体对氟的吸收；②促进机体对氟的排泄；③对症治疗；④脊髓神经受压时应积极手术治疗；⑤增加营养，提高机体抗病能力。

1. 中医辨证施治

(1)气血两虚证：症见神疲乏力，少气懒言，四肢酸软，纳差，面色苍白或萎黄，舌淡、苔白，脉细弱。治宜补益气血，方用八珍汤或当归补血汤加减。

(2)肾阴虚证：症见形体羸瘦，四肢关节疼痛变形，眩晕、耳鸣，腰膝酸软，盗汗颧红，五心烦热，男子遗精，女子经少经闭或见崩漏，舌红、苔少，脉细数。治宜滋补肾阴，方用六味地黄汤或左归饮加减。

(3)肾阳虚证：症见面色皖白，精神不振，四肢关节疼痛变形，屈伸不利，形寒肢冷，腰膝酸软，弯腰驼背，男子阳痿，女子宫寒不孕，舌淡、苔白，脉沉细无力。治宜温补肾阳，方用金匮肾气丸或右归饮加减。

2. 西药治疗

(1)对症治疗：有疼痛者，给予适量非甾体类镇痛药，如阿司匹林、吲哚美辛等。

(2)镁剂治疗：作用在于Mg^{2+}与F^-结合，并使尿中氟排泄增多。

(3)氢氧化铝凝胶：可通过吸附肠道内的氟化物抑制氟的吸收，促使氟从粪便排出。

(4)钙剂：补充钙剂可调节体内钙磷代谢平衡失调，促进正常骨组织恢复，治疗或预防氟骨症的骨质疏松型和骨软化型有良好作用。

(5)枸橼酸疗法：枸橼酸是骨代谢过程中的一种重要物质，在氟骨症患者骨组织中，枸橼酸含量大大减少，可在补充钙剂的同时补充枸橼酸，对治疗骨质疏松型氟骨症有较好疗效。

3. 支持或辅助治疗　多种支持治疗或辅助治疗对氟骨症病人十分重要。首先要加强营养，补充足量蛋白质，补充多种维生素，特别是维生素D和维生素C，以缓解病情，增强抗病能力。

4. 中医外治法　可用八仙逍遥汤或海桐皮汤熏洗，或用针灸、按摩、理疗等方法缓解症状。

5. 手术治疗　对有脊髓、神经压迫和关节畸形，影响正常生活者，可积极行手术治疗，缓解症状，促进功能恢复。

【功能锻炼及预后】

1. 功能锻炼　应鼓励患者积极进行肌肉舒缩及关节伸屈功能活动锻炼，以促进气血运行，防止肌萎缩的发生。

2. 预后　本病的治疗重在预防，若疾病早期，患者症状较轻时，可通过改换饮水水源，避免接触氟化物后多可恢复正常，预后较好；重症患者则预后较差。

第四节 石骨症

石骨症又称大理石骨症、先天性骨硬化、广泛骨质硬化症、广泛性脆性骨硬化、硬化性骨质增生性骨病、粉笔样骨等，是一组罕见的病因不明的先天性骨发育障碍性疾病的总称。本病较罕见，任何年龄都可发病。本病根据病情变化可分为良性型和恶性型，良性型又称成年人型，恶性型又称幼儿型。

【病因病机】

本病病因目前尚不明确，往往有家族病史，与遗传有关。本病主要病理改变为破骨细胞明显缺乏，病变可波及全身骨骼，造成骨吸收及骨改造发生障碍，但由于骨形成仍正常进行，导致骨样组织过度钙化，骨皮质增厚，骨松质致密，两者分界不清，形成弥漫性骨硬化。但骨化不足，膜内化骨及软骨化骨功能障碍，高度钙化的软骨及钙化的原始骨均不能改造成正常的骨组织，缺少骨板层及成骨细胞，骨小梁力学结构不良，因而骨骼失去弹性，质脆易折。骨干骺端增宽，骨髓腔狭窄或闭塞，骨髓功能性结构丧失，造血功能障碍，肝、脾及淋巴结增大。

【临床表现】

1. 良性型　多见于成年人，病情较轻，多无症状，常在X线检查中发现，易发生病理性骨折和贫血。患者多合并感染，如上呼吸道感染、中耳炎、牙龈炎、鼻窦炎等，炎症较顽固，常反复发作。有些患者可并发佝偻病，表现为身材矮小、鸡胸、串珠肋及头颅增大等畸形。有些患者可出现肝、脾及淋巴结肿大。有些患者合并有四肢隐痛，听力、视力下降，面神经麻痹等症。

2. 恶性型　多见于婴幼儿，病情重，主要表现为病势急、病程短，面色苍白、发热、贫血、肝脾和全身淋巴结肿大。脑水肿脑神经受压者，可有失明、耳聋等症状。常因严重贫血和反复感染而导致死亡。

【辅助检查】

可通过行X线检查、血液检查等协助诊断，必要时可行CT、MRI等检查。

【诊断及鉴别诊断】

1. 诊断

(1)根据上述病史和临床表现。

(2)血液检查：表现为贫血。

(3)X线检查：表现为全身骨骼密度增高，骨质致密硬化，皮质增厚，髓腔变窄，甚至闭塞。颅骨病变主要在颅骨底、颞骨、枕骨，颅骨内外板增厚，板障消失，视神经孔变窄，边缘模糊，乳突小房闭塞。额骨、鼻骨和上颌骨也可增厚，密度增高，而下颌骨硬化则不明显。脊柱椎体密度不一致，椎体上下骨板骨质明显硬化，而中央区密度较低，使椎体呈“夹心蛋糕”样，即夹心椎征，椎间隙一般不受影响。骨盆致密增厚，髂骨翼出现不均匀的骨硬化，硬化带与髂骨脊平行，各硬化带间有密度较低的骨质隔开，形成多层平行排列的弧形致密带，即髂骨翼同心圆环征。管状骨骨皮质增厚，髓腔变窄或消失，骨小梁部分或全部消失，骨纹理消失，呈一致性致密硬化，似白色粉笔，故称为粉笔样骨。

2. 鉴别诊断

(1)氟骨症：本病为地域性疾病，因饮水中含氟量较高所致，临床表现为四肢关节疼痛变形，脊柱强直、侧弯或驼背，椎管狭窄，严重者脊髓受压导致截瘫。

(2)管状骨狭窄症：该病病变仅限于管状骨，骨皮质增厚、髓腔狭窄、干骺端增宽，而颅骨、脊柱和骨盆不受累。此外，患者身材明显矮小，眼小，合并手足抽搐等低钙血症表现。

(3)硬化性骨病：本病患者身材高，额及下颌大，第2、3并指畸形，末节指骨退化，指甲退变，合并耳聋、面肌瘫痪。可因颅内压增高或脑疝致死。X线主要表现为颅骨、下颌骨及长骨的骨硬化。

【治疗】

本病目前尚无有效治疗方法，主要以对症治疗为主。骨髓移植是目前仅有的可以明显缓解病情的治疗方法，选择HLA抗原相同的供体骨髓细胞移植，可使患者骨髓恢复造血功能，改善贫血症状，还能恢复破骨细胞的功能，加快骨吸收，骨骼和牙齿病变可部分恢复，但不能改善视力和听力。贫血者可输血和应用促血素及糖皮质激素以纠正贫血，增强患者的抗感染能力，降低病死率，或切除增大的脾脏，用于治疗脾功能亢进引起的贫血和全血细胞减少。若并发骨折，给予复位固定；若合并感染应用清热解毒中药或抗生素进行抗炎治疗。

【功能锻炼及预后】

1. 功能锻炼　适当做功能锻炼，避免发生病理性骨折，可进行肌肉舒缩和关节伸屈活动，以促进气血运行，防止肌萎缩的发生。

2. 预后　1 岁以内死亡率高达 70%～80%，患者将会出现面瘫、贫血、发育迟缓，导致听力、视力下降，无法抬头、站立、走路或讲话，如果未获得适当治疗，基本上无法活过童年。

第五节　臀肌挛缩症

臀肌挛缩症是指由各种原因引起的臀肌及其筋膜挛缩，导致髋关节功能受限，表现出特殊的症状、体征的临床综合征。本病多发于儿童，双侧多见。

【病因病机】

本病致病原因目前尚不明确，可能与以下因素有关。①臀部肌内注射：多数学者认为本病与臀部反复肌内注射有关。臀肌挛缩症的发病与针刺造成的物理性损伤、药物引起的化学性刺激，尤其是含苯甲醇溶液的药物刺激等有关，导致无菌性肌纤维坏死，随后坏死的肌纤维组织为瘢痕组织替代出现肌肉纤维化及瘢痕化，瘢痕组织挛缩，出现临床症状。②先天性因素：有学者认为本病是先天性肌肉发育不良所致。③瘢痕体质。④免疫功能异常。⑤遗传因素。

根据病变瘢痕组织涉及的部位可将本病分为三型：单纯臀大肌挛缩型、单纯臀中肌挛缩型、复合挛缩型(包括臀大肌、臀中肌、臀小肌挛缩)。

【临床表现】

患儿最初感蹲、跑、跳困难，走路跛行，出现步态异常，呈外“八”字。查体患儿髋关节屈曲、内收、内旋受限；双下肢不能完全并拢，轻度外旋；下蹲时双髋呈外展、外旋，双膝不能并拢，呈蛙式位；坐位时，双膝分开，不能并拢，不能跷二郎腿。患儿臀部病变部位不如正常臀部丰满，局部肌肉萎缩，皮肤凹陷，有时呈橘皮样，可触及索状囊带。由于臀大肌上部肌纤维挛缩、肌容积缩小，相对显出臀部尖削外形称“尖臀征”。髋关节不能始终保持在中立位下做屈伸活动，在屈髋约 90°时屈曲受限，只能外展外旋髋关节才能继续屈髋，且双髋不能内收并拢屈伸，或旋转髋关节时可有弹响。Ober 征阳性，严重者双下肢不等长，脊柱侧弯畸形，骨盆倾斜。

【辅助检查】

X 线检查。

【诊断及鉴别诊断】

1. 诊断

(1)根据上述病史和临床表现。

(2)X 线检查，大多数 X 线检查无明显异常，症状严重者可出现股骨颈干角与 CE 角有不同程度增大，骨盆向患侧倾斜，可并发患侧股骨头无菌性坏死、脊柱生理曲度变直或后突、股骨头增大、股骨颈变短等继发性改变。

2. 鉴别诊断　根据病史、症状及体征，本病诊断并不困难，但少数患者合并髋周其他疾病，给确诊造成困难，通过仔细查体可明确诊断。

【治疗】

1. 非手术治疗　对临床症状较轻、日常生活活动无影响的患儿可先行非手术治疗，采用中西医结合疗法，积极康复训练，一般疗效满意。

2. 手术治疗　大多数学者认为，本病一旦确诊应尽快行手术治疗，以免继发骨关节病变，强调应彻底松解、切除纤维变性组织，注意保护坐骨神经及邻近血管，务必在手术台上达到满意的松解效果。术后有些学者认为应做皮肤牵引或石膏固定，也有专家主张术后不固定、不卧床，强调早期功能锻炼，辅以热敷、理疗、体疗等，注意勿使患肢外展、外旋，以免复发。

【功能锻炼及预后】

1. 功能锻炼　积极进行康复训练。

2. 预后　一旦发现臀肌挛缩症应早期手术，彻底切除或松解挛缩的瘢痕组织，绝大多数患儿都能康复。年龄越小，手术时间越早，在未继发骨骼畸形时手术效果较好，否则畸形将不能完全矫正。

第六节　畸形性骨炎

畸形性骨炎又称 Paget 骨病或变形性骨炎，是一种慢性局灶性骨代谢异常性病变。本病临床表现以骨重建增加、骨肥大、骨结构异常而导致疼痛和骨骼畸形为特点，可出现病理性骨折、恶性骨肿瘤、骨性关节炎和神经系统疾病等严重并发症。该病多累及中轴骨骼，常见的发病部位有骨盆、腰椎、股骨、颅骨及胫骨。本病发病无性别差异，具有明显的人种、年龄和地域性差异，英国最为常见，美国较低，而北欧、中东、中国和日本则十分少见，中老年人多发，具有家族遗传性。

【病因病机】

畸形性骨炎的病因目前尚不明确，有学者认为本病与外伤、炎症、维生素缺乏及矿物质代谢障碍等因素有关。

正常情况下，破骨细胞和成骨细胞的代谢是处在一种平衡状态，以维持骨的正常结构和完整性。在畸形性骨炎，破骨细胞和成骨细胞在骨的某些区域变得异常活跃，它们在这些区域的代谢速度异常增加。骨形成增加，但形成的新骨结构异常，新骨常被吸收。随后破骨细胞开始减少，作用衰减，成骨细胞增多，聚集在骨表面，形成新的板骨层，呈镶嵌样图像。不整齐的锯状板层骨互相叠加，表明成骨和破骨交替进行，邻近的骨髓逐渐为结缔组织所代替。这些过度活跃的代谢区域不断扩大而骨的结构却逐渐变得异常，使骨变得脆弱，胶原纤维排列紊乱，板层结构不稳定，容易折断。

【临床表现】

部分轻症患者通常没有症状，偶有关节僵硬和疲劳感等症状出现时，发展亦相当缓慢和隐匿。一些病例甚至是因为发生其他并发症就诊时才发现。

骨痛是最常见的症状，可能是由于病变部位血流增加、骨膜膨胀或骨髓充血刺激感觉神经有关。它是一种深在性的剧痛，呈烧灼感，常在休息时或夜间发作，活动后可缓解。部分患者可出现邻近关节的痛性关节炎。累及颅骨时可致头痛，颅骨周径逐渐增大，神经受压导致视觉、嗅觉、听觉功能受损，出现耳鸣、耳聋、平衡功能失调、面肌麻痹等症状。累及椎体时可使脊柱增粗，变得脆弱、弯曲，导致身高下降。破坏的椎骨可压迫脊髓或神经根，引起肢体感觉障碍、乏力甚至瘫痪。当髋部或下肢骨病变时可引起下肢变短、步态不稳和弓形腿，畸形的部位更容易造成病理性骨折。心功能衰竭较罕见，偶见于广泛病变的畸形性骨炎患者，病变骨异常增多的血液会给心脏造成额外的负担。极少数病人病变骨会发生恶变。

【辅助检查】

X线检查、实验室检查。

【诊断及鉴别诊断】

1. 诊断

(1)根据上述病史和临床表现。

(2)实验室检查：血清钙、磷、维生素D及甲状旁腺激素含量一般正常，血清碱性磷酸酶水平多升高，骨胶原蛋白分解产物、尿羟脯氨酸及吡啶啉排泄率的测定值升高。

(3)X线检查、表现为局限性的骨肥大、皮质增厚、骨质硬化及溶骨性改变。

2. 鉴别诊断

(1)骨纤维结构不良：本病多发于青少年，以骨病损、疼痛、功能障碍及弓形畸形为症状特点，常伴有腰、臀部、大腿皮肤色素沉着；X线显示，长骨发病常在干骺端，病变髓腔呈膨胀性溶骨改变，骨皮质变薄，厚薄不一，病变界线清楚，无骨膜反应。骨组织活检可以鉴别。

(2)血管瘤：一般不改变椎体大小，很少累及终板和椎弓，椎体偶有塌陷，垂直骨小梁多增加，血生化指标多正常，放射性核素骨扫描有助于鉴别。

【治疗】

治疗的目的是缓解疼痛，预防晚期并发症和保持患肢功能，对于无症状者多不需治疗。

1. 药物治疗

(1)非甾体类消炎镇痛药：对于疼痛明显，伴有痛性骨关节炎者可口服非甾体类消炎药缓解疼痛。

(2)双膦酸盐：对于有以下情况者可应用双膦酸盐治疗。①畸形有加重趋势；②病变累及承重骨或邻近大关节；③病理性骨折；④神经受压；⑤进行性聋；⑥充血性心力衰竭；⑦术前用药。双膦酸盐可以减慢骨的异常分解，促使骨再造恢复到正常水平，有效地缓解疼痛，避免病理性骨折的发生。

2. 手术治疗　对于部分病理性骨折，严重关节炎，负重骨的严重畸形，神经受压者需行手术治疗。

【功能锻炼及预后】

1. 功能锻炼　不宜行剧烈运动，可进行肌肉舒缩及未固定的关节伸屈活动，以促进气血运行，防止肌萎缩的发生。

2. 预后　早发现、早治疗，预后较好，已出现骨关节畸形、神经系统疾病等严重并发症时，预后较差。

第七节　骨骺炎

骨骺炎又称骨软骨病、骨软骨炎、骨骺无菌性坏死或骨骺缺血性坏死等，是指在骨发育期间，骨骺骨化中心由于受到各种因素干扰而出现的软骨内化骨紊乱。本病好发于股骨头、胫骨结节等部位。

一、股骨头骨骺炎

股骨头骨骺炎又称股骨头骨软骨病，是股骨头骨骺的缺血性坏死。多发于 3—10 岁儿童，男性多于女性，以单侧多见。属中医骨痹病范畴。

【病因病机】

1. 中医学认识

(1)先天不足：由于禀赋不足，营血失调，气血不能温煦、濡养筋骨，致生此病。

(2)正虚邪侵：体质虚弱，外感风寒湿邪，致脉络闭塞，骨枯髓减。

(3)气滞血瘀：气滞则血行不畅，血瘀则气行受阻，营卫失调，闭而不通，骨失所养。

2. 西医学认识　本病病因目前尚不明确，西医学认为股骨头骨骺炎可能与先天性缺陷、创伤、股骨头骨骺营养血管闭塞或障碍、内分泌紊乱及各种原因引起的关节内压力增高有关。本病的病理过程可分为 4 个阶段。①缺血期：股骨头骨骺缺血后，软骨下骨细胞缺血坏死，骨化中心生长停止，但骺软骨可从滑液中吸收营养而继续生长。此期可延续数月至 1 年以上。②血供重建期：新生血管从周围组织长入坏死骨骺，逐步形成新骨。若压力持续存在，患处继续受压，新骨又将吸收，并被纤维肉芽组织所替代，股骨头易受压变形。此期持续 1～4 年。③愈合期：本病到一定时间后骨吸收会自行停止，随之不断骨化，直至纤维肉芽组织全部被新骨所代替。此期畸形还会加重，髋臼关节面软骨也会受损。④畸形残存期：此期病变静止，畸形固定，以后最终将发展成髋关节骨性关节炎。

【临床表现】

患者主诉患侧髋部和腹股沟内侧疼痛，可向同侧膝关节放射，活动后加重，休息后可缓解，并呈保护性跛行步态。晚期患者大腿及臀部肌肉萎缩，内收肌痉挛，患肢短缩，髋关节活动明显受限，以外展、内旋和后伸受限明显。Thomas 征阳性、“4”字试验阳性。

【辅助检查】

可通过行 X 线检查协助诊断，必要时 ECT、CT、MRI 等检查。

【诊断】

1. 病史和临床表现　根据上述病史和临床表现不难做出诊断。

2. X 线检查　X 线检查是诊断本病的重要依据，应包括骨盆正位和髋关节蛙式位片。

(1)根据 X 线表现可分为 4 期。

1 期：见股骨头骨骺核发育小，密度低，关节间隙增宽，髋臼与泪点间距增宽，滑膜炎导致软组织肿胀。

2 期：见股骨头密度增加，骨骺扁平，累及部分或全部骨化中心，骨纹理消失，干骺端增宽，有囊性变，骺板也增宽，股骨头骨骺软骨下方可见线样裂隙，这是病理骨折现象，有时在股骨头骨骺中央原缺血骨化中心周围有一层新骨包围，形成头内头征象。

3 期：股骨头骨骺全部扁平或分裂成小块状，股骨头内密度增加和降低并存；干骺端变宽，股骨颈侧方有骨质疏松，轮廓不整齐，股骨头增大并向外侧突出。

4 期：股骨头骨骺逐渐生长、增厚，骨密度近似正常；大多数出现不同程度的变形，常出现股骨头变扁、增大、蕈状畸形、向外侧半脱位；干骺端变宽，呈广泛囊性变，股骨颈变短增宽，或形成髋内翻；大转子高位，形成巨髋症。

(2)Catterall 根据 X 线片股骨头受累范围，将本病分为 4 型。

Ⅰ型：股骨头骨骺致密及囊性改变，但股骨头高度不变，无塌陷，干骺端正常。

Ⅱ型：受累区占骨骺的 50%以上，死骨明显，股骨头塌陷变扁，干骺部可见囊状吸收。

Ⅲ型：骨骺大部分形成死骨，碎裂，头扁平，股骨颈增宽，干骺端的改变为弥漫性。

Ⅳ型：整个骨骺受累，股骨头塌陷、碎裂，有时骨骺发生移位。晚期股骨头呈蕈状。髋臼也因之变形，有的有半脱位，干骺端呈广泛囊样变。

3. CT 检查　可见股骨头内骨小梁排列紊乱，星芒征消失，并见囊状低密度区及斑点状死骨；关节面下可见斑片状高密度病灶及不规则透亮区，边缘模糊,关节面欠光滑,骨质硬化,密度增高,严重者髋关节间隙变窄。

4. 磁共振检查 是早期诊断的有效的影像学检查方法,其对骨髓显示极为敏感,并能显示髋关节软骨和骨结构的形态特征及其不同阶段的病理改变。

5. 放射性核素骨显像 可早期发现股骨头坏死区呈放射性稀疏或缺损,可较 X 线提前发现病灶。

【鉴别诊断】

1. 髋关节结核 该病有潮热、盗汗、食欲缺乏、消瘦等明显的全身症状,血沉增快,髋部可出现脓肿或窦道,X 线可显示骨与关节面破坏,关节间隙变窄。

2. 股骨头骨骺滑脱症 有明显的外伤史,多见于男性儿童与少年。有髋部疼痛、跛行。X 线片显示股骨头骨骺轮廓及密度正常,无碎裂、变形,侧位片见股骨头向后下方滑脱。

3. 髋关节暂时性滑膜炎 本病多见于儿童,常有局部疼痛和跛行,检查可见下肢轻度长短不一,髋关节内旋轻度受限。但该病经过 1～2 周短暂休息便可痊愈,X 线检查股骨头骨骺无异常改变。

【治疗】

本病是一种自限性疾病。治疗目的是预防血供重建期和愈合期中股骨头的变形,保持髋关节活动功能。治疗的原则为:应使股骨头完全包容在髋臼内,避免髋臼外上缘对股骨头的局限性压应力,减轻对股骨头的压力,维持髋关节良好的活动范围。

1. 中医辨证施治

(1)湿邪痹阻型:症见关节轻度肿胀,关节活动时有轻微不适或疼痛,肌肉轻度萎缩,舌质淡、苔薄白或白腻,脉弦细滑。治宜健脾化湿、温经通络,方用桂枝芍药知母汤加减。

(2)气滞血瘀型:症见关节疼痛、压痛,痛有定处,活动受限,跛行,舌质紫暗,脉弦涩。治宜行气活血、化瘀止痛,方用身痛逐淤汤加减。

(3)肝肾亏虚型:症见四肢酸软,关节隐痛,神疲乏力,舌淡、苔白,脉沉细无力。治宜补益肝肾、强筋壮骨,方用健步虎潜丸加减。

2. 休息及牵引 如关节活动受限,卧床牵引以缓解滑膜炎及肌痉挛。如有肌肉挛缩,应行松解,可给予非甾体消炎镇痛药物镇痛。

3. 行走支架 用支架将患髋固定于外展 40°、内旋 10°位,以减轻股骨头骨骺的压力,有利于其重建。患者白天用支架扶双拐下地行走,晚上除去支架,用三角枕置于两腿之间,维持下肢外展内旋位。支架需使用 1～2 年,每 3 个月拍一次 X 线片复查了解病变情况,直到股骨头完全重建为止。

4. 髋"人"字石膏 患肢外展内旋位髋人字石膏固定,每 3 个月更换石膏 1 次,每次更换石膏时去石膏休息 1 周,在不负重情况下锻炼髋膝关节,防止关节僵硬。

5. 手术治疗 非手术治疗效果不佳或病情进展时,应及时采用手术治疗。手术治疗目的是保持股骨头形态、增加股骨头包容、改善股骨头血供、促进坏死股骨头的血管再生、防止股骨头畸形的发生。手术方式包括滑膜切除术、骨骺钻孔术、股骨转子下内旋、内翻截骨术及骨瓣、肌骨瓣植入术等。针对病变不同时期、不同病情选择不同的手术方法。

【功能锻炼及预后】

1. 功能锻炼 在持续牵引或夹板、石膏托固定期间,应鼓励患者积极进行肌肉舒缩及未固定的关节伸屈活动,以促进气血运行,防止肌萎缩的发生。

2. 预后 发病年龄超过 6 岁,肥胖、体重大,进行性髋关节活动减少,内收肌痉挛者,预后一般较差。

二、胫骨结节骨骺炎

胫骨结节骨骺炎发于胫骨结节处,胫骨结节是髌韧带的附着点,约 16 岁时该处骨骺与胫骨上端骨骺融合,18 岁时胫骨结节与胫骨上端骨化为一整体,故在 18 岁之前此处易受损而产生骨骺炎,甚至缺血坏死,称胫骨结节骨骺炎,又叫胫骨结节骨软骨病。本病好发于 12—14 岁喜爱运动者,男性多于女性,可单侧或双侧发病,大部分有外伤史。

【病因病机】

本病病因主要为慢性劳损引起气血凝滞,营卫不通,致胫骨结节处骨骺失去正常的气血温煦和濡养,致生本病。

股四头肌是全身最强大的一组肌肉,当剧烈运动时其牵拉力通过髌骨、髌韧带常使尚未骨化的胫骨结节骨骺产生不同程度的撕裂损伤,影响骨骺血液循环造成骨骺缺血坏死。由于成纤维细胞的分化和成骨细胞的活动增加,髌韧带及其附近的软组织可出现异位骨化,并有新生小骨出现,位于胫骨结节前上方。由于髌韧带的牵拉，胫骨结节处的成骨细胞活跃，产生骨质增生，使胫骨结节增大，明显向前突出。

【临床表现】

胫骨结节处可见明显隆起，局部疼痛、压痛，患者上下楼梯、跑、跳时疼痛加重，休息后可减轻。触诊可发现髌韧带肥厚，胫骨结节增大，局部无波动感，触之较硬，压痛明显，压痛点在髌韧带附着点处。膝关节无肿胀或积液，浮髌试验(一)。膝关节在抗阻力伸直或充分屈曲下蹲时疼痛加重。皮肤无炎症，无全身症状。

【辅助检查】

可通过行 X 线检查协助诊断。

【诊断及鉴别诊断】

1. 诊断

(1)根据上述病史和临床表现。

(2)X 线检查：早期髌韧带附着处软组织肿胀，髌韧带增厚；中期胫骨结节骨骺增大，密度增高不均，边缘不规则形成骨赘，甚至“碎裂”，且与骨干分离或呈高位髌骨；晚期结节部形成一不规则隆起，在其前下方伴有游离小骨块，胫骨结节呈不规则的“碎块”增生融合。

2. 鉴别诊断　胫骨结节骨骺撕脱骨折：是突发暴力损伤的结果，受伤力较大，伤后即不能行走，局部疼痛剧烈、肿胀、压痛明显，局部可见青紫瘀斑。X 线片显示胫骨结节骨骺分离。

【治疗】

本病属自愈性疾病，大多数患者经休息、避免剧烈活动数周即可缓解或症状消失。有明显疼痛者可辅以理疗或膝关节短期制动，用长腿石膏托或夹板固定膝关节于伸直位。可内服桃红四物汤，外用消肿止痛膏敷贴。少数患者经非手术治疗无效，病情反复发作，严重疼痛伴功能障碍者须手术治疗，如胫骨结节过大，待骨骺完全闭合后，考虑切除，为消除残余畸形及伸膝生理性的后遗症状，采用胫骨结节移位术。

【功能锻炼及预后】

1. 功能锻炼　避免剧烈运动，在夹板或石膏托固定期间，鼓励患者积极进行肌肉舒缩及未固定的关节伸屈活动，防止肌萎缩的发生。

2. 预后　本病可自愈，大多数患者经治疗后均可痊愈，预后良好。

(雷仲民)

参考文献

[1] 王和鸣. 中医骨伤科学[M]. 北京：中国中医药出版社，2007.

[2] 孙树椿，赵文海. 中医骨伤科学[M]. 北京：中国中医药出版社，2005.

[3] 施杞. 骨伤科学[M]. 北京：人民卫生出版社，2001.

[4] 施杞. 中医骨伤科学[M]. 北京：中国中医药出版社，2005.

[5] 陈孝平. 外科学[M]. 北京：人民卫生出版社，2010.

[6] 林建华，杨迪生，杨建业，等. 骨病与骨肿瘤[M]. 上海：上海第二军医大学出版社，2009.

[7] 高书图. 骨病[M]. 北京：人民卫生出版社，2008.

[8] 中华医学会. 临床诊疗指南. 骨科分册[M]. 北京：人民卫生出版社，2009.

[9] 杨毓华，王友和. 中西医临床骨伤科学[M]. 北京：中国中医药出版社，1988.

学习培训及学分申请办法

一、《国家级继续医学教育项目教材》经国家卫生和计划生育委员会（现更名为国家卫生健康委员会）科教司、全国继续医学教育委员会批准，由全国继续医学教育委员会、中华医学会联合主办，中华医学电子音像出版社编辑出版，面向全国医学领域不同学科、不同专业的临床医生，专门用于继续医学教育培训。

二、学员学习教材后，在规定时间（自出版日期起1年）内可向本教材编委会申请继续医学教育Ⅱ类学分证书，具体办法如下：

方法一：PC 激活

1. 访问“中华医学教育在线”网站 cmeonline. cma-cmc. com. cn，注册、登录。

2. 点击首页右侧“图书答题”按钮，或个人中心“线下图书”按钮。

3. 刮开本书封底防伪标涂层，输入序号激活图书。

4. 在个人中心“我的课程”栏目下，找到本书，按步骤进行考核，成绩必须合格才能申请证书。

5. 在“我的课程”－“已经完成”，或“申请证书”栏目下，申请证书。

方法二：手机激活

1. 微信扫描二维码 关注“中华医学教育在线”官方微信并注册。

2. 点开个人中心“图书激活”，刮开本书封底防伪标涂层，输入序号激活图书。

3. 在个人中心“我的课程”栏目下，找到本书，按步骤进行考核，成绩必须合格才能申请证书。

4. 登录 PC 端网站，在“我的课程”－“已经完成”，或“申请证书”栏目下，申请证书。

三、证书查询

在 PC 端首页右上方帮助中心“查询证书”中输入姓名和课程名称进行查询。

《国家级继续医学教育项目教材》编委会